Medical Devices for Clinical Diagnoses and Classifications

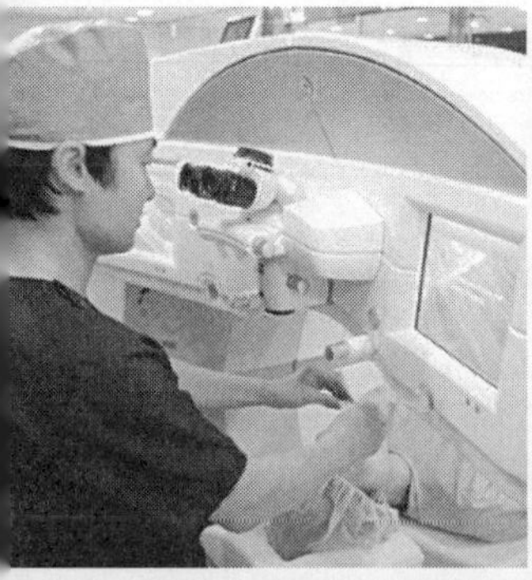

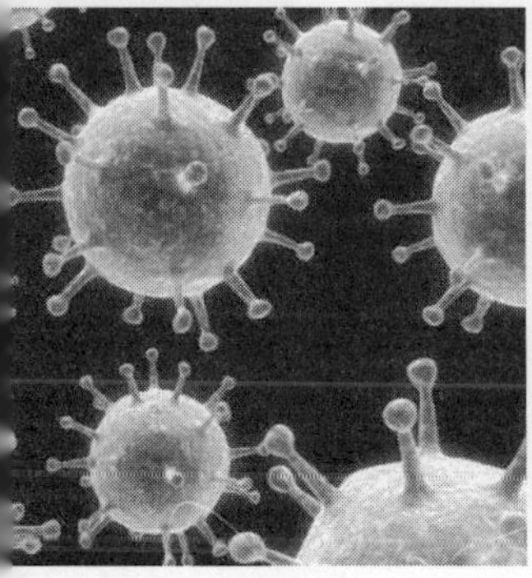

병원진료과 임상분류 및 의료기기

공학박사 나 승 권 저

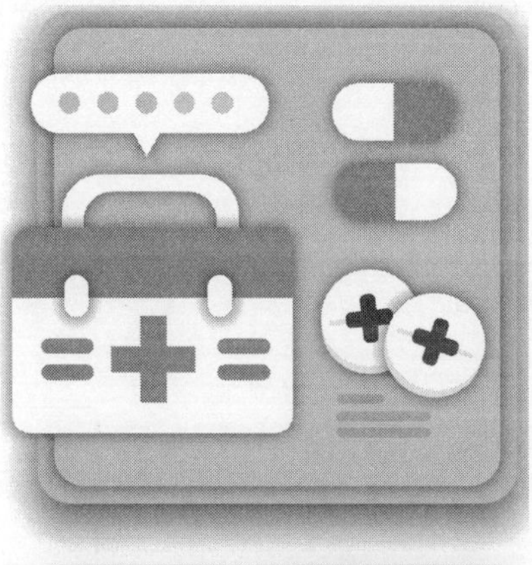

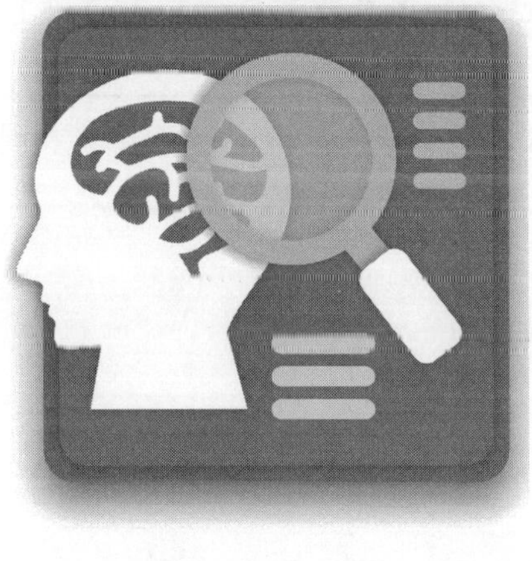

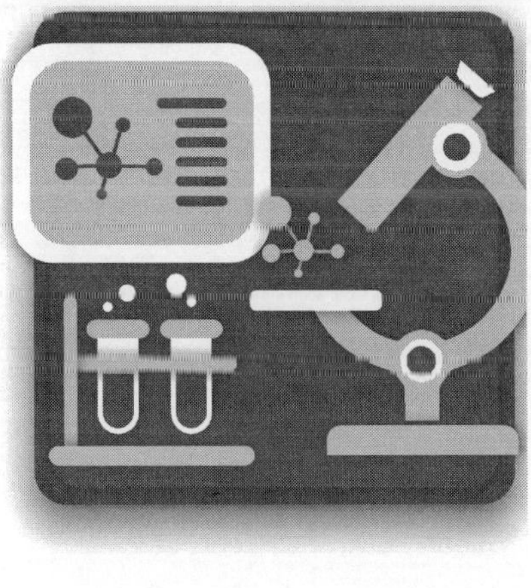

도서출판 상 학 당

欲爲大者 當爲人役

크고자 하거든 남을 섬기라

머 리 말

우리나라의 근대병원은 19세기 말엽 조선이 외부 세계에 문호를 개방하면서 서양의 의료제도를 도입하여 현재와 같은 보건의료 체계의 구축에 핵심적인 역할을 한다.

병원은 보건의료 서비스를 제공하는 기관으로서 보건의료 전문인력의 양성과 연구의 중심조직으로 현대의료의 발전에 결정적인 기여를 하였으며, 최근 급변하는 환경에 대처하기 위한 범세계적인 보건의료 개혁의 물결 속에 병원의 사회적 기능과 역할에 대한 재검토가 요구되고 있다. 보건의료 부문의 향후 방향성을 모색하기 위해 병원이 등장하고 발전해 온 과정에 대한 역사적 고찰이 필요하기 때문에 미국을 비롯한 선진 산업국가들은 병원의 위상에 대한 전반적인 검토와 향후 발전방향에 대한 논의로 현대의료의 중심조직으로 발전해 온 병원의 역사에 대한 관심을 점차 고조시키고 있다.

의사는 내과, 외과, 소아과, 산부인과, 정신과 등 거의 모든 과목을 수련받을 뿐만 아니라, 질병예방과 건강증진방법, 환자에 대한 올바른 서비스와 환자의 인격을 존중하며 진료하고 환자의 연령이나 성별, 질병 종류에 관계없이 아플 때나 건강할 때나 지속적으로 건강을 관리해주는 '가족 주치의'의 역할을 한다. 흔히 발생하는 질병에 걸린 환자, 감기, 기관지염, 위염, 고혈압, 당뇨, 간질환, 결핵진단이 불분명한 상태, 두통, 어지럼증, 체중감소, 피로, 소화불량, 통증 등 여러 가지 질병을 종합적으로 진료를 받고 싶을 때와 예방접종, 건강검진 등 정기적인 건강관리를 필요로 하는 환자, 금연, 운동처방, 영양상담, 스트레스 조절 등을 필요로 하는 환자, 한 가족이 모두 진료를 받고자 할 때이다.

병원의 치료 종류에는 내과, 노인병원, 대장항문과, 마취과, 모발이식, 가정의학, 탈모클리닉, 방사선과, 보건소, 비뇨기과, 비만클리닉, 산부인과, 성장클리닉, 성형외과, 소아과, 신경과, 신경외과, 신장학과, 심장학과, 안과, 임센터, 외과, 유방클리닉, 이비인후과, 임상병리과, 재활의학과, 정맥류클리닉, 정신과, 정형외과, 세모클리닉, 척추클리닉, 치과, 통증클리닉, 피부과, 한의원, 한방병원, 흉부외과 등이 있다.

이 책의 주요구성은 다음과 같다.

제1장 건강과 의료 : 건강과 질병관리, 공중보건학, 병원진료, 환자진료, 진료지원 서비스, 종합검진 서비스, 전염병 및 만성질환에 대하여 다루고 있다.

제2장 내과 : 각종 성인병 및 만성질환, 암 등의 진단과 치료를 위해 고가의 현대 의료장비들 모두 갖추고 여러 가지 검사방법과 전문화된 진료를 시행하고 있다.

제3장 외과 : 각종 질환에 대한 수술적 치료의 필요 유무를 환자의 입장에서 신중하게 평가하고

결정하며, 양·한방 협진을 병행하는 통합적 진료 프로세스를 통하여 암 등의 난치성 질환의 치유효과를 극대화하는 데 역점을 두고 무엇보다 환자의 자가 치유력을 중시하는 유니크한 치료법 개발을 목표하고 있다. 정형외과에서는 근육이나 골격 등 운동기관의 기능장애 등으로 척추 및 사지에 발생하는 외상과 질병을 다루며 선천성 기형이나 변형에 대하여 형태의 교정이나 기능회복을 목적으로 수술하거나 치료한다.

제4장 일반진료과 : 신경과는 말단신경들이 전달하는 과정에 신경과 신경 사이의 공간인 신경접합부의 질병과 신경이 분포하게 되는 말단근육의 병들까지 다루고 있다. 즉 뇌, 척수 및 신경근, 신경, 신경접합부, 근육까지의 모든 신경계에 발생하는 기질적인 질병을 다루고 있다. 정신건강의학과에서는 정신적 자극, 신경세포 활성화, 면역기능 향상을 위한 단계적 치료 프로그램은 현대인의 불치병이라 일컫는 정신질환에 대하여 타 기관 대비 월등한 치유효과를 목표로 하고 있다. 산부인과는 여성 성기능 장애 클리닉 센터, 부인 암검진 클리닉, 산전 진찰 및 불임 기초검사로 여성의 질 또는 각종 자궁암 임신 초기검사 및 자궁 수축검사, 불임 기초검사로 난관조영술과, 정액검사를 시행하고 있다. 이비인후과는 청각기능장애와 귀를 비롯해 코, 목에 관련된 각종 질환으로 어려움을 겪는 환자분들의 빠른 치유를 돕기 위한 의료를 담당한다. 마취통증의학과는 인구의 자연증가와 산업사회화 등으로 수술 건수가 많아짐에 따라 수술이 매우 복잡해지고 노인이나 신생아, 고도의 위험이 따르는 환자들에게도 수술을 시행할 필요성이 크게 대두되어 수술 중 환자의 생명을 안전하게 유지할 수 있게 담당한다.

제5장 진단·검사진료과 : 영상의학과는 골절 유무와 기본적 질환검사가 가능한 일반 X-ray, 위장·대장·신장의 질병검사가 가능한 특수 촬영장비, 여성에게 많이 나타나는 골다공증과 유방암 검사가 가능한 Mam-mography, 신체의 심층부를 횡단면으로 볼 수 있는 CT 촬영장비와 MRI 장비, 64개의 다중검출기를 사용하는 최첨단 영상의료장비 MDCT, 초음파 촬영장비 등의 검사장비를 갖추고 있다.

제6장 건강관리진료과 : 재활의학과는 각종 질병 및 사고로 장애가 생긴 사람으로 하여금 주어진 조건 하에서 최대한 신체적, 정신적, 사회적 능력과 잠재적 능력을 발달시켜 가능한 한 정상에 가까운 또는 남에게 도움을 받지 않는 생활을 할 수 있게 해주는 분야이다. 가정의학과는 개인과 가족 전체를 대상으로 포괄적이고 지속적인 진료를 수행하며 주치의 같은 역할을 담당한다.

제7장 치과 : 임플란트, 심미보철치료, 보철치료-틀니, 금니 등 치주치료(스케일링, 잇몸염증제거, 풍치치료), 보존치료(신경, 충치치료), 치아외상치료, 발치치료(사랑니, 우식이 심한 치아), 턱관절치료, 소아치아관리 등 치아가 건강할 수 있도록 관리한다.

제8장 한방과 : 양·한방 협진효과, 한방 아토피 피부질환, 클리닉, 한방불임, 생리통, 불순클리닉, 한방 만성피로 증후군 클리닉 등 한약, 침, 뜸, 식이요법으로 병의 원인을 제거하는 근본치료를 한다.

제9장 진료 보조실 : 수술실, 응급실, 중앙공급실, 중환자실, 혈관조영실, 인공신장실, 내시경실,

쇄석실, 분만실, 산후조리원, 신생아실, 종합검진실, 의료검사실, 의무기록실, 진료보조과 의료기기가 있다.

제10장 전문 의료기사 업무분야를 간단히 설명을 하였으며, 내용을 쉽게 풀이하여 초보자도 이해하기 쉽게 많은 장비사진들을 설명하였다.

《병원진료과 임상분류 및 의료기기》 책을 위해 늦은 밤까지 고생하고 주말을 할애하여 자료의 수집과 정리 및 그래픽 작업을 도와준 의공학과 재학생 및 졸업생들에게 고마운 마음을 전한다. 의료기기를 전공하는 이들에게 진정으로 학습에 도움이 되는 책이 되길 바라며 집필 중 많은 고심에도 불구하고 손길이 미치지 못한 부분은 계속적으로 보완할 것이다.

마지막으로 출판과정에 도움을 주신 도서출판 상학당의 남승우 사장님과 이 책에 관심과 애정을 주신 모든 분들께 감사의 말씀을 전한다.

공학박사 나승권 씀

차례

Chapter 04 일반진료과목(General Course)

차 례

Chapter 05 진단, 검사 진료과목(Diagnosis and Examination Course)

Chapter 06 건강관리 진료과목(Health Care Course)

Chapter 07 치과 진료과목(Dentistry Course)

Chapter 08 한의사 진료과목(Korean Medicine Course)

차 례

Chapter 09 진료 보조실(Medical Office)

Chapter 10 전문 의료기사 업무분야(Health Care Provider Field)

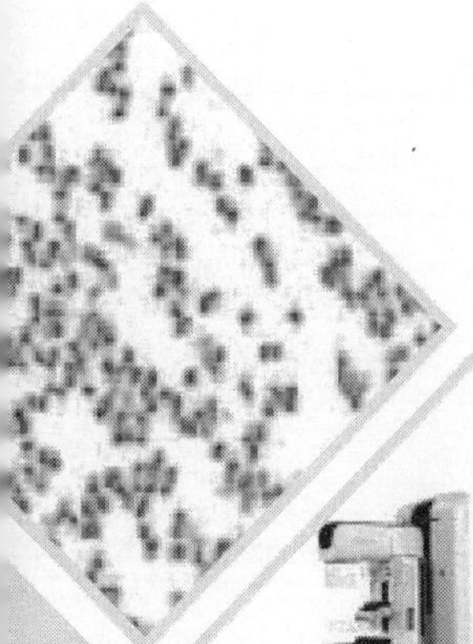

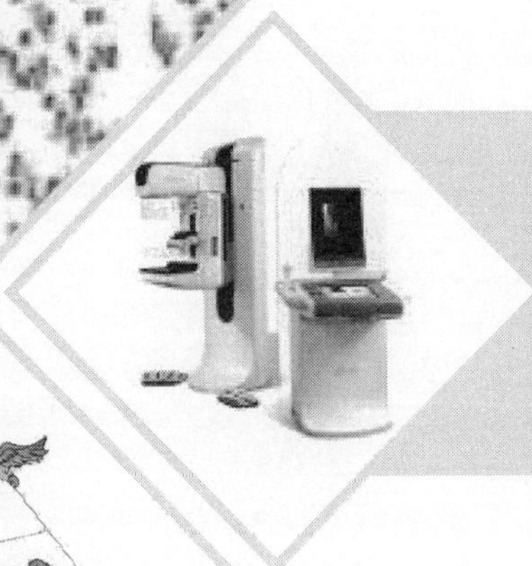

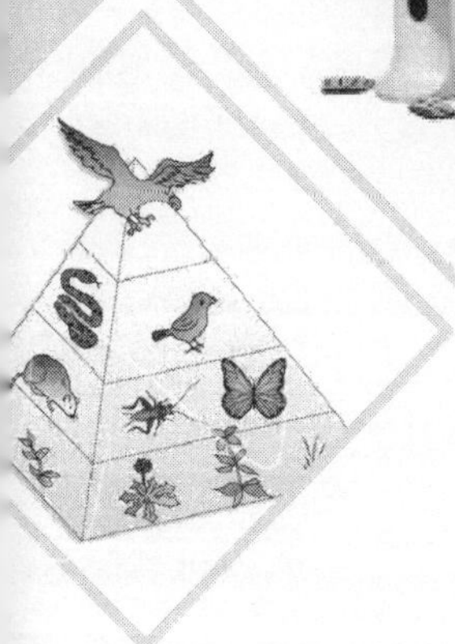

Chapter 01

건강과 의료(Health and Medical Care)

제 1 절 건강과 질병관리(Health and Disease Control)
제 2 절 공중보건학(Public Health Engineering)
제 3 절 병원진료(Hospital Practice)
제 4 절 환자진료(Patient Care)
제 5 절 진료지원(Medical Support)
제 6 절 종합검진 서비스(Comprehensive Examination Service)
제 7 절 전염병 및 만성질환(Infectious and Chronic Diseases)

제1절 건강과 질병관리(Health and Disease Control)

건강은 단순히 질병이 없는 상태가 아니라 육체적, 정신적, 사회적으로 온전한 상태이다(세계보건기구의 건강에 대한 정의). 질병은 건강과 반대이며 몸에 이상이 생겨 고통을 느끼게 되는 각종 질병이라고 국어사전은 정의 하고 있다. 시대와 문화에 따라 증상에 대한 설명, 질병에 대한 인식, 치료 방식 등이 차이가 있어 치료 결과나 건강에 영향을 미치기도 한다. 환자의 상태를 정확히 이해하고 환자에게 적절한 도움을 주기 위해서는 건강과 질병에 대한 이해가 필요하다.

1. 공중보건의 정의

공중보건은 대중을 질병으로부터 보호하며 대중의 육체적, 정신적, 사회적인 건강을 유지 및 증진하여 수명을 연장하기 위해 조직화된 사회나 국가가 시행하는 과학기술 및 의료 행위이다. 인간의 건강수준을 향상시키기 위해 과학이나 기술이 사회적으로 적용되어 인간의 생활에 영향을 미치는 것이다.

(1) 공중보건

건강을 유지 및 향상시키고자 하는 대상에 따라서 3차원으로 나눌 수 있다.

① 1차원 : 개인의 건강한 생활을 영위하기 위한 것

② 2차원 : 가족과 지역사회의 건강을 위한 것

③ 3차원 : 국민의 보건복지와 건강을 증진시키기 위한 것

공중보건학은 1차원과 2차원의 건강유지가 향상되면 3차원의 국민 또는 인류의 건강 및 수명 증진의 목적을 지닌다. 공중보건의 사업을 수행하는 3요소는 〈표 1-1〉과 같다.

〈표 1-1〉 공중보건 사업 수행의 3요소

대 상	지역주민
목 적	질병예방, 수명연장, 건강증진 및 안녕도모, 효율의 증진
접근방법	환경위생, 전염병관리, 건강교육, 의료전달제계의 소식화 등 체계직이고 조직화된 지역사회의 노력을 통한 목적 달성
공중보건사업수행의 3요소	보건교육[1], 보건행정, 보건법규

1) 보건교육 : 건강에 관한 여러 가지 문제에 대한 지식이나 태도를 향상시켜 건강한 생활을 하도록 하는 교육이다.

1) 공중보건 서비스

인간의 건강과 관련되므로 무엇보다 서비스의 질이 좋아야 하고, 질 높은 서비스를 제공하기 위해서는 고도의 지식과 전문적인 기술 능력이 필요하다.

서비스는 개별적으로 이루어지는 것이 아니라 사회 전반적으로 이루어지기 때문에 조직화되고 체계화된 시스템으로 일관성과 포괄성을 지녀야 한다.

공중보건을 위한 서비스를 제공함에 있어서 제공받는 자는 제공하는 자를 신뢰할 수 있어야 하고, 제공하는 자는 신뢰 받을 수 있는 행위를 해야 한다(그림 1-1).

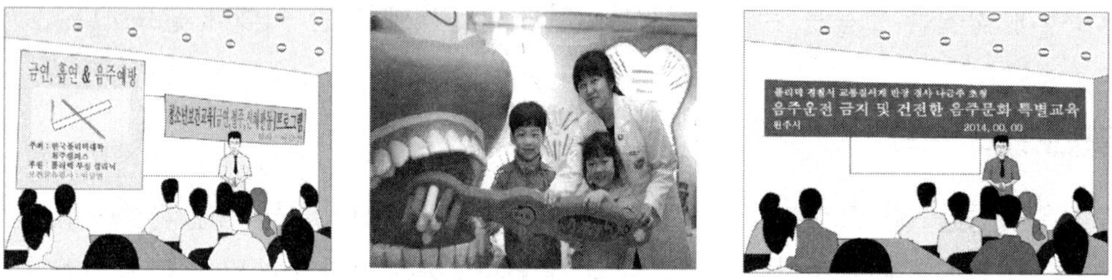

(a) 금연교육 서비스　(b) 치아교육 서비스　(c) 음주문화 교육 서비스

[그림 1-1] 공중보건 서비스

2) 공중보건의 용어

조직적인 사회활동으로 사회, 경제, 문화 등의 광범위한 접근에 지역주민의 건강 유지 및 향상을 위한 학문으로 2차 세계대전을 기점으로 개인위생에서 공중보건으로 확립되었다.

① 우리나라 헌법 : 모든 국민은 건강하고 문화적인 최저한도의 생활을 영위할 권리를 가지며 국가는 사회복지, 사회보장 및 공중위생의 향상과 증진에 힘써야 한다.

② WHO(World Health Organization)[2)]의 정의 : 전염병의 예방, 환경위생의 개선, 개인위생의 원리에 기초를 두고 위생 교육과 질병의 조기진단과 예방적 치료를 위한 의료 및 간호 업무를 조직화한다. 또한 지역사회의 모든 주민이 건강을 위하여 충분한 생활수준을 누릴 수 있도록 사회기구 발전을 위한 지역사회의 노력을 통해서 질병을 예방하고, 생명을 연장하며, 건강과 인간적 능률의 증진을 꾀하는 과학이자 기술로서 공중보건학이라고도 한다.

③ 공중보건 : 사회적으로 넓은 관할 영역을 지니면서 그 지역주민의 질병예방과 건강의 유지를 목적으로 하고 있으며, 개개인의 건강과 질병예방을 목적으로 하는 위생학이나 개인을 대상으로 하는 의료 활동(진단이나 치료)과는 다르다. 건강은 단순히 신체적 · 정신적인 병을 갖지 않는 상태뿐 아니라 사회적으로도 안정된 상태를 포함한다.

---

2) WHO : 보건위생 분야에서 국제협력을 하는 국제연합(UN) 전문기구의 하나이다.

(2) 공중보건의 범위

공중보건은 환경 관련 분야, 질병 관련 분야 및 보건 관리 분야로 구분된다.

1) 환경 관련 분야

환경위생, 식품위생, 환경오염, 산업보건 등이다(그림 1-2).

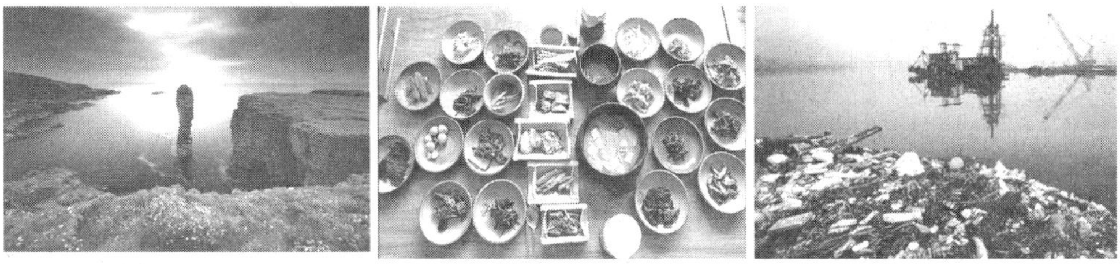

(a) 환경위생 (b) 식품위생 (c) 환경오염

[그림 1-2] 환경 관련 분야

① 환경위생 : 환경은 인간을 둘러싼 모든 환경으로 자연적 환경과 사회적 환경으로 대별하고, 복합적인 생활환경은 건강의 유지, 증진의 입장에서 조정 · 통제하고 사회의 기능이 충분히 발휘될 수 있도록 조건을 준비한다(그림 1-3).

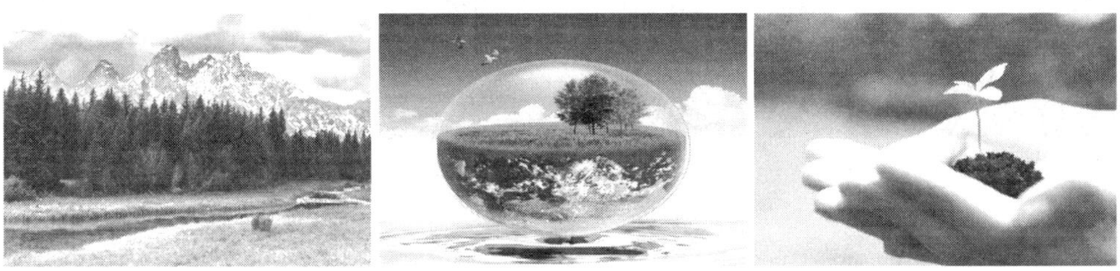

(a) 위생적인 자연 (b) 자연적인 환경 (c) 피어나는 새싹

[그림 1-3] 환경위생

② 식품위생 : 식품, 첨가물, 기구 또는 용기, 포장을 대상으로 하는 음식에 관한 위생이다. 식품의 안전성을 고려하는 단계는 원료의 재배, 채취 및 수확, 식품의 제조 및 가공, 식품의 기구, 용기 및 포장, 수송, 저장 및 판매, 섭취 단계로 나뉜다(그림 1-4).

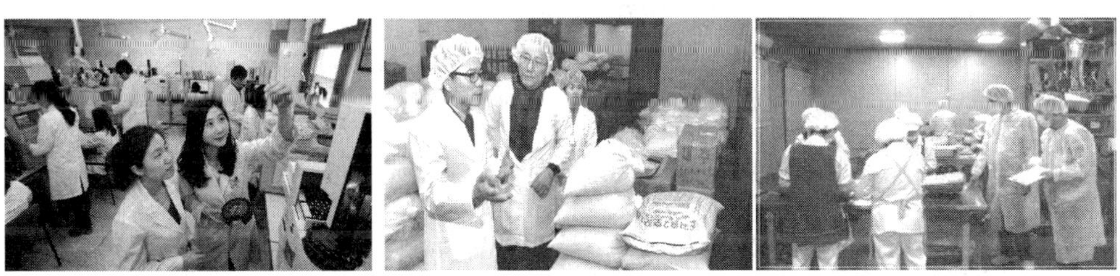

(a) 식품위생 연구소 (b) 위생관리 (c) 위생복 착용

[그림 1-4] 식품위생

③ 환경오염 : 인간의 활동으로 환경의 고유 기능이 상실되는 것이다. 대기오염, 수질오염, 토양오염, 해양오염, 방사능오염, 소음, 진동, 악취, 일조방해 등으로 사람의 건강이나 환경에 피해를 주는 모든 활동이다(그림 1-5).

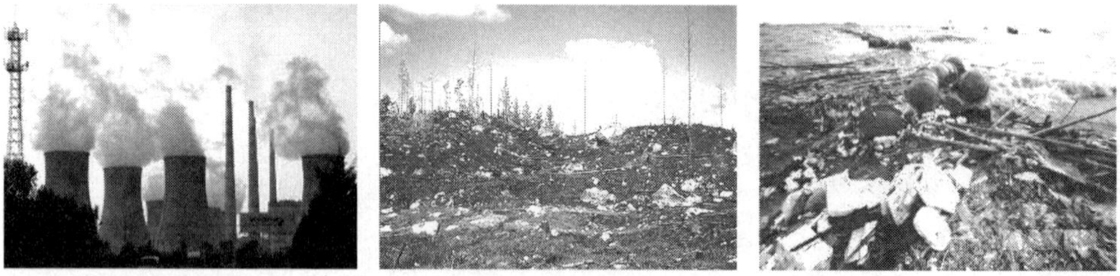

(a) 대기오염 (b) 토양오염 (c) 수질오염

[그림 1-5] 환경오염

④ 산업보건 : 사업장 직원들이 노동의 조건 및 환경에 의한 피로, 재해, 질병을 조사 · 분석하여 근로자의 건강과 복지를 확보하고 가장 적합한 근로 환경을 만들어 건강에 유해함이 없도록 하여 작업능률을 상승시킨다(그림 1-6).

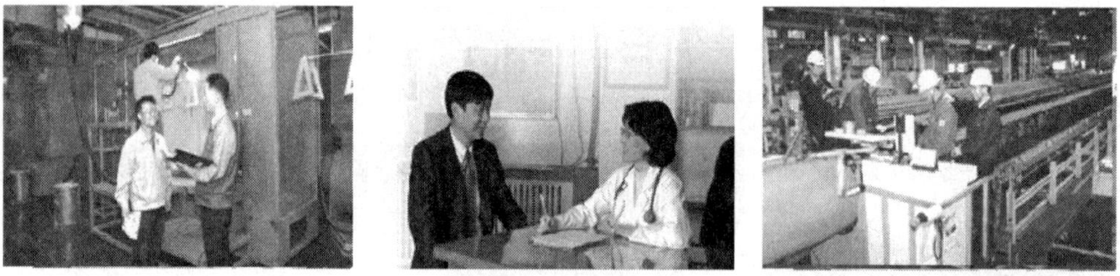

(a) 산업 환경 조사 (b) 산업보건 상담 (c) 근로자 질병 조사

[그림 1-6] 산업보건

2) 질병 관련 분야

전염병관리, 역학, 비전염성 질환관리 등이 있다.

① 전염병관리 : 돌림병, 유행병이라고도 하며 사회나 지역의 전염병을 조사, 연구하여 생활에 지장이 없도록 한다(그림 1-7).

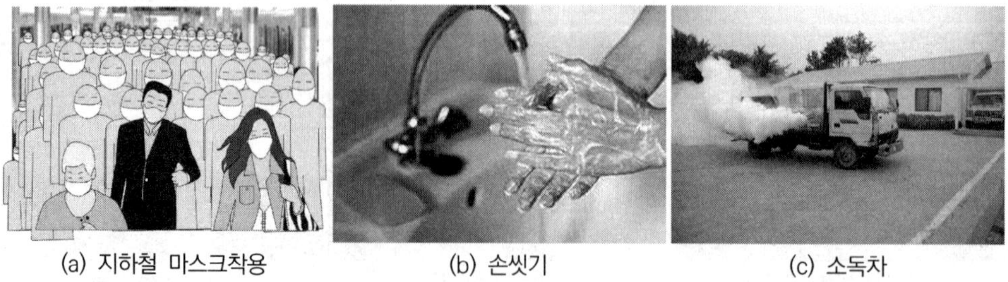

(a) 지하철 마스크착용 (b) 손씻기 (c) 소독차

[그림 1-7] 전염병관리

② 역학 : 사회집단을 대상으로 질병의 분포와 경향의 양상을 파악하고, 이를 결정하는 인자를 규명하고 질병발생의 원인을 연구하여 예방대책을 실시한다(그림 1-8).

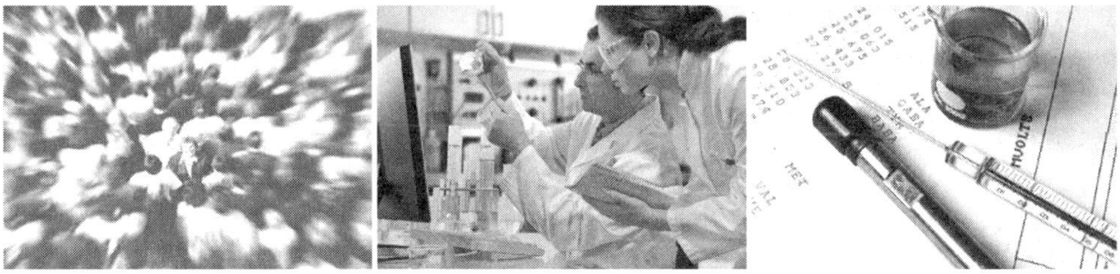

[그림 1-8] 역 학

③ 비전염성 질환관리 : 비전염성 질환은 장기간의 의료처치 또는 보호를 요하는 질병으로 꾸준한 관리, 감독이 필요하다(그림 1-9).

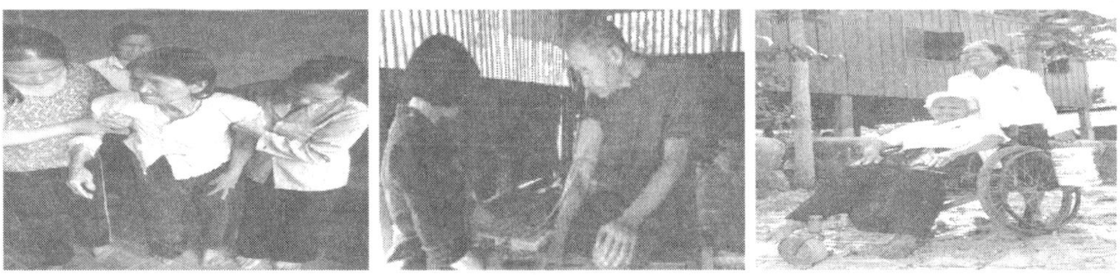

(a) 노 화 (b) 혈압 측정 (c) 하지마비

[그림 1-9] 비전염성 질환관리

3) 보건 관리 분야

보건행정, 보건교육, 모자보건, 의료보장제도, 보건영양, 인구보건, 보건통계, 정신보건, 영 · 유아 보건 등이 있다.

① 보건행정 : 지역주민의 건강을 유지, 증진시키고 사회적 효율을 도모할 수 있도록 하기 위한 공적인 행정활동이다(그림 1-10).

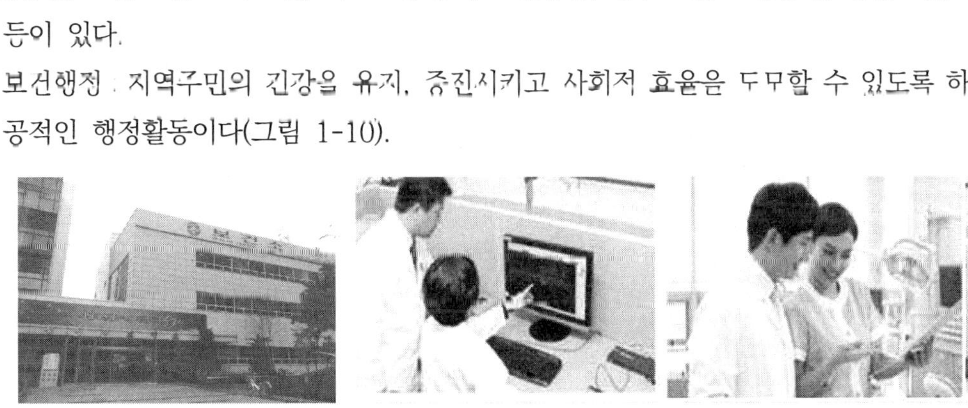

(a) 보건소 (b) 행정보건 (c) 지역사회 데이터 분석

[그림 1-10] 보건행정

② 보건교육 : 개인과 사회의 건강을 유지, 증진하는데 필요한 지식을 교육을 통해 개인 또는 지역사회가 바람직한 건강관리를 실생활에서 실천할 수 있도록 해주는 교육이다(그림 1-11).

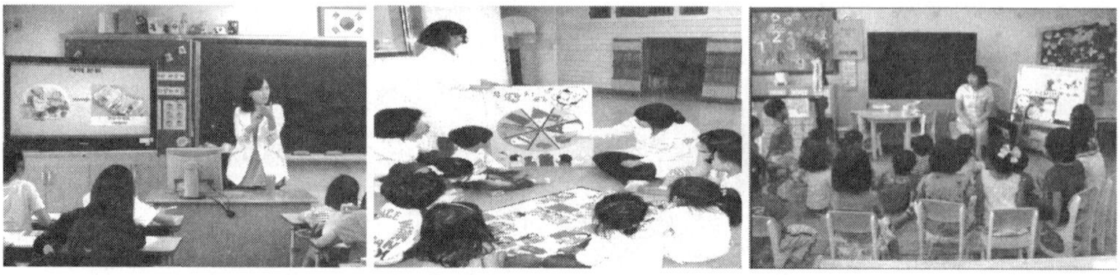

(a) 보건학습　(b) 영유아에게 교육을 진행　(c) 영 · 유아 보건학습을 진행

[그림 1-11] 보건교육

③ 모자보건 : 임산부와 수유부의 건강을 잘 유지하고, 육아기술을 익혀 안전하게 신생아를 출산하고 건강하게 자녀를 키우도록 책임지고 관리한다(그림 1-12).

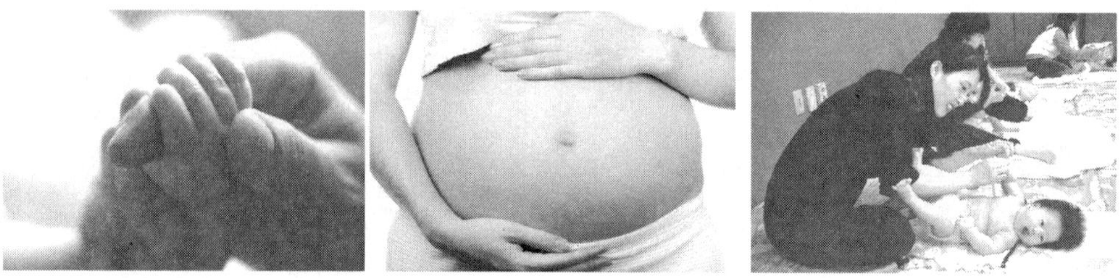

[그림 1-12] 모자보건

④ 의료보장제도 : 개인의 건강권을 보호하고 보건의료서비스를 국가나 사회가 제도적으로 제공한다. 국민이 빈부격차 없이 필요할 때에 의료를 받을 수 있으며 건강보험, 의료급여, 산재보험을 포괄하는 제도이다(그림 1-13).

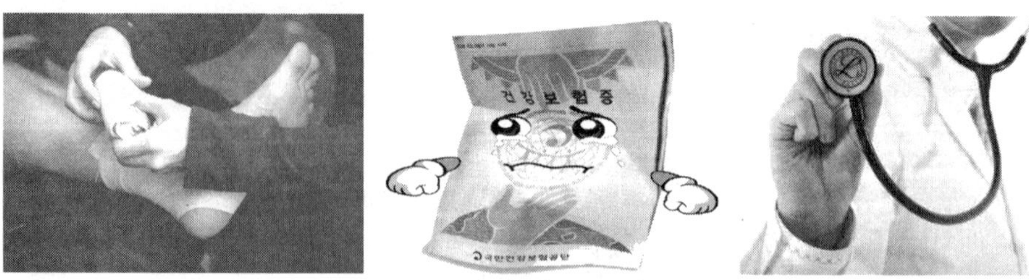

(a) 산재보험　(b) 건강보험　(c) 의료서비스

[그림 1-13] 의료보장제도

⑤ 보건영양 : 식생활에서 섭취하는 영양을 연구, 분석하여 개개인의 영양관리와 건강한 생활을 돕도록 분석한 자료를 홍보한다(그림 1-14).

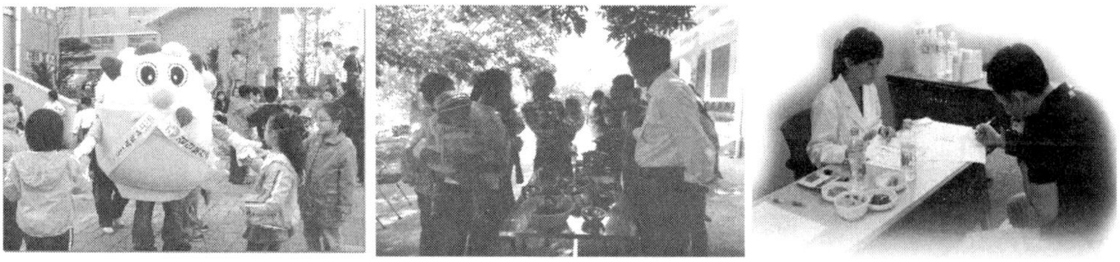

(a) 영 · 유아 보건영양 홍보 (b) 지역사회 홍보 (c) 개개인에게 홍보

[그림 1-14] 보건영양

⑥ 인구보건 : 대한가족계획협회가 창립되어 오늘날의 인구보건협회가 있다. 주요 업무는 저출산 대책사업, 생식보건의료사업, 고령화대책사업, 청소년사업, 교육연수사업, 국제협력사업, 임신 · 출산 · 육아 상담 사업이다(그림 1-15).

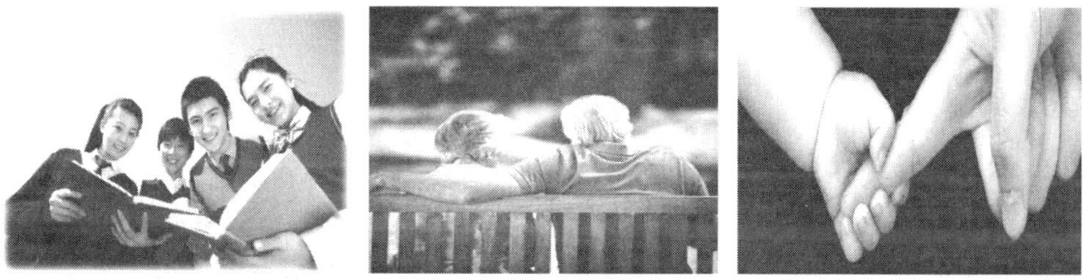

(a) 청소년 사업 (b) 고령화 대책사업 (c) 저출산 대책사업

[그림 1-15] 인구보건

⑦ 보건통계 : 지역사회나 국가의 보건 상태 평가에 이용되며 출산통계, 사망통계, 질병통계, 병원통계 등 정보를 수집하여 보건사회의 문제점이나 취약점을 수정 · 보완할 수 있도록 하는 정보 수집이다(그림 1-16).

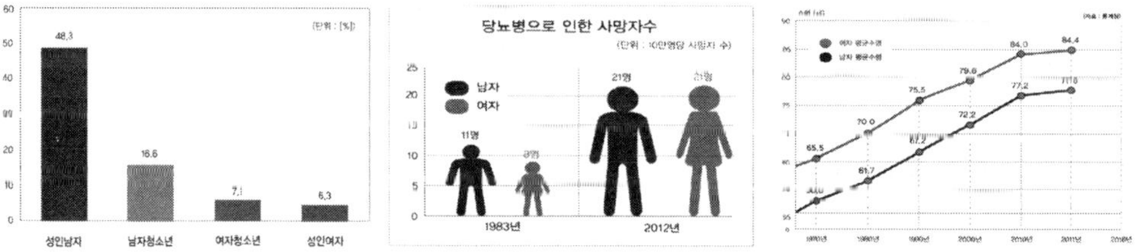

(a) 흡연통계 (b) 질병통계 (c) 수명통계

[그림 1-16] 보건통계

⑧ 정신보건 : 정신위생으로 정신장애인의 치료뿐만 아니라 개개인의 정신건강 향상을 위하여 생물학적, 의학적, 교육적, 사회적면에서 협력하여 더 좋은 인간관계를 위하여 활동 하는 분야이다(그림 1-17).

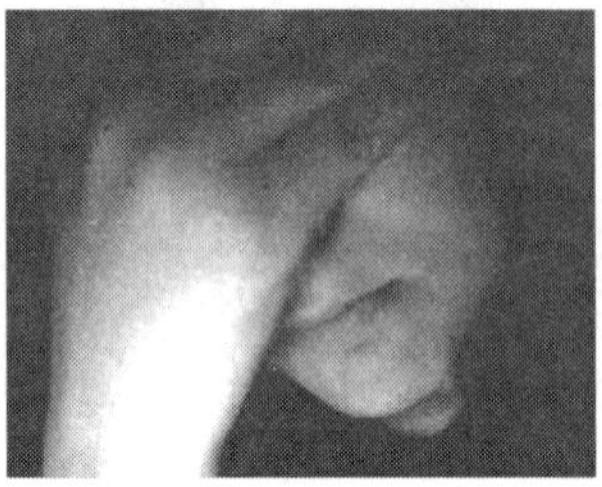
(a) 정신장애

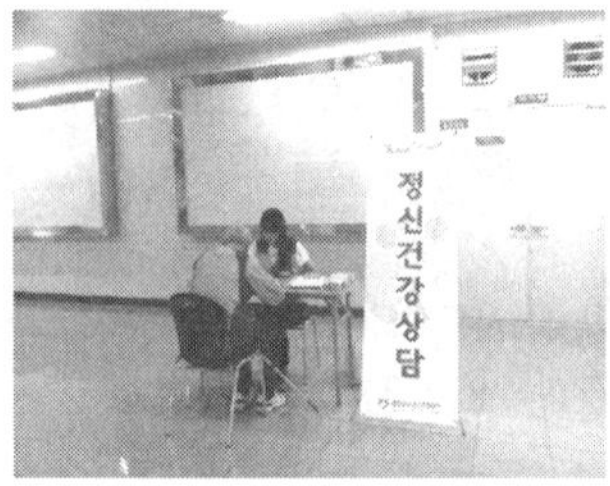

(b) 정신건강 상담

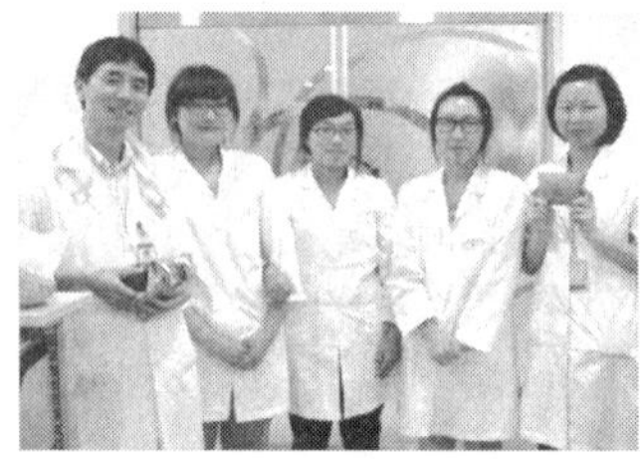
(c) 정신보건 진료진

[그림 1-17] 정신보건

⑨ 영 · 유아보건 : 질병을 조기에 발견하고 치료함으로써 장애를 예방하여 성장 발달 및 건강증진을 도모하며 건강한 미래 인적 자본으로 성장하도록 지원하는 사업이다(그림 1-18).

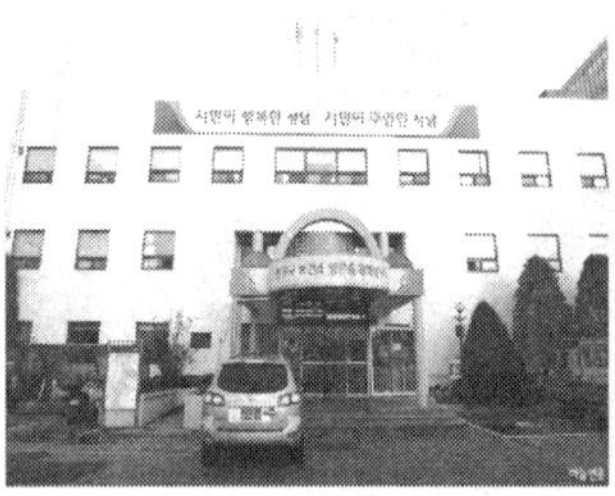
(a) 성남 보건소

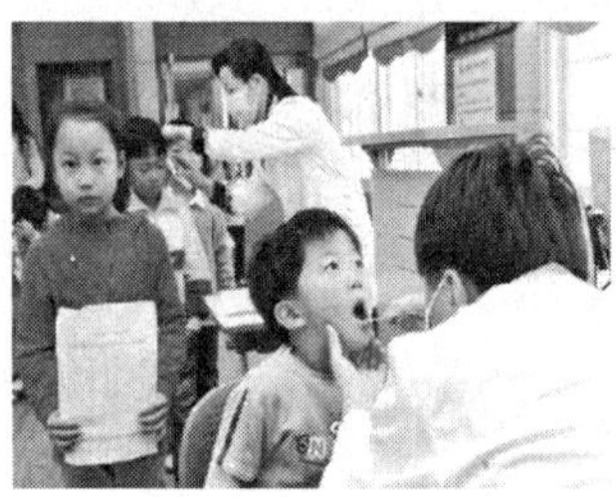
(b) 영 · 유아보건

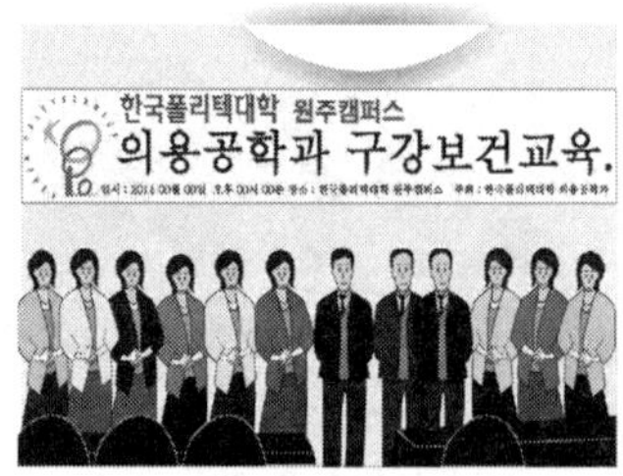

(c) 대한구강보건 교육

[그림 1-18] 보건관리

(3) 공중보건의 개념

공중보건은 질병의 경우 단순히 생물학적 요인뿐만 아니라 사회적인 요인의 제거 및 대책이 필요하기 때문에 사회과학으로 표현하기도 한다. 공중보건과 유사한 개념의 학문으로는 위생학, 예방의학, 지역사회의학, 건설의학이 있다.

1) 위생학(Hygiene Sanitation)

사회적 환경이 질병발생과정을 규명함으로써 질병을 예방하고 건강을 유지 · 증진하고자하는 학문으로 환경위생과 개인위생을 강조한다. 또한 사람의 건강한 생활을 위한 생활환경 등 사람에게 미치는 영향을 검토하고 그 성과를 바탕으로 질병예방, 건강증진을 위한 수단이나 방법을 찾는다(그림 1-19).

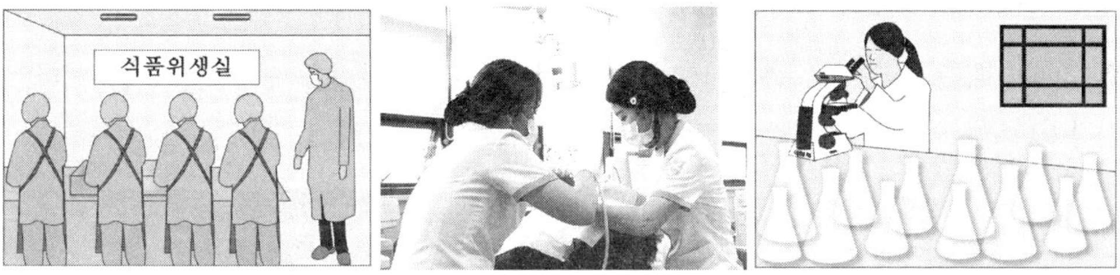

(a) 식품위생학 (b) 치위생학 (c) 환경위생학

[그림 1-19] 위생학

2) 예방의학(Preventive Medicine)

질병을 예방하고 유해환경요소를 제거하여 건강증진 · 유지, 재활을 도모하는 학문으로 공중보건학과 목적이 같으나 대상 및 접근방법 등에서 차이가 있다(그림 1-20).

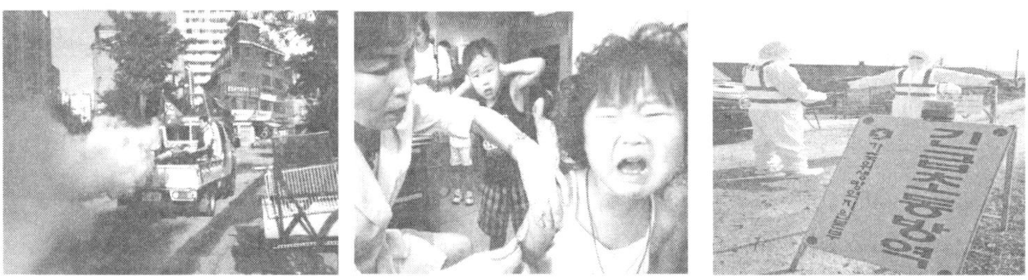

(a) 소독자동차 (b) 영 · 유아 예방접종 (c) 가축위생방역

[그림 1-20] 예방의학

3) 지역사회의학(Community Medicine)

생물학적 측면 외에 사회적 맥락 속에서 건강위해요인을 제거하고 의료공급자, 지역주민, 지역사회가 상호 협력하여 보건문제를 해결함으로써 주민의 질병예방과 건강증진에 기여한다(그림 1-21).

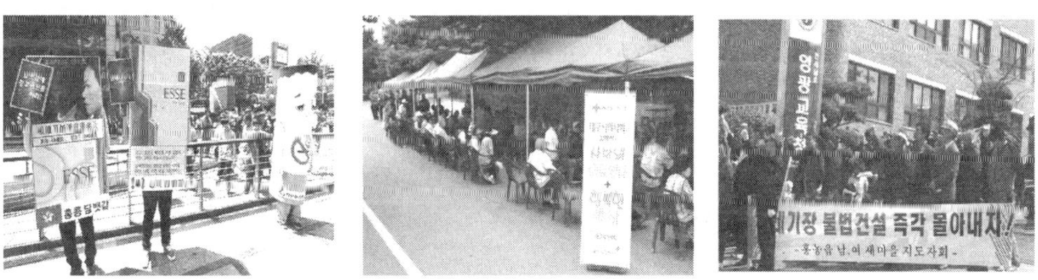

(a) 담배경고그림 의무화 운동 (b) 사랑의 무료 건강검진 (c) 쓰레기장 설치 반대 운동

[그림 1-21] 지역사회의학

4) 건설의학(Constructive Medicine)

현재의 건강상태를 최고도로 증진하고 적극적인 건강관리 방법을 연구하는 학문이다. 생활건강이나 헬스 활동을 통해 국민건강증진을 도모한다(그림 1-22).

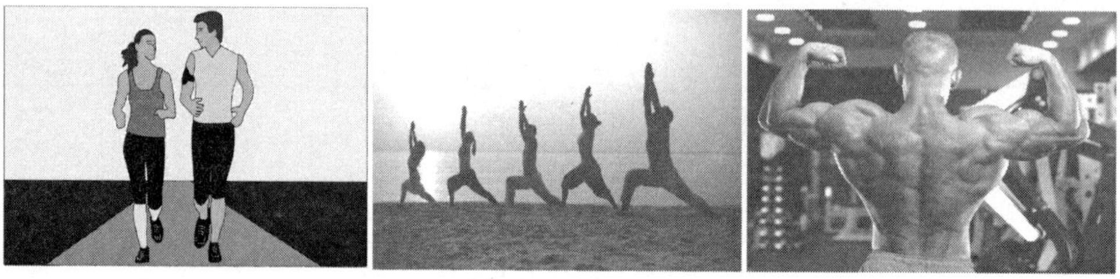

(a) 생활 운동 (b) 요 가 (c) 헬 스

[그림 1-22] 건설의학

2. 건강의 이해

건강(Health)은 생의학적으로 질병이 없는 상태이다. 하지만 단순히 질병이 없는 상태가 건강한 것은 아니고, 건강은 개인이 환경에 잘 적응하면서 본인의 잠재력을 최대한 발휘할 수 있는 상태로 신체적 역량과 정신적, 사회적, 지적, 영적 대처능력을 강조하는 개념이다.

건강은 육체적 · 정신적으로 이상이 없고 개인은 정상적인 건강생활을 영위할 수 있어야 하며, 오늘날에는 개인이 사회생활에 많은 영향을 받고 의존하기 때문에 사회가 각 개인의 건강에 신경을 쓰고, 사회적인 건강 면에서 정의해야 한다.

한국의 헌법은 건강을 '모든 국민이 마땅히 누려야 할 기본적인 권리'라고 규정하고 있어 건강을 하나의 기본권적 개념으로 보고 있다.

질병이 없는 수동적 건강 태도에서 금주 · 금연 등 생활습관의 변화나 운동 같은 적극적으로 건강해지려는 노력 등의 능동적 태도가 강조된다.

건강의 3요소는 육체적 요소(신장 · 체중과 같은 외형적 계측 값이나 내장의 여러 기관 등)와 기능적 요소(여러 기관의 생리기능이나 종합적인 체력 등), 정신적 요소(스트레스, 감성, 이성 등)로 분류하여 평가한다.

(1) 건강에 영향을 미치는 요인들

라론데(Lalonde)는 건강을 결정하는 중요한 요인으로 생물학적 요인(20[%]), 생활양식(50[%]), 환경(20[%]), 보건의료체계(10[%])의 4가지로 정의하고, 건강관리를 위해서는 포괄적인 접근이 필요하다(그림 1-23).

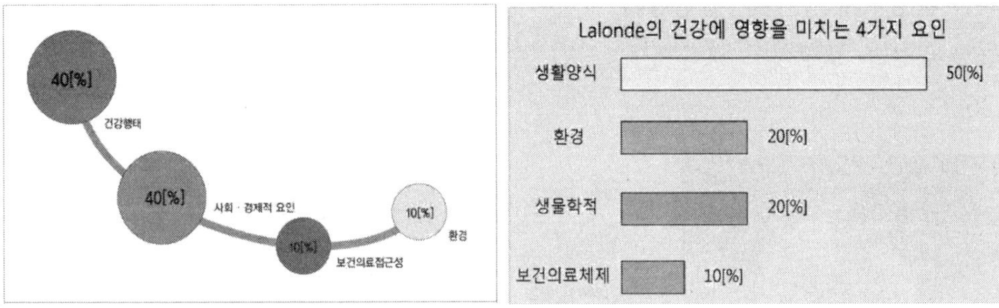

[그림 1-23] 건강에 영향을 미치는 요인

1) 생물학적 요인과 유전적 요인

생물학적 요인은 개인이 선천적으로 가지고 태어난 체질적 · 정신적 능력이며 유전적 요인은 부모가 자식으로 전파되는 요인으로 인종, 성별, 나이, 유전적 환경 등이다(그림 1-24).

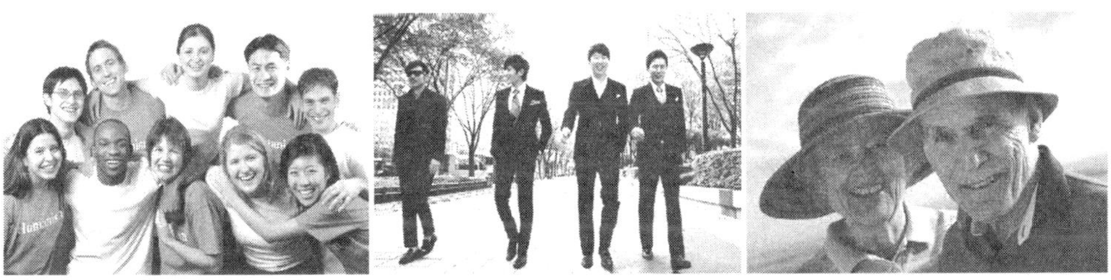

(a) 20~30대 (b) 40~50대 (c) 60~70대

[그림 1-24] 생물학적 요인 중 하나인 나이

2) 환경 요인

환경 요인은 물리적 환경과 사회적 환경이 있다.

① 물리적 환경 : 음식, 물, 공해, 지리적 요건, 기후, 주택구조, 매연, 소음 등으로 심리적 환경과 함께 환경을 분류하는 전통적 분류, 유목이나 그 개념의 애매성으로 현대에 와서는 지위 환경과 구조 환경으로 개념화하고 있다(그림 1-25).

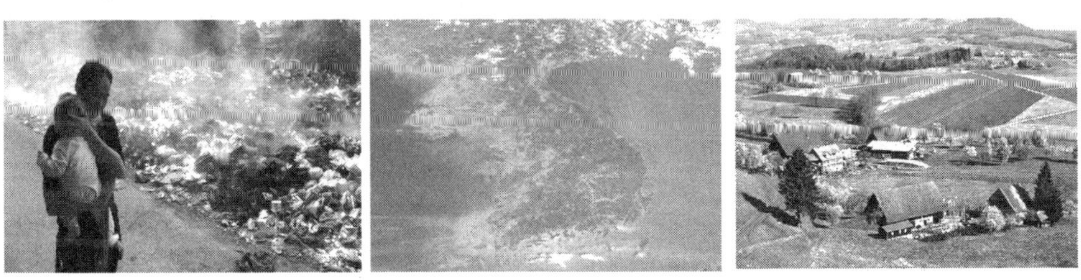

(a) 오염상태 (b) 지리적 요건 (c) 청정지역

[그림 1-25] 물리적 환경 요인

② 사회적 환경 : 개인, 집단에 영향을 미치는 사회문화적인 외부조건, 사상(思想)·가치·인간의 행동양식 등을 포함하고 교육제도, 직업, 수입, 인간관계, 정치·경제적 안정 등이 있다(그림 1-26).

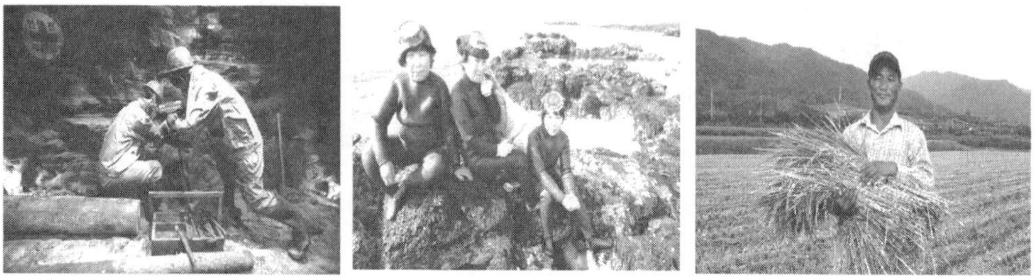

(a) 탄 광 (b) 해 녀 (c) 벼농사

[그림 1-26] 사회적 환경 중 직업

③ 생활양식 : 사람들이 종사하는 생산 활동이나 정치활동 외에 물질적 및 문화적인 여러 조건, 즉 의(衣)·식(食)·주(住)·휴식·건강의 유지 등을 충족시키기 위한 모든 조건이다. 수면, 흡연, 운동, 식·습관, 음주 등으로 현대 사회의 잘못된 식·습관이다(그림 1-27).

whatever,
I'm late anyways.

(a) 정크푸드의 폐허 (b) 불규칙한 식사 (c) 편식하는 어린이

[그림 1-27] 잘못된 식·습관

④ 보건의료체제 : 보건의료의 조직화, 체계화, 접근성 등이다. 국내 보건의료체제 활동은 [그림 1-28]과 같다.

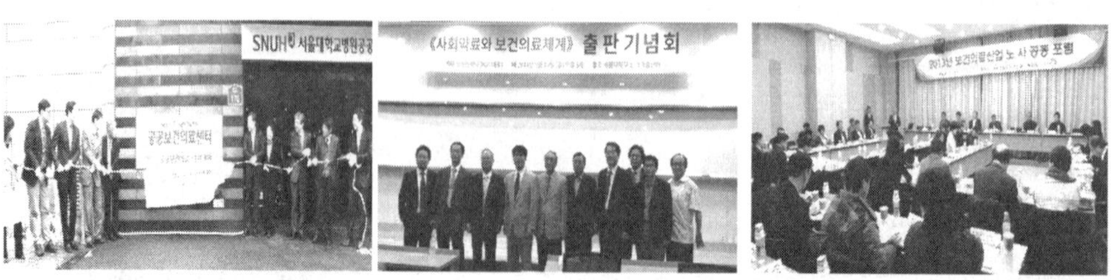
《사회의료와 보건의료체계》 출판 기념회

(a) 서울대 공공보건 의료센터 (메디컬뉴스) (b) 보건의료체계 출판 (c) 보건의료산업 노·사·정 공동 포럼

[그림 1-28] 보건의료체제

(2) 건강의 중요성

국민의 건강은 생명의 존엄성을 유지하는 가장 기본적이고 필수적인 요소이며 삶의 가치를 실현하고 나아가 사회, 국가의 번영에도 영향을 미친다.

(3) 건강의 개념

현재는 질병이 없는 상태의 건강에 대한 수동적 태도에서 벗어나 생활습관의 변화나 운동 등으로 적극적으로 건강해지려는 노력, 즉 능동적 태도가 강조 되고 있다.

개인이 사회생활에 많은 영향을 받고 의존함에 개인이 사회에 기대하는 것도 많아 졌다. 인간은 역사적으로 어느 시대나 완전한 건강을 누리고자 노력해왔다.

건강의 관점별 개념은 일정 시대를 살았던 사람들의 관점에 따라 생태학적, 생의학적, 사회의학적, 사회생태학적 등으로 분류할 수 있다.

1) 생태학적 관점

'인간의 건강 혹은 질병은 외적 환경요인과의 형평의 결과이다'라는 개념을 바탕으로 히포크라테스의 사상에 근거한다(그림 1-29).

① 인간과 인간의 주변 환경의 균형이 인간의 내적인 균형에 영향을 미친다.

② 건강한 것은 자연스럽게 자연과 조화를 이루며, 건강하지 않는 것은 자연과 불균형을 이루기 때문에, 의학의 역할은 자연적인 치유과정을 돕는 것이다.

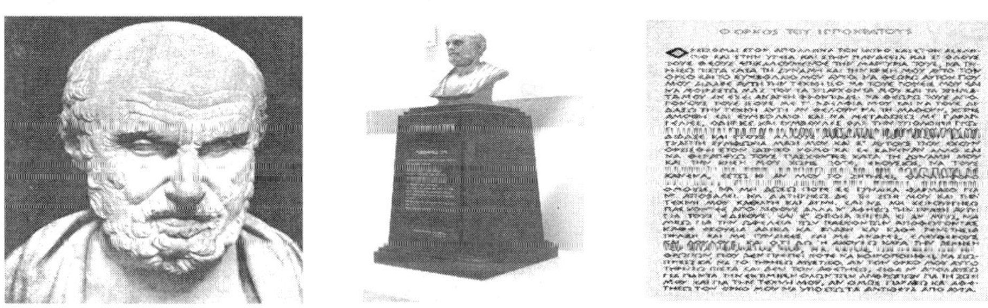

(a) 히포크라테스　(b) 계명대 히포크라테스　(c) 히포크라테스 선언

[그림 1-29] 히포크라테스

2) 생의학적 관점

16세기 이후 등장한 서양의 철학과 과학을 바탕으로 기존의 환경과 인간의 육체적 · 정신적 관계를 무시하고, 정신과 육체를 기계론적 관점에서 해석하였다.

① 질병 : '개체를 구성하는 부분의 손상 또는 관계가 일시적 또는 영구적으로 기능이 손상된 상태'라고 하였다.

② 의료인 : 손상된 육체와 손상된 부분을 고치면 질병도 회복되는 것으로 보았다(그림 1-30).

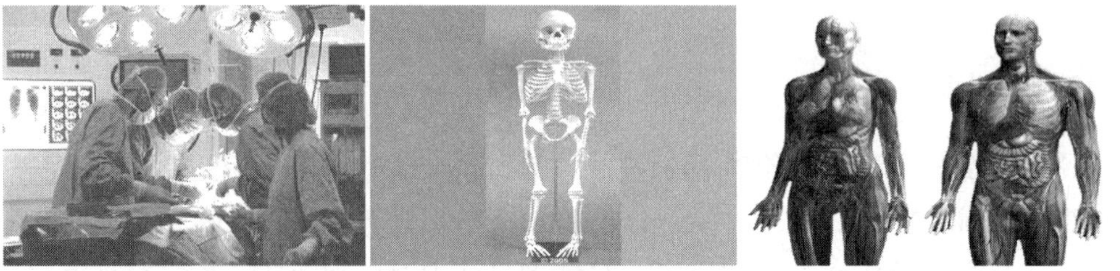

(a) 생체 수술 (b) 인간의 골격 (c) 해부도

[그림 1-30] 생의학적 관점

3) 사회의학적 관점

산업화와 도시화로 인한 환경오염이 인간의 건강에 해를 미친다는 주장으로 19세기초 영국, 프랑스, 독일을 중심으로 건강에 대한 사회의학적 관점이 새롭게 등장하였다. 이후 미국, 캐나다 등을 중심으로 건강을 국가가 관심을 가져야 하는 하나의 사회과학으로 보게 되었고, 국민건강 향상을 위해 건강한 사회 환경조성과 의료의 제공, 의료에 대한 접근성, 질병과 사고 예방, 보건교육 등의 중요성을 강조하였다(그림 1-31).

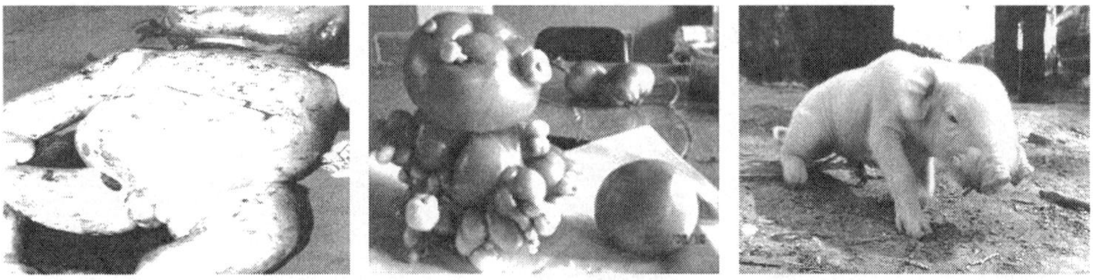

(a) 기형아 (b) 기형식물 (c) 기형동물

[그림 1-31] 사회의학적 관점

4) 사회생태학적 관점

인간의 건강을 사회와 환경의 상호작용 속에서 이해하고자 하는 방식이다. 건강증진에 있어서 사회, 환경의 중요성을 강조한다. 인간과 환경의 상호의존성과 상호작용성에 중점을 두고 인간을 둘러싼 생물학적, 물리적, 사회적 환경과 인간의 관계를 중시한다(그림 1-32).

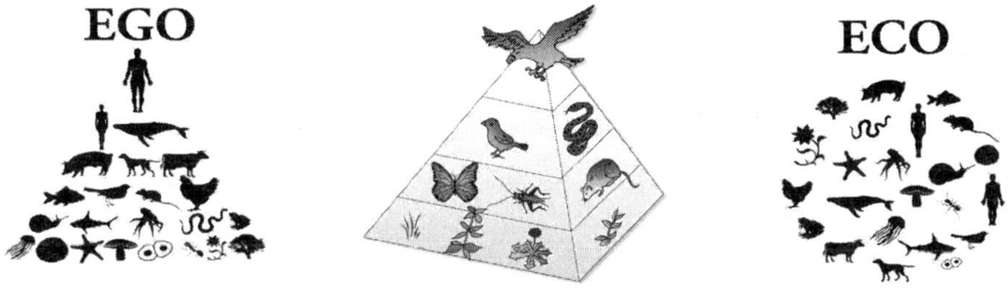

(a) 사회생태모형 1 (b) 사회생태모형 2 (c) 사회생태모형 3

[그림 1-32] 사회생태학적 관점

3. 사고 및 질병

인간의 건강을 위협하는 존재는 항상 주변에 있으며 사고와 질병이 그 예이다. 사고는 인간의 부주의로 발생하기도 하고 불가항력적인 원인으로 신체에 상해를 준다. 건강을 위협하는 또다른 것은 유기체에 의한 것인데 주로 눈에 보이지 않으며 전염에 의하여 신체의 기능이 저하되거나 무기력해지는 것으로, 사고 및 질병은 인간의 주변에서 인간의 신체를 위협하고 있다.

(1) 사 고

일상생활에서 사고는 질환 이외의 치료를 요하는 인적 · 물적사고이다. 국제질병분류에서는 불의의 사고, 중독 및 폭력으로 인한 질환으로서 외인에 의한 분류, 상해의 성질에 의한 분류를 채택하고 있다. 가장 많은 불의 사고 중에는 교통사고, 자살, 남에 의한 가해, 전쟁행위 등 고의의 사고이다.

1) 인적 사고

사고가 직접 사람에게 상해를 입히는 것으로 사람이 동자에 의하여 생기는 사고, 물건의 운동에 의하여 생기는 사고, 접촉흡수에 의하여 생기는 사고로 나누어진다(그림 1-33).

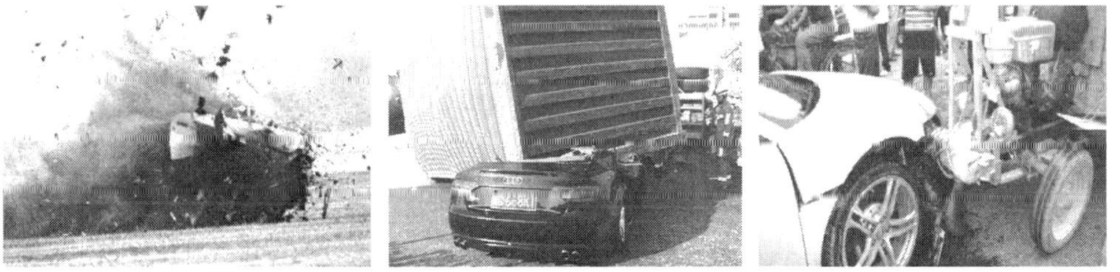

(a) 추 락 (b) 부주의 사고 (c) 충 돌

[그림 1-33] 인적 사고

① 사람의 동작에 의한 사고 : 전도(넘어지거나, 미끄러짐), 추락, 충돌, 협착(끼이거나, 말려듦), 찰자(찔리거나, 베임), 염전(엇갈림) 등이 있다.
② 물건의 운동에 의한 사고 : 격돌, 압중(낙하물, 중량물), 역차(깔림), 진동 등이 있다.
③ 접촉흡수에 의한 사고 : 감전, 독극물 접촉, 질식, 익수, 고온이나 저온에 접촉, 이상 기압, 방사선, 음향흡수 등이 있다.

2) 물적 사고

간접적으로 사람의 상해로 상해가 일어나지 않아도 사고로 취급하는 것도 있다. 그 예로 폭발, 화재, 파괴, 누설, 절단, 비산, 낙하, 붕괴, 부식, 탈선, 누전, 정전 등이 있다(그림 1-34).

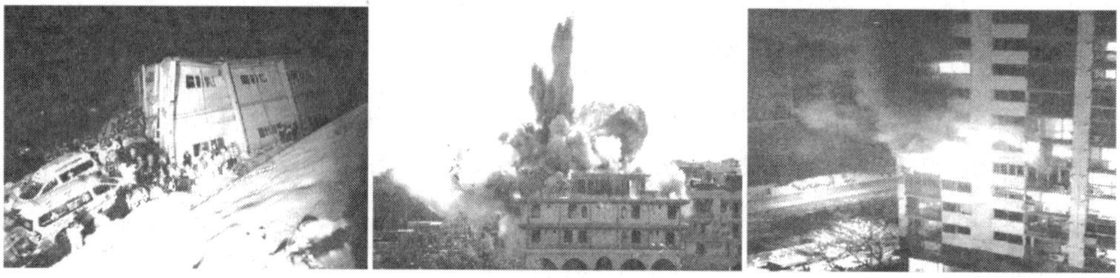

(a) 붕 괴 (b) 폭 발 (c) 화 재

[그림 1-34] 물적 사고

3) 중증외상센터

교통사고나 추락사고 등 사고에 의하여 응급을 요하는 외상(다발성 외상, 출혈 등) 환자가 병원에 도착 즉시 응급수술과 치료를 할 수 있는 시설, 인력, 장비를 갖춘 외상전용 치료센터이다(그림 1-35).

① 2010년 : 국내 외상환자 사망률은 35.2[%]인데 응급진료체계를 갖춘 미국, 일본 등은 10~15[%]에 불과하였다.

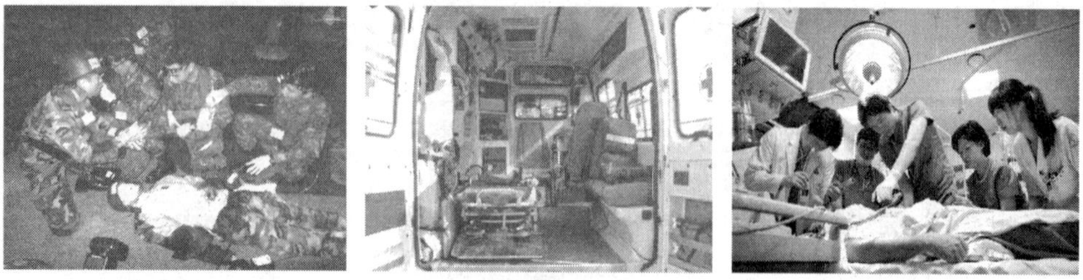

(a) 응급처치 (b) 앰뷸런스 내부 (c) 응급실

[그림 1-35] 중증외상센터

② 우리나라 중증외상센터 : 전국적으로 총 650개(1개 센터당 40~50개)의 전용 병상이 준비되어 있고, 연간 약 2만명의 중증외상환자 치료가 가능하다.

③ 의료진 : 전문의 8명, 간호사 15명으로 구성된 의료팀 4개조가 고정 배치되어 365일 24시간 교대 근무를 한다.

④ 심각한 외상으로 인해 생명이 위급한 사람이 이용할 수 있는 대상 : 6[m] 이상의 건물에서 떨어진 사람, 자동차 혹은 중장비나 오토바이 등에 의하여 큰 부상을 입은 사람, 목이나 몸통에 자상(刺傷)을 입은 사람 등이다(그림 1-36).

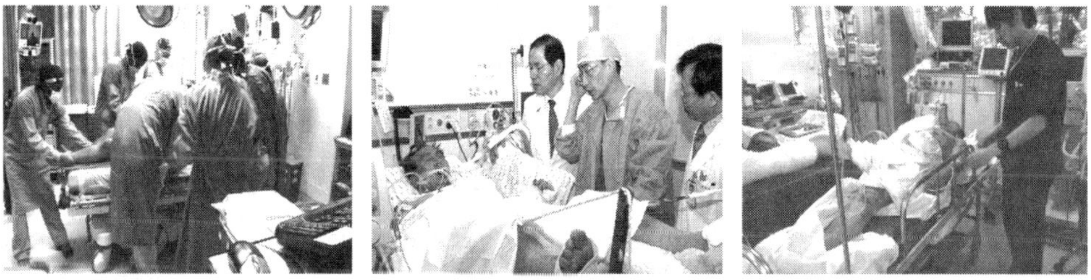

(a) 중증외상센터 수술실　(b) 중증외상 치료중인 의사　(c) 중증외상환자

[그림 1-36] 의료관광과 결합한 다양한 상품들

(2) 질 병

① 넓은 의미 : 한 개인의 육체적, 지적, 정신적, 사회적, 영적 기능이 이전상태에 비하여 감소하거나 손상된 비정상적인 상태를 광의의 개념이라 한다.

② 좁은 의미 : 신체의 구조나 기능에 이상이 생겨 정상적인 범위를 벗어나게 된 상태로 자극에 대해 조직이나 장기의 항상성이 무너져 병적인 반응이 나타나는 상태를 협의의 개념이라 한다.

1) 질병의 정의

유기체의 신체적 기능이 비정상적인 상태이고 질병을 어떠한 관점에서 진찰하느냐에 따라 다르며 세분화하면 질병, 병, 질환으로 나눈다.

① 질병(Illness) : 환자가 스스로 건강에 이상을 느끼는 개인적인 반응이나, 전문직을 포함한 주변 집단의 사회적 평가와 반응을 하는 개념으로 실제로 질환과 관련되지 않을 수도 있다. '환자와 가족(병자를 둘러싼) 또는 사회적 연계망이 어떤 증상과 장애를 인식하고 더불어 살며 반응하는 방식'이다(그림 1-37).

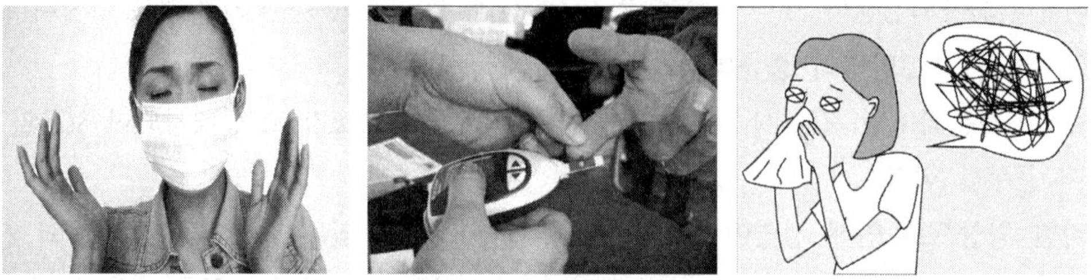

(a) 감 기　(b) 당뇨병　(c) 비 염

[그림 1-37] 질 병

② 병(Sickness) : 사회적 개념으로 다른 사람들에 의하여 적용되며 자신에 의하여 수용된 사회적 인 병이다. 환자의 사회적 역할에 관심을 가지고, 사회를 이루어 살아가는 세상의 필연적인 결과물로 환자, 가족, 지역사회에 영향을 끼치고 상호간에 연관성을 지닌다(그림 1-38).

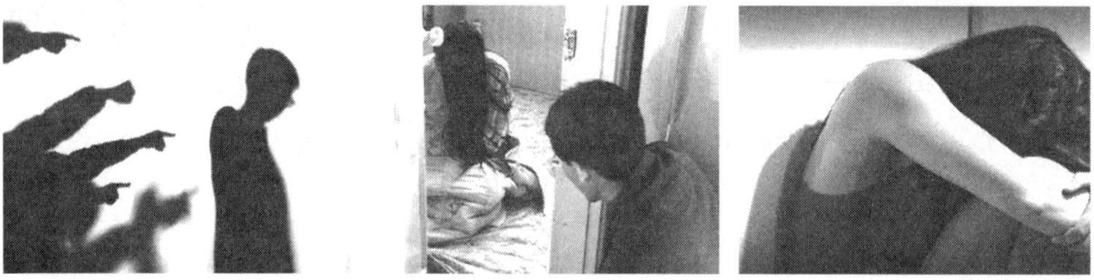

(a) 왕 따　(b) 은둔형 외톨이　(c) 우울증

[그림 1-38] 병

③ 질환(Disease) : 의학적으로 규정된 신체적, 정신적 기능이나 구조의 병리학적 변화이다(그림 1-39).

㉧ 급성 · 만성질환, 전염성질환, 선천적 질환, 퇴행성질환, 악성질환, 정신질환, 신장질환, 잇몸질환, 정신질환, 만성질환 등이다.

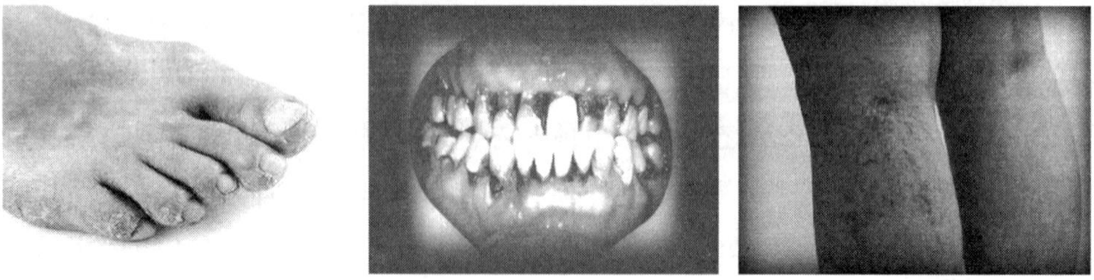

(a) 무 좀　(b) 치주병　(c) 하지정맥류

[그림 1-39] 질 환

2) 질병의 분류

전염성 질환과 비전염성 질환으로 나눌 수 있다.

① 전염성 질환 : 바이러스, 곰팡이, 세균, 기생충과 같이 질병을 일으키는 병원체 그리고 병원체가 증식하고 생활하는 장소인 병원소가 있어서 여기서 나온 병원체가 동물이나 사람으로 전파되어 침입하면 질환을 일으키게 된다(그림 1-40).

㉠ 질환을 일으키는 병원체가 명확하고 필수적이지만, 숙주에 접촉하였다고 하여 모두 질환을 일으키게 되는 것은 아니다.

㉡ 인간의 병원체에 대한 저항력 정도에 따라 달라진다.

㉢ 세균에 의한 질환은 항생제의 발달로 인하여 대부분 치료가 가능해졌지만, 바이러스성 질환에 대한 항바이러스 개발에는 아직 해결해야 할 과제가 많다.

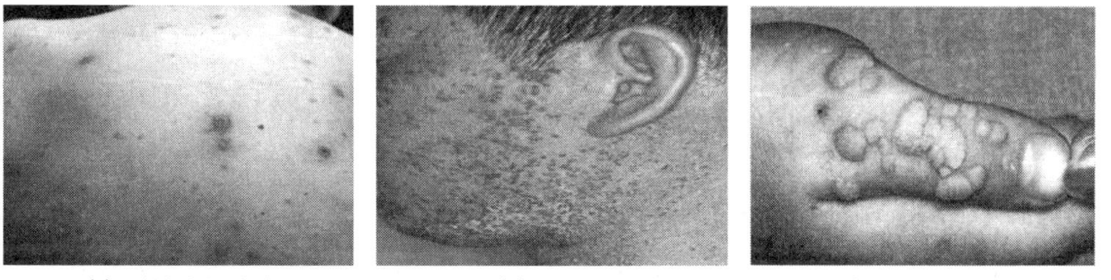

(a) 전염성 농가진　　(b) 아토피　　(c) 전염성 사마귀

[그림 1-40] 전염성 질환

② 비전염성 질환 : 병원체 없이 일어나는 고혈압, 당뇨와 같은 질환이다.

㉠ 발현 기간이 길거나 만성적인 경우가 많다. 예전에는 비전염성 질환보다 전염성 질환을 해결하기 위해 노력 했지만 항생제의 개발로 전염성 질환의 치료가 가능하므로 비전염성 질환의 치료예방이 더 중요해 졌다.

㉡ 노인인구의 증가, 각종 성인질환 등 과거에 몰랐던 비전염성 질환들은 의학기술의 발달로 진단할 수 있는 여건이 되어 비전염성 질환의 중요성이 높아졌다.

㉢ 원인이 명확하지 않은 질병이 많으며 여러 가지 위험인자가 복합되어 질환을 유발한다(그림 1-41).

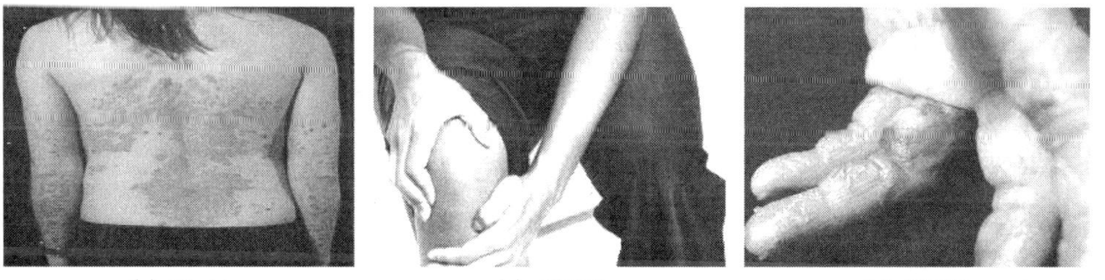

(a) 건 선　　(b) 관절염　　(c) 한포진

[그림 1-41] 비전염성 질환

ⓐ 치료가 쉽지 않아 식습관, 운동, 유전적 성향 등 다각적인 방면에서 접근해야 하며 금주, 식습관, 환경개선, 운동 등으로 위험인자를 없애야 한다.

ⓑ 흡연과 폐암, 술과 간암, 짜게 먹는 식습관과 고혈압 등 비전염성 질환과 대표적 위험인자에 대한 연구가 많이 행해지고 있다. 병에 걸리고 치료하는 것이 아니라 질병이 발생하기 전에 위험인자를 줄이거나 제거하여 사전에 예방한다.

③ 국제질병분류(ICD) : 질병이나 부상은 증상, 검사소견, 부위, 치료방법, 경과 등에 따라서 매우 다양하다.

㉠ 증상, 경과 등의 유사성에 따라 질병이나 부상을 분류 : 치료나 예방에 대해서 검토 할 수 있다.

㉡ 분류방법 : 여러 가지 방법이 있으며 국가적 통계에서 자주 사용되는 것은 국제질병분류(International Classification of Diseases : ICD)이다.

㉢ WHO의 분류 : 더욱 상세하게 분류하고 있으며 안과학은 ICD-Oph, 치과구강학은 ICD-DA, 종양학은 ICD-O, 전문가용 보조 분류나 의료행위 분류인 ICPM, 국제장애분류 시안, 프라이머리 케어분류인 ICPC 등이 있다.

㉣ 미국병리학회 : 해부학적 부위, 병인, 형태, 기능별로 코드를 부여하여 다차원적으로 보는 SNOP(Systematized Nomenclature of Pathology), 그리고 병명, 직업, 수술처치 등을 더한 SNO-MED(System of Nomenclature in Medicine)를 만들어 사용 하고 있다.

3) 질병의 발생

모든 현상이나 변화엔 이유가 있고, 이를 인지함으로 편리하고 건강한 생활을 할 수 있다.

질병이 우리의 몸에 이상을 가져다주는 요인은 내적 요인(인체 내에 존재하는 인자)과 외적 요인(인체 외부로부터 가해지는 인자)으로 나눌 수 있다(표 1-2).

〈표 1-2〉 질병의 요인

내적 요인	• 소인(질병에 대한 감수성이 높은 경향 : 연령, 성별, 인종) • 유전 • 면역상태 • 영양상태
외적 요인	• 물리적 요인(기계적 외상, 열, 전기, 방사선, 기압 등) • 영양장애(과소, 과대 섭취) • 생물학적 요인(바이러스, 세균, 기생충 등) • 화학적 요인(가스, 의약품, 화학물질, 유기물, 대기오염 등) • 사회, 환경적 요인(스트레스, 사고, 성폭행 등)

4) 질병의 발생 기전

질병을 일으키는 원인은 우리 몸에서 일어나는 기전과 경과로 유해물질, 미생물 등에 의한 염증반응이나 발암물질로 인한 발암과정, 인체의 면역체계로 인한 면역 반응 등이 있다.

5) 여러 질병의 발생 원인에 따른 질병

① 세포의 변화로 인한 질병 : 각종 암이 있다.
② 심장・혈관의 문제로 인한 질병 : 쇼크, 동맥경화, 고혈압, 협심증, 심근경색, 뇌경색, 뇌출혈 등이 있다.
③ 필요 물질의 과소・과대로 인한 질병 : 당뇨, 황달, 통풍, 요독증, 결석증, 담석증, 요로 결석증, 간성혼수 등이 있다.
④ 면역반응으로 인한 질병 : 기관지천식, 접촉성피부염, 수혈의부작용, 아토피 등이 있다.
⑤ 선천적 질환 : 터너증후군, 혈우병, 적록색맹, 다운증후군 등이 있다.
⑥ 염증, 전염으로 인한 질병 : 폐렴, 간염, 홍역, 장티푸스, 감기, 인플루엔자 등이 있다.
⑦ 자신의 방어기전에 의한 질병 : 수혈부작용, 자가용혈성빈혈, 기관지천식, 아토피, 건선, 접촉성피부염, 루프스, 류마티스관절염 등 과민반응 등이 있다.
⑧ 손상된 세포가 재생되지 않고 다른 조직으로 대치되어 발생하는 질병 : 심부전증, 간경변증 등이 있다.

6) 질병 발생의 삼원론(F. G. Clark)

인간의 건강은 병인, 숙주, 환경 간의 균형에 의해 결정되며 이들 서로 간의 균형이 깨어질 때 질병발생이 일어난다.

① 병인 : 질병발생에 직접적인 원인이 되는 것이다. 물리적, 화학적, 영양, 심리적, 생물학적 요인 등이 있다.
　㉠ 물리적 요인 : 화학물질, 온도, 압력, 방사능 등
　㉡ 화학적 요인 : 오염원, 약물 등
　㉢ 영양요인 : 영양의 과소・과다
　㉣ 심리적 요인 : 스트레스, 사회적 격리, 사회적 지지 등
　㉤ 생물학적 요인 : 박테리아, 바이러스, 곰팡이 등
② 숙주 : 질병은 개인의 면역, 감수성에 따라서 같은 조건의 병인과 환경일지라도 숙주마다 질병의 양상이 다를 수 있으며, 질병의 면역, 감수성에 영향을 미치는 요인은 생물학적, 사회적, 체질적 요인이 있다.

㉠ 생물학적 요인 : 성별이나, 인종, 연령등과 같은 특성이다.

㉡ 사회적 요인 : 문화, 직업, 생활습관, 종족, 사회 · 경제적 위치, 결혼 및 가족상태 등 특성과 관련 있다.

㉢ 체질적 요인 : 선천적이거나 면역성 및 영양상태 등이 있다.

③ 환경 : 병원체 혹은 병원체-숙주-환경 관계에 작용하여 질병 발생에 영향을 끼친다. 환경에는 생물학적, 물리적, 사회 · 경제적 환경이 있다.

㉠ 생물학적 환경 : 병원소, 동 · 식물, 미생물, 병원체, 매개체 등이 있다.

㉡ 물리적 환경 : 습도, 방사선, 온도, 기압, 기온, 강우량, 지리적 조건 등이 있다.

㉢ 사회 · 경제적 환경 : 경제, 교육수준, 인구밀도, 보건의료체계, 보건의식 수준 등이 있다.

④ 병인, 숙주, 환경의 관계 : 상호 유기적인 관계에 있으며 균형이 깨질 때 질병이 발생할 가능성이 높다(그림 1-42).

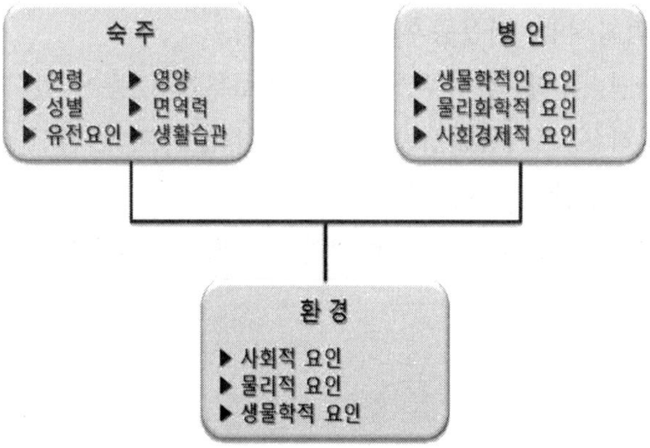

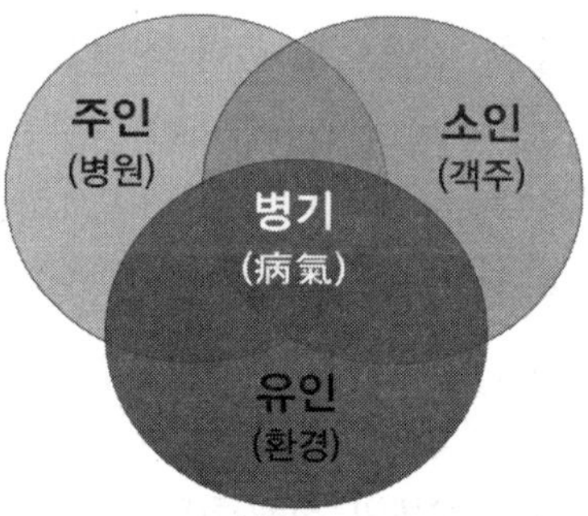

[그림 1-42] 숙주, 병인, 환경의 관계

7) 질병 예방

질병의 생명주기와 질환과 예방의 단계는 〈표 1-3〉과 같다.

① 질병의 자연사 5단계(리벨과 클라크(Leavell & Clark), 1965) : 질병의 자연사는 한 질병이 어떠한 처치도 가하지 않은 상태에서 발생 초부터 끝까지 거치게 되는 과정이다.

㉠ 비병원성기(제1단계, 1차 예방) : 숙주의 저항력, 환경요인이 숙주에게 유리하게 작용하여 건강을 유지하는 병에 걸리지 않은 단계로 환경을 개선하거나 정기적인 운동, 균형 있는 음식섭취 등 적극적 예방(환경위생, 건강증진활동)으로 건강증진을 도모한다.

㉡ 초기 병원성기(제2단계, 1차 예방) : 병인의 자극으로 질병에 감염되는 초기단계이다. 숙주의 면역강화에 의한 저항력이 요구되는 기간, 특수예방 또는 예방접종을 통한 소극적 예방(예방접종)조치이다.

〈표 1-3〉 질환과 예방의 단계

구 분	비병원성기	초기병원성기	불현성전염기	발현성질환기	회복기
내 용	병에 걸리지 않은 단계	질병에 전염되는 초기 단계	전염은 되었으나 증상이 나타나지 않은 단계	전염되어 증상이 나타나는 단계	회복하거나 불구, 사망에 이르게 되는 단계
예방 단계	1차 예방		2차 예방		3차 예방
예방 조치	적극적 예방	소극적 예방	중증화 예방	진단과 치료	무능력 예방
예비적 조치	환경위생개선, 건강증진	특수예방, 예방접종	초기진단 및 치료집단검진	악화방지, 장해 제한을 위한 치료	재활, 사회생활로 복귀
단 계	건강유지단계	저항력 요구 시기	증상이 나타나지 않는 초기 단계	임상증상이 나타나는 시기	신체적, 정신적 후유증 최소화

㉢ 불현성 전염기(제3단계, 잠복기, 2차 예방) : 병인의 자극에 대한 숙주의 반응이 시작되는 시기이다. 전염병의 경우 잠복기에 해당하고 비전염질환의 경우 자각 증상이 없는 초기 단계이다. 감염은 되었으나 증상이 나타나지 않은 단계, 정기검진 등을 통한 조기진단 및 조기치료를 통해 중증(중증화의 예방)으로 진전되지 않도록 하는 단계이다.

㉣ 발현성 질환기(제4단계, 2차 예방) : 임상적인 증상(감염되어 증상)이 나타나는 시기이다. 해부학적 혹은 기능적 변화가 나타나며 증상에 따라 정확한 진단과 치료(합병증 예방)가 요구된다.

㉤ 회복기(제5단계(사망), 3차 예방) : 사망, 회복, 재활, 불구의 단계(회복되거나 불구 또는 사망에 이르는 시기)로 회복기에 있는 환자에게 질병으로 인한 신체적 · 정신적 후유증이나 불구를 최소화하고 정신적 · 육체적으로 일부 기능장애가 발생한 경우 장애를 최소화하여 사회생활(무능력의 예방(후유증최소화), 재활, 사회복귀)을 할 수 있도록 도와주는 시기이다.

② 질병의 예방 : 좁은 의미로 질병의 발생을 막는 것을 협의라고 하고, 질병의 넓은 의미로는 질병이 진행을 제한하고자 하는 모든 조치이며 1차, 2차, 3차로 구분하고 광의라고 한다.

㉠ 1차 예방(질병발생 억제단계) : 질병을 사전에 예방하거나 질병에 대한 대처능력을 강화하는 단계이다. 예방접종, 환경개선, 안전관리, 영양개선, 보건교육 등 공중보건학적인 접근 방법이다(그림 1-43).

㉡ 2차 예방(조기발견과 조기치료 단계) : 건강에 문제가 발생한 개인의 건강유지에 중점을 두고 조기발견과 조기치료를 통해 중증화를 예방하고 병의 악화를 완화시키는 것이다. 신체검사, 조기진단, 조기치료, 선별검사 등의 임상의학적인 접근 방법이다(그림 1-44).

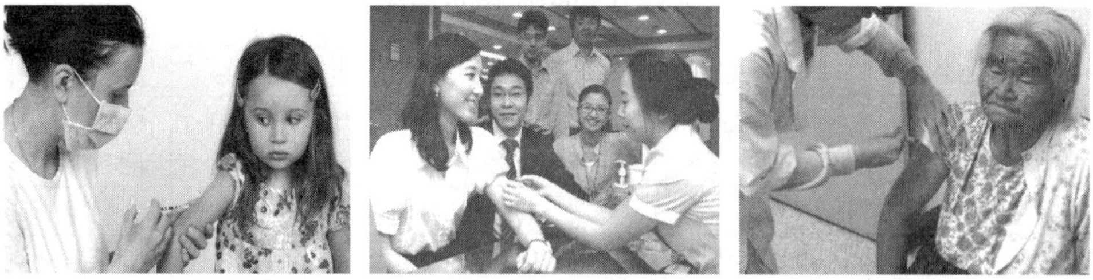

(a) 소아 예방접종　(b) 성인 예방접종　(c) 노인 예방접종

[그림 1-43] 1차적 예방의 한 종류인 예방접종

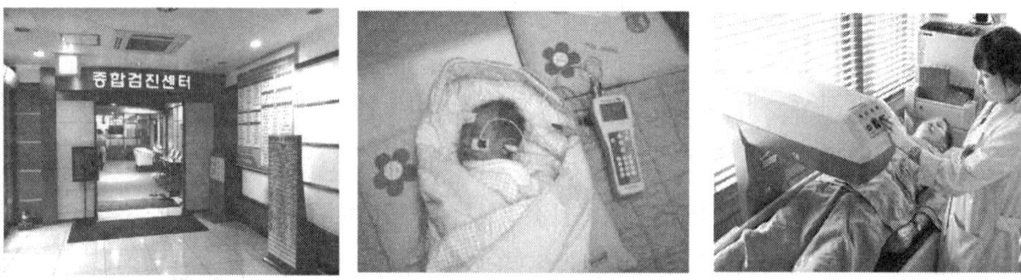

(a) 종합검진　(b) 신생아 청각선별검사　(c) 검 진

[그림 1-44] 2차적 예방의 한 종류인 건강검진

㉢ 3차 예방(재활 및 사회복귀 단계) : 질병이나 불구상태에서 후유증을 최소화 하여 불구를 예방하고 장애의 범위 내에서 최적의 기능 회복에 중점을 둔다. 물리치료, 작업치료, 재활 등이다(그림 1-45).

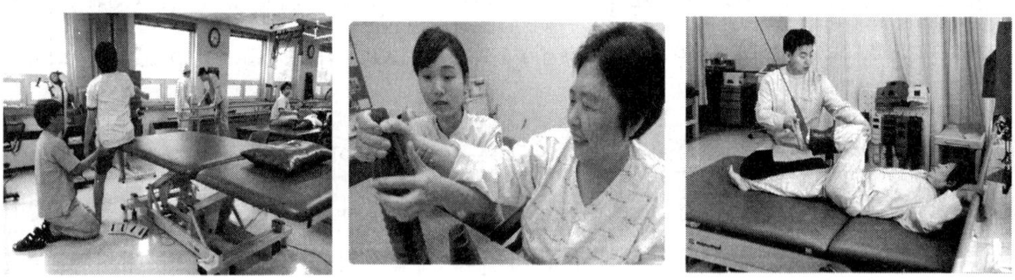

(a) 재활 물리치료　(b) 노인 작업치료　(c) 노인 물리치료

[그림 1-45] 3차적 예방의 한 종류인 재활치료

4. 건강증진

건강(Health)과 증진(Promotion)의 합성어로 인간의 건강과 삶의 질을 향상시키고자 취하는 활동 혹은 과정이다. 세계보건기구의 정의는 '건강증진은 사람들로 하여금 스스로의 건강에 대한 관리를 증가시키는 과정이며 자신의 건강을 개선하게 하는 과정'이다.

(1) 건강증진의 개념

국민건강 증진법은 '국민에게 건강에 대한 가치와 책임의식을 함양하도록 건강에 관한 바른 지식을 보급하고 스스로 건강생활을 실천할 수 있는 여건을 조성함으로써 국민의 건강증진(Health Promotion)을 목적'으로 한다.

1) 건강증진

건강증진은 건강과 증진의 합성어로 인간의 삶의 질(건강)을 향상시키고자 활동 혹은 과정이다. 사람들로 하여금 스스로의 건강에 대한 관리를 증가시키고 자신의 건강을 개선하게 하는 과정이며, 개인 및 지역사회가 가진 건강 잠재력을 최대한으로 자조적인 역량을 강화하고 보건교육과 건강환경을 조성하는 것이다.

① 보건교육 : 개인, 집단, 지역사회 구성원의 건강을 위하여 생활습관을 개선하고 능력을 개발한다.

② 건강 환경조성 : 보건인력을 양성하여 활용하고, 관련법을 제정, 정비하고 재정적으로 지원하며 건강검증 등의 예방적인 의료행위를 제공한다.

③ 건강과 삶의 질을 향상하기 위한 목적 : 건강을 저해하는 인자를 제외하여 건강상태를 유지할 뿐만 아니라 보다 양호한 건강상태를 목표로 영양, 체력 등을 고려하여 적극적으로 건강상태를 향상시킨다.

2) 건강증진은 넓은 의미

보건활동으로 매우 중요하며 본래의 환경위생학, 영양학 등을 중심으로 건강증진 활동이 기대되고 있다.

① 질병, 특히 만성 퇴행성 질환이나 감염증, 스트레스 등을 제거하여 일상생활의 활동력을 높이고 체력 향상, 영양의 개선, 운동과 휴식, 정신 등 삶의 전반적인 관리가 필요하다.

② 전통적인 치료의학과 건강증진은 대상이나 방법, 결과에 따라 차이를 보인다.

③ 공중보건학과 예방의학은 〈표 1-4〉와 같다.

〈표 1-4〉 공중보건학과 예방의학

구 분	기존의 치료의학	건강증진
치료 대상	질 병	건강에 위해를 끼치는 있는 요인들
치료 방법	약, 수술	상담, 교육, 행동인지 치료법 등
치료 결과	증상의 감소, 질병의 퇴치	최적의 건강, 삶의 질 향상

3) 건강증진의 목적

국민에게 건강에 대한 가치와 책임의식을 함양[3]하도록 건강에 관한 바른 지식을 보급하고, 스스로 건강생활을 실천할 수 있는 여건을 조성하는 데 목적을 둔다.

4) 건강증진의 주요수단 : 보건교육, 건강환경조성

① 보건교육 : 개인, 집단, 지역사회 구성원의 건강생활습관 개선 및 능력 개발 등이 있다.
② 건강환경조성 : 관련법 정비, 인력양성, 재정지원, 예방적 의료행위(건강검진) 등이 있다.

(2) 건강증진행위

인간은 건강잠재력을 지니고 있고, 건강잠재력의 충분한 발휘는 질병의 예방과 치료를 위한 의료서비스만으로는 부족하다.

① 개인마다 건강을 충분히 인식하고 올바른 행동을 하며 좋은 환경을 조성한다.
② 정의는 '개인이나 집단에게 주어진 안녕수준을 높이고 자아실현 및 개인적 만족감을 유지 또는 향상시키기 위한 행위'이다.
③ 베커(Becker)의 건강신념은 건강행위, 질병행위, 환자역할행위에서 건강증진행위가 시작되었다.
④ 질병 중심의 환자를 간호하는 것에서 질병예방과 건강증진을 중심으로 바뀜에 따라 현대사회에서는 이전보다 더 크게 중요성이 부각되고 있다.

(3) 질병예방, 건강보호, 건강증진

질병예방, 건강보호, 건강증진으로 구분하며 개인과 인구집단의 행동에 내재되어 있는 동기에 따라 구분되며 살아가는 환경과의 상호작용 속에서 삶의 질을 증진시키고자 하는 적극적 측면의 행동이다. 질병예방과 건강보호는 질병과정을 없애는 소극적인 행동이다(그림 1-46)

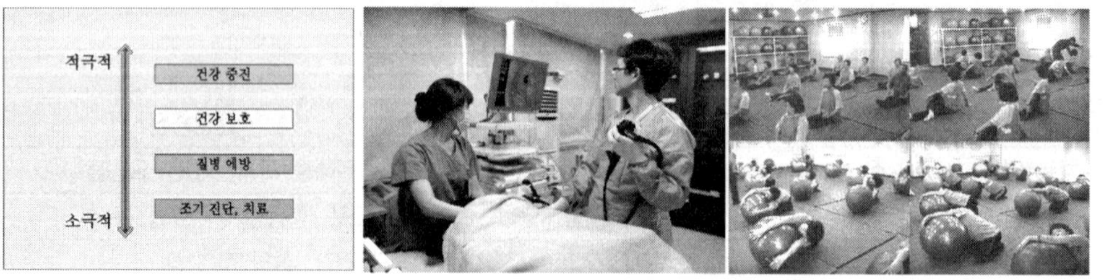

[그림 1-46] 적극적인 시점의 건강증진

---

3) 함양 : 능력이나 품성을 기르고 닦는다.

1) 질병예방

건강을 위협하는 위험 요인을 조기에 발견하고 관리하여 질병의 발생을 막거나 악화를 방지하기 위한 활동으로 상담, 교육, 예방접종과 같은 서비스이다(그림 1-47).

① 건강의 악화를 예방하는 소극적 측면의 건강 개념(부정적, 회피적 개념)이며, 건강을 위협하는 위험요인을 조기에 발견·관리하여 질병발생 및 악화를 방지하기 위한 활동, 위험집단을 대상으로 한 가지 질병이나 병리학적 병변예방을 목표로 한다.

② 의료전문인이 시행하는 건강진단, 조기치료, 환경위생 및 시설안전, 예방접종 등의 의료서비스가 해당한다.

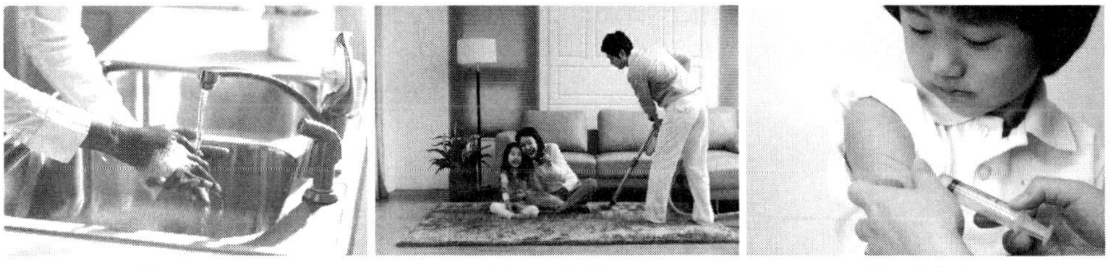

(a) 손씻기 (b) 주변 청소 (c) 예방접종

[그림 1-47] 질병예방

2) 건강보호

질병을 능동적으로 피하고 조기에 발견하여 질병상태에서 기능을 유지하려는 의도에서 동기화된다. 내적, 외적환경에서 질병과 상해를 일으킬 수 있는 상태가 무엇인지 확인 및 보호대책을 구축하고 건강을 손상시키는 방해요인을 피하고자 한다(그림 1-48).

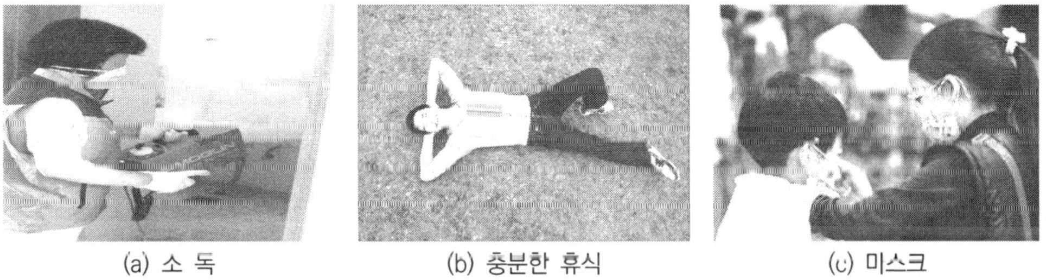

(a) 소 독 (b) 충분한 휴식 (c) 마스크

[그림 1-48] 건강보호

3) 건강증진

인구전체의 건강에 초점을 맞추고 전반적인 안녕을 향상(긍정적, 적극적 개념)시키고 건강잠재력을 실현하려는 의도에 동기화된다. 법규제정, 보건교육, 운동시설이나 휴양시설 설치와 같은 사회적이고 환경적인 조치이고 건강행동변화는 건강을 위하는 개인의 의지와 노력이 중요하다(그림 1-49).

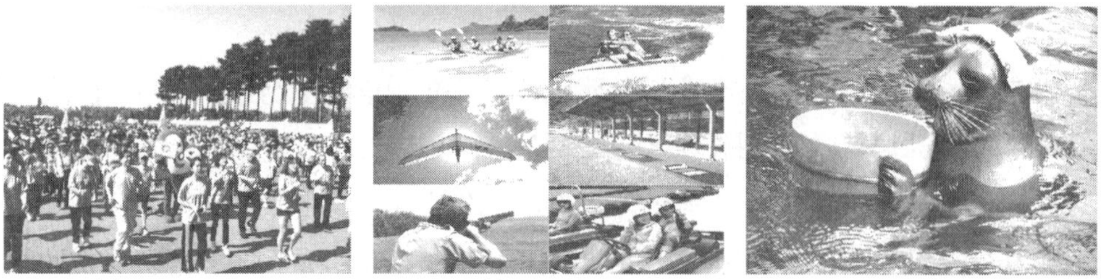

(a) 마라톤 대회　　(b) 여가활동　　(c) 휴양활동

[그림 1-49] 건강증진

(4) 건강증진의 접근

행태변화적 접근, 의학적 · 예방의학적 접근, 교육적 접근이 있다.

1) 행태변화적 접근

개인 스스로가 건강에 대하여 책임을 지고 건강한 생활양식을 선택하도록 장려하는 것이다. 개인의 생활습관에 의하여 건강에 문제가 생기면 개인 스스로가 그에 대한 책임을 가진다(그림 1-50).

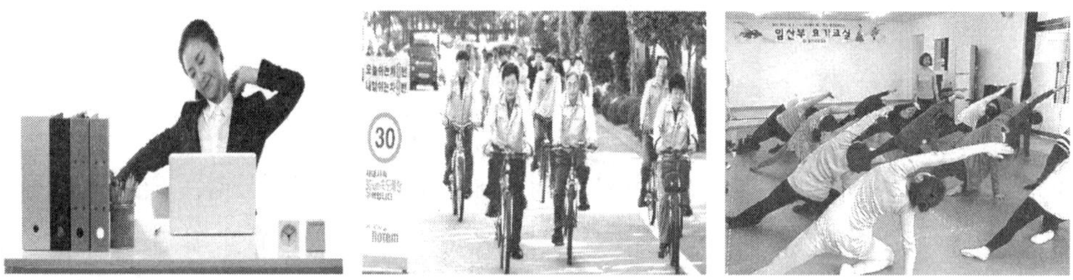

(a) 일상 생활의 건강증진 활동　　(b) 출퇴근 자전거　　(c) 임산부 요가교실

[그림 1-50] 형태변화적 접근

2) 의학적 · 예방의학적 접근

전체 인구집단이나 특정 위험군을 대상으로 하며 질환이나 사망을 감소시키는 것을 목적으로 1차 예방, 2차 예방, 3차 예방 등 3단계 사업으로 실시한다(그림 1-51).

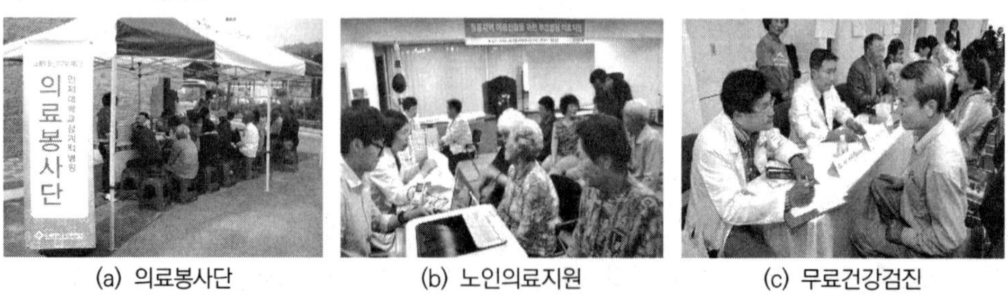

(a) 의료봉사단　　(b) 노인의료지원　　(c) 무료건강검진

[그림 1-51] 의학적 · 예방의학적 접근

3) 교육적 접근

개인 스스로가 건강에 대한 책임을 지고 건강한 생활양식을 영위할 수 있도록 지식과 정보를 제공하거나 기술습득을 돕는 것이다(그림 1-52).

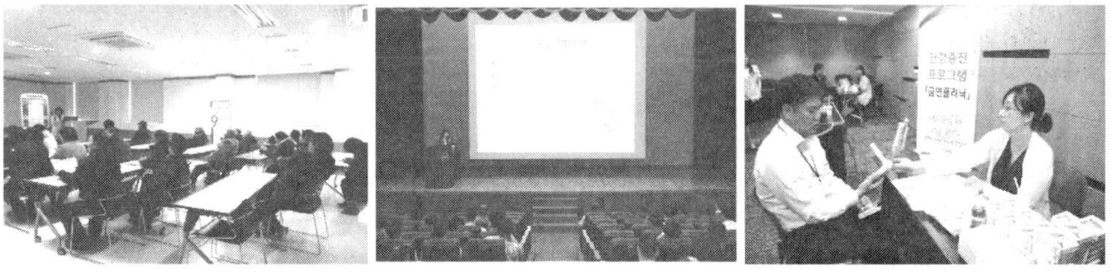

(a) 예방교육 (b) 음주교육 (c) 금연 클리닉

[그림 1-52] 교육적 접근

① 역량강화 : 대상에 따라서 개인과 지역사회로 나누어진다. 개인의 역량강화는 건강에 대한 정확한 정보와 기술습득을 돕고 개인이 바른 선택과 실천을 할 수 있도록 돕는 것이다.
지역사회의 역량강화를 위해서는 지역사회의 주민들이 그들의 건강에 미치는 교육훈련 프로그램이나 주민들의 모임을 통하여 지역 보건문제에 대하여 결정할 수 있도록 돕는다(그림 1-53).

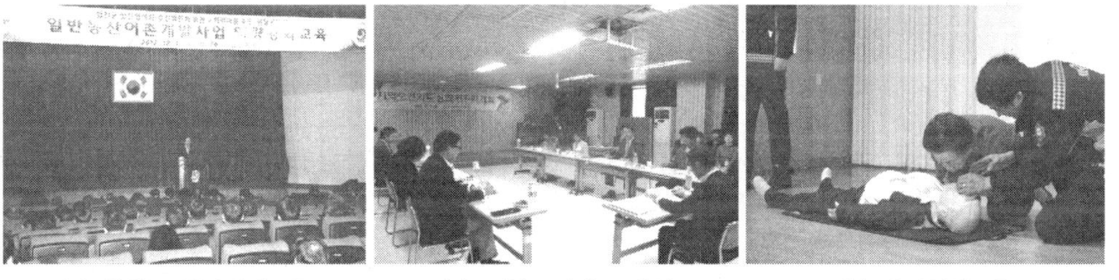

(a) 합천군 역량강화교육 (b) 지역보건의료 개최 (c) 응급처치교육

[그림 1-53] 역량강화

② 사회적 변화 : 정책이나 환경수준에 초점을 맞추고 건강결정에 있어서 사회적, 경제적 환경을 고려하여 정책이나 환경수준에 초점을 맞춰 건강증진 효과를 가져 올 수 있는 물리적, 사회적, 경제적 환경의 변화이다.
사람들이 건강한 선택을 하고자 할 때에 비용이 너무 많이 들거나 유용성이나 접근성이 떨어지면 많은 사람들이 포기할 수 있기 때문에 사회적인 변화로 사람들이 건강한 선택을 할 수 있도록 한다(그림 1-54).

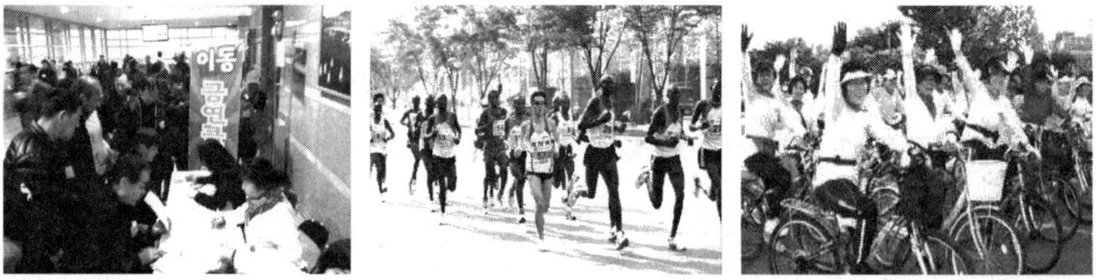

(a) 금연 클리닉 (b) 마라톤 대회 (c) 자전거 타기

[그림 1-54] 사회적 변화

4) 건강증진 원칙과 활동영역

건강에 대한 관심과 연구는 세계적으로 이루어지고 있으며, 건강증진에 대하여 활동하는 것이다.

① 건강증진 원칙 : 세계보건기구(WHO)는 제1차 건강증진 국제회의(1986)에서 각 국가가 국민의 건강증진을 성취하기 위하여 준수해야 할 원칙으로 옹호, 역량강화, 연합을 천명하였다.

㉠ 옹호(Advocacy) : 건강에 대한 대중의 관심을 보이고 정책입안자나 행정가들에게 보건의료 수요를 충족시킬 수 있는 보건정책을 수립하도록 강력히 촉구하는 것이다.

㉡ 역량강화(Empowerment) : 자기 자신이나 가족의 건강을 유지할 수 있도록 하는 것을 본인들의 권리로 인정하며 건강관리에 적극 참여하고 스스로의 행동에 책임을 느끼게 하는 것이다.

㉢ 연합(Alliance) : 사람들이 건강을 증진 · 유지할 수 있도록 건강에 영향을 미치는 경제, 언론, 학교 등 관련 분야 전문가들이 상호 협조하는 것이다.

② 활동영역 : 건강한 공공정책의 수립, 지지적 환경의 조성, 개인적인 기술개발, 지역사회의 활동강화, 보건의료서비스의 방향 재설정으로 이루어져있다(그림 1-55).

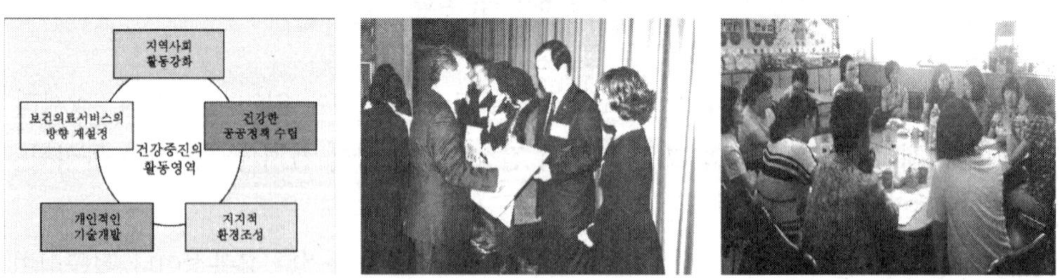

[그림 1-55] 건강증진의 활동영역

㉠ 건강한 정책의 수립 : 법제정, 건강장애요인제거, 재원마련 등이다.

㉡ 지지적 환경의 조성 : 건강증진에 바람직한 물리적, 사회적, 경제적, 문화적 환경을 구축한다.

ⓒ 개인적인 기술개발 : 건강에 대한 정보와 교육을 제공하여 개인 스스로 건강을 챙길 수 있도록 지원한다.

ⓔ 지역사회의 활동 강화 : 지역사회의 인력과 물적 자원을 발굴하며, 건강관련 분야에 주민이 참여하는 시스템을 개발한다.

ⓜ 보건의료서비스의 방향 재설정 : 소비자의 필요와 요구에 맞는 서비스 개발 및 교육, 다른 분야와의 협력 등이다.

③ 건강증진종합계획의 목표 중 건강상태를 대표할 수 있는 영역은 다음과 같다.

㉠ 건강 생활 실천 확산 : 만성퇴행성 질환의 발병과 밀접한 연관이 있는 건강생활습관 중 특히 관련성이 높은 금연, 절주, 신체활동, 영양의 실천 등이 있다.

㉡ 만성 퇴행성 질환과 발병위험 요인관리 : 암, 건강검진, 관절염, 심혈관질환, 비만, 정신 보건, 구강보건 등이 있다.

㉢ 감염질환 관리 : 예방접종, 비상방역체계, 의료관련감염, 결핵, 에이즈 등이 있다.

㉣ 안전 환경보건관리 : 식중독 등 식품정책, 손상예방, 건강영향평가 등이 있다.

㉤ 인구집단별 건강관리 : 모성건강, 영·유아건강, 노인건강, 근로자건강증진, 군인건강증진, 학교보건, 학생, 다문화가족건강, 장애인건강, 취약가정 및 취약계층을 주대상으로 하는 방문보건등이 있다.

㉥ 예방 중심의 상병 관리 : 현재 유병률이 높거나 조기사망의 원인이 되는 상병의 예방관리를 통하여 유병률을 낮추고 조기사망을 낮출 수 있도록 관리하는 것이다.

㉦ 암, 뇌혈관질환, 심혈관질환, 고혈압, 고지혈증, 당뇨, 비만, 정신보건, 구강보건 등에 대한 예방적 관리

㉧ 신종전염병과 같은 감염질환에 대한 예방접종, 방역대책, 지속적으로 유병률이 높으면서 전염이 우려되는 결핵과 에이즈의 관리 등이 속한다.

㉨ 사업체계 확충 및 효과적 관리 : 사업운영체계, 정보통계, 평가, 재정 등이다.

3) 건강증진 사업의 주요 내용

건강증진 사업은 중앙부처, 시·도 단위, 시·군·구 보건소로 나뉘어 맡은바 업무를 수행한다.

① 중앙부처 : 해당 인력의 능력을 개발하고, 교육한다.

㉠ 보건교육 및 홍보사업을 지원한다.

㉡ 건강증진 관련 연구개발 사업을 지원한다.

㉢ 건강증진기금심의운용위원회를 운용하고 사업평가를 한다.

② 시 · 도 단위 : 건강생활 실천협의회를 구성하고 건강생활 실천운동을 전개한다.
  ㉠ 지방매체를 이용하여 건강증진 교육과 홍보사업을 실시한다.
  ㉡ 시 · 군 · 구 보건소의 건강증진 사업을 평가하고, 포상을 실시한다.
  ㉢ 산하보건소의 보건인력의 교육능력 향상을 위해 노력한다.
  ㉣ 건강증진법의 규정에 의하여 행동을 지시하고 감독한다.

③ 시 · 군 · 구, 보건소 : 건강생활환경을 조성하는 사업을 실시한다.
  ㉠ 보건교육과 홍보를 강화한다.
  ㉡ 건강경진대회 등의 행사를 통하여 지역주민의 건강에 대한 관심을 증대시킨다.

(7) 평생건강관리

건강은 일시적으로 관리하는 것이 아니라 인간이 태어나서 죽을 때까지 찾아오는 각종 질병 요소들을 분석하고 이에 대비하는 것이다. 평생건강관리(Life-time Health Maintenance Program : LHM)는 정의 및 목표를 가지고 관리한다.

1) 평생건강관리 정의

평생건강관리는 생에 주기에 따라서 건강 목표를 정하여 건강을 평가하고 생애주기별 각종 주요 질병에 대하여 위험요소를 파악한다. 위험요소를 조기에 발견하고 치료, 예방 및 행동수정을 통하여 일생 동안 최고의 건강을 유지하기 위하여 고안된 정기적인 건강관리 방법이다.

2) 평생건강관리 목표

개인의 특정한 질병들을 예방하고 건강을 증진시키는 것으로 1차, 2차, 3차 예방이 있다.

① 1차 예방 : 개인의 위험요인을 고려하여 병에 저항력을 높이거나 건강을 유지, 증진 시키는 행동을 취하는 것이다. 조깅, 식습관조절을 통한 적극적 예방과 예방접종을 통하여 질병에 대한 면역을 높이는 소극적 예방이 있다.
② 2차 예방 : 이미 발병한 상태로 가능한 조기에 발견하여 이를 치료하고, 병이 악화되는 것을 예방하는 것으로 정기검진 등이다.
③ 3차 예방 : 현재의 건강상태를 향상시키고자 하는 것으로 발병 후 후유증 발생을 예방하여 신체 기능에 장애가 오지 않도록 하는 것이다.

3) 평생건강관리 특징

① 대상 : 질환으로 인하여 증상이 나타나지 않는 사람, 즉 무증상인이다.

② 위험 요소 : 과거병력, 생활습관, 유전, 검사 소견, 가족력까지 포함한다.
③ 주요 질병 : 질병으로 사망이나 불구, 심한 삶의 질 저하를 가져올 수 있는 중한 병으로 지역사회의 건강에 지대한 영향을 미치는 질병을 주요 대상으로 한다. 질병의 결과 사망이나 불구, 심한 삶의 질 저하를 가져올 수 있는 중(重)한 질병이다.

제 2 절 공중보건학(Public Health Engineering)

공중보건학과 유사한 개념의 학문으로 위생학, 지역사회의학, 예방의학, 건설의학이 있다.

1. 위생학

개인 및 사회 공중의 보건 유지와 병의 적극적인 예방을 목적으로 하는 학문이다. 인간의 환경이 어떻게 질병발생에 영향을 미치는지 연구하고 규명함으로서 질병을 예방하고 건강을 유지 및 증진시키고자 하는 학문으로 환경 위생과 개인의 위생을 중요시 한다.

공중보건학과 위생학의 다른 점은 위생학이 개개인의 건강과 질병예방을 목적으로 한다면, 공중보건학은 사회적으로 넓은 관할 영역을 지니고 지역주민의 질병예방과 건강을 유지하기 위한 목적을 가지고 있으며 신체적, 정신적인 안정뿐만 아니라 사회적으로도 안정된 상태를 포함하고 있다.

(1) 위생학의 역사

위생학의 기초를 닦은 고대 그리스의 갈레누스(Galenus)는 위생학 분야를 하이진(Hygiene)이라고 하였다. 하이진은 그리스 신화에 나오는 '건강의 여신'이라고 하는 히지에이아(Hygieia)의 이름에서 딴 것이다. 위생학이 의학의 한 분야로 된 것은 1866년 독일의 뮌헨 대학에서 페텐코퍼(Pettenkofer)가 위생학 강좌를 개설한 것이 시초이다.

(2) 위생학의 목적

인간생활의 의 · 식 · 주, 질병, 직업의 여러 분야에 걸쳐서 인체를 해롭게 하는 것과 이롭게 하는 것을 연구, 증명하여 인간 생활에 접목시켜 인간의 행복을 유지해 나가는 것에 목적이 있다.

2. 지역사회의학

생물학적 측면 외에 사회적으로 이루어지는 것으로 의료인과 주민이 공동으로 노력하여 지역사회 주민의 건강을 효율적이고 체계적으로 증진시키고자 하는 의료 실천 방법이다.

과거의 의학에서는 인간의 생물학적인 측면만을 중요시 해왔지만, 의학이 세분화되고 극도로 전문화되어 인간을 포괄적으로 파악하기 어려워졌으며 의료 자원이 불균등하게 배분되었다. 이러한 배경에 의하여 '모든 사람에게 의료를(Healthcare for All)'이라는 목표를 내걸고 1950~1960년대에 지역사회의학이 생겨났다.

3. 예방의학

예방의학은 치료의학에 대응하는 용어로 자주 사용된다.

① 질병 발생의 3가지 요인

㉠ 물리적, 생물학적, 문화적, 경제적, 사회적 환경이다.

㉡ 숙주 : 의료형태, 생활수준, 연령 등에 영향을 받는다.

㉢ 병원체 : 세균, 화학물질 등에 의한 것

② 인간은 3가지 요인에 의하여 질병이 발생하는데, 환경을 개선하거나 병에 대한 저항을 증가시키기 위한 것이 예방의학이다.

㉠ 예방의학 : 질병을 예방하고 유해환경요소를 제거하여 건강 증진, 유지, 재활을 도모하고자 하는 학문이다.

㉡ 공중보건학과 목적은 같으나 대상 및 진단방법, 책임의 소재와 문제해결 방법 등에서 차이가 있다. 공중보건학과 예방의학은 〈표 1-5〉와 같다.

〈표 1-5〉 공중보건학과 예방의학

내 용	공중보건학	예방의학
목 적	질병예방, 수명연장, 건강증진 및 안녕도모, 효율증진	질병예방, 수명연장, 건강증진 및 안녕도모, 효율증진
대 상	지역사회 주민	개인, 가족
진단방법	지역사회의 각종 보건통계자료	임상적 진단
책임의 소재	공공조직	개인, 가족
문제해결	보건의료시스템 및 의료서비스 관리	진료와 투약

4. 우리나라의 의료전달체계

우리나라는 민간주의 의료공급체계와 사회보험형 전국민 의료보험제도의 상호작용을 통하여 국민의 복지를 지향하고 있다. 전국을 대, 중, 소 진료권으로 구분하고 보건 의료망을 조직하였으며 각 진료권 내에서 1차, 2차, 3차 진료 체계를 수립하여 운영하고 있다.

1단계 진료를 지역에 상관없이 1, 2차 진료기관을 우선적으로 이용하고, 보다 전문적인 진료가 필요한 경우에 3차 의료기관을 이용하는 2단계 진료를 시행하고 있다(단 3차 기관에서도 가정의학과, 재발의학과, 치과 등 진료과목은 1차 진료 가능).

우리나라의 의료전달체계는 의료 인력과 시설이 불균형적이라고 할 수 있다.

의료는 다른 서비스보다 쉽게 어디서나 이용할 수 있어야 한다. 환자들이 멀리 가서 진료를 받아야 하는 경우 불편하고, 비용이 증가하며 위급한 상황에서 신속한 대처가 어렵다.

(1) 진료체계

우리나라 진료체계는 일반진료, 한방진료, 치과, 특수병원치료로 분류된다.

① 일반진료 : 소, 중 진료권에서 1차 진료를 받고 진료의뢰서를 받아 대 진료권내 보건기관, 의료기관, 3차 의료기관을 이용한다.

② 한방진료, 치과 : 대진료권 내의 모든 한방 의료기관과 치과는 1차 의료기관으로 이용할 수 있다.

③ 특수병원치료 : 3차 의료기관을 제외한 소, 중 진료권 내의 모든 의료기관 및 보건기관에서 1차 진료를 받고 진료 의뢰서를 받아서 다른 대진료권 내의 특수 의료기관이나 대진료권 내의 3차 진료기관에 제출하여 진료를 받을 수 있다.

(2) 의료전달체계

보건서비스의 전달과 관련되어 이루어지는 모든 사회조직과 배분으로서, 의료가 필요한 사람이 적정시간에 의료를 이용할 수 있도록 제도화하는 것이다.

보건의료수요자에게 적절한 의료를 효과적으로 제공하고 지역별로 병 · 의원이 골고루 있어야 시행 가능하며 질병의 심각성에 따라 적합한 의료기관을 이용할 수 있어야 한다.

우리나라 의료전달체계로는 1차, 2차, 3차 그리고 특수진료병원으로 구분되어 시행되고 있다.

1) 1차 진료(Primary Medical Care)

의료 공급자부터 의료 수요자에게 전달되는 최초 의료로 질병이 발생하였을 때 제일 먼저 진료하는 진료체계이며, 1차적인 보건의료서비스 제공, 예방, 보건교육 등이 포함된다.

① 1980년 농어촌특별조치법이 제정 : 벽지나 읍, 면 지역에 보건진료원과 공중보건진료원, 공중보건의가 배치되었다. 우리나라만의 특성을 지니는 1차 보건의료의 시작이었다. 특히 보건진

료원의 활동은 우리나라에서 간호사가 1차 보건의 핵심인력으로 본격적으로 활동하게 된 시발점이었다.

② 1차 진료 : 하나의 가족을 단위로 하여 단골의사나 주치의사가 담당한다. 일반의, 개업의, 초진의 등이 담당하며 1차 진료의사는 전체 질병의 약 70~80[%]를 진료하게 된다. 전문의의 진료가 필요한 경우 환자를 전문 의사나 의료기관에 후송하고 2차, 3차 진료기관(병원 또는 종합병원)으로 의뢰한다.

③ 1차 의료기관 : 보건의료 이용자가 최초로 보건의료전문인과 접촉하는 곳으로 외래진료를 위주로 하는 의원급이며 보건소, 보건지소, 보건진료소, 개인의원, 조산원 등이 있다.

2) 2차 진료(Secondary Medical Care, Specialist Care)

1차적인 의료서비스를 받았으나 1차 진료기관에서 치료하기 어려운 질병이어서 후송된 사람의 건강문제에 대한 조기진단과 조기치료를 목적으로 하는 병원과 의원들이다.

① 의료시설이나 장비, 의학기술 등의 수준이 높은 진료를 요구하는 환자를 전문의가 담당하게 된다.

② 2차 진료를 담당하는 의료기관 : 군·소도시가 소재지일 경우 내과, 외과, 소아과, 산부인과 등 기본 4개과 정도를 진료할 수 있는 100~200병상 규모의 병원이다.

③ 중·소도시 이상의 대도시에 소재지 : 200~400병상 규모의 종합병원급 의료기관이 2차 진료를 담당한다.

④ 도·시·군 지역에 산재되어 있는 병원과 의원들을 포함한다. 해당과 전문의가 진료하는 병원급으로 입원진료가 주종을 이루는 병원이 대표적인 2차 진료기관이다.

3) 3차 진료(Tertiary Medical Care, Sub-specialist Care)

1차, 2차 의료서비스에서 감당하기 어려운 건강 문제에 대하여 보다 전문적인 전문의의 의료 서비스를 제공한다.

① 특수분야 진료를 위하여 각종 설비와 분야별 전문 인력이 존재한다.
500병상 이상의 종합병원 또는 대학병원, 특수치료 병원들로 구성되어 있고 보건복지부가 지정하여 운영하고 있으며 입원 진료와 의학교육 및 연구를 주요 임무로 한다.

② 병원이나 의원의 시설과 건강관리 요원으로는 감당할 수 없는 건강문제에 대해서 보다 전문적인 진단과 집중적인 치료를 제공하는 종합병원이나 특수치료병원들로 구성되는 체계이다.

③ 3차 진료 의료전달체계가 확립되기 위해서는 의료공급의 지역적 균형, 의료기관 및 지역 간에 기능분담 확립 및 이에 따른 의료제도의 합리적인 개선 등이 선행되어야 한다.

㉣ 의과대학 부속병원이나 기능상 이에 준하는 병원에서 분야별 전문진료를 한다. 3차 의료기관은 3차 진료가 가능한 시설과 장비 및 각 분야별 전문인력을 갖추고 의료전달체계가 확립되기 위한 조건으로 의료공급의 지역적 균형, 의료기관 간 · 의료지역 간의 기능분담 확립 및 의료제도의 합리적인 개선 등이 선행되어야 한다.

4) 특수진료병원

특수치료 또는 질환을 위하여 진료를 하는 곳이다.

① 특수방사선 진료나 동위원소 치료를 위한 병원, 정신병원 등이다.
② 특수진료를 요하는 환자는 1차, 2차 진료기관에 직접 의뢰할 수 있고 3차 진료기관과 상호 의뢰할 수도 있다.
③ 특수진료를 위한 병원은 필요에 따라 존재하며 국 · 공립의 경우가 보통이고 입원진료 및 외래진료를 각 계층에 관계없이 담당하고 있다.

(3) 보건의료인력

보건의료인력에는 의료인, 의료기사, 약사, 간호조무사 등이 있다. 이를 각각의 의료인력으로 정의하고 있다.

1) 의료인

의료법 제2조에서는 의료인과 의료인의 임무를 규정하였다. '의료인'은 보건복지부장관의 면허를 받은 의사 · 치과의사 · 한의사 · 조산사 및 간호사이다. 의료인은 국민보건 향상을 이루고 국민의 건강한 생활 확보에 이바지할 사명을 가진다. 의료인의 임무는 〈표 1-6〉과 같다.

〈표 1-6〉 의료인의 임무

의료인	임 무
의 사	의료, 보건지도
치과의사	치과의료, 구강 보건지도
한의사	한방의료, 한방 보건지도
조산사	조산과 임부 · 해산부 · 산욕부 및 신생아에 대한 보건과 양호지도
간호사	상병자나 해산부의 요양을 위한 간호 또는 진료 보조 및 대통령령으로 정하는 보건활동

2) 의료기사

의료기사법 제2조에서는 의료기사의 종류를 임상병리사, 방사선사, 물리치료사, 작업치료사, 치과기공사 및 치과위생사로 규정하였다.

3) 약 사

약사법 제2조에 의하면 “약사란 한약에 관한 사항 외의 약사에 관한 업무(한약제제에 관한 사항을 포함한다)를 담당하는 자로서, ‘한약사’란 한약과 한약제제에 관한 약사 업무를 담당하는 자로서 각각 보건복지부장관의 면허를 받은 자를 말한다.” 라고 규정하였다.

4) 간호조무사

의료 유사업자, 안마사, 영양사, 위생사, 사회복지사, 환경관리기사, 산업위생관리기사, 위생시험사가 있다. 여기에서 의료 유사업자는 접골사, 침사, 구사가 있다(의료법 제58조).

5) 보건진료원

간호사나 조산사 면허증 소지자로서 보건복지부장관이 지정하는 전국의 보건교육기관에서 총 24주의 교육을 받은 후 자격을 취득하게 된다.

5. 1차 보건의료

최근 들어 보건의료는 이전에 치료를 중시하던 것에서 예방을 중시하는 것으로 변화하고 있고, 전염병보다 비전염성 질환이 증가 하고 있다. 보건의료가 국민의 기본 권리로 인식되고 의료서비스에 대한 관심과 요구가 증대되고 있지만 자원이 부족하고 의료인의 전문화, 의료의 불균형 등의 문제를 해결하기 위해서는 기존에 병 · 의원 중심으로 발전해온 기존의 보건의료 전달체계에서 벗어나 지역사회 주민의 의료부담을 줄이고 필요시 적절한 장소에서 적절한 의료를 받을 수 있는 새로운 보건의료전달체계를 개발해야 한다.

(1) 1차 보건의료의 배경

세계보건기구(WHO)는 전 인류를 위하여 보건의료의 새로운 접근 방법을 모색하였고 그 결과가 1차 보건의료(Primary Health Care)이다. 지역사회의 각 개인과 가족이 받아들일 수 있고 비용을 지불할 수 있는 방법으로 그들의 적극적인 참여하에 쉽게 활용할 수 있도록 하는 실제적 접근 방법이다.

① 세계보건기구(WHO)와 국제연합아동기금(UNICEF)이 공동으로 1978년 9월 구소련 알마아타(Alma-Ata)시에서 개최한 국제회의에서 '2000년까지 모든 인류에게 건강을 확보시키자(Health for all by the tear 2000)'의 슬로건을 달성하기 위한 기본적인 전략 중에 하나이다. 새로운 보건의료 질서의 필요성이 된 배경에는 1960년대 개발도상국들의 국민 보건에 대한 각성으로 1970년대 들어 지역사회 의료개념이 대두된 것이 원인이다.

② 세계보건기구는 보건의료 질서를 위해서 새로운 접근 방법을 모색했으며 이를 1차 보건의료 개념으로 발전시켰다.

③ 1차 보건의료에서는 의료공급자보다는 지역사회가 주도적으로 보건의료체계에 대한 책임을 수행하며, 그 책임을 수행하기 위하여 지역사회가 어떻게 결정하는지가 중요시 된다.

④ 우리나라에서는 1차 보건의료를 수행하기 위하여 보건진료원이 만들어졌으며, 이 밖에 1차 보건의료를 행하는 기관으로는 보건소, 보건지소, 개인의원 등이 있다.

⑤ 지역사회 주민의 의료부담을 줄이고 필요시 가까운 곳에서 적절한 서비스를 받을 수 있는 새로운 보건의료전달 체계를 개발하기 위하여 개발도상국은 물론 선진국도 노력하고 있다.

(2) 1차 보건의료의 정의

우리나라에서 보건의료전달의 개념은 거제지역에서 1969년에 사회개발 보건사업으로부터 시작되었다. 그 이후 보건의료전달체계에 관한 모형을 개발하는 등 본격적인 연구·검토가 활발해져 1989년 7월 1일부터 전국적으로 보건의료전달체계가 실시되었다.

① 1차 보건의료에 대해 처음으로 선언한 알마아타(Alma-Ata)회의 보다 앞서, 1977년 9월에 개최된 한국보건개발원 세미나에서 우리나라에서의 1차 보건의료의 개념을 정의한 바 있다.

② 보건의료(Health Care)는 치료, 예방, 재활 및 건강증진을 포함하는 포괄적 보건의료이다. 건강의 결정요소가 복합적이기 때문에 건강 문제가 복잡화되어 그 해결에 있어 다변적 접근법이 시도되어야 하고 포괄적인 성격을 갖게 되고 복잡화되어 가는 시대적 상황에 대한 요구이다.

③ 포괄적 지역사회 보건사업에 있어서 분류된 가장 필수적인 건강 요구를 충족시키기 위하여 필요한 사업이다.

④ 주민건강 문제해결을 위하여 최초로 접하는 제도상 관문 역할을 하여(제도상) 예방과 진료기술(기술상)을 적용하여 건강 보호를 위하여 1차적으로 관여한다.

⑤ 지역사회 보건의료라는 포괄적 개념 배경이 필수적이기 때문에 1차 보건의료 개념을 실제 사업에 적용하는데 가장 기본적인 전략은 지역사회 참여와 개입이 중심이 되어 지역사회 개발사업의 일환으로 통합되어 추진되어야 한다.

⑥ 우리나라는 아직 전국적인 보건의료전달체계가 확립되어 있지는 않으나 자유방임형의 전달체

계를 갖고 있으며 그간 여러 가지 모형이 제시되어 왔다.

⑦ 1차 보건의료 활동의 정의는 다음과 같다.

㉠ 전 국민을 대상으로 하는 전체 보건의료 전달체계의 하부 기초 보건의료 단위 및 기능이다.

㉡ 일정 지역사회(가정, 부락, 행정 리 포함)내에서 보건의료 요원과 주민의 적극적인 참여로 이루어지는 보건의료 활동이다.

㉢ 지역사회의 자주적인 활동과 공공보건의료 기관의 활동으로 구성된다.

㉣ 지역사회의 기본적 보건의료 욕구를 충족시켜야 하므로 전체 보건의료 스펙트럼에서 예방 측에 더욱 치중한다.

㉤ 전체 지역사회 개발계획의 일부로 이루어짐이 바람직하다.

㉥ 각종 보건의료 요원(의사, 간호사, 기타 보건요원)의 협동과 주민의 협동으로 이루어지며, 각 요원은 치료, 예방 및 기타 기능이 부여된다.

(3) 1차 보건의료의 기본조건

1차 보건의료가 누구나 쉽게 이용할 수 있고 적절한 의료서비스를 받을 수 있어 건강한 삶을 영위하는데 도움이 되고자 한다면 다음과 같은 조건이 필요하다.

① 지역사회 주민들은 누구나 쉽게 이용할 수 있어야 한다.

② 주민들의 지불능력에 맞는 의료수가가 제공되어야 한다.

③ 건강은 인간의 기본권이다.

④ 지역주민의 기본적인 건강요구에 기본을 두어야 한다.

⑤ 1차 보건의료는 지역사회개발사업의 일환으로 이루어져야 한다.

⑥ 주민과 보건의료팀과의 접근성과 수용성이 필요하다.

⑦ 더 높은 차원의 의료가 필요한 경우를 위한 후송 의뢰체계가 이루어져야 한다.

⑧ 의사, 간호사만이 아닌 보건의료팀을 통한 접근이 이루어져야 한다.

⑨ 기본적이고 보편적·포괄적인 지역사회 건강문제를 관리한다.

⑩ 간호사와 주민과의 교량 역할은 주민을 위해 봉사하고자 하는 활동적인 사람이 적합하다.

⑪ 지역사회주민의 적극적인 참여가 필요하다. 이는 1차 보건의료가 성공하기 위한 가장 중요한 요건이기도 하다.

⑫ 지역사회에서 가장 흔한 질병관리를 우선시 하며 예방을 중요시 한다.

⑬ 주민과 가장 가까운 거리에서 계속적인 건강관리를 해야 한다.

제 3 절 병원진료(Hospital Practice)

세계보건기구(WHO)는 병원의 정의를 '지역사회 및 의료조직에서 불가결한 역할을 수행하는 기관으로서 질병의 치료와 예방, 진단, 재활 및 보건교육, 의학연구를 수행하는 기관'이라 하였다.

기능적 정의는 환자를 진료 및 치료할 수 있는 시설과 인력을 갖추고 진단, 치료, 재활, 예방을 포함한 의료서비스를 제공하고 의료인력의 교육 · 훈련과 의학연구를 수행하는 하나의 공식적 사회조직이다.

병원의 분류에는 영리추구 여부에 따른 분류, 교육기능에 따른 분류, 설립주체에 따른 분류, 입원기간에 따른 분류가 있다.

1. 병 원

미국병원협회는 병원의 정의를 최소한 6개 병상을 구비하고 조직화된 의사들이 환자를 진단 · 치료하며 등록간호사의 지도, 감독 하에 지속적인 간호서비스를 하도록 인증을 받은 기관이라고 하였다.

우리나라 의료법은 병원을 의료인이 공중 또는 특정 다수인을 위하여 의료 · 조산의 업을 행하는 곳이라 정의하고 있으며 의료기관은 종합병원, 병원 · 치과병원 · 한방병원, 요양병원, 의원 · 치과의원 · 한의원, 조산원 등 다섯 가지로 분류하고 있다(의료법 제3조).

병원은 환자를 진단, 치료, 재활, 예방하기 위하여 필요한 시설과 인력을 갖춘 곳이다. 의료인을 교육시키고 의학연구를 수행하는 공식적인 사회조직이라고 한다.

(1) 병원의 어원

병원의 어원은 Hosipital로 라틴어인 Hospes에서 기인하였다. Hospes는 방문객 혹은 방문객을 맞이하는 사람이라는 뜻이다. '손님을 맞기 위한 숙소'의 의미인 Hospitalia은 프랑스에서 Hospital로 변하였다.

① 영국 : 14~15세기경 노인과 허약하고 어려운 사람을 위해 머무르게 하였는데 아직도 병원을 Infirmary라고 한다. 16세기 이후에는 아프거나 다친 사람들에게 내과적, 외과적 치료를 하는 기관으로 정의하였다. Hospital은 Hospice, Hospitality, Host, Hostel, Hotel과 연관이 있다.

② 우리나라 : 1885년에 서양 의료가 도입되어 광혜원, 광제원, 제중원 등 혜택을 베풀거나 구제하는 개념으로 하다가 20세기에 들어서 대한의원, 자혜의원 등이라고 하였고 이후에 병원(炳院)이라고 하였다.

③ 중국과 대만 : 병원을 의원(醫院)이라고 하며 일본에서는 우리나라와 같이 병원이라고 한다. 요즘 의료와 병원의 기능이 다양해졌기에 의료조직(Health care Organization)이라고도 한다.

④ 세계보건기구 : 최소한 1명 이상의 의사가 지속적으로 근무하면서 입원환자를 위한 시설을 구비하고 진료와 간호를 하는 것이라고 정의하고 있다.

⑤ 과거에는 병원을 사회적 기능을 포함한 의료조직의 불가결한 역할을 수행하는 기관으로서 그 기능은 지역사회주민들에게 치료와 예방을 통합하는 의료를 서비스하고 외래진료 활동에 있어서는 가족의 건강증진은 물론 가정환경 개선의 노력까지 넣어 의료종사자들의 훈련과 생물-사회학적인 연구의 중심기관이라고 정의하였다.

(2) 병원의 분류

병원은 영리추구 여부, 교육기능, 설립주체, 입원기간 등에 따라서 여러 가지로 분류된다.

1) 영리추구 여부 따른 분류

의료는 비영리적 성격(Non Profit Motive)을 가지므로 부가가치세가 면제된다. 현재 우리나라에서 개인병원을 제외한 각급 병원(의료법인과 의료법 제33조 제2항 제4호에 따라 의료기관을 개설한 비영리법인)은 의료업을 할 때 영리를 추구하여서는 아니 된다(의료법시행령 제20조).

① 영리병원(For Profit Hospital) : 이윤추구를 목적으로 개인 또는 법인이 설립, 운영하는 병원이다.

㉠ 개인병원이나 영리법인이 개설한 병원에서 이익이 창출되면 가져갈 수 있다.

㉡ 우리나라에서 영리법인을 설립하자는 주장이 있으나 아직까지 허용되지 않고 있다.

② 비영리병원(Not For Profit Hospital) : 종교기관, 비영리기관, 국가 등이 설립하여 운영에 필요한 정도의 병원비를 받는 것을 목표로 설립한 병원이다.

㉠ 교회 또는 다른 비영리기관에 의해 운영되는 병원이다.

㉡ 재단법인, 사회복지법인, 학교법인 등이 병원을 개설 운영할 수 있다.

2) 교육기능에 따른 분류

병원의 주 기능은 진료이지만 의료인을 양성하기 위해서는 병원에서 직접 환자를 진료하면서 교육해야 한다.

① 의과대학생, 간호대학생 등의 임상교육(臨床教育 : Bedside Teaching)은 직접 환자를 진료하면서 교육하여야 하기 때문이다.

② 의과대학생과 간호대학생 등의 임상교육과 전공의 수련을 위하여 병원은 필수불가결하다.

③ 전공의 수련을 위한 장소로 병원은 필수적이다. 의학 · 한의학 및 치의학 등 의학계열이 있는 대학의 경우에는 부속시설 중 부속병원을 갖추어야 하지만, 교육에 지장이 없는 범위 안에서 다른 병원에 위탁하여 실습할 수 있다(대학설립운영규정 제4조).

④ 보건복지부장관의 지정을 받아 전공의를 수련시키는 의료기관으로 수련병원이 있다.

㉠ 수련병원(Training Hospital) : 전문의 수련 및 자격인정 등에 관한 규정(제2조 제4호)에 의거하여 보건복지부장관의 지정을 받아 전공의를 수련하는 병원이다.

3) 설립주체에 따른 분류

병원을 설립한 주체가 누구냐에 따라 공공병원, 국 · 공립병원, 사립병원으로 구분할 수 있다.

① 공공병원 : 정부투자기관, 특수법인 등 공공단체에서 설립 · 운영하는 병원이다. 특별법에 의한 특수법인병원, 한국보훈복지의료공단에서 운영하는 보훈병원 등이 있다.

② 국 · 공립병원(Public Hospital) : 국민보건의 향상과 국민의료를 위하여 국가 또는 지방자치단체에서 설립 · 운영하는 병원이다. 국립병원(국립의료원, 경찰병원 등), 시립병원, 도립병원, 보건의료원인 공립병원 등이 있다.

③ 사립병원(Private Hospital) : 민간이 설립 · 운영하는 병원이다. 학교법인, 재단법인, 사단법인, 사회복지법인, 의료법인 등 각종 법인이 설립 · 운영하는 법인병원과 의료인이 설립, 운영하는 개인병원으로 구분된다.

4) 입원기간에 따른 분류

입원기간에 따라 급성단기병원과 장기요양병원으로 구분한다.

① 장기입원병원(Long Term Care Hospital) : 일반적으로 90일 이상의 진료가 필요한 만성적인 신체적, 정신적 질환을 치료하기 위한 병원이다.

② 단기병원(Short Term General Hospital) : 일반적으로 30일에서 90일 이내의 중증의 급성질환이나 상해를 치료하기 위해 단기간의 진료를 하는 병원이다.

5) 의료법에 따른 분류

우리나라 의료법(제3조)에서는 병원을 크게 의원급의료기관, 소산원, 병원급 의료기관, 종합병원, 상급종합병원, 전문병원, 요양병원 등으로 구분한다.

① 의원급의료기관 : 의사, 치과의사 또는 한의사가 주로 외래환자를 대상으로 각각 그 의료행위를 하는 의료기관으로서 그 종류로는 의원, 치과의원, 한의원이 있으며 진료에 지장이 없는 시설을 갖추고 외래진료 업무를 수행하는 의료기관이다.

② 조산원 : 조산사가 조산과 임부, 해산부, 산욕부 및 신생아를 대상으로 보건 활동과 교육, 상담을 하고 보건과 양호지도를 행하는 곳으로서 조산에 지장이 없는 시설을 갖춘 의료기관이다.

③ 병원급 의료기관 : 의사, 치과의사 또는 한의사가 각각 그 의료를 행하는 곳으로서 입원환자 30인 이상을 수용할 수 있는 시설을 갖추고, 주로 입원환자에 대하여 의료를 행할 목적으로 신설하는 의료기관이 있다(다만 치과병원의 경우에는 그 입원환자의 제안을 받지 아니한다). 그 종류는 병원, 치과병원, 한방병원, 요양병원이다.

④ 종합병원 : 종합병원의 요건은 다음과 같다.

㉠ 100개 이상의 병상을 갖춰야 한다.

㉡ 100병상 이상 300병상 이하인 경우 : 내과, 외과, 소아청소년과, 산부인과 중 3개 진료과목, 영상의학과, 마취통증의학과와 진단검사의학과 또는 병리과를 포함한 7개 이상의 진료과목을 갖추고 각 진료과목마다 전속하는 전문의를 둬야 한다.

㉢ 300병상을 초과하는 경우 : 내과, 외과, 소아청소년과, 산부인과, 영상의학과, 마취통증의학과, 진단검사의학과, 또는 병리과, 정신과 및 치과를 포함한 9개 이상의 진료과목을 갖추고 각 진료과목마다 전속하는 전문의를 둬야 한다.

㉣ 종합병원 : 필수진료과목 외에 필요하면 추가로 진료과목을 설치, 운영할 수 있다. 이 경우 필수진료과목 외에 진료과목에 대하여는 해당 의료기관에 전속하지 아니한 전문의를 둘 수 있다.

⑤ 상급종합병원 : 보건복지부장관은 다음의 요건을 갖춘 종합병원 중에서 중증질환에 대하여 난이도가 높은 의료 행위를 전문적으로 하는 종합병원은 상급종합병원으로 지정 할 수 있다. 그 조건은 다음과 같다.

㉠ 보건복지부령으로 정하는 20개 이상의 진료과목을 갖추고 각 진료과목마다 전속하는 전문의를 둬야 한다.

㉡ 전문의가 되려는 자를 수련시키는 기관이어야 한다.

㉢ 보건복지부령으로 정하는 인력 · 시설 · 장비 등을 갖춰야 한다.

㉣ 질병군별 환자구성 비율이 보건복지부령으로 정하는 기준에 해당해야 한다.

⑥ 전문병원 : 보건복지부장관은 병원급 의료기관 중에서 특정 진료과목이나 특정 질환 등에 대하여 난이도가 높은 의료행위를 하는 병원을 전문병원으로 지정할 수 있고, 그 조건은 다음과 같다.

㉠ 특정 질환별 · 진료과목별 환자의 구성 비율 등이 보건복지부령으로 정하는 기준에 해당되어야 한다.

㉡ 보건복지부령으로 정하는 수 이상의 진료과목을 갖추고 각 진료과목마다 전속하는 전문의를 두어야 한다.

⑦ 요양병원 : 의료법에서 의료기관 종별로 분류하는 의료기관이다. 주로 장기입원을 목적으로 운

영되는 병원으로 입원료체감제와 입원료 등을 일반병원과 달리하여 장기입원이 용이하게 운영되는 의료기관으로 현재 전국에 병상수가 과잉상태에 있다.

6) 건강보험 요양급여 절차에 따른 분류

국민건강보험의 가입자 또는 피부양자가 요양급여를 받고자 할 때 준수해야 할 제도적 절차에 따른 분류방법이다.

① 국민건강보험법 : 요양급여는 1단계 요양급여와 2단계 요양급여로 구분하는데 1단계 요양급여는 「의료법」 제3조의4에 따른 상급종합병원(이하 "상급종합병원"이라 한다)을 제외한 요양기관에서 받는 요양급여(건강진단 또는 건강검진을 포함한다)이며, 2단계 요양급여는 상급종합병원에서 받는 요양급여이다.

② 요양급여 : 상급종합병원과 요양기관으로 분류될 수 있다(국민건강보험법 제40조 제2항 국민건강보험법 시행규칙 제8조).

7) 제공되는 의료서비스 기준에 따른 분류

의료서비스 기능에 따라서 일반병원과 특수병원으로 구분한다.

① 일반병원(General Hospital) : 다양한 환자들을 진단, 치료, 외과적 수술을 하는 일반적인 병원이다. 제한된 치료를 하는 경우는 제외된다.

② 종합병원이면서 특수병원(Specialty Hospital) : 특정질환(정신병원, 결핵병원, 나병원), 특정장기(안과병원), 특정집단(어린이병원, 여성병원, 산재병원, 노인병원)을 대상으로 특수 서비스를 하는 병원이다.

③ 병원의 역할과 기능에 따라서 2차 진료병원과 3차병원으로 구분하기도 한다.

8) 노인복지법에 따른 노인전문병원

노인복지법 제34조에서 노인전문병원은 주로 노인을 대상으로 의료를 행하는 시설이라고 정의하고 있다.

① 노인전문병원 : 의료법에 의한 의료기관을 개설할 수 있는 자(치과의사와 조산사를 제외한)가 시 · 도지사의 허가를 받아 설치할 수 있다(제35조 제2항).

② 노인전문병원의 관리 · 운영 : 의료법의 규정을 준용하되 의료법 제3조 제2항의 규정에 의한 의료기관 중 요양병원으로 본다고 규정하고 있다(제35조 제4항).

③ 노인전문병원의 입원대상자 : 노인성 질환으로 인하여 치료 및 요양을 필요한 자, 임종을 앞둔 환자이다.

9) 병원 운영 형태에 따른 분류

우리나라에서는 병원에 근무하는 의사들은 거의 대부분 봉급을 받는 전임의사들이다. 그러나 미국에서는 개원하는 의사들에게도 개방하여 자기 환자를 입원 시키거나 수술을 하도록 하고 있는데, 이런 병원을 개방형 병원(Open Hospital)이라고 한다.

① 지역사회병원(Community Hospital) : 미국 연방정부에서 설립 운영하는 병원이 아니면서 단기간 일반 또는 전문 진료를 하는 공공병원이다.

② 전문진료병원 : 어린이병원, 부인병원, 안과병원 등 전문진료를 한다. 평균 재원기간이 30일 이내인 요양병원도 지역사회병원에 해당한다.

10) 의료기관 종류 구분 개정 계획

현재 의료기관의 병상수를 기준으로 의원(30병상 미만), 병원(30병상 이상), 종합병원(100병상 이상)으로 구분하고 종합병원 중 교육기능을 수행하는 대학병원급을 종합전문요양기관으로 인정하는 4단계로 운영하고 있다.

① 정부는 앞으로 3단계(의원, 병원, 종합전문병원)로 조정하고 병원을 전문병원 · 요양병원 · 재활병원 등 다양한 기능을 중심으로 종별구분에 추가할 방침이다.

② 병원과 종합전문요양기관 사이에서 진료활동 기반이 위축되고 있는 종합병원을 기능중심으로 재편성하여 경쟁력을 재고하고 의료서비스의 질적 수준도 향상시켜나갈 계획이다.

2. 병원조직

병원은 의원과 달리 입원환자를 진단하고 치료한다. 의원이 의뢰한 환자를 주 대상으로 예방업무와 건강 상담 등을 한다면 병원은 외래진료를 통한 입원진료이며 2차 진료와 3차 진료를 담당하고 있다.

현대적 병원은 의료센터기능, 즉 진단, 치료, 예방, 재활 등 여러 가지 활동을 종합적으로 하며 재가진료, 호스피스케어, 장기진료, 요양병원, 통원수술 등 여러 가지 기능을 갖는다.

연구기능, 즉 임상의학적 연구, 새로 개발된 약품의 임상시험(Clinical Trial)과 같이 의학적 연구를 하며 동시에 교육기능(연수교육, 전공의수련, 학생교육, 의사의 평생교육 등을 총괄적으로 담당)과 지역사회봉사의 기능을 갖는다.

병원의 기능 중에서 특히 공익성이 강조된다. 근래에 유럽을 중심으로 건강증진병원(Health Promoting Hospital) 활동이 활발하다, 병원이 지역사회의 건강증진 활동의 중심이 되고자 하는 움직임이다.

(1) 병원의 단계별 진료

병원의 진료는 단계별로 1차, 2차, 3차 진료로 나누어지며 다음과 같다.

1) 1차 진료(Primary Care)

환자가 의료서비스를 받고자 할 때 처음으로 접하는 시점이다. 개원을 하는 일반의, 가정의, 일반내과의사 또는 소아청소년과 의사 등이 담당하며 진료 후에 필요하다고 판단되면 전문의에게 의뢰(Referral) 하게 된다.

2) 2차 진료(Secondary Care)

1차 진료를 담당하는 의사로부터 의뢰 또는 이송되어 해당분야의 전문의(Specialist)가 진료하는 것이다. 1차 진료보다 더 전문적인 지식과 기술, 장비를 요구한다.

3) 3차 진료(Tertiary Care)

전문화된 의료시설에서 고도로 복잡한 시술이나 최신의 치료 등 전문화된 진료이다. 분과전문의 혹은 세부전문의(Sub Specialist)가 담당하게 된다.

(2) 클리닉과 진료실

클리닉은 환자에게 육체적 또는 정신적 문제에 대한 의료상담이나 치료서비스를 제공하는 장소이다. 상담소, 진료소라고 하며 우리나라는 의원을 클리닉이라고 하고 병원에서도 클리닉이라는 용어를 사용한다.

① 서양에서 클리닉(Clinic)은 소아청소년과, 외과, 정신과, 산부인과 등 의사의 지도감독 하에 외래환자를 대상으로 진료하는 병원의 행정 단위이다.

② 우리나라에서 의원이라고 하는 의료기관을 서양에서는 의사의 진료실이라는 의미로 Dr's Office라고 하는데, 의사가 병원이나 요양병원 등과 같이 각급 의료기관이 아닌 다른 곳에서 외래진료 하는 곳이다.

③ 우리나라는 진료실을 클리닉이라고 한다. 그러나 외래수술센터, 항암치료, 신장투석 등은 클리닉에 해당하지 않는다.

(3) 입원진료와 외래진료

환자의 상태와 질병의 경중에 따라 응급을 요하지 않는 통원환자들을 위하여 입원을 하지 않고 병원의 외래에서 하는 진료를 외래진료(Ambulatory Care)라 하며, 입원진료와 외래진료로 나누어진다.

1) 입원진료

의학적 관찰, 진단, 수술, 치료, 간호 등을 하기 위하여 입원서비스(Inpatient Care)를 받도록 환자(Inpatient)를 입원시켜 진료한다.

2) 외래진료

병원의 외래(Out Patient Deparment : OPD)에서 하는 진료로 응급을 요하지 않는 통원환자들을 대상으로 진료한다.

(4) 통원수술과 외래수술

1) 통원수술(Ambulatory Care)

병원 또는 통원수술센터의 수술실, 방광경실, 내시경실, 심장도자실, 레이저실 등에 내원하여 하는 예약된 수술 또는 비수술적 처치이다. 치과시술, 유산시술, 신경차단 등 가벼운 시술은 포함되지 않는다.

2) 외래수술(Outpatient Surgery)

경중에 관계없이 병원에서 하룻밤을 보내지 않고 입원환자 수술실 또는 외래에서 하는 수술적 치료이며 통원수술과 외래수술을 같다.

(5) 응급진료(Emergency Care)

위급한 환자를 신속히 진료하기 위하여 24시간 응급의료센터를 운영한다. 위급한 환자나 외래진료 시간 이후에 발생하는 환자를 대상으로 한다.

(6) 단위 기능별 업무

병원은 숙박업과 진료를 합해놓은 것이라고 할 수 있다. 진료는 물론 이를 지원하기 위한 행정업무, 간호업무 등이 필요하다.

① 진료업무(Medical Care) : 의사가 환자를 진찰하고 치료하는 업무이다.

② 진료지원업무(Professional Service) : 진료업무를 지원하기 위한 업무로 영양, 약품, 의무기록, 약제, 사회사업, 의료공학 등의 서비스이다.

③ 간호(Nursing Care) : 드레싱하기, 대소변과 배뇨, 도자, 관장, 목욕, 피하 · 근육 · 정맥주사, 세척, 경비영양법(코를 통한 영양공급), 산소호흡, 붕대감기, 주사, 체온이나 맥박 · 혈압측정 등의 업무로 환자의 시중, 건강 및 복지의 증진을 하는 간호서비스이다.

④ 행정업무(Administrative Services) : 기획, 감사, 총무, 인사, 재무, 보험, 홍보, 시설, 영선, 구매, 원무 등 환자를 진료하는데 있어서 필요한 각종 행정업무이다.

(7) 병원조직의 분류

병원조직은 과업기능과 관리통제기능에 따라 각각 횡적조직, 종적조직으로 분류한다.

① 횡적조직 : 과업기능에 따라 분화되는데 임상진료(진료 각 과와 간호부), 중앙진료(약제, 방사선, 임상검사, 특수검사, 영양, 재활치료), 관리사무(인사, 원무, 구매, 보험, 재무, 관리, 시설), 교육연구이다.

② 종적 조직 : 관리통제기능에 따라 분화되는데 최고경영자, 중간관리자, 감독자, 일선관리자 등이 해당한다.

(8) 병원조직의 구성원

의료인, 의료기사, 행정사무인력, 기술인력, 기능인력, 기타 전문 인력이 있다. 병원조직의 구성원은 〈표 1-7〉과 같다.

〈표 1-7〉 병원조직의 구성원

구분	구성원
의료인	의사, 간호사, 치과의사, 조산사, 한의사
의료기사 및 유사인력	물리치료사, 치과위생사, 의무기록사, 영양사, 방사선사, 임상병리사, 작업치료사, 치과기공사, 언어치료사, 청각치료사, 사회복지사, 핵의학기사 등
행정사무인력	사무원, 사무보조원, 병원행정사, 행정관리자
기술인력	의공기사, 환경관리, 의료정보관리자, 기계 · 건축 · 전기, 통신기술자 등
기능인력	간호조무사, 경비, 청소, 요리, 세탁, 운전, 배식, 영안, 교환, 목공, 보일러공, 원예공, 비서, 주차장관리, 기능 · 노무인력 등
기타 전문인력	물리학자, 심리학자, 법의학자 경영학자 등 특정 전문가

3. 병원업무

의료서비스 분야는 일반서비스와 달리 고도의 전문교육 과정을 거쳐 일정한 자격 또는 면허를 취득한 전문가들이 행하는 진료행위로 과정 및 시스템으로 집행하는 진료행위는 병을 치료하는 예방적 처치 및 이미 걸린 질병을 치료하는 행위를 말한다.

① Andreasen : 의료서비스는 질병으로 인한 치료부분이 아니라 만성적인 질병에 대한 예방을 포함하며, 이는 예방적 의료서비스와 치료적 의료서비스를 모두 포함한다.

② 병원의 의료서비스(Health Care Service) : 의료 본질적 행위인 진단, 진료(처방 및 투약)뿐만 아니라 의료행위로 인해 부가적으로 생성되는 의료외적 행위들을 개념화 한 것이며 사람을 수혜대상으로 하는 지적 전문업이다.

③ 병원 : 'Hosoital'의 어원이 'Hotel'과 동일한 어원에서 의료서비스도 고객의 욕구충족을 위한 유형, 무형의 활동을 제공하는 서비스산업의 특징을 가지고 있다.

④ 병원에서 환자를 대상으로 하는 서비스 : 인간 중심적이기에 서비스 질이 전적으로 직원들의 손에 달려 있다. 표준화가 힘들고 생산과 소비가 동시에 일어나며 소비자가 참여하는 상황에서 서비스 질을 직접적으로 통제하기는 매우 힘들다. 그러므로 직원에게 자발적으로 서비스 질을 향상시키고 유지하겠다는 의식을 심어주어야 한다.

⑤ 소비자 지향적인 서비스 문화가 병원내부에 정착 : 직원들은 서비스 질의 향상에 대한 기대감과 책임감을 가지게 되며 자기 자신이 병원의 경영자이고 병원을 대표하는 존재라는 인식을 갖게 되므로 소비자에게 더욱 친절해지며 맡은바 직무를 성실히 수행하게 된다.

⑥ 응급 상황이 발생 : 자신이 자발적 자세로 적극적으로 대응하여 문제를 해결하려고 애쓰면, 결국 서비스 병원의 수익성을 창출하게 되는 원동력이 된다.

(1) 병원업무의 기능적, 조직적 특성

병원업무의 특성은 기능적인 특성과 조직적인 특성으로 나누어진다.

1) 기능적 특성

의료서비스의 비영리 및 공공재적인 특성으로 의료기관은 일반기업 보다 사회적인 관심이 집중되고 규제의 대상이 된다.

① 의료서비스 : 특성상 대량생산이나 주문생산이 불가능하고 저장, 기계화 또는 자동화가 어려우며 서비스에 대한 품질관리가 어렵다.

② 의료행위 : 고도의 전문성에 의한 판단과 인간적 행위를 통한 노동집약적 행위이며 더불어 각종 재료나 시설, 장비 등이 매우 다양하고 복잡하다.

③ 업무특성상 고도의 윤리성과 인간애가 필요 : 업무수행 과정이 응급을 요하는 상황에서 신속한 판단과 즉각적인 처리를 해야 할 경우가 많다.

④ 의료기관 : 1일 24시간, 그리고 1년 365일 지속적인 진료를 제공해야 한다.

2) 조직적 특성

의료기관은 고도로 자본집약적이면서 노동집약적인 특성을 가지고 있다.

① 진료와 교육, 연구 등 다양한 운영목적을 가지고 있다.

② 사회봉사기관 : 공익성을 추구하는 반면 사업체로서 이윤추구를 해야 하므로 경영상 목적이 상충되는 측면이 있다.

③ 의료기관의 인력 : 다양한 교육배경을 가진 전문 인력들로 구성되어 있으며 면허나 자격을 보유한 인력이 중심이고 여성인력의 구성비가 높다.

④ 핵심구성원 : 전문직들의 경우 상대적으로 자율성에 대한 요구가 크고 전문지식에 의거하여 판단하는 경향이 강하기 때문에 통제와 조정이 어려운 집단이다.

⑤ 조직체계와 의사결정 과정이 행정관리체계와 진료체계로 이원화되어 있어 갈등의 소지가 있다.

⑥ 다양한 직종들로 구성 : 조직구조 간에 갈등요인이 상존하며 업무의 긴급성과 낮은 대체성으로 업무수행에 따른 스트레스의 강도가 높다.

⑦ 서비스 대상 : 인간이고 사람에 따라 서비스 내용이 각기 다르기 때문에 서비스의 질을 평가하기가 용이하지 않아 조직 구성원의 업적을 평가하기가 어렵다.

(2) 병원의 서비스

의료서비스는 진단, 치료 등의 의료행위로 인하여 부가적으로 생겨나는 외적 행위들에 대한 것으로 사람을 대상으로 한다(표 1-8).

〈표 1-8〉 서비스와 의료 서비스

서비스 종류의 정의	서비스 종류의 정의 설명
Kotler의 서비스 정의	어느 한쪽이 상대에게 제공하는 행위나 편익으로 한 집단에게 제공할 수 있으며, 본질적으로 서비스는 무형성을 가지기 때문에 서비스의 생산은 제품과 관련 있을 수도 있고 그렇지 않을 수도 있다.
Andreasen의 의료 서비스 정의	질병으로 인한 치료뿐만 아니라 만성적인 질병에 대한 예방을 포함하고 예방적 의료서비스와 치료적 의료서비스를 포함한다.

① 병원 : 인간을 중심으로 서비스가 일어나기 때문에 직원들의 행동에 의하여 서비스의 질이 달라진다. 정형화된 서비스는 힘들고 생산과 동시에 소비가 이루어지며 소비자가 참여하는 상황으로 서비스의 질을 직접적으로 통제하기가 어렵다. 서비스의 질을 향상키기 위해서는 직원을 교육시키고 직원 스스로 서비스마인드를 가져야 한다.

② 서비스 : 사람에게 편리함을 제공하는 하나의 상품을 판매하는 것으로 일반적으로 유형재나

재화와는 내용면에서 대비되는 개념이다.

③ 서비스의 종류 : 매우 다양하고 같은 종류의 서비스간에도 이질적인 요소가 있다. 사회발전과 과학의 발달은 인간의 욕구를 다양화시켰고 그에 맞추어 새로운 종류의 서비스가 계속 생겨나고 있다.

④ 서비스를 정의하는 관점 : 학자들에 따라 다르며 의료서비스 분야는 일반서비스와 달리 고도의 전문교육 과정을 거쳐 일정한 자격이나 면허를 취득한 전문가들이 행하는 예방이나 치료행위의 과정 및 시스템이다.

⑤ 병원에서 환자 또는 보호자들의 의료 서비스 : 친절 또는 불친절로 극한 감정을 지니고 있는 경우가 많고 육체적, 정신적으로 힘들어 하며 불안해 한다. 환자나 보호자를 돕고자 하는 마인드가 중요하며 이는 의료서비스를 행하는데 있어서 매우 중요한 마음가짐이 될 것이다.

⑥ 환자 혹은 보호자의 의료서비스 : 서비스에 만족하면 차후 병원에 내원할 경우 다른 병원으로 가지 않고 다시 방문할 것이다. 다른 환자에게 해당 병원에 대한 칭찬과 진료 행위를 소개하므로 병원의 이미지를 상승시키고, 이는 곧 병원의 수익 창출로 이어지게 된다.

1) 병원 서비스 질(Service Quality)의 구성요소

병원 서비스의 질의 구성 요소는 〈표 1-9〉와 같다.

〈표 1-9〉 병원 서비스 질의 구성요소

유형물(Tangibles)	병원 시설이나 장비, 인쇄물 등이다.
능력(Competence)	의료에 대한 고도의 서비스 제공에 필요한 지식과 기술의 확보이다.
예의(Courtesy)	친절함, 공손함과 사려 깊음, 존경심 같은 예의이다.
안전성(Security)	위험이나 의구심으로부터의 해방이다.
접근성(Access)	장소, 시간 등 의료서비스를 이용하기 수월해야 한다.
신뢰성(Reliability)	약속된 의료서비스를 적절하고 믿을 수 있게 수행해야 한다.
반응성(Responsiveness)	소비자를 미루지 않고 즉시 돕고자하는 자세를 가져야 한다.
믿음(Credibility)	솔직함과 진실성을 가져 믿음을 줄 수 있어야 한다.
커뮤니케이션(Communication)	소비자와 원활한 의사소통이 이루어지고 정보를 제공하여, 소비자의 요구에 귀 기울여야 한다.
환자 중심의 마인드 (Understanding the ustomer)	소비자의 마음이나 요구를 이해하고, 들어주기 위하여 노력하는 자세가 필요하다.

2) 병원 서비스 문화의 과제

병원 서비스의 질을 향상시키기 위해서는 경영자가 직원을 지속적으로 교육시켜 환자를 위한 서비스의 중요성을 알리고 병원서비스에 대한 명확한 사고방식이 확립되어야 할 것이다.

① 병원 조직원 모두가 고객을 최우선시 해야 한다.

② 양질의 서비스를 제공한 조직원에게 적절한 보상을 하여 계속 양질의 서비스를 제공하게 하고 다른 사람은 본받는 문화가 병원전체에 정착하게 해야 한다.

제4절 환자진료(Patient Care)

1. 환자관리

병원이 환자에게 제공하는 서비스에는 외래환자 관리 서비스, 입원환자 관리 서비스, 응급환자 관리 서비스, 선택진료 서비스, 의무기록발급 서비스 등이 있다. 외래환자는 병원에 입원하지 않고 방문하여 진료하는 환자이며, 입원환자는 병원에 입원하여 진료받는 환자이다.

응급한 의료 조치가 필요한 환자, 저명한 의사에게 진료를 예약하고 진료받는 선택진료, 그 밖에 행정관리 문서를 발급받는 서비스 등 그 요청 방식에 따라 병원은 환자를 관리 및 특화된 서비스를 구성하여 제공하고 있다.

(1) 외래환자 관리

외래환자가 병원을 방문하여 진료를 마치고 되돌아가기까지 환자를 위해 제공하는 서비스이다. 외래환자를 위한 업무의 개념, 외래진료의 절차, 외래환자의 유형 및 환자를 대하는 임무와 자세 등을 살펴본다.

1) 외래업무의 개념

외래환자의 진료와 관련된 진료수속과 진료절차에 대한 업무인 환자 접수, 진료비 계산과 수납 및 환불, 안내 등에 관한 업무를 포함하며 일반외래, 특수외래, 건강검진 등이 있다.

① 의료보험 적용을 받기 위해서는 1단계 진료기관인 병원 또는 의원에서 발급한 요양급여의뢰서나 건강진단, 건강검진 결과서를 제출해야 한다.

② 진료를 받기 위해 내원한 외래환자를 대상으로 하는 업무의 주요 내용은 초·재진환자 접수 및 변경, 수급자격 관리, 수탁관리, 수납 및 환불업무, 안내 및 관리업무 등이다.

2) 외래진료의 절차

의료전달시스템에 의해 종합전문요양기관은 1단계 진료기관(병 · 의원)에서 발급한 요양급여의뢰서(진료의뢰서)나 건강검진, 건강진단 결과서를 제출해야 의료보험 적용을 받을 수 있다(그림 1-56).

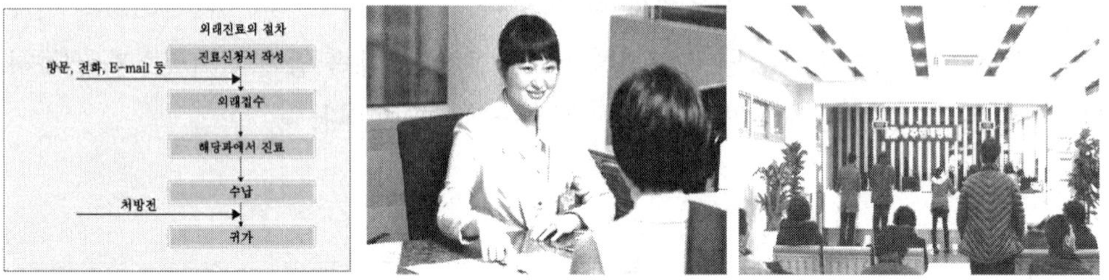
외래진료의 절차
진료신청서 작성
방문, 전화, E-mail 등
외래접수
해당과에서 진료
수납
처방전
귀가

[그림 1-56] 외래진료의 절차

① 진료접수 : 진료를 받기위해 진료접수를 할 경우 재진내원과 초진내원에 따라 다르다. 환자가 희망하는 진료과와 담당의사를 신청하고 진료신청에 따라서 진료과 및 의사, 진료일시를 정하고 진료에 필요한 수속을 한다.

㉠ 초진내원(진료과에 처음 진료 받으러 온 환자)

ⓐ 창구직원은 진료수속 방법 및 접수 장소에 대하여 자세히 설명한다.

ⓑ 정해진 양식의 초진 진료신청서를 작성한다.

ⓒ 초진 진료신청서, 건강보험증, 진료전달체계에 관련된 서류를 받아둔다.

ⓓ 환자의 정보와 보험내역 등을 등록하고 진찰비 수납과 함께 진료예약증, 계산서, 진료카드 또는 스마트카드 등을 교부한다.

ⓔ 당일 진료가 힘들시 초진환자는 진료예약증을 발급한다.

ⓕ 환자등록정보를 통해 의무기록과에서는 의무기록차트를 발급해 각 진료과로 보낸다.

ⓖ 진료접수가 끝난 환자는 진료과 외래대기실에서 대기하고 환자안내 전광판에 접수예약번호가 켜지면 각 진료실별 중간 대기실로 이동 후 안내에 따라 진료 받는다.

㉡ 재진내원(진료과에 한번 이상 진료를 받은 환자)

ⓐ 일반적으로 재진환자는 예약접수를 하고 담당의사는 날짜를 정한다.

ⓑ 당일 접수할 시에는 진료카드, 건강보험증을 접수창구에 제출해야 한다.

ⓒ 보험 자격사항을 확인하고 진찰료를 수납하고 진료예약증(진료비계산서 포함)을 교부한다.

ⓓ 의무기록과에서는 접수정보를 각 진료과로 의무기록차트를 보낸다.

ⓔ 수납을 완료하면 환자는 외래 진료대기실에서 대기 후 접수 예약번호에 따라 진료를 받는다.

② 진료예약 : 방문, 전화, 인터넷으로 예약하며 환자들이 집중적으로 몰리는 시간을 가능한 분산

시켜 업무의 효율성을 높이기 위해 예약 제도를 실시한다.

㉠ 방문예약 : 환자 혹은 보호자가 진료과로 방문하여 진료과, 의사, 날짜 및 시간을 정한다. 외래원무과 수납창구에서 진찰료를 수납하고 예약일에 내원한다. 예약일 내원시 건강보험증, 요양급여의뢰서(초진의 경우)를 지참한다.

㉡ 전화예약 : 전화예약 센터에 전화하여 상담원과 환자질병에 적합한 진료과 및 주치의, 날짜 및 시간을 정한다. 예약 당일 30분 이전에 도착하여 외래원무과에 접수하고 외래 내원시 건강보험증, 요양급여의뢰서(초진의 경우)를 지참하여 원무과에 제시한다.

㉢ 인터넷예약 : 해당하는 병원의 홈페이지에 접속하여 환자 본인의 정보를 입력하여 회원 가입한 후 진료예약 화면을 선택하여 진료를 예약한다.

ⓐ 진료예약 화면을 선택한 후 접속한다.

ⓑ 환자 본인의 정보를 입력, 회원에 가입한 후 정해진 절차에 따라 진료 예약을 한다.

ⓒ 예약 당일 30분 이전에 도착하여 외래원무과에 접수하고 외래 내원시 건강보험증, 요양급여의뢰서(초진의 경우)를 지참한다.

③ 진료 : 진찰 후 의사 처방에 따라 검사, 투약, 시술 등이 시행되며 입원치료가 필요한 경우는 해당 기관의 입원절차에 따른다.

④ 진료비 수납 : 원칙상 모든 수납창구에서 진료신청 수납 예약 업무가 가능하도록 한다.

㉠ 진료 후 담당의는 환자의 처방과 예약에 관련된 정보를 입력한다.

㉡ 진료 후 환자는 수납창구에 진료카드를 제시하면 직원은 담당의가 처방한 정보를 토대로 진료비 내역을 환자에게 알려준다.

㉢ 진료비 수납 후 진료비 계산서를 교부한다.

㉣ 약 처방전을 발급하여 투약하도록 안내한다.

㉤ 국민건강보험의 수가산정에 근거하여 초진, 재진에 따라 일정비용을 계산하여 수납한다.

⑤ 기본 원칙 : 창구 일원화제(One Stop Service) 운영으로 모든 수납창구에서 진료신청 수납 예약 업무가 가능하도록 하며, 전자의무기록(EMR)에 의한 무서류(無書類, On-slip)제로 운영한다.

⑥ 예약접수 후 환자 : 지정된 진료일시 예약번호에 따라 진료를 받고, 진료 후 담당의사는 환자의 각종 처방과 예약관련 정보를 입력한다.

⑦ 진료 후 환자 : 수납창구에서 진료카드를 제시하고, 수납직원은 의사의 처방입력정보를 토대로 한 진료비 내역을 환자에게 알려 준다.

⑨ 진료비 수납 후 진료비계산서(약 처방지, 진료예약증)를 교부한다.

⑩ 약 처방전을 발행하여 원내처방 대상자 : 병원약국을 통하여, 원외처방 대상자는 원외처방전발행기(무인수납겸용)로 약제 처방전 2부를 발급 후 원외약국에서 투약하도록 안내한다.

3) 외래환자의 유형

병원을 내원하는 환자는 진료형태에 따라 외래환자, 입원환자, 응급환자로 나뉘고, 내원유형에 따라 초진환자와 재진환자로 나누어진다. 그리고 보험급여의 적용에 따라서 일반환자, 산재보험환자, 공무상 요양환자, 의료급여환자, 건강보험환자, 자동차보험환자 등으로 구분된다.

① 일반환자 : 건강보험에 가입하지 않은 내국인, 외국인 또는 비급여대상자와 급여가 제한된 환자(국민건강보험법 제39조 제1항에 의한 요양급여를 함에 있어 업무 또는 일상생활에 지장이 없는 질환 등, 국민건강보험법 제48조에 의하여 급여가 제한된 환자)이다.

② 산재보험, 공무상 요양자 : 교직원 · 근로자 · 공무원이 사업장에서 공무 · 직무 · 업무 수행 중 그 공무 수행에 있어서 발생한 재해 또는 부상을 입은 환자로 군인연금법, 공무원연금법, 사립학교 교직원 연금법이 적용될시 공무상 요양환자로 보고 산업재해보상보험법 적용대상 업체일 경우는 산재보험환자가 된다.

③ 의료급여환자 : 다음의 내용에 해당하는 환자이다.

㉠ 국민기초생활 보장법에 의한 수급자

㉡ 재해구호법에 의한 이재민

㉢ 의사상자 예우에 관한 법률에 의한 의상자 및 의사자의 유족

㉣ 입양촉진 및 절차에 관한 특례법에 의하여 국내에 입양된 18세 미만의 아동

㉤ 독립유공자예우에 관한 법률 및 국가유공자 등 예우 및 지원에 관한 법률의 적용을 받고 있는 자와 그 가족으로서 국가보훈처장이 의료급여가 필요하다고 요청한 자중 보건복지부장관이 의료 급여가 필요하다고 인정한 자

㉥ 문화재보호법에 의하여 지정된 중요무형문화재의 보유자(명예보유자를 포함한다) 및 그 가족으로서 문화재청장이 의료급여가 필요하다고 요청한 자 중 보건복지부장관이 의료급여가 필요하다고 인정한 자

㉦ 북한이탈주민의 보호 및 정착지원에 관한 법률의 적용을 받고 있는 자와 그 가족으로서 보건복지부장관이 의료급여가 필요하다고 인정한 자

㉧ 광주민주화운동 관련자보상 등에 관한 법률 제8조의 규정에 의하여 보상금 등을 받은 자와 그 가족으로서 보건복지부장관이 의료급여가 필요하다고 인정하는 자

㉨ 그 밖에 생활유지의 능력이 없거나 생활이 어려운 자로서 대통령령이 정하는 자

④ 건강보험환자 : 국민건강보험에 가입한자 또는 피부양자로서 건강보험급여 대상인 환자이다.

⑤ 자동차보험환자 : 자동차손해배상보장법에 의한 책임보험 또는 종합보험에 가입된 차량 또는 여객자동차운수사업법에 의한 공제조합에 등록된 차량으로 인하여 부상을 당한 환자로서 자동차보험회사에서 지불보증을 한 환자이다.

4) 외래 창구직원의 임무와 자격

외래 창구직원은 병원을 찾는 외래 환자들을 위해 올바른 임무와 자격이 필요하다.

① 외래 창구직원의 임무 : 외래는 내원객들과 맨 처음 접하는 곳이므로 병원의 창구직원은 병원의 첫인상을 좌·우하는 중요한 위치이다.

㉠ 창구직원은 밝은 얼굴로 내원객을 맞아야 한다.

㉡ 진료 접수 및 수납 등의 업무를 신속하고 원활하게 처리해야 한다.

㉢ 병원의 전반적인 구조나 위치 등을 파악하여 내원객들에게 알려줄 수 있어야 하고, 고객의 요구를 파악하고 고충처리나 상담 등의 능력도 중요한 임무이다.

㉣ 접점지역 민원발생시 부서중심의 신속한 처리가 필요함에 따라 환자의 고충과 불만을 최소화할 수 있는 능력을 배양하는 것도 창구직원의 중요한 역할이다.

② 외래 창구직원의 자격 : 성실, 밝은 성격과 표정, 서비스마인드, 보험사무능력, 전산처리 능력이 있어 접수예약 및 수납 등의 업무를 원활하게 수행할 수 있어야 한다.

몸과 마음이 불편한 환자와 보호자를 직접 응대하는 중요한 역할을 담당하기 때문에 원만한 대인관계는 물론 서비스마인드 함양을 통해 이를 적극 실천함으로써 기관의 고객만족 경영에 이바지할 수 있는 직원이어야 한다.

(2) 입원환자 관리

입원진료는 외래 또는 응급실에 진료를 받은 환자가 입원이 필요하다고 의사가 진단하면, 환자 혹은 보호자에게 환자를 입원시킬 것을 권유하며 동의하면 입원하게 된다.

입원진료 결정을 받은 환자는 입원수속을 하고 배정받은 병실에 입원하여 진료를 받게 된다.

1) 입원절차

입원수속에서 병상진료, 퇴원수속까지 일련의 과정이다. 외래 또는 응급실에서 진료를 받은 환자가 입원진료가 필요하면 담당의사는 입원진료를 권유하고 환자가 동의하면 입원결정(전산입력 또는 입원결정서 발급)을 한다.

입원진료 결정을 받은 환자는 입원수속 창구에서 입원수속 절차를 밟은 후 배정받은 병실에 환자가 입실하면 입원진료가 시작된다.

입원절차는 [그림 1-57]과 같이 입원예약 수속에서부터 입원하기까지 과정이다.

① 입원결정 : 환자를 진료 후에 의사가 입원이 필요하다고 진단하면 환자의 동의하에 입원이 결정되고 입원 결정서를 작성한다.

② 입원예약 : 환자 중 의사가 입원치료가 필요하다고 인정한 환자에 대해서 병원 측이 그 환자의

입원가능 일시를 미리 결정하는 것이다.

③ 입원수속 : 입원 통보일에 병원을 방문하여 건강보험증, 진료카드를 제시하고 입원약정서를 작성하면 병실 배정을 받는다.

④ 입원 : 입원수속을 마치면 배정된 병실에서 입원치료를 받게 된다.

⑤ 퇴원 : 의료기관에서 치료를 종결하는 것이나 퇴원지시를 받거나 환자의 희망에 의하여 퇴원을 할 수 있으며 퇴원이 결정되면 퇴원비를 수납하고 약과 주의사항을 확인한 후 귀가한다.

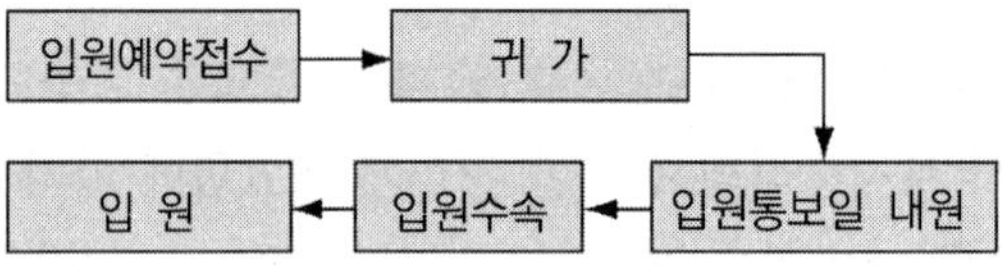

[그림 1-57] 병원입원 시 절차

2) 입원수속

입원수속은 입원약정서 작성 및 선택진료 신청서를 작성한다.

① 입원약정서 작성 : 환자가 입원 수속 시에 반드시 작성해야 하는 서식이다.

㉠ 환자가 입원 : 생활하면서 지켜야 할 의무사항이나 협조사항을 확인하고, 서명하도록 구성되어 있다.

㉡ 의료기관 : 환자를 성실히 진료, 관리할 것을 약속하고 환자 측은 진료비를 부담하겠다고 약속하는 일종의 진료계약서이다.

㉢ 입원약정서 : 약정내용이 열거되어 있고 환자, 보호자, 연대보증인 난으로 각각 나누어져 있고 해당하는 인적 사항을 기재하여 서명하도록 구성되어 있다.

㉣ 약정내용 : 보통 진료비 납부의 의무, 입원생활 중 귀중품 소지금지와 분실시 책임 문제, 의료진의 의학적 판단에 의한 정당한 지시에 협조하고 의료 분쟁 발생시에 의료심사조정위원회에 조정신청 협조, 소송 시에 관할 법원 등이 포함되고 해당하는 의료기관의 상황에 맞게 필요한 약정내용을 가감할 수 있다.

② 선택진료 신청서 작성 : 일부 의료기관에서 시행하던 지정 진료 제도의 운영근거인 [지정진료에 관한 규칙]이 의료법에 근거 없이 하위법령인 보건복지부령(제867호 1991. 3. 29)에 의해 운영됨에 따라 지정진료제도를 폐지하고 선택진료제도를 도입하게 되었다.

㉠ 선택 진료 : 의료법(법률6157호 2000. 1. 12) 제37조 2의 규정에 의거 환자 및 그 보호자가 병원급 이상 의료기관에서 선택진료 의사 등을 지정하여 진료를 받는 것이다. 이 규정은 선택진료의 요청에 대해 추가비용을 징수할 수 있는 의사, 치과의사, 한의사의 자격요건 및 범위, 진료항목, 추가비용의 산정기준가 기타 선택진료 실시에 관한 필요한 사항을 규정

하고 있다. 선택진료제도의 주요골자를 요약하면 다음과 같다.

ⓐ 선택진료 의료기관의 장 : 전문의 자격취득 후 10년이 경과한 의사, 면허취득 후 15년이 경과한 치과의사, 한의사, 대학병원의 조교수 이상인 의사 등이 80[%]의 범위안에서 추가비용을 징수할 수 있는 의사 등을 지정하도록 한다(규칙 제4조).

ⓑ 선택진료 의료기관의 장이 추가비용을 징수할 수 있는 진료항목을 진찰 · 의학 관리 및 마취 등 11개 항목으로 하고, 진찰의 경우 추가비용 금액을 국민건강보험법에 의하여 보건복지부 장관이 고시하는 요양급여비용의 내역 중 진찰료의 55[%] 이내의 범위안에서 의료기관의 장이 정하는 금액으로 추가비용의 진료항목 및 산정기준을 정한다(규칙 제5조 제3항).

ⓒ 선택진료 의료기관의 장은 추가비용을 징수하는 선택 진료를 담당하는 의사 등의 명단 및 경력, 추가비용금액 등을 환자 측이 쉽게 볼 수 있는 장소에 게시 또는 비치하도록 한다(규칙 제6조).

㉡ 환자 측이 병원급 이상 의료기관에서 대상 의사를 선택하여 진료를 받거나 이를 변경 또는 해지하고자 하는 경우에는 신청서를 해당 의료기관의 장에게 제출하거나 통신매체를 이용하여 신청할 수 있도록 한다(규칙 제2조).

선택진료 대상 의사(보건복지부령 제174호)의 조건은 다음과 같다.

ⓐ 전문의 자격취득 후 10년이 경과한 의사 또는 전문의로서 의사면허취득 후 15년이 경과한 의사

ⓑ 대학병원 또는 대학부속한방병원의 조교수 이상자

ⓒ 면허취득 후 15년이 경과한 치과의사 및 한의사

㉢ 선택대상의사 진료비는 보건복지부의 추가비용 항목과 산정기준에 따라 환자가 전액 본인이 부담한다.

㉣ 환자가 선택진료를 원하면 의료기관에서는 선택진료비 산정의 근거를 확보하기 위하여 입원수속 시 소정의 선택진료 신청서를 받아서 환자편에 입원병동에 제출하도록 한다.

③ 입원수속 시 확인사항

㉠ 입원수속 시 건강보험 의료급여, 산업재해보상보험, 자동차손해배상법, 공무상요양급여 등의 대상자에 맞게 해당되는 보험증을 발급받아 수급자격을 확인해야 한다.

ⓐ 해당보험종별에 따라 비급여 사항 혹은 비급여 상병을 진료하는 경우에는 해당 진료비의 전액을 환자가 부담한다.

ⓑ 진료비 지불 보증인과 사실관계인지 확인을 해야 한다.

ⓒ 경제적 사정에 의하여 환자와 보호자가 진료비를 납부할 대책이 없지만 반드시 입원을 해야 하는 경우가 있기 때문에, 채권 확보를 위하여 제3자의 연대보증을 요구할 수 있다.

㉡ 연대지불보증 : 입원약정서 작성시 환자 혹은 보호자가 진료비를 부담할 능력이 있으면 가급적 연대지불보증을 생략하고 지불보증을 받아야 한다.

ⓐ 진료비의 부담할 능력이 없는 경우 진료비의 채권 행사를 위해서 연대지불보증을 요구하게 된다.

ⓑ 사람의 생명과 건강을 다루는 진료의 특성상 연대지불보증이 없다고 하여 진료를 거부할 수 없기 때문에 속히 입원이 필요할 경우 우선 입원시키고 입원 중에 연대지불보증을 보완하게 된다.

ⓒ 진료비 회수를 원활하게 하고 악성미수금의 발생을 최소화할 수 있으며 진료비 회수를 원활하게 하는 적극적인 수단이다.

㉢ 상급병실 사용신청서 : 의료기관은 의료법령에 의하여 기본 입원료만을 받는 병실(일반병상)을 50[%] 이상을 운영하여야 한다.

ⓐ 일반병실(기준병상)보다 시설이나 비품 등이 우수한 병상을 상급병실이라고 한다.

ⓑ 환자가 상급 병실에 입원하기를 원할 경우 의료기관은 상급 병실료의 산정 근거를 위하여 해당하는 보험 종별 일반 병실료와 해당 의료기관이 정한 상급 병실료의 차액을 확인하고 서명한 상급병실 사용신청서를 받아야 한다.

㉣ 보험수급자격확인 : 환자의 보험 종별에 따라 건강보험환자는 건강보험증, 의료급여환자는 의료급여증, 자동차보험사고 환자는 해당 보험회사의 지불보증, 산업재해환자는 요양급여신청서를 제출받아 해당 사항을 확인 후에 외래나 응급실에서 입력된 사항과 차이가 없는지 확인한다.

ⓐ 변경할 사항이 있을 경우 전산에 수정하여 입력한다.

ⓑ 건강보험환자나 의료급여환자는 진료의뢰서를 외래 혹은 응급실에 제출하였는지를 확인하여 제출하지 않았을 경우 의료전달체계의 취지에 맞게 진료를 받도록 안내해야 한다.

㉣ 비급여대상의 상병확인 : 건강보험환자는 국민건강보험법 제29조 제3항의 규정에 의하면 업무 또는 일상생활에 지장이 없는 질환이나 기타 보건복지부령에서 정하는 사항은 요양급여의 대상에서 제외되는 사항(비급여대상)이 있다.

ⓐ 외래나 응급실에서 의사가 비급여 대상을 진료하게 된다면 이를 환자측에 알려주고 입원 결정시에 비급여 대상을 표기해야 한다.

ⓑ 착오로 환자측이 비급여 대상 진료를 인지하지 못할 수도 있기 때문에 입원 수속시 다음에 열거한 상병은 비급여대상임을 설명하고 비급여 대상 진료는 일반(관형)수가로 진료비를 환자가 부담해야 됨을 알려주어야 한다.

ⓒ 비급여대상은 생활을 하는데 지장이 없는 질환은 주근깨, 쌍거풀 수술 등인데 상세한 내역은 국민건강보험요양 급여의 기준에 관한 규칙 제9조 제1항을 참조한다.

3) 병실배정

병원은 입원환자가 발생하게 되면 입원예약, 병실배정, 입원 대기환자의 관리, 병실이동, 병실관리를 통해 최종적으로 환자에게 병실을 배정하게 된다.

① 입원예약 : 대부분의 환자들은 경제적인 사정으로 인하여 상급병실(1~2인실)보다 일반병실(기준병상)에 입원하기를 원한다.

㉠ 의료기관의 병실 중 일반병실은 50[%]를 조금 넘는 정도의 수준이고 병실가동률도 높은 실정이기 때문에 상급병실에 입원을 원하는 환자만 입원예약이 가능하고 일반병실에 입원을 원하는 환자는 입원예약을 하지 못하는 실정이다.

㉡ 의료기관은 입원당일에 병실을 배정하고 환자에게 연락하여 내원하도록 통지하는 실정이다.

㉢ 환자는 입원날짜를 알지 못하고 통지가 올 때까지 기다려야하는 불편함이 있다.

㉣ 입원예약이 전산화 되면 내과계 환자는 접수순서별로, 외과계 환자는 수술일정의 전일에 환자가 원하는 등급의 병실에 예약이 가능하다.

② 병실배정 : 병실을 배정하는데 있어서 고려할 사항은 환자의 상태, 경중정도, 격리여부, 남녀노소, 진료과별 병실할당 등이 있다.

㉠ 병실을 운영 : 진료의 효율성을 높이기 위하여 진료과별 병동 및 병실할당제, 병동전담제 등을 운영하기 때문에 진료의 효율성을 지나치게 강조하면 병상의 가동률이 저조하다. 반대로 병상의 가동률을 지나치게 강조하면 환자를 여러 병동에 분산하여 배정하게 되므로 담당의사의 회진과 간호사의 관리가 어려워진다.

㉡ 환자진료 : 효율성과 병상의 가동률을 생각하여 여러 요인들을 충분히 파악하고, 업무협조 등을 통하여 병동간호사와 공동의 목표로 긴밀한 업무협조를 받으면서 병상을 배정하여야 한다.

③ 입원 대기환자의 관리 : 입원을 기다리는 환자의 입원약정서, 입원결정 내용 중 필요한 부분을 전산에 입력하여 관리한다.

㉠ 입원대기상황을 진료과별, 입원결정일자별, 담당의사별로 열람이 가능하도록 관리하여야 한다.

㉡ 진료과 담당의사에게 매일 대기상황을 알려주어 환자가 입원예상일자 문의 등에 대비하여 참고자료로 한다.

㉢ 입원을 기다리는 환자는 의사의 지시에 따라 진료 스케줄에 의한 수술, 정기적인 약물치료, 특수검사 등을 목적으로 입원 예정 일자가 미리 정해진 경우와 정해지지 않고 병실의 사정에 의하여 입원을 기다리는 경우가 있다.

㉣ 입원 예정일자가 정해진 환자의 경우 예정일자 별로 관리하고, 예정일자가 정해지지 않은

환자의 경우 진료과별, 입원결정일자별로 관리하는 것이 바람직하다.

④ 병실이동 : 입원진료 중인 환자의 상태 등의 변화로 인하여 다른 진료과의 병동으로 이동하거나 입원수속 시에 병실의 사정으로 환자가 원하지 않는 등급의 병실에 입원하였다면, 그 후 병실 사정이 해결되어 본래의 원하는 등급의 병실로 이동시켜야 한다.

㉠ 환자의 상병상태에 따라 격리 또는 중환자실로 이동해야 하거나, 그 반대로 격리실 또는 중환자실에서 환자의 상태가 호전되어 일반병실로 이동해야 하는 경우도 있다.

㉡ 병실을 옮겨야 하는 사유가 발생하면 병동의 간호사실에서 병실이동신청을 입력하고 병실 배정을 담당하는 자는 당일 퇴원환자의 빈 병상과 당일 입원할 환자를 고려하여 병상을 배정하고 입력한다.

㉢ 병동에서는 병상 이동화면을 보고 병실이 배정되면 바로 환자를 이동시키고 그 환자가 있던 병실에 다른 환자를 입원시킬 준비를 해야 한다.

⑤ 병실관리 : 입원환자에 맞도록 병실을 구분하여 관리 및 운영하는 것이 중요하다.

㉠ 병실의 구분 : 대부분의 의료기관은 국가 및 지방자치단체로부터 인가받은 허가병실과 실제 사용하고 있는 가동병실이 일치하지 않으며, 병실 수는 흔히 허가병실수와 가동병실수로 구분하여 표시한다.

ⓐ 병실 : 그 병실을 사용할 환자에 따라 크기나 모양, 장비 등이 다르다.

ⓑ 성인용 병상 : 크기와 모양이 비교적으로 표준화 되어있고 안전을 위한 보호 장치가 구비된 소아용 병상, 노인용 병상, 산모용 병상, 영아를 위한 배시넷 등이 있다.

ⓒ 환자의 질환 : 일반병실, 격리병실, 정신과병실, 재활병실, 중환자병실, 인큐베이터(미숙아 보육기) 등이 있고 1인용 병실과 다인용 병실로도 나누어진다.

㉡ 병실의 운영 : 각 의료기관의 상황에 따라 여러 가지 방법이 적용될 수 있지만 보통 진료과별 분리운영방법과 통합운영방법 또는 이 두 가지 방법을 혼합하여 운영하는 방법이 있다. 병실관리는 〈표 1-10〉과 같다.

〈표 1-10〉 병실관리

구분	내용
전동 및 전실	여러 가지 이유로 환자가 동일기관 내에서 이동하게 되는 경우 병동 간의 이동을 전동이라 하고(㉾ 외과 병동에서 정형외과병동으로 이동), 같은 병동 내에서 병실만을 옮기는 경우를(㉾ 같은 외과병동 내에서 일인실에서 다인실로 이동) 전실이라 한다.
전 원	대상자가 한 건강기관에서 다른 건강기관으로 옮기는 것으로 일단 해당 기관에서 퇴원절차를 밟은 후 다른 병원으로 이동하게 되며, 이때 환자의 의무기록이나 영상치료(X-ray, 초음파, 컴퓨터 촬영 등)도 함께 보내진다.
가퇴원	휴일퇴원, 응급상황 발생 등 어떤 이유로 퇴원 시점에 정확한 진료비 계산이 불가능한 경우 입원비, 진료비, 투약비, 검사비, 촬영비 등을 감안하여 보증금 형태로 일시 보관금을 내고 퇴원 후 다시 정산하는 것이다.

ⓐ 진료과별 분리운영방법 : 진료과별 상병군에 따라 병동별로 병실수를 할당하는 것이다. 전문간호사를 배치하고 필요한 설치를 갖추어 전문적인 진료서비스 제공과 의사의 회진도 용이하고 진료의 효율성을 증진시킬 수 있는 장점이 있지만, 진료과별로 입원대기 환자수의 균형이 치우쳐져 있을 경우 병상가동률이 저하할 수 있다.

ⓑ 통합운영방법 : 진료과별 상병을 고려하지 않고 모든 병실에 환자의 제한을 두지 않고 입원하게 하는 방법이다. 병실을 이용하기 편리하고 병실가동률을 높일 수 있지만 담당의사의 동선이 길어지고 전문적인 간호가 어려울 수 있다.

ⓒ 진료과별 혼합운영방법 : 각각의 방법의 단점을 보완하기 위해서 진료과별로 병실을 배정할 때는 진료과별로 재원환자 수 분포, 진료환자 수, 외래환자 수, 진료수입 등의 진료실적을 고려하여 과별로 병실수를 할당해야 한다.

ⓓ 진료과별 분리운영을 기본으로 하더라도 빈 병실이 생길 경우와 진료 상에 특별한 문제가 발생하지 않을 경우에 통합운영방법을 병행하여 다른 진료과의 환자도 입원시키면 병실가동률의 저하를 막을 수 있다.

- 내과계, 외과계로 구분하여 병동을 할당, 운영하기도 한다.
- 일부특정 진료과만 구분하여 병동을 할당하고 나머지 진료과는 병상을 혼합하여 운영하는 방법이 있다.

⑥ 퇴원 : 대상자가 하나의 관리단위에서 동일한 건강기관 내 또는 외부의 다른 단위로 이동하는 것으로 일반적으로는 의료기관을 떠나 집으로 가는 것이다. 담당의사가 퇴원을 결정하면 간호사나 직원의 안내에 따라 퇴원절차(퇴원비를 수납)를 하고 퇴원약과 주의사항을 확인한 후 퇴원수속 후 귀가한다.

(3) 응급환자 관리

급성질환, 사고 등에 의하여 신속한 응급 처치를 행하여 생명을 보존하고 환자의 상태를 최단 시간 내에 회복시켜 치료나 수술, 재활의 효과를 높이는 목적을 지닌다. 응급의료통신망을 포함한 관련기관과 유기적 협조체제를 갖추고 각종 응급상황에 신속히 대응한다. 응급실 내원환자는 응급진료 외의 목적으로 장시간 체류하여서는 안된다.

1) 응급환자

응급의료에 관한 법률 제2조에 의하면 응급환자는 질병, 분만, 각종 사고 및 재해로 인한 부상이나 그 밖의 위급한 상태로 인하여 즉시 필요한 응급처치를 받지 아니하면 생명을 보존할 수 없거나 심신에 중대한 위해(危害)가 발생할 가능성이 있는 환자 또는 이에 준하는 사람으로서 보건복지부령으로 정하는 사람이다. 응급증상 및 이에 준하는 증상은 〈표 1-11〉과 같다.

〈표 1-11〉 응급증상 및 이에 준하는 증상

구분	분류	증상
응급증상	신경학적 응급증상	급성의식장애, 급성신경학적 이상, 구토, 의식장애 등의 증상이 있는 두부 손상
	심혈관계 응급증상	심폐소생술이 필요한 증상, 급성호흡곤란, 심장질환으로 인한 급성 흉통, 심계항진, 박동이상 및 쇼크
	중독 및 대사장애	심한 탈수, 약물, 알콜 또는 기타 물질의 과다복용이나 중독, 급성대사장애(간부전, 신부전, 당뇨병 등)
	외과적 응급증상	개복술을 요하는 급성복증(급성복막염, 장폐색증, 급성췌장염 등 중한 경우에 한함), 광범위한 화상(외부신체 표면적의 18[%] 이상), 관통상, 개방성, 다발성 골절 또는 대퇴부 척추의 골절, 사지를 절단할 우려가 있는 혈관 손상, 지혈이 안되는 출혈, 급성 위장관 출혈
	출 혈	계속되는 각혈, 지혈이 안되는 출혈, 급성 위장관 출혈
	안과적 응급증상	화학물질에 의한 눈의 손상, 급성 시력 손실
	알러지	얼굴 부종을 동반한 알러지 반응
	소아과적 응급증상	소아 경련성 장애
	정신과적 응급증상	자신 또는 다른 사람을 해할 우려가 있는 정신장애
응급 증상에 준하는 증상	신경학적 응급증상	의식장애, 현훈
	심혈관계 응급증상	호흡곤란, 과호흡
	외과적 응급증상	화상, 급성복증 포함한 배의 전반적인 이상증상, 골절, 외상 또는 탈골, 그 밖에 응급수술을 요하는 증상, 배뇨장애
	출 혈	혈관손상
	소아과적 응급증상	소아 경련, 38[℃] 이상인 소아 고열(공휴일, 야간 등 의료서비스가 제공되기 어려운 때에 8세 이하의 소아에게 나타나는 증상)
	산부인과적 응급증상	분만 또는 성폭력으로 인하여 산부인과적 검사 또는 처치가 필요한 증상
	이물에 의한 응급증상	귀, 눈, 코, 항문 등에 이물이 들어가 제거술이 필요한 환자

2) 응급진료 절차

응급실에 내원하는 환자는 응급실 접수를 하고 응급실 치료가 필요한지 여부에 대하여 먼저 진찰을 받게 된다. 진찰 및 검사결과에 따라 필요할 경우 다른 과의 의사에게 협진을 의뢰한다. 진찰결과 응급진료가 불필요하다고 판단되면 외래진료를 예약하거나 협진의 결과에 따라 귀가 혹은 다른 적절한 방법을 안내토록 한다. 응급진료의 절차는 [그림 1-58]과 같다.

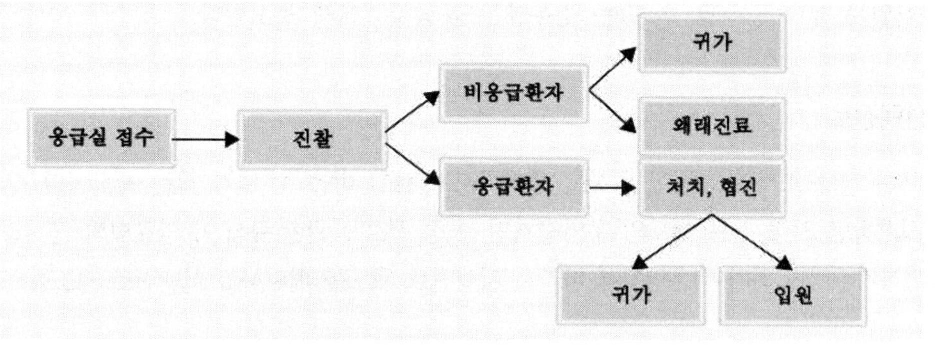

[그림 1-58] 응급진료 절차

3) 진료원칙

응급진료의 방식은 13가지 순의 진료를 원칙으로 하고 있다.

① 환자가 내원하면 접수직원은 인적 사항을 입력하고 진료카드를 배부한다.

② 입실 후 간호사에게 의무기록차트와 다른 병원에시 빌행한 진료소견서 등을 제출하고 진료자는 환자의 상태를 체크하여 기록하고 당직의사에게 알린다.

③ 당직의사가 해당 환자를 진료한다. 필요할 경우 각종 검사와 투약, 처치를 하고 상급전공의나 전문의에게 의뢰한다.

④ 응급진료가 완료되었거나 응급하지 않은 환자, 외래진료가 가능한 환자는 귀가 시킨다.

⑤ 의료진은 환자의 모든 진료기록을 양식에 맞추어 작성하며 정보 화면에 해당 사항을 입력한다. 당직의사 혹은 의뢰받은 의사는 진료내용을 의무기록차트에 기록한다.

⑥ 응급의료 관리료 산정대상에 해당하는 응급증상은 응급의료에 관한 법률시행규칙 응급증상 및 이에 준하는 증상에 따른다.

⑦ 진료비 수납은 퇴원하는 시점에 응급실 원무과에 수납하고 퇴원수속을 한다.

⑧ 응급수술을 해야 하는 경우에는 입원수속 후에 시행하고 보호자가 없는 경우 당직의사와 원무직원이 협의하여 결정한다.

⑨ 진료 중 다른 병원으로 후송할 필요가 있는 경우 당직의사 혹은 원무직원은 이송 예정 병원에 사전에 연락하여 수용 약속을 받는다.

⑩ 당직의사는 입원진료가 필요하면 입원의뢰시를 발부하여 등록하고 입원시킨다.

⑪ 환자가 해당 의료기관에 도착 전 사망한 경우에 당직의사는 사망을 확인하여 보호자에게 알리고 사체검안서를 작성한다.

⑫ 원무과에서는 사체를 영안실로 옮긴다. 치료 중에 사망한 경우가 발생할 수 있는데, 당직의사는 사망을 확인하고 보호자에게 설명한 후에 사망 진단서를 발행한다.

⑬ 법적인 문제가 발생할 수 있는 경우에는 응급실장에게 보고한다.

(4) 선택진료

환자 혹은 그 보호자가 특정한 의사를 선택하고 진료를 받을 수 있게 하는 제도이다. 일부 의료기관에서 시행하던 지정 진료 제도의 운영근거인 '지정 진료에 관한 규칙'이 의료법의 근거없이 하위법령인 보건복지부령에 의하여 운영됨에 따라서 지정진료 제도를 폐지하고 선택진료 제도를 도입하였다.

1) 선택진료 대상 의사

선택진료 대상이 되는 의사는 선택진료에 관한 규칙 제4조에 의한다.

① 면허취득 후 15년이 경과한 치과의사 및 한의사
② 전문의 자격인정을 받은 후 10년이 경과한 의사
③ 전문의 자격 인정을 받은 후 5년이 경과하고 대학병원, 대학부속 치과병원 또는 대학부속 한방병원의 조교수 이상인 의사 등
④ 면허 취득 후 10년이 경과하고 대학병원 또는 대학부속 치과병원의 조교수 이상인 치과의사
⑤ 진료는 하지 아니하고 교육, 연구에만 종사한자와 6개월 이상의 연수또는 유학 등으로 부재중인자는 제외

2) 선택진료의 요청

의료법 제46조 제1항 및 제2항에 따라 환자 또는 그 보호자가 종합병원 · 병원 · 치과병원 · 한방병원(국립병원 한방진료부를 포함한다) 또는 요양병원의 특정한 의사 · 치과의사 또는 한의사를 선택하여 진료를 요청하거나 그 변경 또는 해지를 요청하는 경우에는 신청서를 선택진료 의료기관의장에게 제출하거나 전화 등 통신매체를 이용하여 그 신청을 하여야 한다.

3) 선택진료 의료기관의 의무

선택진료 의료기관의장은 다음의 사항을 기재한 안내문을 선택진료 신청서, 접수창구 등 환자 또는 그 보호자가 쉽게 볼 수 있는 장소에 게시 또는 비치하여야 한다.

① 진료과목별로 추가비용을 징수할 수 있는 선택진료를 담당하는 의사 등과 추가비용을 징수하지 아니하는 의사 등의 명단 및 진료시간표
② 추가비용을 징수할 수 있는 선택진료를 담당하는 의사 등의 경력 · 세부전문분야 등 환자 또는 그 보호자가 특정한 의사등을 선택할 수 있는 정보
③ 추가비용을 징수하고자 하는 선택진료의 항목과 추가비용의 산정기준에 의하여 산출된 금액

④ 환자 또는 그 보호자가 제2조 제1호 및 제2호에 따라 제출한 신청서의 사본을 요청하는 경우 선택진료의료기관의 장은 사본을 발급해 주어야 한다.

(5) 의무기록사본 발급

의무기록사본 발급요청자는 의료법 제21조와 보건복지부 진료기록사본 발급지침에 의거하여 의료인의 상담이 추가로 필요하지 않은 경우 별도의 진찰료를 납부하지 아니하고, 사본 발급비용의 실비만을 부담하여 의무기록사본을 발급 받을 수 있다.

1) 사본발급에 필요한 서류

사진이 부착되고 신분을 증명할 수 있는 운전면허증 또는 주민등록증이나 그 사본, 친족관계증명서, 자필서명이 있는 동의서나 위임장이 있다.

① 친족관계증명서 : 친족관계를 입증하고 관계에 대하여 명시되어 있어야 하므로 건강보험증은 해당되지 않고 3개월 이내에 발급 받은 것만 인정한다.

② 동의서와 위임장 : 사본을 발급받는 범위를 구체적으로 명기하여야 한다. 또한 도장이나 지장은 인정되지 않으므로 자필 서명을 하여야 한다.

③ 사본발급을 위해서는 〈표 1-12〉와 같이 신청자에 따라 필요한 서류가 각각 다르다.

〈표 1-12〉 신청자별 필요 서류

신청자	필요한 서류
환자본인	사진이 있는 신분증
친 족 (배우자, 직계존속, 직계비속, 배우자의 직계존속)	① 신청자의 신분증 또는 사본 ② 친족관계증명서(가족관계서류, 주민등록등본 등 친족임을 입증할 수 있는 서류) ③ 환자가 자필서명한 동의서 ④ 환자의 신분증 사본 ⑤ 형제 · 자매는 〈환자의 대리인〉 기준으로만 발급 가능(친족 기준에 해당 안 됨)
환자 대리인 (형제 · 자매 · 보험회사 등)	① 신청자의 신분증 또는 사본 ② 환자가 자필서명한 동의서 ③ 환자가 자필서명한 위임장 ④ 환자의 신분증 사본

④ 사망, 의식불명 등 환자의 동의를 받을 수 없거나 미성년자 인 경우는 〈표 1-13〉과 같다.

〈표 1-13〉 환자의 동의를 받을 수 없거나 미성년자 인 경우

구 분	필요한 서류
환자가 사망한 경우	① 신청자의 신분증 또는 사본 ② 가족관계증명서, 주민등록등본 등 친족관계를 확인할 수 있는 서류 ③ 가족관계증명서, 사망진단서 등 사망사실을 확인할 수 있는 서류
환자가 의식불명 또는 의식불명은 아니지만 중증의 질환·부상으로 자필서명을 할 수 없는 경우	① 신청자의 신분증 또는 사본 ② 가족관계증명서, 주민등록등본 등 친족관계를 확인할 수 있는 서류 ③ 환자가 의식불명 또는 중증의 질환·부상으로 자필서명을 할 수 없음을 확인 할 수 있는 진단서
환자가 행방불명인 경우	① 신청자의 신분증 또는 사본 ② 가족관계증명서, 주민등록등본 등 친족관계를 확인할 수 있는 서류 ③ 주민등록등본, 법원의 실종선고결정문 사본 등 행방불명 사실을 확인할 수 있는 서류
환자가 의사무능력자인 경우	① 신청자의 신분증 또는 사본 ② 가족관계증명서, 주민등록등본 등 친족관계를 확인할 수 있는 서류 ③ 법원의 금치산선고결정문 사본 또는 의사무능력자임을 증명하는 정신과 전문의의 진단서

⑤ 미성년자인 경우에는 〈표 1-14〉와 같이 법정 대리인이 대신할 수 있다.

〈표 1-14〉 미성년자인 경우

신청인	환자 연령	구비서류
환자 본인	만 17세 이상(주민등록증 발급자)	본인의 신분증 또는 사본
	만 14세 이상~만 17세 미만 (주민등록증 미발급자)	학생증(강제규정은 아님)
	만 14세 미만	① 부모님 신분증 또는 사본 ② 가족관계서류
환자 친족 (배우자, 직계존속, 직계비속, 배우자의 직계존속)	만 17세 이상(주민등록증 발급자)	① 환자의 신분증 또는 사본 ② 신청자의 신분증 또는 사본 ③ 환자가 자필서명한 동의서 ④ 친족관계증명서
	만 14세 이상~만 17세 미만 (주민등록증 미발급자)	① 환자 본인의 학생증(강제 규정 아님) ② 신청자의 신분증 또는 사본 ③ 환자가 자필서명한 동의서 ④ 친족관계증명서
	만 14세 미만	① 부모님 신분증 또는 사본 ② 가족관계서류
환자 대리인 (형제·자매, 보험회사 등)	만 17세 이상(주민등록증 발급자)	① 환자 본인의 신분증 또는 사본 ② 신청자의 신분증 또는 사본 ③ 환자가 자필서명한 동의서 ④ 환자가 자필서명한 위임장
	만 14세 이상~만 17세 미만 (주민등록증 미발급자)	① 환자본인의 학생증(강제규정은 아님) ② 신청자의 신분증 또는 사본 ③ 환자가 자필서명한 동의서 ④ 환자가 자필서명한 위임장
	만 14세 미만	① 부모님 신분증 또는 사본 ② 신청자의 신분증 또는 사본 ③ 부모님이 자필서명한 동의서 ④ 부모님이 자필서명한 위임장 ⑤ 가족관계서류

제 5 절 진료지원(Medical Support)

진료지원 서비스는 진료나 기타 최고의 서비스를 제공하기 위한 병원 차원의 서비스이다. 대표적으로 약제부를 비롯하여 조제업무, 복약지도 및 상담업무, 조제실제제 업무, 마약류 관리, 의약품 관리, 의약정보 관리, 임상약제 업무, 임상시험 관련 업무, 병리파트, 방사선 파트, 진단검사 파트 등이다.

1. 약제부

병원에서 사용하는 모든 의약품을 전문적으로 취급하고 관리한다(그림 1-59).

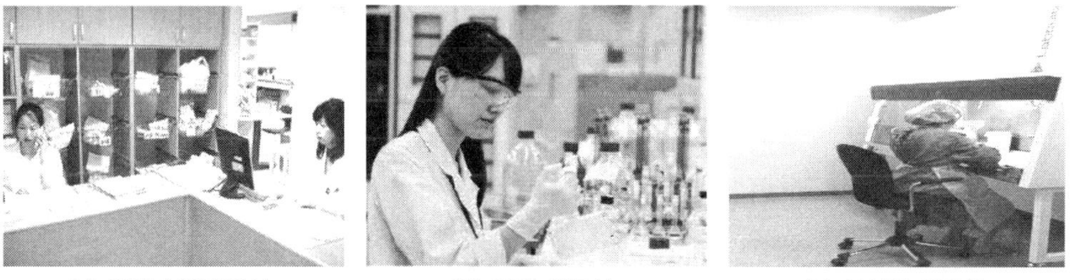

(a) 약제 복약상담실 (b) 약제 연구실 (c) 주사제 조제실

[그림 1-59] 약제부

① 약사의 전문적인 지식인 약물요법에 관여하여 진료 수준의 향상과 진료와 관련된 약품을 전문적으로 관리한다.

② 약제부에서 하는 일은 기술적 업무, 사무적 업무, 자문적 업무가 있으며 이 3가지 업무가 유기적으로 연결되어 운영된다.

㉠ 기술적 업무 : 약품을 제조하고 실험에 의하여 품질을 확보하는 등의 업무

㉡ 사무적 업무 : 약품의 재고관리, 우수한 품질의 약품 구매, 약품의 원활한 보급 등의 업무

㉢ 자문적 업무 : 의약정보를 제공하며 의약품에 대한 자문역할과 영양요법, 종양약학, 임상약학 등에 있어서 자문역할

2. 조제업무

약을 조제하는 업무는 의약 분업화가 시행되면서 외래약국과 병실약국으로 나누어서 말한다.

(1) 외래약국

의료계에 자동화, 기계화, 전산화 시스템이 도입되어 병원약국의 업무에 많은 변화와 발전을 가져왔다. 이는 업무의 효율성을 향상시키고 정확하고 신속한 업무 수행을 가능하게 하였다.

① 병원약사 인력을 전문적 임상약제업무로 재배치하여 양질의 업무수행이 이루어질 수 있게 되었다.

② 외래약국은 2000년 7월 시행된 의약 분업에 의하여 업무의 변화가 있었다.

③ 의약 분업 시행이전에는 조제, 투약 업무가 주요 업무였으나 의약분업 후에는 원외처방전 발행과 관련된 새로운 업무가 생겨났다. 그전의 주요 업무였던 조제, 투약 업무는 의약분업 예외환자, 예외 질병, 예외 약품에 대한 것으로 축소되었으나 예외환자, 예외약품이 증가함에 따라 조제, 투약 업무가 다시 증가하고 있다.

④ 약품식별 업무, 복약상담 업무도 증가하고 있다.

⑤ 외래약국의 업무는 원외처방전 관리, 의약분업 예외 환자 및 약품에 대한 조제, 감사, 투약 업무, 복약지도, 상담업무라고 할 수 있다(그림 1-60).

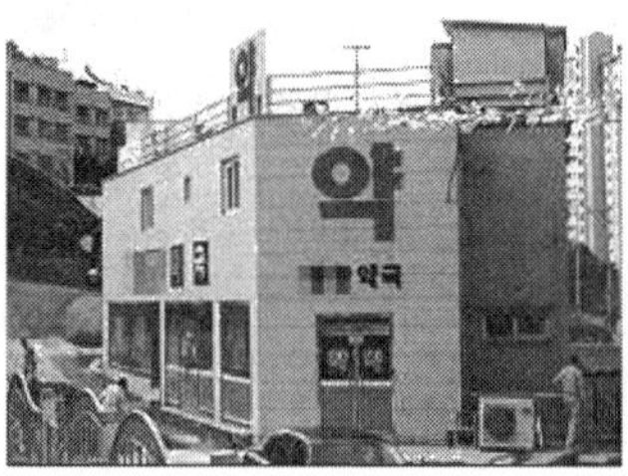

(a) 외래 약국

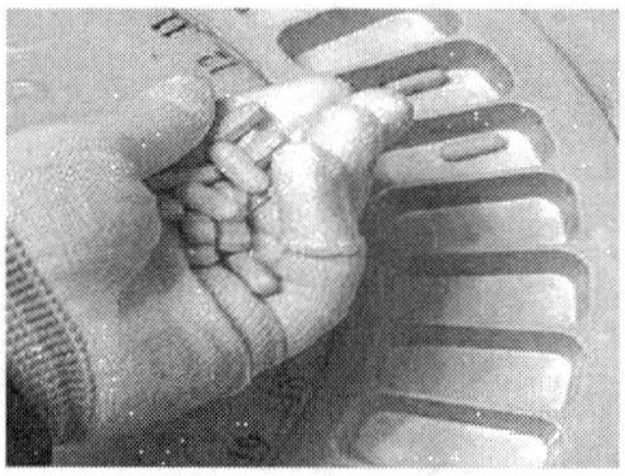

(b) 약품 제조

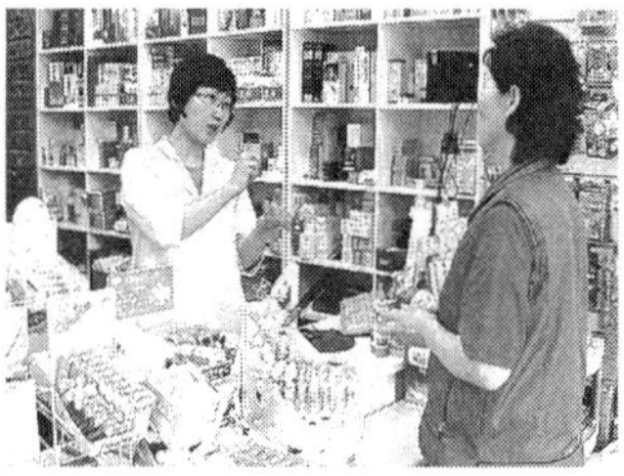

(c) 약 사

[그림 1-60] 외래약국

(2) 병실약국

병실조제는 입원한 환자를 중심으로 안전하고 효과적인 의약품 사용을 위해서 의약품관리, 조제관리, 약제서비스 관리 등을 하는 병동약국의 주된 업무이다.

① 병실조제 : 조제 투약시스템, 업무처리과정, 병동약국시스템, 처방발행제도, 운송시스템 등을 병원의 규모나 시스템 및 환경에 따라 운영하고 있다(그림 1-61).

② 조제업무 : 의사가 환자를 진단하여 치료에 필요하다고 판단하여 발행한 처방전에 따라 약사가 조제실에서 의약품을 조제, 투약 하는 일체의 행위를 말한다.

③ 입원환자를 위한 조제업무 : 환자 중심의 합리적 약물요법이 되기 위하여 정확한 처방, 조제, 복용이 필수적이다. 필요한 업무수행으로는 처방전 검토, 조제 및 투약, 복약상담이 있으며 전문적인 약학 지식과 기술, 책임의식이 있어야 한다.
환자의 상태를 고려하는 환자 중심의 조제업무가 되어야 한다.

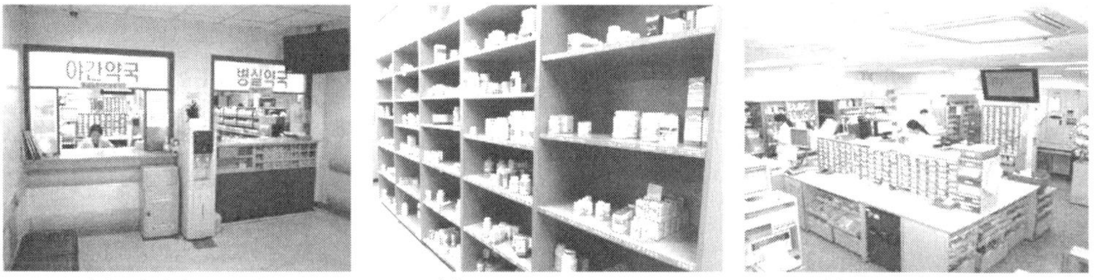

(a) 병실약국 모습　　(b) 병동약국의 약품들　　(c) 약국 내부 모습

[그림 1-61] 병실약국

④ 의료기관에 입원하는 환자 : 외래환자와 비교하였을 때 위급한 질병에 처해 있는 경우가 많으므로 매우 복잡한 치료과정을 거치게 된다.
⑤ 약사 : 약에 대한 안전과 질 그리고 경제적 요소 등을 고려한다.
⑥ 의사의 처방 : 약사의 조제, 간호사의 투약으로 이어지는 구조에서 의사소통의 문제가 발생할 수 있기 때문에 약사는 그 중간에서 다리 역할을 한다.

3. 복약지도 및 상담업무

약사법 제2조 12항 복약지도는 '의약품의 명칭, 용법 · 용량, 효능 · 효과, 저장 방법, 부작용, 상호작용 등의 정보를 제공하는 것' 또는 '일반 의약품을 판매할 때 진단적 판단을 하지 아니하고 구매자가 필요한 의약품을 선택할 수 있도록 도와주는 것'이다.

(1) 약사법 제24조

'약사는 의약품을 조제하면 환자에게 필요한 복약지도(服藥指導)를 하여야 한다.' 이러한 조항이 있는 이유는 약물을 환자가 올바른 방법으로 복용하지 않으면 부작용이 발생할 수 있고 치료효과를 기대하기 어렵기 때문이다. 환자가 자신의 질환을 이해하고 복약의 필요성을 충분히 인지하도록 의료진과 약사의 설명, 복약지도가 필요하다.

(2) 복약상담시 약사

청결한 용모와 밝은 표정으로 환자에게 최대한의 예의를 지켜야 하고, 친절하고 진지한 태도로 환자의 입장에서 상담에 임해야 한다. 그리고 복약지도는 전문지식을 지니고 환자가 쉽게 이해할 수 있도록 상담기술을 익혀야 한다. 복약상담시에 담담의가 지시한 사항과 상치되는 상담을 하여 환자가 혼란을 일으키지 않도록 주의한다.

(3) 복약지도 및 상담업무

정보를 제공하는 방식에 따라서 구두에 의한 방식, 문서에 의한 방식, 비디오 등의 시청각 자료를 이용한 방식 등이 있다. 그리고 대상에 따라서 일반복약지도 업무와 특수복약지도 업무로 구별된다.

1) 일반복약지도

일반 환자를 대상으로 하여 약품명, 복용법, 약물 복용의 이유, 효능, 용량, 부작용이나 사용 시 혹은 보관 시 주의사항 등에 관한 정보를 제공하는 업무이다.

2) 특수복약지도

특정한 질환을 가진 환자나 특정약물을 복용하는 환자에 대하여 집중적으로 복약지도를 시행하는 것이다.

① 병실이나 복약상담실에서 개별 상담 혹은 집단 교육을 실시한다.
② 질환과 약물에 대한 교육과 상담을 하여 부작용을 최소화하고 개인별 모니터링을 통해 안전하고 효율적인 의약품 사용이 되도록 한다.
③ 의료기관평가나 병원신임평가의 평가문항 중에 포함되어 있는 업무이다.

4. 조제실제제 업무

의사가 환자의 치료를 위하여 처방하였지만 제약회사에서 공급받기 어려운 약품에 대해 자체적으로 제조하여 사용하는 의약품이다.

① 의약품의 수요, 증가와 다변화에 맞게 제약회사에서는 의약품의 종류와 제형, 함량 등에 따른 다양한 의약품을 발매하고 있다.
② 원내 조제실제제는 쇠퇴하고 있지만 시판약으로 대처하기 어려운 질병이거나 이상반응을 일으키는 경우 학회나 발표자료, 임상실험 결과 등에서 얻은 정보를 가지고 약물요법을 실시하기

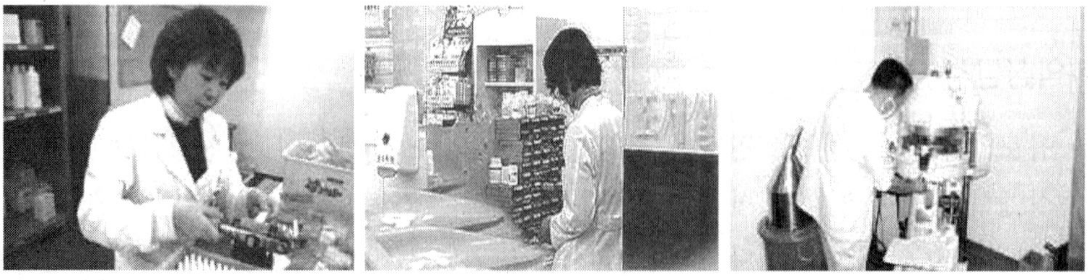

(a) 조제실제제 업무 (b) 조제실 내부 (c) 조제실제제

[그림 1-62] 조제실제제 업무

위하여 의약품을 가공, 개선한 제제의 조제를 의뢰하는 경우가 많다. 이러한 계기로 신약품을 개발할 수 있는 틀이 마련될 수 있다(그림 1-62).

5. 마약류 관리

마약은 미량으로 강력한 진통작용, 마취작용 등을 나타내는 습관성과 탐닉성, 의존성을 생기게 하는 물질이다. 이러한 마약은 마약류 관리에 관한 법률 제2조에서 정하고 있다.

(1) 마약류 취급 의료업자

의료기관에서 의료에 종사하는 의사, 치과의사, 한의사, 투약자, 제공자, 마약류 처방전 발급자 등이다.

(2) 마약류 의약품

의사, 치과의사의 직접 조제 의약품으로 남용되기 쉽기 때문에 마약류에 관한 법률로 엄격하게 관리하고 있다.

① 마약류의 불법적인 취득과 판매 : 사회적으로 큰 문제를 일으킬 수 있기 때문에 환자의 치료 목적으로 사용하는 마약류 의약품에 대하여서도 엄격한 법이 적용된다.

② 의료기관 : 마약류를 관리함에 보관, 처방, 구매, 잔량반납 관리 및 처리, 사고시 처리, 장부정리 등 약사법 규정에 따라 엄격하게 관리를 해야 한다(그림 1-63).

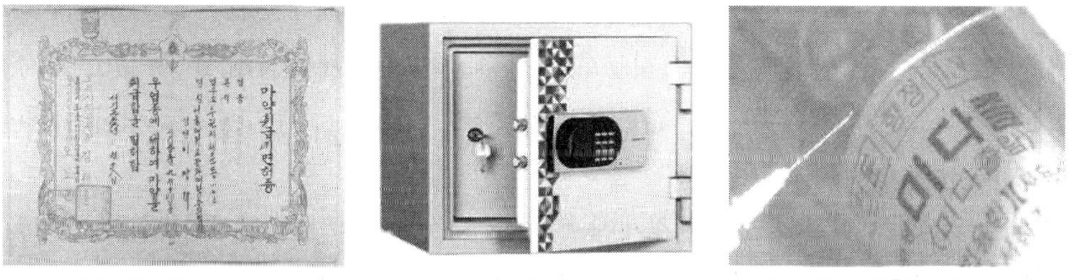

(a) 마약취급면허증　　(b) 마약보관 금고　　(c) 병원에 사용하는 미다솔람

[그림 1-63] 마약류 관리

(3) 마약류 취급 면허

소매나 관리를 하는 경우 시·도지사의 면허가 필요하고 수입, 제조, 제제, 도매, 학술연구, 한외마약, 조제시에는 보건복지부장관이 발급하는 면허를 받아야 한다. 그리고 처방의사와 관리약사는 마

약취급면허를 가지고 있어야 한다.

① 마약류 의약품을 보관할 시 : 다른 의약품과 별도로 구획되어 일반인이 쉽게 발견할 수 없도록 하고 다른 장소로 이동할 수 없도록 설치한다. 그리고 철제금고에 이중으로 잠금장치를 하여 보관한다.

② 마약의 구입 : 마약류 관리약사가 월말에 1개월간 사용한 마약 수량을 파악하여 의료기관이 속해있는 동일 행정구역 내 마약전문 도매상에 청구한다.

③ 도매상 : 원내 재고 파악 후 청구약품을 보건소에 반출한다. 이때 마약구입서와 판매서에 필요한 사항을 기재하고 날인하여 교환 후에 2년간 보관한다.

(4) 마약의 정의

① 양귀비 : 양귀비과(科)의 파파베르 솜니페룸 엘(Papaver Somniferum L) 또는 파파베르 세티게름 디 · 시(Papaver Setigerum D · C) 이다.

② 아편 : 양귀비의 액즙(液汁)이 응결(凝結)된 것과 이를 가공한 것이다(다만, 의약품으로 가공한 것은 제외한다).

③ 코카 잎[엽] : 코카 관목[(灌木), 에리드록시론속(屬)의 모든 식물이다(다만, 엑고닌 · 코카인 및 엑고닌 알칼로이드 성분이 모두 제거된 잎은 제외한다).

④ 양귀비, 아편 또는 코카 잎에서 추출되는 모든 알카로이드로서 대통령령으로 정하는 것이다.

⑤ ①부터 ④까지에 열거된 것과 동일하게 남용되거나 해독(害毒) 작용을 일으킬 우려가 있는 화학적 합성품으로서 대통령령으로 정하는 것 이다.

⑥ ①부터 ⑤까지에 열거된 것을 함유하는 혼합물질 또는 혼합제제. 다만, 다른 약물이나 물질과 혼합되어 ①부터 ⑤까지에 열거된 것으로 다시 제조하거나 제제(製劑)할 수 없고, 그것에 의하여 신체적 또는 정신적 의존성을 일으키지 아니하는 것으로서 총리령으로 정하는 것(한외마약(限外麻藥)이라 한다)은 제외한다.

⑦ 향정신성 의약품 : 인간의 중추신경계에 작용하는 것으로서 오용하거나 남용할 경우 인체에 심각한 위해가 있다고 인정되는 것으로서 대통령령으로 정하는 것이다.

⑧ 대마 : 대마초(칸나비스 사티바 엘 : Cannabis sativa L)와 그 수지(樹脂) 및 대마초 또는 그 수지를 원료로 하여 제조된 모든 제품이다. 다만, 대마초의 종자(種子) · 뿌리 및 성숙한 대마초의 줄기와 그 제품은 제외한다.

6. 의약품 관리

병원에서의 의약품 관리는 환자치료에 필요한 의약품 구입부터 환자에게 투약하는 과정까지 일어나는 구매, 발주, 검수, 보관, 조제, 공급, 투약 등의 업무이다.

약학적 전문지식은 물론이고 경제적인 면까지 포함된 광범위한 관리이다.

(1) 약품관리의 업무 순서

구매 계획에서부터 시작하여 발주, 발주된 약품을 검수하는 구매 관리, 검수된 약품을 입고·정리·보관하는 재고 관리, 사용부서의 청구에 의한 출고, 사용부서에서의 소비 그리고 다시 구매계획으로 이루어진다. 그리고 의약품이 입고되어 사용될 때까지 품질이 유지되도록 하는 품질 및 안전관리 업무가 있다. 약품관리의 업무순서는 [그림 1-64]와 같다.

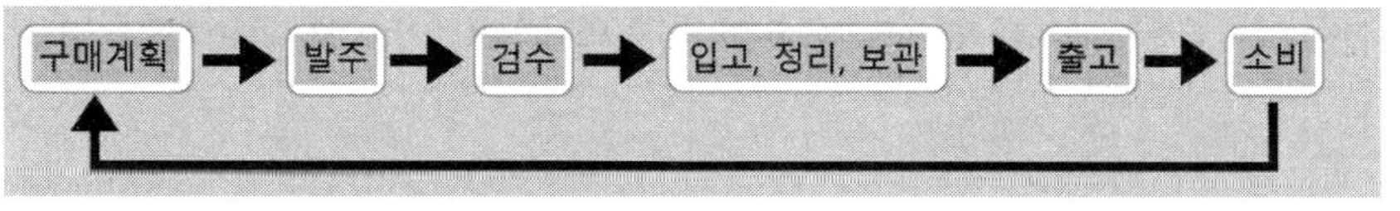

[그림 1-64] 약품관리 업무의 순서

① 병원에서 재고로 하는 의약품은 보통 1,000~3000 품목 정도이고 소량 다품목이기 때문에 관리에 어려움이 많다.

② 의약품의 사용 빈도, 사용량 등을 예측하기 어렵기 때문에 의약품을 관리하는데 있어서 비용이 높아지고 의약품 안전관리 측면에서도 위험성이 높아진다.

③ 의료기관에서는 의약품을 관리함에 있어 경영적, 경제적 측면에서 손익도 고려해야 한다.

④ 약물요법의 발전은 새로운 의약품의 증가를 가져왔고 기존의 의약품이 악성재고로 남게 되어 문제를 일으킬 수 있다.

⑤ 중증환자나 고난이도의 진료를 행하는 전문병원이나 대학병원 등에서는 의약품의 종류가 매우 많을 수 있으므로 그에 맞는 적절한 관리가 필요하다.

(2) 의약품의 재고관리

최적의 재고관리는 적절한 재고량이 적절한 보존 환경에서 품질을 유지하도록 이루어지는 것이다.

① 재고관리의 기본적인 목적 : 의료기관의 경영방침, 진료방침에 의하여 필요한 의약품의 적절한 양을 적절한 시기에 최소의 가격으로 구입하여 의료기관 경영에 기여하는데 있다.

② 재고가 너무 많으면 : 과다한 재고 보유로 인한 경비지출, 투자지출, 재고자산의 진부화, 악성재고, 품질문제 등 문제를 일으킬 수 있다.

③ 재고가 너무 적으면 : 필요한 순간에 보유량의 부족으로 진료를 원활히 할 수 없는 문제를 일으킬 수 있다.

④ 너무 많지도, 너무 적지도 않은 적절한 수준의 재고를 유지해야 한다.

(3) 의약품의 재고량

환자를 치료하는데 지장을 주지 않는 범위 내에서 가능한 적을수록 경제적인 관점에서 좋겠지만 의약품의 특성인 긴급성과 특수성을 고려하여 2주일 분 정도의 재고량을 보유하는 것을 권장한다.

(4) 의약품 관리

약품창고 내의 약품 파악이 주된 업무이지만 보존 및 사용 요건의 복잡화, 의약품 수 및 고가의 의약품 급증, 제형의 다양성과 정밀화 등의 이유로 인하여 약품의 유효성과 안전성, 관리의 효율성을 위하여 정보시스템을 도입하여 컴퓨터를 이용한 정밀한 관리, 경제적 관리를 주체로 하는 업무로 변화하고 있다.

7. 의약정보 관리

제약산업의 발전으로 의약품의 종류 및 제형이 다양화 되고 있으며 정보통신의 발달과 컴퓨터의 대중화로 특정전문가 집단에게 제공되었던 정보를 일반인도 쉽게 접할 수 있게 되었다.

① 일반인 : 의약품에 대한 정보를 쉽게 얻을 수 있으나 잘못된 정보나 잘못된 전달 및 인식 등이 존재하고 있다. 그러므로 의약품에 대한 정보수집, 평가, 재정립 등으로 의약품에 대한 정보를 체계적으로 관리할 필요가 있다.

② 의약정보제공 업무 : 병원약사회가 생긴 이후로 병원약사회를 중심으로 하여 약물정보 전문가 양성교육을 실시하였고 체계화 되었다. 병원신임평가와 의료기관평가에서 약제부서의 업무성과를 평가하는 주요한 평가기준의 하나로 대부분의 병원에서는 의약정보실을 설치 · 운영하면서 전문약사에 의하여 약물정보를 제공하고 있다.

8. 임상약제 업무

의약분업 이후 외래약국의 업무는 의약분업 예외 환자, 예외 질병을 위한 조제 및 투약으로 축소된 반면에 병실약국의 조제 업무는 증가하고 임상약제 업무가 활성화 되었다.

임상약제 업무는 환자를 치료하는 과정에서 약사가 참여하여 의사의 약물사용에 전문적인 자문을 하고 환자별로 가장 적합하고 효율적인 약물요법이 되도록 약제부서 혹은 다학제팀을 구성하고 임상지원 활동을 하는 업무이다. 영양집중지원팀 업무, 치료약물모니터링 업무 등이 있다.

(1) 영양집중지원팀 업무

영양상태의 이상은 감염, 호흡부전, 폐색전증, 상처치유지연 등 질병의 상태를 악화시키거나 호전을 방해하여 사망률, 이환율, 입원 일수를 증가 시킬 수 있다. 따라서 적절한 영양공급이 이루어져 환자치료에 도움을 주어야 한다.

① 환자의 치료에 좋은 영향을 미치는 적절한 영양을 파악하여 제공할 수 있어야 한다. 병원차원에서 의사, 간호사, 약사, 영양사를 중심으로 영양공급이 이루어질 수 있어야 한다.

② 영양결핍이 있거나 정상적인 영양섭취가 곤란할 경우에는 영양평가 및 영양지원 방법에 대하여 자문을 구하고 주의사항 등 제반사항을 관리하여 환자의 빠른 회복과 합병증 예방을 돕는다.

(2) 치료약물모니터링(TDM) 업무

약물의 치료효과를 직접적으로 평가하기 어려운 경우에는 혈액 내 약물농도를 측정하여 약물용병의 적정성을 평가하고 환자별 약물의 임상 약물동력학적 기법을 사용하여 혈중 농도가 치료유효농도 범위 내에 들도록 투여 용량과 용법을 조정하게 되는데 이를 치료약물모니터링(TDM)이라고 한다.

① 약물투여용량과 혈중농도 사이에 상관관계가 작은 약물, 약물의 혈중 농도와 약리효과 사이에 상관관계가 높은 약물, 약물치료 농도범위가 좁은 약물을 대상으로 한다.

② 혈액내의 약물의 농도가 치료유효 농도의 범위보다 높을 경우 독성이 나타나며 환자에게 부작용이 나타날 수 있다.

③ 환자의 혈중 약물농도를 해석하여 환자에게 적절한 약물의 용량을 제시하는 치료약물모니터링(TDM) 업무를 통해 효과적이고 안전한 약물요법을 단기간 내에 시행할 수 있게 된다.

9. 임상시험 관련 업무

약사법 제2조에 의하면 임상시험은 '의약품 등의 안전성과 유효성을 증명하기 위하여 사람을 대상으로 해당 약물의 약동(藥動)·약력(藥力)·약리·임상적 효과를 확인하고 이상반응을 조사하는 시험'이다.

객관적이고 과학적인 임상시험을 통하여 정확하고 신뢰성 있는 자료와 결과를 얻을 수 있고, 피험자의 비밀보장과 권익보호를 위하여 윤리적인 관점에서 이루어져야 한다.

(1) 임상시험의 단계

인체를 대상으로 하는 임상시험은 4단계로 구분되고 각 단계마다 고유한 목적을 가지고 있으며 생략할 수 없는 과정으로 구성되어 있다. 임상시험의 단계는 [그림 1-65]와 같다.

제1상		제2상		제3상		제4상
소수의 건강한 사람을 대상으로 안전성 평가	→	수백명의 환자를 대상으로 최적의 투여량, 용법 결정	→	수천명의 환자에서 유효성과 안전성 검토	→	약물 시판 후 부작용을 추적, 검토

[그림 1-65] 임상시험의 단계

1) 제1상 임상시험

전 임상시험을 거친 신약을 사람에게 처음으로 투약하여 평가하는 단계이다. 동물실험에 의하여 얻어진 독성, 대사, 흡수, 배설, 약리작용 자료를 토대로 소수의 건강한 성인에게 투약하여 안전성을 검토하고 안전용량의 범위를 확인한다. 약물의 체내에서의 영향, 부작용 및 투약량 범위를 결정하고 가능한 경우 약효가 있는지 확인한다.

2) 제2상 임상시험

신약의 유효성과 안정성을 평가하기 위하여 수백 명의 환자를 대상으로 한다. 최적의 임상용량, 용법을 결정하는 연구와 환자에 대한 안전성, 유효성을 확인하는 연구 등이 실시된다.

3) 제3상 임상시험

신약의 유효성이 어느 정도 확립된 뒤에 다수의 환자를 대상으로 최종적으로 효능을 검증하는 단계로 수백명에서 수천명 이상의 환자를 대상으로 실시한다. 적응대상 질환에 대한 의약품의 효능에 대한 자료를 수집하고 임상통계적으로 검증을 한다.

4) 제4상 임상시험

제3상 임상시험까지 끝난 신약의 시판허가를 받은 후에 실시된다. 희귀하거나 장기간 투여시 발생할 가능성이 있는 부작용을 추적, 파악하여 환자에 대한 안정성을 다시 한번 확립하는 단계이다.

10. 영양파트

입원환자는 통증, 불안, 약물에 의한 반응, 활동량의 저하 등 여러 가지 내외적 특성으로 인하여 음식에 대한 민감도가 높다. 환자를 위한 식사는 치료 향상을 위한 영양공급, 위생적인 공급, 안전성 및 경제성 등 다차원적인 관점에서 관리해야 한다.

식사처방, 식사계획, 조리, 제공, 환자의 영양상태 평가, 영양치료계획과 수행, 영양교육 및 영양지원 등의 업무를 실시한다.

(1) 환자의 영양관리 개념

입원환자에게 질병치료의 목적에 맞는 영양을 섭취할 수 있도록 식사처방을 내리고, 위생적이고 환자의 상태를 악화시킬 수 있는 영양을 제외한 식사를 공급하여 환자의 상태를 악화시키는 문제를 사전에 차단하며, 환자의 전반적인 영양상태를 개선하여 질병의 치료 및 효과를 증진시키고자 한다.

① 우리나라의 병원급식 : 환자들에게 매우 부정적인 것으로 평가되고 있다.

② 맛이 없다, 양이 적다, 이상한 냄새가 난다 등의 불평불만이 많다.

③ 급식의 질적인 문제일 수도 있지만 보통 저염식, 저단백식, 저지방식 등의 식단으로 문제가 유발된다.

④ 병원급식은 치료의 연장선상이며 개인의 취향이 아닌 치료에 중점을 둔다. 즉 입원 기간 동안에 먹는 식사도 치료를 위한 처방이다.

(2) 환자식의 업무기준

의료법 시행규칙 제38조 2항에 의하면 입원시설을 갖춘 종합병원 · 병원 · 치과병원 · 한방병원 또는 요양병원에는 1명 이상의 영양사를 두어야 한다.

① 의료법 시행규칙 제39조에 의하면 입원시설을 갖춘 종합병원 · 병원 · 치과병원 · 한방병원 또는 요양병원은 시설 규격 및 급식 관리 기준을 정해진 바에 따라 위생적으로 관리 제공해야 한다.

② 의료기관의 평가 항목, 병원신임평가 항목, 식품위생법 등에 업무기준이 제시되어 있으며 국제 의료기관 인증기관에서 제시하는 환자 영양관리 수행 표준 지침들에 의하여 영양관리 업무를 수행한다.

(3) 업무별 수행 기준

환자식사의 분류, 급식관리 업무, 임상영양관리 업무, 정보관리시스템 등이 있다.

1) 환자식사의 분류

환자식은 환자의 질병에 따른 의사의 처방을 근거로 하여 식사 형태나 영양소가 조절된 형태로 제공한다.

① 환자가 스스로 식사를 섭취하기 어려운 경우 튜브로 영양을 공급하기도 한다.

② 환자식 : 고형이나 액상 등과 같은 형태, 영양소의 조절, 경구로의 식사 섭취 유무 등이 함께 조합되어 매우 다양한 식사 처방이 이루어지게 된다.

③ 식사처방지침서 : 환자의 상태에 따른 식사처방을 매번 일일이 하는 것은 시간적, 노동적 낭비를 초래할 수 있으므로 사전에 질병의 종류나 정도에 따라 식사의 종류를 설정해 두는 것이다.
④ 의료진, 영양사, 간호사 등으로 구성된 영양관리위원회에서 환자식사 종류와 그 식사에 대한 영양소 공급 기준, 조리형태, 투여방법, 적용원칙, 영양적 제약사항 등을 심의하고 결정한다.

2) 급식관리 업무

환자식의 식단 계획, 식재료 구입, 조리, 배식관리, 위생관리 등 전 과정 업무의 체계적인 관리와 이를 위한 급식행정업무를 포함한다.

3) 임상영양관리 업무

환자의 영양상태를 평가하고 영양상의 문제를 파악하여 영양치료계획을 수립하여 적절한 영양공급 방법 및 식사 계획을 의료진과 협의한다. 이를 수행하면서 환자 혹은 보호자에게 지속적인 교육을 실시하여 환자의 영양 상태를 개선시키는 전 과정이 포함된다.

4) 정보관리시스템

문서보존기간, 영양부서 내 문서 작성에 대한 원칙 및 전결 범위 등에 대한 관리 규정을 확립하여 병원 정책 및 행정사항이 영양부서 내로 전달되는 시스템이 필요하다.

① 업무수행절차를 평가하는 자료들이 정의되어 있어야 하고 수집, 분석하는 절차가 있어야 한다.
② 영양부서의 업무들은 전산화되고 정보들은 병원전체 시스템의 하부시스템으로 운영관리 하게 된다.
③ 시스템에는 식단관리 운영시스템, 임상영양정보관리 시스템, 환자식사처방정보관리시스템 등이 있다.

11. 의무기록파트

환자의 진료기록과 정보를 안전하게 보관, 관리, 생성하고 기록과 정보가 환자와 병원, 의료진과 경영진을 위하여 유용하게 사용되도록 한다.

(1) 주요 업무

외래환자 의무기록 관리, 입원환자 의무기록 대출, 퇴원환자 의무기록 수집 및 편철, 영상의무기록(Image Chart) 관리, 질병 및 수술, 처치 분류, 의학연구검색, 통계 및 정보생성, 미비기록 관리,

진단서 발급, 의무기록사본 발급 등이 있다.

(2) 의무기록사

병원 내 사고, 수술 중 사망 등 의료 사고에 대처하는 중요한 법적 근거가 될 수 있으므로 이를 관리하는 업무는 매우 중요하다. 하지만 차팅과 기록은 의료인과 의료법상 의료기사만 가능하므로 직접적으로 수정이나 삭제 및 변경을 할 권리는 없다.

① 의무기록사들은 병원 행정사나 코디네이터 자격도 겸하고 있으므로 업무 범위가 광범위하고, 대개 병원의 보험심사 청구업무를 병행한다. 의무기록사 관련 학과 학생들은 의학 용어는 물론이고, 마케팅, 경영, 실무 등 여러가지 교육을 받게 된다.

② 의료기사 등에 관한 법률에 의하면 의무기록사는 의무에 관한 기록을 주된 업무로 하는 사람으로 의무기록사 면허를 취득한 자이다(그림 1-66).

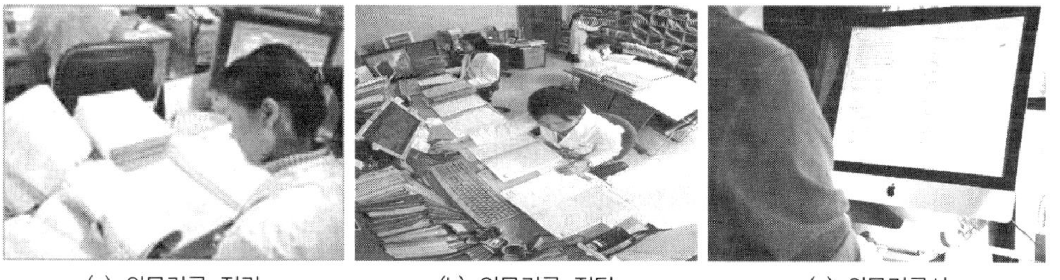

(a) 의무기록 정리　　(b) 의무기록 진단　　(c) 의무기록사

[그림 1-66] 의무기록사

12. 감염관리파트

환자 및 직원의 감염을 예방하고 감염전파를 차단하기 위하여, 감염감시 및 감염예방에 관한 업무를 수행하고, 법정전염병에 대한 예방조치 및 관리를 수행한다

(1) 주요 업무

의료 관련 감염예방 및 관리, 감염감시, 교육, 감염관리에 대한 자문, 병원직원의 감염관리, 감염관리 프로그램 적용 및 평가 등이 있다.

(2) 감염관리사

병원감염은 입원당시에는 없었거나 잠복하고 있지 않던 감염이 입원기간에 발생하는 것이다.

① 병원에서 온갖 세균이 번지지 않도록 관리하고 병동을 돌아다니며 새로 들어온 환자가 병균을

옮기는지 여부를 각 병동의 의사나 간호사가 작성해 놓은 차트를 통해 점검하는 역할을 한다.

② 병원감염의 발생, 감시, 보고 등 병원감염과 관련된 전반적인 업무를 수행하는 사람이다(그림 1-67).

③ 자격증은 미국 감염관리사인가국(CBI)이 주관하는 시험에 합격해야 한다.

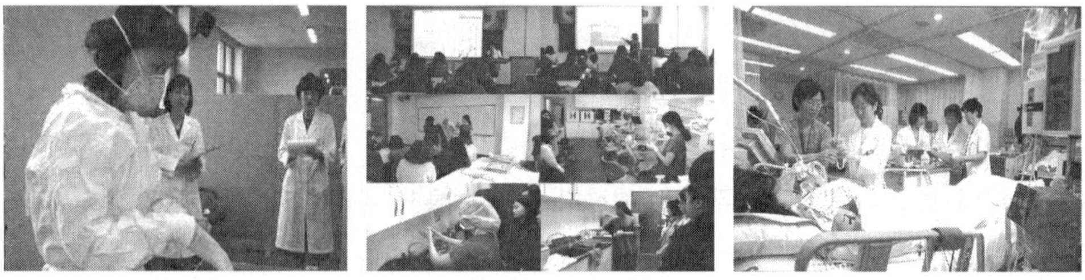

(a) 감염관리 전문간호사 (b) 감염관리 교육 (c) 감염관리 활동

[그림 1-67] 감염관리사

13. 보험심사관리사

의료기관, 보험관련 공공기관 및 일반 보험사 등에서 건강보험, 의료급여, 산재보험(공상 포함), 자동차보험 등 각종 보험과 관련하여 발생하는 진료비의 적정성 심사, 보건의료 관계기관의 적정성 평가에 대한 요양기관 내 대처, 의료의 질 향상을 위한 임상질지표(Clinical Indicator) 개발 · 분석, 의료법 및 관련 고시와 지침의 관리 및 해당기관 의료인 · 관리자를 대상으로 교육, 정보제공 등의 업무를 수행하게 된다. 병원에 근무하고 보험회사에 속해있기도 한다.

(1) 보험심사관리사의 업무

적정진료, 효율적 의료경영, 의료의 질 향상, 건전한 보건의료제도 발전을 위하여 다음의 업무를 한다.

① 심사에 의해 진료비를 확정하며, 발생된 진료비와 관련된 객관적인 증빙자료 등을 첨부하여 진료비를 청구한다.

② 연관 기관의 진료비 심사결과를 분석한 후 이의신청 심사청구를 하며, 해당부서에 전달교육을 하고 필요한 조치 등에 대하여 협의조정 한다.

③ 진료비와 관련된 민원업무를 처리한다.

④ 요양기관에서 발생하는 의료와 관련된 모든 의료수가(약제, 치료재료, 행위수가)를 관리하며, 수가 관련 대외기관 신고업무를 총괄한다.

⑤ 환자에게 제공하는 의료의 적정성을 확인하고 적정진료를 위한 지원업무를 하며, 심사평가원에서 통보하는 각종지표와 관련된 자료를 모니터링하고 분석, 적용하는 등의 지속적인 질 향상

활동을 한다.

⑥ 진료비관련 통계자료와 보험관련 정보를 관련부서에 제공하고 교육한다.

⑦ 변화하는 의료제도 및 정책에 대하여 경영진을 비롯한 관련부서에 정보를 제공하고, 정보정책이나 급여기준의 개선을 위해 관련기관에 적극적으로 의견을 개진한다.

⑧ 각종 위원회활동에 참여하며 지원 활동을 한다.

(2) 보험심사관리사 자격

간호사국가시험의 질적 향상을 위한 사업, 전문간호사자격시험 등의 사업을 하고 있는 재단법인 한국간호평가원에서 운영하는 민간자격제도로 한국직업능력개발원에 등록되어 있으며 1급과 2급이 있다.

① 2급 : 기본적인 진료비 관리업무를 한다.
자격층 취득방법 : 전문대학 졸업이상의 학력을 갖춘자로써 일정기간의 교육과정을 수료하고, 한국 간호평가원에서 운영하는 보험심사관리사 2급시험에 응시하여 자격증을 취득할 수 있다.

② 1급 : 실무경력 및 전문성이 많이 요구되는 진료비관리, 수가관리 및 진료비 적정성 평가업무를 한다.
자격증 취득방법 : 일정기간 임상경력을 가진 의료인이거나, 2급 자격증을 취득한 뒤 의료기관에서 3년 이상의 보험심사업무 실무경험을 쌓은 자가 일정 교육을 수료한 뒤 자격증을 취득할 수 있다.

14. 보험심사평가사

의료서비스 공급자와 피보험자 사이에 효율적인 진료비를 관리할 수 있는 조정자 역할을 담당하고, 환자가 의료기관에서 진료를 받으면 의료기관에서는 심사기구(건강보험심사평가원, 산재보험 심사부서, 자보 심사부서 등)에 진료비 청구한다.

① 의료기관(병원)에서 근무하며 심사기구에 청구하는 진료비에 대해 자체심사 평가업무를 실시하는 일을 담당한다.

㉠ 의료기관 : 심사기구에 진료비를 청구하기 때문에 각 병원에서는 진료관리 전문가가 꼭 필요하다.

㉡ 한국보험심사평가사인승원(이하 인승원)에서 시행하는 자격증 제도로서 의료기관에서 행해지는 진료내역의 해석과 판정, 진료비 청구심사 등의 업무를 담당할 수 있는 자격이다.

㉢ 환자에게 시행된 진료내역을 심사청구하고 사후관리(삭감분석, 지표관리) 등을 통해 진료비 관리를 최적화하는 일을 한다.

② 병 · 의원에 근무하면서 건강보험 진료비 심사와 산재보험, 자동차보험 진료비 심사 업무 등을 한다.

㉠ 급변하는 의료정책 관련 정보를 의료인에게 제공하고 의료인이 합법적으로 환자를 진료할 수 있도록 지속적으로 모니터링 하는 업무도 담당한다.

㉡ 보험진료비 심사청구, 수가관리, 적정진료지원, 직원교육 홍보, 진료비 이의신청 및 재청구, 진료비 민원 해결, 삭감 분석, 요양급여의 적정성평가업무 관리, 정책지원, 미수금 관리 등 다양한 일을 하게 된다.

③ 국민건강보험공단과 건강보험심사평가원의 진료비 정보공개가 이뤄지면서 진료비 관련 민원이 폭주하고 있다.

㉠ 대학병원을 중심으로 자체 심사업무를 해 왔고, 중소 병원이나 의원급에서도 보험심사 업무의 전문성을 갖춘 인력을 충원하는 곳이 늘어나고 있다.

㉡ 진료비 청구가 복잡해져 전문인력이 더 필요하고, 질병군별로 진료비가 결정되는 포괄수가제(DRG)가 확대되면서 의료진이 그 진료비 한도 안에서 진료할 수 있는 환경을 만들어 주려면 병원 내부의 진료비 관리인원의 확보가 매우 중요하다.

④ 미국의 경우 DRG 진료비 관리자가 환자의 입 · 퇴원에 대한 권한과 의무를 갖고 있으며 10병상당 1명이 배치한다.

㉠ 국내 의료계의 경우 30병상 당 1명 정도의 보험심사평가업무 직원들이 필요한 것으로 분석하고 있다.

㉡ 노령인구의 증가로 진료비 청구내용이 다양해지므로 진료비 관리 인원의 대폭적 증가가 예측된다.

제6절 종합검진 서비스(Comprehensive Examination Service)

과학기술의 발달은 인간의 삶을 윤택하게 하였으나, 어느 시대나 불변하는 진리는 건강을 잃으면 모든 것을 잃는다는 것이다. 삶의 질 향상은 건강에 대한 인식과 관심을 증대시켰다.

건강은 한번 잃으면 회복이 어렵거나 회복하더라도 많은 시간, 비용, 육체적 고통, 정신적 고통 등이 있으므로 건강은 건강할 때 지켜야 한다.

식생활이나 생활양식, 환경오염 등의 건강 저해 요인들로 인하여 질병의 양상이 급성감염성 질환에서 암, 고혈압, 혈관 질환 등 만성퇴행성 질환으로 변화되고 있다.

만성퇴행성 질환은 한번 발병하면 치료가 어려워 질병을 사전에 예방하고 조기에 발견하는 역할이 더욱 중요하게 되었다.

종합건강검진은 질병을 유발하는 위험인자를 발견하거나 무증상인 상태에서 질병을 조기에 발견하기 위한 1차적예방, 2차적예방을 위한 서비스라고 할 수 있다.

질병유발 인자를 찾아내고 초기에 질환을 발견 등의 예방적 목적을 지니고 있다. 이는 건강에 위해를 미치는 요소를 파악하여 교정하며 질병으로 인한 이환율과 사망률을 감소시키고 의료비의 절감효과를 가져올 수 있다.

1. 종합건강진단의 개념

건강검진기본법 제3조 1항에 의하면 건강검진은 건강상태 확인과 질병의 예방 및 조기발견을 목적으로 건강검진기관을 통하여 진찰 및 상담, 이학적 검사, 진단검사, 병리검사, 영상의학 검사 등 의학적 검진을 시행하는 것이다.

(1) 건강검진

국가와 지방자치단체가 시행하는 국가건강검진과 각 의료기관에서 일반인을 대상으로 하는 종합건강검진으로 분류된다. 국가건강검진의 대상으로는 해당되는 법에 따른다.

① 모자보건법, 영 · 유아보육법 : 영 · 유아에 대한 건강검진
② 학교보건법 : 초 · 중 · 고등학교 학생의 건강검사
③ 청소년복지지원법 : 청소년 건강진단
④ 국민건강보험법, 의료급여법 : 건강검진
⑤ 산업안전보건법 : 일반건강진단
⑥ 암관리법 : 암검진
⑦ 노인복지법 : 건강진단
⑧ 그밖에 보건복지부령으로 정하는 건강검진

(2) 종합건강증진센터

예방의학적 측면 외에 의료기관의 경영성과적 측면을 가지고, 의료 서비스 다각화의 일환으로 외래를 중심으로 제공된다. 이 부문의 경영성과는 다른 진료 부문의 손실을 보전하는 등 병원 전체의 경영에 중요한 역할을 담당한다.

2. 건강검진 항목과 직장인의 법적 건강진단 종류

건강검진 항목은 신체계측, 비만도, 청력검사, 구강검사, 임상병리학적 검사, 위내시경, 골밀도검사, 초음파검사 등 매우 다양하며 여성의 경우 여성호르몬 검사, 유방촬영, 부인과 초음파 등의 검사를 추가하여 실시하기도 한다.

① 건강검진 항목을 세분화하여 〈표 1-15〉와 같다.

〈표 1-15〉 건강검진 항목

검사 종류	내 용
기초 및 신체계측	혈압, 체중, 시력, 청력, 신장, 비만도 등이 있다.
체성분 검사	인체구성 성분의 양과 비율을 진단한다.
스트레스 검사	스트레스는 각종 질병의 원인이 될 수 있다. 진단하는 영역은 만성피로, 무력감, 과민성 대장증후군, 혈압이상, 두통, 어지러움, 신경성 소화불량, 간담질환, 위장질환, 요통 등이 있다.
체력측정	건강을 위협하는 요인 중 하나인 운동부족은 장기간에 걸쳐 징후가 나타나고 순환기 계통의 만성퇴행성 질환을 일으킬 수 있다.
안저 검사	눈의 밑 부분에 있는 동맥을 촬영한다. 촬영으로 시야 이상이 나타나기 이전의 변화를 발견하고 조기진단이 가능하다.
심전도 검사	심장의 박동에 의하여 발생하는 심장의 활동상태를 그래프상에 기록하여 부정맥, 심비대, 심근장애 등의 심장질환을 진단한다.
호흡기능 검사	인체의 산소섭취와 이산화탄소 배출기능의 정상 여부를 검사하고, 폐의 기능을 평가하여 호흡기질환을 검사한다.
요 검사	소변검사로서 신장질환, 당뇨, 용혈, 요로감염증, 담도계질환을 진단한다.
대변 검사	대변을 검사하여 기생충을 발견하거나, 대변속의 혈액을 검사함으로써 대장에 생긴 궤양이나 암을 조기에 발견한다.
간기능 검사	1차적인 혈액검사로서 간암, 간염, 간경화, 만성간질환, 담낭염 등 각종 간 질환을 검사한다.
간염 검사	간세포에 생긴 염증으로 우리나라의 경우 총인구의 8[%]가 B형 간염바이러스 보유자이다.
당뇨병 검사	당뇨는 혈액 속에 포도당의 농도가 정상이상으로 높은 상태로 혈당검사를 통하여 정상유무를 판단한다.
신장 검사	신장은 2개 중 1개만 있어도 되지만 2개의 신장이 망가지는 경우 노폐물 배설기능에 문제가 생기며 소변검사, 혈액검사로 진단한다.
고지혈증 검사	혈액검사로 진단한다.
성병 검사	에이즈, 매독 등의 성병을 검사한다.
췌장질환 검사	췌장은 소화효소를 함유한 췌액과 호르몬을 분비한다. 혈액검사를 실시하여 이상결과가 나오면 정밀초음파검사를 실시해야 한다.
혈액학 검사	빈혈, 혈우병, 백혈병, 만성염증 등의 증상을 검사한다.
류마티스 검사	류마티스성 관절염은 주로 40~50세 사이의 여성에게서 많이 발생하고 병이 의심될 경우 혈액검사와 혈청검사를 시행한다.

검사 종류	내 용
갑상선 검사	방사면역 측정법으로 T3, T4를 측정하고 갑상선 자극 호르몬, 재어 갑상선, 뇌하수체의 관계를 검사한다.
통풍 검사	통풍은 주로 성인남자에게 발생하고, 여자는 60세 이상에서 드물게 나타난다.
특수암표지자 검사	암표지는 암세포가 만드는 물질로 혈액 내에서 암 인자를 조기에 발견하여 예후 추정, 치료, 수술, 재발 등을 관찰하는 암지표 물질로서 조기암 진단에 이용된다.
부인과 검사	자궁암, 자궁경부암, 유방암, 여성호르몬 등의 여성질환에 관련된 검사를 실시한다.
위장 검사	위내시경은 내시경으로 위장을 직접 관찰하는 것이고, 위조영술은 바륨으로 위장내막을 코팅하고 X-선 촬영을 하여 이상여부를 검사한다. 진료 질병으로는 위염, 급성위염, 위궤양, 위암 등이 있다.
대장 검사	대장내시경을 통하여 항문과 직장, 대장내부를 관찰하는 검사이다. 대장 내부를 코팅하여 외부에서 투시사진을 찍는 대장이중조영 검사, 조직 검사, 색소를 뿌리는 검사를 한다.
MRI 촬영	뇌, 뇌혈관, 척추, 근골격계, 흉부, 복부 등을 촬영하며 각종 질환을 검사한다.
CT 촬영	두부, 흉부, 복부, 척추, 경추, 요추 등을 촬영하며 각종 질환을 검사한다.
복부초음파 검사	초음파를 방사하여 간장, 담당, 췌장, 신장, 비장을 검사한다.
흉부 X-선 촬영	폐렴, 폐암, 폐결핵, 늑막염, 기관지 이상, 심 비대 등을 검사한다.

② 우리나라에서 시행하고 있는 직장인 공통 건강진단으로는 근로자의 일반건강진단과 특수건강진단이 있다. 관련 근거로는 국민건강보험법 제52조와 산업안전보건법 제43조에 기인하고, 건강검진 항목의 법조항은 〈표 1-16〉과 같다.

〈표 1-16〉 건강검진 항목

국민건강 보험법 제52조	① 공단은 가입자와 피부양자에 대하여 질병의 조기 발견과 그에 따른 요양급여로 건강검진을 실시한다. ② 제1항에 따른 건강검진의 대상 · 횟수 · 절차와 그 밖에 필요한 사항은 대통령령으로 정한다.
국민건강 보험법 시행령 제25조	① 법 제52조에 따른 건강검진(이하 "건강검진"이라 한다)은 일반건강검진, 암검진 및 영 · 유아 건강검진으로 구분하여 실시한다. ② 건강검진을 받을 수 있는 사람은 다음 각 호와 같다. ㉠ 일반건강검진 : 직장가입자, 세대주인 지역가입자, 40세 이상인 지역가입자 및 40세 이상인 피부양자 ㉡ 암검진 : 암의 종류별 특성을 고려하여 검진이 필요하다고 보건복지부장관이 정하여 고시하는 사람 ㉢ 영 · 유아건강검진 : 6세 미만의 가입자 및 피부양자 ③ 건강검진은 2년마다 1회 이상 실시하되, 사무직에 종사하지 아니하는 직장가입자에 대해서는 1년에 1회 실시한다. 다만, 암검진과 영 · 유아건강검진은 암의 종류별 특성과 영 · 유아의 나이 등을 고려하여 보건복지부장관이 정하여 고시하는 바에 따라 검진주기와 검진횟수를 다르게 할 수 있다. ④ 건강검진은 「건강검진기본법」 제14조에 따라 지정된 건강검진기관(이하 "검진기관"이라 한다)에서 실시하여야 한다. ⑤ 공단은 건강검진을 실시하려면 건강검진의 실시에 관한 사항을 다음 각 호의 구분에 따라 통보하여야 한다. ㉠ 일반건강검진 및 암검진 : 직장가입자에게 실시하는 건강검진의 경우에는 해당 사용자에게, 직장가입자의 피부양자 및 지역가입자에게 실시하는 건강검진의 경우에는 검진을 받는 사람에게 통보

	ⓒ 영 · 유아건강검진 : 직장가입자의 피부양자인 영 · 유아에게 실시하는 건강검진의 경우에는 그 직장가입자에게, 지역가입자인 영 · 유아에게 실시하는 건강검진의 경우에는 해당 세대주에게 통보 ⑥ 건강검진을 실시한 검진기관 : 공단에 건강검진의 결과를 통보하여야 하며, 공단은 건강검진을 받은 사람에게 통보하여야 한다. 다만, 검진기관이 건강검진을 받은 사람에게 직접 통보한 경우에는 공단은 그 통보를 생략할 수 있다. ⑦ 건강검진의 검사항목, 방법, 그에 드는 비용, 건강검진 결과 등의 통보 절차, 그 밖에 건강검진을 실시하는 데 필요한 사항은 보건복지부장관이 정하여 고시한다
산업안전 보건법 제43조	① 사업주 : 근로자의 건강을 보호 · 유지하기 위하여 고용노동부장관이 지정하는 기관 또는 「국민건강보험법」에 따른 건강검진을 하는 기관(이하 "건강진단기관"이라 한다)에서 근로자에 대한 건강진단을 하여야 한다. 이 경우 근로자대표가 요구할 때에는 건강진단 시 근로자대표를 입회시켜야 한다. ② 고용노동부장관 : 근로자의 건강을 보호하기 위하여 필요하다고 인정할 때에는 사업주에게 특정 근로자에 대한 임시건강진단의 실시나 그 밖에 필요한 조치를 명할 수 있다. ③ 근로자 : 제1항 및 제2항에 따라 사업주가 실시하는 건강진단을 받아야 한다. 다만, 사업주가 지정한 건강진단기관에서 진단 받기를 희망하지 아니하는 경우에는 다른 건강진단기관으로부터 이에 상응하는 건강진단을 받아 그 결과를 증명하는 서류를 사업주에게 제출할 수 있다. ④ 건강진단기관 : 제1항 및 제2항에 따라 건강진단을 실시한 때에는 고용노동부령으로 정하는 바에 따라 그 결과를 근로자 및 사업주에게 통보하고 고용노동부장관에게 보고하여야 한다. ⑤ 사업주는 제1항 · 제2항 또는 다른 법령에 따른 건강진단 결과 근로자의 건강을 유지하기 위하여 필요하다고 인정할 때에는 작업장소 변경, 작업 전환, 근로시간 단축, 야간근로(오후 10시부터 오전 6시까지 사이의 근로)의 제한, 작업환경측정 또는 시설 · 설비의 설치 · 개선 등 적절한 조치를 하여야 한다. ⑥ 사업주는 제19조에 따른 산업안전보건위원회 또는 근로자대표가 요구할 때에는 직접 또는 건강진단을 한 건강진단기관으로 하여금 건강진단 결과에 대한 설명을 하도록 하여야 한다. 다만, 본인의 동의 없이는 개별 근로자의 건강진단 결과를 공개하여서는 아니 된다. ⑦ 사업주는 제1항 및 제2항에 따른 건강진단 결과를 근로자의 건강 보호 · 유지 외의 목적으로 사용하여서는 아니 된다. ⑧ 제1항에 따른 건강진단의 종류 · 시기 · 주기 · 항목 · 비용 및 건강진단기관의 지정 · 관리, 제2항에 따른 임시건강진단, 제5항에 따른 적절한 조치, 그 밖에 건강진단에 필요한 사항은 고용노동부령으로 정한다. ⑨ 고용노동부장관은 건강진단의 정확성과 신뢰성을 확보하기 위하여 건강진단기관의 건강진단 · 분석 능력을 평가하고, 평가 결과에 따른 지도 · 교육을 하여야 한다. 이 경우 평가 및 지도 · 교육의 방법 · 절차 등은 고용노동부장관이 정하여 고시한다. ⑩ 고용노동부장관은 건강진단의 수준향상을 위하여 건강진단기관 중 제1항에 따라 고용노동부장관이 지정하는 기관을 평가(제9항에 따른 평가를 포함한다)한 후 그 결과를 공표할 수 있다. 이 경우 평가기준, 평가 방법 및 공표 방법 등에 관하여 필요한 사항은 고용노동부령으로 정한다. ⑪ 건강진단기관 중 제1항에 따라 고용노동부장관이 지정하는 기관에 관하여는 제15조의2를 준용한다. 이 경우 '안전관리전문기관'은 '건강진단기관'으로 본다.

3. 종합건강검진

종합건강진단은 건강한 사람이라도 정기적으로 점검할 필요가 있다.

조기 검사를 통하여 병적변화로 진행되는 것을 막을 수 있고, 오늘날 이런 목적을 가지고 다양한 맞춤형 종합검진 프로그램들이 대형종합병원을 중심으로 개발되고 있다.

① 한국건강관리협회 종합검진 검사항목은 〈표 1-17〉과 같다.

〈표 1-17〉 한국건강관리협회 종합검진 검사항목

종 목	검사 항목
기초 검사	문진, 신장, 체중, 혈압. 비만도, 청력
소변 검사	백혈구, 아질산염, PH, 요단백, 요당, 케톤체, 유로빌리노겐, 빌리루빈, 요잠혈, 요비중, 요침사
대변 검사	분변잠혈, 기생충검사
혈액질환 검사	헤마토크리트, 혈색소, 백혈구수, 적혈구수, 혈소판수, 평균적혈구용적, 평균적혈수혈색소, 평균적혈구혈색수농도, 적혈구분포계수, 혈소판분포계수, 평균혈소판용적, 혈소판백분율, 호중구, 호산구, 호염구, 단핵구, 림프구, ESR
간기능 검사	AST, ALT, ALP, 총빌리루빈, r-GTP, 총단백, 알부민, A/G비율
고지혈증 검사	총콜레스테롤, 중성지방, 고밀도 콜레스테롤, 저밀도 콜레스테롤
당뇨 검사	혈당, 당화혈색소
신장기능 검사	요소질소, 크레아티닌, B/C비율, Cystatin C
통풍 검사	요산
류마티스인자 검사	RF
심혈관계 검사	hs-CRP
B형간염 검사	HBs Ag, HBs Ab
C형간염 검사	HCV Ab
종양표지자 검사	간암표지자, 전립선암표지자
갑상선 검사	TSH, Free T4
부인과 검사	자궁경부암
위장 검사	위장조영촬영, 일반위내시경
X-선촬영 검사	흉부직접촬영
유방 검사	유방촬영
초음파 검사	간장, 신장, 비장, 췌장, 담낭
동맥경화 검사	동맥경화검사
체성분 검사	비만, 체지방, 체수분, 부종
스트레스 검사	스트레스, 신경성 소화기 질환
심전도 검사	심근경색, 부정맥
안과 검사	안저촬영, 안압측정

② 한국건강관리협회 종합검진 추가 검사 항목은 〈표 1-18〉과 같다.

〈표 1-18〉 한국건강관리협회 종합검진 추가 검사

종 목	검사 항목
정밀종합검진	기본종합검진 + CT(두부/요추/경추/흉부 중 택1)+골밀도검사, 갑상선초음파, 뇌심혈관계, 류마티스, 간염(A,B,C형), CEA, CA 19-9, 대장내시경, CA 125, 질초음파
정밀플러스 종합검진	정밀종합검진 + MRI(뇌MRI, 뇌MRA, 경추, 흉추, 요추), 심장초음파, 경동맥초음파, 전립선초음파, 유방초음파, 골다공증, Osteocalcin, C-Telopetide, 심혈관계, Allergy(42종), HIV-Ab(EIA), TPHA(정성), HPV검사, 자궁경부암, Lipoprotein, Apolipoprotein A, Apolipoprotein B, Cyfra 21-1, vitamin D, Ferritin

4. 종합건강검진의 중요성과 발전방향

현대 사회에서 건강은 발병 이후의 의료서비스보다는 발병 이전에 사전 예방의 개념이 커지고 있다. 따라서 정기적인 종합건강검진이 갖는 의미와 발전방향도 중요해지고 있다.

(1) 종합건강검진의 중요성

종합건강검진은 특정한 질병의 유무를 파악하여 조기에 진단 치료하는 목적을 가진다.

고혈압, 심장병, 당뇨병, 간질환, 암 등 유전과 환경, 스트레스, 생활습관과 관계가 있는 질병은 증세가 나타날 때까지 많은 시간이 걸리고 그 증세가 나타났을 때는 이미 늦은 경우가 많다. 이러한 질병은 치료가 가능한 시기에 발견하고 질병을 유발하는 요인을 발견하여 질병이 생기는 것을 막는다.

(2) 종합건강검진의 주요대상

비교적 정확한 진단이 이루어질 수 있는 질환, 발병률이나 사망률이 높은 질환, 후유증이나 부작용이 심한 질환, 조기에 발견하여 치료하는 것이 효과적인 질환 등이다.

① 질병 : 당뇨병, 고혈압, 빈혈, 결핵, 뇌혈관질환 등이 있으며 이러한 질환을 모두 자세히 검사하기보다는 기초검사를 실시하고 질환의 가능성이 있으면 다시 정밀한 검사를 하는 것이 보통이다.

② 모든 질병을 찾아내는 것은 어려운 실정이다. 종합건강검진을 받는 대상자들은 예방적인 건강행위에 대한 교육을 제공받는다.

③ 제공 받는 교육에는 건강에 위해를 끼칠 수 있는 요인과 금연, 금주, 운동, 식이요법 등이 있다.

④ 우리나라는 경제발전으로 건강문제가 전염질환에서 만성질환으로 변하고 있는 추세이다.
⑤ 당뇨, 고혈압, 비만 등 만성질환의 발병률이 꾸준히 증가하고 있어 종합건강검진의 중요성은 더욱 강조되고 있고 수요 또한 증가하고 있다.

(3) 종합건강검진의 발전방향

현재 우리나라는 건강검진을 일률적으로 검진항목을 정해놓고 있는 실정이다.

① 성별이나 나이에 따라 검사항목의 차이를 보이기는 하지만 건강검진을 받는 사람의 과거력, 유전력, 나이, 직업, 기존의 검사 등 건강에 영향을 미치는 요소들을 종합적으로 고려하지 않으므로 질적으로 떨어진다. 따라서 기존의 실험실 검사뿐만 아니라 문진과 이학적 검사에 더 많은 시간과 노력을 할애하고 개인별 특성을 파악하여 맞춤검사가 이루어져야 할 것이다.
② 검사로 끝나는 것이 아닌 검사내용을 토대로 생활에서 건강에 위해를 끼칠 수 있는 요인들을 파악하며 그 내용을 개개인에 맞추어 알려주어야 한다.
③ 질병방지를 위한 생활습관, 식 · 습관, 운동, 금연, 금주, 스트레스 관리 등 지속적으로 건강을 향상 · 유지시킬 수 있도록 지도하며 피검자 스스로 건강을 위한 노력을 하도록 유도 한다.
④ 개개인에 맞춘 건강검진과 사후관리로 지속적인 건강관리를 할 수 있도록 해야 한다.

제7절 전염병 및 만성질환(Infectious and Chronic Diseases)

병원체의 감염으로 인해 발병되었을 경우 감염성질환이 전염성을 가지고 새로운 숙주에게 전염시키는 것을 전염병이라 한다.

예 1. 콜레라는 주로 콜레라 바이러스에 의해 오염된 물을 통해 전염되는데, 상수원이 오염되고 이를 식수로 사용하는 사람 중에 환자가 발생하기 시작하면 매우 빠른 속도로 전염된다.

예 2. 바이러스 전염증인 홍역은 공기 중으로 전파되는데, 주변에 홍역에 대한 감수성이 있는 사람들을 빠른 속도로 전염시킨다.

1. 전염병

세균이나 바이러스 등에 의하여 전염병을 사람과 사람 혹은 동물에서 사람으로 먹는 물 등을 통해서 주변 사람들에게 빠르게 전파된다. 음식의 섭취, 호흡에 의한 병원체 흡입, 다른 사람과의 접촉,

오염된 물 등 다양한 경로를 통하여 발생할 수 있다.

전염병은 사회적 파급이 크기 때문에 전염병에 걸린 환자를 격리, 수용하고 적절한 방역조치를 해야 할 필요성이 있기 때문에 환자가 발생하였을 때 의무적으로 신고하는 전염병을 법정 전염병이라고 한다.

세균, 스피로헤타, 리케치아, 바이러스, 진균, 기생, 원충등과 여러 병원체에 의하여 발병하며 발병한 사람이나 동물을 통하여 직접적으로 전염되거나, 모기나 파리 같은 매개동물이나 음식물, 혈액, 수건, 컵 등과 같은 비동물성 매개체에 의하여 면역이 없는 인체에 간접적으로 침입하여 발병하기도 한다.

(1) 전염병 발생의 3요소

1) 전염원

전염병의 병원체를 가지고 감수성 있는 숙주에게 병원체를 퍼트리는 근원이 되는 생체로 환자, 보균자, 전염동물, 감염동물 혹은 토양 등 병원소와 전염원의 작용을 할 수 있는 모든 장소이다.

2) 전염경로

전염원에서 감수성을 가진 숙주집단에게 병원체를 전염시킬 수 있는 경로이다. 직·간접적인 접촉에 의한 감염, 공기, 동물 등에 의하여 개달물(Formite)로 전파될 수 있다.

3) 숙주의 감수성

숙주는 병원체가 침범하여 병원체를 체내에 보유한 사람이다.

① 숙주는 병원체에 대한 감수성이 높을수록 발병하기 쉽다.
② 감수성은 숙주가 침입한 병원체에 대항하여 발병을 저지하기 어려운 상태이다.
③ 감수성이 높다는 것은 면역성이 낮다.

(2) 전염병의 발생과정

병원체가 병원소로, 병원소로부터 병원체가 나와 전파되고, 새로운 숙주로 침입되어 발병되는 순서로 이루어진다. 이중 하나만 차단되어도 전염병은 발생하지 않는다.

1) 전염병의 생성과정

질병의 발생과 전염병의 생성과정은 [그림 1-68]과 같다.

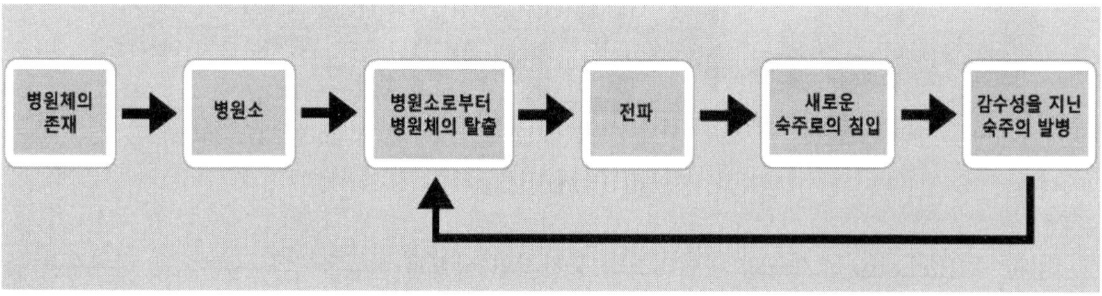

[그림 1-68] 질병의 발생과 전염병 생성과정

2) 병원체

사람, 동물, 식물 등이 병에 걸리도록 원인을 주는 매체로 외부 인자이다. 내부 인자가 무엇인지 차츰 정의가 밝혀졌다. 인체에 침입하는 병원체로는 세균, 바이러스, 리케치아, 기생충, 진균, 클리미디아 등이 있다.

① 세균(Bacteria) : 가장 흔한 질병의 원인으로 단세포의 생물이다. 세균의 형에 따라서 간균, 구균, 나선균으로 분류되고 우리가 사는 곳 어디에나 존재한다(그림 1-69). 예 콜레라, 장티푸스, 디프테리아, 결핵, 나병, 백일해, 임질, 폐렴 등이 있다.

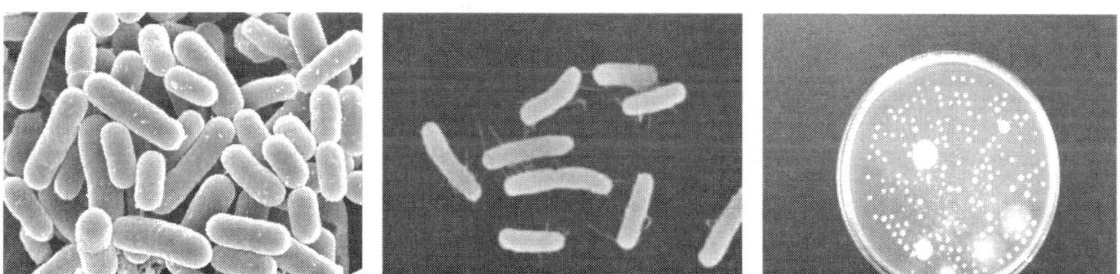

(a) 콜레라균 (b) 장티푸스 (c) 세균배양

[그림 1-69] 세 균

② 바이러스(Virus) : 동물, 식물, 세균, 방사균 등 살아있는 세포에 기생하며 세포 내에서만 증식할 수 있고 병원체 중에서 가장 작고, 살아 있는 조직세포 내에서만 증식한다. 바이러스의 종류 중 한타 바이러스와 노로 바이러스, 헤르페스 바이러스는 [그림 1-70]과 같다. 예 홍역, 소아마비, 후천성면역결핍증, 일본뇌염, 인플루엔자, 광견병, 풍진, 유행성이하선염 등이 있다.

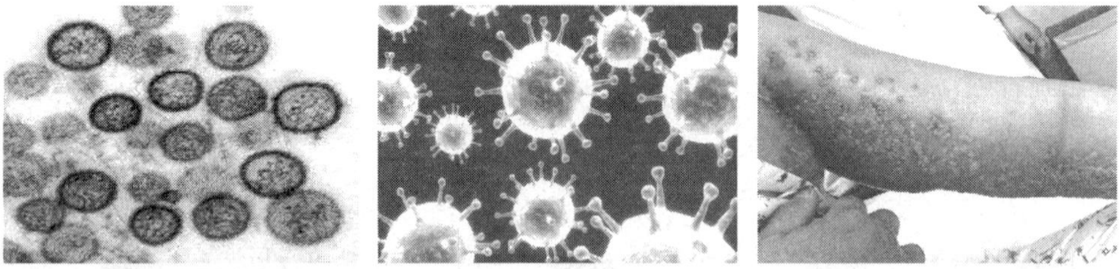

(a) 한타 바이러스 (b) 노로 바이러스 (c) 헤르페스 바이러스

[그림 1-70] 바이러스

③ 리케치아(Rickettia) : 세균과 바이러스의 중간적인 성질의 미생물이다. 숙주세포 내에서만 증식할 수 있고 일반적으로 특정 절지동물로부터 매게 된다. 세균과 바이러스의 중간 크기로 살아 있는 세포 안에서만 기생하며 주로 이, 진드기, 벼룩 등에 기생한다(그림 1-71). ⓔ 발진티푸스, 발진열, 쯔쯔가무시병(양충병), 록키산홍반열 등이 있다.

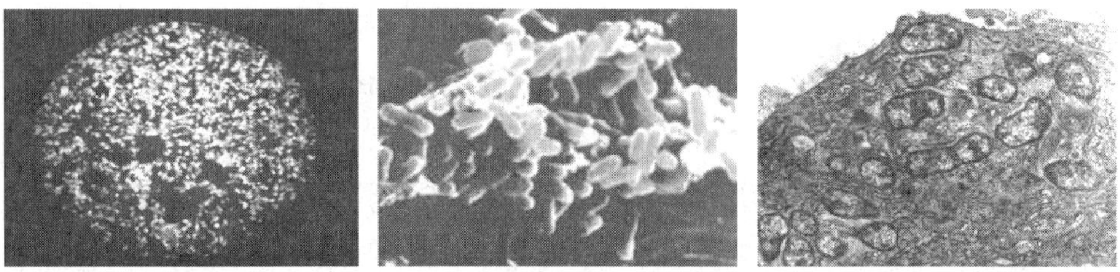

(a) 일본 홍반열 (b) 발진티푸스 (c) 쯔쯔가무시증

[그림 1-71] 리케치아

④ 기생충(Parasite) : 다른 생물체의 몸속에서 먹이와 환경을 의존하여 기생생활을 하는 무척추동물이다. 회충, 구충, 간디스토마, 유구조충, 아메바성 이질, 말라리아, 사상충 등이 있다. 동물성 기생체로서 원충(Protozoa)과 연충류가 있다(그림 1-72). ⓔ 동양안 기생충, 생선 기생충, 말라리아, 아메바성 이질, 사상충, 회충증, 간/폐흡층증 등이 있다.

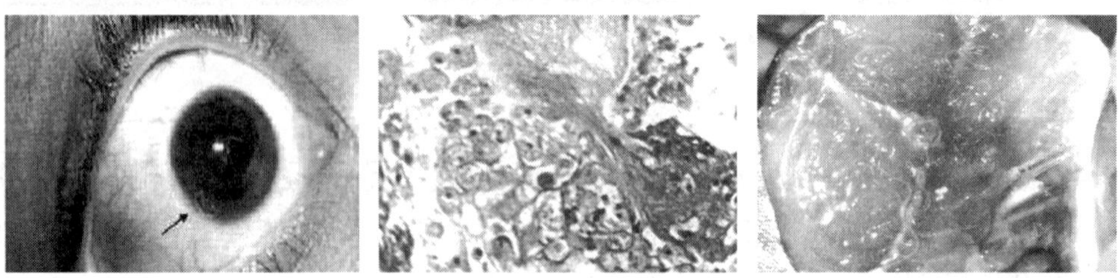

(a) 동양안 기생충 (b) 아메바성 이질 (c) 생선 기생충

[그림 1-72] 기생충

⑤ 진균(Fungi) : 곰팡이, 효모, 버섯을 포함하는 72,000종 이상의 균종으로 구성하는 미생물이다. 광합성이나 운동성이 없는 생물로 버섯, 곰팡이, 효모 등과 아포 형성 식물이 이에 속한다

(그림 1-73). 예 무좀, 잠행성 진균증, 캔디다증 등이 있다.

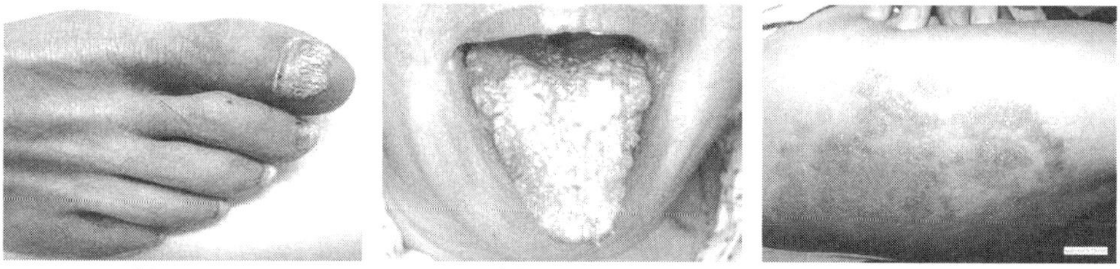

(a) 무 좀　　(b) 캔디다증　　(c) 잠행성 진균증

[그림 1-73] 진 균

⑥ 클라미디아(Chlamydia) : 예전에는 바이러스로 다루어 졌지만 연구를 통하여 리케치아와 가까운 미생물로 분류하게 되었다. 리케치아 같이 세포내에서만 증식이 가능하지만 절지동물에 의한 매개가 필수가 아니고 균 체계 내에 에너지 생산계를 갖고 있지 않다. 리케치아와 같이 진핵생물의 세포 내에서만 증식하는 세포 내 기생체, 절지동물에 의한 매개를 필수로 하지 않고 균체계 내에 에너지 생산계를 갖지 않는 점에서 리케치아와 구분된다(그림 1-74). 예 트라코마, 클라미디아 감염, 앵무새병(Psittacosis) 등이 있다.

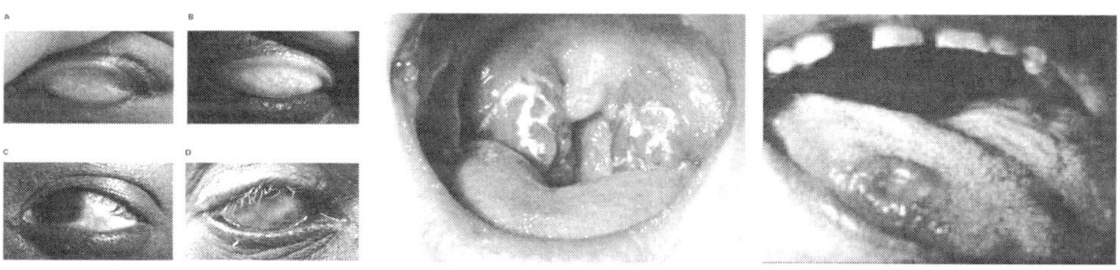

(a) 트라코마　　(b) 클라미디아 감염(입속)　　(c) 클라미디아 감염

[그림 1-74] 클라미디아 감염

3) 병원소(Reservoir)

병원체가 증식하며 생존하고 있어 다른 숙주에게 전파될 수 있는 상태로 머무르는 곳으로 병원체가 본래 생활하고 있는 장소이다. 인간과 접촉이 가능한 병원소는 그대로 전염원으로도 될 수 있고 병원체는 각각 적당한 병원소 중에 생존, 증식을 계속하고 있다. 예 사람(결핵, 매독, 콜레라, 이질 등), 동물(페스트, 광견병 등) 등이 있다.

① 인간병원소 : 병원체의 저장소가 인간의 몸이다. 병원체가 타액, 객담, 변이나 피부 또는 창상배액과 같은 신체분비물에 증식할 수 있는 것으로 대상이 인간의 몸이 되어 병원체의 저장소인 병원소가 될 수 있다.

㉠ 유증상자(현성감염) : 병원체에 감염되어 자각적, 타각적으로 임상적인 증상을 보이는 사람으로 관리에 큰 문제가 없고 비교적 수월하다(그림 1-75).

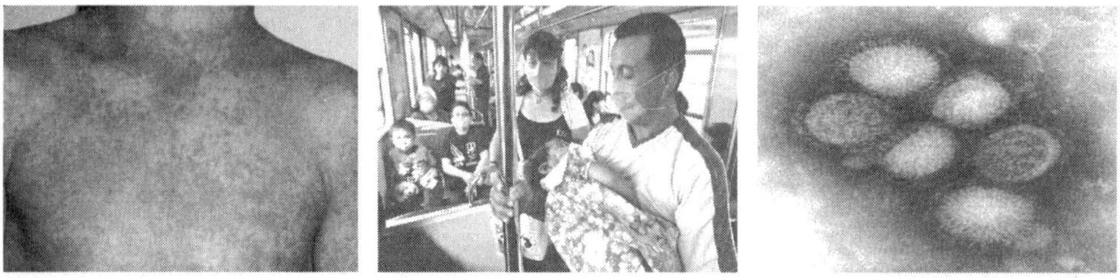

(a) 홍 역　　(b) 인플루엔자　　(c) 신종플루

[그림 1-75] 유증상자

㉡ 무증상자(불현성감염) : 어떠한 병원체에 감염되어 숙주 내에서 병원체의 증식이 일어나고 있으나 임상적인 증상이 나타나지 않거나 미약한 사람이다. 본인이나 타인이 환자임을 모르고 있을 가능성이 높고 전염병 관리상 주요한 관리 대상이 된다(그림 1-76). ㉮ 일본뇌염, 폴리오 등이 있다.

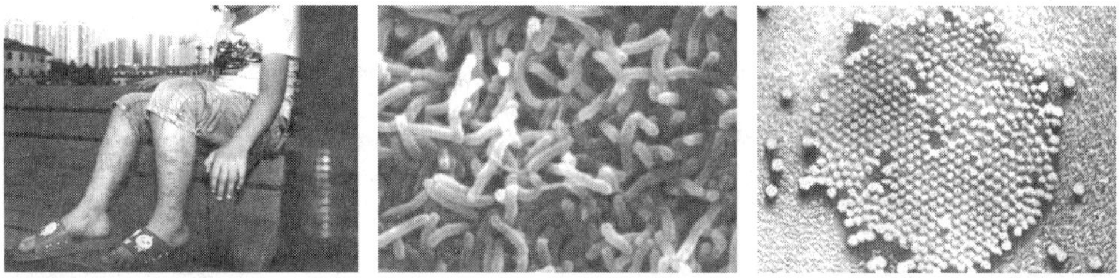

(a) 일본뇌염　　(b) 콜레라　　(c) 폴리오 바이러스

[그림 1-76] 무증상자

㉢ 보균자 : 병원체를 체내에 보유하면서 외견상 또는 자각적으로 아무런 임상증상이 없는 병원체 보유자로서 전염원으로 작용하는 감염자이고, 전염병관리상 주요한 관리 대상이 된다. 병원체로 인해 발병했다가 증세가 소실되어도 병원체가 모두 사멸해서 병이 완치된 것이라고 할 수는 없다. 보균자는 보균상태에 따라 회복기 보균자, 잠복기 보균자, 건강 보균자로 구분된다(그림 1-77).

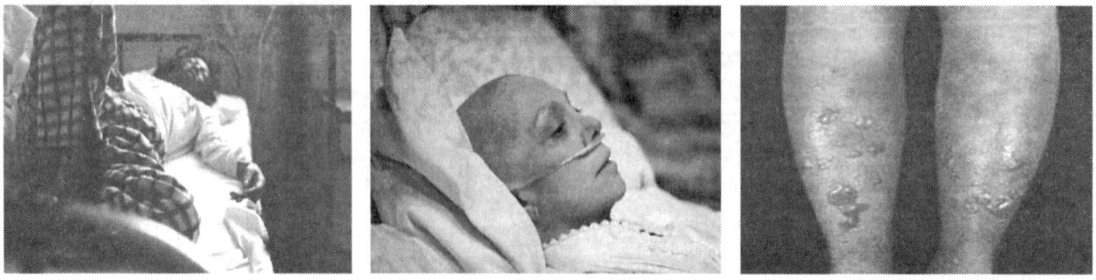

(a) 에이즈 보균자　　(b) b형 감염 보균자　　(c) 헤르페스 보균자

[그림 1-77] 보균자

ⓐ 회복기 보균자(병후 보균자) : 전염성질환에 이환하여 그 임상증상이 완전히 소실되었는데도 불구하고, 체내의 일부에 병원체가 남아 있어 계속해서 병원체를 배출하는 보균자로서 세균성이질(시겔라균), 디프테리아 감염자 등이다. 질환의 회복기에 접어든 환자도 체내 일부의 감염균을 퍼뜨리는 매개체가 될 수 있다(그림 1-78).

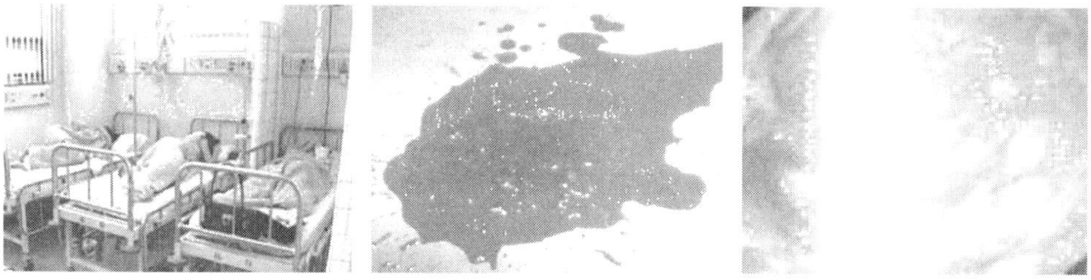

(a) 세균성 이질 환자 (b) 세균성 이질환자 혈변 (c) 세균성 이질

[그림 1-78] 회복기 보균자

ⓑ 잠복기 보균자 : 어떤 전염성질환의 잠복기간 중에 병원체를 배출하는 감염자이며 디프테리아, 홍역, 백일해 등이다(그림 1-79).

ⓒ 건강 보균자 : 병원체가 침입하였으나 임상증상이 전혀 없고, 건강한 사람과 차이가 없어 보이지만 병원체를 배출하는 환자이다. ㉥ 디프테리아, 폴리오, 일본뇌염 등이 있다.

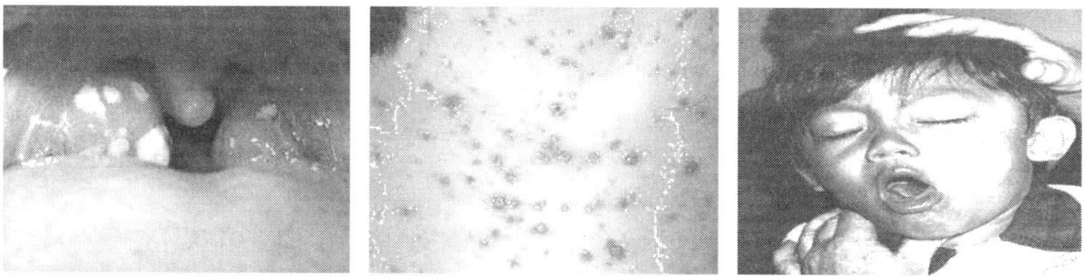

(a) 디프테리아 감염 (b) 홍 역 (c) 백일해로 기침하는 아이

[그림 1-79] 잠복기 보균지

ⓓ 전염병 예방법 : 병원체 보유자를 환자에 준한 것으로 취급하는데, 보균자는 병원세균(炳原細菌)만이 대상이 되기 때문에 바이러스나 리케치아 등 병원세균 이외의 보유자도 포함할 필요가 있으며 일반적으로 보균자는 병원체 보균자와 같다.

병원체가 침입 · 증식해서 발병했다가 치료 또는 자연치유가 이루어져 모든 증세가 소실되더라도 병원체가 모두 사멸해서 병이 완지되었다고 할 수 없나. 증세가 모두 없어졌지만 체내의 일부에 병원체가 남아 있어서 보균자가 되는 경우도 있다. 이를 병후보균자 또는 회복기보균자라고 하며 장티푸스에 가장 많고 파라티푸스나 적리(赤痢) 등에도 있고, 기간에 따라서 일과성(一過性)과 장기보균자로 나눈다.

전염병은 이 보균자에 의해서 미전염지에 전염하거나 보균자를 전염원으로 하여 전파되는 경우가 많으므로 보균자의 발견과 처치는 방역상(防疫上) 매우 중요하다.

② 동물병원소(Animal Reservoir) : 동물이 병원체를 지니고 있다가 사람에게 전염시키는 전염원으로 작용한다. 각각의 동물에 따른 병원은 다음과 같다(그림 1-80)

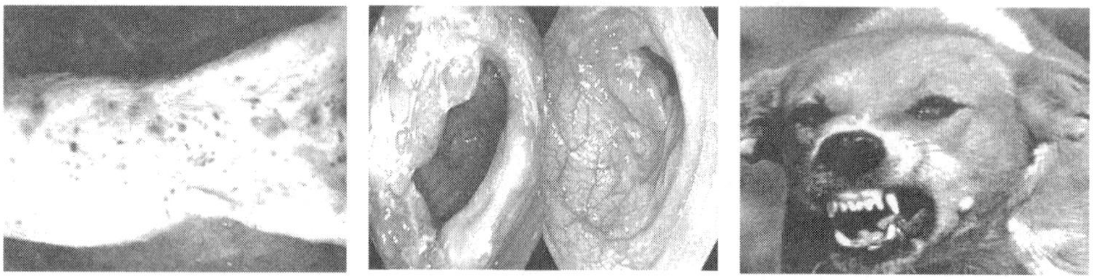

(a) 돼지 콜레라 (b) 결 핵 (c) 광견병

[그림 1-80] 동물 병원소

㉠ 소 : 결핵, 탄저, 파상열, 브루셀라증, 살모넬라증 등

㉡ 쥐 : 페스트살모넬라증, 발진열, 쯔쯔가무시병, 양충병, 신증후군 출혈열, 렙토스피라증, 살모넬라증 등

㉢ 양 : 탄저, 파상열 등

㉣ 개 : 광견병, 톡소푸라스마증 등

㉤ 말 : 탄저, 유행성뇌염, 살모넬라증 등

㉥ 돼지 : 살모넬라증, 파상열, 탄저, 일본뇌염, 렙토스피라증, 구제역 등

㉦ 고양이 : 살모넬라증, 톡소푸라스마증 등

③ 토양 : 진균류의 병원소로서 작용한다. 히스토플래스모시스, 브래토미코시스, 스포로트릭코시스, 파상풍은 다음과 같다(그림 1-81).

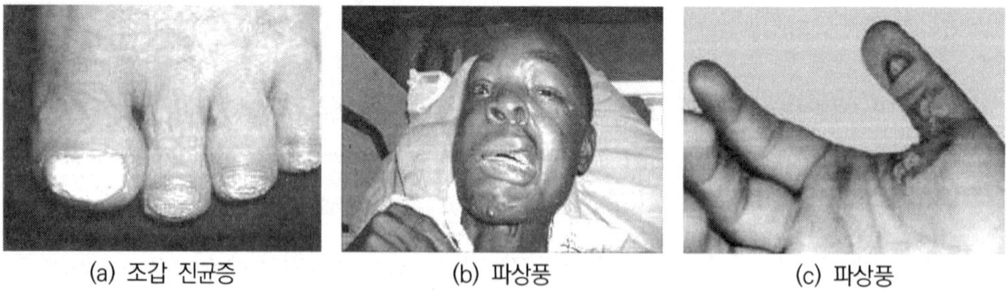

(a) 조갑 진균증 (b) 파상풍 (c) 파상풍

[그림 1-81] 토 양

4) 병원소로부터 병원체의 탈출

병원소에서 증식한 병원체는 그 병원소에서 탈출할 기회를 가져야 계속 생존할 수 있다.

병원체의 탈출 경로는 숙주의 기생부위에 따라 다르다.

① 호흡기계로 탈출 : 호흡기계를 통하여 전염되는 질환이 주가 되며 코, 비강, 인후, 기도, 기관지, 폐, 입술 등에서 증식한 병원체가 주로 대화, 기침, 재채기, 키스 등을 통하여 전염된다(그림 1-82). ㊵ 폐결핵, 감기, 폐렴, 천연두, 수두, 백일해, 홍역 등이 있다.

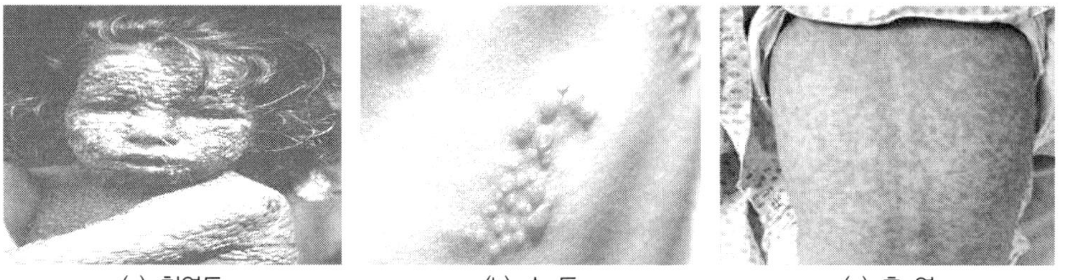

(a) 천연두　　(b) 수 두　　(c) 홍 염

[그림 1-82] 호흡기계로 탈출

② 소화기계로 탈출 : 분변이나 토사물로 병원체가 탈출하게 된다. 위장관을 통한 탈출로 소화기계 전염병이나 기생충 질환의 경우 병원체가 분변이나 토사물을 통해 체외로 배출한다. ㊵ 세균성 이질, 폴리오, 파라티푸스, 장티푸스, 콜레라 등이 있다(그림 1-83)

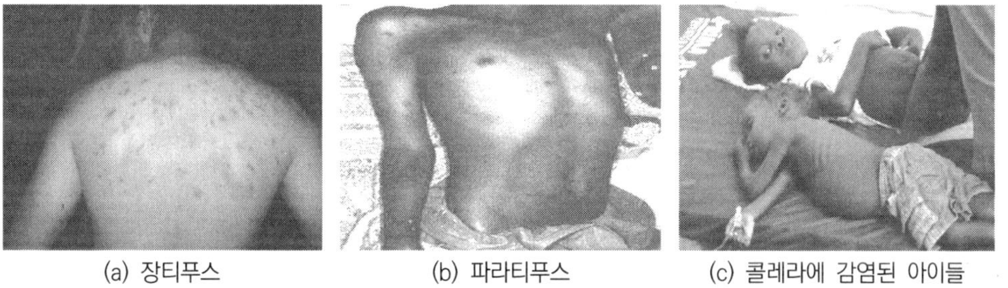

(a) 장티푸스　　(b) 파라티푸스　　(c) 콜레라에 감염된 아이들

[그림 1-83] 소화기 계로 탈출

③ 비뇨기계로 탈출 : 소변이나 성기 분비물로 탈출한다. [그림 1-84]와 같이 발진열, 말라리아, 발진티푸스가 이에 해당한다. ㊵ 성병, 농양[4] 등이 있다.

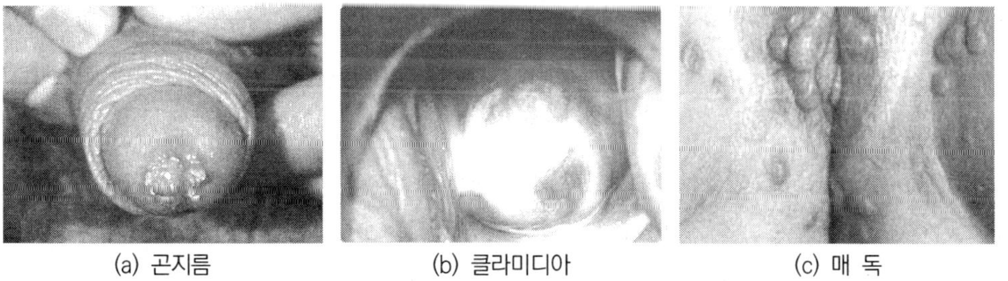

(a) 곤지름　　(b) 클라미디아　　(c) 매 독

[그림 1-84] 비뇨기계로 탈출

4) 농양 : 신체 조직의 한 부분에 화농성 염증이 생겨, 그 부분 세포가 죽고 고름이 몰려 있는 현상이다.

④ 개방병소로 탈출 : 신체표면의 농양이나 피부병 등 상처부위로 직접 탈출하는 것은 [그림 1-85]와 같다. ㉔ 나병(한센병) 등이 있다.

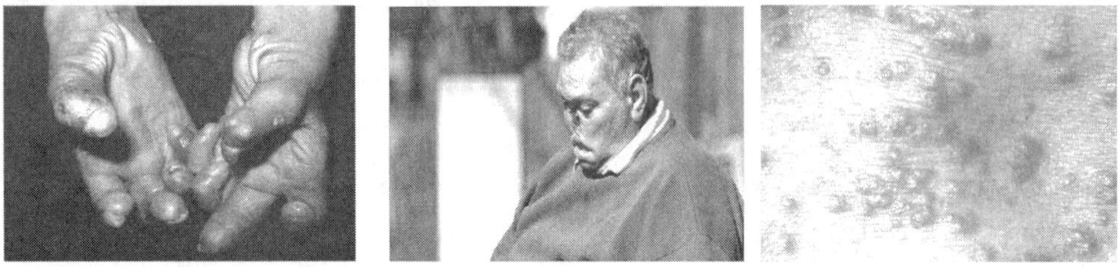

(a) 한센병 (b) 한센병 환자 (c) 매 독

[그림 1-85] 개방병소로 탈출

⑤ 기계적 탈출 : 곤충의 흡혈에 의한 탈출, 주사기를 통한 탈출 등은 [그림 1-86]과 같다. ㉔ 말라리아, 발진열, 발진티푸스 등이 있다.

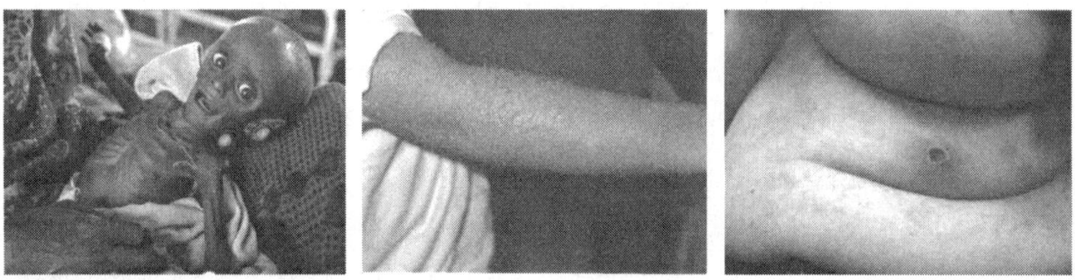

(a) 말라리아에 감염된 아이 (b) 발진열 (c) 발진티푸스

[그림 1-86] 기계적 탈출

5) 전 파

숙주에서 탈출한 병원체가 새로운 숙주로 옮겨가는 것이다. 전파의 방법에는 직접전파, 간접전파, 공기전파, 절지동물전파, 생물학적 전파가 있다.

① 직접전파 : 감염균이 감염된 숙주로부터 탈출한 병원체가 전파체를 통하지 않고 감수성 보유자에 직접 전파하는 것이다. 신체접촉이나, 피부접촉, 2[m] 이내 거리의 비말감염, 체액으로 인하여 전파된다. ㉔ 성병, 결핵, 홍역, 렙토스피라증, 태반을 통한 수직감염, 인플루엔자, 파상풍, 감기 등이 있다.

② 간접전파 : 숙주로부터 탈출한 병원체가 전파체를 통하여 감수성 보유자에게 간접적으로 전파되는 것으로 병원체가 병원소 밖에서 일정 기간 생존능력이 존재할 때 가능하다. 전파과정에서 사람의 손, 파리, 음식, 개달물(Formite)[5] 등의 매개체를 거치는 것 간접적인 전파체는 활성전

---

5) 개달물 : 물, 식품, 공기, 토양을 제외한 모든 비활성매체 이다. ㉔ 의복, 침구, 완구, 책, 수건, 주사기 등

파체와 비활성 전파체로 나누어진다.

㉠ 활성전파체 : 생물에 의한 매개로 전파되는 것으로 매개 역할을 하는 생물은 파리, 모기, 벼룩 등과 같은 절족동물과 패류나 담수어와 같은 흡충류의 중간숙주에 의하여 전파된다.

㊖ 일본뇌염, 말라리아, 파라티프스, 페스트 등이 있다.

㉡ 비활성전파체 : 물, 식품, 공기, 토양, 생활용구, 수술기구 등의 무생물에 의한 전파체이다. 매개체가 숙주의 내부로 들어가지 않고 병원체를 운반하는 수단만으로 작용하는 수건, 옷, 공용으로 사용하는 물건 등은 개달물 이라고 하고 개달물에 의한 전염병의 전파를 개달물 전염이라고 한다.

㊖ 이질, 장티푸스, 파라티푸스, 소아마비, 콜레라, 안질, 트라코마 등이 있다.

③ 공기전파 : 재채기, 기침, 대화시에 숙주의 입과 코에서 비산한 비말의 수분이 증발하고 그 미소 잔류물이 공기 중에 부유하게 되는데, 그 미소잔류물을 비말핵이라고 하며 이를 흡입함으로써 전파되는 것이다. 토양이나 생활환경으로부터 비산된 먼지에 의해서 전파되는 경우와 감수성 부유자의 흡기에 의하여 폐 등에 전염되는 비말 전파 또는 포말 전파에 의한 경우가 있다.

㊖ Q열[6], 앵무병, 결핵, 브루셀라병 등이 있다.

④ 절지동물전파 : 매개곤충의 다리나 체표에 붙어있는 병원체가 그대로 전파하는 경우이다. 곤충의 장관을 통하여 배설물로 전파되더라도 병원체에 변화가 없이 전파되는 것을 장관비호전파라고 한다.

⑤ 생물학적 전파 : 매개곤충 내에서 일정기간 발육, 증식한 뒤에 전파되는 경우이다. 병원체가 곤충에게도 피해를 입히는 경우를 장관감염전파라고 한다.

6) 새로운 숙주로의 침입

병원체가 숙주내로 침입하고 그 임상증상이 나타나기까지를 잠복기(Incubation Period)라 하며 감염(병원체가 숙주 내로 침입한 경우)된 후 임상증상이 나타나기까지 소요되는 시간으로 병원체의 특성, 병원체의 양, 감염형태, 면역상태에 따라 다르다(그림 1-87).

---

6) Q열 : 리케치아의 일종인 콕시엘라 브루네디(Coxiella burnetii)에 의하여 감염되는 전염병이다.

㉠ 병원균 : 1937년에 발견되었으며, 열과 건조한 환경에서 잘 견디는 특징이 있다.

㉡ Q열의 감염원 : 소, 돼지, 양 등의 가축의 배설물이 흩어져 공기 중에 부유하거나 먼지, 쓰레기와 함께 인간에게 접촉되어 감염이 발생한다.

㉢ 특징 : 병원균을 하나만 흡입하여도 질환이 발생될 수 있다. 감염시 2~4주의 잠복기간 후 갑자기 고열이 나타나고 두통, 근육통, 전신권태감이 동반된다. 고열은 몇 주에서 몇 개월까지 계속된다.

㉣ Q열균 : 혈관을 통하여 조직 내부로 침입하여 심장에서 심내막염, 폐에서 폐선유증을 일으킨다.

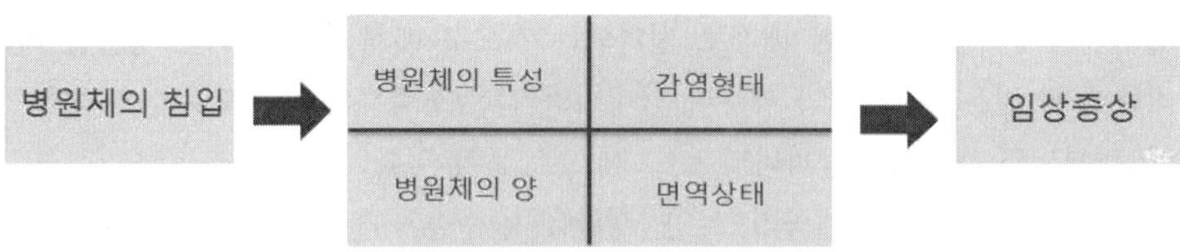

[그림 1-87] 병원체의 새로운 숙주로의 침입 과정

① 병원체가 새로운 숙주로 침입하는 방식을 병원소에서 탈출하는 경우와 일치하는 경우가 많다.

〈표 1-19〉 전염병의 종류

침입로	전염병의 종류
호흡기	나병, 성홍열, 홍역, 폐렴, 백일해, 결핵, 디프테리아, 수막구균성수막염 등
피부점막	파상풍, 페스트, 발진티푸스, 일본뇌염, 트라코마, 바일병 등
소화기	이질, 소아마비, 콜레라, 전염성 간염, 파상열, 장티푸스, 파라티푸스
성기점막	에이즈, 매독, 임질, 연성하감

7) 숙주의 감수성

병원체가 숙주에 침입하며 각 개인이 가지는 감수성, 면역성에 따라서 감염 결과가 달라진다.

병원체의 양이 부족하거나 침입구가 맞지 않은 경우나 숙주가 면역성을 지닌다면 병원체는 숙주를 감염시킬 수 없다(그림 1-88)

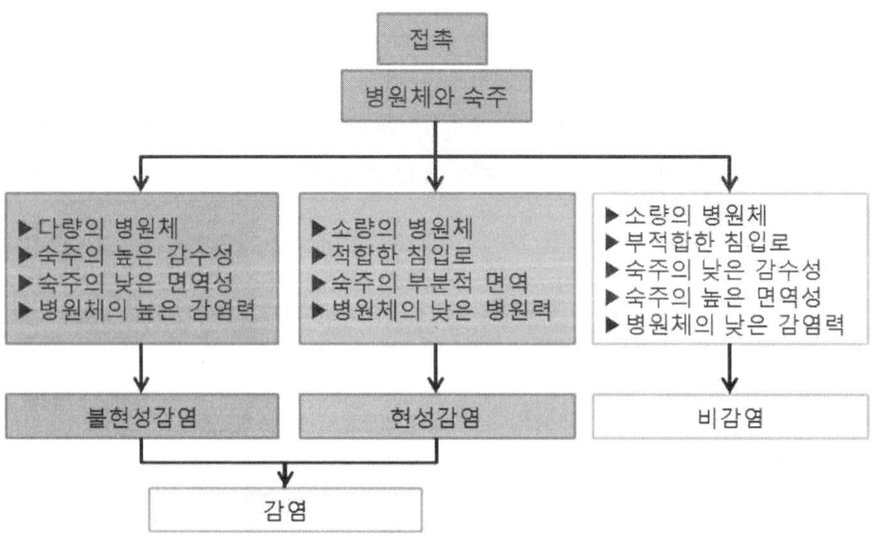

[그림 1-88] 병원체의 숙주로의 감염 프로세스

① 감수성(Susceptibility) : 숙주에 병원체가 침입하여 정착, 증식을 일으키는 성질이며 감염이나 발병을 막을 수 없는 상태이다.

② 저항력(Resistance) : 체내에 병원체가 침입하였을 때 방어능력, 저항력이 충분히 클 때를 면역이라고 한다.

③ 면역(Immunity) : 생체의 내부환경이 외부인자인 병원체에 대하여 어떤 특정한 감염균에 대하여 자기 몸을 방어하는 것으로 임상적인 증상을 없애거나 가볍게 하는 능력이다. 선천면역과 후천면역으로 나누어진다.

㉠ 선천면역(Natural Immunity) : 선천적으로 얻어진 면역으로 자연면역이라고 한다. 선천적인 면역체계로는 항원의 침입을 차단하는 피부, 점액조직, 상산성 위산, 혈액에 존재하는 보체, 식균 작용을 하는 대식세포, 다형핵백혈구, 감염세포를 죽이는 K세포 들이 있다. 대부분의 감염은 선천면역에 의하여 방어 된다.

㉡ 후천면역(Acquired Immunity) : 어떤 질병에 대한 예방접종이나 이환된 후에 후천적으로 생겨나는 면역으로 획득면역이라고 하고 수동면역과 능동면역으로 나누어진다.

ⓐ 수동면역(피동면역) : 다른 숙주에 의하여 형성된 면역체를 받아서 면역력을 지니게 하는 것으로 태아가 태반을 통하여 모체로부터 면역체를 받거나, 홍역, 백일해에 걸려서 회복된 사람의 혈청을 주사하는 경우가 이에 해당된다.

ⓑ 능동면역 : 자연 능동면역과 인공능동면역이 있다.

- 자연능동면역 : 숙주 스스로가 처음 침입했던 항원에 대하여 기억하고 다시 침입할 시에 효과적으로 대항 하는 것이다.
- 인공능동면역 : 예방접종과 같이 인위적으로 항원을 체내로 투입하여 항체를 생성하도록 하는 면역방법이다. ㉾ 홍역

(3) 전염병의 예방과 관리

전염병 발생의 3대 요인은 병원체, 전염경로, 숙주의 감수성이다. 전염 예방 및 관리의 일반적인 원칙은 전파예방 · 숙주의 면역증진 그리고 예방되지 못한 환자의 조치로 구분된다.

전염병을 예방, 관리하기 위해서는 여러 가지의 환경요인, 숙주의 특성을 종합적인 시각에서 대책을 세워야 한다. 전염병 예방은 현대 의학에서 많은 발전이 있었지만 완전하게 예방할 수 있는 질환도 많이 있다.

1) 전파예방

전염병의 전파를 예방하기 위해서는 병원소의 제거, 환경위생 관리, 전염력 감소를 통해 관리할 수 있다.

① 병원소의 제거 : 병원소는 인간, 동물, 토양 등에서 병원체가 증식하여 사람에게 전염될 수 있는 것으로 인간이 병원소인 경우에는 약물, 수술 등을 통하여, 병원소를 제거한다.

㉠ 동물이나 토양이 병원소인 경우 : 방역, 감염된 동물 제거 등을 제거한다.

㉡ 인간 병원소인 경우 : 외과적 수술이나 약물요법으로 병원소를 제거한다.

㉢ 환자를 적절히 치료하여 전염력을 감소시킨다.

㉣ 병원소의 검역과 격리 : 1차적으로 병원소를 제거하기 위한 행위로는 병원소의 검역과 격리가 있다.

ⓐ 검역 : 전염병 환자와 접촉했거나 전염병 유행지역에서 있었던 사람과 전염병에 걸렸을 가능성이 있는 사람들을 대상으로 사람뿐만 아니라 차량, 선박, 비행기, 짐, 식품, 동물, 식물 등에 대하여 전염병의 유무의 진단을 하고 전염병인 경우 소독과 격리를 통하여 개인의 자유를 제한하는 행위이다.

ⓑ 격리 : 전염을 방지하기 위하여 보균자 혹은 전염 가능성이 있는 환자를 일반 사회생활 환경에서 분리하는 것이다.

- 환자격리(Isolation) : 전염 가능성이 있는 환자나 보균자를 그 상태가 해소될 때까지 격리한다.
- 건강격리/검역(Quarantine) : 전염병 환자와 접촉했거나, 전염병 유행지역에서 들어온 사람, 기타 어떤 경로를 통해 전염병 감염의 가능성이 있는 사람들을 대상으로 일정기간 동안 격리한다.

② 환경위생 관리 : 환경조건을 개선하여 전파과정을 차단하는 것이다. 소독, 물의 정화, 음식물의 관리, 위생적인 환경 구성 등이 있다.

③ 전염력의 감소 : 환자를 약물, 치료 등을 통하여 전염력을 감소시킨다.

2) 숙주의 면역증진

예방접종, 영양관리, 운동 혹은 휴식 등으로 건강상태 향상하여 질병에 대한 저항력을 증진시키는 방법이다.

3) 예방되지 못한 환자의 조치

의료시설의 확충, 보건교육, 무의촌지역해소 등의 제도적 관리 및 조기진단과 조기치료, 추후관리 등 환자관리로 전염병으로 인한 피해를 최소화 하도록 조치하는 것이다.

4) 외래전염병의 관리

외래전염병은 국내에 상존하지 않으며 해외에서 유입하지 않으면 질병이 발생하지 않는 전염병으로 병원체의 국내 유입을 근본적으로 차단하여 관리한다.

① 검역과 검역질병 : 전염병 유행지역에서 입국하는 사람, 동물, 식품 등 전염병을 옮길 수 있고 전염병 감염이 의심되는 사람을 강제로 격리한다(건강격리).

② 검역의 대상이 되는 질병 : 페스트, 콜레라, 말라리아, 발진티푸스, 회귀열, 조류독감, 중증급성 호흡기증후군(SAR), 조류인플루엔자(A1) 인체감염증, 신종인플루엔자 감염증, 황열 등 보건복지부장관이 긴급검역조치가 필요하다가 인정하고 고시하는 전염병을 대상으로 한다.

③ 격리 : 보균자 또는 전염병을 보유하고 있다고 의심되는 사람을 일정기간 격리하여 상태를 지켜보는 것으로 격리기간은 질병에 따라서 차이가 있다.

㉵ 페스트는 6일, 황열 6일, 콜레라 5일, 조류독감은 10일, 중증급성호흡기증후군(SAR) 10일, 조류인플루엔자(A1) 인체감염증 10일, 신종 인플루엔자는 최대 잠복기 동안 격리 조치를 취한다.

(4) 법정감염병

공중보건학적으로 관리되어야 할 필요성이 있어 법으로 그 대상을 규정하여 관리하는 감염병이다.

1) 법정감염병의 정의

감염병의 예방 및 관리에 관한 법률에 규정되어 있는 감염병이다. 질병으로 인한 사회적 손실을 최소화하기 위하여 법률로 질병의 예방 및 확산을 방지하고자 하는 목적이다.

2) 법정감염병과 관련된 법률과 분류

법정 전염병은 질병으로 인한 사회적 손실을 극소화하기 위해 법률로 환자와 그 가족, 의료인 및 국가의 권리와 의무를 명시한 전염병으로 크게 6가지로 분류된다. 전염병과 관련된 법률 및 분류는 다음과 같다

① 법정감염병 관련 법률 : 법정감염병에 관한 국내 법률은 다음과 같이 계속해서 질병의 변천에 따라 추가, 변경 제정되어 관리하고 있다.

㉠ 1954년 법률 제307호로 검역법이 제정되었다.

㉡ 1954년 2월 2일에 전염병의 발생과 유행을 방지해 국민보건향상과 증진을 목적으로 법률 308호로 전염병예방법이 제정되었다.

㉢ 1987년 11월 28일에 후천성면역결핍증의 예방과 그 감염자의 보호, 관리에 관한 사항을 정함으로써 국민건강의 보호에 기여함을 목적으로 하는 법률 제3945호로 후천성면역결핍증 예방법이 제정되었다.

㉣ 전염병 예방법에서 규정하는 전염병은 의학의 발달, 사회 환경의 변화에 따라서 종류가

달라지며 최근 2010년 12월 30일부터 시행된, 법률로 정해진 법정감염병은 제1군에서 제5군까지 그리고 지정감염병까지 모두 75종이다(표 1-20).

〈표 1-20〉 법정감염병

구 분	특 성	질 환
제1군 감염병	물 또는 식품을 매개로 발생하고 집단 발생의 우려가 커서 발생 또는 유행 즉시 방역대책을 수립하여야 하는 감염병이다.	콜레라, 장티푸스, 파라티푸스, 세균성이질, 장출혈성대장균감염증, A형 간염
제2군 감염병	예방접종을 통하여 예방 및 관리가 가능하여 국가 예방접종사업의 대상이 되는 감염병이다.	디프테리아, 백일해, 파상풍, 홍역, 유행성이하선염, 풍진, 폴리오, B형간염, 일본뇌염, 수두
제3군 감염병	간헐적으로 유행할 가능성이 있어 계속 그 발생을 감시하고 방역대책의 수립이 필요한 감염병이다.	말라리아, 결핵, 한센병, 성홍열, 수막구균성수막염, 레지오넬라증, 비브리오패혈증, 발진티푸스, 발진열, 쯔쯔가무시증, 렙토스피라증, 브루셀라증, 탄저, 공수병, 신증후군출혈열, 인플루엔자, 후천성면역결핍증(AIDS), 매독, 크로이츠펠트-야콥병(CJD) 및 변종 크로이츠펠트-야콥병(cCJD)
제4군 감염병	국내에서 새롭게 발생하였거나 발생할 우려가 있는 감염병 또는 국내 유입이 우려되는 해외 유행감염병으로서 보건복지부령으로 정하는 감염병이다.	페스트, 황열, 뎅기열, 바이러스성 출혈열, 두창, 보툴리눔독소증, 중증 급성호흡기 증후군(SARS), 조류인플루엔자 인체감염증, 신종인플루엔자, 야토병, 큐열(Q熱), 웨스트나일열, 신종감염병증후군, 라임병, 진드기매개뇌염, 유비저(類鼻疽), 치쿤구니야열
제5군 감염병	기생충에 감염되어 발생하는 감염병으로서 정기적인 조사를 통한 감시가 필요하여 보건복지부령으로 정하는 감염병이다.	회충증, 편충증, 요충증, 간흡충증, 폐흡충증, 장흡충증
지정 감염병	제1군감염병부터 제5군감염병까지의 감염병 외에 유행 여부를 조사하기 위하여 감시활동이 필요하여 보건복지부장관이 지정하는 감염병이다.	C형간염, 수족구병, 임질, 클라미디아, 연성하감, 성기단순포진, 첨규콘딜롬, 반코마이신내성황색포도알균(VRSA)감염증, 반코마이신내성장알균(VRE)감염증, 메티실린내성황색포도알균(MRSA)감염증, 다제내성녹농균(MRPA)감염증, 다제내성아시네토박터바우마니균(MRAB)감염증, 카바페넴내성장내세균속균종(CRE)감염증, 장관감염증, 급성호흡기 감염증, 해외유입기생충감염증, 엔테로바이러스감염증

② 법정감염병의 분류 : 현행 전염병의 예방 및 관리에 관한 법률에서 규정한 전염병에는 제1군 전염병, 제2군 전염병, 제3군 전염병, 제4군 전염병이 있으며 그 외의 지정전염병이 있다.

㉠ 제1군 감염병 : 감염속도가 빠르고 국민건강에 미치는 위해 정도가 크기 때문에 발생 즉시 신고하고 격리, 방역대책이 필요한 감염병으로 주로 먹는 물로 인하여 감염되고, 한번 발생할 경우 전염 속도가 빠르고 사회적 파급 효과가 매우 큰 병들이다. 전염병이 발생했을 때 즉시 대책을 세워야 하는 전염병으로 콜레라, 장티푸스, 파라티푸스, 세균성 이질, 출혈성 대장균 감염증, A형 간염이 있다.

ⓐ 콜레라 : 수인성 감염병으로 콜레라균의 감염으로 급성 설사가 유발되어 주증의 탈수가 빠르게 진행되며, 구토, 발열을 동반하여 탈수를 초래한다.
사망에 이를 수도 있는 전염성 감염 질환이다(그림 1-89).

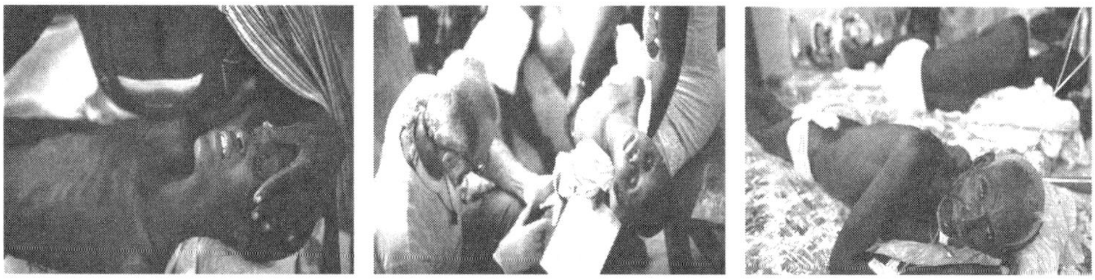

(a) 콜레라에 감염된 아이 (b) 콜레라 진료중인 아이 (c) 콜레라에 의한 증상

[그림 1-89] 콜레라

ⓑ 페스트(흑사병) : 공기전염, 접촉전염, 오염된 음식물을 통해 전염이 가능하며 페스트의 증상은 감염자마다 최초 감염 부위 근처에 집중된다(그림 1-90).

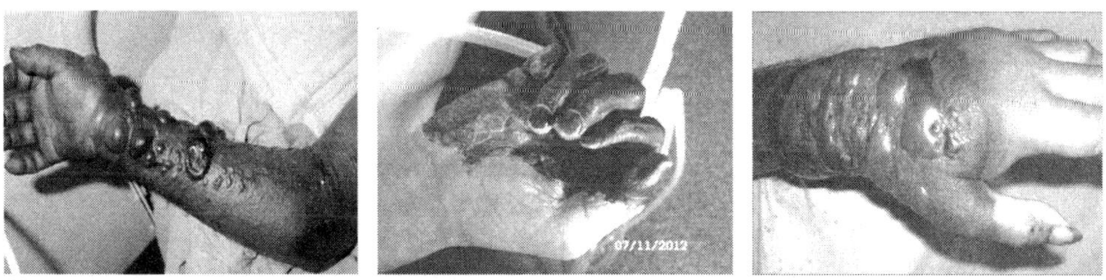

[그림 1-90] 흑사병

ⓒ A형 간염 : A형 간염 바이러스에 의하여 발생하는 감염으로 주로 급성간염의 형태로 나타나고, 오염된 음식이나 물을 섭취함으로써 감염된다. 증상은 30일 정도의 잠복기를 가지고 피로감, 구토, 발열, 우측 상복부의 통증, 메스꺼움의 증상이 나타나고, 황달과 검은색 소변(콜라색 소변), 전신의 소양증이 나타난다(그림 1-91)

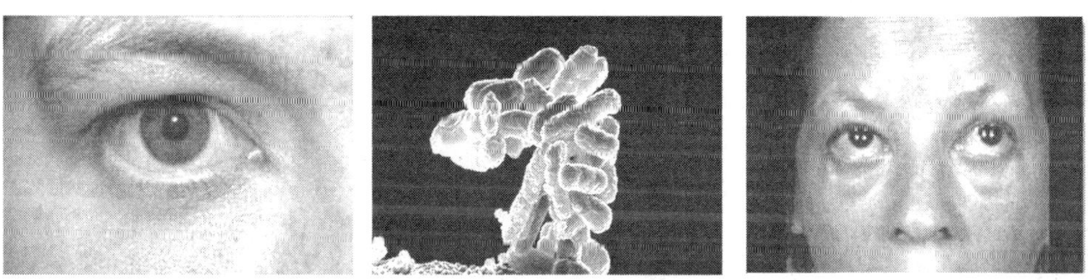

(a) 간염 증상 (b) 간염 진행 중 (c) A형 간염 바이러스

[그림 1-91] A형 간염 증상(황달)

ⓓ 장티푸스 : 수인성 감염병으로 살모넬라 타이피균에 감염되어 발생한다.
발열과 복통 등의 신체 전반에 걸쳐 증상이 나타난다. 복통, 구토, 설사, 변비 등의 증상이 나타날 수 있으며 장에 구멍이 날 수도 있다(그림 1-92).

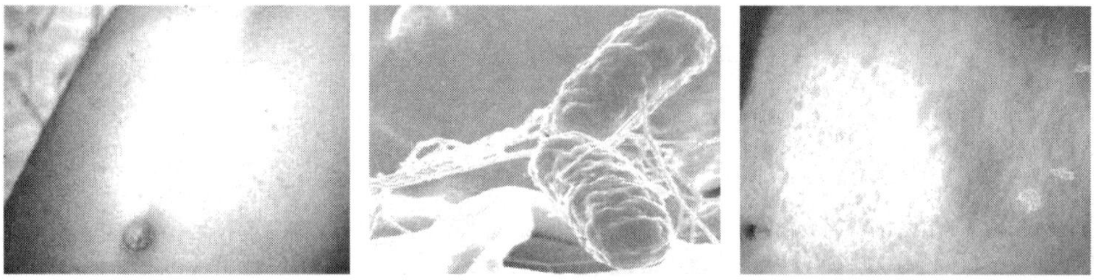

[그림 1-92] 장티푸스

ⓔ 파라티푸스 : 파라티푸스균 A, B, C에 감염되어 발생하며 전신의 감염증 위장염의 형태로 나타나는 감염성 질환이다. 장티푸스와 유사한 증상을 갖지만 증상의 강도나 경과가 더 가볍고 치사율도 더 낮다(그림 1-93).

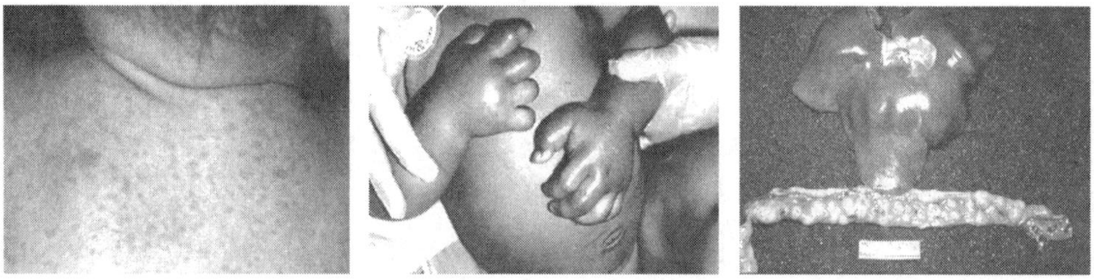

(a) 파라티푸스 증상 (b) 파라티푸스에 걸린 아이 (c) 파라티푸스를 간에서 절제

[그림 1-93] 파라티푸스

ⓕ 세균성이질 : 시겔라 균에 감염된 상태이며 대장과 소장을 침범하는 급성 감염성 질환이다. 고열과 복통, 설사를 일으킨다. 보균자가 배출한 대변을 통하여 감염되며 매우 적은 양의 세균도 감염을 일으킨다(그림 1-94).

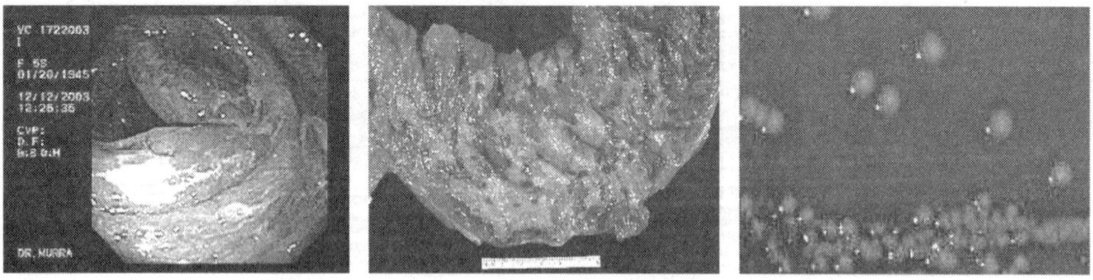

(a) 세균성 이질로 인한 대장염 (b) 세균성 이질로 인한 위장 (c) 세균성 이질

[그림 1-94] 세균성 이질

ⓖ 장출혈성대장균 : O-157 대장균(박테리아)의 감염으로 인하여 출혈성 장염을 일으키는 질병이다. 출혈성 설사와 심한 복통의 증상을 나타낸다(그림 1-95).

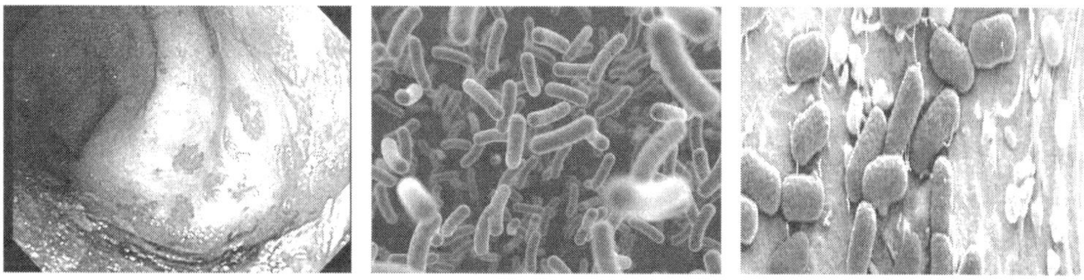

(a) 장출혈 (b) 장출혈성대장균 (c) 변종 장출혈성 대장균 박테리아

[그림 1-95] 장출혈성대장균

㉡ 제2군 감염병 : 감염속도가 빠르지만 예방접종을 통하여 예방할 수 있는 감염병이다. 국가예방접종사업의 대상이 되고 종류로는 풍진과 디프테리아 외에 백일해, 파상풍, 폴리오, 홍역, 유행성 이하선염, B형간염, 일본뇌염, 수두가 있다(그림 1-96).

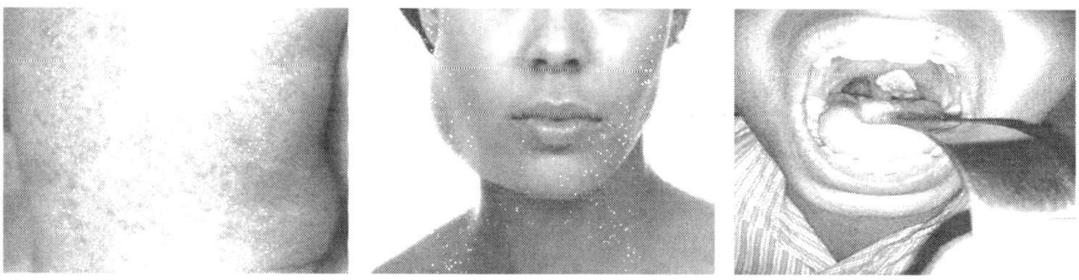

(a) 풍 진 (b) 이하선염 (c) 디프테리아

[그림 1-96] 제2군 감염병

ⓐ 디프테리아 : 디프테리아균의 외독소에 의한 급성 감염 질환으로 위막을 형성하는 비인두염 및 후두기관지 염으로 발현되는 호흡기 디프테리아 및 피부 디프테리아가 있다. 피부 및 점막에 침투, 염증, 종창을 일으킨다(그림 1-97).

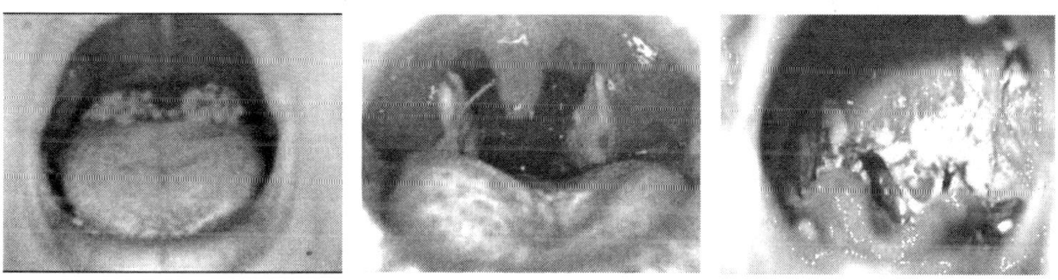

(a) 호흡기 디프테리아 (b) 디프테리아 (c) 디프테리아 증상

[그림 1-97] 디프테리아

ⓑ 백일해 : 보르데텔라 백일해균의 감염으로 발생하는 호흡기 질환으로 발작성 기침을 일으키며 감기와 비슷하나 더 심한 증세를 보이고 발작성 기침, 발작, 구토 등의 증상이 동반된다(그림 1-98).

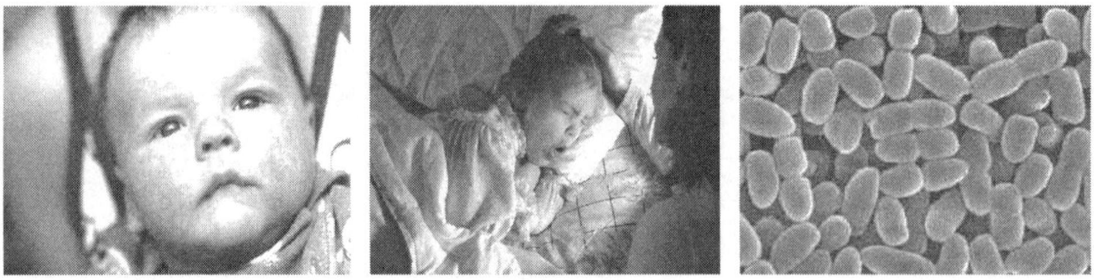

(a) 백일해에 걸린 유아　(b) 백일해 환자　(c) 백일해균

[그림 1-98] 백일해

ⓒ 파상풍 : 상처부위에 증식한 파상풍균이 번식과 함께 상처에 침투해 경련을 유발한다. 생산해내는 신경독소로 인하여 근육의 경련성 마비와 통증을 동반하고 근육수축을 일으키는 감염성 질환으로 심한 경우 해당 부위를 절단해야 한다. 파상풍은 예방접종만으로도 감염을 미연에 방지할 수 있다(그림 1-99).

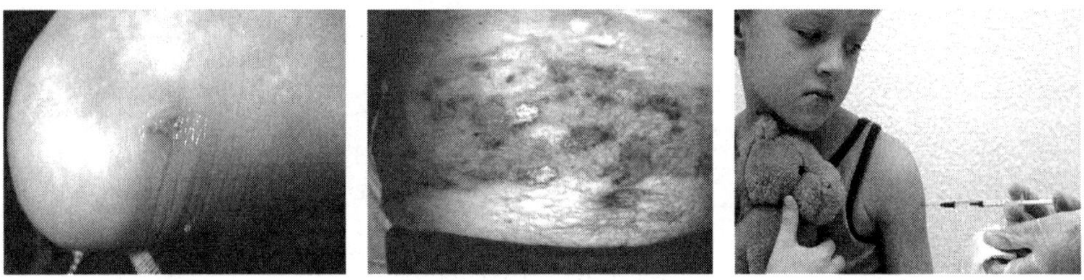

(a) 파상풍　(b) 파상풍 걸린 복부　(c) 파상풍 예방접종

[그림 1-99] 파상풍

ⓓ 홍역 : 홍역 바이러스에 의한 감염으로 발생하며 전염성이 강하고 마른기침, 온몸에 붉은 반점, 발열, 콧물, 구진이 복합적으로 나타나며 한번 걸린 후에 회복되면 면역이 생겨 다시는 걸리지 않는다(그림 1-100).

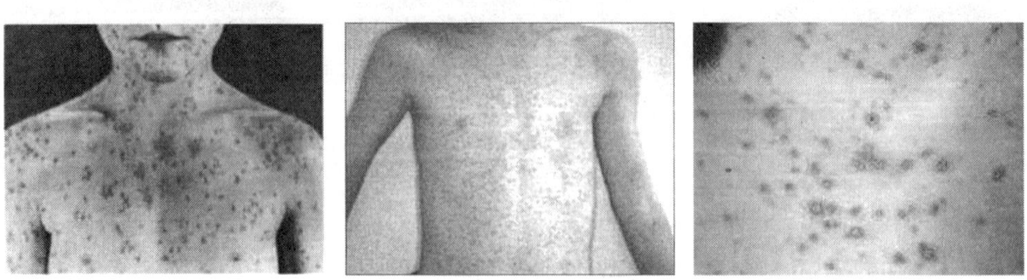

[그림 1-100] 홍 역

ⓔ 유행성이하선염 : 침샘이 부어오르는 병이며, 볼거리라고 하는 유행성이하선염은 볼거리 바이러스에 의하여 발생하는 급성 유행성 전염병이다(그림 1-101).

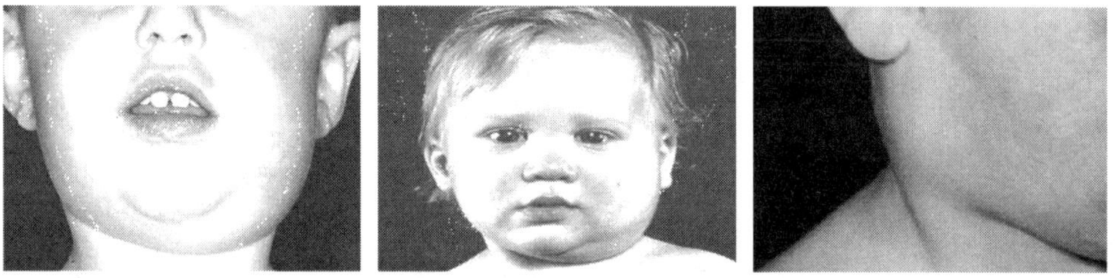

[그림 1-101] 유행성이하선염

ⓕ 풍진 : 풍진 바이러스에 의한 감염으로 발생하고 귀뒤, 목뒤의 림프절 비대와 통증으로 시작되어 얼굴과 몸에 발진이 나타난다. 발진과 발열을 일으키는 가벼운 병이나, 발진이 있는 동안 미열이 동반하여 증상은 가볍지만 전염력이 높고 태아에게 심각한 영향을 미쳐 기형아를 출산할 수도 있다. 샘이 비대해 지고 동통의 증상을 보인다. 늦겨울이나 봄에 많이 발생한다. 풍진은 다양한 연령층에서 감염될 수 있다(그림 1-102).

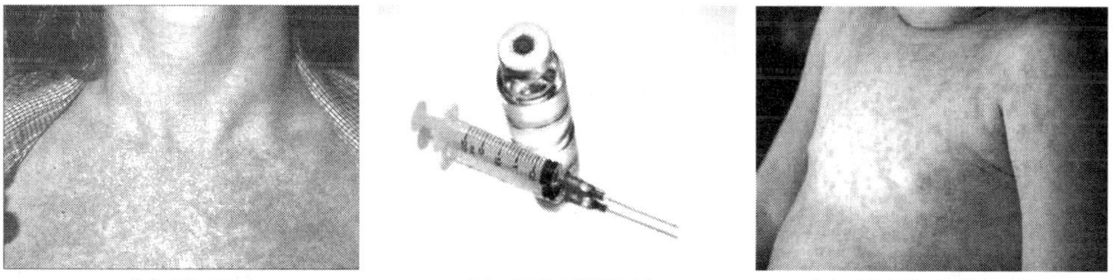

(a) 풍 진　　(b) 풍진 예방주사　　(c) 풍진에 감염된 환자

[그림 1-102] 풍 진

ⓖ 폴리오 : 폴리오 바이러스에 의한 전염성 질환으로 급성회백수염, 척수전각염이라고 한다. 신경 중추가 침해되어 일어나는 어린이의 운동마비 질병이다. 어린이처럼 정상적인 골격발달이 이루어지질 않는다. 주로 인도, 아프리카 지역에서 발병한다(그림 1-103).

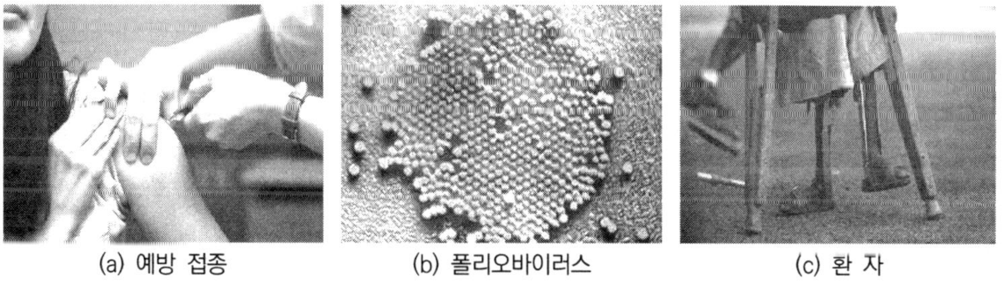

(a) 예방 접종　　(b) 폴리오바이러스　　(c) 환 자

[그림 1-103] 폴리오바이러스

ⓗ B형 간염 : B형 간염 바이러스에 의하여 감염되어 우리 몸의 면역 반응으로 인하여 간에 염증이 생기는 질환으로 심할 경우 간경변, 간암으로 악화될 수 있다. 간경변이나 간암으로 악화되므로 예방이 필수적이다(그림 1-104).

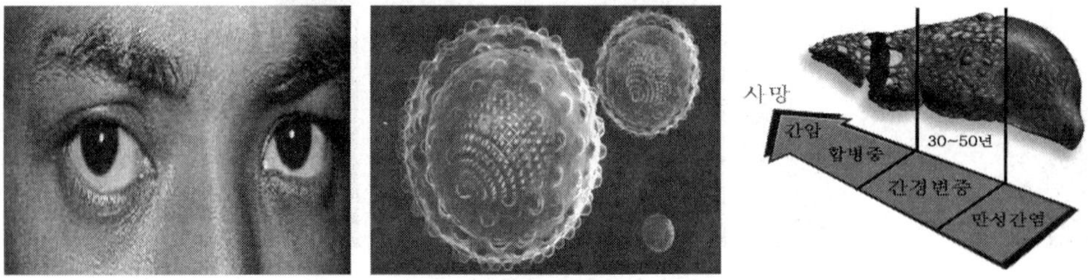

(a) B형 간염으로 인한 증상 (b) B형 감염 (c) 간염악화에 의한 위험성

[그림 1-104] B형 간염

ⓘ 일본뇌염 : 일본뇌염 바이러스에 감염된 뇌염모기가 사람을 무는 과정에서 인체에 감염되어 발생하는 급성 전염병이다. 초기 증상은 고열, 두통, 무기력, 흥분 등이 나타나고 병이 진행되면서 중추신경계의 감염으로 인한 의식장애, 경련, 혼수 증상이 나타난다. 붉은 집모기에 물려 발생하며 치사율이 높다(그림 1-105).

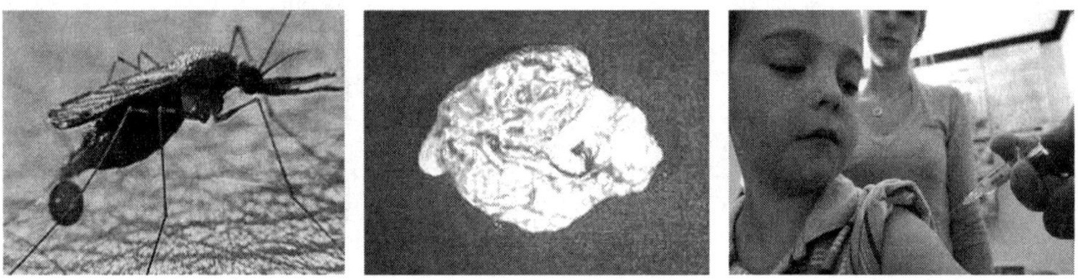

(a) 모기에 의해 감염 (b) 일본뇌염에 감염된 뇌수두증 (c) 일본뇌염 예방접종

[그림 1-105] 일본뇌염

ⓙ 수두 : 대상포진 바이러스에 의한 급성 전염병이다. 증상은 급성 미열로 시작되어 신체 전반에 가려움을 느끼고 발진성 수포가 생긴다. 수포에서 나오는 액의 직접 접촉 또는 공기, 타액을 통하여 전파될 수 있다. 수포는 발생 초기일수록 전염성이 강하고 딱지가 생기면 전염되지 않는다(그림 1-106).

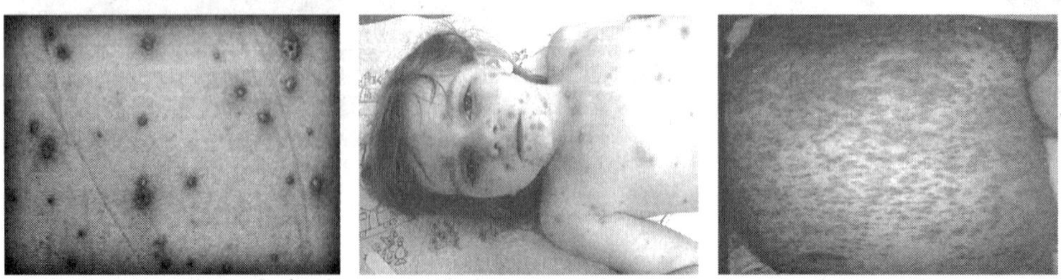

(a) 수두 감염 (b) 수두에 감연된 유아 (c) 수 두

[그림 1-106] 수 두

㉢ 제3군 감염병 : 1군 전염병만큼 빠르게 전파되고 사회적 파급효과는 크지 않지만 간헐적으로 유행할 가능성이 있어서 계속 그 발생을 감시하고 방역대책의 수립이 필요한 전염병으로 말라리아, 결핵, 한센병, 성홍열, 수막구균성수막염, 레지오넬라증, 비브리오패혈증, 발진티푸스, 발진열, 유행성출혈열, 쯔쯔가무시증, 렙토스피라증, 브루셀라증, 탄저, 공수병, 신증후군 출혈열, 인플루엔자, 후천성면역결핍증(AIDS), 매독, 크로이츠펠트-야콥병(CJD) 및 변종 크로이츠펠트-야콥병(cCJD)이 있다(그림 1-107)

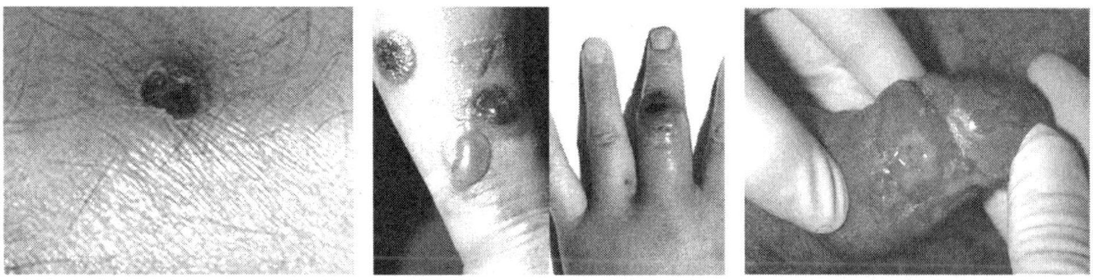

(a) 쯔쯔가무시증 (b) 탄저병 (c) 매 독

[그림 1-107] 제3군 감염병

ⓐ 말라리아 : 말라리아 모기에 의하여 생기는 병으로 말라리아 원충에 감염된 모기에 물린 후 인체에 감염증상이 나타나기까지는 2주~수개월의 시간이 소요된다. 적혈구를 전염, 간에 침투하여 오한, 발열, 발한의 증상이 나타난다. 열대성(뇌성) 말라리아가 가장 위험하다(그림 1-108).

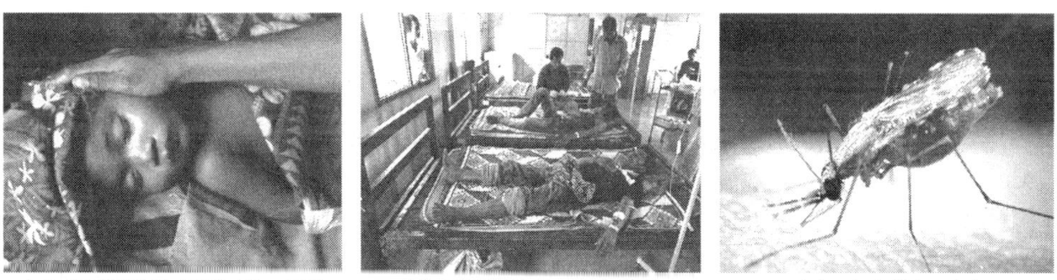

(a) 말라리아에 걸린 영 · 유아 (b) 말라리아에 걸린 환자 (c) 말라리아 모기

[그림 1-108] 말라리아

ⓑ 결핵 : 결핵균이 몸속에 들어온 뒤 인체의 저항력이 약해지면 결핵이 생기게 된다. 결핵균은 공기로 감염되기 때문에 폐 조직에서 결핵이 잘 생긴다. 뚜렷한 증세가 없다가 기침, 고열, 각혈을 일으키는 무서운 전염병으로 폐결핵이 가장 많은 비중을 차지하여 폐 이외의 부위도 감염될 수 있다(그림 1-109).

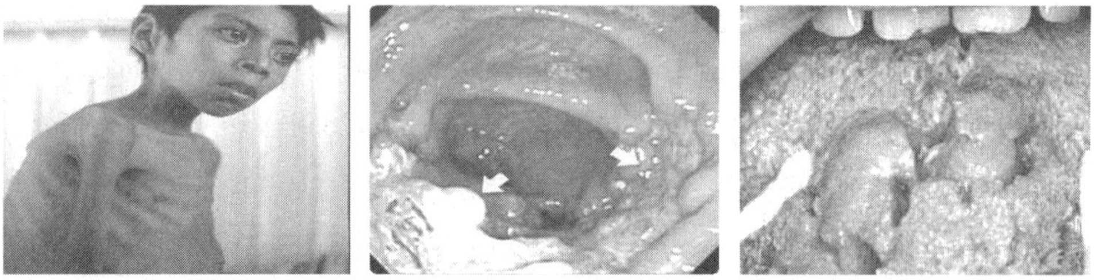

(a) 결핵 환자 (b) 결핵에 걸린 장 속 (c) 혀의 결핵

[그림 1-109] 결 핵

ⓒ 한센병(나병, 문둥병) : 나균에 의하여 감염되는 만성 전염성 질환으로 나균이피부, 말초 신경계, 상기도의 점막을 침범하여 조직을 변형시킨다. 현재 전세계 24개국을 제외한 나머지 지역에서는 연간 1만 명당 1건 미만으로 발생하는 드문 질환이다(그림 1-110).

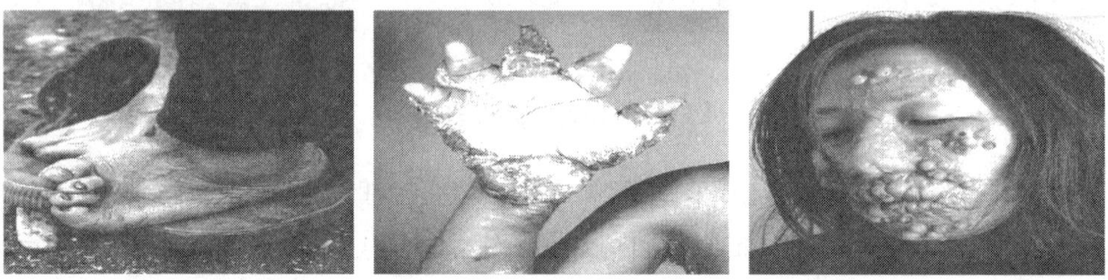

(a) 한센병 감염자(발) (b) 한센병 감염자(손) (c) 한센병 감염자(얼굴)

[그림 1-110] 한센병

ⓓ 성홍열(세균성 인후염) : A군 사슬알균 중 외독소를 생성하는 균주에 의한 상기도 감염증(인후염) 발생 시 인후통(목의 통증), 발열 및 전신에 퍼지는 닭살 모양의 발진을 보이는 급성 감염성 질환이다. 주로 3세 이상의 소아에서 발생한다(그림 1-111).

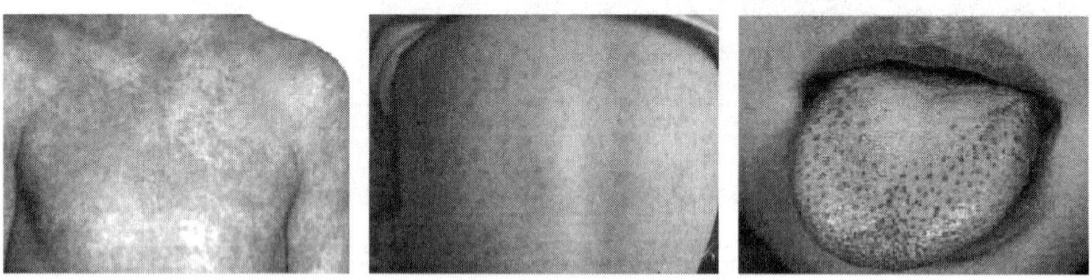

(a) 성홍열 환자(몸통) (b) 성홍열 환자(등) (c) 성홍열 환자(혀)

[그림 1-111] 성홍열

ⓔ 수막구균성 수막염 : 수막염 균에 의한 급성 감염 질병이다. 환자나 보균자의 코나 목에서 나온 분비물 또는 비말을 통해 직접 감염 형태로 호흡기에 전파되며 뇌수막염 등을 일으키는 원인은 염증과 출혈의 증상을 보인다(그림 1-112).

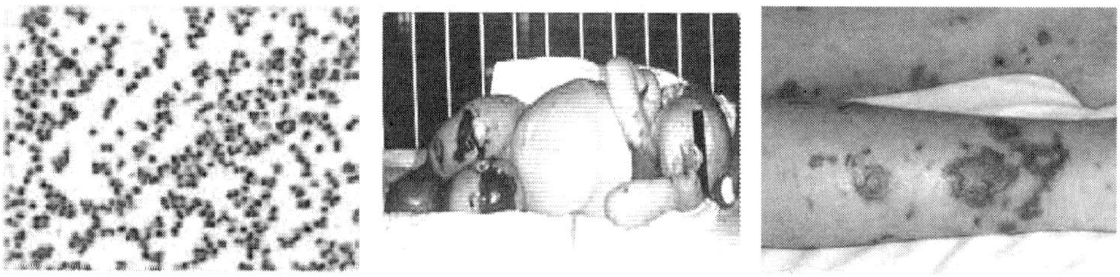

(a) 수막구균 (b) 수막염 유아 (c) 수막염 환자

[그림 1-112] 수막구균성수막염

ⓕ 레지오넬라증 : 물에서 서식하는 레지오넬라균에 의해 발생하는 감염성 질환으로 레지오넬라 폐렴과 폰티악 열의 두 가지 형태가 있다. 레지오넬라 폐렴은 폐에 염증이 생겨 기침, 호흡곤란 등이 생기는 경우며 호흡기 이외는 증상도 동반될 수 있다. 폰티악 열은 폐렴은 없고 독감과 같은 호흡기 증상이 나타나고 폐렴보다 증상이 약하다(그림 1-113).

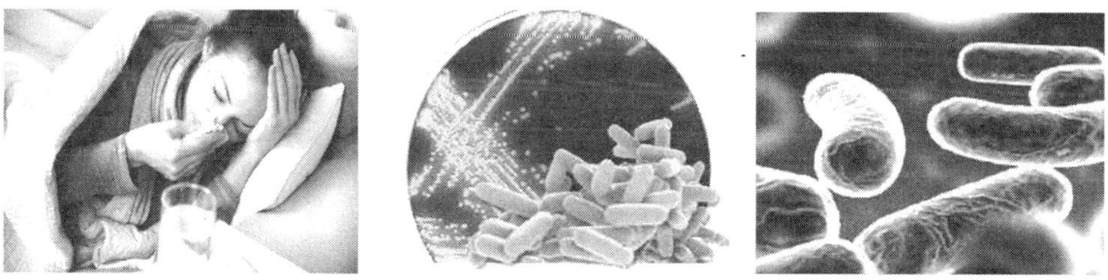

(a) 레지오넬라균 감염 환자 (b) 레지오넬라균 (c) 레지오넬라균

[그림 1-113] 레지오넬라균

ⓖ 비브리오패혈증 : 오염된 해산물을 먹을 경우 비브리오 불니피쿠스 균에 감염되어 상처 감염증 또는 원발성 패혈증이 유발된다. 오한, 발열, 설사, 복통, 하지통증과 함께 피부에 증상이 나타나고 치사율은 50[%] 이상이다(그림 1-114)

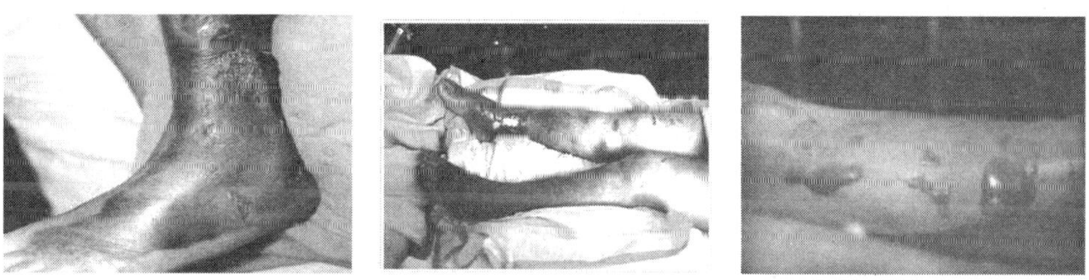

[그림 1-114] 비브리오패혈증

ⓗ 발진티푸스 : 발진티푸스 리케치아에 감염되어 발생하는 급성 열성 질환으로 한랭지역의 이가 많이 서식하는 비위생적인 환경에서 주로 발병한다. 인간에서 인간으로 직접 전염되지는 않고 리케치아균을 가지고 있는 환자의 피를 빨아먹은 이에 의하여 전염된다(그림 1-115).

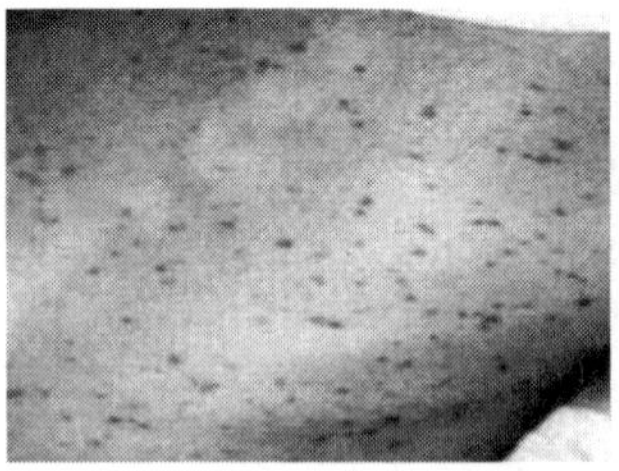
(a) 발진티푸스 감염자

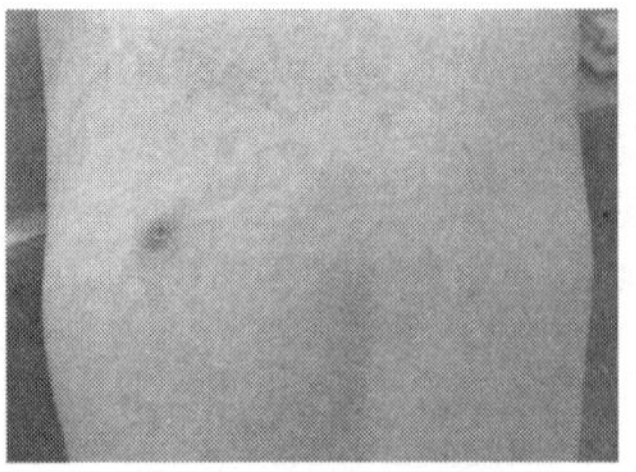
(b) 발진티푸스 환자

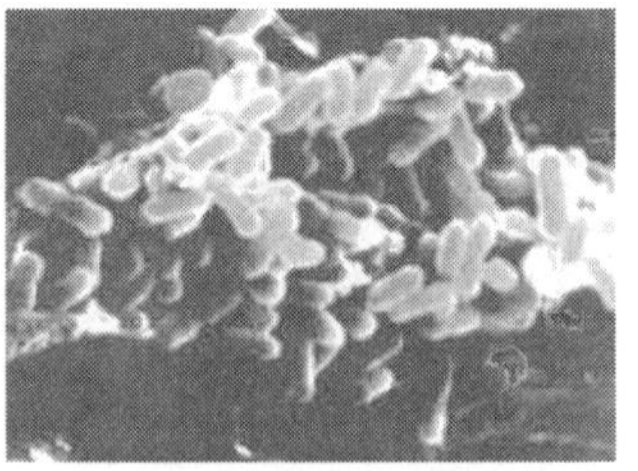
(c) 발진티푸스 균

[그림 1-115] 발진티푸스

ⓘ 쯔쯔가무시증 : 쯔쯔가무시균에 의하여 발생하는 질환으로 전신에서 발병할 수 있다. 진드기의 유충이 피부에 붙어 피를 빨아먹은 부위에 딱지가 동반된 궤양이 나타난다. 야외에서 활동하는 사람에게서 주로 발병하며 국내에서는 성묘를 하는 추석을 전후하여 수막염 증세를 보이고 렙토스피라증과 같이 가을에 많이 발생한다(그림 1-116).

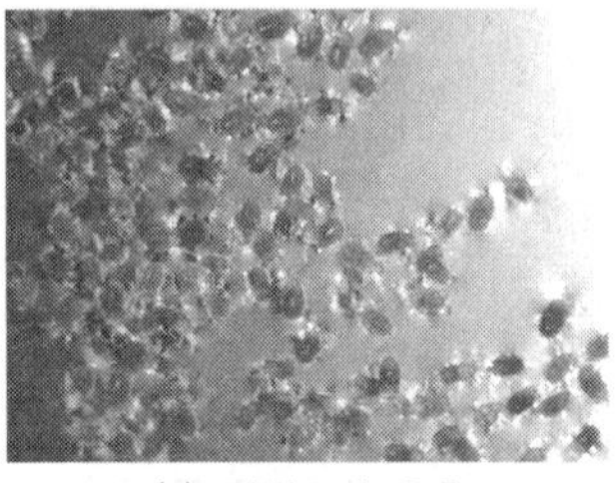
(a) 털진드기 유충

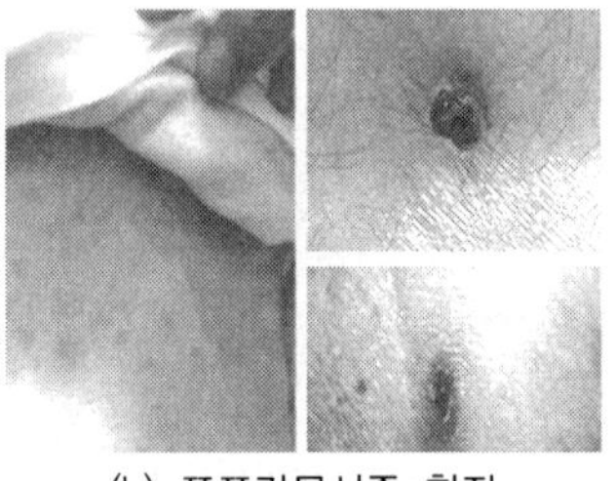
(b) 쯔쯔가무시증 환자

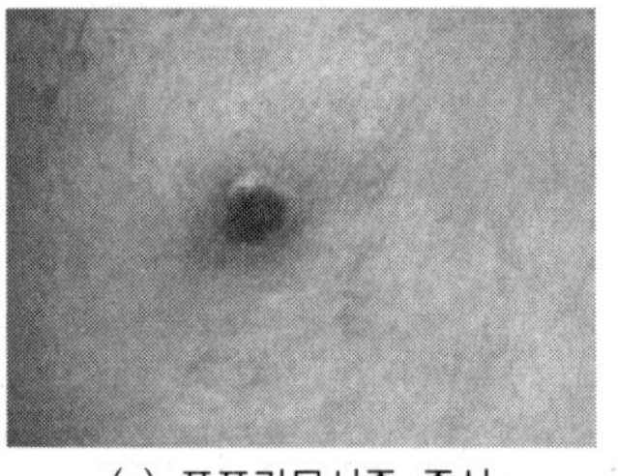
(c) 쯔쯔가무시증 증상

[그림 1-116] 쯔쯔가무시증

ⓙ 렙토스피라증 : 북극과 남극을 제외한 어느 지역에서나 발생할 수 있다.
농업, 어업, 축산업, 광업, 수의사 등 관련 업종 종사자의 직업병으로 업무상 밖에서 활동하는 사람들에게서 주로 발생한다. 동물의 소변으로 전파되며 주로 쥐의 소변이나 조직으로 발생하고 농촌에서 많이 전염된다. 주로 가을에 많이 발생한다(그림 1-117).

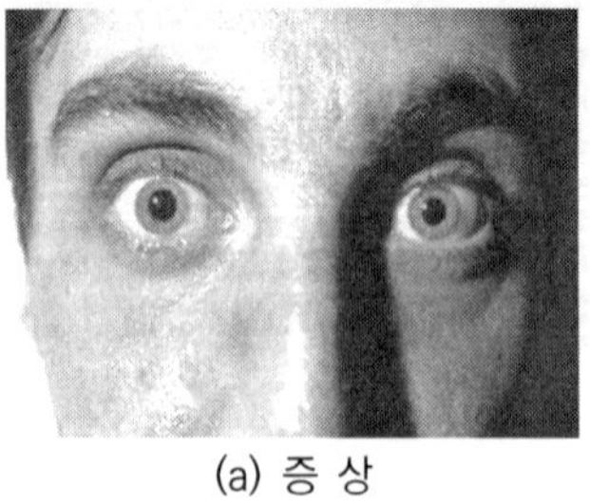
(a) 증 상

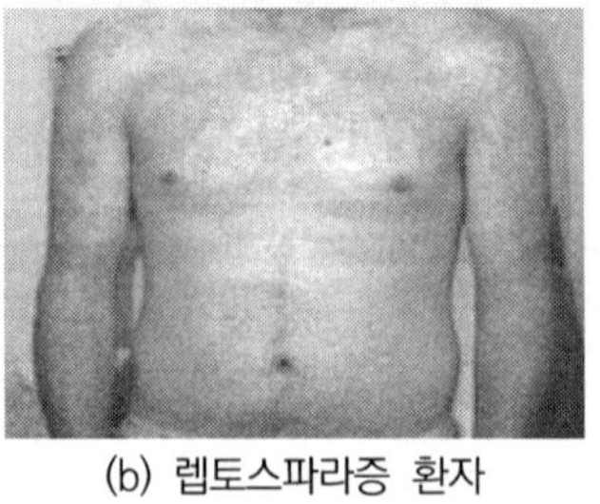
(b) 렙토스파라증 환자

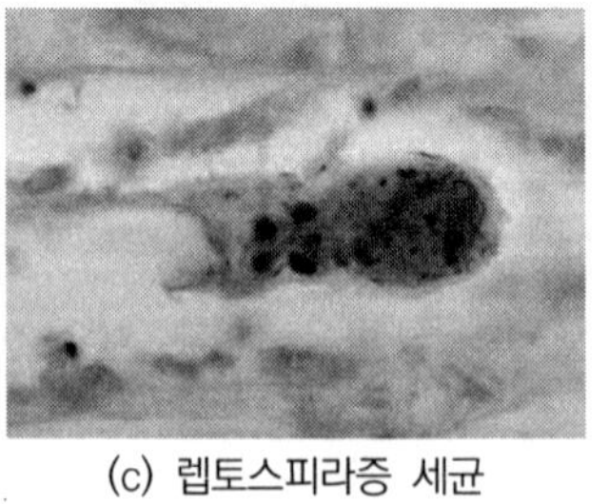
(c) 렙토스피라증 세균

[그림 1-117] 렙토스피라증

ⓚ 브루셀라증 : 감염동물의 변뇨, 조직, 유즙을 매개로 하여 사람에게 감염되고 권태감, 두통, 관절통, 복통, 신경통을 동반한다. 오염된 유제품을 먹어 생겨나며, 발열과 전신

에서 통증이 일어난다(그림 1-118).

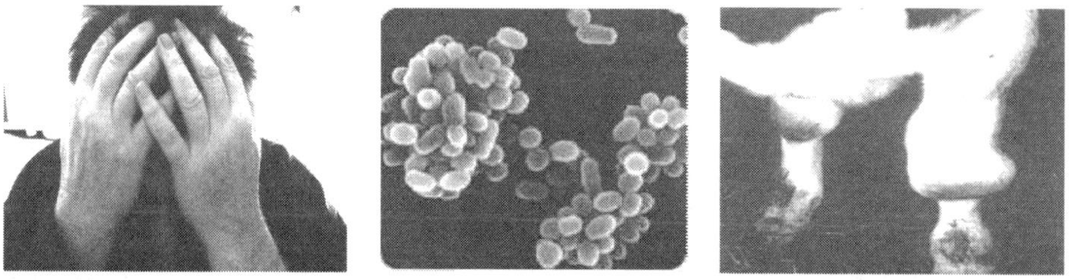

(a) 발열, 두통 증상 (b) 브루셀라증 현미경 사진 (c) 브루셀라증에 감염된 젖소

[그림 1-118] 브루셀라증

ⓛ 탄저병 : 탄저균의 감염에 의하여 발생하는 급성 전염성 감염 질환이다. 균은 대부분 피부를 통하여 침범하고 드물게 흡입이나 입을 통하여 호흡기 또는 소화기관을 침범하기도 한다. 원래 초식동물의 병이었으나 사람에게도 탄저균이 호흡기로 침범할 때 가장 치명적이다(그림 1-119).

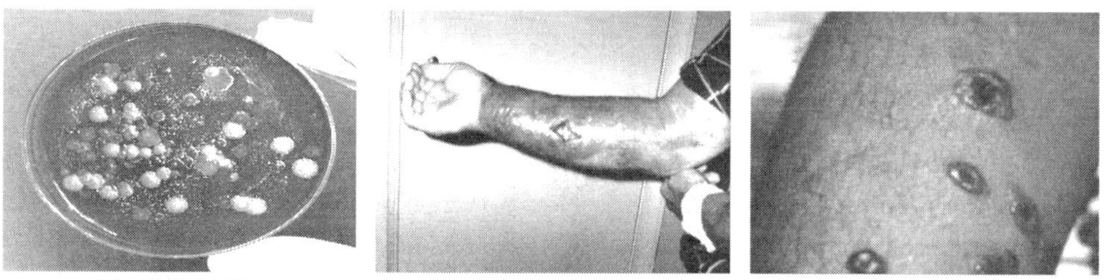

(a) 탄저병 세균 (b) 탄저병 팔 (c) 탄저병 환자

[그림 1-119] 탄저병

ⓜ 공수병(광견병) : 물을 무서워 하는 광견병 바이러스를 가지고 있는 개, 여우, 너구리, 박쥐 등의 체내에 바이러스가 존재하여 바이러스에 감염되어 있는 야생동물과 접촉하는 과정에서 전염된다. 치료를 받지 않으면 평균 7일, 치료를 받더라도 25일 이내에 거의 100[%] 사망에 이른다(그림 1-120).

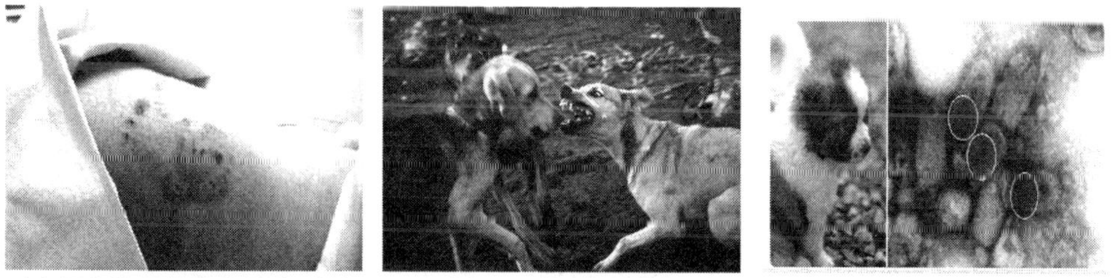

(a) 공수병 동물에게 물린 상처 (b) 공수(광견)병 원인 (c) 공수병균

[그림 1-120] 공수병(광견병)

ⓝ 신증후군출혈열(유행성출혈열) : 봄과 가을 그리고 건조한 계절에 주로 발병한다. 등줄

쥐와 집쥐로 인하여 발생하며 독감증세, 고열, 염증을 동반한다. 한국의 이호왕 박사가 이 병의 바이러스를 발견하고 치료약도 개발했다(그림 1-121).

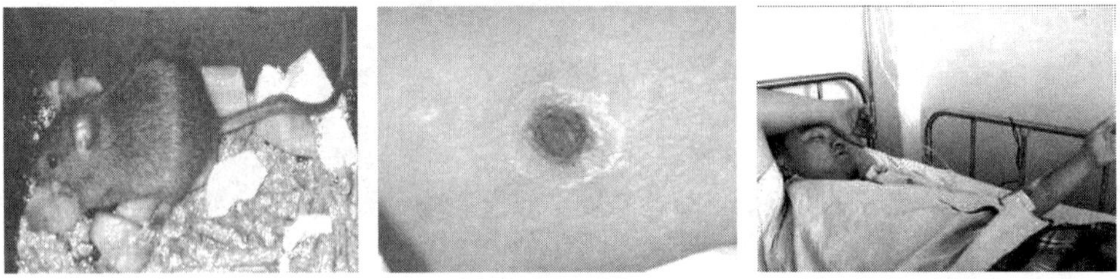

(a) 감염경로(분변, 소변, 타액) (b) 신증후군출혈열 (c) 신증후군출혈열 감염자

[그림 1-121] 신증후군출혈열

ⓞ 인플루엔자 : 바이러스에 의해 생겨나는 독감으로 인플루엔자 바이러스에 의한 급성 호흡기 질환이다. 호흡기를 통해 폐에 침범하여 갑작스런 고열, 두통, 근육통, 전신 쇠약감 등의 전반적인 신체증상이 나타난다. 독감은 일반 감기와는 원인균과 병의 경과가 다르기 때문에 감기와 독감은 전혀 다른 병이다(그림 1-122).

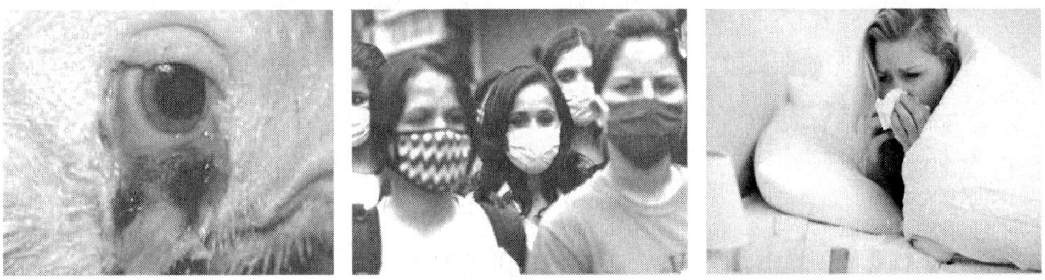

(a) 조류독감 (b) 인플루엔자 감염예방 (c) 40도 이상 고열, 콧물, 두통

[그림 1-122] 인플루엔자

ⓟ 후천성면역결핍증(AIDS) : 20세기의 흑사병이라 하는 전염병으로 에이즈라고 한다. 세포의 면역 기능이 떨어져서 보통사람에게는 볼 수 없는 희귀한 각종 질병이 발생하고 감기로도 사망할 수 있는 질환이다. 감기와 비슷한 증세를 보이는 급성 감염기, 무증세

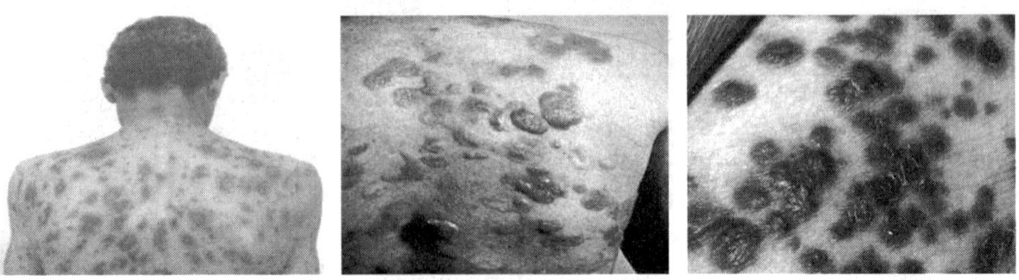

(a) 에이즈 감염 환자 (b) 에이즈감연된 등 (c) 에이즈 감염

[그림 1-123] 후천성면역결핍증(AIDS)

감염기, 발열, 오한, 설사, 피로감 등 전신적인 증세를 보이는 시기를 거쳐서 피부, 신경, 심장, 정신성 소모증후군 등 다양한 증세가 나타난다. 감염경로가 다양하지 않아 사전에 예방을 한다면 감염을 미연에 방지할 수 있다(그림 1-123).

ⓠ 매독 : 트레포네마 팔리듐 균에 감염되어 신체 전반에 걸쳐 염증이 생기는 성병이다. 주로 성관계를 통하여 전파되며 유전에 의한 경우도 있다(그림 1-124).

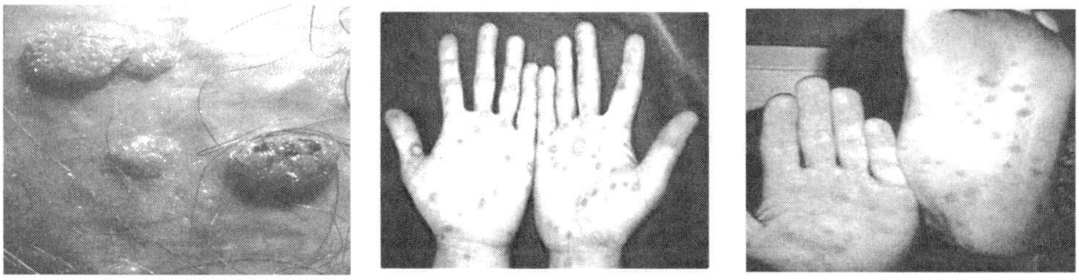

(a) 매독 감염 (b) 매독걸린 손 (c) 매독증상

[그림 1-124] 매 독

ⓡ 크로이츠펠트-야콥병 및 변종 크로이츠펠트-야콥병

- 크로이츠펠트-야콥병 : 인간에게 발생하는 대표적인 프리온 질환이다. 프리온은 광우병을 유발하는 인자이므로 사람이나 동물이 프리온에 감염되면 뇌에 스펀지처럼 구멍이 뚫려서 신경세포가 죽고 뇌기능을 잃게 되는 해면뇌병증이 발생한다.
- 변종 크로이츠펠트-야콥병 : 광우병에 걸린 소의 부산물을 섭취하면 발생하며 전체 크로이츠펠트-야콥병의 극히 일부분에 해당한다(그림 1-125).

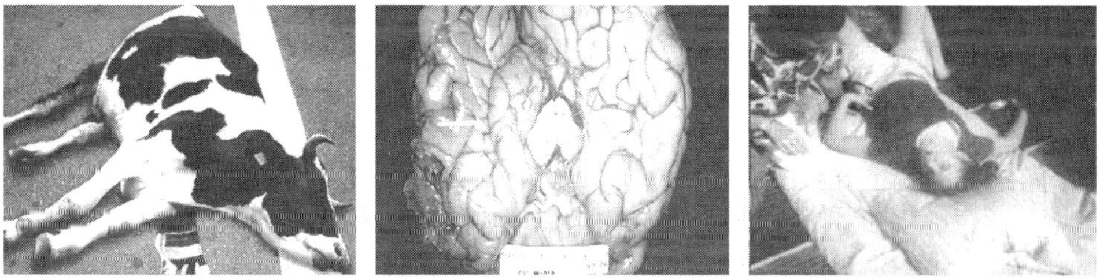

(a) 광우병에 걸린 소 (b) 광우병 걸린 뇌의 모습 (c) 인간 야콥병 환자

[그림 1-125] 크로이츠펠트-야콥병 및 변종 크로이츠펠트-야콥병

㉣ 제4군 감염병 : 국내에서 새로 발생한 신종전염병증후군, 재출현 전염병 또는 국내에 유입될 것으로 우려되는 해외의 유행전염병이다.

방역대책의 긴급한 수립이 필요하다고 인정되어 보건복지부령이 정하는 전염병이다.

4군 전염병에 해당하는 전염병이 신고되는 경우 빠른 시일 내에 방역대책을 세워야 하며 황열병, 뎅기열, 에볼라열, 아프리카수면병, 중증급성호흡기증후군(SARS), 보툴리눔독소증, 조류인플루엔자 인체 전염증, 페스트, 황열, 뎅기열, 바이러스성 출혈열, 두창, 보툴리눔 독소증, 중증 급성호흡기 증후군, 조류인플루엔자 인체감염증, 신종인플루엔자, 야토병, 큐열, 웨스트나일열, 신종감염병증후군, 라임병, 진드기매개뇌염, 유비저, 치쿤구니야열이 있다(그림 1-126).

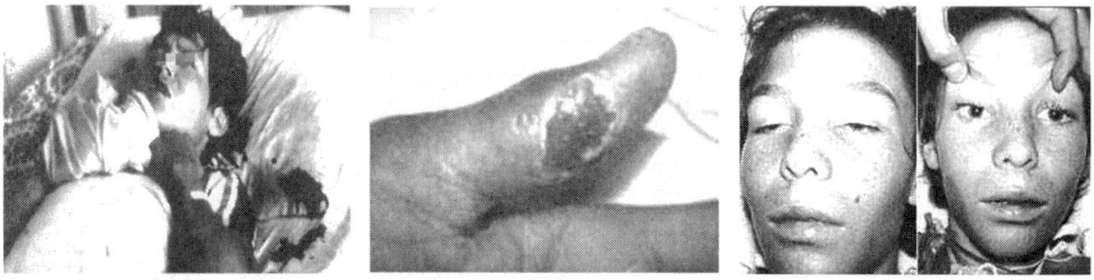

(a) 황열병 환자 (b) 야토병 (c) 보툴리누스 중독자

[그림 1-126] 제4군 감염병

ⓐ 신종 인플루엔자 : 사람 · 돼지 · 조류 인플루엔자 바이러스의 유전물질이 혼합되어 있는 새로운 형태의 바이러스로서 2009년 4월 처음 발견되었다. 현재 신종 전염병 증후군의 하나로 취급하여 4군으로 분류되어 있다(그림 1-127).

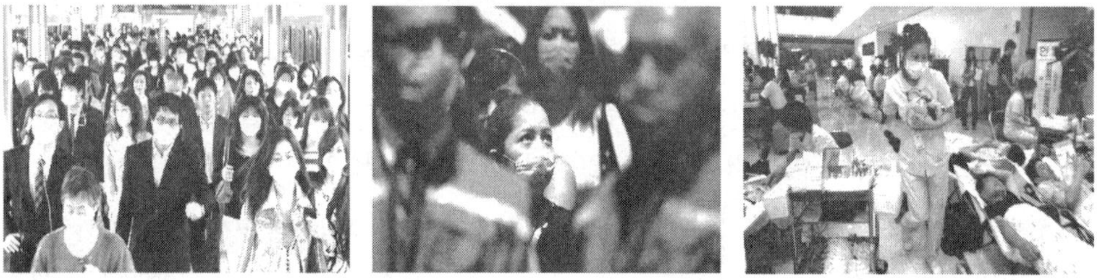

[그림 1-127] 신종 인플루엔자

ⓑ 황열병 : 환자의 일부에서 황달로 인해 피부가 누렇게 변하는 증상으로 황열이라고도 한다. 백혈구 감소와 출혈도 일으키며 파나마 운하 공사때 많이 유행했다(그림 1-128).

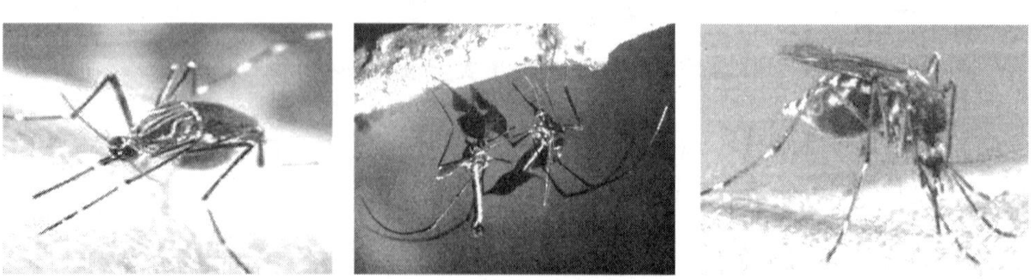

[그림 1-128] 황열병 모기

ⓒ 뎅기열 : 열대 지방에서 모기에 물려 주로 발생, 급성 발열이 계속되고 [그림 1-129]와 같이 열이 내려간 후에도 출혈이 일어난다.

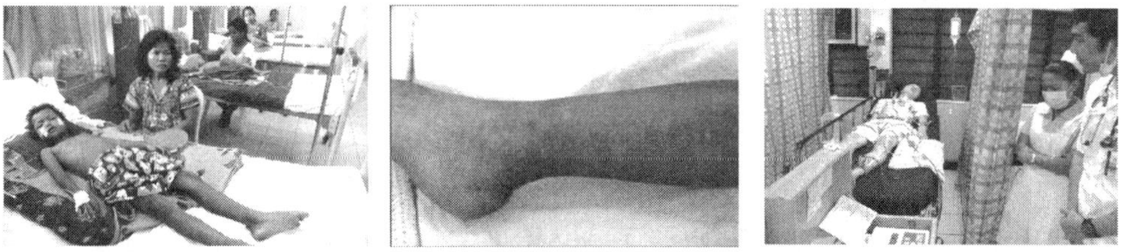

(a) 뎅기열에 걸린 영 · 유아 (b) 뎅기열에 걸린 발 (c) 뎅기열에 걸린 환자

[그림 1-129] 뎅기열

ⓓ 에볼라열 : 아프리카 콩고민주공화국에서 최초 발생했으며, 63명의 주민들이 집단 사망했다. 특별한 치료약도 없는 상태이며 발병한지 48시간 내에 사망하는 신종 괴질이다(그림 1-130).

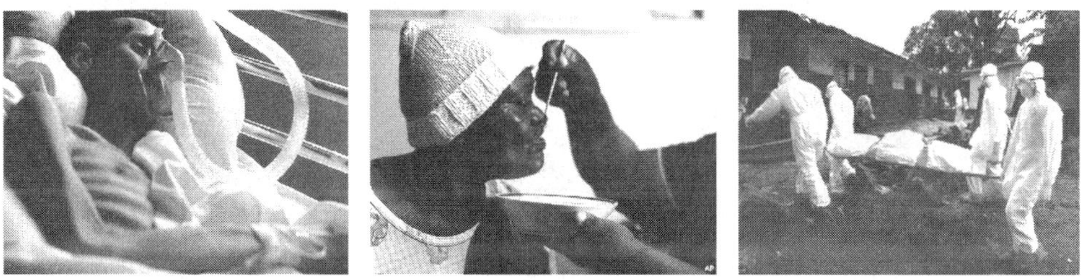

(a) 에볼라병에 걸린 환자 (b) 에볼라병 (c) 에볼라병 시신

[그림 1-130] 에볼라열

ⓔ 아프리카수면병 : 체체파리에 물려 발병한다. 두통, 빈혈, 발진이 생기다가 후에는 잠을 자게 되는데, 이는 사실 혼수상태이며 수 주 내에 사망한다(그림 1-131).

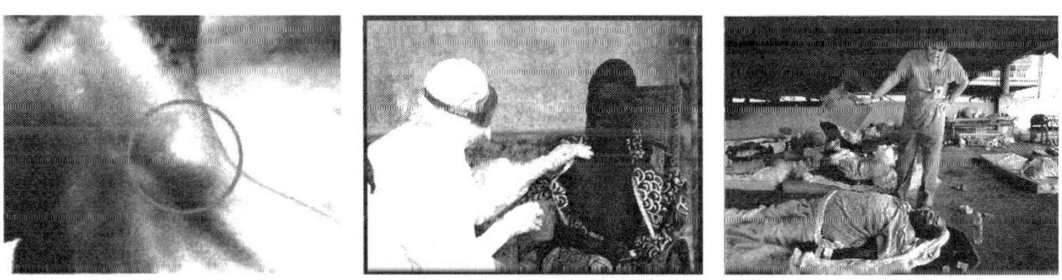

(a) 아프리카수면병 (b) 아프리카수면병 진단 (c) 아프리카수면병 환자

[그림 1-131] 아프리카수면병

ⓕ 중증급성호흡기증후군(SARS) : 중국을 중심으로 홍콩, 캐나다 등 전 세계를 강타한 호흡기 질환으로 코로나 바이러스에 의해 발병하며, 발열 · 기침 · 호흡곤란 등이 발생한다(그림 1-132).

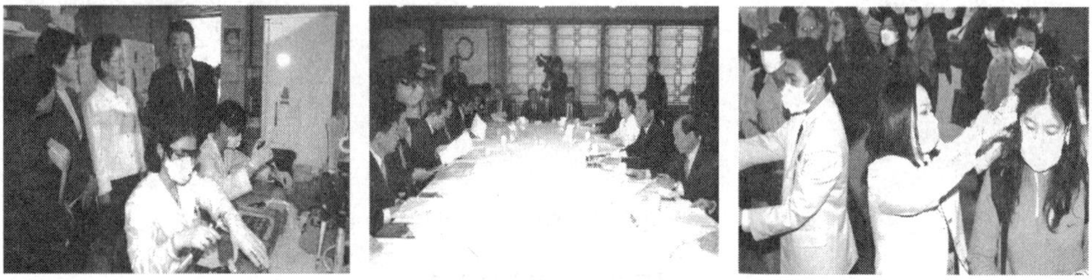

[그림 1-132] 중증급성호흡기증후군(SARS)

ⓖ 보툴리누스중독증 : 오염된 식품을 먹으면 전염되며 신경마비, 호흡마비를 일으키는 질환이다. 생화학테러에 이용되기도 한다(그림 1-133).

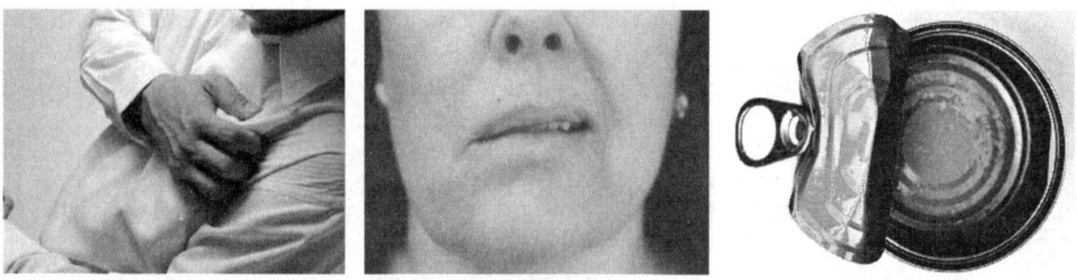

(a) 호흡마비 (b) 안면신경마비 (c) 오염된 통조림

[그림 1-133] 보툴리누스중독증

ⓗ 조류독감 : 닭, 오리, 야생 조류에서 조류 인플루엔자 바이러스(Avian Influenza Virus)의 전염으로 인해 발생하는 급성 바이러스성 전염병이며 드물게 사람도 전염증을 일으킨다. 가장 흔한 증상은 기침과 호흡곤란, 발열, 오한, 근육통, 설사, 두통 및 의식 저하와 같은 증상이 동반 될 수 있다(그림 1-134).

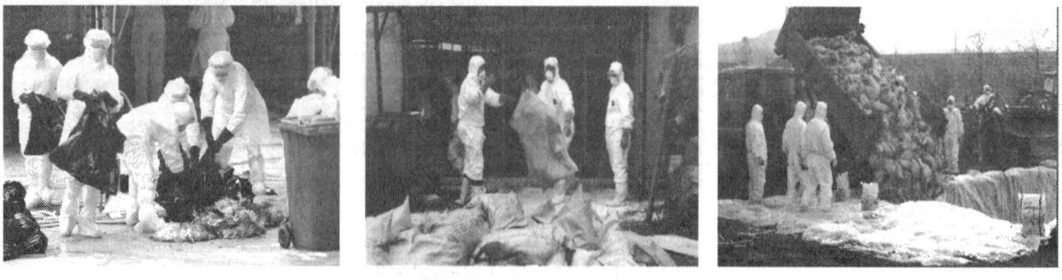

[그림 1-134] 조류독감

㉤ 제5군 감염병 : 기생충이 발생하는 감염병으로 회충증, 편충증, 요충증, 간흡충증, 폐흡충증, 장흡충증으로 총 6종이 있다. 정기적인 조사와 감시를 하며 7일 이내 신고하도록 되어 있다(그림 1-135).

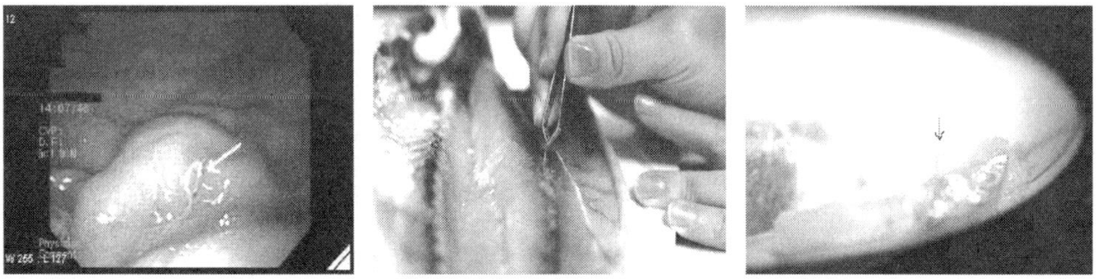

(a) 내시경으로 관찰된 기생충　(b) 고등어에서 나오는 기생충　(c) 회에서 나온 기생충

[그림 1-135] 제5군 감염병

ⓐ 회충증 : 선충류에 속하는 회충이 장내에 기생하는 질병으로 빈혈, 소화장해, 복통등의 증상이 나타나며 특히 아동에게 많이 발생한다. 대부분이 음식물 섭취 시 회충이 체내로 들어와 장내에 기생하면서 감염이 된다(그림 1-136).

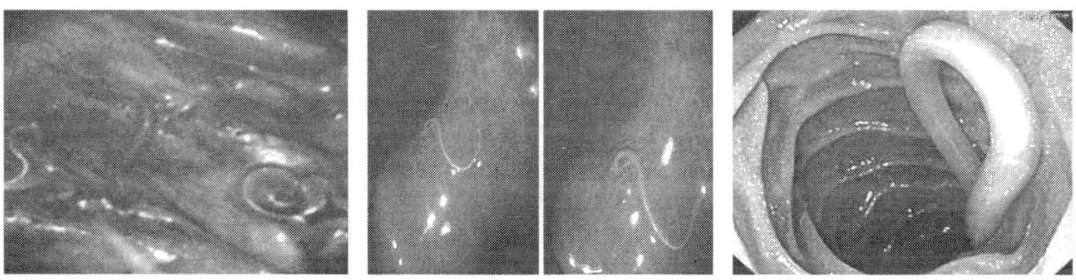

(a) 위벽 뚫는 회충　(b) 회풍증의 모습　(c) 대장에서 발견된 기생충

[그림 1-136] 회충증

ⓑ 편충증 : 편충이 사람의 맹장부에 기생하여 감염하는 질병으로 기생충이 맹장부에 기생하면서 감염되는 질병이다(그림 1-137).

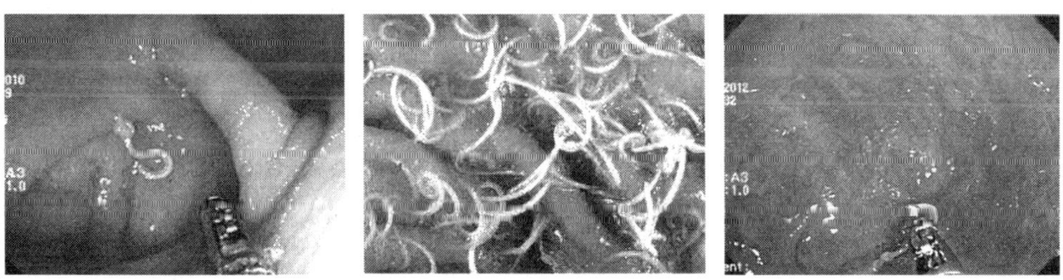

(a) 맹장부의 기생충　(b) 편충증 환자　(c) 기생충 제거

[그림 1-137] 편충증

ⓒ 요충증 : 요충에 의하여 감염되고 소장하부, 맹장, 충수에 기생하며 항문주위, 회음부 피부에 산란을 하기 때문에 심한 가려움증을 일으켜 피부염, 습진, 소화장애, 신경증상을 일으킨다(그림 1-138).

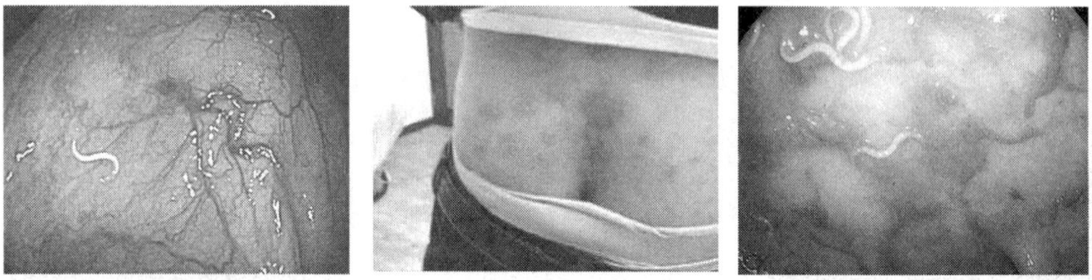

(a) 요 충　(b) 요충증 환자　(c) 항문내시경으로 발견 요충

[그림 1-138] 요충증

ⓓ 간흡충증 : 간흡충이 쓸개즙이 내려오는 통로인 담관에 기생하면서 여러 가지 병을 일으키는 만성 질환으로 보통 3~4년에서 길게는 20~30년까지 생존할 수 있다. 더부룩한 느낌, 소화불량, 설사 등이 나타나고 담관이 막힐 경우에는 황달이 생기고 열이 나거나 배가 아플 수 있다. 이러한 과정에서 간경화나 담관에 암이 생길 수 있고 급성담관염을 치료하지 않으면 사망에도 이를 수 있다(그림 1-139).

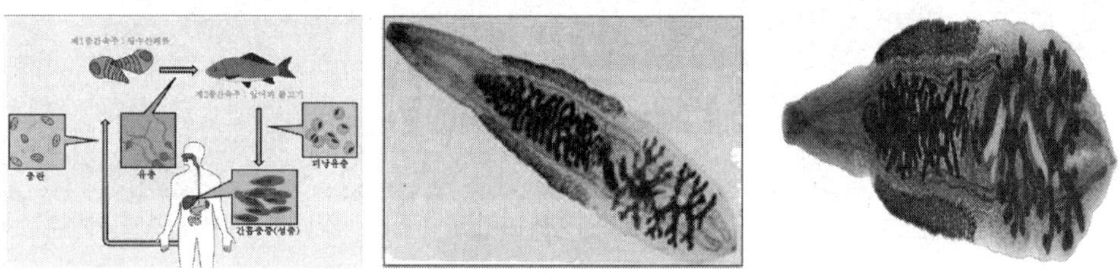

(a) 간흡충증의 감염경로　(b) 간흥충증　(c) 간흡충의 모습

[그림 1-139] 간흡충증

ⓔ 폐흡충증 : 주포흡충과 폐흡충 속의 흡충이 침범하여 발생하고, 유충이 함유된 민물게를 생식함으로써 생긴다. 초기에는 황갈색 혈감과 기침의 증상을 보이며 그 후에는 기흉과 흉수저류 등의 증상을 보인다(그림 1-140).

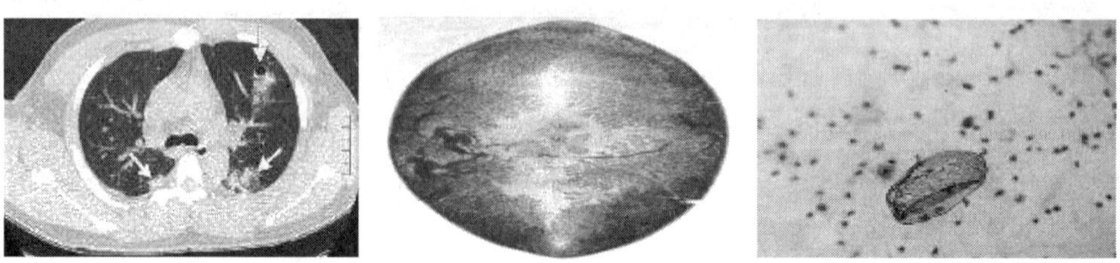

(a) CT로 촬영된 폐흡충　(b) 폐흡충　(c) 폐흡충

[그림 1-140] 폐흡충

ⓕ 장흡충증 : 민물고기에서 기생하는 기생충류를 섭취함으로써 주로발생한다. 우리나라에서 장흡충을 일으키는 기생충의 종류는 요코가와흡충 등 17종이 있다. 무증상인 경우가 흔하며 고열, 복부불쾌감, 소화불량, 피로감의 증상을 일으킨다(그림 1-141).

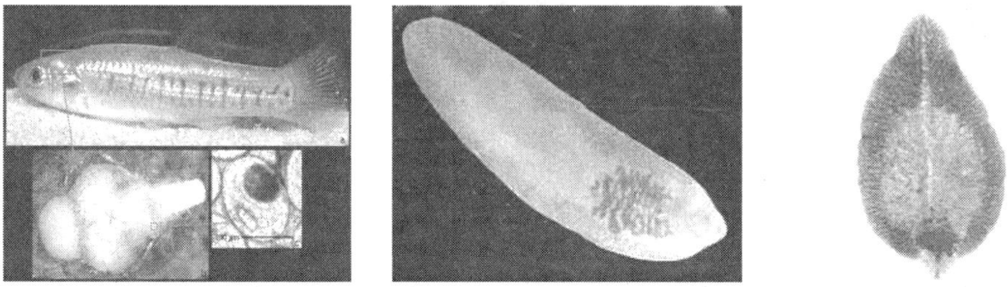

(a) 장흡충(요코가와 흡충)에 감염된 민물고기 (b) 장흡충 (c) 장흡충

[그림 1-141] 장흡충

ⓗ 지정감염병 : 제1군~5군 감염병 외에 유행 여부의 조사를 위해서 감시가 필요한 감염병이다. 보건복지부 장관이 지정한 감염병으로는 C형간염, 수족구병, 임질, 클라미니아, 연성하감, 성기단순포진, 첨규콘딜롬, 반코마이신내성황색포도알균 감염증, 반코마이신내성장알균 감염증, 메티실린내성황색포도알균 감염증, 다제내성녹농균 감염증, 다제내성아시네토박터바우마니균 감염증, 카바페넴내성 장내세균속균종 염증, 장관감염증, 급성호흡기 감염증, 해외유입기생충감염증, 엔테로바이러스 감염증이 있다(그림 1-142).

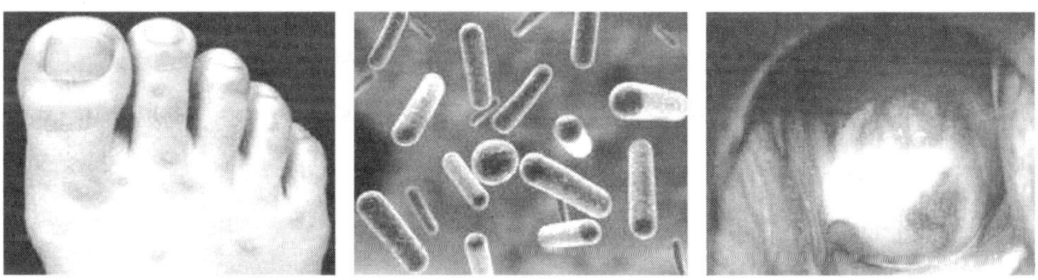

(a) 수족구병 환자 (b) 엔테로바이러스 (c) 임 질

[그림 1-142] 지정감염병

ⓐ C형 간염 : C형 간염 바이러스에 감염되었을 때 신체의 면역반응으로 인하여 간에 염증이 생기는 질환으로 성관계, 수혈, 오염된 주사기, 문신을 새기는 과정 등 감염된 혈액이나 체액에 의하여 감염된다. 증상으로는 피로감, 식욕저하, 구토, 근육통, 미열, 진한소변 색깔, 황달 등이 나타나며 심한 경우 사망에 이를 수도 있다(그림 1-143).

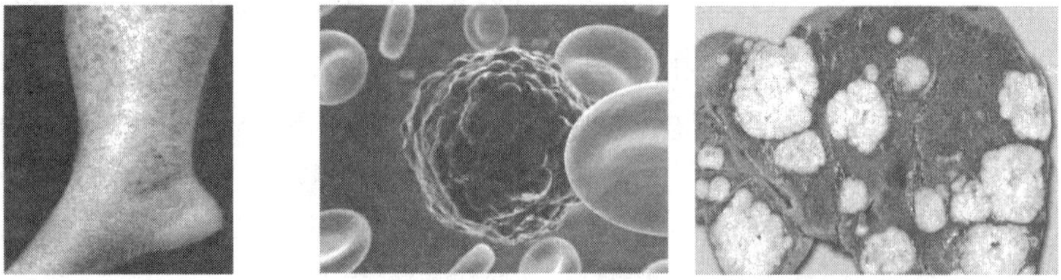

(a) C형 간염으로 인한 증상 (b) C형 간염 (c) C형 간염에 감염된 간

[그림 1-143] C형 간염

ⓑ 수족구병 : 입안의 물집과 궤양, 손과 발의 수포성 발진을 일으키는 질환으로 여름과 가을철에 주로 발생하고 보통 가벼운 증상으로 끝나나 엔테로 바이러스 71에 의하여 생긴 수족구병은 무균성 뇌막염, 뇌염, 마비성 질환 등의 신경계 질환을 동반할 수 있다(그림 1-144).

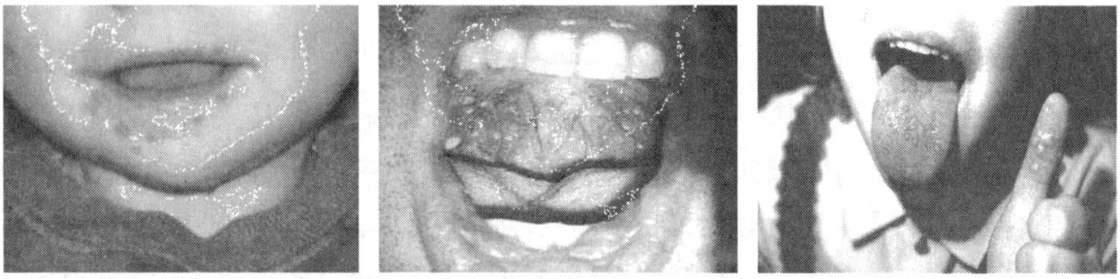

(a) 수족구병에 걸린 유아 (b) 수족구병 입속 (c) 수족구병 감염환자

[그림 1-144] 수족구병

ⓒ 임질 : 임균의 감염으로 성관계에 의하여 전염되는 성병이다. 생식기에 염증을 일으키고 불임의 원인이 되며 치료가 완전하지 않을 경우 만성임질로 이행된다(그림 1-145).

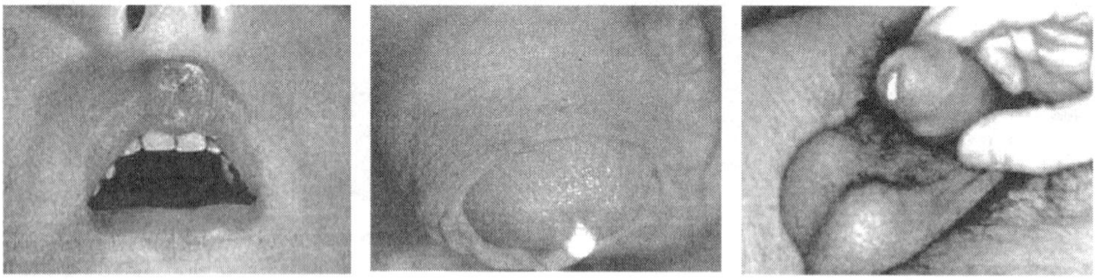

[그림 1-145] 임 질

ⓓ 클라미디아 : 리케치아와 가까운 미생물로 분류되는 클라미디아가 성관계로 전염되는 성병이다. 조류와 사람을 포함한 포유류에 기생하며 사람의 경우 옴병, 서경림프육아종, 트라코마봉입체결막염 등의 여러 가지 질병을 일으킨다(그림 1-146).

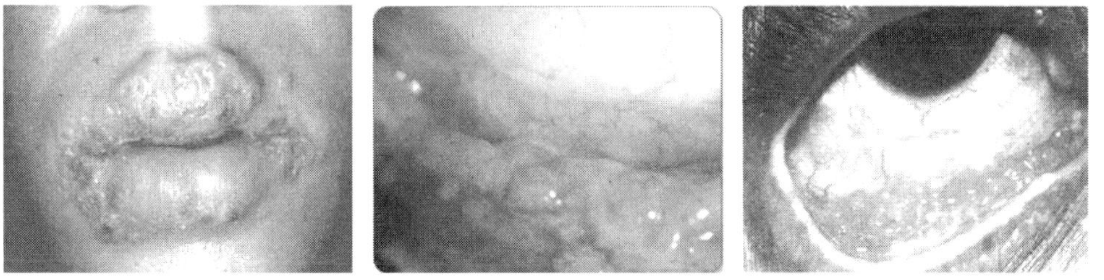

[그림 1-146] 클라미디아

ⓔ 연성하감 : 연성하감균에 의한 성병으로 에이즈 감염의 보조인자로 성기에 심한 괴양을 생성하여 매우 고통이 심한 질병이다(그림 1-147).

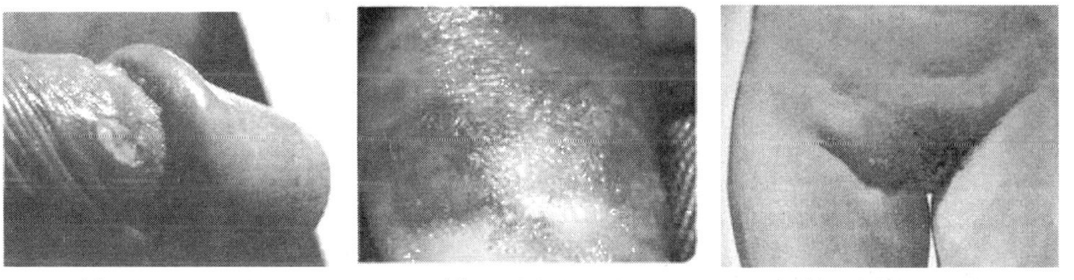

(a) 연성하감 증상 (b) 연성하감 증상 (c) 연성하감 증상

[그림 1-147] 연성하감

ⓕ 성기단순포진 : DNA 바이러스인 헤르페스 바이러스 감염에 의하여 생기는 성병으로 성기 바깥 부분 및 항문의 피부가 붉게 변하며 물집이 생기고 피부가 짓무르고 헐게 되는 질환이다(그림 1-148).

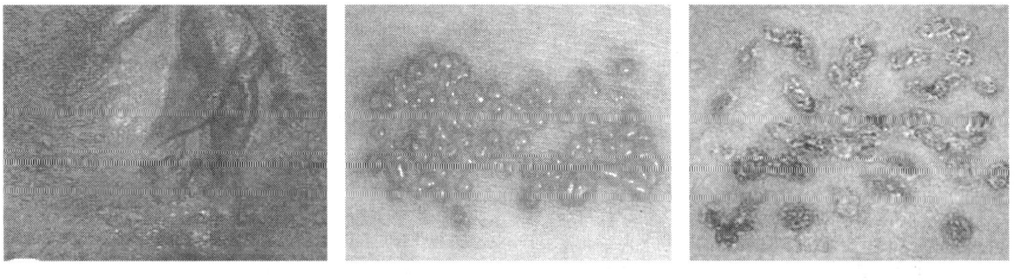

[그림 1-148] 성기단순포진

ⓖ 첨규콘딜롬 : 주로 음부에서 발병하며 [그림 1-149]와 같이 분비물이 자극을 받는 피부나 점막에 생기는 종양으로 성병 중 하나다.

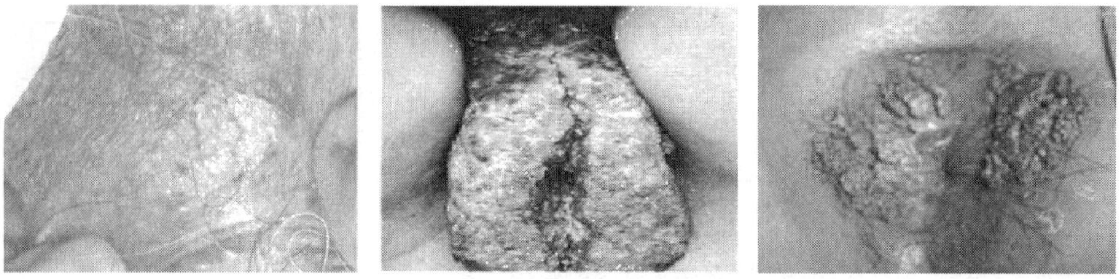

[그림 1-149] 첨규콘딜롬

ⓗ 반코마이신 내성 황색포도알균 감염증 : 반코마이신 내성 황색포도알균은 슈퍼박테리아의 일종이다. 항생제를 사용하다보면 병원균이 스스로 항생제에 저항할 수 있는 힘이 생겨 더 강한 항생제를 사용하는 행위가 반복되어 어떤 항생제에도 저항할 수 있는 박테리아가 탄생하는데 이를 슈퍼박테리아 라고 한다.

주요 원인은 항생제의 남용으로 인하여 생겨난다(그림 1-150).

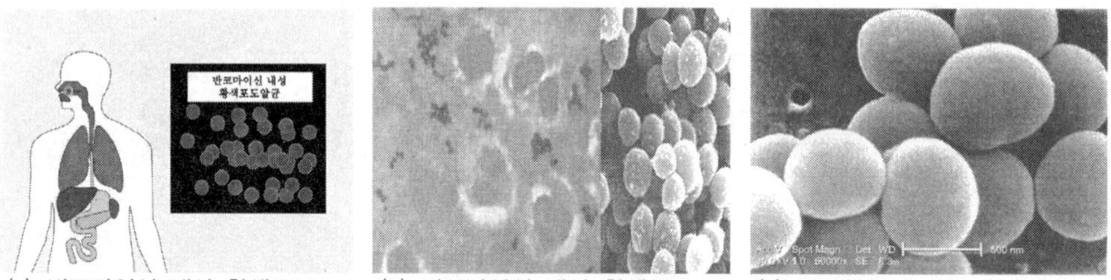

(a) 반코마이신 내성 황색포도알균의 감염 (b) 반코마이신 내성 황색포도알균 감염증 (c) 반코마이신 내성 황색포도알균

[그림 1-150] 반코마이신 내성 황색포도알균 감염증

ⓘ 반코마이신 내성 장알균 감염증 : 장알균에 감염된 질환으로 반코마이신 또는 테이코플라닌 등 글리코펩티드 계열 항생제에 내성을 가지고 있다. 반코마이신을 투여 받은 적이 있거나 항생제를 오랫동안 사용한 사람, 병원에서 장기간 항생제 치료를 받은 사람, 면역력이 많이 억제된 환자와 수술 후의 환자들에게서 감염되기 쉽다(그림 1-151).

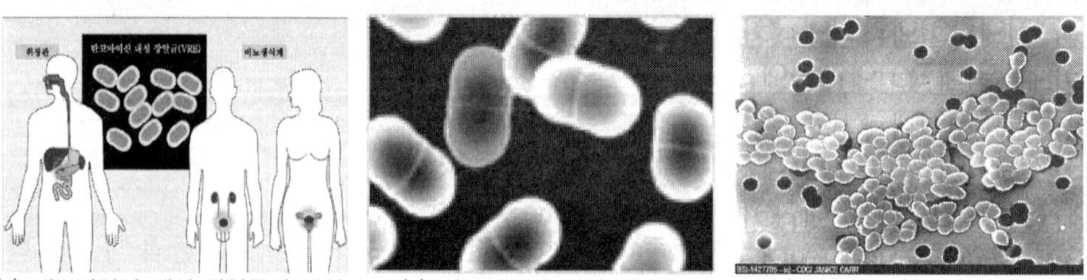

(a) 반코마이신 내성 장알균의 감염 (b) 반코마이신 내성 장알균 (c) 반코마이신 내성 장알균

[그림 1-151] 반코마이신 내성 장알균 감염증

ⓙ 메티실린 내성 황색포도알균 감염증 : 황색포도알균에 의한 감염으로 메티실린을 포함한 모든 베타 락탐 계열 항생제에 내성을 가진다. 면역력이 낮아진 경우에 다른 사람과 접촉을 하거나 수건이나 면도기와 같은 물품을 공용으로 사용하면서 전염 될 수 있다(그림 1-152).

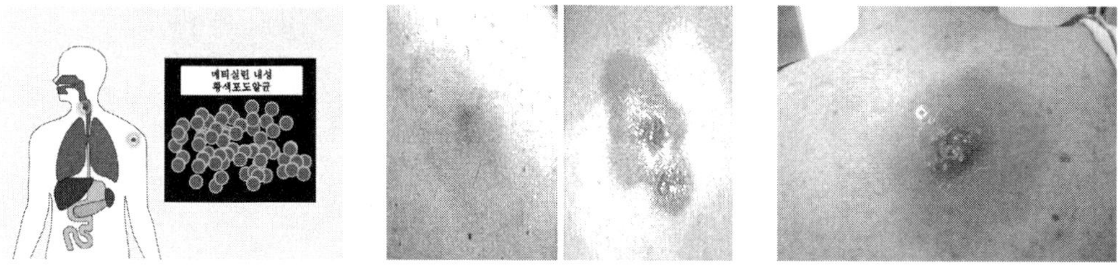

(a) 메티실린 내성 황색포도알균의 감염 (b) 메티실린 내성 황색포도알균 감염증 (c) 메티실린 내성 황색포도알균 증상

[그림 1-152] 메티실린 내성 황색포도알균 감염증

ⓚ 다제 내성 녹농균 감염증 : 녹농균에 의한 감염으로 카바페넴계, 아미노글리코사이드계, 플로로퀴놀로계 항생제에 내성을 가진다.
주로 오염된 의료기구, 의료인의 손 등을 통하여 병원에서 전파된다(그림 1-153).

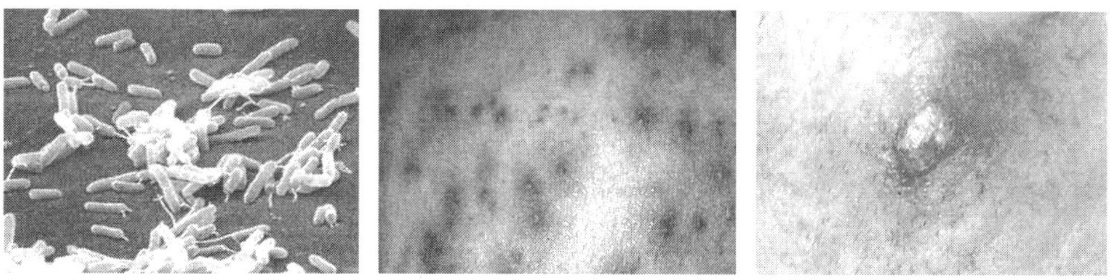

(a) 다제 내성 녹농균 (b) 다제 내성 녹농균 환자 (c) 다제 내성 녹농균 증상

[그림 1-153] 다제 내성 녹농균 감염증

ⓛ 다제 내성 아시네토박터바우마니균 감염증 : 아시네토박터바우마니균에 의한 감염으로 카바페넴계, 아미노글리코사이드계, 플로로퀴놀로계 항생제에 내성을 가진다(그림 1-154).

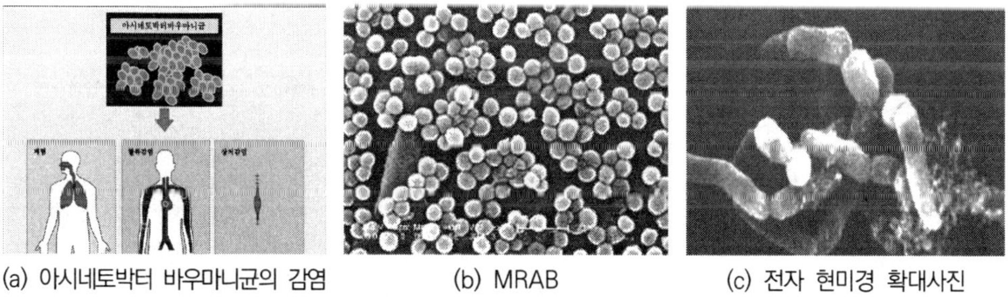

(a) 아시네토박터 바우마니균의 감염 (b) MRAB (c) 전자 현미경 확대사진

[그림 1-154] 다제 내성 아시네토박터바우마니균 감염증

ⓜ 카바페넴 내성 장내세균속균종 감염증 : 장내세균속균종에 의한 감염은 카바페넴계 항생제에 내성을 가진다(그림 1-155).

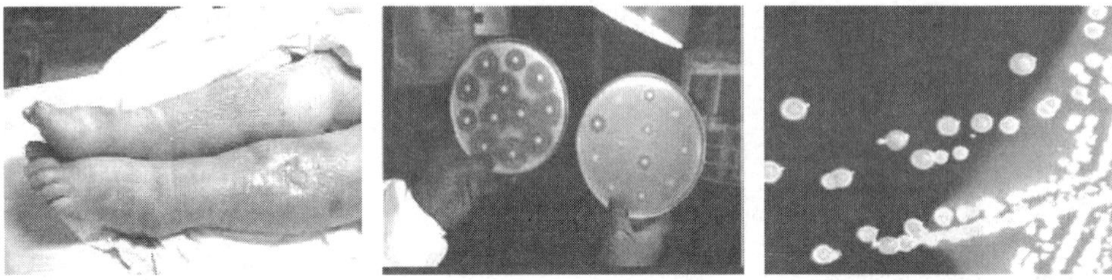

(a) 증상(폐혈증) (b) CRE 보관 (c) 전자 현미경 확대사진

[그림 1-155] 카바페넴 내성 장내세균속균종 감염증

ⓝ 장관감염증 : 매우 다양하며 크게 살모넬라균, 장염비브리오 등과 같은 세균류가 있고 [그림 1-156]과 같이 그룹 A형 로타바이러스 감염증, 아스트로바이러스 감염증과 같은 바이러스류가 있다. 그리고 이질아메바 감염증, 람블편모충 감염증과 같은 원충에 의한 감염이 있다.

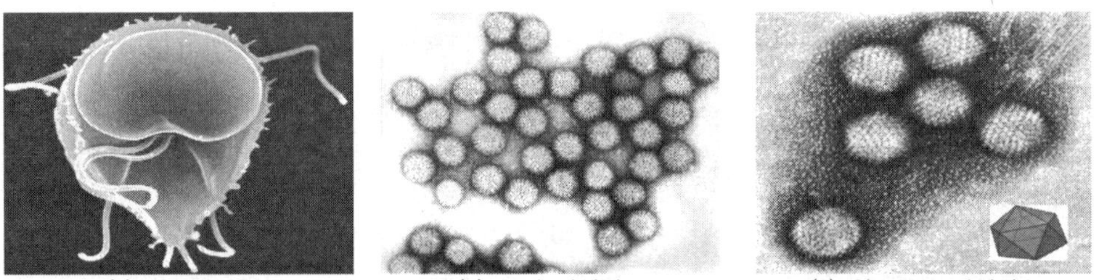

(a) 람블편모충 (b) 로타 바이러스 (c) 아스트로 바이러스

[그림 1-156] 장관감염증

ⓞ 급성호흡기 감염증 : 세균류인 폐렴알균 감염증, 페모필루스 인플루엔자균 감염증, 마이코플라즈마균 감염증, 클라미디아균 감염증 그리고 바이러스류인 아데노바이러스 감염증, 사람 보카바이러스 감염증, 파라인플루엔자바이러스 감염증, 호흡기세포융합바이러스 감염증, 리노바이러스 감염증, 사람 메타뉴모바이러스 감염증, 사람 코로나바이러스 감염증 등과 같다(그림 1-157).

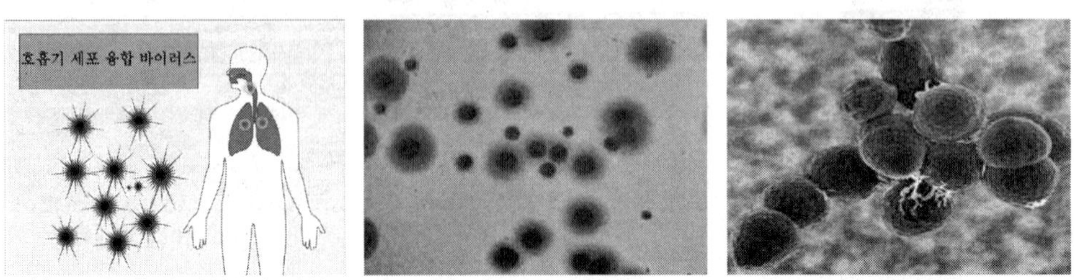

(a) 급성호흡기 감염증의 감염 (b) 마이코플라즈마균 (c) 폐렴알균

[그림 1-157] 급성호흡기 감염증

ⓟ 해외유입 기생충 감염증 : 메디나선충증, 사상충증, 포충증 외에 톡소포자충증, 악구충증, 광동주혈선충, 샤가스병, 주혈흡충증, 아프리카수면병, 바베스열원충증 등 [그림 1-158]과 같다.

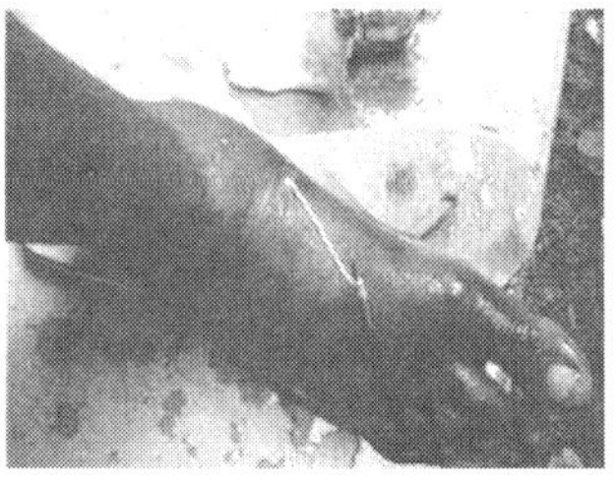

(a) 메디나선충증

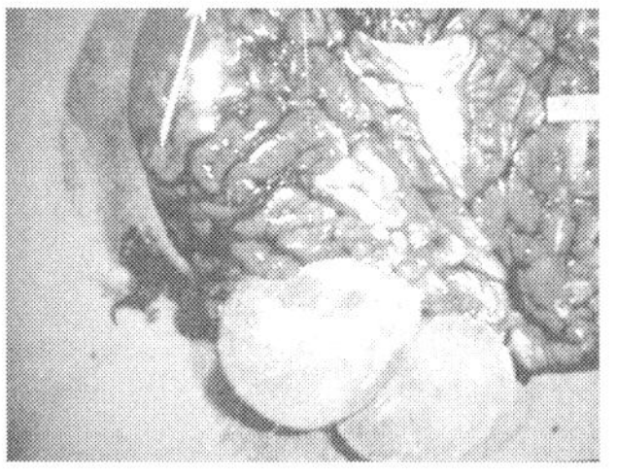

(b) 포충증

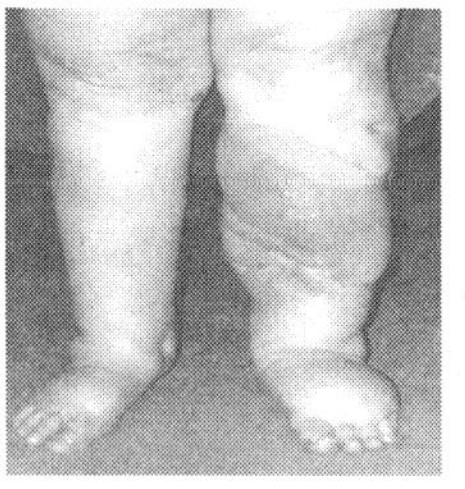

(c) 사상충증

[그림 1-158] 해외유입 기생충 감염증

ⓠ 엔테로바이러스 감염증 : 주로 장 관에서 발병되는 장바이러스의 일종으로 수족구병, 무균성수막염, 바이러스성 폐렴, 뇌염, 급성이완성 마비현상 등의 증상을 나타낸다. 영 · 유아의 감염률은 상당히 높다(그림 1-159).

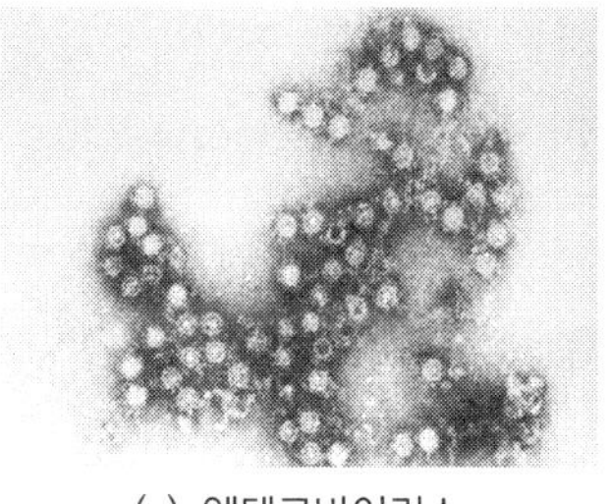

(a) 엔테로바이러스

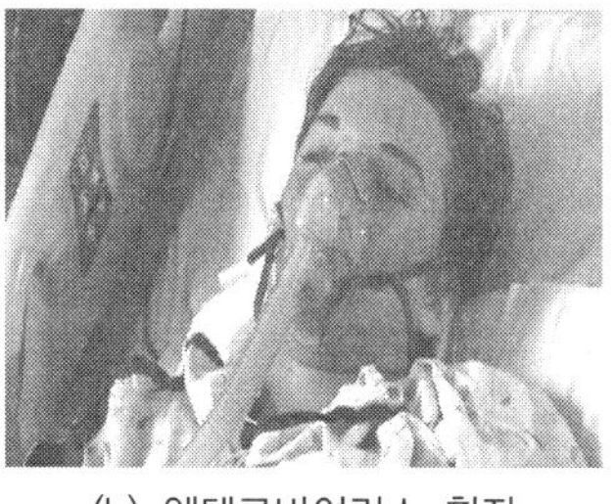

(b) 엔테로바이러스 환자

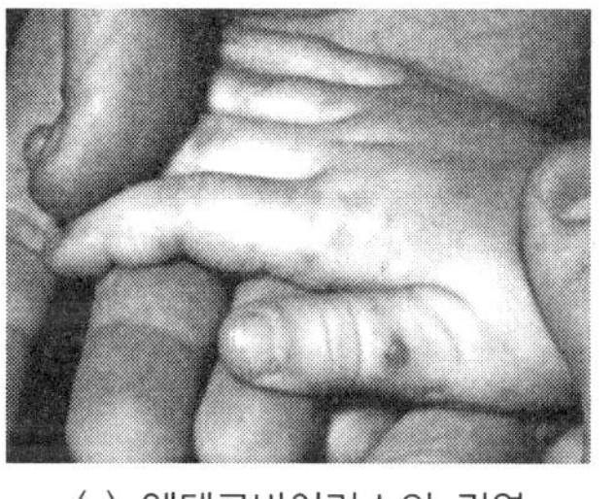

(c) 엔테로바이러스의 감염

[그림 1-159] 엔테로바이러스 감염증

ⓡ 검역전염병 : 한국에 존재하지 않는 전염병으로서 주로 항공기나 선박을 통해 유행지인 외국에서 유입되는 전염병으로 유입을 막기 위해 교통기관의 검역이 필요한 전염병이며 콜레라, 페스트, 황열병이 있다.

ⓢ 법정감염병의 종류는 〈표 1-21〉과 같다.

〈표 1-21〉 법정감염병의 종류

분 류	제1군(6종)	제2군(10종)	제3군(19종)	제4군(17종)	제5군(6종)
신 고	환자발생 시 즉시 신고	환자발생 시 즉시 신고	환자발생 시 7일 이내 신고	환자발생 시 즉시 신고	환자발생 시 7일 이내 신고
대 책	환자발생 시 즉시 격리 필요	예방접종대상	모니터링 및 홍보	방역대책 긴급수립	정기적인 조사를 통한 감시

분 류	제1군(6종)	제2군(10종)	제3군(19종)	제4군(17종)	제5군(6종)
감염병의 종류	콜레라, A형 간염, 장티푸스, 파라티푸스, 세균성이질, 장출혈성대장균, 감염증	디프테리아, 백일해, 파상풍, 폴리오, 홍역, 유행성이하선염, 풍진, B형간염, 일본뇌염, 수두	말라리아, 결핵, 한센병, 신증후군출혈열, 성홍열, 수막구균성수막염, 레지오넬라증, 비브리오패혈증, 발진티프스, 발진열, 쯔쯔가무시증, 렙토스피라증, 브루셀라증, 탄저병,공수병, 인플루엔자, 매독, 후천성면역결핍증, 크로이츠펠트	페스트, 황열, 뎅기열, 바이러스성출혈열, 두창, 보툴리눔독소증, 중증급성호흡기증후군(SARS), 조류인플루엔자인체감, 염증, 신종인플루엔자, 야토병, 큐열(Q熱), 웨스트나일열, 신종감염병증후군, 라임병, 진드기매개뇌염, 유비저, 치쿤구니야열	회충증, 편충증, 요충증, 간흡충층, 폐흡충증, 장흡충증

2. 만성질환

6개월 혹은 1년 이상 지속되는 질환이며 비감염성이고 퇴행성 질환이며 급성질환과 대응한다. 점진적이고 치명적이거나 정상이 아닌 모든 손상과 이상을 포함한다. 영속적인 불구상태, 회복 불가능한 병변, 장기간의 보호와 감시의 필요성 중에서 한 가지 이상을 갖고 있는 상태이다.

보건복지부에서 국민건강, 영양조사에서 내린 만성질환의 정의는 발생 후 현재까지 3개월 이상 경과된 질병(단, 임신과 관련한 합병증의 제외), 발생 시기에 관계없이 질병의 자연사적 특성에 근거하여 분류된 만성질병이다.

(1) 만성질환의 특성

만성질환의 경우 잠복기가 길고 일단 발병하면 3개월 이상의 오랜 기간 동안 발병한다.

호전과 악화를 반복하며 악화가 반복 될 때 마다 병리적 변화는 커지고 생리적 상태로의 복귀는 낮아져 결국 점점 악화되는 방향으로 진행된다.

기능장애를 동반하고 연령이 증가함에 따라 만성질환의 발병률도 비례적으로 증가하며, 원인이 불명확하고 여러 가지의 요인이 복합적으로 작용하여 발병하게 된다.

(2) 만성질환 관리의 중요성

현대 사회의 노령화와 더불어 현대인들의 잘못된 식습관, 신체활동 저하 등으로 인해 생활습관병으로 만성 질환의 유병률은 높아지고 있으나 현대 의학 기술의 발달에도 불구하고 만성질환의 치료율은 현저히 낮은 상태이다.

만성질환의 관리 실패는 2차, 3차 합병증을 동반하여 장애나 사망에 이르게 하고 있으며 이는 사회경제적 부담을 증가시켜 사회적인 문제가 되고 있다.

1) 만성질환에 의한 사망 증가

통계청 발표에 따르면 1950년대에는 결핵, 폐렴, 기생충 질환이 우리나라의 주요 사망요인이었으나, 2018년 주요 사망원인 통계를 분석한 결과 상위 10개 항목 중 6개가 만성질환으로 나타났다.

① 우리나라의 3개 사망요인으로는 악성신생물(암), 뇌혈관질환, 심장질환이었고 이로 인한 사망자가 전체 중 24[%]를 차지했다.

② 심장질환, 자살(고의적 자해), 당뇨병, 고혈압성질환, 간질환, 만성기도질환, 운수사고, 폐렴 등 만성질환이 총 사망자의 70.8[%]를 차지하는 것으로 나타났다.

2) 인구구조의 변화

과학기술의 발달로 인한 생활수준과 보건수준의 향상으로 노령인구가 증가 하는데 만성질환의 발병률은 연령과 비례하므로 만성질환도 같이 증가하였다.

① 2010년 기준 우리나라 65세 이상 고령인구 비율은 전체인구의 11.0[%]이고 2018년에는 14.3[%]로 증가하였다. 그렇기 때문에 대책마련이 시급하다.

② 연도별 고령인구 변화는 〈표 1-22〉와 같다.

〈표 1-22〉 연도별 고령인구 변화

구 분	2000년	2010년	2020년	2030년
남자 65세 이상(구성비)	1,300(5.5)	2,190(8.9)	3,303(13.4)	5,218(21.6)
여자 65세 이상(구성비)	2,095(9.0)	3,167(13.0)	4,398(17.8)	6,593(27.0)
성 비	62.0	69.2	75.1	79.1

3) 이환 기간의 장기화

만성질환은 급성질환에 비하여 질병이 완화된 후에도 완치까지의 기간이 길고 심한 경우 한번 이환되면 평생 동안 관리가 필요할 수도 있어 환자, 국가, 가족의 고통과 경제적 문제로 국민의료비가 증가한다.

(3) 만성질환 발생의 위험요소

만성질환은 여러 가지 요인이 복합적으로 발병하게 되므로 정확한 원인을 알기가 어렵다 만성질환을 일으키는 위험요소로는 유전적 요인, 사회적 요인, 경제적 요인, 생활습관, 지역적 요인, 영양상태, 환경오염이나 심리적 요인 등 매우 다양하다.

① 유전적 요인 : 혈우병, 원인불명의 본태성고혈압, 당뇨병 등이 있다.

② 사회적, 경제적 요인 : 교육수준, 거주지의 환경, 직업, 월수입 등의 요인이다.
③ 생활습관 : 식습관, 수면, 운동, 흡연, 음주 등의 요인이다.
④ 지역적 요인 : 국가마다 기후, 문화, 경제, 인종이 다르기 때문에 많이 발병하는 만성질환에 차이가 있다. 국가 간의 차이보다는 덜하지만 국가내 지역마다 발병하는 만성질환에도 차이가 있다. 우리나라의 암 사망은 폐암, 위암, 간암 순이나 미국은 폐암, 유방암, 자궁암 및 대장암으로 지역 및 종족에 따라 발병 요인에 차이가 있다.
⑤ 영양상태 : 영양이 부족하거나 과다한 경우로 요오드결핍 등이 있다.
⑥ 기타 : 만성질환을 일으키는 요인에는 환경오염, 심리적 요인 등이고 요인을 파악하기 어려운 경우도 많이 존재 한다.

(4) 만성질환의 예방 및 관리

만성질환은 생활습관이나 살아가는 환경과 밀접한 관련이 있으며 예방 및 관리가 쉽지 않다.

만성질환을 관리하는데 있어서 주요 목표는 질병 발생을 감소시키고 기능장애나 위중도를 완하 또는 지연시켜 건강한 삶을 영위하게 하는데 있다.

① 1차 예방(적극적인 예방) : 만성질환의 원인이 되는 요인을 미리 찾아 질병의 발생을 사전에 차단하는 것이다. 대부분의 만성질환은 발병원인이 복합적이고 알려지지 않은 것이 많아 1차 예방이 어려울 수 있다.
② 2차 예방(질병을 가능한 조기에 발견) : 치료함으로써 완치 혹은 완화시키고 질병으로 인한 사망이나 장애를 최대한 예방하는 것으로 정기적인 검진이나 보건교육 실시, 제도적 지원 등이 필요하다.
③ 3차 예방(만성질환) : 합병증, 후유증의 발생을 막고 신체기능에 장애가 오지 않도록 하는 것으로 일상생활로 복귀, 적응할 수 있도록 하는 것이다.

(5) 만성질환의 종류

만성질환의 종류는 매우 다양하며 질환이 생기는 부위와 형태로 분류하면 〈표 1-23〉과 같다.

〈표 1-23〉 만성질환의 종류

종 류	분 류
암(악성신생물)	간암, 장암, 폐암, 위암, 유방암, 자궁암, 대장암 등
소화기계	소화성 궤양, 만성간염, 만성변비, 간경변증, 위염 등
순환기계	중풍(뇌졸증), 치질, 심근경색증, 협심증, 고혈압, 치핵 등
근골격계	요통, 디스크, 신경통, 골다공증, 좌골통, 관절염 등

종 류	분 류
내분비영양 및 대사이상	당뇨, 갑상선질환 등
정신신경계	우울증, 치매, 만성두통, 정신분열증, 신경증, 편두통 등
호흡기계	만성기관지염, 폐기종, 천식, 축농증, 알레르기성비염, 호흡기결핵, 기관지확장증 등
눈, 귀	녹내장, 백내장, 만성중이염 등
구 강	충치(치아우식증), 치주질환(풍치, 잇몸병) 등
피부 · 비뇨 · 생식기계	피부병(부위별 및 전신성), 만성신부전 등

1) 암

종양은 신체 조직의 자율적인 과잉 성장에 의하여 비정상적으로 자라난 덩어리이다.

종양은 양성종양과 악성종양으로 구분된다.

① 양성종양 : 비교적 성장속도가 느리고 전이가 되지 않는다. 주위 조직을 침범하면서 빠르게 성장하며 신체 각 부위에 확산, 전이되어 생명을 위협하므로 악성종양을 암과 동일하게 본다.

② 암은 세포의 형태변화 및 수적 증가가 특징이다.

㉠ 세포가 조절되지 않고 무한정 증식성장하는 비정상 세포의 덩어리로 침윤성 성장을 하며 혈액이나 림프를 따라 우리 인체 어디든지 전이될 수 있다.

㉡ 지속적인 세포자극으로 세포 변형을 가져오는 만성염증성질환이 암으로 발전될 수 있으므로 일상생활에서 염증 및 감염성 질환의 경로를 차단하는 것도 암 예방에 중요하다.

㉢ 인체조직이나 장기에서 암세포가 발견되면 발견된 일부분이 아니라 많은 부분을 제거해야 하므로 각 조직과 장기가 본래의 기능을 유지하기 어렵다.

③ 암은 발병까지 길게는 수십 년이 걸리는 만성질환으로서 개인의 생활이나 습관, 환경으로 개인의 생활습관을 고치고 환경개선을 통한 예방이 필요하다.

④ 암의 종류 : 매우 다양하며 150여 종류가 있다. 위암과 폐암, 대장암은 우리나라에서 발병률이 높은 암이다(그림 1-160).

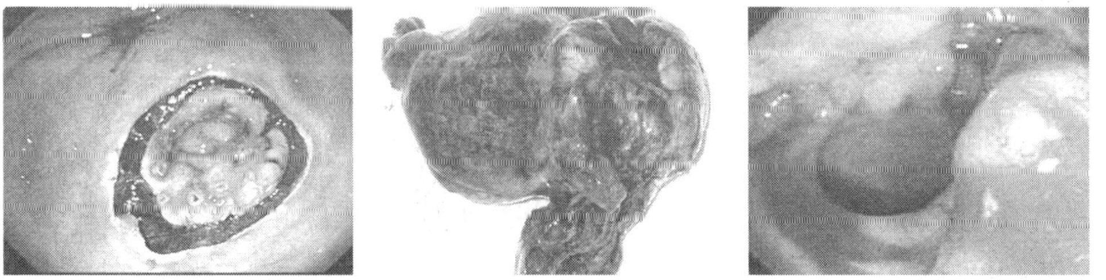

(a) 위 암　　(b) 폐 암　　(c) 대장암

[그림 1-160] 암

2) 심혈관질환(고혈압, 동맥경화증, 협심증, 심근경색, 뇌졸중, 뇌경색 등)

고혈압은 침묵의 사자(Silent Killer)라고 하며 고혈압 검사방법이 상당히 발전했음에도 불구하고 고혈압을 가진 인구의 거의 반이 자신이 고혈압 환자임을 모르고 있는 경우가 많다.

① 고혈압의 명확한 기준은 없지만 고혈압은 병명이라기보다 하나의 증세라고 한다.

㉠ 혈압은 건강한 사람도 정신적인 흥분이나 운동으로 증가할 수 있고 또 조금씩 차이가 있는 것이므로 얼마 이상의 혈압을 고혈압이라고 하는 명확한 경계가 없지만 임상적으로 일단 안정시에 측정한 혈압으로 최고혈압(수축기 혈압)이 성인의 경우 150~160[mmHg] 이상, 최저혈압(이완기혈압)이 90~95[mmHg] 이상을 고혈압이라 한다.

㉡ 고혈압환자 : 90[%]는 원인을 알 수 없으며 유전, 환경, 레닌 등의 요인으로 추정하고 있다. 고혈압은 심장, 뇌, 신장 등에 치명적인 손상을 일으키고 조기에 사망할 확률이 높은 질환이다.

㉢ 질환의 종류

ⓐ 원인이 불분명한 본태성이며 혈압은 나이가 들수록 증가하며 유전적 성향이 많아 대부분의 본태성 고혈압 환자의 가족에 많이 나타나는 1차성 고혈압

ⓑ 특정 질환 및 질병에 의해 발생한 비교적 뚜렷한 원인에 의해 발생하는 2차성 고혈압이 있다.

ⓒ 2차성 고혈압의 원인 : 신장질환, 갈색 세포증, 경구 피임약의 사용 등이다. 체질, 유전적 소질, 체형, 체격, 체중과 밀접한 관련이 있다. 그밖에 영향을 미치는 원인으로 조급한 성격, 비만, 많은 염분섭취, 정신적 스트레스, 흡연, 음주이다.

② 동맥경화증 : 동맥벽이 경화와 비후되는 만성적 병변으로 동맥경화증이 진행되면 혈관내강이 좁아지기 때문에 혈류가 감소하거나 혈전형성으로 혈류가 중단되어 순환장애를 초래하고, 이러한 순환장애는 세포를 손상시키고 괴사시키게 된다(그림 1-161).

㉠ 심장에 혈액을 공급하는 관상동맥이 좁아진 경우 심장근육에 혈류 공급이 원활하지 못해 협심증이 유발될 수 있고, 혈전(혈관손상 시 지혈과정에서 생기는 피딱지가 혈관과 심장에 존재할 때 이를 혈전이라 한다)이 생성되면 혈류 차단으로 심근경색이 발생해 심장기능이 떨어지거나 심장돌연사로 사망하게 된다.

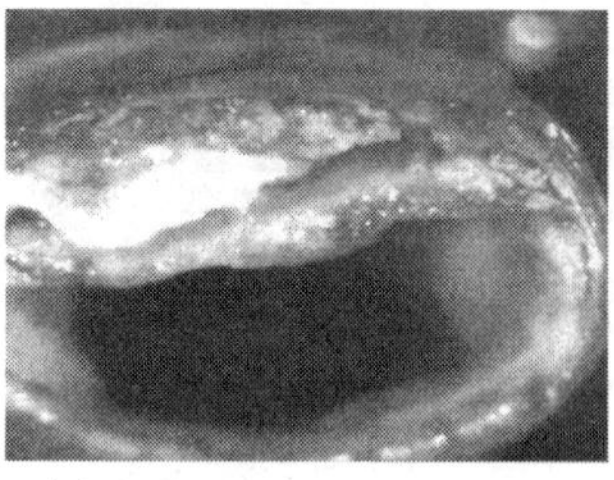
(a) 심혈관질환 중 동맥경화증

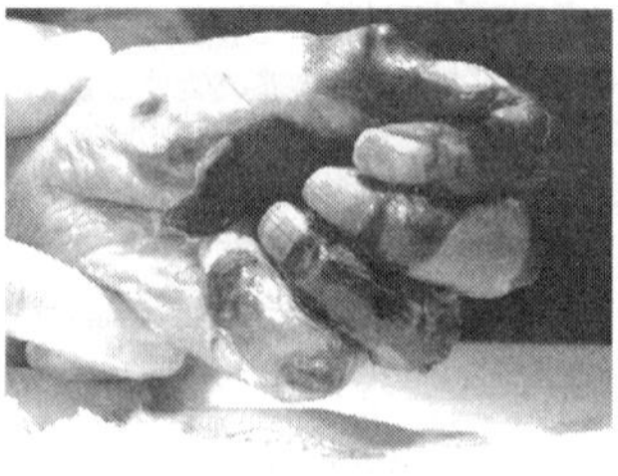
(b) 동맥경화증 손

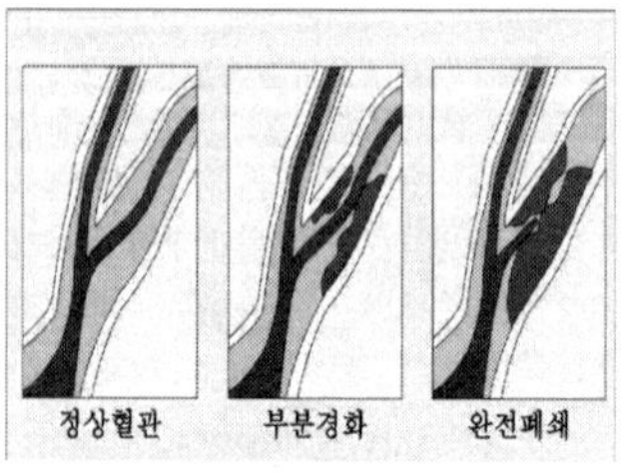

(c) 동맥경화증의 악화과정

[그림 1-161] 심혈관질환

㉡ 뇌로 가는 동맥에서 동맥경화증이 발생하면 뇌경색이나 뇌졸중이 발생할 수 있다.

㉢ 동맥경화증을 일으키는 위험인자 : 고혈압증, 당뇨병, 흡연, 고콜레스테롤혈증이다.

㉣ 모든 심혈관계 질환의 위험인자 : 식염 과다, 콜레스테롤 과다, 흡연, 스트레스로 이는 생활습관 개선으로 조절 가능하다.

3) 당뇨병

인슐린의 분비량이 부족하거나 정상적인 기능이 이루어지지 않는 대사질환의 일종이다.

① 혈중 포도당의 농도가 높아지는 고혈당이 특징이며 고혈당으로 인하여 여러 증상과 징후를 일으키고 소변에서 포도당이 빠져나온다. 본래 인슐린은 우리 몸에 들어온 포도당을 사용하고 남으면 간이나 근육에 저장하도록 하는데 인슐린이 부족하거나 제대로 활용하지 못하면 혈중에 포도당이 높아진 상태로 온몸을 순환하다가 소변으로 빠져나온다.

② 포도당이 섞인 혈액 : 끈적끈적해져서 혈관손상과 말초혈관을 막히게 하여 혈액공급을 받아야 하는 조직과 장기를 모두 손상시킬 수 있다.

③ 당뇨로 인한 만성합병증 : 당뇨병성 신증 및 괴저 외에 망막병증, 신장병증, 신경병증, 관상동맥질환, 말초동맥질환, 뇌혈관질환 등 신체에서 혈관이 있는 모든 곳에서 합병증이 발생할 수 있다(그림 1-162).

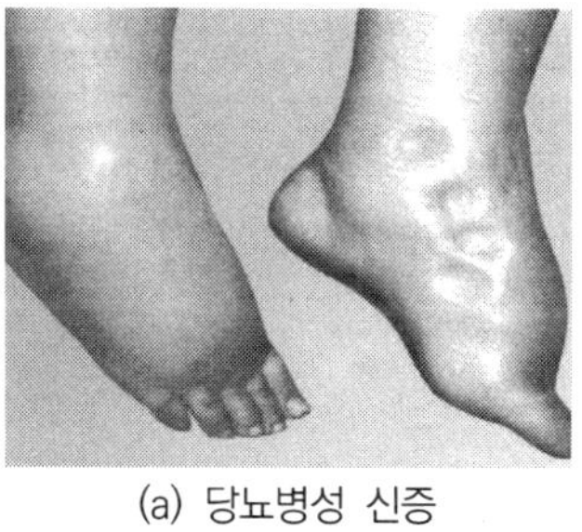
(a) 당뇨병성 신증

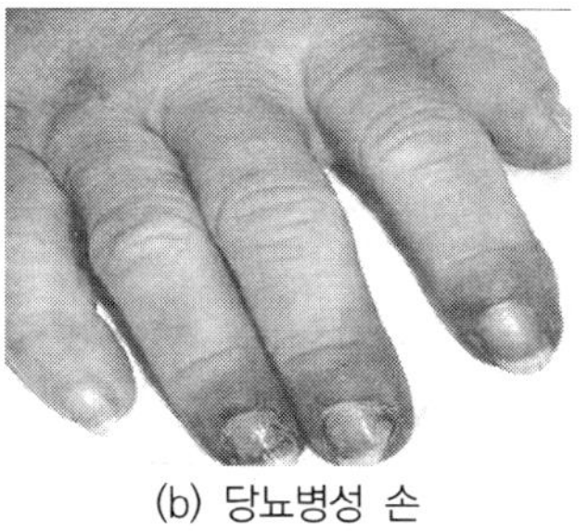
(b) 당뇨병성 손

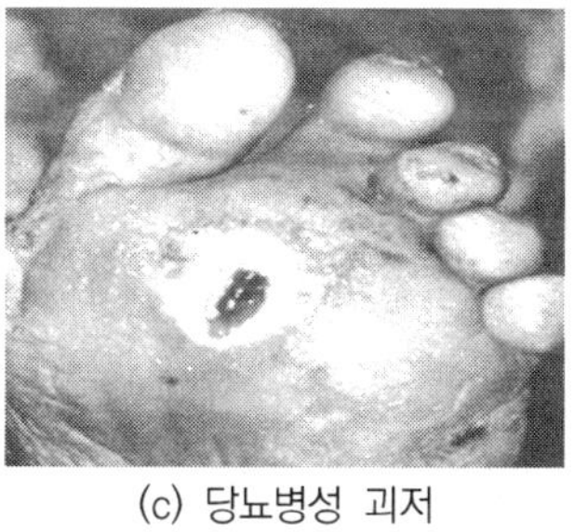
(c) 당뇨병성 괴저

[그림 1-162] 당뇨병

4) 고지혈증

필요 이상의 지방이 혈액 내에 존재하여 혈관벽에 쌓여 염증을 일으키고 심혈관계 질환을 일으킨다. 보통 유전적인 요인으로 인하여 발병하는 경우가 많지만 비만, 음주, 당뇨병 등의 다른 원인에 의하여서도 발병할 수 있다.

① 사람 체중의 약 10[%]가 지방으로 구성되어 있으며 그 중에서 중요한 작용을 하는 것은 콜레스테롤과 중성지방이다. 이러한 혈액의 지방은 세포의 기능유지와 에너지 대사에 여러 가지 일을 하고 있으므로 당연히 존재해야 하지만 이것이 너무 과해서 생기는 질환이다(그림 1-163).

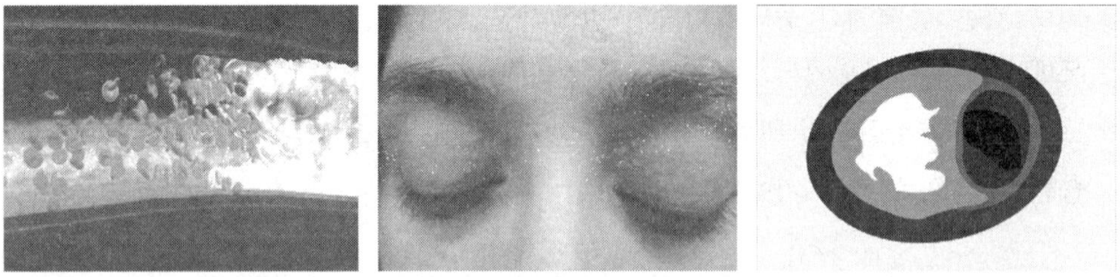

(a) 지방으로 막힌 혈관내부 (b) 고지혈증 증상 (c) 고지혈증 혈관내부

[그림 1-163] 고지혈증

② 고지혈증 : 동맥경화증에 심혈관질환, 즉 협심증, 심근경색, 뇌졸중, 하지괴저 등이 발생된 경우에는 이러한 질환의 치료가 매우 중요하다.

③ 고지혈증이 오랫동안 지속 : 혈액이 순환되는 혈관에 동맥경화증을 일으키고 동맥경화증이 발생되면 뇌나 심장의 혈액순환이 원활하지 않아 생명에 위협을 줄 수 있다.

④ 뇌의 혈액 순환 장애를 뇌혈관질환이라고 하며 심장의 혈액 순환 장애를 허혈성심질환이라고 한다.

⑤ 뇌혈관질환 : '중풍'이라고 하며 의학적으로 뇌졸중, 뇌경색증이라고 한다. 혈액순환의 장애 정도에 따라서 일시적인 어지럼증, 실어증, 치매, 사지마비 등의 증상이 발생하고 심하면 사망에 이르기도 한다.

⑥ 심장의 혈액순환 장애인 허혈성 질환 : 협심증, 심근경색증이 있고 일반적으로 심한 흉통과 호흡곤란의 증상이 나타나고 심하면 사망에 이르기도 한다.

⑦ 지방이 필요이상으로 많아지면 동맥경화증 등을 유발하여 심각한 문제를 일으키며 식이요법과 적절한 운동으로 예방 및 관리가 필요하다.

5) 만성폐쇄성 폐질환

만성폐쇄성 폐질환자의 주원인은 나이가 들면서 오랫동안 담배를 피운 사람한테 자주 발생하는 질병이다. 서서히 진행되며 처음에는 가벼운 호흡곤란이나 기침 등 가벼운 증세가 나타나지만 시간이 흐를수록 점점 악화되어 호흡장애를 일으킨다.

① 만성폐쇄성 질환의 발병 원인 : 흡연이며 담배 연기의 간접흡연도 만성폐쇄성 폐질환을 일으킬 수 있다. 그 외에 고령, 대기오염, 먼지가 많이 나는 곳에서 일하는 사람 등에게서 많이 발병한다(그림 1-164).

② 호흡기 질환 : 영양이나 위생상태가 좋지 않은 국가에서 발생률이 높은데 우리나라는 OECD 국가 중 발생률과 사망률이 1위이다.

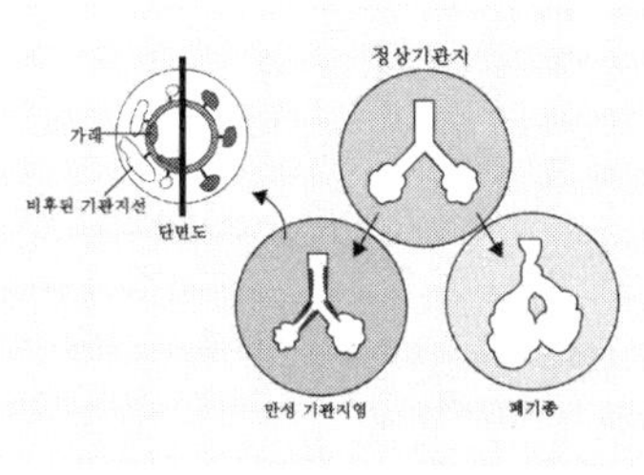

(a) 만성폐쇄성 폐질환 감염

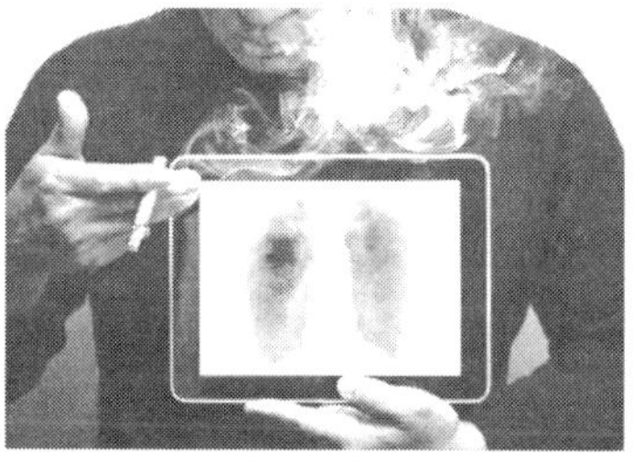

(b) 만성폐질환 주 원인

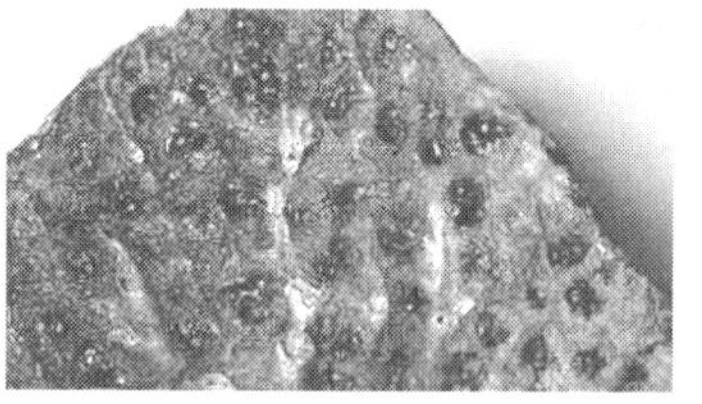

(c) 만성폐질환 사진

[그림 1-164] 만성폐쇄성 폐질환

6) 간질환(간염, 지방간, 간경변증, 간암)

간염을 일으키는 주범은 A, B, C형 간염 바이러스(바이러스성 간염)와 알코올(알코올성 간염), 약제(약제성 간염)이다(그림 1-165).

① A형 간염 바이러스 : 환자의 변에 의해 오염된 식수나 식품을 통해 전파된다.

② B형, C형 간염 바이러스 : 혈액이나 체액을 통해 감염될 수 있는데 B형 간염 바이러스는 어머니에게서 아이에게 수직 감염되는 경우가 많으므로 예방접종을 통한 사전예방이 중요하다.

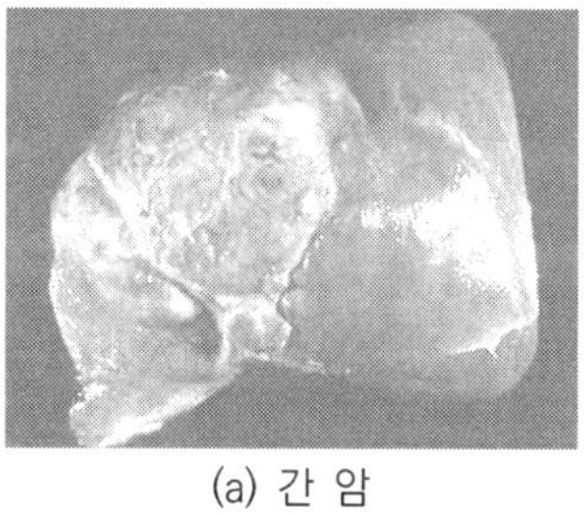

(a) 간 암

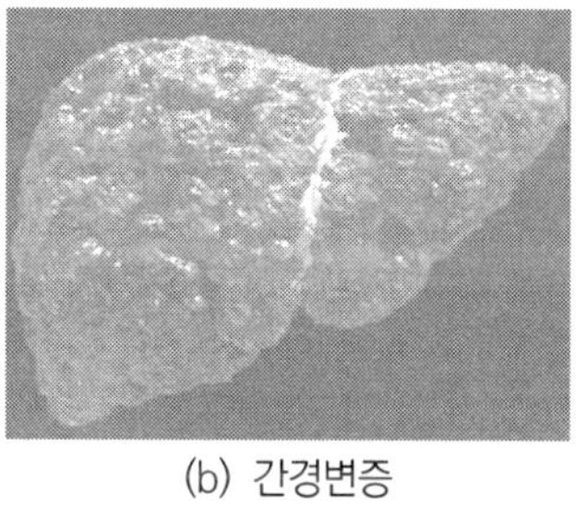

(b) 간경변증

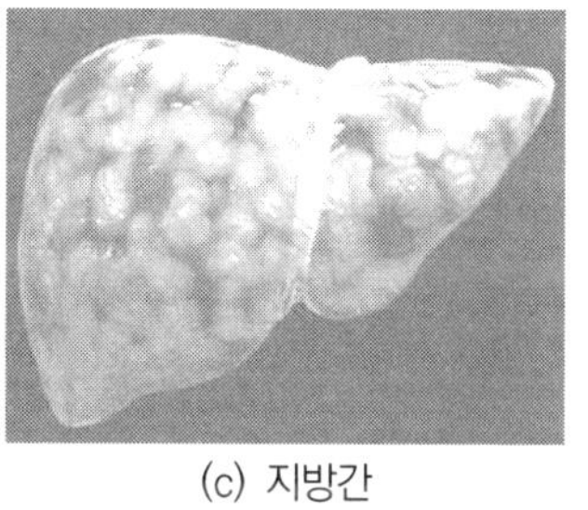

(c) 지방간

[그림 1-165] 간질환

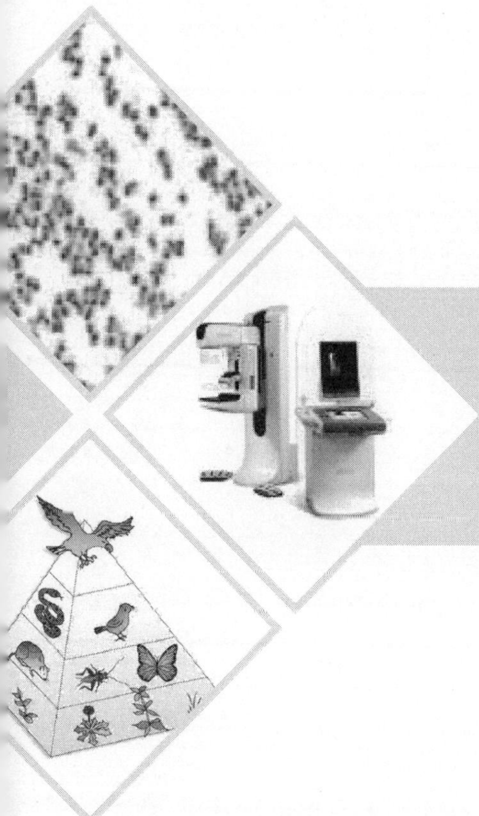

Chapter 02

내과진료과목(Internal Medicine Course)

내과(內科)는 장의 기관에 생긴 병을 외과적 수술 없이 치료하는 의술의 한 부문으로 대한내과학회에서는 9개의 분과로 영역을 나누는데 소화기내과(Gastroenterology), 순환기내과, 호흡기내과, 내분비내과(내분비내사내과), 신장내과, 혈액종양내과, 감염내과, 알레르기내과, 류마티스내과이다. 대학병원, 종합병원 등에서는 이 구분을 더 세분화하여 진료하고 있다.

내과(Internal Medicine)에서는 소화기 내시경이나 심도자술 같은 기술도 있지만 주로 약물치료를 한다. 흔히 외과와 비교하여 비수술적인 진단 및 치료가 많았지만 오늘날에는 수술적인 치료를 직접 수행함으로써 구분이 다소 퇴색되고 있다.

내과는 의료영역에서 가장 근간이 되고 범위가 넓으며 과거로부터 이어져 왔던 분야이다. 신체의 어느 곳이나 내과의 영역일 수 있어서 다른 전문 분야와 많은 부분에서 중복 된다.

제1절 소화기내과(Gastroenterology)

소화기는 다양한 장기들로 구성되어 있다. 소장에는 십이지장, 공장, 회장이 포함되고 대장은 맹장, 충수돌기[1], 결장(상행, 횡행, 하행, S자) 및 직장으로 구성된다. 체내에서 소화기는 음식물의 소화 및 흡수, 체내 저장 및 주요 생체 활성 물질의 합성 및 해독 작용, 배설 등 생명 유지에 필수적인 역할을 한다.

일반적인 진단내시경뿐만 아니라 초음파내시경, 캡슐내시경 및 소장내시경 등의 특수 내시경 검사를 시행한다. 조기 위암 및 대장 용종 등 각종 위장관 질환에 대하여 전문적인 치료 내시경을 시행한다.

① 간 분야 : 희귀 질환을 포함한 다양한 간질환의 진단 및 치료를 하고 있으며, 대다수의 대학병원에서는 전문화된 각 센터를 중심으로 간암의 치료, 간이식(이식외과 협진), 만성 간질환 및 그에 따른 합병증에 대한 집중치료를 시행하고 있다.

② 췌담도 분야 : 췌장염, 담석 등의 비교적 흔한 질환과 췌장암, 담관암 등의 드문 난치성 질환에 대한 치료를 하고 있다. 최근에는 난치성 질병을 치료하는 데 있어서 여러 진료과 간의 협진이 필수적이다.

최근 식생활의 서구화와 경제 성장에 따라 그 발병률이 지속적으로 늘어나고 있으며, 정기적인 건강 검진이 늘어남에 따라 증상이 없는 단계에서 조기에 발견되는 경우도 증가하고 있다.

---

1) 충추돌기 : 소장 말단부에서 대장으로 이어지는 부위인 맹장의 한쪽 끝에 달려 있는 벌레 모양의 기관이다.

사회적인 변화에 발맞추어 대학병원들은 심혈관 센터 설립을 늘리고 있다. 상부 위장관내시경, 대장내시경, 췌담관조영술 등을 시행하고 각종 병리검사, 초음파검사, CT, MRI 등의 첨단장비를 활용하여 소화기질환 여부를 진단한다. 뿐만 아니라 위 · 십이지장궤양 출혈, 위 · 식도정맥류 출혈 등에서의 지혈술, 용종과 조기암의 절제술, 췌담관결석 제거 및 배액술 등 고도의 전문적 치료내시경술도 시행하고 있다.

B형 또는 C형 간염, 알코올성 간질환, 간경변 등의 만성간질환과 간암의 조기진단에 역점을 두고 있으며 간암치료로 간동맥색전술, 에타놀주입법, 고주파치료법 등 최신 치료기법을 활용하여 치료효과를 올리고 있다.

소화기내과에서는 식도, 위, 소장, 대장 질환과 간 질환, 췌장 및 담도(담낭) 질환 등 각종 소화기 질환, 조기 위암, 간암, 췌담도암 및 염증성 장질환, 기능성 위장장애, 소화성 궤양, 췌장염 및 담석, 간염, 위암, 대장암, 직장암 등 한국인에게 가장 많은 질환인 소화기 계통의 질환 등 드물지만 심각한 질병의 치료를 위해서 외과, 영상의학과, 종양내과, 방사선종양학과, 병리과 등 각 과와의 협진을 조율하는 중요한 역할을 맡고 있다.

위장병 전문의(Gastroenterologist)는 위장병(胃臟病)은 위에서 발생하는 병이며 위장병을 치료하는 의사이고 위장병의 종류는 위궤양[2], 위염[3] 등이 있다.

발병 원인은 주로 불규칙한 식사 습관, 지나치게 자극적인 음식 및 잦은 알코올 섭취로 병이 계속될 경우 암 유발의 원인이 될 수도 있다. 치료는 가벼운 경우 제산제, 소화제로 치료하지만 심한 경우 수술을 하기도 한다(그림 2-1).

---

2) 위궤양 : 위장 점막이 흡연, 스트레스, 약제, 헬리코박터균의 감염, 악성종양 등에 의해 손상되어 가장 표면에 있는 점막층보다 깊이 패이면서 점막근층 이상으로 손상이 진행된 상태이다.
   ① 소화성 궤양 : 점막을 보호하는 방어인자와 점막 손상을 유발하는 공격인자의 균형이 깨지면서 발생하는 궤양이고 대개 재발과 자연적 치유를 반복하는 경과를 보인다.
   ② 십이지장 궤양과 달리 위궤양은 악성종양에서 나타나는 경우도 있으므로 위궤양을 단순 소화성 궤양으로 일반화 하기에는 문제가 있다.

3) 위염 : 일반인, 임상의사, 내시경의사, 병리의사 모두 다르다.
   ① 일반인 : 속쓰림이나 소화불량, 심와부 통증 등의 증상을 위염이라고 한다.
   ② 환자를 진찰하는 임상의사 : 내시경에서 증명된 위궤양, 식도염 등이 없이 환자가 불편감을 호소할 때 신경성 위염 혹은 비궤양성 소화불량이라고 한다.
   ③ 위내시경검사를 직접 시행하는 내시경 의사 : 내시경 검사상 몇 가지의 특징적인 징후를 보이는 경우를 위염이라고 진단하는데, 내시경적 위염의 분류 체계는 매우 복잡하며 실제로 증상과는 연관성이 크게 없는 경우가 많기 때문에 일반 환자에게 질병에 대한 설명을 하는 것도 어렵다.
   ④ 위장 점막에서 조직검사를 한 후 검사 결과를 바탕으로 위염 진단을 내리는 병리의사의 위염에 대한 관점은, 단순히 속이 쓰리고 소화가 잘 되지 않는 증상을 가진 일반인에게는 쉽게 받아들이기 어려운 진단기준일 수 밖에 없다.
   ⑤ 위염에 대한 정의는 크게 두 가지 정도이다.
      ㉠ 내시경에서 위궤양, 식도염 등의 징후가 나타나지 않는 소화불량 증상들을 모두 일컫는 비궤양성 소화불량(non ulcer dyspepsia)이다.
      ㉡ 위내시경에서 육안으로 관찰되는 징후가 나타나고 위장 조직의 점막에서 염증세포가 발견되며, 그 원인을 규명한 경우이다.
      ㉢ 의학적인 정의 : ㉡이 더 적절하므로, 위염을 위내시경 또는 위장 점막에서 염증이 증명된 상태라고 정의한다.

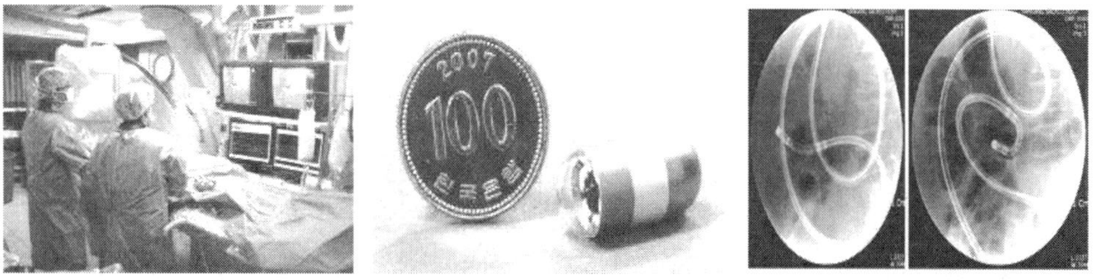

(a) 초음파 내시경　　(b) 캡슐 내시경　　(c) 소장 내시경

[그림 2-1] 초음파 내시경, 캡슐 내시경과 소장 내시경으로 촬영한 모습

1. 치료항목

소화성궤양(위궤양, 십이지궤양), 과민성장증후군, 대장용종, 식도운동 이상 질환, 식욕부진, 구역질과 구토, 딸꾹질, 조잡, 복통, 설사, 소화관출혈 등을 주로 치료한다.

(1) 소화성궤양(위궤양, 십이지장궤양)

위궤양, 십이지장궤양은 위 또는 십이지장의 점막 근육판 이하 조직까지 침범한 것으로 위내시경으로 진단이 가능하며 궤양의 합병증으로 출혈이 동반된 경우 치료내시경으로 지혈할 수 있다(그림 2-2).

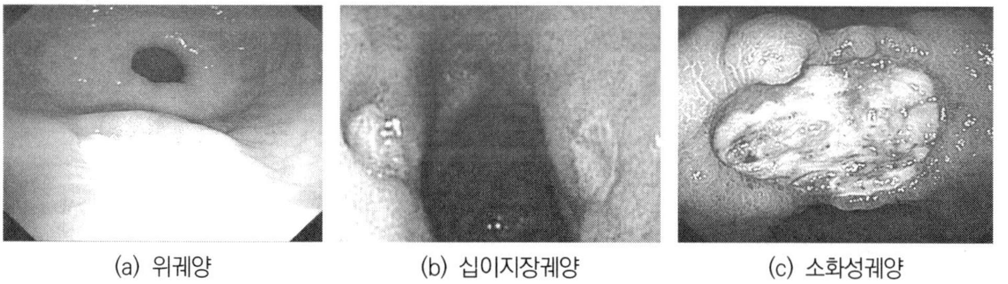

(a) 위궤양　　(b) 십이지장궤양　　(c) 소화성궤양

[그림 2-2] 소화성궤양

(2) 과민성장증후군

배변양상의 변화와 동반된 복통이나 복부불편감으로 만성기능성 위장관질환이며 12개월 동안 12주 이상 복부불편감, 복통이 지속 시 진단이 가능하며 치료로는 식이요법, 약물치료, 정신행동치료 등이 있다(그림 2-3).

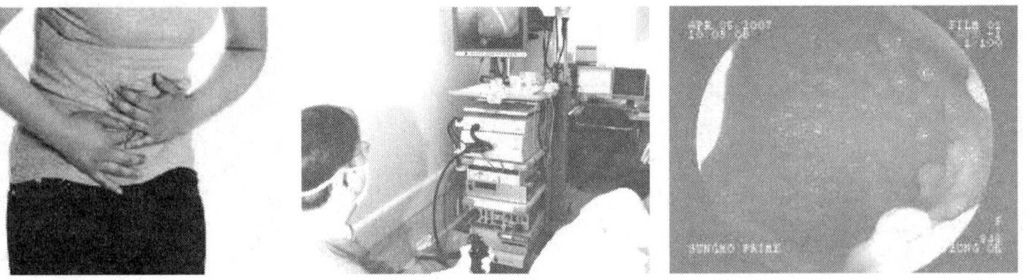

(a) 과민성장증후군 발병부위 (b) 대장내시경 (c) 과민성장증후군

[그림 2-3] 과민성장증후군

(3) 대장용종

대장 점막이 비정상적으로 자라 혹이 되어 장의 안쪽으로 돌출되어 있는 상태이며, 대장암으로 진행할 수 있는 종양성 용종과 비종양성 용종으로 나뉘고 종양성 용종은 대장내시경을 이용하여 내시경적 용종 절제술로 제거함으로써 대장암의 발병률을 줄여줄 수 있다(그림 2-4)

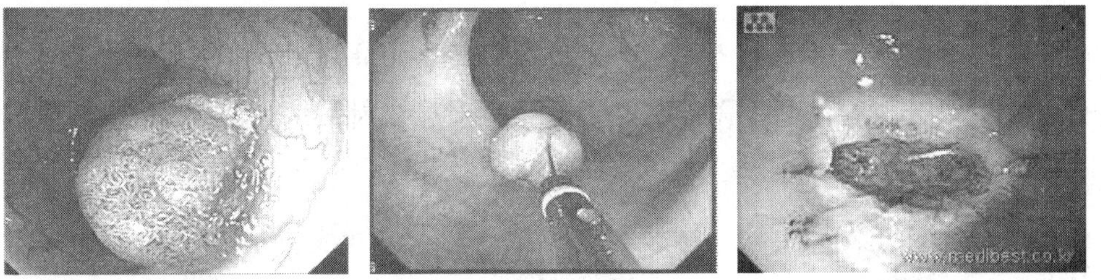

(a) 대장용종 (b) 대장용종 제거시술 (c) 대장용종 제거 후

[그림 2-4] 대장용종

(4) 식도운동 이상 질환

사람은 거꾸로 매달려서 음식을 먹을 수도 있는데 이것은 식도에서 위로 진행하는 연동운동이 있기 때문이다.

① 음식을 삼키면 식도의 상부와 하부에 있는 괄약근이 음식물이 통과할 때는 열리고, 평소에는 닫혀 있어 음식물이나 위액과 같은 위 내용물이 역류하는 것을 막아 준다.

② 식도와 괄약근의 운동이 정상적으로 이루어지지 않으면 삼키기가 곤란하여 가슴이 아픈 증상이 나타날 수 있다.

③ 식도운동의 이상은 몇 가지로 구분할 수 있지만, 서로 복합되어 나타나기도 하고 때로는 무엇이라 정확하게 설명하기 어려운 경우도 있다.

④ 증상 : 공통적으로 대부분 연하곤란, 흉통, 흉부 작열감(타는 듯한 느낌)등을 호소한다(그림 2-5).

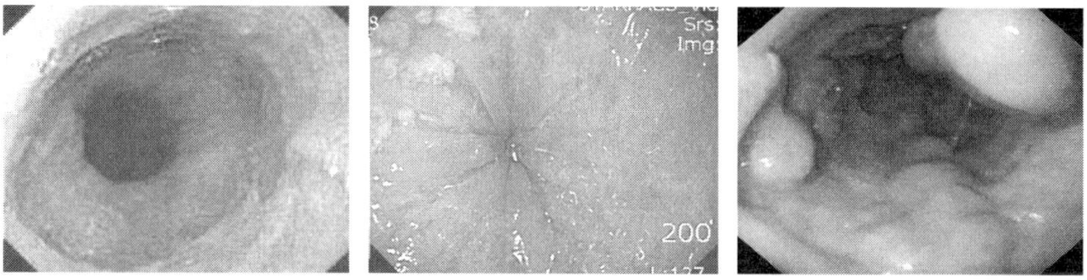

(a) 정상적인 식도 (b) 질환으로 인하여 막혀버린 식도 (c) 바렛 식도(역류성식도)

[그림 2-5] 정상적인 식도와 질환에 의한 식도의 비교

⑤ 소화기 : 음식물의 소화와 흡수, 체내에 저장 및 주요 생체 활성 물질을 합성하고 독소 제거, 배설 등 생명유지에 필수적인 역할을 담당한다.

⑥ 소화기내과 : 소화기질환을 간 클리닉, 변비 클리닉, 위암 클리닉, 장 클리닉, 췌담도 클리닉 및 치료내시경 클리닉으로 [그림 2-6]과 같이 소화불량증, 과민성장증후군, 변비 등의 소화관의 기능성 질환 또한, 간클리닉은 간염간경변증과 간암 등의 만성 간질환 환자를 치료한다.

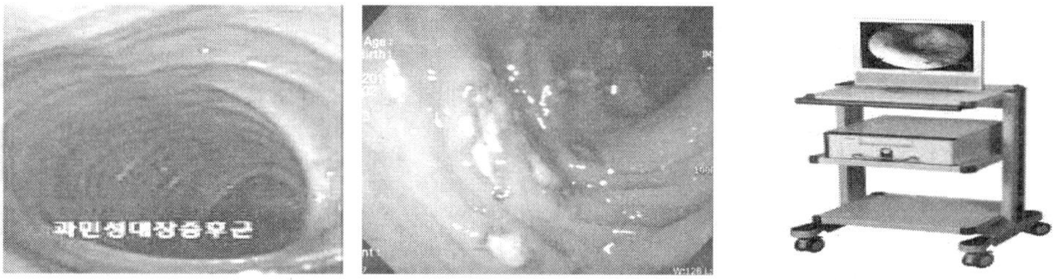

(a) 과민성대장증후군 (b) 변비환자의 대장 (c) 내시경 기구

[그림 2-6] 과민성대장증후군과 변비

(5) 식욕부진

상부 소화관 특히 위질환에서는 흔히 나타날 수 있는데, 간이나 신장 또는 발열을 수반하는 병이에도 신경성 식욕부진증인 것도 있다. 중년 이상에서 원인을 짐작할 수 없을 경우에는 위암에 주의한다.

(6) 구역질과 구토

급성위염 · 위암 · 유문협착 · 위궤양 · 급성위확장 등의 경우에 나타날 수 있는데, 구역질은 주로 중추성의 음식혐오감이며 구토를 수반하는 경우도 있다. 구토는 일종의 반사이며 중추는 연수(延髓)[4]에 있고 흔히 소화관으로 부터의 자극으로 일어난다.

(7) 딸꾹질

횡격막[5]이 단속적으로 경련하기 때문에 일어난다. 급히 식사를 했을 때 또는 위염이나 위확장의 경우에도 나타날 수 있으며, 횡격막·흉막·복막 등의 자극이나 중추신경계의 자극 등에서도 나타날 수 있다.

(8) 조잡(倍雜 : 가슴 쓰림)

소화기 질환에 비교적 많은 증세이다. 식도 하부가 위 내용물의 역류 등으로 자극을 받아 일어나는 것으로 보며, 산미(酸味)와 산취(酸臭)가 나는 트림을 수반하기 쉽다. 과식이나 십이지장궤양 또는 담낭질환 등에서도 나타날 수 있다.

(9) 복 통

위질환의 경우 특히 상복부에서 많이 나타난다. 담낭질환 또는 췌장염[6]일 때도 같은 통증이 있으며, 신경증 환자에게도 가끔 상복부통이 일어난다. 식후 1시간 내지 그 이상 경과한 다음에 일어나는 지발통(遲發痛)·기아통(饑餓痛)은 위 및 십이지장궤양에서 많이 나타날 수 있다.

(10) 설 사

주로 장질환으로 일어나는데, 위질환으로는 위산의 저하 내지는 무산증의 경우에 흔히 나타날 수 있다.

---

4) 연수(延髓) : 뇌의 한 가운데 있으면서 가장 아래쪽에 위치하므로 매우 중요한 기능을 하는 뇌줄기는 크게 중간뇌, 다리뇌, 숨뇌 등의 세 부분으로 나뉜다. 그 중 연수는 가장 아래쪽에 위치한 부위로 위로는 다리뇌와 아래로는 척수, 뒤로는 소뇌와 맞닿아 있다.

5) 횡격막 : 흉강과 복강을 구획하는 근육성의 막으로 포유류에만 있다. 가로막(횡격막)은 호흡근에서 가장 중요한 근육으로 둥근 지붕 모양으로 생겼으며 원형의 중앙 부위는 나뭇잎 3개를 붙여 놓은 모양의 힘줄로 이루어져 있다. 바로 여기에 허리뼈, 복장뼈 및 갈비뼈에서 기시한 근육 섬유들이 부착한다.

6) 췌장염 : 소화기관이면서 내분비기관인 췌장(이자)에 염증이 생긴 것이며, 급성과 만성으로 나눠진다.

① 급성 췌장염 : 췌장의 구조나 기능이 완전히 회복될 것을 기대할 수 있으나, 만성 췌장염은 췌장의 구조와 기능이 영구적으로 손상된다.

② 췌장염 : 과도한 알코올의 섭취나 외상, 담석에 의한 췌장관 폐쇄에 의해서 유발되며, 췌장의 염증은 췌장의 소화 효소가 췌장 주위 조직 속으로 유리되면서 발생한다.

③ 유리된 췌장의 효소 : 췌장의 주변조직을 파괴하여 부종과 충혈을 일으키고, 심한 경우에는 감염이나 출혈, 농의 형성, 췌장의 괴사가 발생할 수 있다.

④ 급성 췌장염 : 배와 등에 심한 통증이 생기는 것이 특징인데, 누웠을 때 이런 통증이 유발되거나 심해지고 등을 구부리거나 앉으면 완화된다. 또한, 미열과 구역감, 구토, 혈압 상승을 동반할 수 있고, 심한 경우 쇼크에 빠져 생명이 위태로워질 수 있다.

(11) 소화관출혈

토혈과 하혈로 구별된다. 하혈에는 육안으로 확인되는 현출혈(顯出血)과 약물반응으로 확인되는 잠출혈(潛出血)이 있다.

① 토혈에서 가장 많은 것은 위·십이지장궤양7), 급성 위염, 식도질환 등인데, 위암8)의 경우 대출혈은 드물고 소량의 출혈이 지속되는 수가 많다.

② 하혈은 소장 이하의 질환에 많고, 위질환의 경우 때로는 하혈만 있는 경우도 있으며, 이때는 변의 색깔이 흑색 또는 암적색일 경우가 많다.

(12) 소화기 내과

각종 소화기 질환에 대해 전문적인 진료 및 치료를 담당하고 있다(표 2-1).

〈표 2-1〉 소화기내과에서 진료하는 질병

식도, 위, 소장, 대장질환, 간질환, 췌장 및 담낭 질환, 토혈, 설사, 장출혈, 직장용종, 염증성장질환, 간암, 위배출장애, 위염, 간경변증, 알코올성간질환, 담석, 과민성 장증후군, 대장용종, 역류성식도협착, 소화성궤양, 위림프종, 십이지장궤양, 담낭염, 담낭암, 담관담석, 담관염, 양성담관협착, 장염, 장폐쇄, 대장게실, 과민성장증후군, 장결핵, 전이성 간암, 간문부 담관암, 담낭 용종, 담낭결석, 바터 팽대부 암, 간경화, 전격성 간염, 간내 담석, 항문누공, 대장의 양성종양, 게실염, 췌장 전이암, 급성 충수염, 급성 담낭염, 아메바성 간농양, 변비, 변실금, 간성 뇌병증, 장중첩증, 과민성 대장증후군, 식도의 평활근종, 석회화 담낭, 화농성 간농양, 경화성 담관염, 급성 B형 간염, 급성 C형 간염, 일차성 담즙성 간경화증, 버드-키아리 증후군, 만성담낭염, 대장염, 십이지장염, 식도정맥류, 식도염, 위정맥류, 위장관출혈, 헬리코박터균 감염, 혈관종(간), 간신증후군, 장폐색, 장유착, 복막염, 문맥색전증, 항문및 직장의 궤양, 소장의 혈관장애, 바이러스성 장염, 복수, 반티증후군, 바렛식도, 카롤리병, 셀리악병, 간디스토마, 덤핑증후군, 소화불량, 위용종, 핵황달, 말로리바이스증후군, 항문소양증, 가막성대장염, 단장증후군, 간의 양성 신생물, 위장관 기질적 종양, 담도폐쇄, 간이식 후 상태, 크론 병, 만성 위염, 복부 통증, 구토, 급성 췌장염, 만성 췌장염, 위식도 역류성 질환, 총담관 낭, 위궤양, 십이지장 궤양, 급성 A형 간염, 췌장염, 급성 바이러스성 간염, 진행된 위암, 알코올성 간질환, 자가면역성 간염, 총담관 결석, 만성 B형 간염, 만성 C형 간염, 조기위암, 지방간, 위선종, 간염, 소장암, 독성 간염, 궤양성 대장염, 간농양, 급성 위장염, 위장관 결핵, 직장의 양성종양, 치핵, 항문 열구, 항문주위 농양, 위말트 림프종, 이소성 췌장, 이질 아메바증, 식도이완불능증, 직장 유암종, 위유암종, 담낭선근종증, 비장암, 위암, 충수암, 항문암, 담관암, 대장암, 담낭암, 간세포성 암종, 췌장암, 식도암, 직장암, 메켈게실, 장출혈성 대장균감염증, 파라티푸스, 흡수장애 증후군, 복강 내 출혈, 기능성 위장장애 등

7) 위·십이지장궤양 : 위 또는 십이지장 점막이 마치 삽으로 땅을 팠을 때처럼 패인 것이며, 이때 점막근육판을 넘어 패이면 궤양, 점막근육판을 넘지 않으면 미란(위점막이 염증으로 표층의 상피가 벗겨진 상태로 erosion이라고 함.)이라 한다.
궤양과 미란은 내시경과 조직학적 소견 및 치유과정에 있어서 차이를 가지며, 미란이 복원(reconstitution)을 통해 쉽게 상피세포가 재생되는데 반해 궤양은 복잡한 과정을 거쳐 재생이 이뤄진다.

8) 위암 : 위에 생기는 악성종양에는 위 점막상피에서 생기는 위선암과 점막하층에서 생기는 악성림프종, 근육육종, 간질성 종양 등이 있으나, 대개 위암이라 하면 위선암을 일컫는다.
위선암은 위장 점막 조직에서 발생한 세포가 선암성 변화를 보이면서 종괴(종양 덩어리)를 만들거나 악성 궤양을 만드는 암으로, 위의 가장 안쪽을 싸고 있는 점막에서 발생하여 혹의 형태로 커지면서 주로 위벽을 관통하고, 위 주위의 림프절로 옮겨가서 성장한다.

제2절 순환기내과(심장내과, Cardiology)

심장 및 혈관에 관계된 질환 모두를 아울러 진료하는 특성화된 내과의 한 분야이다. 여러 심혈관 질환과 관련된 증상의 원인이 발견될 경우 약물 치료, 식생활의 변화, 운동 요법 및 중재 시술을 직접 시행하여 질환을 치료한다. 순환기내과

심근경색, 심실성 부정맥 등의 질환에 대한 일차적 진료과이며, 심장이식 환자의 수술 후 관리를 포함하여 심장과 주요 혈관과 관련된 질환 전반에 대해 다루고 있다.

외래 및 입원환자진료 외에 심장중환자실, 심도자실, 운동부하검사실, 24시간 생활심전도 검사실, 심전도실, 심초음파검사실을 운영하고 있다. 최근 생활양식의 서구화와 고령인구의 증가로 인해 심혈관계 질환이 급증하고 있다. 의학의 발전에 힘입어 심혈관계 질환의 진단 및 치료법이 보다 다양해지고 빠르게 세분화되어 가고 있다.

① 심장병 전문의(Cardiologist) : 심장과 관련된 질환을 치료하는 의사이다. 일반적으로 관혈관이나 심장의 병도 포함된다. 병변의 부위에 의한 병리해부학적 분류와 병인에 의한 분류가 이루어지고 있다. 병리해부학적 분류는 근년에 와서 본질적인 원인요법이 가능하게 되고 병인에 의한 분류는 후자의 분류가 많이 쓰이고 있다.

② 병변 부위 : 심내막(판막) · 심근 · 심막, 그 밖의 것을 들 수 있으며, 각각 심내막염 · 심장판막증 · 심근염 · 심근경색 · 심막염 · 선천성 심장질환(심장기형) 등이 포함된다.

③ 병인별 : 심장기형을 비롯하여 류머티즘성 심질환 · 매독성 심질환 · 고혈압성 심질환 · 관동맥경화성 심질환 · 폐성심 · 세균성 심내막염 · 심장신경증 등으로 나누어지며, 부정맥이나 방실블록 등의 자극전도계의 장애에 의한 것도 증세의 하나이다.

④ 심장병 : 자각적으로는 무증세인 것에서부터 심부전(心不全)으로 호흡이 곤란해져서 기좌호흡(일어나 앉지 않으면 호흡운동이 충분히 되지 않는 상태)을 하지 않으면 안 되는 것까지 있다.

⑤ 증세 : 호흡곤란 외에 동계 · 부종(부스럼) · 치아노제 등이 있으며, 심근경색이나 협심증 등의

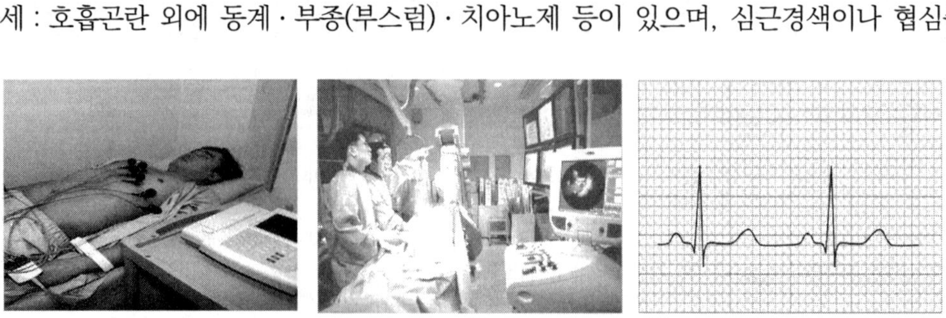

(a) 심전도 검사　(b) 아주대병원 심도자 검사　(c) 심전도 기본파형

[그림 2-7] 순환기내과

관성심 질환에서는 발작성의 전흉부통이 있다(그림 2-7).

1. 치료항목

동맥경화, 감염성, 폐동맥, 고지혈증, 성인 선천성 심질환, 혈관 질환, 소화성궤양(위궤양, 십이지장궤양, 과민성장증후군 대장용종, 식도운동 이상질환, 동맥경화증, 부정맥, 죽상동맥경화증, 고혈압, 심낭염, 심내막염, 관동맥 질환(허혈성 심혈관질환), 심장판막질환, 심부전, 심근병증, 판막질환, 대동맥질환, 허혈성 심장질환, 관상동맥질환, 죽상경화증(동맥경화증), 뇌혈관 질환(뇌졸증) 등을 주로 치료한다.

(1) 동맥경화증

주로 콜레스테롤이나 중성지방이 침착(沈着)하여 혈관의 탄력이 떨어지고, 혈전이 생기는 등 동맥이 좁아지는 현상이다(그림 2-8).

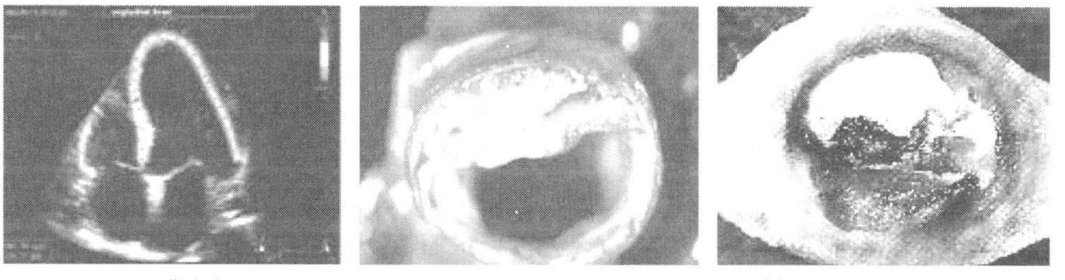

(a) 동맥경화증 (b) 동맥경화증진행 (c) 동맥경화 혈관 단면도

[그림 2-8] 동맥경화증과 단면도

① 원인 : 지질대사이상 · 호르몬대사이상 · 유전적 소질 · 식생활 · 운동 부족 등으로 알려져 있으며 대동맥의 동맥류, 뇌혈관 뇌동맥경화증, 뇌출혈, 심장의 협심증, 신장의 신장경화증, 고혈압, 당뇨병 등이 동맥경화증의 직접적인 원인으로 알려져 있으나 일반적으로 여러 원인이 서로 겹쳐서 나타난다.

② 동맥경화증이 발생하면 동맥이 좁아지므로 혈액이 조직말단까지 충분히 도달하지 않아 조직이 괴사하기도 하며 운동시 통증, 무감각, 마비 등의 다양한 증상이 나타난다.

③ 혈압측정, 요검사, 심전도, 안저검사, 혈청지질 · 콜레스테롤 · 중성지방의 측정 등을 종합하여 진단한다.

④ 과로와 자극을 피하고 규칙적인 생활을 하며, 동물성 지방의 섭취를 제한하고 비타민 · 단백질의 공급을 충분히 하면서 과식을 피하는 것이 동맥경화증을 예방하는 방법이다.

⑤ 동맥경화증이 상당 부분 진전되었을 경우에는 혈청 콜레스테롤을 감소시키는 약을 복용하는 것도 좋다.

(2) 부정맥

심장의 혈액 박출 활동은 심장의 수축과 확장(이완)의 반복에 의해서 이루어지는데, 심장의 수축은 저절로 일어나는 것이 아니고 심장근육(심근) 세포에 전기 자극이 가해져야 일어난다.

① 심장은 전기 자극을 만들어내는 자극 생성 조직과 이를 심근세포에 전달해주는 자극 전도 조직이 있다.

㉠ 심장의 자극 생성 조직에서 규칙적으로 1분에 60~100회의 전기 자극을 만들고 심근세포에 정상적으로 전달되면 심장의 수축과 확장이 반복되면서 신체 각 조직으로 필요한 혈액이 충분히 공급된다.

㉡ 심장에서 전기 자극이 잘 만들어지지 못하거나 자극의 전달이 제대로 이루어지지 않으면 규칙적인 수축이 계속되지 못하여 심장 박동이 비정상적으로 빨라지거나 늦어지거나 혹은 불규칙해지 것을 부정맥이라고 한다.

㉢ 난치성 부정맥인 심방세동은 근본적 치료법인 카테터 박리 치료법(Catheter Ablation)을 시술하며, 치명적인 심실 빈맥에 대해서도 삽입형 제세동기(ICD)를 이용해서 생명을 구하는 치료법을 제공하고, 심부전 환자에게도 도움이 되는 CRT도 제공하고 있다.

② 심장 근육의 수축과 이완이 반복되면서 나타나는 맥박이 비정상적인 상태이다.
주로 리듬이 불규칙하거나, 그 속도가 너무 빠르거나 느린 상태이다.

③ 규칙적인 심장 근육의 수축을 위해서 심장 내 자발적으로 규칙적인 전기신호를 발생시키며 심장 전체로 전달하는 심장 전도계가 있는데, 이 심장 전도계에 이상이 생기면 [그림 2-9]와 같이 부정맥이 발생한다.

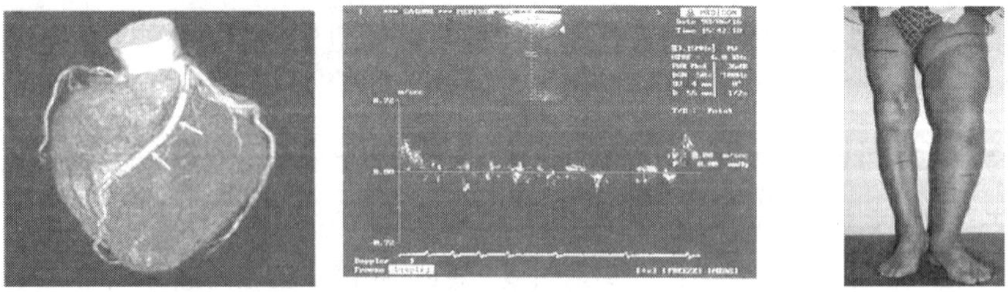

(a) 부정맥 (b) 심장초음파로 본 심장부정맥 (c) 심부정맥 혈전증환자

[그림 2-9] 심장초음파로 본 심장부정맥

④ 심장의 혈액 박출 활동은 심장의 수축과 확장의 반복에 의해서 이루어지는데, 심장의 수축은 심장근육(심근) 세포에 전기 자극이 가해져야 일어난다(그림 2-10).

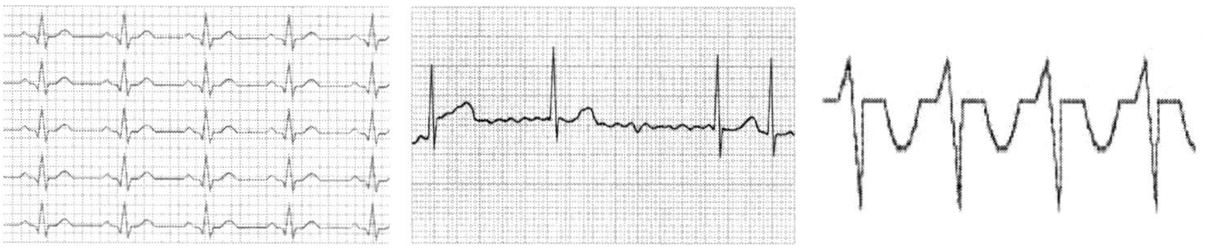

(a) 정상심전도 파형 (b) 심장세동 파형 (c) 심실성 빈맥 파형

[그림 2-10] 부정맥 파형과 빈맥의 심전도

(3) 죽상동맥경화증

주로 혈관의 가장 안쪽을 덮고 있는 내막에 콜레스테롤이 침착하고 내피세포의 증식이 일어난 결과 죽종이 형성되는 혈관질환이다.

(4) 고혈압

혈압은 혈액이 혈관 벽에 가하는 힘이다. 혈압을 읽을 때에는 수축기 혈압(최고혈압)과 확장기 혈압(최저혈압)으로 나누어서 읽는다.

〈표 2-2〉 혈압의 분류

분 류	수축기 혈압 [mmHg]	조 건	이완기 혈압[mmHg]
정상 혈압	120 미만	그리고	80 미만
고혈압 전 단계	120 ~ 139	또는	80 ~ 89
1기 고혈압	140 ~ 159	또는	90 ~ 99
2기 고혈압	160 이상	또는	100이상

① 수축기 혈압 : 심장이 수축하면서 혈액을 내보낼 때 혈관에 가해지는 압력이다.

② 확장기 혈압 : 심장이 확장(이완)하면서 혈액을 받아들일 때 혈관이 받는 압력이다.

③ 고혈압 : 크게 두 가지로 분류할 수 있는데, 원인 질환이 밝혀져 있고, 고혈압이 발생하는 경우를 이차성 고혈압이라고 하며, 원인 질환이 발견되지 않는 경우를 본태성(일차성) 고혈압이라고 한다.

④ 전체 고혈압 환자의 약 95[%]는 본태성 고혈압으로 근본적인 이유는 명확하지 않지만, 심박출량[9]의 증가나 말초 혈관저항의 증가에 의한 것이다.

⑤ 고혈압과 관련된 위험 인자 : 고혈압의 가족력, 음주, 흡연, 고령, 운동 부족, 비만, 짜게 먹는 식습관, 스트레스 등의 환경적, 심리적 요인이 있다(그림 2-11).

9) 심박출량(Cardiac Output) : 심장에서 1분 동안 박출하는 혈액의 양이다.

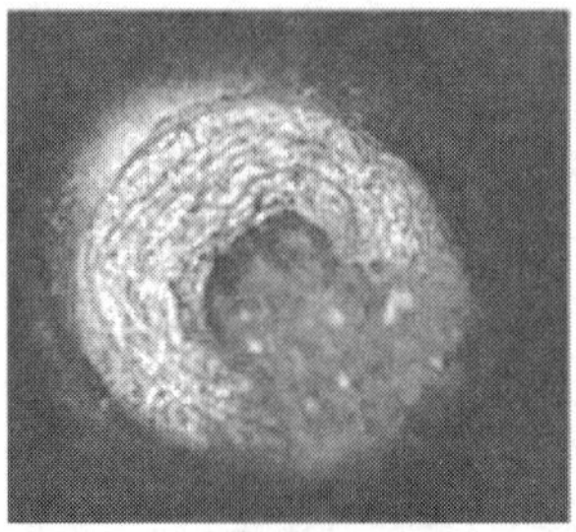

(a) 고혈압환자의 동맥

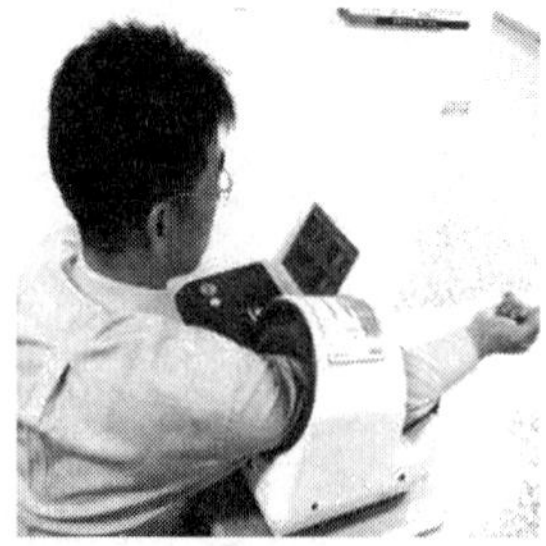

(b) 간접혈압측정법(커프)

[그림 2-11] 고혈압의 통계와 기준

⑥ 혈액이 혈관벽에 가하는 힘을 혈압이라고 하는데, 여러 번 측정한 혈압의 평균치에서 고혈압은 18세 이상의 성인에게 수축기 혈압이 140[mmHg] 이상이거나 확장기 혈압이 90[mmHg]이상인 경우이다(그림 2-12).

나이	남아(mmHg)	여아(mmHg)
7세	118/69	115/70
8세	119/71	120/72
9세	119/73	118/70
10세	118/71	118/70
11세	119/74	120/72
12세	129/74	123/73
13세	135/75	125/72
14세	137/75	127/75
15세	142/76	124/74

(a) 우리나라 연령별 정상 혈압치

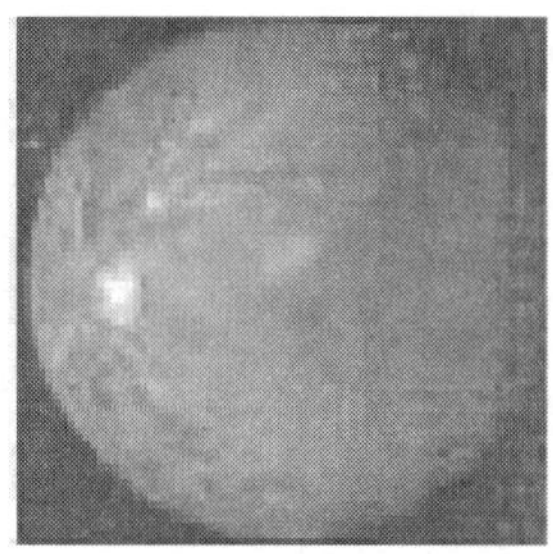

(b) 고혈압성 망막증

[그림 2-12] 우리나라 연령별 정상 혈압치와 고혈압의 위험요인

(5) 심낭염

심장을 싸고 있는 두 겹의 막(섬유심장막, 장막심장막)으로 이루어진 주머니이다. 그 사이에는 약 15~50[mL]의 액체가 있어 심장 박동 시 마찰을 감소시켜 주는 '윤활제' 역할을 한다.

(6) 심내막염

세균이나 곰팡이 같은 미생물이 심장의 내막에 균체를 형성하여 염증을 일으키는 상태이다.

(7) 관동맥 질환(허혈성 심혈관질환)

심장에 혈액을 공급해주는 관상동맥이 좁아지거나 막히게 되어 심장근육에 혈액 공급이 부족하여 발생하는 것을 허혈성 심장질환이라고 하며 협심증이나 심근경색증 또는 급사(심장돌연사) 형태로 나타난다. 허혈성 심장질환은 식생활이 서구화되고, 운동부족, 비만 및 노령 인구증가 등으로 증가하고 있는 추세이다(그림 2-13).

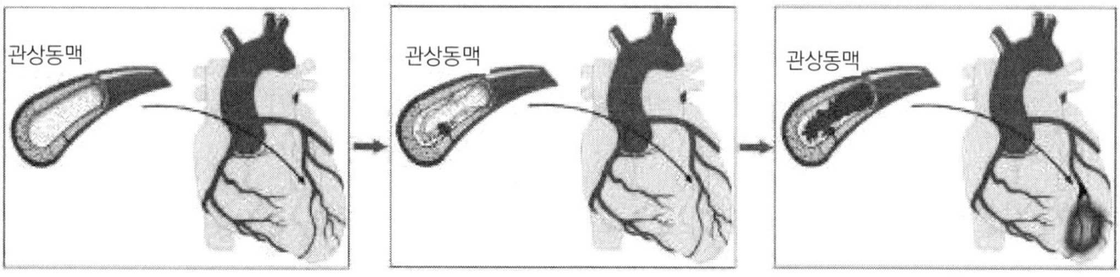

(a) 정 상 (b) 협심증 (c) 심근경색증

[그림 2-13] 심장혈관 질환에 의한 가슴통증

(8) 심장판막 질환

심장판막증은 여러 가지 원인으로 판막이 망가져서 조절 기능에 이상이 생기는 질병이며, 일반적으로 크게 협착증과 폐쇄부전증의 두가지로 나뉜다.

① 판막협착 : 판막이 좁아져서 혈액의 흐름이 원활히 되지 않는 상태이다.

② 판막폐쇄부전 : 판막이 제대로 닫히지 않아서 피의 흐름이 일정하게 유지되지 않고 혈액의 역류가 일어나는 상태이다.

③ 판막증 : 주로 승모판막[10]과 대동맥판막[11]에 이상이 생겨 삼첨판막[12]과 폐동맥판막[13]의 이상으로 다른 판막 질환이 심해짐에 따라 동반되어 나타나는 경우가 많으나, 승모판막 질환의 수술을 받은 환자들에서 특별한 이유 없이 삼첨판막 폐쇄 부전증이 발생하는 경우가 가끔씩 발생한다(그림 2-14).

㉠ 승모판막 질환 : 좌심방과 좌심실 사이에 있는 승모판막에 이상이 생기는 질환으로 승모판막이 좁아지는 승모판막 협착증과 승모판막이 수축 시에 잘 닫히지 않아 좌심실에서 좌심방으로 혈액이 역류하게 되는 승모판막 폐쇄 부전증으로 나뉜다.

㉡ 대동맥판막 질환 : 대동맥 판막의 이상 질환으로 대동맥판막이 좁아지게 되어 심장에서 온몸으로 혈액이 이동하는 과정에 장애가 생기며, 이를 보상하기 위해 심장은 더욱 더 강하게 수축하게 되는 대동맥판막 협착증과 심장이 수축한 뒤 대동맥판막이 완전히 닫히지 않아

10) 승모판막 : 좌심실과 좌심방 사이의 판막이다.
11) 대동맥 판막 : 대동맥이 시작되는 곳에 세 개의 반달 모양으로 되어 있는 판막이다.
12) 삼첨판막 : 우심방과 우심실 사이의 판막이다.
13) 폐동맥판막 : 우심실과 폐동맥 사이의 판막이다.

심장 근육이 이완할 때 대동맥으로부터 좌심실로 혈액이 역류하는 대동맥판막 폐쇄부전증으로 나뉜다.

ⓒ 삼첨판막 질환 : 우심방과 우심실 사이에 있는 삼첨판막에 이상이 생기는 질환으로 판막이 좁아지면서 발생되는 삼첨판막 협착증과 판막 수축 시 완전히 닫히지 않아 혈액을 역류시키는 삼첨판막 폐쇄부전증으로 나뉜다.

ⓔ 폐동맥판막 질환 : 폐동맥 판막에 이상이 생기는 질환으로 판막이 좁아지면서 발생되는 폐동맥판막 협착증과 판막 수축 시 완전히 닫히지 않아 혈액을 역류시키는 폐동맥판막 폐쇄부전증으로 나뉜다.

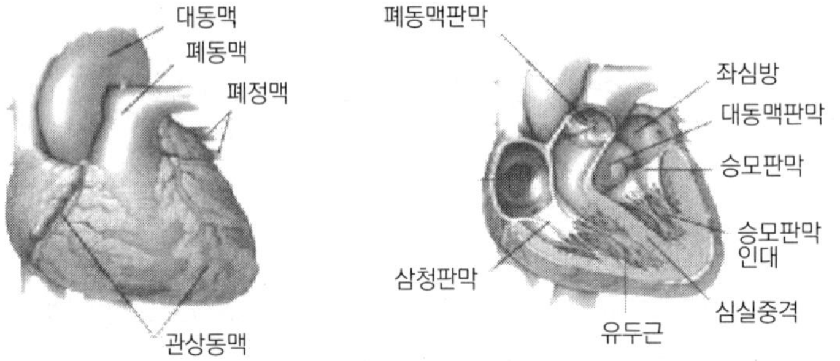

(a) 심장의 외부구조 (b) 심장의 내부구조

[그림 2-14] 심장의 구조

(9) 심부전

심장의 구조적 또는 기능적 이상으로 심장이 혈액을 받아들이는 충만 기능(이완)이나 짜내는 펌프 기능(수축)이 감소하여 신체 조직에 필요한 혈액을 제대로 공급하지 못하는 질환이다.

(10) 심근병증

심근증은 선천성판막질환, 고혈압, 관동맥질환, 심낭질환 등 다른 심장 질환 없이 심장근육에 이상이 발생하는 여러 질환군으로 호흡 곤란, 흉통, 두근거림 등이 대표적인 증상이다.

① 심근증은 크게 1차성과 2차성 두 가지로 나눌 수 있다.

㉠ 1차성 : 주로 심장근육에 특이적으로 병을 일으키는 경우로 대부분 그 원인을 알 수 없다.

㉡ 2차성 : 아밀로이드증(Amyloidosis : 아밀로이드 단백질이 조직에 축적되어 조직의 기능을 저하시키는 질환)과 같이 심근 질환의 원인이 되는 전신 질환이다.

② 원인을 밝힐 수 없는 경우가 많으므로 대개 그 형태적인 특징에 따라 확장성, 제한성, 비후성

심근증 세 가지로 나뉜다.

㉠ 확장성 심근증 : 좌심실이 확장되면서 수축 기능이 저하되는 경우이다.

㉡ 제한성 심근증 : 좌심실벽이 두꺼워지면서 주로 좌심실의 이완기 충만에 문제가 발생하는 경우이다.

㉢ 비후성 심근증 : 좌심실의 일부 또는 전체가 특별한 이유 없이 두꺼워지는 경우이다.

③ 일부 환자는 이 세가지 형태 중 두가지가 한꺼번에 나타나거나 또는 순차적으로 나타날 수도 있다.

④ 최근에는 허혈성 심질환, 판막 질환에 의해 심기능 저하가 발생하는 경우에도 1차성 심근증과 유사한 양상을 보이므로 허혈성 심근증, 판막성 심근증과 같은 진단을 한다.

(11) 판막 질환

심장은 4개의 방(2개의 심방과 2개의 심실)과 4개의 판막으로 이루어져 있다.

① 심장에 있는 4개의 판막 중 2개는 심방과 심실 사이에서 혈액의 역류를 막아주고, 나머지 2개는 심실과 동맥 사이에서 역류를 막는다. 이러한 판막에 이상이 생겨서 판막이 잘 열리지 않아서 혈액의 흐름이 막히거나(협착증) 거꾸로 혈액이 역류(역류증)하는 현상이 나타나는 것을 심장판막 질환이라고 한다.

② 왼쪽 심장에서 온 몸에 혈액을 공급하는 펌프기능을 하기 때문에 좌심방과 좌심실 사이에 있는 승모판, 좌심실과 대동맥 사이에 있는 대동맥판이 중요하다.

(12) 대동맥 질환

대동맥 경도의 확장부터 치명적인 대동맥 박리에 이르기까지 다양한 질환군을 대동맥질환이라 한다.

① 대동맥은 좌심실에 직접 연결되어 심장에서 전신에 산소 공급을 위한 동맥혈을 전달하는 혈관으로, 신체 혈관 중에서 가장 크고 많은 양의 혈액이 지나간다.

② 대동맥은 위치에 따라 대동맥류, 상행 대동맥, 대동맥궁, 하행 대동맥으로 나뉜다.

③ 대부분의 대동맥 질환은 선천성 질환(말판 증후군, 이엽성 대동맥판막 등)이나 동맥경화증이 원인이 되어 발생하며, 타카야수 동맥염과 같이 자가면역질환이 원인으로 생각되는 질환 때문에 생기기도 한다.

(13) 허혈성심장 질환

다양한 원인으로 심장근육에 필요한 만큼의 산소가 심장근육으로 공급되지 않아 심근이 제 기능을 하지 못하는 상태가 되는 질환이다. 가장 흔한 원인은 [그림 2-15]와 같이 심장에 혈액을 공급하는 심장동맥(관상동맥)이 좁아지거나 막히는 것이다.

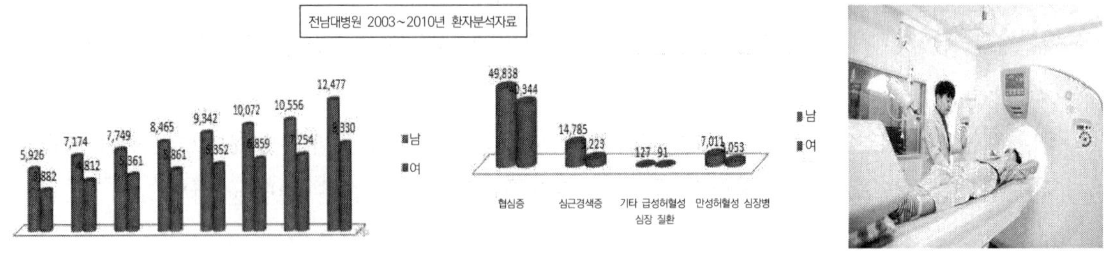

(a) 허혈성심장 질환 연도별 환자수 (b) 허혈성심장 질환 질환별 환자수 (c) 검사기기

[그림 2-15] 허혈성심장 질환

(14) 관상동맥 질환

심장근육에 산소와 영양분을 공급하는 혈관인 관상동맥(심장동맥)에 이상이 생겨 발생하는 질환을 포괄적으로 관상동맥 질환이라고 한다. 대표적으로 협심증과 심근경색이 이에 해당한다.

① 협심증 : 심장은 크게 3개의 심장혈관(관상동맥 : Coronary Artery)에 의해 산소와 영양분을 받고 활동이라 한다. 동맥경화증, 혈전증, 혈관의 수축 및 연축(Spasm) 등의 원인에 의해 3개의 관상동맥 중 어느 한 곳에서라도 급성이나 만성으로 협착[14]이 일어나는 경우, 심장의 전체 또는 일부분에 혈류 공급이 감소하면서 산소 및 영양 공급이 급격하게 줄어들어 심장근육이 이차적으로 허혈 상태에 빠지게 되는 것을 협심증이라 한다.

㉠ 협심증에는 세 가지 형태가 있다.

ⓐ (만성)안정형 협심증 : 동맥경화증 때문에 만성적으로 협착이 되어서 생기는 협심증

ⓑ 불안정형 협심증 : 죽상경화병변이 파열되어 혈전이 생겨서 급작스럽게 협착이 심해져서 생기는 협심증

ⓒ 변이형(이형성) 협심증 : 죽상경화병변이 별로 없음에도 불구하고 혈관의 연축에 의해 혈류 장애가 발생하여 초래되는 협심증

㉡ 동맥경화에 의해 관상동맥의 내부 지름이 좁아져 심장 근육에 필요한 만큼의 혈액이 공급되지 않는 질환이다. 대개 운동을 할 때처럼 심장이 많은 영양분과 산소를 필요로 할 때 좁아진 혈관으로 충분한 혈액이 심장근육에 공급되지 못해서 심장 기능 이상이 발생한다. '가슴이 조

---

14) 협착 : 수축 등의 원인에 의해 혈관 등의 통로의 지름이 감소하는 것

여온다' 등의 가슴통증이 생기며 심장기능이 저하될 수 있다(그림 2-16).

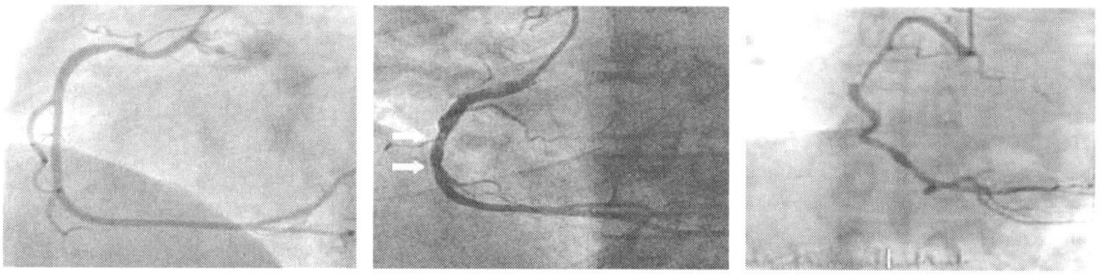

[그림 2-16] 협심증 사진

② 심근경색증 : 심장에 혈액을 공급하는 관상동맥(심장동맥)이 막혀 심근이 괴사하는 질환이다.

㉠ 동맥경화에 의해 좁아진 심장동맥 벽에 늘어붙어 쌓여 있던 기름 찌꺼기가 터지면서 혈액과 만나 혈전(피떡)을 형성하고, 혈전은 혈액의 흐름을 완전히 막아 심장근육이 괴사되면서(썩으면서) 가슴 통증이 발생한다.

㉡ 심장은 크게 3개의 심장혈관(관상동맥)에 의해 산소와 영양분을 받고 활동한다. 이 3개의 관상동맥 중 어느 하나라도 혈전증이나 혈관의 빠른 수축(연축) 등에 의해 급성으로 막히는 경우, 심장의 전체 또는 일부분에 산소와 영양 공급이 급격하게 줄어들어서 심장근육의 조직이나 세포가 죽는(괴사) 상황을 심근경색증이라 한다.

㉢ 심근경색은 부위별로 전벽 심근경색증, 하벽 심근경색증, 심한 정도별로는 통벽성 심근경색증(전층심근경색증), 심근내막에 국한된 심근경색증(심내막하경색증)으로 분류한다.

㉣ 심전도 검사 결과를 기준으로는 ST절 상승 심근경색증, 비 ST절 상승 심근경색증 등으로 분류할 수 있다(그림 2-17)

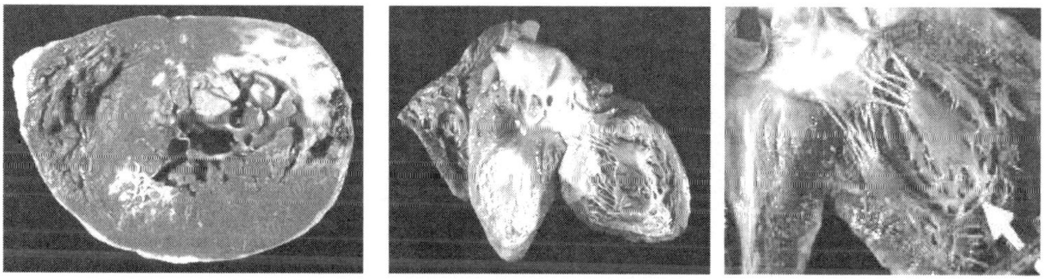

(a) 심근경색에 의한 심근손상 (b) 심근경색 증세

[그림 2-17] 심근경색증

(15) 죽상경화증(동맥경화증)

혈관에 기름이 끼고 혈관벽이 딱딱해지는 병이다.

① 혈관의 가장 안쪽 막인 내막에 콜레스테롤이 침착하고 세포 증식이 일어나서 죽처럼 물컹한

죽종[15]이 형성된다. 이런 혈관의 내면은 [그림 2-18]과 같이 껄끄러워지고 벽은 두꺼워지면서 혈액이 흐르는 내부의 지름이 좁아져 혈액순환에 장애가 생긴다.

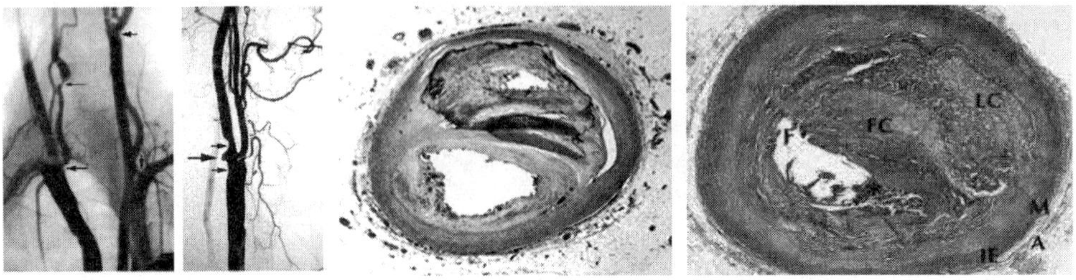

(a) 죽상경화증　　(b) 죽상경화가 진행된 혈관

[그림 2-18] 죽상경화증의 개념과 사례

② 죽종 주위를 둘러싼 섬유성막(경화반 이라고 함)이 터지면 혈관 안에 혈전(피떡)이 생긴다. 또한 죽종안으로 출혈이 일어나 혈관 내경이 급격하게 좁아지거나 막히게 된다.

③ 주로 심장에 피를 공급하는 혈관, 뇌에 피를 공급하는 혈관, 콩팥에 피를 공급하는 혈관 및 말초혈관에 발생하여 허혈성심장 질환, 뇌졸중, 신부전, 사지 허혈성동맥 질환을 일으킨다.

(16) 뇌혈관 질환(뇌졸중)

허혈성뇌졸중과 출혈성뇌졸중으로 분류할 수 있다. 뇌에 혈액을 공급하는 뇌혈관이 동맥경화나 혈전으로 막혀 혈류의 장애가 생기는 것이 허혈성 뇌졸중이고, 고혈압 등으로 뇌혈관에 출혈이 생기고 그 출혈에 의해 혈액 공급이 차단되는 것이 출혈성 뇌졸중이다(그림 2-19).

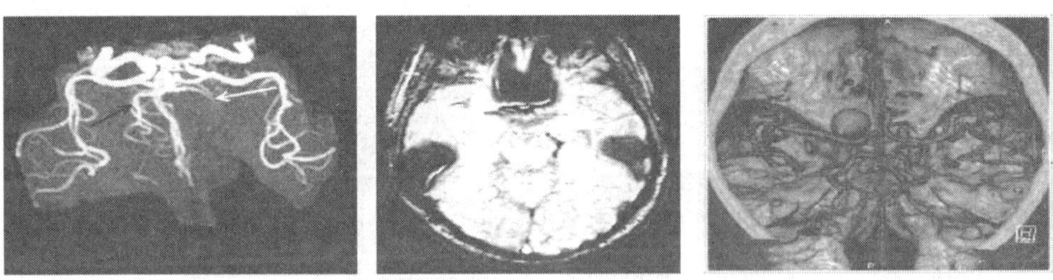

(a) 허혈성뇌졸중　　(b) 허혈성뇌졸중 뇌

[그림 2-19] 허혈성뇌졸중과 뇌졸중의 원인

(17) 순환기내과

심장과 혈관에 관계된 질환을 진료하는 내과의 한 분야이다.

15) 죽종 : 동맥경화의 한 형태인 죽상동맥경화증에서는 내막에 둥지모양의 지방질 침착을 볼 수 있는데, 그 양이 많아지고, 조직의 괴사로 그 붕괴물이 연화하여 죽상으로 된 것. 피부에 생기는 일종의 종류(腫瘤)로, 모낭 또는 피지선의 저류(貯留)낭포도죽종이라고 한다.

심장병 전문의가 치료하는 항목에는 협심증, 심근경색증, 심근병증, 판막질환, 대동맥질환, 부정맥 등이 있다(표 2-3).

〈표 2-3〉 순환기내과에서 진료하는 질병

관상동맥질환, 심장판막질환, 부정맥, 혈관질환, 심근병증, 확장성심근병증, 고지혈증, 동맥경화증, 안정형협심증, 폐동맥고혈압, 변이형협심증, 급성심근경색증, 승모판막협착증, 승모판막폐쇄부전, 심실상성부정맥, 대동맥판막협착증, 대동맥판막폐쇄부전, 심내막염, 심실성부정맥, 심방세동, 동맥경화성만성동맥폐색질환, 불안정성협심증, 승모판막탈출증, 폐쇄성혈전혈관염, 교착성심낭염, 급성심근염, 제한성 심근병증, 급성 심낭염, 심부전, 성인선천성심장질환, 심장이식후관리, 흉통, 전도장애, 울혈성심부전, 대동맥 박리, 대동맥류, 심방세동, 고혈압, 이상지질혈증, 대동맥협착, 심근염, 급성심근경색증, 심낭 압전, 심근경색증, 불안정형협심증, 심실세동, 심실빈맥, 대동맥판막 기능부전, 대동맥 판막 협착, 서맥, 심내막염, 저혈압, 승모판 기능부전, 승모판협착, 심계항진, 심장막[심낭] 삼출액, 심낭염, 폐성고혈압, 동기능부전증후군, 심장신경성실신, 발작성상심실성빈맥, WPW증후군, 협심증, 허혈성심질환, 다까야수혈관염, 부르가다증후군, 난원공개존증, 심방조동, 급성 관동맥증후군 등이 있다.

제 3 절 호흡기내과(Pulmonology)

호흡기관을 구성하는 주요 장기인 기도, 폐실질, 폐혈관, 흉막[16] 및 흉벽에 발생하는 질환들을 진단하고 그 장기에 생길 수 있는 여러 질환인 감기, 폐암, 결핵, 기도질환(천식, 만성 폐쇄성 폐질환), 간질성 폐질환, 폐렴, 폐색전증[17] 등을 진료하고 연구한다.

과거 광부들에게 생기던 규폐증, 석면 노출에 따른 중피종 같은 직업병도 호흡기내과에서 주로 담당했었고 현대에는 폐암, 중환자 의학, 수면 의학 등의 질환도 다루고 있다.

우리나라에서는 1953년도에 대한 결핵 및 호흡기학회를 만들어졌고 학회의 초기 목표는 결핵의 근절이었다. 결핵은 현재까지도 단일 질환으로는 누적 사망자수 1위인 질환으로서 과거 결핵약이 없던 시절에만 해도 2/3가 사망하던 병이었다. 특히 미생물과 임상 연구 방법론의 확립에 많은 공헌을 하였다.

현대에는 폐암, 만성 폐쇄성 폐질환 등 흡연으로 인한 질환이 주요 질환이 되고 있어 흡연율을 줄이기 위해 호흡기내과 차원에서도 많은 노력을 기울이고 있다. 또한 각종 호흡기 알레르기 질환의 예방을 위한 금연교육, 호흡재활치료, 천식환자에 대한 교육, 흡입치료에 대한 복약지도 등을 시행하고 있으며 기존의 치료방법으로 치료가 불가능한 환자에 대한 폐 이식 시술을 위한 환자등록도 진행

16) 흉막 : 폐의 표면 및 흉부의 내면을 뒤덮는 장막(漿膜)이다.

17) 폐색전증 : 심장과 혈관내에서 형성된 혈전과, 혈관 밖에서 혈관내로 들어온 유리물질이 혈류를 타고 이동하여 다른 말초 혈관을 막아버린 상태를 '색전증(Embolism)'이라고 하고, 특히 혈액이 응고된 것과 관계있는 경우를 '혈전색전증(Thromboembolism)'이라고 한다.

하고, 각 질환에서의 새로운 진단 및 치료를 위한 연구 활동에도 최선을 다하고 있다.

결핵학자는 결핵에 관련한 질병을 연구하는 학자이다. 결핵은 기원전 7천년 경 석기 시대의 화석에서 그 흔적이 발견된 이래 인류 역사상 가장 많은 생명을 앗아간 감염 질환으로, 1882년 독일의 세균학자 로버트 코흐(Robert Koch)가 결핵의 병원체인 결핵균(Mycobacterium Tuberculosis)을 발견하여 같은 해 3월 학회에 발표함으로써 세상에 알려지게 되었다(그림 2-20).

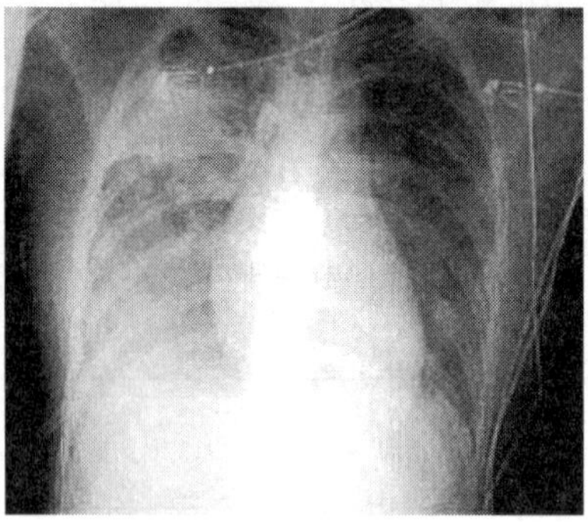

(a) 호흡기 증후군

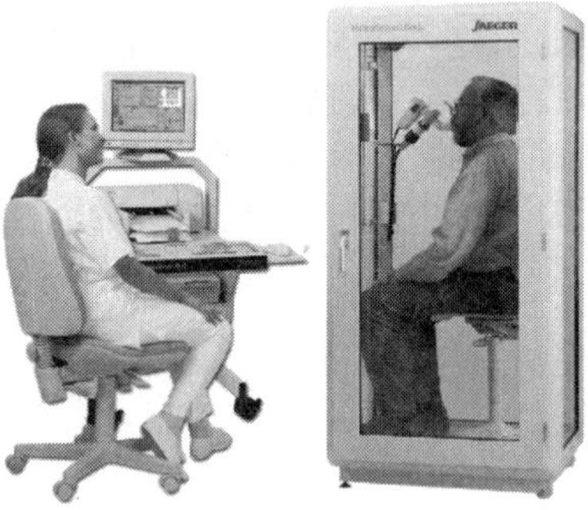

(b) 폐기능 검사기

[그림 2-20] 호흡기내과

1. 치료항목

호흡기내과에서 치료하는 항목에는 감기, 독감, 폐암, 폐렴, 결핵, 천식, 수면 무호흡증, 기흉, 폐결핵, 간질성 폐질환, 폐색전증, 폐결핵 감염, 폐결핵 발병진단, 결핵균 검사, 약제 감수성 검사, 약제 신속 내성 검사, 만성폐쇄성 폐질환, 폐종양, 급성호흡부전증후군, 기관지천식, 운동 유발성 천식, 직업성 천식, 과민성 폐렴, 등의 호흡기 알레르기 질환 및 수면무호흡증, 코골이 등 여러 가지 수면장애에 대한 진료 및 치료를 담당하고 있다.

(1) 감 기

바이러스에 의해 코와 목 부분을 포함한 상부 호흡기계의 감염 증상 감기는 급성 바이러스형 비인두염 또는 급성비염으로 코, 목구멍 등 상부 호흡계가 바이러스에 감염되어 발병하는 전염성 높은 병이다. 고유어로는 고뿔이라고 한다.

① 증상은 재채기, 콧물, 코의 울혈 등이 있다.

㉠ 목의 통증, 쉰 목소리 혹은 가래가 나온다.

㉡ 기침, 두통, 피로도 주된 증상이다.

㉢ 심한 경우에 결막염이 동반될 수 있다.

㉣ 몸이 쑤실 수도 있다.

㉤ 감기는 보통 5~7일 정도 지속된다.

㉥ 기침과 콧물은 1~2주 지속될 수도 있다.

② 감기는 성인 평균 1년에 2~4회 정도, 아동의 경우 1년에 12회까지 걸리기도 하는 흔한 병이다.

③ 어린이나 학부모는 감기에 걸리기 쉽고 감기 바이러스는 학교와 같은 밀집된 인구집단에서 특히 잘 전파된다.

④ 감기와 독감은 다르다.

㉠ 독감 : 더 심한 호흡기계의 바이러스 감염으로 감기에는 보통 없는 발열, 오한, 근육통이 있다.

㉡ 감기 : 생명을 위협하지 않지만, 감기 합병증인 폐렴은 특히 어린이나 노약자에게 생명을 위협할 수도 있다.

⑤ 감기는 심하지 않으면 굳이 약을 쓰지 않아도 휴식과 따뜻한 물의 섭취로 충분하다. 단, 다른 질환의 증상일 수 있으므로 충분히 휴식을 취하였음에도 증상이 호전되지 않는 경우에는 주의가 필요하다.

⑥ 편하게 휴식을 7일정도 취하면 잠재된 항진 기능에 의해 치료되지만 장기간 감기가 치료되지 않을 경우에는 전문의의 진단과 검사가 필요하다.

⑦ 일반적인 감기를 치료하는 검증된 항바이러스제는 없다(그림 2-21)

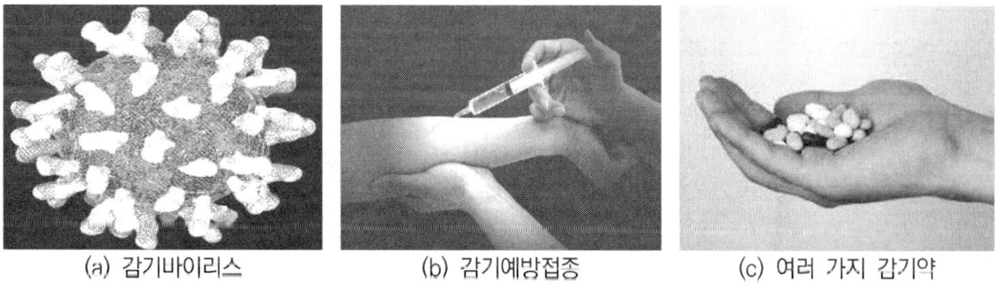

(a) 감기바이리스　(b) 감기예방접종　(c) 여러 가지 감기약

[그림 2-21] 감기 바이러스 및 감기예방접종

(2) 천 식

폐 속에 있는 기관지가 아주 예민해진 상태로 기관지가 좁아져서 숨이 차고 색색거리는 숨소리가 들리면서 기침을 심하게 하는 증상이 나타나고, 기관지의 알레르기 염증 반응 때문에 발생하는 알레르기 질환이다.

이런 증상들은 반복적, 발작적으로 나타나며 유전적 요인과 환경적 요인이 합쳐져서 나타난다.

① 공기가 흐르는 길인 기관지의 염증으로 기관지 점막이 부어오르고 기관지 근육이 경련을 일으키면서 기관지가 막혀서 숨이 차고, 호흡곤란을 일으키는 염증성 기도폐쇄 질환이다.

② 천식환자는 기도의 폐쇄로 인해 천명(喘鳴, 숨소리가 색색거림), 호흡곤란, 기침 등의 증상을 호소하며 증상은 낮보다 밤에 심해지는 경향이 있다.
과도한 가래 형성으로 숨을 내쉴 때(호기, 呼氣)에 어려움을 겪기도 한다(그림 2-22).

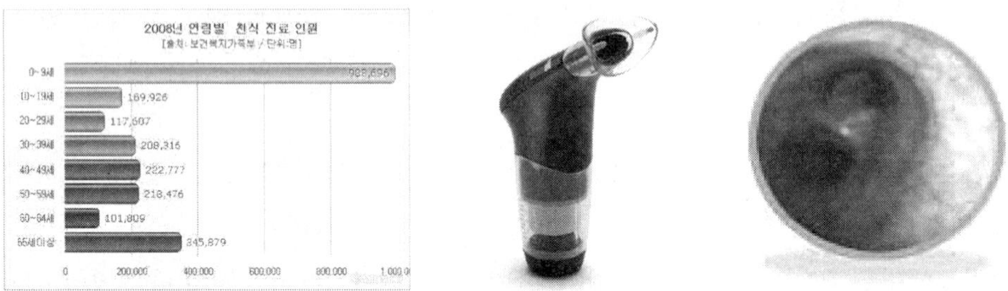

(a) 연령별 천식 진료 인원 (b) 천식에 좋은 기구 (c) 천식환자의 기도

[그림 2-22] 천식의 연령별 진료 인원

③ 소아천식의 절반은 성인까지 이어져 성인천식으로 지속된다.
  ㉠ 천식 소인이 있는 사람은 상기도 감염으로 인한 급성기도폐색[18]을 겪을 수 있으며 심할 경우 이로 인해 사망할 수도 있다.
  ㉡ 급성기에는 저농도 산소 투여(2[L/m] 이하), 스테로이드, 아미노필린, 에피네프린 주사 등으로 치료할 수 있으며 심할 경우에는 기도삽관을 해야 하는 경우도 있다.

④ 천식은 일종의 알레르기 질환으로 천식을 유발하는 항원을 피하는 것이 가장 좋은 예방법이다(그림 2-23).

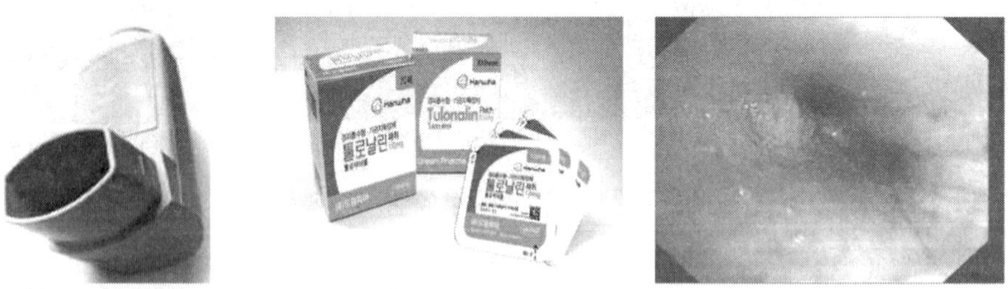

(a) 천식호흡기 (b) 천식치료제 (c) 천식환자의 기도

[그림 2-23] 천식호흡기 및 천식치료제

18) 기도폐색 : 공기가 폐로 통하는 통로가 폐쇄된 현상으로, 기관, 인후두부 등 상기도의 폐쇄이다.

(3) 기 흉

공기주머니에 해당하는 폐에 구멍이 생겨 공기가 새고 늑막강 내에 공기나 가스가 고이게 되는 질환이다.

흉강 내로 공기가 유입만 되고 배출이 되지 않을 경우 종격동(양쪽 폐와 심장 사이의 공간)과 심장이 한쪽으로 쏠려서 발생하는 응급상황인 긴장성 기흉이 발생하기도 한다(그림 2-24).

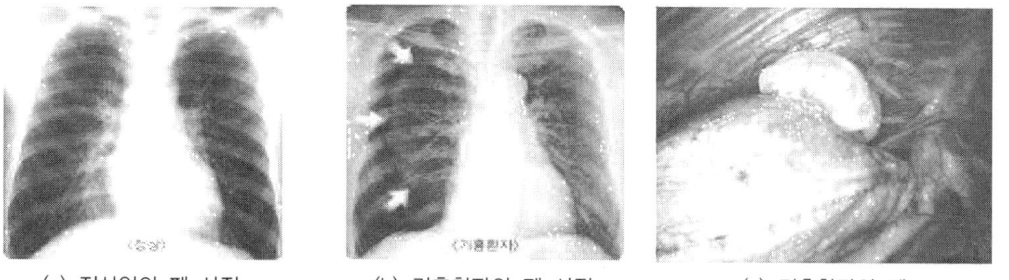

(a) 정상인의 폐 사진 (b) 기흉환자의 폐 사진 (c) 기흉환자의 폐

[그림 2-24] 기흉환자의 폐사진

(4) 폐 암

외부인자(발암물질)가 폐의 세포의 비정상적인 성장을 유발하여 종양 덩어리를 형성하고 종양이 주변에 있는 정상 폐 조직을 파괴하는 것이다. 궁극적으로 종양의 비정상 세포는 인접한 림프절과 뇌와 같은 장기로 퍼져나가게 된다(그림 2-25).

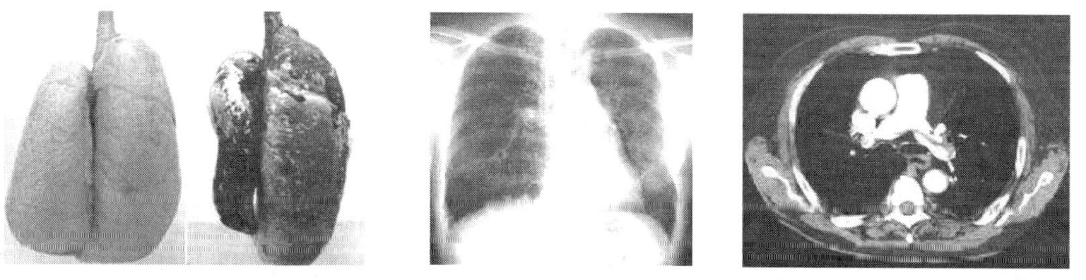

(a) 건강한 폐와 폐암환자의 폐의 비교 (b) X-ray로 찍은 폐렴 폐색전증 (c) CT로 찍은 폐색전증

[그림 2-25] 건강한 폐와 폐암환자의 폐의 비교사진과 폐렴 폐색전증 사진

(5) 간질성 폐질환

폐에서 산소의 교환이 일어나는 허파꽈리(폐포)의 벽을 구성하는 조직이며 구체적으로는 산소를 받아들이는 모세혈관 외에도 폐포 상피세포와 내피세포, 기저막, 임파관 등을 모두 포함한다(그림 2-26).

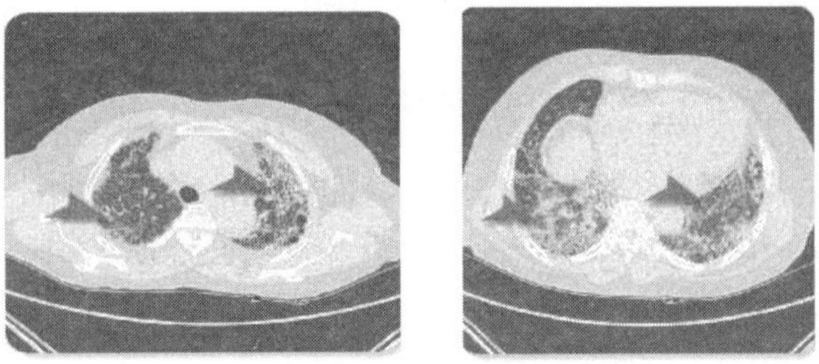

(a) 간질성 폐렴 환자의 흉부단층

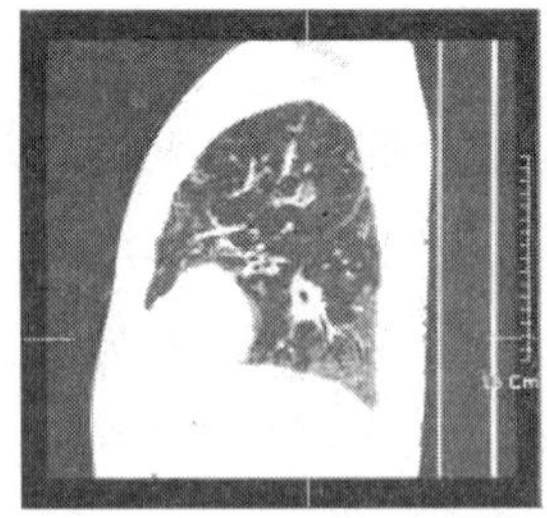

(b) 간질성 폐렴성 폐섬유화증

[그림 2-26] 간질성 폐렴

(6) 폐 렴

세균이나 바이러스, 곰팡이 등의 미생물에 인한 감염으로 폐의 염증이 일어나는 반응이다.

① 원인 : 세균을 통한 감염이 가장 많으며 바이러스, 균류, 또는 기타 미생물도 원인이 될 수가 있다. 드물게는 알레르기 반응이나 자극적인 화학 물질을 흡입해 발생하기도 한다.

② 노인이나 어린아이, 혹은 전체적으로 상태가 안 좋은 환자들이나 기침 반사가 약한 사람들에게는 흡입성 폐렴이 잘 생긴다.

③ 세균이 원인인 경우 : 항생제로 치료를 할 수 있다. 항생제가 생기기 전에는 50~90[%]가 사망할 정도로 위험한 질환이었으나 현재는 거의 사망하지 않는다.

④ 1940년대에 항생제가 개발되기 전까지는 폐렴 환자의 1/3 정도가 사망했으나 오늘날에는 적절한 의학적 치료로 폐렴 환자의 95[%] 이상이 회복된다. 그러나 일부 저개발 나라에서는 폐렴이 여전히 주요 사망 원인 중 하나이다(그림 2-27).

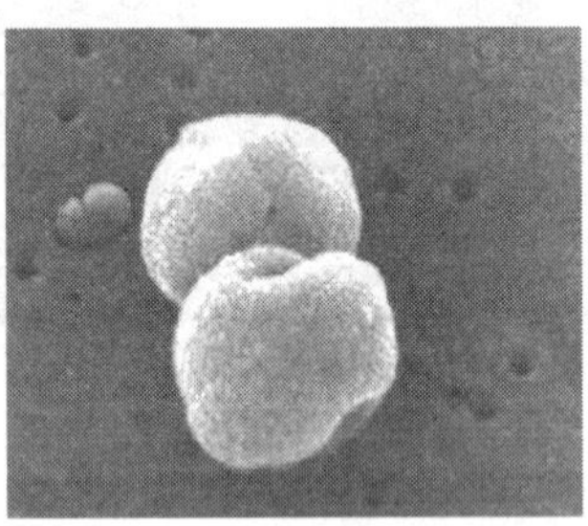

(a) 폐렴구균

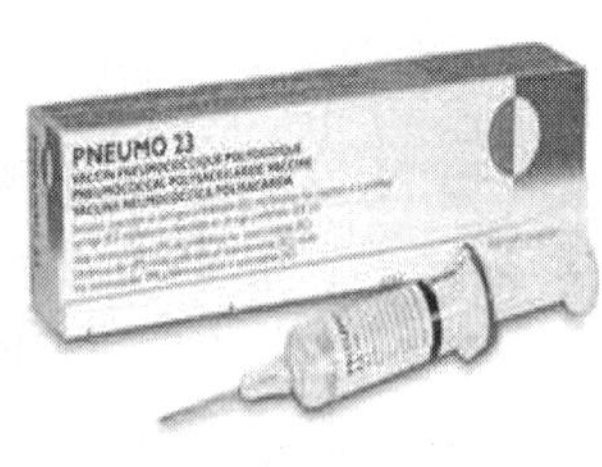

(b) 폐렴 백신

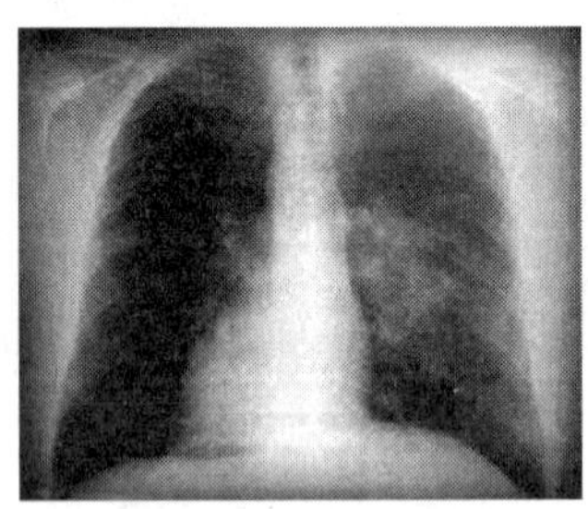

(c) 폐렴환자의 폐

[그림 2-27] 폐 렴

(7) 폐색전증

폐는 몸에 필요한 가스 교환을 하는 것이 주된 기능이다.

① 폐에는 우심실로부터 나오는 폐동맥이 폐 전체에 걸쳐 분지되어 있으며, 이후 모세혈관을 지나 가스 교환을 하고 난 후 폐정맥을 통해 좌심방으로 들어간다.

② 다리에 위치한 깊은 부위의 정맥(심부 정맥)에 혈전(혈관 안에서 혈액이 부분적으로 응고된 것)이 생기고 이것이 우심방, 우심실을 경유하여 폐의 혈관으로 이동하여 폐의 혈관을 막은 상태를 폐색전이라 한다(그림 2-28).

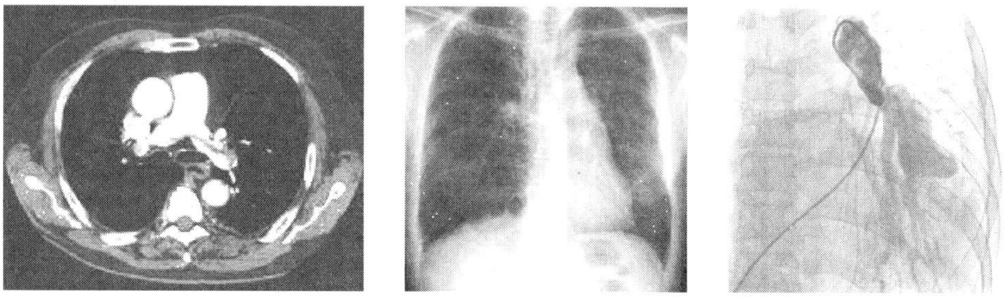

(a) 폐색전증 CT 사진 (b) 폐색전증 발병 위치 (c) 폐색전증 혈관

[그림 2-28] 폐색전증

(8) 결 핵

여러 종류의 미코박테륨[19], 특히 결핵균에 감염되어 발병하는 흔하고 치명적인 전염병이다.

① 인체의 어느 곳에나 발생할 수 있는 전염성인 동시에 감염성인 급성질환이자 만성질환이며, 심지어는 사망에 이르게 할 수도 있는 무서운 질환이다.

② 결핵은 폐에 잘 걸리는데, 혈류나 임파관을 따라 몸의 어느 기관에나 전파되고 영향을 줄 수 있다.

③ 결핵은 환자의 기침, 콧물, 가래로부터 공기를 통해 전염된다. 대부분의 감염자들은 증상이 없으며 그 중 1/10 정도가 발병하고, 이때 치료를 하지 않으면 그 중 절반 이상이 병으로 죽게 된다.

④ 전형적인 증상은 피가 섞인 가래를 동반한 기침, 오한, 식은땀, 체중 감소이다.

⑤ 다른 기관에의 감염은 다양한 증상을 초래한다.

⑥ 결핵의 치료는 길고 어려우며 여러 항생제가 투입된다. 필요한 경우에는 접촉을 차단하거나 관리하기도 한다.

⑦ 결핵의 치료에는 세균을 죽이기 위해 항생제를 사용한다. 보통 3개월 이내에 병세가 호전되지만 치료는 1년 가까이 계속되어야 하며, 약의 복용을 중단하게 되면 결핵균이 내성이 생기게 되어 치료가 어려워질 수 있다(그림 2-29).

19) 미코박테륨 : 세균의 한 속인 미코박테륨속에 속하는 세균으로, 미코박테륨속은 홀로 미코박테륨과를 이루고 있다. 결핵이나 나병 등을 일으키는 여러 병원균을 포함한다.

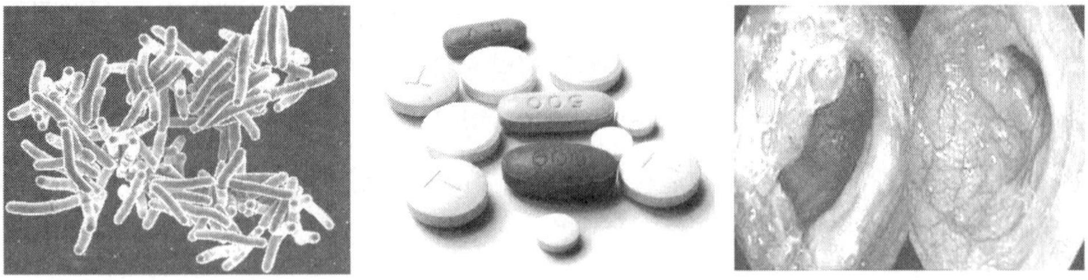

(a) 결핵균 사진　(b) 항결핵제 사진　(c) 위장관 결핵

[그림 2-29] 결핵균 사진 및 항결핵제 사진

(9) 폐결핵

결핵균이 폐에 들어가 염증을 일으키는 질환으로 증상은 기침과 가래인데 피가 섞여 나오기도 한다. 그밖에 열이 나거나 불쾌감, 피로, 체중감소, 가슴통증 등도 나타난다.

① 기침이나 재채기 등으로 공기 중에 퍼진 병원균은 주된 전염원이 되며, 감염 즉시 질병을 일으키는 경우 1차성 결핵이라고 한다.

② 잠복기를 가지고 저항력의 약화에 따라 발병하는 것을 차성 결핵이라고 한다(그림 2-30).

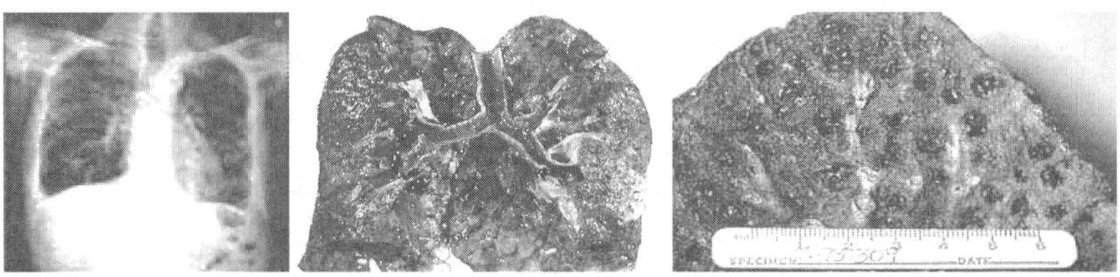

(a) 폐결핵　(b) 폐 렴　(c) 만성폐쇄성 폐질환

[그림 2-30] 폐결핵

1) 폐결핵 감염의 진단

① 투베르쿨린 피부반응 검사 : 결핵균의 감염 여부를 조사하기 위해서는 투베르쿨린 용액(RT-23 2TU)을 좌측 팔의 안쪽 피부 내에 주사 후 48~72시간에 주사 부위의 피부 결합조직이 단단해지는 경결 반응을 측정한다. 이 때 반응 부위가 10[mm] 이상이면 양성으로 판정한다. 우리나라에서는 비씨지(BCG) 접종에 따른 위양성(실제 음성인데 결과로는 양성이 나오는 것) 문제로 인해 결핵균 감염의 해석에서 맹점을 가지고 있는 검사법이다.

② 체외 인터페론 감마(Interferon-Gamma) 검사 : 결핵균에 감작된 T-세포만을 자극하는 특이항원을 사용하여, 효소면역법(Enzyme-Linked Immunosorbant Assay : ELISA)[20]으로 인터페

론 감마(Interferon-Gamma) 농도를 측정하여 결핵의 감염 여부를 판단하게 된다. 또한 과거 투베르쿨린[21] 피부반응 검사로 인한 위양성 문제를 보완한 검사로, 미국에서는 잠복 결핵의 진단에 쓰고 있다. 우리나라에서도 사용되고 있으며 향후 결핵 감염뿐만 아니라 활동성 폐결핵의 진단에서의 이용 가능성이 높다.

2) 폐결핵 발병진단

① 흉부 X-선 촬영 : X-선 검사방법은 실제 크기로 촬영하는 흉부 직접촬영과 70[mm], 100[mm] 크기의 축소된 사진으로 찍는 간접촬영이 있는데, 여러 사람을 집단으로 검사할 경우에 많이 이용한다. 그 소견에 따라 초감염 결핵과 재활성화 결핵으로 나뉘며 흔히 전자는 소아결핵, 후자는 성인결핵으로 분류하기도 한다.
인체면역결핍 바이러스(HIV)[22] 감염자는 초감염 결핵 소견이 주로 나타난다.

② 결핵균 검사 : 결핵균 검출은 결핵을 진단할 수 있는 가장 확실한 방법이다. 최소한 3번 이상 시행해야 정확도를 높일 수 있고 항산균 도말 검사와 배양 검사가 있다.

㉠ 도말 검사 : 가래를 슬라이드에 얇게 발라 결핵균만을 선택적으로 염색해 현미경으로 관찰하는 방법이다.

ⓐ 결핵균은 일반적인 폐렴에서 세균 검사 때 쓰이는 그람 염색액으로 염색되지 않고 붉은 색을 띄는 푸크신(Fuchsin)으로 염색되고 나면 강산에 의해서도 탈색되지 않는다는 의미에서 '항산균(Acid-Fast Bacilli)'[23]이라고 하며, 결핵균 외에도 항산성을 보일 수 있는 균들이 있어 간혹 주의를 요한다.

---

20) 효소면역법 : 효소에 대해서 특이적으로 작용하는 효소항체를 이용한 연구법이고 효소표지 항체법이라고도 한다.
① 특정 효소의 작용을 저해하고 어떤 반응계에서 특정 효소를 제외하고 그 효소의 작용을 알기 위한 연구, 효소항체와 반응시켜서 그 효소를 끄집어내 순화해서 그 구조 등을 조사하는 연구, 임상적으로 효소결핍증의 연구에 이용된다.
② 조직이나 세포내 효소의 존재, 분포를 조직화학적으로 조사하는 외에 호르몬 등의 조직화학적 증명법으로서 그 호르몬에 대한 항체를 어떤 종류의 효소(페르옥시데이스)로 표시해 작용시켜 그 효소를 염색해서 검사하는 효소항체법이 있다.

21) 투베르쿨린(Tuberculin) : 결핵균 배양여과액을 가열·농축하여 약 1/10가량으로 만든 것. 이를 적당히 희석하여 피하주사하면 결핵균 감염이나 BCG 접종을 받아 결핵균에 대한 알레르기상태가 성립된 사람, 모르모트에는 24~72시간 후에 절정인 지연형 발적과 경결이 나타난다. 이 때문에 결핵에 대한 면역 상태를 알아보기 위한 진단시약으로 사용했는데, 오늘날에는 정제한 PPD(Purified Protein Derivative of Tuber-Culin)를 사용한다.

22) 인체면역결핍바이러스(HIV) : 인간의 몸 안에 살면서 인체의 면역기능을 파괴하며 후천성면역결핍증(AIDS : 에이즈)을 일으키는 바이러스이다.
① 바이러스는 일단 사람의 몸속에 침입하면 면역을 담당하는 T세포를 찾아내어 그 세포 안에서 증식하면서 면역세포를 파괴한다.
② 인간의 생체 면역세포들을 지속적으로 파괴하여 인간의 면역능력을 저하시켜 결국에는 사망에 이르게 한다.

23) 항산균 : 일반적으로 사용되는 염색액으로는 용이하게 염색되지 않는데, 일단 염색되면 알콜이나 염산등으로 처리해도 용이하게 탈생되지 않는 성질을 지닌 균을 항산균이라고 한다.
① 분류상 미코박테리움 속의 모든 균이 항산균이고 인간형, 소형, 새형, 쥐형의 결핵균, 인간나균, 쥐나균, 치구균(恥垢菌), 비정형 항산균 등이 있다.
② 항산균 : 산 및 알칼리에 대해 저항성이 있다. 이 균의 염색법을 특히 항산성 염색이라고 한다.

ⓑ 전통적인 질넬슨(Ziehl-Neelsen)법, 보다 빨리 판독할 수 있는 형광염색법이 있다.

㉡ 배양 검사 : 가래뿐만 아니라 뇌척수액이나 흉수, 농양, 조직 등에서도 시행된다. 배양을 위한 배지로는 두종류의 고체배지와 액체배지가 있는데, 현재 국내에서는 대부분 고체배지에만 접종을 하고 있다. 또한 균이 자라면 항산균 염색으로 확인 후 결핵균의 여부를 확인하고, 최근에는 분자생물학적 방법이 많이 쓰이고 있다. 최종적으로는 감별된 결핵균에 대한 약제 감수성 검사가 시행된다.

㉢ 결핵균 : 특성상 배양에 오랜 시간이 걸리므로 대개 8주까지 배양 결과를 확인해야 하나 배양 양성은 3~4주 정도에 가장 많이 나온다.

③ 흉부 CT : 임상적으로 의심은 되나 흉부 X-선 검사만으로 결핵의 진단이 힘든 경우에 컴퓨터단층촬영(CT)이 유용하다.

㉠ CT는 오래된 섬유화 병변과 새로운 활동성 병변을 구분하는데 도움을 주는데, 특히 소세기관지나 소세기관지 주위의 병변은 결핵이 시작됨을 특징적으로 보여준다('Tree-in bud' Pattern).

㉡ CT는 공동, 흉곽 내 림프절 병증, 좁쌀 결핵(결핵균이 피를 타고 전신으로 퍼져나가 여러 장기에 염증을 일으킨 상태로 마치 좁쌀처럼 미세한 병변이 전신에 나타나는 것), 기관지 확장증, 기관지 협착, 흉막 질환을 진단하는데 민감도가 높고 결핵종 내의 석회침착 여부 판정에 특히 유용하다.

④ 기관지 내시경 검사 : 각종 호흡기질환의 진단을 위해 폐로 통하는 기관지를 내시경을 이용해 직접 관찰하는 검사를 통해 조직검사를 하거나 세균배양을 위한 기관지세척, 기도로 들어간 이물질 제거 등을 시행할 수 있다.

3) 결핵균 검사의 그 외 검사

① 중합효소 연쇄반응법(PCR)[24]을 이용한 결핵균 검사 : 기존의 결핵균 검사에 비해 검사의 민감도가 양호하고 재현성이 좋아 미국의 식품의약청(FDA)에서 승인을 받은 상업화된 방법들이 있지만 아직은 보조적인 진단 방법으로만 사용될 수 있다.

폐결핵이 강력히 의심되지만 도말검사에서 음성인 환자가 중합효소 연쇄반응법(PCR) 검사에서 양성이면 결핵으로 진단할 수 있으나 역시 중합효소 연쇄반응법 검사가 음성이라고 해서 결핵을 배제할 수는 없다.

② 약제 감수성 검사 및 신속 내성 검사 : 국내 지침에서는 미국에서처럼 초치료 환자를 포함한 모든 배양 양성 결핵환자에게 약제 감수성 검사를 시행하도록 권고하지는 않으나, 앞으로 국내

---

24) 중합효소연쇄반응법 : 인위적으로 유전자를 증폭하는 방법이며 'PCR(Polymerase Chain Reaction)'이다.
PCR은 DNA 중합효소를 이용해 DNA단편의 여러 복제본을 한꺼번에 만드는 방법으로, 아주 적은 양의 DNA만을 갖고서도 단시간에 특정 부위의 유전자를 기하급수적으로 증폭할 수 있다.

에서도 미국과 같이 약제 감수성 검사를 시행할 것이다.

㉠ 현재는 배양된 집락을 이용해서 한천 배지나 계란 배지에 접종하는 '비율법'이 경제적이기 때문에 많은 나라에서 시행되고 있다.

㉡ 최근 2가지 이상의 약제에 내성이 있는 다제 내성 결핵이 문제화되면서 좀 더 빨리 약제 감수성 검사 결과를 얻고자 하는 노력이 있었는데, 특히 결핵의 1차 치료약제 중 하나인 리팜피신(RMP[25]))의 경우 리팜피신 내성균은 다제 내성을 보이고 약 95[%]가 또 다른 1차 치료약제인 아이나(INH, Isoniazid)[26])에도 내성이므로 현재 리팜피신 내성은 다제 내성의 지표로 보조적으로 이용되고 있다.

㉢ 현재 아이나와 리팜피신에 대한 내용성을 동시에 확인할 수 있는 분자생물학적 방법을 이용한 신속 내성 검사가 국내에도 보급되고 있다.

(10) 호흡기 내과

숨을 쉬는 기관지, 폐 및 그 장기에 생길 수 있는 여러 질환을 진료하는 내과의 한 분야이다(표 2-4).

〈표 2-4〉 호흡기내과에서 진료하는 질병

독감, 폐색전증, 과민성 폐장염, 결핵, 기관지천식 등의 기도질환, 폐결핵 등의 폐감염증, 간질성 폐질환, 폐암의 진단 및 치료, 중환자 집중치료 등 호흡기 분야. 수면 무호흡증, 폐암, 기관협착, 오목가슴, 폐결절, 꽃가루 알레르기, 중동호흡기증후군, 신종 폐질환, 공기 가슴증, 비소세포성 폐암, 소세포성 폐암, 만성폐쇄성폐질환, 폐렴, 속립성 결핵, 급성 기관지염, 천식, 재발성 천명, 만성폐질환, 기관지 확장증, 감기, 폐결핵, 미만성 간질성 폐질환, 폐기종, 객혈, 전이성 폐암, 악성 흉막삼출, 과호흡증후군, 폐의 농양, 흡인성 폐렴, 폐렴간균(크레브시엘라)에 의한 폐렴, 성인 호흡곤란증후군, 아스페르길루스증, 만성기관지염, 흉막삼출, 진폐증, 폐부종, 농흉, 결핵, 카르시노이드 증후군, 특발성 폐섬유화증, 늑막염, 규폐증, 종격동염, 흉곽출구증후군, 중증 급성 호흡기 증후군, 낭종성 폐질환, 태변 흡인 증후군 등

25) 리팜피신(RMP) : 방선균(Streptomyces Mediterranei)이 생산하는 나프토히드로퀴논을 포함하는 안사마이신(Ansamycin)계 항생물질 리파마이신 SV(Rifamycin SV)의 유도체. 결핵균, 그람양성균에 강력한 항균작용을 나타내지만, 그람음성균도 저지 한다. 세균의 RNA중합효소와 동몰 비율로 결합하여 RNA합성 개시를 저해하지만, 동물의 RNA중합효소에는 거의 작용하지 않는다. 또 DNA중합효소도 저해하지 않는다. 대장균의 내 성주 중에는 RNA중합효소의 β소단위유전자(rpo B)의 변이에 의한 것이 있다.

26) 아이나(INH,isoniazid) : 아이소니코티닐하이드라진(Isonicotinyl Hydrazine) 또는 아이나(INAH)라고도 한다. 분자식은 $C_6H_7ON_3$. 흰색의 결정성 가루이고, 물에 녹는다. 폐 · 장 · 방광 · 피부의 결핵성 질환에 쓰인다. 결핵약 중 가장 효과 있고 내성이 생기지 않는다. 보통 스트렙토마이신 · 파스와 겸용한다. 내복용과 주사용이 있다. 불안 · 불면 · 근육통 등과 같은 다소의 부작용이 있으나 심하지는 않다. 독일의 바이엘사(社)에서 처음으로 제조되었다. 안테베인 · 이스코틴 · 다이아지드 · 나이아지드 · 하이코지드 등의 제품이 있다. 상용량은 1일 0.15~0.4[g]이다.

제4절 내분비내과(내분비내사내과, Endocrinology)

내분비로, 당뇨병, 갑상선 등의 내분비 질환을 진료하는 과이며 인체의 몸속에서 호르몬의 분비, 호르몬의 영향 등을 연구하는 학문이다. 호르몬의 구조와 작용, 그 상호관련 분비선의 구조나 기능을 연구하는 생리학의 한 분야로 20세기에 들어와서 학문으로서 체계가 세워졌다.

BC 4세기에 아리스토텔레스가 정소와 2차 성징에 대하여 관찰한 이래, 내분비에 관한 관찰은 계속되었지만 과학적인 연구는 19세기부터 본격화 되었다. 1849년 독일의 A.A.베르톨트는 닭의 정소에서 어떤 물질이 분비된다는 것을 처음으로 알아냈다.

1895년 올리버와 셰퍼는 부신의 배출물에 혈압상승 작용이 있다는 것을 알아냈고, 1901년에는 일본의 다카미네 조키치[高峰讓吉]와 T.B.올드리치가 동시에 부신에서 아드레날린을 발견하였다. 그리고 1902~1905년 사이에 W.M.베일리스와 E.H.스탈링은 십이지장 점막세포에서 만들어지는 세크레틴을 발견하였다. 또한 어떤 특수한 선(腺)에서 만들어지는 화학물질이 혈액 속에 방출되어 떨어져 있는 다른 기관이나 조직에 작용 한다는 내분비의 개념을 확립하였고, 오늘날까지 이 개념이 내분비학의 기초가 되고 있다.

내분비학 연구는 내분비기관으로 간주되는 것을 제거하여 결핍 증세를 관찰하는 방법, 분리 · 추출한 호르몬의 생리학적 작용의 연구, 임상관찰과 비교 · 검토 등의 방법이 있다(그림 2-31).

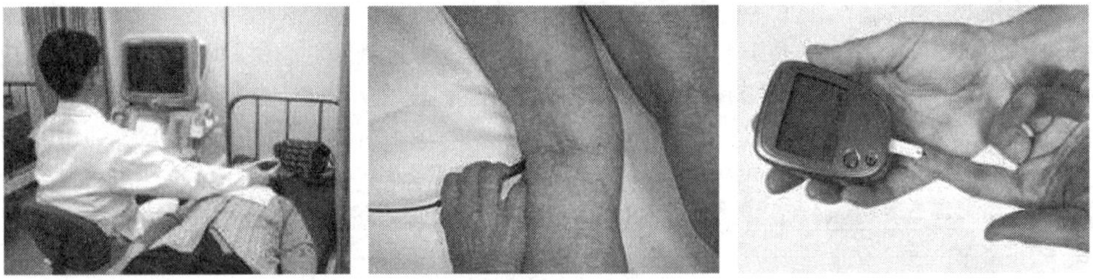

(a) 경동맥 초음파 검사 (b) 말초혈관 도플러 검사 (c) 혈당체크

[그림 2-31] 내분비내과

내분비전문의(Endocrine Internal Medicine)는 뇌하수체 및 시상 하부, 갑상선, 부갑상선, 부신, 췌장 그리고 성선 등으로 대표되는 내분비기관은 사람 몸에서 호르몬 생성 및 분비를 담당한다. 내분비기관에서 생성되는 호르몬은 혈관으로 분비된 이후 신체의 각 기관으로 운반되어 각종 신진대사와 생식을 조절한다. 내분비내과는 이러한 내분비기관의 이상으로 발생하는 각종 호르몬 이상을 다루는 진료를 한다(그림 2-32).

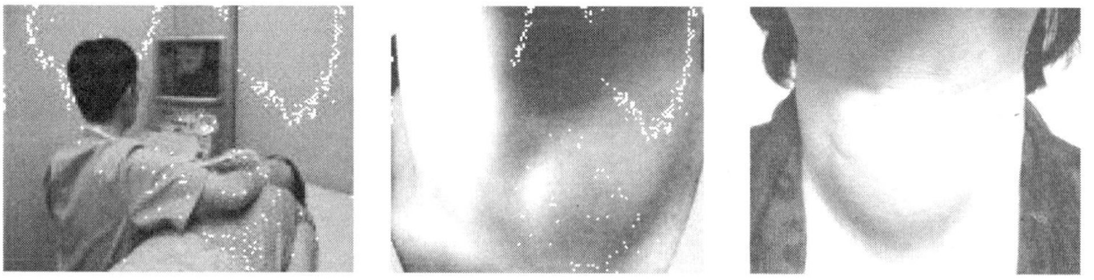

(a) 초음파를 이용한 진료 (b) 갑상선 환자

[그림 2-32] 내분비내과

1. 치료항목

내분비기관에서 생성되는 호르몬은 혈관을 통하여 신체의 각 기관으로 운반되어 각종 신진대사와 생식에 관여한다. 갑상선 질환, 뇌하수체 및 부신 질환, 쿠싱증후군, 말단비대증, 고칼슘혈증, 골다공증 및 골대사 질환, 갑상선 진료분야, 당뇨병, 지질대사이상, 뇌하수체이상, 고지혈증, 비만, 성장장애 등 우리 몸의 내분비기관 및 이들이 만들어내는 주요 호르몬과 관련된 각종 대사 질환 및 내분비기관의 양성종양 등의 조기발견과 진단 및 치료를 한다.

(1) 갑상선 진료분야

갑상선[27] 및 부갑상선[28] 기능 이상으로 인한 질환과 갑상선결절 및 암의 진단 · 치료를 담당하며 갑상선기능 항진증, 갑상선기능 저하증, 갑상선암, 감상선염, 갑상선종, 갑상선결절 등을 진료한다.

① 갑상선기능 항진증 : 갑상선 호르몬이 과다하게 분비되어 갑상선 중독증을 일으키는 상태이다.

㉠ 진단 : 혈액 내 갑상선 호르몬 농도를 측정하며, 갑상선기능 항진증 환자는 정상치보다 높게 측정된다.

㉡ 치료 : 주로 갑상선 호르몬의 생산을 억제하는 항갑상선제를 사용한 약물치료를 하며, 그 외 갑상선을 절제하거나 동위원소(방사성요오드 치료)를 이용하여 갑상선을 파괴하는 수술이 있다.

② 갑상선기능 저하증 : 갑상선 자체나 호르몬을 만들도록 하는 신호에 문제가 생겨 갑상선 호르몬이 생성이 잘 되지 않아서 호르몬이 결핍된 상태이며 농도는 정상 수치보다 낮게 측정되며,

---

27) 갑상선 : 목 앞쪽에 있는 내분비샘. 갑상샘 호르몬을 분비하여 대사율을 조절한다.

① 질환 : 갑상선기능 항진증과 갑상선 기능 저하증등 갑상선 기증 이상으로 인한 질환과 갑상선결절 및 암을 진단하고, 갑상선 기능 이상으로 인한 질환은 대부분 약물로 치료가 가능하며 일부의 환자는 수술 또는 동위원소를 치료할 수 있다.

② 목 앞 중앙에 있고 앞에서 보면 나비 모양으로 후두와 기관 앞에 붙어 있는 내분비기관이며, 체내 대사에 관여하는 티록신(T4)과 요오드 타이로닌(T3)을 생성하며, 칼시토닌을 분비한다. 갑상샘이라고도 한다.

28) 부갑상선(부갑상샘) : 갑상선의 뒤쪽에 위치한 내분비기관으로 칼슘 조절에 중요한 역할을 하는 부갑상선 호르몬을 만들고 분비한다.

갑상선 호르몬제를 복용하여 갑상선 기능을 정상으로 만드는 치료방법이 있다.

③ 갑상선암 : 갑상선은 갑상연골의 아래쪽, 숨을 쉴 때 공기의 통로가 되는 기도 앞쪽에 위치한 나비 모양의 기관으로 갑상선 호르몬을 생산 및 저장했다가 필요한 기관에 내보내는 기능을 한다.

㉠ 갑상선에 생긴 암(갑상선암) : 크게 '잘 분화된 갑상선암', '기타 갑상선암'으로 나뉘는데 조직학적 모양, 암의 기원세포 및 분화 정도에 따라 유두암, 여포암, 수질암, 역형성암(미분화암)으로 나눈다.

㉡ 진단 : 미세침 흡인세포 검사[29]가 필수적이다.

㉢ 치료 : 수술이 최선이며, 수술 후에는 재발억제를 위해서 갑상선 호르몬제의 복용이나 위험 환자는 방사선 요오드치료를 추가로 시행한다(그림 2-33).

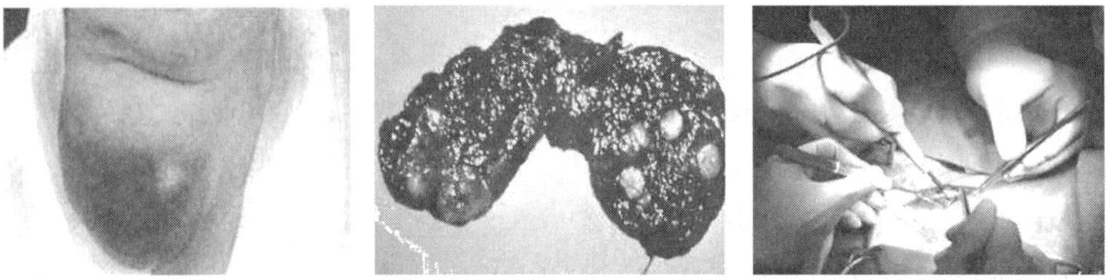

(a) 갑상선암 환자　(b) 갑상선암 조직　(c) 갑상선암 수술

[그림 2-33] 갑상선암

④ 갑상선염 : 급성 세균성 감염에서부터 만성 자가면역성 갑상선염까지 다양한 형태의 염증 질환이다.

㉠ 종류 : 증상과 병의 원인에 따라 급성 갑상선염, 아급성 갑상선염, 만성 림프구성 갑상선염, 무통성 갑상선염 등으로 나눈다.

㉡ 진단 : 혈액 검사와 갑성선 초음파 검사를 시행한다.

㉢ 치료법 : 급성 갑상선염의 경우 항생제와 수술 등의 치료가 주를 이루며, 나머지는 약물치료를 한다(그림 2-34).

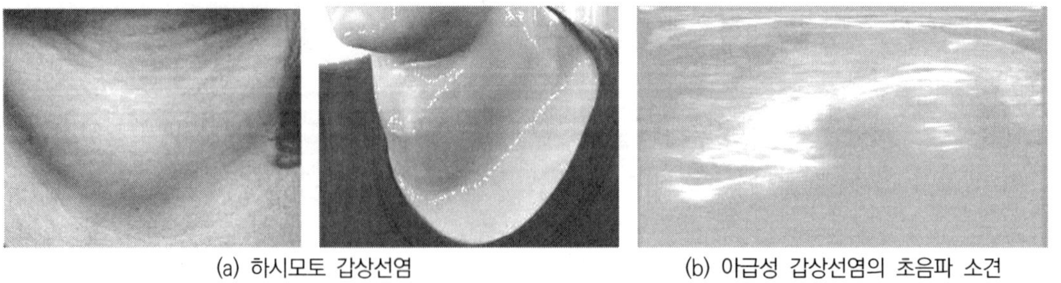

(a) 하시모토 갑상선염　(b) 아급성 갑상선염의 초음파 소견

[그림 2-34] 갑상선염

29) 미세침 흡인세포 검사 : 가느다란 주사기 바늘로 갑상선 결절의 세포(암세포)를 뽑아내어 현미경으로 관찰하는 검사이다. 갑상선암 진단에 있어서 필수적이다.

⑤ 갑상선종 : 갑상선이 커져서 목 부위가 부풀어 오르는 증상이 나타난다. 갑상선 기능이상을 기준으로 단순성 갑상선종과 갑상선의 내분비 기능에 이상이 생긴 갑상선종으로 나눈다.

㉠ 형태 : 갑상선 전체가 부은 미만성 갑상선종과 표면이 울퉁불퉁한 결절성 갑상선종, 낭포를 형성하는 낭포성 갑상선종 등으로 분류한다.

㉡ 치료방법 : 원인에 맞추어 항갑상선제나 방사성동위원소를 이용한 치료를 하며, 일부를 떼어내거나 완전히 제거하는 수술을 하기도 한다.

㉢ 아이오딘 결핍이 문제 : 방사성 아이오딘을 이용 또는 아이오딘을 섭취하여 치료하는 것이 가능하다(그림 2-35).

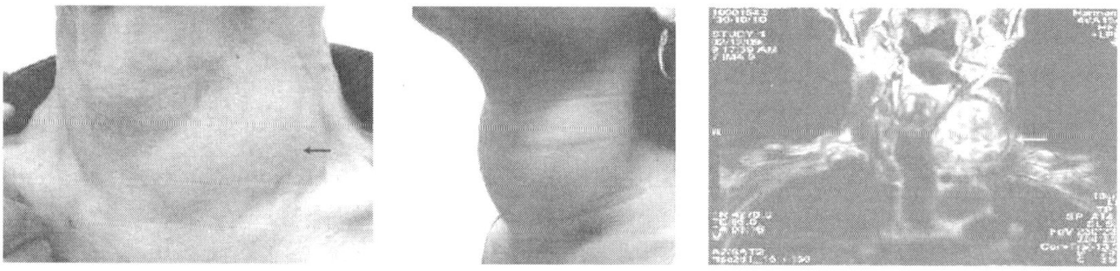

(a) 갑상선종 환자　　(b) MRI로 촬영한 갑상선종

[그림 2-35] 갑상선종

⑥ 갑상선결절 : 갑상선 세포의 과증식으로 조직의 한 부위가 커지는 경우를 갑상선결절(종양, 혹)이라 한다.

㉠ 갑상선결절 : 원인과 조직학적 특성에 따라 과증식성결절, 콜로이드결절, 염증성결절, 낭성결절 그리고 갑상선암이 포함되어 있는 종양성결절로 나눌 수 있다.

㉡ 검사 : 혈액 검사, 갑상선 스캔, 갑상선 초음파, 미세침 흡인세포 검사를 종합적으로 실시한다.

㉢ 치료 : 수술적 치료 후 병기에 따라 갑상선 호르몬 억제 요법, 방사성동위원소 치료 등의 항암치료를 병행한다(그림 2-36).

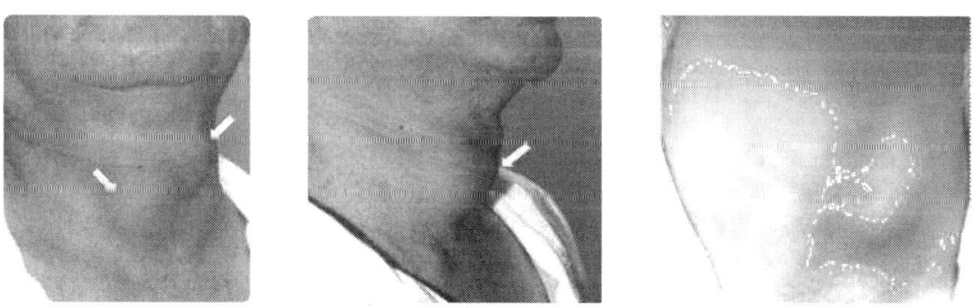

(a) 다발성 갑상선결절　　(b) 단일 갑상선결절

[그림 2-36] 갑상선결절

(2) 당뇨병

인슐린(탄수화물 대사를 조절하는 호르몬) 단백질의 분비량이 부족하거나 정상적인 기능이 이루어지지 않는 등의 대사질환의 일종으로, 혈중 포도당의 농도가 높아지는 고혈당을 특징으로 하며 고혈당으로 인한 여러 증상 및 징후를 일으키고 소변에서 포도당을 배출하게 된다.

① 당뇨병은 제1형과 제2형으로 구분

㉠ 제1형 당뇨병 : 이전에 '소아 당뇨병'이라고 하였고, 인슐린을 전혀 생산하지 못하는 것이 원인이 되어 발생하는 질환이다.

㉡ 인슐린이 상대적으로 부족한 제2형 당뇨병 : 인슐린 저항성(Insulin Resistance : 혈당을 낮추는 인슐린 기능이 떨어져 세포가 포도당을 효과적으로 연소하지 못하는 것)을 특징으로 하며 식생활의 서구화에 따른 고열량, 고지방, 고단백의 식단, 운동 부족, 스트레스 등 환경적인 요인이 크게 작용하는 것으로 보이지만, 이 외에 특정 유전자의 결함에 의해서도 당뇨병이 생길 수 있으며, 췌장(위의 뒤쪽에 위치한 12~20[cm] 정도 길이의 장기) 수술, 감염, 약제에 의해서도 생길 수 있다.

② 약한 고혈당 : 대부분의 환자들이 증상을 느끼지 못하거나 모호해서 당뇨병이라고 하지 않는다.

③ 혈당이 많이 올라가면 갈증이 나서 물을 많이 마시게 되고, 소변량이 늘어 화장실을 자주 가게 된다.

④ 체중이 빠지게 된다. 오랜 기간 고혈당 상태가 유지되면 신체에서 여러 합병증이 발생하는데, 망막병증(실명할 수 있음), 신기능장애(신기능 저하로 심할 경우 투석이 필요함), 신경병증(저림, 통증)이고, 심혈관계 질환의 위험이 높아지게 된다.

⑤ 당뇨병은 췌장에서 인슐린을 분비하는 기능에 이상이 생겨 혈중 포도당의 농도가 높아지는 고혈당이 특징인 질환이며, 소아 당뇨라 하는 제1형 당뇨병과 성인병으로 알려진 제2형 당뇨병이 있다.

⑥ 아직까지는 완치가 불가능하여 발병 후에는 혈당 및 각종 합병증 관리를 위해 지속적인 약물 및 인슐린 치료가 필요하다.

⑦ 당뇨병에는 당뇨병성 신경병증, 당뇨병성 신증, 임신성 당뇨병, 당뇨망막병증 등이 있다(그림 2-37).

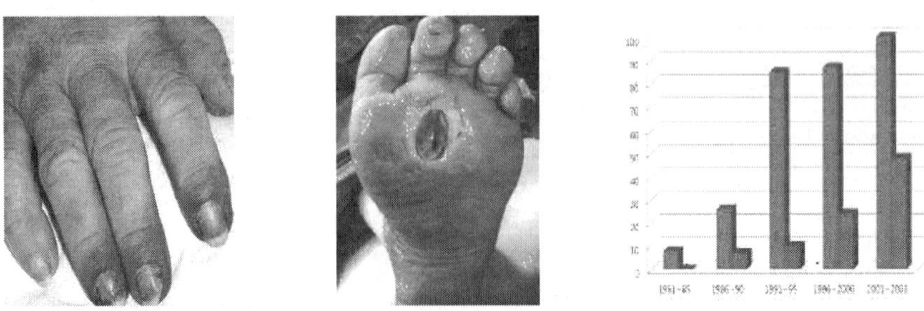

(a) 당뇨병 환자의 손 (b) 당뇨병 합병증인 족부궤양 (c) 소아당뇨 발생 추이

[그림 2-37] 당뇨병

㉠ 당뇨병성 신경병증 : 당뇨병 환자의 약 15[%]는 당뇨병성 신경병증의 증상이며, 약 50[%]는 신경전도검사상 말초신경손상이 발견된다.

ⓐ 당뇨병성 말초신경병증 : 50세 이상의 환자에게서 흔히 나타난다.

ⓑ 당뇨병성 신경증의 치료 : 신경의 손상과 부적절한 혈당 조절 관계가 있으므로, 혈당을 정상 범위로 유지하는 것이 가장 중요한 치료이다.

ⓒ 경정맥 인슐린 투여 방법을 이용한 엄격한 당뇨 조절 : 통증성 신경병증의 완화에 효과가 있고, 사지 말단부의 이상감각에는 삼환계항우울제(TCA)[30]나 선택적 세로토닌재흡수억제제(SSRI)[31] 등이 효과적이다.

ⓓ 찌르는 듯한 통증에는 항경련제를 사용할 수 있다(그림 2-38).

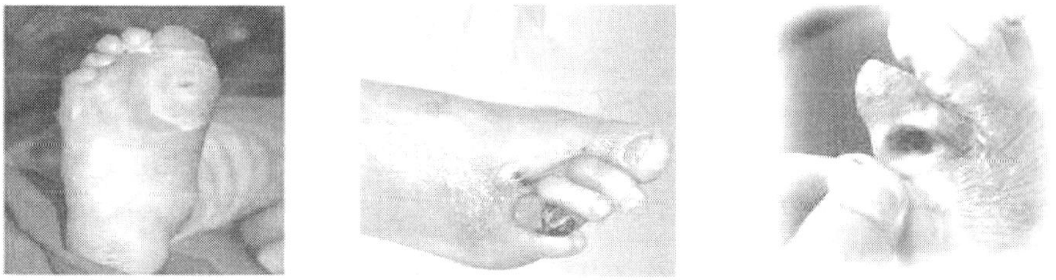

[그림 2-38] 당뇨병성 신경병

㉡ 당뇨병성 신증 : 당뇨병이 오랫동안 지속되면 신체의 작은 혈관들이 손상된다.

ⓐ 신장의 혈관이 손상되는 경우 : 신장의 구성기관 중 혈액 여과를 담당하는 사구체가 손상되면서 단백뇨[32]가 나타나 신장 기능이 저하되는데, 이를 당뇨병성 신장질환으로 가장 많은 부분을 차지하고 있으며, 일반적으로 5단계를 걸쳐 진행된다.

ⓑ 당뇨 발병 시점이 분명하지 않은 대부분의 성인 환자 : 질병 양상이 반드시 일치하지는 않으며, 개개인의 혈당, 혈압 조절 등 관리에 따라 병이 진행되는 속도는 변할 수 있다(그림 2-39).

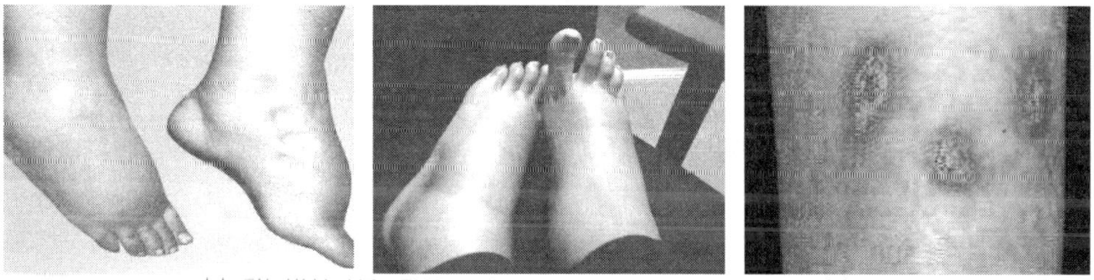

(a) 당뇨병성 신증 환자의 발 (b) 피부의 괴사

[그림 2-39] 당뇨병성 신증

30) 삼환계항우울제 : 가장 널리 사용되고 있는 항우울제로, 작용은 시냅스종말에서의 세로트닌, 노아드레날린 등의 신경전달물질의 재획득을 저해하는 데에 있다.

31) 선택적 세로토닌재흡수억제제 : 우울증, 불안 장애, 또 몇 가지 인격 장애를 치료하는 데 쓰이는 항우울제의 일종이다. 일반적으로 조루 문제를 치료하는 데 효과적으로 사용된다.

32) 단백뇨 : 소변에 단백질이 섞여 나오는 것이다.

ⓒ 임신성 당뇨병 : 임신 전에는 발견되지 않았던 당뇨병이 임신 중에 처음 발견되거나, 임신 중에 생긴 내당뇨 이상(당뇨의 전 단계로 공복 시 혈당치가 110~120[mg/dL]인 상태)으로 정의한다. 증상은 대부분 없고 산전 검사[33]를 통해서 발견되는 경우가 많다(그림 2-40).

2004년 출산 여성의 출사 전 건강상태 [n= 53,331명]		
임신 전 비만여부	임신성 당뇨병 여부	
비만 없음 [50,131명]	없음	47,410
	있음	2,721
비만 있음 [3,200]	없음	2,961
	있음	239

(a) 임신성 당뇨 발병률

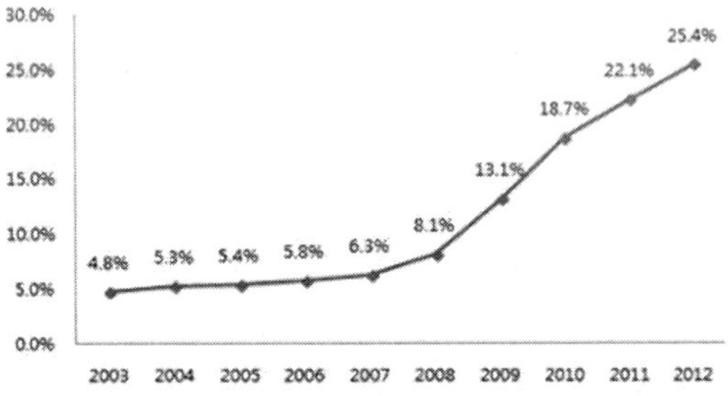

(b) 임신성 당뇨 발병 그래프

[그림 2-40] 임신성 당뇨

ⓔ 당뇨망막병증 : 전신 질환인 당뇨병에 의해 말초 순환 장애가 발생하는데, 이때 망막의 미세순환에 장애가 생겨 시력 감소가 발생하는 눈의 합병증이다. 초기에는 증상이 없다가 황반부[34]의 침범이 일어나면서 시력저하가 나타난다(그림 2-41).

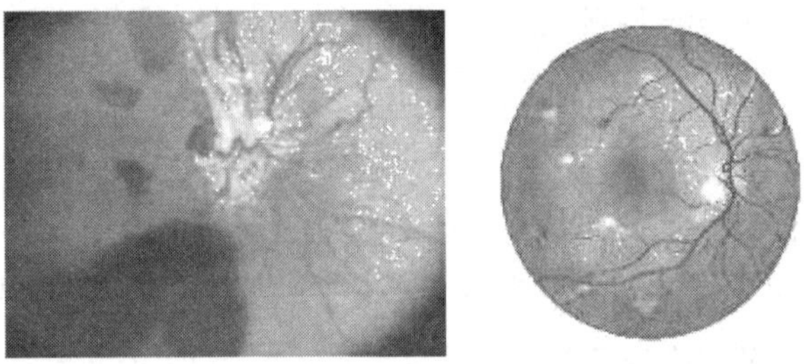

(a) 당뇨망막병증

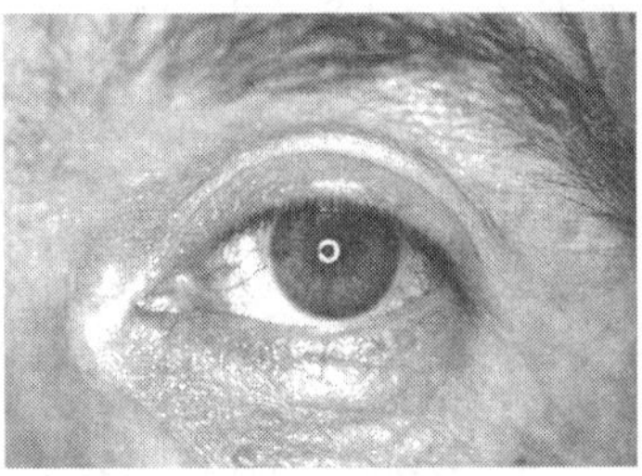

(b) 당뇨망막병증 환자의 눈

[그림 2-41] 당뇨망막병증

(3) 지질대사 이상

고지혈증으로 대표되는 지질대사 이상의 진단 및 치료를 시행 지질대사 이상증은 전신혈관의 동맥경화를 초래하여 뇌졸중, 심근경색 등의 합병증을 일으킨다. 많은 지방성분 혈액 내에 존재하면서 혈관벽에 쌓여 염증을 일으키고 심혈관계질환을 일으키는 상태이며, 최근에는 비정상적인 혈액 내 지질상태를 이상지질혈증(Dyslipidemia)으로 정의하기도 한다. 내분비내과에서는 식이요법 및 운

33) 산전검사 : 임신 중에 태아나 산모의 상태를 검사하는 것으로 특정 주마다 해야 할 검사가 정해져 있으며 초기혈액검사, 태아 목덜미 투명대 검사, 기형아검사, 양수검사, 정밀초음파 검사, 임신성 당검사 등이 있다.

34) 황반부 : 망막의 중심에 있는 시력의 중심부로서 대부분의 시세포가 밀집되어 있으며 시력에 가장 중요한 부분이다.

동처방, 약물요법으로 치료한다(그림 2-42).

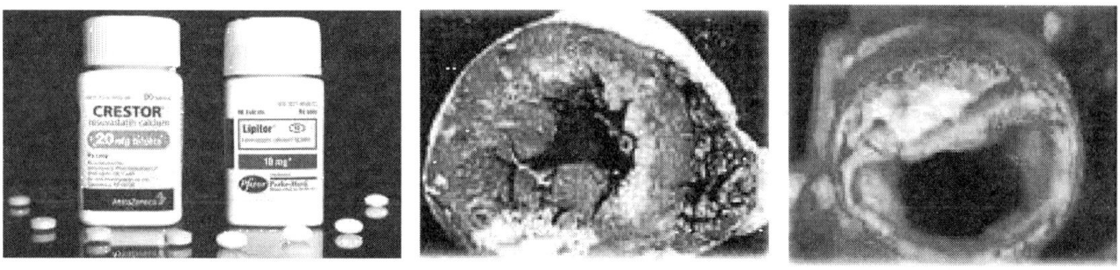

(a) 고지혈증에 필요한 약 (b) 고지혈증 혈관 단면

[그림 2-42] 고지혈증에 의한 혈관의 모습

(4) 뇌하수체

뇌의 가운데에 위치하는 내분비기관으로 시상하부의 지배를 받아 우리 몸에 중요한 여러 가지 호르몬들을 분비하며, 뇌하수체에서 분비한 호르몬들은 내분비계의 다른 기관들에 작용하여 호르몬 분비를 자극한다.

① 뇌하수체에서 분비되는 호르몬은 프로락틴, 성장호르몬, 갑상선 자극 호르몬, 부신피질자극호르몬, 난포 자극호르몬, 황체형성호르몬, 항이뇨호르몬 등이 있다.

② 뇌하수체 질환, 부신 및 성선 기능 이상 관련 분야(뇌하수체, 부신, 성선등)는 생명 유지 및 각종 신진대사 조절에 필수적인 호르몬을 만들어 내는 기관들의 이상에 따라 각종 호르몬의 기능 저하증 또는 호르몬 과다분비에 의한 질환이 생기게 된다.

③ 내분비 내과에서는 진단과 치료를 시행한다(그림 2-43).

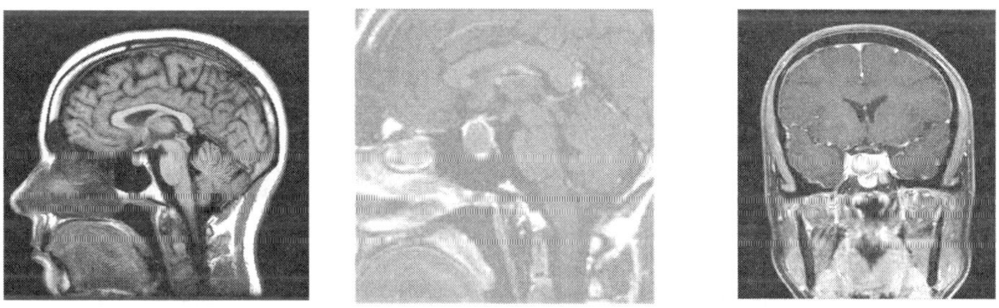

(a) 뇌하수체의 위치 (b) MRI촬영으로 본 뇌하수체 종양

[그림 2-43] 뇌하수체

㉠ 뇌하수체 선종 : 뇌 조직 중 호르몬 분비를 담당하는 뇌하수체에 발생하는 모든 양성종양으로 일반적으로 뇌하수체 선종이며 이는 다시 호르몬 분비성 뇌하수체 선종과 호르몬 비분비성 뇌하수체 선종으로 구분한다.

뇌하수체에서 발생하는 종양은 특정 호르몬을 과다 분비하는 기능성 종양(호르몬 분비성 뇌하수체 선종)과 호르몬의 분비 없이 세포 덩어리만을 형성하는 비기능성 종양(호르몬 비분비성 뇌하수체 선종)으로 분류하게 된다(그림 2-44).

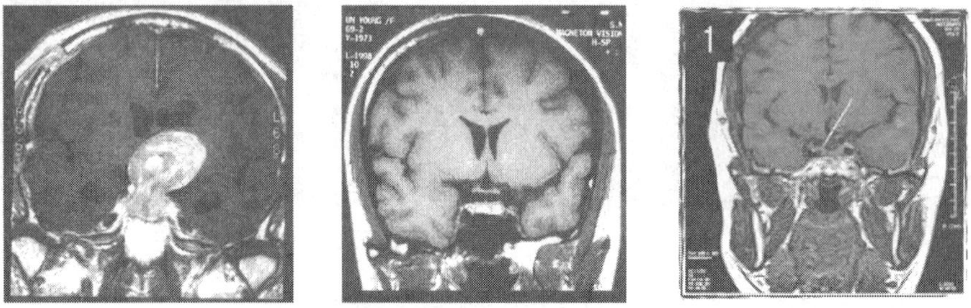

(a) 거대 뇌하수체 선종 (b) 미세 뇌하수체 선종

[그림 2-44] 뇌하수체 선종

㉡ 고프로락틴혈증 : 젖분비 호르몬으로 알려진 프로락틴(Prolactin)이라는 호르몬을 분비하는 종양을 프로락틴종 또는 프로락틴 분비 뇌하수체 선종이라고 하는데, 호르몬 자체를 분비하지 않는 뇌하수체 선종의 경우에도 혈중 프로락틴의 농도는 증가될 수 있다(그림 2-45).

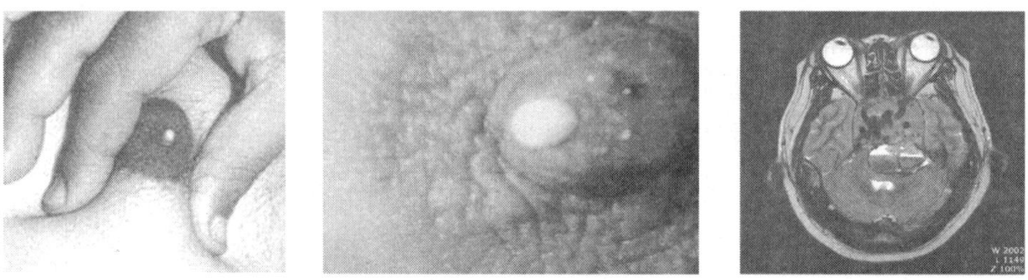

(a) 고프로락틴혈증 환자 (b) 프로락틴 선종

[그림 2-45] 고프로락틴혈증

㉢ 말단비대증 : 성장 호르몬이 과잉 분비되어 신체 말단의 뼈가 과도하게 증식함으로써 손, 발, 코, 턱, 입술 등이 비대해지는 만성 질환이며 특이한 얼굴 생김새가 나타나고 다양한 합병증이 발생한다(그림 2-46).

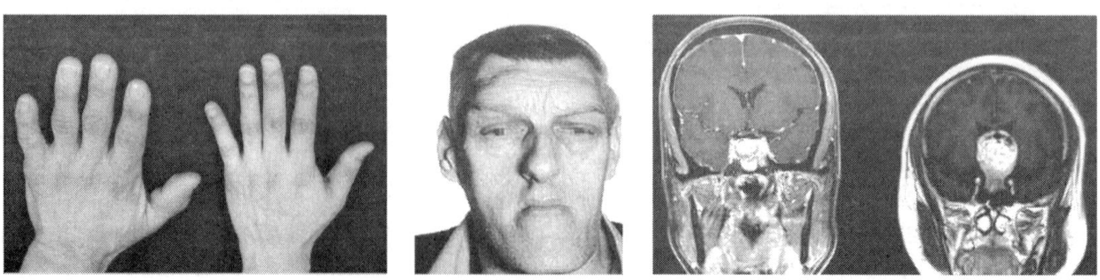

(a) 정상인과의 손 크기 비교 (b) 턱 말단비대증 환자 (c) 말단비대증 환자 MRI 사진

[그림 2-46] 말단비대증

㉣ 쿠싱증후군 : 당질 코르티코이드[35]의 생성을 자극하는 부신피질 자극 호르몬(ACTH)이 과도하게 많이 분비되거나 부신피질 자극 호르몬과 상관없이 부신에서 당질 코르티코이드를 너무 많이 생산하는 경우, 치료를 위해 장기간 당질 코르티코이드를 복용한 경우 등의 원인으로 인해 부신피질에서 당질 코르티코이드가 만성적으로 과다하게 분비되어 일어나는 질환이다. 쿠싱 증후군 환자는 [그림 2-47]과 같이 얼굴이 달덩이처럼 둥글게 되고, 비정상적으로 목 뒤에 지방이 축적되거나 중심성 비만[36]을 보인다.

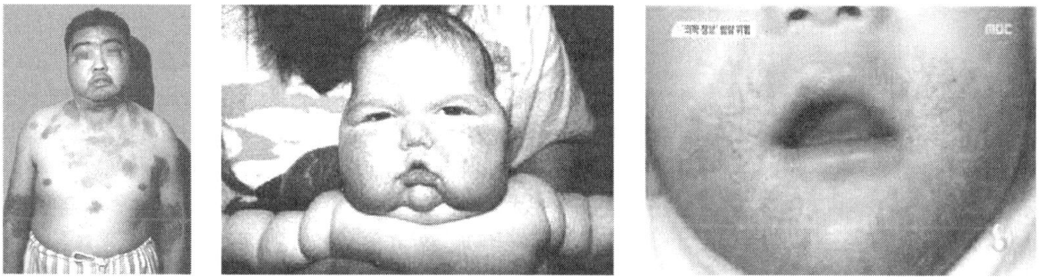

[그림 2-47] 쿠싱병 환자

㉤ 중추성 요붕증 : 사람이 하루에 배출하는 소변 양은 체내의 수분과 전해질 상태에 따라 결정되며 체내 수분이 부족할 경우 뇌하수체에서 항이뇨호르몬[37]이 분비되어 소변 양을 줄이게 된다. 요붕증은 항이뇨호르몬이 뇌하수체에서 제대로 생성되지 않거나, 분비된 항이뇨호르몬이 소변을 만드는 신장에서 제대로 작동하지 못해서 비정상적으로 많은 양의 소변이 생성되고 과도한 갈증이 동반되는 질환이다(그림 2-48).

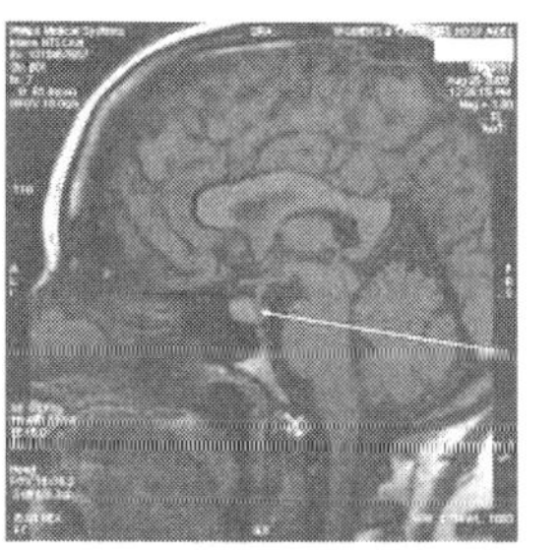

(a) 중추성 요붕증 환자의 뇌 MRI

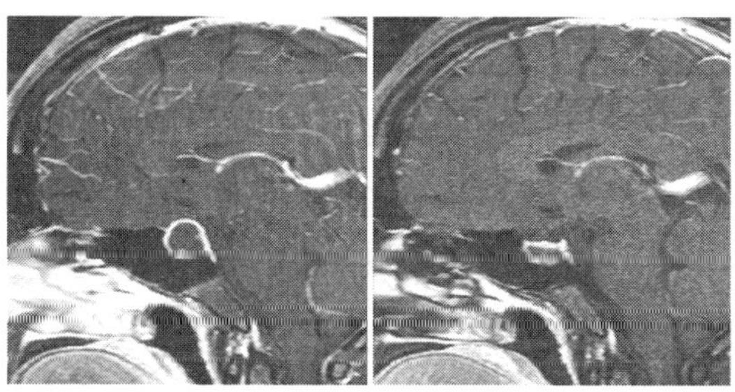

(b) 중추성 요붕증의 치료 전 과 후

[그림 2-48] 중추성 요붕증

35) 코르티코이드 : 부신피질로 부터 분비되는 스테로이드 화합물인 호르몬이다.
36) 중심성 비만 : 배에 지방이 축적되어 뚱뚱해지는 반면 팔다리는 오히려 가늘어지는 증상이다.
37) 항이뇨호르몬 : 시상하부에서 만들어지고 뇌하수체 후엽에서 저장, 분비되는 펩티드호르몬으로, 신장에서 물을 재흡수하거나 혈관을 수축시키는 기능을 한다.

(5) 내분비과

내분비 기관의 이상으로 인하여 발생하는 각종 호르몬 이상을 다루는 내과의 한 분야이다(표 2-5).

〈표 2-5〉 내분비내과에서 진료하는 질병

갑상선질환, 당뇨병, 뇌하수체질환, 부신질환, 성선기능이상, 지질대사이상, 부갑상선질환, 골대사질환, 비만, 대사계이상질환, 부갑상선종양, 뇌하수체종양, 성선기능저하증, 고칼슘혈증, 골연화증, 저혈당증, 쿠싱병, 갑상선기능항진증, 갑상선결절, 제1형당뇨병, 제2형당뇨병, 임신성당뇨병, 가족성고지혈증, 말단비대증, 유즙 분비증, 뇌하수체기능저하증, 쿠싱증후군, 부신피질기능저하증, 다낭성난포증후군, 부갑상선기능항진증, 부갑상선기능저하증, 갑상선기능저하증, 알도스테론증, 골다공증골감소증, 자가면역성, 부갑상선암, 인슐린의존성당뇨병, 인슐린비의존성당뇨병, 갑상선기능저하증, 이상지질혈증, 갑상선암, 갑상선중독증, 당뇨병, 뇌하수체기능부전, 부신기능부전, 쿠싱증후군, 저혈당증, 골다공증, 부신종양, 부신암, 당뇨병성족부, 갑상선결절, 요붕증, 성장호르몬결핍증, 고콜레스테롤혈증, 대사증후군, 고지혈증, 갈색세포종, 당뇨병성말초신경병증, 뇌하수체기능항진, 갑상선염, 말단비대증, 항인지질항체증후군, 갑상선여포암, 갑상선수질암, 포르피린증, 갑상선미분화암, 넬슨증후군, 당뇨병성케톤산증, 라론증후군, 갑상선유두암 등

제 5 절 신장내과(Nephrology)

소변을 만들어내고, 우리 몸의 혈압과 전해질 등을 담당하는 중요한 장기인 신장(콩팥)에 대한 질환을 진료하는 과이다.

신장병(Nephropathy)은 다종다양하여 이것을 정연하게 분류하는 것은 매우 어렵다.

선천성 기형은 신장결손 및 과잉, 발육부전 · 변위신(變位腎) · 유주신(遊走腎)[38] · 융합신과 이것에 준하는 것으로 낭포신(囊胞腎)이 있다. 주로 신우(腎盂)[39]에 일어나는 신우염 · 신장결석 · 수신증(水腎症) 및 신장결핵 · 신장종양 · 기생충병은 보통 한쪽에만 일어나므로 수술요법의 대상이 되어 비뇨기과의 영역에 속하며 신우신염과 같이 반드시 수술을 필요로 하지 않는 것도 있다.

양쪽에 걸리는 신장염 · 네프로시스증후군[40] 및 신장경화증 등은 내과적 신장질환이라 할 수 있으나, 신장염에서 그 기능이 저하되어 요독증(尿毒症)[41]을 일으킨 경우에는 인공신장이나 신장이식의 필요가 생기면 비뇨기과와 협력해야 한다.

최근에는 교통사고나 회사에서 외상으로 신장손상이 증가되고 있다. 내과와 외과가 신장질환의

38) 유주신 : 신장이 생리적 이동허용범위를 넘어서 상하로 이동하는 것이다.
39) 신우 : 오줌이 일시적으로 모이는 곳으로 신장의 가장 안쪽 부분이다.
40) 네프로시스증후군(Nephrotic Syndrome) : 사구체 질환의 일종이다.
41) 요독증 : 다양한 원인 질환에 의해 신장의 기능이 감소하여 정상적으로 신장을 통하여 소변으로 배출되어야 할 노폐물(요독)이 배설되지 못하고, 체내에 축적되어 발생하는 질환이다.

경우에 협력해야 할 필요성에서 신장학이라는 명칭도 생겼고, 신장학회도 결성되어 있다(그림 2-49).

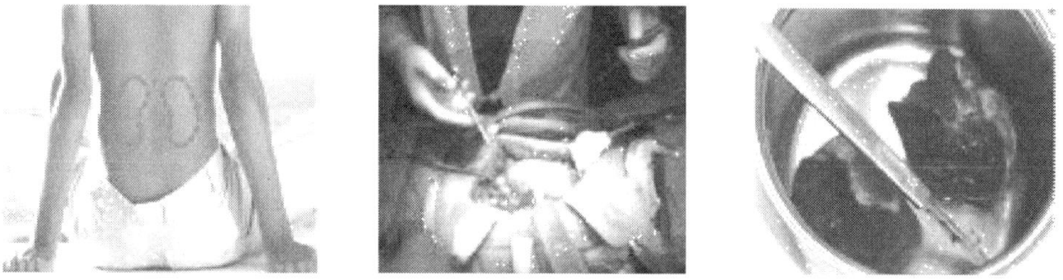

(a) 신장의 위치 (b) 신장이식 수술 (c) 적출한 신장

[그림 2-49] 신장의 위치와 적출한 신장

1. 치료항목

만성신부전, 급성신부전, 당뇨병성 신장 질환, 급성신장염, 신증후군, 요로감염, 요로결석, 신장결석, 낭포성신장질환, 요독증, 신경화증, 미세변화 신증후군 등을 주로 치료한다.

(1) 만성신부전

신장의 기능이 서서히 나빠져 기능 부전 상태에 이르는 것이며, 급성신부전증과 달리 신장기능이 정상적으로 회복하기 어렵다(그림 2-50).

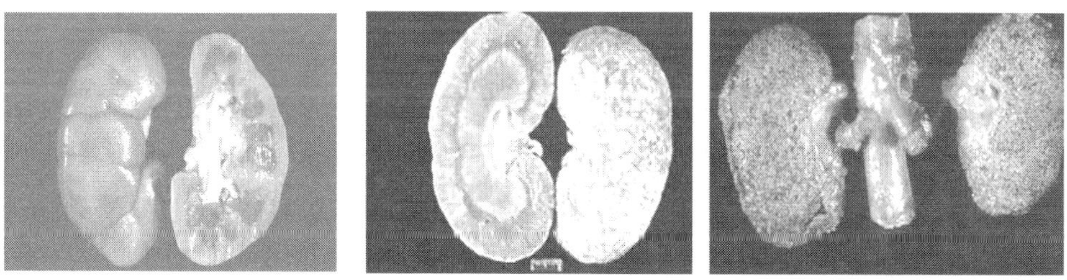

(a) 정상인의 콩팥 (b) 급성신부전 환자의 콩팥 (c) 만성신부전 환자의 콩팥

[그림 2-50] 급성신부전과 만성신부전 환자의 콩팥

① 3개월 이상 신장이 손상되어 있거나, 신장기능 감소가 지속적으로 나타나는 것이다.

② 신장의 손상 정도와 기능의 감소 정도에 따라 〈표 2-6〉과 같이 5단계로 나누어지며, 잘 관리하지 않으면 마지막 단계로까지 악화되어 결국은 투석이나 신장이식과 같은 신장대체요법을 해야 한다.

〈표 2-6〉 만성신부전의 5단계

단 계	증 상
1단계	신장기능 검사상 정상 혹은 소변 검사상 이상이 관찰된다.
2단계	신장기능이 정상의 69~89[%]로 약간의 기능 감소가 관찰된다. 1~2단계에서는 신장기능 저하의 원인(당뇨, 고혈압, 고지혈증 등)을 찾아 치료하고, 신장기능 저하의 진행 여부를 주기적으로 관찰해야 한다.
3단계	정상신장에 비해 신장기능이 30~59[%]로 감소된다. 신장기능 감소에 따른 합병증 발생 여부를 검사하여 치료해야 하며, 신장기능 저하의 진행 여부를 주기적으로 관찰해야 한다.
4단계	정상신장에 비해 신장기능이 15~29[%]로 감소된다. 신장내과 의사의 진료를 받고 투석 방법 및 이식에 대한 준비를 해야 한다.
5단계	정상신장에 비해 신장기능이 15[%]이하로 심하게 감소된다. 혈액투석(Hemodialysis), 복막투석(Peritoneal Dialysis)이나 신장이식(Renal Transplantation)과 같은 신장대체요법을 시작한다.

(2) 급성신부전

신장기능이 수 시간에서 수 일에 걸쳐 급격하게 저하되는 것이다.

① 신장기능 저하의 결과로 신체 내에 질소 노폐물이 축적되어 혈액 내에 고질소혈증이 일어나고, 체액 및 전해질 균형에 이상이 생긴다.

② 병원에 입원하는 환자의 약 5[%] 정도에서 나타나며, 중환자실에 입원하는 환자의 약 30[%]에서 나타난다(그림 2-51).

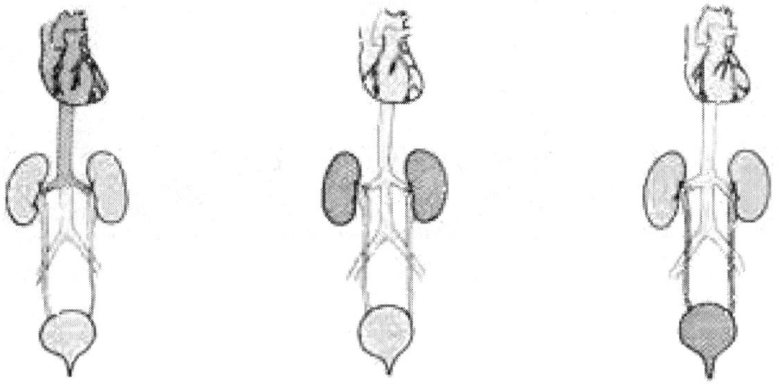

(a) 신전성 (b) 신 성 (c) 신후성

[그림 2-51] 급성신부전의 원인

(3) 당뇨병성 신장 질환

당뇨병이 오랫동안 지속되면 신체의 작은 혈관들이 손상된다.

① 신장의 혈관이 손상된 경우 : 신장을 구성하는 기관 중 혈액 여과를 담당하고 있는 사구체가 손상되면서 단백뇨가 나타나고 신장기능이 저하되는데 이를 당뇨병성 신장 질환이라고 한다.
② 당뇨병성 신장 질환 : 새로 투석을 시작하는 환자들의 원인 질환 중 가장 많은 부분을 차지하고 있으며, 일반적으로 〈표 2-7〉과 같이 5단계를 걸쳐 진행된다.
③ 당뇨 발병 시점이 분명하지 않은 대부분의 성인환자 : 질병 양상이 반드시 일치하지는 않으며 개개인의 혈당조절, 혈압조절 등 관리에 따라 병이 진행되는 속도는 변할 수 있다.

〈표 2-7〉 당뇨병성 신장 질환의 5단계

단 계	기 간	증 상
1단계	초 기	(당뇨병력 0년)
2단계	잠복기	(당뇨병력 3년)
3단계	미세알부민뇨기	(당뇨병력 6년) 1~3단계에서는 철저한 혈당조절과 혈압조절 등을 통해 신장 질환의 진행을 막을 수 있다. 미세알부민뇨가 발생하면 심혈관계의 위험 및 신부전의 위험이 증가한다.
4단계	단백뇨기	(당뇨병력 12~24년) 고혈압 및 신장기능의 지속적인 감소가 나타난다.
5단계	말기신부전기	(당뇨병력 14~26년) 투석이나 이식치료가 필요하게 된다.

(4) 급성신장염

급성으로 신장에 염증이 생기는 전체적인 질환이며, 박테리아와 같은 세균이 신장에서 자라고 염증을 일으키는 급성신우신염과는 구별되는 질환이다.

① 급성신우신염 : 세균이 신장에서 염증을 일으키는 감염성 질환이므로 적절한 항균제를 사용하여 균을 없애면 치료되는 감염병이다.
② 급성신장염 : 일반적으로 다양한 자극에 대해 우리 몸이 면역학적 반응을 일으키고 면역반응의 결과로 신장에서 염증반응을 일으키는 질환이다(그림 2-52).

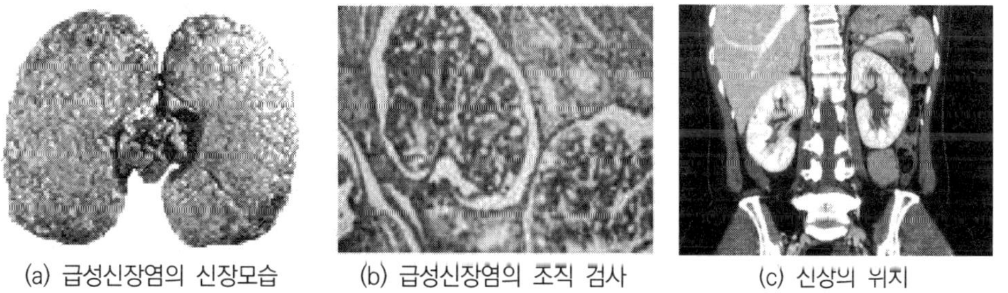

(a) 급성신장염의 신장모습 (b) 급성신장염의 조직 검사 (c) 신장의 위치

[그림 2-52] 급성신장염

(5) 신증후군

다량의 단백뇨와 저알부민혈증, 부종, 고지혈증 등의 질병으로 신장의 사구체를 이루는 모세혈관에 이상이 생겨 혈액 내의 단백질이 신장으로 빠져나가 다량의 단백뇨가 나오고 몸 안의 단백질이 소실되어 저알부민혈증이 발생하게 된다.

저알부민혈증에 의해 혈액 중의 수분이 혈관 밖으로 빠져나오면서 피부 밑에 고여 몸이 붓게 된다 (그림 2-53).

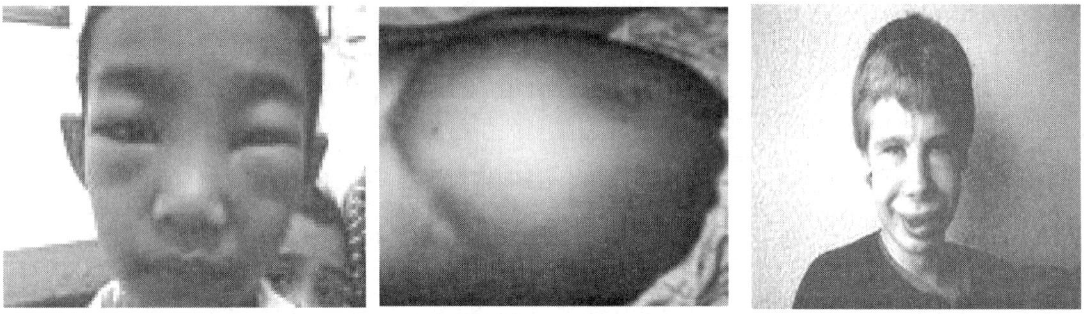

(a) 미세 변화 신증후군　(b) 신증후군 환자의 복부　(c) 신증후군 얼굴

[그림 2-53] 신증후군

(6) 요로감염

요로감염증은 요도, 방광, 요관, 콩팥을 포함하는 요로기계 감염으로 대개는 장내 세균에 감염되어 발생한다.

① 요로 중 어느 곳에 감염되었는지에 따라 질병명이 달라진다.

② 요도의 감염증(요도염), 방광의 감염증(방광염), 콩팥의 감염증(신우신염)이 있으며, 그 외에 요관의 감염증(요관염)이 있지만, 요관에 감염이 생기는 경우는 매우 드물다.

③ 요로감염증에는 방광염과 신우신염이 포함된다.

㉠ 여성에 있어 방광염 : 질과 요도 주위에 있던 병원균이 방광에 감염을 일으켜 발생한다.

㉡ 방광염의 증상 : 배뇨시 통증, 빈뇨, 절박뇨, 하복부 통증 등이 있으며 혈뇨를 동반하는 경우도 있다.

㉢ 방광염 : 요배양 검사로 원인균을 찾아낼 수 있으며, 동정된 균에 맞는 항생제로 치료한다.

㉣ 증상 : 방광염일 가능성이 강하고 소변 검사에서 염증 세포가 많이 보이면 배양 검사 없이도 경험적 항생제 치료를 시행하기도 한다.

④ 신우신염은 콩팥감염으로 방광염 증상과 함께 옆구리 통증 및 발열을 동반한다.

㉠ 신우신염 : 요배양 검사를 반드시 시행해야 하며, 혈액배양검사가 필요한 경우도 있다.

㉡ 구역/구토 증상 : 중등도 이상의 심한 감염증이 있거나 임산부인 경우에는 입원 치료가 필요하다.

㉢ 신우신염 치료 : 항생제 치료가 주된 치료이지만, 치료 기간이 10~14일 정도로 길다.

㉣ 항생제 치료 시작 후 3일이 지나도 열이 떨어지지 않으면 신장초음파나 CT 검사 등으로 신장 주위 농양이나 요관이 막히는 등의 요로기계에 구조적인 이상이 없는지 확인한다(그림 2-54).

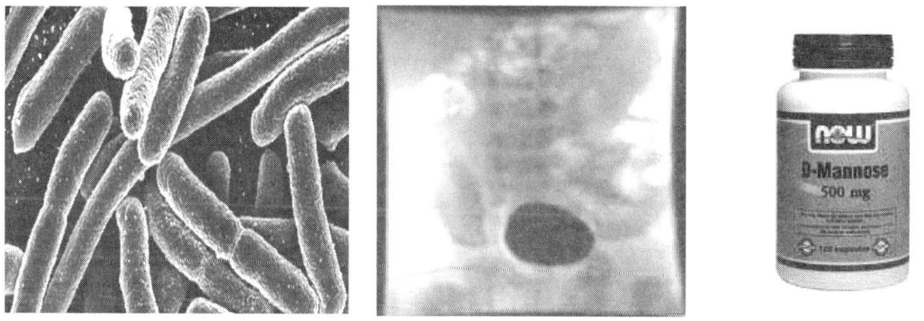

(a) 요로감염 균　　(b) 요도조영술로 본 방광　　(c) 요로감염(의약품)

[그림 2-54] 요로감염

(7) 요로결석

요로계에 요석이 생성되어 소변의 흐름에 장애가 초래되고, 격심한 통증이 발생하거나 요로감염, 수신증, 신부전 등이 나타나는 질환이다(그림 2-55).

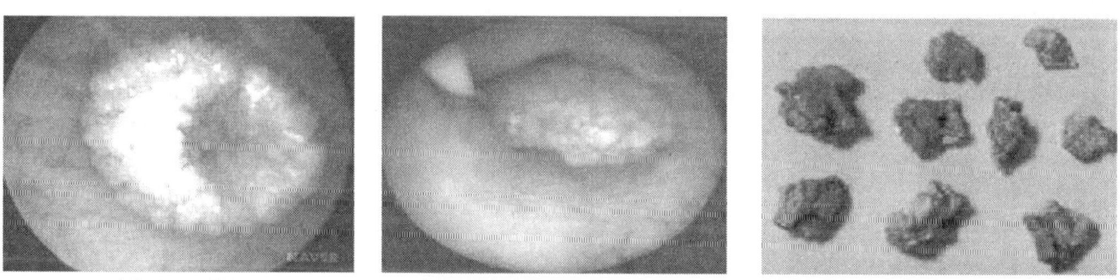

(a) 요로결석　　(b) 내시경으로 본 요로결석　　(c) 다양한 요로결석

[그림 2-55] 요로결석

(8) 신장결석

소변 안에 들어있는 물질들이 결정을 이루고 침착이 되어 마치 돌과 같은 형태를 이루어 콩팥 안에 생김으로써 여러 증상과 합병증을 일으키는 질환이다.

① 신장에서 만들어져 요관[42]을 따라 이동하며 작을 때는 소변을 통하여 저절로 우리 몸에서

빠져나가지만 크면 이동하는 도중에 콩팥, 요관, 방광 및 요도와 같이 비뇨기계를 이루는 기관에서 문제를 일으킬 수 있다.

② 주위 조직에 자극을 주고 상처를 내어 심한 혈뇨를 유발하기도 하며, 소변의 흐름을 막을 정도로 큰 경우는 한 쪽 콩팥에서 소변이 배출되지 않도록 하여 콩팥이 부어오르면서 옆구리의 심한 통증을 발생시키며 콩팥의 기능을 떨어뜨리기도 한다. 결석이 지나가는 과정에서 쉽사리 비뇨기계의 감염을 초래할 수 있어 발열과 탁한 소변 등 요로 감염의 증상을 보이기도 한다.

③ 신장결석에 의한 통증 : 갑작스럽게 발생하며 매우 극심한 통증을 일으키기 때문에 많은 사람들을 공포를 느끼지만, 대부분이 별다른 치료 없이 호전되거나 간단한 처치로 해결할 수 있는 문제로 생명에 위협은 거의 없다.

㉠ 재발이 가능하여 일부 사람들에게는 자주 재발하는 경우도 있어 신장결석이 어떤 이유로 발생하는지를 확인한다.

㉡ 특정한 물질의 농도가 올라가거나 부족하면 신장결석이 생길 수 있으므로 환자의 결석이 소변으로 나오면 이를 분석하여 어떤 성분으로 구성되어 있는지 밝히는 것이 필요하다. 이런 분석은 정확한 예방을 할 수 있기 때문에 아주 중요하며, 정확한 원인이 없더라도 충분하게 물을 마시고 식단을 조절하는 것으로 예방이 가능한 질환이다(그림 2-56).

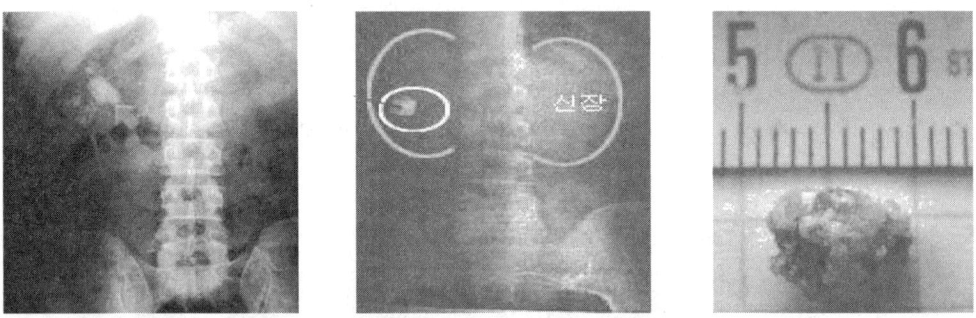

(a) MRI로 촬영한 신장결석 (b) 방사선 촬영으로 촬영한 신장결석 (c) 신장결석

[그림 2-56] 신장결석

(9) 낭포성신장 질환

낭포신장과 신장낭포의 2가지가 있는데, 병리학적으로나 임상학적으로 서로 다르다.

① 낭포신장은 선천적으로 크고 작은 많은 낭포가 형성된 신장이다.

㉠ 일반적으로 양측성이며, 폐 · 간 · 이자 · 지라 등에 낭포가 합병되는 경우도 있다.

㉡ 증세가 고도로 진전되면 신장기능장애로 요독증[43] 증세가 나타난다.

---

42) 요관 : 콩팥의 콩팥깔때기(신우)에 모아진 소변을 방광까지 운반해주는 가늘고 긴 관이다.

43) 요독증 : 다양한 원인 질환에 의해 신장의 기능이 감소하여 정상적으로 신장을 통하여 소변으로 배출되어야 할 노폐물(요독)이 배설되

㉢ 초기에는 보존적으로 치료하지만, 악화되면 인공투석이나 신장이식을 해야 한다.

② 신장낭포는 신장에 고립성 낭포가 형성된 것이다.

㉠ 드물게는 다발성 · 다방성 · 양측성인 경우도 있다.

㉡ 대개는 증세가 없으나, 커지면 옆배의 통증이나 복부종류가 나타나 다같이 혈뇨를 보일 때가 있다. 그러나 전신상태나 신장기능에 장애를 가져오는 일은 없다.

㉢ 치료는 낭포가 작으면 필요 없으나, 커져서 아픔을 느낄 때에는 경피천자나 개복수술을 하기도 한다(그림 2-57).

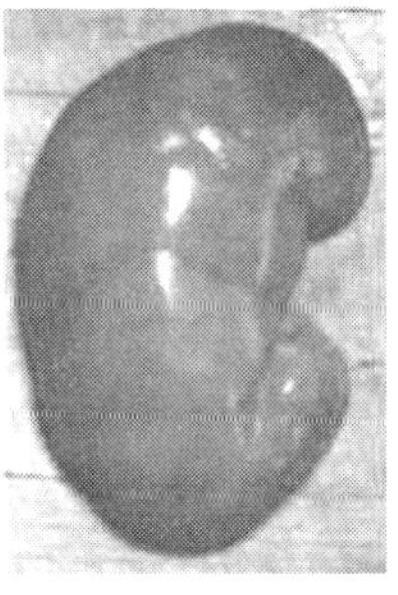

(a) 낭포성신장 질환 발병 전

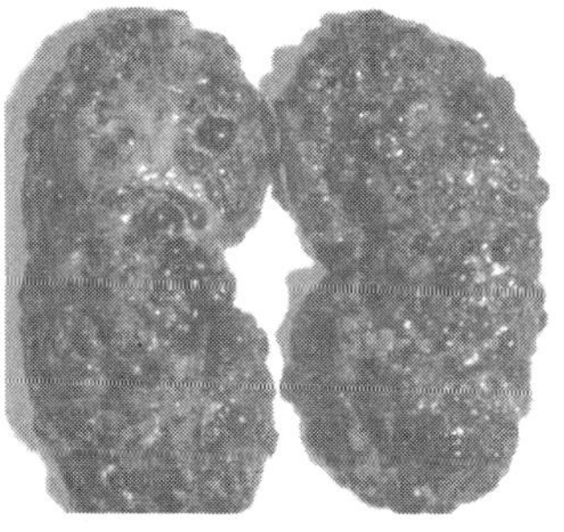

(b) 낭포성신장 질환 발병 후

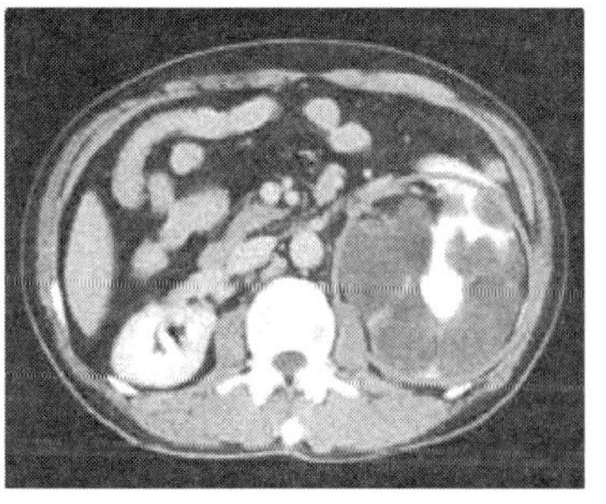

(c) MRI로 촬영한 낭포성신장 질환

[그림 2-57] 낭포성신장 질환의 발병 전과 후

(10) 요독증

만성신장염의 말기, 요로의 통과장애(전립선비대증 등) 등이 원인이다.

① 급성신장염 · 중독, 양측 상부의 요로결석 등으로 인하여 현저한 핍뇨[44]가 1주일 정도 계속되면 요독증세를 일으키는 수가 있다.

② 요독증은 느리게 점진적으로 발증하는 것으로서, 초기에는 입이 마르고 설태가 심해지며 식욕부진이 일어나고 피로하기 쉽고 기면성이지만 잠을 푹 잘 수 없다.

③ 구역질 · 구토가 일어나고, 위장카타르(Catarrh : 점막의 염증)가 따르며, 고징 · 설사가 나타나고 장에 궤양이 생기기 때문에 혈변을 배출할 때도 있다.

④ 사지의 경련을 일으키는 경우는 있지만, 전신적인 경련은 없다. 나중에는 혼미 · 혼수상태에 빠지고 심할 경우 신장마비를 일으켜 사망하게 된다(그림 2-58).

지 못하고, 체내에 축적되어 발생하는 다양한 증상들 이다.

44) 핍뇨 : 1일의 요량이 정상에 비해서 현저하게 감소한 상태이다.

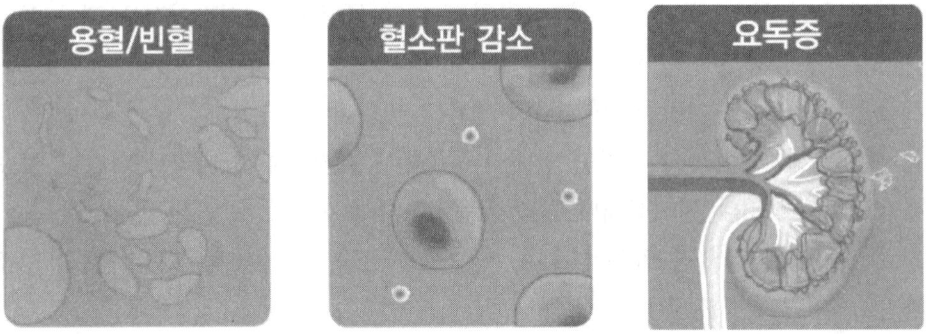

[그림 2-58] 요독증 발생 과정

(11) 신경화증

신장의 경화성 병변으로 신경화증은 그 진행 정도에 따라 양성 및 악성으로, 주 병변의 위치에 따라 동맥성과 세동맥성으로 나누어진다.

① 수은 같은 중금속이 원인일 수 있으며 중독성 신경화증(Toxic Nephrosclerosis)이라고 한다.

② 양성 신경화증(Benign Nephrosclerosis)은 본태성 고혈압의 양성기에 나타나는 신장변화로 항상 초자양 세동맥 경화증을 동반한다.

③ 60세가 넘은 경우 어느 정도의 신경화증 : 흔히 관찰되며 젊은 층에서도 고혈압 및 당뇨병과 비례하여 증가한다.

④ 염증성의 신질환, 요로의 통과 장애 등 혈압 항진을 일으키는 원인은 알 수 없다.

⑤ 예후는 비교적 양호하나 때로는 악성 신경화증으로 이행한다(그림 2-59).

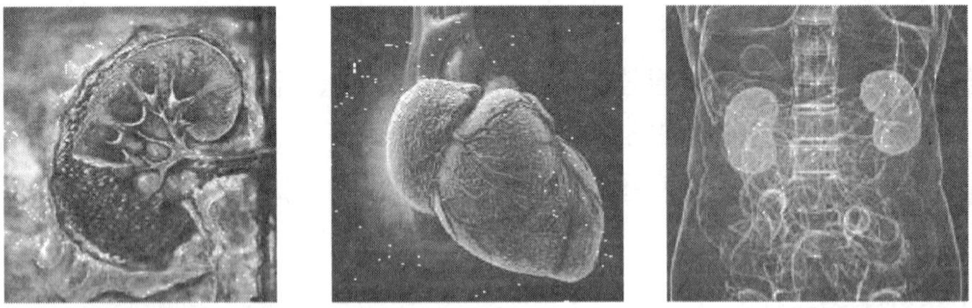

(a) 신장경화증 (b) 건강한 신장 (c) 신장의 위치

[그림 2-59] 신경화증

(12) 미세변화 신증후군

미세변화 질환이라고도 한다.

① 소아 신증후군 중 가장 많이 발생하는 형으로 전자현미경으로 사구체 상피세포 족돌기의 융합

또는 소실된 양상을 볼 수 있다. 혈뇨는 적고 알부민이 주가 되는 선택적 단백뇨[45]와 그로 인한 혈중 알부민[46]의 감소, 지방질 증가, 부종의 신증후군 증상이 갑자기 나타난다.

② 남아에게 주로 발병하고, 흔히 목감기와 같은 상기도 감염이나 알레르기 현상이 일어난 후에 시작된다.

③ 노인의 경우에는 소염진통제를 복용한 후에 부작용으로 생길 수 있다.

④ 환자의 약 75[%] 이상은 완전한 회복이 가능하다. 또한 홍역 및 기타 감염으로 나아지는 경우도 있다(그림 2-60).

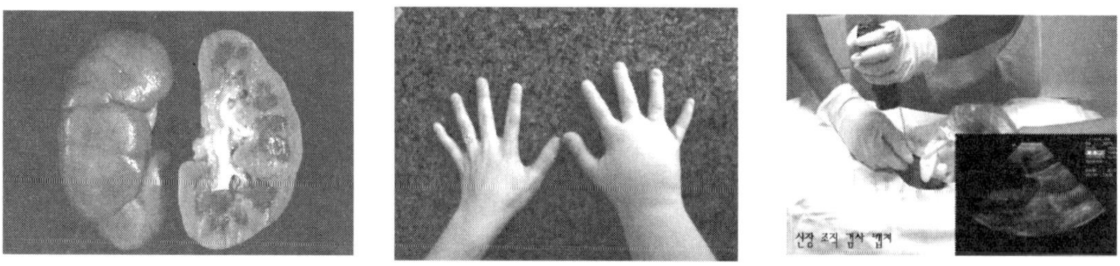

(a) 신 장　　(b) 신증후군　　(c) 신장조직

[그림 2-60] 신증후군

(13) 신장내과

신장과 요로의 질환과 기능에 대하여 진료하는 내과의 한 분야이다. 신장질환은 치료를 받지 않을 경우 신장 손상이 계속 일어나 신장이 더 이상 기능을 하지 못하는 만성신부전증으로 진행할 수 있다(표 2-8).

〈표 2-8〉 신장내과에서 진료하는 질병

급성신장염, 신증후군, 요로결석, 신장 결석, 신장과 요로 질환을 (사구체신질환(신장염), 요로감염, 다낭성신질환, 급성신부전, 만성신부전, 고혈압, 당뇨병성 신질환, 전신성홍반성낭창, 만성사구체 실환, 교환이식, 신장질환의 호흡기 합병증 등) 요로폐쇄, 신결석, 3개월 이상 지속되는 만성적이며 비가역적인 신기능 장애, 또는 신 손상의 증거, 낭종이나 신세관 간질성 신염, 수분, 전해질 또는 산-염기 대사 장애, 혈뇨, 핍뇨, 사구체 여과율의 감소, 부종, 요에서 단백이나 적혈구, 백혈구가 발견되지만 다른 증상이 없는 신질환, 급격한 신기능의 감소, 매일 증가하는 혈청 크레아티닌 또는 매일 감소하는 사구체 여과율, 다량의 단백뇨, 지알부민혈증, 고콜레스테롤혈증, 부종, 신세포암종, 신장의 신생물, 급성 신우신염, 말기 신질환, 신부전, 헤노흐 쉬라인 자반증, 사구체신염, 급성 세뇨관 간질성 신염, 낭성신장질환, 신증후군, 알포트 증후군, 신증후성 출혈열, 수신증, IgA 신병증, 미세변화신증후군, 음낭내 부속기 염전, 만성 신우신염, 배뇨 곤란, 신동맥 협착증 등을 진료

45) 단백뇨 : 소변에 단백질이 섞여 나오는 것, 정상 소변에도 어느 정도 단백이 포함될 수 있으므로, 성인인 경우 하루 500[mg] 이상, 소아는 1시간 동안 체표면적 1[m^2]당 4[mg] 이상의 단백이 배설될 때 명백한 단백뇨라고 한다.

46) 알부민 : 생체세포나 체액 중에 넓게 분포되어 있는 단순단백질로 글로불린과 함께 세포의 기초물질을 구성하며, 동식물의 조직 속에 널리 존재한다.

제 6 절 혈액 · 종양내과(Hemato-Oncology)

각종 혈액 질환과 종양 질환의 진료 및 연구를 담당하고 있다.

혈액질환은 급성 및 만성백혈병, 악성림프종, 골수이형성증후군, 다발성 골수종, 재생불량성 빈혈 및 기타 일반혈액 질환(백혈구, 혈소판, 빈혈 관련)에 대하여 전문의료진의 진료가 이루어지고 있으며 골수 및 말초혈액 조혈모세포이식, 미니조혈모세포이식, 반일치조혈모세포이식 등을 시행하고 있다.

① 종양내과 : 환자들의 항암 약물치료를 전문으로 한다. 처음 내원한 환자에게 암의 진단과 예방을 위한 환자들의 교육을 시행하며 수술 혹은 방사선치료가 필요한 경우에는 외과와 방사선종양학과와 함께 암을 치료하는데 가장 효과적인 방법을 찾아 연구하고 있다. 또한 이러한 암들과 관련된 외과, 진단방사선과, 병리과, 산부인과, 이비인후과, 구강외과, 피부과 전문의료진과의 긴밀한 협진을 통해서 항암화학요법 치료를 시행하고 있다.

혈액 및 종양 질환은 항암약물치료가 주된 치료이다. 항암제는 부작용이 심한 약이기 때문에 특정한 암에서 적절한 항암제가 선택되어야 하며 적절한 용량이 투약되어야 한다. 이러한 항암제의 선택과 용량, 투여계획의 조절은 현재 선진 여러 나라에서 많은 임상시험들을 통해서 알 수 있다.

② 혈액종양내과의 의사 : 임상시험들에 대해 공부하고 분석하며, 과학적인 증거에 근거하여 항암약물을 환자에 투여하는 일을 한다. 또한 환자의 고통을 최소화하기 위해 항구토제와 같은 보조요법의 개발, 호스피스제도 도입 등으로 말기 암환자의 치료기간 중 삶의 질 향상을 위한 보존적치료와 암의 발생과 전이, 재발에 관한 기초연구가 진행이 되고 있다.

③ 혈액종양내과 : 혈액종양 질환의 치료성적을 향상시키고자 국내 여러 기관들과 다양한 임상연구를 주도적으로 시행하고 있다. 신약이 개발되어 동물실험을 하고 실제 사람에게 효과를 확인하는 임상시험의 과정을 거쳐서 안전성과 효과가 확실히 입증되어야만 치료제로서 공인을 받아 실제 환자에게 안심하고 사용할 수 있다. 환자입장에서도 기존의 치료약제에 효과가 없고 더 이상 마땅히 쓸 약제가 없는 상태에서의 신약의 투여 또는 고가의 표적치료제를 공급 받을 수 있는 기회를 고려해 보아야 한다.

④ 종양학자(Oncologist) : 종양을 일으키는 원인과 그 메커니즘, 치료를 연구하는 전문의로 이러한 종양학의들은 거의 모든 과에서 필요로 하지만 대개 내과에서 종양환자에 대해서 내과적 치료[47]를 시도한다.

47) 내과적 치료 : 화학적요법 즉, 약물을 써서 치료를 하는 것

⑤ 종양학과 전문의 : 관련 진료과 의사들과 협의하여 치료의 대상이 되는 질병의 특성과 환자의 상태 등을 종합하여 가장 적합한 치료의 방법과 기간 등을 결정한다.

⑥ 종양학과(Oncology) : 종양 및 암의 병태 및 병인 론에 대해 연구하는 학문분야이다. 종양의 발생원인 및 진전 등의 기작을 연구하여 최종적으로 암의 예방, 진단 및 치료에 유효한 지견을 모은 것을 목적으로 하는 학문이다(그림 2-61).

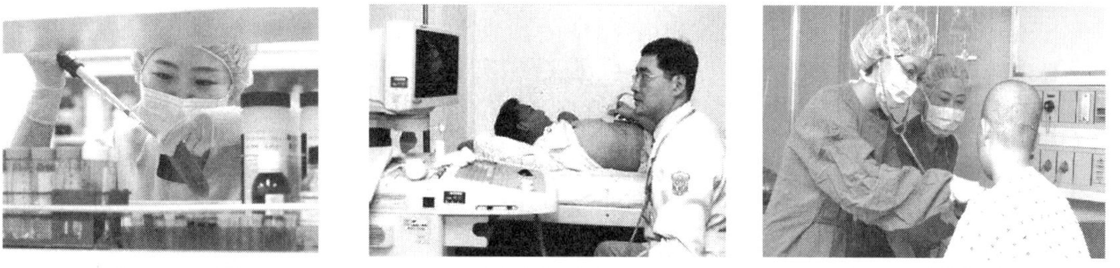

(a) 혈액화학 검사 (b) 간암 검사 (c) 혈액종양내과

[그림 2-61] 혈액종양내과

1. 치료항목

종양내과에서 진료중인 종양 질환으로는 보건복지부에서 중점관리하고 있는 6개암(위암, 대장암, 간암, 유방암, 폐암, 자궁경부암)과 두경부암, 구강암, 골육종 및 각종 육종, 각종 전이암, 췌담도암, 비뇨기암, 부인암 및 피부암 등이 있다.

혈액종양내과에서 치료하는 항목에는 혈전증, 부종, 백혈병, 감염단핵구증, 순환성 호중구감소, 간암(간세포), 종양, 빈혈, 악성림프종, 위암, 유방암, 육종 등을 주로 치료한다.

(1) 혈전증

혈관 속에서 피가 굳어진 덩어리이며, 혈전증은 혈전에 의해 발생되는 질환이다. 혈진색진증이라고도 하는데, 특히 혈전에 의해 혈관이 막힌 질환이다(그림 2-62).

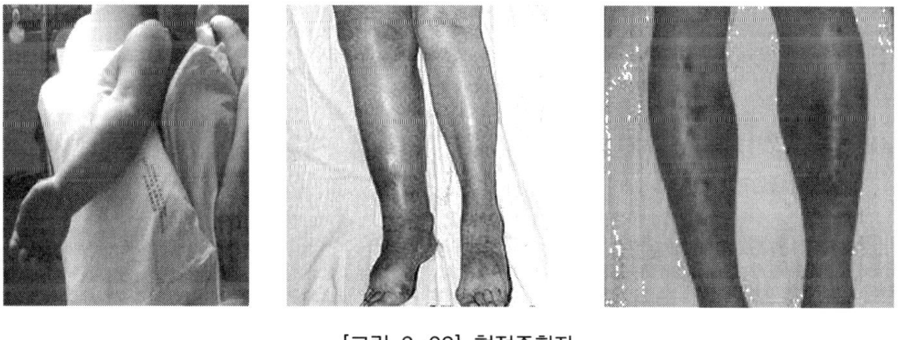

[그림 2-62] 혈전증환자

(2) 부 종

조직 내에 림프액이나 조직의 삼출물 등의 액체가 고여 과잉 존재하는 상태이다.

피부와 연부조직에 부종이 발생하면 임상적으로 부풀어 오르고 푸석푸석한 느낌을 갖게 되며, 누르면 피부가 일시적으로 움푹 들어간다(그림 2-63).

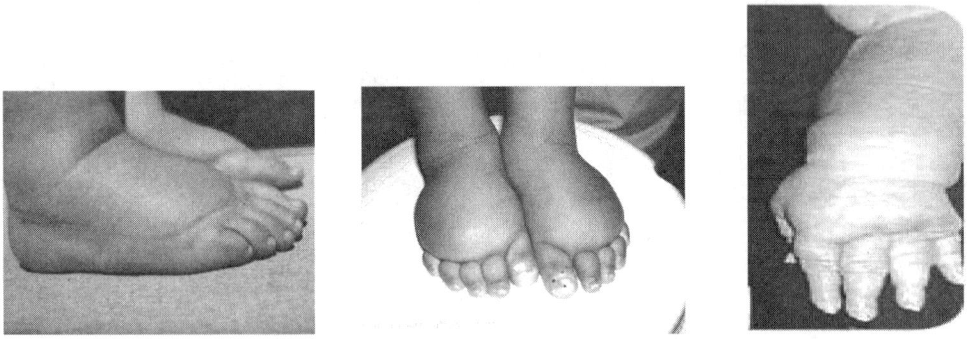

(a) 부종환자의 발 (b) 부종환자의 손

[그림 2-63] 부 종

(3) 백혈병

혈액세포, 특히 백혈구가 이상 증식하는 혈액종양의 일종이다.

제대로 성숙하지 못한 백혈구가 대량으로 혈액 속에 존재하므로 백혈병이라 한다.

① 백혈구의 비정상적인 증식에 비해, 정상적인 혈구세포의 수는 극히 적어지게 되어 면역기능은 물론 산소운반이나 영양공급과 같은 기본적인 혈액의 기능을 수행할 수 없게 된다.

② 비정상적인 백혈구는 자가면역 질환과 유사한 반응을 일으켜 정상조직을 파괴하기도 한다.

③ 방사능 물질을 가까이 하거나 고압선 근처에 거주 할 경우 걸릴 가능성이 높다.

④ 백혈병은 혈액세포 중 백혈구에 발생한 암으로서 비정상적인 백혈구(백혈병 세포)가 과도하게 증식하여 정상적인 백혈구와 적혈구, 혈소판의 생성이 억제된다.

⑤ 정상적인 백혈구 수가 감소하면 면역저하를 일으켜 세균감염에 의한 패혈증을 일으킬 수 있고 적혈구의 감소는 빈혈증상(어지러움, 두통, 호흡곤란)을 가져오며, 혈소판의 감소는 출혈경향을 일으킨다.

⑥ 과다 증식된 백혈병 세포 자체로 인하여 고열, 피로감, 뼈의 통증, 설사, 의식저하, 호흡곤란, 출혈경향도 일으킬 수 있다.

⑦ 백혈병환자는 치료 받지 않을 시, 이러한 증상들에 의해 생명이 위험해 진다(그림 2-64).

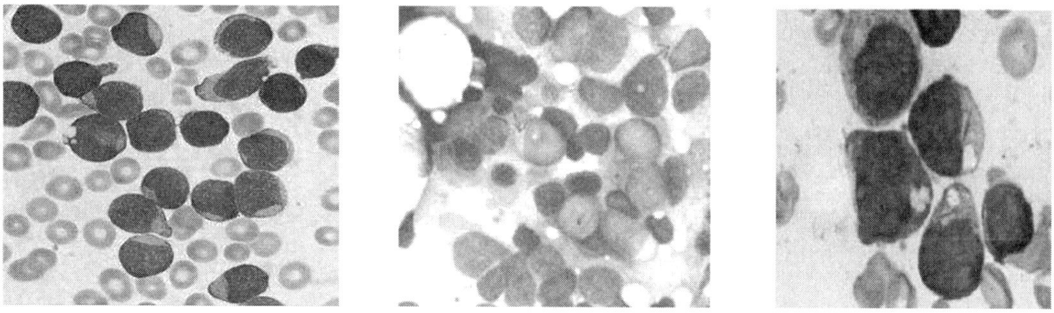

[그림 2-64] 급성골수성 백혈병세포

(4) 감염단핵구증

감염단핵구증의 90[%]는 엡스타인-바 바이러스에 의해 발생한다.

① 10[%]는 거대세포 바이러스, 사람면역결핍 바이러스, 톡소플라즈마, 사람헤르페스 바이러스 6형, B형간염 바이러스 등의 다른 미생물에 의해 발생한다.

② 엡스타인-바 바이러스는 감염된 사람의 침으로 분비되어 전파된다.

③ 증상이 나타나지 않은 성인이 신생아나 어린이에게 혹은 젊은 성인들 사이 입맞춤으로 쉽게 전파될 수 있다. 밀접한 접촉이 없다면 전파되기 어렵다(그림 2-65).

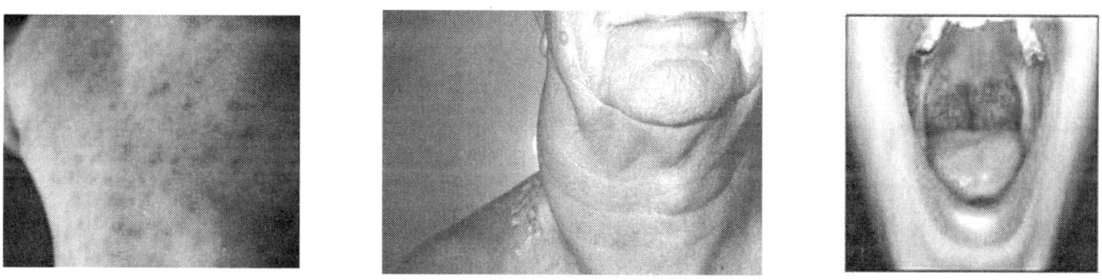

(a) 감염단핵구증으로 발생한 피부발진 (b) 감염단핵구증으로 인한 림프절 비대 (c) 단핵구증으로 부은 편도와 염증

[그림 2-66] 감염단핵구증

(5) 순환성 호중구감소증

순환성 호중구감소증은 중증 만성호중구감소증의 한 종류로 주기적(약 21일)으로 호중구의 수치가 저하되어 증상이 재발되는 혈액 질환이다(그림 2-66).

① 호중구감소시기에 감염이 반복되고 사망할 수 있다.

② 성인이 되면 반복성이 사라지고 만성호중구감소증 같은 양상을 보이기도 한다.

③ 상염색체 우성 유전을 하며 정확한 유병률은 알려진 바가 없다.

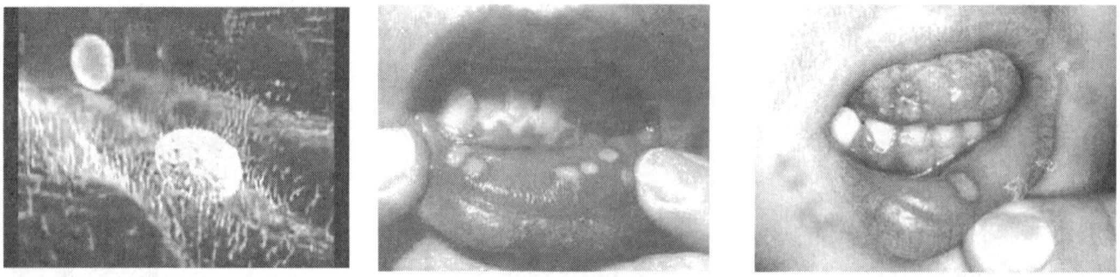

(a) 호중구　　　　　　(b) 호중구감소증으로 인한 구내염

[그림 2-66] 호중구감소증

(6) 간암(간세포)

간암에는 간세포암, 담관세포암, 간모세포종, 미분화암 카르시노이드종양 등 여러 종류의 암이 있으나 성인 간암의 90[%] 이상은 간세포암이다(그림 2-67).

① 우리나라에서 간암은 3번째로 많은 암이지만 암에 의한 사망자수는 1위이다.

② 대부분 40~60세 사이에 발병하게 되며 남성이 여성보다 4배 정도 더 빈번히 발병한다.

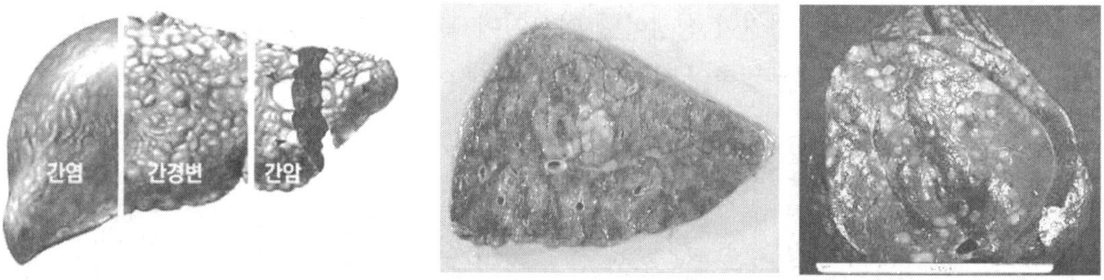

(a) 간 부위별로 나눈 질병발생부위　　　　　　(b) 간암에 의해 손상된 간

[그림 2-67] 간 암

(7) 종 양

비정상적으로 자라며 전이되는 종기나 상처이다(그림 2-68).

① 종양은 암과는 또 다르다. 양성종양(Benign Neoplasm)[48]과 상피내암(Carcinoma in Situ)[49],

---

48) 양성종양(Benign Neoplasm) : 종양은 생체중의 부조화한 세포군의 과잉 발육이라고 한다.

① 양성, 악성으로 대별할 수 있다.

② 발육의 속도가 늦고 팽창성으로 커지며, 확산방법에서는 전이가 없고 전신상태에는 별로 영향을 미치지 않고 적출 후 일반적으로 재발이 없는 것을 양성종양이라고 한다.

③ 임상적으로는 생기는 부위에 따라 양성종양도 때로 치사적으로 되는 경우도 있다.

49) 상피내암(Carcinoma in Situ) : 악성종양의 판정기준인 간질내 침윤증식의 상이 없고 상피기저 막상, 즉 점막상피층내에 국한해서 존재하는 세포 및 핵의 이형증식(암)을 상피내암이라 한다. 대부분 자궁경부에서 사용된다.

또는 조기암(Pre-Malignant)[50]이 다르기 때문이다.

② 악성종양을 암이라고 한다.

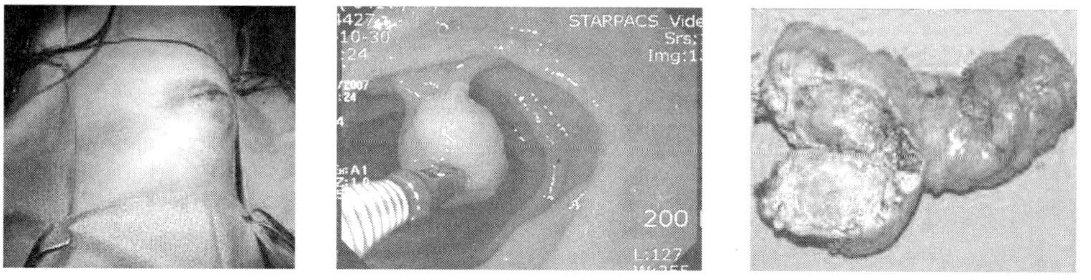

(a) 종 양　　(b) 종양 내시경　　(c) 제거된 종양

[그림 2-68] 종 양

(8) 빈 혈

말초 혈액 중에 헤모글로빈 농도가 감소한 상태를 일컫는다(그림 2-69).

① 헤모글로빈이 부족해지면서 혈액의 산소운반기능이 떨어져 얼굴이 창백해지고 쉽게 피로해진다.

② 세계보건기구는 빈혈의 진단기준을 혈중 헤모글로빈 농도 13[g/dL](남성) 또는 12[g/dL](여성)이하로 정의하고 있다.

③ 임산부의 경우에는 체중과 혈장량의 증가를 감안해 11[g/dL] 이하로 정의한다.

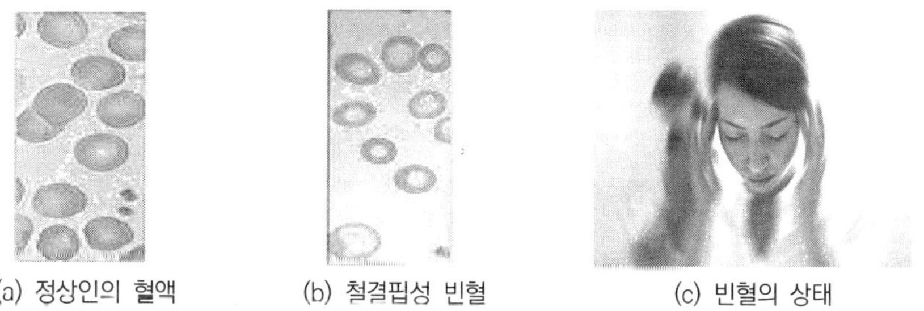

(a) 정상인의 혈액　　(b) 철결핍성 빈혈　　(c) 빈혈의 상태

[그림 2-69] 빈 혈

(9) 악성림프종

림프종은 B-림프구[51], T-림프구, 자연살해세포(Natural Killer : NK세포)[52], 리드스텐버그(Reed-Sternberg)세포[53] 또는 림프구와 조직구에서 기원하는 림프세포 증식 질환으로 단일 질환

---

50) 조기암(Pre-Malignant) : 발생한 지 얼마 되지 않은 암으로 진전의 정도가 낮은 암이다.

51) 림프구 : 무과립성 백혈구의 일종으로 면역 기능에 관여한다.

52) 자연 살해 세포 : 면역화 과정 없이 세포 용해 작용을 일으키는 작은 림프구 모양의 세포로, 종양 세포나 바이러스 감염 세포를 자발적으로 죽이며, 인터페론에 의해 활성이 증진된다.

이 아니고 이질성 질환의 집합체이다. 비호지킨림프종54)은 우리나라 전체 악성림프종의 95.6[%]를 차지하며 호지킨림프종은 4.4[%]를 차지한다(그림 2-70).

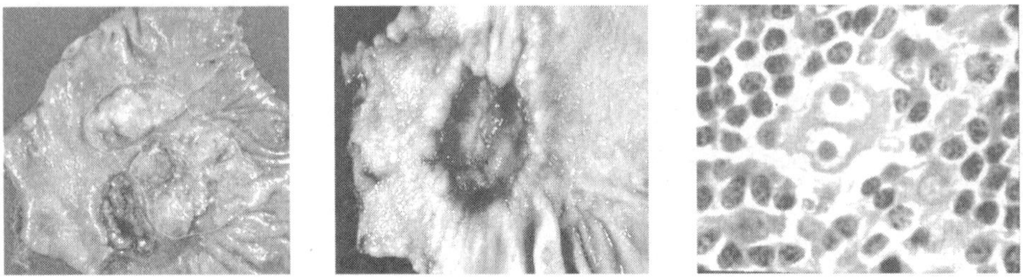

[그림 2-70] 악성림프종

(10) 위 암

위에 발생하는 모든 악성종양으로 일반적으로 위선암이다.

위선암은 위점막에 위치한 선세포55)가 악성변화를 일으키는 경우로 위에 발생하는 악성종양의 95[%]를 차지하고 있다(그림 2-71).

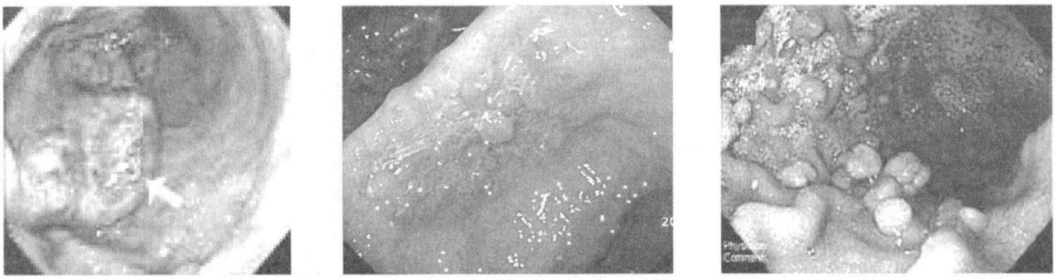

[그림 2-71] 위 암

(11) 유방암

유방은 피부와 흉벽 사이에 존재하는 샘과 지방 조직의 집합체로써, 유방암은 유방 내의 세포가 무절제하게 자라 주변 조직을 침범하거나 몸 전체로 퍼져 나갈 때에 발생한다.

① 유방암은 북아메리카 및 유럽의 여성들에게 가장 많이 발생하는 악성종양이다.

② 2010년 통계에 의하면 우리나라의 여성은 표준화 발생률이 인구 십만 명 당 약 45.4명, 주요

53) 리드스텐버그(Reed-Sternberg) 세포 : 호지킨 병일때 침범된 임파절에 다핵세포인데 기타 악성임파종에서 이 세포와 아주 비슷한 이형다핵거세포가 나타나는 일이 있다.

54) 비호지킨 림프종 : NHL로약기. T세포 및 B세포 기원의 악성종양. 역사적으로는 병리조직학적 특징을 가진 호지킨병으로서 오늘날에는 비호지킨림프종은 본래 림프구의 종양으로서 T 및 B세포의 분화단계에 준거하여 면역생물학적 분류가 이론적으로 가능한 분화형 종양으로 밝혀졌다

55) 선세포 : 점액(粘液), 정유(精油), 밀(蜜) 등 특정의 물질을 생산하여 분비하는 세포이다.

암종 중 14.3[%]를 차지하고 있으며, 여성은 갑상선암에 이어 두 번째로 많이 발생하는 암이다(그림 2-72).

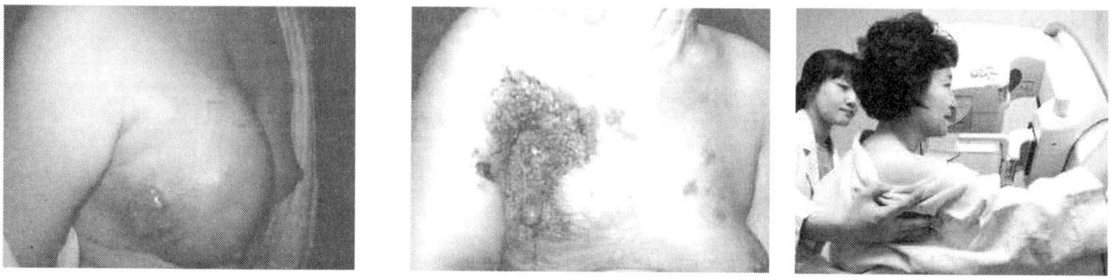

(a) 국소 진행 유방암 (b) 유방암 (c) 유방암 검사기

[그림 2-72] 유방암

(12) 육 종

일반적으로 암이라고 하는 암종들이 상피 세포에서 유래한 것에 반해, 육종은 다음과 같다.

① 근육, 결합조직56), 혈관, 뼈, 연골 등에서 생긴 악성종양이다.

② 연부조직57) 육종 : 지방, 근육, 신경, 인대, 혈관 등에서 발생하는 악성종양이며 그 외 뼈, 연골 등에서 발생하는 육종도 있다. 사지, 그 중에서도 하지에 생기는 경우가 많으며 그 외에도 복강 내 장기, 몸통, 두경부에도 발생할 수 있다.

③ 골육종 : 주로 무릎 주변의 다리뼈나 위팔뼈에서 연골 육종은 골반뼈, 다리 위쪽, 어깨뼈에 많이 발생하는 것으로 알려져 있으며 청소년기에 많이 발견되는 유잉육종(Ewing Sarcoma)은 뼈뿐 아니라 연부조직에서도 발견되는 경우가 있다(그림 2-73).

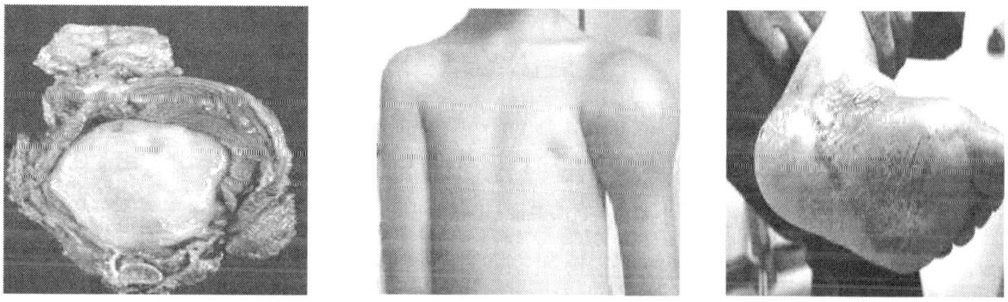

(a) 절제 해낸 육종 (b) 골육종 (c) 카포시 육종

[그림 2-73] 육 종

56) 결합조직 : 조직과 기관을 결합하거나 연결하고 유지하는 조직으로 세포간의 물질이 풍부하고 대부분 하나씩 흩어져 있다.

57) 연부조직 : 근육, 인대, 지방, 혈관, 신경, 힘줄, 섬유조직, 활막조직 등이다.
신체의 결합조직 중에서 딱딱한 조직, 즉 연골과 뼈, 그리고 혈액과 조혈조직을 제외한 나머지이다.

(13) 혈액종양내과

각종 암의 진단과 치료를 다루는 내과의 한 분야이며, 항암제 치료를 전문적으로 다루어 치료한다. 크게 혈액내과와 종양내과로 나뉘어진다(표 2-9).

〈표 2-9〉 혈액종양내과에서 진료하는 질병

담도암, 신장암, 흑색종, 생식세포종, 림프종, 급성 백혈병, 만성 백혈병, 재생불량성 빈혈, 혈우병 등의 출혈장애, 골수이형성 증후군, 뇌암, 두경부암, 간암, 폐암, 호지킨 림프종, 유방암, 육종, 다발성 골수종, 신경아세포종, 호중구 감소증, 생식선 및 생식 세포의 신생물, 부신암, 후두암, 전이된 암, 연조직 전이, 골육종, 횡문근육종, 악액질, 유잉육종, 과오종, 전이성 간암, 대장암, 담낭암, 간세포성 암종, 위암, 항문암, 췌장암, 위말트 림프종, 상대정맥 증후군, 척수암, 비인두 종양, 편도암, 혈액암, 부갑상선암, 원발부위 불명암, 악성 흑색종, 흉선암, 담관암, 식도암, 직장암, 신우요관암, 신우요관암의 전이, 구강암, 타액선암, 카포시 육종, 악성 중피종, 고환종양, 연부조직 육종, 비장암, 유방상피내암, 복막가성 점액종, 린치 증후군, 교모세포종, 진성 적혈구 증가증, 질암, 자궁육종, 외음부암, 버킷 림프종, 유방 파제트병, 피부 섬유육종, 캐슬만병 등

제7절 감염내과(Infectious Diseases)

균에 의한 감염이 의심되거나 열이 나는 환자는 감염내과에서 적절한 진단과 치료를 받을 수 있다. 각 장기의 감염을 그 장기를 다루는 특정과에서도 치료를 하지만 감염내과는 미생물의 특성과 항생제 내성에 중점을 두고 치료를 하는 점에서 다른 과와 일부 차이가 있다. 특히 감염이 여러 장기에 발생한 환자나 내성균에 감염된 환자 또는 면역저하 환자는 감염내과 진료를 받는 것이 권장된다.

감염학을 연구하고 교육함으로써 학문적 발전을 고취시키고, 나아가서 감염분야의 전문가를 양성하여 국민 건강 및 인류 보건에 기여함을 목적으로 운영하고 있다. 또한 전신의 감염질환을 다루는 분야로써 항생제 개발에 따른 다제 내성 세균이 문제가 되고 장기이식, 항암요법 등으로 면역 저하 환자가 증가하면서 감염내과의 중요성이 인식되고 있다. 에이즈, 사스, 조류독감, 신종 플루 등의 신종 전염병은 물론, 과거에 유행했던 전염병의 재출현으로 그 역할이 더욱 커지고 있다.

감염내과에서는 병원의 다른 과에 입원한 환자들이 감염과 관련된 문제가 생겼을 때 진단과 항생제 처방에 대해서 자문 역할을 하고 다른 과에 입원하더라도 감염내과 의사를 종종 접할 수 있는데 감염내과 협진을 받음으로써 원인균을 보다 정확히 파악하여 적절한 항생제로 치료받는 데 도움을 받을 수 있다.

감염내과 의사는 정확한 진단과 적절한 항생제 처방으로 병원 내 내성균의 출현을 억제하고 병원 감염을 줄이기 위해 노력한다. 대부분의 병원은 광범위 항생제를 쓰기 전에 감염내과 의사의 승인을 받도록 하는 항생제 승인제도를 채택하여 항생제의 오남용을 경계하고 있다(그림 2-74).

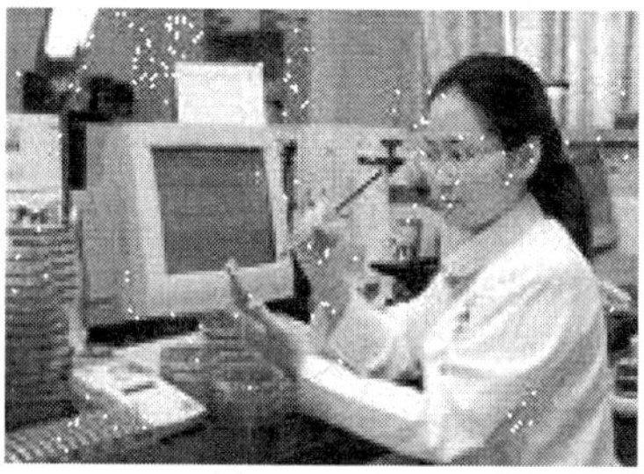

(a) 바이러스에 관한 반응을 보는 실험

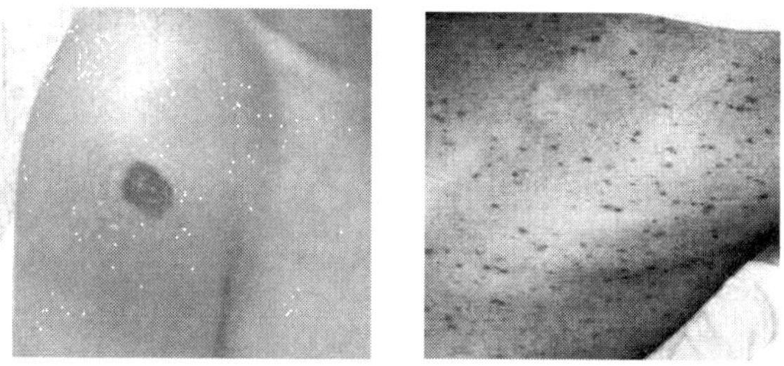

(b) 쯔쯔가무시병

[그림 2-74] 감염내과

1. 치료항목

감염내과에서 치료하는 항목에는 세균, 바이러스, 진균, 곰팡이, 결핵, 리케치아[58], 패혈증, 뇌수막염, 폐렴, 신종 인플루엔자, 사스, AIDS(에이즈), 바이러스 감염, 기생충 감염 등의 바이러스성 질환, 기생충 등 다양한 미생물에 의한 감염질환의 진단, 치료, 예방을 담당하며, 병원 내 감염의 예방과 관리 및 치료한다.

(1) 패혈증

미생물에 감염되어 전신에 심각한 염증 반응이 나타나는 상태이다. 체온이 38[℃] 이상으로 올라가는 발열 증상 혹은 36[℃] 이하로 내려가는 저체온증, 호흡수가 분당 24회 이상으로 증가(빈호흡), 분당 90회 이상의 심박수(빈맥), 혈액 검사상 백혈구 수의 증가 혹은 현저한 감소 중 두 가지 이상의 증상을 보이는 전신성 염증 반응 증후군이 미생물의 감염에 의한 것일 때 패혈증이라고 한다(그림 2-75).

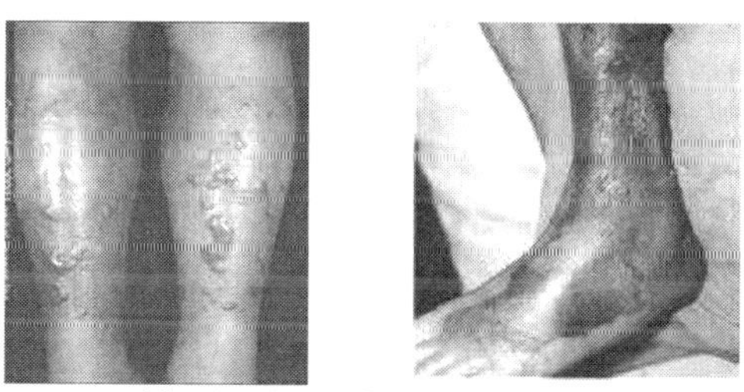

(a) 비브리오 패혈증의 피부소견

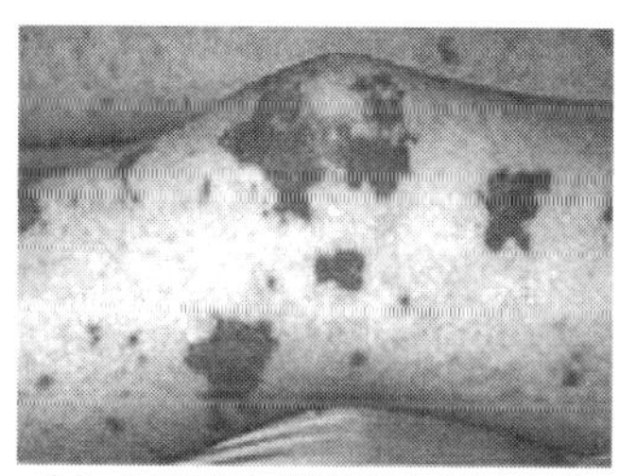

(b) 수막알균 패혈증의 피부소견

[그림 2-75] 패혈증

58) 리케치아 : 세균과 바이러스의 중간적인 성질이며 미생물로 핵산에 DNA와 RNA가 있고 또한 단백질, 지질, 다당체가 있고 세포벽도 존재하는데 세균과 같은 대사계효소도 없으며 인공배지로서는 발육 증식하지 않는다.

(2) 뇌수막염

일반적으로 거미막과 연질막 사이에 존재하는 거미막밑 공간(Subarachnoid Space : 거미막하 공간)에 염증이 발생하는 다양한 질환이다. 염증이 발생하는 원인은 거미막밑공간에 바이러스나 세균이 침투하여 발생하는 수막염이지만 특정 화학 물질에 의한 염증, 암세포의 뇌척수액공간으로의 파종에 의해 발생하는 염증 등이다(그림 2-76).

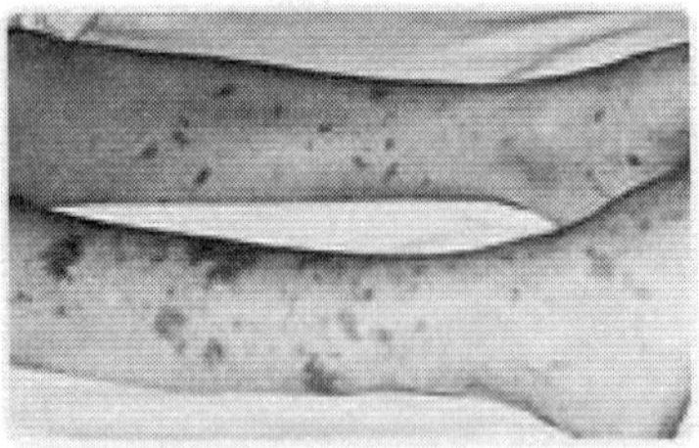
(a)뇌수막염으로 인한 피부 출혈

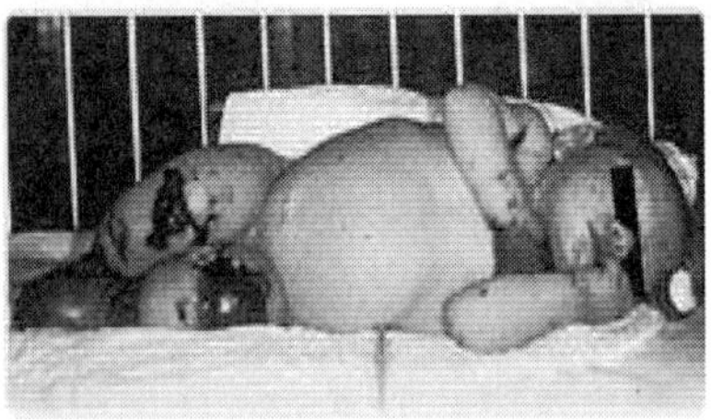
(b) 뇌수막염으로 인한 점상출혈

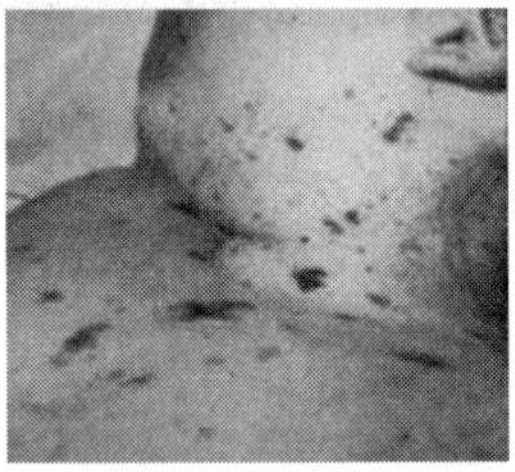
(c) 뇌수막염 전형적 증상

[그림 2-76] 뇌수막염

(3) 폐 렴

세균이나 바이러스, 곰팡이 등의 미생물로 인한 감염으로 발생하는 폐의 염증이다.

기침, 염증 물질의 배출에 의한 가래, 숨쉬는 기능의 장애에 의한 호흡곤란 등 폐의 정상적인 기능에 장애가 생기는 폐 증상과, 구역, 구토, 설사 등의 소화기 증상 및 두통, 피로감, 근육통, 관절통 등의 신체 전반에 걸친 전신 질환이 발생할 수 있다(그림 2-77).

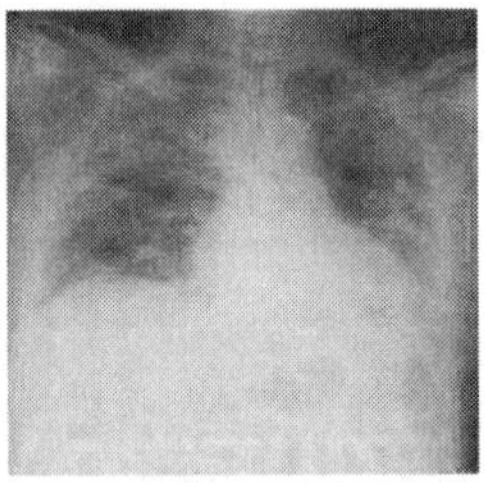
(a) 폐렴중증

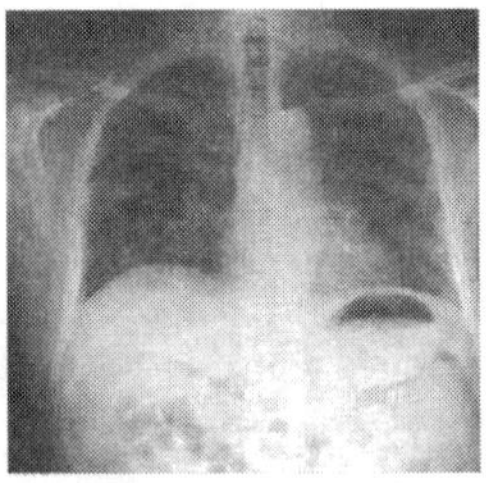
(b) 폐렴치료 중

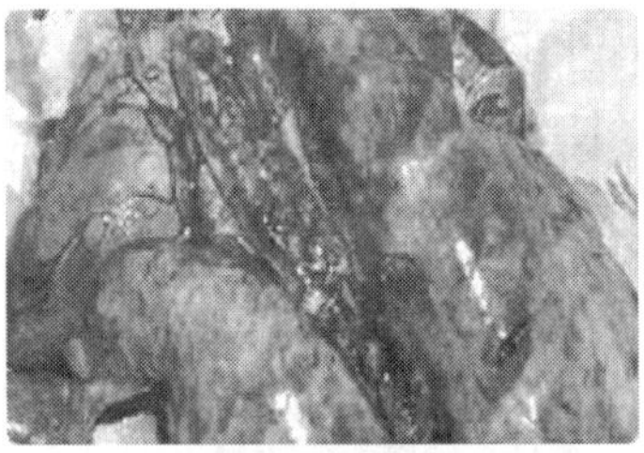
(c) 흉막폐렴에 감염된 폐

[그림 2-77] 폐 렴

(4) 신종인풀루엔자(신종플루)

사람·돼지·조류인플루엔자 바이러스의 유전물질이 혼합되어 새로운 형태의 바이러스로서 2009년 4월 멕시코와 미국 등지에서 발생한 뒤 전 세계에 확산됐다.

① 일반적으로 계절독감 증상과 크게 다르지 않으며, 37.8[℃] 이상의 발열과 더불어 콧물·인후통·기침 등의 증상을 나타낸다.

② 보통 감염된 사람과의 신체 접촉이나 기침 · 재채기 등 공기를 통해 감염되므로 전염속도가 빠르고, 증상발현 후 7일까지 전염이 가능하다(그림 2-78).

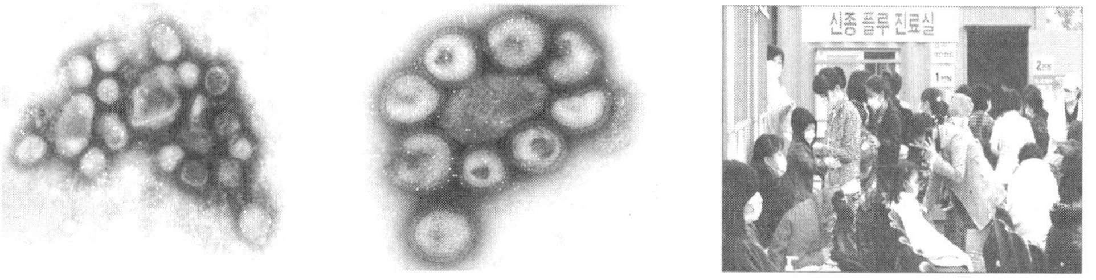

(a) 신종인플루엔자 바이러스 (b) 야외에 설치된 신종플루 진료실

[그림 2-78] 신종인플루엔자

(5) 에이즈(AIDS)

인간 면역결핍 바이러스(Human Immunodeficiency Virus : HIV)는 후천성 면역결핍 증후군(AIDS)이 바이러스에 감염된 상태를 HIV 또는 HIV 감염이라고 한다.

① HIV에 감염되면 우리 몸에 있는 면역세포인 CD4 양성 T-림프구가 바이러스에 의해 감염되어 파괴되므로 면역력이 떨어지고 각종 감염성 질환과 종양이 발생하여 사망하게 된다.

② 인체의 면역력이 상당히 저하되어 감염증과 종양이 나타나기 시작하는 상태를 에이즈 또는 후천성 면역 결핍증이라고 한다.

③ 최근에는 HIV 바이러스를 강력하게 억제할 수 있는 치료제가 개발되어 HIV에 감염되었어도 치료를 잘 받으면 면역력을 적절히 유지할 수 있다.

④ HIV 치료의 개념이 만성질환의 치료라는 개념으로 바뀌고 있으며 HIV의 완치는 불가능하다.

⑤ 면역력을 유지하기 위해서는 지속적으로 항 HIV 약제를 먹어야 하므로 부작용이 문제가 되고 있다(그림 2-79).

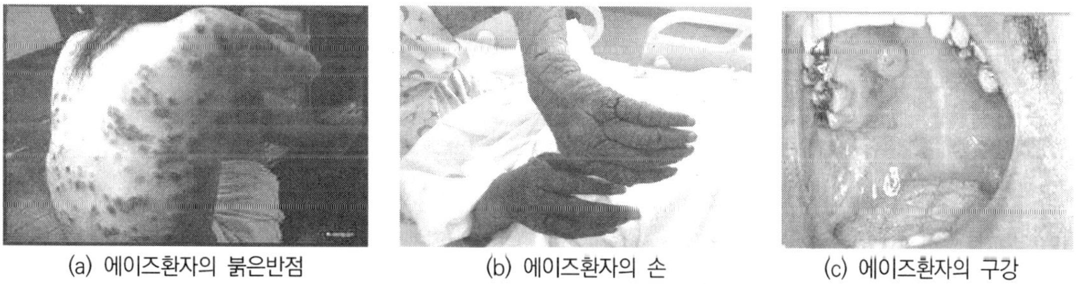

(a) 에이즈환자의 붉은반점 (b) 에이즈환자의 손 (c) 에이즈환자의 구강

[그림 2-79] AIDS

(6) 결 핵

결핵은 기원전 7천년경 석기 시대의 화석에서 발견된 이래 인류 역사상 가장 많은 생명을 앗아간 감염 질환으로, 1882년 독일의 세균학자 로버트 코흐(Robert Koch)가 결핵의 병원체인 결핵균(Mycobacterium Tuberculosis)을 발견하여 같은 해 3월 학회에 발표함으로써 세상에 알려지게 되었다.

① 폐결핵 환자로부터 나온 미세한 침방울 혹은 비말핵(Droplet Nuclei : 기침이나 재채기를 하면 결핵균이 들어 있는 입자가 공기 중에 나와 수분이 적어지면서 날아다니기 쉬운 형태로 된 것)에 의해 직접 감염되지만 모두 결핵에 걸리는 것은 아니며 대개 접촉자의 30[%] 정도가 감염되고 감염된 사람의 10[%] 정도가 결핵 환자가 되며 나머지 90[%]의 감염자는 평생 건강하게 지낸다.

② 발병하는 사람들의 50[%]는 감염 후 1~2년 안에 발병하고 나머지 50[%]는 그 후 일생 중 특정 시기에, 즉 면역력이 감소할 때 발병하게 된다(그림 2-80).

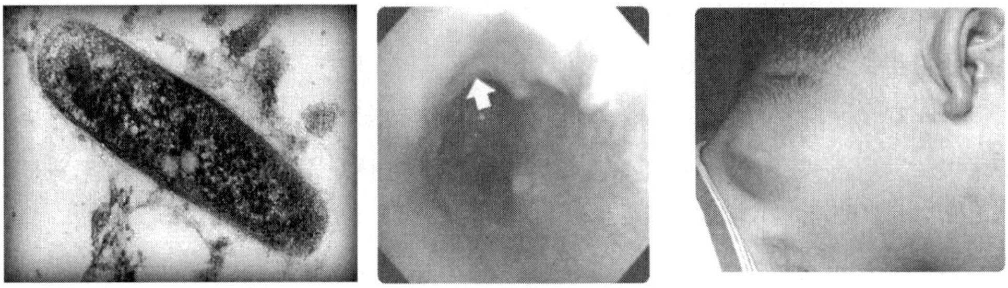

(a) 결핵균　　(b) 기관지 결핵　　(c) 림프절 결핵

[그림 2-80] 결 핵

(7) 말라리아

말라리아를 일으키는 말라리아 원충은 얼룩날개 모기류(Anopheles Species)에 속하는 암컷 모기에 의해서 전파되는데, 우리나라에서는 중국 얼룩날개 모기(Anopheles Sinensis) 암컷이 말라리아 원충을 전파시킨다.

① 말라리아 원충에 감염된 모기에게 물린 후 인체에서 감염 증상이 나타날 때까지는 2주~수개월의 시간이 소요된다.

② 오한, 발열, 발한의 전형적인 감염 증상이 나타나는데 원인 병원체의 종류에 따라 증상 및 특징이 다르다.

③ 우리나라의 토착 말라리아는 3일열 원충(Plasmodium Vivax)으로 1970년대에 사라졌다가 1993년 이후 다시 유행하기 시작하였다(그림 2-81).

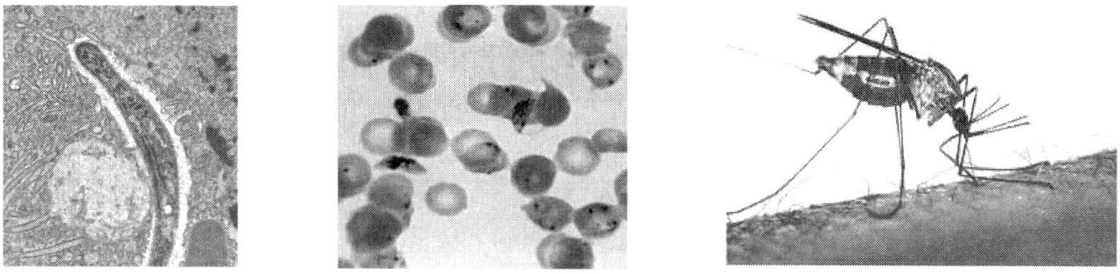

(a) 말라리아균　(b) 말라리아균으로 인해 파괴된 적혈구　(c) 말라리아(학질) 모기

[그림 2-81] 말라리아

(8) 일본뇌염

일본뇌염 바이러스(Japanese Encephalitis Virus)에 감염된 작은 빨간 집모기(Culex Tritae-Niorhynchus : 뇌염모기)가 사람을 무는 과정에서 인체에 감염되어 발생하는 급성 바이러스성 전염병이다.

① 증상 : 초기에는 고열, 두통, 무기력 혹은 흥분상태 등이 나타나고 병이 진행되면서 중추 신경계가 감염되어 의식장애, 경련, 혼수 증상이 나타나고 사망에 이르게 된다.

② 아시아 각국 환자 : 대부분이 15세 이하의 어린이 및 청소년이며 최근 일본에서는 노인 환자가 많아지는 추세이다.

(9) 감염내과

세균, 바이러스, 곰팡이, 리케치아, 기생충 등의 다양한 미생물에 의하여 감염되는 질환의 예방, 진단, 치료를 다루는 내과의 한 분야이다(표 2-10).

〈표 2-10〉 감염내과에서 진료하는 질병

뇌수막염, 신종인플루엔자, SARS, 호중구감소증, 결핵, 말리리아 등의 기생충감염 등의 리케치아감염, 진균감염, 바이러스감염, 비정형결핵, 에이즈, 폐렴, 복강내감염, 요로계감염, 연부조직감염, 골관절계감염, 일본뇌염, 이질아메바증, 흑사병, 비브리오패혈증, 뇌농양, 노카르디아증, 유행성이하선염, 히스토플라즈마증, 톡소플라즈마증, 샤가스병, 두부백선, 단순포진성뇌염, 거대세포바이러스질환, 곰핑이감염, 원인을 일 수 있는 열, 해외어행시 주의사항, 요근농양, 결핵성골수염, 빅테리아성뇌수막염, 결핵성복막염, 잠복매독, 패혈성관절염, 경부림프절염, 결핵성임 파선염, 지역사회성폐렴, 병원감염성폐렴, 말라리아, 쯔쯔가무시병, 증상이없는 HIV 감염, 면역결핍증, 칸디다성구내염, 디프테리아, 요충증, 감염성홍반, 수족구병, 렙토스피라증, 홍역, 파라인플루엔자감염증, 광견병, RS바이러스감염증, 풍진, 파상풍, 수두, 효모균증, 대장균감염, 감염성근육염, 인플루엔자, 원충성질환, 슈도모나스감염, 포도상구균감염, 후천성면역결핍증, 방선균증, 탄저병, 광우병, 브루셀라증, 콜레라, 야곱병, 나병(한센병), 리스테리아, 라임병, 신종플루, 백일해, 세균성이질, 스파르가눔증, 선모충증, 결핵성수막염, 황열, 항인지질항체증후군, 루드비히안자이나, 구순염, 구순포진, 장티푸스, 뎅기열, 옻중독, 중증급성 호흡기증후군, 장출혈성대장균감염증, 중증열성혈소판 감소증후군, 파라티푸스, 에볼라출혈열, 라싸열, 캄필로박터감염증, 노로바이러스장염 등

제8절 알레르기내과(Allergy and Clinical Immunology)

외부 물질(집먼지진드기, 꽃가루, 곰팡이, 동물 털 등)에 대해 우리 몸이 과민하게 면역반응을 일으켜 발생하는 질환들을 연구하고 진료한다.

일상생활에서 밀접하게 접촉하는 수많은 물질이 알레르겐[59]으로 작용하여 각종 알레르기 질환을 일으킨다. 알레르기 질환을 예방·치료하기 위해서는 원인 알레르겐을 찾는 것이 가장 중요하며, 주변 환경에서 원인 알레르겐을 제거하고 적절한 약제들을 선택 투여하고, 적응증이 될 경우 알레르겐에 대한 면역기능을 강화시키는 면역치료를 시행하여 효과적으로 치료할 수 있다.

알레르기내과는 일상생활에서 접촉하는 수많은 물질들이 알레르겐(알레르기 원인물질)으로 작용하며, 개인의 유전적인 성향에 따라 이에 대한 과도한 면역반응을 과민반응이라 한다. 과민반응은 발생하는 부위에 따라 다양한 양상으로 나타나며 이를 알레르기 질환이라 하는데, 이러한 알레르기 질환은 문명이 발달하고 산업화되면서 발생빈도가 급격히 증가하고 있어 그 치료가 최근에 더욱 중시되고 있다.

알레르기 면역반응 기전 및 약물 이상반응에 대한 연구, 그리고 알레르기 분야에서 사용하고 있는 약제들의 기전연구 등 기초연구 및 임상연구를 하고 있다(그림 2-82).

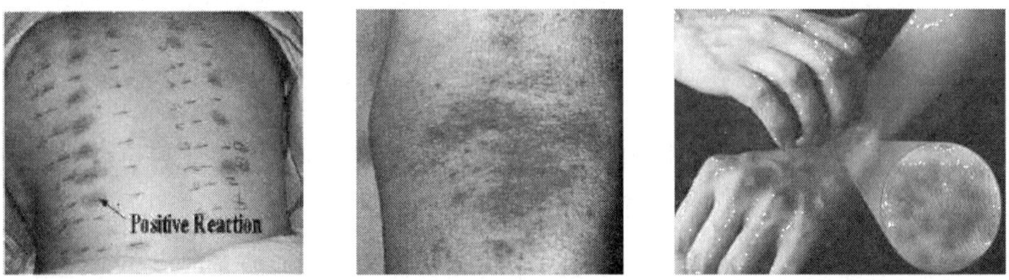

(a) 피부반응 검사 (b) 아토피피부염 (c) 두드러기

[그림 2-82] 알레르기내과

1. 치료항목

알레르기내과에서 치료하는 항목에는 비염, 비부비동염, 기관지천식, 아토피피부염, 알레르기성비염, 과민성폐장염, 접촉성피부염, 두드러기, 만성기침, 곤충알레르기, 약물 알레르기, 식품 알레르기, 호산구증가증, 직업성 알레르기 등의 질환을 진료하고 다양한 알레르기 검사(피부반응시험, 여러 종류의 유발시험, 혈청학적 검사)를 통해 알레르기 원인을 확인하고 약물 및 면역치료 등을 주로

59) 알레르겐 : 알레르기 원인물질이다.

치료한다. 일상생활에서 접촉하게 되는 수많은 물질은 알레르기의 원인이 되며 개인의 유전적 성향에 따라 증상이 없거나 과도한 면역반응이 나타날 수 있다.

(1) 비 염

코 내부의 지속적인 염증과 자극을 일으키는 질환이다.

① 비염을 관리하는 방법은 원인에 따라 다르다.

② 호흡이 힘들어 구강호흡을 유도하여 얼굴변형이 올 수 있으니 코로 호흡하는 것이 좋다.

③ 비염은 뇌에 산소공급이 정상적으로 되지 않기 때문에 학습 저하와 졸음을 유발한다(그림 2-83).

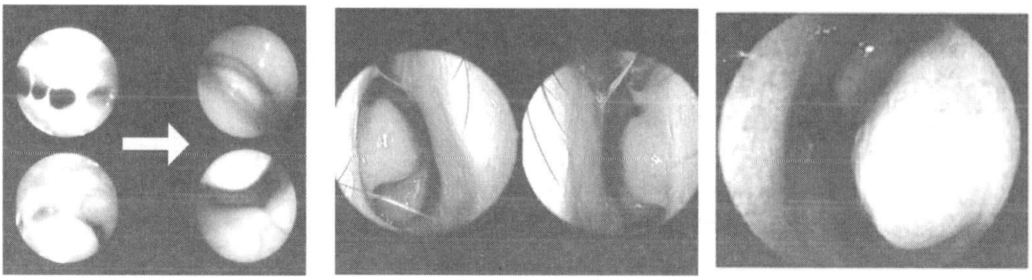

(a) 치료 전과 후 (b) 내시경 검사 (c) 비염환자의 내시경

[그림 2-83] 비 염

(2) 비부비동염

부비동염은 부비동[60] 내부를 덮고 있는 점막에 염증이 생기는 것으로 대부분 비염에 속하며, 비염 없이 부비동염만 단독으로 발생하는 경우는 거의 없기 때문에 '비부비동염'이라 하는 것이다. 부비동 내부에 화농성 액체가 고인 경우를 흔히 '축농증'이라 한다(그림 2-84).

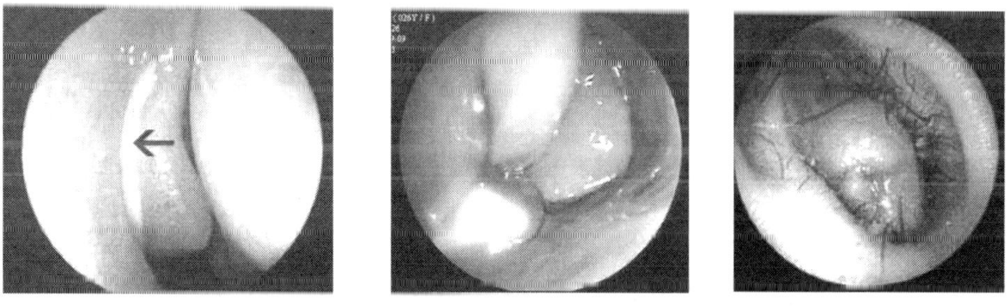

(a) 비부비동염으로 인하여 생긴 고름 (b) 비부비동염으로 생긴 물혹

[그림 2-84] 비부비동염

---

60) 부비동 : 얼굴, 코를 중심으로 한 4가지 뼈 속의 공기로 채워진 빈공간이다. 빈 공간의 부위에 따라 사골동, 상악동, 전두동, 접형동으로 나뉜다.

(3) 기관지천식

폐 속에 있는 기관지가 아주 예민해진 상태로, 때때로 기관지가 좁아져서 숨이 차고 색색거리는 숨소리가 들리면서 기침을 심하게 하는 증상이 나타난다. 여러 가지 원인에 의한 기도의 염증에 의해 기관지가 좁아지면서 기침, 가래, 호흡곤란, 씩씩거리는 천명 등이 증상이 반복적, 발작적으로 나타나는 질환이다.

① 최근 산업이 발달하고 대기 오염이 심각해짐에 따라서 이러한 호흡기 질환이 증가하고 있다.

② 천식은 원인에 따라 외인성천식과 내인성천식으로 나뉘어지며, 성인의 경우 각각 50[%]씩 차지하고 있다(그림 2-85).

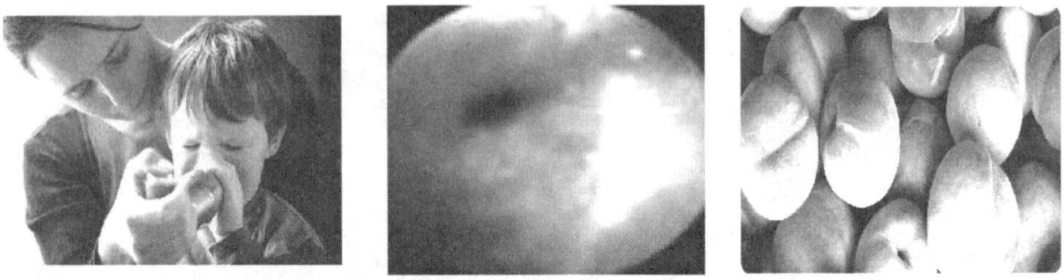

(a) 기관지천식으로 힘겨운 아이　(b) 기관지 수축　(c) 천식에 좋은 음식

[그림 2-85] 기관지천식

(4) 아토피피부염

가려움증을 동반한 만성 재발성 습진성 피부 알레르기 질환이다.

① 가려움증 : 자주 긁게 되고, 피부병변이 더 악화되기 쉽다.

② 아토피피부염의 원인 : 아직 확실하게 규명되어 있지 않으나, 개인에 따라서 음식물(특히 계란, 우유, 밀가루 등)이나 흡입항원(집먼지진드기, 꽃가루, 동물털) 등의 물질이 원인으로 작용할 수 있다.

③ 올바른 치료 : 알레르기 검사를 통해서 정확한 원인을 찾아내어 원인물질을 회피하고 경우에 따라서 면역치료를 시행하는 것이 가장 좋은 방법이며, 필요한 경우 경구 항알레르기 약제나 피부에 바르는 외용제를 치료에 사용한다.

④ 아토피피부염 환자 : 피부를 보호하는 각질 세포들 사이에 지방질이 빠져 나가서 알레르기를 일으키는 물질이 피부를 통해 외부로부터 쉽게 침입하고 피부에서 수분도 쉽게 빠져나가 피부가 건조하고 거칠어진다.

⑤ 적당한 목욕과 외용제를 사용하여 피부 보호막을 유지시켜주는 것이 매우 중요하다(그림 2-86).

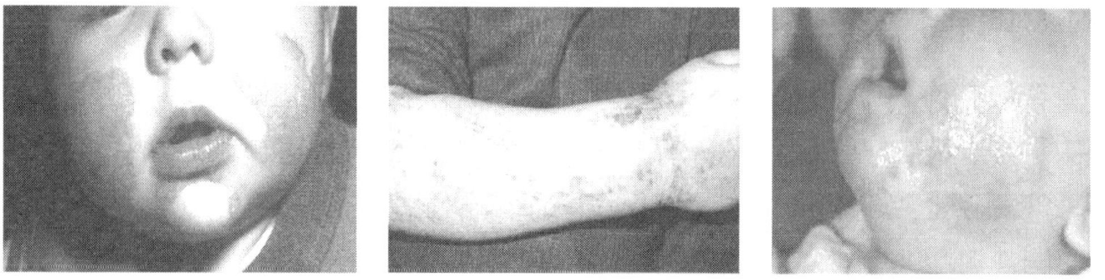

[그림 2-86] 아토피피부염

(5) 알레르기성 비염

코점막이 특정 물질에 과민반응을 나타내 알레르기를 일으키는 원인 물질(항원)이 코점막에 노출된 후 자극 부위로 비반세포, 호산구를 비롯한 여러 종류의 IgE 항체를 매개로 하는 염증세포가 몰려들어 이들이 분비하는 다양한 매개물질에 의하여 염증반응이 발생하는 질환이다(그림 2-87).

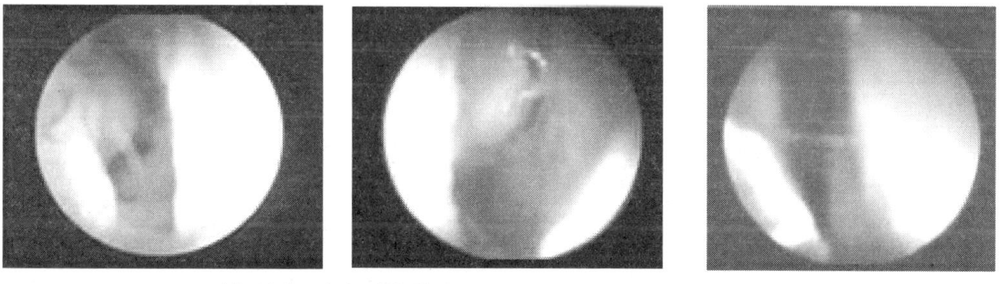

(a) 알레르기성 비염 환자 (b) 정상인

[그림 2-87] 알레르기성 비염

(6) 과민성폐장염

기관지에서 멀리 떨어진 폐의 말초까지 도달할 수 있는 미세한 입자인 유기분진에 반복적으로 노출되고, 분진에 포함되어 있는 알레르겐에 대한 과민반응이 발생하여 폐포와 말단 기관지를 포함한 폐의 실질 부분에 급·만성염증이 생기는 질환이다(그림 2-88).

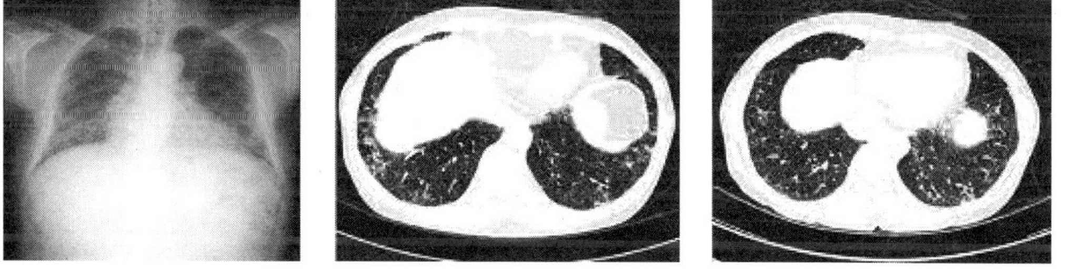

[그림 2-88] 과민성폐장염

(7) 접촉성피부염

외부 물질과의 접촉에 의하여 생기는 모든 피부염이다.

① 피부를 자극하거나 알레르기 반응을 일으키는 물질에 노출되었을 때 나타나는 피부 염증이다.

② 염증의 원인에 따라 자극성 접촉피부염, 알레르기성 접촉피부염으로 나눈다.

㉠ 자극성 접촉피부염의 특징 : 산이나 알칼리와 같은 자극 물질이 직접 닿았던 부위에만 국한되어 발생하는데, 손, 발, 얼굴, 귀, 가슴 등 우리 몸 어디에서나 발생할 수 있다.

㉡ 알레르기성 접촉피부염 : 후천적 면역반응에 의한 것으로 전에 접촉한 적이 있는 어떤 항원에 반응한 사람에게서 동일 물질에 다시 접촉이 되면 알레르기 반응으로, 특정 물질이 피부에 닿은 후 며칠이 지나 가려우면서 구진, 반점 등의 피부 증상이 나타나는 질환이다. 시간이 지나면 피부에 나타난 증상은 점점 더 심해지고 나중에는 온몸으로 퍼진다.

③ 외인성 피부질환 : 감염질환, 방사선피부염, 광피부염, 화상 및 외상을 제외한 화학적 알레르기 물질, 독소, 자극 물질의 접촉에 의한 염증성 질환이 자극성 접촉염이다(그림 2-89).

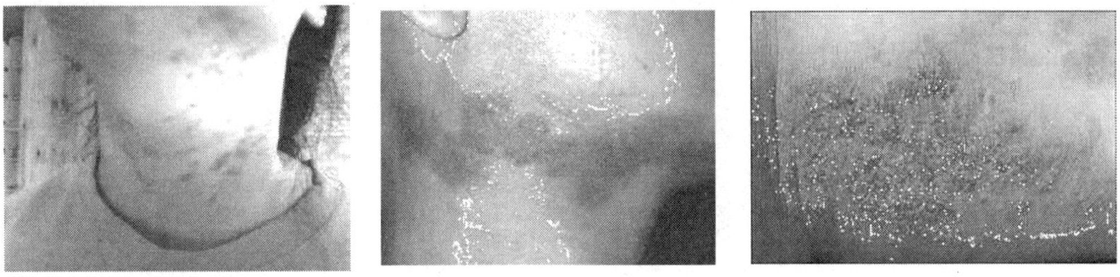

[그림 2-89] 접촉성피부염

(8) 두드러기

피부나 점막에 존재하는 혈관의 투과성이 증가하면서 일시적으로 혈장 성분이 조직 내에 축적되어 [그림 2-90]과 같이 피부가 붉거나 흰색으로 부풀어 오르고 심한 가려움증이 동반되는 피부질환이다.

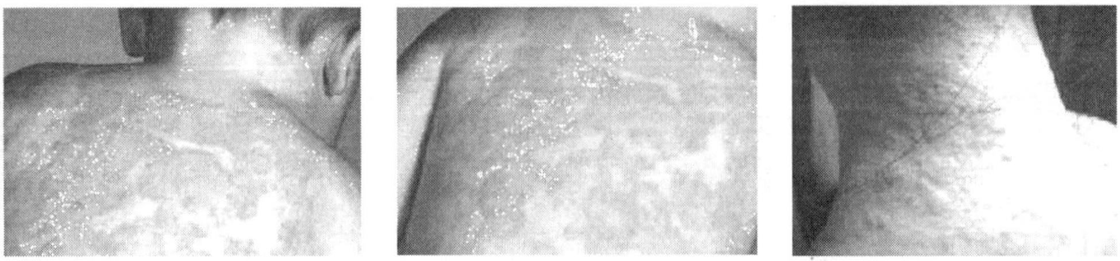

[그림 2-90] 두드러기 환자

(9) 알레르기내과

피부 알레르기 질환, 아나필락시스 쇼크 등의 전신적인 과민반응에 의한 질환 및 위장관 알레르기 질환 등 다양한 알레르기 질환에 대한 전반적인 진료와 연구를 중점적으로 담당하고 있으며, 최근에는 약물 알레르기에 대해서도 활발한 진료와 연구를 진행하고 있다. 또한 만성기침클리닉을 운영함으로써 알레르기 질환 이외의 후비루증후군, 위식도역류 등의 원인을 면밀히 감별해서 해당 질환에 따른 치료를 하고, 급-만성 두드러기, 과도한 면역반응이 발생하는 경우이다. 과민반응을 알레르기 질환이라고 하고 알레르기 질환을 전문적으로 진료하고 상담하며, 호흡기, 소화기, 피부, 전신에서 증상이 발생한다(표 2-11).

〈표 2-11〉 알레르기내과에서 진료하는 질병

직업성천식, 직업성피부염, 직업성비염, 두드러기, 분농에 의한 알레르기, 곤충에 의한 알레르기, 고무에 의한 알레르기, 호산구증가질환, 알레르기비염, 만성기침, 약물알레르기, 음식알레르기, 처그스트라우스증후군, 천식, 새집증후군, 꽃가루알레르기, 자가면역질환, 태열, 알레르기성비염, 기관지천식, 만성기침, 과민성폐장염 등과 같은 호흡기 알레르기질환, 아토피피부염, 접촉성피부염 등

제 9 절 류마티스내과(Rheumatology)

류마티스 질환은 면역학적 이상을 동반하는 자가면역 질환으로 질병의 특성상 진료하는 질환군은 비교적 좁지만, 류머티즘이라는 질병의 치료가 전문성을 요하고 장기적 관리가 중요하기 때문에 내과분야에서 독립적인 과로 남게 되었다. 또한 관절을 비롯한 근육 및 골격계 질환을 다루는 내과의 한 분야이다.

류마티스학(Rheumatology)은 면역학(Immunology)과 밀접한 연관이 있으며, 면역학적 병인을 과학적으로 분석하여 원인에 대한 치료를 제공한다. 관절주위조직이나 근육의 염증, 변성, 대사 장애가 원인이 되며 혈침촉진[61), RA반응[62) 양성 등이 있어서 교원병[63), 알러지성 질환의 하나로 고려되고 있나. 최근에는 연구 결과를 도대로 여러 염증매개체를 억제하는 새로운 약제들이 개발되어 관절염이 불치병이라는 개념이 사라지고 있다.

류마티스내과(R)는 근골격계 질환 및 자가면역질환을 담당하는 분과로 류마티스 학자는 관절이나

61) 혈침반응(Erythrocyte Sedimentation) : 적혈구와 혈장이 무게 차이에 의해 분리 되는 현상이다.
62) Ra검사 : 류마티스검사로, IgG를 유액(Latex)등의 입자에 부착케 하여 환자혈청과 응집반응을 하는 검사이다.
63) 교원병(Collagen Disease) : 신체의 결합조직질환에서 발견되는 모든 질환이다.

근육 등 운동기의 다발성 동통과 운동장애를 나타내는 원인불명의 전신성 만성의 염증성 질환군이며, 그리스어인 Rheuma는 흐름이라 하며 뇌에서 나쁜액이 신체 각부로 흘러들어가서 통증을 일으킨다. 그 주된 부위는 관절이며 일반적으로는 만성류마티스성 관절염이다.

그 외에 류마티스열, 초년성 강직성 척추염 등이 있으며 유사한 관절통을 초래하는 경우가 많은 질환으로서 전신성 홍반성낭창, 다발성 근염 등 많은 질환이 있다.

관절주위조직이나 근육의 염증 · 변성, 대사장애가 원인이 되고 혈침촉진, RA반응 양성 등이 있어서 교원병, 알러지성 질환의 하나로 고려되고 있다.

류마티스 질환은 우리 몸의 근골격계 즉 관절, 뼈, 근육, 인대, 힘줄 어디에든 통증을 유발하는 모든 원인 질환을 포함한다. 이러한 질환들은 120여 가지가 넘는데 류마티스관절염, 퇴행성관절염, 강직성척추염, 통풍, 루푸스, 경피증, 스웨그렌증후군, 베체씨병, 혈관염, 섬유조직염, 근막통증후군, 감염성관절염, 근염 등이다(그림 2-91).

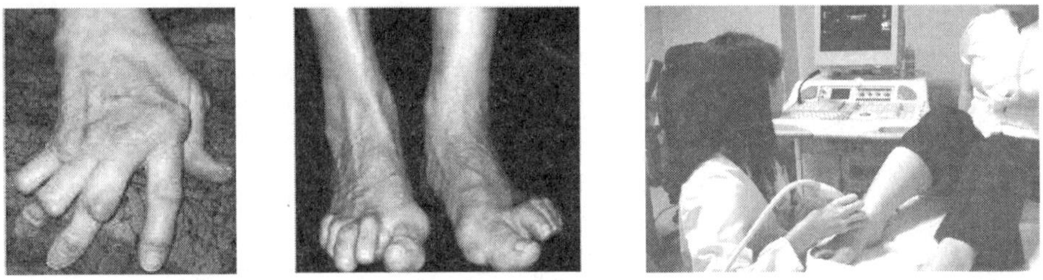

(a) 류마티스환자의 손 (b) 류마티스환자의 발 (c) 류마티스관절염 진찰

[그림 2-91] 류마티스내과

1. 치료항목

류마티스내과에서 류마티스관절염, 전신성 홍반성루푸스, 다발근육염, 류마티스합병증, 강직성척추염, 골관절염, 강직성척추염과 같은 관절염, 전신성경화증, 베체트병, 혈관염과 같은 전신 류마티스질환 및 요통, 견통, 건염 등과 같은 기타질환의 치료를 담당하고 있다.

(1) 류마티스관절염

아직까지 확실한 원인을 알지 못한다.

① 관절에 균이 없으면서 염증반응이 생겨 파괴되므로, 면역작용이상으로 생기는 병으로 여겨지고 있다.

② 병균이 원인이 아니고 자신이 가지고 있는 물질에 대하여 항체를 만들기 때문에 면역반응이 일어나서 자신의 조직을 손상시키는 자가면역성 질환(자신의 면역력이 이상흥분을 일으켜서 정상세포를 공격하는 반응으로 생기는 병증)으로 주로 관절에 무균성염증이 생긴다.

③ 20~60세에서 발병할 확률이 높으며 여성이 남성보다 2~3배 잘 걸린다.

④ 다발성관절염을 특징으로 하는 [그림 2-92]와 같이 원인 불명의 만성염증성 질환이므로, 초기에는 관절을 싸고 있는 활막에 염증이 발생하지만 점차 주위의 연골과 뼈로 염증이 퍼져 관절의 파괴와 변형을 초래하게 된다.

⑤ 관절뿐만 아니라 빈혈, 건조증후군[64], 피하결절, 폐섬유화증, 혈관염, 피부궤양 등 전신을 침범하는 질환이다.

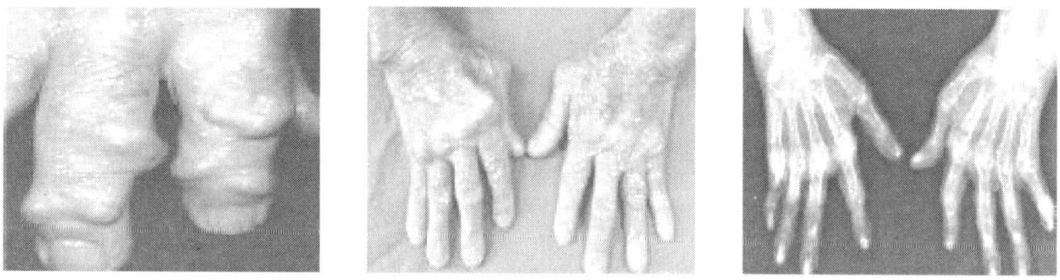

(a) 류마티스결절　(b) 류마티스관절염　(c) 류마티스 X-ray

[그림 2-92] 류마티스관절염

(2) 전신성 홍반성루푸스

주로 가임기 여성을 포함한 젊은 나이에 발병하는 만성자가면역 질환이다.

피부, 관절, 신장, 신경 등 전신에서 염증 반응이 일어나게 되고, 만성적인 경과를 거치며 시간에 따라 증상의 악화와 완화가 반복된다(그림 2-93).

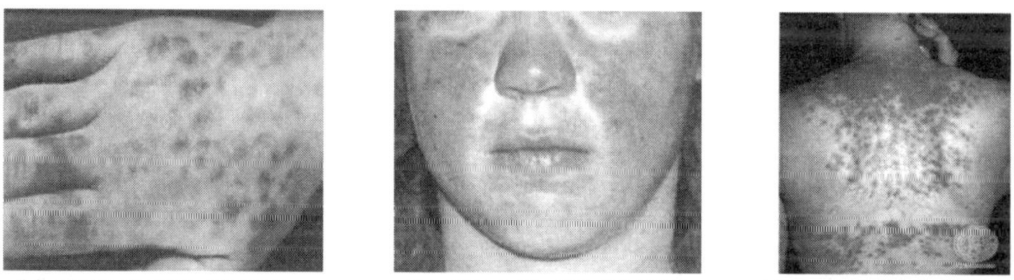

(a) 루푸스에 의한 피부점막 증상(손)　(b) 루푸스에 의한 피부점막 증상(얼굴)　(c) 루푸스에 의한 피부점막 증상(등)

[그림 2-93] 전신성 홍반성루푸스

(3) 전신경화증

결합조직 성분 중 콜라겐이 과다하게 생성 및 축적되어 피부가 두꺼워지거나 각 장기의 기능에

64) 건조증후군 : 입이 마르고 눈이 건조한 증상이 발생하는 만성 자가면역질환으로 쇼크렌 증후군이라고도 한다.

장애를 일으키는 병이다(그림 2-94).

① 경화증 : 피부를 침범하는 형태에 따라 신체의 특정 부분만을 침범하는 국소성 경화증과 전신을 침범할 수 있는 전신경화증으로 나뉜다.

㉠ 국소성경화증 : 피부에 국한되어 전신성의 형태로 진행하지 않으나 피부의 일부분이 딱딱하게 변하는 증상을 일으킨다.

㉡ 전신경화증 : 피부뿐 아니라 폐, 심장, 위장관, 신장 등 여러 내부 장기들을 침범할 수 있는 만성전신성 자가면역 질환이다.

② 다른 분류 : 제한형과 미만형으로 나눈다.

㉠ 제한형 경피증 : 피부 경화가 신체 특정 부위(손가락, 손, 얼굴, 다리)에 대칭적으로 천천히 진행하며 많은 경우 피부가 두꺼워지기 수년 전부터 추위에 노출 되었을 때 색깔이 변하는 레이노현상[65]이 나타난다.

㉡ 미만형 경피증 : 피부 경화가 손, 얼굴, 가슴, 배 등 전신에 대칭적으로 비교적 급속하게 생기며 피부 증상뿐만 아니라 폐, 위장관 등 장기에 손상을 초래한다.

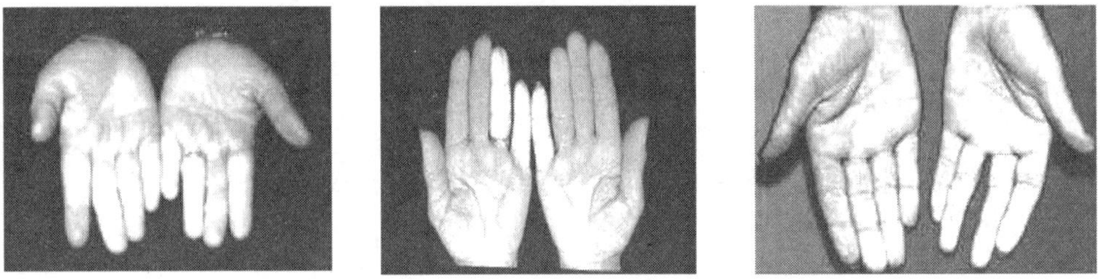

[그림 2-94] 전신경화증(경피증) 레이노현상

(4) 다발근육염

전신적인 결합조직 질환으로 근육의 염증과 퇴행성 변화를 특징으로 하며 주로 엉덩이, 어깨, 팔, 인두, 목 등에 생기고 정신적으로 쇠약해지고 근육의 위축이 생긴다(그림 2-95).

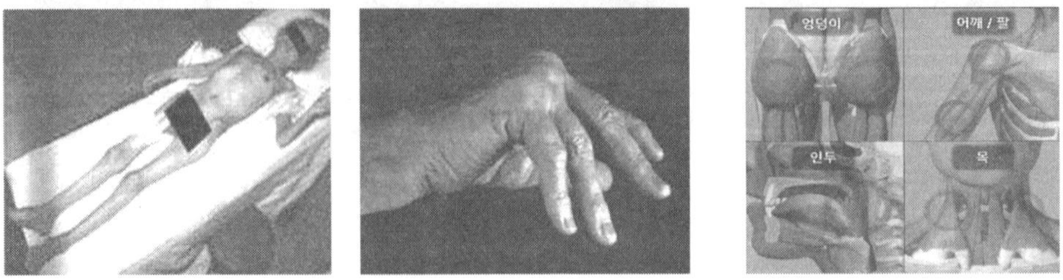

(a) 다발성근육염 환자 (b) 다발성근육염 발병부위

[그림 2-95] 다발성근육염

65) 레이노현상 : 추위나 스트레스 등에 노출되었을 때 신체 끝부분의 작은 동맥이 수축하면서 혈액순환 장애가 일어나는 현상이다.

(5) 혈관염

혈관벽의 염증으로 조직 손상이 발생되는 질환이며, 혈관벽에 염증이 발생하면 이 혈관을 통해 영양 공급을 받던 조직에도 허혈[66]이 일어나 조직 손상이 발생된다. 기저 질환 없이 원발성으로 발생하는 경우도 있고 류마티스 관절염이나 전신 홍반 루프스 같은 류마티스 질환과 동반되어 이차적으로 발생할 수도 있다(그림 2-96).

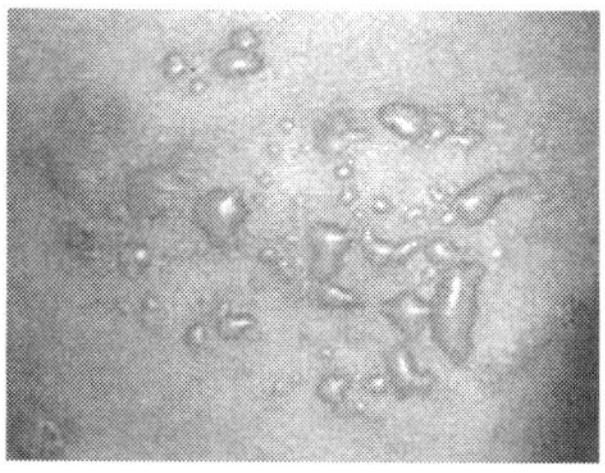

(a) 만성 피부 혈관염

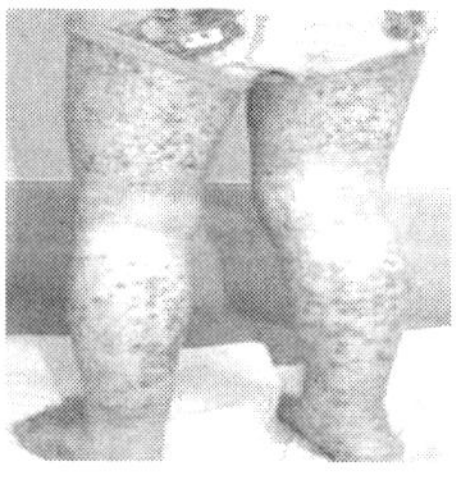

(b) 두드러기성 혈관염

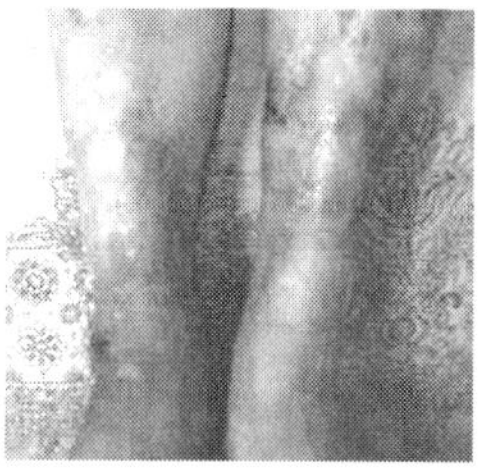

(c) 혈관염 환자

[그림 2-96] 혈관염

(6) 류마티스합병증

류마티스합병증의 대표적인 질환은 빈혈이다. 류마티스관절염을 2년 이상 앓게 되면 대부분의 환자가 빈혈을 갖고 있다(그림 2-97).

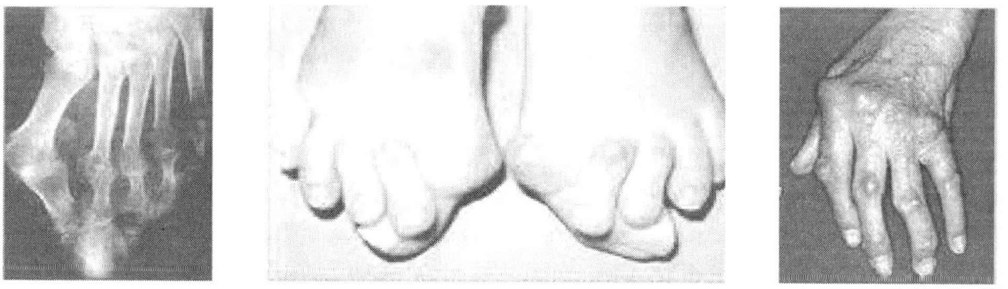

[그림 2 97] 류마티스합병승

① 염증으로 인해 헤모글로빈의 주성분인 철분이 제 역할을 하지 못하여 효소의 운반과 세포의 열량대사가 떨어져 빈혈이 오게 된다.

② 염증으로 인해 콜레스테롤 수치가 높아져 동맥경화를 유발할 수도 있다.
동맥경화는 혈액순환 장애뿐만 아니라 뇌혈관질환을 일으키는 원인이 되기도 한다.

③ 류마티스관절염을 10년 이상 앓을 경우, 심근경색과 뇌졸중의 발병률이 정상인에 비해 3배 이상높다.

66) 허혈 : 조직, 장기의 산소수요에 대해 그 공급원인 혈류가 절대적 또는 상대적으로 부족한 상태이다.

④ 포도막염으로 인해 실명까지 유발되며, 폐세포의 섬유화로 인한 호흡기능 장애와 폐렴 등의 합병증도 유발한다.

(7) 강직성척추염

염증이 생기고 움직임이 둔해지는 병으로 류마티스인자(Rheumatoid Factor)가 음성인 '혈청음성 척추관절병증'이라는 질환군에서 가장 흔한 질환이며, 엉덩이의 천장관절과 척추관절을 침범하는 만성염증성 질환이다.

발뒤꿈치, 앞가슴뼈와 같이 인대나 힘줄이 뼈에 붙는 부위에 염증이 생기는 골부착부염이 특징적이며 관절 외에도 눈, 위장관계, 폐, 심장, 신장, 전립선 등 다른 장기도 침범할 수 있다(그림 2-98).

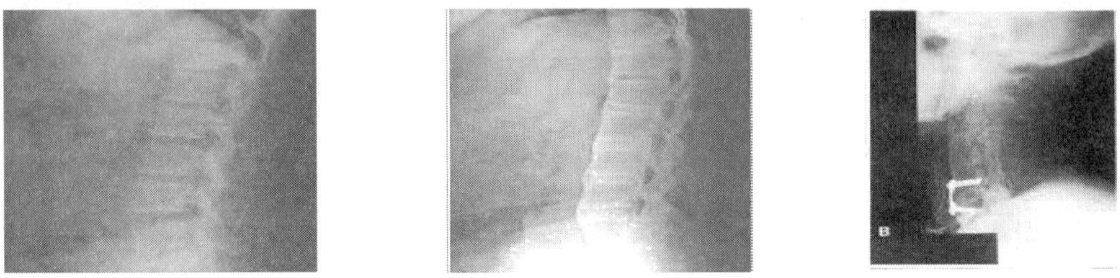

(a) 정상인의 척추 (b) 강직성척추염

[그림 2-98] 강직성척추염

(8) 골관절염

퇴행성 관절염은 관절을 보호하고 있는 연골의 점진적인 손상이나 퇴행성 변화로 인해 관절을 이루는 뼈와 인대 등에 손상이 일어나서 염증과 통증이 생기는 질환으로, 관절의 염증성 질환 중 가장 높은 빈도를 보인다. 특별한 기질적 원인 없이 나이, 성별, 유전적 요소, 비만, 특정 관절 부위 등의 요인에 따라 발생하는 일차성 또는 특발성 관절염과 관절 연골에 손상을 줄 수 있는 외상,

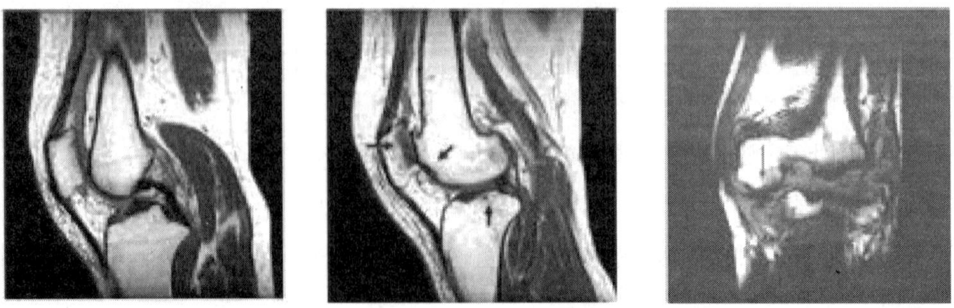

(a) 정상인 (b) 골관절염 환자

[그림 2-99] 골관절염

질병 및 기형 등이 원인이 되어 발생하는 이차성 또는 속발성관절염으로 분류한다(그림 2-99).

(9) 면역계통의 이상

자기 몸의 세포나 조직을 공격하는 것을 자가면역이라고 하며 〈표 2-12〉와 같이 자가면역에 의하여 발생하는 질환을 치료하는 내과의 한 분야이다.

〈표 2-12〉 류마티스내과에서 진료하는 질병

골다공증, 골관절염, 유육종증, 재발성 다발 연골염, 타가야수 동맥염, 베체트병, 반응성 관절염, 건선, 쇼그렌 증후군, 항인지질항체 증후군, 전신성 홍반성 루푸스, 전신 경화증, 다발 근육염, 피부 근육염, 강직 척추염, 베게너 육아종증, 현미경적 다발 혈관염, 척스트라우스 증후군, 기타 혈관염, 성인스틸씨병, 혈관염, 통풍, 연부조직 류마티즘, 성인형 스틸병, 섬유근육통, 전신 홍반성 낭창(루푸스), 류마티스 관절염, 강직성 척추염, 골관절염, 통풍, 전신경화증, 베체트병, 소아류머티스관절염, 베게너 육아종증 등

제 10 절 내과 의료기기(Internal Medical Devices)

내과에서 사용하는 의료기기는 9개 분과에서 모두 사용한다. 분과별 특색 있는 장비와 그 외 다른 의료기기도 내과에서 사용하므로 편의상 장비를 나누어 보았다.

① 소화기내과 : 대장내시경, 캡슐내시경, 위내시경 등이 있다. 내과의사가 사용하는 의료기기에는 골밀도 측정기와 용종절제술 등이 있고, 위장병 전문의가 사용하는 의료기기에는 위내시경과 대장내시경 등이 있다.

② 순환기내과 : 컴퓨터 단층촬영, 자기공명영상, 심장초음파 등이 있다. 심장병 전문의가 사용하는 의료기기에는 심초음파기와 인공심장 등이 있고, 심혈관 외과의사가 사용하는 의료기기에는 인공심폐기와 기계판막 등이 있다.

③ 호흡기내과 : CT(컴퓨터단층촬영)와 MRI(자기공명장치), 기관지 내시경 등이 있다. 결핵학자가 사용하는 의료기기에는 흉부 X-선 촬영기기와 기관지 내시경 등이 있다.

④ 내분비내과 : MRI, CT, 초음파 검사, 신경전도 검사, 자율신경 검사 등이 있다. 내분비 전문의가 사용하는 의료기기에는 초음파 검사와 혈당측정기 등이 있다.

⑤ 신장내과 : 신장초음파, 체외충격파쇄석기 등이 있다. 신장병 전문의가 사용하는 의료기기에는 혈액투석기와 복막투석기 등이 있다.

⑥ 혈액종양내과 : PET와 혈관조영기 등이 있다. 종양학자가 사용하는 의료기기에는 방사선치료기와 종양치료용 수술기 등이 있다.

⑦ 알레르기내과 : 피부반응검사와 내시경 등이 있다.

⑧ 류마티스내과 : 골스캔 검사, 관절초음파 검사 등이 있다. 류마티스 학자가 사용하는 의료기기에는 주파수치료기, 간섭파치료기, 견인치료기, 경피신경자극치료기 등이 있다.

1. 흉부 X-선 촬영기기

흉부 X-선 촬영은 가장 흔하게 행해지는 방사선 검사 중 하나로 폐와 심장 계통의 질환에 대해 촬영하는 중요한 검사기기이다.

폐 부위, 심장, 종격동, 횡격막 및 쇄골, 늑골, 흉추 등의 이상을 검사할 수 있다(그림 2-100).

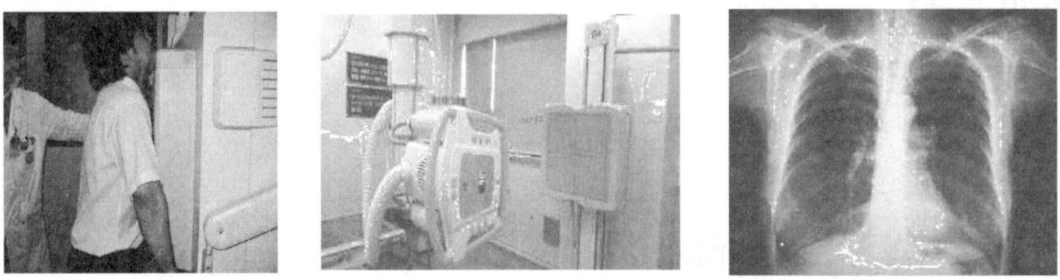

(a) 흉부 X-선 촬영기기 (b) 흉부 X-선 촬영모습

[그림 2-100] 흉부 X-선 촬영기기

2. 양전자 단층촬영술(PET)

PET(Positron Emission Tomography)와 CT는 각각 전신의 진단검사로서 이용되고 있다.

① 양전자를 방출하는 방사성의약품을 이용하여 인체에 대한 생리, 화학적, 기능적 영상을 3차원으로 나타낼 수 있는 핵의학 검사방법 중 하나이다.

② CT가 크기, 모양, 위치와 같은 해부학적인 정보를 제공하는 반면 PET은 해부학적인 변화가 생기기 이전에 발생하는 생물학적 기능변화를 영상화한다. 이 두가지 기기를 하나의 장비로 합한 것이 Fusion PET이며, CT와의 Image Fusion을 통하여 PET에서 관찰되는 대사 이상 부위의 해부학적 위치를 정확히 알아낼 수 있게 한 장비이다.

③ 현재 각종 암을 진단하는 데 주로 활용되고 있으며 암에 대한 감별진단, 병기설정, 재발평가, 치료효과판정 등에 유용한 검사로 알려져 있다.

④ 양전자 단층촬영을 이용해 심장 질환, 뇌 질환 및 뇌기능 평가를 위한 수용체 영상이나 대사영상도 [그림 2-101]과 같다.

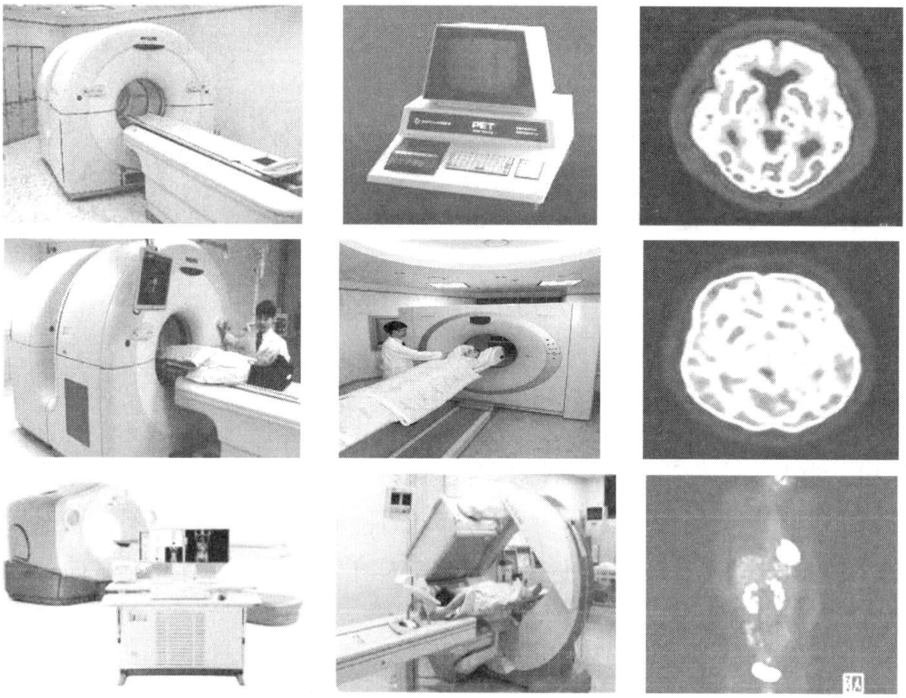

(a) PET (b) PET 촬영 모습

[그림 2-101] 양전자방출 단층촬영(PET)

㉠ 포도당과 같이 우리 몸의 대사에 이용되는 물질과 양전자를 방출하는 동위원소를 결합시킨 방사성의약품을 주사하여 전신의 대사과정을 촬영하는 검사이다. CT, MRI가 우리 몸의 구조적인 이상 유무를 진단하는데 반하여, 양전자 단층촬영술은 우리 몸의 구조적인 이상 전에 발생되는 기능적, 생화학적 이상을 먼저 진단한다.

㉡ 의약품에 따라서 단백질 대사, 혈류, 핵산대사, 당대사 등의 다양한 체내의 변화를 영상으로 얻을 수 있다.

㉢ 가장 흔히 사용하는 방사선 의약품인 F-18-FDG는 포도당 유사물질로 이를 투입하면 암 조직에 모여들어 이를 촬영함으로써 암을 조기에 진단할 수 있다.

3. Innova IGS 630(GE)

인체 혈관 내에 조영제를 주입하여 혈관을 X-ray 투과상으로 관찰하여 질병의 진단 및 치료를 하기 위한 장비로써 기존의 I.I(Image Intensifier)와는 달리 Digital Flat Fannel Detector를 사용하여 적은 양의 X-ray로 뛰어난 영상의 질을 나타내고 환자 및 시술자의 피폭선량으로 병변의 진단 및 치료를 하는 장비이다(그림 2-102).

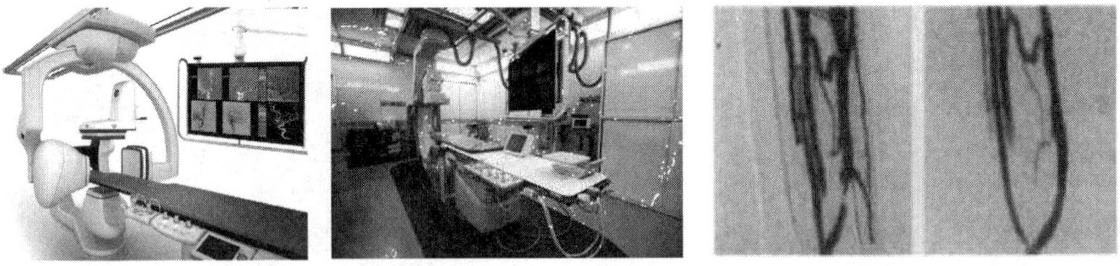

(a) 혈관조영실 의료장비 (b) 혈관조영술 촬영모습

[그림 2-102] 혈관조영실 의료장비

4. 방사선치료기

방사선을 이용하여 직접 환자를 치료하는 방사선치료기기와 방사선치료를 원활히 수행하기 위한 방사선치료 보조기기로 나눌 수가 있다. 방사선치료기기는 다시 환자 외부에서 방사선을 조사하는 원격 방사선치료기기와 방사선원을 환자 몸 안에 주입시켜 치료하는 근접치료기기로 나눌 수 있다(그림 2-103).

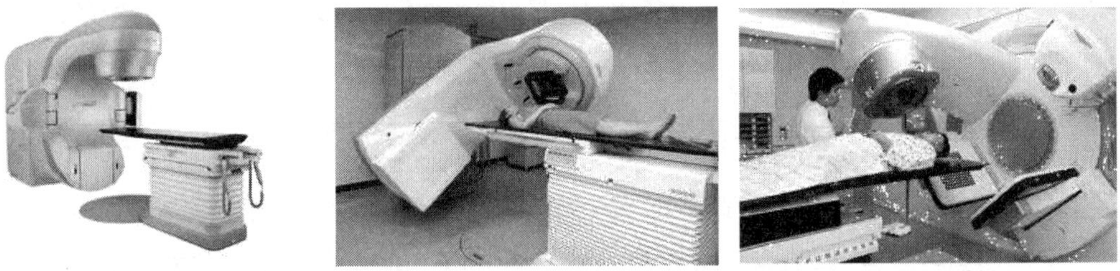

(a) 방사선치료기 (b) 방사선치료기 사용모습

[그림 2-103] 방사선치료기

5. 내시경

내장장기 또는 체강 내부를 직접 볼 수 있게 만든 의료기구로서 수술을 하거나 또는 부검을 하지 않고서는 직접 병변을 볼 수 없는 장기에 대하여 기계를 삽입하여 관찰하도록 고안된 기구이다. 몸의 내강(내부의 빈 곳)을 관찰하기 위하여 쓰는 기구로 광학계의 한 세트의 부품을 갖추고 있다. 하나의 금속성 파이프 속에 렌즈와 프리즘이 내장되어 있는데, 구부릴 수가 없는 경성경(직장경 · 복강경 · 관절경 등)과, 글라스파이버를 몇 만 줄이나 한 묶음으로 해서 구부릴 수가 있도록 한 파이버스코프(위 · 장 · 기관지 · 심장 등)가 있다. 끝에 초소형 카메라를 달고 눈으로 확인하면서 화상을 촬영할 수 있는 것이 널리 쓰이고 있다.

일반적으로 사용되는 종류로는 기관지경 · 식도경 · 위경 · 십이지장경 · 직장경 · 방광경 · 복강경 등이 있고, 그 밖에 특수한 것으로는 흉강경 · 종격경 · 심장경 등이 있다(그림 2-104).

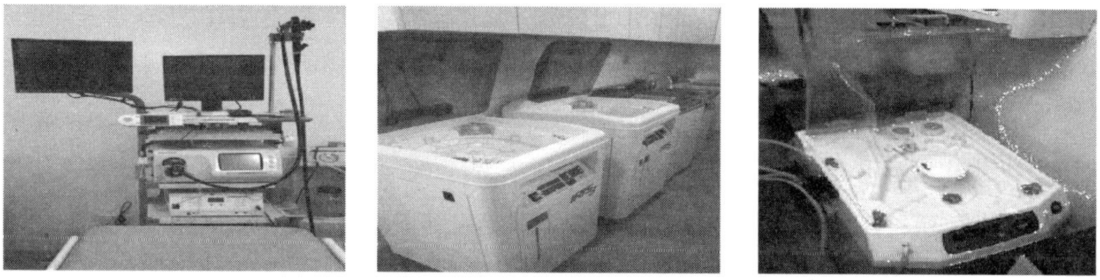

(a) 내시경검사기　　(b) 내시경세척기

[그림 2-104] 내시경 의료기기

(1) 위내시경

일반내시경, 수면내시경으로 구분되며 내시경을 입을 통해 식도로 삽입하여 식도, 위, 십이지장 일부까지 관찰이 가능하다. 역류성식도염, 위염, 위궤양, 위암, 십이지장궤양 등을 진단할 수 있으며 이상이 있는 경우 조직검사를 통해 진단하는 검사 기기이다(그림 2-105).

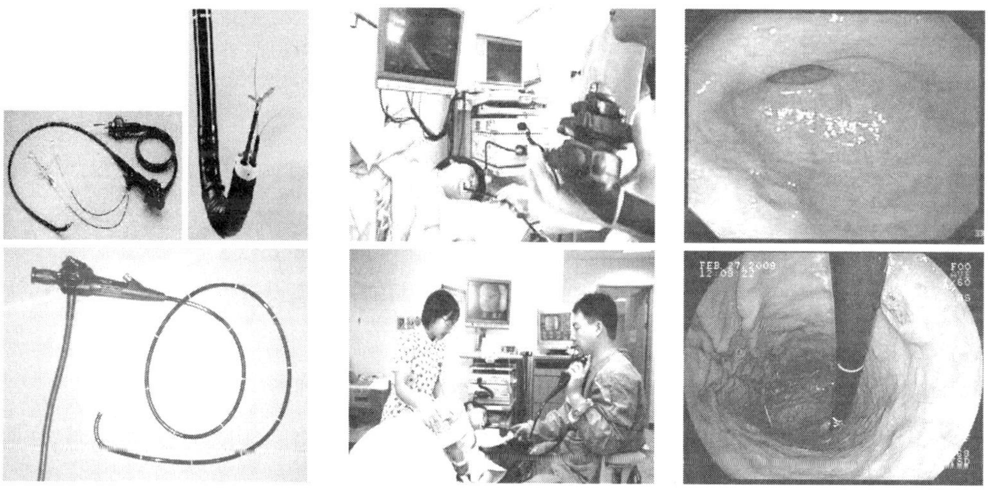

(a) 위내시경 기구　　(b) 위내시경 시술 모습　　(c) 내시경

[그림 2-105] 위내시경

(2) 대장내시경

항문으로 내시경이라는 특수한 카메라를 삽입하여, 대장 내부 및 대장과 인접한 소장의 말단 부위까지를 관찰하는 검사 기기이다.

① 최근 사용되는 대부분의 내시경은 유연한 튜브의 끝에 광섬유로 연결된 카메라가 달려 있는 길이 1.3~1.7[m]의 기구이다.

② 대장내시경은 특히 대장암과 염증성 장질환의 진단에 매우 중요한 검사이다.

③ 갑작스러운 혈색소(헤모글로빈 : Hemoglobin)의 감소 등 빈혈의 징후가 있는 경우에는 대변에서 혈색소가 검출되지 않더라도 상부 위장관(위, 식도, 십이지장)내시경과 함께 대장내시경을 시행한다.

④ 직접 대장의 내부를 보면서 눈으로 진단을 하고, 필요에 따라 지혈을 하거나 조직 검사 또는 의심스러운 병변을 제거하는 치료적인 목적도 가지고 있다.

⑤ 최근에는 다양한 기구와 술기를 이용하여 출혈 부위를 지혈하거나 용종과 점막의 종양을 제거하는 치료 내시경이 확대되고 있다.

⑥ 직장부터 맹장까지 전 대장과 말단 소장을 내시경을 통하여 정확한 관찰이 가능하며 염증성장 질환, 대장 용종 및 대장암 등을 진단할 수 있다(그림 2-106).

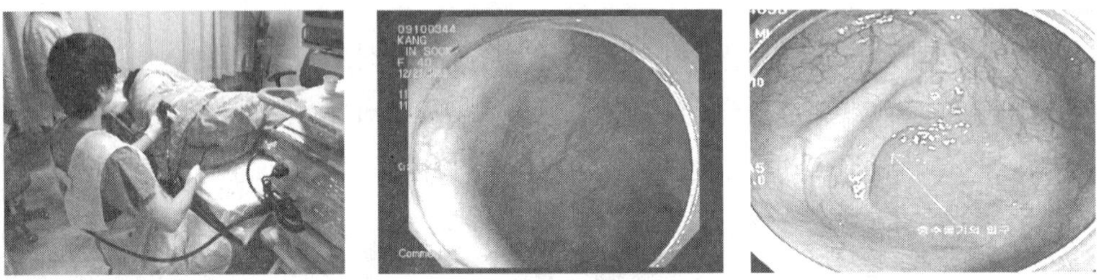

(a) 대장내시경 촬영 (b) 대장내시경 시술 모습

[그림 2-106] 대장내시경

(3) 캡슐내시경

소장은 병변이 있더라도 위내시경이나 대장내시경을 이용하여 소장까지 도달하기가 어렵기 때문에 뚜렷한 진단 방법이 없었다.

① 소장조영술 검사가 있지만 진단의 정확도가 떨어진다는 문제점이 있었는데 이러한 문제점을 개선하여 소장에 대해 안전하고 정확한 검사를 위해 개발된 장비가 캡슐내시경이다.

② 캡슐내시경은 마치 알약처럼 환자가 물과 함께 삼키면 캡슐이 위장관을 통과하면서 촬영을 하는데 검사방법은 캡슐(크기 : 11×27[mm])을 복용 후 일상생활을 하다가 8시간 후 병원에

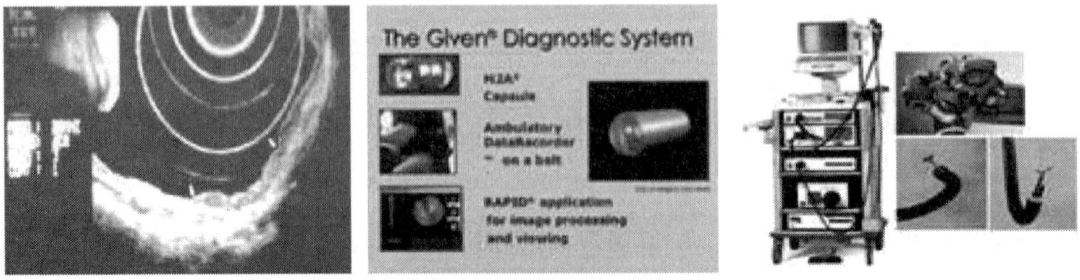

(a) 대장내시경 (b) 캡슐내시경 (c) 위내시경

[그림 2-107] 소화기계통 내시경 검사

와서 부착하고 있던 외부저장장치를 반납하면 된다(그림 2-107).

(4) 기관지내시경

기관지내시경 검사는 각종 호흡기질환의 진단을 위해 폐로 통하는 기관지를 내시경을 이용해 직접 관찰하는 검사이다.

① 기관지내시경 검사 : 조직검사를 하거나 세균배양을 위한 기관지세척, 기도로 들어간 이물질 제거 등을 시행할 수 있다.

㉠ 가늘고 휠 수 있는 내시경을 통해 기관지를 관찰하는 도구이다.

㉡ 주로 조직검사나 세균배양을 위한 기관지세척 등에 사용된다.

㉢ 검사를 위해 국소 마취[67]를 시행하는 경우가 대부분이다.

② 경직성 기관지내시경 : 전신 마취 후 시행하는 검사로, 굵은 기관지 내시경을 이용하여 종양 등으로 막힌 기도를 뚫는 데 주로 사용된다(그림 2-108).

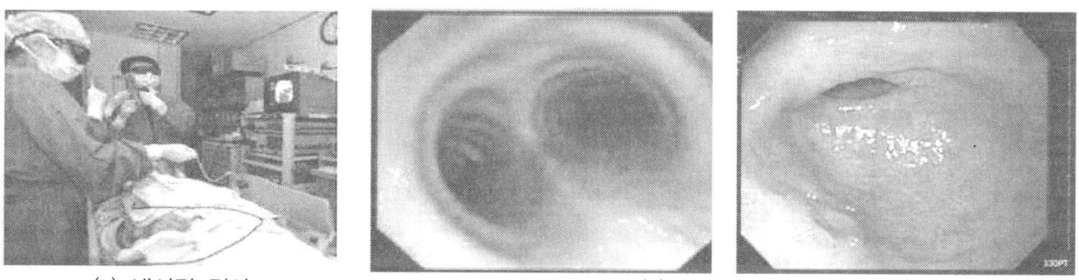

(a) 내시경 검사 (b) 기관지내시경

[그림 2-108] 기관지내시경

(5) 비내시경

코 속에 내시경을 넣어 천식 및 비염 등과 같은 알레르기성 질병에 관련된 원인을 찾아 치료한다(그림 2-109).

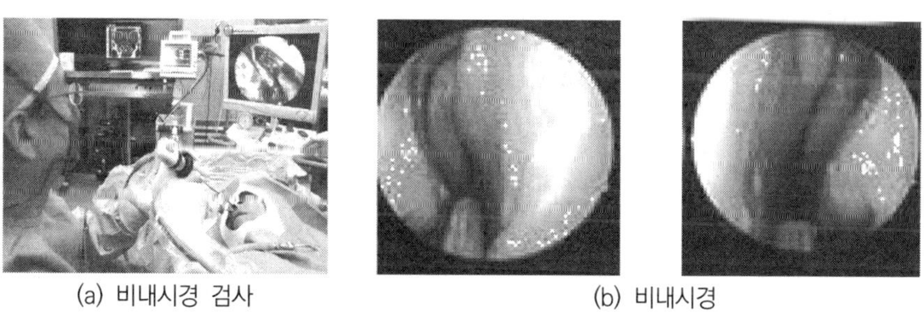

(a) 비내시경 검사 (b) 비내시경

[그림 2-109] 비내시경

67) 국소마취 : 환자의 의식이 깨어 있는 상태에서 원하는 신체 부위의 통증만을 없애는 마취 방법이다.

6. 용종절제술

용종을 조직겸자를 이용하여 조직의 일부를 떼어내는 것이다.

① 장내의 상피세포에서 발생되어 장관내로 튀어올라온 조그만 혹 덩어리로, 대장을 침범하는 가장 흔한 병의 하나로 많이 나타나는 질환중의 하나이다.

② 용종이 작을때는 별 문제없지만 크기가 커지면 나쁜 성질의 암세포로 변할 수 있고, 용종이 많을 경우에는 대장암으로 발생할 가능성이 높다.

③ 용종이 발견되면 작은 것은 보통 포셉으로 대장내시경을 통해 뜯어 내고, 큰 용종은 올가미를 걸어서 전기레이저를 이용해 절제한다.

이렇게 발병이 되면 정기적인 검사를 통해 재발의 위험을 피해야 한다(그림 2-110).

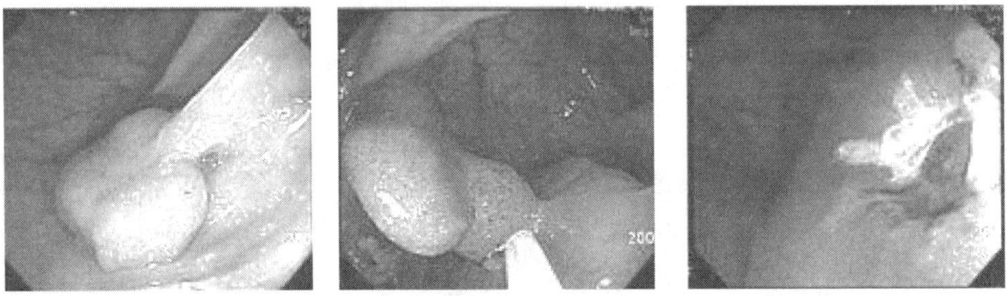

[그림 2-110] 내시경 용종 절제

7. 초음파 진단기기

초음파 검사는 초음파를 생성하는 탐촉자를 검사 부위에 밀착시켜 초음파를 보낸 다음 되돌아오는 초음파를 실시간 영상화하는 기기이다.

① 초음파 검사 : 간편하고 검사 시 환자가 편안하며, 인체에 해가 없어 영상 검사 중 가장 기초가 되는 검사법이다.

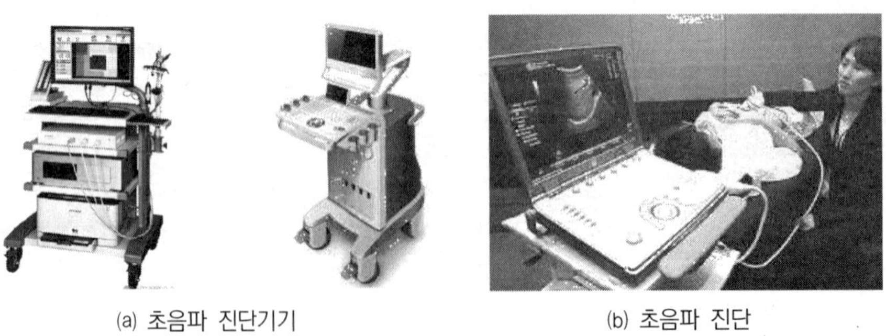

(a) 초음파 진단기기　　(b) 초음파 진단

[그림 2-111] 초음파 진단기기

② 유방, 갑상선, 근골격과 같이 우리 몸의 표면에 위치한 구조를 쉽고 정확하게 평가할 수 있다[그림 2-111].

8. 초음파 검사

초음파를 생성하는 탐촉자를 검사 부위에 밀착시켜 초음파를 보낸 다음 되돌아오는 초음파를 실시간 영상화하는 방식으로 검사가 진행된다.

① 초음파를 생성하는 탐촉자를 검사 부위에 밀착시켜 초음파를 보낸 다음 되돌아오는 초음파를 실시간 영상화하는 방식으로 검사가 진행된다.
② 간편하고 인체에 해가 없기 때문에 영상 검사 중 가장 기초가 되는 검사법이다.
③ 내분비내과는 당뇨병 및 지질대사 이상질환 관련 합병증과 갑상선 질환에서 사용한다(그림 2-112).

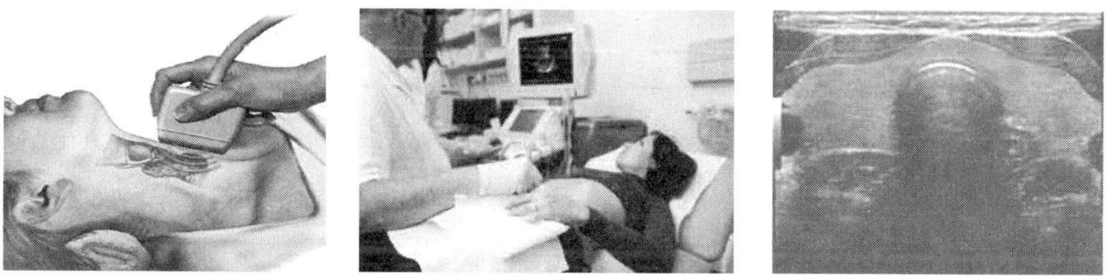

(a) 초음파 검사 (b) 초음파 영상모습

[그림 2-112] 초음파 검사

9. 심장초음파(Echocardiography)

초음파를 이용하여 실시간으로 심장의 움직이는 모습을 관찰할 수 있으며, 심장의 해부학적 구조의 이상, 심장 기능, 심장 내 압력 등을 실시간으로 비침습적인 방법으로 관찰할 수 있는 검사법이다.

① 심장 질환에 매우 중요하게 사용되고 있으며 많은 심장 질환에서 높은 정확도를 가진다.

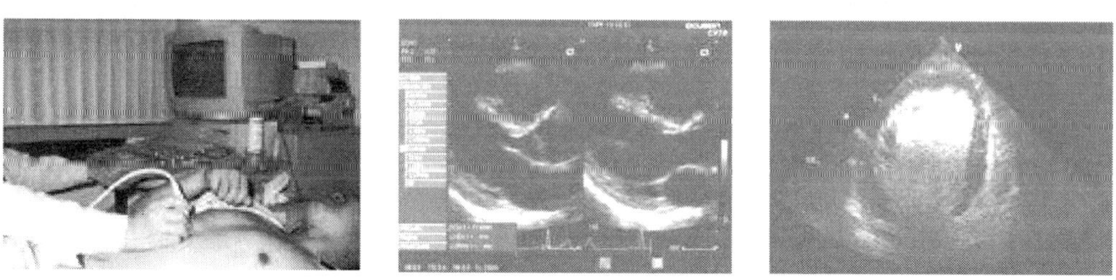

(a) 심장초음파 진단모습 (b) 심장초음파

[그림 2-113] 심장초음파

② 경흉부 심초음파, 경식도 심초음파, 운동부하 심초음파, 도부타민 부하 심초음파, 어고노빈 부하 심초음파, 심근조영 심초음파, 삼차원 심초음파 등의 형태로 구분된다(그림 2-113).

10. 신장초음파 검사

신세포암, 혈관근지방종, 수신증, 신장 및 요로결석의 보조진단을 하고, 신장 이식의 수술 전·후 혈류를 평가하며 신장실질 및 신장종양의 조직을 검사한다(그림 2-114).

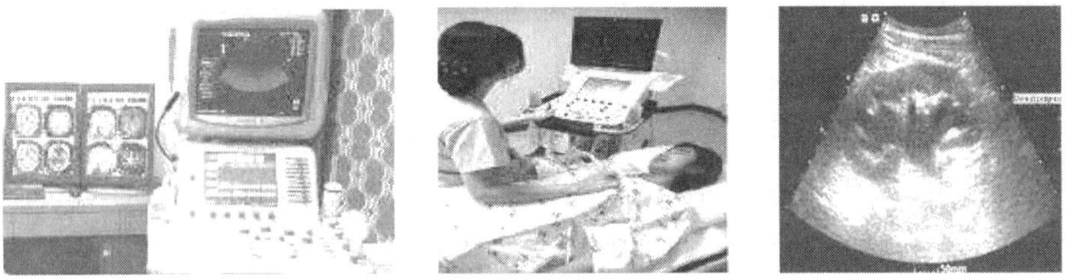

(a) 신장초음파 기기 (b) 신장초음파 검사 (c) 신장초음파 영상모습

[그림 2-114] 신장초음파 검사

11. 골스캔 검사

대개 뼈나 관절 부위의 통증 및 부종이 있을 경우 그 원인을 밝히기 위하여 시행되며, 뼈가 생성되는 부위에 잘 섭취되는 방사선 동위원소를 정맥 투여하고 일정 시간이 지난 뒤 시행하여 관절의 염증, 암의 뼈 전이나 골절, 인대 손상에 의한 뼈 병변 등을 확인하는 검사이다(그림 2-115).

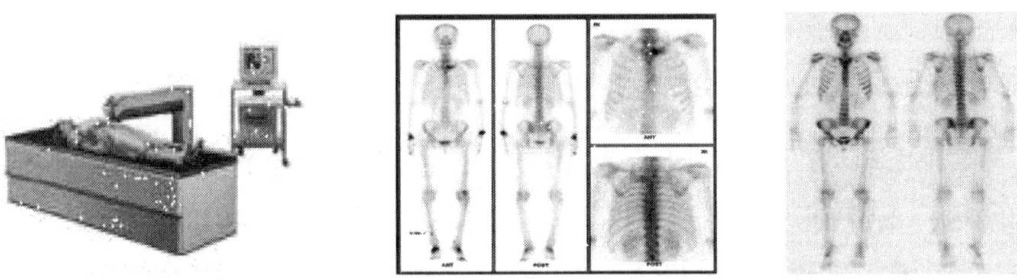

(a) 골스캔 촬영 (b) 골스캔 사진

[그림 2-115] 골스캔

12. 관절초음파 검사

관절 부위의 초음파 영상을 통하여 류마티스관절염, 강직성 척추염, 루푸스 등에서의 활막의 증식, 골미란을 발견하여 관절의 염증상태를 파악할 수 있다(그림 2-116).

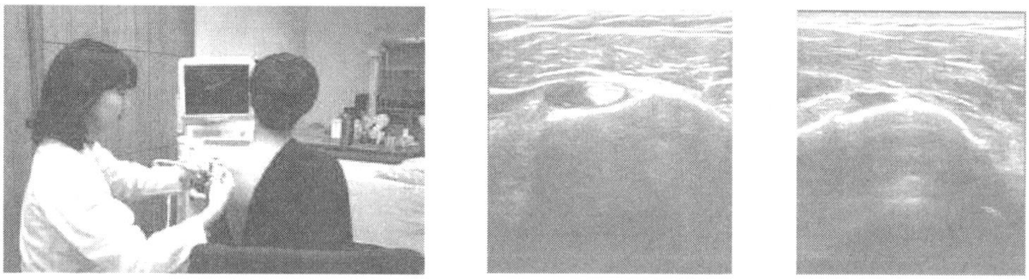

(a) 관절초음파 검사 (b) 관절초음파 영상모습

[그림 2-116] 관절초음파 검사

13. 유방초음파

대부분 7.5[MHz] 이상의 선형 탐촉자를 이용한 고해상도 초음파 기기를 이용하여 유방 질환을 진단하는 검사이다.

① 유방에 멍울이 만져지거나 혈성 유두분비의 증상이 있는 여성에서 1차 검사로 추천할 수 있는 검사법이다.

② 방사선 노출이 없으며 유방의 양성 혹(섬유선종), 악성 혹(유방암), 염증성 병변(농양), 물혹(낭종) 등을 영상 소견으로 구분하는 데에 그 정확도가 매우 높다(그림 2-117).

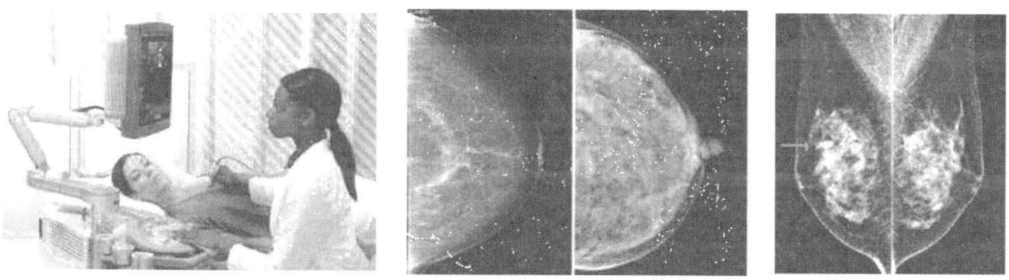

(a) 유방초음파 (b) 유방초음파 영상모습

[그림 2-117] 유방초음파

14. 심전도 기기

환자의 일정한 신체부위에 전극을 부착하고 심전도기계의 스위치를 조작하여 심장근육의 각 부위에서 발생하는 심전도의 편차를 기록하는 기기이다(그림 2-118).

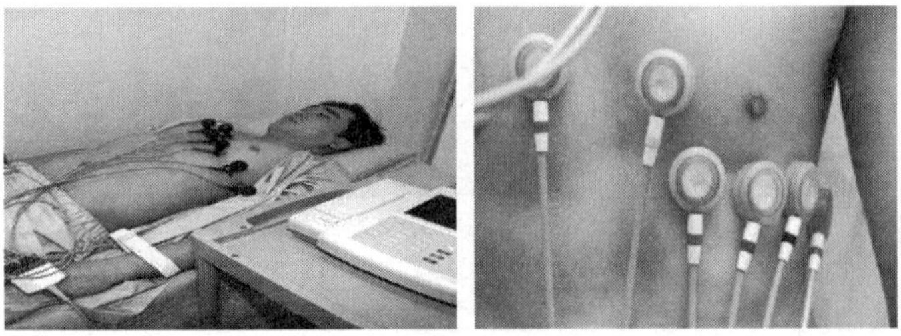

(a) 심전도 측정

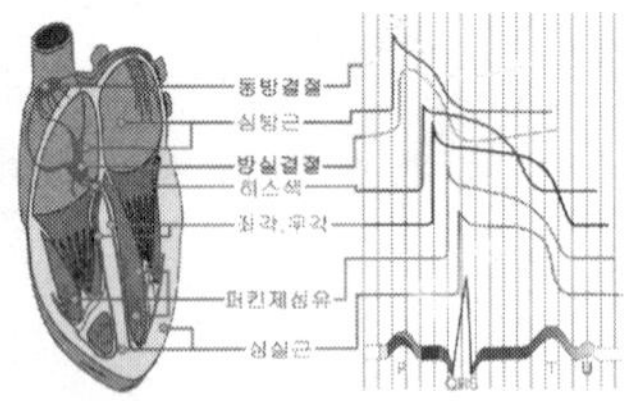

(b) 심전도 기본파형

[그림 2-118] 심전도 측정

15. 인공심장

생체심장의 기능을 대행하는 것을 목적으로 한 인공심장은 체내에 매입하는 혈액 펌프부와 그것을 구동하는 공기압 구동장치로 구성된다(그림 2-119).

① 펌프부의 재료 : 우수한 기계적 성질과 항혈전성이 요구되므로 세그먼트화 폴리우레탄이 사용되고 있다.

② 에너지원 : 유체전기(流體電氣) 등이 이용되지만 핵생물학적, 화학적 에너지에 대해서도 검토가 계속되고 있다.

③ 인공심장의 펌프 : 심실판막 및 생체와의 결합부로 되어있다.

④ 좌심실 보조심장의 심실 : 1개로 관상(管狀) 또는 U자(字) 모양이고, 완전 인공심장은 2개의 심실이 있어서 각각 혈류가 들어오고 나가는 통로가 공급 받는 환자의 심방 및 대혈관에 대응하도록 주머니 모양으로 만들어졌다. 따라서 좌심실 보조심장에 비하여 혈액의 과류(過流)나 정체, 혈전 형성이 생기기 쉽다.

⑤ 폴리우레탄 : 인공심장에 쓰이는 재료로써 알코올기와 아이소사이안산기의 결합으로 만들어진 우레탄결합으로 결합된 고분자 화합물이며 합성섬유로 만들어진 스판덱스이다.

⑥ 우레탄계 합성고무도 널리 사용되는데 폴리우레탄에 기포가 들어 있는 우레탄폼이 침구 매트리스에 쓰인다.

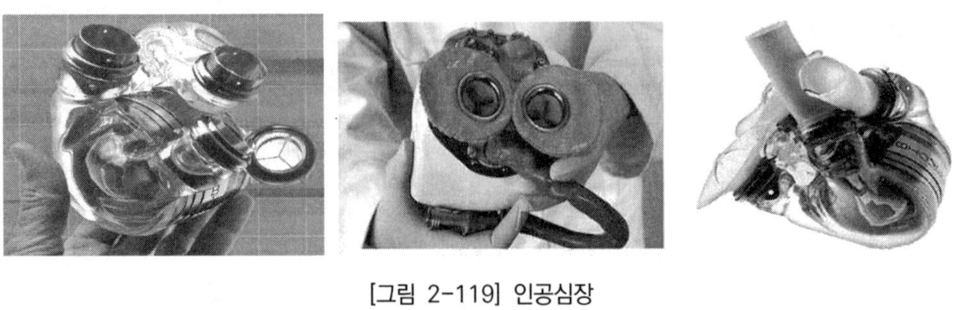

[그림 2-119] 인공심장

16. 인공심폐기

혈액을 산소화(酸素化)하는 인공폐와 산소화된 혈액을 체내로 보내는 인공심장으로 이루어진 장치이다. 정맥혈을 인공폐로 흡인하여 산소화 혈액을 체내(동맥내)로 돌려 넣음으로써 심장 내를 일시 비게 하고, 직접 눈으로 보면서 심장의 수술을 하기 위하여 쓰인다(그림 2-120).

① 1937년 미국에서 완성되어 1952년 이후부터 발달하기 시작하였다.

② 인공폐 : 몸 밖에서 심장과 폐의 기능을 대행하는 인공 심폐장치의 일부이다. 가스를 직접 혈액 안에 뿜어 넣는 기포형과 가스 투과형의 막을 매개하여 혈액과 가스교환을 하는 막형으로 구별된다.

③ 막형에 이용되고 있는 소재 : 실리콘, 다공성 폴리올레핀, 연신 폴리테트라플루오르에틸렌 등이 있다.

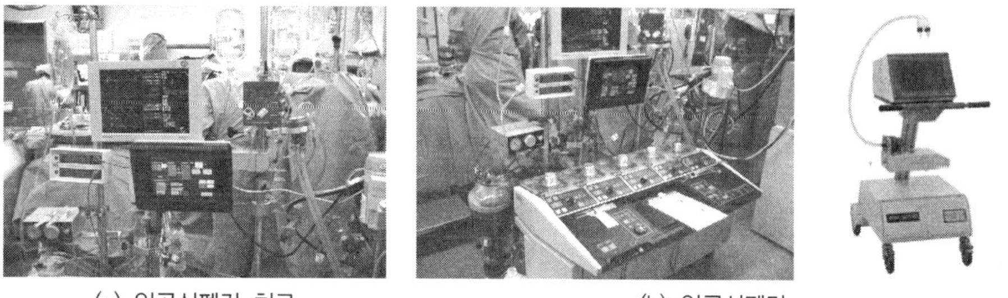

(a) 인공심폐기 치료 (b) 인공심폐기

[그림 2-120] 인공심폐기

17. 인공판막

심장의 판막이 어떤 원인으로 손상되어 판막의 기능이 유지될 수 없을 때 이 판막을 성형해서 다시 사용하거나(판막성형술) 인공판막으로 치환(판막치환술)해 주어야 한다.

① 인공판막에는 크게 두 가지가 있다.

㉠ 돼지나 소 등의 생체조직으로 만든 조직판막(Tissue Valve)이 있고, 금속재질로 만든 기계판막(Mechanical Valve)이 있다.

㉡ 두 판막은 서로 장·단점이 있는데 조직판막은 수명이 10년 정도로 짧은 반면에 판막 주위에 혈액응고가 적어 항응고제 복용이 필요 없고 손상이 서서히 일어난다.

② 헤파린은 1922년 발견되었으며 고등동물의 간이나 폐 등 모세혈관이 많은 상기 및 혈액 속에 있다.

㉠ 분자량 : 약 2만이다. 동물조직으로부터 알칼리를 추출하여 단백질을 제거하면 얻어진다.

㉡ 화학적 : D-글루코사민과 D-글루쿠론산이 α-1,4의 결합으로 교대로 사슬 모양을 이룬다.

㉢ 황산이 글루코사민의 N과 6위치 및 1개 걸러 글루쿠론산의 2위치에 결합하고 있다. 혈액응고방지·혈전방지에 사용된다(그림 2-121).

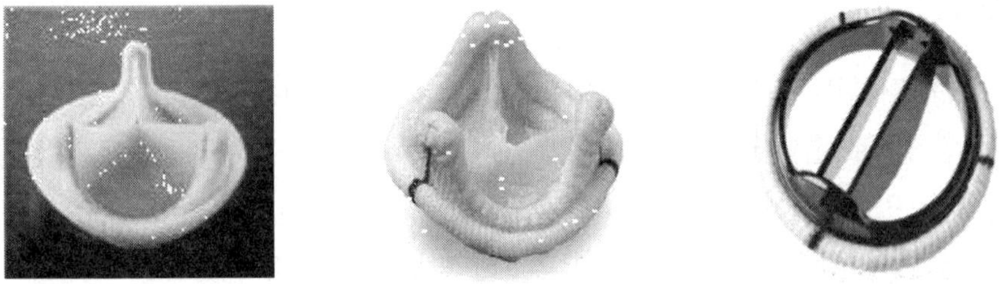

[그림 2-121] 인공판막

18. 혈액투석기

환자의 혈액에서 너무 많은 물과 단백질 대사의 결과 발생한 질소함유성 노폐물을 제거하고, 혈장(血漿)의 산(酸) · 염기(鹽基)의 평형과 전해질 농도가 개선되도록 구성된 용액에 투석막(透析膜)으로 만든 관(管)을 넣고, 이 관 속에 환자의 혈액 일부를 순환시킴으로써 주요한 신기능(腎機能)을 대행시키는 것으로 이 혈액투석을 행하는 장치를 투석기(인공 신장기)라고 한다.

① 혈액 투석을 하는 기구. 혈액투석은 말기 신부전 환자에게 시행되는 신 대체 요법의 하나로, 투석기(인공 신장기)와 투석막을 이용하여 혈액으로부터 노폐물을 제거하고 신체내의 전해질 균형을 유지하며 과잉의 수분을 제거하는 방법이다.

② 혈액 투석의 원리 : 반투과성막(투석막)을 경계로 그 양측에 환자의 혈액과 일정한 성분으로 조성된 투석액을 서로 반대 방향으로 통과시키면서 혈액 내의 노폐물을 농도 차이에 의해 제거하고(확산), 일정한 압력을 가하여 과다한 수분을 제거(한외여과)하는 원리를 이용하고 있다(그림 2-122).

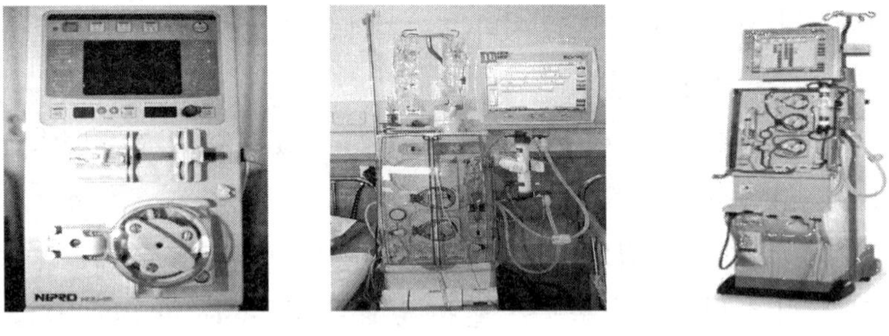

[그림 2-122] 혈액투석기

19. 복막투석기

신장 기능이 없는 신부전 환자에게서 몸 안의 노폐물과 수분을 제거하기 위해 시행하는 투석을 하기 위한 기기이다. 환자의 뱃속(복강)에 부드러운 관을 삽입하고 이 관을 통해 깨끗한 투석액을 주입한다.

① 투석액이 뱃속에 수시간(대개 2~8시간) 머무르는 동안에 몸 속의 노폐물과 수분은 뱃속(복강)의 투석액 쪽으로 빠져나간다.

② 뱃속의 투석액이 노폐물로 충분히 포화되면 투석액을 관을 통해 배 밖으로 비우고, 새로운 투석액을 다시 뱃속으로 주입한다.

③ 투석액 교환 과정을 1일 2~4회 정기적으로 반복함으로써 몸 안의 노폐물을 제거하는 과정이 복막 투석이다(그림 2-123).

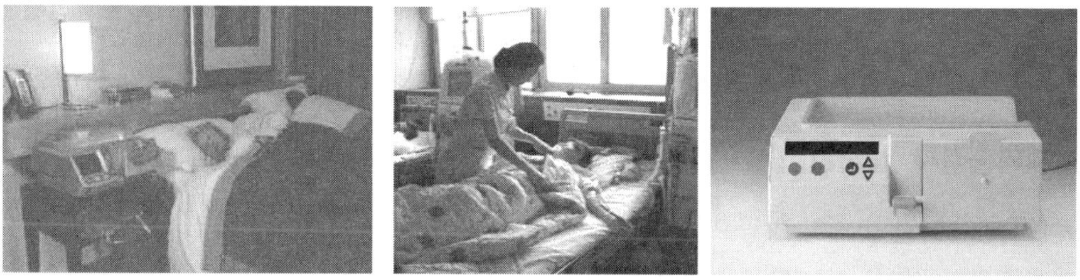

(a) 자동복막투석기 (b) 복막투석의 모습 (b) 복막투석기

[그림 2-123] 복막투석기

20. 종양치료용 수술기

온도센서가 내장되어 냉각수가 순환되고 특수하게 설계된 전극을 이용하여 고주파 열치료, 고주파 절제 등 열응고를 통하여 다양한 종양을 최소침습적으로 괴사시키는 전문적인 시술에 사용하는 최첨단 수술장치로 정확한 온도 측정을 통한 고주파 출력을 조절한다(그림 2-124).

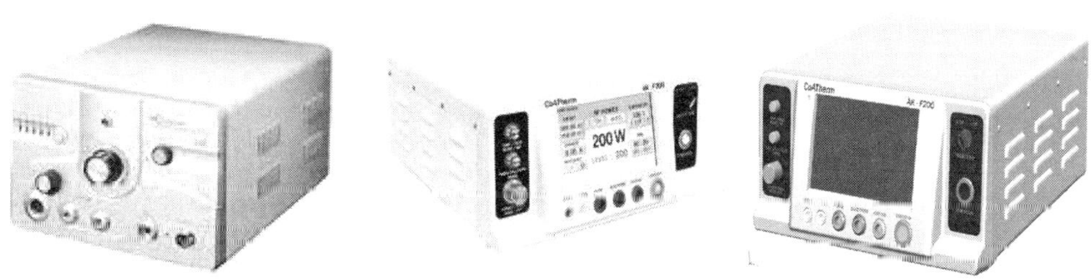

[그림 2-124] 종양치료용 수술기

21. 자율신경 검사

심혈관계 반사를 이용하여 당뇨병성 자율신경병증을 진단하는 방법으로 자율신경계에 대한 다른 검사보다 손쉽게 할 수 있고, 다른 신경병증과 좋은 상관성을 보이므로 널리 이용되고 있다.

당뇨병 환자의 자율신경병증의 진단과 경과, 관찰을 돕고 임상증상이 없는 신경병증을 찾을 때에도 쓰인다(그림 2-125)

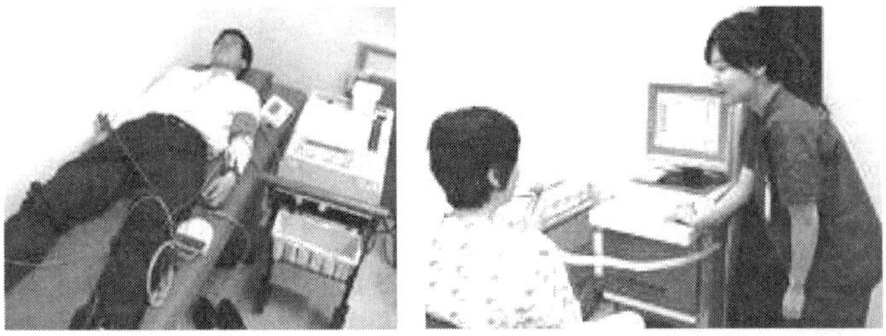

(a) 자율신경 검사

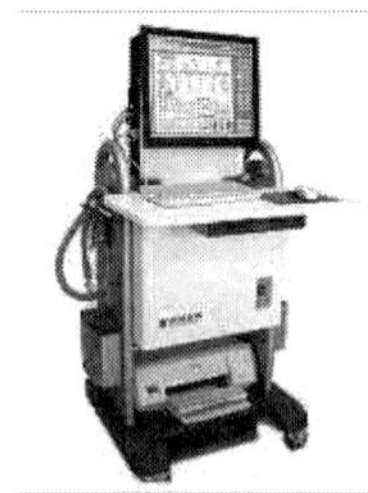

(b) 자율신경 검사기구

[그림 2-125] 자율신경 검사

22. 체외충격파 쇄석기

신장에서 만들어진 소변이 방광으로 가는 통로인 요로에 생긴 결석(돌)에 몸 밖에서 초점을 맞춘 후 충격파(Shock Wave)를 쏴서 제거하는 의료기기이다(그림 2-126).

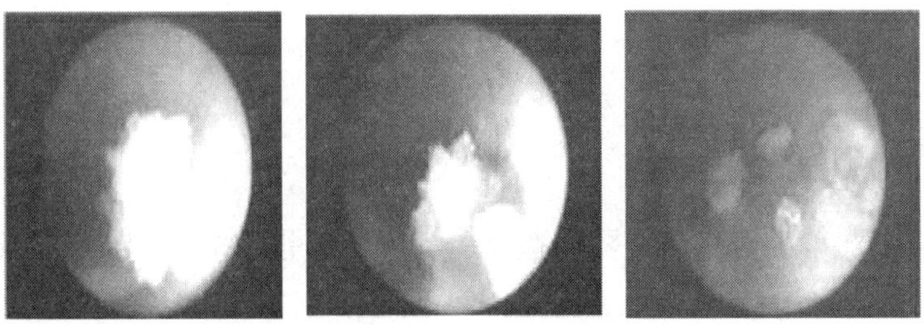

(a) 요관결석을 분쇄하는 과정

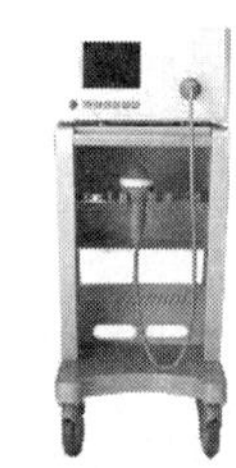

(b) 체외충격파 쇄석기

[그림 2-126] 체외충격파 쇄석기

23. 표적치료제

표적치료제(Target Therapy)는 암세포가 되는 과정이나 암세포가 커지는 과정을 억제하기 위해 개발된 약제이다. 이전의 일반적인 항암제는 약제 독성을 이용하여 세포 자체를 공격하는 치료법이기 때문에 암세포뿐만 아니라 정상세포까지도 영향을 주었다.

㊞ 정상적인 골수가 억제됨으로써 면역력이 감소하여 환자에게는 폐렴과 구내염[68]이 생기고, 빈혈과 출혈 및 머리카락이 빠지는 등의 부작용이 생겼다. 하지만 분자생물학의 발달과 더불어 개발된 표적치료제는 암세포를 직접적으로 죽이지는 못하지만 암세포가 되는 과정을 차단하거나 억제함으로써 결과적으로 암세포가 증식하는 것을 방해하고 암세포에만 선택적으로 작용하기에 일반 항암제에 비해 부작용이 적고 효율적이다(그림 2-127).

68) 구내염 : 세균, 바이러스, 곰팡이 등에 의한 감염으로 인해 입 안 점막(혀, 잇몸, 입술과 볼 안쪽 등)에 염증이 생기는 질환이다.

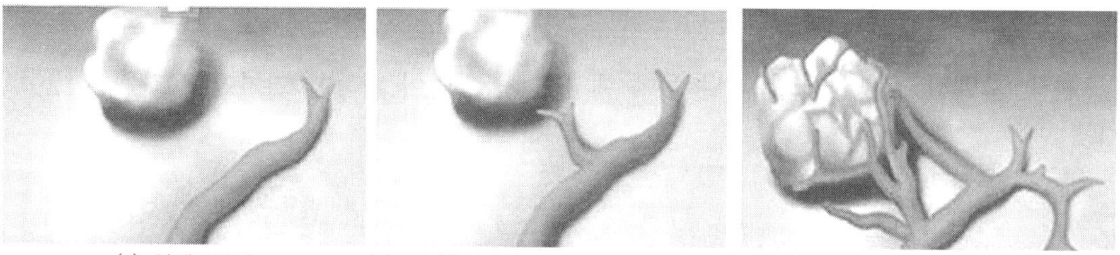

(a) 암세포발생 (b) 성장을 위해 새로운 혈관을 만듬 (c) 신생혈관으로부터 산소와 영양분을 받으며 암세포가 커짐

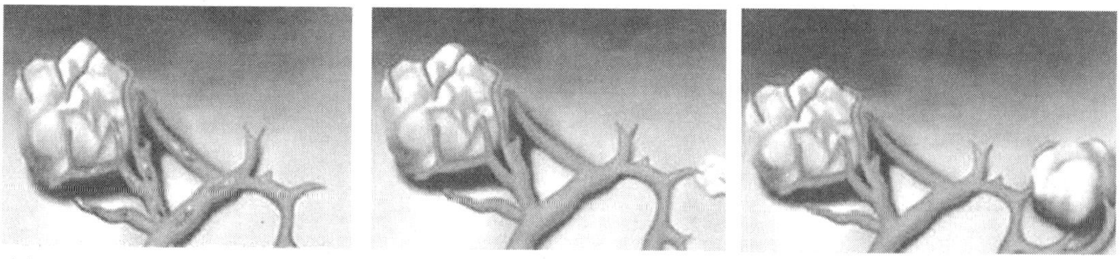

(d) 암세포가 혈관내로 침습 하면서 다른 장기로 전이 (e) 전이된 곳에서 다시 신생혈관을 만듬 (f) 암이 다시 지람

[그림 2-127] 표적치료제의 기본 원리

24. 전혈구 검사기기

빈혈, 혈소판 수치 등이 확인가능하며 0.5[ml] 소량의 혈액으로 검사가 가능하고, 검사소요 시간은 약 5분으로 매우 신속하고 간편하다(그림 2-128).

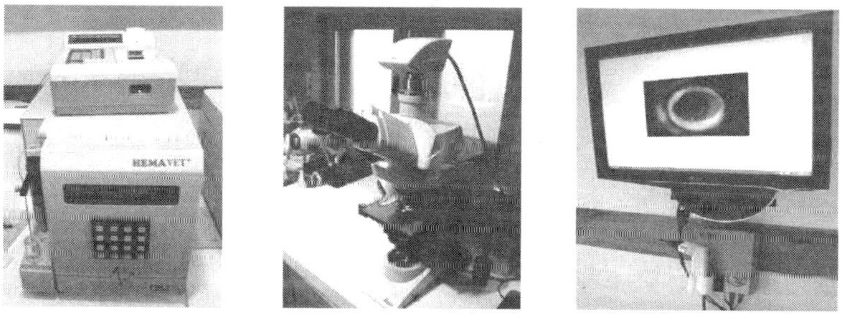

[그림 2-128] 전혈구 분석기

25. 혈액 생화학분석기

간, 신장, 단백질, 혈당, 췌장, 황달 등에 대한 수치 확인이 가능한 기기이다(그림 2-129).

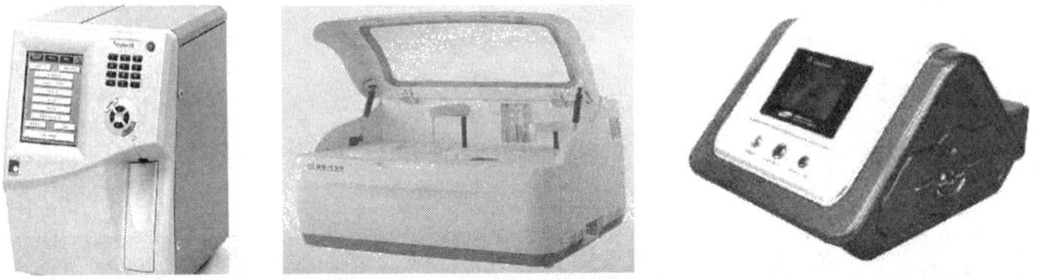

[그림 2-129] 혈액 생화학분석기

26. 피부반응 검사

알레르기를 유발하는 원인 항원을 찾기 위한 가장 간편하고 효과적인 검사이다.

병의 원인이 되는 물질을 찾아내어 이를 제거하거나 회피함으로서 알레르기 질환의 치료에 도움이 될 수 있고, 또한 원인으로 밝혀진 항원으로 '면역요법'을 실시하여 면역력을 얻도록 함으로서 알레르기 질환을 완치할 수도 있다. 검사 소요시간은 대략 40분정도이다(그림 2-130).

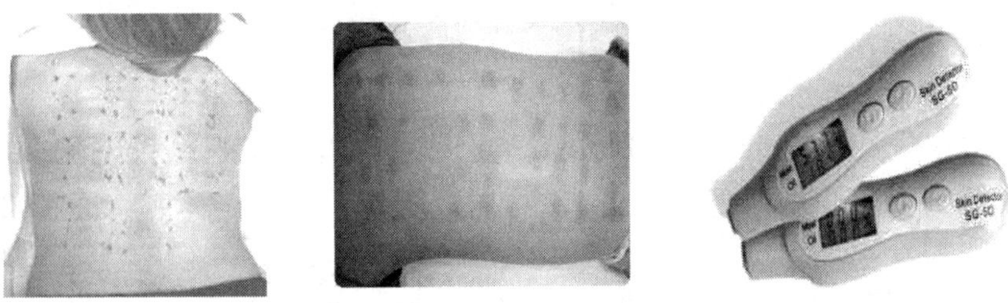

(a) 피부반응 검사 (b) 피부반응 검사기

[그림 2-130] 피부반응 검사

① 검사 방법 : 피부단자시험은 검사자의 등이나 팔 안쪽에 원인 항원액들을 한 방울씩 점적 한 후 주사바늘로 점적 부위를 살짝 찔러 항원액이 표피까지 도달하게 한 후 15~30분 후 항원에 의한 피부반응의 정도를 측정하여 원인 항원을 찾는다.

흔히 집먼지진드기, 꽃가루, 곰팡이, 음식물 등 55가지의 항원을 기본으로 검사하고 있다.

② 검사 전 주의사항 : 항히스타민제(감기약, 비염약, 알레르기약물 등)는 상당 기간 동안 알레르기 피부반응을 억제하므로 충분한 기간(최소한 3일~1주일 이상) 약물사용을 중단해야 한다.

27. 혈당측정기

당뇨병[69]환자가 스스로 혈당을 측정할 수 있는 기기이다.

혈당을 스스로 관리시킴으로써 양호한 조절을 유지할 수가 있으며 인슐린[70]의 존형당뇨병에서 혈당치의 동요가 심한 환자인 경우에는 그 혈당치에 따라 환자에게 어느 정도 인슐린주사량을 환자 스스로 증감해서 혈당을 자기관리 시키는 경우도 있다(그림 2-131).

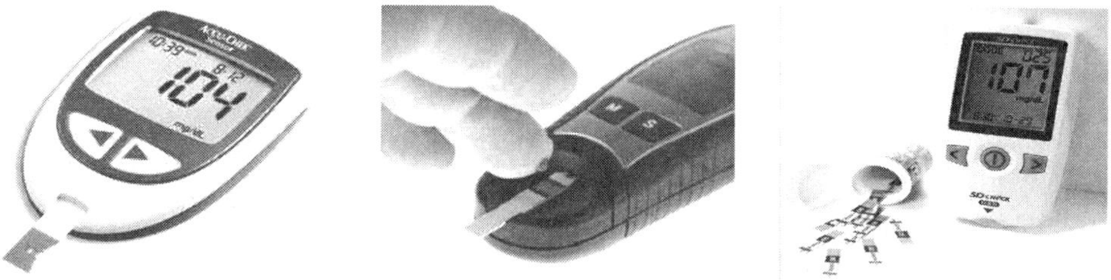

[그림 2-131] 혈당측정기

28. 혈압계

인체의 혈압을 측정하는 기구로 직접법과 간접법이 있다.

① 직접법 : 혈관 등에 관을 삽입하여 혈관의 압력을 직접 측정하는 것이다.

② 간접법 : 관의 삽입 없이 압박대를 팔에 감아서 측정하는 방법이다(그림 2-132).

---

69) 당뇨병 : 인슐린의 분비량이 부족하거나 정상적인 기능이 이루어지지 않는 대사질환의 일종으로, 혈중 포도당의 농도가 높아지는 고혈당으로 인하여 여러 증상 및 징후를 일으키고 소변에서 포도당을 배출하게 된다.

70) 인슐린 : 췌장에서 분비되는 호르몬. 포도당을 글리코겐으로 바꿔 간장에 저장하는 작용을 한다.
부족하면 혈액중의 당농도가 지나치게 높아져 소변에 섞어 나오는 것이 당뇨병이다.
① 당뇨병 환자 : 세계적으로 1억 이상으로, 그 치료약으로서 인슐린은 호르몬제제(製劑) 가운데 수요량이 가장 많다.
② 화학합성도 가능하나 아미노산이 51개나 들어 있는 단백질이기 때문에 동물에서 추출하는 편이 값이 저렴하여 소나 돼지의 췌장에서 추출한 제제가 널리 쓰인다.
③ 1978년 미국에서는 유전자공학의 기술로 소나 돼지의 췌장 베타세포 유전자를 대장균이나 호모균에 집어 넣어 발현시켜 인슐린을 '위탁생산'시키는 실험에 성공.
일라이 릴리사(社)가 유전공학 상업화 제1호로 인슐린 양산공장을 건설함으로써 성장호르몬과 함께 실용화되었다.
④ 1996년 한국에서는 사람 췌장에서 인슐린을 만들어내는 베타세포주를 체외에서 조직 배양해, 천연 인슐린을 대량 생산하는 기술을 개발함으로써 미국 일라이릴리社가 개발한 유전자재조합 인슐린이 저혈당 유발, 저혈당 감지능력 상실, 자가항체 생성의 부작용을 가지는 단점을 없앴다.

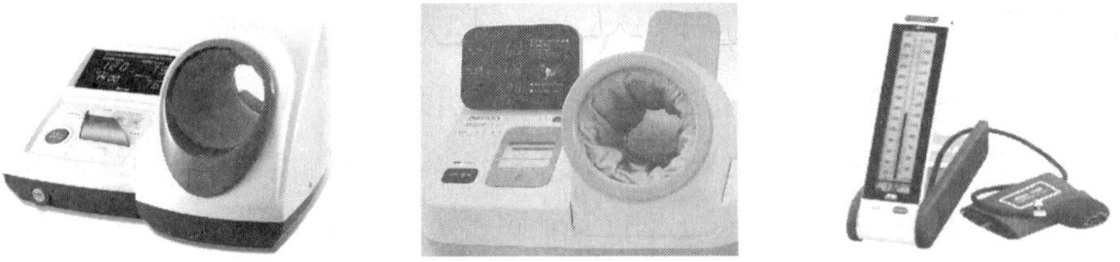

[그림 2-132] 혈압계

29. 체온계

체온을 측정하기 위한 기구로 검온기라고도 한다. 보통 사용되는 것은 수은체온계이며 수은주와 관부 사이가 모세관이 되어 잘록하게 되어 있고, 체온으로 수은이 팽창하면 관내에 밀려나가 상승하는데 온도가 내려가서 수은이 수축할 때는 유점에서 끊어져 관내의 수은은 그대로 남아서 세게 흔들지 않으면 내려가지 않는다(그림 2-133).

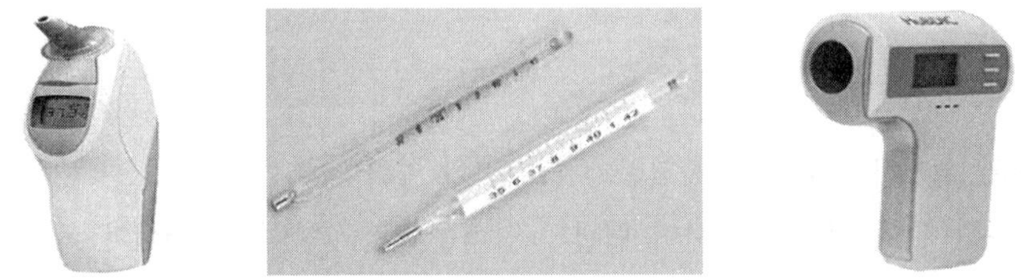

(a) 디지털 체온계　(b) 수은 체온계　(c) 적외선 체온계

[그림 2-133] 체온계

30. 주사기

액체물질을 넣거나 빼낼 때 사용하는 기구로, 주사기와 주사바늘로 구성되어 있다(그림 2-134).

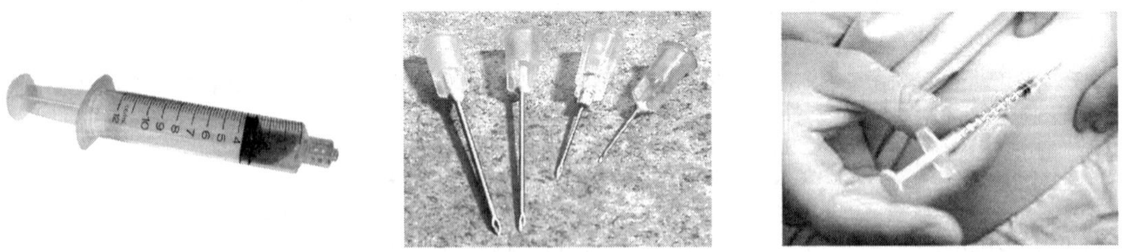

(a) 주사기　(b) 주사바늘　(c) 주사기의 사용

[그림 2-134] 주사기

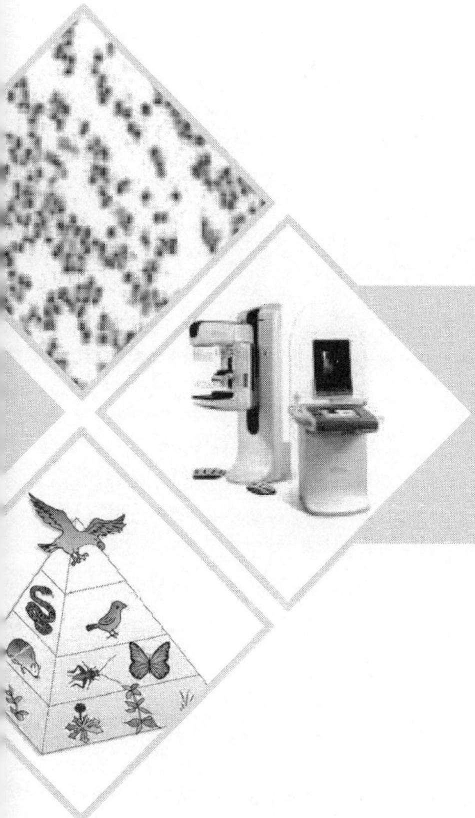

Chapter 03

외과진료과목(Surgical Treatment Course)

제 1 절 대장항문외과(Colorectal Surgery)
제 2 절 흉부외과(Chest Surgery)
제 3 절 혈관외과(Vascular Surgery)
제 4 절 소아외과(Pediatric Surgery)
제 5 절 심혈관외과(Cardiovascular Surgery)
제 6 절 심장병학과(Cardiology)
제 7 절 위장병학과(Gastroenterology)
제 8 절 간담췌외과(Liver Pancreas Gallbladder Surgery)
제 9 절 위장관외과(Gastro-Intestinal Tract Surgery)
제10절 외상외과(Trauma and Acute Care Surgery)
제11절 이식외과(Transplant Surgery)
제12절 내시경복강경외과(Endoscopy Laparoscopic Surgery)
제13절 유방내분비외과(Breast Endocrine Surgery)
제14절 내분비외과(Endocrine Surgery)
제15절 신경외과(Neurosurgery)
제16절 정형외과(Orthopedics)
제17절 외과 의료기기(Surgical Medical Devices)

외과(外科)는 의학의 한 분야로 수술을 시행하는 내과에 대비되는 학문 분야이다. 현재 정형외과, 흉부외과, 구강외과, 성형외과, 신경외과 등이 있으며 산부인과, 이비인후과, 안과 등의 학문도 수술을 하기 때문에 넓은 의미에서 외과에 속한다.

영어로 외과를 'Surgery'라고 하는데 이는 그리스어인 'Cheirourgike'에서 기원하였다. 이를 풀이하면 'Hand(손)' + 'Work(작업)', 즉 손으로 하는 작업이라는 뜻이고 외과의 발달에 필요한 4가지 기본 요건은 인간 해부에 대한 이해, 지혈법, 마취, 감염에 대한 예방이다.

일반외과(General Surgery) 분야가 외과로 개칭이 되어 '외과'라고 하면 두경부, 유방, 상부 위장관, 대장-항문, 간담췌, 이식, 혈관, 소아외과 질환 등을 다루는 분야이다. 내과에서는 주로 약물치료를 하는 반면에 외과에서는 수술로 환자의 질병이나 상태를 치료한다. 외과는 매우 다양한 질병을 진료하며 관련된 학과로는 간담췌외과, 위장관외과, 대장항문외과, 정형외과, 성형외과, 신경외과, 소아외과, 혈관외과, 유방내분비외과 등이 있다.

외과전문의(Sergeon)는 [그림 3-1]과 같이 절개 및 봉합술, 비위관삽입, 흉관삽입, 간이식, 담낭절제술, 담도재건술, 탈장수술, 유문근 절제술 등의 외과치료를 하는 의사이다.

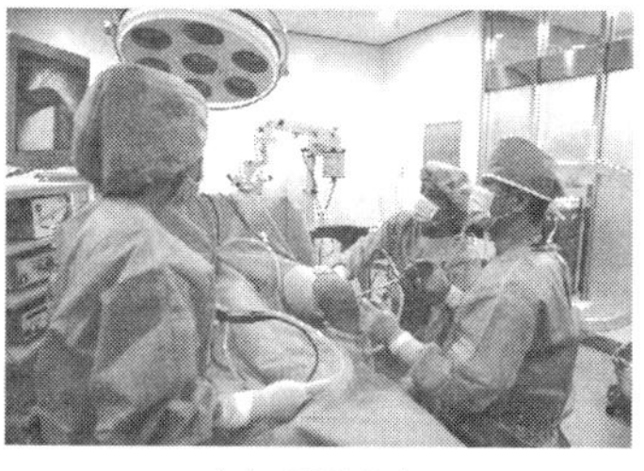
(a) 외과수술

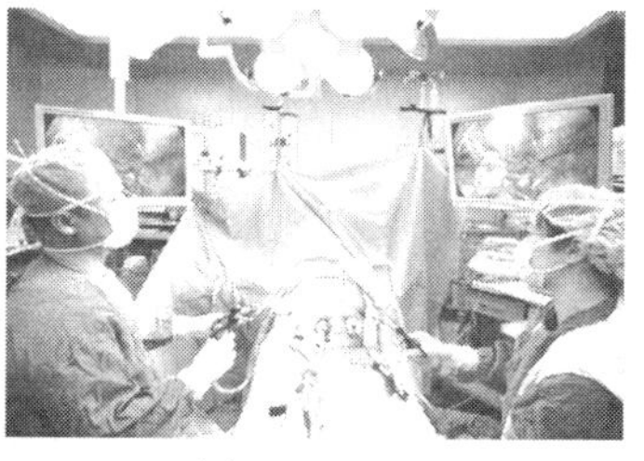
(b) 위전절제술

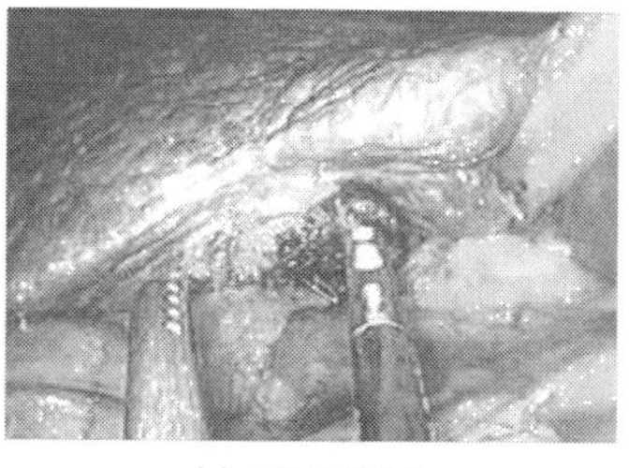
(c) 담낭절제술

[그림 3-1] 외과수술의 종류

제1절 대장항문외과(Colorectal Surgery)

대장항문(Colorectal)은 대장에서부터 결장[1], 직장[2], 항문을 하나의 체계로 묶어서 담당하는 것이다. 소화기관 중 하나로 소장 끝에서 시작해서 항문으로 이어지며 이를 치료하는 외과이다.

최근 인구의 고령화와 생활양식의 서구화로 인해 증가되는 추세인 대장암 및 염증성 장질환과

1) 결장 : 대장(맹장 · 결장 · 직장)의 일부, 상행결장, 횡행결장, 하행결장, S상결장의 4부분으로 이루어져 있다.
2) 직장 : 곧창자(곧은창자)라고도 한다. 큰창자의 제일 끝부분부터 항문까지 길이 약 20[cm]의 장기이다.

치핵, 치열, 치루[3] 등 항문질환에 대한 치료 및 수술을 담당하는 과로서 소화기 내과에서도 장질환에 대해 진단 및 치료하지만 전문적으로 집중치료 및 절제수술을 담당하는 과이다. 결장에서부터 항문에 이르는 대장항문의 특징상 구조적으로나 기능적으로 서로 얽혀 있는 구조의 장기들이기 때문에 대장항문 부위의 어느 한 장기에 어떤 질환이 발생하면 필연적으로 다른 장기들도 영향을 받게 되는 긴밀한 관계가 있다. [그림 3-2]와 같이 하부 위장관(소장, 대장, 항문)에 발생하는 다양한 질환에 대한 외과적 치료 및 임상, 기초 연구를 시행하는 세부전공분야이다.

항문과의사(Proctologist)는 대장의 양성 질환 및 종양, 항문의 양성 질환등의 질병을 치료하는 전문의로 해부학적으로 직장 바깥의 개구부인 항문에 관한 질병을 다룬다. 일반적으로 항문과 대장을 같이 다루는 경우가 많으며 대장수술의 원칙과 방법 치핵, 치열, 항문직장, 농양등 대장항문 관련 분야의 집약적인 진료를 시행한다.

진료 분야 중의 하나인 대장암의 경우에는 국제보건기구에 의하면 전 세계에서 암 사망률[4] 4위이며 동물성 지방과 육류를 많이 섭취하는 서구에서 많이 발생하나 한국, 일본에서도 식생활이 서구화되면서 발병률이 높아지고 있다.

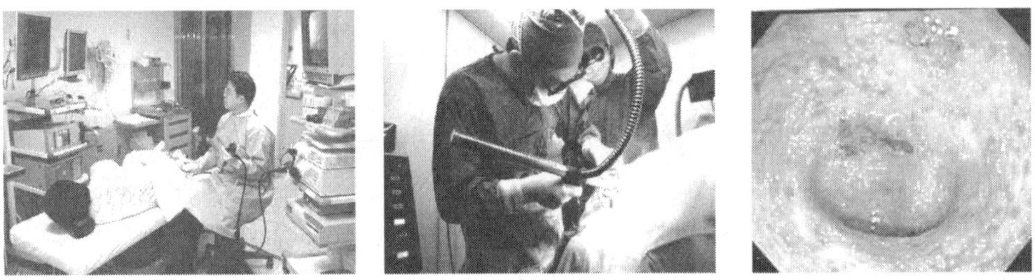

(a) 대장내시경　(b) 치질치료 수술　(c) 궤양성 대장염

[그림 3-2] 대장항문외과

1. 치료항목

진료는 질환에 따라 크게 악성 질환과 양성 질환으로 나누어 진다.

① 악성 질환 : 결장암(Colon Cancer), 직장암(Rectal Cancer), 항문암(Anal Cancer), 소장의 악성종양과 유전성 종양 등이 포함한다.

② 양성 질환 : 항문 질환으로 치핵, 치루, 치열, 항문직장농양, 직장 탈출증(Rectal Prolapse), 변실금 등이 포함하며 염증성장질환(Inflammatory Bowel Disease), 충수돌기염, 변비, 결장직장암, 결장직장용종, 가족성용종증, 유전성비용종증대장암, 유건종, 결장염전, 장폐쇄, 서혜부탈장, 결핵성장염, 궤양성 결장염, 크론병 등이 있다.

---

3) 치핵, 치열, 치루 : 일반적으로 치질이라고 함축적으로 알려져 있는 질환들이다.

4) 암 사망률 순위 : 2012년 국가 암 정보센터의 통계에 따르면 우라나라의 암 사망률 순위는 폐암, 간암, 위암, 대장암의 순이다.

(1) 비위관삽입

구강섭취가 어려운 사람에게 위관을 통하여 영양을 공급하기 위해 시행된다.

① 위 안의 내용물과 가스를 제거하고 오심과 구토를 경감하기 위해 약물과용이나 중독 시 세척을 하기 위함이다.

② 코를 통해 위까지 튜브를 삽입하는 방법이고, 삽입의 절차는 다음과 같다(그림 3-3).

㉠ 필요한 물품을 준비한 다음 대상자의 상태를 비공의 개방성, 구개반사 유무, 의식상태, 관 삽입 시 협조능력 등을 확인한다.

㉡ 의식 수준이 변화되거나 저하된 대상자 중 구토반사가 손상된 경우에는 비위관을 삽입할 때 호흡문제 위험이 증가할 수 있다.

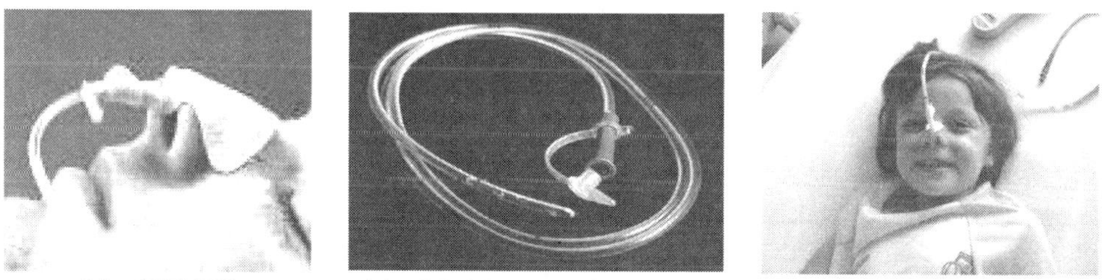

(a) 비위관삽입 (b) 비위관삽입 시 사용되는 튜브 (c) 비위관을 삽입한 아기

[그림 3-3] 비위관삽입 시 사용되는 튜브

(2) 충수돌기염

맹장 끝에 6~9[cm] 길이로 달린 충수돌기에 염증이 발생하는 것이다. 흔히 맹장염이라고 하는데 잘못된 표현이다. [그림 3-4]와 같이 충수염은 진행된 정도에 따라 조기충수염, 화농성 충수염, 괴저성 충수염, 천공된 충수염 등으로 분류되며 최근에는 항생제와 수액 치료가 발달함에 따라 만성 충수염도 발생하고 있다.

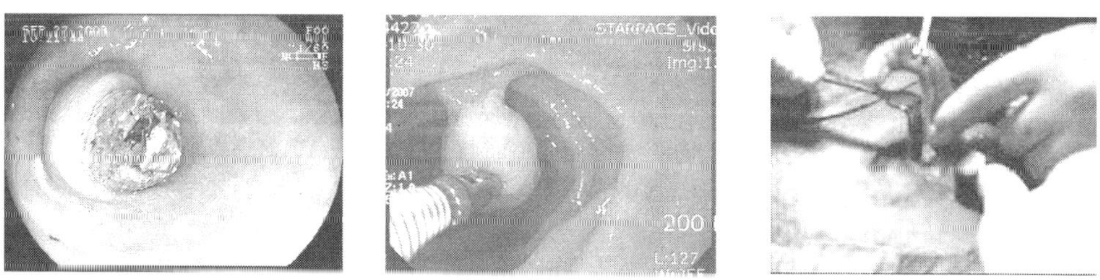

(a) 충수돌기염 내시경 (b) 충수돌기염 수술

[그림 3-4] 충수돌기염

(3) 서혜부탈장

정상적인 경우 복강 안의 장기는 복막 안에 존재하는데 장기가 복벽(복강 앞쪽의 벽)의 약한 부분을 통해 복강 밖으로 빠져 나오는 것을 탈장이라고 하며, 특히 [그림 3-5]와 같이 서혜부(사타구니) 주위를 통해 빠져나온 경우를 서혜부탈장이라고 한다.

① 직접탈장 : 서혜부 후복벽의 약한 부분을 통해 튀어나오게 된다.

② 간접탈장 : 선천적으로 막혔어야 하는 서혜부 관(복강에서 사타구니를 거쳐 음낭으로 연결되는 길)이 열린 채로 남아있어 통해 장기가 빠져 나오는 경우이다.

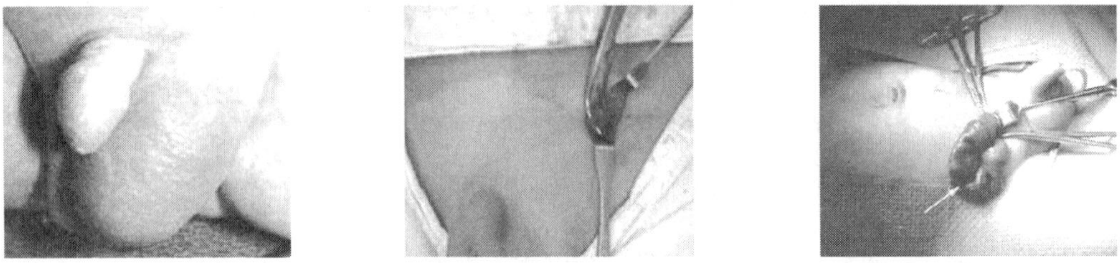

(a) 서혜부탈장　(b) 음낭수종 동반된 탈장　(c) 서혜부탈장 수술장면

[그림 3-5] 음낭수종이 동반된 서혜부탈장 및 수술장면

(4) 결핵성장염(장결핵)

결핵균 감염에 의해 소장 또는 대장 등의 소화기에 만성적인 염증이 생기는 질환이다. 흔히 결핵이라고 하면 폐결핵만을 생각하기 쉬운데 결핵은 우리 몸의 어느 장기에나 생길 수 있다.

① 위장관과 관련된 결핵 : 장결핵이 가장 흔하지만 그 밖에도 [그림 3-6]과 같이 식도결핵, 위결핵, 항문결핵 등이 있으며 위장관 이외에 간이나 담도, 췌장 등의 소화기관에도 드물게 결핵이 생길 수 있다.

② 복막에 생기는 결핵 : 결핵성 복막염도 장결핵에 버금가는 빈도로 흔히 발생한다.

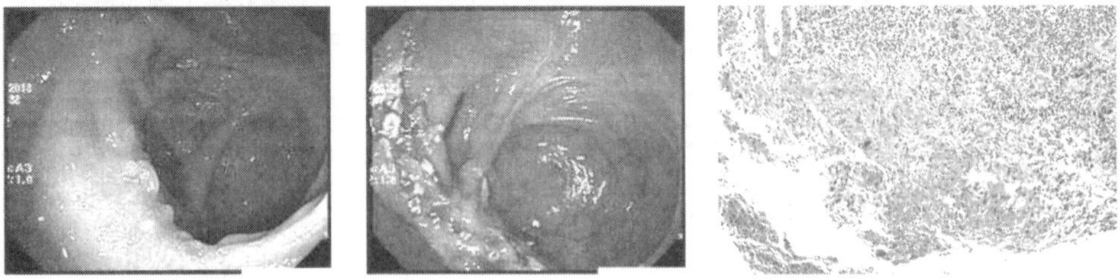

(a) 결핵성장염 내시경　(b) 결핵균

[그림 3-6] 결핵성장염 내시경 촬영 및 결핵균

(5) 궤양성결장염

궤양성대장염은 만성적으로 재발되는 원인이 불분명한 염증성 장 질환이다.

① 염증과 궤양이 대장에 국한되어 생기며, 병변은 직장에서 시작되어 점차 안쪽으로 진행되는데 병변은 모두 연결되어있다.

② 침범된 부위는 전체적으로 염증이 존재하며 침범되지 않은 부위는 염증이 존재하지 않는다(그림 3-7).

③ 대장의 점막 또는 점막하층에 염증 또는 궤양이 생기는 질환이다.

④ 발열, 복통, 설사(고름, 혈액, 점액 등이 섞인 대변), 오한, 체중감소 등의 증상을 보이며 호전과 악화를 반복하는 혈성 설사와 대변 급박감(절박증), 대변을 보고 나서도 대변을 또 보고 싶은 뒤 무직 및 복통 등이 나타나고 피가 섞인 대변이 가장 흔한 증상이다.

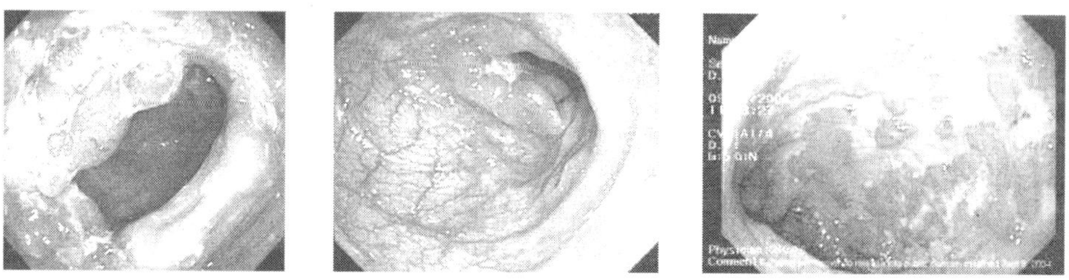

(a) 궤양성결장염　　(b) 궤양성결장염 내시경 촬영

[그림 3-7] 궤양성결장염 내시경 촬영

(6) 크론병

유해한 박테리아에 지나치게 반응하는 면역 체계로 유발되는 만성적인 장 질환이다.

① 사람의 면역체계는 외부의 침입자로부터 자신을 보호하는 데에 대부분의 시간을 쓰지만 때로는 부적절하게 작용하여 질병을 유발한다.

② 증상 : 설사, 경련, 출혈 등이 있으며 유럽 조상을 가진 사람들의 약 100,000명 중 100~150명은 크론병을 가지고 있다.

③ 유태인 조상을 가진 사람에게 흔하며 크론병(Crohn's disease)의 발생률은 반세기 동안 증가해왔고 일부 사람들은 현대적인 생활 방식이 크론병의 환경적 원인을 제공하였다.

④ 한국 : 서구 식생활의 보급으로 점차 그 수가 늘어나는 추세이고, 크론병에 잘 걸리는 유전적 요인이 수십 개가 발견되었다.

㉠ 입에서 항문까지 소화관 전체에 걸쳐 [그림 3-8]과 같이 어느 부위에서든지 발생할 수 있는 만성염증성 장질환이다.

㉡ 궤양성 대장염과 달리 염증이 장의 모든 층을 침범하며, 병적인 변화가 분포하는 양상이

연속적이지 않고 드문드문 나타나는 경우가 많다.

㉢ 대장과 소장이 연결되는 부위인 회맹부에 발행하는 경우가 가장 흔하며 그 다음으로 대장, 회장 말단부, 소장 등에 흔히 발생한다.

㉣ 병적 변화가 회장과 맹장에 같이 나타나는 경우가 40~60[%]로 가장 흔하고, 소장에만 염증이 생기는 경우가 30[%], 대장에만 발병하는 경우가 10~25[%]를 차지한다.

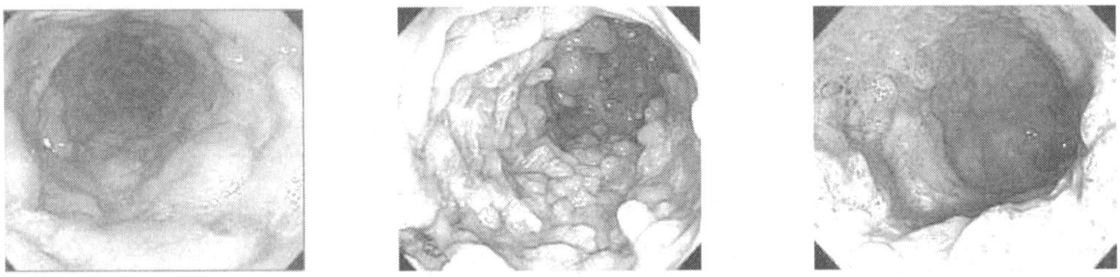

(a) 크론병 (b) 조약돌 점막 모양 내시경 촬영 (c) 크론병의 종주성궤양 내시경 촬영

[그림 3-8] 크론병의 종주성궤양 내시경 촬영 및 조약돌 점막 모양 내시경 촬영

(7) 결장직장암(대장암)

직장암은 직장에 생긴 암세포로 이루어진 악성종양이다.

① 대장 : 크게 결장과 직장으로 구분되는데 암이 발생하는 위치에 따라 [그림 3-9]와 같이 결장에 생기는 암을 결장암, 직장에 생기는 암을 직장암이라고 한다.

② 직장 : 대장의 마지막 부분으로 길이는 약 15[cm]이며 상부, 중부 하부 직장으로 나눌 수 있고 천골의 앞면에서 가운데를 따라 내려가 항문에서 끝난다. 파이프 모양의 관으로 안쪽에서부터 점막층, 점막하층, 근육층, 장막층 등 4개의 층으로 나뉘어져 있다.

③ 직장암 : 대부분 장의 점막에서 발생하는 선암이며 이 외에도 유암종, 림프종, 육종, 편평상피암, 다른 암의 전이성 병변 등이 있다.

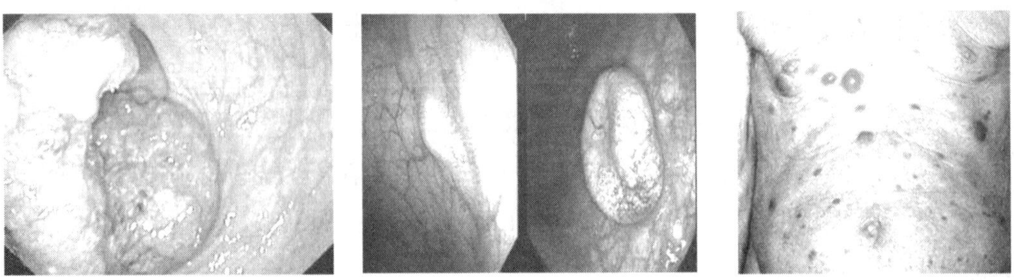

(a) 직장암 내시경 촬영 (b) 직장유암종 내시경 촬영 (c) 림프종에 걸린 환자의 몸

[그림 3-9] 결장직장암 및 직장암 내시경 촬영

(8) 결장직장 용종

결장직장 점막이 [그림 3-10]과 같이 비정상적으로 자라 혹이 되어 장의 안쪽으로 돌출되어 있는 상태이며, 크게 암으로 발전할 가능성이 있는 종양성 용종과 암으로 발전할 가능성이 없는 비종양성 용종으로 나뉜다.

① 종양성 용종 : 선종성용종, 유암종, 악성용종 등이 있다.

② 비종양성 용종 : 대부분이 대장암(결장직장암)과 아무 관련이 없는 과형성 용종, 용종양 점막, 과오종, 염증성용종, 지방종 등이 있다.

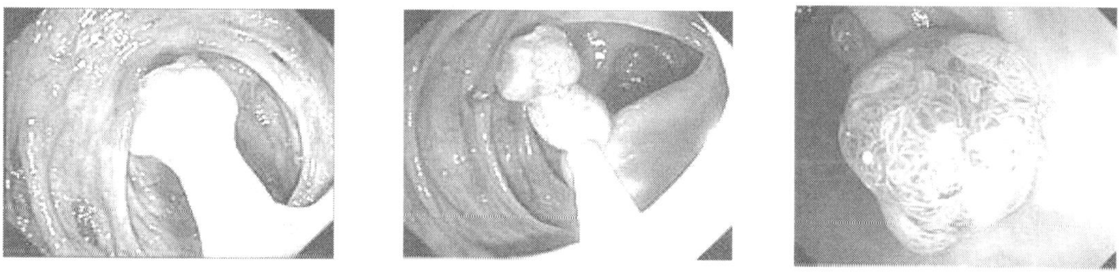

(a) 결장직장 용종 내시경 촬영 (b) 결장직장 용종 내시경 절제술 장면 (c) 대장 용종 내시경 촬영 장면

[그림 3-10] 결장직장 용종 내시경 촬영 및 결장직장 용종 내시경 절제술 장면

(9) 가족성 용종증

결장 상피세포에 무수히 많은 용종이 돋아나는 희귀병이다.

① 일반적인 대장용종은 내시경을 통해 찾아내 제거할 수 있다.

② 대장 내부 거의 전체가 용종으로 뒤덮여있기에 그 용종들 중 최소한 한개는 대장암으로 발전하게 된다(그림 3-11).

③ 발암 확률이 100[%]이므로 예방을 위한 대장 절제를 받아야 한다.

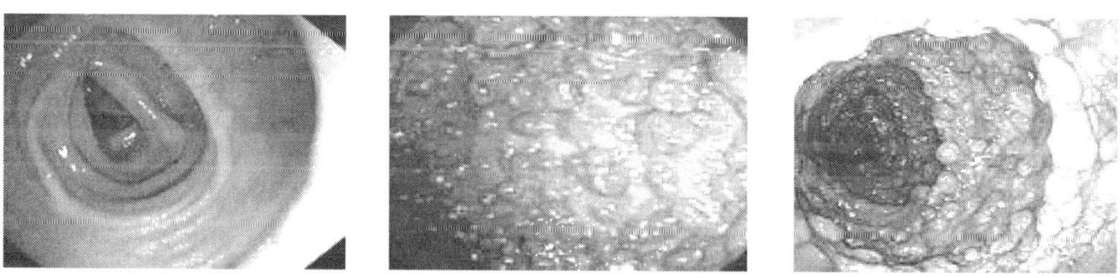

(a) 정상 대장 내시경 촬영 (b) 가족성 용종증 내시경 촬영

[그림 3-11] 정상 대장 내시경 촬영 및 가족성 용종증 내시경 촬영

(10) 유전성 비용종증 대장암

상염색체 우성유전질환으로 대장암을 비롯하여 다양한 장기에 암을 [그림 3-12]와 같이 발생시키는 질환이다.

① 유전성 비용종증 대장암과 관련된 유전자 돌연변이를 가지고 태어난 경우 일생동안 대장암에 걸릴 확률은 70~90[%], 여성의 경우 자궁내막암에 걸릴 확률은 40~70[%], 난소암은 5~15[%]이다.

② 비뇨기계암, 위암을 포함한 소화기계통의 암이 발생할 가능성도 높다.

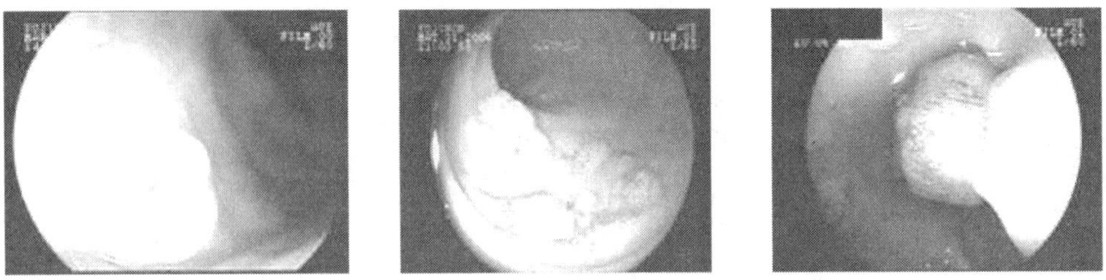

[그림 3-12] 유전성 비용종증 대장암

(11) 유건종(Desmoid Tumor)

조직학적으로 양성의 섬유성의 종양이지만 [그림 3-13]과 같이 국소적으로 침입을 잘하여 재발이 잦은 것이 특징이다. 재발을 방지하기 위해서는 광범위하게 절제를 해야 하며 암(악성종양)처럼 전이되지는 않는다.

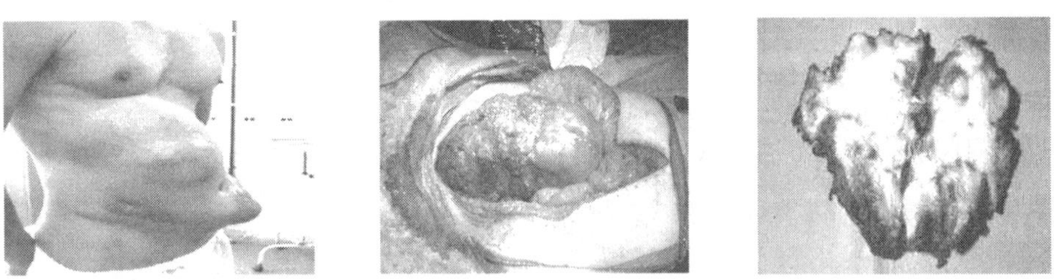

(a) 유건종 환자 모습 (b) 유건종 절제술 시술장면 (c) 절제해낸 유건종

[그림 3-13] 유건종 환자 및 유건종 절제술 시술장면

(12) 결장염전

대장 중에서 S상 결장 부위에서 염전(Volvulus)이 생기는 것이다. S상 결장부위는 긴 장간막을 가지고 있어 그 장간막을 중심으로 회전을 하게 될 가능성이 있는데 그 경우가 심해진 것이다(그림 3-14).

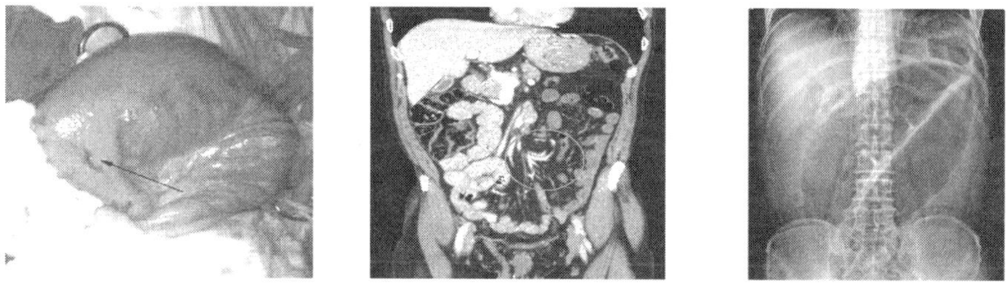

(a) 결장염전 (b) 결장염전 CT 촬영

[그림 3-14] 결장염전 및 결장염전 CT 촬영

(13) 치 핵

항문관 내에는 배변에 대한 충격완화를 위해 혈관, 결합조직이 모인 점막하근으로 하는 쿠션이 있으며, 변실금을 방지하는데 도움을 주고 주로 우측 전방외측, 후방외측 그리고 좌측외측에 위치한다.

① 반복되는 배변과 힘주어 변을 보는 습관 등으로 인해 생긴 복압과 변 덩어리 등은 점막 하 조직을 압박하며 울혈되게 하고, [그림 3-15]와 같이 항문주위 조직이 변성되어 항문관 주위 조직의 탄력도를 감소시키고 항문관 주변에서 덩어리를 이루게 한다.

② 변을 볼 때 덩어리의 상처로 출혈이 유발되며 점차 밑으로 내려오면서 커져 항문이 빠지는 증세를 보이게 된다.

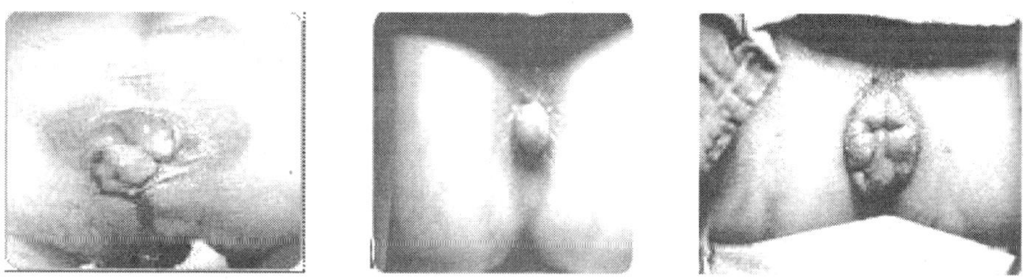

(a) 내치핵 혈종 (b) 외치핵 (c) 내치핵

[그림 3-15] 치핵의 종류

(14) 치 열

항문 입구에서 항문 안쪽 치상선에 이르는 항문관 부위가 찢어지는 현상이다(그림 3-16).

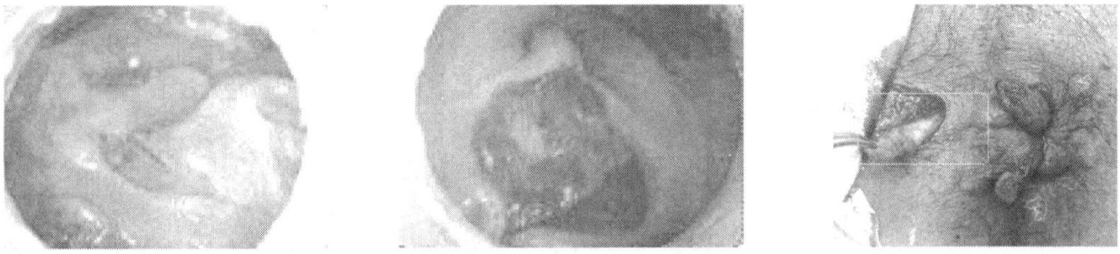

(a) 급성치열 (b) 만성치열 (c) 치열 환자의 항문

[그림 3-16] 치 열

(15) 항문직장농양

항문과 직장 주위의 조직에 염증이 발생하여 농양으로 발전한 것이며, 항문직장 농양과 치루는 같은 종류의 질환으로 오인하는데 항문직장농양은 [그림 3-17]과 같이 급성 염증상태이며 이것이 터져 나와 만성화된 것이 치루이다.

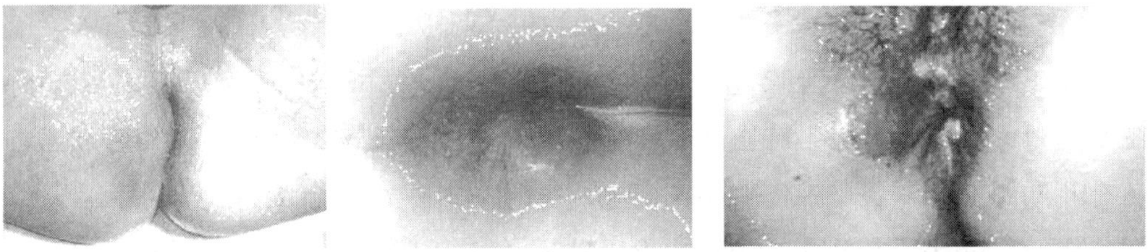

(a) 항문직장농양 (b) 항문직장농양의 악화

[그림 3-17] 항문직장농양

(16) 치 루

항문직장 농양이 생긴 후 밖으로 터져 나온 상태로 항문관이나 항문 직장 주위에 누공(염증 등의 원인에 의해 몸의 기관이나 조직에 발생한 가늘고 긴 대롱모양의 구멍)이 생긴 상태이다. 항문 주변의 만성적인 농양이나 항문선의 염증으로 시작하여 고름이 배출되고 나면 [그림 3-18]과 같이 항문선의 안쪽과 항문 바깥쪽 피부 사이에 터널이 생겨 바깥쪽구멍을 통해 분비물이 나오는 현상이다.

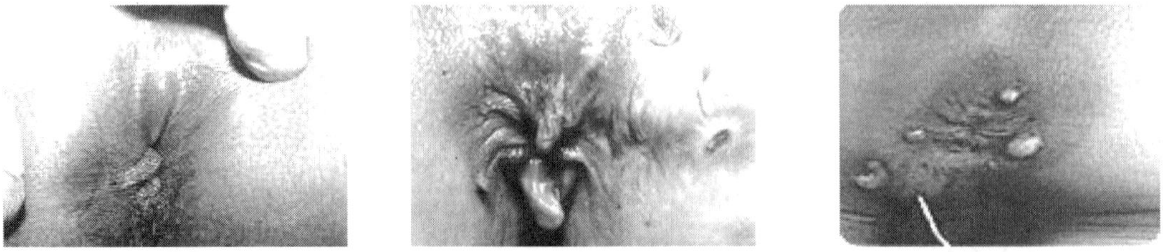

(a) 항문농양 (b) 치 루 (c) 다발성 치루

[그림 3-18] 치루의 종류

(17) 장폐쇄

장, 특히 소장이 부분적으로나 완전히 막혀 음식물, 소화액, 가스 등의 장 내용물이 통과하지 못하는 질환이다. 기계적인 원인으로 장이 막히는 경우(기계적 장관폐쇄 : Mechanical Obstruction)와 장의 운동이 중지되어 기능적으로 폐쇄되는 경우(마비성 장폐쇄 : Paralytic ileus)가 있다(그림 3-19).

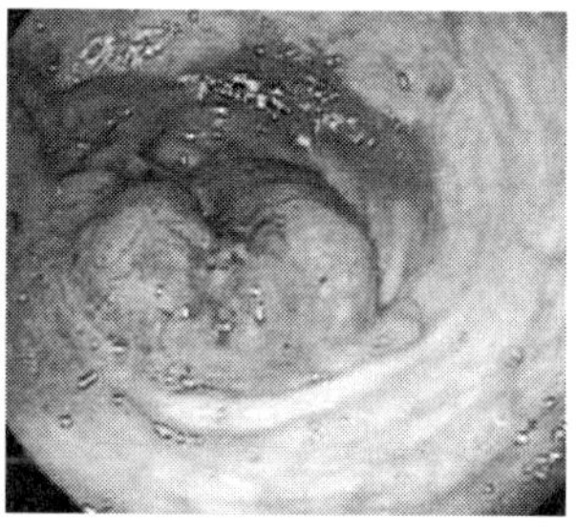

(a) 대장암으로 인한 장폐쇄

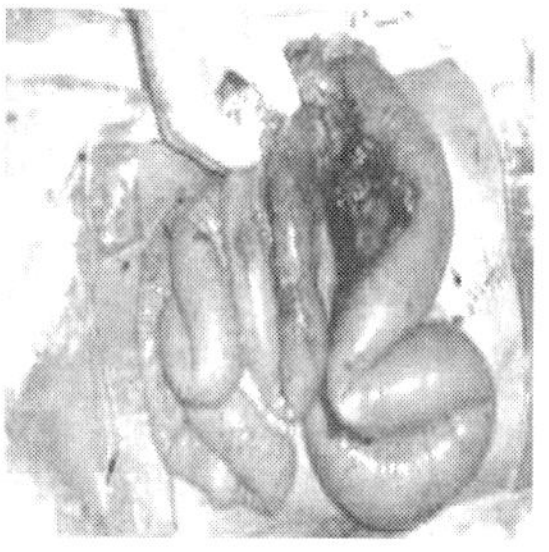

(b) 장폐쇄 수술장면

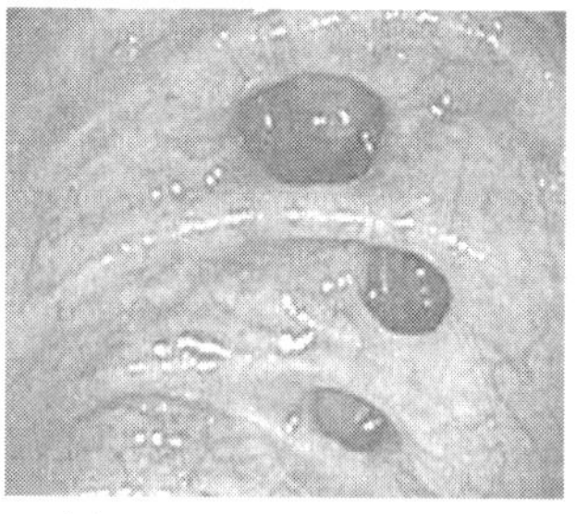

(c) 게실염으로 인한 장폐쇄

[그림 3-19] 장폐쇄의 개념 및 장폐쇄 수술장면

(18) 탈장수술

신체의 장기가 제자리에 있지 않고 다른 조직을 통해 돌출되거나 빠져 나오는 증상으로 시행하는 수술이다. 탈장은 신체 어느 곳에나 생길 수 있지만 대부분의 탈장은 복벽에 발생하는데, 복벽탈장은 [그림 3-20]과 같이 복강을 둘러싼 근육과 근막 사이에 복막이 주머니 모양으로 돌출되어 비정상적인 형태를 이루는 상태이다.

① 주머니 속에 복강 내 장기가 포함되기도 한다.

② 탈장은 생긴 부위에 따라 여러 가지로 분류된다.

㉠ 서혜부탈장 : 가장 흔한 형태가 사타구니 부위에 생긴다.

㉡ 대퇴탈장 : 대퇴와 아랫배가 만나는 부위에 생긴다.

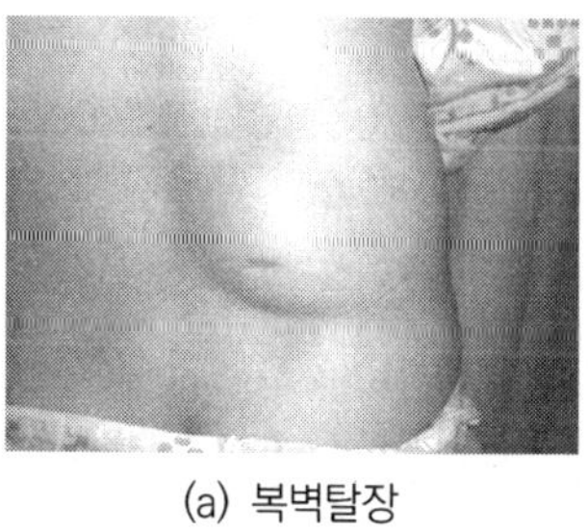

(a) 복벽탈장

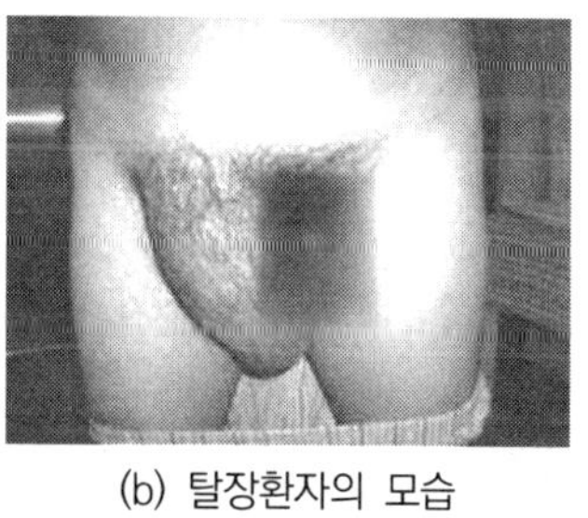

(b) 탈장환자의 모습

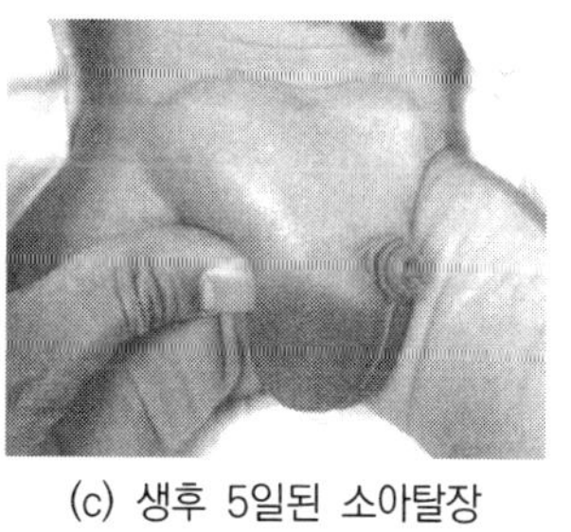

(c) 생후 5일된 소아탈장

[그림 3-20] 탈장의 발생기전과 탈장환자의 모습

㉢ 반흔탈장 : 수술 상처 부위에 생긴다.

㉣ 제대탈장 : 배꼽 부위의 약해진 부분을 통해 발생한다.

대장항문외과는 대장의 양성질환과 종양, 항문의 양성질환 등의 질병을 진료한다(표 3-1).

〈표 3-1〉 대장항문외과에서 진료하는 질병

장폐쇄, 치루, 치열, 치핵, 유전성 비용종증 대장암, 결장직장암, 세혜부탈장, 결핵성 장염, 충수돌기염, 궤양성 결장염, 크론병, 결장직장 용종, 가족성 용종증, 유건증, 결장염전, 항문직장농양 등

제 2 절 흉부외과(Chest Surgery)

인체 중 흉부에 위치한 심장, 폐, 식도, 대동맥, 종격동, 횡경막, 기관 등 장기의 질환을 진단하고 주로 수술적 방법으로 치료한다. 이들 흉부장기는 생명을 유지하는데 없어서는 안될 매우 중요한 장기이므로 흉부외과 전문의가 전문적인 기술과 지식 및 최첨단 의료 시설을 갖추고 치료하는 전문진료 분과이다(그림 3-21).

다한증을 비롯한 다양한 혈관 질환에 대한 진료도 담당하고 있다. 중요 장기들에 발생되는 질환별로 더욱 전문화되어 있고 하위 분과로는 성인심장외과, 일반흉부외과, 소아심장외과로 나뉜다.

성인심장외과는 후천성 판막 질환, 관상동맥 질환, 대동맥 질환, 및 혈관질환 등을 치료한다.

일반흉부외과는 폐암, 식도암, 및 다한증 등 심혈관 이외의 모든 흉부 질환을 치료하는 분과이다.

소아심장외과는 선천성 심장 질환의 치료를 담당하고 있다.

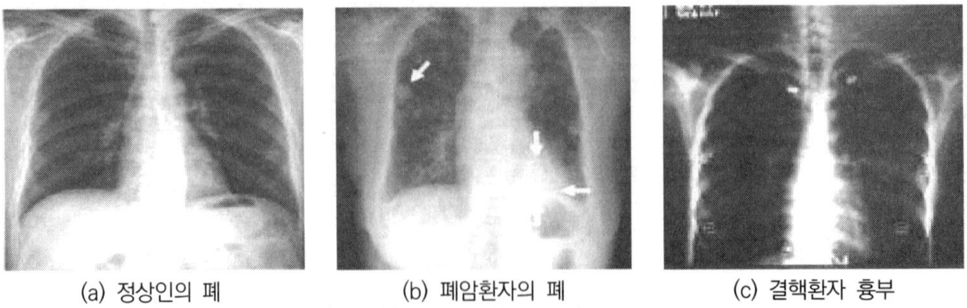

(a) 정상인의 폐 (b) 폐암환자의 폐 (c) 결핵환자 흉부

[그림 3-21] 폐 X-선 사진

1. 치료항목

① 흉부외과의 치료항목 : 정맥류, 기흉, 폐암은 폐에 생기는 악성종양인 폐암, 식도암, 종격동에 혹이 생기는 종격동 종암, 함몰흉, 폐결핵 등이 있다.

② 흉부외과 전문의가 치료하는 항목 : 후천선 판막질환, 관상동맥질환, 대동맥질환, 심장질환, 암종 등이 있다.

(1) 절개 및 봉합술

외과에 있어 기본적인 수술 기술이다. 절개는 [그림 3-22]와 같이 조직의 연속성을 예리한 칼로 분리하는 것이고, 메스로 피부를 가르는 것을 피부절개라고 한다. 수술조작의 가장 기본적인 것의 하나로, 심부로 도달하기 위해서 조직이나 장기를 절개한다.

① 농양강(膿瘍腔)에 도달하기 위하여 행하는 절개 : 배농[5]이라고 하는 목적을 달성하기 위한 하나의 수술기법이기도 하다.

② 봉합 : 수술이나 외상으로 조직에 결손이 생겼을 때 창상면(創傷面)을 꿰매어 치유를 촉진시키는 처치로 외과학적으로 봉합이다.

③ 재료는 봉합침 · 지침기(持針器) · 봉합사 등이다.

㉠ 봉합사 : 견사(絹絲), 장사(腸絲 : catgut), 산(酸)으로 처리된 견사선(絹絲線), 은선(銀線), 나일론사 등이 쓰이며, 보통 견사가 많이 쓰인다.

㉡ 견사 : 불용성으로 생체 내에 오래 남아 있어 지장을 초래하는 일이 많은데 수술 후 장애를 일으키기도 하므로 내장조직의 봉합에는 가용성(可溶性)인 컷구트가 적합하다.

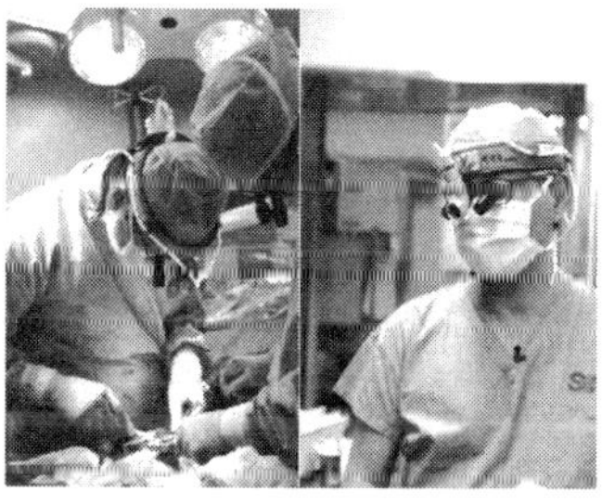

(a) 피부 절개

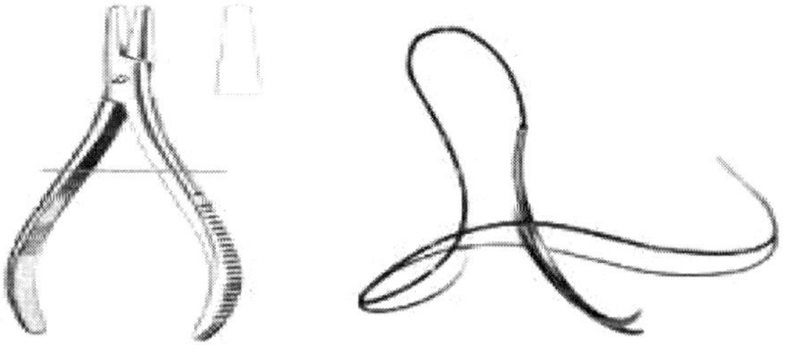

(b) 봉합술에 사용되는 재료

[그림 3-22] 절개 및 봉합술에 사용되는 재료

5) 농양 : 피부에 외상을 입거나 각종 장기 등에 고름이 생기는 경우이다. 일반적으로 화농균에 의한 급성 상태로 결핵균 등의 만성감염성 화농이나 화학 물질에 의한 경우, 또는 세균의 독소에 의한 무균성 화농도 있을 수 있다.
• 배농 : 고름을 뽑아 내는 치료방법

(2) 흉관삽입

가슴에 관을 삽입하여 공기나 고인 체액, 혈액 등을 배액 시켜주는 시술이다.

① 기흉[6]치료나 폐절제수술 후, 심장수술 후, 폐가 손상된 외상환자에게 시행한다.

② 흉곽 안에 [그림 3-23]과 같이 공기나 체액, 혈액 등이 축적되면 몸 안 장기를 압박할 수 있으므로 이를 개선하거나 예방하기 위해 흉관을 삽입한다.

③ 외상환자에게서 고인 혈액이 많지 않더라도 시간이 지난 후 지연되어 발생하는 출혈증상을 관찰하기 위해 삽입하는 경우도 있다.

④ 다양한 임상적 상황에서 흉관 삽입이 필요하며, 복부나 피부 등에 삽입하는 배액관과 달리 공기가 역류하여 흉강 내로 들어가지 않도록 장치한 배액통과 연결하여 사용한다.

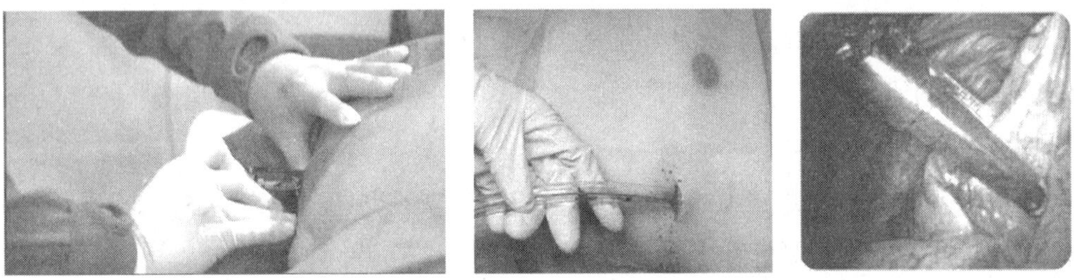

(a) 흉관삽입술을 이용한 기흉치료 (b) 흉관삽입 시술

[그림 3-23] 흉관삽입술을 이용한 기흉치료, 흉관삽입 시술

(3) 후천성 판막질환

생후 판막, 판륜, 건삭(腱索), 판을 지지하는 심근이나 혈관벽의 병변을 일으켜 [그림 3-24]와 같이 협착증, 폐쇄부전증, 협착겸 폐쇄부전증이 된 것이다.

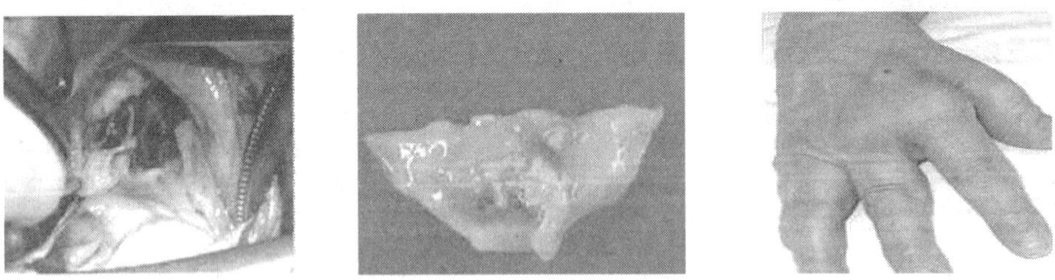

(a) 폐쇄부전증 (b) 세균성 심내막염의 원인 (c) 승모판막증 증상

[그림 3-24] 후천성 판막질환

6) 기흉 : 공기주머니에 해당하는 폐에 구멍이 생겨 공기가 새어 늑막강 내에 공기나 가스가 고이게 되는 질환이다. 흉강 내로 공기가 유입만 되고 배출이 되지 않을 경우 종격동(양쪽 폐와 심장 사이의 공간)과 심장이 한쪽으로 쏠려서 발생하는 응급상황인 긴장성 기흉이 발생하기도 한다.

① 원인의 대부분은 류마티즘성 심내막염이고 그밖에는 세균성 심내막염, 노인성변성, 동맥경화, 매독 등이다.

② 후천성 판막증 가운데 승모판막증이 약 50[%], 대동맥 판막증이 20[%]를 차지하고 나머지 30[%]가 연합판막증이다.

③ 우심계 판막증은 5[%] 이하이고 그 대부분은 승모판막증에 합병한다.

(4) 관상동맥 질환

관상동맥이 병변으로 인해 내강이 협착되고 심근에 허혈이 생겨 발생하는 질환으로 최대 운동부하 시 비로소 심전도에 ST, T의 변화가 나타나는 것에서 부터 협심증, 심근경색에 이르는 것까지 있다.

① 병변은 주로 동맥경화증이고 특히 죽상경화가 수반하면 혈전이 형성되어 관폐색의 위험이 증가하고, 드물게 결절성 동맥주위염이나 고안동맥염이 관동맥으로 파급되어 관폐색, 심근경색이 되는 수가 있다(그림 3-25).

② 관상동맥조영법7)에 의해 협착 부위 정도의 진단이 가능하다.

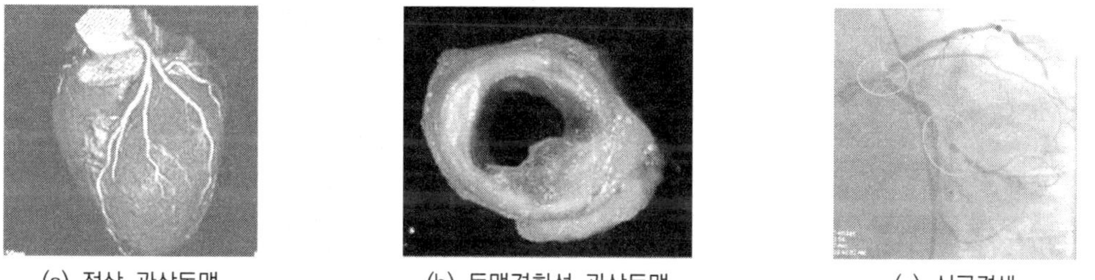

(a) 정상 관상동맥 (b) 동맥경화성 관상동맥 (c) 심근경색

[그림 3-25] 정상 관상동맥과 동맥경화성 관상동맥, 관상동맥 질환 경색 부위

(5) 대동맥 질환

대동맥의 경도의 확장부터 치명적인 대동맥 박리에 이르기까지 다양한 질환군을 대동맥 질환이라 한다. 대동맥은 좌심실에 직접 연결되어 심장에서 전신에 산소공급을 위한 동맥혈을 전달하는 혈관으로 신체혈관 중에서 가장 크고 많은 양의 혈액이 지나간다.

① 대동맥은 [그림 3-26]과 같이 위치에 따라 대동맥륜, 발살바(Valsalva)동, 동관접합부, 상행대동맥, 대동맥궁, 그리고 하행대동맥으로 6개의 부분으로 나뉜다

② 대동맥 질환은 대부분의 선천성 질환(말판 증후군, 이엽성 대동맥판막 등)이나 동맥경화증이 원인이 되어 발생하며 타카야수 동맥염8)과 같이 자가면역 질환이 원인으로 생기기도 한다.

---

7) 관상동맥조영법 : 1959년 Sones에 의해 시작된 방법으로써 관상동맥(冠狀動脈) 입구부에 도관의 끝을 삽입하고, 선택적으로 조영(造影)을 실시하여, 허혈성심질환 임상진단에 제공된다.

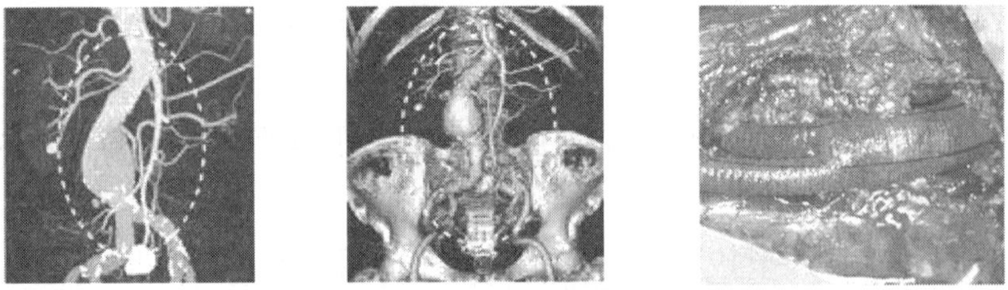

[그림 3-26] 대동맥 질환

(6) 심장 질환

심장에 병이 발생하는 질환으로 선천성 심장 질환(심실중격결손증, 심방중격결손증, 동맥관개존증 등), 심장판막증(승모판협착이나 폐쇄부전, 대동맥판협착이나 폐쇄부전 등은 후천성인 경우가 많지만 일부에 선천성인 것이 포함됨), 후천성 판막증과 관련된 류마티스성열이 포함되는 경우도 있다. 심장의 전기생리적 이상에 의한 부정맥질환, 허혈성 심장질환, 심장근질환 등으로 병변의 결과는 심부전, 심막질환, 또한 드문 질환으로서 심장종양도 있다(그림 3-27).

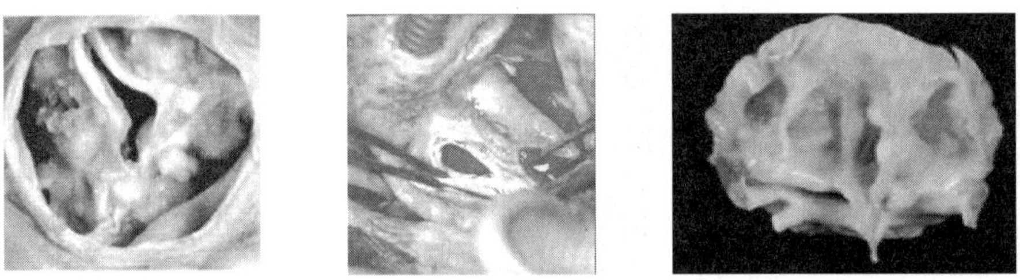

(a) 대동맥판막 협착증 (b) 심방중격결손증 (c) 승모판 협착증

[그림 3-27] 심장 질환

(7) 암 종

상피성 세포로 된 악성종양으로 좁은 의미에서는 암이다.

① 악성종양은 [그림 3-28]과 같이 상피성 세포와 비상피성 세포가 있으며 상피성 세포로 된 악성종양을 암종, 비상피성 세포로 된 악성종양을 육종이라고 한다.

② 암세포의 집단은 비상피성 결합직[9]으로 둘러싸여 있지만 집단을 구성하는 각 세포 사이에서 결합직 섬유는 발견되지 않는다. 이 점이 암종의 특징이며 육종과 구별할 때의 기준이 된다.

---

8) 타까야수 동맥염 : 대동맥과 대동맥에서 갈라져 나온 주요 동맥혈관에 원인을 알 수 없는 만성 동맥 염증이 발생하는 질환이다. 1908년 일본의 안과 의사인 타까야수에 의해서 알려져서 타까야수 동맥염이라 한다.

9) 결합직 : 혈관이나 림프관이다.

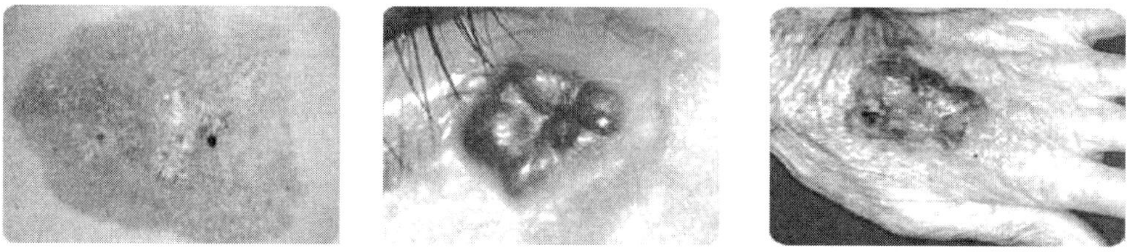

[그림 3-28] 암 종

(8) 함몰흉(오목가슴)

오목가슴은 [그림 3-29]와 같이 우리나라에서 1000명당 1명 정도에서 발생하는 흉곽기형으로 나이가 들면서 점점 진행하는 경향이 있다. 이로 인해 심장을 누르게 되는 경우가 발생할 수 있고, 성장하면서 폐의 용적도 감소되는 경우가 있어 호흡곤란 및 운동기능저하가 발생할 수 있다.

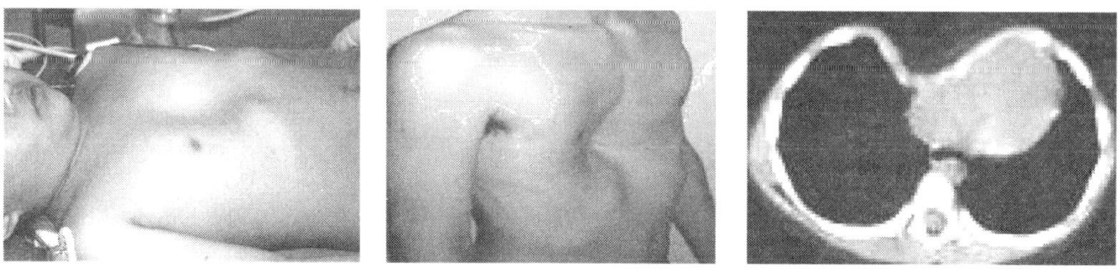

(a) 오목가슴 환자 (b) 오목가슴 흉부 CT 촬영

[그림 3-29] 함몰흉

(9) 아스퍼질러스(폐국균종)

곰팡이의 일종인 아스페르길루스에 의한 것으로 폐속에 이미 존재하고 있던 [그림 3-30]과 같이 주머니 내에 생긴 곰팡이 덩어리이다.

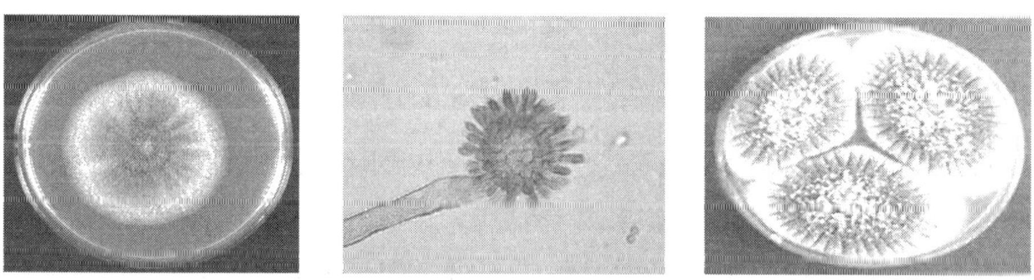

[그림 3-30] 아스퍼질러스

(10) 전이성폐암

폐는 모든 장기에서 돌아온 혈류가 거치게 되고 미세한 모세혈관으로 둘러싸인 폐기포로 구성되어 있어 거의 모든 원발성 악성종양에서 가장 흔한 전이장소이다. [그림 3-31]은 X-선 영상촬영으로 정상인의 폐와 폐암환자의 폐에 대한 X-선 사진이다.

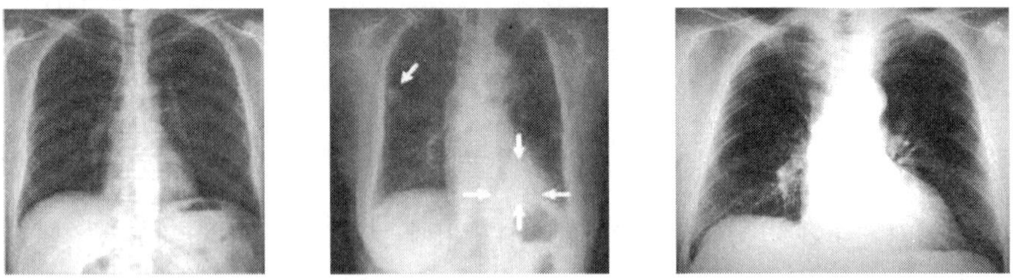

(a) 정상인의 폐　　(b) 폐암환자의 폐　　(c) 전이성 폐암

[그림 3-31] 폐 X-선 사진

(11) 양성식도종양

식도의 양성종양은 [그림 3-32]와 같이 악성종양에 비해서 드물고 전체 식도종양의 10[%] 미만의 발생빈도를 보이며, 일반적으로 젊은 연령층에서 잘 생긴다.

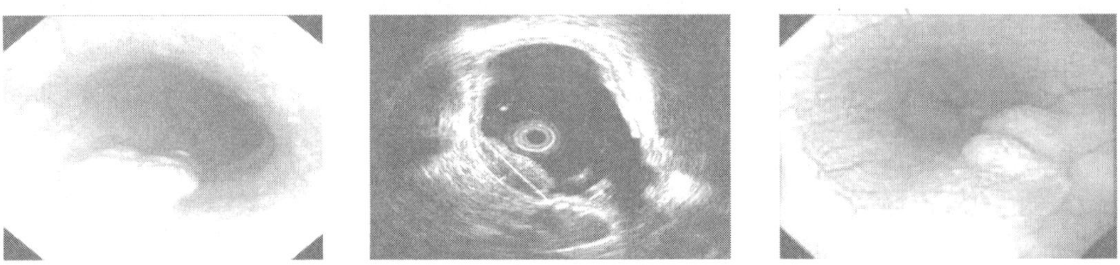

(a) 식도 점막하종양의 내시경　　(b) 식도 점막하종양의 초음파 내시경　　(c) 식도 점막하 종양의 내시경

[그림 3-32] 식도 양성종양

(12) 주요 검사

흉부외과의 치료항목으로 심장의 움직이는 모습을 진단하는 심장초음파 검사, 심도자 검사 및 심혈관 조영술, 객담세포 검사 등이 있다.

① 심장초음파 검사 : 심장의 움직이는 모습을 [그림 3-33]과 같이 초음파의 반사를 통하여 관찰할 수 있는 검사로서, 심장 판막의 역류 및 협착과 같은 심장 내의 이상 소견과 심장의 기능 등을 평가할 수 있다.

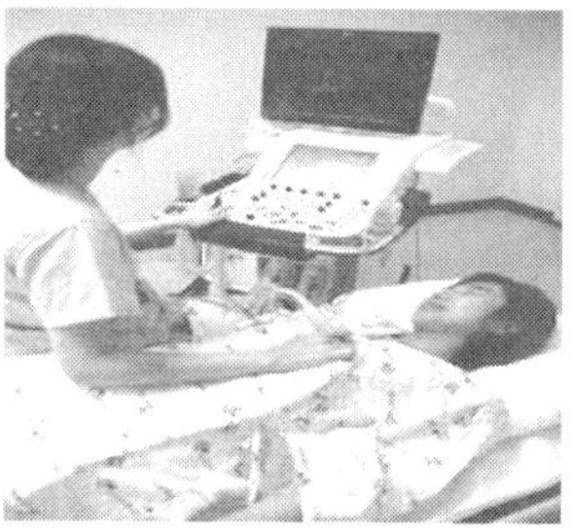

(a) 심장초음파 검사장면

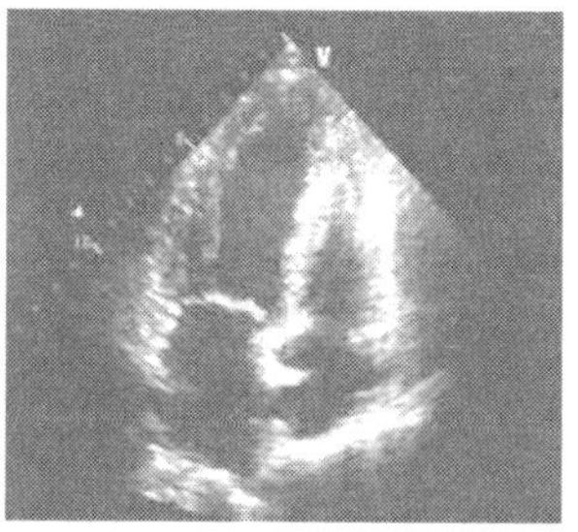

(b) 심장초음파 사진

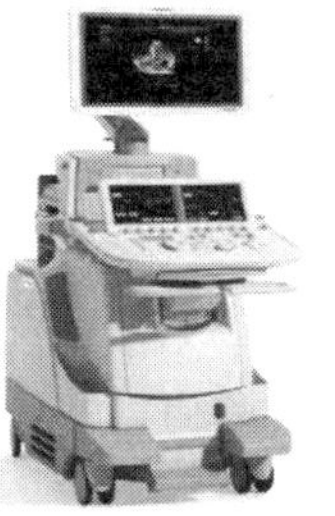

(c) 검사기기

[그림 3-33] 심장초음파

② 심도자 검사 및 심혈관 조영술 : 입원하여 넓적다리나 손목의 혈관을 통하여 가느다란 관을 넣고, 이 관을 심장 내에 위치시킨 후 검사한다.

㉠ 심도자 검사 : 심장내의 압력, 산소포화도와 심장의 정확한 구조 등을 확인할 수 있다.

㉡ 심혈관 조영술 : 협심증 환자에게 많이 시행하며 가느다란 관을 심장 내 관상동맥에 위치시켜 관상동맥의 병변을 확인한다.

㉢ 폐암 진단을 위한 검사 : [그림 3-34]와 같이 객담세포 검사, 흉부 X-선 촬영, 컴퓨터 단층촬영(CT), 기관지경 검사, 침흡입 생검 등이 있다.

㉣ 다른 부위에 전이를 평가하기 위해 양전자 단층촬영(PET), 복부 초음파 검사, 뇌 CT 혹은 자기공명영상(MRI), 뼈 스캔(bone scan) 등을 선택적으로 시행할 수 있다.

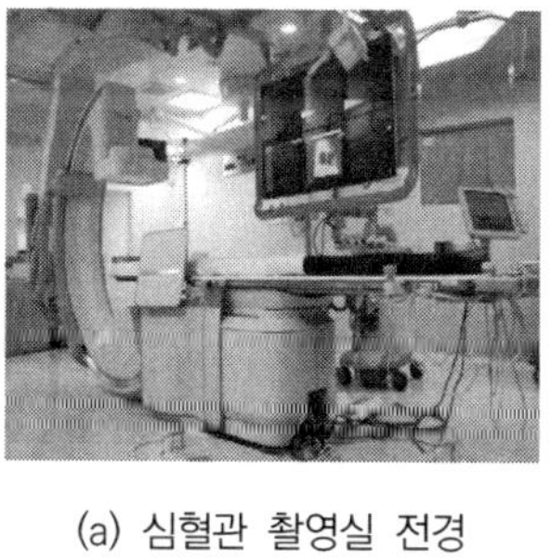

(a) 심혈관 촬영실 전경

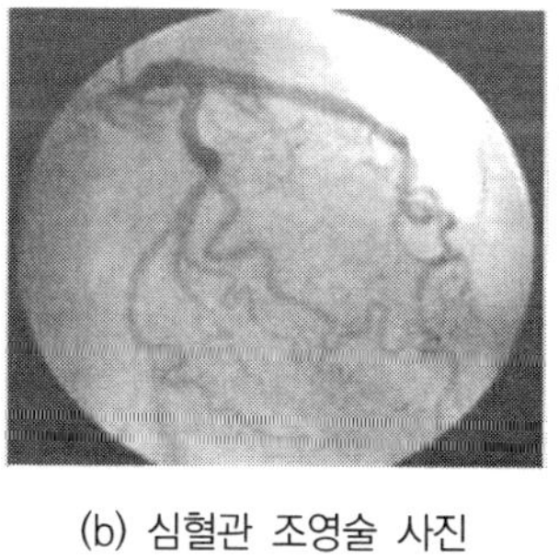

(b) 심혈관 조영술 사진

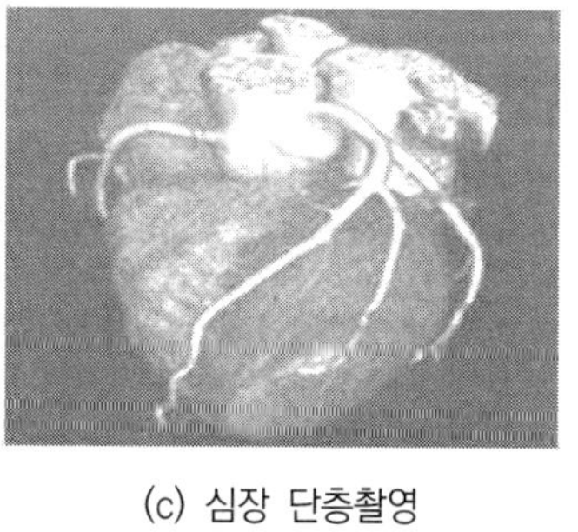

(c) 심장 단층촬영

[그림 3-34] 심혈관 촬영

제 3 절 혈관외과(Vascular Surgery)

혈관 질환을 다루는 외과의 세부 분야이다. 혈관중 머리속과 흉곽내의 혈관은 각각 신경과/신경외과와 심장내과/흉부외과가 담당하고 있어 이를 제외한 모든 혈관 질환을 다루고 있다.

혈관외과는 외과, 즉 수술적 치료를 하는 분야로 인식되지만 다른 세부 분야와는 달리 대응되는 내과 영역이 없다. 또한 최근 혈관질환의 치료에 혈관내(Endovascular) 접근이 많이 도입되어 혈관외과를 영문으로는 'Vascular and Endovascular Surgery'로 표방하는 곳이 많다.

혈관외과의에게 내려오는 명언 중의 하나는 "똑같은 혈관질환 환자는 없다(No Two Patients with Vascular Disease are Identical)"는 것이다. 일견 같은 부위에 발생한 혈관병변도 혈역학적 요소가 서로 다르게 작용하고 있으며 환자의 내과적, 외과적 치료 병력 및 위험인자에 따라서 서로 다른 치료법이 적용될 수 있다.

국가마다 혈관외과의 수련은 다양해서 외과수료후 혈관외과를 세부전문으로 수련하는 경우도 있고 처음부터 혈관외과 전문의로 수련하는 경우도 있다. 우리나라의 경우 외과전공의 4년을 수료하여 외과전문의를 취득한 뒤 2년간의 세부전공 과정을 통해 혈관외과의사가 된다.

1. 치료항목

① 치료는 동맥 질환, 정맥 질환, 림프관 질환, 혈관외상, 혈관접근로가 있다.

㉠ 동맥 질환 : 급성의 동맥색전증 같은 질환이 대표적이며, 만성 질환은 동맥경화나 버거병과 같이 동맥이 좁아지고 막히는 질환과 동맥류라고 하여 동맥이 늘어나는 질환이 있다. 동맥류의 대표적 질환으로는 복부대동맥류가 있다.

㉡ 정맥 질환 : 급성으로 혈전증이 있고 만성적으로는 하지정맥류를 포함하여 만성정맥기능부전이 있다.

㉢ 정맥 혈전증 : 하지심부정맥 혈전증은 폐색전증으로 생명을 잃을 수 있는 위험한 질환이며 장기적으로는 하지의 만성적인 부종과 궤양을 일으키기도 한다.

㉢ 림프관 질환 : 림프부종이 있다.

㉣ 혈관접근로 : 항암 치료제의 투약을 위한 피하매몰 기구나 혈액투석을 위한 동정맥루 등이 있다.

② 혈관 질환에 대한 전체적인 관리를 하고, 막힌거나 좁아진 병변에 대해서는 혈관내 접근에 의해 재개통을 시키거나 수술적으로 우회로를 만들어준다.

㉠ 혈관이 늘어지는 동맥류 : 혈관 내 접근으로 동맥류를 배제시키거나 절제 또는 인조혈관을

이용한 혈관재건술을 시행한다.

㉡ 혈관 질환 치료 : 말초장기 및 전신에 여러 원인에 의해서 발생된 혈류 장애를 교정함으로써 말초조직에 원활한 혈액순환을 유도하게 한다. 혈관은 전신에 분포하고 있고 접근성이 쉽지 않으며, 혈관벽 손상 시 혈전을 형성하려는 특성 때문에 혈관을 다룬다.

(1) 하지정맥류

정맥은 동맥을 통해 심장에서 우리 몸 곳곳으로 공급되었던 혈액이 다시 심장으로 돌아오는 통로이다.

① 팔다리에 분포되어 있는 정맥 : [그림 3-35]와 같이 근육 사이에 놓여있는 큰 심부정맥(Deep Vein)[10]과 피부 바로 밑으로 보이는 표재정맥(Superficial Vein), 이들 두 정맥을 연결하는 관통정맥(Perforating Vein) 3가지가 있다.

② 하지정맥류 : 표재정맥이 늘어나서 피부 밖으로 돌출되어 보이는 것이다.

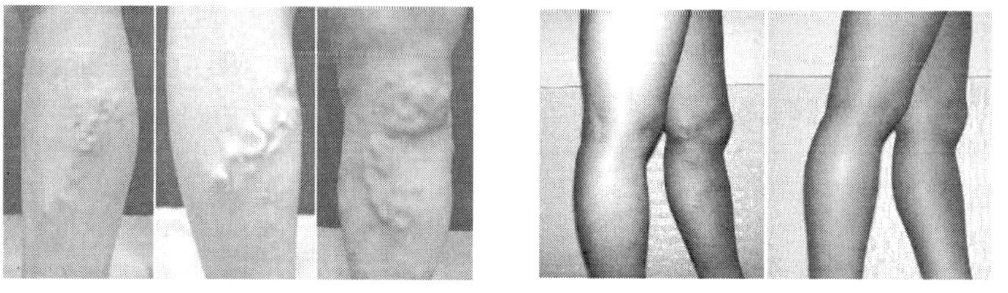

[그림 3-35] 하지정맥류

(2) 심부정맥 혈전증

하지의 정맥 내에 생긴 혈전 때문에 발생하는 질환이다.

① 떨어져 나온 피떡이 우심방, 우심실을 거쳐 폐동맥으로 흘러가 폐동맥을 막으면 폐색전증[11]을 유발할 수 있다.

② 오랜 기간 동안 침대에 누워 있거나, 외상을 입었거나, 혈전이 생기기 쉬운 여러 상황(악성종양을 가진 환자 등)에 있을 때 [그림 3-36]과 같이 하지의 정맥혈이 정체되어 심부(깊은 부위)의 정맥에 혈전이 생기는 것을 심부정맥 혈전증이라고 한다.

---

10) 심부정맥(Deep Vein) : 심장박동수가 비정상적이 되거나, 심장박동이 불규칙적으로 이루어지는 것.

11) 폐색전증 : 다리에 위치한 깊은 부위의 정맥(심부 정맥)에 혈전(혈관 안에서 혈액이 부분적으로 응고된 것)이 생기고 이것이 우심방, 우심실을 경유하여 폐의 혈관으로 이동하여 폐의 혈관을 막은 상태를 폐색전이라 한다. 색전은 혈전이 혈관을 타고 이동하여 체내의 다른 혈관을 막아 일으키는 병적인 상태이다.

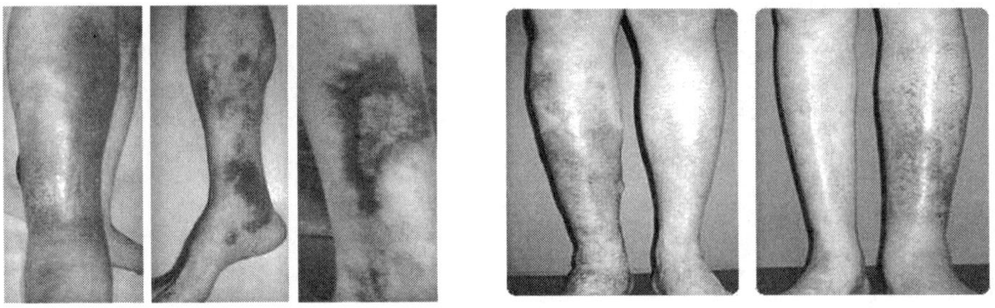

[그림 3-36] 심부정맥 혈전증

혈관외과는 〈표 3-2〉와 같이 심장의 혈관, 두개골, 흉부대동맥궁을 제외한 신체 전반의 동맥, 정맥, 임파관에 발생하는 질병, 선천성기형, 종양, 외상 등을 다룬다.

〈표 3-2〉 혈관외과에서 진료하는 질병

급성 심부정맥 혈전증, 혈전증후 증후군, 급성하지허혈증, 하지정맥류, 동맥색전증, 만성하지허혈증, 대동맥-장골 동맥폐색증, 복부대동맥, 만성신부전, 장허혈 등

(3) 관류사가 진료하는 방법

① 동맥혈 가스분석 및 심폐기능 시험 등의 진단 테스트를 수행한다.
② 공기혼합물, 가습, 공기 또는 약물로 치료를 관리하는 호흡장비 작동 및 모니터링을 한다.
③ 운영 모니터링, 유지관리와 진단 및 치료장비의 다양한 테스트를 한다.
④ 환자를 평가하고 수행 또는 기도 확보, 라인 삽입, 입 회식 및 삽관법(Intubations) 등의 개입을 지원한다.
⑤ 인공호흡 및 외부 심장마사지를 한다.
⑥ 위험이 높은 환자의 수송을 지원한다.
⑦ 감독 및 학생들과 다른 호흡기 치료사를 양성한다.
⑧ 만성호흡기환자를 위한 홈케어 프로그램에 참여하고 환자와 환자의 가족교육을 제공한다.
⑨ 심장과 폐 질환에 관련된 연구에 참여한다.

제 4 절 소아외과(Pediatric Surgery)

소아외과는 신생아를 포함한 소아에게 발생하는 다양한 질환에 대한 수술적 치료 및 기초, 임상 연구를 시행하는 외과의 한 세부전공분야이다. 소아외과는 신생아과, 소아심장과, 소아내분비과, 소아감염과 등이 있다.

소아를 다루는 의사들 사이에서 내려오는 명언으로 "소아는 작은 성인이 아니다"라는 말이 있다. 소아의 수술은 성인과 다른 해부학적, 생리적 차이를 고려하여 시행하여야 하고 고도의 전문적인 의학 기술이 요구된다. 질병에 따라 유아의 장기 대수술이 가능한 외과이다.

신생아중환자실 치료로 신생아 및 미숙아 질환, 선천성기형 등의 질환 치료 및 복강경수술도 하고 소아청소년에게 생기는 외과적 문제를 다룬다.

소아청소년은 성장기에 있고 같은 병명의 질환이라도 그 증세와 경과가 다른 경우가 많으며 치료 방법, 사용하는 장비 등에도 차이가 있다.

소아외과에서 진료하는 질병은 〈표 3-3〉과 같이 서혜부탈장, 항문 질환(치루, 항문주위농양), 장 질환(선천성 거대결장증, 쇄항, 가성 장폐쇄 증후군), 간담도 질환(담도 폐쇄증, 선천성 담관 낭종), 신생아 응급질환(기관-식도루, 횡격막 탈장 등) 및 각종 종양(양성 및 악성) 등이 있다.

〈표 3-3〉 소아외과에서 진료하는 질병

담도폐쇄증, 선천성회격막탈장, 쇄항, 선천성거대결장증, 장중첩증, 신생아괴사성장염, 선천성십이지장폐쇄증, 비후정유문협착증, 선천성식도폐색증, 갑상설관낭종, 임파관낭종, 선천성공장-회장폐쇄증 등

제 5 절 심혈관외과(Cardiovascular Surgery)

심장혈관 질환에 대한 진단 및 치료, 예방과 관련된 업무를 수행할 수 있는 능력을 갖추기 위해 심장혈관계의 구조와 기능을 파악하고 주요 심장 질환과 혈관 질환의 병태생리를 이해하여 심장혈관 환자진료에 활용할 수 있도록 해주는 학문이다. 심장혈관계 질환을 진단하기 위한 검사방법 및 해석에 대해 경험을 쌓아야 하며 [그림 3-37]과 같이 혈액 및 조혈기관의 정상, 비정상 상태에 관한 기본 지식과 병인, 병변, 병태 생리를 이해하여 혈액 질환의 진단, 예방, 치료에 활용할 수 있도록 하는 과이다.

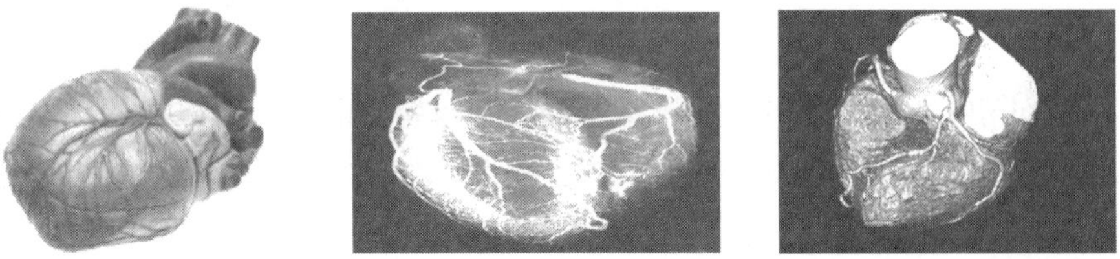

(a) 심장혈관 모형　(b) 심장혈관 조형술　(c) 심장혈관 CT촬영 모습

[그림 3-37] 혈관 모습

심혈관외과의사(Cardiovascular Surgeon)는 고혈압, 허혈성심장 질환, 관상동맥 질환, 협심증, 심근경색증, 죽상경화증(동맥경화증), 부정맥, 뇌혈관 질환, 뇌졸중, 부정맥 등을 치료하는 의사이다.

심장병은 선천성심장병과 후천성심장병이 있으며 심장의 구조를 심장근육, 심장혈관, 판막, 심장전기 신호를 담당하는 전도계[12]로 나눌 수 있고 심장병도 각 부위에 생기는 질환들로 분류할 수 있다.

1. 치료항목

심혈관외과(Cardiovascular Surgery) 학과에서 치료하는 항목은 고혈압, 허혈성심장 질환, 죽상경화증, 뇌혈관 질환, 부정맥 등이 있다.

---

12) 전도계 : 심장이 자율적으로 율동적인 운동을 하면서 일정한 흥분을 심근(心筋)에 전달하는 계통이다.

① 심장의 박동은 심방(心房)과 심실(心室)의 공통된 리듬으로 위상적(位相的) 차이를 가지고 수축 · 확장을 되풀이하는데, 심박수(心搏數)가 일정하지 않은 것은 자극 전도계의 기능이 필요에 따라 변화하기 때문이다.

② 자극 전도계는 다음과 같이 이루어져 있다.

㉠ 동결절(洞結節) : 우심방 대정맥 개구부(開口部) 앞쪽의 심외막(心外膜) 바로 밑에 있는 띠 모양의 것으로서 심박동의 조절 기능을 한다.

㉡ 동결절에서 발생한 규칙적인 자극은 좌 · 우 심방에 전달되어 심방을 수축시킨다.

㉢ 심방수축의 자극이 우심방의 관상정맥 동구 앞 심내막 밑에 있는 방실 결절(房室結節)에 전달된다. 이 방실 결절은 방실 경계 가까이에 있는 비후부(肥厚部)인데, 자극전도 속도는 여기서 일단 느려진다.

㉣ 방실결절에서부터 자극전도 섬유속인 방실속(房室束 : 히스속)이 나와 심실중격(心室中隔 : 실간중격) 위쪽에서 좌 · 우 각(脚)으로 갈라져 밑으로 내려간다.

㉤ 각 가지는 더욱 밑으로 뻗어 내려가서 푸르키니에(Purkinje) 섬유가 된다. 이상의 경로를 통하여 자극이 심실근에 전달되어 이것을 수축시킨다.

③ 전도계의 전도 속도가 느려지거나 전도 불능해지면 블록(Block) 상태가 된다.

④ 방실결절 방실속 등도 자동 능력을 갖고 있어서, 블록에 의하여 위로부터의 자극이 전달되지 않으면 이들 스스로가 조절 역할을 하여 심수축 작동을 조정한다.

⑤ 결절성 조율(結節性調律) 및 심실성 조율은 그 예이다.

㉠ 동결절은 자율신경의 지배를 받고 있어서 운동이나 정서적 흥분시에는 중추로부터의 교감신경 자극에 의하여 동(洞)의 리듬과 심박동 수를 높인다.

㉡ 부교감신경의 긴장은 '동리듬'을 헐겁게 한다.

(1) 고혈압

혈압이 정상치보다 높은 상태이며 [그림 3-38]과 같이 측정한 혈압의 평균치에서 수축기혈압 140[mmHg] 이상이거나 확장기혈압 90[mmHg] 이상이면 고혈압으로 진단한다.

① 고혈압의 원인 : 유전적인 요인인 본태성(일차성), 기존 질환으로 인한 속발성(이차성)으로 나누어지고 그 외에 임신성 고혈압, 고혈압 응급증, 고혈압 긴급증 등이 있다.

② 기본 검사 : 혈액 검사, 흉부 X-선 검사, 혈청전해질 검사, 혈청요산치, 소변배양 검사, 혈액지질 검사가 있고 특수 검사로는 혈관촬영 검사, 신장동위원소 촬영, 호르몬 검사 등을 들 수 있다.

③ 치료 : 고혈압이 심한경우 항고혈압 치료를 해야 하고 너무 갑자기 혈압을 떨어뜨리는 경우에는 저혈압과 관련된 중추신경계의 영향을 미칠 수 있으므로 점차적으로 혈압을 내리는 것이 좋다.

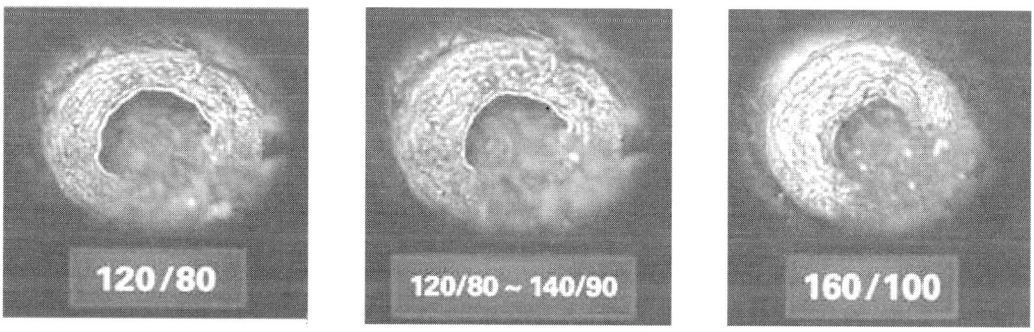

(a) 정상혈압 (b) 고혈압 1기 (c) 고혈압 2기

[그림 3-38] 고혈압

(2) 허혈성심장 질환

혈액을 공급받아 영양분과 산소를 얻어 심장에 공급해주는 혈관을 관상동맥이라고 하는데 관상동맥이 좁아지거나 막힘으로 인해 혈액을 공급받지 못하여 심장이 재기능을 못할 때 나타나는 질환으로 관상동맥 질환이라고도 한다.

① 관상동맥 질환(허혈성심장 질환) : 임상적으로는 협심증, 심근경색증 또는 급사(심장돌연사)로 나타난다.

② 관상동맥이 좁아지는 원인 : 혈관 벽에 콜레스테롤과 같은 지방질이 쌓이는 죽상경화증(Atherosclerosis)과 이에 동반된 혈전(Thrombus) 때문이다(그림 3-39).

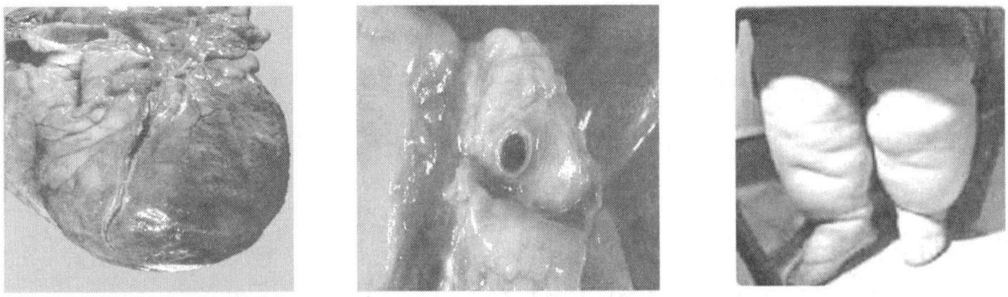

(a) 관상동맥 혈전증 (b) 급성 혈전증 (c) 심부정맥 혈전증

[그림 3-39] 혈전증

③ 위험인자 : 고지혈증, 흡연, 고혈압, 당뇨병, 비만 등이 있다.

㉠ 협심증(Angina Pectoris) : 죽상동맥경화 및 혈전에 의해 관상동맥의 내부지름이 좁아져 심근의 혈류공급에 장애가 생기는 경우 관상동맥이 좁아져 있기는 하지만 협심증환자도 휴식 중에는 어느 정도 심장근육에 혈액공급이 이루어진다.

ⓐ 운동을 하거나 힘든 일을 하는 경우 정신적으로 심한 스트레스를 받을 경우에는 요구하는 혈액(영양분과 산소)의 양이 증가하게 되며, 관상동맥이 좁아져 있으므로 혈액공급을 증가시키는 데 한계가 있기 때문에 상대적으로 심장으로 가는 혈액량이 심장이 필요로 하는 양보다 부족한 상태가 되어 가슴에 통증을 느끼게 된다.

ⓑ 충분한 휴식을 취하면 심장이 요구하는 혈액량이 감소하게 되므로 증상이 사라진다.

ⓒ 혈관 조영술을 이용하여 [그림 3-40]과 같이 혈관을 촬영한 사진이다.

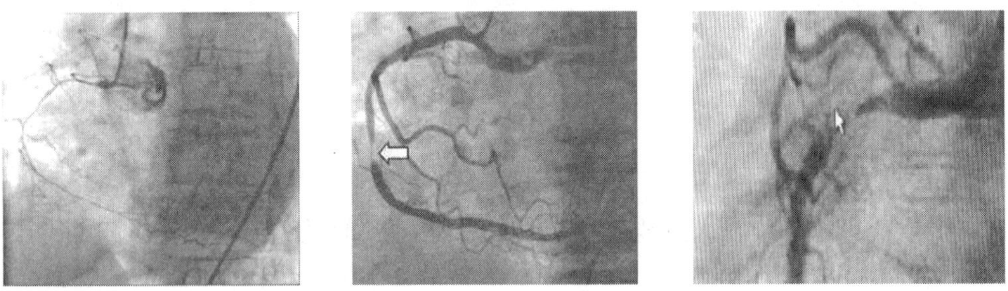

[그림 3-40] 협심증(혈관 조영술 상의 혈관 수축 사진)

㉡ 심근경색증(Myocardial Infarction) : 죽상동맥경화로 협착이 일어난 관상동맥에 갑자기 혈전이 생기고, 이로 인해 심장근육으로 가는 혈류가 [그림 3-41]과 같이 완전히 차단되어 발생하게 된다.

ⓐ 휴식을 취하더라도 가슴 통증이 사라지지 않으며, 심장근육에 혈액이 30분 이상 공급되지 않으면 해당 부위의 근육세포가 죽게 되고 심장 근육세포가 죽은 부위는 기능을 전혀

할 수 없으므로 심장의 펌프기능이 떨어져 심부전(심장 기능 저하 상태)으로 진행될 수 있다.

ⓑ 급사(심장 돌연사) : 그대로 증상이 나타난 지 1시간 이내에 사망하는 경우이다.

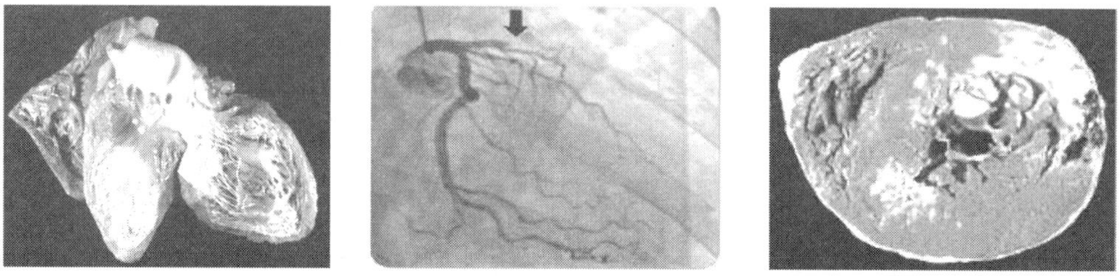

(a) 심근경색증 초기 (b) 심근경색증 환자의 관상동맥 (c) 심근경색에 의한 심근손상

[그림 3-41] 심근경색증

(3) 죽상경화증(동맥경화증)

혈관의 안쪽을 덮고 있는 내막에 콜레스테롤이 침작하거나 내피세포의 증식으로 인해 혈관이 좁아지고 혈관벽이 [그림 3-42]와 같이 딱딱해지는 질환이다.

① 동맥경화증은 혈관의 중간층에 퇴행성 변화가 일어나서 섬유화가 진행되고 혈관의 탄성이 줄어드는 노화현상의 일종이다. 이 때문에 수축기 고혈압이 초래되어 심장근육이 두꺼워지는 심장비대 현상이 나타나게 된다.

② 최근에는 죽상경화증과 동맥경화증을 혼합하여 죽상동맥경화라고도 한다.

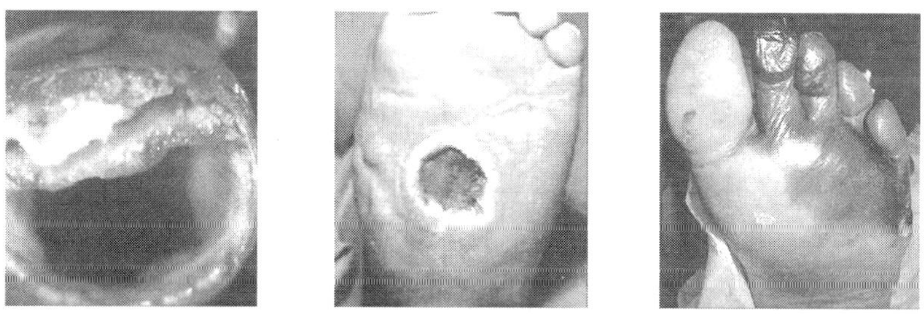

[그림 3-42] 죽상경화증

(4) 뇌혈관 질환(뇌졸중)

뇌혈관이 막히거나 출혈로 인해서 뇌에 혈액공급이 차단되어 뇌가 정상기능을 하지 못할 때 발생하는 질환으로 [그림 3-43]과 같이 뇌혈관이 동맥경화나 혈전으로 막혀 혈류의 장애가 생기는 허혈성 뇌졸중(뇌경색)과 고혈압 등으로 뇌혈관에 출혈이 생기고 그 출혈에 의해 혈액공급이 차단되는 출혈성 뇌졸중(뇌출혈)으로 구분된다.

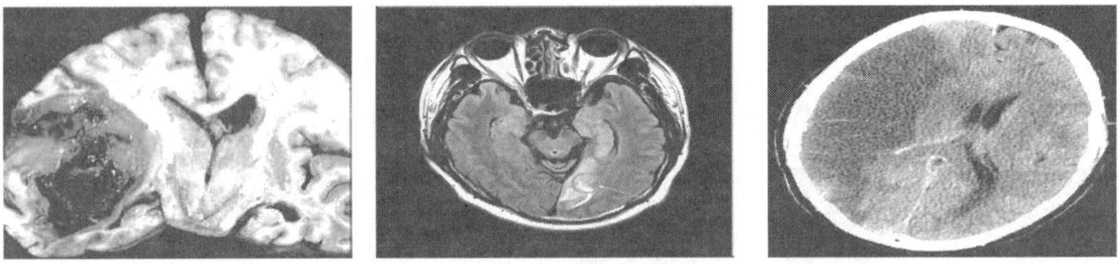

(a) 뇌출혈 뇌졸중　　(b) 급성뇌경색　　(c) 뇌졸증현상이 보이는 CT 촬영

[그림 3-43] 뇌졸중

① 허혈성 뇌졸중 : 뇌혈관에 폐색[13]이 발생하여 뇌에 공급되는 혈액량이 감소하면 [그림 3-44]와 같이 뇌조직이 제기능을 하지 못하게 된다.

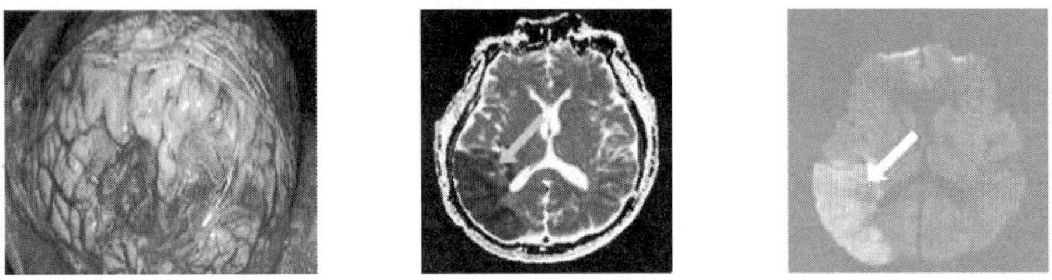

(a) 뇌경색으로 죽은 조직　　(b) 급성 허혈성 뇌경색 MRI

[그림 3-44] 허혈성 뇌졸중

㉠ 뇌혈류 감소가 일정 시간 이상 지속되면 뇌조직의 괴사[14]가 시작되어 회복 불가능한 상태에 이를 때 뇌경색(Cerebral Infarction)이라고 한다.

㉡ 뇌혈류 감소에 의해 뇌기능에 이상이 생겼지만, 적절한 치료를 통해 충분한 뇌혈류가 다시 공급되어 뇌조직의 괴사 없이 뇌기능이 회복되었을 때를 일과성 허혈성발작(Transient Ischemic Attack)이라고 한다.

② 출혈성 뇌졸중(뇌출혈) : 두개 내에 출혈이 있어 생기는 모든 변화이다.

㉠ 급성 경막하 출혈, 만성 경막하 출혈, 경막외 출혈 등 두부외상과 직 · 간접적으로 연관이 있는 외상에 의한 출혈과 고혈압성 뇌출혈, 뇌동맥류, 뇌동정맥 기형, 뇌종양 출혈 등과 같은 자발성 뇌출혈로 구분한다.

㉡ 고혈압성 뇌출혈은 만성 고혈압과 관련 있는 경우가 많으며 [그림 3-45]와 같이 혈압 상승의 정도 및 기간과 관련이 있다. 출혈 부위에 따라 피각출혈, 시상출혈(Thalamic Hemorrhage), 피질하출혈(Subcortical Hemorrhage), 뇌교출혈(Pontine Hemorrhage), 소뇌출혈

13) 폐색 : 혈관 등을 이루는 관이 막히는 경우이다.

14) 괴사 : 조직이나 세포의 일부가 죽는 것이다.

(Cerebellar Hemorrhage)로 나눌 수 있다. 이는 전체 뇌졸중 가운데 약 10[%]를 차지하며 나이, 고혈압, 뇌경색, 관상동맥 질환, 당뇨 등이 그 위험인자로 알려져 있다.

㉢ 대부분 50대에서 60대에 주로 발생하며 성별의 차이는 거의 없다.

㉣ 고혈압성 뇌출혈은 뇌내출혈을 초래하여 약 40[%] 정도의 사망률을 보인다.

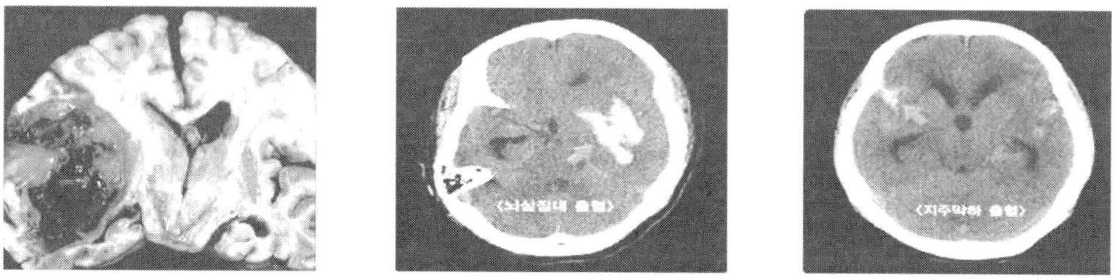

(a) 중 풍　　(b) 뇌실질내 출혈　　(c) 지주막하 출혈

[그림 3-45] 출혈성 뇌졸중

(5) 부정맥

맥박이 불규칙하거나 비정상적인 상태이며 심장의 전기적 신호의 발생과 전달에 이상이 생기면서 발생된다.

① 기본적으로 심전도 검사를 하여 진단을 하며 [그림 3-46]과 같이 측정된 전기신호가 규칙성을 가진 정상속도가 반복되는 경우를 정상으로 본다.

② 치료법 : 맥박이 심하게 빠른 경우는 약물을 사용하여 전기신호의 발생이나 전달의 억제를 목표로 하는 치료법과 맥박이 심하게 느린 경우는 인공심장박동기[15]를 삽입한다.

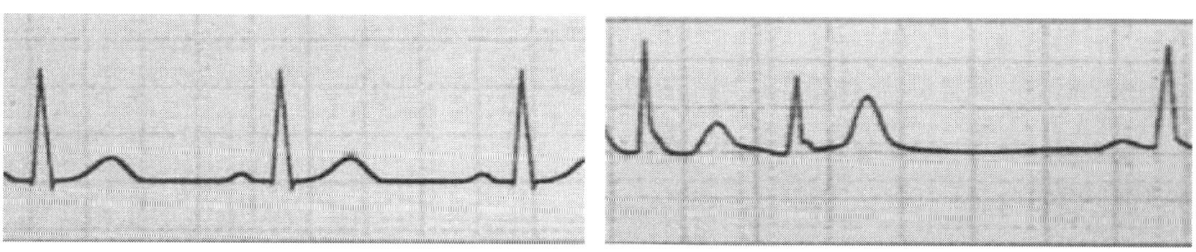

(a) 정상 심전도　　(b) 부정맥 심전도

[그림 3-46] 부정맥

15) 인공심장박동기 : 정상적 기능을 하지 못하는 심장 안의 발전기를 대신하여 전기 신호를 발생시켜 주어 심장박동의 규칙성을 유지해 주는 역할을 한다.

제 6 절 심장병학과(Cardiology)

순환기 질환 중 심장의 장애와 질환의 진단·치료를 전문으로 하는 의학 분야이다.

병변 부위로는 심내막, 심근, 심막 등이 있으며 각각 심내막염, 심장판막증, 심근염, 심근경색, 심막염, 선천성 심장 질환 등이 포함된다.

고주파를 이용하는 절제술로 위험요소를 제거하며, 이후 심장 질환 관리의 필수적인 과정으로 심장재활치료를 포함하여 진행한다. 이외에 심장박동기 시술, 제세동기 시술 등이 있으며, 우리 몸의 가장 중요한 부분인 만큼 자가응급치료법을 발달시켰다. [그림 3-47]은 심장의 모습과 심장수술장면이다.

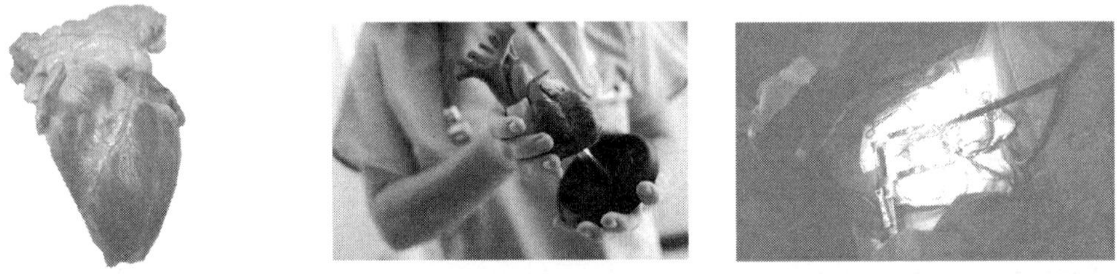

(a) 심장의 실제모습　　(b) 심장모형　　(c) 심장수술장면

[그림 3-47] 심장 및 수술장면

1. 치료항목

심장병학과에서 치료하는 항목에는 관상동맥 질환, 염증성 심질환, 심장판막 질환 등이 있다.

(1) 관상동맥 질환

심근에 산소와 영양분을 공급하는 관상동맥이 경화증으로 인하여 혈전[16]이 형성되어 [그림 3-48]과 같이 관이 좁아지거나 막힘으로 인한 질환이다. 종류에는 협심증[17]과 심근경색[18]이 있다.

16) 혈전 : 혈액이 혈관 내에서 굳어져 생긴 혈액 응괴상태이다.

17) 협심증 : 관상동맥이 좁아져 갑작스럽게 통증을 느끼는 상태이다.

18) 심근경색 : 심장혈관이 좁아지거나 막힘으로 인하여 심장에 산소와 영양공급이 급격히 줄어들어서 심장 근육의 조직이나 세포가 죽는 (괴사) 상황이다.

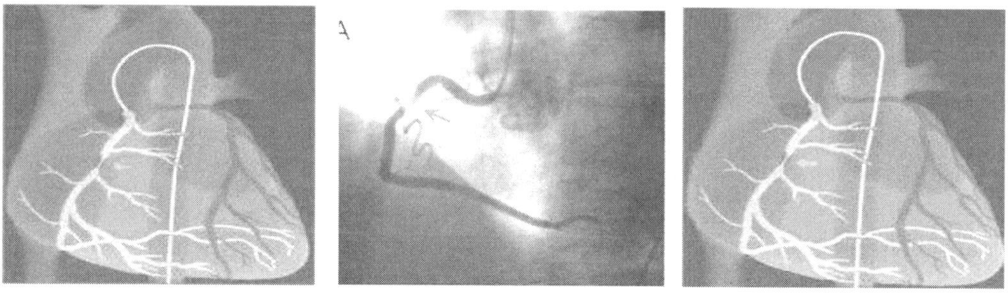

[그림 3-48] 수축한 관상동맥

① 협심증 : 심장은 심장혈관(관상동맥 : Coronary Artery)에 의해 산소와 영양분을 받으며 활동하는데 동맥경화증, 혈전증, 혈관의 수축 및 연축(Spasm) 등의 원인에 의해 관상동맥 중 한 곳에서라도 급성이나 만성으로 협착[19]이 일어나는 경우, 심장 전체 또는 일부분에 혈류공급이 감소하면서 [그림 3-49]와 같이 산소 및 영양공급이 급격하게 줄어들어 심장근육이 이차적으로 허혈 상태에 빠지게 되는 것이다.

㉠ 협심증에는 동맥경화증 때문에 만성적으로 협착이 되어서 생기는 만성(안정형) 협심증

㉡ 죽상경화병변이 파열되면서 혈전에 의해 협착이 심해져서 생기는 불안정형 협심증

㉢ 죽상경화병변이 별로 없음에도 불구하고 혈관연축에 의한 혈류장애가 발생되어 생기는 변이형(이형성) 협심증

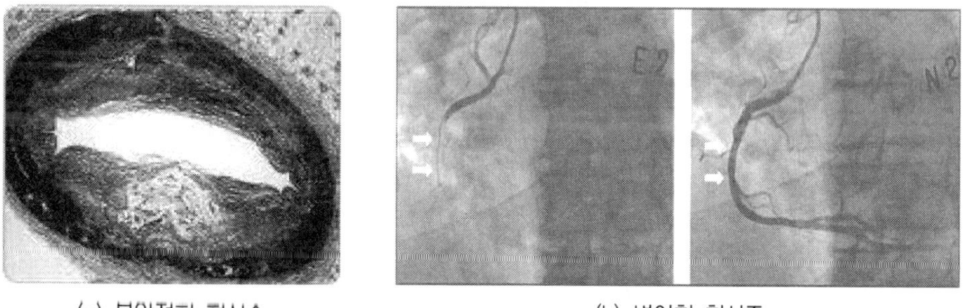

(a) 불안정형 협심증 (b) 변이형 협심증

[그림 3-49] 협심증

② 심부전 : 심장의 기능저하로 신체에 필요한 혈액량을 공급하지 못해서 발생되는 질환이다. [그림 3-50]과 같이 관상동맥 질환, 심장판막 질환, 고혈압 등이 주원인이다.

19) 협착 : 수축 등의 원인에 의해 혈관 등의 통로의 지름이 감소하는 것이다.

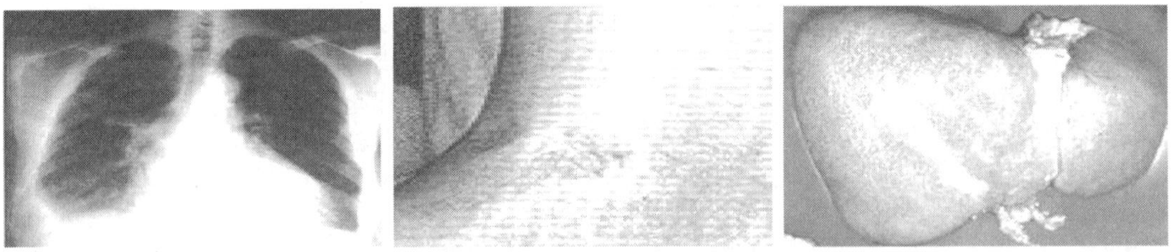

(a) 심부전 환자의 X-ray (b) 심부전증 환자의 함요부종 (c) 간 비대

[그림 3-50] 심부전 X-ray 촬영 및 증상

(2) 염증성 심질환

세균이나 바이러스로부터 심장내부로부터 감염되어 염증이 생기는 질환이다. [그림 3-51]은 각종 염증성 심질환을 보여준다.

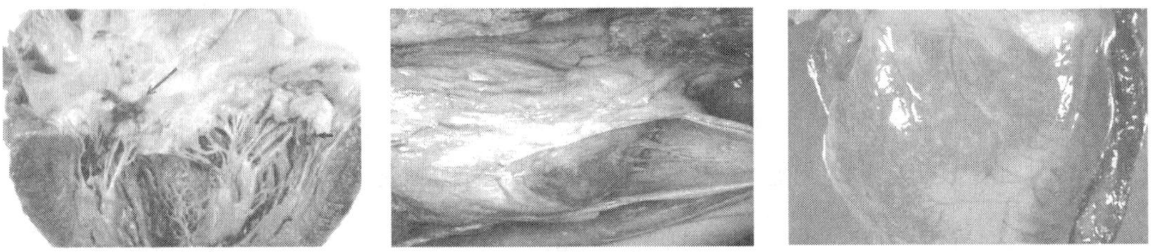

(a) 감염성 심내막염 (b) 심낭염 (c) 심근염

[그림 3-51] 염증성 심질환

① 류마티스성 심장질환(Rheumatic Heart Disease) : 류마티스성열(Rhematic Fever)[20]로 인하여 심장판막에 손상이 생겨서 판막이 꽉 닫히지도 완전히 열리지도 않는 상태이다(그림 3-52).

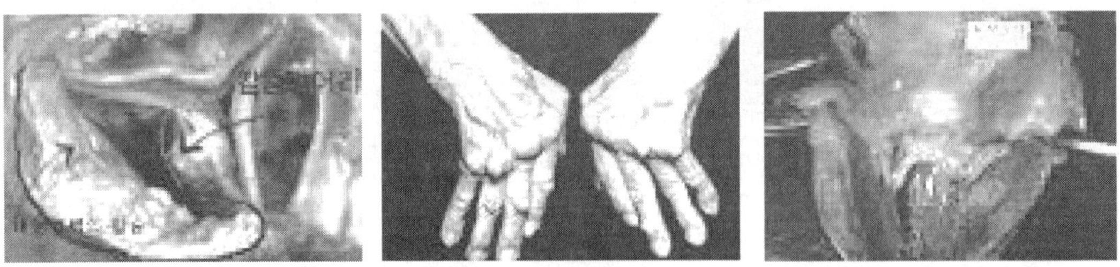

(a) 류마티스성 열 (b) 류마티스 환자 (c) 류마티스성 심장질환

[그림 3-52] 류마티스성 심장질환

② 감염성 심내막염(Infective Endocarditis) : 심내막 또는 심장판막 등에 세균으로부터 감염되어 [그림 3-53]과 같이 염증이 생기는 질환이다.

---

20) 류머티스성 열 : A군 연쇄상구균(Group A Streptococcus) 감염 후에 생기는 일종의 후유증이다.

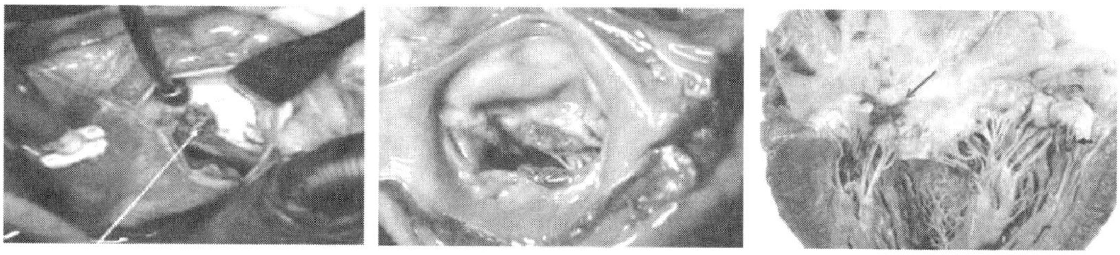

[그림 3-53] 감염성 심내막염

③ 심낭염(Preicarditis) : 심장을 둘러싸고 있는 두 겹의 막(섬유심장막, 장막심장막)으로 이루어진 주머니인 심낭에 [그림 3-54]와 같이 염증이 생기는 질환이다.

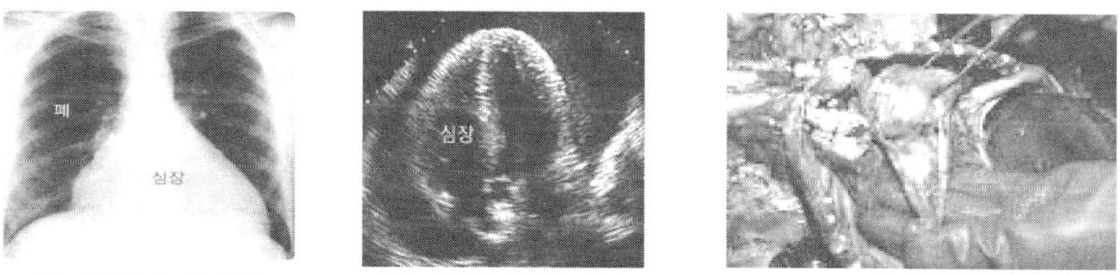

(a) 심낭염 X-선 사진 (b) 심낭염 초음파 사진 (c) 심낭염

[그림 3-54] 심낭염

④ 심근염(Myocarditis) : 바이러스나 세균에 의한 감염성, 약물이나 주변 환경에 의한 독성, 면역학적 이상으로 급성 · 만성으로 심장근육 전체 또는 일부에 염증이 생기는 질환이다(그림 3-55).

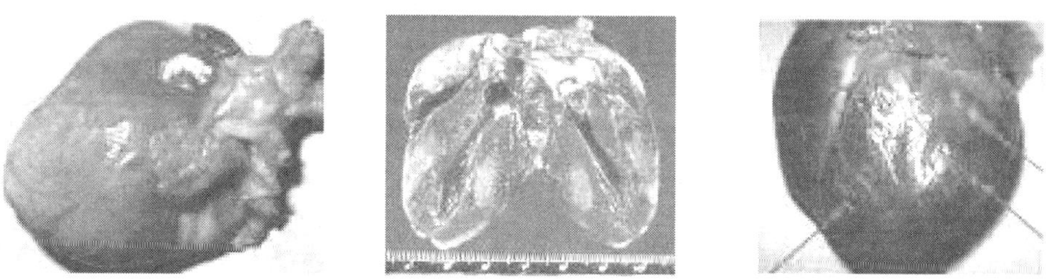

[그림 3-55] 심근염

⑤ 매독성 심질환 : 매독균에 의한 감염으로 [그림 3-56]과 같이 발생하는 심장질환이다.

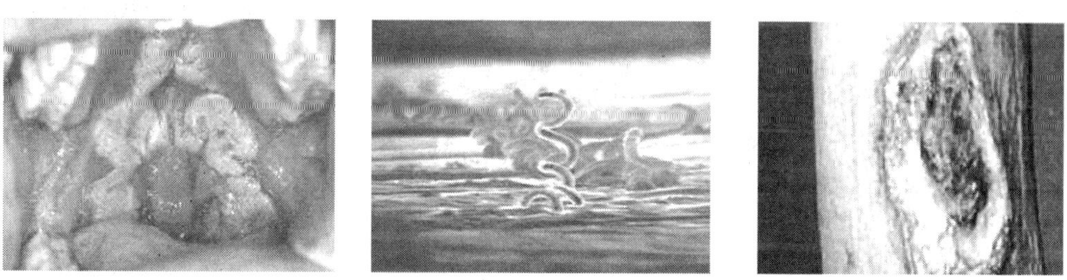

[그림 3-56] 매독성 심질환(매독균)

(3) 심장판막 질환

심장판막에 문제가 생겨 혈액의 흐름을 방해하는 질환으로 판막협착증은 잘 열리지 않아서 혈액이 잘 통과하지 못하는 상태, 판막 폐쇄부전증은 잘 닫히지 않아서 혈액이 역류하는 상태이다. [그림 3-57]은 여러 심장 질환을 나타낸 사진이다.

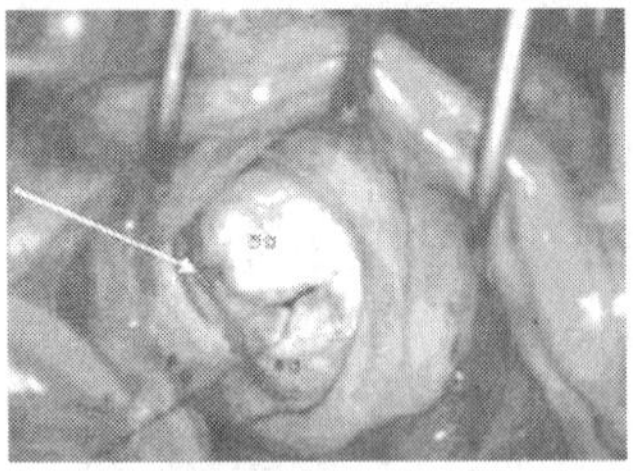

(a) 승모판막협착증

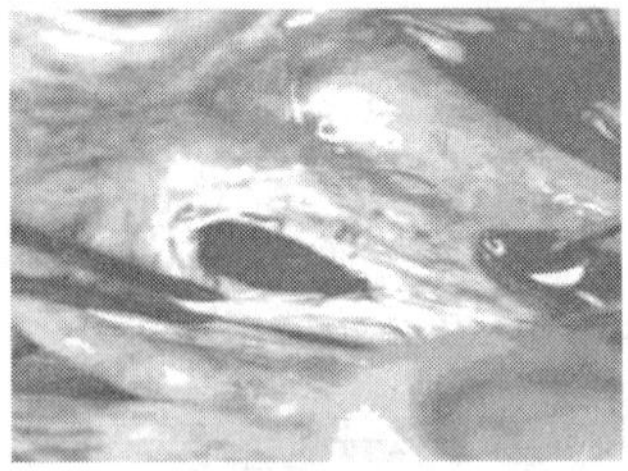

(b) 심방중격결손증

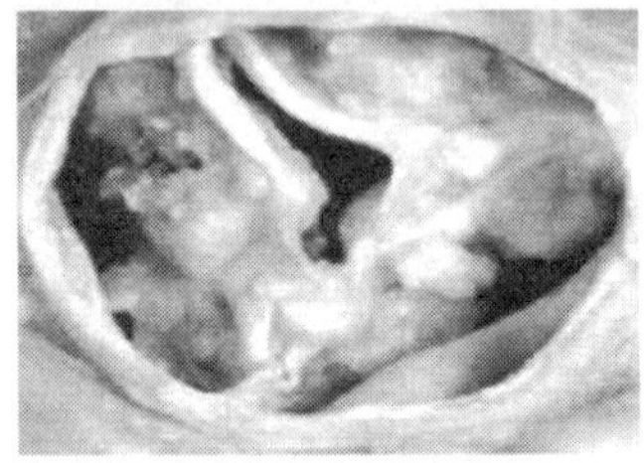

(c) 대동맥판막협착증

[그림 3-57] 심장 질환

① 승모판막 질환 : 좌심방과 좌심실 사이에 존재하는 승모판막이 잘 열리지 않고 좁아지거나 잘 닫히지 않아 [그림 3-58]과 같이 혈류가 좌심실에서 좌심방으로 역류하는 질환이다.

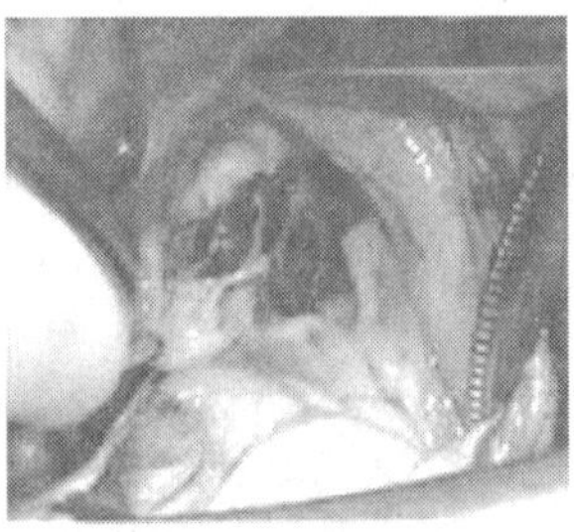

(a) 승모판막 폐쇄

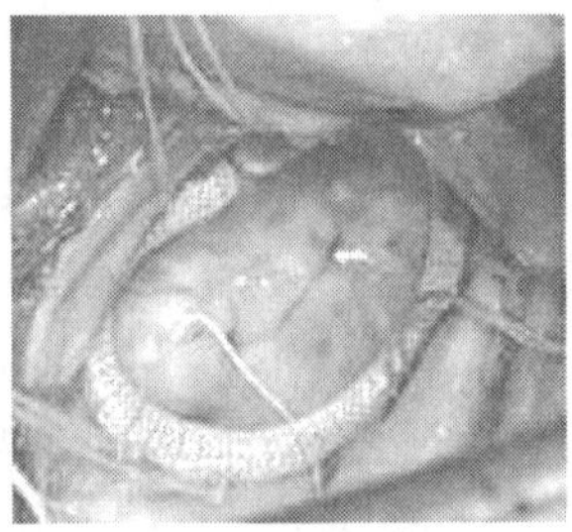

(b) 판막 성형술

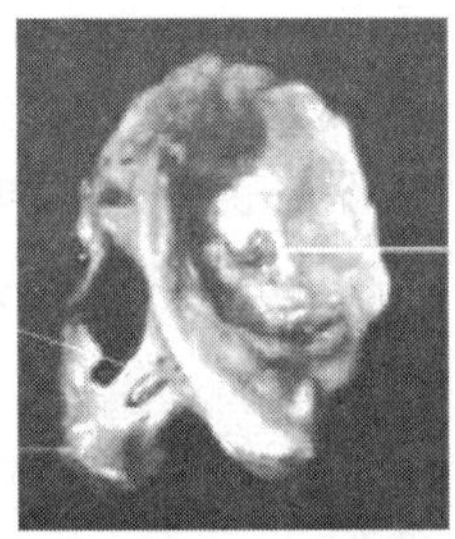

(c) 승모판막 협착증

[그림 3-58] 승모판막 질환

② 대동맥판막 질환 : 대동맥판막이 좁아져서 좌심실에서 대동맥으로 혈류가 충분하게 나가지 못하거나 완전히 닫히지 않아 [그림 3-59]와 같이 대동맥으로 나가는 피의 상당량이 좌심실로 역류하는 상태이다.

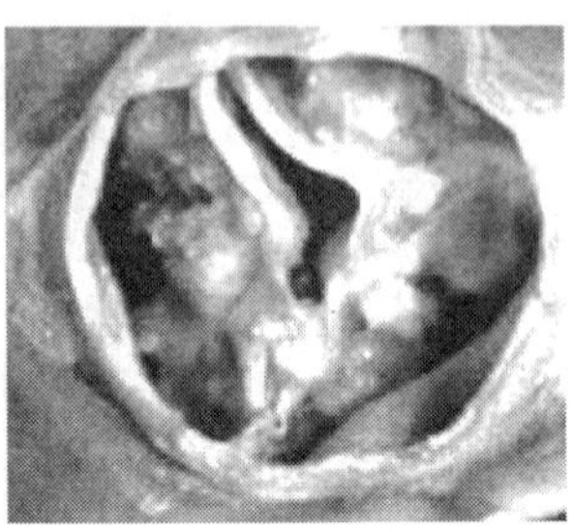

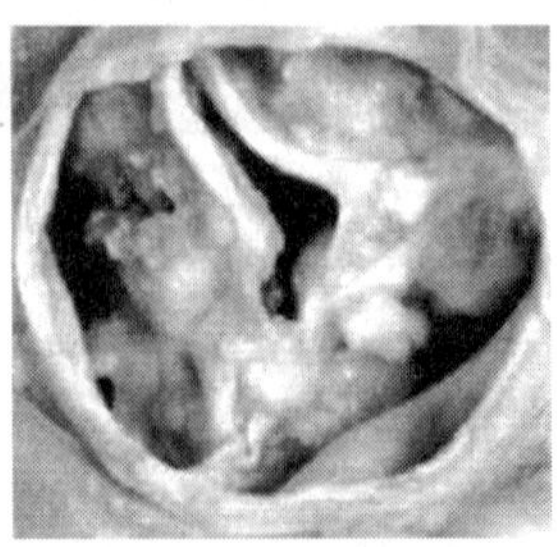

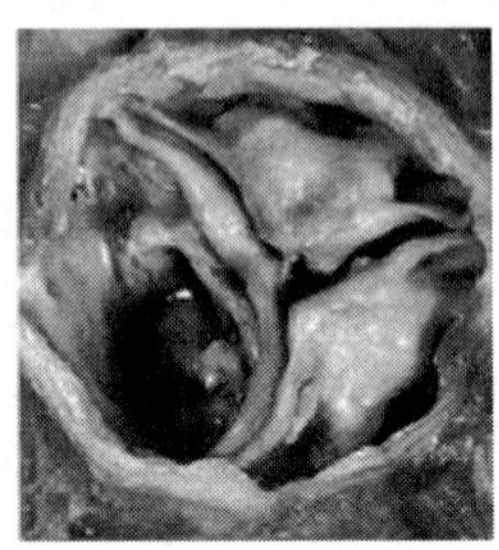

[그림 3-59] 대동맥판막 질환

③ 삼첨판막 질환 : 우심방과 우심실 사이에 있는 삼첨판막에 이상이 생기는 질환으로 [그림 3-60]과 같이 판막이 좁아지면서 발생되는 삼첨판막 협착증과 판막 수축 시 완전히 닫히지 않아 혈액을 역류시키는 삼첨판막 폐쇄부전증으로 나뉜다.

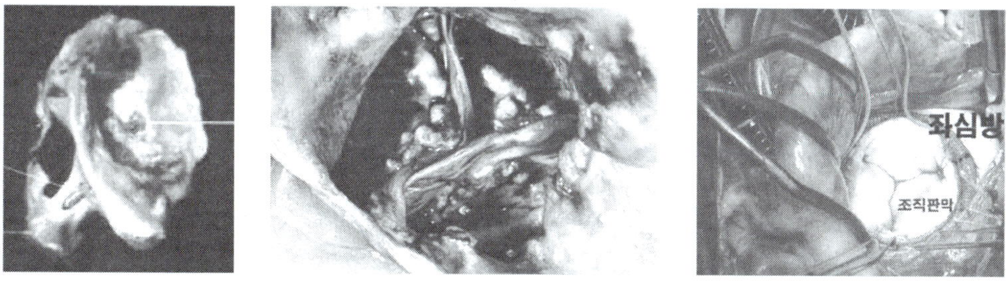

[그림 3-60] 삼첨판막 질환

④ 폐동맥판막 질환 : 폐동맥 판막에 이상이 생기는 질환으로 판막이 좁아지면서 발생되는 폐동맥판막 협착증과 판막 수축 시 완전히 닫히지 않아 [그림 3-61]과 같이 혈액을 역류시키는 폐동맥판막 폐쇄부전증으로 나뉜다.

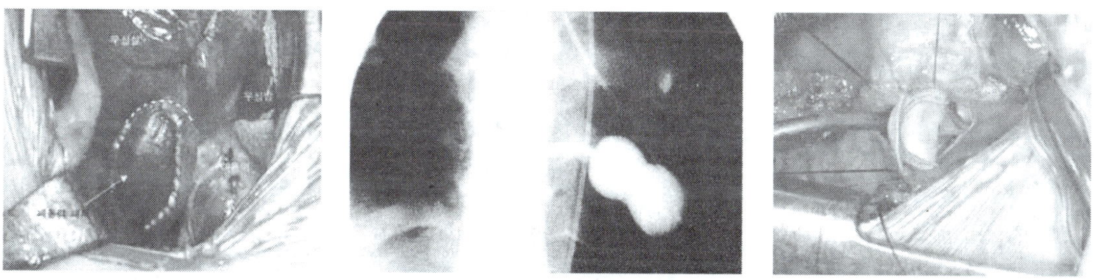

(a) 폐동맥판막 협착증 (b) 폐동맥판막 풍선 확장술 (c) 폐동맥 판막 치환술

[그림 3-61] 폐동맥판막 질환

제 7 절 위장병학과(Gastroenterology)

입안, 목안, 식도, 위, 작은창자, 큰창자와 같은 위창자관과 이자 또는 침샘 따위를 비롯한 여러 가지 소화샘들의 구조나 원리 또는 여러 가지 병의 치료와 예방을 전문적으로 연구하는 의학의 한 분야이다.

위장병의 종류는 위궤양, 위염 등이 있으며 발병 원인은 주로 불규칙한 식사 습관, 지나치게 자극적인 음식 및 잦은 알코올 섭취이고 이러한 병이 지속될 경우에는 암 유발의 원인이 된다.

치료는 가벼운 경우 제산제[21], 소화제로 해결하지만 심각한 경우 수술을 하기도 한다.

위 질환은 크게 세가지로 나눌 수 있는데 ① 기능적 위질환(공기연하증(空氣嚥下症)[22] · 유문경련(幽門痙攣)[23] · 위(胃)아토니[24]), ② 기질적 위질환(위암 · 위궤양 · 위염(급성 및 만성) · 위확장 · 위의 양성종양 등), ③ 위의 형상이나 위치의 이상(선천적 유문협착(幽門狹窄)[25] · 위게실(胃憩室 : 噴門部)[26] · 위하수증 등)이 있다.

위 질환의 증세는 매우 다양하며 특히 각종 위 질환에는 공통되는 점이 많고 자각증세가 분명하지 않을 때도 있으며, 증세에 의한 진단은 신중을 요하는 일이 많다.

위 질환의 진단은 증세에 확인뿐만 아니라 시진(視診) · 촉진(觸診) · 타진(打診) · 청진(聽診) · 압진(壓診) 등의 이학적(理學的) 검사에 이어 위 X-선검사 · 위내시경 · 위카메라 · 위액검사, 위점막 생검(生檢) 및 세포진단(細胞診斷), 혈액검사 · 검변(檢便) 등을 필요에 따라 행하여 병력이나 이학적 소견과 함께 종합 진단을 내린다.

1. 치료항목

(1) 위궤양(소화성궤양)

위장 점막이 흡연, 스트레스, 약제, 헬리코박터균의 감염, 악성종양 등에 의해 손상되어 표면에 있는 점막층보다 깊이 패이면서 점막근층 이상으로 손상이 진행된 상태이다.

소화성궤양은 점막을 보호하는 방어인자와 점막손상을 유발하는 공격인자의 균형이 깨지면서 발생하는 궤양이고 대개 재발과 자연적 치유를 반복하는 경과를 보이며, 십이지장궤양과 달리 위궤양은 악성종양에서 나타나는 경우도 있으므로 단순 소화성궤양으로 일반화하기에는 문제가 있다(그림 3-62).

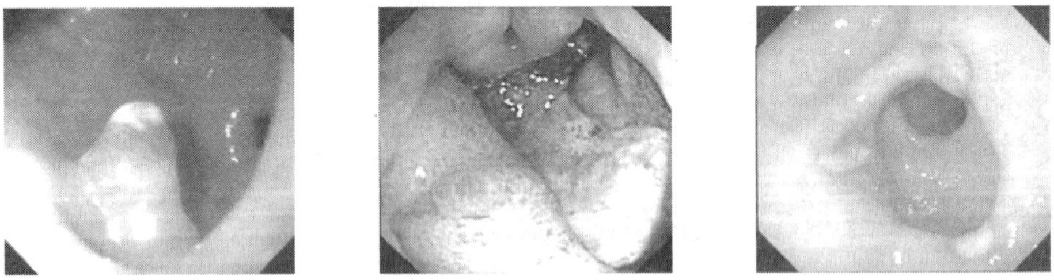

[그림 3-62] 위궤양

21) 제산제 : 위산(위액 중의 염산)을 화학적으로 중화시켜 위산에 의한 복통을 완화시키는 약제이다.
22) 공기연하증(Aerophagia) : 위속에 들이 마신 공기의 양이 많아서 장내에 가스가 차는 질환이다.
23) 유문경련 : 위의 한부분인 유문부에 질병이 없는데도 경련성 수축을 일으켜 구토가 나는 현상이다.
24) 위아토니(Gastric Atony) : 위의 긴장력이 떨어져 위가 가늘고 길게 늘어져 있는 상태이다.
25) 유문협착증(Pyloric Stenosis) : 유문부의 통로가 좁아져서 위액이나 음식물이 잘 통과하지 못하는 병이다.
26) 위게실(Gastric Diverticulum) : 위의 일부가 확장되어 위가 돌출된 상태이다.

(2) 위 염

위 점막에 [그림 3-63]과 같이 염증이 생기는 염증성 질환이다. 크게 급성위염과 만성위염의 두가지 형태로 나눌 수 있다.

① 급성위염 : 헬리코박터균에 처음 감염되었을 때 그 외에 세균, 바이러스, 기생충, 진균 등에 감염되었을 경우 발생한다.

㉠ 심한 화상을 입거나 뇌를 다친 경우에도 스트레스에 의해 급성위염이 나타날 수 있으며, 알코올이나 약물에 의해 나타나기도 한다.

㉡ 주로 복통, 소화불량, 트림, 구토 등의 증상과 관련 있는 위염은 이러한 원인으로 유발되는 급성 위염인 경우가 많다.

② 만성위염 : 여러 염증의 원인이 지속적으로 작용할 때 나타나는 증상이며 위장 점막에 파고드는 염증세포의 종류가 급성 위염과 다르고, 위장 점막 분비선의 변화를 동반한다는 점 역시 급성 위염과 구별된다. 주원인은 헬리코박터균 감염, 약물, 흡연, 만성적인 알코올 섭취, 불규칙한 식사 습관에 의한 담즙역류, 위절제술 등을 들 수 있다.

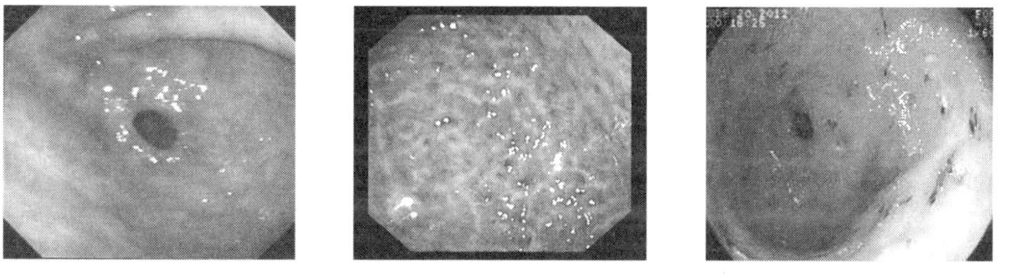

[그림 3-63] 위 염

(3) 위암(위선암)

위장 점막조직에서 발생한 세포가 선암성 변화를 보이면서 종괴(종양 덩어리)를 만들거나 악성궤양을 만드는 암으로, 위의 가장 안쪽을 싸고 있는 점막에서 발생하여 혹의 형태로 커지면서 주로 위벽을 관통하고 위 주위의 림프절로 옮겨가서 성장한다(그림 3-64).

① 조기위암과 진행위암을 구분한다.

㉠ 조기위암 : 림프절로의 전이 유무에 관계없이 암세포가 점막 또는 점막하층에 국한된 경우이며, 진행위암에 비해 위벽 침습이 깊지 않고 림프절의 전이도 적기 때문에 적절히 치료할 경우 90[%] 정도에서 완치를 기대할 수 있다.

㉡ 진행위암 : 암이 점막하층을 지나 근육층 이상을 뚫고 들어갔을 경우이며, 암이 위 주위의 림프절에 퍼져 있거나 간, 췌장, 횡행결장[27] 및 비장 등의 주변 장기로 직접 침습해 있거나

27) 횡행결장 : 상행결장에서 하행결장으로 이어지는 결장의 일부이다.

림프관 또는 혈관을 따라서 간, 폐, 뼈 등으로 전이되어 있을 가능성이 높다. 또한 진행하면서 위벽을 뚫고 나와 장을 싸고 있는 복막[28]으로 퍼져 있을 가능성이 높다.

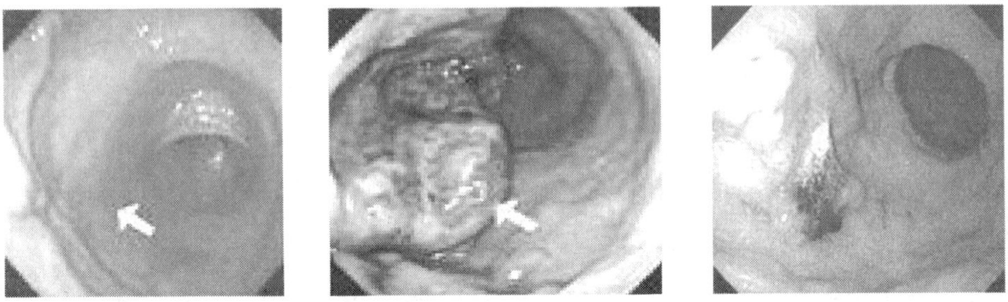

(a) 조기위암 (b) 진행위암 (c) 위암말기

[그림 3-64] 위 암

(4) 유문근 절제술

위의 유문부와 십이지장 사이의 유문근을 절제하는 수술 유문부는 위체(胃體 : 위의 대부분)에서 이어지는 부분으로 십이지장 쪽은 점점 좁아져 관(管) 모양이다(그림 3-65).

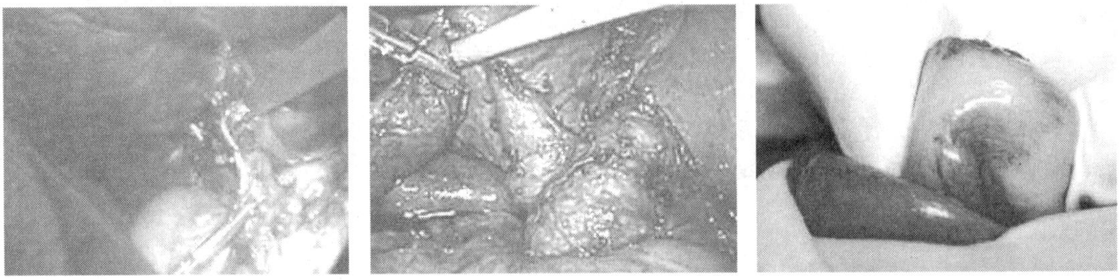

[그림 3-65] 유문근 절제술

① 유문부의 위체 근처는 유문동(幽門洞)이라 하며 보통 팽창되어 있고 벽도 얇다.

㉠ 유문동에서는 길이 2~3[cm]의 가는 유문관이 이어지고 유문구(幽門口)로써 십이지장과 연결된다.

㉡ 유문은 이 유문구에 있고 유문의 위치는 제1요추의 높이이며 그 바로 오른쪽에 있다. 또 위의 대부분(5/6)은 봄의 정중선(正中線)의 왼쪽(좌하늑부〈左下肋部〉)에 있으며 유문부만이 그 오른쪽에 있다.

㉢ 유문구의 주위는 위벽의 근층(3층으로 구성 된다), 특히 중층(中層)이 발달하여 유문괄약근(민무늬근)이 되며 이것은 유문구를 바퀴모양으로 둘러싸고 있다.

---

28) 복막 : 복강 안쪽과 복부 장기를 둘러싸는 얇은 막이다.

② 유문괄약근이 비정상적으로 비후되면 위 내용물의 통과가 나빠져 유문협착증을 일으킨다. 이 증상은 남자어린이에서 비교적 많이 나타난다.

㉠ 유문부의 소만(小灣) 쪽은 암이 발생하기 쉬운 부위로 알려져 있다. 유문은 위의 강한 연동운동(-動運動)으로 수축하고 십이지장이 그 내용물로 확장되거나 산성인 내용물이 점막에 닿으면 열린다. 이러한 운동은 유문반사(幽門反射)에 따라 일어난다.

㉡ 구토가 일어날 때는 반사적으로 닫힌다.

제 8 절 간담췌외과(Liver Pancreas Gallbladder Surgery)

간담췌는 간(Liver), 담낭(Gallbladder), 췌장(Pancreas)을 뜻한다. 복강경 담낭절제술, 복강경 간절제술, 복강경 췌장절제술, 복강경 비장절제술 등이 가능한 외과이다.

간, 담낭, 췌장 및 비장[29]부위에 병변이 발생하면 해당부위를 절제하는 수술(Hepatobiliary Surgery)을 담당하는 과이다. 간도 우리 몸에서는 소화기[30]로 분류되어 소화기내과에서도 간질환, 췌장 및 담도질환을 진단 및 치료하지만 전문적으로 집중치료 및 절제수술을 담당하는 것은 [그림 3-66]과 같이 간담췌외과이다.

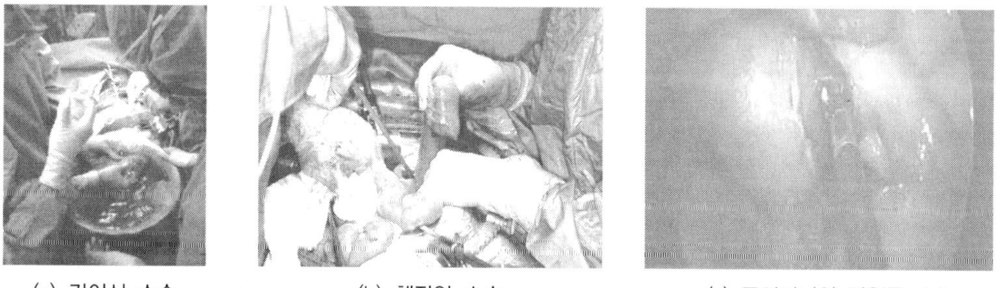

(a) 간이식 수술 (b) 췌장암 수술 (c) 급성담낭염 단일공 수술

[그림 3-66] 간담췌외과

간, 담도, 췌장은 하나하나가 세밀한 장기일 뿐 아니라 구조적으로나 기능적으로 우리 인체에서 가장 복잡하게 서로 얽혀있는 장기들이다. 이들 중 어느 한 장기에 어떤 질환이 발생하면 필연적으로 다른 장기들도 영향을 받게 되는 긴밀한 관계이다. 이들 장기는 해부학적으로 매우 밀접한 관련이

29) 비장 : 지라라고도 한다. 가장 큰 림프기관으로서 혈액 속의 혈구 세포를 만들거나 제거하는 데 관여한다.
30) 소화기 : 음식물의 소화와 흡수를 담당하며, 구강에서 식도, 위, 소장, 대장을 거쳐 항문까지 이루어진 신체 기관이다.

있지만 장기의 개별적인 특성과 질환의 다양함으로 간외과 분야 (간이식 포함)와 담도췌장외과로 나누어 교수진에 의한 진료 및 연구, 교육을 전담, 시행하고 있다.

담도췌장외과 분야는 소화기 분야에서도 가장 해부학적으로 복잡하며 개인적인 변이가 많고, 질환의 진단 및 치료의 방법이 다양해서 수술 전 진단에서 치료에 걸쳐 외과를 포함해 내과, 진단방사선과의 매우 전문화된 의료진의 협진진료가 필수적인 분야이다. 악성 질환의 수술뿐만 아니라 여러 가지 다양한 복강경수술이 시행되는 분야로 수술의 난이도가 매우 높고 많은 경험이 요구된다. 이들 질환의 진단 및 수술만을 전문으로 하는 특화된 진료는 곧 치료의 질을 결정하게 된다.

1. 치료항목

간암, 간세포암, 간내담관암, 간농양, 만성 및 급성간부전, 간경화, 담낭결석, 담낭용종, 급성담낭염, 총담관결석증, 간내결석증, 담관낭, 급성췌장염, 만성췌장염, 췌장가성낭종, 팽대부주위암, 간외담도암, 췌장암, 십이지장암, 담낭암, 췌장의 낭종성종양 등이 있다.

(1) 간 암

간의 대부분을 차지하는 간세포에서 기원하는 악성종양이다.

간에 생기는 모든 종류의 악성종양(예 간내 담관암)이나 다른 기관의 암이 간에 전이되어 발생하는 전이성 간암까지도 포함하지만, 간세포암종이 [그림 3-67]과 같이 간암 중 가장 흔하기 때문에 일반적으로는 간세포에서 발생하는 간세포암종만이다.

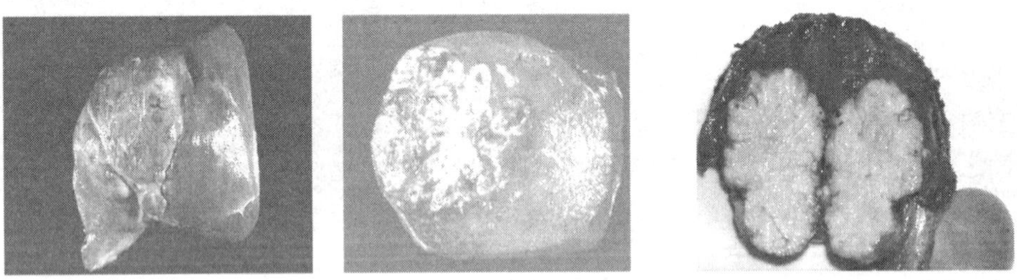

(a) 간 암　　(b) 유전자 돌연변이 축적 간암

[그림 3-67] 간암의 증상 및 간암의 원인

(2) 간세포암

간에서 발생하는 원발성 간암으로 다른 부위에서 생겨서 간으로 전이된 암은 간세포암이 아니다. 전체 간암의 90[%] 이상을 차지하며 종류로는 1형 고분화형과 2형 중등도 분화형, 3형 저분화형,

4형 미분화형 등 4종류가 있다(그림 3-68).

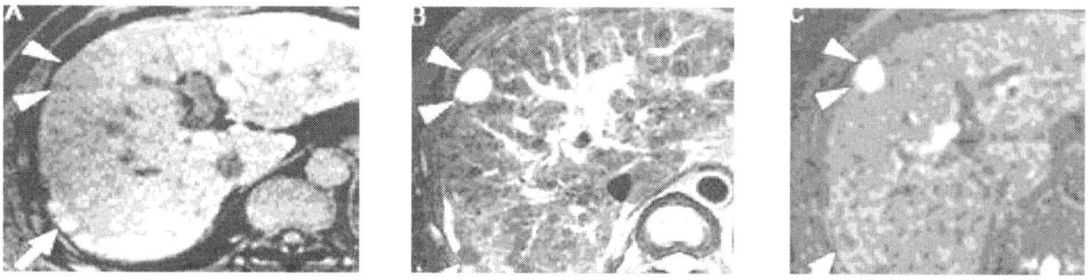

[그림 3-68] 간세포암 MRI 사진

(3) 간내담관암

원발성 간암에는 간세포암(헤파토마)과 담관암이 있다(그림 3-69).

① 담관암 : 간내담관상피암이다.

② 간외담관암 : 별도로 담도암이라고 하여 구별하는 것이 보통이다.

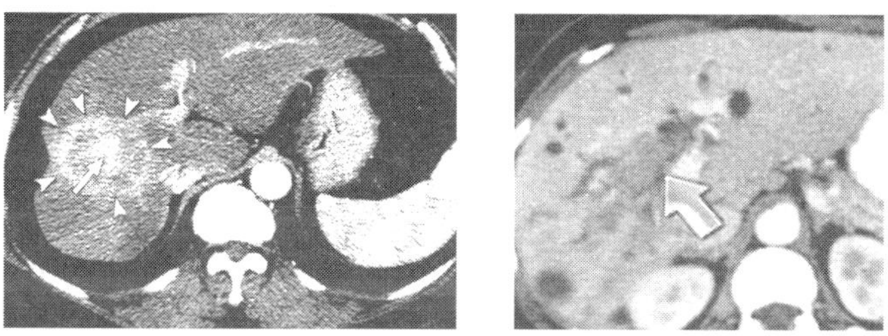

(a) 간내담관암 CT 촬영

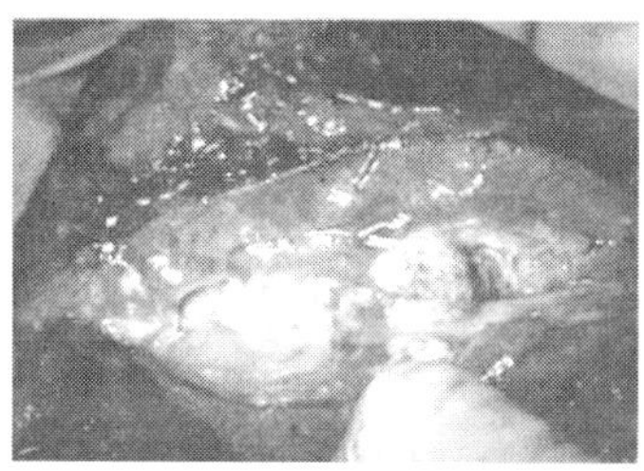

(b) 간내담관암

[그림 3-69] 간내담관암 CT 촬영

(4) 간농양

정상인의 간에서는 미생물이 살지 못한다.

① 세균이나 기생충 등이 들어오더라도 즉각적으로 면역세포들이 공격하고 제거하여 미생물이 간에서 자리잡고 증식하는 것을 막는다.

② 당뇨병 등으로 면역기능이 저하되어 있는 사람이나 담도의 악성종양 등 정상적인 해부학적 구조에 변화가 발생한 사람들의 경우, 혹은 드물게 정상인도 세균이 이러한 방어를 뚫고 간에서 감염을 일으키는 경우가 있다.

③ 감염과 같이 정상 간세포와 간조직을 파괴시키고 그 자리에 고름이 고이게 되면 간농양이 형성된다(그림 3-70).

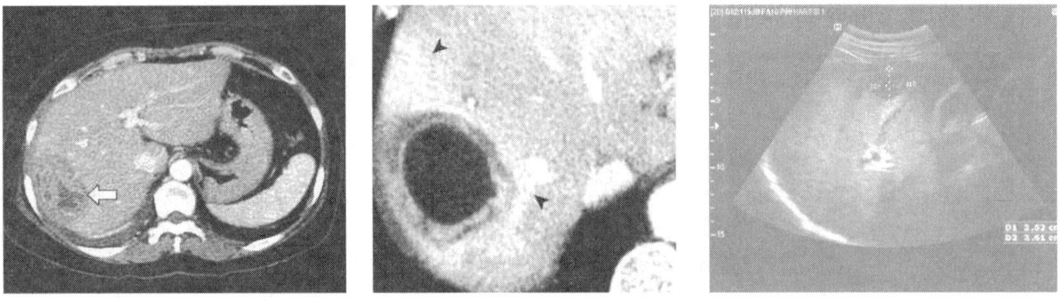

(a) 간농양 CT 촬영 (b) 간농양 초음파 촬영

[그림 3-70] 간농양 CT 촬영 및 간농양 초음파 촬영

(5) 만성 및 급성간부전

정상인의 간은 인체의 생존에 필수적인 여러 가지 단백질을 합성해내고 독을 제거하는 해독기능을 담당한다.

① 간부전 : 바이러스성 간염, 알코올성 간염, 자가면역성 간염, 독성 간염 등 여러 원인에 의한 간질환이 진행하여 간의 합성 및 해독기능이 저하된 상태이다.

② 간부전의 진행 속도에 따라 : 급성과 만성으로 나눌 수 있다.

㉠ 급성간부전 : 황달 등의 첫 증상이 나타난 이후 4주 이내에 간성 혼수가 생기고, 간의 단백질 합성 능력이 떨어지는 경우로 정의한다.

㉡ 만성간부전 : 만성 간질환에 의하여 간경변이 발생하고, 이에 따라 서서히 간기능 악화가 진행하면서 발생한다. 마르부르크 바이러스 및 간부전은 [그림 3-71]과 같다.

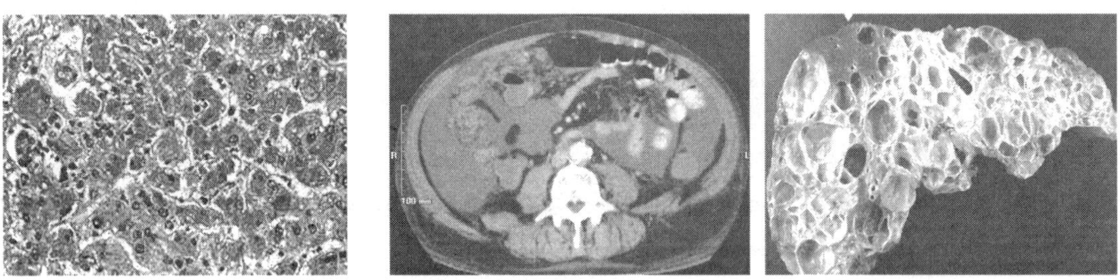

(a) 마르부르크 바이러스로 인한 급성 간부전 (b) 간부전 CT 촬영 (c) 알코올성 간염

[그림 3-71] 마르부르크 바이러스 및 간부전 CT 촬영

(6) 간경화(간경변증)

만성적인 염증으로 인해 [그림 3-72]와 같이 정상적인 간조직이 재생결절(Regenerative Nodules : 작은 덩어리가 만들어지는 현상) 등의 섬유화조직으로 바뀌어 간의 기능이 저하되는 것이다.

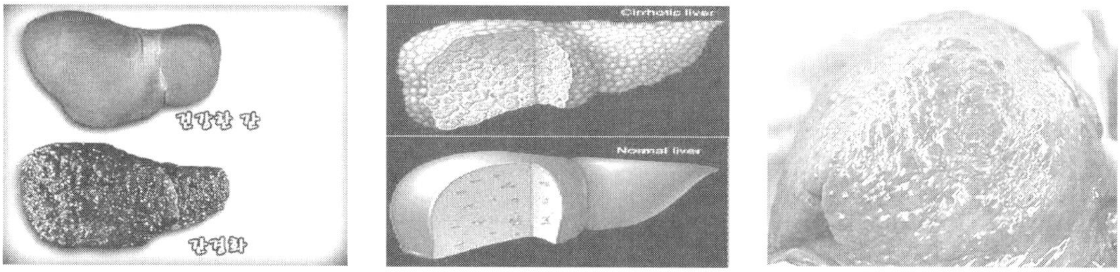

(a) 건강한 간과 간경화의 비교 (b) 건강한 간과 간경화의 단면 비교 (c) 간경화

[그림 3-72] 건강한 간과 간경화의 비교

(7) 담낭결석

담석증은 [그림 3-73]과 같이 담관이나 담낭에 결석(돌)이 생기는 질환이다.

소변이 만들어져서 내려가는 길에 생기는 요로결석이나 신장결석과는 완전히 다른 질환이나 일반인들은 담석과 요로결석을 혼동하는 경우가 많다.

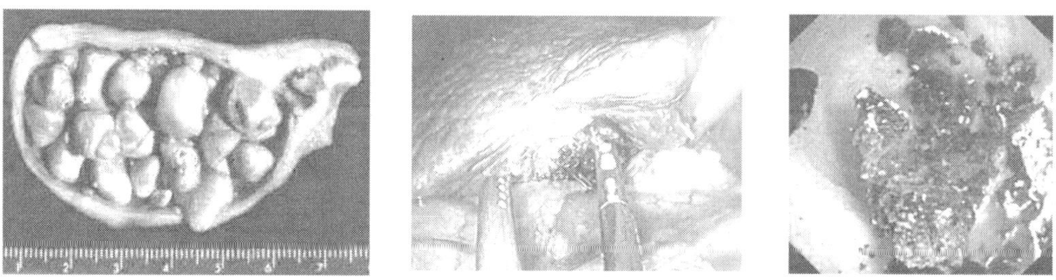

(a) 몸에서 제거된 담낭과 담낭결석 (b) 담낭제거 수술장면 (c) 담낭결석

[그림 3-73] 담낭과 담낭결석 및 담낭제거 수술장면

(8) 담낭용종

담석을 제외하고 담낭 내강으로 돌출하는 모든 형태의 종괴(혹)이며, [그림 3-74]와 같이 다양한 종류와 형태의 병변을 포괄한다. 최근 건강진단으로 복부 초음파 검사를 많이 하게 됨에 따라 담낭용종이 발견되는 빈도가 높아졌다.

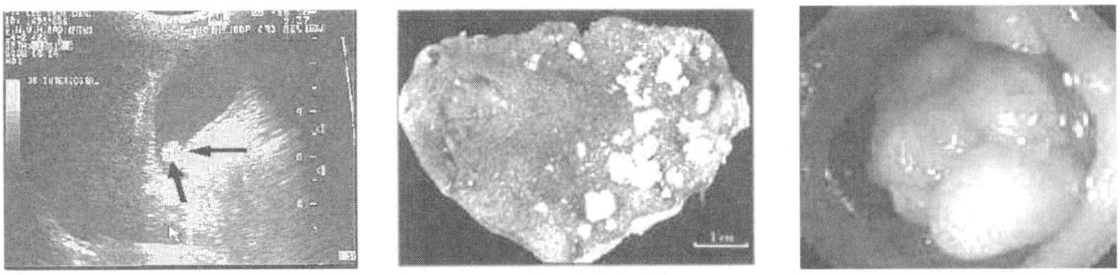

(a) 담낭용종 초음파 촬영 (b) 담낭용종의 모습 (c) 담낭용종

[그림 3-74] 담낭용종 초음파 촬영 및 담낭용종

(9) 급성담낭염

담석, 수술 후 협착, 종양 등의 원인으로 인해 완전 혹은 불완전한 협착(관이나 통로 등이 좁아지는 것)이 발생하여 혈류나 담관을 통해 장내 세균이 담즙 내에서 증식하면서 담낭(쓸개)에 염증을 일으키는 질환을 급성담낭염이라고 한다.

담석이 지속적으로 담낭벽을 자극할 경우 만성담낭염이 생길 수 있다.

급성담낭염이 반복되어 [그림 3-75]와 같이 만성담낭염으로 변하는 경우도 있지만, 만성담낭염 환자의 대부분은 급성담낭염의 병력이 없고 비특이적 통증만 나타나거나 무증상이다.

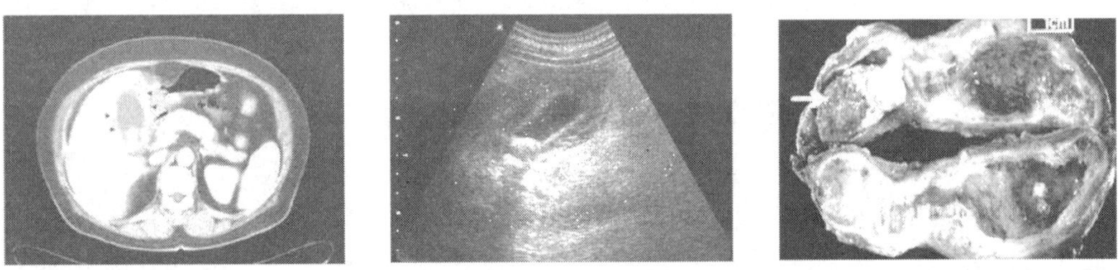

(a) 급성담낭염 CT 촬영 (b) 급성담낭염 초음파 촬영 (c) 만성담낭염

[그림 3-75] 급성담낭염 CT 촬영 및 급성담낭염 초음파 촬영

(10) 총담관결석증

총담관에 결석이 생기는 질환이다.

① 대장균 효소에 의하여 결합성 빌리루빈(Bilirubin)이 불결합성 빌리루빈으로 변하고 이것이 다시 담도에서 분비된 칼슘과 결합하여 칼슘빌리루빈을 형성하는데, 이 과정을 되풀이하면서 만들어진다.

② 쓸개 담석이 담낭관을 통해 빠져나와 생기거나 담관의 상행성 감염 때문에 처음부터 총담관 안에서 만들어지기도 한다(그림 3-76).

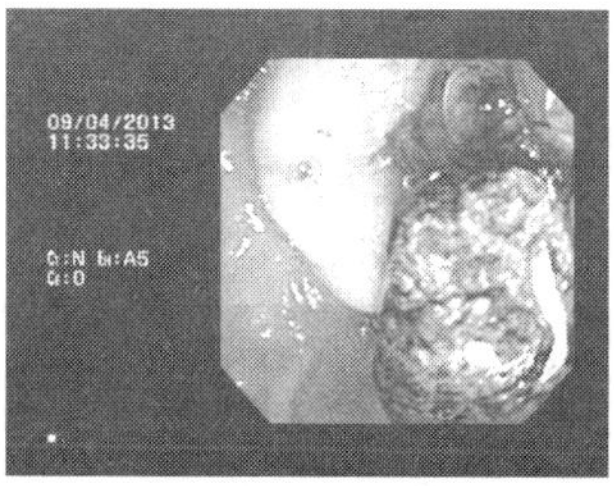

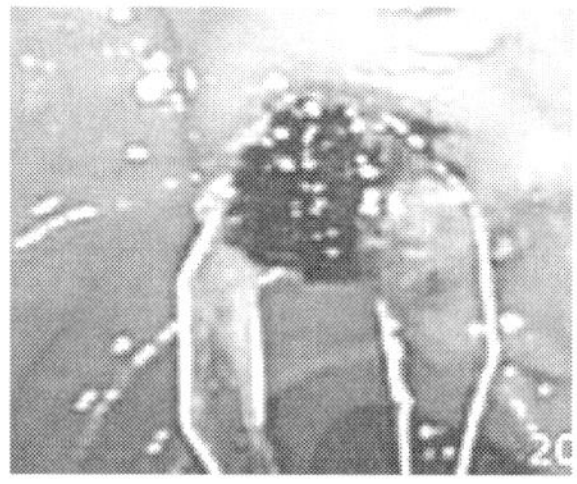

(a) 총담관결석 제거 수술 내시경 촬영

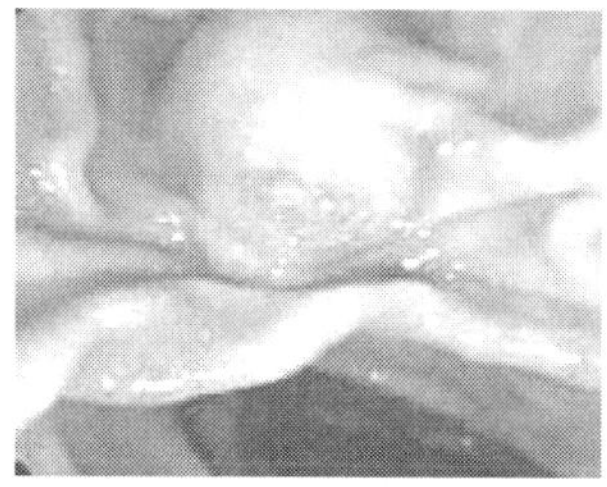

(b) 십이지장 유두부 담석

[그림 3-76] 총담관결석 제거 수술 및 해부학적 위치에 따른 담석의 종류

(11) 간내결석증(간내담석증, 간석증)

① 간 내 담관(쓸개관)에서 담석이 만들어지는 경우도 있지만 간 외 담도에서 생긴 담석이 간 내 담관으로 이동하는 경우도 있다.

㉠ 쉽게 치료되지 않는 만성 질환으로 서양보다는 동아시아에서 더 많이 발생하는 담석증이다.

㉡ 재수술하는 경우가 많고 치료를 하지 않으면 화농성 담관염, 간농양, 패혈증, 속발성 간경변증 등을 유발하기도 한다.

② 간석증 질환이 있으면 만성적으로 세균에 감염되고 담즙이 고이게 되며, 담석이 담관을 계속 자극하여 담관 점막이 증식하므로 간내담관암으로 발전하기도 한다(그림 3-77).

③ 간석증 질환은 담석증 전체의 약 4[%]를 차지하고, 이 증세의 20~50[%]가 담관의 협착이 일어나며, 간석증 질환자의 4~7[%]는 간내담관암을 동반한다.

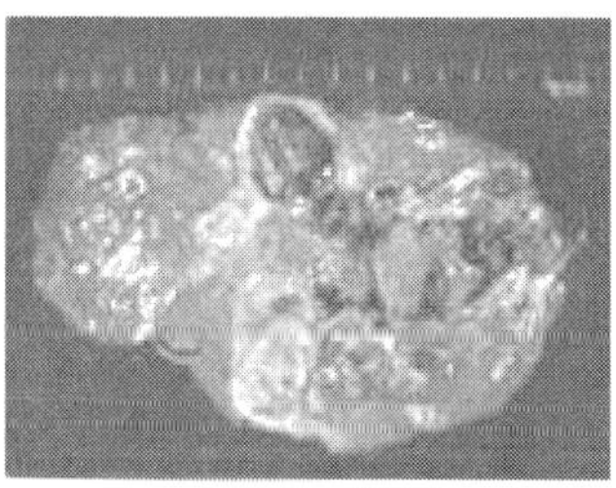

(a) 몸에서 제거된 간과 간내결석

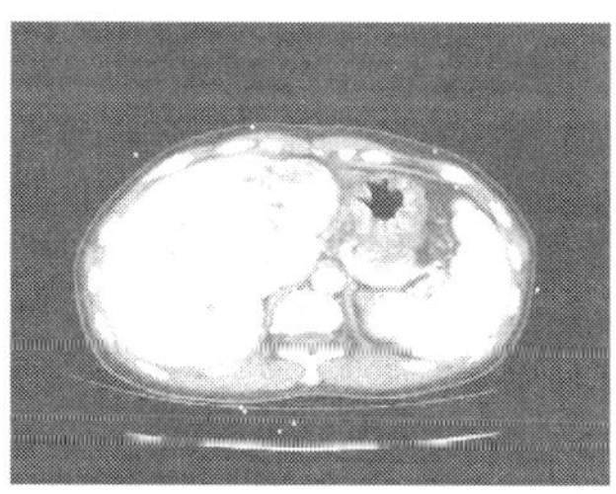

(b) 간내결석 CT 촬영

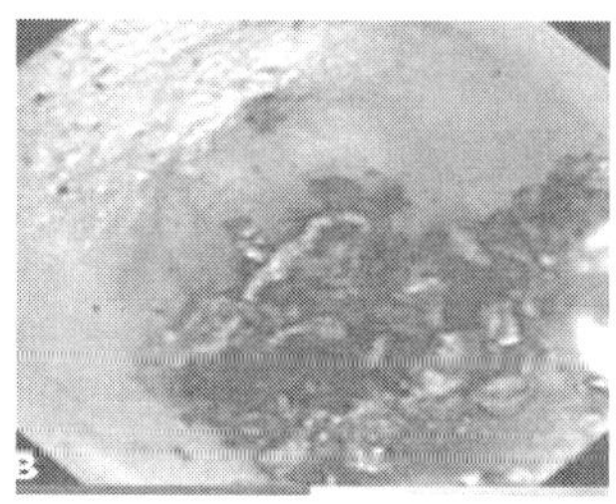

(c) 간내결석

[그림 3-77] 간과 간내결석 및 간내결석 CT 촬영

(12) 담관낭

간내담관 또는 간외담관에 낭포성 팽대를 일으키는 질환으로 췌담관합류 이상이 주된 원인이라고 한다.

① 신생아 13,000명 당 1명의 발생빈도로 발생하나 종족, 성비에 따라 큰 차이가 있으며 전 세계

보고는 1/3 이상이 일본인이다.

② 여성에게 4-5배 흔하게 발생하고 60[%]가 10세 이하에서 진단된다. 의료영상장치를 이용하여 [그림 3-78]과 같이 담관낭을 촬영한 영상이다.

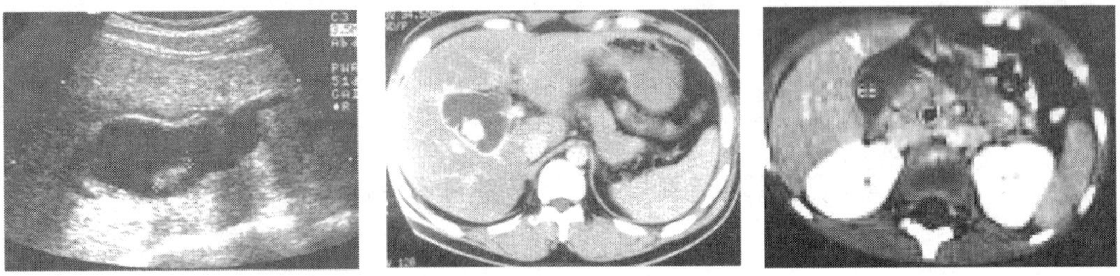

(a) 담관낭 초음파 촬영 (b) 담관낭 CT 촬영 (c) 담관낭 CT 촬영

[그림 3-78] 담관낭 초음파 촬영 및 담관낭 CT 촬영

(13) 급성췌장염

담석, 음주, 대사 장애, 약물, 복부 손상 등의 다양한 원인에 의해 [그림 3-79]와 같이 췌장선 세포(이자의 외분비 세포)의 손상이 발생하고 광범위한 간질성 부종, 출혈 등을 유발하는 췌장의 급성염증성 질환이다.

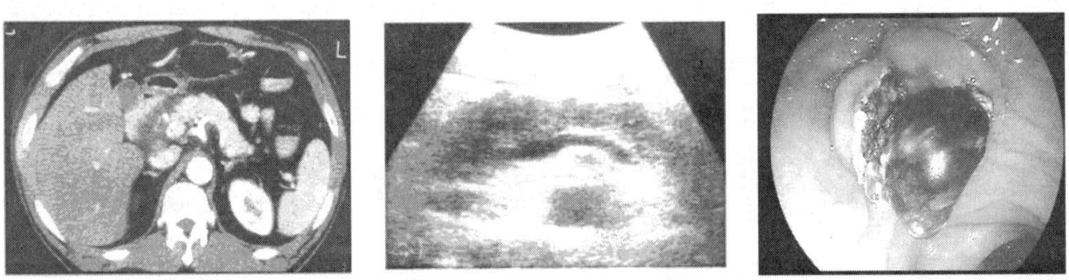

(a) 급성췌장염 CT 촬영 (b) 급성췌장염 초음파 촬영 (c) 급성췌장염

[그림 3-79] 급성췌장염 CT 촬영 및 급성췌장염 초음파 촬영

(14) 만성췌장염(만성염증)

섬유화 및 외분비와 내분비 조직의 파괴를 동반한 영구적이고 비가역적인 손상이다. 그러나 실제 임상에서 췌장조직을 얻는 경우가 매우 드물고, 조직학적으로 만성염증이 있어도 증상이 없는 경우가 많다. 종종 이러한 조직소견이 췌장의 일부분에서만 관찰되기 때문에 최근에는 만성췌장염을 임상적인 특징과 함께 복부 초음파나 CT, MRI, 내시경 초음파 등의 영상의학적인 검사 결과를 조합하여 진단하려는 시도가 있다(그림 3-80).

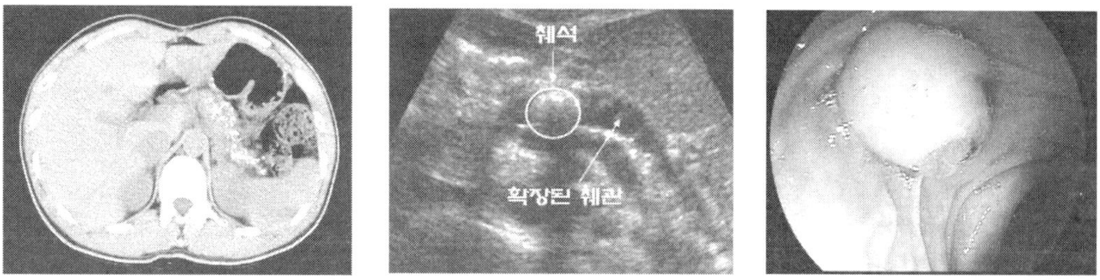

(a) 만성췌장염 CT 촬영 (b) 만성췌장염 초음파 촬영 (c) 만성췌장염

[그림 3-80] 만성췌장염 CT 촬영 및 만성췌장염 초음파 촬영

(15) 췌장가성낭종

췌장에서 발견되는 낭성병변 중에서 가장 흔한 것으로 췌장염 · 췌장의 외상 · 수술, 드물게는 췌장 종양에 의하여 췌관이 막혀서 터질 경우 췌액이 누출되어 [그림 3-81]과 같이 생기는 염증성 낭성병변으로 액체를 둘러싸고 있는 부분이 진정한 세포가 아닌 염증에 의해 2차적으로 형성된 섬유조직이다. 이 점은 낭성종양과의 구별점이 된다.

환자의 21~53[%]는 합병증이 발생하고 사망률은 5~12[%]이다.

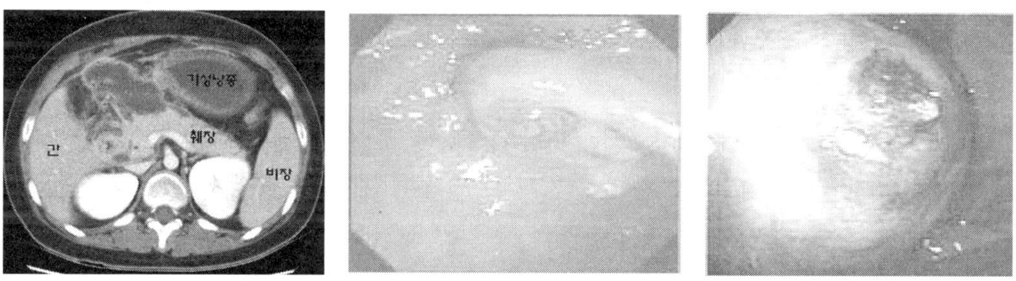

(a) 가성낭종 CT 촬영 (b) 가성낭종

[그림 3-81] 가성낭종

(16) 팽대부주위임

팽대부주위암(Periampullary Cancer), 췌두부암, 원위담도암, 십이지장암, 팽대부암 등을 팽대부주위암이라고 한다. 팽대부는 [그림 3-82]와 같이 일반적으로 여러 가지 동물체에서의 팽장부로서 병형 부위이다.

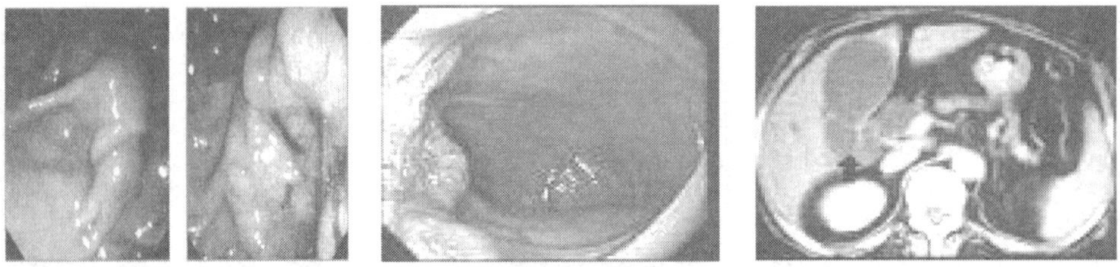

(a) 팽대부암 내시경 소견　(b) 팽대부암의 모습　(c) 팽대부암 CT

[그림 3-82] 팽대부암 내시경 및 팽대부암

(17) 간외담도암

담도암의 일종으로 간내담도암, 간문부암, 간외담도암으로 나눌 수 있고 크게 나누면 간문부암이 간외담도암에 포함되기도 한다(그림 3-83).

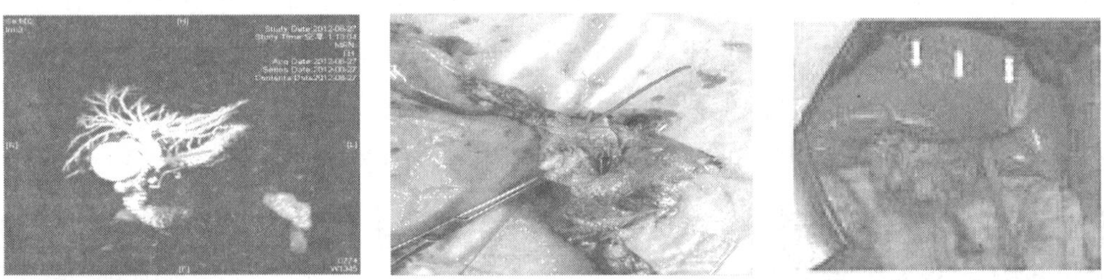

(a) 간외담도암 MRI 촬영　(b) 몸에서 제거된 간외담도암　(c) 간외담도암

[그림 3-83] 간외담도암 MRI 촬영 및 간외담도암

(18) 췌장암

췌장에 생긴 암세포로 이루어진 종괴(종양덩어리)이다. 췌장암에는 여러 가지 종류가 있는데 췌관 세포에서 발생한 췌관선암종이 90[%] 정도를 차지하고 있어 일반적으로 췌장암이라고 하면 췌관선암종이다. 그 외에 낭종성암(낭선암), 내분비종양 등이 있다(그림 3-84).

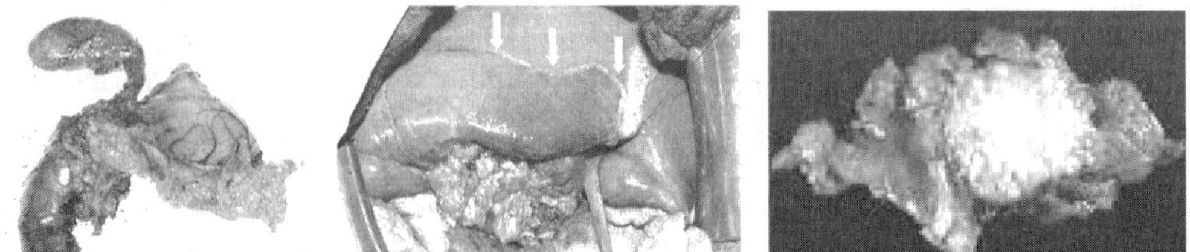

(a) 몸에서 제거된 췌장암　(b) 췌장암 절제수술 장면　(c) 췌장암

[그림 3-84] 췌장암 및 절제수술

(19) 십이지장암

십이지장(샘창자)은 소장의 일부분으로 소장암 자체의 발생 빈도가 매우 낮기 때문에 십이지장암만을 대상으로 한 연구나 통계는 거의 없다. 따라서 소장암은 [그림 3-85]와 같이 십이지장에서 발생한 악성종양을 십이지장암이라 한다.

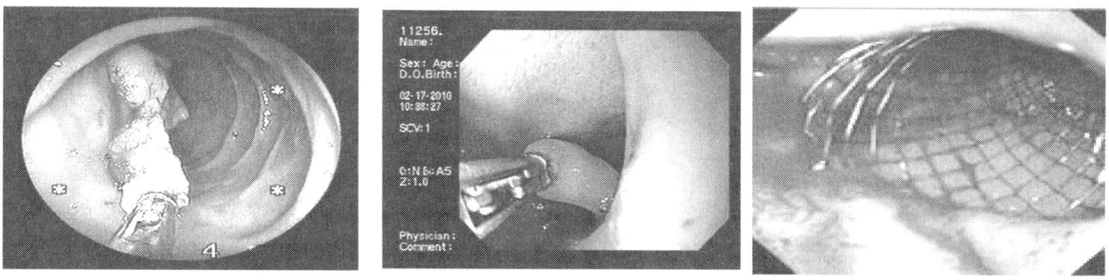

(a) 십이지장암 내시경 촬영　(b) 십이지장암 조직 검사 샘플채취　(c) 십이지장암 내시경 촬영

[그림 3-85] 십이지장암 내시경 및 십이지장암 조직 검사

(20) 담낭암

담낭에서 생기는 암세포로 이루어진 종괴로 [그림 3-86]과 같이 담낭세포에서 발생하는 선암종이 대부분을 차지하고 있어 일반적으로 담낭암이라고 하면 담낭선암종이다. 그 외에 미분화암, 편평상피세포암, 선극세포종 등이 있고 드물게 유암종, 림프종, 간질종양, 과립세포종, 악성흑색종 등이 발생할 수 있다.

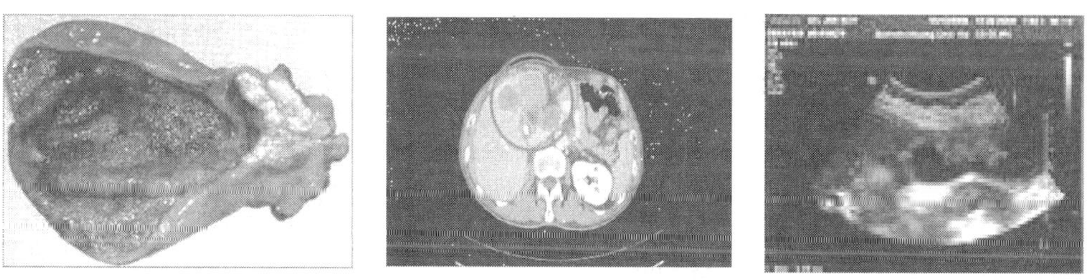

(a) 몸에서 제거된 담낭과 담낭암　(b) 담낭암 CT 촬영　(c) 담낭암 초음파 사진

[그림 3-86] 담낭암 및 담낭암 CT 촬영

(21) 췌장의 낭종성종양

낭종은 혹의 중앙에는 액체가 차 있고, 이 액체를 세포가 둘러싸고 있어서 마치 물주머니와 같은 모양을 띈다.

췌장의 낭종성종양은 낭종을 구성하는 세포가 스스로 분열 증식해서 그 크기가 점차 커지기도

하며 암(악성종양)으로도 변할 가능성이 있는 비교적 드문 종양으로, 췌장에 발생하는 악성종양의 1[%]를 차지하고 췌장 낭성병변(췌장에 발생하는 모든 물주머니)의 약 10[%]를 차지한다(그림 3-87).

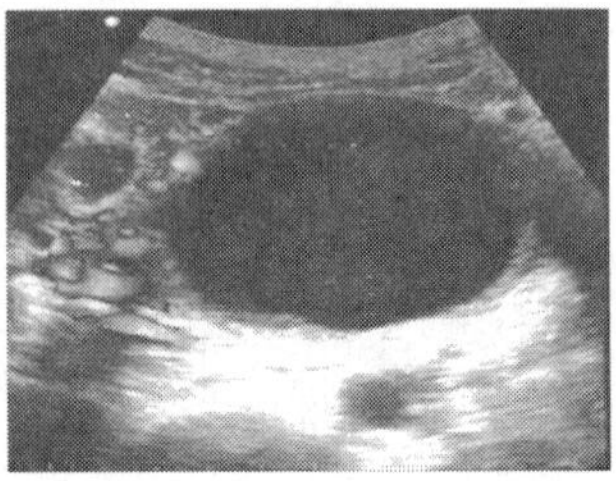

(a) 췌장의 낭종성종양 초음파 촬영

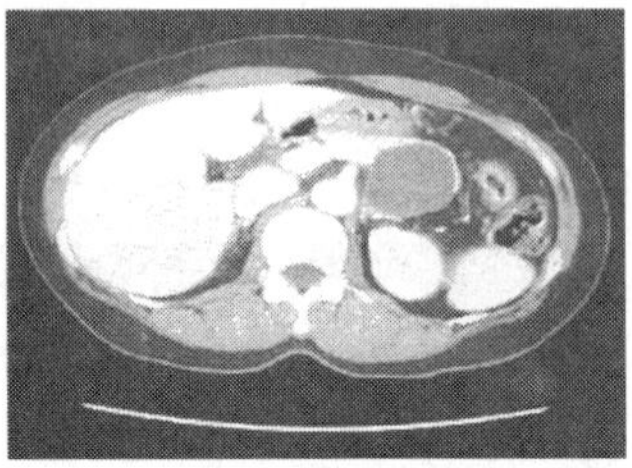

(b) 췌장의 낭종성종양 CT 촬영

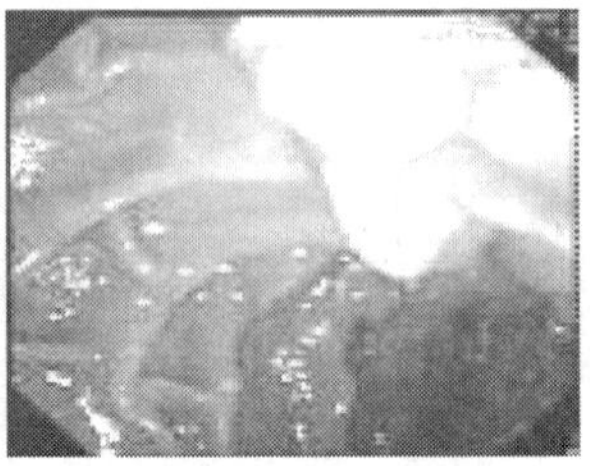

(c) 췌장의 낭종성종양

[그림 3-87] 췌장의 낭종성종양 초음파 촬영 및 CT 촬영

(22) 간이식

말기 간질환 또는 간세포암 등 간질환에 대한 치료법으로 [그림 3-88]과 같이 정상인의 간을 수술적으로 적출하여 대상 환자에게 이식하여 간이 기능을 할 수 있게 하는 수술법이다.

① 국내 간이식의 주된 적응증 : 성인은 B형 간염[31]바이러스에 의한 간경변증이고, 소아에서는 담도[32]폐쇄증이다.

② 간이식의 적응 유무 : 환자의 상태에 따라 달라지지만, 일반적으로 간 이외의 악성종양이 있거나 현재 진행 중인 감염이 있는 경우는 금기로 여겨지고 있다.

③ 간이식의 수술 사망률 : 센터에 따라 차이가 있으나 약 1~3[%] 정도로 일반수술에 비해 높지 않다.

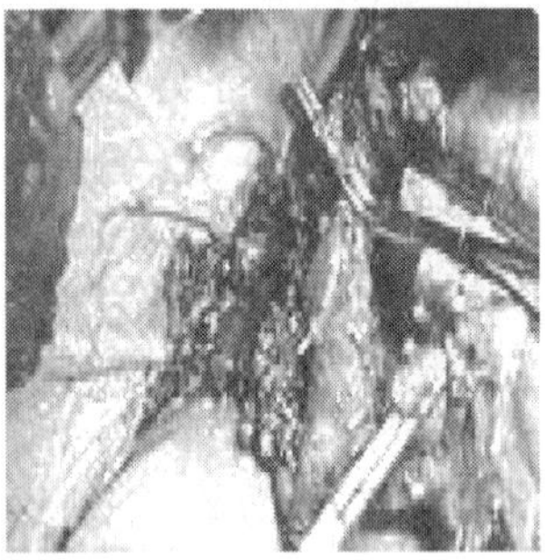

(a) 질환있는 간의 절제 후 상태

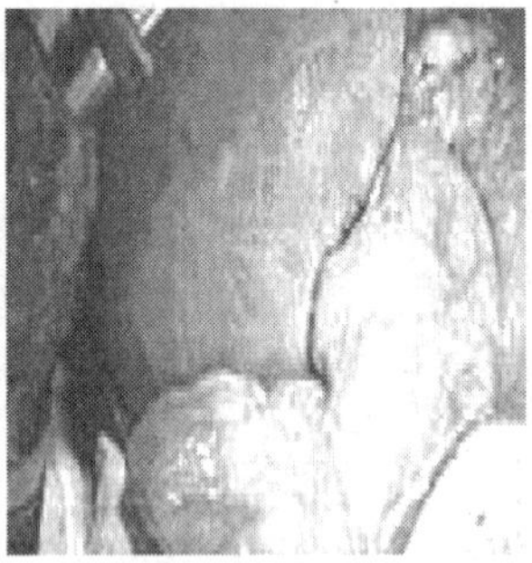

(b) 간이식 후 상태

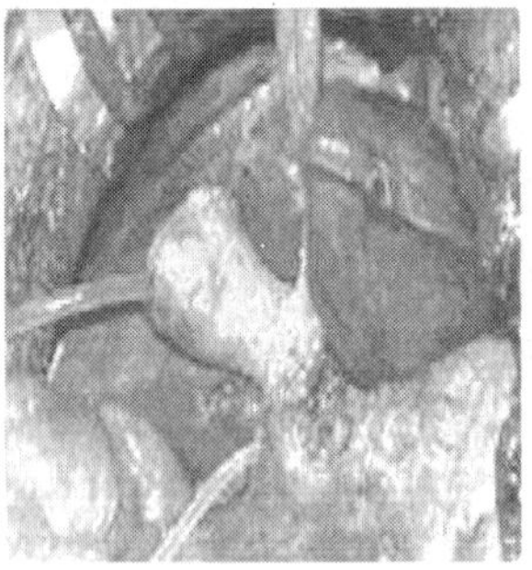

(c) 뇌사자 간이식

[그림 3-88] 생체 간이식의 종류와 뇌사자 간이식 수술의 종류

31) 간염 : 간세포 및 간 조직의 염증이다.
① 간염의 주요 원인 : 바이러스, 알코올, 여러 가지 약물들 및 자가면역 등이 있다.
② 간염 : 지속 기간에 따라 급성과 만성으로 구분하며, 간염이 6개월 이상 낫지 않고 진행하는 경우를 만성 간염이라고 한다.
③ 간경변증 : 만성 간염에 의하여 장기간에 걸쳐 간세포가 파괴되고 재생하는 과정이 반복되는 과정에서 간에 섬유조직과 재생 결절이 증가하여 유발되며, 일단 발생한 간경변증은 점차 간부전으로 진행하게 된다.

32) 담도 : 간에서 분비된 쓸개즙(담즙)이 샘창자(십이지장)로 배출되는 모든 경로이다.

(23) 담낭절제술

쓸개돌증(담석증)33), 급성/만성쓸개염(담낭염)34), 쓸개암(담낭암)35) 등의 담낭을 절제하는 수술이다. 절제한 담낭과 수술적 치료, 그리고 [그림 3-89]와 같이 담낭암의 CT영상을 보여준다.

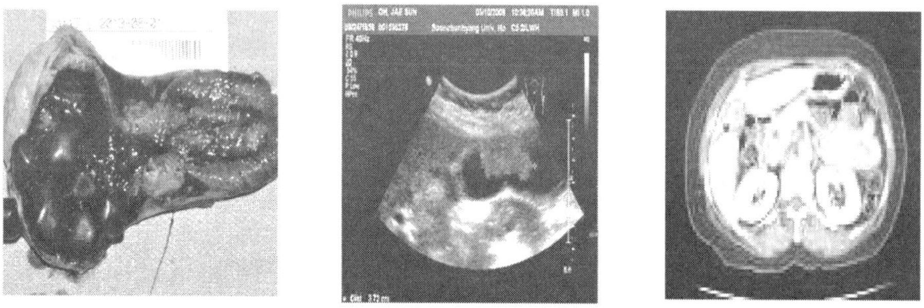

(a) 절제한 담낭 (b) 담낭암 초음파 (c) 담낭암 CT

[그림 3-89] 절제한 담낭과 담낭암

(24) 담도재건술

선천성 또는 후천성의 원인에 의하여 담도의 관강(管腔)이 협착되거나 폐색을 일으킨 경우에, 이것을 제거하여 [그림 3-90]과 같이 담도의 재건을 도모하는 수술이다.

병변의 부위나 범위에 의하여 여러 유형의 수술이 행하여지고 있다.

---

33) 쓸개돌증(담석증) : 담즙 내 구성 성분이 담낭이나 담관 내에서 응결 및 침착되어 형성된 결정성 구조물이다.
① 담석 : 성분에 따라 일반적으로 콜레스테롤 담석(Cholesterol Gallstone)과 색소성 담석(Pigment Gallstone)으로 크게 나누며, 다시 콜레스테롤 담석은 순수 콜레스테롤석과 혼합석으로, 색소성 담석은 흑색석과 갈색석 등으로 나뉜다.
② 담낭에서 생긴 담석이 담낭 경부, 담낭관 혹은 총담관으로 이동하여 염증이나 폐쇄를 일으켜 증상을 일으키는 것을 담석증이라고 한다.

34) 급성/만성 쓸개염(담낭염) : 담석, 수술 후 협착, 종양 등의 원인으로 인해 완전 혹은 불완전한 협착(관이나 통로 등이 좁아지는 것)이 발생하여 혈류나 담관을 통해 장내 세균이 담즙 내에서 증식하면서 담낭(쓸개)에 염증을 일으키는 질환을 급성 담낭염이라고 한다.
① 담석이 지속적으로 담낭벽을 자극할 경우 만성 담낭염이 생길 수 있다.
② 급성 담낭염이 반복되어 만성 담낭염으로 변하는 경우도 있지만, 만성 담낭염 환자의 대부분은 급성 담낭염의 병력이 없고 비특이적 통증만 나타나거나 무증상이다.

35) 담낭암 : 담낭에서 생기는 암세포로 이루어진 종괴로, 담낭 세포에서 발생하는 선암종이 거의 대부분을 차지하고 있어 일반적으로 담낭암이라고 하면 담낭 선암종이다.
① 미분화암, 편평상피세포암, 선극세포종 등이 있고, 드물게 유암종, 림프종, 간질종양, 과립 세포종, 악성 흑색종 등이 발생할 수 있다.
② 담관암은 담관의 상피를 닮은 세포로 구성된 종양으로 그 위치에 따라 간내 담관암과 간외 담관암으로 나눈다.
㉠ 간내 담관암 : 주변부 담관암(Peripheral Cholangiocarcinoma)과 간문부 담관암(Hilar Cholangiocarcinoma)으로 분류한다.
㉡ 간외 담관암 : 그 발생 부위에 따라 상부(근위부), 중부, 하부(원위부) 담도암으로 구분되며 임상양상, 치료방법, 예후 등에 약간의 차이가 있다.

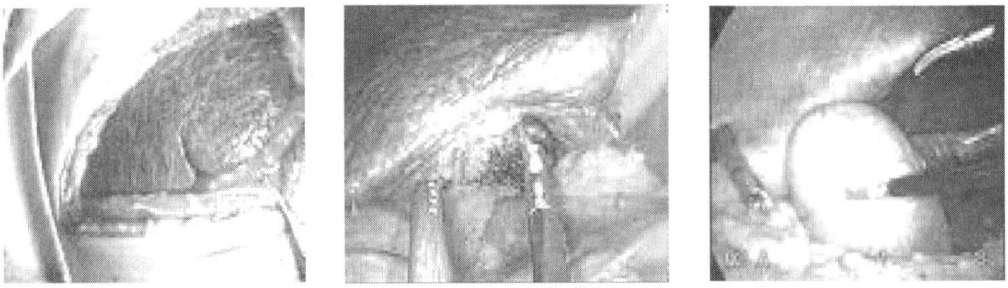

(a) 담도폐쇄증 (b) 담도재건술 (c) 담도재건술

[그림 3-90] 담도재건술

간담췌외과는 〈표 3-4〉와 같이 간, 담낭 및 담도, 췌장 등에 발생하는 종양이나 결석, 농양 등의 질병을 진료한다.

〈표 3-4〉 간담체외과에서 진료하는 질병

담낭암, 췌장암, 간외담도암, 췌장가성낭종, 만성췌장염, 급성췌장염, 급성담낭염, 간경화, 만성 또는 급성간부전, 간농양, 간내담관암, 간세포암, 간암, 담낭결석, 총담관 결석증, 간내결석증, 담관낭, 팽대부주위암, 십이지장암, 췌장의 낭종성종양, 담관 및 췌장에 발생한 담낭암, 담도(관)암, 팽대부암, 십이지장암, 췌장암 등의 악성 질환 및 담석, 간내결석, 담관낭종, 췌장염, 췌장의 양성종양 등의 양성 질환 등

제 9 절 위장관외과(Gastro-Intestinal Tract Surgery)

위장관은 위와 장[36]을 모두 포함한 소화기관(Gastro-Intestinal Tract)을 치료하는 외과이다. 구강[37]에서부터 식도[38], 위, 소장[39], 대장[40]에 이르는 위장관 부위에 발생하는 위암, 위궤양, 식도 질환 등의 병변에 대한 진단 및 수술을 담당하는 과이다.

소화기내과에서도 위장관 병변에 대해 진단 및 치료하지만 전문적으로 집중치료 및 절제수술을 담당하는 과가 바로 위장관외과이다.

구강에서부터 대장에 이르는 위장관의 특징상 위장에서의 출혈(상부위장관 출혈)로 인해 혈변을

36) 장(창자) : 소화와 흡수, 배설을 담당하고 소장과 대장으로 나뉜다.
37) 구강(입) : 입술부터 목구멍의 인두 시작 부위까지이다. 소화관의 시작 지점으로, 음식을 담아 잘게 씹고 침과 섞는 역할을 하며, 맛을 느끼는 공간이다. 또한 소리를 내고, 호흡에 관여한다.
38) 식도 : 입으로 섭취한 음식물을 위로 보내는 통로 역할을 하는 신체기관이다.
39) 소장(작은창자) : 위-대장 사이에 있는 길고 좁은 관으로 대부분의 음식을 소화, 흡수하는 곳이다.
40) 대장(큰창자) : 소화기관의 하나로 소장에서 항문까지 이르는 관모양의 배설을 담당하는 장기이다.

보는 등 구조적으로나 기능적으로 서로 얽혀 있는 구조의 장기들이기 때문에 위장관 부위의 어느 한 장기에 어떤 질환이 발생하면 필연적으로 다른 장기들도 영향을 받게 되는 긴밀한 관계가 있다.

위장관 외과는 구강, 식도, 위, 소장, 대장을 같이 하나의 체계로 묶어서 담당하는 것이다. 상부 위장관 (주로 위)에 발생하는 다양한 질환에 대한 외과적 치료 및 임상, 기초연구를 시행하는 외과의 한 세부전공분야이다.

1. 치료항목

한국인에게 가장 많이 발생하는 암인 위선암(Gastric Adenocarcinoma)과 위장관 기질성종양(GIST), 위 림프종, 소화성 위십이지장궤양(Peptic Ulcer Disease), 위 양성종양, 각종 소장질환, 위궤양, 십이지장궤양, 위암, 원발성 위림프종, 위용종, 위 간질성종양 등이 있다.

(1) 위궤양(소화성궤양)

위장 점막이 흡연, 스트레스, 약제, 헬리코박터균의 감염, 악성종양 등에 의해 손상되어 가장 표면에 있는 점막층보다 깊이 패이면서 점막근층 이상으로 손상이 진행된 상태를 [그림 3-91]과 같이 위궤양이라고 한다.

① 소화성궤양 : 점막을 보호하는 방어인자와 점막손상을 유발하는 공격인자의 균형이 깨지면서 발생하는 궤양이고 대개 재발과 자연적 치유를 반복하는 경과를 보인다.

② 십이지장궤양과 다른 위궤양 : 악성종양에서 나타나는 경우도 있으므로 위궤양을 단순 소화성 궤양으로 일반화하기에는 문제가 있다.

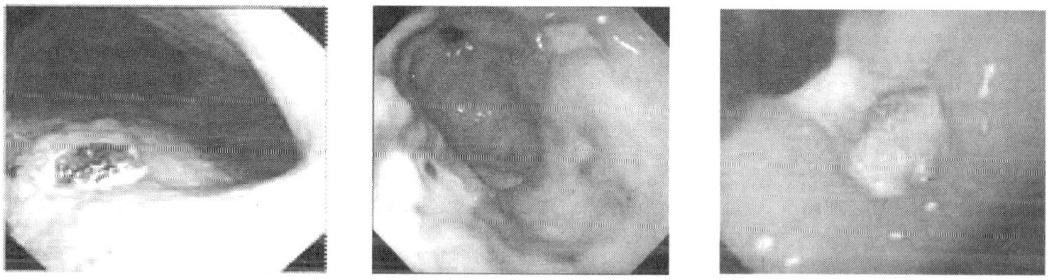

(a) 위궤양의 모습 (b) 다발성 위궤양 내시경 촬영 (c) 위궤양의 모습

[그림 3-91] 위궤양의 모습 및 다발성 위궤양 내시경 촬영

(2) 십이지장궤양(소화성궤양)

십이지장 점막이 흡연, 스트레스, 약제, 헬리코박터균의 감염, 악성종양 등에 의해 손상되어 가장

표면에 있는 점막층보다 깊이 패이면서 점막근층 이상으로 손상이 진행된 상태를 [그림 3-92]와 같이 십이지장궤양이라고 한다.

① 소화성궤양 : 점막을 보호하는 방어인자와 점막 손상을 유발하는 공격인자의 균형이 깨지면서 발생하는 궤양이고 대개 재발과 자연적 치유를 반복하는 경과를 보인다.

② 십이지장궤양 : 대부분 이러한 소화성궤양에 해당되므로 두 단어가 혼용된다.

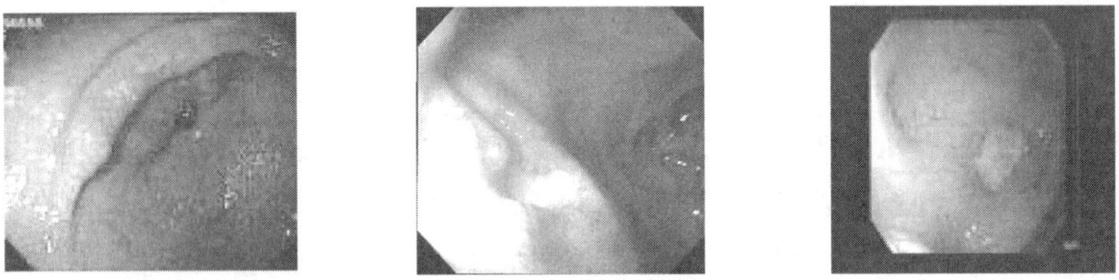

(a) 십이지장궤양 내시경 촬영 (b) 십이지장궤양 내시경 촬영 (c) 십이지장궤양 내시경 촬영

[그림 3-92] 십이지장궤양의 모습 및 내시경 촬영

(3) 위암(위선암)

위에 생기는 악성종양에는 위 점막상피에서 생기는 위선암과 점막하층에서 생기는 악성림프종, 근육육종, 간질성종양 등이 있다.

위선암은 위장 점막조직에서 발생한 세포가 선암성 변화를 보이면서 종괴(종양 덩어리)를 만들거나 악성궤양을 만드는 암으로, 위의 가장 안쪽을 싸고 있는 점막에서 발생하여 혹의 형태로 커지면서 주로 위벽을 관통하고 위 주위의 림프절로 옮겨가서 성장한다(그림 3-93).

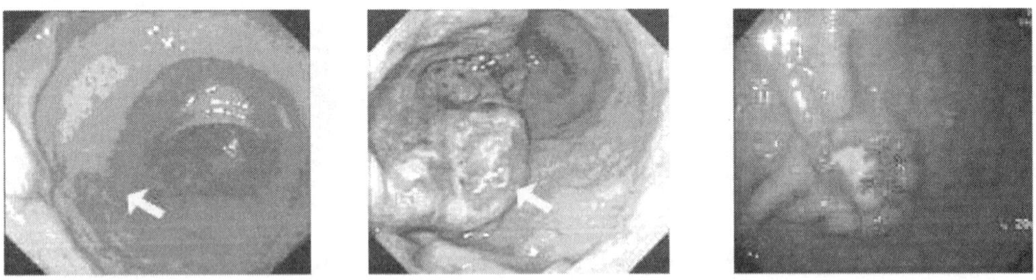

(a) 조기위암 내시경 촬영 (b) 진행위암 내시경 촬영 (c) 진행위암 내시경

[그림 3-93] 조기위암 및 진행위암 내시경 촬영

(4) 원발성 위 림프종

위는 림프종의 가장 흔한 병변장소이다.

① 위의 원발성 림프종은 비교적 드문 질환으로 위에서 발생하는 악성종양의 약 7[%]를 차지하며

전체 림프종의 2[%]를 차지한다. 60대에 호발하며 주로 상복부 동통, 조기포만감, 전신쇠약감 등으로 발현되고 방사선 조영술상 점막의 요철과 비후를 동반하는 궤양이 특징적으로 나타난다.

② 임상양상은 위의 상피세포암에서도 유사하게 나타나고 두 질환을 임상적으로 구분하기는 불가능하다.

③ 위체부 위와 위저부 위 림프종 내시경은 [그림 3-94]와 같은 촬영 영상이다.

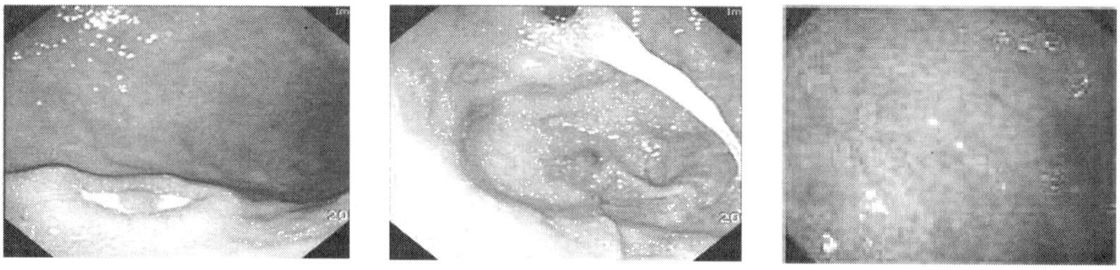

(a) 위체부 위 림프종 내시경 촬영 (b) 위저부 위 림프종 내시경 촬영 (c) 위저부 위 림프종

[그림 3-94] 위체부 위 림프종 및 위저부 위 림프종 내시경 촬영

(5) 위용종

주변의 점막보다 안쪽으로 돌출한 위의 모든 병변이지만, 좁은 의미로는 상피세포로 구성된 것이다.

① 용종 : 병리학적으로 다양한 유형이 있으며, 크게 비종양성용종과 종양성용종으로 구분되며 대장의 용종이 대부분 종양성용종인데 비해 위의 용종은 대부분 비종양성이다.

② 위용종 : [그림 3-95]와 같이 내시경을 할 때 흔히 발견되지만 정확히 진단하기 위해서는 병리학적 검사를 통해 진단하는 것이 가장 중요하다.

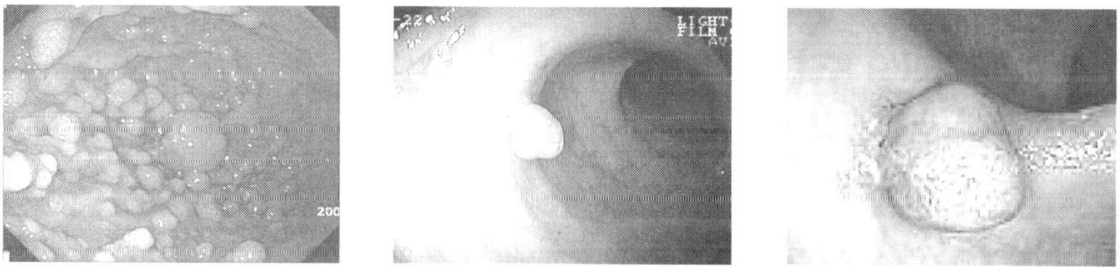

(a) 다발성 위용종 내시경 촬영 (b) 위용종 내시경 촬영 (c) 위용종 내시경

[그림 3-95] 다발성 위용종 및 위용종 내시경 촬영

(6) 위 간질성종양

간질성종양은 식도, 위, 십이지장, 소장, 대장 등 어디에서나 발생할 수 있는 종양으로, 주로 위에

서 60~70[%]으로 가장 많이 발생한다.

① 위에서는 위체부, 전정부, 유문부 순으로 많이 발생한다. [그림 3-96]과 같이 위 간질성종양은 위선암 다음으로 흔한 암이며, 위 벽의 중간층에 위치한 근육이나 신경세포 등의 간질(다른 세포들을 둘러싸고 있는 조직)세포가 암세포로 변이를 일으켜 발생하는 암이다.

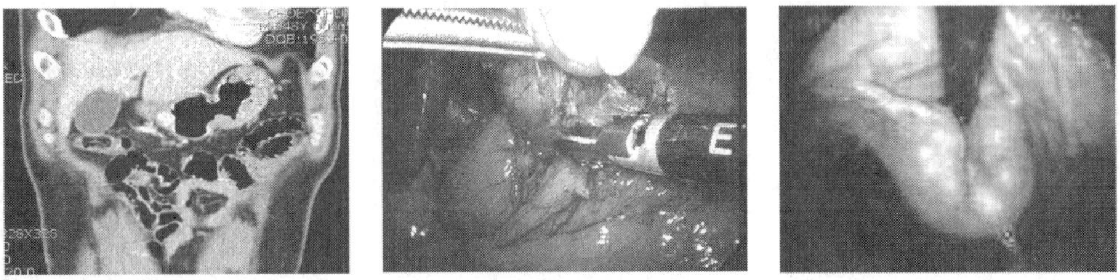

(a) 위 간질성종양 CT 촬영 (b) 위 간질성종양 절제술 (c) 위 간질성 종양

[그림 3-96] 위 간질성종양 CT 촬영 및 절제술 시술 장면

② 위 간질성종양은 위의 점막하층이나 근육층에서 발생한 암으로 조직학적 특성에 따라 2종류로 구분된다.

㉠ 발생부위가 분명하고 타 장기에 생긴 암과 조직학적으로 특성이 비슷한 형태이다.

㉡ 발생부위와 조직학적 기원이 불분명한 형태이다.

(7) 위장관외과

위 및 십이지장의 궤양, 종양 등의 질병을 잔료한다(표 3-5).

〈표 3-5〉 위장관외과에서 진료하는 질병

위궤양, 위용종, 위 간질성종양, 원발성 위림프종, 십이지장궤양 등

제 10 절 외상외과(Trauma and Acute Care Surgery)

외상환자에 대한 치료와 연구를 하는 분야로 현대사회의 발전과 함께 교통사고, 추락, 산업재해 등의 각종 사고가 증가함에 따라 외상환자도 급격히 증가하고 있어 점차 주목되고 있는 분야이다.

① 단순한 타박상이나 열상(찢어지거나 베인 상처), 단순 골절환자도 있지만 여러 부위의 손상이 동시에 발생하는 다발성 외상환자 또는 당장의 생명유지가 곤란한 중증의 외상환자들이 외상외과에서 치료하는 주된 환자들이다.

② 다발성 외상환자의 경우 : 머리, 가슴, 배, 골반을 포함한 상・하지의 골절 등이 문제가 되며 각 부분에 대한 신경외과, 흉부외과, 외과(일반외과), 정형외과 등의 전문의료진의 치료가 필요하다.

③ 여러 분야의 의료진이 함께 치료를 시행 : 환자에게 최선의 치료가 시행될 수 있도록 각 과의 의견을 조율하고 결정하는 조정자 역할을 외싱외과에서 한다.

④ 여러 부위의 손상으로 각과의 의료진이 환자를 맡아서 입원시키기를 주저하거나 미루는 경우에 외상외과 환자를 우선 입원시켜 수술이나 중환자실 치료가 시작될 수 있도록 한다(그림 3-97).

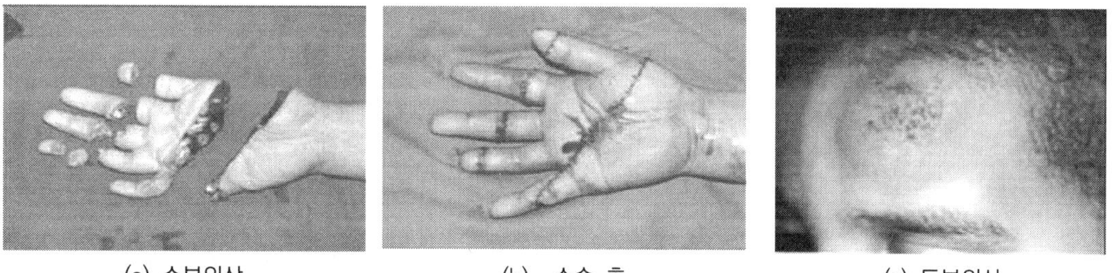

(a) 수부외상 (b) 수술 후 (c) 두부외상

[그림 3-97] 외상외과

제 11 절 이식외과(Transplant Surgery)

환자의 질병을 치료할 때, 환자의 몸에 직접 시행하는 수술(Operation or Surgery)이나 시술(Procedure)과 같은 외과적 방법에 보다 많은 비중을 두고 치료를 하는 의학이다. 반면에 외과와는 반대로 내과적 치료에 무게중심을 두고 있는 학문을 내과(Department of Medicine)라고 한다.

① 외과와 내과의 구분 : 수술적 치료를 매우 중시하던 의학발전사에서 나온 오래된 개념이며, 현재 외과적 치료와 내과적 치료를 혼재해서 치료한다.

㉠ 외과에서도 많은 종류의 약물로 내과적 치료를 병행하며 내과에서도 내시경적 절제술(Endoscopic Excision)이나 관상동맥조영술(Coronary Artery Angiography)과 같은 수술적 치료를 이용하기도 한다.

② 이식(Transplantation) : 어떤 개체에서 떼어낸 조직이나 기관을 동일한 개체나 다른 개체에 심는 행위이며, 이식(그림 3-98)에서 옮겨지는 조직이나 기관을 이식편(Graft)이라고 한다. 이식을 하기 위해 이식편을 떼는 개체와 이식편을 받는 개체가 다를 경우 이식편을 공여(Donation)하는 개체를 공여자(Donor)라고 하고 이식편을 받는 사람을 수혜자(Recipient)라고 한다.

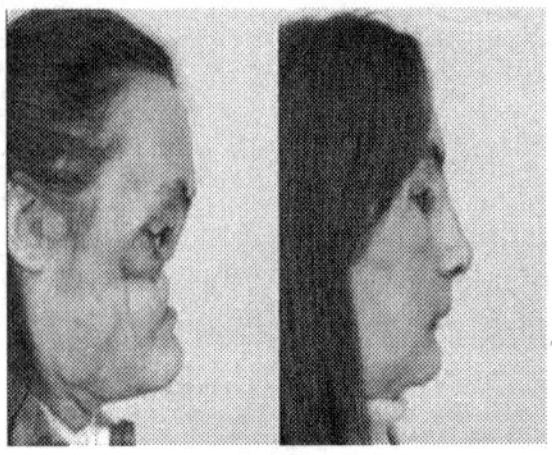

(a) 안면이식 수술

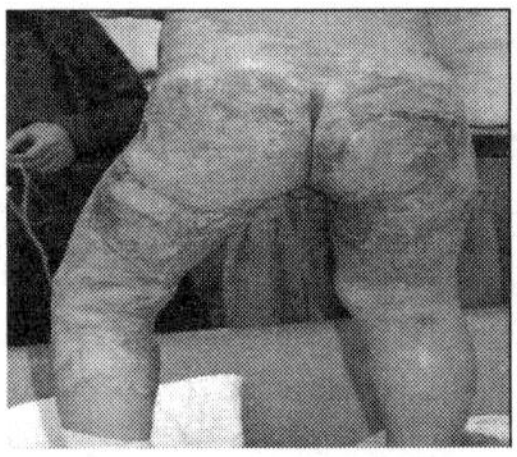

(b) 피부이식 수술

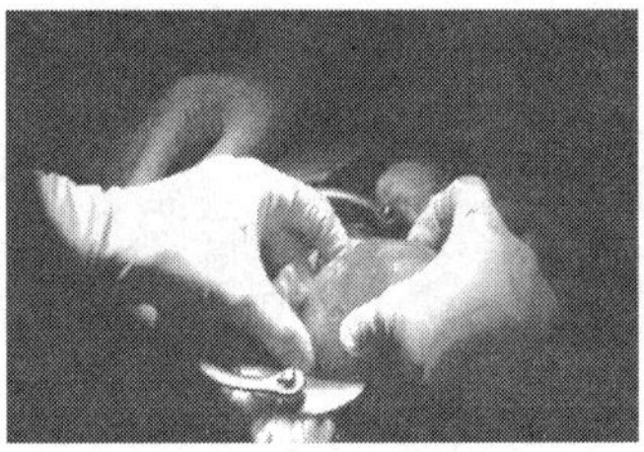

(c) 장기이식 수술

[그림 3-98] 이식외과

제 12 절 내시경복강경외과(Endoscopy Laparoscopic Surgery)

복강경수술은 복부를 절개하지 않고 배꼽 부위에 0.5~1[cm] 정도의 구멍을 뚫고 배 안을 들여다보는 Full HD급 카메라가 부착된 복강경과 비디오 모니터 등을 통해서 레이저 특수외과 전기술 등 특수기구를 이용해 하는 미세수술이다.

① 복강경수술을 통하여 수술위험과 수술에 의한 스트레스, 입원 및 회복기간을 획기적으로 줄일 수 있게 되었다. 또한 최근의 복강경은 컴퓨터칩이 장착되어 육안으로 보는 것보다도 더 선명하면서도 확대된 영상을 얻을 수 있어 미세한 혈관도 문제없이 지혈이 가능하며 신경을 보존해야 할 경우 확대된 영상을 통해 신경의 보존술식이 용이하다.

② 북강경수술이 가능한 질환은 조기위암, 고도비만, 간질성 위종양, 서혜부탈장, 담낭, 위궤양, 소장종양, 충수돌기염, 대장염 등이 있다(그림 3-99).

③ 조기위암 : 제한된 적응에 한하여 내시경 절제가 가능하지만 림프절 전이의 가능성이 높은 조기위암의 경우 복강경 수술을 실시하며, 진행성 위암 중에서도 진행정도가 심하지 않은 2기 위암에서도 복강경 수술을 시행할 수 있다.

④ 고도비만 : 고도비만의 복강경 밴드설치술, 위소장 우회술 등이다.

⑤ 간질성 위종양 : 위 간질성 종양의 복강경 쐐기절제술 및 위절제술 등이다.

⑥ 서혜부 탈장 : 서혜부탈장의 복강경복원술 등이다.

⑦ 담낭 : 담낭담석과 담낭낭종의 복강경 담낭절제술 등이다.

⑧ 위궤양 : 위궤양 합병증인 천공과 폐색의 복강경수술 등이다.

⑨ 소장종양 : 소장의 간질성종양 등에 대하여 복강경 소장종양 절제술 등이다.

⑩ 충수돌기염 : 복강경 충수돌기 절제술(맹장수술) 등이다.

⑪ 대장암 : 진행성 대장암에 대해 복강경 대장절제술 등이다.

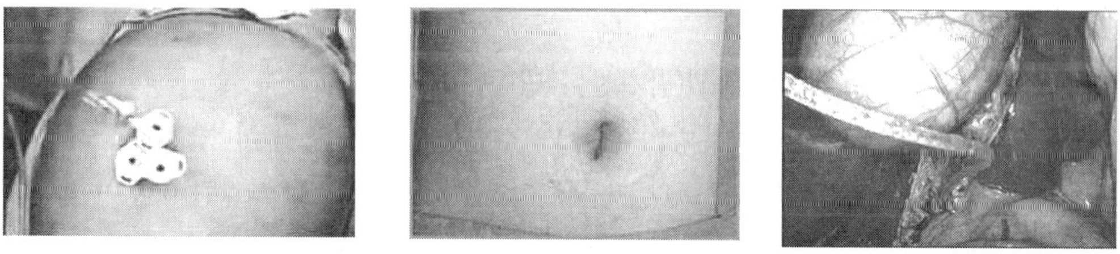

(a) 복강경수술 (b) 복강경수술 후 (c) 복강경담낭수술

[그림 3-99] 북강경수술

제 13 절 유방내분비외과(Breast Endocrine Surgery)

우리나라 여성암의 1위를 차지하는 유방암은 계속 증가하고 있고 발생연령도 낮아지고 있다. 이런 현상은 유방암의 선별검사의 보급과 진단기법의 향상에 의해 유방암의 발견이 쉬워지고, 식생활 습관의 서구화에 의한 절대 환자수의 증가에 의한 것이다.

① 유방센터 : 유방암의 조기진단과 조기 근치수술, 유방재건수술 뿐만 아니라 수술후 재활과 환자의 사회적, 문화적 생활의 향상을 목표로 외과, 성형외과, 영상의학과, 병리과, 방사선종양학과, 혈액종양학과, 재활의학과, 정신과, 산부인과, 치과, 핵의학과의 11개과가 유기적으로 협력하여 환자 치료에 힘쓰고 있다(그림 3-100).

② 유방외과 : 다루는 몸의 기관은 유방으로 유방암, 양성유방 질환의 진단 및 치료 이외에도 유방 정기검진 위주로 진료한다.

③ 유방암 : 미국 및 서구의 여러 나라에서 여성에게 발생하는 가장 흔한 암으로 국내에서도 생활 패턴의 서구화 경향, 조기 유방암 검진에 대한 인식의 변화 등으로 그 빈도는 매년 증가하고 있다.

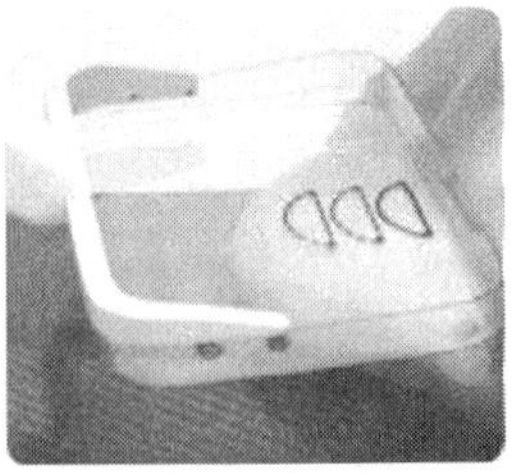

(a) 유방 촬영술

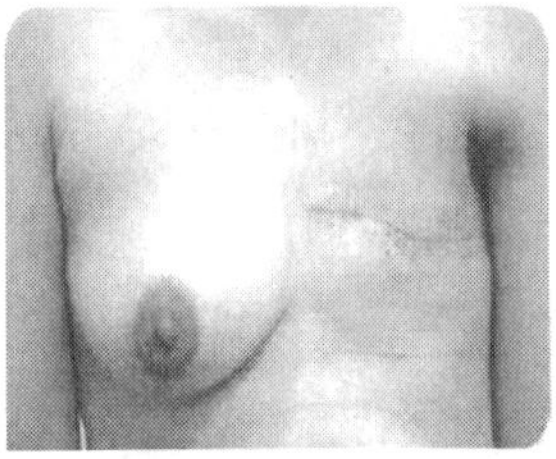

(b) 유방 절제술

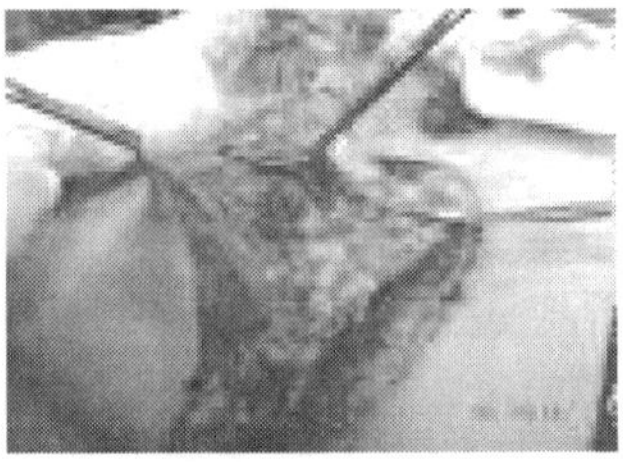

(c) 유방 절제술

[그림 3-100] 유방내분비외과

1. 치료항목

(1) 유방암

유방에 생긴 암세포로 이루어진 종괴(만져지는 덩어리)이다.

① 유방암 : [그림 3-101]과 같이 유방의 유관과 소엽에서 발생한 암이다.

② 유방암의 원인 : 아직 정확하게 모르기 때문에 어떤 사람이 유방암에 걸릴 확률이 높고 어떻게 하면 유방암을 피할 수 있는지 확실하게 하기는 어렵다. 그러나 여러 연구를 통해 유방암환자와 아닌 사람을 비교하였을 때 차이점을 발견할 수 있었으며 이러한 차이점을 위험인자라고 한다.

③ 유방암의 위험인자 : 여성호르몬(에스트로겐), 연령 및 출산경험, 수유요인, 음주, 방사선 노출, 유방암의 가족력 등이 알려져 있다.

④ 유방의 상피세포 : 에스트로겐 등의 여성호르몬의 자극을 받아 성장 및 분열을 하게 되는데 유방의 상피세포들이 여성호르몬인 에스트로겐에 노출된 기간이 길수록, 즉 출산이나 모유수유 경험이 없거나 초경이 빠르거나 폐경이 늦어 생리를 오래한 여성이 유방암 발생위험이 높다.

⑤ 폐경 후 여성이 비만한 경우 : 여성호르몬이 많아져 유방암의 발생 위험이 높아진다.

⑥ 유방암환자 : 5~10[%]에서는 유전소인을 가지고 있는 것으로 알려져 있으며 BRCA1와 BRCA2 유전자의 돌연변이가 유전성 유방암의 원인으로 알려져 있다.

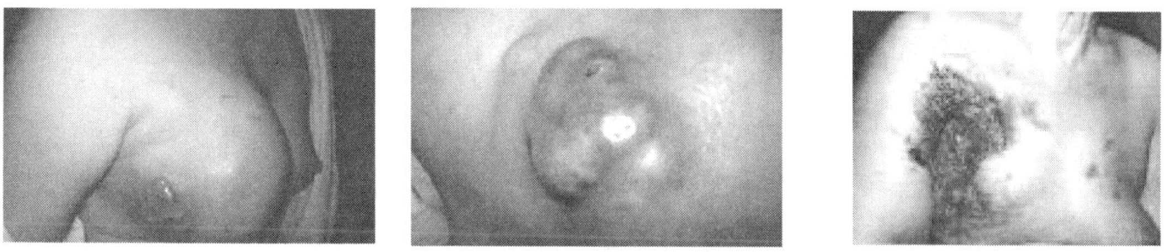

(a) 국소진행 유방암　(b) 확대사진　(c) 유방암

[그림 3-101] 유방암

(2) 파젯트병

뼈, 눈꺼풀, 유방 세군데에서 생기며 모두 같은 의사에 의해 발견되어 붙여진 병명이지만 병리적으로 서로 다른 병들이다.

① 유방의 파젯트병 : [그림 3-102]와 같이 유두 밑 유관에서 생긴 암이 유관을 통해 유두로 퍼져 나온 후 유륜 주위로 계속적으로 번져 나가는 병으로 전체 유방암중 1~2[%] 정도 차지한다.

② 증상 : 유두에 습진, 딱지, 잘 낫지 않는 가려움증으로 나타나고 진물, 피부균열, 궤양으로 발전한다.

③ 통상적인 방법 : 치료를 했는데도 유두주위의 습진이 잘 낫지 않으면 반드시 정밀한 유방검사를 해야 한다.

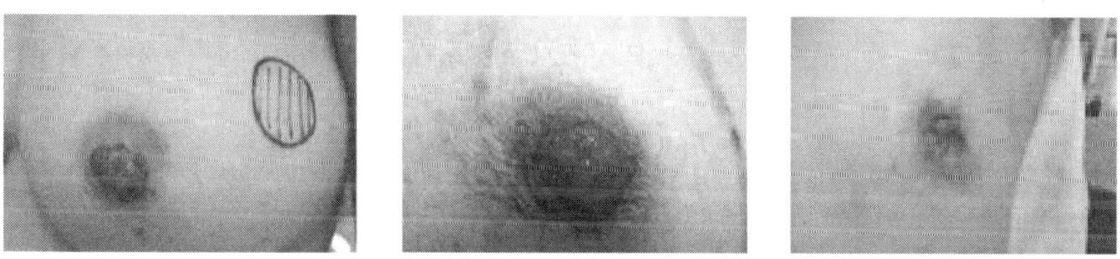

[그림 3-102] 파젯트병

(3) 유방내분비외과

유방에 생기는 종양, 갑상선의 종양, 부갑상선의 종양 및 부신의 종양을 다룬다(표 3-6).

〈표 3-6〉 유방내분비외과에서 진료하는 질병

유관확장증, 섬유선종, 지방종, 유방통, 갑상선 유두암, 갑상선 여포암, 갑상선 여포성 종양, 갑상선 수질암, 갑상선 역형성암, 그레이브스병, 쿠싱 증후군, 섬유낭성변화, 과오종 관내유두종, 경화성 선종, 유방암, 엽상종양, 부갑상선선종, 부갑상선기능항진증, 부갑상선 과형성, 부갑상선암, 알도스테론분비선종, 갈색세포종 등

제 14 절 내분비외과(Endocrine Surgery)

갑상선, 부갑상선, 부신의 각종 질환 및 췌장의 내분비 질환에 대한 진료, 검사 및 상담을 한다. 호르몬과 관계된 내분비 계통의 질환은 진단, 치료, 수술 후 관리가 일원화되어야 하며 내과의 각종 분과 및 방사선종양학의 연계도 일원화되어야 하는 특징이 있다.

1. 치료항목

내분비외과의 치료항목으로 갑상선, 부갑상선, 부신 등이 있다.

(1) 갑상선

갑상선은 병명이 아니고 갑상선호르몬을 분비하는 우리 몸의 한 장기이름이다. 목의 한가운데 앞으로 튀어나온 물렁뼈(갑상연골) 바로 아래쪽에서 숨관(기관지)의 주위를 나비모양으로 둘러싸고 있다.

정상인은 겉으로 보이지도 않고 만져지지도 않으며, 우리 몸의 다른 장기들과 마찬가지로 갑상선에도 여러 종류의 병에 걸리게 되는데 이때 갑상선이 커져서 눈에 쉽게 보이고 만져지게 된다.

① 갑상선 질병의 종류 : 갑상선 기능 저하증, 갑상선 기능 항진증, 갑상선암, 갑상선 결절 등으로 분류할 수 있다.

㉠ 갑상선암 : 갑상연골의 아래쪽, 숨을 쉴 때 공기의 통로가 되는 기도 앞쪽에 위치한 나비모양의 기관으로 갑상선 호르몬을 생산 및 저장했다가 필요한 기관에 내보내는 기능을 한다.

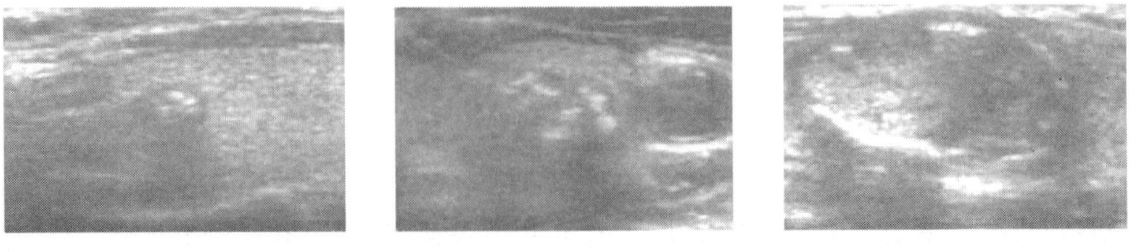

[그림 3-103] 갑상선암 초음파사진

갑상선에 [그림 3-103]과 같이 생긴 암은 갑상선암이라고 하며 크게 '잘 분화된 갑상선암', '기타 갑상선암'으로 나뉘는데 조직학적 모양, 암의 기원세포 및 분화 정도에 따라 유두암, 여포암, 수질암, 역형성암(미분화암)으로 나눈다.

㉡ 갑상선결절 : 갑상선세포의 과 증식으로 조직의 어느 한 부위가 커져서 혹을 만드는 경우 [그림 3-104]와 같이 갑상선결절(종양, 혹)이라 한다.

ⓐ 가장 흔한 내분비 질환의 하나로 성인의 4~7[%]에서 임상적으로 만져진다.

ⓑ 나이가 증가함에 따라 그 발생도 함께 증가하며 대개 여자가 남자보다 3~4배 더 잘 발생한다.

ⓒ 임상적으로 중요한 것은 양성종양인지 악성종양(암)인지를 감별 진단하는 것이다.

ⓓ 갑상선결절 중 암의 비율은 지역마다 다양하게 4~25[%] 사이로 보고 있다.

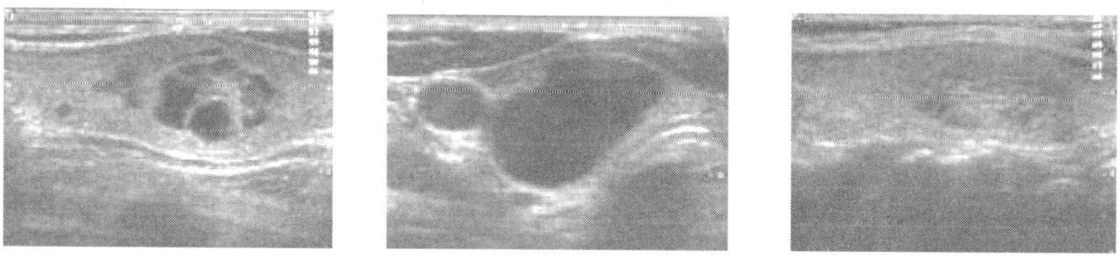

[그림 3-104] 갑상선결절 초음파사진

(2) 부 신

부신(콩팥위샘)은 콩팥 위에 위치한 내분비기관으로, 크게 겉질(피질)과 속질(수질)로 이루어져 있다. 겉질에서는 글루코크르티코이드, 염류코르티코이드, 남성 호르몬 그리고 속질에서는 에피네프린, 노르에피네프린과 같은 카테콜아민을 만들고 분비한다.

질병으로는 쿠싱증후군, 알도스테론 분비선종이 있다.

① 알도스테론 분비선종(Aldosterone-producing Adenoma) : 부신에서 생성되는 호르몬 중 일부인 염류 코르티코이드의 과잉생성하는 종양에 의해 [그림 3-105]과 같이 고혈압과 체내 칼륨의 부족을 일으키는 내분비질환 종류인 알도스테론 분비종으로 무력감, 사지저림, 이상삼삭,

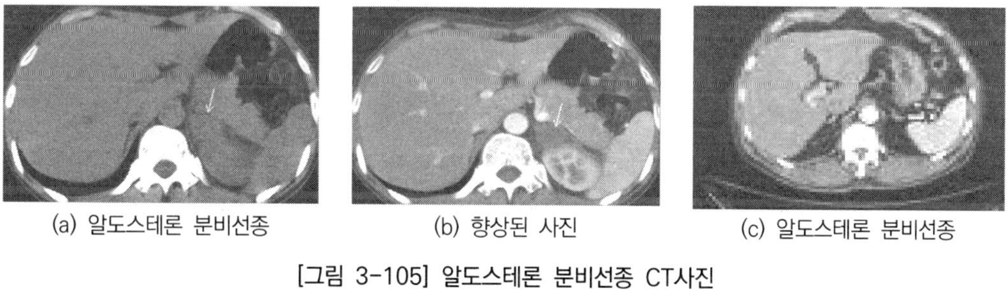

(a) 알도스테론 분비선종 (b) 향상된 사진 (c) 알도스테론 분비선종

[그림 3-105] 알도스테론 분비선종 CT사진

구갈, 야뇨증, 두통 등의 증상을 호소하지만 특이 증상이 없기 때문에 자각증상으로는 알아내기 어려운 질환이다.

② 갈색세포종(Pheochromocytoma) : 우리 몸은 스트레스를 받으면 교감신경계가 활성화되어 위급한 상황에 대처할 수 있도록 여러 가지 반응(심박동, 호흡속도의 증가나 혈관수축 등)이 일어난다. 이런 반응을 관장하는 물질을 합성 분비하는 부신 또는 부신 밖의 교감신경절에 종양이 생기는 것을 [그림 3-106]과 같이 갈색세포종이라고 한다.

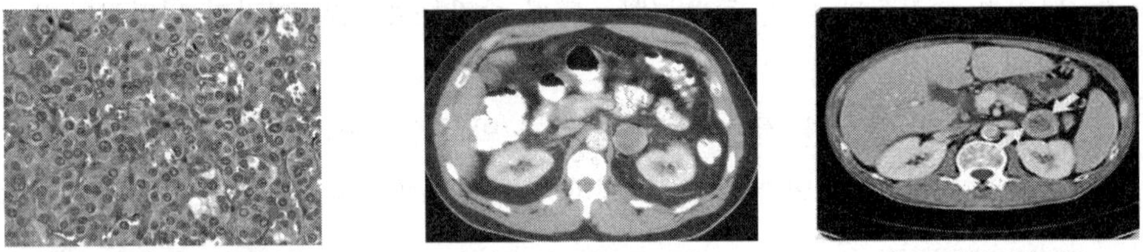

(a) 갈색세포종의 세포를 확대한 사진 (b) 갈색세포종 CT (c) 갈색세포종 CT

[그림 3-106] 갈색세포종 사진

제 15 절 신경외과(Neurosurgery)

신경계는 뇌, 척수와 같은 중추신경계부터 말초신경까지 신경과 관련된 모든 질병을 다루며 근신경계 질환, 파킨슨병, 통증, 이상운동 질환, 신경계감염, 어지러움증, 유전성신경 질환, 척수 질환, 간질, 뇌혈관 질환, 두통 등 매우 다양한 질환이 있다.

외과적인 치료가 필요한 신경 질환은 신경외과와 뇌신경외과가 각각 담당한다. 머리나 척추를 다치면 치료하는 과로써 교통사고 환자의 대부분은 이 신경외과를 거치게 되어있다.

신경은 중추신경과 말초신경으로 구성되어 있다. 중추신경은 뇌와 척수로 이루어져 있으며 말초신경은 중추신경으로부터 나와 신체 구석구석까지 뻗어 있는 신경가지이다.

신경외과는 [그림 3-107]과 같이 조직에서 발생한 질환을 진단하고 수술적 방법으로 치료해 주는

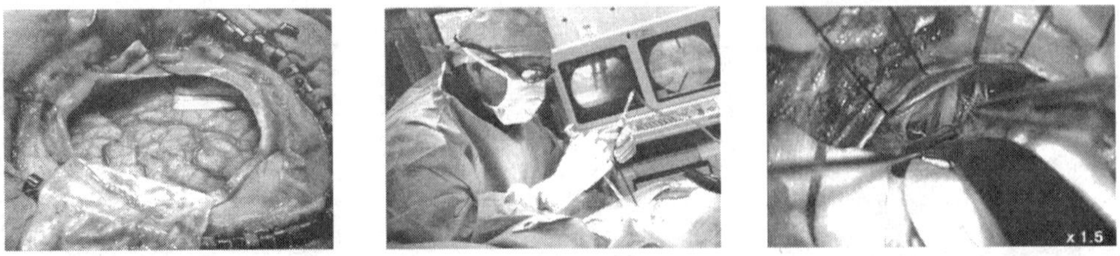

(a) 뇌신경 수술 (b) 최소 침습 신경외과 수술 (c) 뇌신경 수술

[그림 3-107] 신경외과

곳이다. 경우에 따라 현미경을 이용한 미세수술(Microsurgery)을 하며 최근에는 내시경을 이용한 수술, 방사선수술, 혈관 내 수술, 통증치료와 같은 새로운 기술을 이용한 분야들로 확장되고 있다.

세부진단 분야로는 뇌종양, 뇌혈관 질환, 척수종양, 척추외과(디스크, 퇴행성 척추질환), 신경외상(뇌, 척추 외상성 손상), 말초신경 질환, 뇌정위기능 신경외과, 소아신경외과, 통증외과 등이 있다.

신경외과는 중추신경계 문제가 있는 두부 및 척추질환 환자의 치료를 위해 수술요법, 약물요법을 시행하는 과이다. 신경과 신경조직을 주요 대상으로 한다. [그림 3-108]과 같이 사지장애, 뇌혈관장애, 신장성동통, 협심증 등이 있으며 신경봉합술, 신경이식술, 신경포초박리술 등의 시술을 행한다.

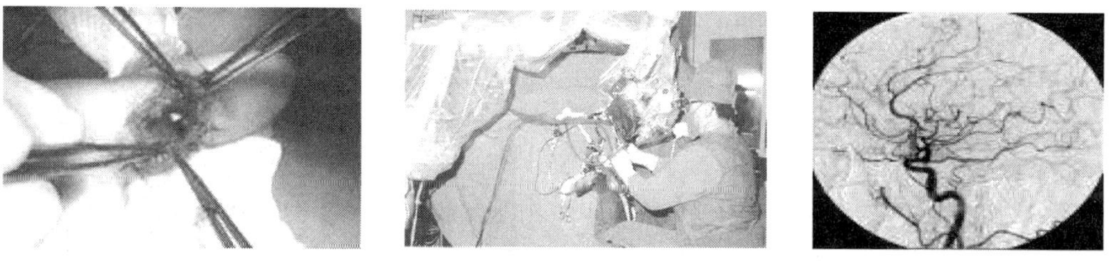

(a) 신경 봉합술 (b) 뇌혈관 이식수술 (c) 뇌혈관 조영술

[그림 3-108] 신경외과

1. 치료항목

뇌, 척수, 척추, 뇌신경, 척수신경, 말초신경, 중추신경, 신경계통에 관계된 질환이나 외상 등을 진단하고 치료한다. 또한 의학 및 수술적 치료, 뇌졸중, 방사선수술, 뇌혈관외과, 소아신경외과, 척추신경외과, 간질 등 여러 항목의 진료 및 치료를 시행한다.

신경외과전문의가 치료하는 항목에는 [그림 3-109]와 같이 뇌종양, 뇌경색, 뇌출혈, 뇌동정맥 기형, 추간판 탈출증, 척추협착증, 척추측만증, 파킨슨병, 수전증 등이 있다.

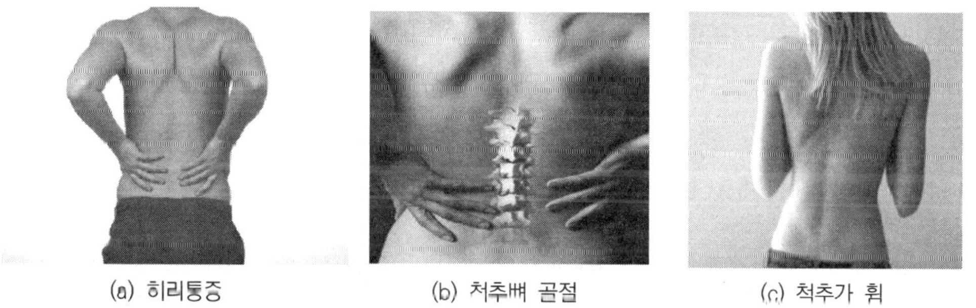

(a) 허리통증 (b) 척추뼈 골절 (c) 척추가 휨

[그림 3-109] 척추디스크

(1) 뇌졸중

운동기능의 손실, 감각이상, 인지, 언어장애, 혼수상태 등 갑작스런 신경학적 증상을 일으키는 뇌혈관의 파열 혹은 폐색[41]에 의한 비외상적인 뇌손상이다.

① 뇌혈관의 파열에 의한 뇌출혈과 뇌혈관의 폐색에 의한 뇌경색으로 나눌 수 있으며, 암에 이어 우리나라 사망원인의 두번째를 차지하고 있다.

② 뇌졸중이 발생하면 18[%]가 사망하게 되며 9[%]는 완전히 회복되지만, 나머지 73[%]는 심한 장애를 남기게 되는 중증의 질환으로 예방이 중요하며 적극적인 재활치료가 필요하다. [그림 3-110]은 뇌졸중에 관한 CT영상 촬영사진이다.

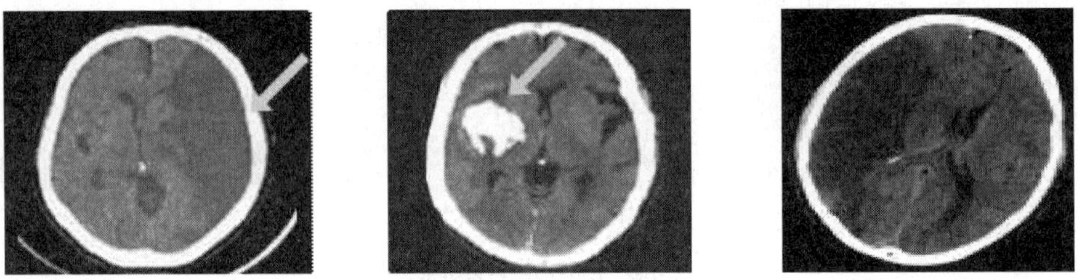

(a) 뇌경색 CT사진 (b) 뇌출혈 CT사진 (c) 뇌졸중 CT사진

[그림 3-110] 뇌졸중의 종류별 CT사진

(2) 청신경초종양

소리를 지각하는 청신경의 슈반세포에서 기원하는 종양으로, 초기에는 [그림 3-111]과 같이 내이도 내에서 발견되나 종양이 커지면서 내이도가 확장되고 여러 방향으로 자라 주위 뇌신경 및 뇌간, 소뇌를 압박하고 위치를 변화시킨다.

① 빈도는 원발성 두개강 종양의 6~9[%] 정도이고 두개낭 내 신경초종의 90[%] 이상을 차지한다.

② 주로 30세 이후의 성인에게 주로 발생하며 여성이 남성에 비해 2배 정도 발생률이 높다.

③ 20세 미만에서는 양측성으로 생기는 제2형 신경섬유종증이 주로 발생한다.

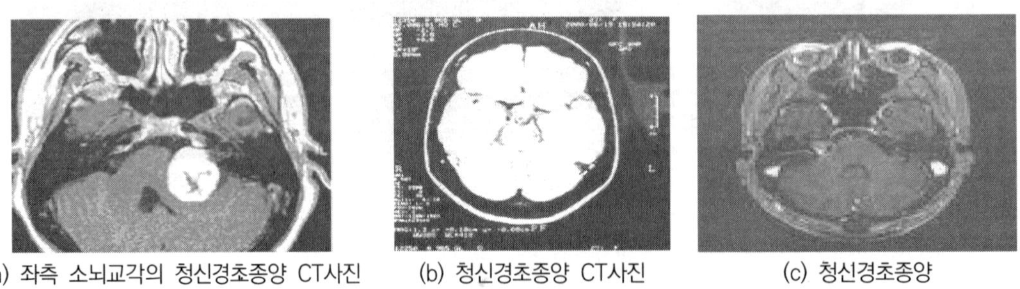

(a) 좌측 소뇌교각의 청신경초종양 CT사진 (b) 청신경초종양 CT사진 (c) 청신경초종양

[그림 3-111] 청신경초종양

41) 폐색 : 닫혀서 막힘 또는 닫아서 막음이다.

(3) 뇌수막종

뇌를 둘러싸고 있는 지주막세포(Arachnoid Cell)에서 기원하는 종양으로, 주로 40~50대 성인에 많이 발생하고 2 : 1의 비율로 여자에게서 더 많이 발생한다.

① 생기는 위치는 90[%] 이상이 천막상부에 발생하고 후두개와에서 10[%] 미만, 그리고 뇌실 내에서도 드물게 발생한다.

② 감마나이프(Gamma Knife)[42], 사이버나이프(Cyber Knife)[43]와 같은 장비를 이용한다. 뇌수막종 수술전 · 후는 [그림 3-112]와 같다.

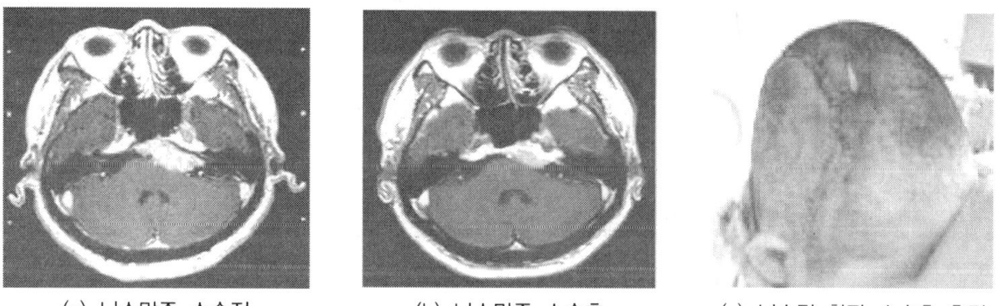

(a) 뇌수막종 수술전 (b) 뇌수막종 수술후 (c) 뇌수막 환자 수술후 흉터

[그림 3-112] 뇌수막종 수술전 · 후

(4) 경동맥협착증

경동맥내에 동맥경화가 진행되어 뇌허혈[44]이나 뇌경색 등을 유발하는 질환으로, 국민생활습관의 서구화 등으로 최근 증가추세에 있다.

① 중증협착증을 치료하지 않고 방치할 경우 뇌경색, 일과성 허혈증, 중풍전조증 등을 일으킬 수 있고 심한 경우 고도의 뇌기능마비와 함께 사망에까지 이를 수 있다.

② 혈관내벽에 동맥경화(Atherosclerosis)가 진행되는 것으로 그 부스러기나 피딱지 등이 협착 원위부[45]뇌혈관으로 떨어져나가 뇌혈관을 막거나(뇌경색) 동맥경화가 진행되어 뇌조직으로의 혈류공급이 줄어들어 생기는 뇌허혈 증세(두통, 어지러움증, 마비증세 등)를 일으킨다.

③ 자연병력 상 70[%] 이상의 경동맥협착시 연간 뇌졸중 발생률은 2~5[%]이며, 협착과 동반된 궤양 존재시 그 위험률은 연간 7.5[%]까지 증가한다.

④ 세계적인 공동연구에 의하면 증상이 있는 60~70[%] 이상의 협착증시 충분한 내과적 치료를 받더라도 또 다른 뇌졸중이 발생할 확률은 5~13[%] 정도이고 외과적 치료인 경동맥 내막절제

42) 감마나이프 : 두피나 두개골을 절개하지 않고 감마선을 사용해 머리속의 질병을 치료하는 최첨단 뇌수술 장비이다.
43) 사이버나이프 : 신체 어느 부위라도 안전한 방사선수술을 시행할 수 있도록 개발된 정위 방사선치료 시스템이다.
44) 뇌허혈 : 뇌혈관의 폐색으로 인해 뇌혈류가 감소되어 뇌조직이 기능을 하지 못하는 상태이다.
45) 원위부 : 심장에서 먼쪽을 원위부라 한다.

술(Carotid Endarterectomy)을 시행하면 그 위험률이 1~2[%]까지 떨어진다.

⑤ 질환이 주로 고혈압, 당뇨, 심장질환 등의 성인병과 동반되고 대부분 고령에서 발병하며 환자의 목이 굵고 짧거나 경동맥협착부위가 목보다 높은 곳에 위치하는 경우가 있어 수술적 치료가 용이하지는 않다.

⑥ 경동맥 내막절제술과 연관된 합병증은 전신마취와 연관된 일반적 합병증 외에 수술중 허혈 및 색전증, 뇌신경손상, 창상감염[46] 등이 3~10[%] 정도 발생한다. 경동맥협착증 치료를 위한 [그림 3-113]은 촬영 및 과정을 보여준다.

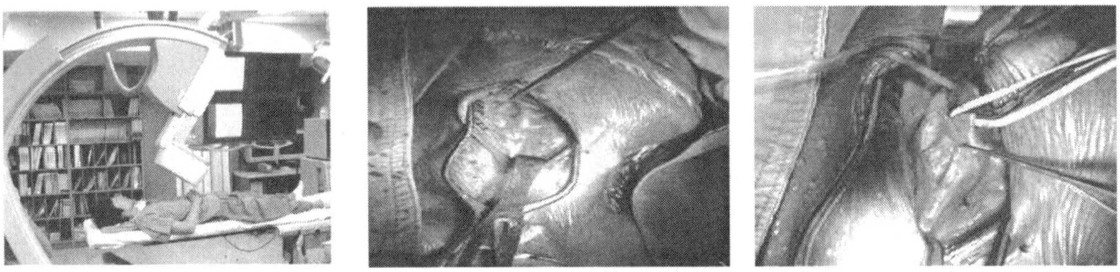

(a) 심혈관 촬영중인 환자 (b) 경독맥협착증

[그림 3-113] 경동맥협착증

(5) 모야모야병

비교적 드문 대뇌혈관의 폐쇄성 질환이다.

① 병이 진행되면 점차 두개 내 양측 내경동맥과 그 분지들이 막히면서 뇌기저부[47]에 비정상적인 측부 순환을 위한 미세혈관망이 형성되는 특징이 있다.

② 1957년 다케우치(Takeuchi)와 시미즈(Shimizu)가 양쪽 내경동맥의 형성 부전으로 처음 기술하였고, 1969년 스즈끼(Suzuki)에 의해 뇌혈관 동맥 조영상에 따라 일본말로 '담배연기가 모락모락 올라가는 모양'의 피어오르는 형태의 뇌기저부의 이상 혈관의 모양을 따서 모야모야병(Moyamoya Disease)으로 명명되었다.

③ 명확한 발생기전은 아직 밝혀지지 않았지만 일본, 한국, 중국 등 극동 아시아에서 많이 발생하고, 여자가 남자보다 많이 발병하며 같은 질환임에도 성인과 소아에게서 증상이 다르게 나타난다.

④ 특별한 이유 없이 두개 내 내경동맥의 끝부분, 즉 전대뇌동맥과 중대뇌동맥 시작 부분에 협착이나 폐색이 보이고, 그 부근에 모야모야 혈관이라는 이상 혈관이 관찰되는 것이다(그림 3-114).

---

46) 창상감염 : 창상(創傷)에 병원균(바이러스, 세균, 진균 등)의 침입에 의하여, 국소적, 전신적으로 반응을 일으키는 것이다.
47) 뇌기저부 : 뇌간의 가장 앞쪽(배쪽)에 위치하며 대뇌피질에서 기원되어 뇌간으로 내려오는 하행신경로(Descending Tracts)로 구성되어 있다.

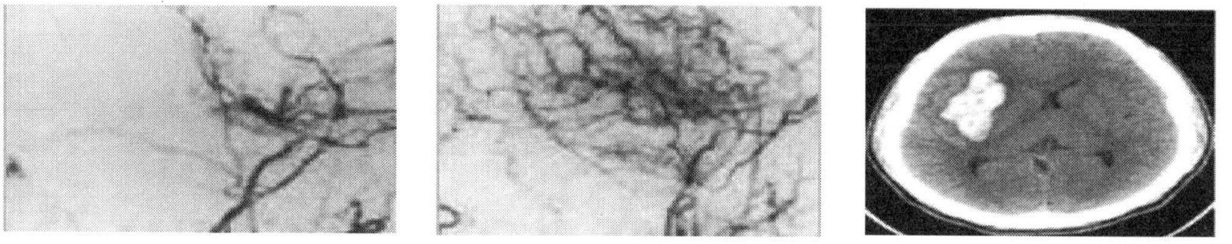

(a) 수술전 (b) 수술후 (c) CT촬영한 뇌모습

[그림 3-114] 모야모야병 뇌혈관

⑤ 일반적으로 수술 방법을 선택함에 있어서 성인은 [그림 3-115]와 같이 직접문합술을, 소아는 간접문합술을 많이 시행한다.

⑥ 최근 일본에서는 2세 이상의 소아에게 직접문합술을 많이 시행하고 있다.

⑦ 모야모야병은 원인이 밝혀지지 않았기 때문에 특별한 예방법은 없다.

⑧ 가족력이 있으므로 가족 중에 모야모야병을 앓고 있는 환자가 있다면 나머지 가족도 검사를 받아보는 것이 좋다.

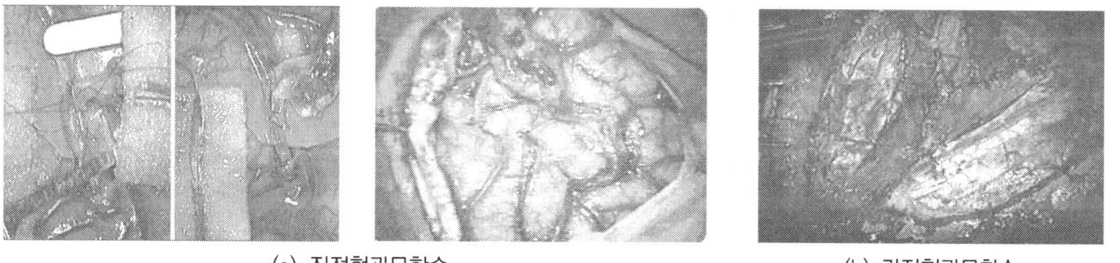

(a) 직접혈관문합술 (b) 간접혈관문합술

[그림 3-115] 혈관문합술

(6) 요 통

현대의학이 아직 감기를 정복하지 못했듯이 요통도 그동안 수많은 연구 논문이 발표되었지만 의료적인 면에서 어려움에 빠져있다.

① 척추 : 유인원 시대를 지나 인간들이 걷기 시작하면서 막대한 체중을 견뎌야 하는 과도한 역학적 부담을 평생 갖게 되었다.

② 요통 : 전 인구의 80[%] 이상에서 경험하며 산업재해 사고뿐 아니라 활동장애를 일으키는 원인 중 으뜸을 차지한다. 척추디스크 사진은 [그림 3-116]과 같다.

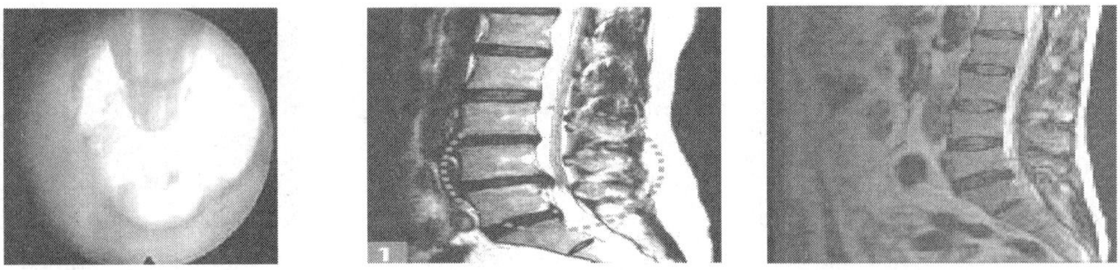

(a) 내시경을 통한 척추디스크 수술 (b) 척추디스크

[그림 3-116] 척추디스크 및 요통

(7) 파킨슨병

뇌의 흑질(Substantia Nigra)[48]에 분포하는 도파민의 신경세포가 점차 소실되어 발생하며 [그림 3-117]과 같이 안정떨림, 경직, 운동완만(운동느림) 및 자세 불안정성이 특징적으로 나타나는 신경계의 만성 진행성 퇴행성 질환이다. 파킨슨병 환자는 60세 이상 인구의 약 1[%] 정도로 추정된다.

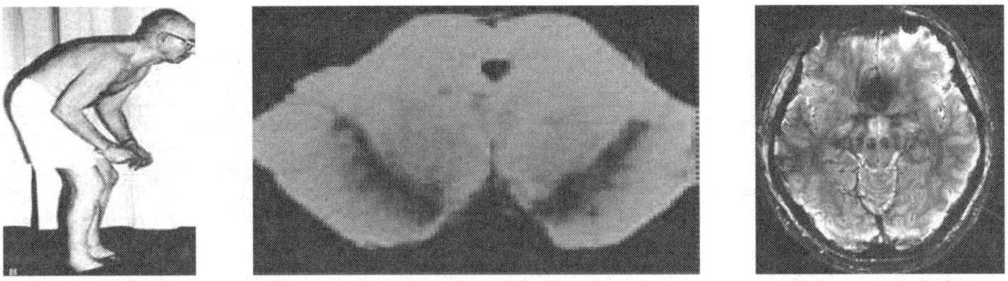

(a) 파킨슨병 (b) 파키슨병 환자의 중뇌 (c) 파킨슨병 환자 뇌

[그림 3-117] 파킨슨병과 주요 증상

(8) 뇌종양

뇌, 뇌막, 뇌혈관 또는 신경 등에 일어나는 모든 종양이며 결핵, 매독[49] 또는 암(癌)이나 내종(內腫)으로 나타나는 수도 있다.

① 일반증상으로 두통, 구토, 시력 감퇴, 난청(難聽), 이명(耳鳴), 눈이 보이지 않는 증상이 나타난다.

② 종양의 발생 부위에 따라 여러 가지 증상을 나타낸다. 뇌종양에 관한 영상은 [그림 3-118]과 같다.

---

48) 흑질(Substantia Nigra) : 기저핵을 구성하는 한 요소로 중뇌에 위치한다. 흑질에 있는 뉴런은 선조체로 도파민성 축색을 내보낸다.

49) 매독 : 스피로헤타(Spirochete)과에 속하는 세균인 트레포네마 팔리듐균(Treponema Pallidum)에 의해 발생하는 성병이다.

① 매독균 : 성관계에 의해 주로 전파되지만 모체에서 태아에게로 전파되는 경우도 있다.

② 병의 전파 : 성관계를 통해 이루어지지만 전반적인 신체 장기에 염증성 질환을 일으킬 수 있다.

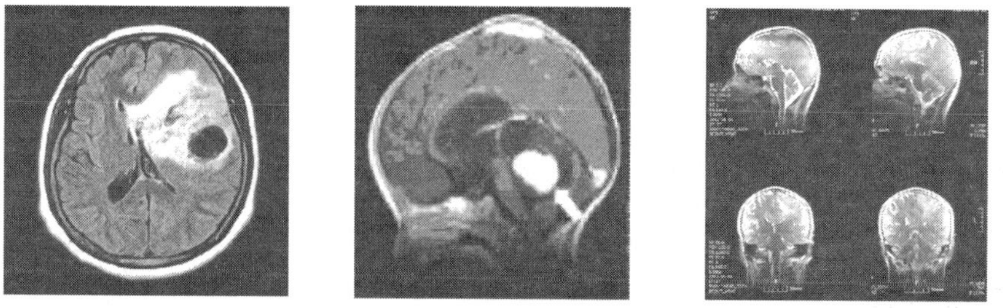

[그림 3-118] 뇌종양

(9) 뇌경색

뇌조직은 평상시에도 많은 양의 혈류를 공급받고 있다.

① 다양한 원인으로 인하여 뇌혈관에 폐색(혈관 등을 이루는 관이 막히는 경우)이 발생하여 뇌에 공급되는 혈액량이 감소하면 뇌조직이 기능을 제대로 하지 못하게 된다.

② 뇌혈류 감소가 일정시간 이상 지속되면 뇌조직의 괴사(조직이나 세포의 일부가 죽는 것)가 시작된다.

③ 뇌조직이 괴사되어 회복 불가능한 상태에 이르렀을 때 뇌경색(Cerebral Infarction)이라고 하고 [그림 3-119]는 뇌경색에 관한 사진이다.

④ 뇌혈류 감소에 의해 뇌기능에 이상이 생겼지만, 적절한 치료를 통해 충분한 뇌혈류가 다시 공급되어 뇌조직의 괴사 없이 뇌기능이 회복되었을 때를 일과성 허혈성 발작(Transient Ischemic Attack)이라고 한다.

⑤ 허혈성 뇌졸중은 뇌경색과 일과성 허혈성 발작을 모두 일컫는 용어이다.

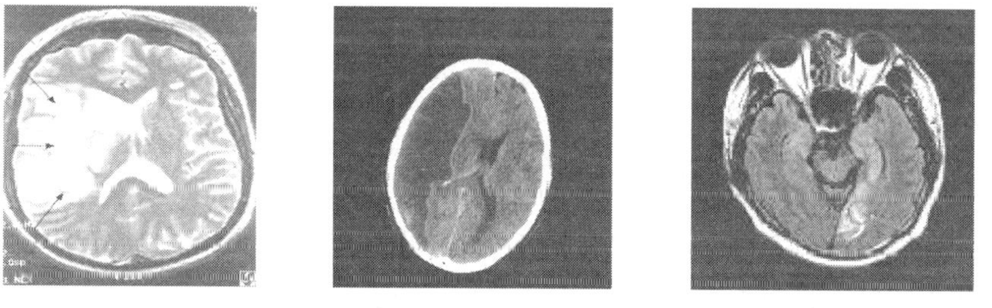

[그림 3-119] 뇌경색

(10) 뇌출혈

두개 내에 출혈이 있어 생기는 모든 변화를 출혈성 뇌졸중이라고도 한다. 뇌출혈은 여러 가지 방법으로 구분하고 있으나 [그림 3-120]과 같이 크게 외상에 의한 출혈과 자발성출혈로 구분할 수 있다.

① 외상에 의한 출혈 : 급성경막[50]하 출혈, 만성경막하 출혈, 경막외 출혈 등 두부외상과 직간접적

으로 연관이 있는 출혈이다.

② 자발성 뇌출혈 : 다음과 같은 질환 중에 뇌출혈을 일으킨 것이다.

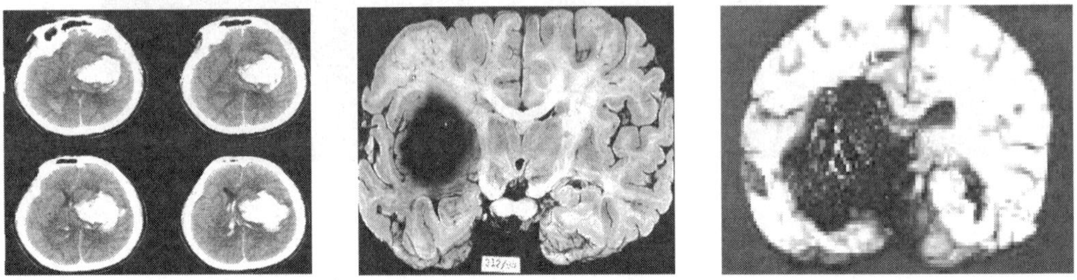

[그림 3-120] 뇌출혈

㉠ 고혈압성 뇌출혈 : 고혈압으로 오랜 기간 뇌 모세혈관이 손상을 받아오다가 작은 혈관이 압력을 견디지 못하고 파열되어 뇌 속에 출혈을 일으키는 질환으로, 자발성 뇌내출혈 중 알려진 다른 원인을 찾을 수 없고 고혈압이 원인일 수 있다(그림 3-121).

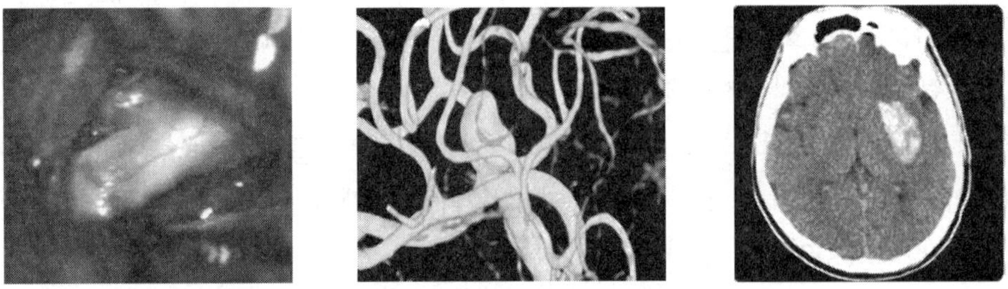

[그림 3-121] 고혈압성 뇌출혈

㉡ 뇌동맥류 : 뇌혈관의 내측을 이루고 있는 내탄력층과 중막이 손상되고 결손되면서 혈관벽이 부풀어올라 새로운 혈관 내 공간을 형성하는 경우 [그림 3-122]와 같다.

ⓐ 윌리스고리(Circle of Willis) : 뇌 바닥 쪽의 굵은 뇌동맥에서 90[%] 이상이 발견되며 나머지는 원위부(심장에 가까운 혈관 부위를 근위부, 먼 쪽을 원위부라고 하며, 근위부에서 원위부로 갈수록 혈관이 가늘어지고 뇌에 직접 혈액을 공급함)의 가는 뇌동맥이나 뇌의 후두부나 숨골을 담당하고 있는 동맥에서 발생한다.

ⓑ 대부분 크기 : 10[mm] 이하이지만 간혹 그보다 큰 동맥류가 발생할 수 있으며 25[mm] 이상인 경우 특별히 거대동맥류라고 한다.

ⓒ 동맥류의 형태 : 낭상동맥류, 방추상동맥류, 해리성동맥류로 구분된다.

---

50) 경막 : 뇌와 척수는 3겹의 뇌막(Meninges)에 의해 둘러싸여 있는데, 가장 바깥쪽부터 경막, 지주막 또는 거미막, 연막이라고 한다.
① 경막 : 가장 바깥쪽에 있고, 가장 단단한 결합조직으로 구성되어 있다.
② 골막층(Periosteal Layer)과 뇌막층(Meningeal Layer)의 두 겹으로 구성되어 있다.

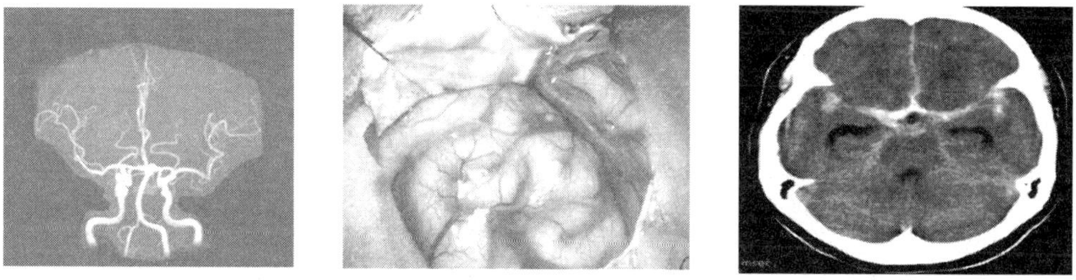

[그림 3-122] 뇌동맥류

(11) 뇌동정맥기형

인체의 혈관은 심장에서 나온 동맥혈이 동맥을 통하여 조직에 이르러 작은 모세혈관으로 갈라지고, 조직을 지나 정맥혈이 되어 정맥을 통하여 빠져나가 심장으로 돌아가게 되어 있다.

① 우리 몸에는 크게 보아서 동맥, 모세혈관, 정맥의 세가지 혈관이 존재하게 된다.

② 선천적인 발달 이상으로 동맥이 모세혈관을 거치지 않고 바로 정맥으로 연결되는 혈관의 기형이 생기는데 이것이 [그림 3-123]과 같이 동정맥기형이다.

③ 혈관이 풍부한 폐, 간, 비장[51] 등의 장기에도 생기나 주로 뇌에 발생하여 뇌출혈이나 간질 발작과 같은 문제를 일으키는데, 이를 뇌동정맥기형이라고 한다.

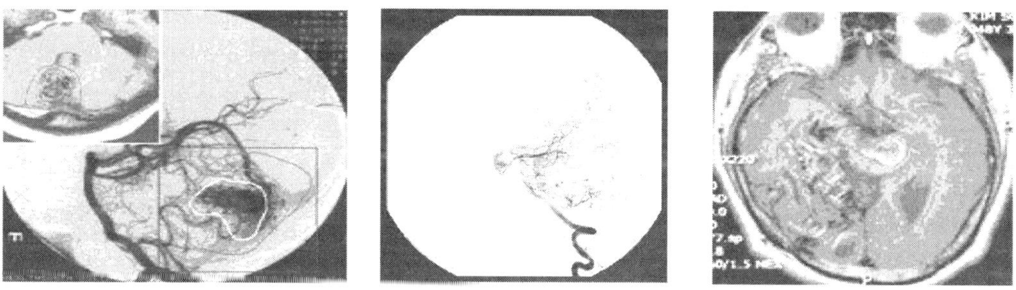

[그림 3-123] 뇌동정맥기형

---

51) 비장 : 가장 중요한 림프기관으로서 전신의 림프기관 중량의 약 25[%]를 차지한다.

① 감염이나 염증에 반응하여 비장이 커질 수 있는데, 촉진에서는 비장을 만질 수 없으나 영상학적으로는 감지되는 정도까지 커질 수 있다

② 커진 비장 : 급성 염증기 반응 물질들과 같이 특이하지 않은 소견으로 간주된다.

③ 비장의 중요한 기능 : 면역 세포의 기능을 돕는 옵소닌과 결합된 세균이나 항체로 둘러싸인 세포들과 같은 입자(particles)들을 혈류로부터 제거하는 것이다.

④ 기능 : 비장을 절제한 환자들이 세균성 패혈증에 걸리기 쉽다.

⑤ 제거 기능 : 자가면역성 혈소판감소증이나 용혈성 빈혈 환자에서 항체로 둘러싸인 혈소판이나 적혈구가 비장에 축적되어 파괴되는 것과 관련되어 있다.

⑥ 비장 : 또한 수명이 다한 적혈구 또는 형태 변환이 잘 되지 않는 적혈구를 제거함으로써 적혈구의 질을 유지하는 역할을 한다.

(12) 추간판탈출증

추간판[52]이 돌출되어 요통 및 신경증상을 유발하는 질환으로, [그림 3-124]는 추간판탈출증에 관한 X-선 영상이다.

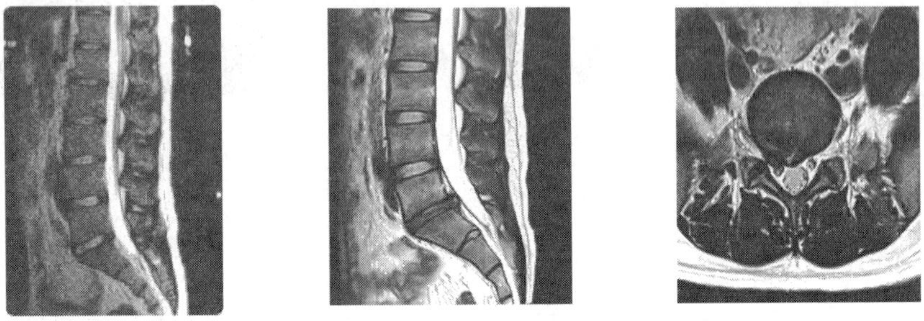

(a) 정상 디스크 (b) 추간판탈출증

[그림 3-124] 추간판탈출증

(13) 척추관협착증

어떤 원인으로 척추 중앙의 척추관, 신경근관 또는 추간공[53]이 좁아져서 허리의 통증을 유발하거나 [그림 3-125]와 같이 다리에 여러 복합적인 신경증세를 일으키는 질환이다.

① 척추관은 척추 가운데 관 모양의 속이 빈 곳으로, 아래·위 척추에 의해 추간공이 생기며 가운데 관속은 뇌로부터 팔다리까지 신경(척수)이 지나가는 통로가 된다.

② 관모양은 타원형 또는 삼각형으로 경추부위(목 쪽)에서 가장 크며 흉추부위(가슴 쪽)에서 좁아졌다가 요추부(허리 쪽)에서 다시 커진 후 하부로 갈수록 좁아지는 구조를 갖고 있다.

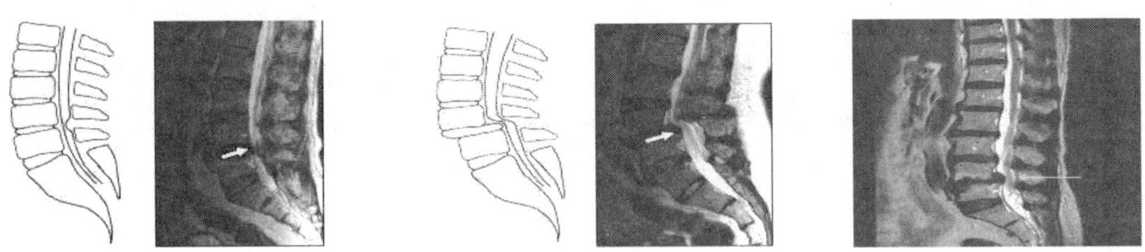

(a) 안정척추에서 생긴 척추관협착증 (b) 불안정척추에서 생긴 척추관협착증 (c) 척추관협착증 MRI

[그림 3-125] 척추협착증

52) 추간판 : 척추사이원반은 두 척추뼈몸통(척추체)의 사이를 섬유연골관절로 이어주는 탄력 있는 받침으로 사람에게는 23개의 척추사이원반이 존재한다.

53) 추간공 : 추골과 추골 사이에 있는, 척수 신경이 빠져나오는 공간이다.

(14) 척추측만증

정상적인 척추는 정면에서 보았을 때 일직선이며 옆에서 보았을 때에는 경추와 요추는 앞으로 휘고(전만곡) 흉추와 천추부는 뒤로 휘어(후만곡) 있다.

척추측만증은 [그림 3-126]과 같이 척추가 정면에서 보았을 때 옆으로 휜 것으로 실제로는 단순한 2차원적인 기형이 아니라 추체 자체의 회전변형이 동반되어 옆에서 보았을 때에도 정상적인 만곡상태가 아닌 3차원적인 기형상태이다.

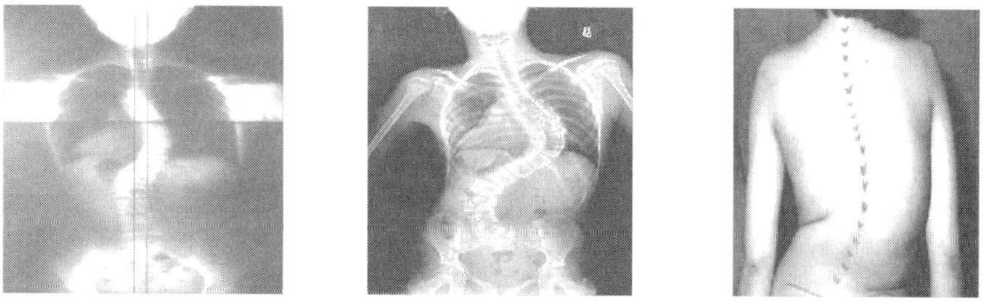

[그림 3-126] 척추측만증

(15) 수전증

본태 떨림(Essential Tremor : 수전증)은 가장 흔한 떨림 중 하나이며 가족 구성원 내에 동일한 증상을 가지는 경우가 많다.

① 상염색체 우성으로 유전되지만 가족력이 없는 산발성 본태 떨림도 흔히 발견된다.
② 본태 떨림은 대개 35세 이상에서 잘 발생한다. 떨림 자체는 나이가 들면서 점차 심해지지만 떨림이 다른 질병을 일으키거나 심각한 다른 질환의 증상으로 나타나지는 않는다.
③ 오른쪽과 왼쪽 모두에서 떨림이 발생하지만 시작단계에서는 주로 사용하는 손(대부분의 경우 오른손)에서만 나타나기도 한다.
④ 떨림은 대부분 팔 부위에서 발생하며 이후 머리, 목, 턱, 혀, 목소리 등에서도 떨림이 나타날 수 있다. 수전증에 관한 예는 [그림 3-127]과 같다.

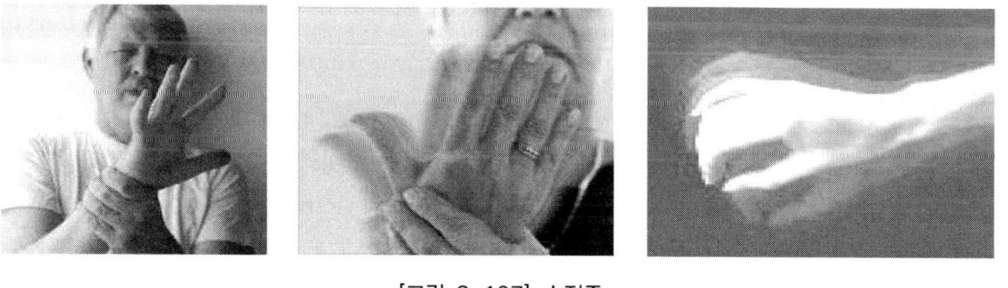

[그림 3-127] 수전증

(16) 이상운동 질환

파킨슨병이나 심한 수전증이 있는 경우, 뇌 심부에 전기적 자극을 주거나 신경을 파괴시켜 증상이 호전되는 경우가 있다.

① 최근에는 [그림 3-128]과 같이 뇌심부자극술(DBS, Deep Brain Stimulation)[54]이라는 전기 자극장비를 뇌에 삽입하는 수술을 많이 시행하고 있다.

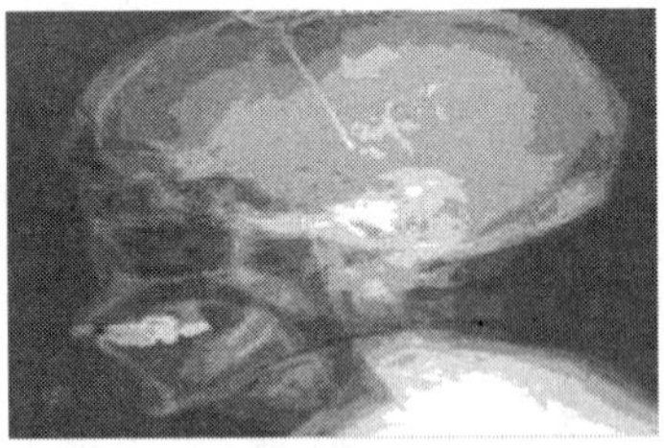

(a) 뇌심부자극술 사진

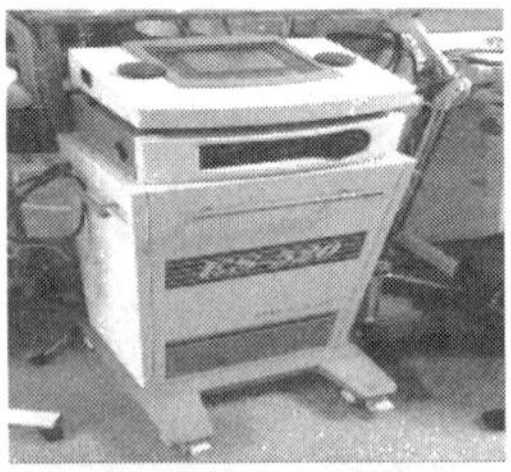

(b) 전기자극기 ES-520

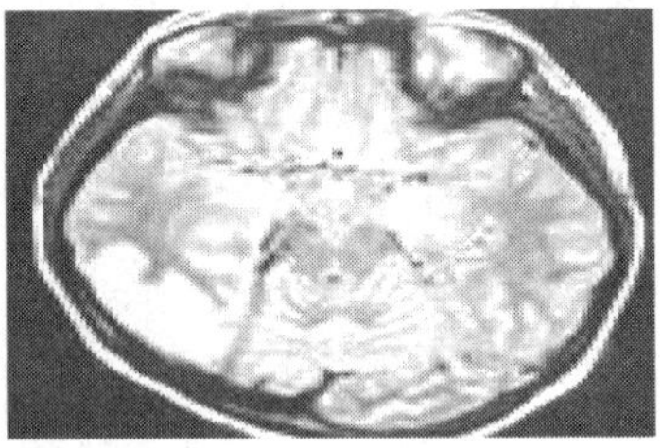

(c) 모야모야병

[그림 3-128] 신경외과 질환 및 의료기기

② 각 병원의 사정에 따라 다르나 많은 병원에서 신경과와 협진을 통하여 진료하고 있다. 질환으로는 뇌종양, 뇌혈관 질환, 척추 질환, 말초신경 질환, 선천성신경계 질환, 간질, 이상운동 질환, 신경계외상, 통증 질환 등으로 〈표 3-7〉과 같이 진료한다.

〈표 3-7〉 신경외과에서 진료하는 질병

뇌수막종, 뇌하수체선종, 전이성 뇌종양, 뇌교종, 뇌신경초종양, 고혈압성 뇌출혈, 뇌동맥류, 뇌지주막하 출혈, 해면상 혈관종, 뇌경색, 뇌동정맥 기형, 뇌동정맥루, 요통, 척추골절, 척추종양, 척추측만증, 척추 협착증, 추간판 탈출증, 디스크 질환, 수근관 증후군, 말초신경 손상, 수두증, 신생아 뇌출혈, 뇌성마비, 이분척추증, 요천추부 지방종, 뇌낭종, 소아간질, 성인간질, 파킨슨병, 수전증, 척추외상, 두부외상, 외상 후 통증, 수술 후 통증, 척추 관련 통증, 만성통증, 두통, 어지러움증, 악성 뇌종양, 양성 뇌종양, 뇌동맥류, 뇌혈관 기형, 수두증, 퇴행성 척추 장애, 뇌하수체 종양, 모야모야병, 청신경종, 경추 추간판 탈출증, 악성신경교종, 뇌하수체의 악성 신생물, 수막종, 외상성 경막하 출혈, 근위축성측색경화증, 지주막하출혈, 말단비대증, 척수병증, 외상에 의한 뇌손상, 보행 운동장애, 신경근병증, 좌골신경통, 뇌사, 뇌농양, 척수암, 척수공동증, 설인신경통, 외상에 의한 척추손상, 실어증, 뇌출혈, 신경절신경종, 거스트만 증후군, 락트-인 증후군, 교모세포종, 신경초종, 스터지웨버 증후군, 두개골 골절, 지체장애 등

2. 뇌신경외과

뇌, 척수, 말초신경의 질환을 주요 대상으로 한다. [그림 3-129]와 같이 종양, 두부외상, 신경계의 선천적 기형, 동맥류, 척수외상, 고질적인 통증, 뇌졸중, 치매, 수면장애, 편두통, 간질, 정신 질환 등을 진료한다.

54) 뇌심부자극술 : 뇌조율기라 하는 의료장치를 뇌 안에 이식 하는 외과적 치료법이다.

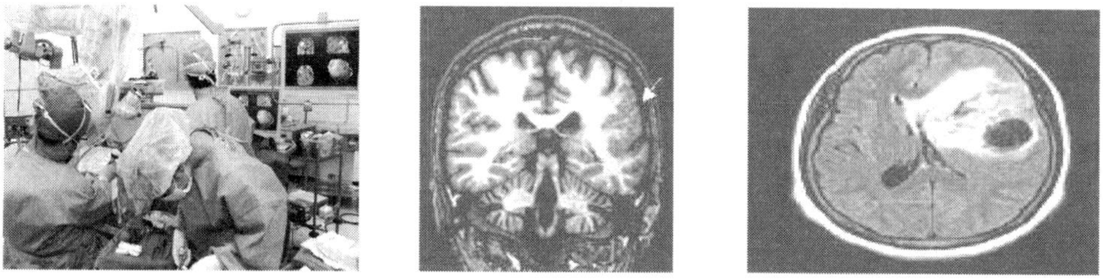

(a) 뇌종양 제거술　　(b) 뇌 MRI로 본 간질증상　　(c) 뇌종양

[그림 3-129] 뇌신경외과

제 16 절 정형외과(Orthopedics)

뼈뿐만 아니라 사지의 근육에 관련된 질병, 척추에 관한 질병을 치료하지만 해당 분야가 너무 광범위하기 때문에 질환이 발생한 부위별로 세분화하여 진료를 한다.

정형외과의 주요 치료법은 수술적 치료뿐만이 아니라 약물요법, 물리치료, 보장구요법, 의지 등의 보존적 치료와 적극적인 수술적 치료로 나눌 수 있다. 또한 뼈, 인대, 연골, 신경 등의 질환 및 손상을 정확히 진단하고 치료하기 위하여 최신 자기공명영상 검사 및 컴퓨터단층촬영, 골주사 검사 등을 시행하고 있고 최신의 관절 내시경장비와 레이저, 컴퓨터 항법장치 등이 있고 또한 IMS장비를 이용한 근골격계 통증에 대한 효과적인 치료를 한다.

근육이나 골격 등 운동기관의 기능장애나 형태 이상의 예방, 치료, 교정을 연구하는 임상의학, 노동재해나 교통사고 등에서 생기는 중증외상인 골 및 관절의 손상을 합병 하는 것 까지 그 활동영역이 넓어져 팔, 다리, 척추를 구성하는 모든 해부학적인 구조에 대하여 진료를 한다. 또한 피부, 지방, 섬유조직, 뼈, 근육, 힘줄, 신경, 혈관, 관절낭, 인대 등에 이상이 생기는 경우에도 정형외과에서 진료를 한다.

정형외과 전문의(Orthopedist)는 환자와 대면하여 문진, 촉진, 시진 등의 방법으로 간단한 진찰을 하고 X-선 촬영, 자기공명영상(MRI), 컴퓨터단층촬영(CT), 초음파 검사[55], 방사선촬영, 혈액 검사,

55) 초음파 검사 : 초음파를 생성하는 탐촉자를 검사 부위에 밀착시켜 초음파를 보낸 다음 되돌아오는 초음파를 실시간 영상화하는 방식으로 검사가 진행된다.
① 초음파 검사는 간편하고, 검사 시 환자가 편안하며, 인체에 해가 없기 때문에 영상 검사 중 가장 기초가 되는 검사법이다.
② 유방, 갑상선, 근골격과 같이 우리 몸의 표면에 위치한 구조를 쉽고 정확하게 평가할 수 있고, 컴퓨터 단층촬영(CT)이나 자기공명영상(MRI)에 비해 검사 장비를 쉽게 움직일 수 있으며 실제 움직이는 구조물을 볼 수 있어, 중환자나 수술 직후 환자의 중재적 시술에도 유리한 장점이 있다.

신경 검사 등을 지시하여 진단한다. 투약이나 물리치료를 지시하고 골절환자에 대하여 견인법[56], 석고붕대법 등을 사용한 보존적 처치를 지시한다.

외과적 수술계획을 수립 · 실시하고 인공관절 수술, 골절 정복술 및 고정술, 인대복원술 및 재건술, 관절경수술, 척추수술, 근골격계수술을 한다.

진료하는 세부과목에 따라 소아정형외과, 척추외과, 수부외과, 족부외과, 견주관절외과, 슬관절외과, 고관절외과, 근골격계 종양외과 진료를 한다.

1. 치료항목

수부, 견주관절, 족관절, 무릎, 고관절, 척추, 소아, 종양으로 나누어진다. 현대에는 사지와 척추 그리고 그 부속기의 형태와 기능을 내과적, 외과적 그리고 물리학적 방법으로 연구하고 보존하며 회복 및 발전시키는 의학의 한 분야로 연골이 없어지는 관절염, 뼈에 감염증이 생기는 골수염, 뼈가 소실되는 골절과 뼈에 종양이 생기는 골종양, 대퇴골두 무혈성괴사, 반월상연골파열 등이 있다.

정형외과 전문의가 치료하는 항목에는 선청성기형, 골형성 부전증, 구루병, 비타민 결핍증, 퇴행성 관절염, 골수염, 세균성 관절염, 골절, 탈구 등이 있다.

(1) 관절염

관절은 뼈와 뼈가 만나는 부위이다.

① 관절 : 뼈와 뼈 사이가 부드럽게 운동할 수 있도록 연골, 관절낭[57], 활막[58], 인대, 힘줄, 근육 등으로 구성되어 있으며 움직임에 따라 발생하는 충격을 흡수하는 역할을 한다.

② 관절염 : 여러 가지 원인에 의해 관절에 염증이 생긴 것으로 증상은 관절의 통증이다.

③ 관절에 통증이 있어도 모두 관절염이라고 할 수는 없으며, 붓거나 열감[59]이 동반되어야 관절염이라고 할 수 있다.

④ 관절염이 있을 경우 의사들은 이것이 급성인지 만성인지, 관절 자체의 문제인지 관절 주위의 문제인지, 기계적 문제인지 염증으로 인한 문제인지, 중추 관절인지 말단 관절인지 등을 파악하여 관절염의 원인을 알아내고 정확한 진단을 내리게 된다. 각종 관절염의 X-ray 사진은 [그림 3-130]과 같다.

---

56) 견인법 : 뼈를 가지런하게 정돈하는 수기법(手技法)으로 한손 또는 두손으로 팔다리의 원위단(遠位端) 부위를 잡고 지속적으로 당겨서 견인(牽引)한다.

57) 관절낭 : 관절(關節)을 둘러 싸고 있는 피막으로 활막층(滑膜層)과 섬유층으로 구성되어 있다.

58) 활막 : 관절, 건초(腱鞘), 활액포(滑液包) 등의 내면을 이루는 얇은 막으로, 활액을 분비하여 관절이나 근 · 건의 운동을 원활하게 해준다.

59) 열감 : 신열(身熱)이 있는 느낌이다.

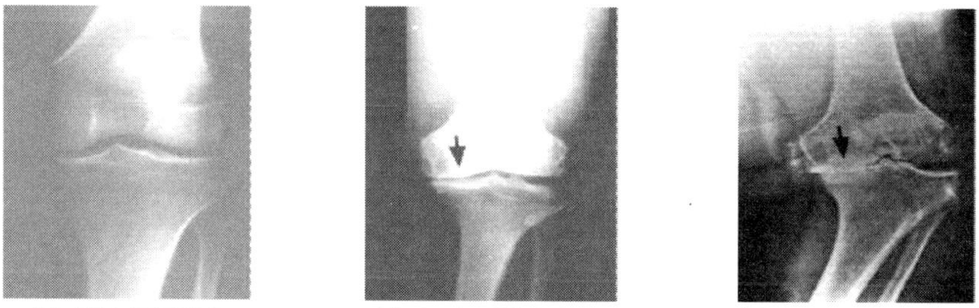

(a) 정상 무릎관절　(b) 초기 퇴행성관절염　(c) 심한 퇴행성관절염

[그림 3-130] 관절염

(2) 골수염

유아 및 성장기의 소아, 특히 남아에게 많이 발생하며 성장이 빠르고 부피가 큰 장골의 골간단에서 주로 발생한다.

① 가장 흔한 부위는 무릎 주위이다. 부스럼이나 상기도염[60] 등이 발생한 후에 균혈증[61]이 발생하고, 이때 피를 따라 돌던 균주가 장관골의 골간단을 통해 뼈로 들어가서 뼈에 감염을 일으킨다.

② 소아의 골간단부에는 뼈의 영양분을 공급하는 영양동맥에서 갈라져 가는 혈관들이 분포하는데, 성장판 바로 밑에서 180° 회전하여 정맥으로 피가 흐르는 구조로 되어 있어 피가 흐르는 속도가 급격히 느려지기 때문에 균주가 살기 좋은 환경이 될 것이다.

③ 뼈에 생긴 감염증은 골염이라고 한다(그림 3-131).

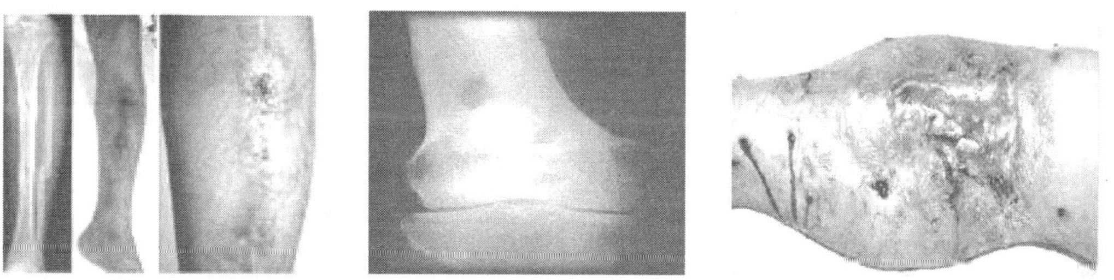

(a) 골수염　(b) 급성골수염의 3상 뼈스캔 소견　(c) 만성골수염

[그림 3-131] 골수염과 급성골수염

60) 상기도염 : 물리학적 자극, 알러지, 세균, 바이러스 등의 원인에 따라서 생기는 상기도의 염증이다.
① 급성인 것과 만성인 것이 있다.
② 주요 증상 : 비염 증상과 인두염 증상, 거기에 추가해서 발열, 권태감 등의 전신 증상이다.
③ 상기도염 전체로서의 예후 : 양호하나 디프테리아 균에 의한 경우의 심근변성, 용혈균에 의한 신염, 류마티열의 속발에는 주의를 기울여야 한다.
④ 치료 : 비감염성인 것에서는 원인의 제거, 감염성인 것에서는 항생물질이 사용된다.

61) 균혈증 : 병원체가 신체 한 부분의 1차 병소에서 2차적으로 혈액 속으로 이동하는 증세이다.

④ 감염을 일으킬 수 있는 병균으로는 포도상구균등의 박테리아균, 결핵균, 진균[62], 바이러스 등이 있다.

⑤ 주로 2세 이하와 8~12세 사이의 성장기의 소아에 빈발하고 대퇴골, 경골, 상완골 등의 장골에 호발한다.

(3) 골 절

골절의 정의는 뼈의 연속성이 완전 또는 불완전하게 소실된 상태이다.

① 골절의 분류는 [그림 3-132]와 같이 해부학적인 위치, 골절의 정도, 골절면의 방향, 골절편의 수, 피부손상동반여부, 골편의 전위 여부와 손상기전에 따라 분류한다.

② 뼈나 골단판[63] 또는 관절면의 연속성이 완전 혹은 불완전하게 소실된 상태이며 대개의 경우 외부의 힘에 의하여 발생한다.

③ 뼈의 주변에 있는 연부조직이나 장기들의 손상도 흔히 동반된다.

④ 발생하는 위치에 따라 크게 사지골절, 척추골절 그리고 늑골, 두개골, 안와[64] 등과 같은 기타 골절로 나눌 수 있다.

⑤ 골절편의 수에 따라 단순골절과 분쇄골절로 나눌 수 있다.

㉠ 단순골절 : 한개의 골절선에 의해 두개의 골절편이 생기는 경우이다.

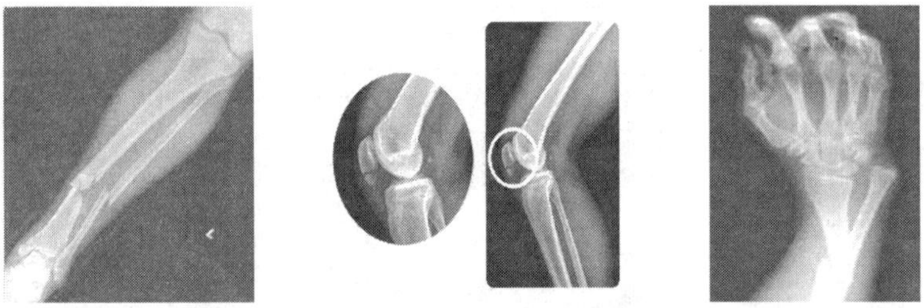

[그림 3-132] 골 절

62) 진균 : 곰팡이에 의하여 생성되는 독소로 아플라톡신이 있다.

63) 골단판(성장판) : 팔다리뼈에서 길이 성장이 일어나는 부분이다.

① 대개 뼈의 양쪽 끝에 있으며, 뼈와 뼈 사이에 연골판이 끼어 있는 형태로 있다.

② 태아 때에 팔다리뼈는 모두 연골로 되어 있고, 태아가 성장하면서 연골의 한가운데 부분이 뼈로 바뀌면서 양쪽 끝으로 점차 퍼져나가게 된다. 이 부분을 일차 골화중심이라고 한다.

③ 팔다리 뼈의 양쪽 끝에 아직 뼈로 바뀌지 않은 연골 부위에 자체적으로 또 뼈로 바뀌는 부분이 나타나는데, 이를 이차 골화중심이라고 한다.

④ 뼈의 가운데와 양쪽 끝에서 연골이 뼈로 점차 바뀌고 그 사이에 남은 연골 부분이 성장판이 된다.

⑤ 사춘기쯤 되면 성장판도 모두 뼈로 바뀌게 되면서 길이 성장이 끝나게 된다.

64) 안와 : 눈과 관련된 부위로, 얼굴머리뼈에 피라미드 꼴로 움푹 파여 있으며, 7개의 뼈가 이어져 형성된다. 안구, 안구근육, 신경, 눈물기관, 혈관이 위치하며, 이외 눈확의 빈 공간은 눈확지방체가 메우고 있다.

㉡ 분쇄골절 : 두개 이상의 골전선에 의해 세개 이상의 골절편이 발생하는 것이다.

㉢ 분쇄골절 중 분절성 골절 : 한개의 골에 서로 연결되지 않는 두개의 골절선이 있어 근위 및 원위 골편과 연결이 없으면서 둘레가 완전한 제3의 골조각이 만들어지는 경우이다.

⑥ 골절선의 모양에 따라서는 횡골절, 사골절, 나선골절, 종골절로 세분된다.

(4) 골종양

뼈에 발생하는 종양이다.

① 다른 부위에서 암이 전이하는 경우도 있으나 대부분은 골세포나 기타 조직의 비정상적인 증식에 의해 생긴다.

② 골조직 자체에서 발생하는 종양으로는 [그림 3-133]과 같이 골종과 연골종이 있고 뼈에 포함된 결합조직에서 발생하는 섬유종, 뼈의 혈관에서 발생하는 혈관종, 골수에서 발생하는 골수종 등이 있다.

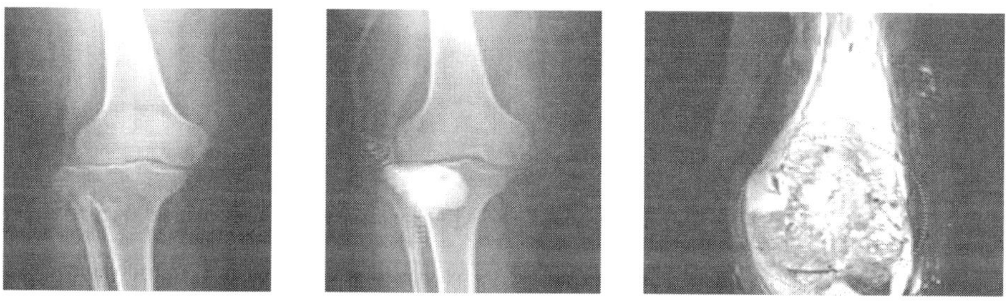

(a) 거대세포종 (b) 수술 후 (c) 골종양

[그림 3-133] 양성골종양

(5) 탈 구

관절을 형성하고 있는 관절면, 골두(骨頭)[65]와 관절와(關節窩)[66]가 관절지지기구의 와해에 의하여 정상적인 상호관계를 상실하는 것으로 선천성, 외상성, 병적으로 분류할 수 있다.

① 선천성탈구 : 선천적으로 관절포(關節包)[67]의 이완상태에 있는 것이다.

② 외상성탈구 : 외상에 의하여 관절포, 관절지지기구에 상해가 가하여져서 생기는 것으로 골두(骨頭)가 관절포를 뚫게 되면 특징적인 탄발성고정(彈發性固定)[68]의 증상을 나타낸다.

---

65) 골두(骨頭) : 관절(關節)은 골두(骨頭)와 관절와(關節窩)가 맞물려 이루어져 있는데, 골두는 관절(關節)을 이루는 뼈의 머리부분으로 볼록하게 되어있는 부위이다.

66) 관절와(關節窩) : 관절을 형성하고 있는 두 개의 뼈 중에서 오목면을 이루는 것이다.

67) 관절포(關節包) : 관절을 싸고, 골막에 이어져있는 막이다. 2층으로 되어 있으며 외층은 섬유성 결합조직의 막이고 내층은 활막(滑膜)으로서 활액을 관절강(關節腔)에 분비 한다.

68) 탄발성고정(彈發性固定) : 외상성 탈구 경우에 나타나는 현상으로 관절낭을 찢어서 일탈한 골두가 경부를 관절낭에 의해 탄력적으로

③ 병적탈구 : 마비, 관절염에 의한 관절포의 확연, 관절구성 요소의 파괴 등에 의하여 생긴다. 특수한 것으로서 습관성탈구, 수의성탈구[69]가 있다(그림 3-134).

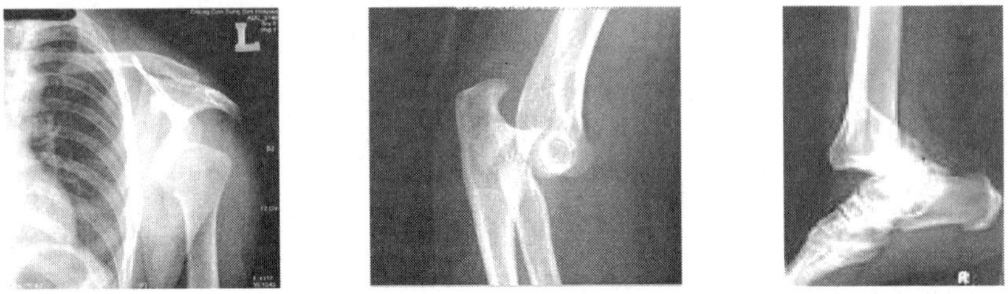

[그림 3-134] 탈구의 X-선 촬영영상

(6) 대퇴골두 무혈성괴사

여러 가지 원인으로 대퇴골두의 부분 또는 전부분에 걸쳐 혈액순환장애를 일으켜 진행되는 골괴사로 심하면 고관절이 파괴되어 이차성 골관절염을 유발하는 질환이다.

① 병의 원인

㉠ 비교적 명확한 인과관계가 추정되는 대퇴골 경부[70]골절이나 외상성 고관절탈구, 감압병[71], 잠수병 또는 겸상혈구증[72]으로 인한 경색증, 방사선 조사 후에 발생되는 증후성 대퇴골두괴사 등이 있다.

㉡ 병의 원인이 불명확한 특발성 대퇴골두괴사로 대별되는데 대부분이 이 유형에 속한다.

ⓐ 발병연령은 70[%]에서 30~60세 사이에서 발견되고 30~40대에 호발한다.

ⓑ 남녀의 비는 대개 3 : 1로 남자에게 많은 것으로 알려져 있다.

ⓒ 약 50[%]의 환자는 양측성으로 발생한다.

② 최근에 우리나라에서도 환자가 늘고 있으며 부신피질[73] 호르몬투여와 알콜중독을 포함하는 장기음주와의 관련으로 주목을 끌고 있다.

③ 간경화와 지방간, 당뇨병, 통풍, 신증후군, 전신성홍반증, 동맥경화증과의 합병 경우도 많다. 태퇴골 무혈성괴사를 [그림 3-135]와 같이 X-선 영상촬영을 한 사진이다.

고정되기 때문에 관절은 일정 위치를 취하고 그 상태에 의해 피동적으로 움직이거나 탄력성 저항을 느끼며 외력을 제거하면 원래의 상태로 돌아가 버리는 것이다.

69) 수의성탈구 : 자기의 의지를 가지고 자유로 탈구(脫臼)시키거나 정복(整復)시킬 수 것으로, 제1중수지절 관절에 일어나기 쉽다. 드물게 견관절에도 볼 수 있다.

70) 경부 : 정강이 부분.

71) 감압병 : 환경 기압의 저하에 따라 생기는 신체 증상이다.

72) 겸상혈구증 : 이상(異常)헤모글로빈증(症)인 헤모글로빈S병에서 볼 수 있으며, 적혈구가 특히 저산소상태가 되면 가늘고 긴 돌출을 내거나 전체가 가늘고 길게 되어 낫과 같은 형태를 하는 것이다.

73) 부사피질 : 내분비기관 중 하나인 부신의 겉부분.

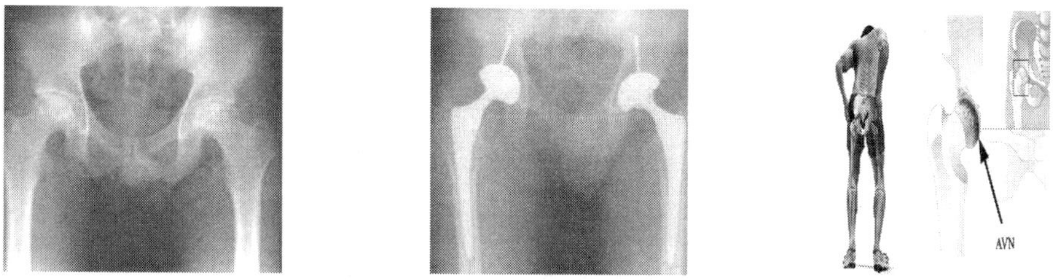

(a) 대퇴골 무혈성괴사 X-선 사진　(b) 인공고관절 수술후 X-선 사진　(c) 대퇴골 무혈성 괴사

[그림 3-135] 태퇴골 무혈성괴사 X-선 사진

(7) 선천성기형

기형아(선천성기형)는 임신 중 모체의 질병, 유전적 또는 환경적 요인 등에 의하여 태어나면서부터 신체에 구조적 이상이 있는 경우로 크게 내과적, 외과적 또는 성형적으로 심각한 문제를 가지고 있는 주기형(Major Malformation)과 그렇지 않은 소기형(Minor Malformation)으로 구분된다.

① 소기형 : 의학적이나 미용적으로 심각한 문제를 발생시키지 않는 기형이다.
　㉮ 두개골이나 귀의 생김새, 눈의 형태나 간격, 손금 모양 등과 같은 다양한 형태를 포함한다.

② 주기형의 대표적인 예 : 구개열[74]이나 선천성 심실중격 결손[75] 등을 들 수 있다.

③ 신생아의 주기형 발생빈도 : 생존 출생의 약 2[%]이며 이후 성장하면서 발견되는 심장, 폐, 척추 등의 기형을 합하면 발생 빈도는 5[%]에 이른다. 자코-레빈증후군과 동반기형은 [그림 3-136]과 같다.

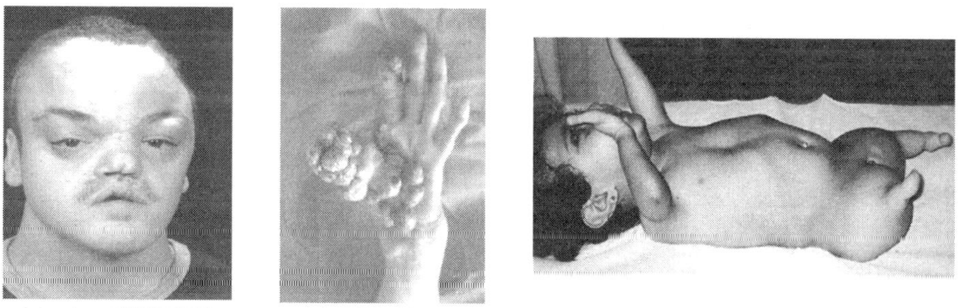

(a) 자코-레빈증후군　(b) 마푸치증후군　(c) 자일느증후군

[그림 3-136] 자코-레빈증후군과 동반기형

---

74) 구개열 : 얼굴에서 가장 흔한 선천성 기형의 하나로, 우리나라의 경우 약 650~1,000명당 한 명꼴로 나타나며, 얼굴이 만들어지는 임신 4~7주 사이에 입술(구순) 및 입천장(구개)을 만드는 조직이 적절히 붙지 못하거나 붙었더라도 유지되지 않고 떨어져서 생기는 입술 또는 입천장의 갈림증이다. 단순히 피부나 입천장 점막의 갈림증만이 아니라 근육, 연골, 뼈에 이르는 변형을 야기하며, 따라서 입술, 입천장 이외에도 코, 치아, 잇몸 및 위턱 등의 성장과 형태에 영향을 미쳐 얼굴 전체가 비정상적으로 될 수 있다.

75) 심실중격 결손 : 심실 중격 결손증은 좌심실과 우심실 사이의 중간 벽(중격)에 구멍(결손)이 있는 질환이다. 가장 흔한 선천성 심장 질환으로 선천성 심장병의 약 25[%]를 차지한다. 결손은 심실 중격의 어디에서나 발생할 수 있으나 위치에 따라 크게 막양부(Perimembranous) 결손, 근성부(Muscular) 결손, 대혈관 판하(Subarterial, Juxtaarterial, Subpulmonary, Supracristal) 결손의 세 가지로 나눈다. 그 중 막양부 결손이 가장 흔하다.

(8) 골형성 부전증

뼈가 현저하게 약해서 골절하기 쉬운 것을 주 증상으로 하는 선천성 질환이고 대부분은 유전된다.

① 뼈의 길이 성장은 장애받지 않는데 비해 단면의 지름은 성장이 나쁘고, 골피질도 골량의 증가도 없다.

② 중증형에서는 [그림 3-137]과 같이 출생시 이미 많은 골절을 가지고 있다.

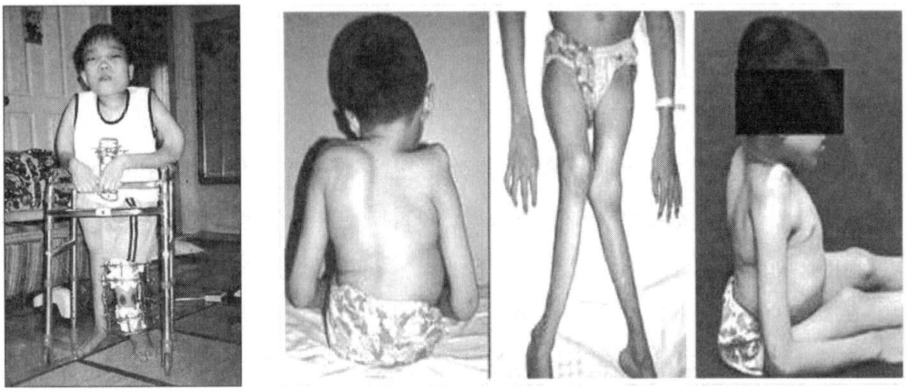

[그림 3-137] 골형성 부전증

③ 중등증에서도 소아기에 수회~10여회의 병적 골절을 되풀이 하는데 사춘기 이후에는 잘 부러지지 않게 된다.

④ 골융합은 양호한데 되풀이 되는 골절 때문에 고도의 변형을 가져오게 되는 경우가 많다.

⑤ 청색공막이 합병되는 경우가 많고 때로는 난청을 합병한다.

(9) 구루병

구루병은 [그림 3-138]과 같이 4개월~2세 사이의 아기들에게서 잘 발생하는 비타민D 결핍증으로 머리, 가슴, 팔·다리 뼈의 변형과 성장장애를 일으킨다.

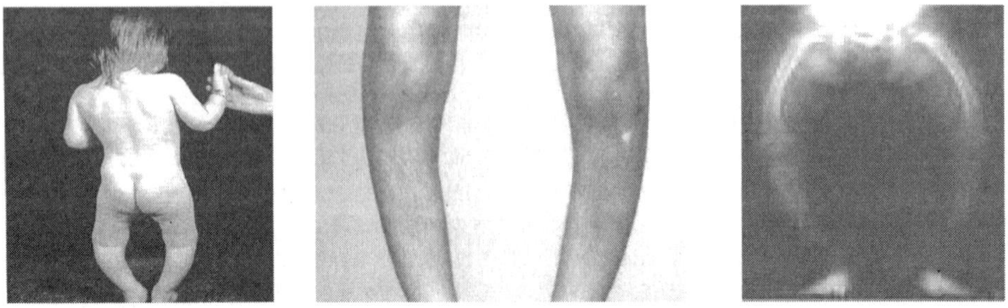

[그림 3-138] 구루병

(10) 비타민 결핍증

비타민 부족에 의한 생리적 기능장애이다.

① 동물의 경우 비타민이 결핍되면 일반증상으로 성장장애, 체중저하 등이 나타나며 이 외의 고유 증상을 정리하면 [그림 3-139](b)와 같다. 이들은 고유의 비타민 투여로 회복 또는 예방 할 수 있다.

② 결핍이 발현하기 전에 혈청농도, 관련 효소활성 혹은 고유의 생리기능(예 비타민A에서의 암순응[76]반응)의 저하현상이 나타나므로 잠재적인 결핍증을 측정할 수 있다.

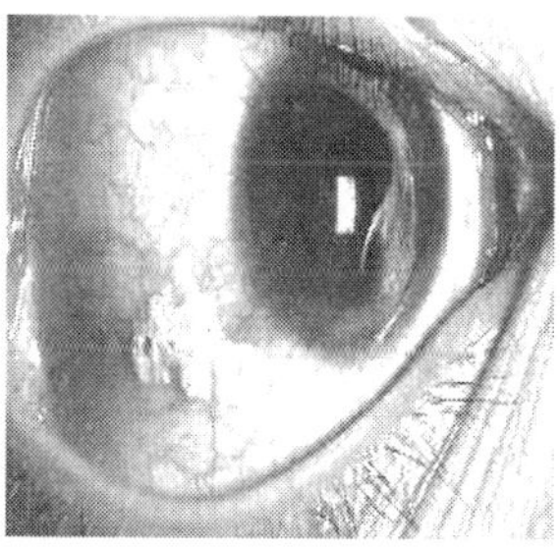

(a) 비타민A 결핍으로 인한 각막손상

종 류		결필증	증 상
수용성 비타민 (물에 녹는 비타민)	B1	각기병	다리가 붓고 마비됨
	B2	피부병	피부 건조, 염증 유발 등
	C	괴혈병	잇몸에서 피가 남
지용성 비타민 (기름에 녹는 비타민)	A	야맹증	어두운 곳에서 잘 안 보임
	D	구루병	뼈가 약해져 등이 굽는 병
	E	불임증	임신이 잘 안 됨
	C	혈액응고장애	상처가 났을 때 혈액이 잘 응고되지 않음

(b) 비타민의 종류와 결핍증

[그림 3-139] 비타민A 결핍증의 증상과 비타민의 종류

(11) 퇴행성관절염

관절을 보호하고 있는 연골의 점진적인 손상이나 퇴행성 변화로 인해 관절을 이루는 뼈와 인대 등에 손상이 일어나서 염증과 통증이 생기는 질환으로, 관절의 염증성 질환 중 가장 높은 빈도를 보인다.

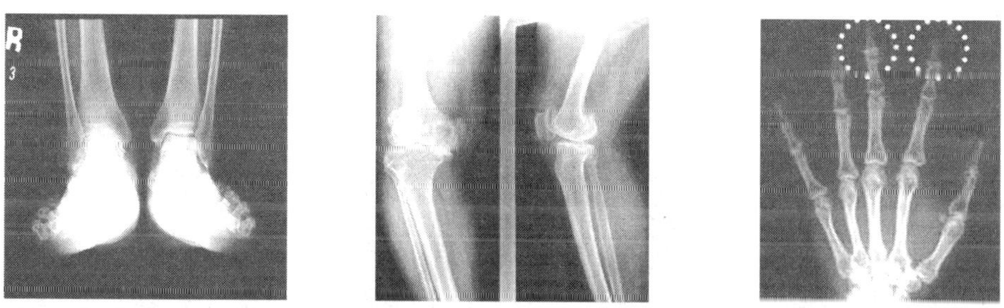

(a) 우측발목 퇴행성관절염 (b) 퇴행성관절염 환자의 X-ray (c) 손가락 퇴행성관절염 X-ray

[그림 3-140] 퇴행성관절염 4단계와 퇴행성관절염 환자의 X-ray

76) 암순응 : 밝은 곳에서 어두운 곳으로 들어갔을 때, 처음에는 보이지 않던 것이 시간이 지남에 따라 차차 보이기 시작하는 현상이다. 처음에는 원추세포가 주로 작용하여 감도를 약 10배로 증가시키지만, 암순응이 진행됨에 따라 간상세포의 감도가 높아져서 원추세포를 대신하게 된다.

특별한 기질적 원인 없이 나이, 성별, 유전적 요소, 비만, 특정 관절부위 등의 요인에 따라 발생하는 일차성 또는 특발성관절염과 관절연골에 손상을 줄 수 있는 외상, 질병, 기형 등이 원인이 되어 발생하는 이차성 또는 속발성관절염으로 분류한다.

퇴행성관절염의 단계와 X-선 촬영영상은 [그림 3-140]과 같다.

(12) 세균성관절염

감염(Infection)의 주된 원인은 박테리아이며 가끔은 곰팡이(Fungi)로도 감염되는데, 다른 관절로 퍼져나가기도 하지만 한곳에 국한되기도 한다. 병원균(Germ)이 관절에 침투하면서 심한통증(Severe Pain)을 느끼는데 주로 무릎(Knee)에서 통증이 느껴지나 발목(Ankle), 둔부(Hip), 손목(Wrist), 팔꿈치(Elbow), 어깨(Shoulder) 등에서도 통증이 오며 어린아이와 노인층에서 많이 발생한다(그림 3-141).

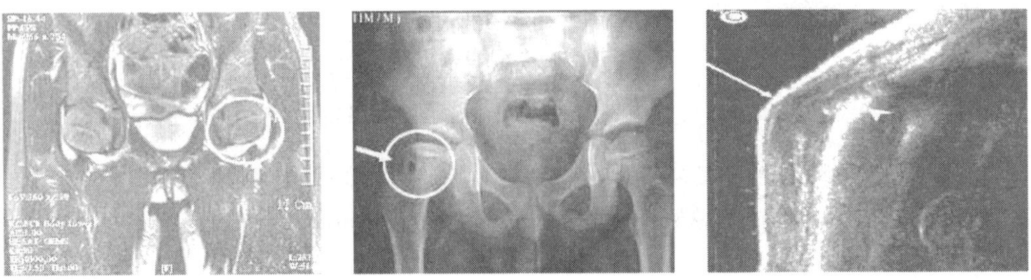

[그림 3-141] 세균성관절염

(13) 반월상연골 파열

반월상연골은 [그림 3-142]와 같이 내측은 C, 바깥쪽은 O형태로 되어 있으며 무릎 관절 사이에 반달 모양의 물렁뼈이다.

① 무릎 기능 중 충격을 흡수해 무릎에 안정감을 주고 관절을 잘 움직일 수 있도록 도와준다.

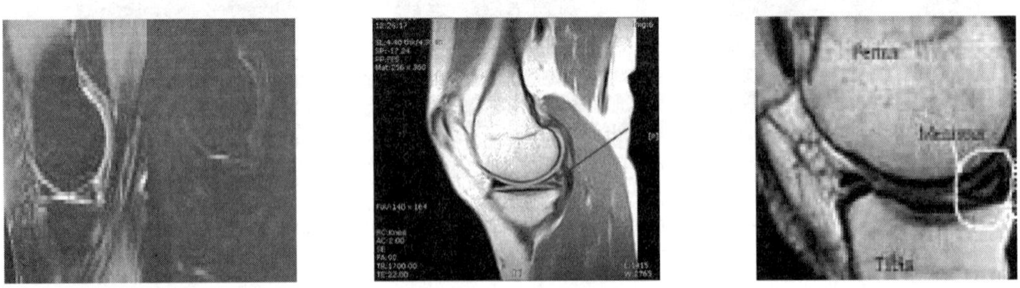

(a) 반월상연골 손상 (b) 내측 반월상연골 파열의 MRI (c) 반월상연골 파열

[그림 3-142] 반월상연골 손상과 반월상연골 파열의 MRI

② 반월상연골이 내구력, 기능 등이 쇠퇴하여 옆으로 비트는 충격을 받아 손상을 입을 것을 반월상 연골 파열이라고 한다.

(14) 처치법

정형외과에서 시행하는 처치방법에는 정복, 견인, 절단 등 여러 가지 방법이 있다.

① 도수정복(Losed Reduction, Manipulation) : 주로 장골의 골절에 흔히 적용하는 방법으로 [그림 3-143]과 같이 골절편의 위치를 바로 잡기 위하여 골절된 사지의 길이나 각도를 조정하면서 시술자의 힘으로 잡아 당겨주는 방법이다.

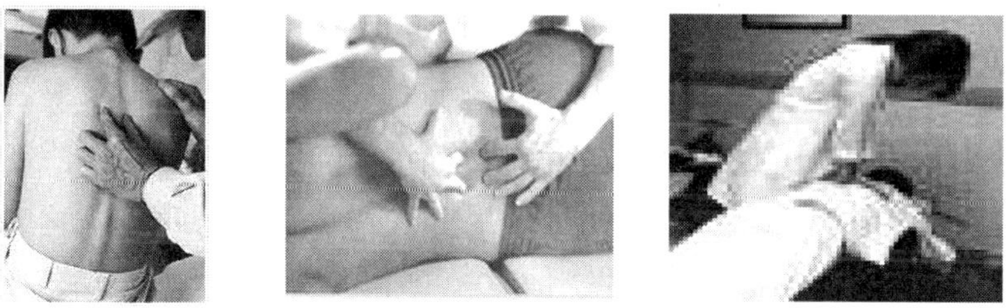

(a) 소아 도수정복　　(b) 도수정복

[그림 3-143] 도수정복

② 골격견인(Skeleton Traction) : 판이나 철사를 직접 뼈에 삽입한 후 추를 연결하여 골편이 어긋나거나 겹치게 됨을 막아줄 뿐만 아니라 근육경련도 감소시킨다. 추의 무게가 [그림 3-144]와 같이 피부견인에 비해 무겁고 견인기간이 장기화될 때 선택된다.

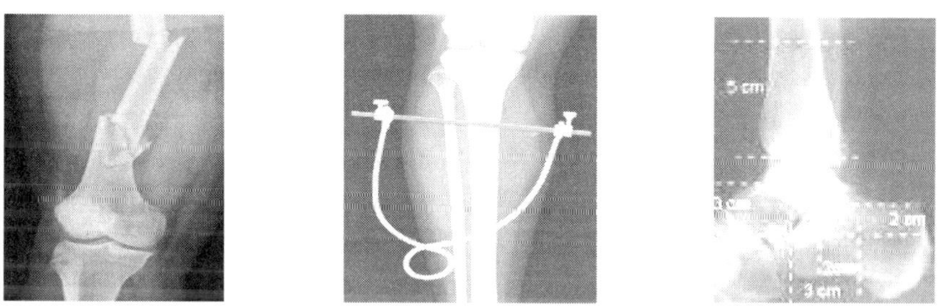

(a) 골절 X-선 사진　　(b) 골격견인 X-선 사진

[그림 3-144] 골격견인 X 선 사진

③ 홀터견인(Halter Traction) : 경추부의 근염, 탈구, 아탈구77), 경미한 골절, 경추 추간판탈출증, 척추융합술 시 사용한다. 누운 자세에서 [그림 3-145]와 같이 견인띠를 턱에 댄 후 침상머리 쪽에 추와 끈을 연결한다.

77) 아탈구 : 골두(骨頭)와 관절와(關節窩)가 마주 대하는 관절면의 일부가 아직 접촉을 유지하고 있는데 완전하지 못한 상태이다.

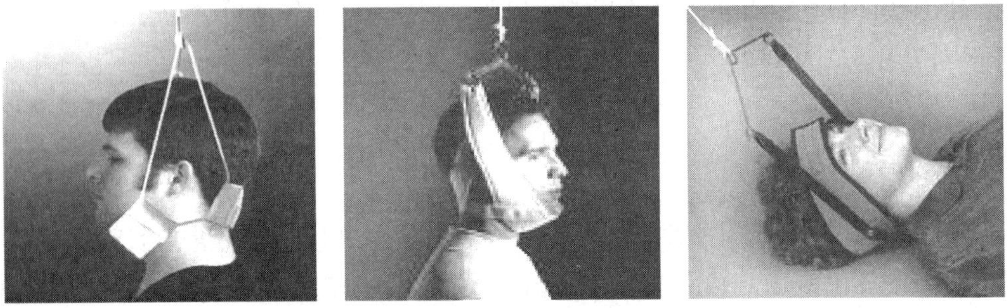

(a) 기립 홀터견인 (b) 홀터견인

[그림 3-145] 홀터견인

(15) 정형외과 질환의 원인

외상, 대사성이상, 감염, 선천성 기형, 퇴행성 관절염, 동맥경화, 종양 등 매우 다양하고 분야가 광범위하여 질환이 발생하게 되면 부위별로 세분화하여 진료를 하게 된다. 주요 진료 분야를 나누면 수부, 무릎, 고관절, 척추, 소아, 종양으로 나눌 수 있다(표 3-8).

〈표 3-8〉 정형외과에서 진료하는 질병

외상에 의한 근육과 혈관 및 신경의 손상, 골절, 탈구, 염좌, 다지증, 선천성기형, 수근관 증후군, 신경질환, 종양, 염좌, 관절염, 연골 손상, 십자인대파열, 반원살 연골판 파열, 퇴행성질환 이나 염증성 질환에 의한 관절염, 대퇴 골두 무혈성 괴사, 척추측만증, 디스크, 척추후만증, 소아에 발생하는 질환, 당뇨병성 족부, 선천성 손기형, 수부 외상, 구루병, 아킬레스건 파열, 대퇴골두 무혈관성 괴사, 고관절이형성증, 결절종, 요통, 재발성 견관절 전방 탈구, 피로골절, 건손상, 관절염, 변형성 고관절증, 원판형 반월상연골, 반달연골 이상, 골수염, 골괴사, 병적골절, 척추병증, 아킬레스건염, 베이커낭종, 내반슬, 소건막류, 요족, 듀피트렌구축, 내연골종, 무지(엄지)중수지관절측부인대손상, 내상과염, 망치족지, 이소성골화증, 외반슬, 슬개건염, 노인성척추후만증, 테니스엘보, 건초염, 일과성고관절활액막염, 횡단성 척수염, 거북목 증후군, 척추 분리증, 신경근병증, 좌골신경통, 지간신경종, VDT 증후군, 후종인대 골화증, 석회성 건염, 염좌, 천추골 골절, 오스굿씨 병, 척추신생물, 뼈의 신생물, 대퇴골절, 경골과 비골 골절, 원위요골과 척골골절, 슬관절 장애, 반월판연골손상, 회전근개증후군, 손목수근관증후군, 요추관 협착증, 요추 전방전위증, 골절 후 부정 유합, 불유합, 방아쇠수지, 척추 골수염, 팔죽지 골절, 근막통증증후군, 육종, 통풍성 관절염, 외상에 의한 척추손상, 척추측만증, 족저 근막염, 요추 추간판 탈출증, 연부조직 육종, 십자인대 손상, 점액낭염, 연골 연화증, 무릎 관절증, 쇄골 골절, 섬유종, 두개골 골절, 슬개골 골절, 지체장애 등

제 17 절 외과 의료기기(Surgical Medical Devices)

1. 각 과의 의료기기

① 항문과 의사 : 대장내시경과 원형자동문합기 등이 있다.

② 대장항문외과 : 원형자동문합기 등이 있다.

③ 흉부외과 : 다빈치Si, 컴퓨터 단층 촬영장치(CT)와 심혈관조영 촬영장치 등이 있다.

④ 관류사 : 산소공급장치, 고급 관류시스템 장비 등이 있다.

⑤ 심혈관외과학과 : 제세동기, 심박조율기, 심혈관 조영술 등이 있다.

⑥ 심장병학과 : 심전도 검사, 심장초음파 검사, 심장 컴퓨터단층촬영(Cardiac CT), 증상(Cardiac MRI) 등이 있다.

⑦ 위장병학과 : 위장조영 검사, 위내시경 검사, 복부 CT 등이 있다.

⑧ 간담췌외과 : 복강경, 내시경, 로봇 보조수술 등이 있다.

⑨ 위장관외과 : 스텐트 등이 있다.

⑩ 유방센터 : 유방촬영장치, 유방초음파 진단장치가 있다.

⑪ 내분비외과 : 갑상선 고주파절제, 자기공명단층촬영(MRI), 초음파, 유방촬영장치, 유방초음파 진단장치가 있다.

⑫ 신경외과 : MRI와 전기자극장치 등이 있다.

⑬ 외과 전문의 : 전기 수술기와 고주파 수술기 등이 있다.

⑭ 정형외과 : 근골격계, 초음파기, 체외충격파기, 무릎연골의 치료, 인공관절 치료, 인공관절과 관절경 등이 있다.

2. 원형자동문합기(PPH)[78]

1997년 Dr. Longo라는 이탈리아 의사에 의해서 개발된 치질, 치핵 수술기구로서 고전적 치질수술에 비해서 통증이나 불편함이 적어서 시술에 대한 환자의 부담감을 덜어주고 일상생활로의 복귀가 빨라 수술에 사용하는 치료기이다. 원형자동문합기를 이용한 수술장면 및 기기를 [그림 3-146]은 보여준다.

78) PPH(Procedure for Prolapse and Hemorrhoids) : 항문이 탈출하거나 치핵에 사용할 수 있는 수술방법이다.

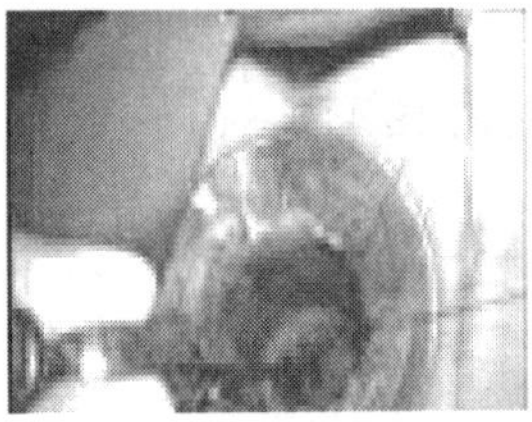

(a) 원형자동문합기 수술

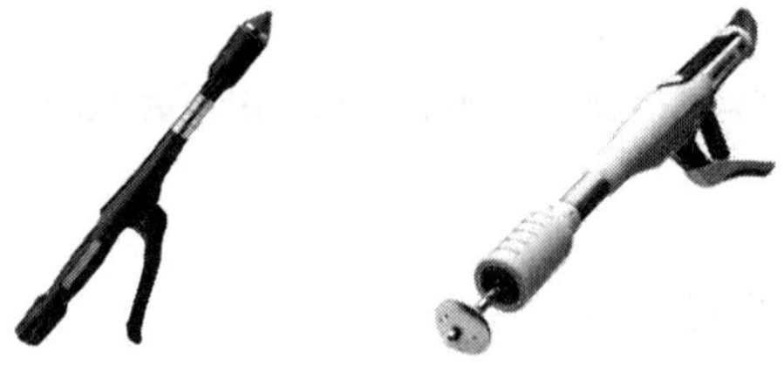

(b) 원형자동문합기

[그림 3-146] 원형자동문합기

3. 원형자동문합기 수술법

항문에서 상부로 약 3~4[cm] 정도 위치에 직장을 삥 둘러 약 2~3[cm]의 직장점막을 [그림 3-147]과 같이 자동문합기를 이용해서 치핵과 함께 도려낸다.

① 통증을 느끼는 항문점막에는 상처가 나지 않으므로 통증이 아주 적으며 회복기간이 빠르다.

② 다른 외과와 마찬가지로 복강경 충수돌기절제술, 복강경 탈장수술, 복강경결장 및 직장절제술 등 복강경을 이용하여 수술을 시행하는 경우도 점차 늘고 있으며 최근에는 수술로봇을 이용한 로봇 보조수술도 보급되고 있다.

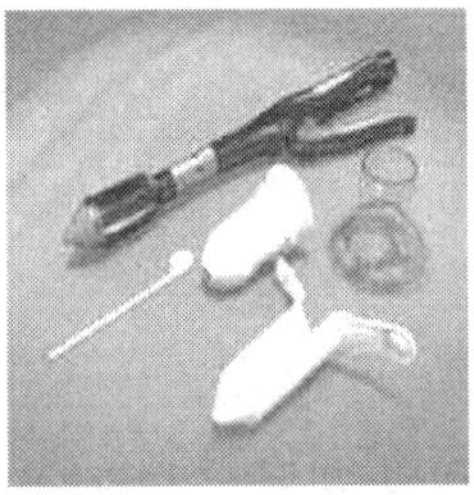

(a) 원형자동문합기와 부속품

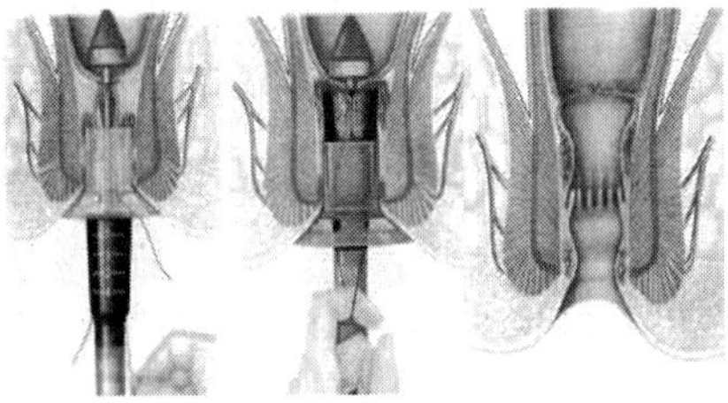

(b) PPH(원형자동문합기) 수술법

[그림 3-147] 원형자동문합기와 부속품 및 PPH 수술법

4. 레이저수술기

레이저수술기에 쓰이는 탄산가스 레이저는 고출력, 고효율의 원적외선 레이저로 주 발진파장의 경우 10,600[nm]이나 9,600[nm]에서도 비교적 쉽게 발생하는 특성이 있다.

① 레이저에 사용되는 광학부품은 원적외선 영역에서는 투과 또는 반사특성이 좋아야 하며, 고출력 레이저용 광학에서는 열에 의한 손상을 주의하여 사용한다.

② 긴 파장을 가지고 있어 물을 0.3[nm]밖에 통과하지 못하고 흡수되어 버리는 특성이 있어 조직의 절단과 증기화에 이상적이므로 수술 후 통증이 적고 악성종양세포를 태워 없애는 데 적당하다.

③ 물질의 가공이나 절단에는 강력한 레이저를 사용하지만 의료에서는 150[W] 이하의 기기만을

사용한다. 레이저수술기의 예는 [그림 3-148]과 같다.

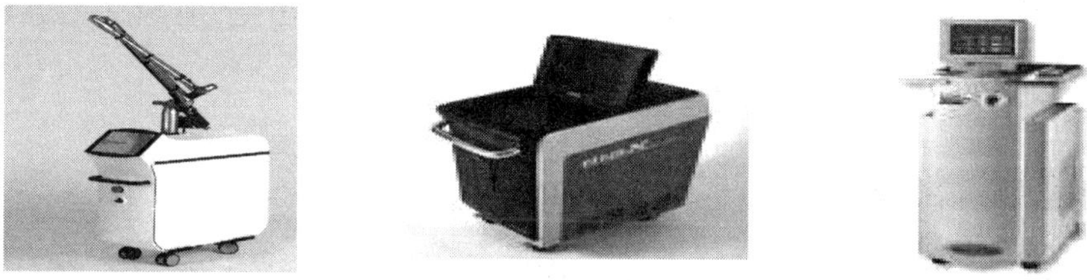

[그림 3-148] 레이저수술기

5. 전기수술기(전기메스)

수술용 필수장비로써 [그림 3-149]과 같이 외과적인 수술이 필요할 때 고주파를 이용하여 환자를 치료하는 장비로 생물의 세포조직에 고주파전류를 사용하여 열효과를 최대로 이용함으로써 피부 또는 세포조직을 절개 및 응고하는 기기이다.

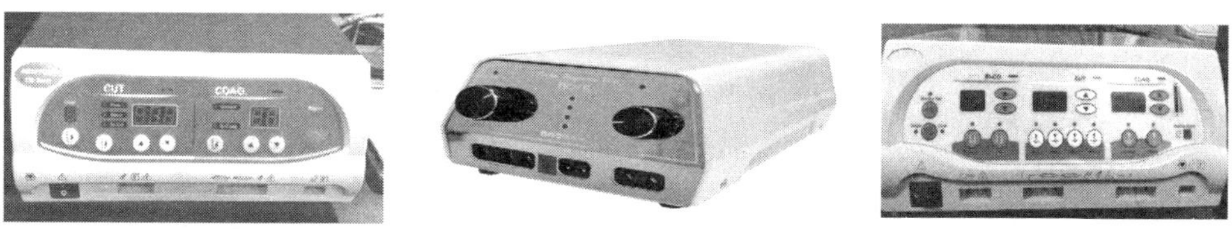

[그림 3-149] 전기수술기

① 고주파전류가 조직으로 흐르면 열효과로 조직이 응고하는 것을 이용한 것으로, 절개 또는 지혈 혹은 절개와 지혈을 동시에 행할 수 있는 장치로 내시경과 함께 원격조작으로 사용할 수가 있다.
② 생체에 통전하기 때문에 통상의 것은 한 쪽의 전극이 메스 끝으로 다른 쪽은 대극판을 사용한다.
③ 대극판과 생체와의 접촉이 불량하면 메스의 기능이 발휘되지 않을 뿐만 아니라, 열이 발생하여 열상을 일으키므로 주의가 필요하다.

6. 고주파수술기

기존의 레이저수술기와는 전혀 다른 방식의 이 고주파수술기는 저온의 라디오 프리퀀시[79] 에너지를 이용하여 주변조직에 대한 손상을 최소화하여 레이저수술 후 발생하는 통증을 줄일 수 있다.
① 기존의 전기 또는 레이저수술기는 직접 조직표면에 400[℃] 이상의 고열을 가해 조직을 완전히 파괴시키고, 주변조직까지 태워 심한 통증을 일으키기 때문에 긴 회복시간이 요구된다.
② 고주파수술기는 40~70[℃] 정도의 저온 RF[80] 에너지로 조직을 제거하여 열침투와 조직의

79) 라디오 프리퀀시 : 무선진동수(無線振動數)

손상이 거의 없어 환자에게 통증을 주지 않으므로 국소마취를 통해 수술시간이 약 15분 정도로 짧고 출혈이 거의 없어 입원할 필요가 없으며 회복이 빠르며 수술 후 바로 일상생활이 가능하다. 실제 사용중인 고주파수술기는 [그림 3-150]과 같다.

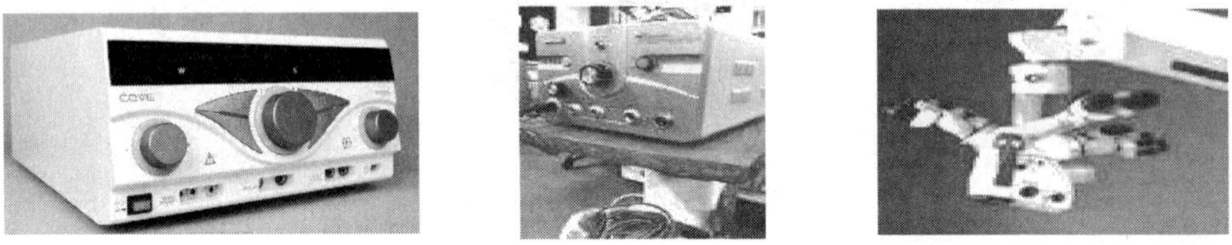

[그림 3-150] 고주파수술기

③ 고주파 : 저주파에 대응하는 것으로 고주파는 여러 곳에 쓰이고 있어 명확한 구분이 없다.

㉠ 전력공학 분야 : 상용주파수인 50~60[Hz]를 저주파, 그 이상을 고주파라고 하며 보통의 전기계기에서도 같다.

㉡ 통신공학 : 가청(可聽) 주파수대인 20~2만[Hz] 이상이 많으나 신호파에 대하여 반송파(搬送波)를 가리킬 때도 있다.

㉢ 슈퍼헤테로다인[81] 방식의 수신기 : 희망수신주파수가 일반적으로 중간주파보다 높으므로 고주파라 한다.

㉣ 중파수신기 : 500~1,600[kHz]가 고주파이고 FM수신기 · 텔레비전 수상기에서는 각각 80[MHz] 부근의 90~220[MHz]대(帶)가 고주파이다.

㉤ 전화관계 : 음성주파수 이상(수[kHz])을 가리킨다.

㉥ 고주파 : 전자파를 방사하기 쉬우므로 다른 것에 방해를 주거나 받기 쉽다.

㉦ 고주파전송계 : 누설(漏洩)이나 손실이 커지고 귀환(歸還)에 의한 발진(發振)이 일어나기 쉬워 측정이나 기기의 설계, 조정에는 충분한 주의가 필요하다.

7. 심장 자기공명영상(Cardiac MRI)

자장이 발생하는 커다란 자석통 속에 인체를 들어가게 한 후, 고주파를 발생시켜 신체 부위에 있는 수소원자핵을 공명시켜 각 조직에서 나오는 신호의 차이를 측정하여 컴퓨터를 통해 재구성하여 영상화하는 기술이다.

① 최근 기술의 발달로 빠른 시간 안에 심장을 보다 정확하게 영상화하는 것이 가능해졌으며, 방사선 피폭 없이 안전하게 연부조직을 잘 구별할 수 있는 장점이 있어 심장영상 분야에서의

80) RF : 무선주파수, 전자파가 점유하는 전체 주파수범위 중에서 전파가 점유하는 주파수

81) 슈퍼헤테로다인 : 도래 전파를 수신기 내에 있는 국부 발진기의 출력과 비트시켜(헤테로다인 변환) 도래 전파보다 훨씬 낮은 무선주파수로 변환하여 안정하게 증폭해서 수신하는 방식이다.

이용이 빠르게 증가하고 있다.

② 심근 및 판막의 움직임을 영상화할 수 있고, 속도기록기법을 이용하여 판막협착이나 폐쇄부전 정도를 정량화할 수 있다.

㉠ 심근경색 : 조영제를 사용하여 죽은 심근조직의 위치와 두께를 정확하게 평가할 수 있으므로, 환자의 예후를 평가하고 개통술 후 소생 가능성이 있는 심근을 미리 예측할 수 있다.

㉡ 심근경색 환자에게 조영제를 이용한 심근 자기공명영상(MRI)은 심근 단일광자단층촬영(SPECT)에 비해 탁월한 공간해상도를 나타내며 [그림 3-151]과 같다.

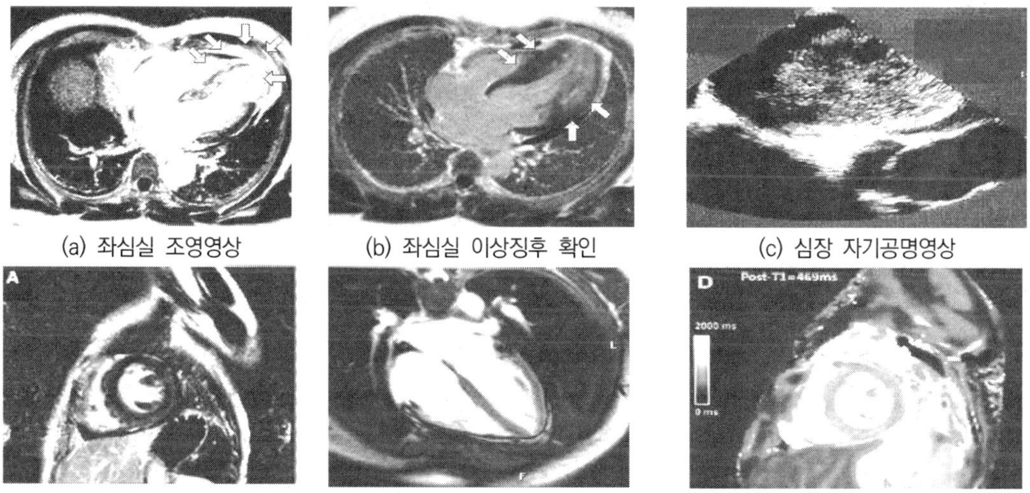

(a) 좌심실 조영영상 (b) 좌심실 이상징후 확인 (c) 심장 자기공명영상

(d) 심장 MRI (e) 심장 MRI (f) 심장 MRI 이용한 심근조직분석 과정

[그림 3-151] 심장 자기공명영상

8. 심장 컴퓨터단층촬영(Cardiac CT)

관상동맥 협착, 관상동맥 우회로 수술 후 이식혈관 및 관상동맥 스텐트시술 후 재협착 등의 평가에 사용되며 그 외에도 관상동맥의 정상변이 및 선천성기형, 심근수축능 평가, 대동맥판막의 수술 전 평가, 대동맥 질환의 검사와 수술 후 평가에 사용된다. CT로 촬영한 심장은 [그림 3-152]와 같다.

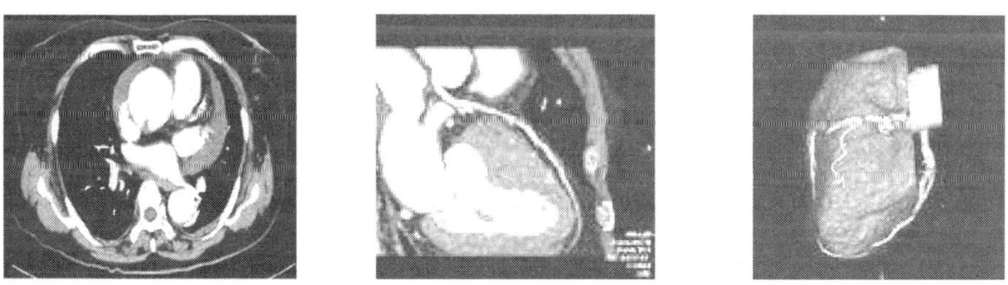

(a) 심장 CT (b) 심장 CT 검사로 확인한 심장

[그림 3-152] CT로 촬영한 심장

9. 복부 CT

복부(쓸개, 간 신장 등)장기의 이상 유무를 진단하는 목적으로 하는 컴퓨터전산단층촬영으로 [그림 3-153]과 같이 복부초음파로 확진할 수 없는 작은 병소를 찾아낼 수 있으며, 조영제를 혈관에 투여하여 위장관의 병변을 가장 정확하게 찾아낼 수 있는 검사방법이다.

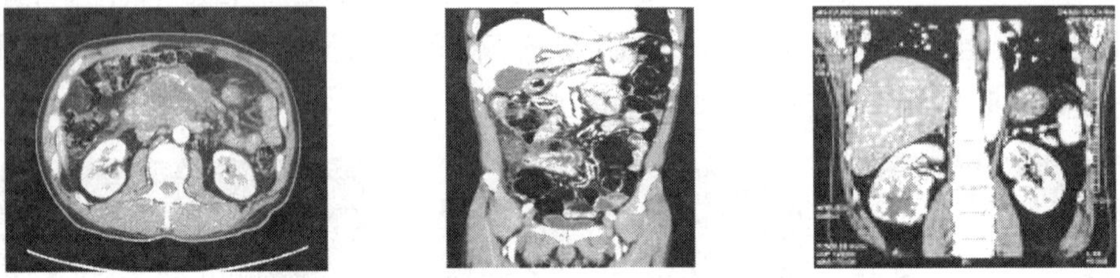

(a) 수평면복부 CT 영상　　(b) 관상면복부 CT 영상　　(c) 복부 CT

[그림 3-153] 복부 CT

10. 양성자방출 단층촬영장치(PET-CT)

PET-CT(Position Emission Tomography)는 PET와 CT가 합쳐진 새로운 영상기술이다.

체내에 양전자를 방출하는 동위원소가 붙은 방사성의약품(FDG)을 체내에 주입한 후 체내에 분포한 양전자로부터 방출되는 감마선을 검출하여 단층영상을 만드는 영상법이다. 인체 내에서 일어나는 다양한 생화학적/기능적 변화를 영상으로 나타낼 수 있는 핵의학 검사방법으로 질병을 진단하고 검사하며, 암진단을 위한 첨단 의료장비인 PET-CT(Discovery ST+8 slice CT, General Electric Co)는 양전자단층촬영(PET)과 단층컴퓨터촬영기(CT)를 결합한 진단영상장비이다.

① 기존의 CT나 MRI(자기공명영상촬영장치)에 비해 암, 뇌 질환, 심장 질환 등에 대한 보다 정확한 진단이 가능해 난치성 질환의 조기발견 및 예방에 획기적인 진단기기이다. 암 검사의 경우 CT나 MRI가 종양의 크기나 모양만으로 암을 진단하는데 비해 PET/CT는 전신촬영을 할 경우 인체 전체에 퍼져있는 암세포의 특성, 즉 대사능의 변화를 영상화할 수 있어 암세포의 분포 및 전이상태를 종합적으로 확인하는 것은 물론 양성종양과도 감별이 가능하다.

② 양전자 단층촬영기기는 포도당과 같이 우리 몸의 대사에 이용되는 물질과 양전자를 방출하는 동위원소를 결합시킨 방사성의약품을 주사하여 전신의 대사과정을 촬영하는 검사이다. CT, MRI가 우리 몸의 구조적인 이상 유무를 진단하는데 PET은 우리 몸의 구조적인 이상 전에 발생되는 기능적, 생화학적 이상을 먼저 진단한다.

③ 양전자방출 단층촬영과 컴퓨터단층촬영을 동시에 시행하는 검사이다. 포도당 대사는 암조직에서 모이게 되지만 정상조직에 모일 수도 있으므로 CT촬영을 같이 시행하여 [그림 3-154]와 같이 정상조직에 대한 진단의 오류를 최소화하고 정확한 진단을 내릴 수 있게 한다.

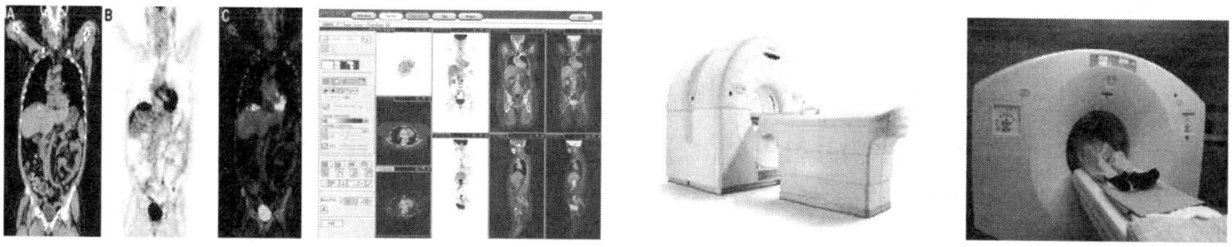

(a) PET-CT 촬영　(b) 컴퓨터를 통한 분석　(c) 양전자 단층촬영기기　(d) Discovery 710, GE

[그림 3-154] PET-CT 촬영

11. 유방촬영장치

유방에 발생하는 악성종양 및 일반 질병을 초기에 감별진단하기 위하여 [그림 3-155]와 같은 기기를 이용하여 종괴의 크기와 모양, 표피의 두께, 유선의 확장, 섬유화 등을 정밀하게 진단할 수 있도록 하는 의료기기이다.

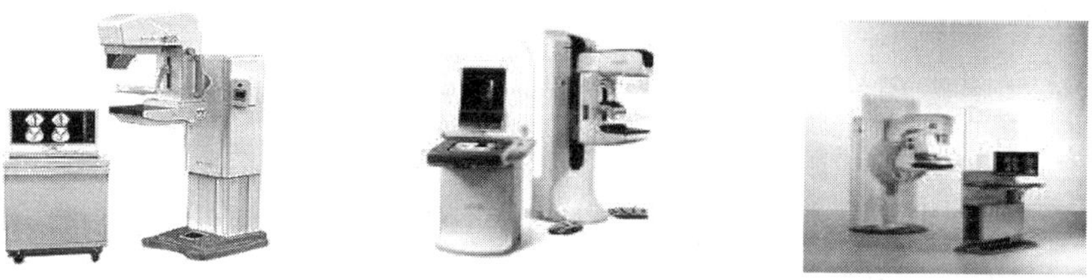

(a) 유방촬영장치　(b) 유방촬영 X-선장치　(c) 디지털 유방촬영장치

[그림 3-155] 유방촬영장치

12. 심혈관 조영촬영장치

심장 질환의 특수치료를 위해 [그림 3-156]과 같은 정밀 검사기기로 심장과 혈관 안에 가느다란 관(카테타)을 사타구니나 손목 혈관을 통해 집어넣어 압력이나 산소포화도를 측정하는 방법을 심도자 검사라고 한다. 그리고 심장이나 혈관 내에 조영제라고 하는 특수한 약물을 주입하여 심장이나 혈관의 구조적 이상이나 기능적 이상을 정밀진단하는 방법을 심혈관 조영술이라 한다.

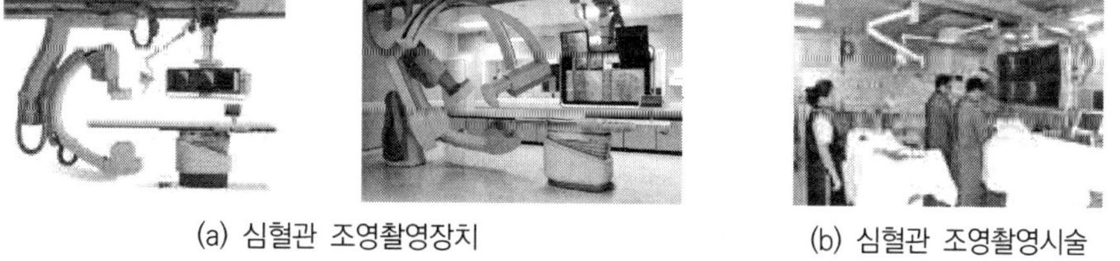

(a) 심혈관 조영촬영장치　(b) 심혈관 조영촬영시술

[그림 3-156] 심혈관 조영촬영장치

13. 심박조율기

심장의 박동수를 인공적으로 조절하기 위해 [그림 3-157]과 같은 심박조율기를 몸 안에 장치하는 기계로서, 전기자극의 원리를 이용하여 심장을 정상적으로 박동시키는 것으로 주로 맥박이 너무 느려서 발생하는 서맥성부정맥 치료에 사용되는 기계이다.

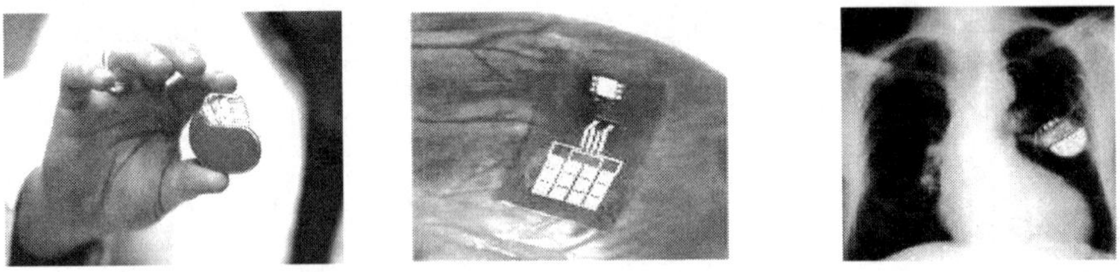

(a) 심박조율기 (b) 심박조율기를 삽입한 환자

[그림 3-157] 심박조율기

14. 혈관조영술

혈관조영 검사는 첨단 영상장비를 이용한 혈관 검사의 일종이며, 영상의학과 전문의가 피부에 3[mm] 정도 크기의 절개를 한 뒤 카테터를 2[mm] 내외의 가느다란 관을 환자의 혈관에 넣고 조영제 약물을 주입하여 우리 몸의 혈관(동맥, 정맥)을 X-선을 통해서 볼 수 있게 하는 검사이다. 또한 심장혈관 조영촬영기를 이용한 영상 촬영장치이다(그림 3-158).

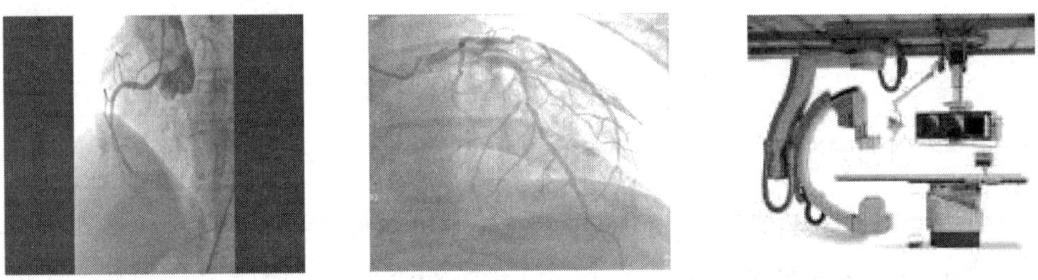

(a) 심장혈관조영술 (b) 심장혈관 조영촬영기

[그림 3-158] 심장혈관조영술

15. 심전도 검사

심전도는 [그림 3-159]와 같이 심박동과 관련된 전위를 신체표면에서 도형으로 기록한 것으로 운동부하 심전도, 활동중 심전도(홀터 기록과 사건기록 심전도) 등이 있다. 순환기 질환의 검사 중에서도 임상에서 가장 많이 사용되는 검사이다.

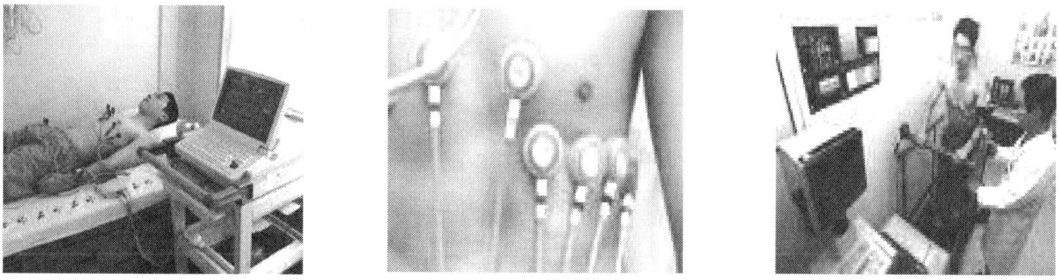

(a) 심전도 검사 (b) 운동심전도 검사

[그림 3-159] 심전도 검사

16. 위장조영 검사

조영 검사는 X-선 투과가 잘 안 되는 물질(바륨현탁액이나 ㅇㅇㄷ 제제)을 이용하여 검사하고자 하는 부위를 채우거나 코팅하여 장기의 이상 유무를 검사하는 방법이다.

① 환자는 X-선이 발생되는 기계 위에 서거나 누워서 검사를 받게 되고, 환자 몸을 통과한 X-선이 반대편 X-선 검출기에 도달하면 모니터에 형상화하여 장기의 이상 유무를 판단한다.

② 검사 부위에 따라 [그림 3-160]과 같이 식도조영 검사, 상부위장관조영 검사, 소장조영 검사, 대장조영 검사 등으로 나뉜다.

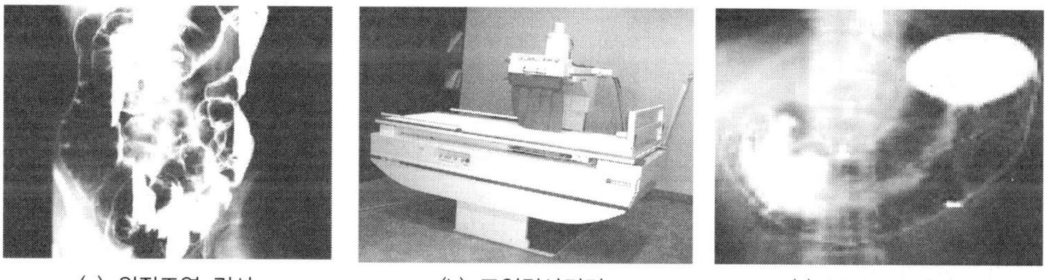

(a) 위장조영 검사 (b) 조영검사기기 (c) 위장조영 촬영

[그림 3-160] 위장조영 검사

17. 초음파(US)

초음파 도플러효과를 이용하여 영상으로 관찰하는 기기로 일반인, 산모, 소아 등에 적용되며 비뇨기과, 피하지방, 심장, 혈관, 복부 등 실시간으로 관찰할 수 있는 초음파장비이다. 초음파를 생성하는 탐촉자를 검사부위에 밀착시켜 초음파를 보낸 다음 되돌아오는 초음파를 실시간 영상화하는 방식으로 [그림 6-161]과 같이 검사한다.

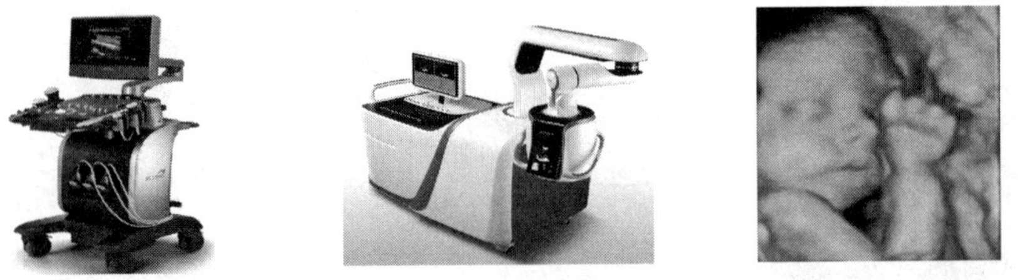

(a) 진단용 초음파장비 (b) 치료용 초음파장비 (c) 초음파로 찍은 태아사진

[그림 6-161] 초음파장비, 초음파로 찍은 태아 사진

① 초음파 검사 : 간편하고 검사 시 환자가 편안하며 인체에 해가 없기 때문에 영상 검사 중 가장 기초가 되는 검사법이다.

② 유방, 갑상선, 근골격과 같이 우리 몸의 표면에 위치한 구조를 쉽고 정확하게 평가할 수 있고 컴퓨터단층촬영(CT)이나 자기공명영상(MRI)에 비해 검사장비를 쉽게 움직일 수 있으며 실제 움직이는 구조물을 볼 수 있어 중환자나 수술 직후 환자의 중재적 시술에도 유리하다. 도포기를 치료부위에서 움직이며 5~10분간 치료한다(그림 3-162).

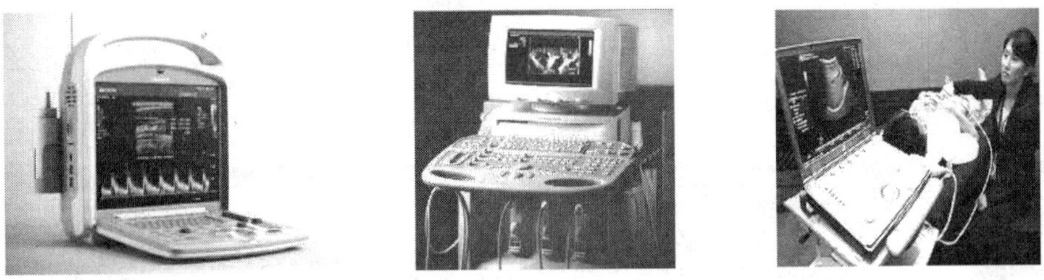

[그림 3-162] 초음파기기

18. 심장초음파 검사

초음파를 이용하여 [그림 3-163]과 같이 실시간으로 심장의 움직이는 모습을 관찰할 수 있으며 심장의 해부학적 구조의 이상, 심장기능, 심장 내 압력 등을 비침습적으로 관찰할 수 있는 검사법이다.

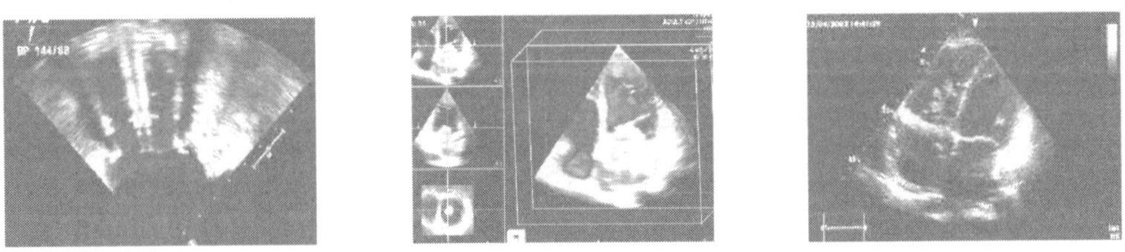

(a) 경식도 심장초음파 검사 (b) 3D입체 심장초음파 검사 (c) 심장초음파 검사

[그림 3-163] 심장초음파 검사

19. 근골격계 초음파기

초음파를 이용하여 근골격계 구조물과 병적소견을 영상화하는 검사로써, 연부조직 질환의 진단에 유용하고 방사선을 이용하지 않아 인체에 무해하다.

① 의사가 직접 초음파변환기를 [그림 3-164]와 같이 환자의 팔다리, 몸통의 표면에 대고 초음파를 인체에 투과시키면 근골격계를 이루는 구조물(피하지방, 근육, 인대) 등에서 초음파가 반사되어 메아리처럼 돌아오면 이 신호를 받아서 영상으로 재구성한다.

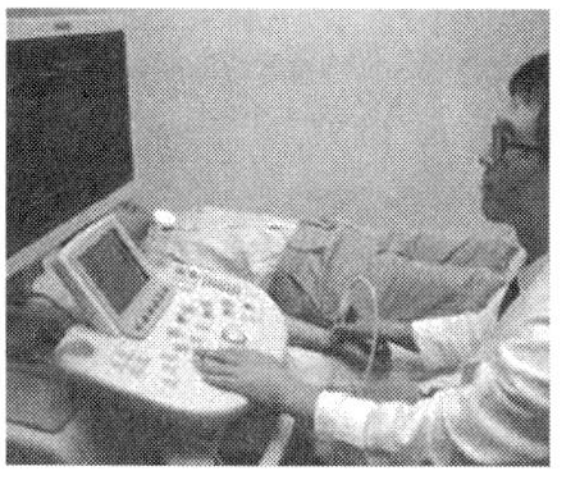
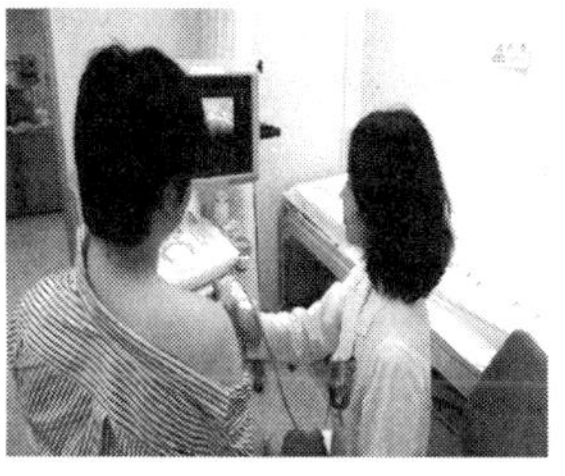
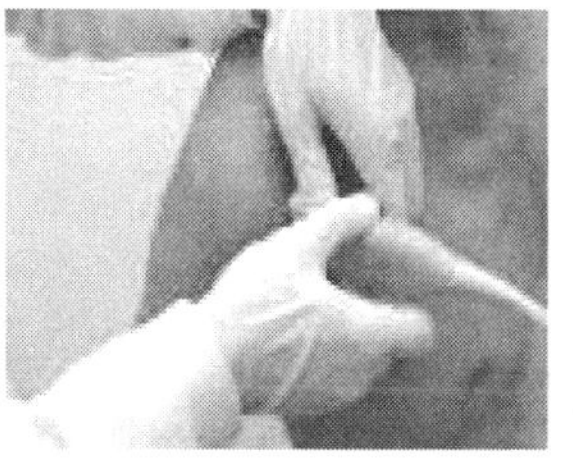

[그림 3-164] 근골격계 초음파 검사 시행장면

② 초음파 : 인체에 무해하여 산모나 소아에게 안전하게 검사할 수 있고, 컴퓨터단층촬영(CT)이나 자기공명영상(MRI)에 비하여 검사 방법이 간편해 각종 근골격계 질환의 진단에 널리 이용된다.

③ 근골격계 질환의 종류 : 연부조직의 이상이 주된 문제일 때는 컴퓨터단층촬영(CT)이나 자기공명영상(MRI)과 대등한 진단의 정확도를 보인다.

④ 진단뿐만 아니라 초음파 검사로 인체 내부를 살펴보면서 바늘을 찔러 조직 검사를 하거나, 고여 있는 물을 뽑아내고, 관절 내에 치료제를 주사하는 등의 시술을 시행할 수 있다.

⑤ 컴퓨터단층촬영(CT)이나 자기공명영상(MRI)에 비하여 검사 부위가 좁고, 인체의 깊은 부분에서는 화질이 떨어지며, 초음파가 뼈의 내부를 투과하지 못하므로 뼈의 이상을 진단하기 어려움이 있다.

20. 유방초음파 진단장치

초음파는 고주파의 음파로 극히 좁은 음속(音束)으로 되어 생체중(生體中)을 직진한다.

① 펄스법에는 초음파가 여러가지 조직이나 장기에 닿아 반사하는 에코를 파형으로 하여 나타내는 A-모드, 인체의 단면상을 나타내는 초음파 단층법의 B-모드, 운동에 수반하는 거리의 변화를 연속적으로 기록하는 M-모드가 있다.

㉠ A-모드 : 뇌종양 등의 두 개 내 질환에 적합하다.

㉡ B-모드 : 뇌 · 유선 · 갑상샘 · 간 · 췌장 · 신장 · 난소 · 전립선 등의 종양의 진단에 적합하다.

㉢ M-모드 : 심장이나 혈관 등의 운동상태를 파악하는 데에 적합하다.

② 혈류계측이나 태아의 심박동 검출에 도플러법이 사용되고 있다. [그림 3-165]는 초음파를 측정하는데 사용하는 기기이다.

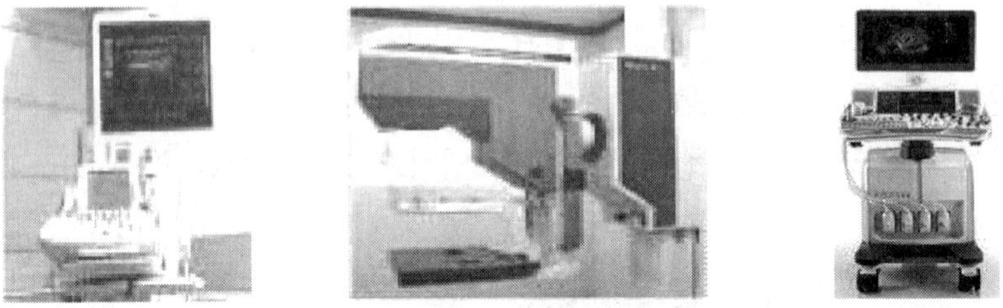

[그림 3-165] 유방초음파 진단장치

21. 복강경

복강과 복강 안을 진찰 및 치료하기 위한 내시경(Endoscope)이다.

① 복부 측면에 작은 구멍을 내고 공기를 넣어 관찰하기 쉽게 부풀어 오르게 한 후 [그림 3-166]과 같이 복강 내부를 바라보면서 검사 및 수술, 조직을 채취한다.

② 복강경 : 시야 확보뿐만 아니라 수술기구를 넣을 때에도 사용한다.

③ 복강경수술방법 : 환자가 마취가 된 이후에 환자의 배꼽 부위에 바늘을 찔러서 기복(복강 내에 이산화탄소를 넣어 복강을 부풀어 오르게 하는 것) 상태를 만들고, 적절한 위치에 필요한 개수만큼의 투관침(기구가 복강으로 들어갔다 나왔다 하는 가느다란 관)을 뚫는다.

④ 투관침을 통하여 카메라를 넣으면 복강 내 영상이 수술자 앞의 모니터에 비춰지며, 수술자는 모니터를 보면서 적절한 복강경기구를 이용해 수술을 시행한다.

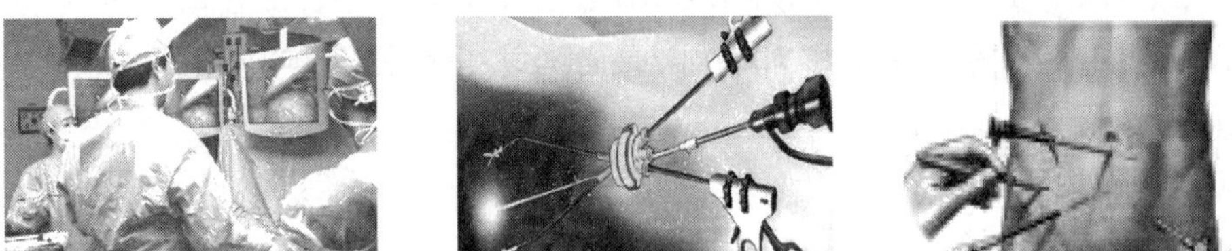

(a) 복강경 간절제술 시술 장면 (b) 단일통로 복강경수술 장면 (c) 복강경 수술로봇 장면

[그림 3-166] 복강경 간절제술 시술 및 단일통로 복강경수술

22. 갑상선 고주파절제

고주파절제는 초음파를 보며 [그림 3-167]과 같이 전극(Electrode)을 갑상선결절 안에 정확히 삽입한 후 고주파전류를 통하게 되면 갑상선결절 내에서 섭씨100[°] 정도의 마찰열이 발생한다.

이 마찰열로 종양을 치료하는 방식으로 간암, 폐암, 신장암, 두경부암, 전립선암, 유방암 등 각종 암과 간이나 신장의 물 혹, 뼈의 종양 등의 치료에 이용하며 전립선비대증, 디스크나 미용등 세계적으로 널리 이용되는 기술이다.

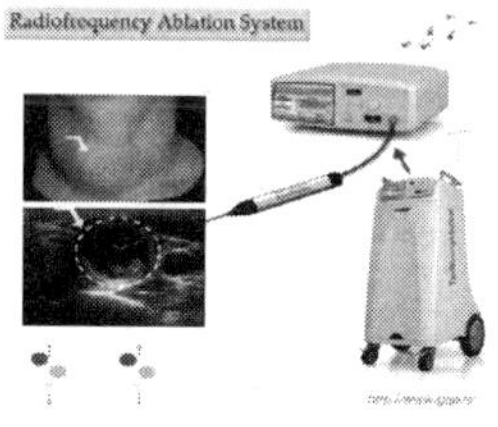

(a) 갑상선 고주파절제

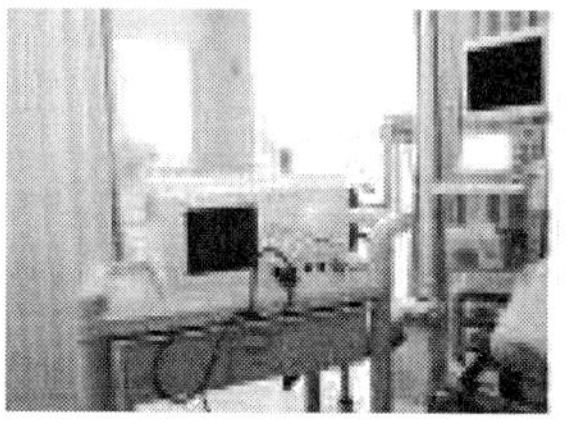
(b) 갑상선 고주파절제 수술기

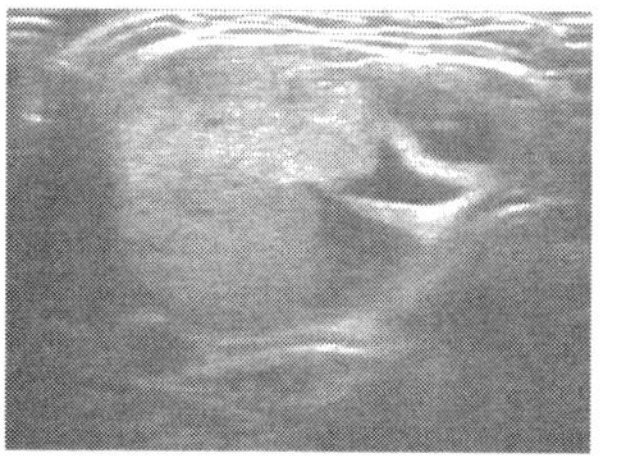
(c) 갑상선 초음파사진

[그림 3-167] 갑상선 고주파절제

23. 전기자극장치

전기적으로 근육이나 신경을 자극함으로써 치료하는 기기로 [그림 3-168]과 같은 장비이다.

① 장애를 받은 생체의 기능을 전기자극을 주어 회복시키려는 치료기기이다.

② 대표적인 것은 매입형(埋込型) 심장페이스메이커를 들 수 있다.

③ 재활의학에서 사용되는 기능적 전기요법으로는 뇌졸증 등에 의해서 생기는 첨족(尖足)82)에 대한 비골신경(腓骨神經)의 전기자극, C4레벨 이상의 경수손상(頸髓損傷)에 의해서 생기는 횡격막마비에 대한 횡격신경의 전기자극 등이 있다.

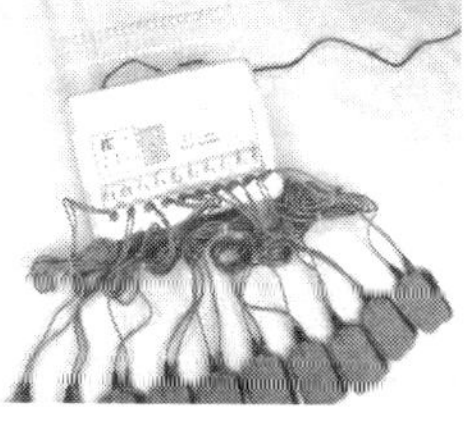
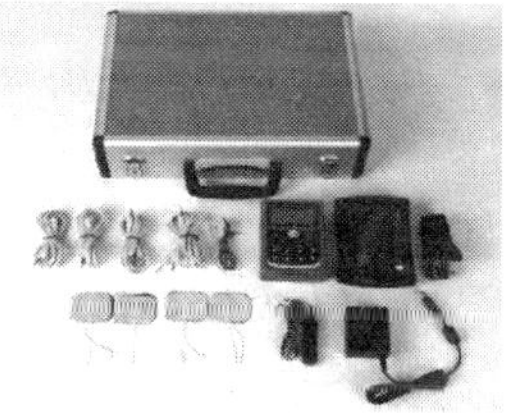
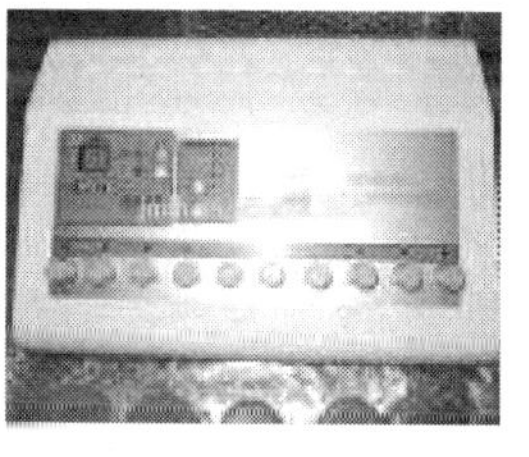

[그림 3-168] 전기자극장치

24. 인공관절

관절염이나 골종양(骨腫瘍) 등으로 인하여 관절부의 뼈가 파괴되거나 관절손상을 입어 관절로서의

82) 첨족(尖足) : 족관절(足關節)이 저측굴곡위(底側屈曲位)에 구축(拘縮)된 상태이다.
① 마비성(경련성), 반흔성(瘢痕生)첨족이 있고, 장기간 누워 있어서 생기는 일이 많다.
② 첨족예방(尖足予防) : 족판(足板)을 사용하여 족관절(足關節)을 90[°]로 유지한다.
③ 침상위에서의 족관절운동을 계획적으로 행하거나. 이피가(離被架)를 사용하여 압박을 방지하는 것이 필요하다.
④ 첨족(尖足) : 그 이상 진행하지 않도록 주의하고, 발의 운동을 끈기 있게 하는 것은 첨족(尖足)의 치유에 효과가 있다.

기능을 할 수 없게 된 경우에 그 관절을 절제하고 [그림 3-169]와 같은 인공관절을 사용한다.

① 인공관절 : 관절구(關節臼)와 관절두(關節頭 : 人工骨頭)를 짝지은 금속 또는 합성수지로 만든 것으로서, 관절의 기능을 대신할 수 있도록 만들어져 있으며 견관절 · 주관절 · 고관절 · 슬관절 등에 사용된다.

② 최근에는 양측성(兩側性)의 변형성 고관절에도 자주 쓰인다.

③ 하중부담(荷重負擔)이 적은 상지(上肢)에 사용한 경우는 수술 후의 경과가 비교적 양호하지만, 고관절이나 슬관절과 같이 체중이나 하중이 실리는 관절은 인공관절이 이동하거나 부러져 여러 가지 장애를 일으키기도 한다.

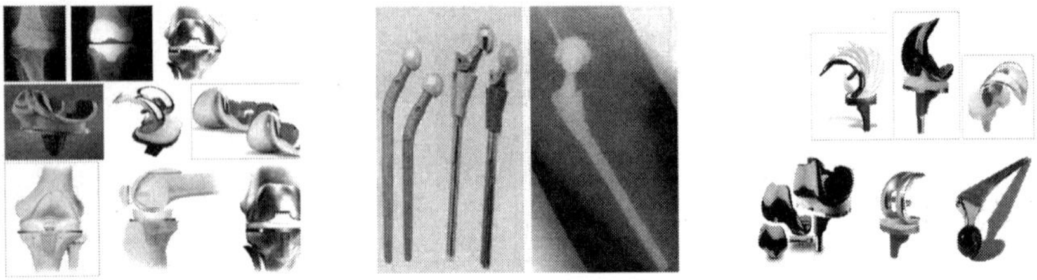

[그림 3-169] 인공관절

25. 무릎연골의 치료

무릎연골의 치료는 크게 관절내시경 수술요법과 비수술요법으로 나뉜다.

① 중년층에 나타나는 연골의 퇴화로 인한 무릎연골파열은 파열의 정도나 무릎통증이 심하지 않기 때문에 주로 진통소염제와 물리치료 등의 비수술요법을 적용한다.

② 무릎연골 증상이 심하면 [그림 3-170]과 같이 관절 내시경수술을 하는 것이 좋으며 연골판 파열의 종류에 따라 수술이 달라질 수 있다.

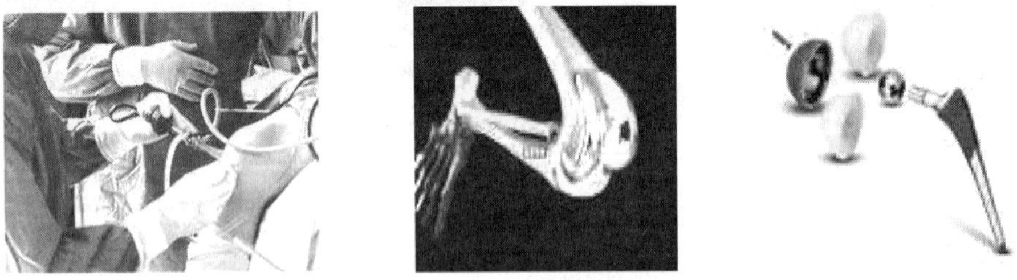

(a) 인공관절 내시경수술 (b) 무릎인공관절 (c) 인공고관절

[그림 3-170] 인공관절 내시경수술 및 인공관절

③ 혈액공급이 있는 부위의 무릎연골이 간단하게 찢어진 경우에는 관절내시경을 이용하여 연골판 봉합술을 시행한다. 원래의 무릎연골을 떼어내지 않고 유지하며 성공률 또한 높다.

㉠ 연골을 봉합할 수 없는 경우에는 관절내시경으로 연골 부분절제술로 연골 일부를 떼어내야 한다.

㉡ 복잡하게 찢어져 광범위하게 절제한 경우에는 관절염이 빨리 올 수 있기 때문에 조기치료가 중요하다.

④ 관절내시경은 직경 4[mm]의 가는 관속에 초소형카메라를 장착해 관절 내부로 삽입한 후 모니터를 통해 직접 관찰하면서 치료하는 시술법이다.

㉠ MRI로도 보기 힘든 관절상태를 보다 정확하게 진단할 수 있는 것은 물론 진단과 동시에 문제가 있는 부위의 치료를 할 수 있으며, 피부를 절개하지 않고 시술하기 때문에 출혈이 거의 없고 그 만큼 회복기간이 짧다.

㉡ 손상부위나 범위에 따라 시술법이 다르게 결정되는데 주로 아주 심하지 않은 관절 질환, 즉 운동으로 인한 외상에 주로 쓰이고 손상된 부위만 선택적으로 치료 가능하기 때문에 정상조직은 보존할 수 있어 환자들의 반응이 좋다.

⑤ 최근 레저스포츠나 운동을 즐기는 젊은 층에서 관절손상 환자가 많아졌고, 젊은층 대부분의 관절손상은 반월상 연골판[83]손상이다. 이는 관절 내 뼈와 뼈 사이에 위치한 연골판이 찢어지거나 파열된 상태로 충격완화 역할을 하는 연골판의 일부가 찢어지고 손상되었기 때문에 무릎이 붇고 뻑뻑한 증상과 통증이 나타난다. 반월상 연골판이 손상된 경우 관절내시경을 통해 연골판 봉합수술을 한다.

26. 인공관절치료

인공관절 치료법으로 인공관절 치환술이 있으며 관절내에서 손상받거나 닳아버린 연골부위를 인공삽입물로 치환하는 수술이다. 수술과정은 관절주위의 근육과 인대를 분리하고 관절막[84]을 절개하여 관절 내부를 노출하는데, 관절을 이루는 뼈의 끝 부분과 위 일부를 제거하고 [그림 3-171]과 같은 인공삽입물로 치환하고 인공관절 삽입물은 골시멘트를 사용하여 고정한다.

인공관절은 금속과 플라스틱으로 구성되어 있다.

---

83) 반월상 연골 : 둥근 대퇴골과 평평한 경골이 만나 무릎 관절을 이룰 때 바깥쪽에 생기는 빈 공간을 채워주어서 무릎에 가해지는 충격을 흡수해주는 구조물이다.

84) 관절막 : 절지동물의 바깥 골격의 딱딱한 부분 사이에 있으면서 뼈마디의 구실을 하는 부드러운 막성조직이다.

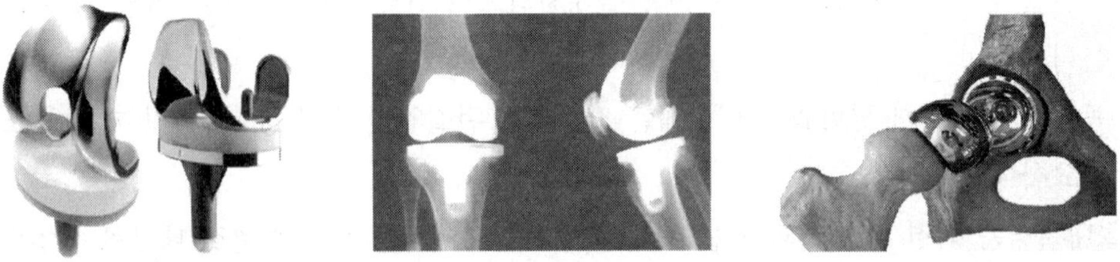

(a) 인공관절 (b) 인공관절 X-ray (c) 인공관절 모형

[그림 3-171] 인공관절

27. 반월상연골 파열

초기에는 연골주사, 물리치료, 약물치료 등의 보존적 치료를 시작하며, 보존적 치료에도 효과가 없을 때 손상된 부분은 자연치유가 되지 않고 병변이 직행되므로 바로 수술을 시행한다.

① 반월상연골 파열 수술은 대부분 관절내시경으로 진행하며 0.5[cm]의 작은 구멍을 통해 기구와 초소형카메라를 병변위치에 넣어 병변부위를 직접 보면서 수술한다(그림 3-172).

② 입원기간은 보통 2~3일 정도이며 일상생활로 복귀가 빨라 수술에 대한 부담이 적다.

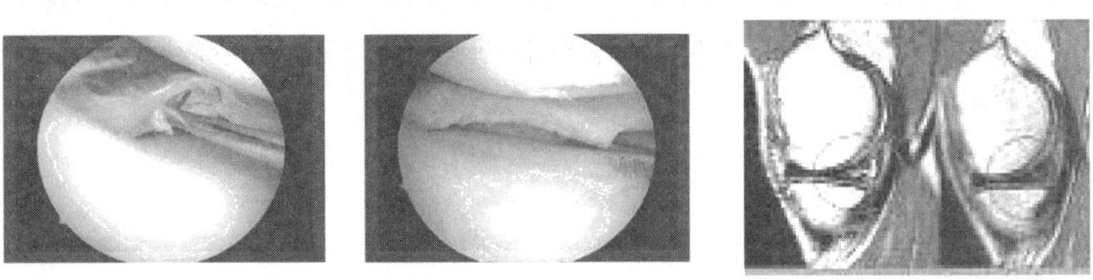

(a) 반월상연골 손상의 유형 (b) 내측 반월상연골 파열의 MRI (c) 반월상연골 파열

[그림 3-172] 반월상연골 파열

28. 체외충격파기

충격파치료는 독일, 스위스, 오스트리아 등 유럽 3개국의 물리학자에 의하여 최근 개발된 신기술이다. 이는 요로결석의 충격파치료를 발전시킨 충격에너지를 근골격계에 정밀하게 전달함으로써 물리치료, 약물, 한방치료 등 보존적 요법으로 호전되지 않는 관절의 질환, 스포츠 손상을 수술 없이 치료하게 되며 [그림 3-173]과 같은 장비를 이용한다.

① 유럽에서 발전되었으나, 현재는 미국 식약청(FDA)에서 효과를 인정받은 상태이다.

② 충격파치료는 근골격계의 퇴행성 병변, 무리한 운동으로 인한 힘줄의 파열, 관절 주위에 생긴 석회(돌) 등 생체에 효과적인 충격파를 전달함으로써 손상된 조직의 재생을 자극하여 수술 없이 관절 통증의 원인을 회복시킨다.

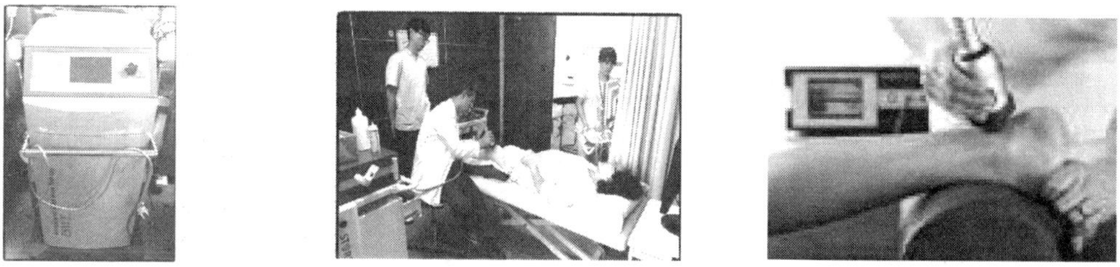

(a) 체외 충격파치료기　　(b) 정형외과 체외 충격파치료　　(c) 체외 충격파치료

[그림 3-173] 체외 충격파치료기

③ 치료 전 금식시간 등이 필요 없으며 시술시간은 약 30분이다.
④ 연부조직(힘줄, 인대, 근육 등)의 치료는 입원이 필요 없다.
⑤ 치료 후에는 4~6주간 무리한 힘을 피하고 일상생활을 하면서 치료효과를 기다린다.
⑥ 1회 치료로 대부분 가능하지만, 경과에 따라서 2~3회 시행할 수 있다.
⑦ 야구, 골프, 수영, 축구 등 스포츠로 인한 관절의 통증은 대부분 힘줄, 인대의 염증 또는 손상, 뼈의 피로 골절 등과 운동으로 인한 것으로 프로선수는 물론 아마추어선수의 경기력을 떨어뜨린다.
⑧ 충격파치료는 이러한 손상을 수술 없이 치료할 수 있는데 반복해도 안정성이 높은 치료법이다.

29. 산소공급장치

고성능으로 환자의 다양한 요구를 충족하도록 설계한 낮은 프라임 볼륨의 산소공급장치이다. 다양한 산소공급장치는 [그림 3-174]와 같다.

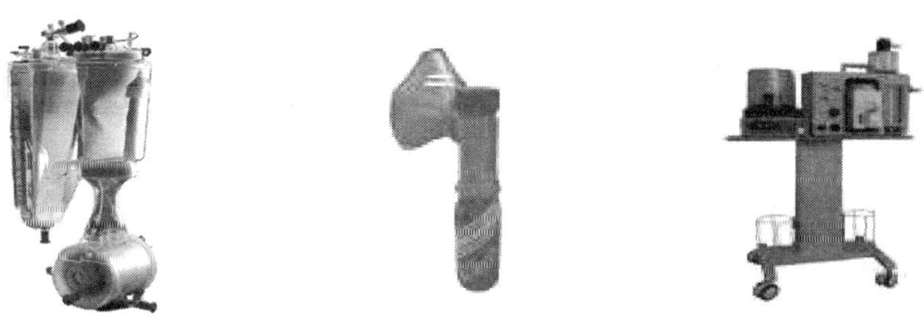

(a) 산수공급장치　　(b) 휴대용 산소공급장치　　(c) 산소공기 공급장치

[그림 3-174] 산소공급장치

30. 고급 관류시스템 장비

장비를 통해 관류시스템을 컨트롤하는 장비이다. 병원에서 운용중인 관류시스템 장비는 [그림 3-175]와 같다.

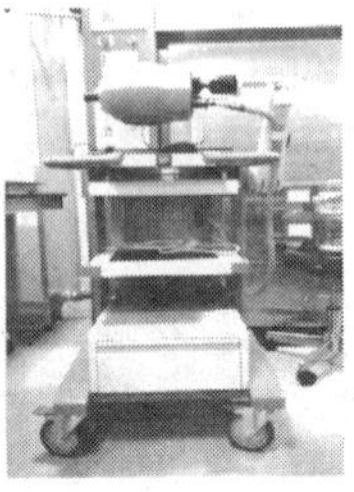
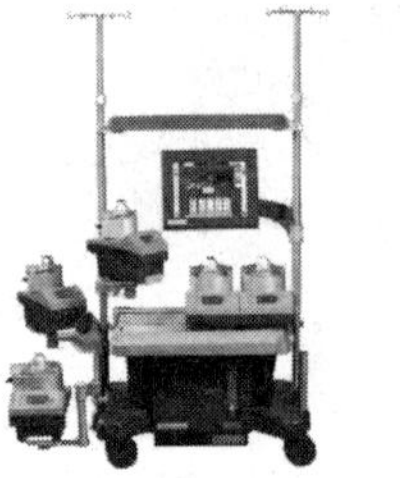
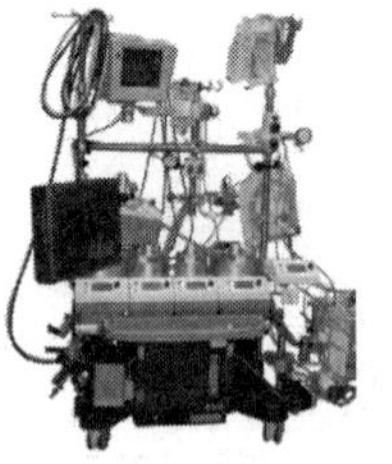

[그림 3-175] 고급 관류시스템 장비

31. BMD 골밀도 검사

골밀도 검사는 [그림 3-176]과 같이 뼈의 촘촘한 정도를 알아보는 검사로서 골다공증 또는 골감소증 여부를 알아보는 검사를 한다. 골절의 위험군을 조기에 발견하고 운동, 약물요법 등으로 골조직의 손실을 막아 골절의 빈도를 감소시키기 위해 측정한다.

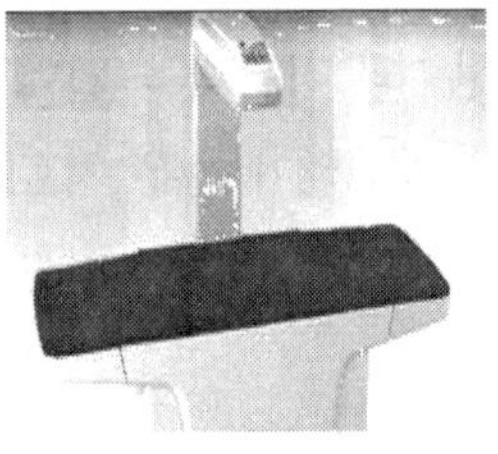

(a) 골밀도 검사기

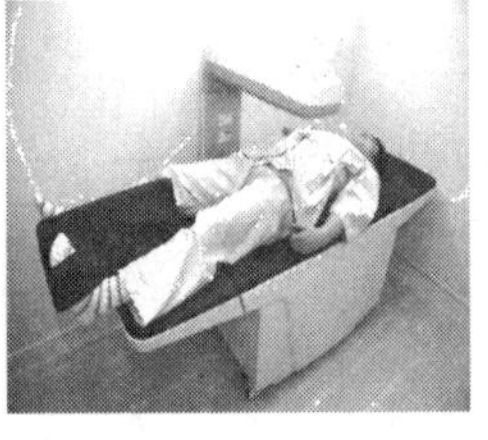

(b) BMD 골밀도 검사중인 환자

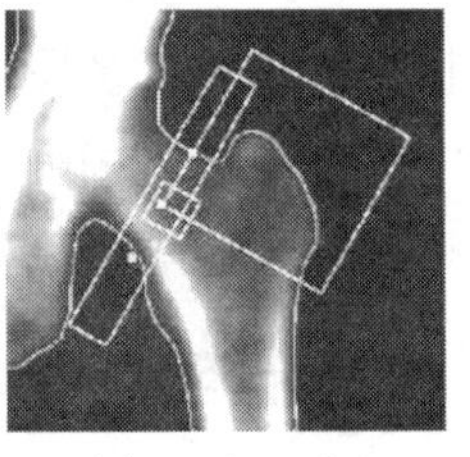

(c) 골밀도 검사

[그림 3-176] 골밀도 검사

32. 다빈치Si

다빈치시스템은 로봇카트, 수술콘솔, 복강경 부분으로 나누어 진다.

① 로봇카트는 약 2[m]의 높이에 500[kg]이 넘는 무게를 가지고 [그림 3-177]과 같이 실제로 수술을 시행하며 주로 로봇팔이 장착되는 본체 부분으로 환자의 위나 옆에 위치한다.

② 복강경 부분은 복강경 카메라를 고정 및 조정하는 팔이 중앙에 위치하고 다양한 수술용 기구가 작동되는 팔이 3개가 더 있으며, 다양한 수술기구를 장착하여 수술진행을 용이하게 해준다.

③ 수술기구들은 콘솔이라고 하는 조정장치에서 의사에 의해 작동되는데, 사람의 손목처럼 움직이게 하기 위하여 7가지 자유도를 구현함으로써 수술자의 손동작을 거의 그대로 전달할 수 있다.

④ 콘솔 조종간의 움직임보다 실제 로봇팔은 매우 작은 움직임으로 섬세한 조작이 가능하며, 540[°]의 회전도는 사람의 신체 중에서 매우 깊숙한 곳에 위치한 장기들도 확대된 3D HD 화면으로 관찰하여 용이하게 수술을 진행할 수 있다.

⑤ 콘솔수술은 환자와 조금 떨어진 콘솔에 앉아서 수술을 진행할 수 있도록 도와준다. 인체공학적인 수술환경은 수술자의 피로감을 감소시키고, 집중도를 유지시키는 역할을 하고 있다.

⑥ da Vinci Si(HD)는 이중 콘솔(Dual Console)이라는 획기적인 변화를 나타냈는데 기존에 단일 콘솔에서 수술자 한명이 진행하던 방식과 달리, 콘솔을 두개 설치하여 두명의 수술자가 서로 협력하며 수술하거나 교육을 병행하면서 수술을 할 수 있게 되어 좀더 안전하고 효율적인 수술을 진행할 수 있게 되었다.

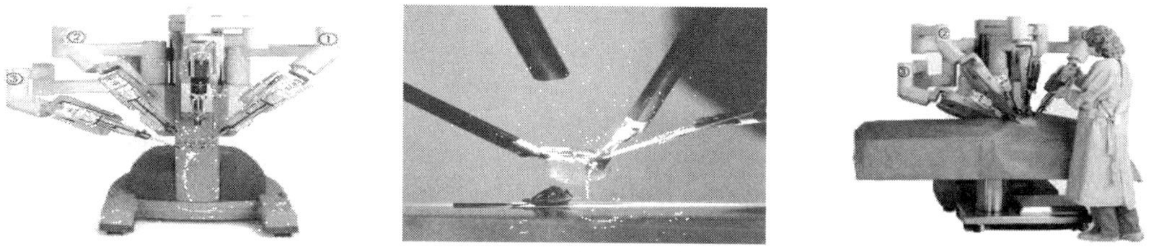

(a) 다빈치si (b) 다빈치si 시술장면 (c) 다빈치si 수술장면

[그림 3-177] 다빈치si

33. 수술로봇을 이용한 로봇보조수술

첨단 수술기구인 로봇을 환자에게 장착하고 [그림 3-178]과 같이 수술자가 원격으로 조종하여 시행하는 복강경/내시경 수술방법이다.

① 내시경수술 : 기존의 피부절개를 통해 시행하는 수술이 아닌 하나, 또는 여러 개의 구멍을 통해 진행하는 수술이다.

② 복강경수술 : 하나 또는 여러 개의 구멍을 뚫어 복부수술을 시행하는 것이다.

③ 다빈치로봇 수술시스템 : 로봇 복강경수술 시스템 중 다빈치로봇수술은 기존의 복강경수술과 같이 환자의 환부에 여러 개의 구멍을 뚫은 뒤 복강경수술기구 대신 3차원 확대영상의 수술용 카메라와 로봇 팔을 삽입한 후 의사가 몇 [cm] 떨어진 콘솔에서 원격조정을 하여 수술을 진행하는 방식이다.

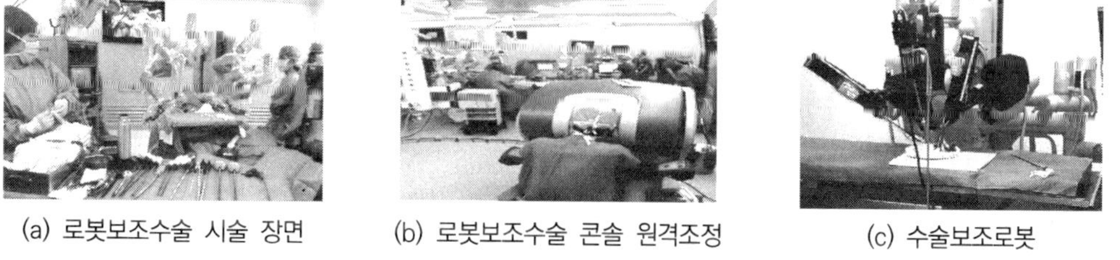

(a) 로봇보조수술 시술 장면 (b) 로봇보조수술 콘솔 원격조정 (c) 수술보조로봇

[그림 3-178] 로봇보조수술 시술 및 콘솔 원격조정

34. 관절경

약간 굵은 천자침(穿刺針)에 전구와 반사경을 장치하여 관절강 내에 꽂아 넣고, 전기조명에 의하여 반사경을 통해 관찰하며 [그림 3-179]와 같이 구성되어 있다.

① 내시경(內視鏡)의 하나로서 관절 내의 소견을 선명하게 포착할 수 있다.

② 모든 관절에 적용되는데 무릎관절에 특히 이용률이 높다.

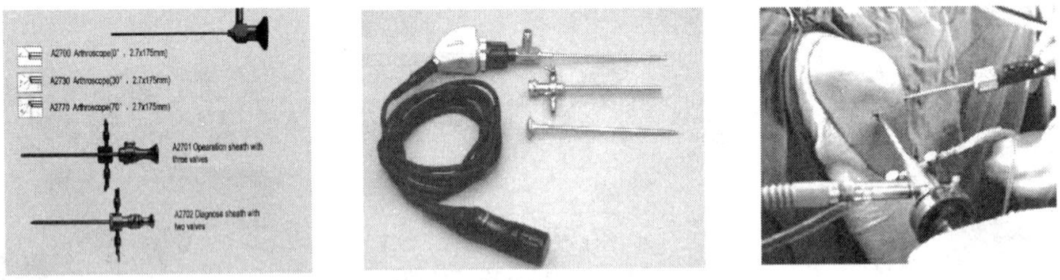

[그림 3-179] 관절경

35. 스텐트

최초의 성공적인 스텐트는 아르헨티나 의사인 훌리오 팔마즈(1945년 출생)가 개발하였고 [그림 3-180]과 같은 형태를 하고 있다.

① 풍선혈관성형술을 사용하여 좁아진 심장혈관을 카테터로 확장시켜도 후에 혈관이 서서히 좁아질 수 있다.

② 혈관이 막히는 것을 방지하기 위해 혈관 내에 뼈대를 집어넣는다.

③ 스텐트는 식도, 위, 소장, 대장, 담관, 췌장관 등 소화기계의 다양한 분야에 사용되고 있다.

④ 스텐트시술은 대형수술을 하지 않아도 된다.

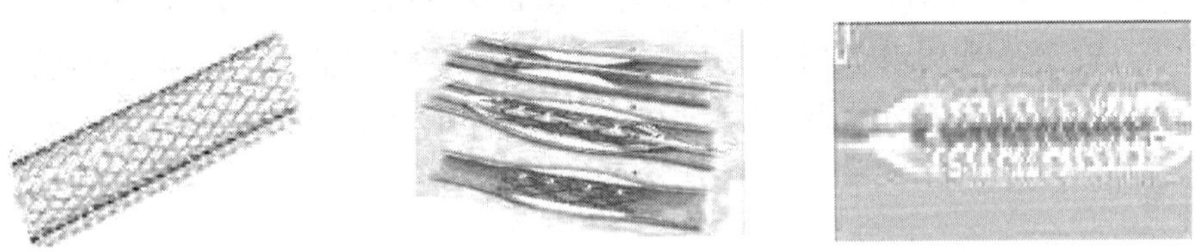

(a) 스텐트 (b) 스텐트삽입술 (c) 소환관 스텐트시술

[그림 3-180] 스텐트

36. 수술용가위

절개를 할 때 사용하는 장비로 메젬바움시져(Metzenbaum Scissors), 외과가위(Operating Scissors), 메이요시져(Mayo Scissors) 등이 있다.

① 메젬바움시져(Metzenbaum Scissors) : 가위의 날이 둥글고 끝이 약간 들리면서 굽어있고 [그림 3-181]과 같은 형태이다. 피부 속에 있는 작은 조직이나 근육을 자를 때 쓰이고 민감한 조직은 상처가 나기 쉬워서 날카로운 형태의 가위는 사용하지 않는다.

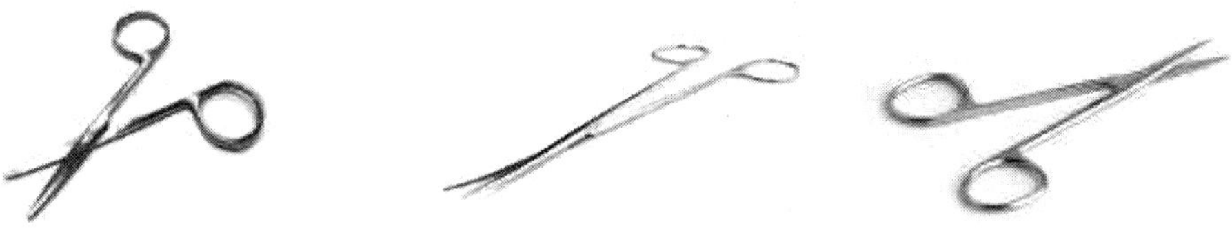

[그림 3-181] 메젬바움시져

② 외과가위(Operating Scissors) : 일반적으로 모든 과에서 쓰이는 수술가위로 발사가위라고도 한다. 날이 뾰족하거나 둥글며 양날이 [그림 3-182]와 같이 다른 것도 있다.

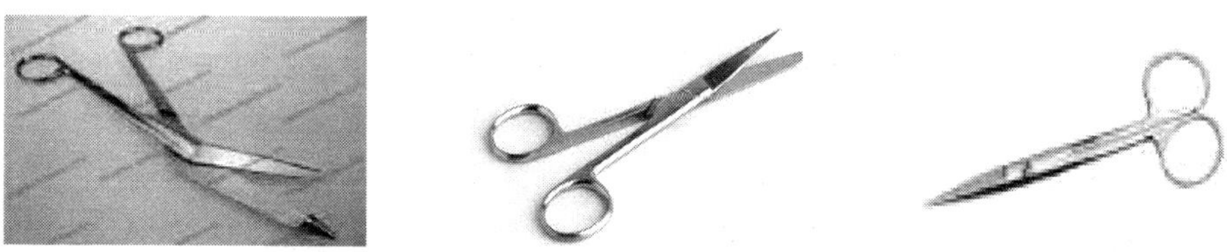

[그림 3-182] 외과가위

③ 메이요시져(Mayo Scissors) : 외과용 수술가위로 [그림 3-183]과 같은 형태를 하고 있으며 주로 굵은 조직을 절단하는데 사용되는 가위이다.

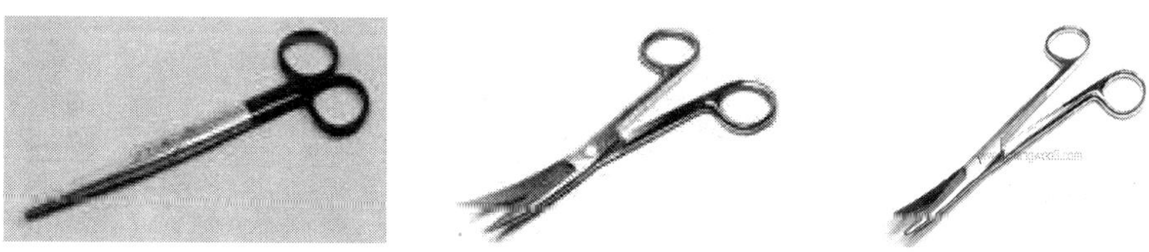

[그림 3-183] 메이요시져

37. 저주파치료기

저주파전류를 이용하여 신경통, 말초 신경마비 및 운동 신경마비의 치료에 응용하는 전기자극치료기로서 진정, 진통, 진경, 소염근연축 작용, 마비근이나 마비신경에 흥분작용을 응용하는 요법기이다(그림 3-184).

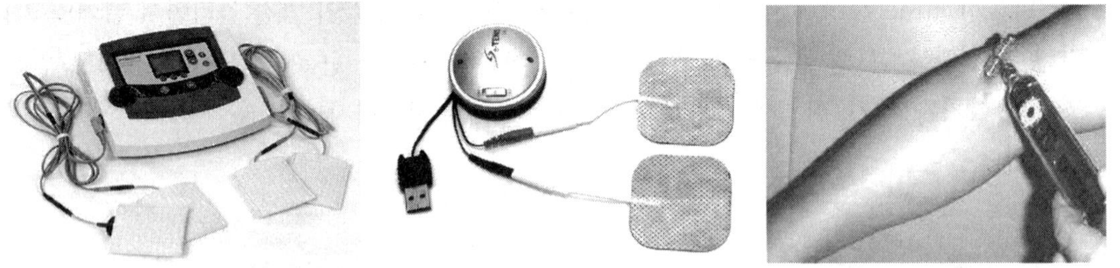

[그림 3-184] 저주파치료기

38. 간섭파치료기

4000[hz]와 4100[hz]의 중주파를 교차 통전시켜 간섭현상을 일으키도록 하여 신경, 근육계를 자극하는 치료로 저주파, 간섭파, 중주파 직류치료 등 다양한 타입의 전류를 이용하여 통증관리, 근육강화 등의 목적으로 사용된다(그림 3-185).

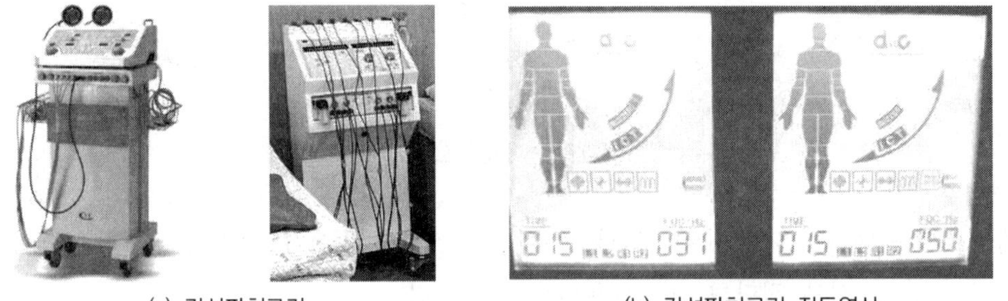

(a) 간섭파치료기 (b) 간섭파치료기 작동영상

[그림 3-185] 간섭파치료기

39. 견인치료기

견인의 힘으로 척주를 잡아당겨 치료하는 방법으로 그 효과는 척추 근육의 신장, 척추간의 추간공의 확대로 신경근 압박감소, 척추 만곡을 곧게 신장하여 추간판 핵돌출을 평편하게 한다(그림 3-186).

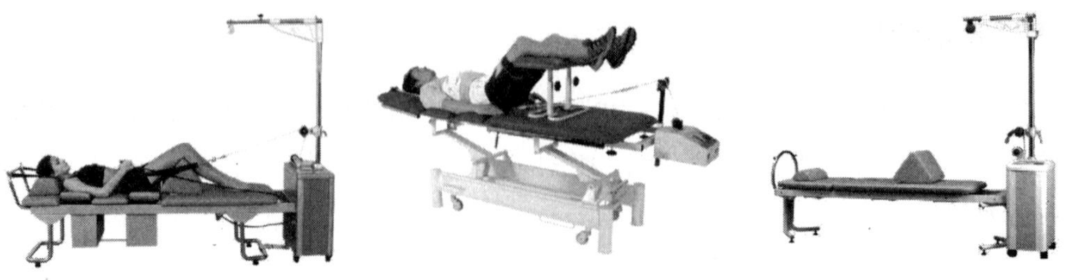

[그림 3-186] 견인치료기

40. 경피신경자극 치료기

저주파치료기로 피부표면의 감각신경을 자극하여 급·만성 질환의 통증을 감소시켜주는 치료기이다. 일반적인 통증치료, 근육자극치료에 사용된다(그림 3-187).

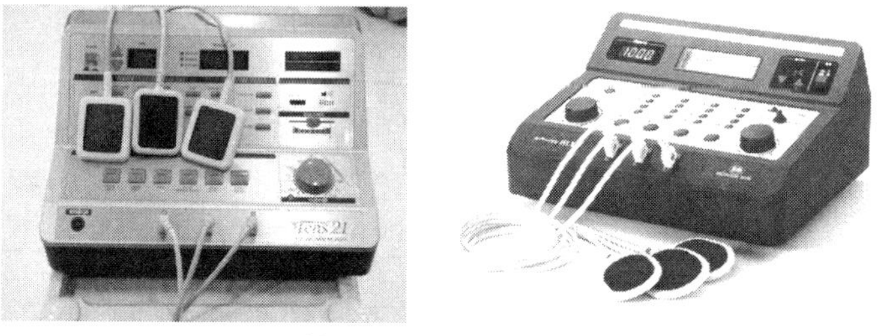

(a) 경피신경자극 치료기

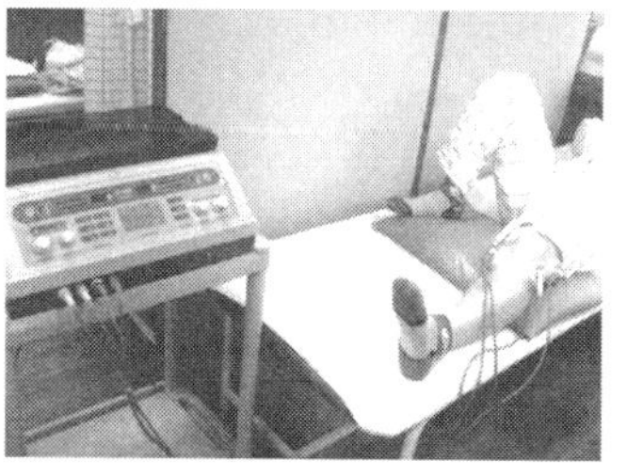

(b) 경피신경자극 치료

[그림 3-187] 경피신경자극 치료기

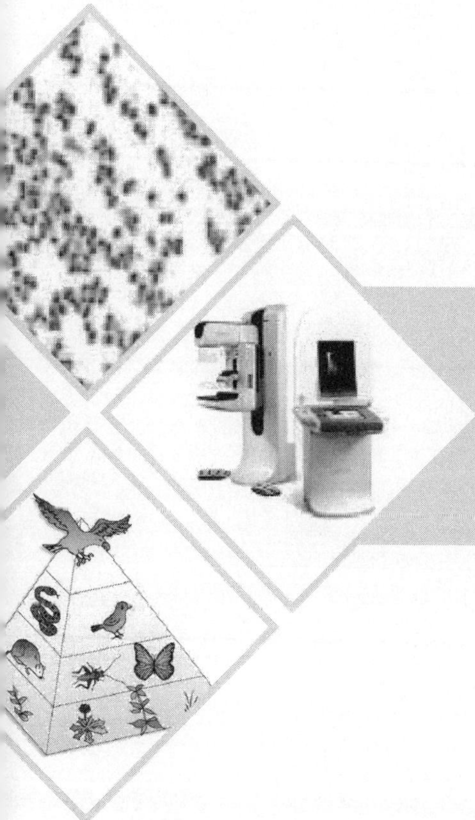

Chapter 04

일반진료과목(General Course)

제 1 절 소아청소년과(Pediatrics)

소아청소년기에 생기는 외과계 질병을 제외한 모든 질병을 치료한다. 즉 미숙아, 신생아, 소아, 청소년의 성장과 발달 및 질환에 대하여 예방차원의 건강계획을 수립하고 진단과 치료를 한다.

오늘날에는 산부인과와 협력하여 태아의 건강까지 범위가 넓혀지고 있다.

신생아기로부터 청소년기(대체로 남자 12~20세, 여자 10~18세)의 환자를 대상으로 진료 및 연구를 행하는 임상의학의 한 분야이다. 대상 연령에 명확한 기준은 없으며, 2007년 3월에 의료법 개정안이 국회를 통과한 것에 따라 동 6월부터 62년간 사용하던 소아과 명칭이 소아청소년과로 변경되었다.

소아를 검진하여 [그림 4-1]과 같이 성성숙도 검사(Tanner Stage), 골연령 검사[1], 채혈을 통한 항원 검사, 각종 혈액 검사, 골수 검사, 뇌파 검사 등을 실시하여 질병의 발생유무를 찾아내고 적절한 치료와 처방을 한다.

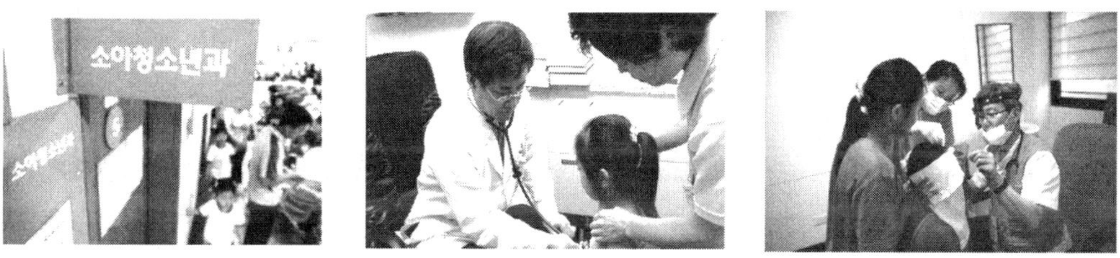

[그림 4-1] 소아청소년과

1. 치료항목

소아기에 발생하는 모든 질병(외과계 질병 제외)이 치료의 대상이 된다. 소아감염면역과, 소아내분비과, 소아소화기영양과, 소아신경과, 소아신장과, 소아정신과, 소아혈액종양과, 소아호흡기 알레르기과, 신생아과, 소아비뇨기과, 소아신경외과, 소아외과, 소아정형외과 등이 있다.

소아청소년과 의사가 치료하는 항목에는 소아아토피피부염, 소아간염, 소아간질, 소아천식 등이 있다.

1) 골연령 : 골성숙도를 나타내고 건강에서 얻은 일정한 표준을 연령과의 관계로 표현한 것이다.
① 골성숙은 전신이 고르지는 않은데 일반적으로는 수골(手骨)로 정해지는 경우가 많다.
② 각 골핵의 출현이나 형태, 융합 등에 의해 판정된다.
③ 골연령은 일반적으로 신장이나 성성숙, 특히 초경연령 등에 관계가 깊다.
④ 각종 골계통질환이나 대사성 질환 등으로 골연령이 저하하거나, 때로는 촉진되거나 이들 질환의 감별진단 등에 중요하다.

(1) 소아호흡기과, 소아알레르기과

아토피피부염, 부비동염, 천식, 폐렴, 각종 알레르기, 소아천식, 알레르기성 비염, 두드러기, 식품 알레르기, 만성기침, 기타 호흡기 질환 등이 있다.

1) 부비동염

부비동은 두개골 내에 존재하는 빈공간을 일컫는 것으로 상악동, 사골동, 전두동, 접형동으로 이루어져 있다.

① 부비동은 점액섬모운동에 의하여 끊임없이 부비동 내 분비물을 자연공을 통해 비강으로 배출하기 때문에 정상적으로는 무균상태를 유지하지만, 비점막 또는 상기도에 세균감염이 있는 경우 염증이 부비동 내로 전파되어 부비동염을 일으키게 된다(그림 4-2).

② 일반적으로 비염과 부비동염은 함께 진행되는 경우가 많다.

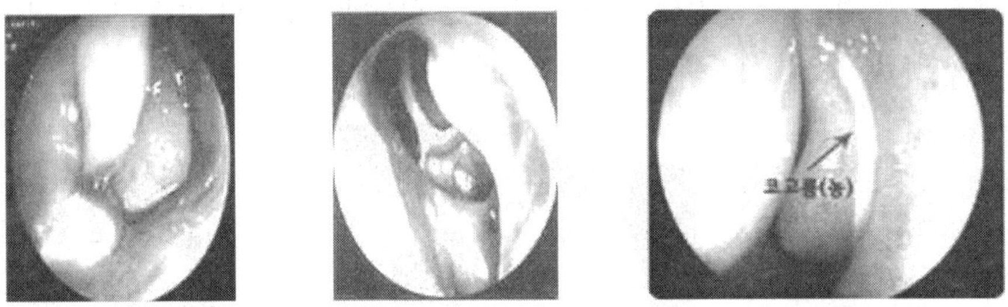

(a) 부비동염 수술 전과 후 (b) 부비동염 증상

[그림 4-2] 부비동염

2) 소아 아토피피부염

가려움을 주된 증상으로 하는 염증성 피부질환이다. 일반적으로 얼굴과 팔, 다리에 홍조를 띠고 피부껍질이 일어나는 경우를 종종 보게 되는데 아토피피부염은 천식, 알레르기비염, 알레르기결막염, 식품알레르기 등과 함께 체질적으로 알레르기 반응을 일으키는 질환이다(그림 4-3).

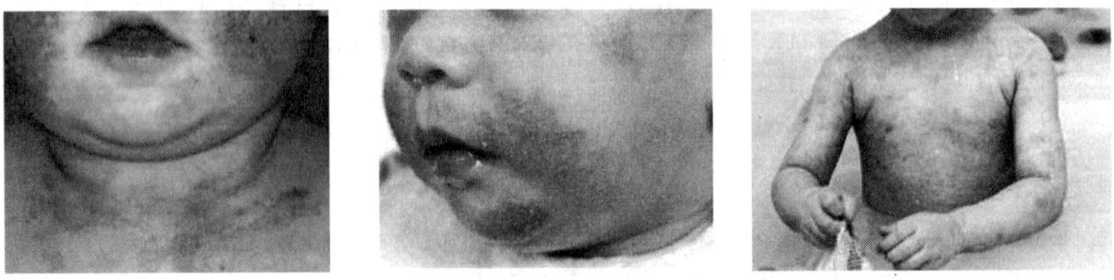

[그림 4-3] 소아 아토피피부염

3) 소아천식

기관지천식은 기도의 알레르기 반응에 의한 만성염증질환으로 유전적 요인과 환경적 요인이 함께 관여한다.

① 천식유발물질[2]에 대한 과민반응으로 염증과 함께 기도가 좁아져서 여러 가지 증상이 나타나며 기침, 숨참, 가슴 답답함 등이 천식환자에게 나타나는 대표적인 증상이다.

② 기침은 특히 소아천식과 같이 나타나며, 천식 발작이 일어났을 때는 기도가 좁아지고 염증이 생기며 많은 양의 가래가 생긴다. 이러한 세가지 증상이 복합적으로 발생하면 숨쉬기가 힘들어 진다(그림 4-4).

③ 숨을 내쉴 때 더욱 심해지며 치료하지 않으면 영구적인 기도손상이 유발되거나 성인천식으로 진행될 수 있다.

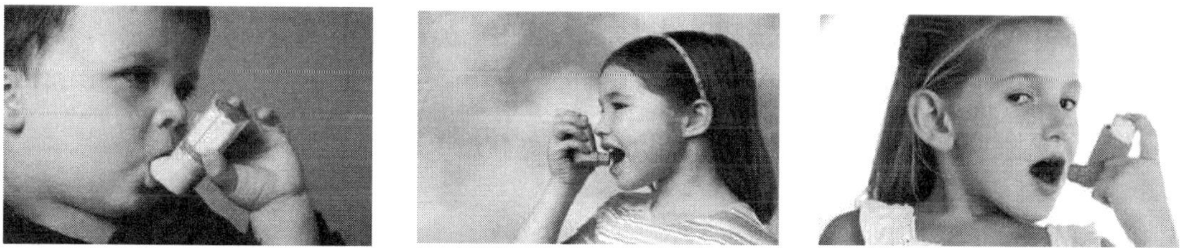

[그림 4-4] 소아천식환자가 흡입제를 사용하는 모습

(2) 소아심장과

1) 선천성 심장질환

선천성 심장병은 출생 시에 존재하는 심장의 기형 및 기능 장애를 나타내는 질환으로, 심장은 자궁 내 태아기 3주에서 8주 사이에 만들어지는데 선천성 심장병은 심장형성 및 발달과정 중에 문제가 발생하여 초래되는 [그림 4-5]와 같은 질환이다.

2) 기타 질환

심실중격결손, 심방중격결손, 동맥관개존, 대동맥축착, 대동맥협착, 윌리암스증후군, 폐동맥협착, 팔로 4징, 삼첨판 폐쇄, 대혈관 전위, 부정맥, 전염성 심장내막염, 류마티스성 심장염, 심근염, 바이러스성 심근염, 심낭염, 소아고혈압, 가와사키심장병, 다카야수동맥염[3]과 혈관염, 모야모야 병 등이 있다

2) 천식유발물질 : 천식을 유발하는 요인으로는 원인 물질과 악화 요인이 있다.
① 원인 물질(알레르겐 : allergen) : 알레르겐은 집먼지 진드기, 꽃가루, 동물 털이나 비듬, 바퀴벌레, 식품, 약물 등이다.
② 악화 요인 : 감기, 담배연기와 실내오염, 대기오염, 식품첨가제, 운동 등 신체적 활동, 기후 변화, 황사, 스트레스 등이 있다.

3) 다카야수 동맥염 : 대동맥과 대동맥에서 갈라져 나온 주요 동맥혈관에 원인을 알 수 없는 만성 동맥 염증이 발생하는 질환이다. 침범된 혈관은 동맥염, 내막 증식, 퇴행성 변화, 혈관이 딱딱해지는 경화 등이 생기므로 협착, 폐색 또는 확장(동맥류)된다.

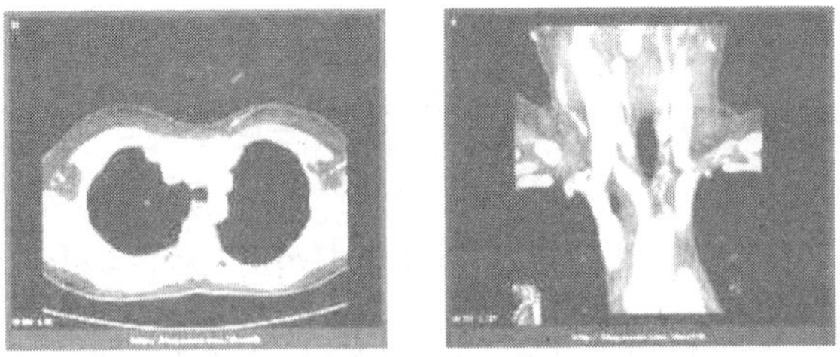

(a) 대동맥축착

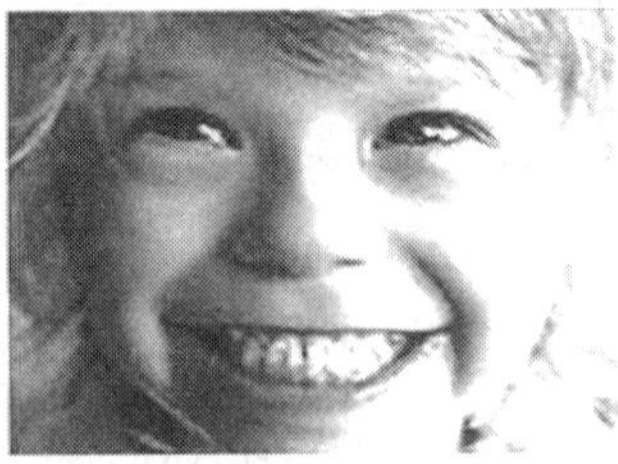

(b) 윌리암스증후군

[그림 4-5] 선천성 심장질환

(3) 소아감염 면역과

세균성 뇌수막염, DiGeorge(디조지)증후군, 포진성 구협염, 전염성 단핵구증, 수족구병, 성홍열, 백일해, 가와사끼병, 말라리아, 선천성 면역결핍증, 소아피부근염, 결핵, 수두, 볼거리, 홍역, 골수염, 패혈증, 소아감염, 소아패혈증, 소아뇌막염, 수막염(무균성 또는 세균성), 풍진, 유행성 이하선염, 살모넬라증, 이질, 결핵, 경부 임파선염, 장티푸스, 콜레라 등이 있다.

1) 세균성 뇌수막염

뇌수막염은 뇌와 척수를 싸고 있는 뇌수막의 염증성 질환이다. 바이러스와 세균 또는 결핵균, 진균에 의해서 뇌수막염은 [그림 4-6]과 같이 흔히 바이러스와 세균에 의해 발생한다.

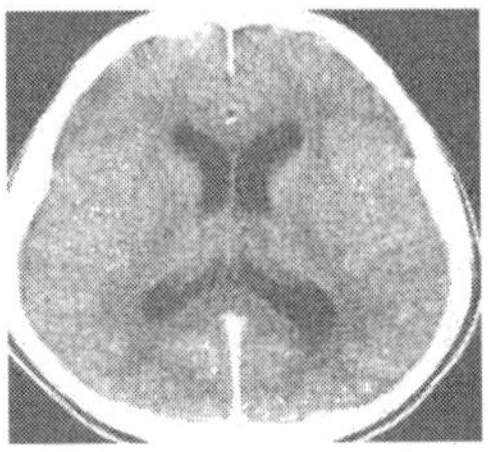

(a) 세균성 뇌수막염 CT사진

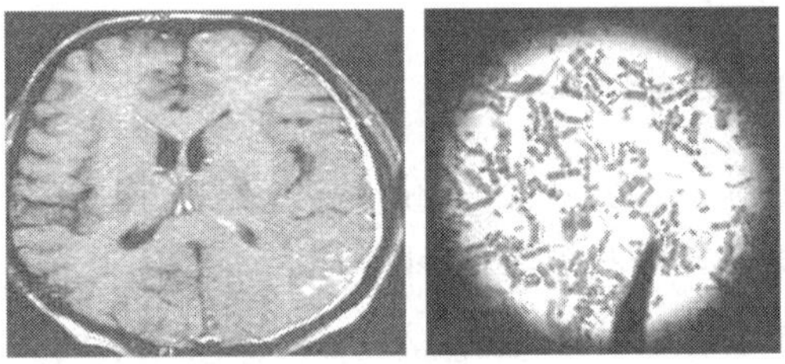

(b) 세균성 뇌수막염 CT사진

[그림 4-6] 세균성 뇌수막염

2) DiGeorge증후군

신생아기에 저칼슘혈증[4]에 의한 경련과 더불어 진균, 바이러스, 기회병원체 등에 의한 감염이 자주 발생하는 선천성 면역결핍질환이다.

① catch22 : 사람의 22번째 염색체의 일부분이 결손되어 나타나는 질환이며, 넓은 의미에서 흉선

---

4) 저칼슘혈증 : 혈청 칼륨농도가 정상 이하로 떨어진 상태이다.

무형성증 혹은 저형성증(DiGeorge)이라고 할 수 있다. Catch는 [그림 4-7]과 같이 Cardiac(심기형), Abnormal Face(특징적인 얼굴모양), Thymic Hypoplasia(흉선 저형성증), Cleft Palate(언청이), Hypocalcemia(저칼슘혈증)의 각각 첫 자를 따서 만든 것이다.

② 심기형 : 심방중격 · 심실중격 결손 등 간단한 병부터 대동맥과 폐동맥이 형성되는 원추부(Conus), 혹은 동맥간(Truncus) 부위에 기형이 동반되는 비교적 복잡하고 어려운 심장병까지 나타날 수 있다.

③ 아기에게서 잡음이 들리면 잡음의 원인이 되는 질환을 정확하게 진단한 후에 그 질병의 증상을 평가해야 한다.

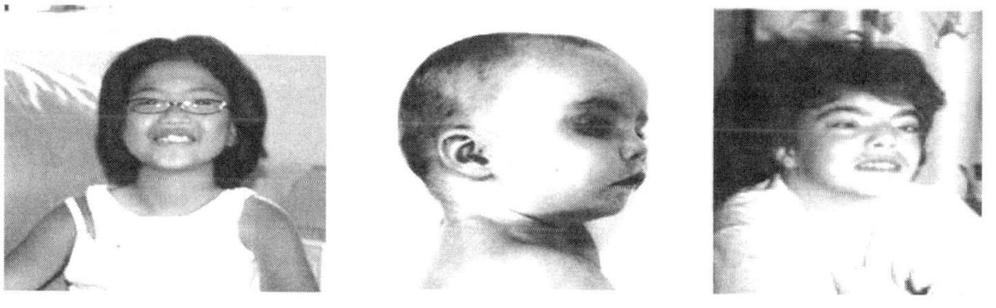

[그림 4-7] DiGeorge증후군 환자

3) 포진성 구협염

포진성 구내염(헤르페스 목구멍염)은 장바이러스의 한 종류에 의해 발생하는 질환이다.

① 포진성 구협염은 [그림 4-8]과 같이 수족구병 바이러스와 함께 콕사키(Coxsackie)A 바이러스에 의하여 발생하며, 콕사키B 바이러스나 에코 바이러스도 발병을 시킬 수 있다.

② 보통 목구멍이 따갑고 고열이 발생하는 증세가 있으며, 여름에 유아나 어린 아이에게 주로 발병한다.

③ 목이 따가와 음식물을 삼키기가 어렵고 삼킬 때에 귀에 통증이 있을 수 있다.

④ 구강의 뒷부분의 통증으로 인하여 식사를 못하면 탈수 등의 증세가 동반될 수 있으며 구토나 복통, 설사 등의 증세가 나타날 수 있다.

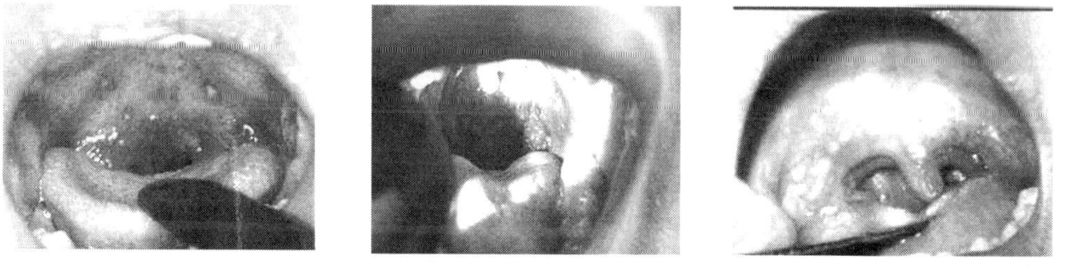

[그림 4-8] 포진성 구협염

4) 전염성 단핵구증(선열)

선열은 엡스타인-바이러스(Epstein-Barvirus : EBV)나 거대세포 바이러스(Cytomegalovirus : CMV), 다른 병원체의 감염에 의해 발생하며 특징적으로 혈액에서 비정형의 단핵 림프구의 증식을 보이는 [그림 4-9]와 같은 염증성 질환이다.

① 주로 발열, 권태감[5], 식욕부진, 인후통[6], 오한, 두통, 복통 등을 호소하는 급성전염성 열성 질환, 인후염, 경부림프절 비대 등의 임상증상을 나타낸 후 자연적으로 치유되는 경과를 갖지만 종종 비전형적인 임상양상을 보이기도 한다.

② 엡스타인-바 바이러스가 키스 중에 침을 통하여 전염될 수 있기 때문에 '키스병'이라고도 한다.

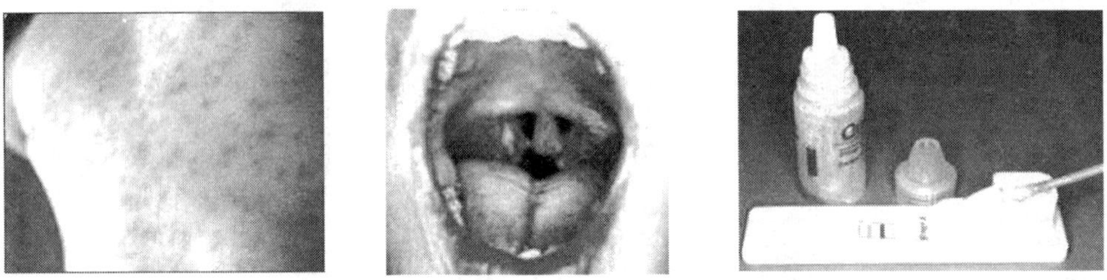

(a) 전염성 단핵구증 (b) 전염성 단핵구증 검사장비

[그림 4-9] 전염성 단핵구증 및 검사장비

5) 수족구병

[그림 4-10]과 같이 손, 발, 입에 물집이 생기는 증상을 보인다.

① 주로 봄~여름에 유행하나 가을 이후로도 유행이 지속되며 인플루엔자 유행시기에 함께 발생하기도 한다.

② 혀와 혀점막의 궤양 및 손, 발에 특징적인 수포성 발진[7]을 보인다.

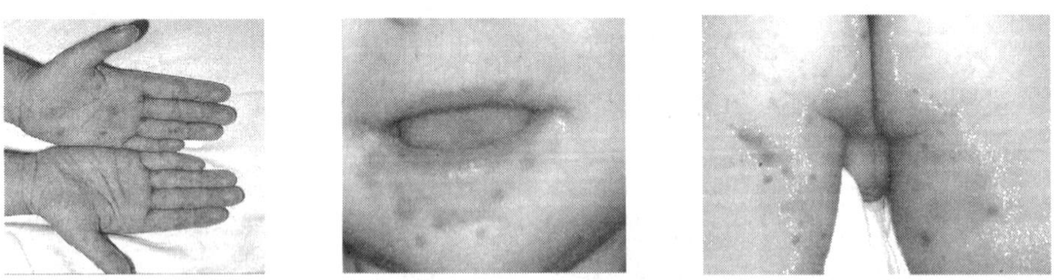

[그림 4-10] 수족구병

---

5) 권태감 : 어떤 일이나 상태에 시들해져서 싫증이나 게으름이 나는 느낌이다.
6) 인후통 : 목구멍이 아픈 증상이 있는 병이다.
7) 수포성 발진 : 코 끝 부분, 입의 점막, 다리, 유방 따위에 물집 모양의 발진이 생겨 터지는 급성 전염병이다.

6) 성홍열

A군 사슬알균 중 외독소를 생성하는 균주에 의한 상기도 감염증(인후염) 발생시 인후통(목의 통증), 발열 및 [그림 4-11]과 같이 전신에 퍼지는 닭살 모양의 발진을 보이는 급성감염성 질환이다.

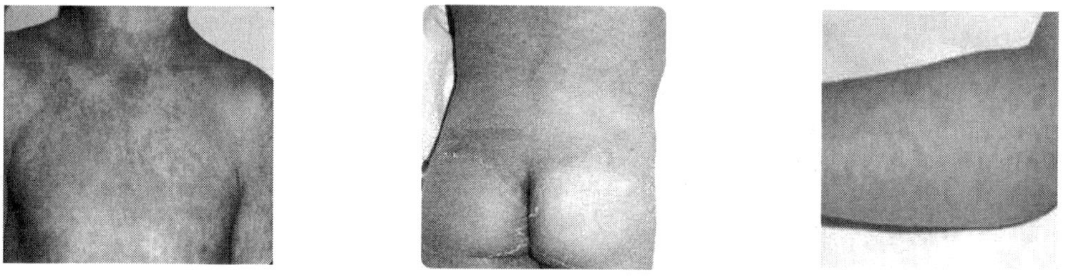

[그림 4-11] 성홍열

(4) 소아소화기과, 소아영양과

총담관낭종, 신생아담즙정체증, 선천성거대결장증, 소화성궤양, 식중독, 급성충수염, 장중첩증, 비후성유문협착증, 윌슨병, 크론병, 급성 췌장염, 구토, 설사, 소아의급성복통, 소아의만성복통, 간염, 간대사질환, 소아황달, 소아변비, 선천성비후성 유문부협착증, 식도이물질, 포진성구내염, 수포성구협염, 선천성담관폐쇄증, 담도췌장질환, 구강칸디다증, 소아의장폐색, 소아의장 중첩증, 가성콜레라, 위장염, 장염, 소아섭식장애, 영양결핍 등이 있다.

1) 총담관낭종

담관과 췌장관의 유합 이상으로 췌장효소가 총담관[8]으로 역류되어 담관벽에 염증이 일어나 담관의 확장을 일으키는 경우가 있으며 총담관의 선천성기형에 기인하는 경우도 있다(그림 4-12).

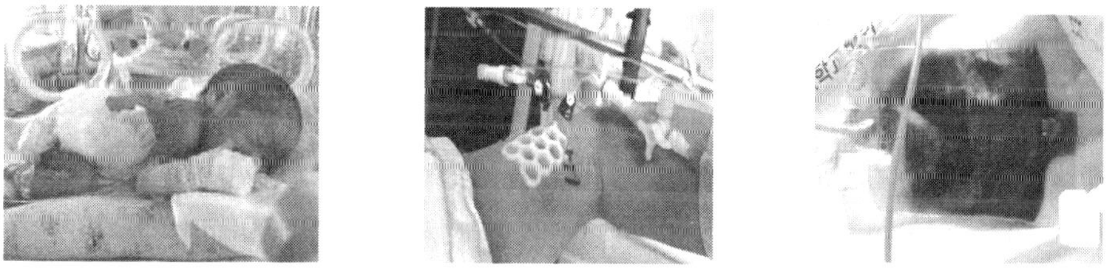

(a) 담관확장으로 금식중인 소아 (b) 총담관낭종 수술전 (c) 수술후 T튜브

[그림 4-12] 총담관낭종

8) 총담관 : 온쓸개관 (간에서 만들어진 쓸개즙과 쓸개에서 나오는 쓸개관이 합쳐서 샘창자로 주입되는 관)이다.

2) 신생아 담즙정체증

생후 2주이상 된 신생아기가 지속적으로 황달이 생기는 질환이다. 간 또는 담도계에 발생한 이상으로 담즙[9]의 배출이 원활하지 않아 나타난다(그림 4-13).

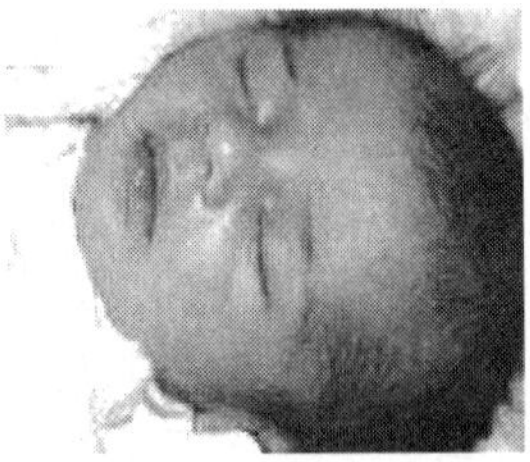

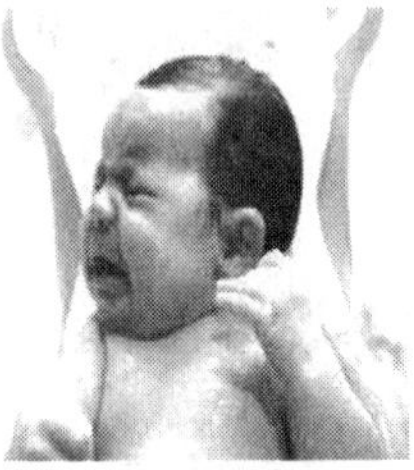

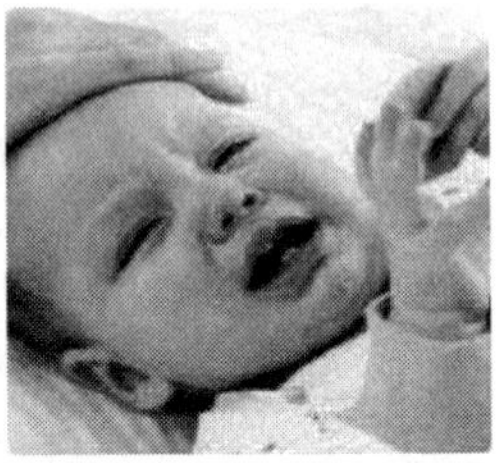

[그림 4-13] 신생아 담즙정체증(신생아 황달증세)

3) 선천성 거대결장증

직장 및 대장의 일부에 신경 세포의 결핍으로 인하여 [그림 4-14]와 같이 장의 연동운동에 이상이 생겨 변비가 나타나는 질환으로, 신생아 5000명당 1명 정도의 빈도로 발생하며 남아에게 4배 정도 많이 발생한다.

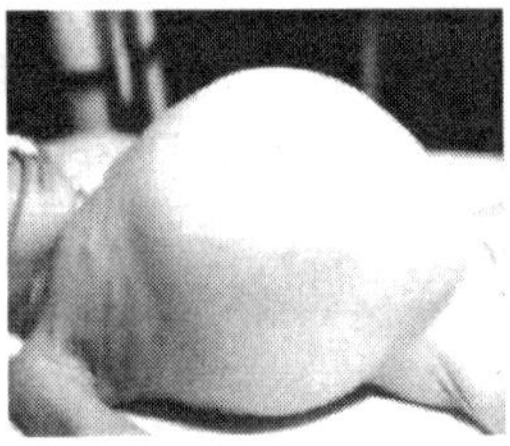

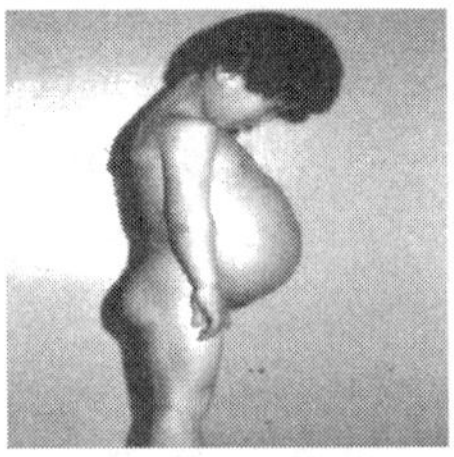

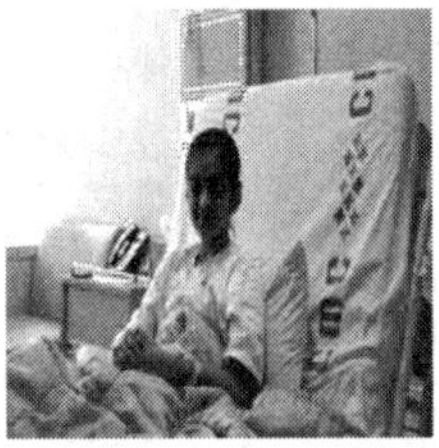

[그림 4-14] 선천성 거대결장증

4) 소화성궤양

소화기관의 점막이 헐어서 점막 아래 부분까지 드러나는 질환이다.

① 소아에게는 [그림 4-15]와 같이 소화성궤양은 상당히 드문 질환이다.

② 환경의 변화로 연장아 및 사춘기 청소년들의 발생률이 과거에 비하여 계속 증가하고 있는 추세이다.

9) 담즙 : 간세포에서 생성되어, 간관을 지나서 일시 담낭 내에 저류되어 있으며, 총담관으로부터 십이지장으로 1일에 약 500~1,000[mL] 배출되는 소화액이다.

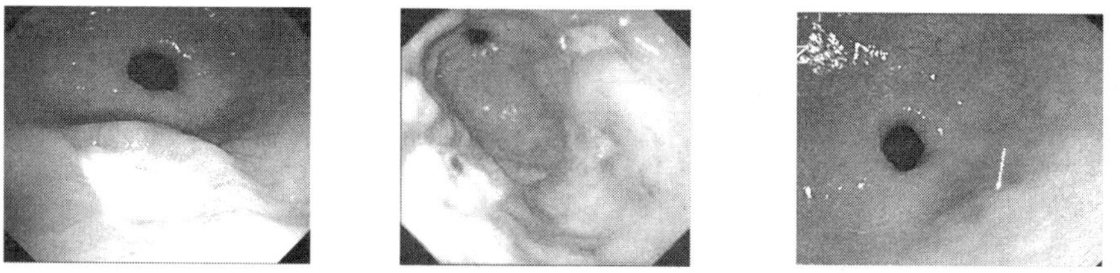

(a) 소화성궤양(궤양) (b) 소화성궤양(미란)

[그림 4-15] 소화성궤양

5) 식중독

음식물에 들어간 미생물이 분비하거나 이미 분비해 놓은 독소나 음식물을 통해 체내로 들어간 미생물에 의해 발생하며 대표적으로 살모넬라[10], 포도상구균[11] 등에 의해 발생한다.

① 영아 식중독의 경우 통조림이나 냉장보관이 잘 되지 않은 돼지고기 등에 의해 발병한다.

② 음식물에 의한 두드러기는 [그림 4-16]과 같이 음식물에 알레르기 항체가 있는 특정 사람에게 나타나는 과민반응이다.

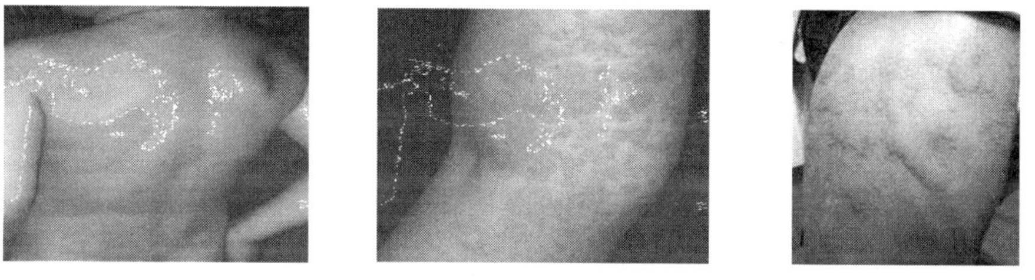

[그림 4-16] 식중독 두드러기

6) 급성충수염(맹장염)

① 소아의 충수염은 [그림 4-17]과 같이 성인에 비해 진단이 어렵고 장 천공률이 높아 합병증이 많다

② 충수가 막히게 되면 충수로부터 대장으로 향하는 정상적인 장의 연동운동이 제한된다.

③ 고인 물이 썩듯이 저류가 일어난 상태에서 장내 세균이 증식하고, 독성 물질로 인해 충수 내부 점막이 손상 받고 궤양을 형성한다.

---

10) 살모넬라 : 살모넬라균에 오염된 식품을 먹음으로써 일어나는 식중독, 급성 위장염의 증상을 보이며, 심하면 구역질 · 구토 · 설사 · 쇠약감 따위가 나타난다.

11) 포도상구균 : 공 모양의 세포가 불규칙하게 모여서 포도송이처럼 된 세균. 널리 분포하여 연쇄상 구균과 더불어 고름증의 병원(病原)이 된다.

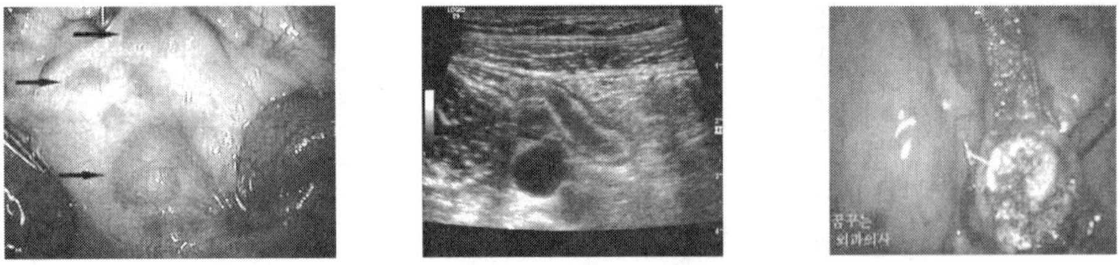

(a) 대장게실염[12]　　　　　　　　(b) 급성충수염 초음파 사진

[그림 4-17] 급성충수염

7) 장중첩증

3개월에서 6세 사이에 발생하는 장폐색[13]의 가장 흔한 원인으로 [그림 4-18]과 같이 장이 말려들어가 심한 복통 등을 동반하는 질환이다.

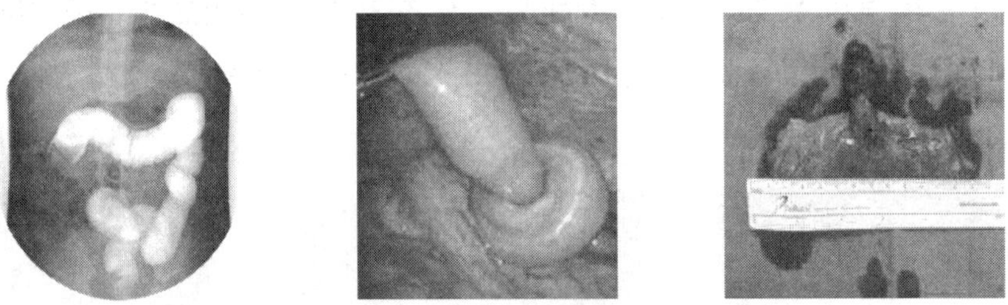

(a) 장중첩증 X-ray　　　　　　　　(b) 장중첩증

[그림 4-18] 장중첩증

8) 비후성 유문협착증

위의 유문근이 비후되어 [그림 4-19]와 같이 위의 내용물이 십이지장으로 내려가지 못하고 구토를 일으키는 질환이다. 미국에서는 3000명당 1명 정도로 보고되고 있으나 국내는 이보다 적은 것으로 추정된다.

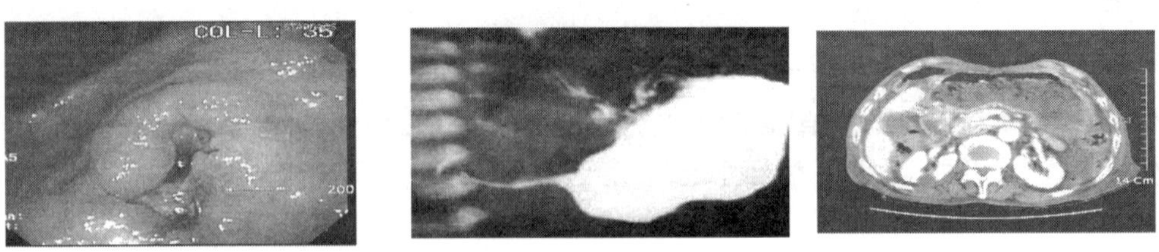

(a) 비후성 유문협착증 내시경 사진　　　　　　　　(b) 비후성 유문협착증 내부 사진

[그림 4-19] 비후성 유문협착증

---

12) 대장 게실염 : 대장벽을 튀어나온 주머니 안으로 변과 같은 오염물질이 들어가서 염증을 일으키는 것을 '게실염'이라고 한다.
13) 장폐색 : 창자 막힘증(창자의 일부가 막혀 통과 장애 증상을 나타내는 질환)이다.

9) 윌슨병

구리의 대사장애로 인해 [그림 4-20]과 같이 간, 중추신경조직, 신장, 각막 등에 구리가 침착 되어 다양한 임상증상을 나타내는 질환이다.

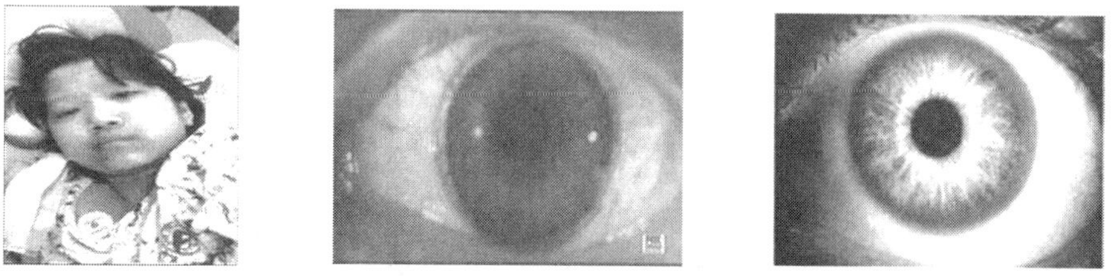

(a) 윌슨병환자　　(b) 윌슨병환자의 눈

[그림 4-20] 윌슨병

① 간 증상은 가장 흔한 임상 형태로 환자의 40~50[%]에서 최초 증상이 나타나며, 동양인에게 더 많이 나타닌다.

② 증상이 나타나는 연령은 평균 11.4세이고, 6세 이전이나 40세 이후에 간 증상이 나타나는 경우는 드물다.

③ 어린 나이에 발병하는 주로 간질환의 경우가 많으며, 늦게 발병하는 경우에는 신경학적 이상이 주된 증상이 된다.

10) 크론병

장의 만성적 염증질환으로서, 면역계의 이상으로 발생 하는 것으로 추정되고 있다.

설사, 복통, 식욕감퇴, 미열 등이 흔한 증상이며 관절염, 포도막염, 피부증상, 섬유화 등이 일어나 [그림 4-21]과 같이 담관벽이 두꺼워지면서 담관이 좁아지거나 협착이 생기는 경화성담관염, 신장결석 등 장 이외의 증상도 비교적 자주 나타나다.

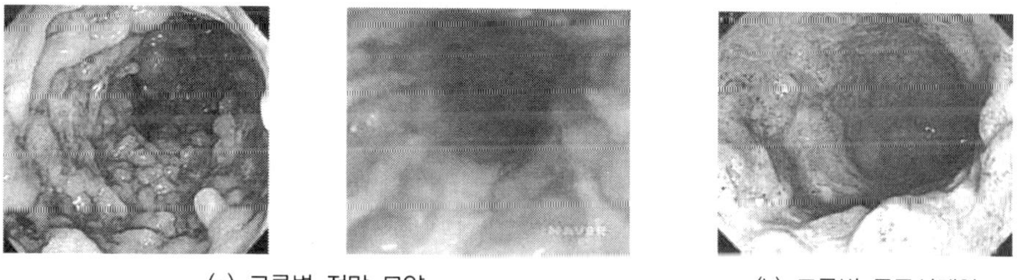

(a) 크론병 점막 모양　　(b) 크론병 종주성궤양

[그림 4-21] 크론병

11) 급성췌장염

담석, 음주, 대사장애, 약물, 복부손상 등의 다양한 원인에 의해 췌장선세포(이자의 외분비 세포)의 손상이 발생하고 광범위한 간질성 부종, 출혈 등을 유발하는 [그림 4-22]와 같이 췌장의 급성 염증성 질환이다.

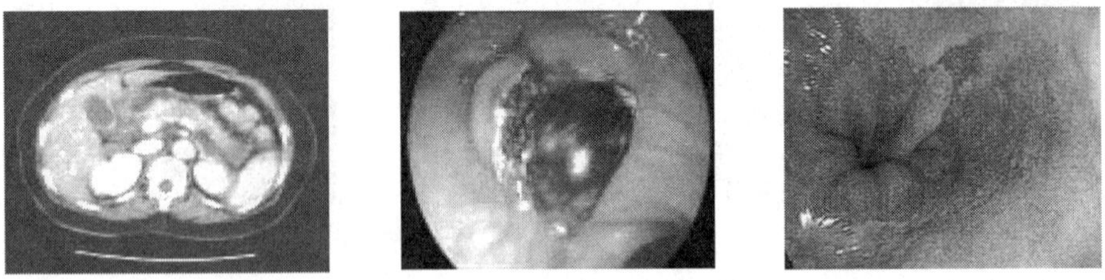

(a) 급성췌장염 초음파 (b) 급성췌장염 내시경

[그림 4-22] 급성췌장염

12) 소아간염

어린 아이에게 일어나는 간염을 [그림 4-23]과 같이 소아간염이라고 하며, 간세포 및 간조직의 염증을 간염이라고 한다.

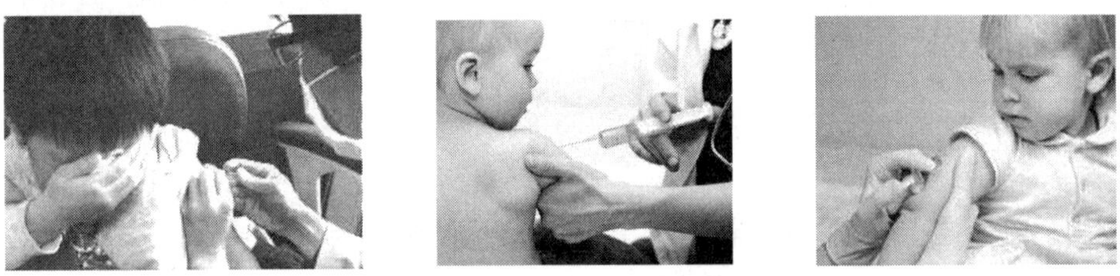

[그림 4-23] 소아간염 예방접종

① 신생아간염 : 3개월 미만의 영아에게 가장 흔한 간질환으로, 간이식술을 요하는 선천성 담도폐쇄증과의 구분이 필수적이며 이는 출생 6주 이내에 진단이 이루어져야 한다.

② 급성 만성 A, B, C형 간염 : 급성 바이러스간염의 치료에는 약물을 이용한 보존적 요법이다. 만성 바이러스성 간염의 치료에는 바이러스 증식을 억제하는 경구용 약물요법과 인터페론 주사요법이 있으며, 특히 B형 간염의 경우 조기치료가 중요하다.

③ 윌슨병 : 구리대사에 이상을 보이는 유전성 간질환으로 국내에서 발병빈도가 높으나 조기에 발견하여 치료하면 정상적인 삶을 살 수 있는 질환이다.

④ 글리코겐[14]저장병 : 당대사과정에 선천적 결함을 지니고 있어 저혈당, 저신장 등의 증세를 보

14) 글리코겐(Glycogen) : 동물의 체내에 널리 존재하는 저장 다당류의 하나로, 간이나 근육에 존재하며 세포질 속에서 물에 불용상태인 과립으로 존재한다.

이며, 시간이 지나면서 간암이 발생하나 치료가 가능한 유전적 질환이다.

⑤ 자가면역성간염 : 동양인 어린이에게 비교적 드물지만 간염의 진단이 확실하지 않다면 한번은 꼭 의심해야 하는 질환으로 치료를 위한 약물요법을 시도한다.

(5) 소아혈액과, 소아종양과

소아암, 백혈병, 특발성 혈소판 감소성 자반증, 빈혈 등이 있다.

1) 특발성 혈소판 감소성 자반증

특발성은 원인이 밝혀져 있지 않았으며 특별한 원인 없이(대개 1~2주 전에 감기 증상이 있는 경우가 많음) [그림 4-24]와 같이 혈소판 감소 소견이 발생한다.

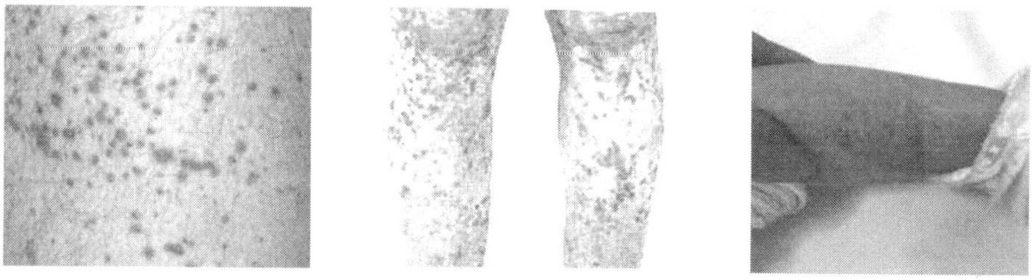

(a) 특발성 혈소판 감소성 자반증　　(b) 소아 혈소판 감소성 자반증

[그림 4-24] 특발성 혈소판 감소성 자반증

2) 소아의 빈혈 및 출혈성 질환

각종 소아빈혈, 혈액응고장애 질환, 골수부전 질환, 백혈구이상 질환, 혈소판이상 질환(특발성 혈소판 감소증 등), 혈관염은 [그림 4-25]와 같다.

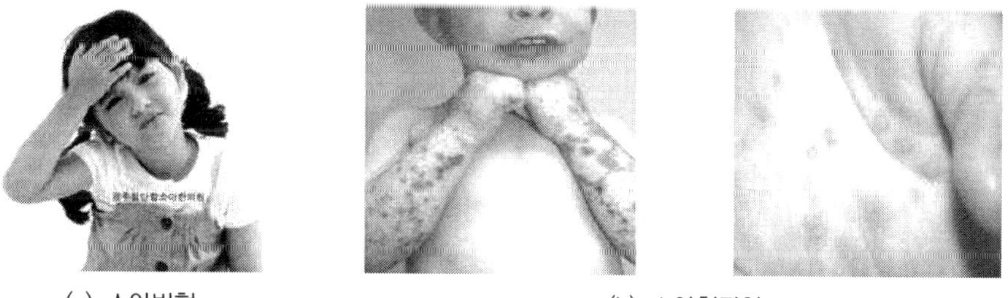

(a) 소아빈혈　　(b) 소아혈관염

[그림 4-25] 소아의 빈혈 및 출혈성 질환

3) 소아백혈병 및 악성종양

백혈병[15], 악성림프종, 골육종, 윌름종양, 생식세포종양, 망막모세포종[16]이 있다(그림 4-26).

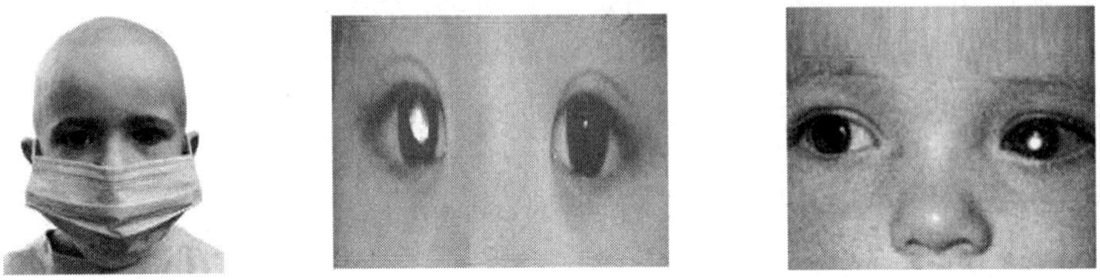

(a) 소아백혈병 (b) 소아망막모세포종

[그림 4-26] 소아백혈병 및 악성종양

(6) 신생아과

태변흡인증후군, 출산손상으로 인한 두개혈종, 신생아 황달, 신생아 패혈증, 신생아 두개골절, 신생아 일과성 빈호흡, 만성폐질환, 호흡곤란증후군, 미숙아, 태변흡인증후군, 미숙아망막증, 신생아 사성장염 등이 있다.

1) 태변흡인증후군

만삭아 및 과숙아에서 자궁 내 또는 분만 중 저산소증에 노출될 경우 장 운동의 항진과 항문 괄약근의 이완으로 태변이 양수 내로 배출되고 태아의 헐떡호흡에 의하여 기도 내로 흡입되면 기도 폐쇄에 의한 호흡곤란, 즉 [그림 4-27]과 같이 태변흡인증후군이 발생한다.

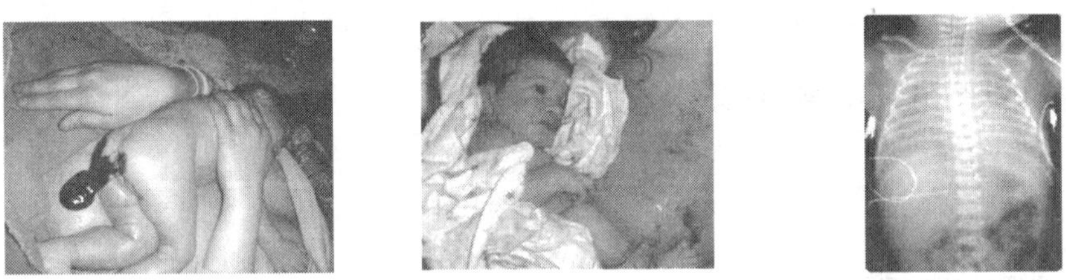

(a) 양수 내 태변착색 사진 (b) 신생아의 흉부 방사선

[그림 4-27] 태변흡인증후군

15) 백혈병 : 우리 몸의 뼈는 몸의 체형을 유지하고 운동을 할 수 있게 하며 칼슘 조절에 관여하는 기능을 하고, 뼈의 내부에는 뼈보다는 촘촘하지 않은 골수라는 조직이 있는데, 이곳에서 백혈구, 적혈구, 혈소판 등의 혈액 세포를 만드는 기능을 한다.
백혈병은 혈액 세포 중 백혈구에 발생한 암이다.

16) 망막모세포종 : 망막에 생기는 악성종양으로, 어느 정도 커지면 동공을 통하여 희게 보이는 경우도 있다.
① 소아의 안구 내 악성종양 중 가장 흔한 질환으로 대개 3세 이전에 발병한다.
② 환자의 약 30[%]는 유전성으로 발생하며, 대개 생후 8개월쯤 생기는 경우가 많다.

2) 출산 손상으로 인한 두개혈종

두개혈종에는 산류와 두혈종이 있다.

① 분만시 아이의 머리가 산도를 통과할 때 생기는 손상이다.

② 가끔은 골반의 압력에 의해 두개골절이 함께 동반할 수 있으므로 반드시 출생 후 두개혈종이 있으면 두개골절을 감별해야 한다.

③ 두개골절이 없는 두개혈종은 일반적으로 경과를 관찰한다(그림 4-28).

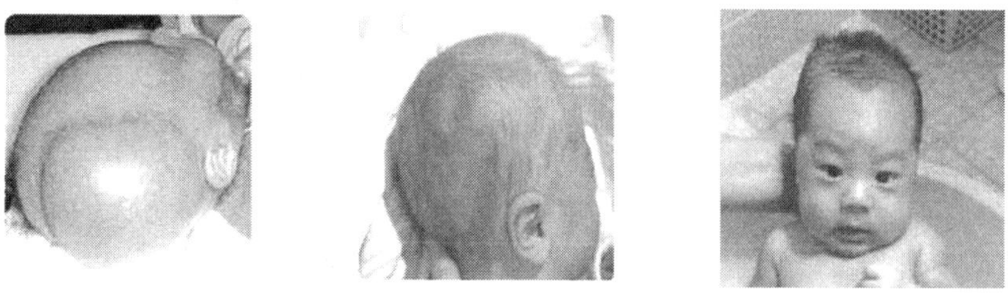

(a) 신생아의 산류 (b) 신생아 두혈종

[그림 4-28] 출산 손상으로 인한 두개혈종

3) 신생아 황달

아기의 피부가 노랗게 보이는 증상으로 [그림 4-29]와 같이 신생아기에게 가장 흔히 나타나는 질환이며, 생후 2~3일째 발견되고 1주일 안에 없어진다.

생리적 황달이 아니고 심한 황달이 있거나 2주 이상 지속될 때에는 의사의 진단을 받고 적절한 처치를 받아야 한다.

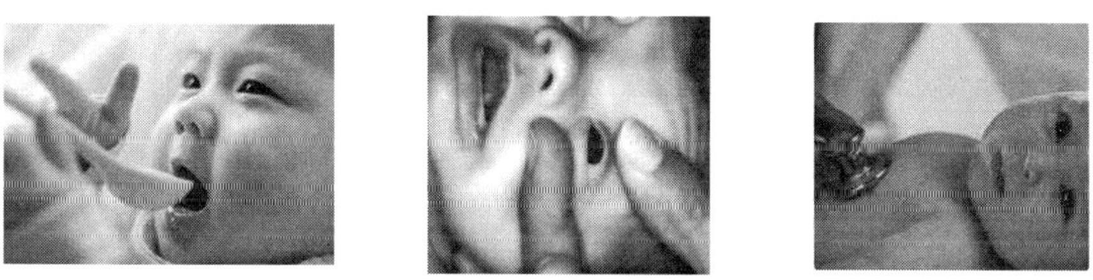

(a) 정상아 (b) 신생아 황달

[그림 4-29] 신생아 황달

4) 신생아 패혈증

패혈증은 [그림 4-30]과 같이 혈액에 세균, 바이러스 혹은 진균이 침범하여 전신으로 퍼져나가서 전신적인 임상증상과 함께 혈액배양으로 진단할 수 있는 질환이다.

① 신생아는 면역력이 약하기 때문에 감염의 위험성이 높다.

② 미숙아의 경우에는 만삭아보다 3~4배 더 많이 발생한다.

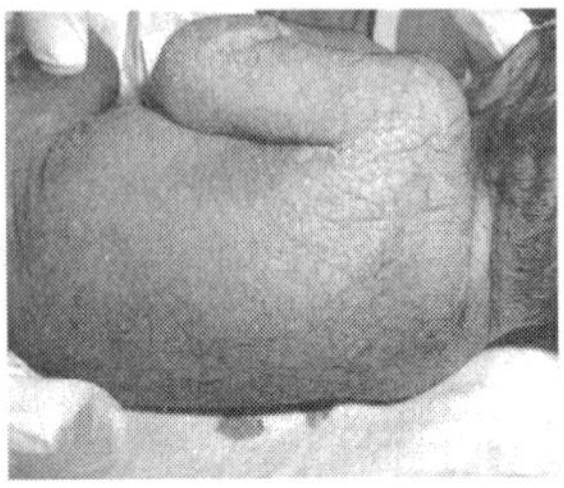

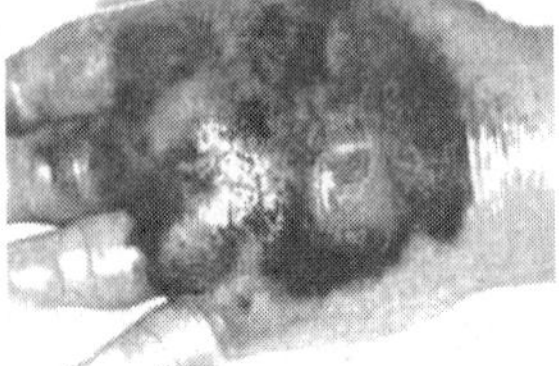

(a) 신생아 패혈증

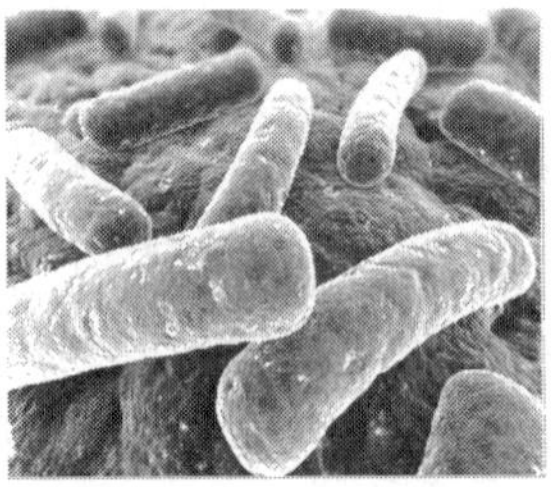

(b) 신생아 패혈증의 주요원인(박테리아)

[그림 4-30] 신생아 패혈증 및 박테리아

5) 신생아 두개골절

두개골절은 분만시 산모골반에 의한 압박에 의하여 일어난다.

① 선상골절은 가장 흔한 형태로 치료를 하지 않아도 되며, [그림 4-31]과 같이 심각한 두개 내 출혈이 동반되거나 연수막낭이 형성되는 경우는 드물다.

② 함몰골은 증상이 없더라도 즉시 교정해야 한다.

③ 후두골 이개가 있으면 치명적 출혈이 일어날 수 있다.

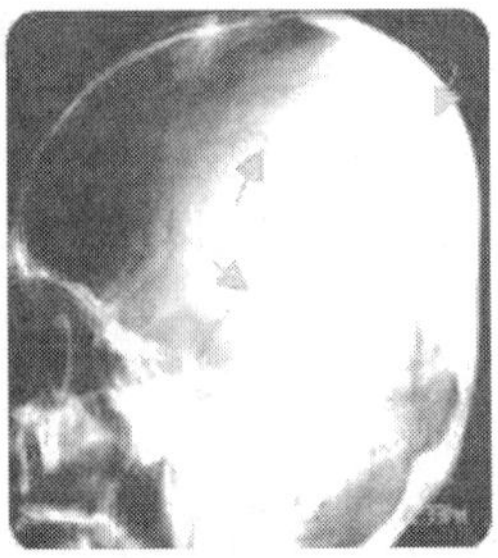

(a) 다발성 두개골 골절환자 X-선 사진

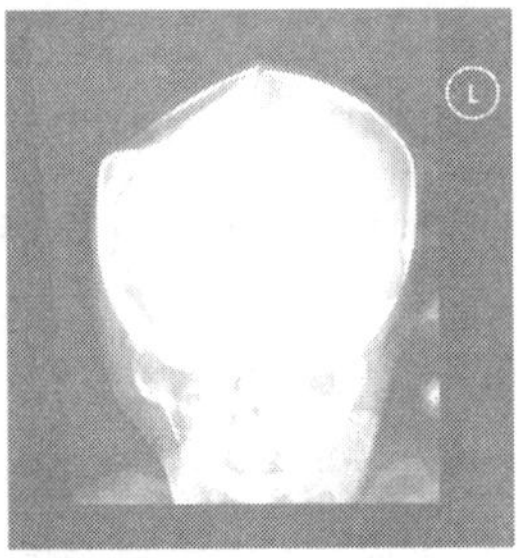

(b) 함몰골절 사진

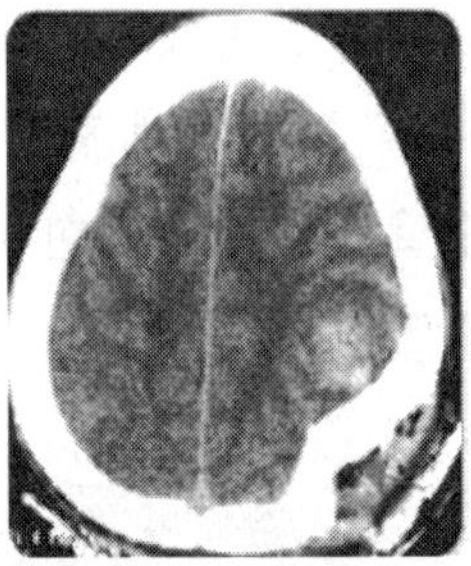

(c) 두개골 함몰 골절환자 CT사진

[그림 4-31] 두개골 골절환자 사진

6) 신생아 일과성 빈호흡

일시적인 빈호흡을 주 증상으로 하는 양성 질환이다.

출생 시 폐포 내에 있는 폐액의 흡수 지연으로 인해 주로 만삭아에게 주로 발생하나 [그림 4-32]와 같이 최근에는 미숙아에게 나타난다.

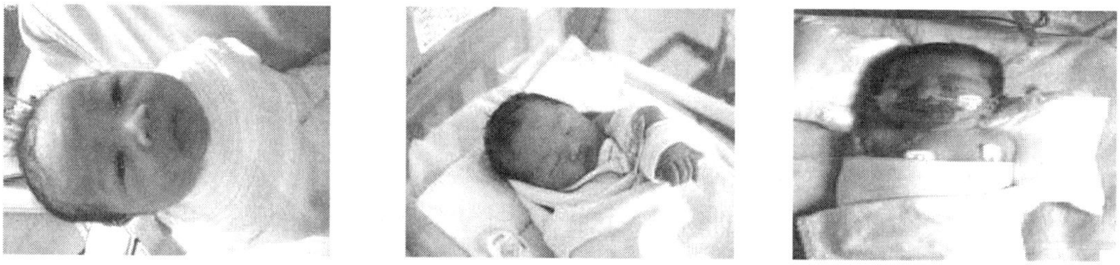

[그림 4-32] 신생아 일과성 빈호흡

7) 만성폐질환

출생 후 3일 이상의 기계적 환기요법 및 산소공급을 받았던 영아에게 발생하는 폐손상의 결과이다. 신생아가 재태 36주 또는 생후 28일이 경과됨에도 산소공급을 필요로 하고, 방사선상 폐실질[17]의 이상 소견을 나타낸다.

8) 호흡곤란증후군

신생아 호흡곤란증후군은 [그림 4-33]과 같이 폐의 발달이 미숙하여 폐의 지속적인 팽창을 유지시켜 주는 물질인 폐 표면 활성제가 부족하여 무기폐를 초래하는 진행성 호흡부전의 하나이다. 폐의 성숙도가 미숙할수록 잘 발생하여 재태기간이 짧고 출생체중이 작을수록 발생빈도가 높다.

전체 출생 중 약 2[%]의 빈도를 보이고 재태 기간별로는 28주 미만에서 60~80[%], 32~36주에서 15~30[%], 37주 이후에서 5[%], 만삭아에서도 드물게 발생할 수 있다.

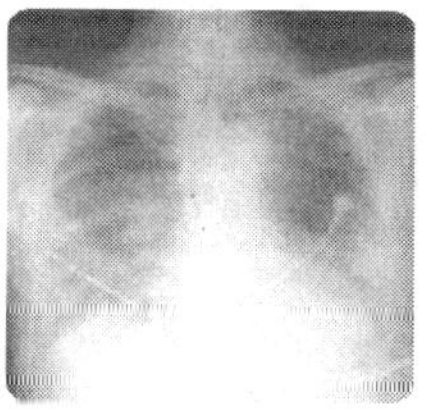

(a) 호흡곤란증후군 X-선

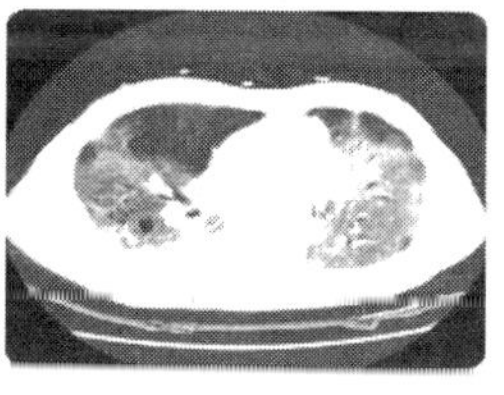

(b) 호흡곤란증후군 CT

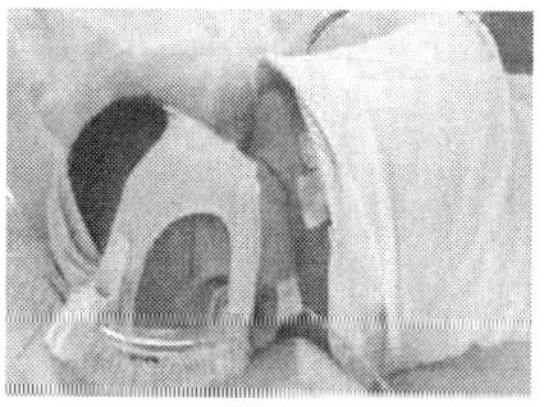

(c) 신생아 호흡곤란증후군

[그림 4-33] 호흡곤란증후군

9) 신생아 괴사성장염

대장 중 결장부위에 많이 생기는 괴사로 장세포가 죽어 염증이 나타나는 질병이다.

① 주로 생후 1주 이내의 미숙아나 저체중아에게 많이 나타나며 드물게는 성숙아에게도 발생할 수 있다.

17) 폐실질 : 폐의 모세혈관, 림프관주위조직, 폐포, 폐포상피세포 등 폐를 구성하는 다양한 조직이다.

② 환자의 대부분은 청색증이 나타나는 심장병이나 심한 설사 질환을 앓고 있는 경우가 많고, 생명을 위협할 수 있는 심각한 질환으로 정확한 원인은 알려져 있지 않다.
③ 위험요소로는 출생 당시의 쇼크나 심한 저산소증이 가장 많고 그밖에 패혈증, 질식, 무호흡 상태, 심한 호흡부전증 등이 있다.
④ 위험요소들로 인하여 순환결핍이 나타나 장점막이 손상되고, 이 손상된 점막을 통해 대장균이나 다른 세균 등이 혈액안으로 침입한다.

(7) 소아내분비과

터너증후군, 쿠싱증후군, 저칼슘혈증, 선천성 갑상선기능저하증, 요붕증, 소아당뇨, 성조숙증, 성장장애, 사춘기지연, 갑상선 질환, 부갑상선 질환, 부신 질환(선천성 부신과형성증 등), 성 발달 및 분화이상, 저혈당증 등이 있다.

1) 터너증후군

성선 발육부전에 의한 성적유치증[18], 저신장 및 다른 선천성이상을 동반하는 [그림 4-34]와 같은 성 염색체이상증후군이 여아에게 가장 흔한 1차성 성선저하증으로, 여아1500~2500명 출생당 1명의 빈도로 나타난다.

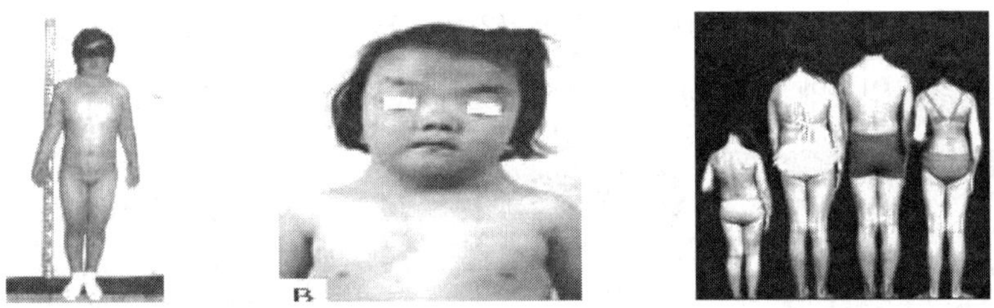

[그림 4-34] 터너증후군

2) 쿠싱증후군

당질 코르티코이드[19](글루코 코르티코이드)의 생성을 자극하는 부신피질[20] 자극 호르몬(ACTH)이 [그림 4-35]와 같이 과도하게 많이 분비되거나 부신피질 자극 호르몬과 상관없이 부신에서 당질 코르티코이드를 너무 많이 생산하는 경우, 또는 치료를 위해 오랫동안 당질 코르티코이드를 복용한 경우 등으로 인해 부신피질에서 당질 코르티코이드가 만성적으로 과다하게 분비되어 일어나는 질환이다.

18) 성적 유치증 : 신장이 이상하게 작고, 제 장기의 성장 및 발달도 늦어 정신적 및 성적 발육의 지체를 동반하는 것이다.
19) 코르티코이드 : 부신겉질에서 분비되는 호르몬의 하나. 항염증 작용이 있어 각종 염증성 · 알레르기 질환 따위에 이용한다.
20) 부신피질 : 부신 겉질의 바깥층을 이루고 있는 내분비 조직이다.

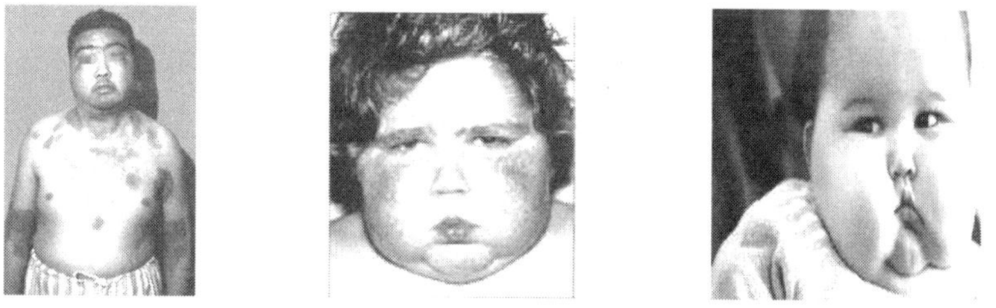

[그림 4-35] 쿠싱증후군

3) 선천성 갑상선 기능저하증

갑상선의 형성부전 등에 의해서 [그림 4-36]과 같이 갑상선기능이 태어날 때부터 떨어진 경우로 신생아 4000명 중 1명의 비율로 발생한다.

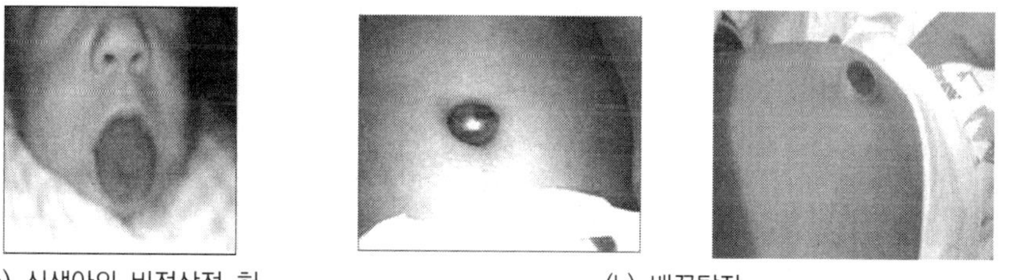

(a) 신생아의 비정상적 혀 (b) 배꼽탈장

[그림 4-36] 선천성 갑상선 기능저하증

(8) 소아신장과

수신증, 신증후군, 야뇨증, 배뇨곤란증, 요로감염, 요로결석, 용혈성요독 증후군, 혈뇨, 면역글로불린항체(Immunoglobulin A : IgA) 신병증, 만성신부전증, 급성신부전증, 방관요관역류, 다낭신, 급성사구체신염[21], 괴칼슘뇨증, 고환염전, 방관염, 선천성신질환 및 요로계질환 등이 있다.

1) 야뇨증

5세 이상에서 비뇨기계에 뚜렷한 이상이 없고 낮 동안에는 소변을 잘 가리다가 [그림 4-37]과 같이 밤에만 소변을 지리는 것이다.

① 야뇨증은 태어날 때부터 지속되는 원발성, 최소 6개월 이상 야뇨증이 없는 기간이 있다가 발생하는 속발성으로 분류한다.

② 빈뇨, 요절박, 절박성요실금 등 다른 증상을 동반한 경우 다증상성 야뇨증으로 분류하고, 다른 배뇨증상 없이 야뇨증만 있는 경우 단일증상성 야뇨증으로 분류한다.

---

21) 급성 사구체신염(AGN : Acute Glumerulonephritis) : 급격하게 발증하는 사구체의 비만성 염증성 질환이다.

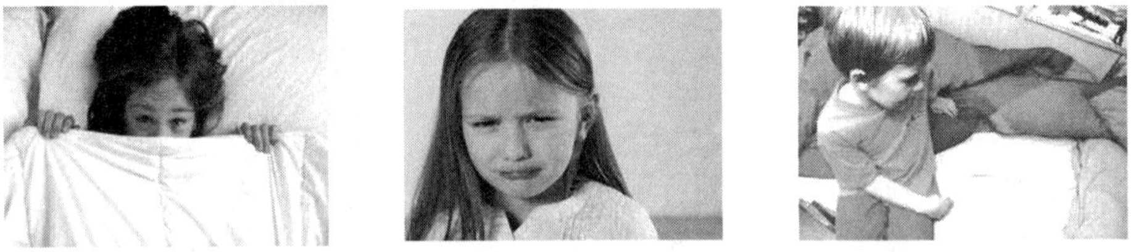

[그림 4-37] 소아 야뇨증

2) 요로결석

요로계에 요석이 생성되어 소변의 흐름에 장애가 생겨, 격심한 통증이 발생하거나 요로감염, 수신증, 신부전 등이 나타나는 질환이다(그림 4-38).

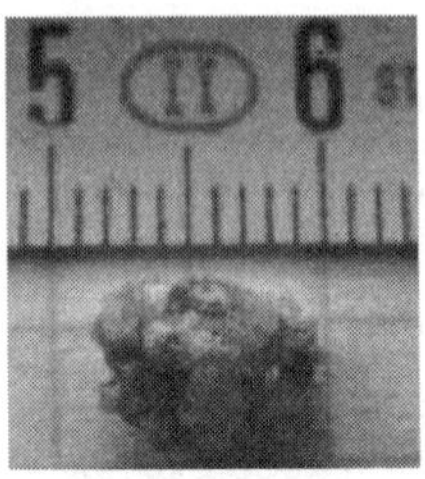

(a) 요로계 요석

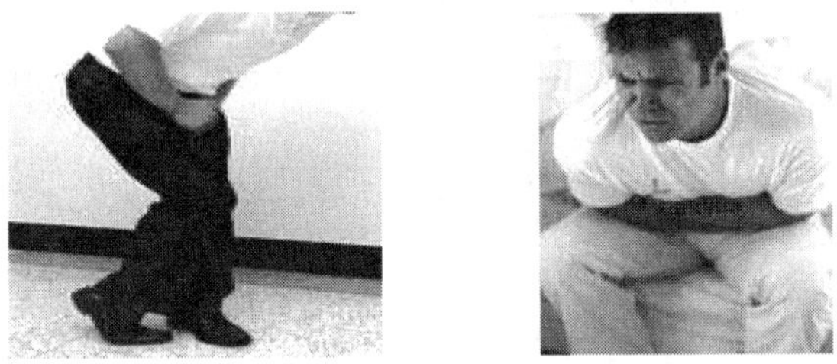

(b) 소변 흐름장애로 인한 통증

[그림 4-38] 요로결석

3) 혈 뇨

소변에 비정상적인 양의 적혈구가 섞여 배설하는 것으로, 약물이나 음식의 영향으로 단순히 소변이 붉게 보이는 현상과는 다르다.

눈으로 색깔 변화를 알아볼 수 있을 정도의 혈뇨를 [그림 4-39]와 같이 육안적 혈뇨, 현미경으로만 보이는 것을 현미경적 혈뇨라고 한다.

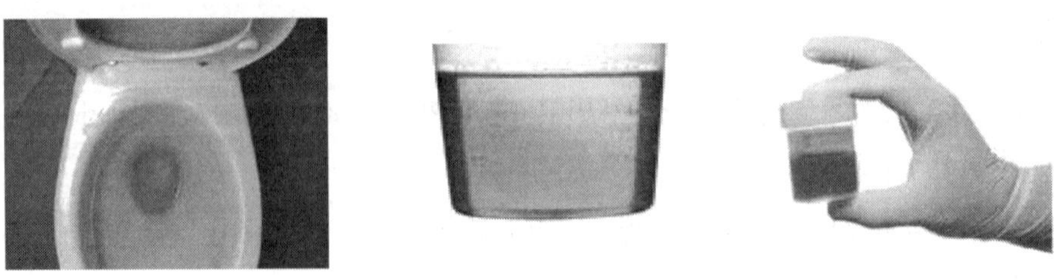

[그림 4-39] 혈 뇨

4) 만성신부전증

신장의 기능이 정상으로 회복될 수 없을 정도로 저하되어 노폐물이 배설되지 않아 거의 모든 장기에 이상이 생긴다.

① 여러 영양분의 흡수 · 배설 · 대사에 문제가 생겨 질소성분의 대사이상, 수분 · 나트륨 · 칼륨 등 전해질 배설장애, 인의 정체, 칼슘의 흡수장애, 비타민D 대사장애 등이 일어난다.

② 당뇨, 고혈압, 신장염이 3대 주요 원인이지만 만성신우신염, 다낭성신장병, 신결핵 등이 발병원인이 되기도 한다.

5) 방관염

골반내 장기의 악성종양에 대한 방사선장해를 야기하는 경우가 있어 방사선방관염이라고 한다.

① 골반내 장기로서 방광, 전립선 등에도 방사선요법을 시행하는 경우가 있는데 대부분은 여성성기종양이다.

② 급성증과 만성증으로 나누고, 급성증은 방사선요법 시행중 또는 시행직후에 발증한다.

㉠ 증상은 빈뇨(頻尿)(요의빈수), 배뇨통(排尿痛)이 주체이고 방사선요법 종료 수년 후에 발증하는 만성증은 방관점막의 반혈과 위축으로 인해 요로(尿路)감염을 합병하는 경우가 많다.

㉡ 침윤성인 악성종양과의 감별이 곤란한 경우도 있다.

(9) 소아신경과

중증근무력증, 뇌염, 뇌성마비, Guillain-Barre(길렝바레) 증후군, 열성경련, 정신지체, 근이영양증, 세균성뇌수막염, 신생아경련, 경련성질환(간질), 두통, 뇌성마비, 뇌염, 세균성수막염, 퇴행성뇌질환, 사지마비, 근육질환 등이 있다.

1) 중증근무력증

골격근의 신경근 접합부의 자극전달장애로 인하여 [그림 4-40]과 같이 근육이 쉽게 피로해지는 질환이다. 유병률은 인구 10만 명당 6~10명으로 여자에 호발한다.

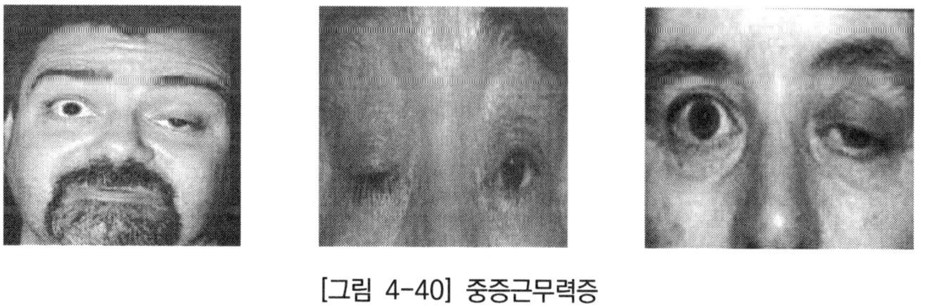

[그림 4-40] 중증근무력증

2) 뇌 염

뇌 자체에 염증이 생기는 헤르페스 바이러스[22]에 의한 뇌염은 치명적일 수 있으며, 조기에 치료받지 않은 경우 치사율은 70~80[%] 정도로 높아 조기진단 및 치료가 매우 중요하다.

① 일본에서는 예전에는 노인층에 많았고 1935년 이후에는 유소아에게서 많이 볼 수 있었으나, 최근에는 한국에서도 예방접종을 하지 않은 소아나 청장년, 노인 등 연령에 관계없이 발생한다.

② 7~10월에 유행하며 다른 계절에 볼 수 없는 이유는 [그림 4-41]과 같이 일본뇌염의 감염이 뇌염모기를 매개로 하기 때문이다.

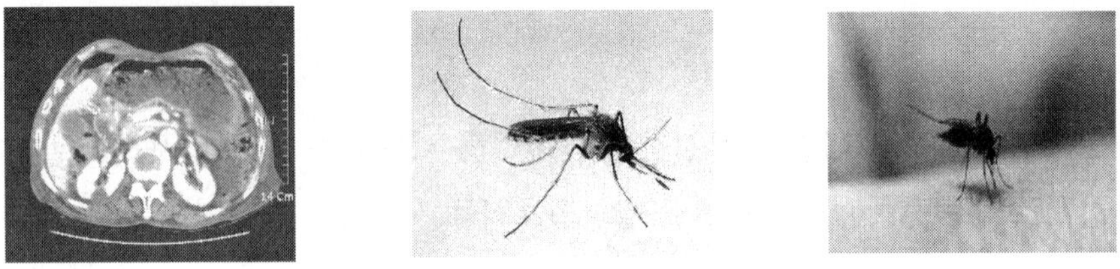

(a) 뇌염환자의 내부사진 (b) 일본뇌염모기

[그림 4-41] 뇌염 및 뇌염모기

3) 뇌성마비

발달 및 성숙 과정에 있는 뇌에 여러 가지 원인의 병변이나 기형이 생겨 2차적으로 운동장애와 자세 이상을 보이는 비진행성의 대뇌기능장애이다(그림 4-42).

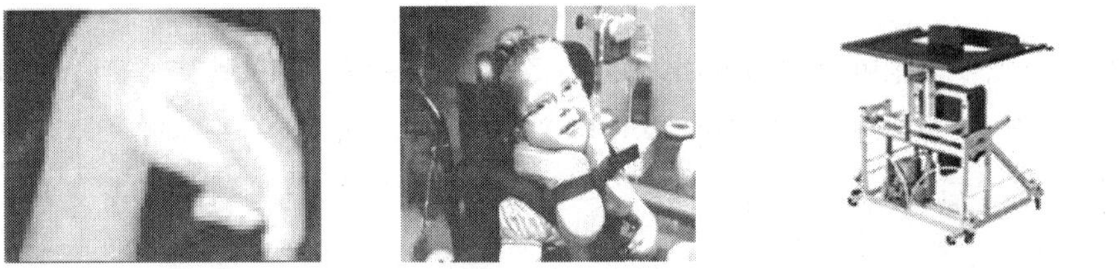

(a) 뇌성마비(경직된 손) (b) 소아뇌성마비 (c) 뇌성마비 재활시스템 장비

[그림 4-42] 뇌성마비 및 뇌성마비 재활시스템 장비

4) Guillain-Barre(길렝바레) 증후군

환자들의 약 65[%]에서 비특이성 바이러스 감염, 상기도 감염 등의 선행 질환, 또는 예방 접종을 한 후 3일에서 6주(평균 10일) 전후에 갑자기 발생하는 질환으로 [그림 4-43]과 같이 주로 운동신경을 침범하지만 때로는 운동 및 감각신경 모두를 침범하는 경우도 있다.

---

22) 헤르페스 바이러스 : 헤르페스 바이러스 감염증은 단순 헤르페스 바이러스에 감염되어 발생하는 바이러스성 질환으로, 단순포진 바이러스라고도 하며, 1형 단순포진 바이러스와 2형 단순포진 바이러스의 두 종류가 있다.

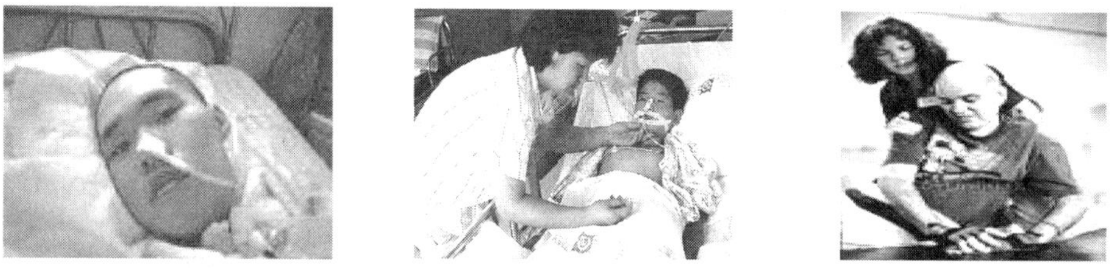

[그림 4-43] Guillain-Barre(길렝바레) 증후군 환자

5) 열성경련

소아의 뇌는 열에 의해 전기적으로 흥분하기 쉽고 열이 나면 경련이 발생하는 경우가 흔히 있다. 이렇게 열에 의해 초래되는 경련을 [그림 4-44]와 같이 열성경련이라고 한다.

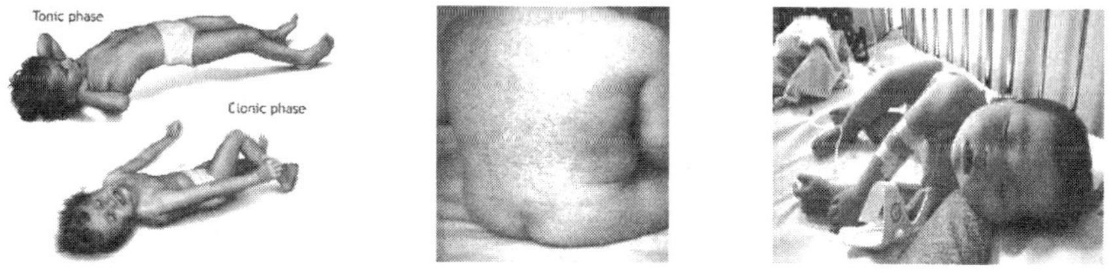

(a) 열성경련 증세 (b) 열성경련의 원인(돌발진)

[그림 4-44] 열성경련의 증세 및 원인

6) 정신지체

18세 이전에 시작된 평균 이하의 지능수준과 [그림 4-45]와 같이 적응 장애가 있는 상태로 일반적으로 인구의 3[%]이며 심한 장애를 보이는 빈도는 인구의 0.3~0.4[%]라고 한다.

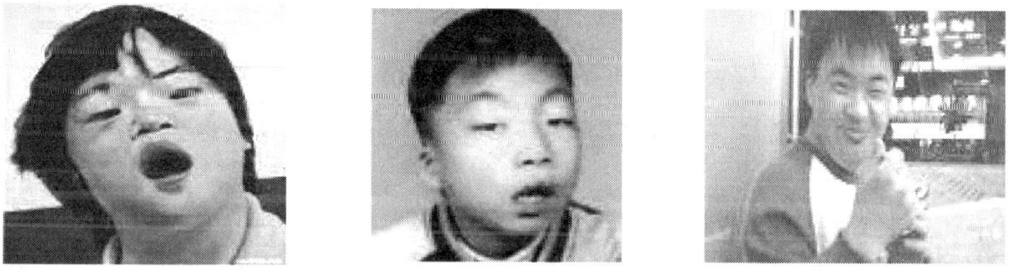

[그림 4-45] 정신지체환자

7) 근이영양증

골격근이 점차로 변성 및 위축되어 악화되는 진행성, 불치성, 유전성 질환이다.

① 근이영양증은 중추신경계와 말초신경계와는 연관 없이 골격근의 퇴화가 진행되어 [그림 4-46]과

같이 근육의 약화, 구축, 변형을 보이며 특정 근육에 가성대비나 진행성으로 오는 대칭성 근위축이 나타난다.

② 임상, 유전양식이 다른 몇 개의 병형이 있으며 임상 증상면에서 발병이 빠르고 급속히 진행된다. 성장발달이 완성된 후 증상이 출현하여 비교적 서서히 진행되는 등 증상이 다양하다.

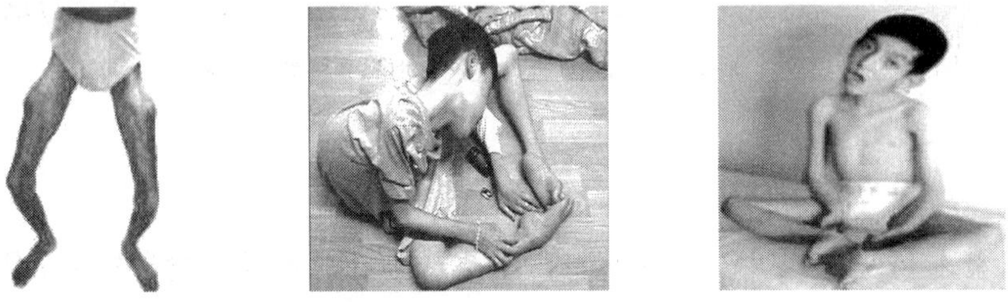

[그림 4-46] 근이영양증

8) 신생아 경련

다양한 급성뇌병증과 중추신경계 발달 기형 또는 특발성 간질에 의해 초래되며, 경련이 대뇌 병변을 시사하는 유일한 초기증상일 수 있기 때문에 경련의 원인에 대한 진단이 매우 중요하다.

(10) 소아정신과

ADHD, 소아정서장애, 소아강박장애, 틱장애, 유뇨증, 자폐스펙트럼장애, 학습장애 등이 있다.

1) ADHD

주의력 결핍-과잉 행동장애(ADHD)는 주의산만, 과잉행동, 충동성을 특징으로 하는 질환이다. 주로 7세 이전의 초기아동기에 발병하고 만성경과를 밟으며 [그림 4-47]과 같이 가정, 학교, 사회 등 여러 기능영역에 지장을 초래하는 질병이다.

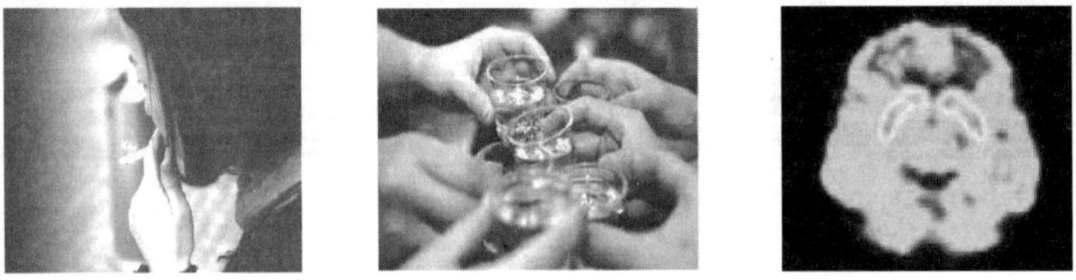

(a) 흡 연 (b) 음 주 (c) ADHD 뇌 구조

[그림 4-47] ADHD 원인 및 뇌 구조

2) 소아정서장애

질환분류 체계상에서는 여러 장애증세를 여기에 포함시킨다.

① 신경증군에 속하는 것, 소아정신병에 속하는 것, 어린이의 자폐증, 지나치게 내성적이고 남과의 융화가 잘 이루어지지 않는 사회행동의 장애, 비행(非行)과 같은 사회적 일탈행동들은 정서적 표현의 부족 · 왜곡 · 정서불안정과 같이 정서면에 나타난 지표를 공통으로 가진다.

② 뇌기질성 장애를 배경으로 하는 증례에서도 상태가 그것과 비슷하면 정서장애라고 한다.

③ 학습능력장애 어린이는 정서적으로 심한 혼란을 일으키는 일이 흔히 있지만 정서장애라고는 하지 않는다.

④ 의학적인 병명이나 장애명이 아니며 아동정신의학의 질환분류체계에도 정서장애라는 항목은 없으나, 복지행정 및 교육행정상의 개념으로서는 중요한 용어로 쓰이고 있다.

3) 소아강박장애

불안장애의 일종으로 어떤 특정생각이나 행동을 스스로가 원치 않는데도 불안이나 긴장을 떨치기 위해 계속해서 반복하게 되는 장애이다. 주로 오염과 청결에 대한 강박으로 인한 너무 자주 손을 씻는 행동, 불이나 가스를 껐는지 지나치게 반복하는 행동, 주변의 사물을 강박적으로 정렬하려 하는 행동 등의 증상으로 나타날 수 있다.

4) 틱장애

틱은 자신이 의도한 것이 아닌데 갑작스럽고 빠르며 반복적, 비율동적, 상동적으로 나타나는 몸의 특정 부위의 움직임이나 소리이다.

① 틱이 아동기에 발생하고 운동틱이나 음성틱이 나타나 만성적인 경과를 보이면 틱장애라 한다.

② 자폐스펙트럼장애는 사회적 상호작용의 장애, 언어발달의 장애, 반복되고 제한된 행동 · 관심 · 활동 등을 특징으로 하는 질환이다.

5) 학습장애

지능이 보통이거나 그 이상의 범위에 있으며 시각이나 청각의 장애, 정신지체 등이 없는데도 불구하고 학습을 수행할 수 없어 학업능력의 저하를 보이는 경우로 읽기장애, 쓰기장애, 산술장애 등으로 분류된다.

(11) 소아비뇨기과

마제상신장, 신경인성방광, 왜소음경, 선천성 외성기이상, 수신증, 야뇨증 등이 있다.

1) 마제상신장

선천성 신장기형의 일종으로 후신[23]을 영구신[24]으로 하는 동물의 양쪽 신장은 형성 후 약간 머리 쪽으로 이동하여 위치를 바꾸지만, 그 과정에서 각각 좌·우로부터 접근하여 때로는 부분적으로 유합된 채 대동맥을 중심으로 U자형을 나타낸다.

① 최근 산전 초음파 검사의 사용 빈도가 증가하면서 다른 어떤 장기보다도 콩팥의 선천적 이상이 흔히 발견되고 있다.

② 말굽 콩팥은 인구 400명당 1명 꼴로 나타나며 남자에게 2 : 1 정도의 비율로 더 흔하다.

2) 신경인성방광

방광은 말초신경에서 중추신경에 이르기까지 몸신경의 감각과 운동신경 및 자율신경계가 조화를 이루어 [그림 4-48]과 같이 소변을 저장하고 주기적으로 배출한다.

손상, 신경병, 대사이상 등으로 신경인성 배뇨장애가 생길 수 있으며 방광출구막힘, 하부요로의 염증은 배뇨를 조절하는 신경계를 변화시켜 배뇨장애를 유발한다.

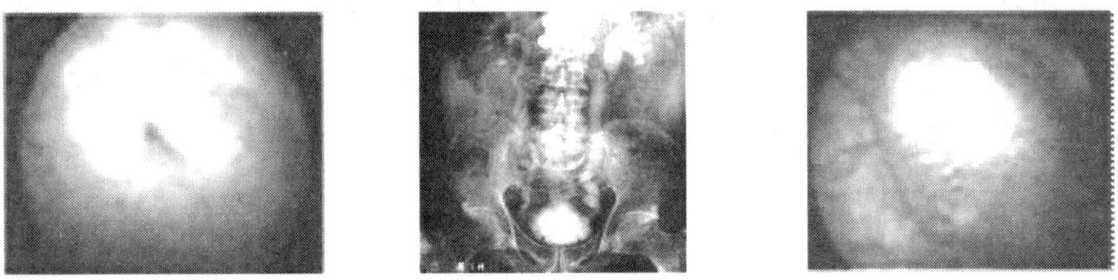

(a) 수술 전 (b) 수술 후

[그림 4-48] 신경인성방광

3) 왜소음경

태생학적으로 음경형성기는 정상적으로 진행되었지만 발육기에 장애가 있을 때 발생한다.

① 음경길이가 제 나이 정상 평균길이의 -2, -2.5, -3 표준편차 미만으로 측정되면 [그림 4-49]와 같이 '왜소음경'으로 진단하고 원인을 밝히기 위한 종합적인 호르몬 검사를 진행한다.

② 음경길이를 측정하지 않더라도 음경의 둘레와 음경의 길이는 비례하며, 진료 경험이 많다면 귀두와 음경의 둘레를 가늠하여 수월히 '왜소음경'을 진단할 수 있다.

23) 후신 : 척추동물 양막류의 파충류 · 조류 · 포유류에 있는 배설기관으로, 개체발생적으로 전신 · 중신에 이어 마지막에 몸의 가장 뒤쪽에 생기는 신장이다.

24) 영구신 : 척추동물의 발생에서 배기(胚期)의 최후에 나타나서 성체의 신장으로 되는 것이다.

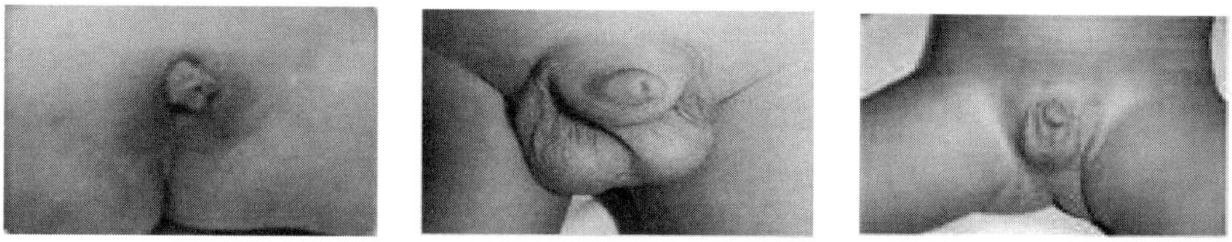

[그림 4-49] 왜소음경 환자사진

4) 선천성 외성기이상

정상성분화의 과정은 크게 3단계를 거치게 된다.

① 염색체가 결정이 되고 염색체의 유전자가 아직 분화되지 않은 상태의 생식샘[25]을 고환이나 난소로 발달시키고, 생식샘에서 분비되는 호르몬에 따라서 내외성기가 분화하는 연속적인 과정으로 이루어진다.

② 태아기중 미분화 상태에서 한 쪽 성으로 진행하는 과정이 완성되지 못했을 때 모호한 성기를 가지는 성분화 이상이 나타날 수 있다(그림 4-50).

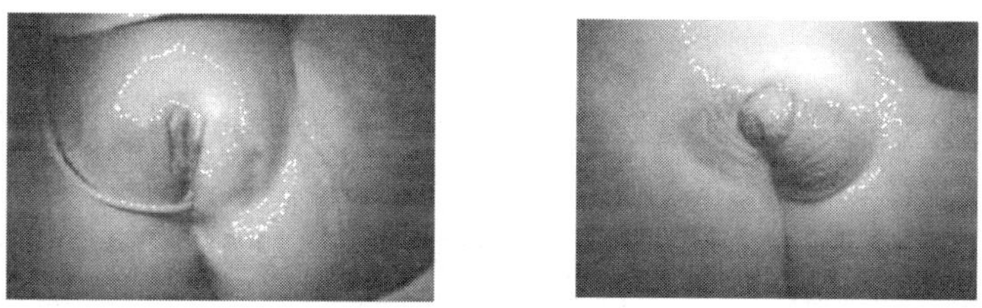

[그림 4-50] 선천성 외성기이상

5) 수신증

막힌 곳이 어디던지 요로에 소변이 고이면 콩팥의 신뇨세가 확장된다. 이는 정상보다는 높은 압력이 콩팥의 실질에 전달될 수 있으며, 정도가 심하면 콩팥실질이 위축될 수 있고 콩팥의 성장을 방해한다.

생후 6개월까지의 콩팥은 콩팥기능이 안정화하고 콩팥의 성장속도도 빠른 시기이고 한 번이라도 요로감염이 있으면 [그림 4-51]과 같이 콩팥이 크게 손상 받아 영구적일 수 있으므로 집중적인 관리가 요구된다.

---

25) 생식샘 : 배우자를 형성하는 기관. 수컷은 정소, 암컷은 난소인데, 척추동물이 이곳에서 성호르몬을 분비한다.

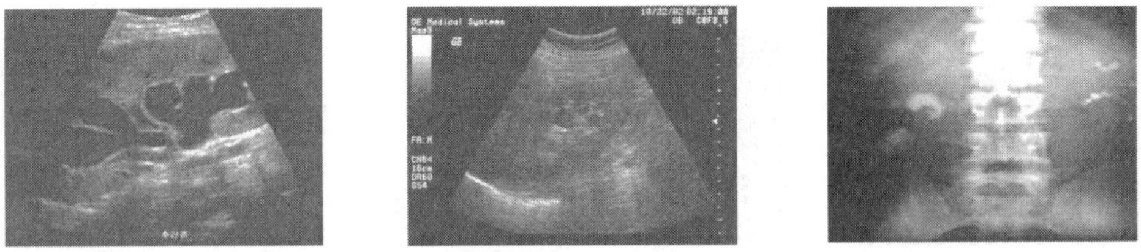

(a) 수신증 초음파 사진 (b) 수신증 X-선

[그림 4-51] 수신증

(12) 소아신경외과

선천성기형, 소아뇌종양, 수두증, 이분척추증, 수신증, 모야모야병, 뇌성마비 등이 있다.

1) 소아뇌종양

양성보다는 악성이 많으나 방사선치료, 항암제 치료에 잘 반응하는 종류가 많아 적극적인 치료로 성인에 비해 생존율이 높다. 특징은 성인에 비해 [그림 4-52]와 같이 천막하 부위(소뇌, 뇌간)에 잘 발생한다.

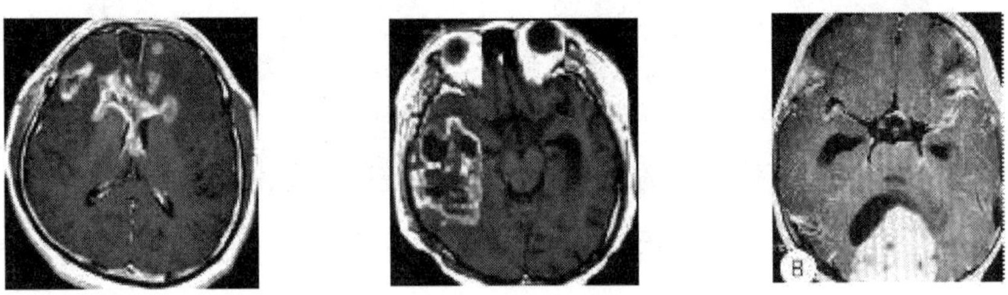

(a) 역형성 신경교종 (b) 교모 세포종 (c) 수모 세포증

[그림 4-52] 소아뇌종양

2) 수두증

뇌실 또는 두개강 내 뇌척수액 순환에 이상이 있어 뇌압이 올라가 어려가지 증세를 보이며 환자가 힘들어하는 상태이다.

① 천천히 발생하는 수두증은 연령에 따라서 다양한 증상이 나타난다.

② 2세 이하의 소아는 [그림 4-53]과 같이 아직 두개골이 닫혀있지 않아 수두증이 진행되면 머리 둘레가 비정상적으로 커지는 모습을 보이게 된다.

③ 대천문이 볼록하게 튀어나오고 때로는 아이가 짜증을 많이 내거나 구토를 하는 모습을 보이며 계속 잠만 자는 경우도 있고, 눈이 아래로 처지거나 안쪽으로 모이는 모습을 보이기도 한다.

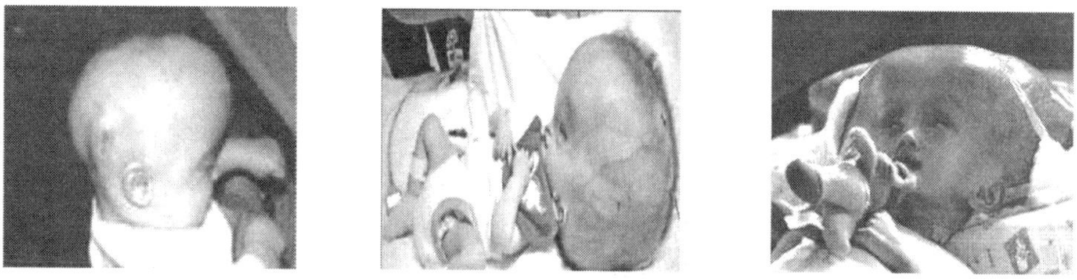

[그림 4-53] 소아수두증 환자

3) 이분척추증

중추신경계는 발생과정의 초기에 외배엽26), 중배엽, 내배엽의 3배엽이 형성되며 외배엽에서는 신경계와 피부가 발생한다.

① 주변의 피부 외배엽보다 두껍게 구분되는 부분이 생기고 이것이 점차 관모양을 만들게 되어 신경관이 형성된다.

② 신경관의 형성과정에서 적설히 관을 형성하지 못하면 [그림 4-54]와 같이 '신경관 결손'이라는 기형이 된다.

③ 신경관은 대뇌에서부터 천수까지의 척수발생에 기여하게 된다.

④ 이차신경관 형성은 신경공 뒤쪽이 닫힌 후 꼬리쪽 미분화 세포덩어리에서 변화가 일어나 머리쪽 일차신경관과 연결되는 과정을 거친다.

⑤ 신경관의 앞쪽에 문제가 생기면 '무뇌증', 신경관 뒤쪽에 문제가 생기면 '척수수막류'이라고 한다.

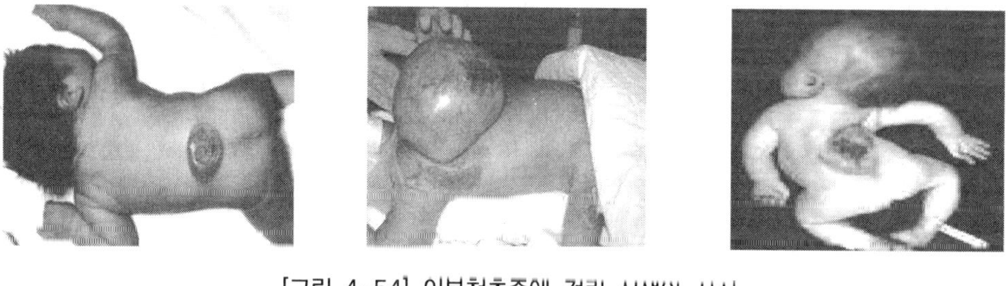

[그림 4-54] 이분척추증에 걸린 신생아 사진

4) 모야모야병

특별한 이유 없이 [그림 4-55]와 같이 두개 내 내경동맥의 끝부분인 전대뇌동맥과 중대뇌동맥 시작 부분에 협착이나 폐색이 보이고, 그 부근에 모야모야 혈관이라는 이상 혈관이 관찰되는 것이다. 전체 뇌혈류의 80[%] 정도를 공급하는 양쪽 속목동맥(심장에서 목 안쪽을 지나 뇌로 가는 혈관)이 점차 막히는 병이다.

---

26) 배엽 : 동물의 수정란이 발생 과정에서 세포 분열을 거듭하여 나타나는 세 개의 세포층

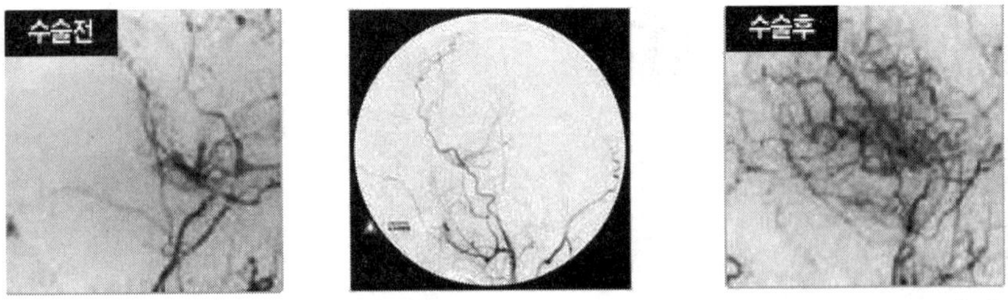

(a) 모야모야병 수술 전(뇌혈관) (b) 모야모야병 수술 후(뇌혈관)

[그림 4-55] 모야모야병

(13) 소아간질

소아간질의 약 75[%]는 원인을 알 수 없는 특발성간질이고 25[%] 정도가 출생시 뇌손상, 무산소증, 뇌감염, 뇌기형, 외상 등으로 인한 '증후성간질'이다.

1) 간 질

① 간질은 불치병이라 하지만 많은 간질환자들이 적절한 투약으로 간질을 잘 조절하며 정상적인 생활을 유지하고 있다.

② 소아간질은 특히 환자의 신경학적 발달과도 밀접한 관계가 있기 때문에 조기의 적절한 치료가 아주 중요하며 간질치료와 더불어 정상적인 학습능력을 발전시키는게 소아간질 클리닉이다.

㉠ 발생연령은 10세 이하가 70[%]를 차지하며 2~5세에 가장 많다.

㉡ 영 · 유아기에는 비뇨생식기, 혹은 두경부에 많고 청년기에는 체부나 고환부, 그리고 사지나 안와 등은 어느 연령에서도 보일 수 있으며 성별로는 남아에게 조금 더 흔하다.

(14) 소아외과

횡문근육종, 항문농양 및 치루, 제대탈장, 수신증, 제대기정부탈장, 신모세포종, 선천성 횡격막탈장, 신경모세포종, 복벽개열증, 새궁기형, 갑상선관낭종, 담도폐쇄, 담관낭종 등이 있다.

1) 횡문근육종

소아의 연부조직에 발생하는 악성종양 중에서 가장 빈도가 높은 질환이며 두경부 (안와, 인후강, 중이)에 특히 많고 [그림 4-56]과 같이 비뇨생식기, 사지, 체부, 후복막, 담도, 간 등에 발생한다.

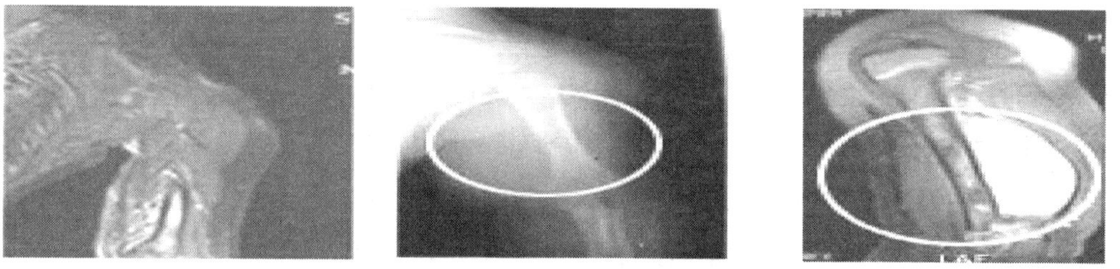

[그림 4-56] 횡문근육종(왼쪽 상완부)

2) 항문농양

항문음와에 개구하는 항문의 분비선에 [그림 4-57]과 같이 세균감염이 되면서 농양을 형성하는 급성염증성 질환이다. 그 중 치루는 항문주위농양이 배농한 이후에도 치유되지 않고 누공27)을 형성하고 배농28)이 계속되는 상태이다.

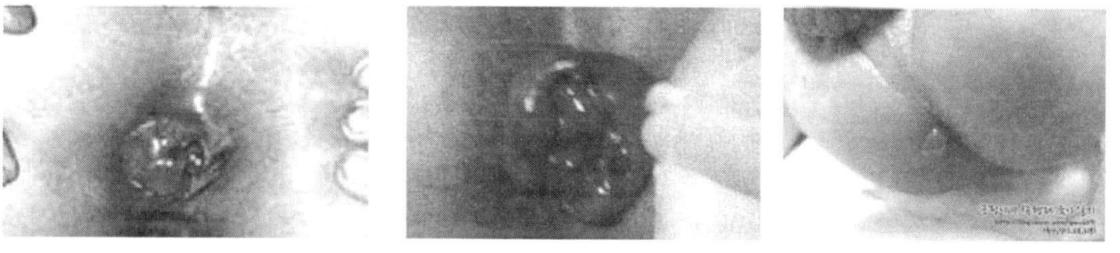

[그림 4-57] 항문농양

3) 제대탈장

소아에게 아주 흔하게 발생하는 질환으로 주로 유색인종에서 발생률이 높고 [그림 4-58]과 같이 미숙아에게 더 흔하다. 보통 5~21[%] 정도로 발생하고 출생 시 제대륜의 폐쇄가 제대로 이루어지지 않아 생기게 된다.

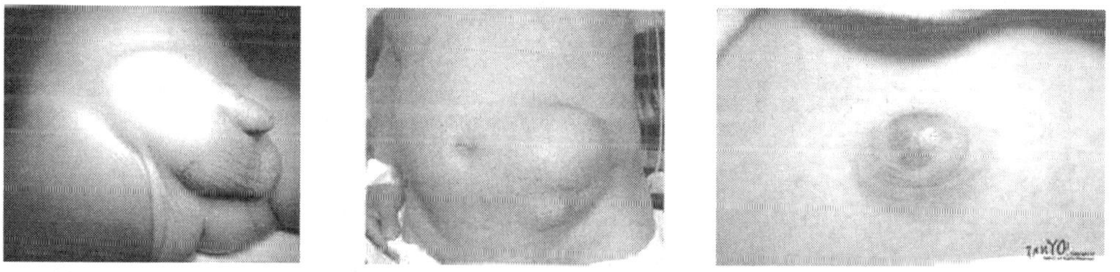

(a) 제대탈장(서혜부) (b) 제대탈장(절개)

[그림 4-58] 서혜부탈장 및 절개탈장

27) 누공 : 치루의 질환으로 생긴 누공이다.
28) 배농 : 상처 부위에서 고름 따위를 빼내는 방법이다.

4) 신모세포종

윌름씨종양이라고 하는 질환으로 신장에 생기는 고형종양이다.

① 소아암의 약 7[%]를 차지하고 있고 우리나라에서는 1년에 50명 정도로 보고되고 있다. 호발 연령은 2~4세이고 약 80[%] 정도가 5세 미만에서 발생한다.

② 선천성기형을 동반하는 경우가 있는데 [그림 4-59]와 같이 비뇨생식계기형, 반신비대 그리고 무홍채 등이 있다.

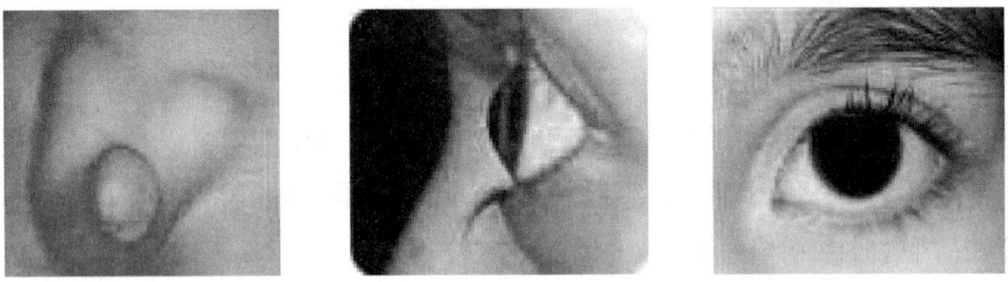

(a) 생식기 기형 (b) 무홍채

[그림 4-59] 신모세포종

5) 선천성 횡격막탈장

태생 9주경에 횡격막, 배측장관막, 외주피벽, 흉복막피벽이라는 4가지 구조물이 서로 융합되어 종국의 횡격막을 형성하게 되는데 이 4가지 구조물의 결합이 어느 부위에서라도 실패하게 되면 그 부위에 결손이 생겨 복강 내 장기들이 흉강으로 밀려 올라가게 된다.

① 횡격막탈장 환아들은 폐가 제대로 성숙해 있지 않기 때문에 [그림 4-60]과 같이 심한 호흡곤란과 청색증이 나타날 수 있다.

② 복부장기가 가슴 속으로 밀려 올라가 있기 때문에 복부가 홀쭉하게 함몰되어 있기도 한다.

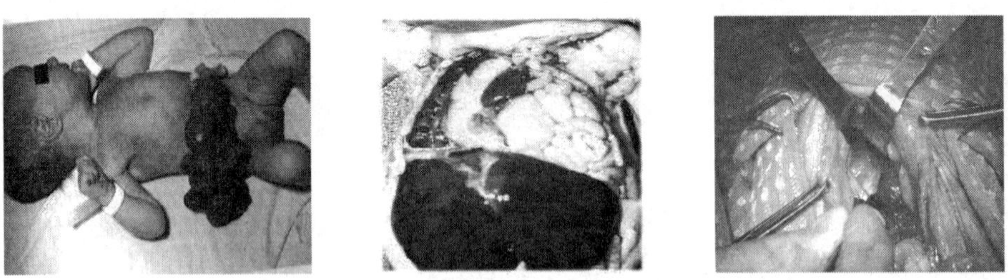

[그림 4-60] 선천성 횡격막탈장

6) 복벽개열증

배꼽의 형태 및 위치는 정상이면서 [그림 4-61]과 같이 배꼽 우측에 작은 피부결손으로 위, 소장 및 대장의 일부가 바깥으로 나오는 것으로 제대기저부탈장과 다르게 탈출된 장기를 싸고 있는 막이 없으며 주로 미숙아나 저체중아의 빈도가 높다.

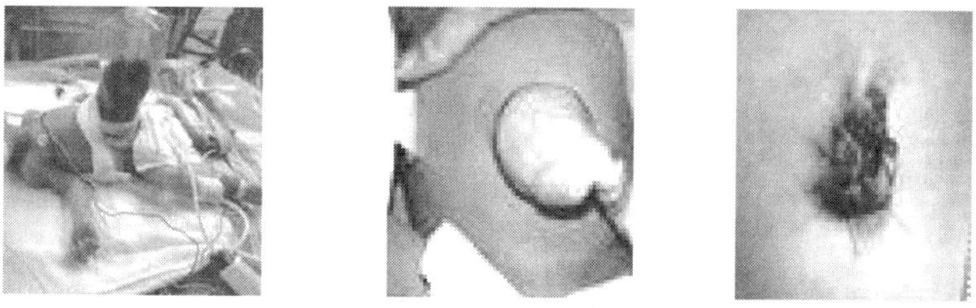

(a) 태아 복벽개열증 (b) 제대탈출

[그림 4-61] 복벽개열증

7) 새궁기형

흉쇄유돌근[29]의 전연을 따라 발생하는 낭포성 질환 혹은 누공이고, [그림 4-62]와 같이 새열이라는 태생기 때 생겼다가 없어져야 하는 구조의 질환으로 비교적 흔한 질환이다.

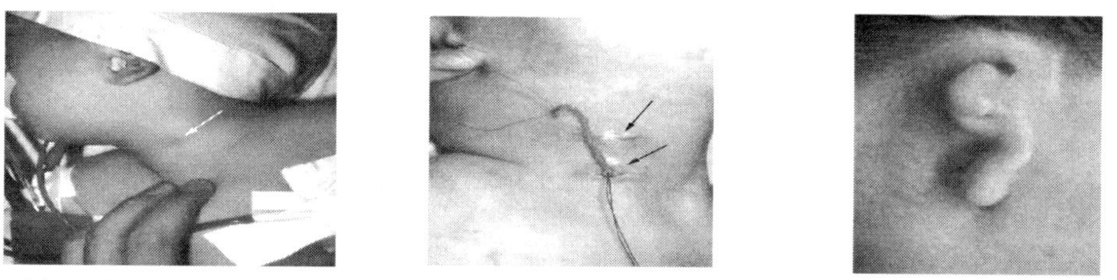

(a) 감염되지 않은 제2새궁 (b) 실제 수술 후 사진으로 절제된 제2새궁 (c) 조직이 남아 있는 비전형적 타입

[그림 4-62] 새궁기형

8) 담도폐쇄

간외담도가 서서히 녹아서 없어지는 질환으로 원인은 알려지지 않았다. 태아시기부터 시작되는 것으로 많은 수의 환자에게 출생 후 처음에는 변이 노랗게 나오다가 시간이 지나면서 하얗게 변하는 것으로, 출생 후에도 계속 진행되었으며 빈도는 약 10000명당 1명으로 희귀한 질환이다.

9) 갑상선관낭종

소아에서 목의 정중앙선 상에 위치하는 종양으로 [그림 4-63]과 같이 가장 흔한 질환이며 수술로써 치료할 수 있다.

---

29) 흉쇄유돌근 : 목 빗근의 전 용어이다.

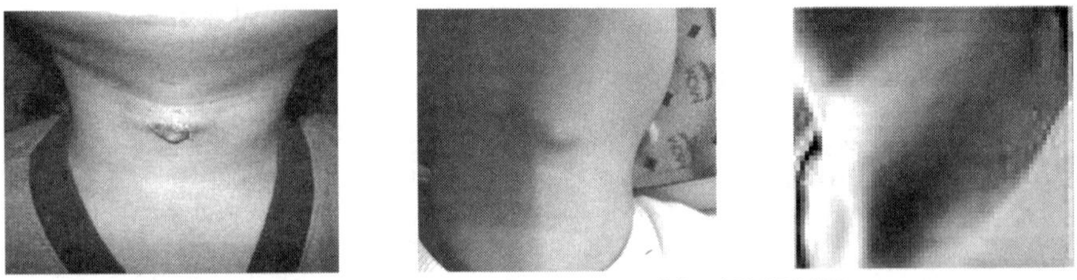

(a) 피부 밖으로 나온 낭종 (b) 갑상선관낭종

[그림 4-63] 갑상선관낭종

목의 정중선상에 표면이 반반한 종괴가 보이고 염증을 일으키면 누를 때 통증 및 국소 발적이 있을 수 있고, 염증이 심해져서 괴사가 생기면 누공이 생기고 끈끈한 액체 또는 농양이 배출될 수도 있다. 하지만 염증이 없는 경우에는 통증이 없는 종괴이다.

(15) 소아청소년과

소아청소년과를 분류하면 소아호흡기과, 알레르기과, 소아심장과, 소아감염과, 소아소화기과, 소아영양과, 소아혈액과, 소아종양과, 소아신경과, 신생아과, 소아내분비과, 소아신장과 등이 있다. 소아청소년과의 분류 및 해당질환은 〈표 4-1〉과 같다.

〈표 4-1〉 소아청소년과의 분류 및 해당 질환

분 류	해당 질환
소아호흡기과, 알레르기과	아토피 피부염, 알레르기성 비염, 천식, 두드러기, 만성 기침, 기타 알레르기 및 호흡기질환 등
소아심장과	심낭염, 바이러스성 심근염, 류마티스성 심장염, 전염성 심장내막염, 대혈관 전위, 삼첨판 폐쇄, 활로 4징, 폐동맥 협착, 윌리암스 증후군, 대동맥 협착, 대동맥 축착, 심실중격 결손, 심방중격 결손, 동맥관 개존, 심근염, 소아 고혈압, 가와사키 심장염, 다카야수 동맥염, 혈관염 등
소아감염과	콜레라, 장티푸스, 경부 임파선염, 결핵, 이질, 성홍열, 백일해, 유행선 이하선염, 풍진, 볼거리, 홍역, 수족구병, 수두, 수막염, 가와사키병, 살모넬라증, 소아감염, 소아 패혈증, 소아 뇌막염 등
소아소화기과, 소아영양과	영양결핍, 섭식장애, 장염, 장 중첩증, 장폐색, 구강 칸디다증, 수포성 구협염, 포진선 구내염, 변비, 황달, 간염, 급성 복통, 구토, 설사, 간 대사질환, 선천성 비후성 유문부 협착증, 식도 이물질, 선천성 담관 폐쇄증, 담도췌장 질환, 가성 콜레라, 위장염 등
소아혈액과, 소아종양과	혈소판 이상 질환, 혈액응고, 소아빈혈, 출혈성 질환, 골수 부전 질환, 백혈구 이상 질환, 골육종, 림프종, 백혈병, 윌름 종양, 망막모세포종, 생식세포 종양 등
신생아과	미숙아, 망막증, 태변 흡인 증후군, 신생아 호흡곤란 증후군, 두개 골절, 폐혈증, 황달, 괴사성장염 등
소아내분비과	저혈당증, 당뇨병, 성조숙증, 성장장애, 사춘기 지연, 성 발달 이상, 부신 질환, 부갑상선 질환, 갑상선 질환 등
소아신장과	신부전증, 혈뇨, 수신증, 야뇨증, 신증후군, 요로감염, 요로결석, 배뇨이상, 방광염, 고화염전, 과칼슘뇨증, 급성신부정증, 방관요관 역류, 다낭신, 급성 사구체염 등
소아신경과	근육질환, 경련성 질환, 두통, 뇌염, 뇌성마비, 세균성 수막염, 퇴행성 뇌질환, 사지마비 등

제 2 절 신경정신과(Neuropsychiatry)

신경과와 정신과의 구분이 없을 때의 이름이다. 나중에 신경과와 정신과가 분리되면서 각각의 독립된 전문과가 되었고, 정신건강의학과는 정신과에 대한 부정적 이미지개선을 위해 정신건강의학과로 이름이 바뀌었다(신경정신과 = 신경과 + 정신과, 정신과 = 정신건강의학과). 사람의 생각, 행동 및 감정상태를 포함한 전반적인 정신현상을 다루는 분야로 신경정신과에서는 심리적인 접근뿐만 아니라 약물을 포함한 생물학적 접근과 사회환경적인 접근을 시도함으로써 정신장애의 진단, 치료, 예방을 한다.

신경정신과에서는 불안장애, 우울증을 비롯한 정동장애, 정신 · 신체장애, 알코올 등의 물질 남용장애, 정신분열증 등의 주요 정신병 및 기질적 정신장애를 포함한 제반정신질환을 치료한다.

정신과전문의는 소아정신 전문, 노인정신 전문, 중독 전문 등으로 진료, 상담, 검사, 약 처방을 모두 다 할 수 있다.

심리치료사는 상담(정신과 상담 및 심리치료) 부분을 담당하며, 보통은 정신과 의사가 모든 것을 할 수 없어서 따로 병원에 심리치료사를 두는 경우도 많다.

1. 진료과목

정신병 치료사가 진료하는 과목은 기본간호, 약물관리, 문서작성, 환자평가, 치료활동, 치료계획개발, 치료계획구현, 치료평가, 환자와 환자의 가족교육 등이 있다.

오락요법사, 오락치료사는 부상에 의해 신체가 원활히 움직이지 못하거나 장애를 가진 사람을 대상으로 레크레이션을 이용하여 스트레스 해소 및 삶의 활력소 역할을 병행한다.

① 기본간호 : 기본적인 간호로 정신병의 진행상황을 억제시키는 것이다.
② 약물관리 : 상황에 맞게 약물을 조절하여 환자의 상태를 관리하는 것이다.
③ 문서작성 : 환자의 상태를 문서로 작성하는 것이다.
④ 환자평가 : 환자의 상태를 평가하여 증상이 완화되거나 악화되는지를 평가하는 것이다.
⑤ 치료활동 : 환자의 심리상태를 파악하며 치료활동을 하는 것이다.
⑥ 치료계획개발 : 어떤 치료 계획을 사용하여야 환자에게 올바르게 작용할 것인지 개발하는 것이다.
⑦ 치료계획구현 : 개발한 계획을 구현하여 환자를 통해서 결과를 알아보는 것이다.
⑧ 치료평가 : 치료 항목이 올바르게 환자에게 작용 되었는지를 평가하는 것이다.
⑨ 환자 · 가족 교육 : 환자와 가족을 통해서 일에 대한 병이 있을 때 임기응변 방법을 알려주는 것이다.

2. 의료방법

정신병치료사가 사용하는 의료방법에는 다음과 같다.

① 진료평가 : 차트리스트를 통하여 환자의 진료를 평가하는 것이다.

② 환자상담 : 환자의 현재상태를 상담을 통해 [그림 4-64]와 같이 알아본다.

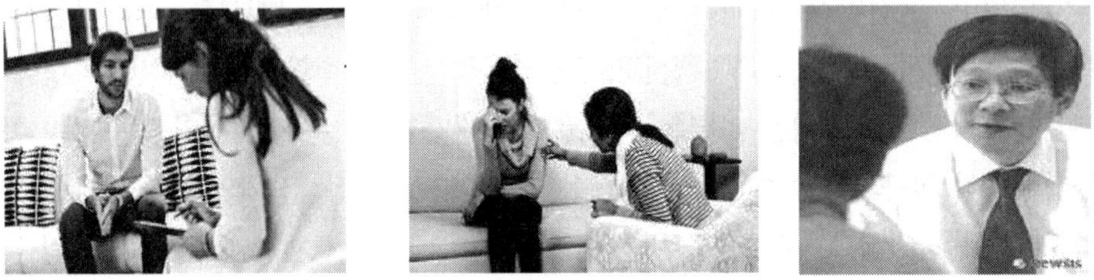

(a) 진료평가 (b) 환자상담

[그림 4-64] 진료평가와 환자상담

(1) 우울증

우울장애는 의욕저하와 우울감을 주요 증상으로 하여 다양한 인지 및 정신, 신체적 증상을 일으켜 일상기능의 저하를 가져오는 질환이다.

(2) 자폐증

3세 이전부터 언어 표현-이해, 어머니와의 애착행동, 사람들과의 놀이에 대한 관심이 저조해지는 양상으로 나타난다.

(3) 정신병

기질적(Organic) 또는 심리학적 원인에 근거해서 [그림 4-65]와 같은 증상을 나타내는 심각한 정신장애이다.

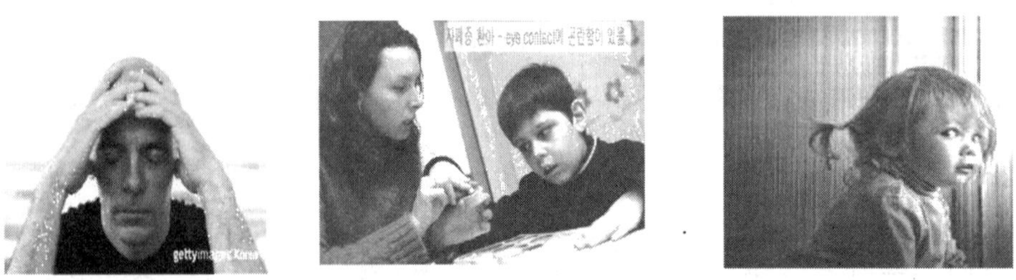

(a) 우울증 (b) 자폐증

[그림 4-65] 정신병

제 3 절 신경과(Neurology)

뇌의 작용 · 신경계통의 형태학 · 생리학 및 병리학적[30] 연구를 한다. 신경과는 소위 인체의 전체 신경계와 관련된 모든 기질적인 질병을 다루는 과이며 크게 중추신경계와 말초신경계[31]로 나누어 진다.

중추신경계는 우리가 흔히 생각하는 머리 안의 대뇌(큰골), 소뇌(작은골), 뇌간(숨골) 및 척추뼈 속에서 중추신경계의 신경들이 내려오는 다발인 척수로 구성되어 있다.

말초신경계는 이러한 중추신경계에서 더 말단 부위까지 뻗어나가게 되는 신경들이며 인체에서 중요한 후각신경, 시각신경 등 12쌍의 중추적인 뇌신경과 몸통과 팔, 다리에 분포하게 되는 척수신경[32]이다.

1. 치료항목

신경과에서는 말단신경들이 전달하는 과정에 신경과 신경 사이의 공간인 신경접합부의 질병과 신경이 분포하게 되는 말단근육의 병들까지 모두 다루며 뇌, 척수 및 신경근(Root), 신경, 신경접합부, 간질(뇌전증), 두통, 뇌혈관 질환(뇌졸중), 유전성신경 질환, 척수 질환, 근육까지의 모든 신경계에 발생하는 기질적인 질병을 다루는 과이다.

(1) 간질(뇌전증)

단일한 뇌전증 발작을 유발할 수 있는 원인 인자이다. 전해질 불균형, 산-염기 이상, 요독증, 알코올 금단현상, 심한 수면박탈상태 등 발작을 초래할 수 있는 신체적 이상이 없음에도 불구하고 [그림 4-66]과 같이 뇌전증 발작이 반복적으로(24시간 이상의 간격을 두고 2회 이상) 발생하여 만성화된 질환군이다.

① 뇌전증 발작이 1회만 발생하여도 뇌 영상검사(뇌 MRI 등)에서 뇌전증을 일으킬 수 있는 병리적 변화가 존재하면 뇌전증으로 분류한다.

② 한번의 신경세포과흥분은 뇌전증 발작(Seizure)과 발작이 반복적으로 발생하는 뇌전증을 구분

30) 병리학 : 병의 원리를 밝히기 위하여 병의 상태나 병체(病體)의 조직 구조, 기관의 형태 및 기능의 변화 등을 연구하는 기초 의학이다.
31) 말초신경계 : 신경 계통의 일부. 생체의 중추 신경 계통에 연결된 모든 운동 및 감각 신경(43쌍)으로 이루어진다.
32) 척수신경 : 척수에서 갈라져 나와 신체의 각 부위에 퍼져 있는 신경으로, 추골과 추골 사이의 추간공(椎間孔)에서 체절에 대응하여 좌 · 우로 갈라져 나와 있다.
사람의 몸에는 모두 31쌍의 척수신경이 있는데, 이들은 각각 경신경(頸神經) 8쌍을 비롯하여, 흉신경(胸神經) 12쌍, 요신경(腰神經) 5쌍, 천골신경(薦骨神經) 5쌍, 미골신경(尾骨神經) 1쌍으로 이루어져 있다.

하고 약물 혹은 수술적 치료가 필요하다.

③ 일반적으로 뚜렷한 원인인자에 의해 유발된 단일한 뇌전증 발작은 치료를 하지 않는다.

④ 뇌전증의 발병률과 유병률33)은 후진국이 선진국보다 2~3배 높으며, 생후 1년 이내에 가장 높았다가 급격히 낮아지고 청소년기와 장년기에 걸쳐 낮은 발생률을 유지하다가 60세 이상의 노년층에서는 다시 급격히 증가하는 U자형의 형태를 보인다.

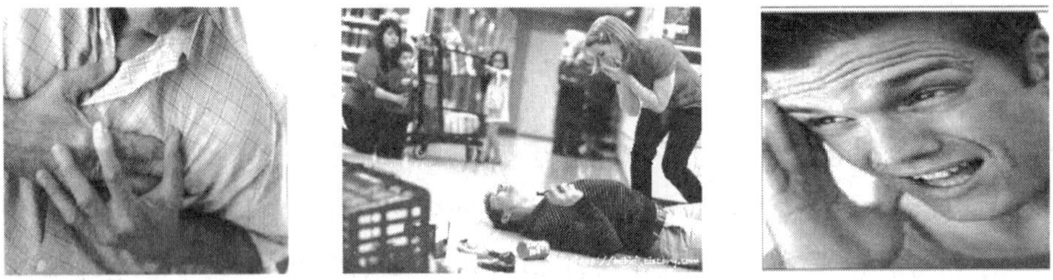

[그림 4-66] 간질증상을 호소하는 환자

(2) 두 통

사실상 모든 사람들이 일생 동안 한두 번 이상은 경험하는 증상이다.

① 두통은 환자에 따라 증상이 다르며, 이차적 원인이 발견되지 않는 일차성두통의 경우 의사의 임상적인 진단방법이 없으므로 진단과 치료에 다소 어려움이 있다.

② 적절한 치료를 한다면 [그림 4-67]과 같이 두통이 일상생활에 미치는 영향을 차단할 수 있으며, 대부분의 일차성두통은 심각한 신경학적 후유증을 남기지 않고 치료된다.

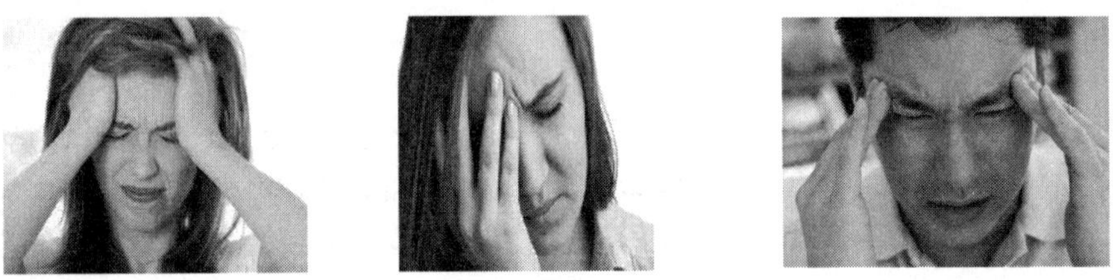

[그림 4-67] 두통증상

(3) 뇌혈관 질환(뇌졸중)

뇌졸중(腦卒中)은 뇌기능의 부분적 또는 전체적으로 급속히 발생한 장애가 상당기간 이상 지속되는 것으로, 뇌혈관의 병 이외에는 다른 원인을 찾을 수 없는 상태이다.

① 한의학계에서는 뇌졸중을 '중풍(中風)' 혹은 '풍(風)'이라고 하지만, 한의학에서의 '중풍'은 서양

33) 유병률 : 어떤 시점에 있어서의 인구 중 환자가 차지하는 비율. 유병률은 인구 1,000명에 대한 조사의 2일째, 3일째를 계속해서 조사한 추계상병계수이다.

의학에서 '뇌졸중'으로 분류하지 않는 질환도 포함하고 있다.

② '뇌졸중'과 '중풍'은 서로 구분하여 사용하는 것이 바람직하다.

(4) 유전성 신경 질환

특정 유전자가 양친에게서 유전되어 발병하는 질환으로 [그림 4-68]과 같이 혈우병[34]이나 근디스트로피증[35] 같은 질환이 여기에 속한다.

① 유전적인 요인이 연관되어 있는 신경 질환 전체이며, 어떤 집안에서 그 질환이 나타나는 발병률이 일반 인간집단보다 높고, 발병의 원인이 외부환경이 아닌 질환이다. 여기에는 실조증이나 고혈압, 당뇨병도 포함할 수 있다.

② 유전적인 요인이 발명원인이라면 그 원인이 한가지 유전자에 있지 않은 경우가 많아서 원인이 되는 유전자를 특정하거나 치료법을 확립하는 것이 어렵다.

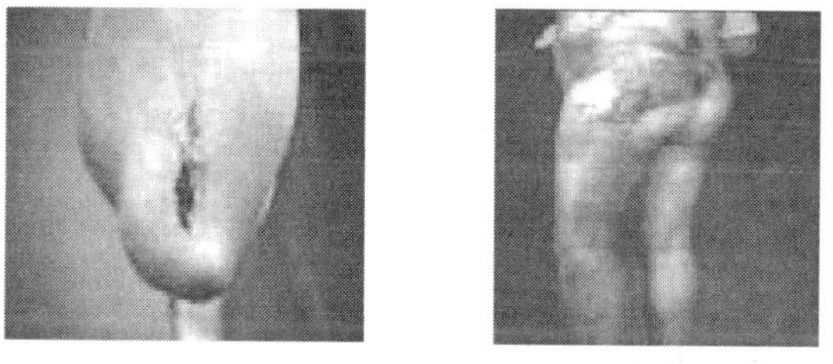

(a) 혈우병

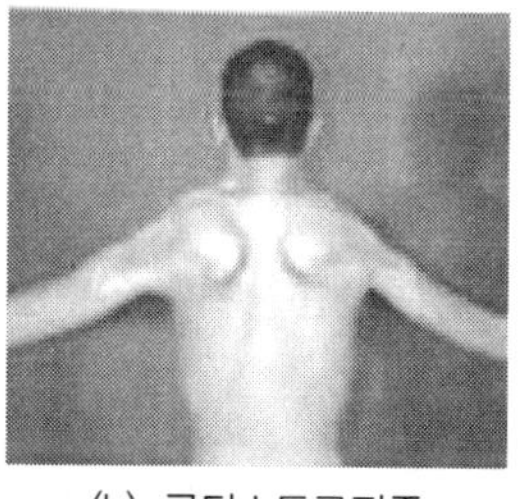

(b) 근디스트로피증

[그림 4-68] 유전성 신경 질환

(5) 척수 질환

척수는 길이가 41~45[cm]에 이르는 긴 구조물이며 운동신경, 감각신경 및 자율신경을 포함하고 있다.

① 많은 질환들이 척수를 침범하여 운동신경, 감각신경 및 자율신경장애로 구성되는 다양한 임상 양상을 보이는데 이를 [그림 4-69]와 같이 척수 질환이라고 한다.

② 척수가 침범되어 나타나는 병적인 변화는 국소적이거나 광범위할 수 있다.

③ 국소적인 병리적 변화는 단지 하나의 수준(level)에 국한된 분절성증상이나 징후를 나타내지만, 병리적 변화가 나타난 부위를 지나가는 신경다발의 상행로 혹은 하행로를 침범하여 이와 관련된 증상을 동시에 보이기도 한다.

---

34) 혈우병 : 선천적으로 타고나는 유전병 중 하나로서 혈액응고인자가 없어서 발생하는 질환. 상처가 나도 혈액응고인자가 없어 피가 멈추는 데 정상인보다 시간이 오래 걸린다.

35) 근디스트로피증 : 유전자 이상으로 나타나는 선천성 근육 질환이다. 성염색체인 X염색체에 있는 디스트로핀(dystrophin) 유전자에 이상이 생겨 나타나는 듀센형 근디스트로피증(Duchenne muscular dystrophy)이 가장 흔하다.

④ 광범위하게 병리적 변화가 발생하는 경우는 근육위축가쪽경화증(루게릭병 : ALS[36])과 같이 하나의 계통(System)을 침범하는 질환도 있고, 일부 퇴행성 혹은 염증성장애처럼 여러 계통을 침범하는 질환도 있다.

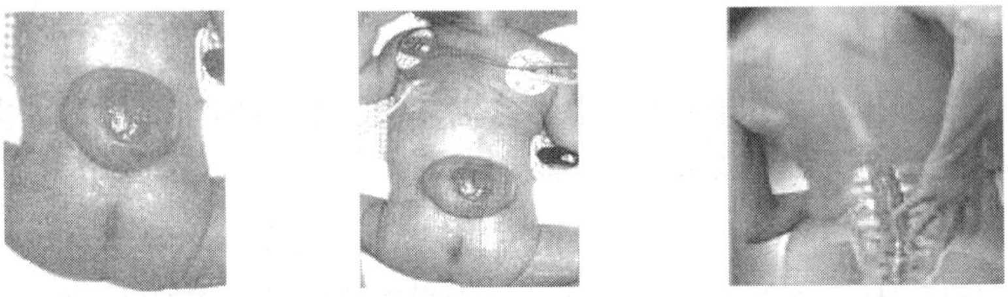

(a) 척수수막류　　　　　　　　(b) 척수 혈관 질환

[그림 4-69] 척수 질환

(6) 파킨슨병 및 이상운동 질환

파킨슨병은 뇌의 흑질(Substantia Nigra)[37]에 분포하는 도파민[38]의 신경세포가 점차 소실되어 발생하며 안정떨림, 경직, 운동완만(운동느림) 및 자세 불안정성이 특징적으로 나타나는 신경계의 만성진행성 퇴행성 질환이다. 파킨슨병 환자는 60세 이상에서 인구의 약 1[%] 정도로 추정된다(그림 4-70).

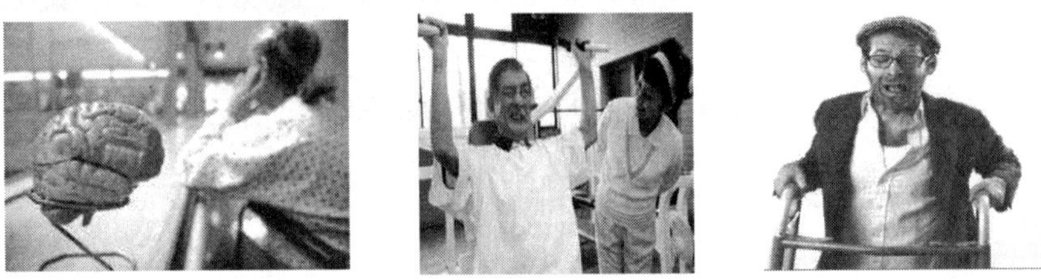

[그림 4-70] 파킨슨 질환

36) 루게릭병 (Lou Gehrig's disease) : 근(筋)위축성측색경화증으로, 척수신경이나 간뇌(間腦)의 운동세포가 서서히 지속적으로 파괴되면서 이 세포의 지배를 받는 근육이 위축되어 힘을 쓰지 못하게 되는 병이다. 루게릭병을 진단 받고 2년 후 사망한 미국의 야구선수의 이름을 따 명명된 것으로, 영국의 세계적 물리학자인 스티븐 호킹이 이 병을 앓고 있다.

37) 흑질(Substantia Nigra) : 중뇌피개(中腦被蓋)와 대뇌각(大腦脚) 사이를 차지한다.
① 포유류중 사람에게서 가장 발달한다.
② 복측의 치밀부와 배측의 망양체부로 구별된다.
③ 치밀부에는 멜라닌 색소과립이 없는 산재성의 소형세포와 수초(髓鞘)가 부족한 섬유군으로 되어 있고 육안으로 약간 붉게 보인다.
④ 선조체, 담창구(淡蒼球)에서 섬유가 나오고 이들 핵에 섬유를 형성한다.
⑤ 근의 긴장에 관여한다.

38) 도파민 : 신경 전달 물질의 하나로 노르에피네프린과 에피네프린 합성체의 전구물질(前驅物質)이다.
동식물에 존재하는 아미노산의 하나이며 뇌신경 세포의 흥분 전달 역할을 한다.

제 4 절 피부과(Dermatology)

피부 및 피부부속기에 증상이 나타나는 모든 질환을 진료하고 치료하는 분야이다. 기존의경구약, 도포제, 냉동치료, 광선치료, 면역치료 등 많은 치료법을 이용해 여러 피부과 질환들을 치료하며 최근에는 레이저치료술이 발달하여 많은 피부과 영역에서 레이저치료가 사용되고 있다.

피부과(DR)는 단순히 피부의 치료뿐만 아니라 예방하며 관리하는 여러 복합적인 시술들을 시행한다. 복합적인 진단과 성인 및 소아의 여러 피부질환에 대한 진료, 교육, 연구를 목적으로 다양한 활동을 수행하고 피부외과, 미용피부외과, 피부병리학, 광의학, 소아피부과로 나눈다.

피부과전문의(Dermatologist)는 인체에서 가장 큰 기관이며 주위 환경으로부터 우리 몸을 보호하고 미적인 상태를 유지하는 중요한 기능을 하고 있는 피부를 다루며, 내과학의 한 분야의 전문의로 시작하였다. 현재는 외과학적 분야, 생화학적 분야, 미용학 등에서 진료를 담당하며 피부 질환의 진단과 치료 외에도 피부 질환의 원인규명에 대한 연구와 발전된 치료의 개발을 위해 노력하고 있다. 또한 피부진균증에 의한 피부질환의 원인 규명과 치료법 개발에 박차를 가하고 있으며 자외선에 의해 발생할 수 있는 피부암 및 다양한 피부 질환에 대한 광의학 연구를 진행하고 있다.

알레르기전문의사, 면역학자(Allegist, Immunologist)는 알레르기 때문에 생기는 질환을 치료하는 의사이다. 알레르기(Allergy)는 개체에 어떤 종류의 물질(항원[39] 또는 알레르겐[40])이 들어왔을 때 항체가 만들어지고, 그 후 다시 동일물질인 항원이 체내로 들어갔을 때 생기는 항원항체반응이다.

알레르겐의 종류나 알레르기반응을 일으키는 조직에 따라 여러 가지 병의 유형을 나타낸다. 알레르기 질환의 진단에는 가족이나 환자의 경과, 발병시기, 생활환경, 섭취한 식사내용 등이 참고가 된다. 의심스러운 알레르겐을 제거하여 증상이 나아지는 정도를 관찰하며 알레르겐에 의한 유발시험을 하기도 한다. 치료법은 알레르겐의 제거, 감감작(減感作)요법[41]과 함께 알레르기반응을 억제하는

---

39) 항원 : 생체에 면역 반응을 일으키게 하는 물질. 대응하는 항체(抗體 : 항원이 동물체 안에 침입했을 때 대항하기 위하여 만들어지는 물질)나 림프구의 표면에 있는 수용체와 유별나게 결합한다.
① 면역을 맡고 있는 세포에 작용하여 항체를 만들게 한다.
② 항체와 반응하여 항원 항체 반응을, T림프구와 반응하여 세포성 면역 반응을 일으킨다.
③ 항원의 종류 : 그 생체가 가지고 있지 않은 단백질, 지질, 다당 등이 있다.
화학 물질 등에서는 항체와 결합하여 항원성을 나타내는 것도 있다.

40) 알레르겐 : 알레르기반응에 관여하는 항원. 체내에 알레르겐이 침입하면 항체가 만들어지고, 그 후 다시 동일한 알레르겐이 체내에 들어왔을 때에 알레르기반응을 일으킨다.
① 알레르겐은 식품, 약품, 동물이나 식물의 성분으로, 상당히 분자량이 큰 물질이다.
② 이들 물질의 침입경로는 기도의 점막, 장관, 피부이다.
③ 음식물 성분이 소화작용을 받지 않고 흡수되어 알레르겐으로 작용하면 식사 알레르기가 된다.

41) 감감작(減感作)요법 : 주로 기관지천식 또는 알레르기성 비염 등의 즉시형 알레르기질환에 시행하는 면역학적 치료법.
① 질환 : 체외에서 침입하는 항원(알레르겐)에 대해 인체의 면역작용이 과잉으로 반응하여 일어나는 병이므로 치료원칙은 알레르겐의 제거가 제일이지만 완전한 제거는 곤란하므로 미량의 알레르겐을 장기간에 걸쳐 피하주사 함으로써 인체의 면역반응을 완화시키려는 것이다.

약물요법 등이 있다.

전문진료 분야로는 건선, 광과민질환, 접촉피부염, 모발 및 조갑질환, 피부종양, 하지의 염증성결절, 백반증, 유전성 질환, 아토피피부염, 수포성 및 결체조직 질환, 피부의 색소성, 여드름성 질환, 피부외과, 건선, 백반증, 접촉피부염, 알레르기 질환, 모발 질환, 피부종양, 유전성 질환, 생소성 질환, 피부노화 등 광범위한 피부 질환들을 다루고 있다.

1. 치료항목

작은 물집들이 띠 모양으로 발생하는 대상포진, 국한성 만성염증성 질환인 여드름, 표피가 국부적으로 증식하여 각질이 비후하는 질환인 사마귀, 아토피피부염, 피부진균증, 건선, 백반증[42], 알레르기 접촉피부염, 알레르기비염, 천식, 알레르기결막염 등이 있다.

(1) 피부노화 분야

피부노화는 나이가 들어가면서 자연스럽게 나타나는 피부의 유형과 무형의 변화이다. 젊다고 하여 피부에 관심을 가지지 않고 부주의한 생활습관을 가지게 되면 노년이 아니라도 조기에 발생할 수 있다.

① 잔주름, 피부건조증, 탄력감소 등이 특징인 피부노화는 세월이 흘러감에 따라 피부가 자연적으로 노화되는 현상으로 내인성 피부노화, 햇빛에 포함된 자외선에 의한 노화현상인 광노화, 그리고 열에 의한 피부노화 등으로 나눌 수 있다.

② 피부노화의 기전, 촉진 및 억제요인을 연구하고 피부노화 억제효능을 가진 각종 화학물질을 개발하고 연구하며 레티노이드 도포, 보톡스와 필러주사 그리고 고주파치료기 등을 통해 치료하는 분야이다. [그림 4-71]과 같이 잔주름, 탄력감소, 피부건조증 등을 진료하고 있다.

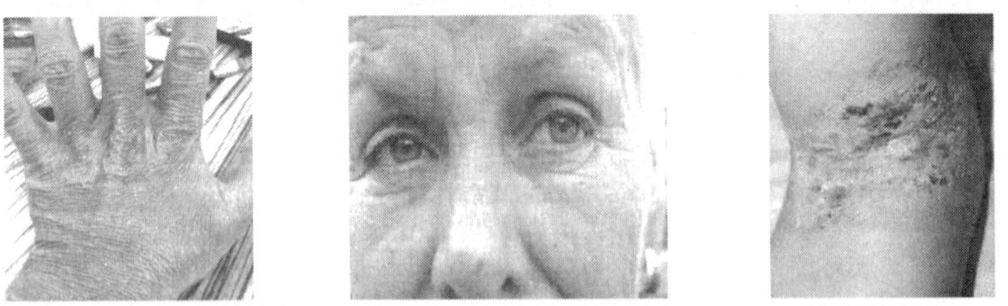

(a) 피부노화 (b) 피부건조증

[그림 4-71] 피부노화 분야

---

② 화분증의 경우에도 농도가 엷은 화분 엑기스를 주사하여 조금씩 농도를 올려 화분에 반응하지 않는 체질로 바꾸는 감감작요법을 사용하는 경우가 많은데, 효과가 나타나기까지는 수개월이 소요되며 증상이 완화되어도 1~2년 지속해야 하는 난점이 있다.

42) 백반증 : 표피의 멜라닌세포의 소실에 의해 다양한 크기와 형태의 백색반들이 피부에 나타나는 후천 탈색소 질환이다.

(2) 피부병리 및 피부종양 분야

피부병리학은 현미경적 수준에서 피부 질환을 연구하는 학문으로 피부조직 검사를 통하여 진단을 내리는 것과 세포 수준에서의 피부 질환 원인을 연구하는 것을 포함한다.

① 현미경적 검사를 통해 질환의 조직변화를 알 수 있으며 진단을 정확히 할 수 있다.

② 피부조직 검사에서 얻어진 조직으로 면역형광염색, 전자현미경 검사, 유세포분석(Flow Cytometry) 등을 시행하여 진단 및 병인 기전의 규명에 도움을 얻을 수 있다.

③ 양성 및 악성표피종양, 피부부속기의 종양, 섬유조직종양, 혈관조직의 종양, 양성 멜라닌세포종양 및 악성흑색종, 전이 피부암 등의 피부종양을 도포제, 냉동치료, 광역동치료, 수술적 치료 등으로 치료하고 있다(그림 4-72).

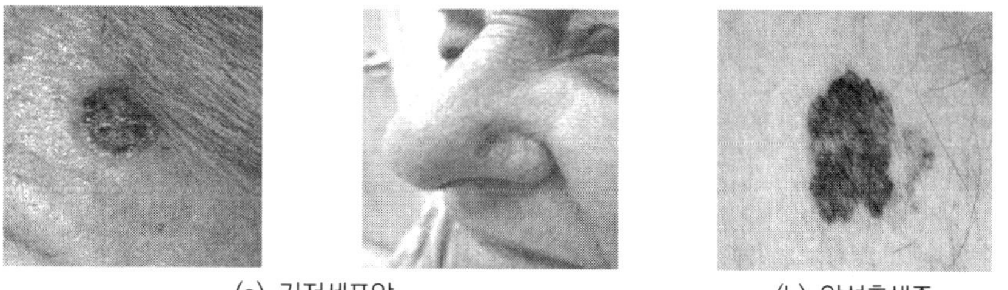

(a) 기저세포암　(b) 악성흑색종

[그림 4-72] 피부병리 및 피부종양 분야

(3) 광의학 분야

자외선과 가시광선을 바탕으로 한 광선이 인간에게 미치는 생물학적 영향을 규명함과 동시에 인간 건강과의 관련을 연구하는 새로운 의학의 한 분야이다.

인간의 피부에 미치는 여러 가지의 광생물학적 현상을 연구하고 현상에 기초하여 광선이 일으키는 피부과적 질병의 원인을 규명한다. 이를 [그림 4-73]과 같이 진단, 예방 및 치료하며 아울러서 광선을 이용하여 피부과적 질병을 치료하는 것과 같이 광선과 피부 건강과의 관련성을 연구하는 피부과학의 한 전문 분야이다.

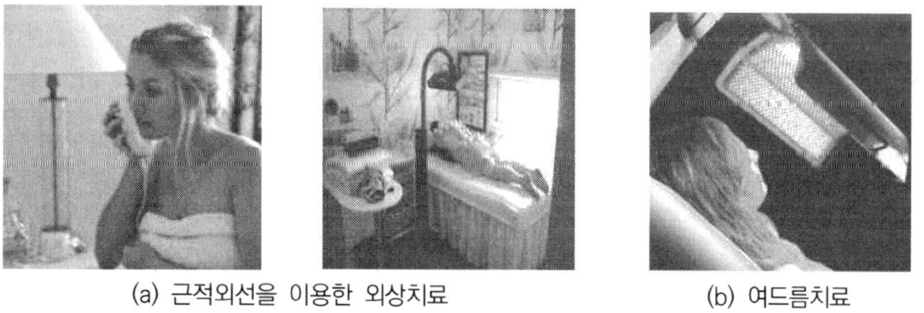

(a) 근적외선을 이용한 외상치료　(b) 여드름치료

[그림 4-73] 광의학 분야

(4) 건선 및 구진인설성 질환 분야

피부병의 주 병변이 인설을 동반한 구진이나 판으로 나타나는 경우에 구진인설성 질환이라고 한다.

① 건선, 유건선, 편평태선, 장미색비강진, 모공성홍색비강진 등이 포함된다.

② 건선은 [그림 4-74]와 같이 전체 인구 중의 2[%] 정도의 빈도를 차지하는 비교적 흔한 질환으로 악화와 호전이 반복되는 만성 질환으로 병변의 형태, 침범 부위와 면적에 따라서 국소도포제, 경구제, 생물학적 제제, 광선요법 등으로 치료한다.

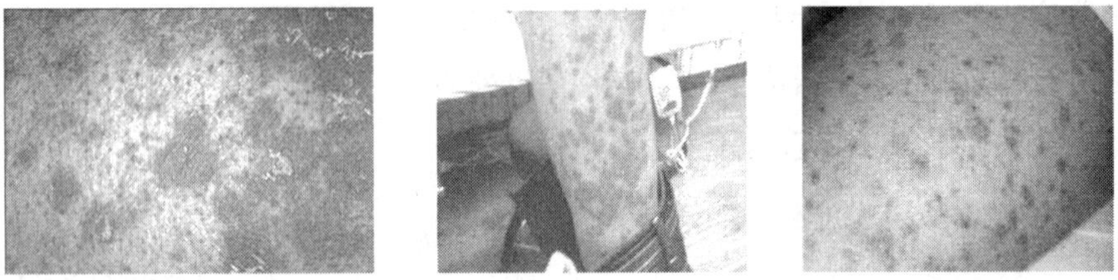

(a) 모공성 홍색 비강진　(b) 건 선　(c) 유건선

[그림 4-74] 건선 및 구진인설성 질환 분야

(5) 아토피피부염 분야

'아토피'란 그리스어로 비정상적인 반응이다.

① 아토피피부염을 가진 사람들은 비정상적으로 가렵고 참을 수가 없어 긁게 된다.
   ㉠ 유아에게만 걸리는 것으로 알고 있으나 성인에게도 자주 발견된다.
   ㉡ 만성 혹은 재발성피부염으로 매우 흔한 질환이다.
   ㉢ 소양증이 심한 습진이 발생하고 기관지천식, 아토피 질환의 과거력이나 가족력이 있는 사람에게 흔히 나타난다.
   ㉣ 국소 스테로이드 제제는 기본적인 치료약제이며 항히스타민제 복용은 소양증을 감소시키는데 도움이 된다.
   ㉤ 최근에는 국소 및 경구면역억제제 등을 치료에 이용하고 있다.

② 아토피피부염 : 아토피 또는 아토피증후군은 알레르기 항원에 대한 직접 접촉없이 신체가 극도로 민감해지는 알레르기 반응을 일으킨다(그림 4-75).

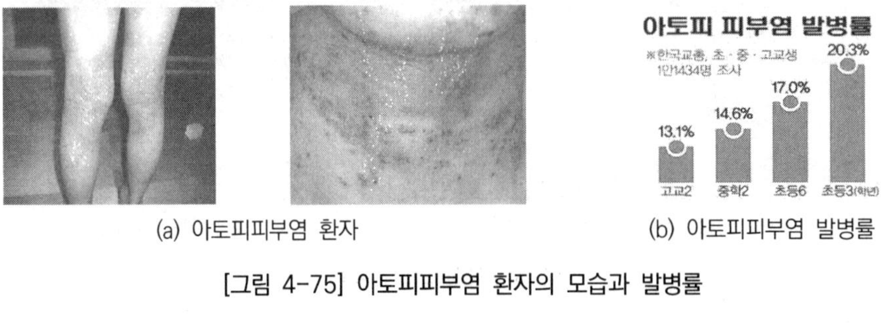

(a) 아토피피부염 환자　(b) 아토피피부염 발병률

[그림 4-75] 아토피피부염 환자의 모습과 발병률

㉠ 유전적 영향이 큰 아토피의 증상으로는 아토피성피부염, 알레르기성결막염, 알레르기성 비염 그리고 천식이 있다.

㉡ 유아기에는 얼굴과 팔다리의 펼쳐진 쪽 부분에 습진으로 시작되지만, 성장하면서 특징적으로 팔이 굽혀지는 부분과 무릎 뒤의 굽혀지는 부위에 습진의 형태로 나타나게 되며 많은 경우에도 성장하면서 자연히 호전되는 경향을 보인다(그림 4-76).

㉢ 어른의 경우 접히는 부위 피부가 두꺼워지는 태선화(Lichenification)[43]가 나타나고 유소아기에 비해 얼굴에 습진이 생기는 경우가 많다.

㉣ 세계적으로 증가하는 추세이며 유병률이 인구의 20[%]라는 보고도 있다. 아토피라는 용어는 코카콜라사가 1923년에 만들어냈다.

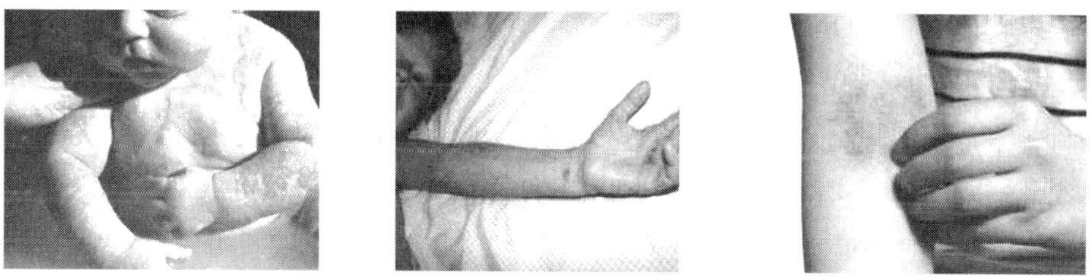

(a) 유아의 아토피염증 (b) 아토피의 주요 분포 부위

[그림 4-76] 아토피염증 및 주요 분포 부위

(6) 접촉피부염 및 피부알레르기 분야

① 알레르기 접촉피부염 : 알레르겐(알레르기성 접촉피부염)이나 자극원(자극성 접촉피부염)에 노출되었을 때의 피부반응을 가리키는 용어이다(그림 4-77).

㉠ 광독성(Phototoxic)[44] 접촉피부염 : 알레르겐이나 자극원이 햇볕에 의해 활성화되었을 때 나타난다.

㉡ 알레르기 분야 : 접촉피부염, 지루피부염, 두드러기, 아토피피부염, 약진 등을 진단 및 치료하고 있다.

㉢ 피부단자검사, 피부첩포검사, 자가혈청검사, 피부조직검사, 항원특이 IgE 검사와 기타 면역학적 검사를 시행하고 있으며 치료로는 경구제 및 국소도포제 이외에도 탈감작치료, 각종면역조절요법과 피부관리교육을 시행하고 있다.

㉣ 증상에 따라 급성접촉피부염과, 만성접촉피부염으로 나눈다.

43) 태선화(lichenification) : 단단하고 거친 잔주름들이 커져서 더 뚜렷이 나타나는 현상이다.

44) 광독성(Phototoxic) : 염증이 생기지 않을 정도의 파장과 양의 광선조사를 받아서 피부에 염증이 생겼을 때 광증감효과에 따른 경우로, 누구에게나 나타날 수 있다. 원인물질은 콜타르유도체인 안트라신, 아크리딘, 페난트린, 피리딘 등이 있다.

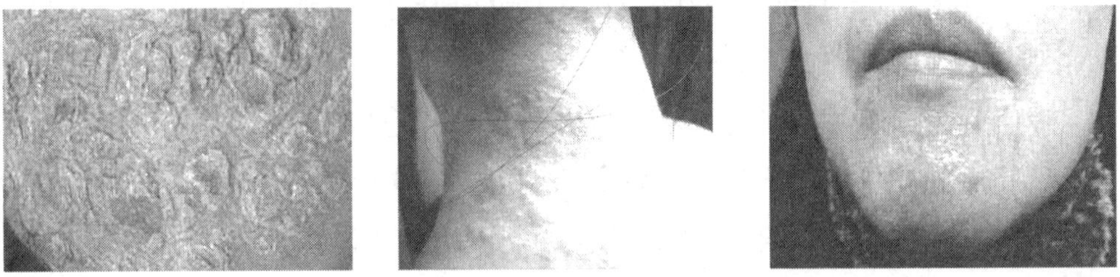

(a) 지루피부염 (b) 두드러기 (c) 아토피피부염

[그림 4-77] 접촉피부염 및 피부알레르기 분야

② 알레르기비염 : 코점막이 특정 물질에 대하여 과민반응을 나타내는 것으로 알레르기를 일으키는 원인물질(항원)이 코점막에 노출된 후 자극 부위로 염증세포가 몰려들어 다양한 매개물질에 의하여 염증반응이 발생하는 질환이다.

㉠ 연속적으로 일어나는 발작적인 재채기, 맑은 콧물, 코막힘 등의 세가지 주요 증상 중 두가지 이상의 증상을 가지고 있을 때 알레르기비염을 의심할 수 있다.

㉡ 특징적인 증상 외에도 코 주위 가려움, 두통, 후각감퇴 등의 증상이 동반할 수 있으며 합병증으로 [그림 4-78]과 같이 중이염[45], 부비동염[46], 인후두염[47] 등이 동반될 수 있다.

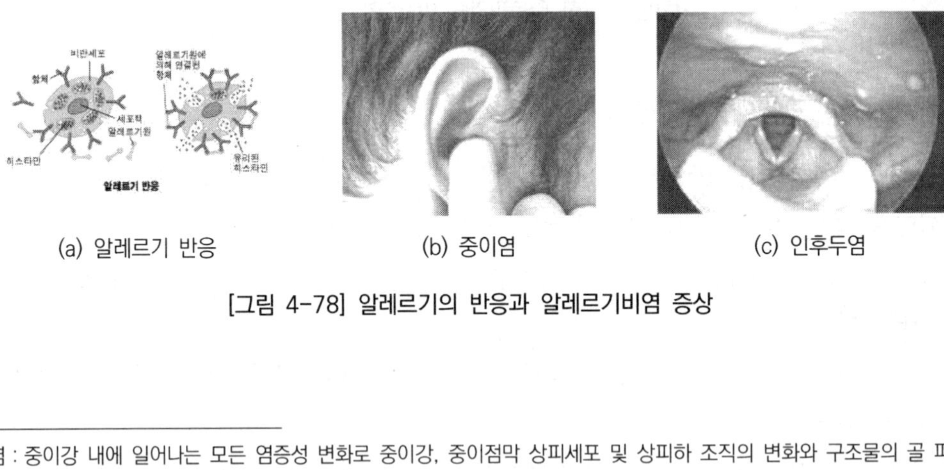

(a) 알레르기 반응 (b) 중이염 (c) 인후두염

[그림 4-78] 알레르기의 반응과 알레르기비염 증상

---

45) 중이염 : 중이강 내에 일어나는 모든 염증성 변화로 중이강, 중이점막 상피세포 및 상피하 조직의 변화와 구조물의 골 파괴 징후를 동반하는 조직 변화를 보인다. 중이염의 분류에는 여러 가지 기준이 있다.

① 발병 시기에 따라서는 급성 중이염, 아급성 중이염, 만성 중이염으로 구분할 수 있는데, 이러한 분류 방법은 동물실험을 통하여 실험적으로 유발된 중이염에는 적용할 수 있지만, 실제로 임상에서 환자를 진단할 때는 발병 시기를 정하는 데 문제가 있기 때문에 적용에 한계가 있다.

② 임상 증상에 따라 급성 중이염, 삼출성 중이염, 만성 중이염으로 분류한다. 만성 중이염은 고막이 천공(구멍이 뚫림)된 징후를 보이는 천공성(비진주종성) 만성 중이염과 고막의 천공 유무와 관계 없이 진주종 형성이 나타나는 진주종성 만성 중이염으로 나눈다.

46) 부비동염 : 부비동 점막에 급성으로 발생한 염증성 질환으로, 질환 기간이 4주 이내로 후유증이 남지 않고 완전 회복되는 경우이다. 염증 과정은 내과적 치료로 회복이 가능하다.

47) 인후두염 : 흔히 감기, 목 감기, 상기도 감염에 해당하는 질병으로 베타 용혈성 사슬알균, 포도알균, 폐렴알균, 헤모필루스균과 혐기성 균주와 같은 세균 또는 인플루엔자 바이러스, 단순포진 바이러스, 파라인플루엔자 바이러스, 콕사키 바이러스, 에코 바이러스 등으로 인하여 인두, 후두를 포함한 상기도 점막에 생기는 염증성 반응이다.

③ 알레르기결막염 : 아토피와 알레르기는 종종 서로 같은 뜻으로 사용하는데, 우리 몸의 방어역할을 하는 여러 면역세포들이 특정 외부 항원을 인식하게 되어 나타나는 일종의 과민반응이다. 이러한 알레르기 유발 항원이 눈의 결막[48]에 접촉하여 결막에 과민반응을 유발하여 발생한 염증 질환을 [그림 4-79]와 같이 알레르기결막염이라고 한다.

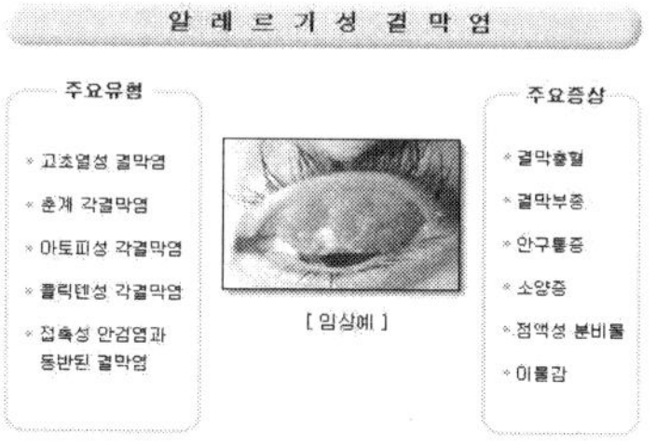

(a) 알레르기결막염의 주요 유형과 증상

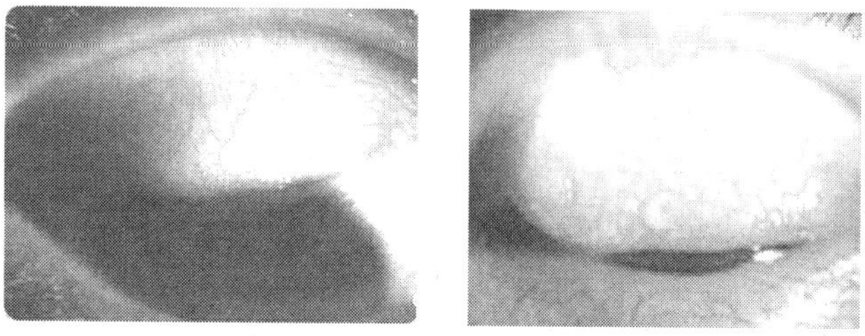
(b) 알레르기결막염에서 결막유두반응

[그림 4-79] 알레르기결막염의 주요 유형과 증상, 결막유두반응

(7) 백반증 분야

백반증은 멜라닌색소랑 큰 관련이 있다.

① 멜라닌세포의 파괴로 인하여 여러 가지 크기 및 형태의 백색반점이 피부에 나타나며, 후천성 탈색소성 질환인 백반증의 다양한 내·외과적 치료를 시행한다.

㉠ 스테로이드제 도포와 같은 각종 약물요법과 엑시머 레이저 치료 및 표피 이식술 등의 수술요법을 시행하며, 최신 의료기술인 색소세포(멜라닌세포) 배양기술을 이용한 기타 치료법에 불응하는 백반증환자에 대한 치료를 시행하고 있다.

㉡ 부분 백반증의 원인은 멜라닌세포[49]를 공격하는 자가면역 질환이라고도 한다.

㉢ 미용적 뿐만 아니라 자외선에 노출되면 피부암에 걸릴 위험이 있으므로 백반증환자는 [그림 4-80]과 같이 햇볕을 조심해야만 한다

② 난치병으로 여러 가지 치료방법이 있지만 큰 효과는 보기 어렵다.

③ 팝가수 마이클 잭슨이나 뉴스 앵커 리 토마스가 백반증 환자로 유명하다.

---

48) 결막 : 눈꺼풀의 안쪽과 안구의 흰 부분을 덮고 있는 얇고 투명한 점막으로 각막(검은자위)의 가장자리까지 분포한다.
① 결막을 이루는 일부 세포는 눈물 성분 중 점액을 만들어 분비한다.
② 결막은 항상 외부환경에 노출되어 있기 때문에 외부 환경으로부터 눈을 보호하는 기능을 한다.

49) 멜라닌 세포 : 특수한 멜라닌 함유소 기관인 멜라닌소체를 생합성하는 색소세포. 멜라닌소체의 전단계 과립인 프레멜라닌소체만을 최종산물로 생합성하는 세포도 포함된다.
① 세포는 피부의 기저층에 존재하여 수지상(樹枝狀) 돌기가 있다.
② 세포간교가 결실되어 장원섬유가 없다.
③ 피부의 동결절편에 도파(Dopa)를 걸면 이 세포는 도파를 멜라닌으로 변화시키기 때문에 포체가 검게 된다.
④ 멜라닌합성효소, 티로시나아제의 활성이 크다.

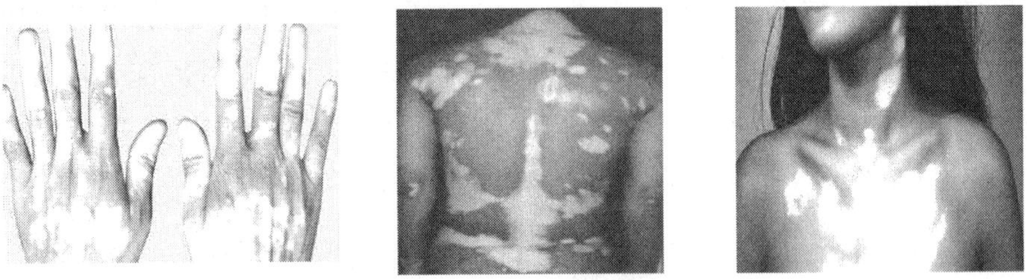

[그림 4-80] 백반증 분야

(8) 결체조직 질환 및 수포성피부 질환 분야

① 결체조직 질환 : 홍반성 루푸스, 전신성 경피증, 피부근염 등의 신체의 여러 부위에 분포하는 교원 섬유소양 변성과 혈관의 병변을 특징으로 한다. 여러 가지 자가 항체가 발견되는 질환으로 피부에도 각종 증상을 야기하는데 전신적 스테로이드제 및 각종 면역조절제로 치료하고 있다.

② 수포성피부 질환 : 천포창, 수포성 유천포창 후천성 수포성 표피박리증 등이 있으며 조직 검사 및 면역 형광 염색을 통해 진단하며 치료제는 결체조직 질환 치료제와 유사하다(그림 4-81).

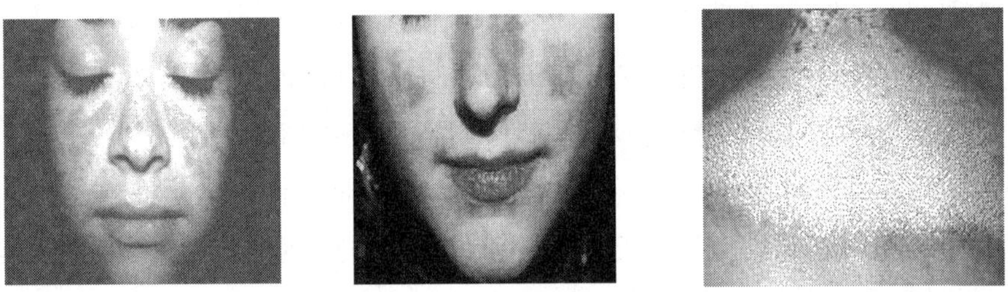

(a) 홍반성 루푸스　　　　(b) 전신성 경피증

[그림 4-81] 결체조직 질환 및 수포성피부 질환 분야

(9) 여드름 분야

여드름은 털을 만드는 모낭에 붙어있는 피지선에서 발생하는 만성염증성 질환이다.

① 사춘기에 발생하지만 어른들에게도 나타날 수 있다. 잘 생기는 곳은 얼굴, 목, 등, 가슴 등과 같이 유분이 많은 피부 부위이다.

㉠ 정상상태에서는 피지는 모낭벽을 따라 위로 올라가 피부를 통해 밖으로 배출되게 되지만 피지가 피부 밖으로 배출되지 못하고 모낭 주위에 갇히게 되면 염증을 불러일으키는 박테리아가 번식하게 되어 여드름이 된다.

㉡ 고름물집, 결절, 거짓낭, 면포성, 구진성, 염증성, 낭종성 여드름, 여드름 흉터 등 다양한 형태로 나타나는데 치료를 하면 다양한 피부의 변화가 나타나고 증상은 흉터를 남길 수 있다.

㉢ 피부관리체계 및 장비를 이용하여 각 환자의 여드름상태를 평가하고 여드름 흉터로 고민하고 있는 환자를 위해 어비움-야그 레이저와 울트라펄스 탄산가스 레이저, 프랙셔널 레이저를 이용한 외과적 시술 및 진피 대체물 주입술 등을 시행하고 있다.

㉣ 결절 혹은 가성낭종[50]이 발생하고 활동성 병변의 후유증으로 소와성[51] 혹은 비후성 반흔[52]을 남기기도 한다.

㉤ 피지의 증가, 모낭 내 이상 각화, Propionibacterium Acnes의 군락 형성, 호르몬의 불균형, 염증반응 등의 다양한 인자가 관여하여 임상증상이 나타난다.

② 여드름은 사춘기 한 때 지나가는 청춘의 심벌로만 인식하는 사람이 많지만 여드름은 50대에서도 나타나는 대표적인 염증성 질환이다.

③ 기본 병변인 면포는 모낭주위가 딱딱해지는 각화현상이 일어나 각질과 피지가 뭉쳐지며 그 주위의 염증에 의해서 구진, 농포, 낭포, 결절 등이 발생한다.

㉠ 심하지 않은 여드름은 면포가 주된 병변이지만 좀 더 심할 경우에는 농포와 구진이 주된 병변이다.

㉡ 중등도[53]에서는 [그림 4-82]와 같이 낭포성 병변이 발생하기도 한다.

④ 여드름 치료에 쓰이는 약은 크게 두종류를 사용한다.

㉠ 여드름 세균에 대한 살균작용이 있고 유리지방산[54]의 생성을 막아 염증을 줄여주는 약제와 피지조절을 위해서 피지생성을 억제하는 약을 사용한다.

㉡ 약은 비타민 A를 변형시켜서 만든 약으로 피지분비를 줄이는 데에 뛰어난 효과를 나타내기 때문에 피지조절, 나아가서는 여드름의 치료에 아주 효과적이다.

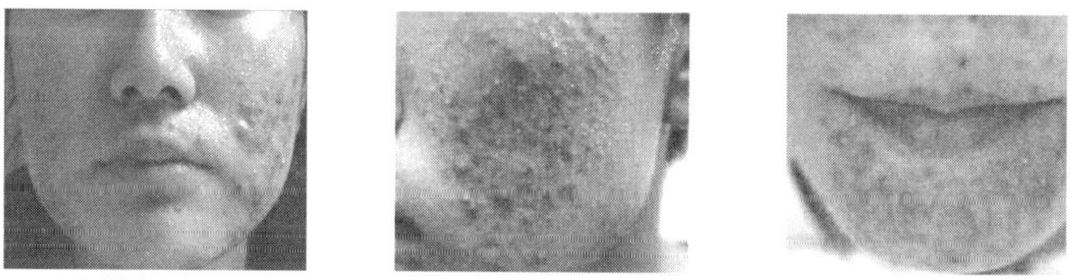

(a) 염증성 여드름 (b) 농포성 여드름 (c) 낭포성 여드름

[그림 4-82] 여드름 분야

50) 가성 낭종 : 액체를 둘러싸고 있는 부분이 진정한 세포가 아니고 염증에 의하여 2차적으로 형성된 섬유조직이기 때문이다.
51) 소와성 : 섭취(攝取)한 음식물을 분해하고 흡수하는 성질이다.
52) 비후성 반흔 : 몸집이 크고 두툼한 상처나 부스럼 따위가 다 나은 뒤에 남은 자국이다.
53) 중등도 : 코메도와 염증성 구진색이 빨갛고 위로 올라온 모양이다.
54) 유리지방산 : 생체 내에서 글리세롤이나 고급 알코올과 결합한 에스터 형태를 갖는 대부분의 지방산과 달리 지방산 그대로 존재하는 극히 일부분의 지방산이다.

(10) 피부혈관 질환 분야

피부의 혈관에 질환이 생기는 것으로 [그림 4-83]과 같이 주사, 혈관종, 화염상 모반 등의 혈관 기형, 안면 홍조, 얼굴의 모세혈관 확장, 정맥류, 혈관염, 자반증 등의 각종 피부혈관 질환을 진단하여 약물요법, 스테로이드제 국소주사, 레이저 등으로 치료하고 있다.

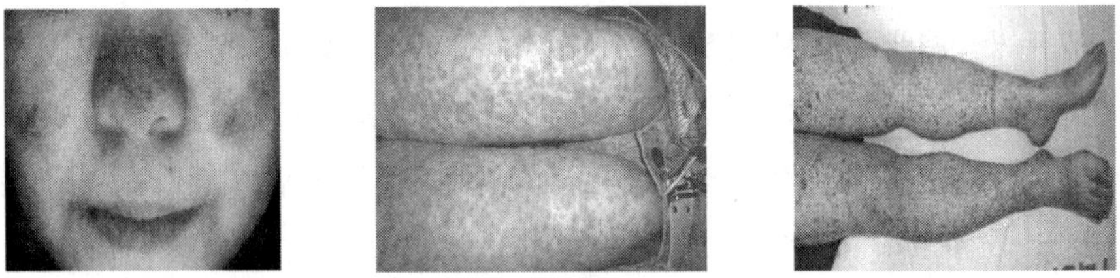

(a) 안면홍조 (b) 자반증 (c)혈관염

[그림 4-83] 피부혈관 질환 분야

① 피부진균증 : 진균(곰팡이)에 의해 생기는 전염성피부 질환으로 백선, 황선, 전풍, 과상윤선, 피부칸디다증[55], 스포로트리코시스[56], 크로모마이코시스[57] 등이 있다. 모든 병원성 진균이 원인균으로 될 수 있고, 빈도는 불완전균종에 속하는 피부계상균에 의해 생기는 백선이 더욱 많다. 방선균류는 현재 세균류에 분류되어 있지만 관습적으로 본균에 의해 생기는 피부병변은 [그림 4-84]와 같이 피부진균증으로서 취급되고 있다.

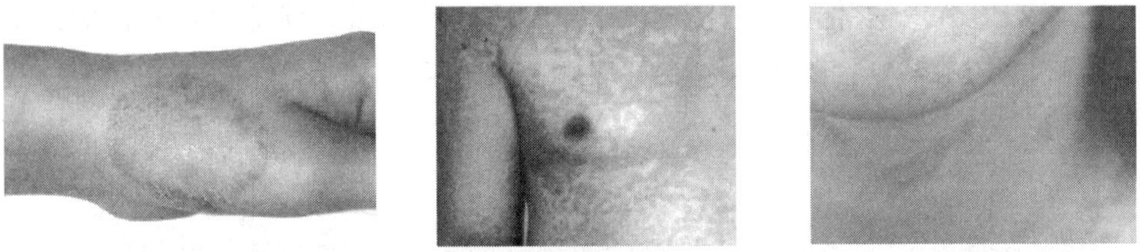

[그림 4-84] 피부진균증

② 건선 : 은백색의 비늘로 덮여 있고 경계가 뚜렷하며 크기가 다양한 붉은색의 구진이나 판을 이루는 발진이 전신의 피부에 반복적으로 발생하는 만성염증성 피부병이다. 조직학적으로 표피의 증식과 진피의 염증을 특징으로 하며, 인구의 1~2[%]의 빈도로 나타난다(그림 4-85).

55) 피부칸디다증 : 효모성 진균인 칸디다에 의해 생긴 피부 진균증이다.
56) 스포로트리코시스 : 흙이나 장미나무가시, 물이끼 등에 부생하고 있는 스포르트리코스 센키라는 진균이 작은 상처에 침입하여 일으키는 피부질환이다.
57) 크로모마이코시스 : 색소효모균증(色素酵母菌症)이다.

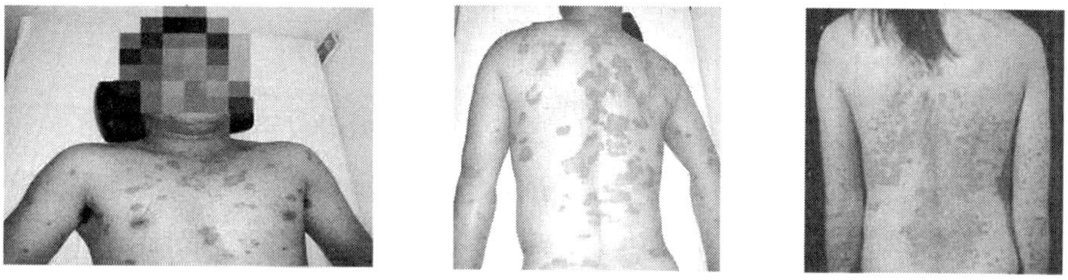

[그림 4-85] 건 선

(11) 감염성피부 질환 분야

세균감염증 및 마이코박테리움질환[58], 피부진균증(발백선, 손발톱백선), 바이러스성 질환(사마귀, 대상포진), 첨규콘딜롬 등의 [그림 4-86]과 같이 바이러스 질환이 있고 피부나 발톱부위에 곰팡이가 감염되는 질환이 있다. 또한 곤충과 기생충 질환 및 성인성 질환 등의 각종 감염성피부 질환을 다루는 분야이다.

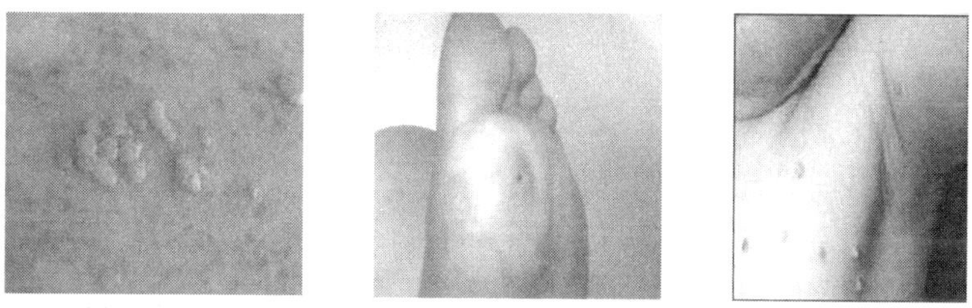

(a) 대상포진 (b) 사마귀

[그림 4-86] 감염성피부 질환 분야

① 대상포진 : 작은 물집들이 띠 모양으로 발생하는 질환으로 통증이 매우 심한 것이 특징이다.
   ㉠ 몸의 오른쪽 또는 왼쪽 중 한쪽만 발생하며 신경이 분포하는 피부에만 발생한다.
   ㉡ 대상포진의 발생원인 : 어릴 때 수두의 원인이 되는 바이러스와 같은 것으로 수두가 치료된 후에도 바이러스가 사라지지 않고 신경조직에 잠복해 남아 있다가 오랜 잠복기를 거쳐 나이가 들거나, 면역기능이 떨어지면 잠복하고 있던 바이러스가 활동하게 되고 피부신경을 따라 피부에 도달하여 대상포진을 일으킨다.
   ㉢ 항바이러스 약물을 수포 형성하고 난 뒤 72시간 이내에 투여하면 피부병변의 치유를 촉진시키며, 급성 동통의 기간을 줄이고 포진 후 동통의 발생빈도를 줄일 수 있다.
   ㉣ 50세 이상 노인, 안구대상포진 환자나 면역 억제된 환자의 대상포진에서는 반드시 입원하여 항바이러스제제를 정맥내로 투여하여 합병증 발생을 최소화하여야 한다.

58) 마이코 박테리움 질환 : 방선균목에 속하는 것으로서 가늘고 꼿꼿하거나 또는 약간 만곡된 간균으로 불규칙한 분지를 나타내며 염기성 아닐린 염색으로 염색이 가능하다. 대표적인 균은 결핵균이다.

② 사마귀 : 표피가 국부적으로 증식하여 각질이 비후하는 질환으로 노출부위인 손, 발, 다리, 얼굴과 접촉이 낮은 성기에 잘 발생한다.

사마귀는 [그림 4-87]과 같이 임상양상과 발생부위에 따라 분류하고 있다.

㉠ 심상성사마귀 : 주로 HPV(2, 4, 27, 29)의 감염에 의한 것으로, 쌀알에서 콩알만 한 크기의 구진이 주로 손과 발에 나고 피부면에서 돌출한 것 같이 도도록(볼록)하다. 중앙부는 거칠고 단단하고 회백색을 나타내며 방치하면 수가 늘어난다.

㉡ 편평사마귀 : HPV(3, 10, 28, 49)의 감염에 의한 것으로, 쌀알 정도의 크기로서 주로 안면에 생기고 피부면보다 약간 도도록하다.

ⓐ 평면은 평탄하고 갈색인 구진(丘疹)이 많이 생긴다.

ⓑ 방치하면 수가 늘어날 뿐만 아니라 치유가 어렵다.

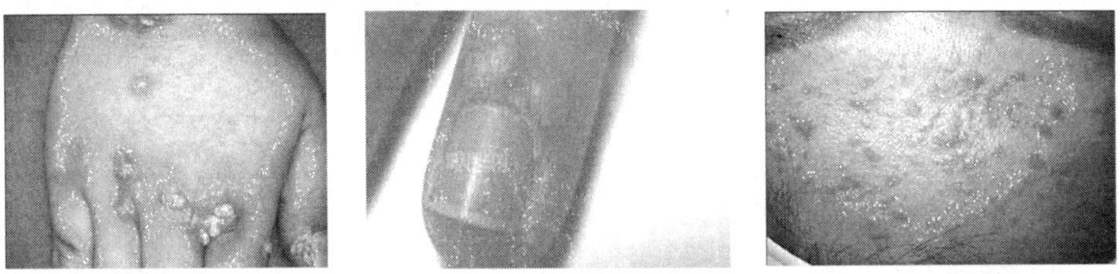

(a) 심상성사마귀 (b) 편평사마귀

[그림 4-87] 사마귀의 종류

(12) 피부외과 분야

피부에 발생하는 양성 혹은 악성종양(흑색종, 편평세포암, 기저세포암 등)에 대한 [그림 4-88]과 같이 외과적인 제거수술 및 피부이식술, 창상 복원술을 시행하고 있다.

① 지방 흡입술, 지방 이식, 보톡스와 필러 주사, 실을 이용한 주름 제거술, 액취증 수술, 흉터 성형술 등의 미용적인 목적의 수술도 피부외과수술에 포함된다.

② 흑색종, 기저세포암, 주름제거, 흉터 성형 등이 이에 해당한다.

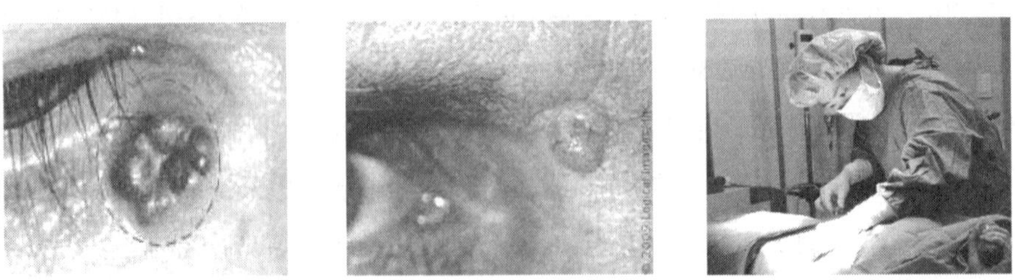

(a) 기저세포암 (b) 지방흡입술

[그림 4-88] 피부외과 분야

(13) 기미 및 색소성 질환 분야

첨단 의학적인 치료용 레이저 기종(색소레이저, 혈관레이저, 이산화탄소레이저, 프랙셔널레이저) 들을 이용하여 점, 기미, 잡티 등의 치료를 시행한다(그림 4-89).

미백제의 피부 전기영동치료 또는 초음파침투치료를 추가적으로 시행하기도 한다.

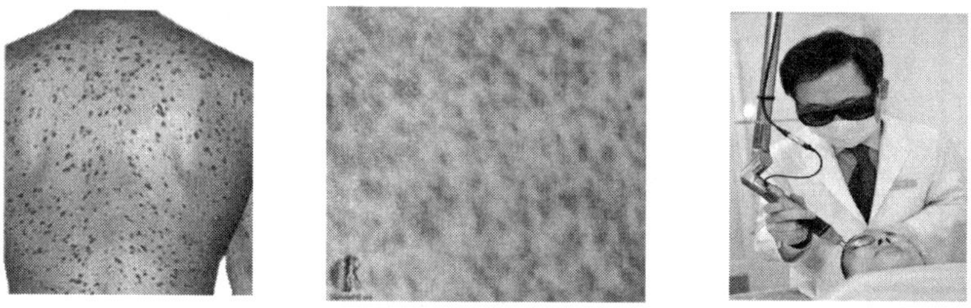

(a) 색소성 두드러기　　(b) 기미 제거시술

[그림 4-89] 기미 및 색소성 질환 분야

(14) 모발 분야

탈모에 대한 진단, 치료, 예방, 이식수술을 시행한다.

① 원형탈모, 남성형탈모, 여성형탈모, 휴지기탈모, 반흔성탈모 등 [그림 4-90]과 같이 다양한 원인의 탈모에 대한 진단 및 치료를 시행하고 탈모가 일어난 원인에 따라서 경구약, 도포제, 주사요법, 면역치료 등으로 치료 방법이 달라지게 된다.

② 남성형탈모, 무모증, 빈모증 등 다양한 신체부위의 탈모에 대한 모발 이식수술을 시행할 수 있다.

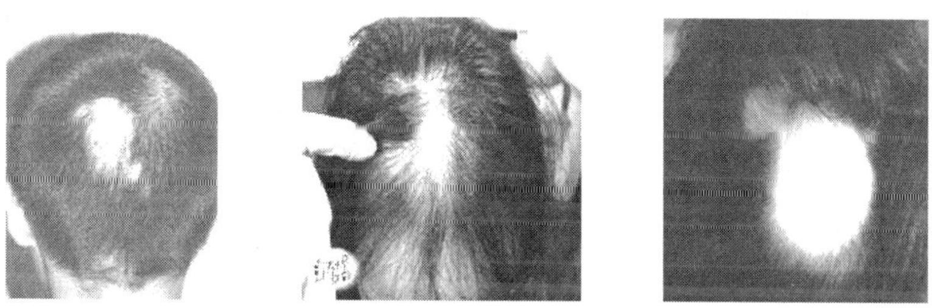

(a) 반흔성탈모　　(b) 여성형탈모　　(c) 원형탈모

[그림 4-90] 모발 분야

(15) 레이저 분야

여러 파장대의 각종 레이저장비를 이용하여 혈관성 질환, 색소성 질환, 여드름 및 각종흉터, 주름과 모공 같은 피부노화, [그림 4-91]과 같이 문신 및 각종의 피부종양, 색소성 질환을 치료하는

분야이다.

이산화탄소레이저, 엔디야그레이저, 어븀야그레이저, 알렉산드라이트레이저, 색소레이저, 프랙셔널레이저와 광의의 레이저 개념으로서의 아이피엘과 고주파치료기기 등이 사용되고 있다.

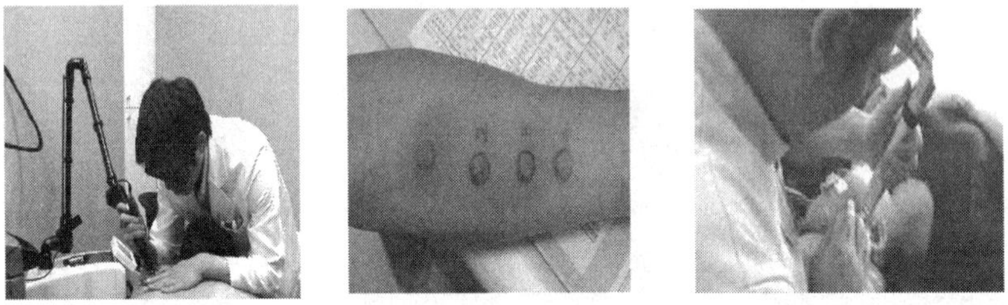

(a) 문신제거 (b) 피부종양 (c) 여드름자국 제거

[그림 4-91] 레이저 분야

(16) 피부과 진료과목

피부노화 분야, 피부병리 및 피부종양 분야, 광의학 분야, 건선 및 구진인설성피부 질환 분야, 아토피피부염 분야, 접촉피부염 및 피부알레르기 분야, 백반증 분야, 결체조직 질환 및 수포성피부 질환 분야, 여드름 분야, 피부혈관 질환 분야, 감염성피부 질환 분야, 피부외과 분야, 기미 및 색소성 질환 분야, 모발 분야, 레이저 분야, 피부 및 피부부속기에 증상이 나타나는 모든 질환 및 발병하는 부위나 증상, 원인, 대상 등에 따라 다양하게 구분될 수 있으며 〈표 4-2〉와 같다.

〈표 4-2〉 피부과에서 진료하는 분야

쇼그렌 증후군, 피부근육염, 베체트병, 아토피성 피부염, 콜린성 두드러기, 만성두드러기, 약물발진, 스티븐존슨증후군, 접촉성 피부염, 지루성 피부염, 탈락[박탈]피부염, 봉와직염, 헤르페스 바이러스 감염, 대상포진, 백반증, 여드름, 모낭염, 피부암, 사마귀, 건선, 욕창, 흉터, 피부의 양성종양, 노안 얼굴, 취한증, 두드러기, 무좀, 조갑백선, 탈모, 기저세포 암종, 피부의 큰 종기, 피부 농양, 기저귀(냅킨) 피부염, 표피낭종, 한선염, 천포창, 잔비늘증, 옴, 수부 습진, 농가진, 모반, 조갑주위염, 두부 백선, 화염상 모반, 조갑이영양증, 구순염, 구순포진, 모공 각화증, 피부건조증, 티눈 및 굳은 살, 피부염, 간찰성 홍반, 상피내 신생물, 내향성 손발톱, 악성 흑색종, 색소 세포성 모반, 땀띠, 소양증, 광선각화증, 백피증, 무모증, 비듬, 습진, 다모증, 안면다한증, 주근깨, 안면홍조증, 어린선, 켈로이드, 만성단순태선, 비립종, 오타모반, 오타씨 모반, 사면발이증, 주사비, 쥐젖, 한관종, 안검황색종, 카포시 육종, 기미, 한포진, 태열, 파라핀종, 사타구니 백선, 스터지웨버 증후군, 피부 섬유육종, 편평 태선, 섬유종 등

제 5 절 산부인과(Obstetrics and Gynecology)

산부인과는 임신 및 출산과 부인을 다루는 의술의 한 부문인 병원부서이다. 여성의 생식기에 대한 질병을 다루며 모든 여성을 대상으로 결혼, 임신, 분만, 산욕, 폐경, 불임 및 여성의 자궁, 난소, 난관, 기타 자궁부속기 등에 이상이 있는 질환을 가진 환자를 진단하고 약물요법 및 수술요법으로 치료하고 관리하는 과이다.

여성의 생식기능과 연관된 정상 생리 및 질병을 다루고, 크게 산과와 부인과로 구분한다. 진료대상으로 일반부인학과, 악성 생식기종양을 다루는 부인종양학과, 생신내분비학이나 배뇨이상 및 골반장기 탈출증 등을 다루는 비뇨부인과로 나눈다.

1. 산부인과

(1) 산 과

산과는 임신, 출산 등 모체와 태아의 건강을 돌보고 20대와 30대 등 출산연령의 여성을 주로 진료대상이며 임신 전 상담, 정상임신, 임신성당뇨나 임신중독증 등의 고위험임신, 출산 등을 관리한다.

① 주요시술 : 정상분만, 제왕절개 등을 시행한다(그림 4-92).

② 산과의사(Obstetrician) : 임신의 시작에서부터 출산 후 까지 임산부와 태아 및 신생아의 건강을 다루는 의학으로 오늘날의 산과학은 모성태아의학과 주산기학으로 나뉘며 정상 · 비정상 인신부, 태아 및 신생아의 신체구조, 생리, 질병의 진단 및 치료 등을 다루고 있다.

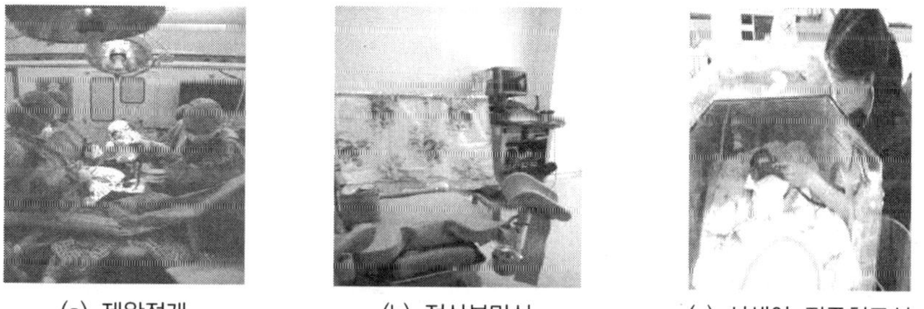

(a) 제왕절개 (b) 정상분만실 (c) 신생아 집중치료실

[그림 4-92] 산 과

(2) 일반부인과

부인과는 성병을 포함한 양성 생식기 질환을 다루고 자궁암등 부인병의 발병률이 높은 40대 이상의 여성을 주로 진료대상으로 한다.

① 자궁근종, 자궁선근증, 난소낭증, 자궁내막증, 골반염 등의 양성질환을 진료한다.

② 주요시술 : 자궁부속기제거술, 인공수정, 요실금수술, 시험관아기시술, 자궁절제술 등이 있다.

③ 부인과의사(Gynecology) : 출산연령에 있는 여성에 중점을 두기 때문에 부인과라고 하지 않고 산부인과라고 하는 경우가 많다. 그 중에서 생식에 관한 사항은 특수성이 있기 때문에 별도로 산과로 독립시키기도 한다.

④ 질염, 골반염, 방광염 등의 염증성 질환 및 난소에 생기는 질환 등은 [그림 4-93]과 같이 적절한 치료를 받으면 잘 치료되는 질환으로 연령에 관계없이 생길 수 있다.

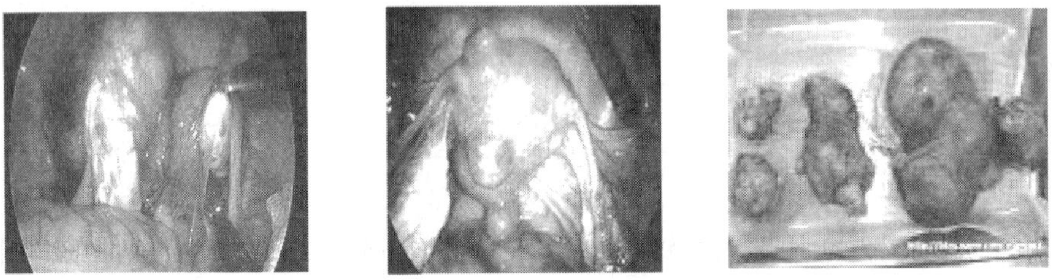

(a) 난소낭종 (b) 자궁근종

[그림 4-93] 일반부인과

(3) 부인종양학과

혈액종양내과 및 치료방사선과와 협력하여 부인암 환자진료를 하고 자궁경부암, 난소암, 자궁내막암, 난소암 등의 악성질환을 진료한다. 또한 호르몬요법, 불임수술, 골다공증 등을 [그림 4-94]와 같이 치료한다.

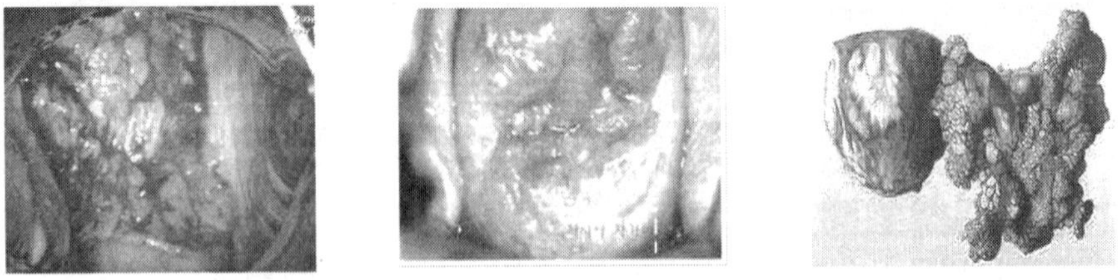

(a) 자궁경부암 (b) 난소암

[그림 4-94] 부인종양학과

(4) 비뇨부인과

여성의 골반근육은 골반장기(방광, 요도, 자궁, 질, 직장 및 항문)를 그물침대 처럼 지지해 주어 중력이나 복압에 대한 버팀목 역할을 함으로써, 소변과 대변을 조절하며 분만 및 성기능에 중요한 역할을 하게 된다.

① 골반근육을 비롯한 지지조직들이 임신, 분만, 노화로 인하여 약해지고 늘어나게 되면 [그림 4-95]와 같이 요실금, 방광 및 직장 탈출증, 변실금, 변비, 성기능장애 등의 문제가 생긴다.

② 공통적으로 골반을 지지하는 조직들이 약해져서 생기는 것이기 때문에 각각 개별적으로 발생하기 보다는 대부분 몇 가지가 함께 발생하게 되는 경우가 많다.

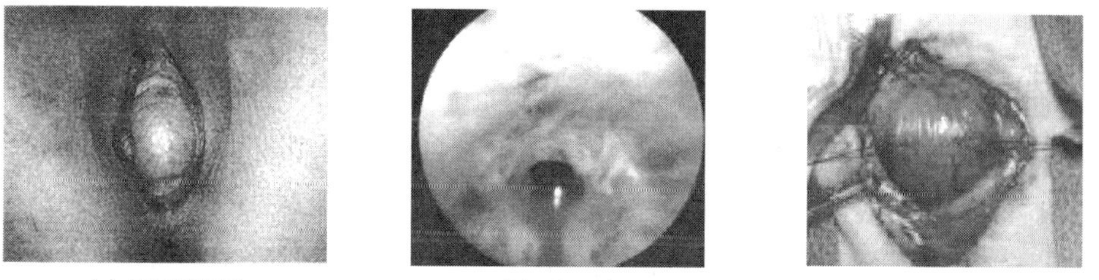

(a) 자궁탈출증　(b) 요도염　(c) 방광염

[그림 4-95] 비뇨부인과

2. 치료항목

임질균에 감염된 성병인 임질, 클라미디아, 자궁경부암의 중요한 원인 인자로 알려진 인유두종 바이러스(HPV), 듀크레간균(Haemophilus Ducreyi)의 감염에 의하여 일어나는 성병인 연성하감, 매독, 헤르페스, 임신진단 등이 있다.

① 산과의사가 치료하는 항목 : 임신, 출산(분만) 등이다.

③ 부인과의사가 치료하는 항목 : 난소암, 임신성 융모성 질환, 비정상 자궁경부세포진, 자궁내막암, 난관임신 등이 있다.

(1) 임 신

난자와 정자의 결합으로 만들어진 수정란이 자궁에 착상하여 [그림 4-96]과 같이 태아로 발육하는 과정이다.

① 임신 초기(시작~14주) : 아주 초기에는 생리가 없는 것 외에 자각 증상이 없는 경우가 많다.

㉠ 일반적으로 6주경부터 입덧이 흔히 발생하고 대개는 별다른 치료가 필요하지 않으나, 정도가 심하여 식사를 거의 못하거나 체중이 감소할 정도라면 수액을 통한 영양주사나 입덧을 줄여주는 약물치료를 하기도 한다.

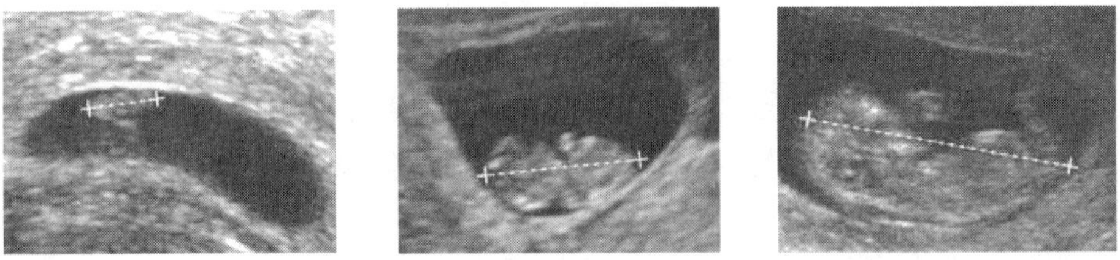

(a) 임신 6주 3일 (b) 임신 9주 3일 (c) 임신 11주 3일

[그림 4-96] 임신 초기(시작~14주)

㉡ 과도하게 체중이 감소하고 식사를 하지 못하는 경우 입원하여 치료하기도 한다.

㉢ 속옷에 묻어나는 정도의 소량의 질 출혈이나 당기거나 찌르는 듯한 느낌의 하복부 불편감이 있을 수 있다.

㉣ 입덧의 경우 16주 이후에는 거의 사라진다.

② 임신 중기(15~28주) : 태아의 성장이 빨라지고 움직임도 왕성해지기 시작한 시기로 [그림 4-97]과 같이 대개 임신 20주를 전후하여 태동을 느끼기 시작한다.

㉠ 임신 중기는 입덧도 사라지고 다른 불편감도 많이 감소하여 임신 기간 중 산모에게 가장 편안한 시기이기도 하다.

㉡ 태동을 느끼기 시작하면서 주위에서도 알아볼 정도로 배가 나오기 시작한다.

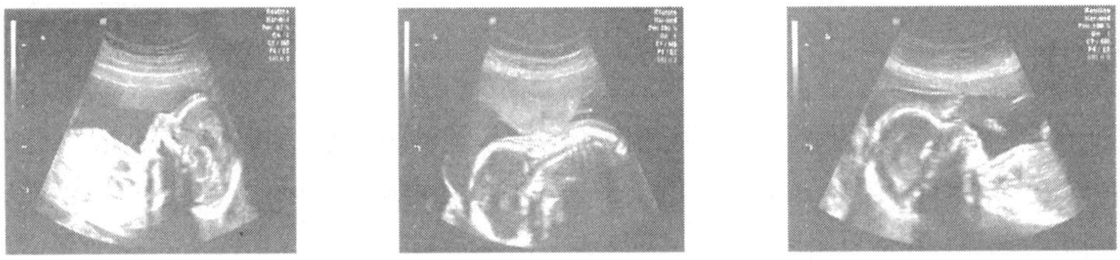

[그림 4-97] 임신 중기(15~28주)

③ 임신 후기(29주~출산) : 임신 후기로 접어들면서 [그림 4-98]과 같이 배가 무거워지고 거동도 불편해진다.

㉠ 임신 후기에는 전체 수분량이 6.5~8.5[ℓ]까지 증가하여 산모의 체중이 증가하고 혈액 희석으로 인한 생리적 빈혈로 어지러움증이 나타나기도 한다.

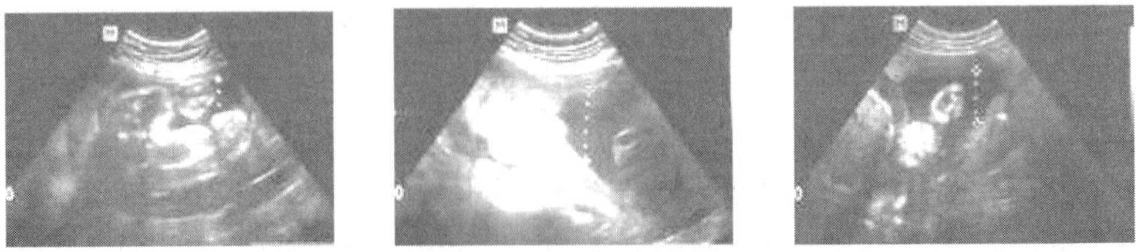

[그림 4-98] 임신 후기(29주~출산)

㉡ 자궁이 커져 횡격막을 상방으로 이동시켜서 호흡 곤란을 호소하는 경우가 많다.
㉢ 불규칙한 세기의 자궁 수축이 마지막 달까지 드물게 나타나다가 마지막 1~2주에 자주 나타나기도 한다.

(2) 출산(분만)

자궁 내 태아와 태반을 포함한 그 부속물이 만출력에 의해 산도를 통과하여 [그림 4-99]와 같이 모체 밖으로 배출되는 현상이다.

① 보통 임신 37주 이후 분만하는 경우를 만삭분만, 임신 37주 이전에 분만하는 경우는 조산 또는 조기분만, 임신 42주 이후에 분만하는 경우는 과숙분만이다.

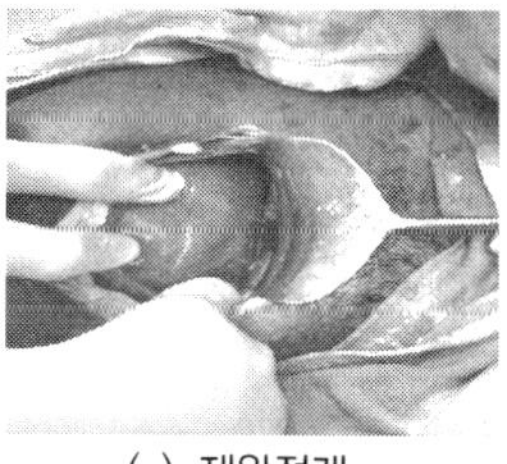
(a) 제왕절개

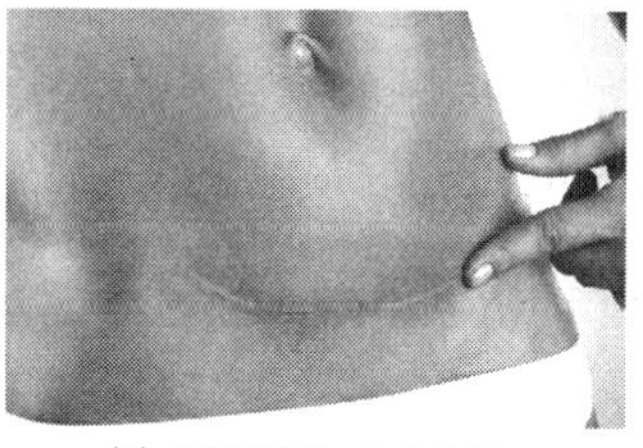
(b) 제왕절개 수술자국

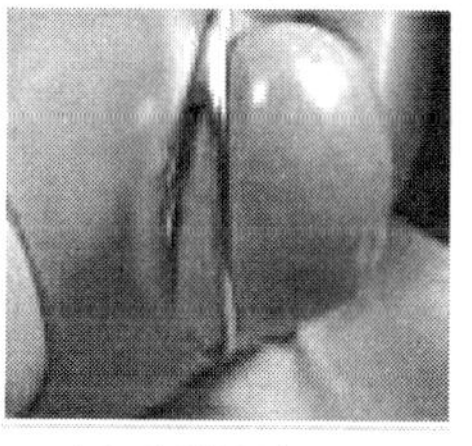
(c) 흡입분만 도구

[그림 4-99] 제왕 절개와 흡입분만의 모습

② 자연분만
㉠ 정상 자연분만 : 임신 37~42주 사이에 정상적으로 분만하는 것이다.
㉡ 미숙아[59] 자연분만 : 임신 24~36주 사이에 정상적으로 분만하는 것이다.
㉢ 인공분만 : 분만이 순조롭게 진행되지 않고 모체나 태아에게 위험이 발생할 때, 즉 난산(難産)인 경우에 수술에 의하거나 보조기구를 사용하여 태아를 만출하는 것이다.
㉣ 흡입분만 : 아두(태아의 머리 부분)를 음압 장치로 흡입하여 견인하고 분만하는 것이다.
㉤ 제왕절개분만 : 임신부의 복부와 자궁을 절개하여 태아를 출산하는 것이다.

(3) 난소암

난소는 엄지손가락 정도의 크기인 타원형의 장기로서 자궁의 양쪽에 하나씩 있다.
이곳에서 생식세포인 난자가 성숙되고 방출된다.
① 난소에서는 주기적으로 여성호르몬을 분비한다.
② 난소암은 [그림 4-100]과 같이 난소에서 발생하는 암을 가리킨다.

59) 미숙아 : 월경일로부터 259일 미만에 태어난 아기

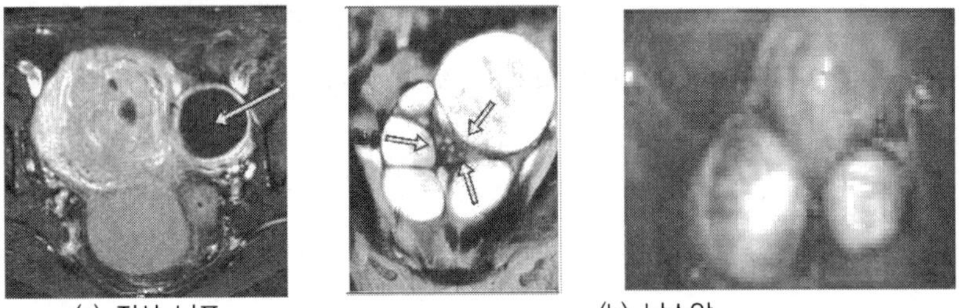

(a) 정상 난포 (b) 난소암

[그림 4-100] 난소 비교와 난소암 상세설명

(4) 비정상 자궁경부세포진

자궁경부세포진 검사는 자궁경부암의 선별 검사로서 매우 중요하다.

① 자궁경부세포진 검사 : 자궁경부암으로 발전할 가능성이 있는 자궁경부암 전구병변을 조기에 발견하여 치료함으로써 자궁경부암의 발생을 줄이는데 중요한 역할을 한다.

② 18세 이상의 성적인 활동을 하는 여성은 매년 자궁경부 세포진 검사 및 골반내진 검사를 받아야 한다(그림 4-101).

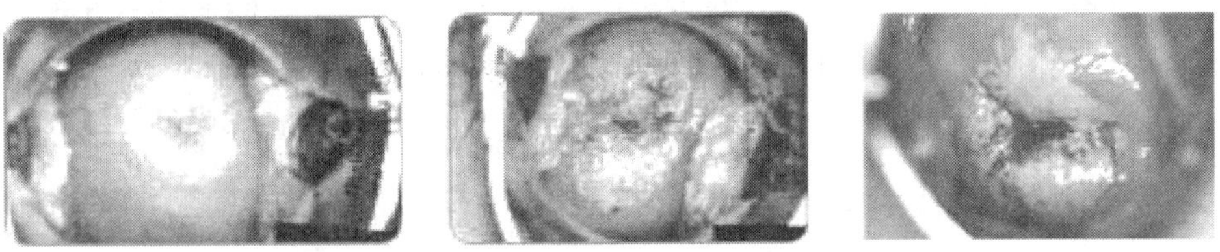

(a) 정상 자궁경부세포진 (b) 비정상 자궁경부세포진

[그림 4-101] 정상 자궁경부세포진과 비정상 자궁경부세포진

(5) 자궁내막암

자궁경부가 아닌 자궁의 체부에 발생하는 암으로 폐경 이후에 주로 발생한다.

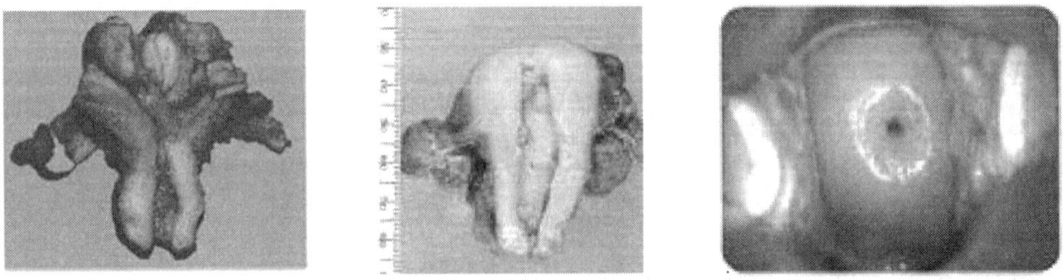

(a) 자궁내막암 (b) 정상인 자궁

[그림 4-102] 자궁내막암의 발생암

① 자궁내막암 : 자궁 안의 조직이 비정상적으로 과잉 증식하는 질환으로 우리나라 여성암의 1~2[%]를 차지하고 있다. 최근 우리나라에서도 생활수준의 향상, 평균수명의 연장, 식생활의 변화로 점차 증가하는 추세이다.

② 발생연령 : 대부분 50대에서 발생하나 20~30대에서도 나타날 수 있다. 흔한 증상으로는 90[%] 이상에서 비정상 자궁출혈을 보인다(그림 4-102).

(6) 난관임신

자궁외 임신은 임신에 관련된 착상이 [그림 4-103]과 같이 정상적으로 자궁 안의 자궁내막에 되지 않고 이소성[60]으로 자궁 외 다른 곳에 착상되는 임신이다. 크게 착상이 이루어진 장소에 따라 난관임신, 난소임신, 복강임신 등으로 나눌 수 있으며 이중난관 임신이 가장 많다.

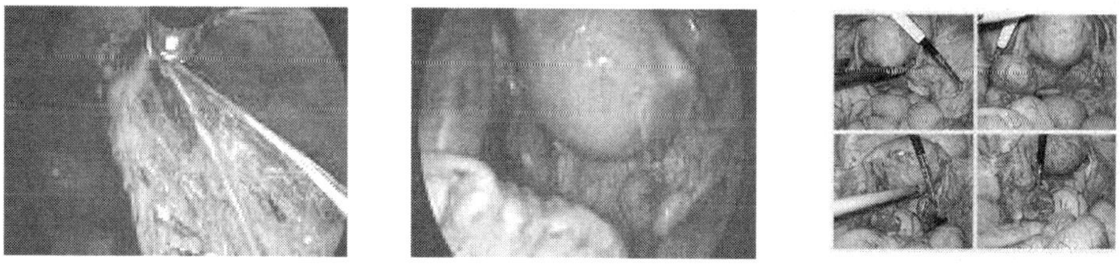

(a) 난관절개술 (b) 난관난소절제술

[그림 4-103] 난관절개술과 난관난소절제술

(7) 임 질

임질균(Neisseria Gonorrhea)에 감염된 성병이다.

① 자궁경부, 질, 요도에 염증을 일으키며 남성에게는 전립선염, 고환-부고환염을 일으키고 여성에게는 골반 내 염증을 일으킨다.

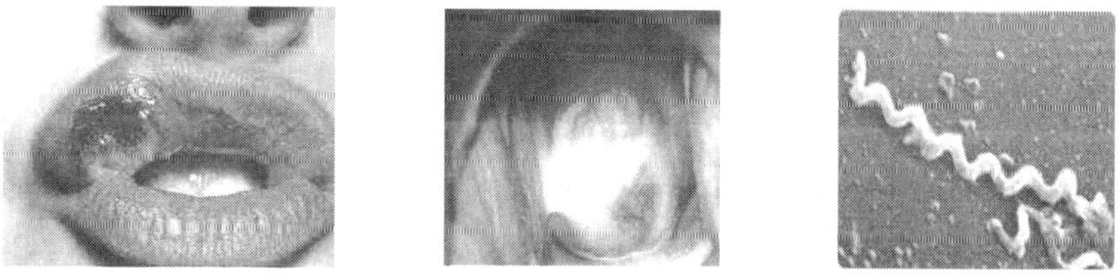

(a) 임질성 인후염 (b) 빕 실

[그림 4-104] 임 질

60) 이소성 : 2가지 종이나 집단이 서로 다른 지리적 영역을 차지한 채 서식하고 있는 상태이다.

② 항문성교를 하는 사람 : 임질성 직장염을 일으키고, 구강성교를 하는 사람에게는 [그림 4-104]와 같이 임질성인후염을 일으킨다.

③ 흔하지는 않지만, 임질균이 혈류를 타고 다른 부위로 전파되어 발열과 특징적인 발진, 관절염을 일으킬 수 있으며 임질균에 감염된 임산부는 출산 시 아기에게 임질성 안염을 일으킬 수 있다.

(8) 클라미디아

세균의 한 종류인 클라미디아 트라코마티스 균이 원인 병원체이며 감염증은 성교에 의한 직접 감염으로 발생한다.

① 남성은 비임균성요도염, 여성은 자궁경부염의 형태로 나타난다.

② 잠복기 : 불분명하지만 7~14일 또는 그 이상이다.

③ 요도염 : 소양감(가려움증), 배뇨통, 점액 농성(고름) 분비물이 나타난다.

④ 남성이나 여성 모두에서 [그림 4-105]와 같이 임균감염증과 유사한 증상이 나타나지만 임균감염증보다 증상이 가볍다.

⑤ 여성의 경우 무증상인 경우가 많다.

⑥ 항문성교 : 직장염이 발생할 수 있고 통증이나 후증(거의 낫다가 다시 덧나는 병) 등의 증상이 나타날 수 있다.

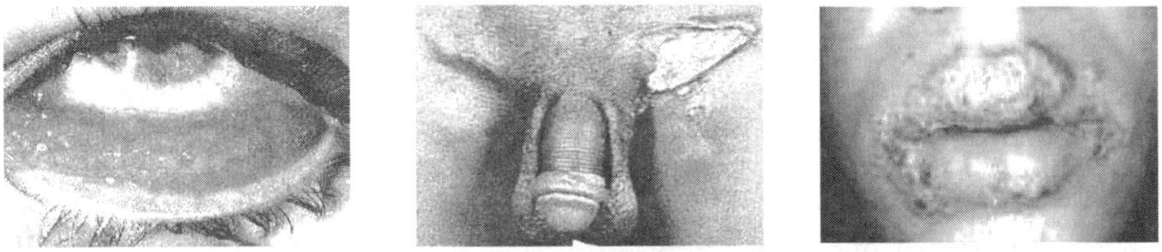

(a) 눈에 감염된 클라미디아 (b) 성기 클라미디아 (c) 입에 감염된 클라미디아

[그림 4-105] 클라미디아

(9) 인유두종 바이러스

자궁경부암의 중요한 원인 인자로 알려져 있으며 파포바 바이러스과(Papovaviridae Family)에 속하는 이중 나선상 DNA 바이러스이다.

① 현재까지 알려진 100여 종의 인유두종 바이러스 중에서 40여종이 생식기관에서 발견되며, 자궁경부 상피 내에 병적인 변화를 일으키는 것으로 알려져 있다.

② 고위험군(High-Risk Group)인 발암성 인유두종 바이러스(Human Papillomavirus : HPV)가 [그림 4-106]과 같이 자궁경부암과 연관성이 높다고 알려져 있으며, 발암성 인유두종 바이

러스 중 16, 18번이 가장 중요하고 전세계적으로 70[%] 이상의 자궁경부암에서 발견된다.

③ 대부분의 경우 무증상이며, 저위험군 바이러스에 의한 감염일 경우 외음부 또는 성기에 사마귀가 나타나며, 통증, 소양증 등의 증상이 동반될 수 있고 조직이 쉽게 부스러지기도 한다.

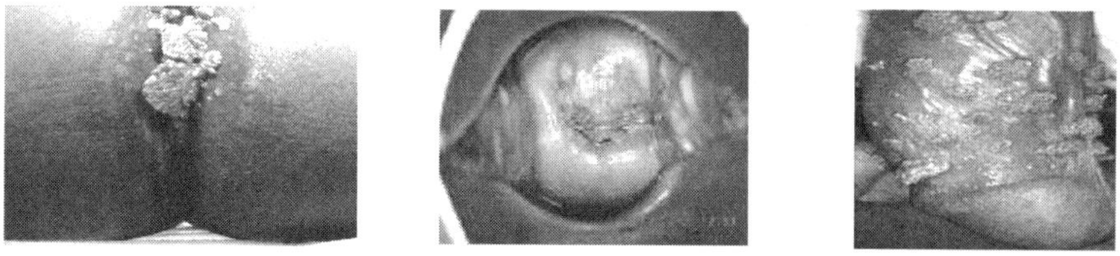

(a) 여성 인유두종 질환 현상　　(b) 남성 인유두종 질환 현상

[그림 4-106] 인유두종 바이러스

(10) 연성하감

연성하감균, 즉 듀크레간균(Haemophilus Ducreyi)의 감염에 의하여 일어나는 성병의 일종이다.

① 감염된 2, 3일 후 [그림 4-107]과 같이 주로 외음부에 홍색소구진이 생기고 중심에 농포가 생기며, 마침내 그 포막이 찢어져 경계선명한 작고 얕은 궤양으로 된다.

② 자가접종에 의하여 증생하고 자극통, 압통이 심하고 침윤이 없기 때문에 경성하감과 같이 딱딱하게 되지 않는다.

③ 약반수에 서경림프절의 유통성종창을 본다. 본증의 진단용 피내반응으로서 이동반응이 있다.

④ 증상 : 감염 후 2~3일간의 잠복기간을 거쳐 외음부에 구진이 생기고 점차 구진의 중앙이 터지면서 궤양이 된다. 이 궤양은 통증을 동반하고 경과되는 동안에 커지면서 숫자도 늘어나며, 특히 귀두부의 관상구와 포피에 많이 보인다.

⑤ 증상이 나타난 지 2~3주 후부터 서혜부(허벅지 윗부분)에 있는 림프절이 부어 커지고 통증도 심해지며, 차츰 림프절이나 주위가 화농하여 농양이 생긴다.

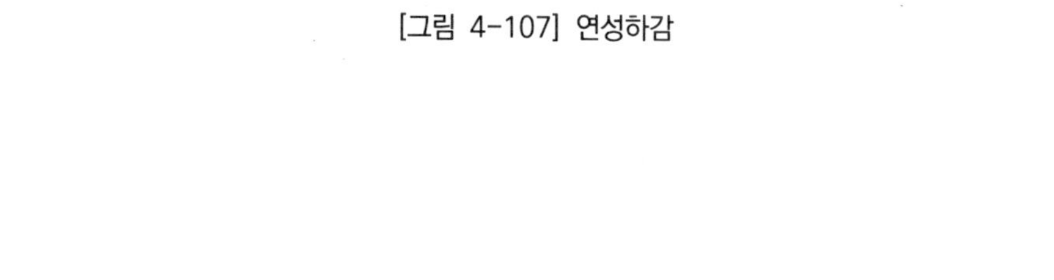

[그림 4-107] 연성하감

(11) 매 독

스피로헤타(Spirochete)과에 속하는 세균인 트레포네마 팔리듐균(Treponema Pallidum)에 의해 발생하는 성병이다.

매독균은 성관계에 의해 주로 전파되지만 모체에서 태아에게로 전파되는 경우도 있으며, 전반적인 신체 장기에 염증성 질환을 일으킬 수 있다.

① 1기 매독의 주요 증상 : 통증이 없는 피부궤양(Chancre)이다. 대부분의 경우 한 개의 궤양만 관찰되지만 여러 개가 발생하는 경우도 있다.

㉠ 매독균에 접촉된 후 궤양이 발생하기까지는 10~90일 정도의 시간이 걸린다.

㉡ 궤양은 단단하고 둥글며 크기가 작고 통증이 없다. 이 궤양은 매독균이 피부접촉을 통해 들어간 그 부위에 생긴다.

㉢ 주로 발생하는 곳은 성기부위나 항문주위 등이다.

㉣ 통증이 없는 궤양은 3~6주 정도 지속되며 특별한 치료 없이도 자연적으로 호전된다. 그러나 매독에 대한 치료를 시행하지 않으면 2기 매독으로 진행하게 된다.

② 2기 매독 : 피부의 발진과 점막의 병적인 증상을 특징으로 한다.

㉠ 발진은 1기 매독의 증상인 통증이 없는 궤양이 치유되면서 [그림 4-108]과 같이 나타나거나 또는 치유된 후 수주가 지난 후에 나타난다.

㉡ 발진은 전신에 걸쳐 발생하는데, 특히 손바닥과 발바닥에 나타나는 발진은 매독에 특징적인 증상이다.

㉢ 발진 이외에도 발열, 눌렀을 때 아프지 않은 임파절 종대, 인후통, 두통, 체중 감소, 근육통 등의 증상이 함께 나타날 수 있다.

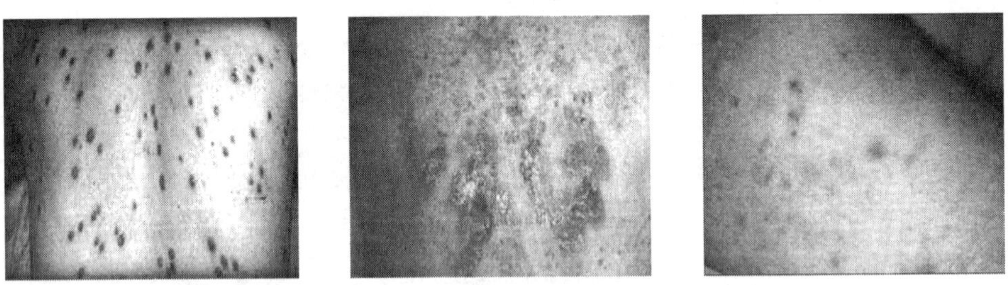

(a) 매독 질환 현상 1　　(b) 매독 질환 현상 2

[그림 4-108] 매 독

(12) 헤르페스

헤르페스 바이러스 감염증은 단순 헤르페스 바이러스(Herpes Simplex Virus)에 감염되어 발생하는 바이러스성 질환이다.

① 단순 헤르페스 바이러스(단순포진 바이러스) : 1형 단순포진 바이러스와 2형 단순포진 바이러스의 두 종류가 있다.

② 단순포진 바이러스에 감염 : 피부점막에 생기는 물집과 같은 가벼운 증상에서부터 뇌염과 같은 중증의 질환까지 다양한 증상이 나타난다.

③ 단순포진 바이러스 : 대상포진 바이러스와 마찬가지로 한번 감염되면 평생 동안 사람의 몸속에 존재하는데, 평소에는 잠복상태로 있기 때문에 증상이 나타나지 않지만 자극에 의해 바이러스가 다시 활성화되면 증상이 재발할 수 있다.

㉠ 증상으로 1형 단순포진 : 피부에 물집이 생기는 것이 특징이다.

㉡ 초기 감염 시 : 구내염과 인후두염이 가장 흔한 증상이고 재발하는 경우에는 주로 입, 입 주위, 입술, 구강 내 점막, 경구개(입천장에서 비교적 단단한 앞쪽), 연구개(입천장에서 비교적 연한 뒤쪽) 등에 단순포진이 발생한다.

㉢ 2형 단순포진 : 일종의 성병이며 [그림 4-109]와 같이 외부성기 부위에 물집이 생기고 발열, 근육통, 피로감, 무력감, 경부 임파선 종대(비대) 등의 증상이 동반되기도 한다.

④ 단순포진 바이러스 : 건강한 사람에게서도 뇌염이나 뇌수막염을 일으킬 수 있으며, 드물지 않게 환자가 발생하고 있다.

⑤ 단순포진 뇌염에 걸리면 열과 두통이 발생하고 정신착란 증세나 발작을 일으키기도 한다.

⑥ 산모의 질에 단순포진이 있는 경우 : 태아가 출산과정에서 바이러스에 감염될 수 있다.

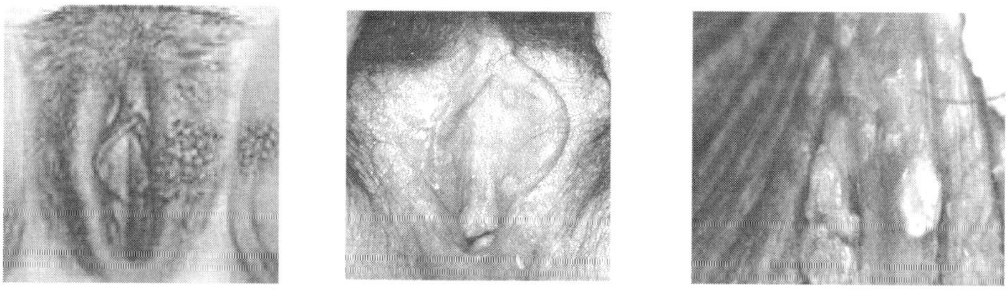

[그림 4-109] 헤르페스 질환 현상

(13) 산부인과

자궁근종, 자궁선근증, 난소낭증, 자궁내막증, 골반염 등의 양성질환 등을 진료한다(표 4-3).

〈표 4-3〉 산부인과(Obstetrics · Gynecology) 진료 분야

조산, 자궁 내 성장지연, 자궁경관무력증, 외음질의 이물, 자간 전증, 폐경, 자궁경부암, 자궁내막암, 난소암, 자궁상피내암종, 자궁의 평활근종, 난소의 양성종양, 난소낭종, 골반염증성질환, 자궁내막증식증, 급성 질염, 자궁내막증, 선근증, 자궁선종, 자궁탈, 자궁내막용종, 무월경, 다낭성난소증후군, 다태아, 태반조기박리, 아두골반불균형, 임신성당뇨병, 가진통, 이상태위, 전치태반, 만기정상분만, 만기후[과기] 출산아, 자궁경부염, 상상임신, 양수과다증, Rh 부적합 임신, 방광탈, 조기폐경, 난관수종, 융모양막염, 과립막 세포종, 쌍태아 수혈 증후군, 태반 유착증, 자궁 발육부전, 난소난관염, 습관성 유산, 방광질 누공, 배뇨 곤란, 성병, 조기양막파수, 임신중독증, 바르톨린샘[선]의 고름집(농양), 양수색전증, 칸디다성 외음질염, 융모막 암종, 첨규형콘딜로마, 여성불임, 포상기태, 유방통, 폐경기 및 여성의 갱년기 상태, 원발성 월경곤란, 노인성(위축성) 질염, 트리코모나스증, 비정상적 자궁, 질 출혈, 유산, 유산 후 계속되는 임신(다태), 난소, 나팔관 이상, 자궁경부의 이형성증, 자궁외임신, 계류유산, 자궁의 비염증성장애, 양수과소증, 회음열상, 분만후 출혈, 조기진통, 낭포성히그로마, 난산, 태아알코올증후군, 과다월경, 칼만증후군, 희발월경, 배란통, 산후우울증, 산후갑상선염, 월경전 증후군, 산욕열, 선천성 기형, 복막가성 점액종, 절박유산, 단일 제대 동맥, 질암, 자궁육종, 외음부암 등

제6절 비뇨기과(Urology)

소변을 만들고 운반하며 배설하는 기능의 요로계(신장, 요관, 방광, 요도)와 남성 생식기계, 부속성선, 부신에 생기는 질환을 수술이나 시술 등으로 외과적으로 치료하는 과이다.

소변이 생성 저장되고 몸 밖으로 나가는 통로에 있는 콩팥, 요관, 방광, 요도 등 요로계 장기들과 음경, 고환, 정관 및 전립선 등 남성생식과 관련된 장기를 다루는 진료과로서 이들 장기에 발생된 질환들을 진단하고 주로 수술적인 방법으로 치료하고 있는 외과계의 한 분야이다.

대표적인 질환들은 비뇨기선천기형질환, 요로결석, 요로감염, 방광염, 신우신염, 요도염, 전립선염, 전립선비대증, 비뇨기계종양, 방광암, 신장암, 전립선암, 부신질환, 신장이식, 배뇨장애, 신경인성방광, 야뇨증, 여성요실금, 남성불임, 남성성기능장애, 내시경 및 복강경수술 등이다.

대한비뇨기과학회 내의 세부 분과학회로는 소아의 선천성 비뇨기계 기형을 포함한 비뇨기계 질환을 다루는 대한소아비뇨기과학회, 요로결석과 복강경 및 로봇수술을 다루는 대한 ENDOUROLOGY & ESWL 학회, 발기 부전과 불임 · 여성 성기능 장애 · 전립선 질환을 다루는 대한남성과학회, 비뇨기계 종양을 다루는 대한비뇨기종양학회, 요로계 감염을 다루는 대한요로생식기감염학회, 요실금을 포함한 배뇨 장애를 다루는 대한배뇨장애요실금학회, 전립선질환을 다루는 대한전립선학회 등이 있다. 그 외 요로생식기손상재건연구회, 비뇨기계기초의학연구회, 대한비뇨기과 개원의협의회가 있다.

1. 치료항목

① 비뇨기과의 치료항목 : 정계정맥류(Varicocele), 요로결석(Urinary Tract Stone), 신우와 요관에 생기는 악성종양인 신우요관암(Renal Pelvis,Ureter Cancer), 페로니병(Peyroines Disease) 등이 있다.

② 비뇨기과 전문의가 치료하는 항목 : 요로결석, 페로니병, 정계정맥류, 전립선암, 남성성기능장애, 신경인성방광, 방광질환, 전립선비대증 등이 있다.

(1) 남성불임

부부가 적어도 1년 이상 정상적인 성관계를 가졌지만 남성 쪽의 문제로 임신하지 못하는 경우이다. 남성불임은 호르몬의 문제, 독성물질에의 노출, 감염, 외상, 고환에 생긴 문제, 정자의 문제, 정자가 배출되는 통로의 문제 등으로 생길 수 있다.

(2) 남성성기능장애

발기부전, 조루, 지루, 발기지속증 등이 있다.

① 발기부전 : 성생활을 위하여 성기가 충분히 발기가 되지 않거나 유지되지 않는 것이다.

② 조루 : 사정을 조절하기 힘들어 배우자와의 성행위에서 만족을 얻지 못할 정도로 빠른 극치감에 도달한다.

③ 지루 : 성적 흥분상태가 최고조에 달했음에도 불구하고 사정까지 도달하는 시간이 너무 길거나 사정이 어려운 상태이다.

④ 발기지속증 : 성적 자극 없이 지속적으로 발기가 유지되는 것이다.

(3) 페로니병

음경백막에 생긴 섬유화된 결절로 인해 발기시 음경만곡이 생기는 질환이며 주로 40~50대에 발생한다.

① 섬유화를 일으키는 초기 염증반응은 백막과 음경해면체 발기조직 사이에서 시작하며 이것이 점차 확대되면 [그림 4-110]과 같이 음경 해면체조직은 물론 백막 전층과 Buck 씨 근막, 백막과 Buck씨 근막 사이층에 있는 음경 배면 신경혈관속, 음경해면체 중격, 요도해면체[61] 등을 침범할 수 있다.

② 염증은 소실되어서 모든 진행이 완전히 멈추어질 수도 있으며, 반대로 섬유화가 진행되어서 결과적으로 백막의 퇴행성 위축을 일으킬 수도 있다.

---

61) 해면체 : 포유류의 음경이나 음핵의 주체를 이루는 발기조직이다.

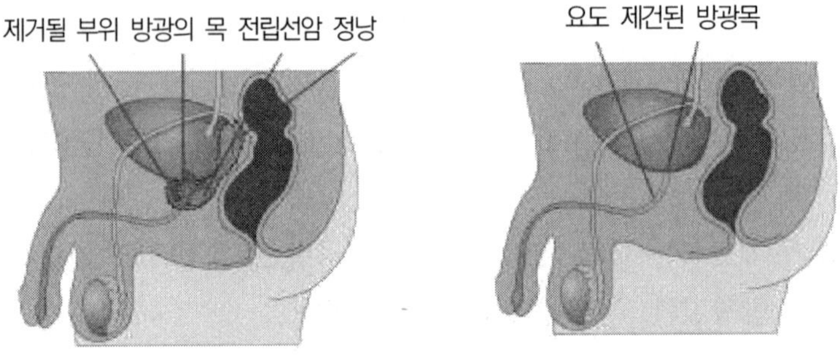

수술 과정
(a) 페로니병 치료 전

수술 후
(b) 페로니병 치료 후

[그림 4-110] 페로니병 치료 전과 후

(4) 여성하부요로 질환

여성요실금, 요도게실, 여성요도증후군, 요도카룬클, 과민성방광 등이 있다.

① 요실금 : 자신의 의지와는 상관없이 요도를 통하여 소변이 나오는 증상이다(그림 4-111).
② 요도게실 : 요도주위 분비샘의 염증으로 요도골반인대의 막에 국한된 요도의 곁주머니이다.
③ 여성요도증후군 : 요도에 염증이나 질환이 나타나지 않고 원인균이 나타나지 않으나 빈뇨, 급박뇨, 절박뇨, 불편감, 배뇨통, 성교후의 통증 등이 복합적으로 나타나는 경우이다.
④ 요도카룬클 : 양성의 혈관종으로 외요도구의 아래 방향에 딸기 모양의 붉은색 종물로 발생하는 양성종물이다.
⑤ 과민성방광 : 요로감염이 없고 다른 명백한 질환이 없지만 소변을 참지 못하거나 강하고 갑작스럽게 요의를 느끼거나 빈뇨나 야간뇨가 동반되는 경우이다.

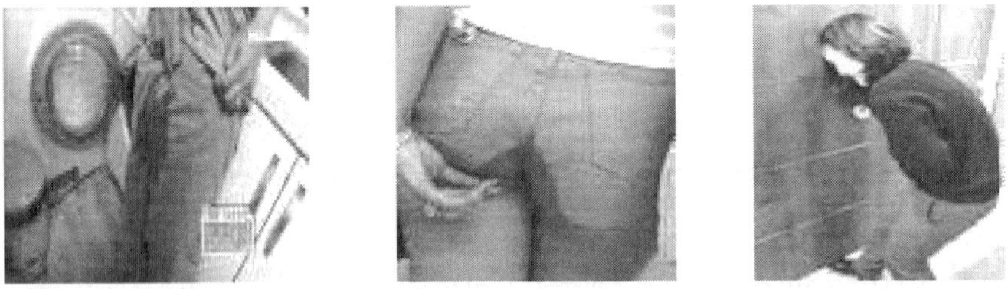

(a) 요실금

(b) 과민성 방광

[그림 4-111] 여성하부요로 질환

(5) 신경인성방광

각종 신경 질환에 의하여 방광과 요도에 이상이 나타나는 경우이다. 신경인성방광을 유발하는 신경 질환은 뇌졸중, 치매, 척수염, 척수송상, 말초신경질환, 파킨슨병 등이 있다.

(6) 소아비뇨기계 질환

소아청소년의 비뇨기계에 생긴 질환이다. 고환과 음낭 질환, 음경과 남성요도 질환, 방광 질환, 요관 질환, 신 질환, 전립선비대증 등이 있다.

① 고환과 음낭 질환 : 정류고환, 음낭수종, 고환염전 등이 있고 수술적 교정을 필요로 한다.

㉠ 정류고환 : 고환이 음낭에서 만져지지 않는 경우이다.

㉡ 음낭수종 : [그림 4-112]와 같이 음낭에 물주머리 모양의 혹이 만져지는 경우이고, 고환염전은 고환이 꼬여서 급성음낭통을 유발하는 경우이다.

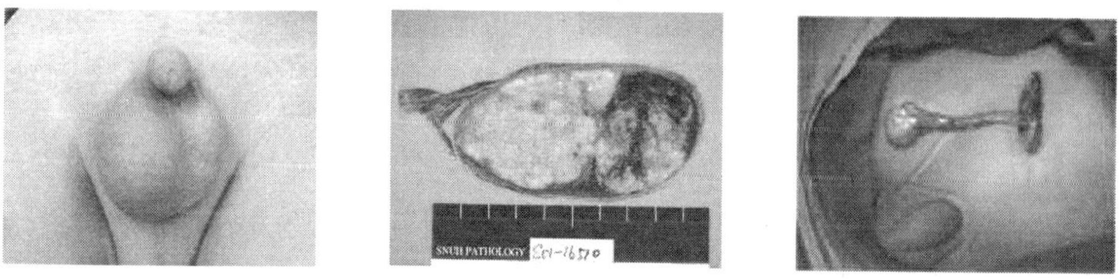

(a) 음낭수종 (b) 고환암 (c)정류고환

[그림 4-112] 고환과 음낭 질환

② 음경과 남성요도 질환 : 요도하열, 귀두포피염 등이 있다.

㉠ 요도하열 : 요도의 입구가 음경의 끝부분에 위치하지 않고 정상적인 부위보다 아래쪽에 위치하는 것이다.

㉡ 귀도포피염 : 포피안에 이물질이 포피에 자극을 주어 염증을 일으키는 것이다(그림 4-113).

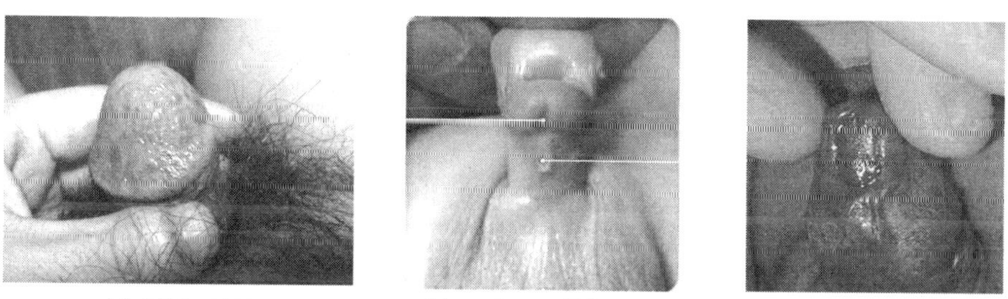

(a) 귀두포피염 (a) 심한 요도하열 환아 (b) 요노하널

[그림 4-113] 음경과 남성요도 질환

③ 방광질환 : 야뇨증, 방광외번증, 요막관병 등이 있다.

㉠ 야뇨증 : 비뇨기계에 뚜렷한 이상이 없고 낮에는 소변을 잘 가리다가 밤에 오줌을 지리는 것이다.

㉡ 방광외번증 : 선천성기형으로 남성의 경우 음경은 배부로 당겨져 있고 불완전하고 요도가 개방되어 요도상열을 형성하게 된다.

㉢ 여성의 경우 : 음핵이 분리되고 음순이 넓게 분리되어있다.

㉣ 요막관병 : [그림 4-114]와 같이 요막관이 태어나면 정상적으로 막혀야 하는데 막히지 않아 오줌이 새는 것이다.

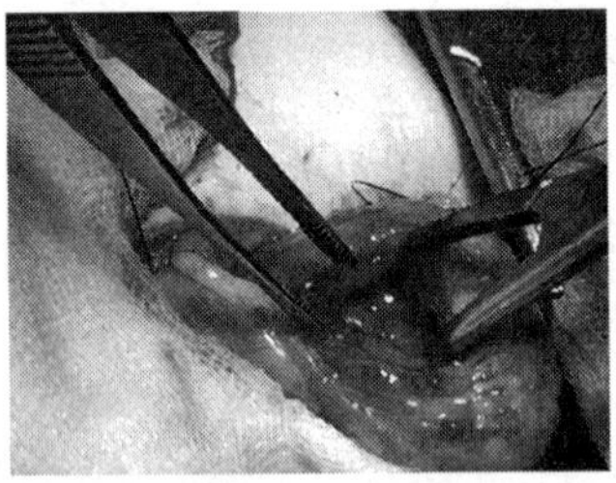

(a) 방광결석 제거수술

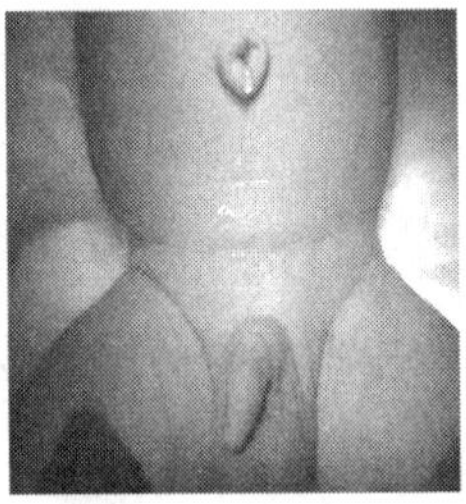

(b) 요막관병

[그림 4-114] 방광질환

④ 요관 질환 : 대개 수술적인 교정이 필요하며 방광요관역류, 중복요관, 이소성요관, 신우요관 이행부폐색, 요관류, 거대요관 등이 있다.

㉠ 방광요관역류 : [그림 4-115]와 같이 소변을 볼 때 소변이 몸 밖으로 나가는 동시에 신장이나 요관으로 역류하는 것이다.

㉡ 중복요관 : 선천성기형으로 완전중복요관과 불완전중복요관이 있다.

ⓐ 완전중복요관 : 요관이 각각 2개 존재하는 것이다.

ⓑ 불완전중복요관 : 요관 2개가 내려오다가 하나로 합쳐지는 것이다.

㉢ 완전중복요관의 경우 : 소변이 역류할 수 있다.

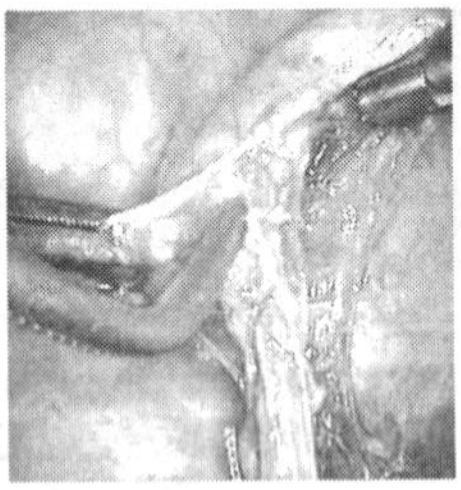

(a) 요관협착

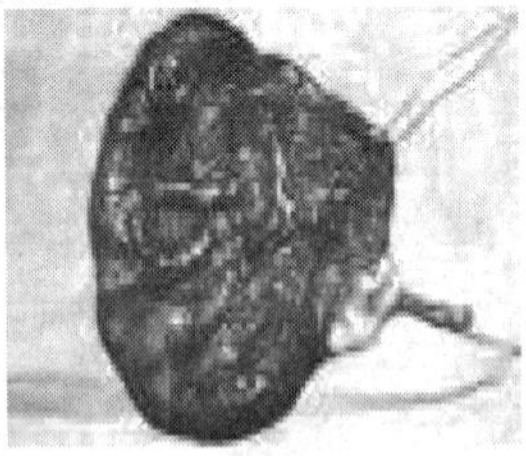

(b) 신우요관 이행부폐색

[그림 4-115] 요관질환

⑤ 신 질환 : 낭종성 신질환, 융합신, 신장이형성 등이 있다.

㉠ 낭종성 신 질환 : [그림 4-116]과 같이 신낭종 질환의 경우로 여기에서 신낭종은 산실질내에 상피세포로 이루어진 원형 혹은 타원형의 낭포 내에 비정상적인 액체가 고인 것이다.

㉡ 융합신 : 선천적으로 양쪽의 신장이 하나로 붙어 있는 것이다.

㉢ 신장이형성 : 신장이 태생기 때 제대로 분화되지 못하여 정상적인 기능을 할 수 없는 상태이다.

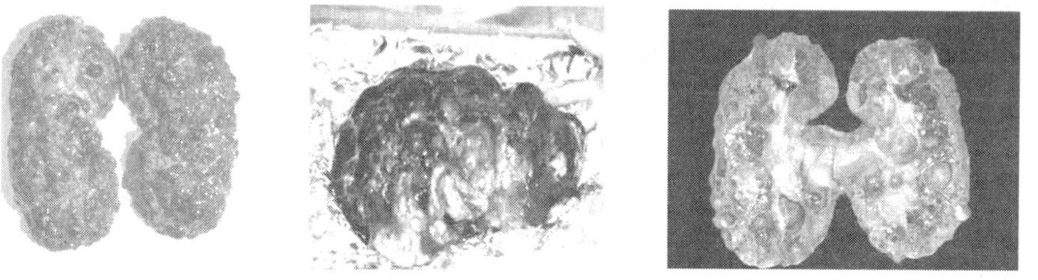

(a) 낭종성 신 질환 (b) 다낭성 신 질환

[그림 4-116] 신 질환

⑥ 전립선비대증 : 하부요로 증상을 야기하는 질환으로서 50세 이후부터 발생하며, 나이가 들수록 유병률은 증가한다.

㉠ 최근에는 약물요법을 선호하지만 증상개선이 없거나 합병증이 발생하면 내시경을 통한 수술이 필요하다.

㉡ 레이저를 이용한 시술도 자주 시행되고 있다.

㉢ 개복수술(복부를 절개하여 병변에 접근하는 수술법) : 과거에 널리 시행되었지만 최근 들어 그 시행 빈도가 뚜렷하게 감소하고 있다(그림 4-117).

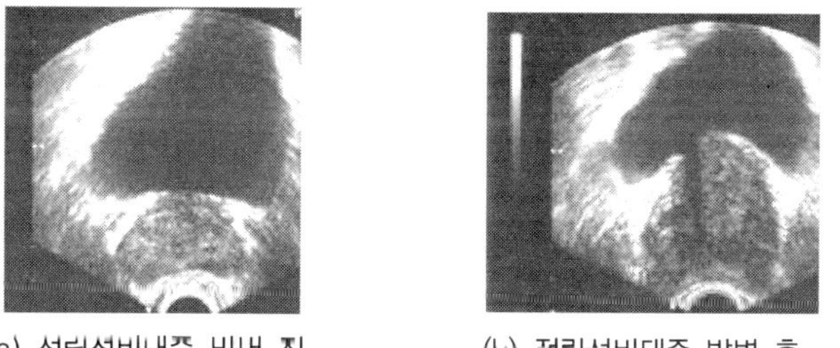

(a) 전립선비대증 발병 전 (b) 전립선비대증 발병 후

[그림 4-117] 전립선비대증 발병 전과 후

㉣ 50세 이상의 남성 : 방광의 배출장애를 나타내는 증상이나.

㉤ 전립선 비대증인 전립선이 비대해 지는 것이 아닌 방광경부 가까운 후부요도에 있는 부전립선의 선종으로서 그것이 증대해지기 때문에 외선이 압박을 받는 것이다(그림 4-118).

㉥ 증상 : 배뇨개시까지 시간이 걸리고 소변줄기가 가늘고 힘이 없으며 중간에 끊기거나 끝날 때까지 시간이 오래 걸린다.

㉦ 배뇨 후 : 일부가 방광에 남고 밤에도 배뇨를 위해 자주 깨어나게 된다.

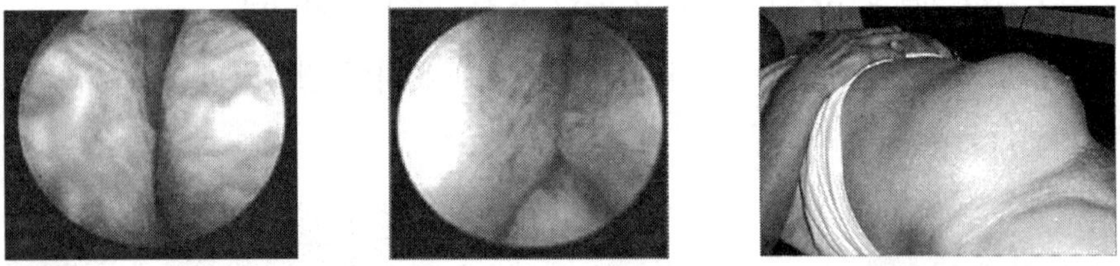

(a) 전립선비대증 (b) 전립선비대증 환자

[그림 4-118] 전립선비대증

(7) 임균요도염

비임균요도염(Gonococcal Urethritis)의 원인 미생물로서 [그림 4-119]와 같이 가장 중요한 것은 클라미디아(Chlamydia Trachomatis)이며, 그 외 유레아플라즈마(Ureaplasma Urealyticum), 트리코모나스(Trichomonas) 등이 있다.

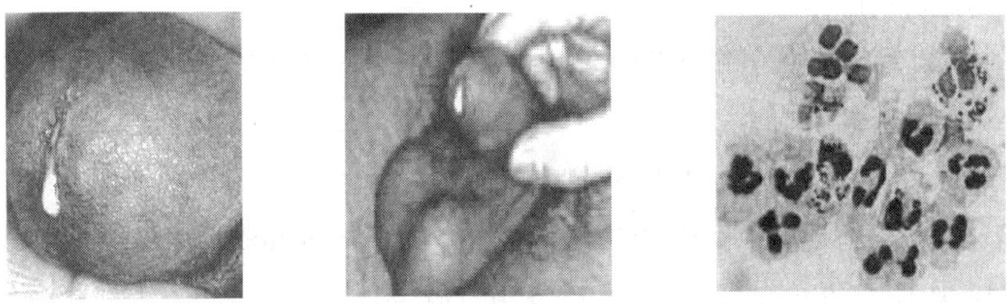

(a) 임균성요도염 (b) 백혈구 안의 임균

[그림 4-119] 임균성요도염

(8) 전립선암(Prostate Cancer)

전립선 속에 암세포가 발견되는 병이다.

① 전립선 : [그림 4-120]과 같이 남성에게만 있는 장기로서 정액의 일부를 만들어낸다. 이것은 치골(하복부에서 만져지며, 골반을 형성하는 뼈의 하나) 뒤에 위치하며, 방광 아래 측에 있으면서 직장에 인접해 있다.

② 전립선 : 방광에서 나오는 요도를 둘러 싸듯이 존재하고 밤열매와 같은 모양을 하고 있다.

③ 부고환염 : 임상적으로 성전파성과 비성전파성으로 나뉘고, 증상의 기간에 따라 급성과 만성으로 나뉜다.

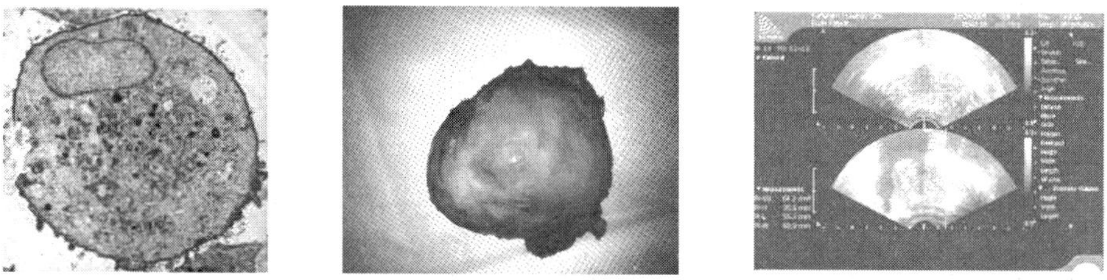

(a) 전립선암 세포　(b) 전립선암 발병 후　(c) 초음파로본 전립선

[그림 4-120] 전립선암 발병 전과 후

(9) 방광암(Bladder Cancer)

방광은 아랫배에 위치하며 신장에서 만들어진 소변을 일시적으로 저장하였다가 배설하는 기능을 한다(그림 4-121).

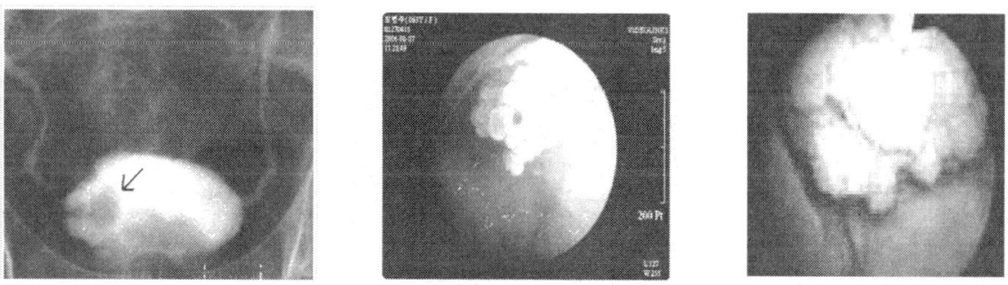

(a) 방광암 X-선 사진　(b) 방광암의 방광경 사진

[그림 4-121] 방광암

(10) 신장암(Renal Cancer)

발생하는 위치에 따라 신우암[62]과 신세포암[63]으로 구분할 수 있는데 신세포암이 신장에서 발생하는 암의 대부분을 차지하기 때문에 일반적으로 [그림 4-122]와 같이 신장암이라고 하면 신세포암이다.

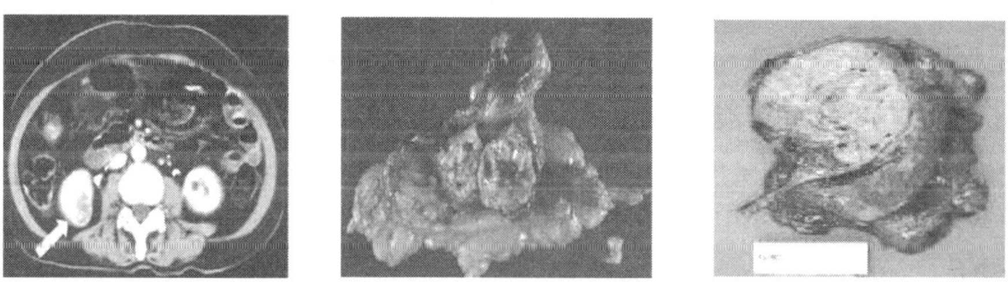

(a) 신장암 CT사진　(b) 신절제술후 육안사진

[그림 4-122] 신장암

62) 신우암 : 신장의 신우에 발생한 이행세포암이다.

63) 신세포암 : 신장암은 대부분 신장의 실질(신장에서 소변을 만드는 세포들이 모여 있는 부분으로 수질과 피질로 구성됨)에서 발생하는 신장세포 암

(11) 부신 질환

부신에 발생하는 형태적, 기능적 이상이다.

① 부신 : 좌 · 우 신장의 위에 깔대기를 덮어 쓴 모양으로 자리하고 있는 호르몬생성 기관이다.

② 일반인들에게 잘 알려져 있지 않으나 부신은 체내 대사작용에 꼭 필요한 호르몬을 생성하는 기관이다. 부신호르몬 생성이 적절하지 않으면 인체에 심각한 영향을 미칠 수 있으며 생명에 위협을 초래하기도 하므로 꼭 치료해야한다.

③ 부신은 수질(속질)과 피질(겉질)로 구성되어 있고 각각 생성하는 호르몬 또한 다른데 부신 수질은 말초교감신경계의 대표적인 기관으로 스트레스 호르몬이라고 하는 카테콜아민을 분비한다.

④ 부신피질 : 여러 가지 스테로이드를 생성하는데 뇌하수체의 부신피질 자극 호르몬에 의해 조절된다. 또한 변성, 순환장애, 종양, 진행성병변 등을 포함한다

⑤ 부신 질환으로는 [그림 4-123]과 같이 부신성기증후군, 신경모세포종, 갈색세포종, 원발성 알도스테론증, 쿠싱증후군, 부신피질암 등이 있다.

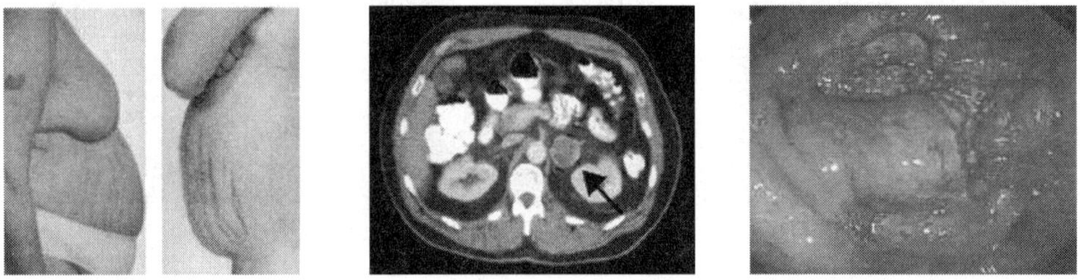

(a) 쿠싱증후군 환자 (b) 부 신 (c) 갈색세포종

.[그림 4-123] 부신질환

㉠ 쿠싱증후군(Cushing's Syndrome) : 부신피질에서 생산되는 글루코코르티코이드의 일종인 코티솔의 과잉분비로 발생하는 질환으로, 보름달모양 얼굴을 띠게 되며 뒷목에 볼록하게 지방이 축척되어 버팔로혹(Buffalo Hump)이 발생한다.

ⓐ 사지에 비해 몸통이 비만하게 되어 복부 혹은 둔부에 살트임(Striae)이 나타날 수 있으며 성기능감퇴, 무월경, 골다공증, 다모증, 여드름, 고혈압, 당뇨, 우울증을 동반할 수 있다.

ⓑ 부신피질호르몬을 분비하게 하는 원인 질환 : 뇌하수체 종양, 이소성 부신피질자극호르몬 분비 종양, 부신피질과증식, 기타 약물 투여 등 원인에 따라 수술적 치료 및 내과적 치료를 받게 된다.

㉡ 부신피질 기능저하증 : 부신 피질의 파괴에 의한 일차성 부신피질저하증과 뇌하수체의 기능저하로 인한 이차성 부신피질저하증으로 분류한다.

ⓐ 증상 : 전신쇄약, 체중감소, 기립성 저혈압, 오심, 구토, 색소과다침착을 보일 수 있으며 원인 질환에 따라 적절한 치료와 함께 스테로이드 보충을 받아야 한다.

ⓑ 부신피질기능이 떨어져 있는 환자 : 급성 스트레스 상황(예 외상, 감염, 수술 등)에 적절하게 스테로이드를 증량하여야 하므로 전문가와의 상의가 필수적이다.

ⓒ 갈색세포종 : 부신 수질 또는 그 주변에 종양이 생기는 것으로 카테콜아민을 과다 생성한다.

ⓐ 증상 : 발작성 고혈압, 심계항진, 두통, 발한 등이 가능하며 고혈압 치료를 받고 있음에도 갑작스런 심계항진과 함께 혈압이 상승한다.

ⓑ 소변 검사와 혈액 검사로 선별검사 후 의심이 되면 부신 컴퓨터촬영이나 핵의학 검사를 통해 확진을 하게 된다.

ⓒ 종양이 확인 되면 적절한 처치(고혈압 치료, 빈맥 조절, 수액 공급 등) 후 종양절제술을 시행하고 이후 재발에 대한 추적검사를 하게 된다.

(12) 비뇨기종양

비뇨기에 종양이 생기는 것으로 신장암, 방광암, 요관암, 전립선암, 고환암 등이 있다.

① 신장암 : 신장에서 소변을 만드는 역할을 하는 실실에 발생하는 악성종양이나.

② 방광암 : [그림 4-124]와 같이 방광에 발생하는 악성종양으로 60~70대에 주로 발생하고 남성이 여성보다 3~4배 많이 발병한다.

③ 요관암 : 신우와 요관에 발생하는 암이며 전립선암, 고환암, 음경암, 요도암 등이 있다.

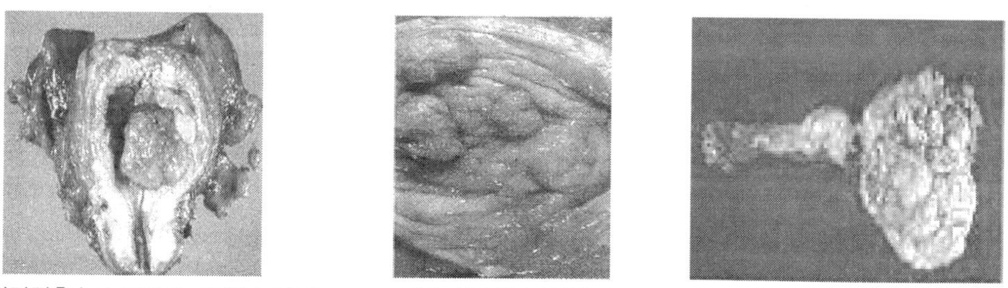

(a) 방광적출술로 인하여 적출된 방광 (b) 침윤성 방관암 (c) 고환암

[그림 4-124] 비뇨기 종양

(13) 비뇨기손상

고환손상, 음경손상, 요관손상, 신장손상, 방광손상, 요도손상 등이 있다.

일반적으로 비뇨기손상은 [그림 4-125]와 같이 외부충격에 의해서 콩팥이나 소변이 차 있는 방광 파열이 발생하는 경우가 많다.

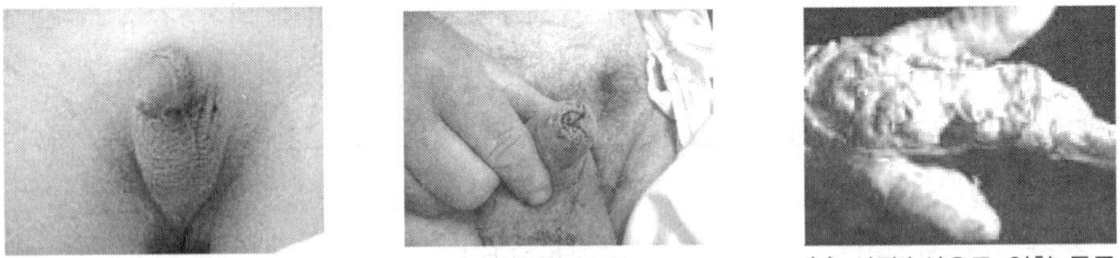

(a) 고환손상 (b) 음경손상 (c) 신장손상으로 인한 통풍

[그림 4-125] 비뇨기손상

(14) 요로결석

칼슘 등이 뭉쳐서 돌 같이 단단한 물질을 형성하여 소변이 통과하는 길을 막고 있는 병으로 콩팥, 수뇨관, 방광 및 드물게는 요도에 돌이 걸릴 수 있다.

① 나이 많은 남자에게 잘 생기는 질환으로 [그림 4-126]과 같이 요로결석이 있으면 급성신우신장염이나 방광염 같은 비뇨기감염이 잘 걸린다.

② 신우신장염이 자주 걸리고 만성신우신장염이 되면 치료하기 어렵고 콩팥기능이 나빠져서 문제가 커진다.

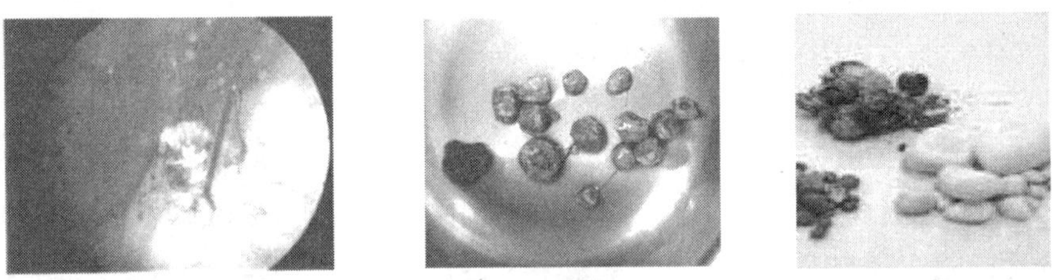

(a) 결석 내시경 시술 (b) 결 석 (c) 요로결석

[그림 4-126] 요로결석

(15) 요로계감염

요로에 세균감염이 생긴 것을 요로감염이라고 한다.

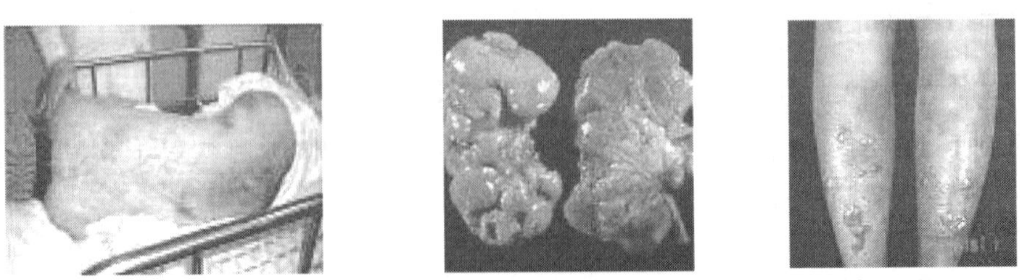

(a) 패혈증 초기증상(고열) (b) 신우신염 (c) 전신감염

[그림 4-127] 요로계감염

① 요로감염 : 상부요로감염과 하부요로감염으로 분류된다.

㉠ 상부요로감염 : 패혈증, 전신감염, 신우신염, 신농양으로 발전할 수 있다(그림 4-127).

㉡ 하부요로감염 : 고환염, 부고환염, 방광염, 전립선염 등이 있다.

(16) 성적접촉 전파성 질환

성병은 성적인 접촉을 통하여 전파되는 질환이다.

① 30여종의 성병이 있으며 세균, 바이러스, 기생충 등 다양한 원인에 의하여 발생한다.

② 에이즈, 매독, 연성하감, 임질, 성기 클라미디아 감염증, 트리코모나스증 등이다(그림 4-128).

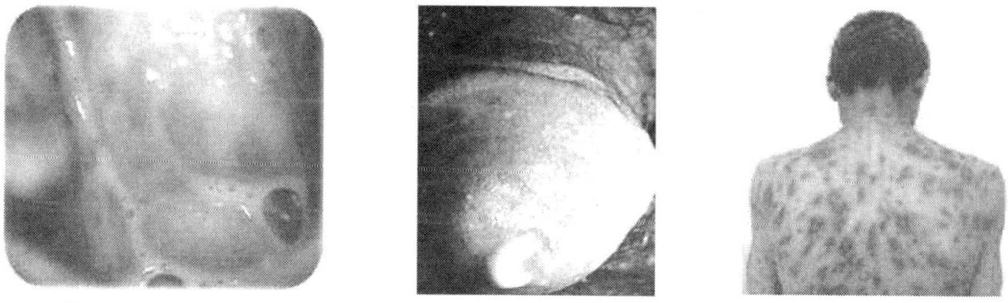

(a) 트리코모나스증 (b) 임 질 (c) AIDS(에이즈)

[그림 4-128] 성적접촉 전파성 질환

(17) 외성기피부 질환

사면발니, 옴 등 [그림 4-129]과 같다.

① 사면발니 : 이인 프티루스 푸비스에가 음모에 기생하면서 생기는 감염 질환이다.

② 옴 : 옴진드기에 의하여 발생되는 전염성이 매우 강한 질환이다.

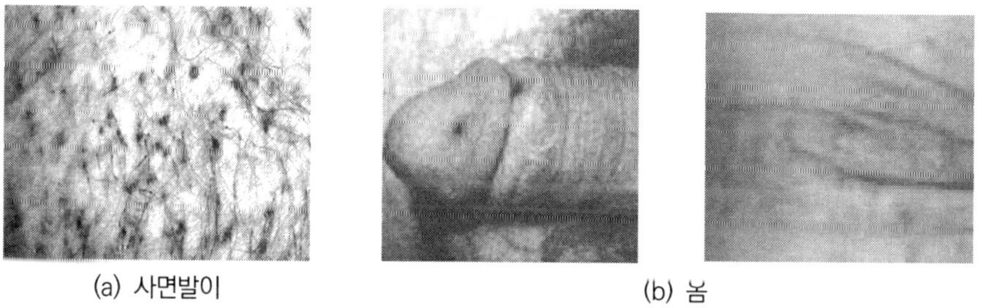

(a) 사면발이 (b) 옴

[그림 4-129] 외성기피부 질환

(18) 비뇨기과 진료질병

남성불임, 남성성기능장애, 여성하부요로질환, 신경인성방광, 소아비뇨기계질환, 전립선비대증, 부신질환, 비뇨기질환, 비뇨기손상, 요로결석, 요로계 감염, 성적접촉전파성질환. 외성기피부질환 등 〈표 4-4〉와 같다.

〈표 4-4〉 비뇨기과 진료 분야

남성 갱년기, 신장의 신생물, 신우요관암의 전이, 요관결석, 야뇨증, 귀두포피염, 잠복고환증, 배뇨 곤란, 부고환염, 임균성 요도염, 혈정액증, 요도하열, 남성 불임, 음낭내 부속기 염전, 비임균성 요도염, 포경, 고환염, 감돈포경, 조루, 음경 발기지속증, 소변정체, 정류 고환, 고환의 염전, 신우요관폐색, 요실금, 요로결석, 방광요관역류, 만성 전립선염, 방광의 신경근육 기능 장애, 요관 협착, 방광소장 누공, 방광질 누공, 무증상세균뇨, 임질(임균감염증), 정자부족증, 음경만곡증, 성병, 무정자증, 정계정맥류, 방광탈, 간질성 방광염, 음경암, 낭성신장질환, 부신종양, 양성 전립선 비대증, 전립선암, PSA 상승, 신결석, 방광암, 신우요관암, 요로감염, 스트레스성 요실금, 음낭수류, 모호한 생식기, 급성 방광염, 혈뇨, 전이성 신장암, 만성 신우신염, 고환종양, 파라핀종, 신세포암종 등

제7절 안과(Ophthalmology)

안과는 눈에 관계된 질환을 연구하고 치료하는 의학의 한 분야이다.

전안부 분과는 결막염이나 각막염, 백내장, 건성안, 각막혼탁, 원추각막 등의 질병을 진단하고 치료하며 백내장 수술과 각막이식, 굴절교정 레이저 각막절제술 라식, 라섹, 유수정체 인공수정체 삽입술 등의 굴절교정 수술을 주로 시행한다. 또한 콘택트렌즈 처방을 하고 결막, 각막 및 수정체 등 눈의 앞부분에 발생하는 질병들을 연구하고 치료한다.

① 망막[64]·포도막 분과 : 망막, 포도막, 유리체 등 눈의 뒷부분에 발생하는 질병들을 연구하고 치료한다.

② 안성형 분과 : 눈꺼풀의 염증이나 종양, 위치 이상, 눈썹을 찌르는 질병들, 코눈물관 막힘, 안와의 염증이나 종양들을 진단하고 치료하며 눈꺼풀 성형술, 눈물주머니 코안연결술, 눈꺼풀이나 안와종양 적출술, 안와골절 정복술, 눈꺼풀과 눈물기관 및 안와의 질병들을 연구하고 치료한다.

③ 녹내장 분과 : 폐쇄각 녹내장, 개방각 녹내장이나 다른 안질환과 관련된 안압 상승을 진단하고

---

64) 망막 : 안구의 가장 안쪽을 덮고 있는 투명한 신경조직으로 안구 내로 들어온 빛은 망막의 내층을 지나 망막의 시세포에 감지된다. 시세포는 빛 정보를 다시 전기적 정보로 전환하고 이 정보는 망막 내층의 세포를 통해 시신경을 지나서 뇌로 전달된다. 이러한 과정으로 우리는 사물을 볼 수 있다.

치료하며 안압 하강제 약물 치료, 레이저 홍채 절개술이나 레이저 섬유주 성형술 등의 레이저 시술과 섬유주 절제술이나 방수유출장치 삽입술 같은 수술, 안압과 관련하여 발생하는 신경 손상을 연구하고 치료한다.

④ 사시[65] · 신경안과 분과 : 눈의 위치와 움직임의 장애나 시신경과 시각 경로의 이상을 연구하고 치료한다.

안과의사(Ophthalmologist)는 눈에 관계된 질환을 연구하고 치료하는 의사이다. 전신 질환과 관련하여 눈에 발생하는 이상들과 눈 외상에 이르기까지 눈에 생길 수 있는 광범위한 질환들을 연구하고 치료한다.

1. 치료항목

안과 의사가 치료하는 항목에는 다래끼, 건성안, 눈알 돌출, 결막염, 각막 혼탁, 공막염, 포도막염, 난시, 원시 등이 있다.

① 광학기 제작자 진료과목 : 백내장, 녹내장, 안성형수술, 망막질환, 레이저수술, 라식, 라섹 등이 있다.

② 안과치료기사 진료과목 : 백내장, 라식, 라섹 등 안구에 관련 된 과목을 진료하고 있다.

(1) 백내장

수정체가 혼탁해져 빛을 제대로 통과시키지 못하게 되면서 안개가 낀 것처럼 시야가 뿌옇게 보이게 되는 질환을 진료하는 과목이다.

① 눈의 검은자와 홍채 뒤에는 투명한 안구 조직인 수정체가 존재하여 눈의 주된 굴절기관으로 작용한다.

② 눈으로 들어온 빛은 수정체를 통과하면서 굴절되어 망막에 상을 맺게 되는데, 백내장은 [그림 4-130]과 같이 수정체가 혼탁해져 빛을 제대로 통과시키지 못하게 되면서 안개가 낀 것처럼 시야가 뿌옇게 보이게 되는 질환이다.

③ 눈에는 사진기렌즈에 해당하는 수정체가 있는데, 수정체가 투명해야 빛이 잘 통과하여 망막에 선명한 상이 맺혀 물체를 잘 볼 수 있다. 이 수정체가 혼탁해지는 안질환을 백내장이라 한다.

㉠ 간혹 흰자위의 살(결막)이 검은 사위(각막)을 덮는 군날개(익상편)를 백내장으로 잘못 알고 있는 경우가 있다.

㉡ 혼탁 부위에 따라 후극백내장, 후낭하피질혼탁백내장, 피질백내장, 층판백내장, 핵백내장으로 분류된다.

---

65) 사시 : 우리 눈은 항상 양안(양쪽 눈)의 시선이 주시하고 있는 물체를 똑바로 향하고 있어야 정상이다. 한쪽 눈의 시선이 나머지 한쪽 눈의 시선과 서로 다른 경우 사시라고 한다.

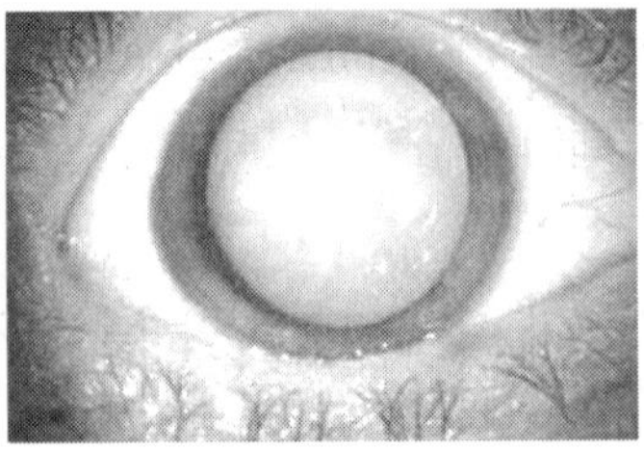

(a) 백내장

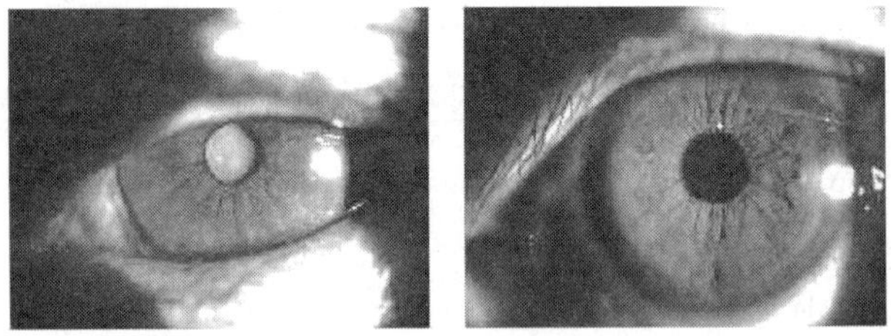

(b) 백내장 수술 전과 후

[그림 4-130] 백내장

(2) 녹내장

안압의 상승으로 인해 [그림 4-131]과 같이 시신경이 눌리거나 혈액 공급에 장애가 생겨 시신경의 기능에 이상을 초래하는 질환을 진료한다.

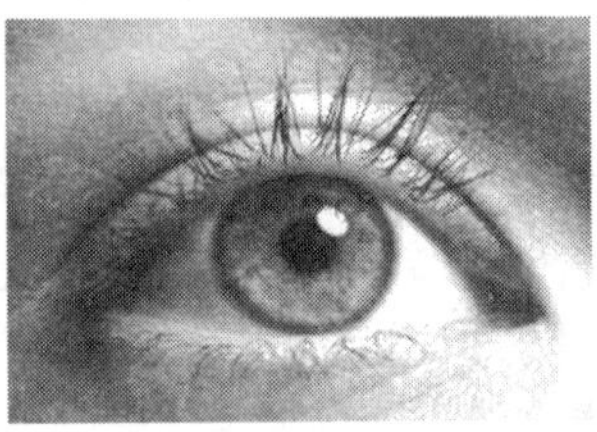

(a) 녹내장

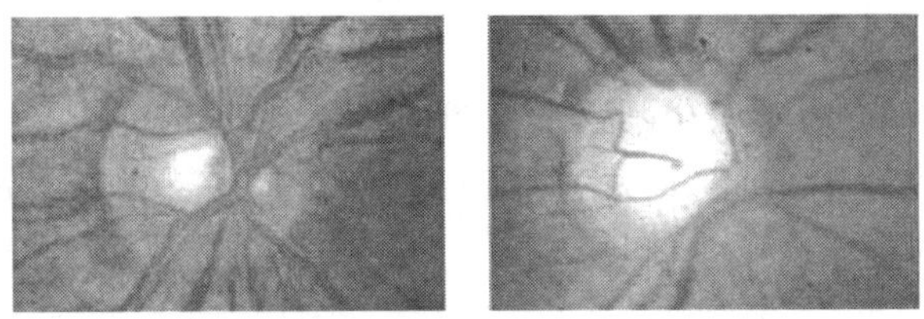

(b) 정상인 시신경과 녹내장에 걸린 환자

[그림 4-131] 녹내장

① 신경유두에서 전차적으로 신경이 사멸되면서 특징적인 시야변화를 가져오는 안질환이라고 하며, 안압은 이러한 변화와 밀접히 관련된 요소이다.

② 안압이 정상 범위에 있으면서도 녹내장성 시신경변화와 시야변화가 나타나는 것을 소위 정상안압 녹내장이라고 하는데 [그림 4-132]와 같이 고안압을 동반한 녹내장보다도 오히려 더 흔하다.

③ 안압이 정상보다 더 높아 시신경이나 시야가 정상으로 유지되는 경우도 있는데 이를 고안압증이라고 해서 녹내장과는 구분하고 있다.

④ 시신경 : 눈으로 받아들인 빛을 뇌로 전달하여 '보게 하는' 신경이므로 여기에 장애가 생기면 시야결손이 나타나고 말기에는 시력을 상실하게 된다.

⑤ 개방각 녹내장 : 전방각이 눌리지 않고 정상적인 형태를 유지한 채 발생하는 녹내장이다.

⑥ 폐쇄각 녹내장 : 갑자기 상승한 후방압력 때문에 홍채가 각막쪽으로 이동하여 전방각이 눌려 발생하는 녹내장이다.

⑥ 각막의 후면과 홍채의 전면이 이루는 각을 전방각이라 하며 이것이 눌리면 방수가 배출되는 통로가 막히게 되므로 안압이 빠르게 상승하게 된다.

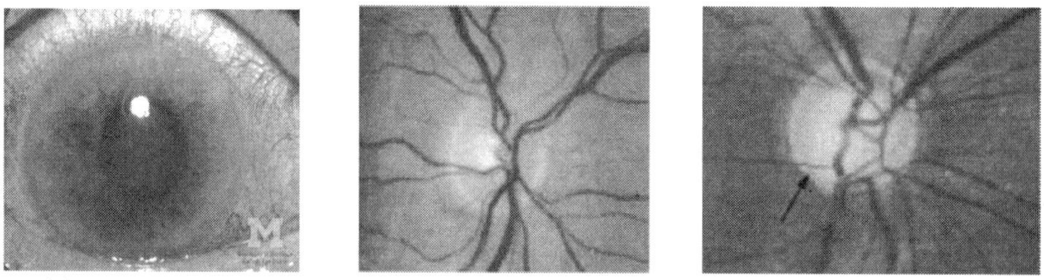

(a) 녹내장 환자의 눈　(b) 정상시신경유두　(c) 녹내장성 시신경 변화

[그림 4-132] 녹내장환자의 시신경의 변화와 증상

(3) 안 성형수술

눈꺼풀을 포함한 [그림 4-133]와 같이 눈 주변부 질환의 치료와 수술을 전문으로 한다.

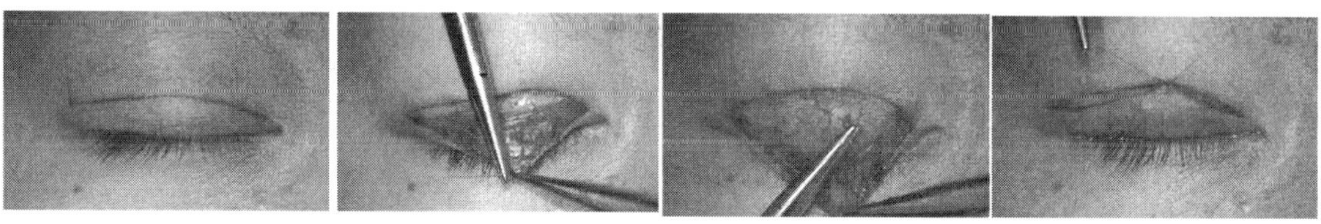

[그림 4-133] 안 성형수술

(4) 망막 질환

망막은 우리 눈 속에서 가장 깊은 자리에 있는데 밖에서 들어오는 모든 사물의 빛을 맺게 하는 조직이다. 망막에 생기는 질환은 [그림 4-134]와 같이 치료한다.

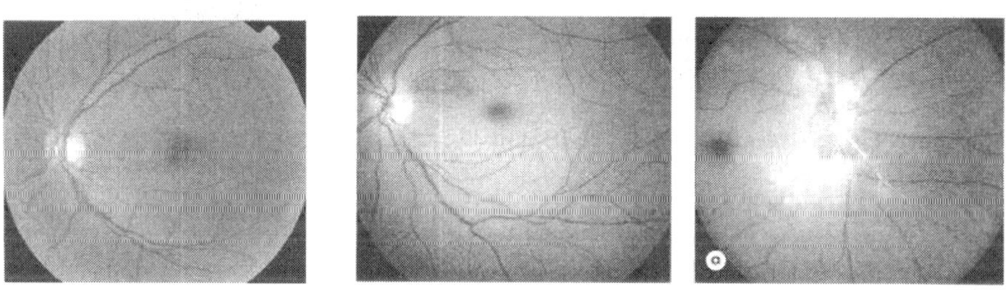

(a) 유리체 및 망막　(b) 망막혈관 폐쇄증

[그림 4-134] 망막질환

(5) 레이저수술

레이저를 사용하여 수술을 하는 것이다.

엑시머레이저(Eximer Laser)는 광화학적 작용에 의하여 조직 내의 분자결합만을 분쇄시킴으로써 열에 의한 손상 없이 조직을 절제하고 연마할 수 있는 레이저광선의 일종이다.

(6) 라 식

미세각막 절개도 또는 [그림 4-135]와 같이 레이저를 이용하여 상피 및 보우만 막을 포함하는 각막 앞부분을 분리하여 절편을 만들어 젖힌 후, 수술 전 검사를 통해 정해 놓은 목표만큼 각막실질에 레이저를 조사하여 각막을 절삭한 후, 다시 각막절편을 덮어줌으로써 통증 및 각막 혼탁을 줄이고 시력 회복 기간을 단축시킬 수 있는 시력교정수술이다.

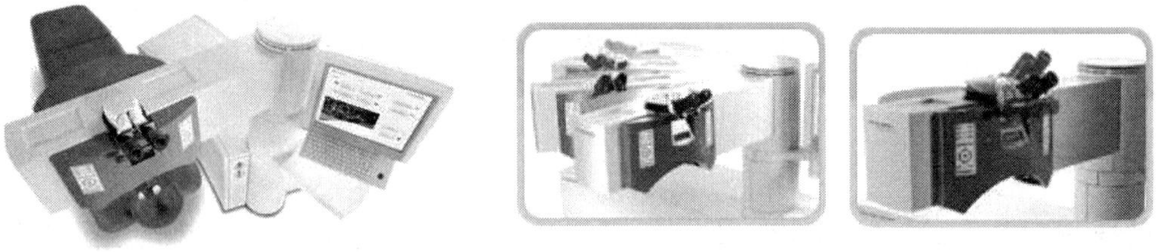

[그림 4-135] 라식장비-SCHWIND AMARIS II

(7) 라 섹

희석된 알코올을 이용하여 [그림 4-136]과 같이 얇은 각막상피편을 만들어 젖힌 후, 라식수술과 같이 각막 실질에 레이저를 조사하여 각막을 절삭함으로써 시력을 교정하는 수술이다.

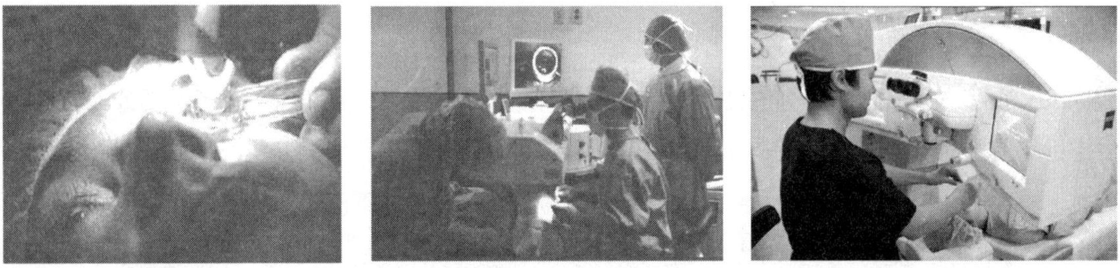

[그림 4-136] 라섹 수술 장면

(8) 근 시

근시는 우리말로 바투보기라고 하며, 눈의 매질에 의해 굴절된 빛이 망막보다 앞쪽에 맺히게 되어 먼 곳이 잘 안보이고 가까운 곳은 상대적으로 잘 보이는 굴절이상이다.

① 근시는 대부분 출생부터 존재하지는 않으며 주로 초등학교 2~3학년 때부터 나타나기 시작한다.

② 근시가 있는 아동은 사물을 볼 때 눈을 찡그리거나 TV를 가까운 곳에서 보려 하고 간혹 얼굴을 옆으로 돌려서 보기도 한다.

③ 근시는 [그림 4-137]과 같이 일반적으로 신체의 성장에 따라 진행하는데 성장이 멈추는 18~20세 까지 점차 도수가 증가한다.

④ 근시는 대부분 안경이나 콘택트렌즈로 교정이 가능하다.

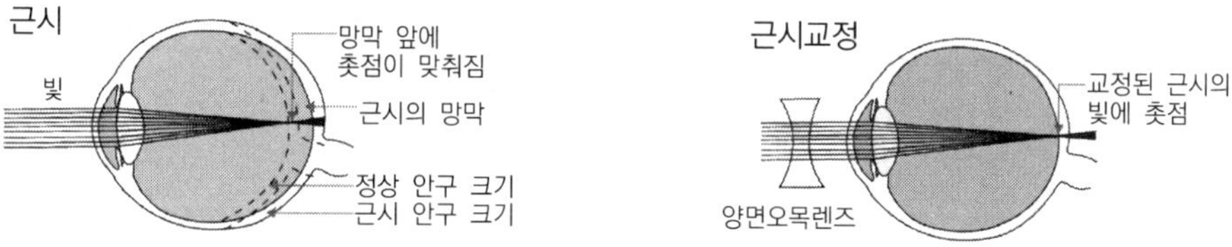

[그림 4-137] 근시와 근시의 교정(Myopia and Its Correction)

(9) 난 시

눈이 조절(가까운 곳을 보기 위해 눈의 초점을 맞추는 작용)을 하지 않은 상태, 즉 눈의 굴절력이 안구의 모든 면에서 같지 못하여 한 점에서 초점을 맺지 못하면 난시(Astigmatism)라고 한다.

① 각막(검은자)의 중심부에 가상의 수평선을 긋고 0[°] 라고 생각했을 때, 0[°] 방향으로 들어간 빛과 90[°] 방향으로 들어간 빛이 각막 굴절력의 차이로 한 점에서 만나지 못해 초점이 안 맞아 흐리게 보이는 상태이다.

② 일반적으로 난시축은 서로 90[°]를 이룬다.

㉮ 한쪽 난시가 [그림 4-138]과 같이 15[°]에 있다면, 나머지 난시축은 105[°]이다.

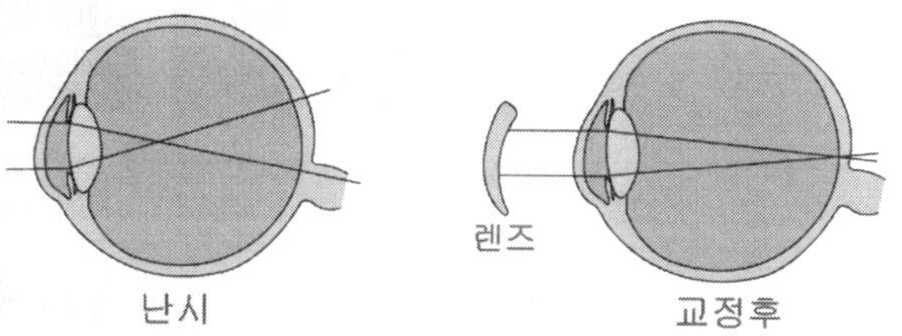

[그림 4-138] 난시와 난시의 교정(Astigmatism and Its Correction)

③ 각막과 수정체의 비정상만곡부분 때문에 빛의 초점이 비정상이 된다.

④ 굴절력이 잘못된 것을 교정한 적당한 렌즈(교정이 맞는)로 초점을 맞춘다.

(10) 원 시

눈으로 들어온 평행광선이 굴절되어 망막의 뒤에 초점을 맺는 상태이다. 각막과 수정체에서 기인하는 안구(눈)의 굴절력에 비해 안구 전후의 길이가 짧아 망막의 뒤쪽에 물체의 상이 맺히기 때문에 먼 곳은 잘 보이나 가까운 것은 [그림 4-139]와 같이 잘 보이지 않는다.

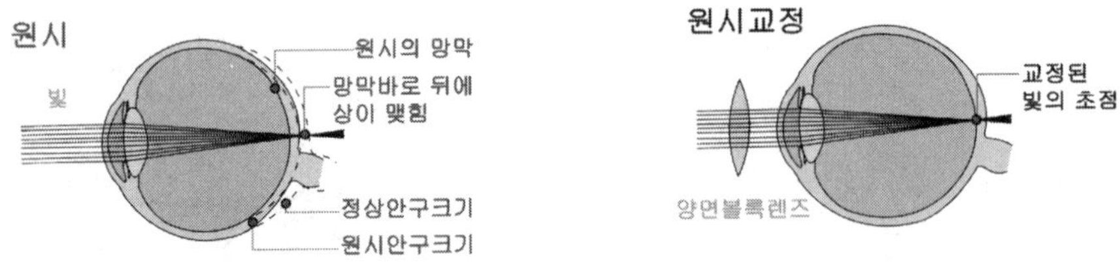

[그림 4-139] 원시의 원인과 교정(Hyperopia and its correction)

(11) 건성안(안구건조증)

눈물이 부족하거나 눈물이 지나치게 증발하거나 눈물 구성성분의 균형이 맞지 않아서 [그림 4-140]과 같이 안구표면이 손상되고 눈이 시리고 자극감, 이물감, 건조감 같은 자극증상을 느끼게 되는 눈의 질환이다.

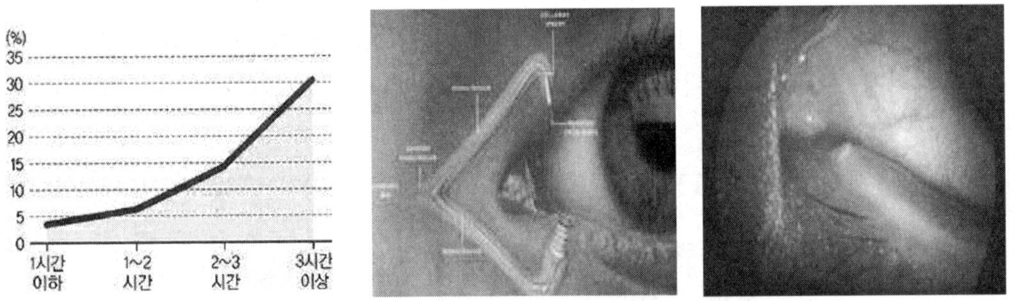

(a) 하루동안 영상매체 사용시간에 따른 건성안 발생빈도

(b) 누점폐쇄술[66]

[그림 4-140] 건성안의 발생빈도와 누점막의 구조 및 누점폐쇄술

(12) 다래끼

눈꺼풀에는 여러 분비샘이 존재한다. 이 분비샘에 생긴 급성 화농성 염증을 겉다래끼라고 하며, [그림 4-141]과 같이 마이봄샘[67]의 급성 화농성 염증을 속다래끼(맥립종)라고 한다.

마이봄샘에 생긴 만성 육아종성 염증은 콩다래끼(산립종)라고 한다.

---

66) 누점폐쇄술 : 눈물이 흘러 내려가는 길목을 막아 눈이 항상 촉촉하게 유지시켜주는 것이다.

67) 마이봄샘 : 사람을 포함한 포유류의 안검(눈꺼풀)에 있어 안지(Sebum Palpebrale)를 분비하는 피지선의 일종이다.

① 성체가 안검의 중핵을 이루는 단단한 결합조직판의 검판속에 있는 것으로 건판선이라고도 한다.

② 샘 : 안검연(緣)에 수직방향으로 병렬하여 각각 독립적으로 안검연에 열린다.

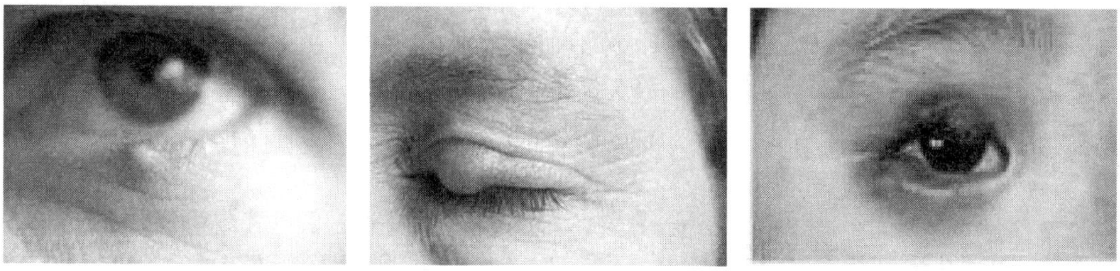

(a) 다래끼의 주요증상 (b) 맥립종(속다래끼)

[그림 4-141] 다래끼의 주요증상과 맥립종(속다래끼)

(13) 결막염

결막(Conjunctiva)은 눈(안구)을 외부에서 감싸고 있는 조직이며, 눈의 흰자위인 구결막과 윗눈꺼풀을 뒤집거나 아래눈꺼풀을 당겼을 때 진한 분홍색으로 보이는 검결막으로 나뉜다.

결막염은 [그림 4-142]와 같이 결막에 염증이 생긴 것이다.

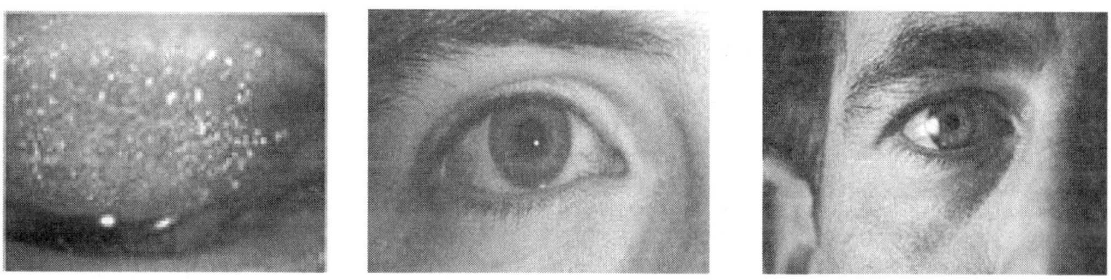

(a) 봄철각결막염 (b) 결막염의 주요 증상(충혈)

[그림 4-142] 봄철각결막염과 결막염의 주요 증상

(14) 각막혼탁

눈의 검은자 부위를 덮고 있는 볼록한 부위를 각막이라고 한다.

① 각막은 유리처럼 투명한 조직이므로 안쪽에 있는 홍채(동양인의 경우 갈색)가 각막을 통해 비쳐 검은색으로 보인다.

② 각막반흔 및 혼탁은 [그림 4-143]과 같이 눈의 창문역할을 하는 투명한 조직인 각막이 여러 가지 원인에 의해 투명성을 잃고 불투명해져 외관상 하얗게 되거나 각막의 일부가 뿌옇게 변한 상태이다.

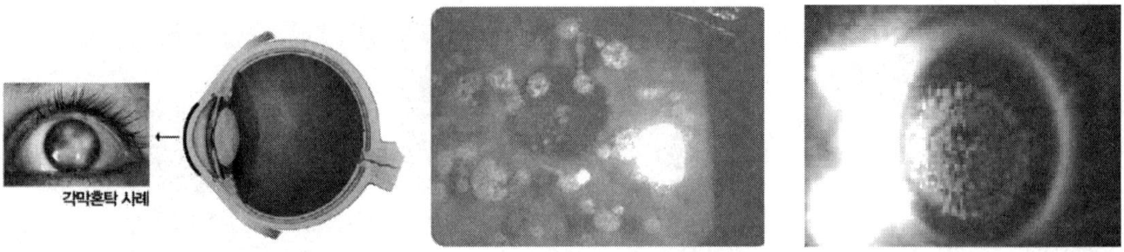

(a) 각막혼탁 사례　　　　(b) 과립각막이상증의 각막혼탁

[그림 4-143] 각막혼탁 사례와 과립각막이상증의 각막혼탁

(15) 포도막염

포도막은 안구의 중간층을 형성하는 홍채(눈을 앞에서 봤을 때 검은자라 하는 각막 안쪽의 갈색 조직), 모양체[68], 맥락막[69]인데 이 곳에 생기는 염증을 [그림 4-144]와 같이 포도막염이라고 한다.

포도막은 혈관이 풍부하고 결합조직이 많아 염증이 생기기 쉬우며 홍채, 모양체, 맥락막에 각각 따로 염증이 발생하기도 하지만 홍채모양체염과 같이 동시에 발생하기도 한다.

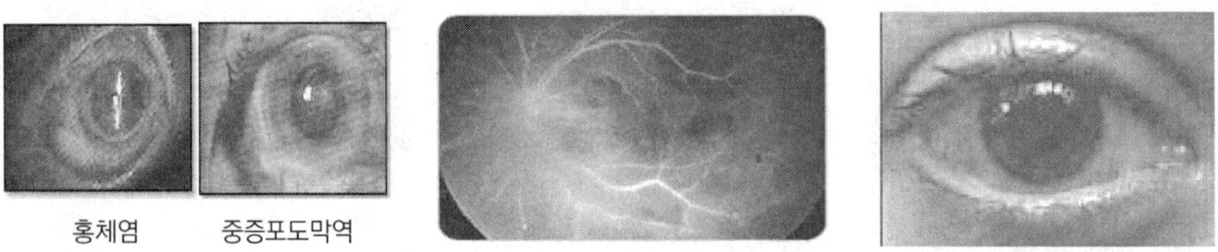

홍체염　　중증포도막역

(a) 포도막염의 종류　　　　(b) 포도막염의 안과 검사　　　　(c) 포도막염

[그림 4-144] 포도막염의 종류 및 주요 증상

제 8 절 이비인후과(Otolaryngology)

귀, 코, 목(인두, 후두)에 관련된 질환에 대한 내과적 및 외과적 치료를 하고 귀(이과), 코(비과), 목(두경부외과)의 3개의 분과 형태로 크게 나눈다.

최근에는 이과학, 신경이과학, 비과학, 안면성형의학, 수면의학, 두경부외과학, 후두과학, 기관식도과학, 음성언어의학 등으로 점차 세분화되고 있다.

---

68) 모양채 : 평활근과 혈관으로 구성되어 있으며 맥락막의 앞쪽 끝에서 홍채의 가장자리를 연결하는 직삼각형의 조직이다.

69) 맥락막 : 안구(眼球)의 후반부(後半部)를 둘러싸고 있는 암적갈색의 얄팍한 막. 혈관과 색소(色素)세포가 많아 차광(遮光) 작용을 하며, 망막 외층(網膜外層)에 영양분을 공급한다.

이비인후과 의사(Otorhinolaryngologist)는 음향측정기, 프리즘, 현미경비경(Nosescope), X-선 투시기, X-ray 등 관련 의료장비를 사용하여 귀, 코, 목 등 관련 신체기관을 검사한다. 질병의 진행 상태에 따라 외과수술을 하거나 약물을 처방 · 치료한다.

청각기관의 손실이나 기타 상해에 의한 청각의 손실정도 또는 후두의 질병 및 손상으로 인한 언어의 손실정도를 알아보기 위하여 제반 검사를 지시한다. 검사결과에 따라 적절한 치료방법을 강구한다.

1. 이 과

귀분야는 중이염, 외이도염, 난청, 이명, 어지러움 등을 [그림 4-145]와 같이 진단, 치료하며 이명 및 난청환자에 있어서는 특수클리닉을 운영하고 있다.

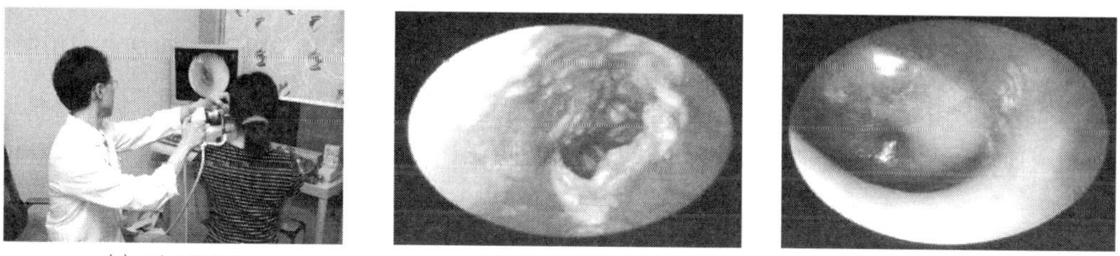

(a) 귀 내시경 (b) 만성 외이도염 (c) 중이염

[그림 4-145] 이 과

2. 비 과

코분야는 축농증, 비용종(물혹), 비중격만곡증, 비염 및 알레르기 비염 등을 [그림 4-146]과 같이 치료하고 있다.

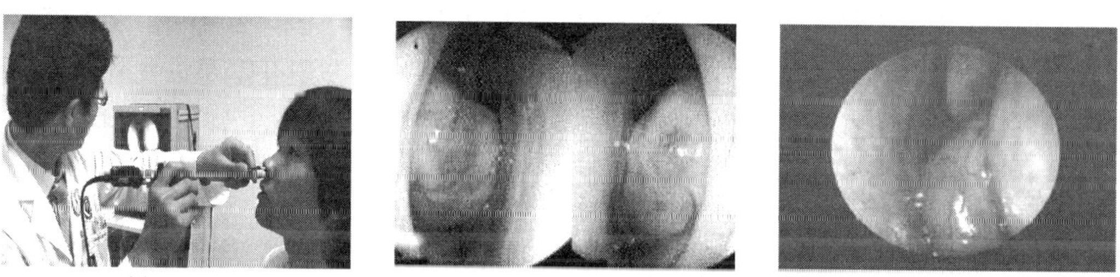

(a) 내시경 (b) 알레르기 비염환자의 비강 (c) 비용종

[그림 4-146] 비 과

3. 두경부외과

두경부분야는 구강, 인두, 후두, 경부에 생긴 질환과 코골이 및 수면무호흡증, 음성장애에 대한 진단은 [그림 4-147]과 같다.

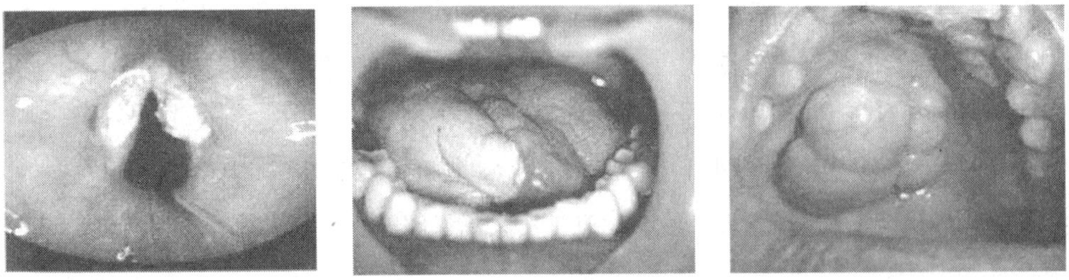

(a) 후두암 (b) 두경부암 (c) 인두암

[그림 4-147] 두경부외과

4. 치료항목

코, 부비동, 머리, 경부, 인후두, 구강 및 타액선, 기관, 식도, 후두암, 축농증, 알레르기비염, 비강 안에 생긴 종양인 비강종양, 외이도의 세균성 감염에 의한 염증성 질환인 외이도염, 성대결절, 갑상선의 각종 질환 등 다양한 치료와 외과적 수술, 인공와우이식, 두경부암에 대한 치료 등을 시행한다.

이비인후과 의사가 치료하는 항목에는 선천성 외이도 폐쇄증, 후각 상실증, 미각 상실증, 비골 골절, 비인두암, 급성 편도염, 설소대단축증 등이 있다.

청각학자, 청력학자가 치료하는 항목에는 청각장애, 난청 등이 있다.

(1) 청각장애

외이[70]로부터 대뇌에서 소리를 이해하기까지의 청각경로에 장애를 입어, 주로 듣기가 어려운 장애이다.

① 청각을 통한 소리의 전달과 인식경로를 보면, 공기 중의 음파가 외이도를 지나 고막을 진동시키고 이 진동은 고막 뒤에 있는 이소골[71]을 지나면서 증폭되어 난원창을 통하여 내이에 들어가 외우내의 림프액에 진동을 일으킨다. 이 진동은 코르티기관[72]에서 전기적 에너지로 변환되어 청신경을 통하여 대뇌에 이르게 되어 소리를 느끼게 된다.

② 청각경로의 어느 부분에라도 이상이 있으면서 듣기 어려운 현상을 청각장애라고 한다.

③ 외이에서 중이까지 소리를 전달하는 경로에 손상이 있을 경우 전음성난청이라고 하고, 내이와 청신경계의 이상이 있을 경우에는 감각신경성난청이라고 한다.

④ 청각의 감도에 따라 난청과 농으로 구분하기도 하며 농과 난청을 모두 포괄하여 청각장애라 한다.

70) 외이 : 귀에서 우리가 볼 수 있는 부분인 귓바퀴와 외이도를 합친 것 이다

71) 이소골 : 중이(中耳) 안에서 고막과 전정창(前庭窓) 사이에 위치하며 서로 연결되어 있는 3개의 작은 뼈이다. 고실소골, 청소골이라고도 한다.

72) 코르타기관 : 내이(內耳)의 달팽이관 속에 있는 소리를 느끼는 복잡한 세포구조를 가진 매우 민감한 감각기관이다.

(2) 난 청

원인과 정도는 여러 가지인데, 귀머거리는 그 정도가 가장 심한 상태이다.

① 청각의 전도경로(傳導經路)에 장애가 있을 때 난청이 일어나고 그 병변이 외이도나 중이에 있는 것을 전음난청(傳音難聽), 내이에 있는 것을 감음난청(感音難聽)이라 하여 구분한다.

② 병변의 자리를 명시하여 중이성 난청이나 미로성(迷路性) 난청 등으로 세분화하기도 하며 외상성난청 · 스토미난청(stomy 難聽) 등 원인별로 분류한다.

③ 난청의 진단이나 예방 · 증상은 청력검사에 의하여 실시된다.

㉠ 전음난청 : 귀지가 낀 이구색전(耳垢塞栓)을 비롯하여 이관협착증 · 중이염 · 아데노이드(Adenoid) 등에서 볼 수 있는데, 이는 각각 원인질환을 치료함으로써 치유된다.

㉡ 고막이 찢어진 중이성 난청에는 보청기가 효과적이다.

㉢ 감음난청 : 내이보다도 더 깊숙이 있는 청신경의 경로나 중추가 뇌출혈이나 뇌종양에 의하여 침해되어 발생한 것이기 때문에 보청기가 전혀 효과가 없는 경우가 많다.

㉣ 직업성난청 : 조선소나 비행장 등 소음이 심한 직장에서 오래 근무한 사람에게서 볼 수 있는 직업병인데, 난청의 정도가 점점 심해져서 나중에는 전혀 소리를 듣지 못하게 되는 경우가 있다.

ⓐ 근본적인 치료방법은 없고 귀마개를 착용하여 예방을 하는 방법밖에 없다.

ⓑ 난청이 발견되면 소음으로부터 멀리 떨어져 있는 방법을 취하는 것이 좋다.

㉤ 스토미난청 : 스트렙토마이신의 부작용으로 알려진 것으로 카나마이신에서도 그런 부작용이 있다. 결핵 등으로 항생물질을 장기간 복용할 때에는 가끔 청력검사를 받아서 조기에 발견을 해야 한다.

㉥ 노인성난청 : 청력의 쇠퇴에서 오는 생리적인 현상인데 부모가 노인성난청일 경우에는 자식도 가능성이 있으므로 노화현상의 진행에 특히 주의해야 한다.

ⓐ 보통 40~50세부터 나타나는데 개인차가 심하다.

ⓑ 난청이 한쪽 귀에만 생기는 경우에는 일상생활에 거의 지장이 없어 본인이 자각하지 못하는 경우가 많다.

ⓒ 양이성(兩耳性)이고 초등학교 입학 전후에 발견되면 특수학교 교육을 받아야 하며, 언어습득 이전에 나타나면 농아교육을 받아야 한다.

(3) 후두암

후두에 생긴 암세포로 이루어진 종괴(덩어리)이다.

① 후두암의 95~98[%]는 편평상피암종[73]이며, 성대에 발생하는 것은 대부분 분화도가 높은 것에

비해 성문에 발생하는 것은 분화도가 낮은 것이 많다.

② 쉰 목소리는 [그림 4-148]과 같이 후두암에 있어서 가장 중요한 증상이다.
후두의 발성 기능에 장애를 주는 모든 요인에 의해서 음성의 변화가 초래된다.

③ 호흡곤란 및 천명(쌕쌕거림)은 어느 정도 진행된 후두암에서 주로 나타나며 종양의 크기, 분비물의 축적, 성대의 고정과 이에 수반되는 염증이나 부종 등에 기인한다.

㉠ 일반적으로 큰 성문 상부암에서는 흡기성천명(Inspiratory Stridor)이 나타나고, 성문 하부암에서는 호기성천명(Expiratory Stridor)이 나타난다.

㉡ 성문암에서는 흡기와 호기 모두에서 천명이 나타날 수 있다.

④ 통증 역시 환자가 자주 호소하는 증상으로 성문 상부암에서 흔히 나타나며 그 정도는 매우 다양하다.

⑤ 음식을 먹을 때 통증이 나타나면 일단 기질적인 원인으로 의심해야 하며 평소에는 증상이 있다가도 음식을 먹을 때 증상이 없어지면 대개 신경증적인 원인이다.

⑥ 연하곤란, 기침, 각혈, 체중감소, 구취, 경부 종물(목의 혹) 등의 증상이 있을 때 후두암을 의심한다.

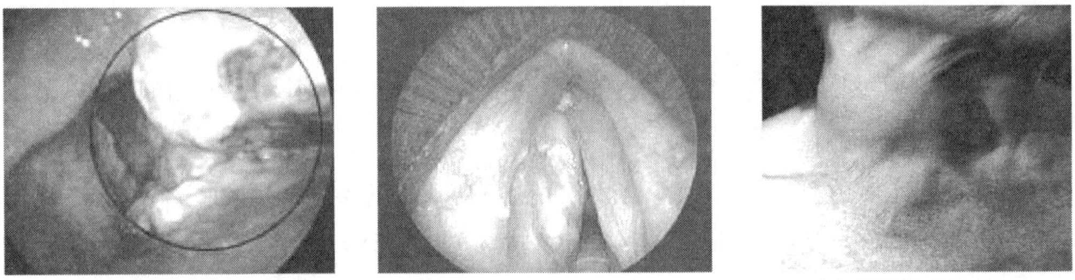

(a) 내시경으로 본 후두암　　(b) 후두암 환자의 목

[그림 4-148] 후두암

(4) 축농증(부비동염)

부비동은 코 주위의 얼굴 뼈 속에 있는 빈공간으로 작은 구멍(자연공)을 통해 코 속과 연결되어 있고, 이를 통해 부비동 내의 공기의 환기 및 분비물의 배설이 이루어진다.

① 부비동염(축농증) : 자연공[74]이 막혀서 부비동이 제대로 환기 및 배설되지 않아 이차적으로 부비동에 [그림 4-149]와 같이 염증이 발생하고, 농성분비물이 고이면서 염증이 심해지는 상태이다.

② 질병기간이 4주 미만일 경우에는 급성부비동염, 3개월 이상일 때 만성부비동염으로 정의한다.

---

73) 편평상피암 : 암실질 구조가 중층편평상피와 유사한 것을 구할 수 있는 암종
74) 자연공 : 코와의 연결통로

㉠ 코막힘, 지속적인 누런 콧물, 얼굴통증, 코 뒤로 넘어가는 콧물(후비루) 등의 증상이 나타난다.
㉡ 더 진행되면 후각감퇴, 두통 및 집중력 감퇴 등을 호소하고 중이염이나 기관지염이 생기기도 한다.
㉢ 기관지천식이 있는 경우에는 이러한 증상이 더욱 악화될 수 있다.
㉣ 콧물이 뒤로 넘어가면서 기침을 유발하기도 한다.
㉤ 3주 이상 지속되는 만성기침이 있는 경우 부비동염이 원인일 수 있다.

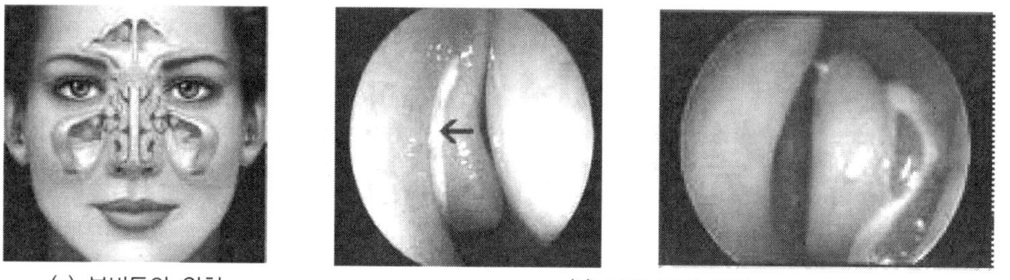

(a) 부비동의 위치 (b) 코에 고인 고름

[그림 4-149] 축농증

(5) 알레르기비염

코점막이 특정물질에 대하여 과민반응을 나타내는 것으로 알레르기를 일으키는 원인 물질(항원)이 코점막에 노출된 후 자극부위로 비만세포[75], 호산구[76]를 비롯한 여러 종류의 IgE 항체를 매개로 하는 염증세포가 몰려들어 이들이 분비하는 다양한 매개물질에 의하여 염증반응이 발생하는 질환이다.

① 연속적으로 일어나는 발작적인 재채기, 맑은 콧물, 코막힘 등의 3가지 주요 증상을 특징으로 하며 이 3가지 증상 중 2가지 이상의 증상을 가지고 있을 때 알레르기비염을 의심할 수 있다.
② 특징적인 증상 외에도 코 주위 가려움, 두통, 후각감퇴 등의 증상이 동반될 수 있으며 합병증으로 중이염, 부비동염, 인후두염 등이 동반될 수 있다
  ㉠ 발작적인 재채기를 연속적으로 하게 되고 동시에 맑은 콧물이 흐르며, 눈과 귀의 가려움증과 코막힘이 대표적인 증상이다.
  ㉡ 재채기와 콧물이 흐르는 증상 : 보통 아침기상 시에 심했다가 오후로 되면서 감소하게 되며, 코막힘 증상을 계속 보이게 된다.
③ 가려움증 : 코뿐 아니라 눈, 목, 귀 등에도 발생하므로 치료 시 고려하여야 한다.
  ㉠ 코막힘 증상 : 가장 흔한 주 증상으로 반 이상을 차지하며 만성적이고 생활의 질을 떨어뜨린다.

75) 비만세포 : 천식, 고초열, 아토피성 습진등의 즉시형 알레르기반응을 유발하는 세포이다.
76) 호산구 : 말초혈액 백혈구의 1~3[%]를 차지하고 있는 과립구의 일종이다.

㉡ 콧물과 재채기 순으로 나타나며 그 밖에 눈물, 두통, 후각감퇴, 폐쇄성 비음 등의 증상이 있다.

④ 합병증 : 중이염, 부비동염, 인후두염 등이 동반될 수 있다(그림 4-150).

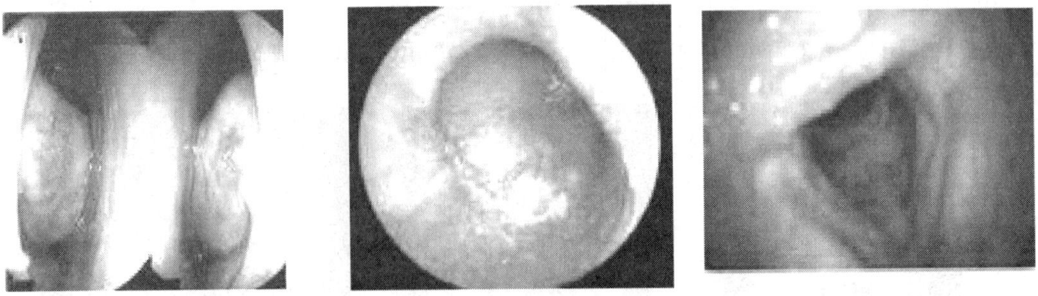

(a) 비염환자의 비강　(b) 급성중이염　(c) 인후두염

[그림 4-150] 알레르기비염 내시경

(6) 비강종양

비강 안에 생긴 종양이다.

① 비강 : 뼈와 연골 · 점막 등으로 둘러싸인 코 안의 빈 공간으로, 정상적으로는 공기로 차 있어야 한다.

② 비강 내부에 많이 생기는 양성종양 : 유두종, 골종, 섬유이형성증, 혈관종, 신경교종 등이 있다.

③ 악성종양 : 대개 40대 이후에 많이 생기고 두경부 악성종양의 약 3[%]를 차지하며, 악성종양에는 편평상피암, 선암, 악성흑색종, 후신경모세포종, 미분화세포암 등이 있다.

④ 비강은 눈과 뇌, 입천장이나 잇몸에 근접해 있기 때문에 비강에 생긴 종양은 쉽게 퍼지는 경향이 있다.

⑤ 비강종양 치료 : [그림 4-151]과 같이 눈과 뇌 · 입천장 · 치아 등을 포함하며 심한 경우에는 한쪽 눈을 제거하거나 뇌의 일부를 제거해야 하는 경우도 있다.

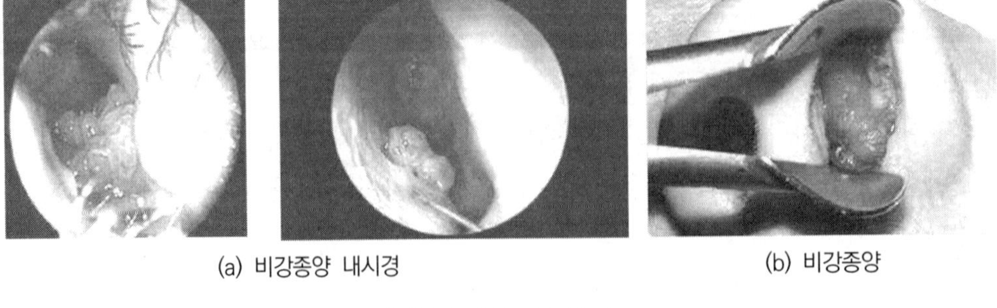

(a) 비강종양 내시경　(b) 비강종양

[그림 4-151] 비강종양

⑥ 발생부위에 따라 다르나 초기에는 증상을 잘 느끼지 못하며 점차 진행함에 따라 다음의 증상을 보이게 된다.

㉠ 초기에 잘 나타나는 증상 : 비폐색, 동통, 화농성 비루의 순이나 점차 진행하면서 동통, 비폐색 및 협부종창의 순으로 변한다.

㉡ 중년 이후 : 편측성 비폐색이 있고 출혈이 잘되며 분비물이 있을 때는 악성종양을 의심하여야한다.

㉢ 위의 증상들은 종양 이외의 원인이 훨씬 더 많지만 종양에 의한 경우도 있으므로 검사를 통해서 이를 확인 하여야 한다.

(7) 외이도염

외이도의 세균성 감염에 의한 [그림 4-152]와 같이 염증성 질환이며 병에 걸린 기간 및 심한 정도에 따라 급성 외이도염(Acute Otitis Externa), 만성 외이도염(Chronic Otitis Externa) 및 악성외이도염(Malignant Otitis Externa) 등으로 구분한다.

① 급성외이도염의 증상 : 동통, 가려움증, 이충만감, 청력감소 등이 있다.

② 만성외이도염 : 수개월 또는 수년간 계속되는 약한 정도의 감염과 염증이 외이도에 반복적으로 발생한다. 가려움증이 가장 흔한 증상이며, 외이도피부는 특징적으로 두꺼워져 있다.

③ 악성외이도염 : 외이도피부의 두꺼워짐과 함께 귀에 심한 통증과 분비물이 있고 더 심해지면 안면신경 마비 및 다른 뇌신경의 마비증세가 나타나기도 한다.

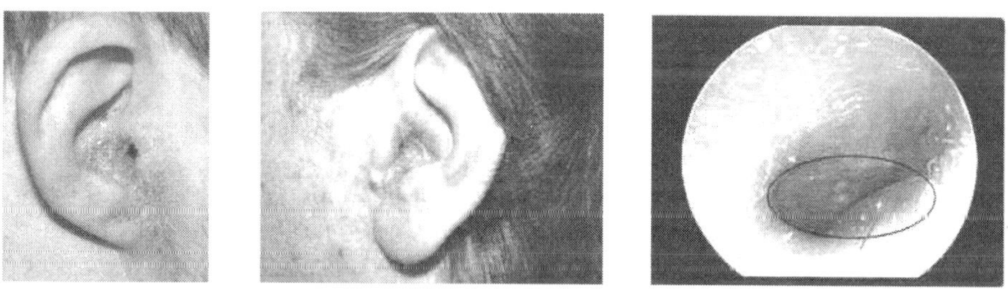

(a) 외이도염 환자 (b) 귀내시경으로 본 외이도염

[그림 4-152] 외이도염

(8) 성대결절

지속적인 음성(목소리) 남용이나 무리한 발성에 의해 발생하는 성대의 양성점막 질환이다.

① 6~7세의 남자 어린이, 또는 30대 초반의 여성에게 많이 발생하며 가수, 교사 등의 직업에서 흔히 발생한다.

㉠ 가장 흔한 증상 : 음성 과용이나 상기도 감염 후 자주 재발하는 애성(쉰 목소리)이다.

㉡ 노래할 경우 : 대화할 때보다 더 민감하게 느껴지며 결절이 성대의 진동을 방해하여 지연발성(Delayed Phonatory Onset), 고음에서의 분열이나 부드럽지 못한 소리, 중복음(Diplophonia) 등이 생긴다.

② 병의 경과나 음성 남용 등에 따라 결절의 크기, 색깔 및 대칭도가 다르게 나타나지만 일반적으로 양측성이며 미세혈관 확장 등이 관찰되기도 한다.

㉠ 결절 : 성대내 낭종(성대 점막 아래에 주머니 모양의 물혹이 생기는 질병)과 감별 진단하는 것이 필요하다.

㉡ 성대 내 낭종 : 주로 한쪽에만 생기며 후두 스트로보스코피(Stroboscopy : 성대의 진동양식을 통해 후두의 병을 진단하는 검사법) 상에서 성대 진동이 중단되는 특징이 있어 결절과 감별하는 것이 가능하다.

㉢ 낭종의 크기가 작은 경우 : 감별이 어려워 수술 중에 확진되는 경우도 종종 있다(그림 4-153).

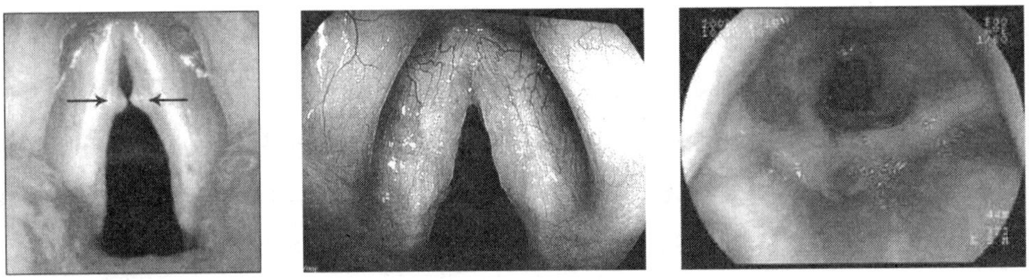

(a) 성대결절 내시경 (b) 성대결절

[그림 4-153] 성대결절

(9) 선천성 외이도폐쇄증

귀의 발생과정 중 이상이 생겨 [그림 4-154]와 같이 외이와 중이에 선천성기형을 갖게 된 상태이며, 이는 이개(Auricle : 귓바퀴, 외이 부위)기형과 외이도(External Auditory Meatus : 귓바퀴에서 고막에 이르기까지의 귓구멍으로 중이 부위)기형으로 나눌 수 있다.

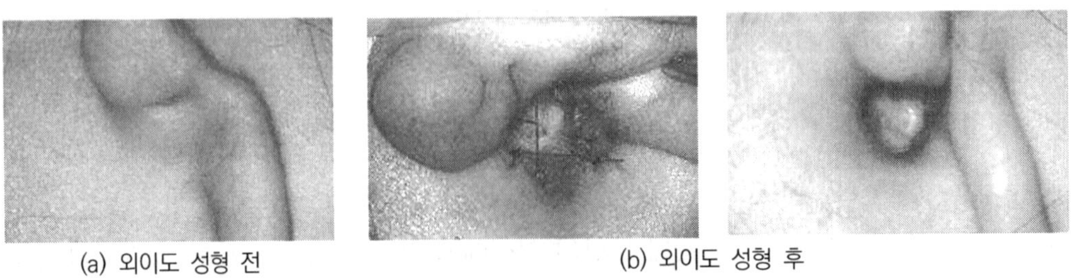

(a) 외이도 성형 전 (b) 외이도 성형 후

[그림 4-154] 외이도 성형 전과 후

① 외이와 중이 : 발생학적으로 서로 연관성이 있어서 흔히 두개의 기형이 함께 나타난다.

② 내이 : 외이, 중이와 발생 기원이 달라 독립적으로 발생하기 때문에 기형이 합병되어 나타나는 경우는 흔치 않다.

(10) 후각상실증

급성 또는 만성의 비염, 비중격(鼻中隔)[77]의 이상, 비용(鼻茸)[78] 등 신생물로 인해 비강이 폐색되고 공기가 후신경이 있는 후부(嗅部)에 이르지 못하는 경우와 부비강염이나 결핵 · 종양 등으로 후부에 이상이 생겼을 경우 및 뇌종양[79]이나 히스테리[80] 등 후각의 중추기능에 이상 · 실조가 있는 경우 등에 나타난다. 원인 제거와 각종 물리요법 · 비타민 B1 주사 등이 치료로서 시행된다.

(11) 미각상실증

미각이 상실된 상태를 미삭소실(Ageusia)이라 한다.

① 미각감퇴(Hypogeusia) : 미각이 완전히 소실되지는 않았지만 정상보다 감소된 상태

② 이상미각(Dysgeusia) : 단맛이 쓴맛으로 느껴지는 등 미각이 정상과 다르게 느껴지는 상태

③ 미각과민(Hypergeusia) : 미각이 정상보다 증가된 상태

(12) 비골골절

코는 얼굴에서 비교적 약한 부위이면서 돌출되어 있으므로 얼굴에 [그림 4-155]와 같이 외상을 입을 경우 가장 흔히 골절되는 부위이다.

코의 위쪽은 단단한 뼈로 아래쪽은 부드러운 연골로 되어 있으며, 외상을 입어 코의 위쪽을 이루는 뼈가 골절되어 코모양이 변하거나 주저앉는 것이다.

---

77) 비중격(鼻中隔) : 코안(비강)을 좌 · 우로 나누는 칸막이 벽으로서 수로 연골과 골판으로 구성되어 콧등과 코끝을 지지하며 점막으로 덮어 있는 구조물이다.

78) 비용(鼻茸) : 만성 비염, 부비강염 등의 분비물의 자극에 의하여 비점막이 종창하여 발생하는 것이다.

① 색은 회백색 혹은 담적색으로 유리 모양의 광택이 있고 유연성이 있으며 크기는 콩 정도에서 비둘기 알만한 것으로 그 개수는 한 개부터 여러 개까지 다양하다.

② 수술에 의하여 완치 된다.

79) 뇌종양 : 뇌, 뇌막, 뇌혈관 또는 신경 등에 일어나는 모든 종양이며 결핵, 매독 또는 암(癌)이나 내종(內腫)으로 나타날 수도 있다.

① 일반 증상 : 두통, 구토, 시력 감퇴, 난청(難聽), 이명(耳鳴), 눈이 보이지 않는 증상이 나타난다.

② 종양의 발생 부위에 따라 여러 가지 증상을 나타낸다.

예 ㉠ 대뇌종양의 경우 : 후각 이상(嗅覺異常)과 특히 상지의 운동 불능을 나타낸다.

㉡ 측두엽종양(側頭葉腫瘍) : 청각 이상과 실어증이 나타난다.

㉢ 소뇌종양 : 신체의 평형을 이루지 못하고 보행이 곤란할 때가 있다.

㉣ 원인에 따라 구매요법(驅梅療法), 또는 스트렙토마이신이 사용된다.

㉤ 사망률 : 대체로 22~55[%] 정도이다.

80) 히스테리 : 정신적 · 심리적 갈등 때문에 일어나는 정신신경증이다.

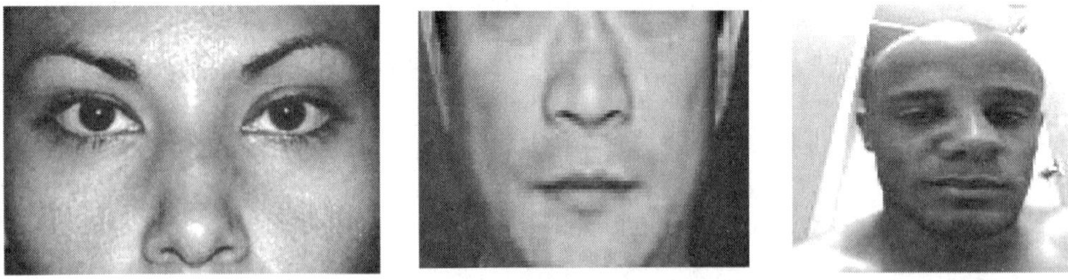

[그림 4-155] 코뼈골절의 증상

(13) 비인두암

비인두는 뇌기저에서 연구개까지 이르는 인두의 가장 윗부분으로, 이곳에 생긴 악성종양을 [그림 4-156]과 같이 비인두암이라 한다. 조직학적으로는 편평세포암종이 대부분이다.

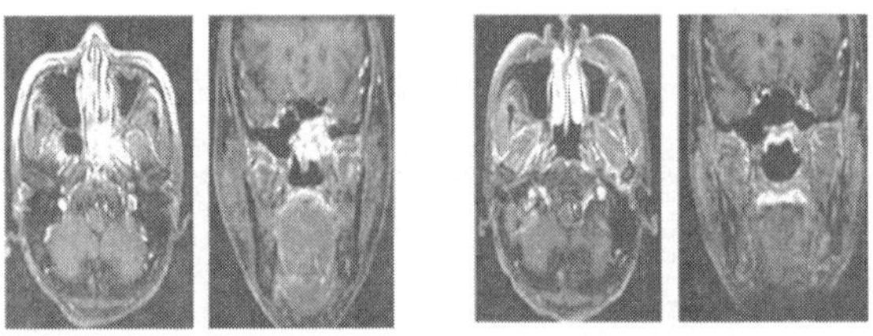

(치료 전) (치료 후)

(a) 원발성 비인두암의 방사선치료 예

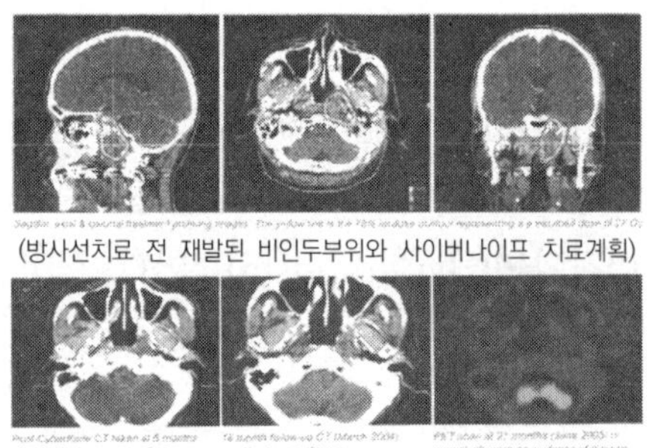

(b) 재발성 비인두암의 방사선치료 예

[그림 4-156] 원발성 비인두암과 재발성 비인두암의 방사선치료 예

(14) 급성편도염

편도를 구성하는 혀편도, 인두편도, 구개편도 중 주로 구개편도에 발생하는 급성염증이며 대부분 [그림 4-157]과 같이 세균이나 바이러스감염을 통해 발생한다. 주변 인후조직의 임파선을 침범하는 인후염이 생길 수 있다.

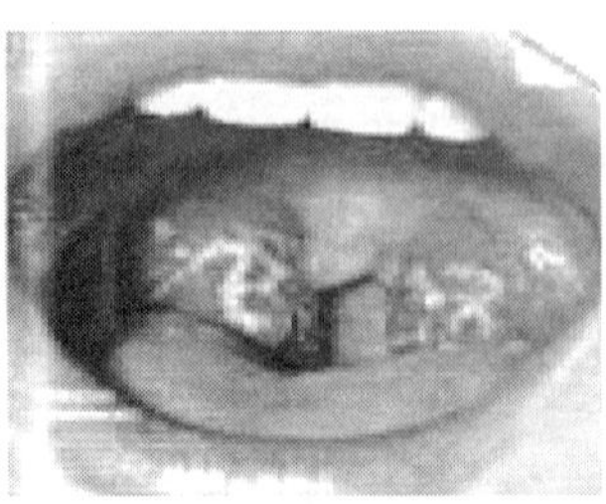

(a) 급성편도염

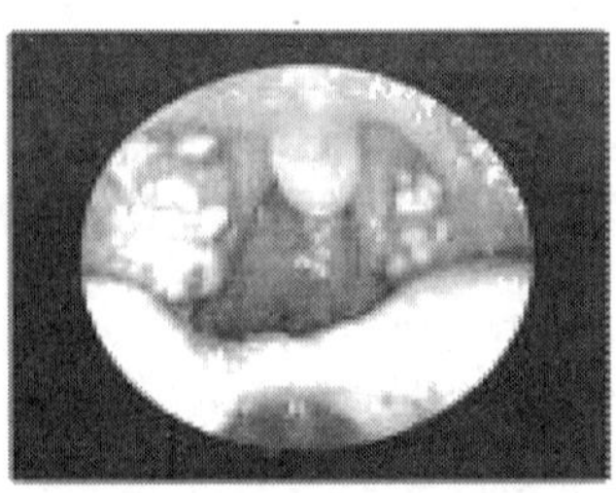

(b) 세균성편도염

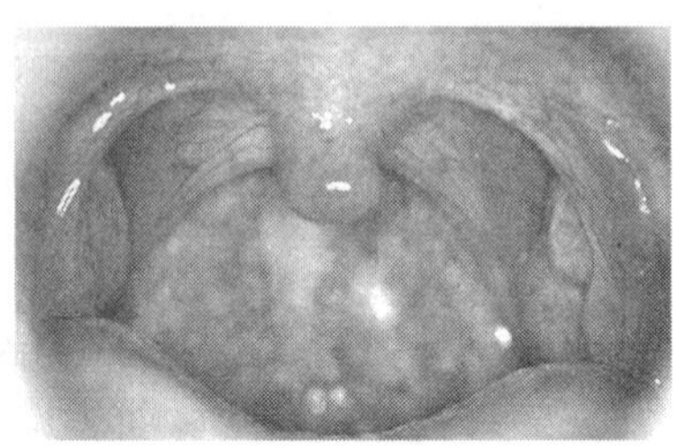

(c) 편도염의 증상

[그림 4-157] 급성편도염과 편도염의 원인별 증상

(15) 설소대단축증

혀의 아랫면과 입의 바닥(구강저)를 연결하는 막인 [그림 4-158]과 같이 설소대가 짧아 혀의 운동이 제한되는 것이다. 대부분 선천성으로 발육과정의 부조화로 발생하고, 드물게 수술이나 외상 때문에 생길 수 있다.

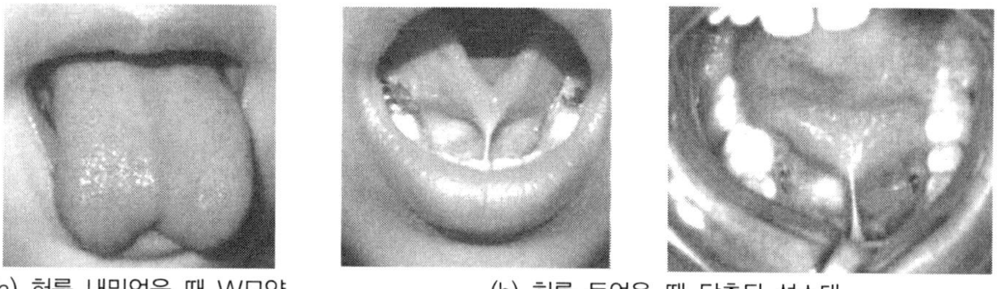

(a) 혀를 내밀었을 때 W모양 (b) 혀를 들었을 때 단축된 설소대

[그림 4-158] 설소대단축증

(16) 이과 진료과목

귀에 생기는 이상을 진료한다(표 4-5).

〈표 4-5〉 이과에서 진료하는 질환

돌발성난청, 전음성난청, 감각신경성난청, 두개저골수염, 외 이도염, 측두골 골절, 벨마비, 안면신경마비, 진정신경염, 메니에르씨병, 어지러움증, 진주종, 외상성고막천공, 삼출성 중이염, 급성 중이염, 만성 중이염, 새열낭종, 선천성 외이도 폐쇄증, 전이개누공, 이소골 기형, 이경화증, 양성체위변환성 어지러움증, 안면신경외상, 램지-헌트 증후군, 외이도 이물, 미로염, 연골막염, 외이도 폐쇄, 전농, 외이도암, 글로무스 종양, 청신경종, 인공와우 이식술, 외이도 성형술 등

(17) 비과 진료과목

코에 생기는 이상을 진료한다(표 4-6).

〈표 4-6〉 비과에서 진료하는 질환

비인두암, 부비동암, 비강암, 수면무호흡증, 코골이, 비용종, 급성 부비동염, 만성 부비동염, 코피, 비중격만곡증, 외비기형, 점막하구개열, 알레르기성 비염, 후각 저하, 후비공폐쇄증, 후각 상실증, 미각 상실증, 상악동후비강폴립, 구인두부전, 비골 골절, 안와 골절, 부비동점액낭종, 비중격천공, 상악동 진균덩이, 폐쇄성 수면무호흡증, 비강종양, 두개저암 등을 대상으로 한다. 그리고 최근에는 코 성형수술을 위해서 비과를 찾는 사람이 많아 졌다.

(18) 두경부외과

후두, 구강, 인두, 침샘, 갑상선 등 목에서 발생하는 질환과 양성 또는 악성종양환자를 진료한다.

이 분야의 수술은 언어장애, 연하장애, 미용적 문제를 일으킬 수 있기 때문에 치료뿐만 아니라 삶의 질에 영향을 준다(표 4-7).

〈표 4-7〉 두경부외과에서 진료하는 질환

인후두 역류 질환, 구내염, 지방종, 갑상설관낭종, 봉와직염, 갑상선암, 갑상선결절, 성대 마비, 급성 후두개염, 기도 폐쇄 질환, 후두암, 구강암, 타석증, 편도 주위 농양, 인후염, 인두염, 편도비대, 급성편도염, 설소대단축증, 급성 아데노이드염, 만성편도염, 아데노이드 비대, 침샘염, 이하선염, 악하선염, 침샘종양, 침샘암, 구인두암, 하인두암, 선천성 성문하협착, 후두연화증, 유두종, 성대낭종, 성대 폴립, 기관식도누공, 부갑상선 종양, 심부경부 감염, 혈관종, 혈관 기형, 림프관 기형, 정맥 기형, 유피낭종, 점액낭종, 원발부위미상전이암, 구강작영증후군, 악안면 기형 등

제 9 절 성형외과(Plastic Surgery)

현대사회는 채집이나 수렵시대에 비해 삶에 여유가 생기면서 '미'를 가꾸는데 관심이 높아지고 있다. 이를 반영하는 의학분야는 성형분야인데 성형외과의사(Plastic Surgeon)는 성형의 영어 표기인 '플라스틱(Plastic)'은 고대 그리스어인 '플라스티코스(Plastikos)'에서 유래하였다. 이 단어는 '주물이나 조형을 맞춘다'인데, 성형이라는 단어도 같은 뿌리를 두고 있다.

흔히 성형을 단순히 미용의 수준에서 이해보다는 신체적으로 가진 구조적인 변형이나 기형을 수정하여 제 기능을 할 수 있도록 결함을 교정한다. 성형외과(PS)는 이러한 성형을 담당하는 특수외과분야이며, 신체 외부에 나타나는 선천성기형, 후천성변형이나 결손을 그 기능과 모양에 있어서 정상상태에 가깝도록 교정해 주는 외과 분과이다.

성형외과에서 다루는 신체 부위는 머리에서 발끝까지 우리 몸의 외적인 전체 부분이다.

일반적인 미용성형뿐만 아니라 천적 기형 및 후천적 기형과 결손, 변형 등의 형태와 기능장애를 회복하여 결함을 교정하고 외상에 대해 조직의 이식 등 외과적 수기를 써서 기능 회복뿐만 아니라 되도록이면 정상적인 모양으로 고치거나 만들어 내는 진료과이다(그림 4-159).

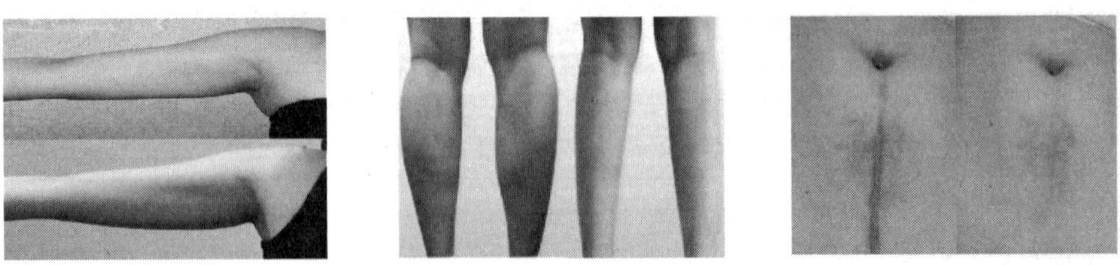

(a) 팔 성형 (b) 다리 성형 (c) 배 성형

[그림 4-159] 성형 전 · 후 비교 사진

1. 치료항목

성형외과의 치료항목으로 흉터를 성형하는 흉터성형술과 코수술, 체형을 교정하는 지방흡입술, 당뇨발 치료, 유방암으로 절제된 유방을 재건하는 유방재건술등이 있다.

성형외과의사가 치료하는 항목에는 코수술, 지방흡입술, 구순구개열 악안면, 수술쌍꺼풀 수술 등이 있다.

(1) 흉터성형술

흉터가 생겼다고 해서 바로 수술하는 것은 아니며, 약 6개월 이상 자연적인 경과를 관찰한 뒤에 성형외과 진료를 받은 뒤에 결정할 수 있다.

수술 후에도 [그림 4-160]와 같이 완전히 흉터가 사라지는 것은 아니지만, 눈에 잘 띄지 않고 미용이나 기능적으로 개선된 효과가 있다.

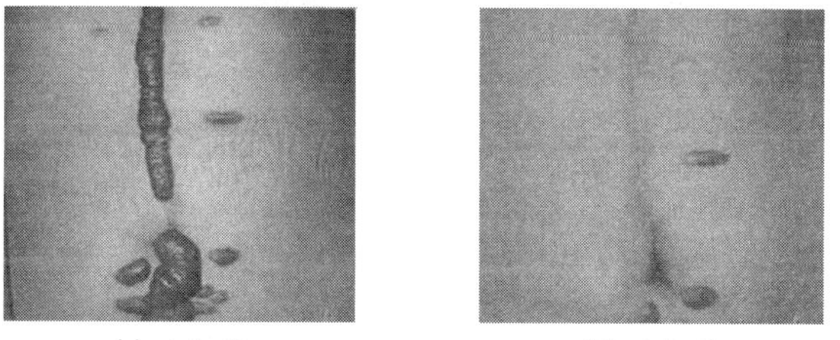

(a) 수술 전 (b) 수술 후

[그림 4-160] 흉터성형 전 · 후 비교 사진

(2) 유방재건술

유방암으로 유방절제술을 받은 환자에게 신체상 손상으로 인한 심리적인 충격과 위축을 완화시킬 수 있다(그림 4-161).

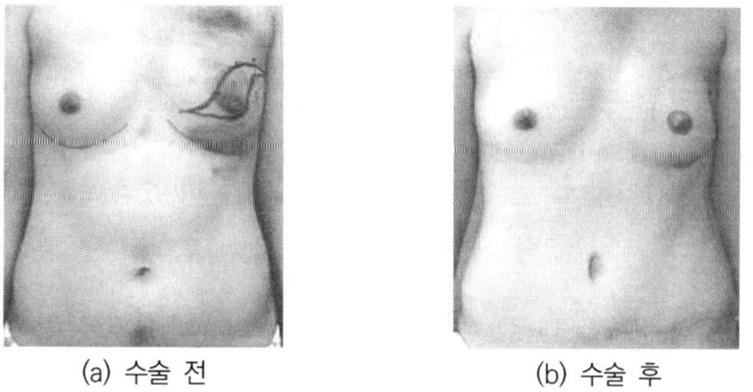

(a) 수술 전 (b) 수술 후

[그림 4-161] 유방재건술 전 · 후 비교 사진

환자의 상태와 병기를 고려하여 성형외과 의사가 수술방법을 결정할 수 있는데, 크게 환자 자신의 조직(등 조직이나 아랫배 조직)을 이용하는 수술과 인공삽입물을 사용하는 수술법으로 나눌 수 있다.

(3) 코수술

코를 높이는 수술, 크기를 줄이거나 매부리코를 교정하는 수술, 넓은 콧망울을 줄여주는 수술, 휘었거나 삐뚤어진 코를 교정하는 수술 등이 있다.

수술 종류에 따라 [그림 4-162]와 같이 연골, 실리콘, 고어텍스 등을 삽입하기도 하고 조직을 절제해내기도 한다.

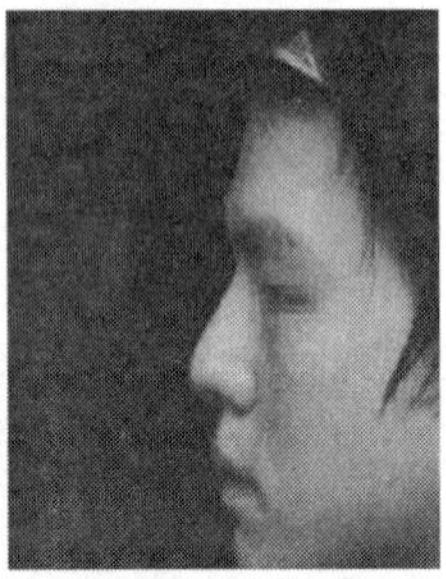

(a) 수술 전

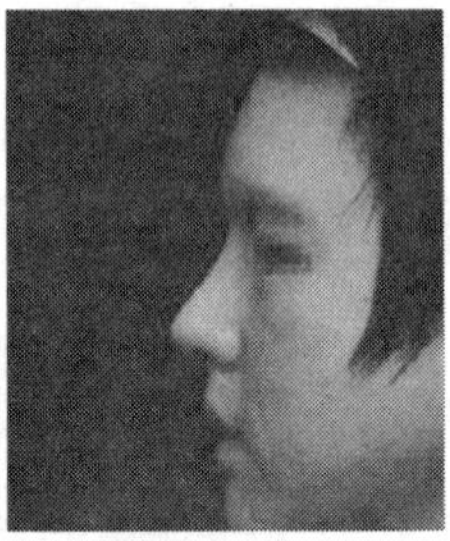

(b) 수술 후

[그림 4-162] 코성형 전·후 비교 사진

① 융비술 : 가장 많이 행해지는 코수술로, 콧등을 높이는 수술이다.

② 코끝교정술 : 코끝의 모양을 교정하는 수술이다.
복코처럼 뭉툭하게 퍼진 코끝을 모아주거나 매부리코처럼 아래로 처진 코끝을 [그림 4-163]과 같이 위로 올리는 것과 같이 코끝의 모양을 교정하여 주는 수술이다.

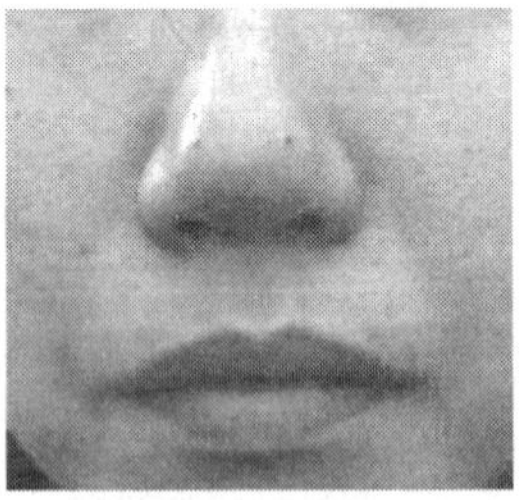

(a) 수술 전

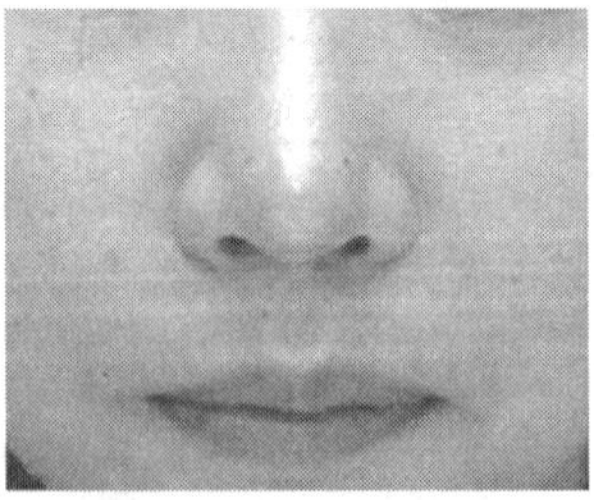

(b) 수술 후

[그림 4-163] 코끝교정술 전과 후

③ 매부리코의 교정술 : 매부리코의 원인은 서구인은 코의 중간에 있는 코뼈와 비중격이 높아서 발생하는 경우가 많지만, 우리나라와 같은 동양인은 대개의 경우 코의 중앙이 높아서 발생하기

보다는 코끝과 코의 맨 윗부분이 코의 중간 부위보다 상대적으로 낮아서 매부리코처럼 보이는 경우가 많다.

㉠ 동양인 매부리코의 수술적인 교정은 그 원인에 따라서 다르다.

㉡ 코의 중간 부위의 매부리가 서양인과 같이 너무 높아서 매부리코처럼 보이는 경우에는 [그림 4-164]와 같이 높게 돌출된 부위를 낮춰주는 수술을 한다.

㉢ 코의 중간부위가 높은 것이 아니라 코끝과 코의 맨 윗부분이 코의 중간 부위보다 상대적으로 낮아서 발생한 매부리코의 경우에는 돌출된 부위를 깍아 주는 수술도 필요하지만, 낮은 코끝을 높여주는 코끝교정술과 코의 윗부분을 높여주는 융비술을 이용하여 교정을 한다.

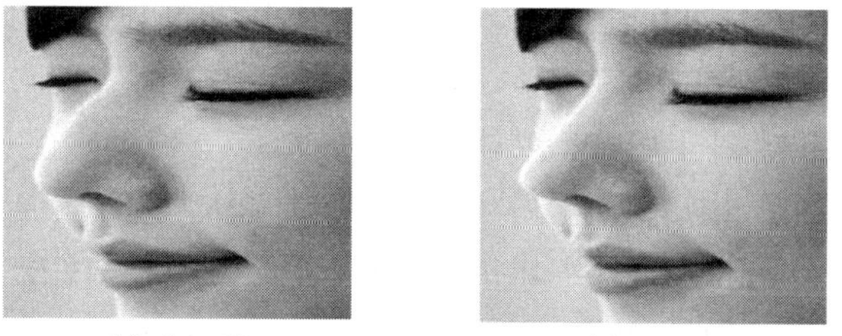

(a) 수술 전 (b) 수술 후

[그림 4-164] 매부리코의 교정술 전과 후

④ 휜코 교정술 : 휜코는 코가 휘어져 보이는 것으로, 코가 휘어 보이는 원인에는 여러 가지가 있다.

㉠ 정상적으로 곧은 형태의 코가 외상으로 인하여 휘어진 경우가 있을 수 있고, 성형수술 후 보형물이 잘못 삽입되어 휘어 보이는 경우가 있다.

㉡ 정상적으로 곧은 코가 외상으로 인하여 [그림 4-165]와 같이 휘어진 경우에는 휘어진 코뼈와 비중격을 똑바로 펴주는 수술을 이용하여 교정이 가능하지만, 원래 자신의 얼굴 양쪽이 비대칭이어서 휘어져 보이는 경우에는 교정이 안 되는 경우가 있다.

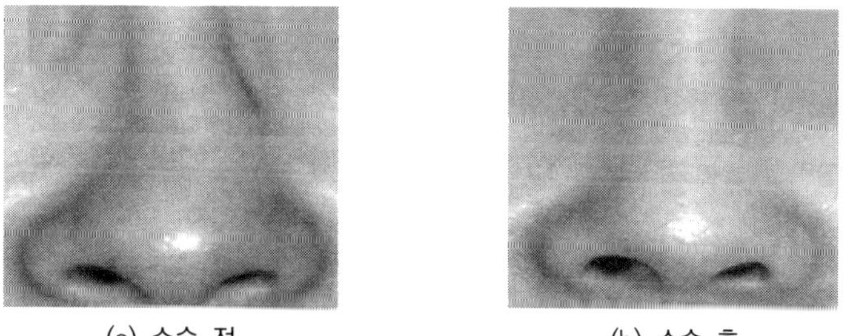

(a) 수술 전 (b) 수술 후

[그림 4-165] 휜코 교정술 전과 후

⑤ 들창코 교정술 : 코끝이 위로 들려 보이는 들창코의 가장 중요한 원인은 코뼈와 비중격 연골, 그리고 코끝 연골이 작고 부족하며 코끝의 피부 조직이 부족하여 발생 한다. 들창코는 전체적으로 코의 조직이 부족하여 발생하는 것이므로 부족한 조직을 늘려주는 것이 가장 중요하다.

4) 악안면수술

치아교합과 관련이 있으며 [그림 4-166]과 같이 위턱과 아래턱의 기형을 대상으로 하는 뼈 수술이다.

① 위턱과 아래턱 : 얼굴뼈의 기본 골격으로, 두 뼈의 얼굴에 대한 비중이나 위치상의 형태 변형은 얼굴 모양에 큰 영향을 미친다.

② 턱수술 : 항상 치아교합의 변화를 가져오기 때문에 치아교합에 대한 고려가 동시에 이루어져야 한다.

③ 정상교합 : 위턱이 더 커서 아래턱을 감싸고 있다.

④ 주걱턱 : 위턱에 비해 아래턱이 더 커서 교합이 맞지 않고 미용상으로도 좋지 않다.

⑤ 무턱 : 아래턱이 위턱에 비해 작아 미용상으로도 좋지 않으며, 교합도 맞지 않다.

⑥ 돌출입 : 위, 아래턱이 모두 정상보다 앞으로 돌출되어 있고 교합이 안 맞는 경우가 많다.

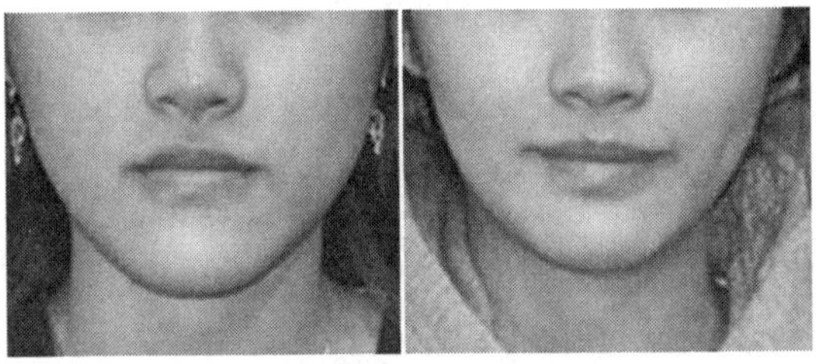

(a) 양악수술 전과 후

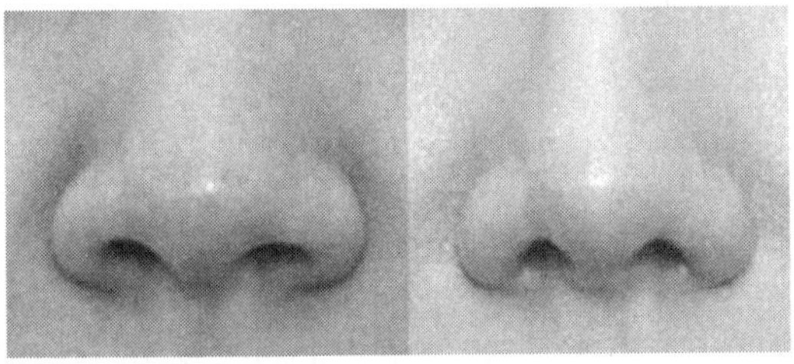

(b) 코수술 전과 후

[그림 4-166] 양악수술과 코수술의 전과 후

(5) 지방흡입술

불만족스러운 비율이나 병적으로 비정상적인 비율로 축적된 피부 밑 지방층을 [그림 4-167]과 같이 음압을 이용하거나 초음파를 이용하여 제거하여 만족스러운 결과 또는 정상적인 몸매의 형태로 교정하는 수술 방법이다.

① 체형을 교정하는 한가지 방법으로 원하는 부위의 지방세포를 제거하는 것이다.

② 체중을 줄이는 흔한 수술법이라고 하지만 이는 잘못된 인식이다.

③ 흡입해내는 지방량이 많아질수록 부작용이 많아지고 심각해진다.

④ 부정맥혈전, 심장질환이나 혈액질환 등을 앓았거나 앓고 있는 사람은 반드시 시술을 결정하기 전에 성형외과 의사와 충분한 상의를 해야 한다.

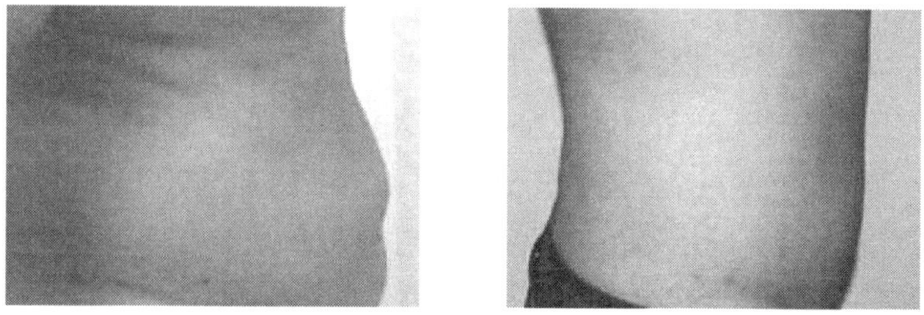

(a) 수술 전　　　　(b) 수술 후

[그림 4-167] 지방흡입술 전 · 후 비교 사진

(6) 쌍꺼풀수술

한쪽 눈 또는 양쪽 눈에 쌍꺼풀이 없는 사람에게 적설한 수술을 사용하여 눈을 뜰 때 눈꺼풀에 주름이 생기게 해주는 것이다.

쌍꺼풀 수술을 한다고 실제로 눈이 커지는 것은 아니지만 [그림 4-168]과 같이 상안검에 라인이 하나 더 있으면 시각적 효과에 의해 새로 생긴 선이 눈의 경계인 양 착시 현상이 만들어져 그만큼 커 보인다.

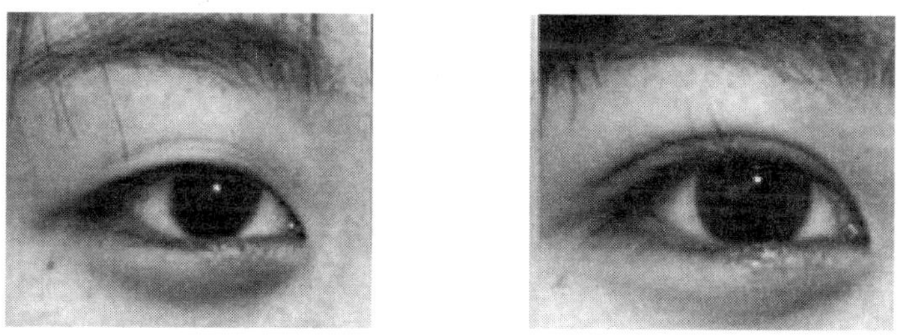

(a) 쌍커풀 수술 전　　　　(b) 쌍커풀 수술 후

[그림 4-168] 쌍커플 수술 전과 후

(7) 구순구개열

얼굴에서 가장 흔한 선천성기형의 하나로, 우리나라의 경우 약 650~1,000명당 한 명꼴로 나타난다. 얼굴이 만들어지는 임신 4~7주 사이에 입술(구순) 및 입천장(구개)을 만드는 조직이 적절이 붙지 못하거나 붙었더라도 유지되지 않고 떨어져서 생기는 입술 또는 입천장의 갈림증이다(그림 4-169).

① 단순히 피부나 입천장 점막의 갈림증만이 아니라 근육, 연골, 뼈에 이르는 총체적인 변형을 야기하며 입술, 입천장 이외에도 코, 치아, 잇몸 및 위턱 등의 성장과 형태에 영향을 미쳐 얼굴

전체가 비정상적으로 될 수 있다.

② 원인을 알 수 없는 상황에서 여러 가지 요소의 복합 작용으로 생기는 경우가 많으며 극히 드물게 유전, 임신초기 약물복용(항경련제 페니토인 복용)이나 엽산 또는 비타민 C의 결핍, 저산소증, 홍역 등 그 원인이 밝혀지는 경우도 있다. 결국 여러 가지 요인의 종합적인 결과로 생긴다.

③ 입술, 잇몸, 입천장이 좌·우 또는 양쪽으로 갈라져 있으며 각 과정의 정도는 완전히 갈라져 있는 완전형과 부분적으로 갈라서 있는 부분형이 있다.

㉠ 입술갈림증의 경우 : 입술표면이 갈라져 있지는 않지만 함몰되어 보이고, 특히 입술을 움직일 때 입술 속에 있는 입술근육이 갈라져서 움푹 파이는 미세형 입술갈림증이 있다.

㉡ 입천장의 경우 : 겉으로 보기엔 갈라진 틈이 보이지 않지만 입천장 뼈가 갈라져 있고 입천장 근육이 가운데에 틈이 있으며 말할 때 콧소리가 날수도 있는 점막하입천장갈림증이 있다.

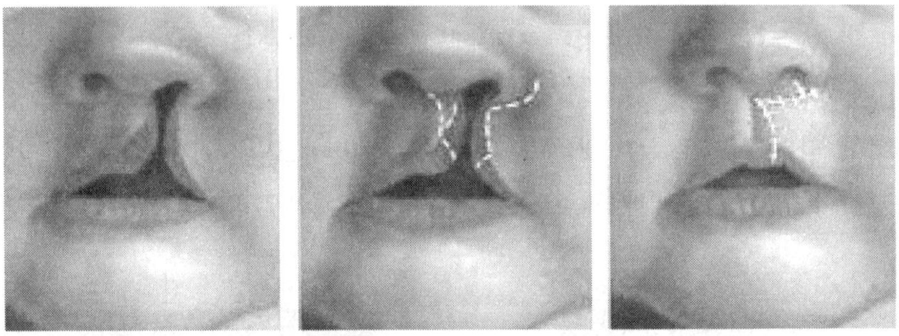

[그림 4-169] 구순구개열 환자

(8) 성형외과 진료과목

선천적 또는 후천적 외형의 이상을 그 기능과 모양에 있어서 정상 혹은 그에 가깝도록 교정해주는 분야이다(표 4-8).

〈표 4-8〉 성형외과에서 진료하는 질병

선천성 안면 기형, 안면골골절, 얼굴손상, 두경부손상, 유방손상, 화상, 손가락 기형, 코 재건, 얼굴신경 마비 재건, 체부 재건, 사지 제건, 쌍꺼풀 수술, 얼굴윤곽, 코세우기, 모발이식, 유방성형, 상처성형 두개유합증, 구순열, 구개열, 안면비대칭, 두개안면부조화, 노안 얼굴, 비 변형, 취한증, 부가지, 무지외반증, 지방종, 매몰귀, 양안격리증, 소이증, 돌출귀, 안검하수, 안와골절, 턱 머리뼈 바닥의 관계 이상, 눈꺼풀 장애, 턱크기의 주요이상, 당뇨병성 족부, 흉터 등

제 10 절 정신건강의학과(Neuropsychiatry)

인체의 가장 중요한 부위인 뇌와 관련된 인간의 감정, 사고 그리고 행동 등 신경·정신기능의 문제를 진단하고 치료하고 있다.

이러한 각종 정신장애의 원인으로 중추신경계의 생물학적 이상, 성장과정과 관련된 정신역동적 측면, 환경과 관련된 사회심리학적 측면 등이 복합적으로 작용하는 것으로 알려져 있다.

일반인들은 정신건강의학과에서 심각한 정신장애 중 하나인 정신병을 주로 치료하는 것으로 알고 있으나, 정신과에서 치료하는 영역은 정신병뿐만 아니라 우울증과 같은 기분장애 그리고 신경증 혹은 노이로제로 알려져 있는 불안장애, 신체화 장애[81] 및 알콜리즘과 물질남용 같은 중독문제, 치매를 포함한 노인의 정신장애, 소아청소년정신의학 그리고 다양한 생활사와 관련된 문제에 대한 상담과 진료에 이르기까지 다양하다.

정신건강의학과에서는 이러한 다양한 영역에서의 장애와 문제를 효과적으로 진단하고 있다.

의학적, 교육적, 사회적 측면에서 정신건강에 해를 끼치는 원인을 파악하고 중추신경계의 생물학적 문제 등을 파악하여 인간의 행동, 사고, 감정 등의 이상에 대하여 진단 및 치료를 한다.

정신건강에 영향을 미치는 요소는 매우 다양하여 [그림 4-170]과 같이 의학적 측면만이 아니라 그 사람을 둘러싼 모든 환경을 생각해야 한다.

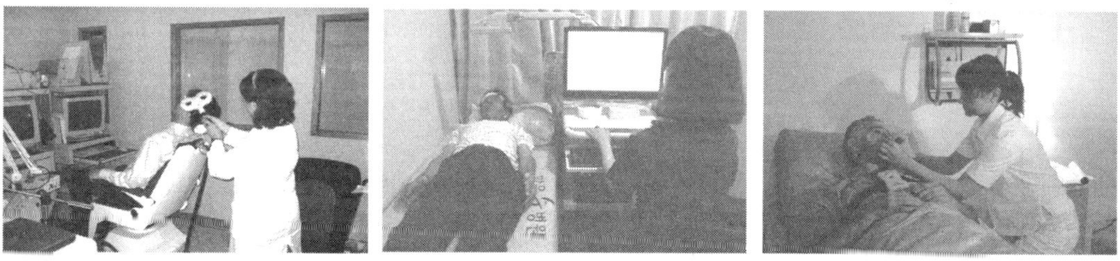

(a) 우울증 경두개자기자극법 (b) 수면다원검사

[그림 4-170] 정신건강의학과

정신병학자(Psychiatrist)는 일반적인 정신장애 중에서 좀더 중증의 정신기능의 장애나 행동장애를 치료, 연구하는 의사이다. 신경증처럼 정신병이라는 개념의 확정적인 정의가 있는 것은 아니다. 예컨대 ICD-10(국제질병분류)에서 정신병을 환각 혹은 망상 또는 한정된 명백한 이상행동이라 하여, 지금까지 가끔 정신병 정의로 사용하였던 '병식이라 하지 않음'이나 현실 검토 능력의 결여라는 요소를 고려하지 않는다.

81) 신체화장애 : 아무런 내과적 이상 없이 다양한 신체 증상을 반복적으로 호소하는 질환

정신병개념은 이상한 정신현상의 배후에 어떤 생물학적 변화가 상정되는 경우만을 정신병이라고 하는 경우와 프로이드처럼 퇴행한 정신수준, 즉 어떤 고착점에까지 퇴행하는가에 따라 정신병과 신경증을 단계적으로 구별하는 입장이 있다.

전자의 경우는 진행마비 등의 기질성정신병, 급성전염병이나 여러 가지 신체적 질환에 따른 증상정신병, 알코올이나 노년정신병 등의 기질성정신병과 그 신체적 요인이 산정되는 조현병(정신분열병)[82], 조울병[83] 등의 내인성 정신병이 해당된다. 반면 신경증, 심인반응, 정신박약, 인격장애 등은 여기에는 포함되지 않는다.

1. 치료항목

정신치료, 정신분석, 수면장애, 우울증, 스트레스 불안, 노인 정신건강, 정신분열증 등이 있다. 정신병학자가 연구하는 항목에는 간저증후군, 내인성정신병, 망상성장애, 비사회적 정신병 등이 있다. 뇌전도기사가 진료하는 과목에는 수면장애, 뇌전증 등이 있다.

(1) 수면장애

수면은 여러 가지 관점에서 정의할 수 있지만 주로 외부 환경을 인식하고 반응하는 능력이 가역적, 반복적, 정상적으로 정지되어 있는 움직이지 않는 상태로 정의한다.

① 수면 : 뇌의 활동에 의해 이루어지지만 다른 신체 부위의 생리학적 변화와도 깊이 연관되어 있다.

---

82) 조현병(정신분열병) : 망상, 환청, 와해된 언어, 정서적 둔감 등의 증상과 더불어 사회적 기능에 장애를 일으킬 수도 있는 질환으로, 증상이 좋지 않고 만성적인 경과를 보여 환자나 가족들에게 상당한 고통을 주지만, 최근 약물 요법을 포함한 치료적 접근에 뚜렷한 진보가 있어 조기 진단과 치료에 적극적인 관심이 필요한 질환이다.

① '조현병(調鉉病)'은 2011년에 정신분열병(정신분열증)이란 병명이 바뀐 것 이다.

② 정신분열병(정신분열증) : 병명이 사회적인 이질감과 거부감으로, 편견을 없애기 위하여 개명된 것이다.

③ 조현(調鉉) : 사전적인 의미로 현악기의 줄을 고르다는 뜻으로, 조현병 환자의 모습이 마치 현악기가 정상적으로 조율되지 못했을 때의 모습처럼 혼란스러운 상태를 보이는 것과 같다.

④ 정신분열증 : 용어가 더 많이 사용되고 있긴 하나, 조현병 환자에 대한 인식의 변화와 함께 이 용어가 점차 정착된다.

83) 조울병 : 기분 장애의 대표적인 질환 중 하나이다.

① 기분이 들뜨는 조증이 나타나기도 하고, 기분이 가라앉는 우울증이 나타나기 때문에 '양극성장애'라고도 한다.

② 기분이 비정상적으로 고양되면서 생기는 다양한 증상의 조증 삽화(Manic Episode)를 보이는 양극성장애 I형(Bipolar I disorder)과, 조증 삽화보다 증상이 경하고 상대적으로 지속기간이 짧은 경조증 삽화(Hypomanic Episode)를 보이는 양극성장애 II형(Bipolar II disorder)이 있다.

③ 일반적으로 병의 경과상 주요 우울증 삽화(Depressive Episode)가 독립적으로 또는 혼합되어 나타날 수 있다.

④ 우울증 삽화에서 단극성 우울장애보다 양극성장애를 더 시사하는 소견으로는 다음과 같다.

㉮ 젊은 나이에 발병, 급성 발병, 수면 과다, 항우울제 치료에 효과가 없는 경우, 정신병적 증상을 동반하는 우울삽화, 산후 우울증의 과거력 등이 있을 경우에는 우울장애가 아닌 양극성장애는 아닌지 고려해 보아야 한다.

② 인간의 수면 : 비렘수면(Non-Rapid Eye Movement-Sleep)과 렘수면(Rapid Eye Movement Sleep)으로 나눈다.

㉠ 정상성인의 밤수면 : 4~6회의 주기가 반복된다.

㉡ 수면 : 대개 비렘수면으로 시작하여 점점 깊은 수면으로 들어간다.

㉢ 수면 시작 후 : 80~100분에 첫번째 렘수면이 나타나고, 그 후로는 비렘수면과 렘수면이 약 90분을 주기로 반복된다.

㉣ 비렘수면 : 반응소실의 깊이와 뇌파에 따라 네 단계로 분류할 수 있다.

㉤ 렘수면 : 전체 수면 시간의 20~25[%]를 차지한다.

㉥ 렘수면 시기에 사람은 꿈을 꾸게 되는데 렘수면 중에 깨어나면 대부분 꿈을 기억하지만, 렘수면이 끝난 후에 깨어나면 꿈을 거의 기억하지 못하는 것으로 알려져 있다(그림 4-171).

㉦ 인간 삶의 1/3이 수면으로 이루어지지만 우리는 그 동안 너무 깨어있을 때의 건강과 질병에만 관심을 기울여 왔다.

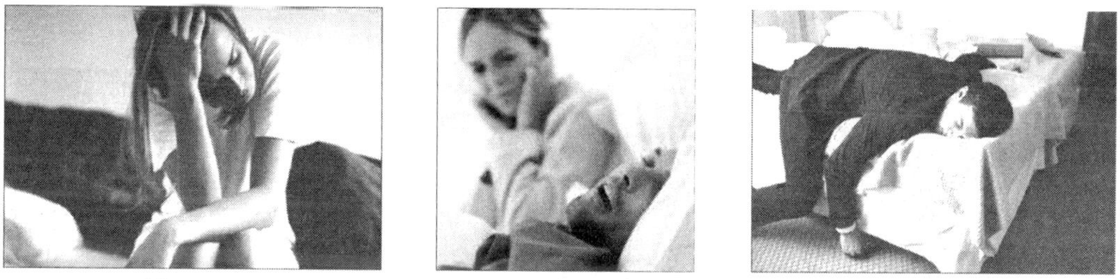

(a) 불면증 (b) 수면 무호흡증 (c) 렘수면 행동장애

[그림 4-171] 수면장애 종류

③ 수면은 그저 각성이 없는 수동적인 상태라고 하면서 수면건강, 수면장애에 대해 무시해 왔다.

㉠ 잠을 이루지 못할 때의 괴로움, 밤잠을 설쳤을 때의 불쾌한 기분과 주간업무능력의 저하 등은 누구나 한번은 경험했을 것이다.

㉡ 나아가서 많은 사람들이 거의 매일 불면에 의해 고통받고 있고, 밤에 잠을 제대로 이루지 못해서 아침에 머리가 아프고 개운하지 않음을 호소한다.

④ 불면증은 잠들기가 어렵거나 지속적으로 수면을 유지하기가 힘들거나 새벽에 일찍 깨어 다시 잠을 이루지 못하는 경우이다.

㉠ 매우 흔한 질환 : 성인 3명 중 1명이 불면증을 경험하고 10명중 1명 정도는 만성불면증에 시달리고 있다.

㉡ 잠 못 이루는 밤의 고통을 경험해보지 않은 사람은 이해하기 힘들 것이며 잠자기 위해 씨름해야 하기에 밤이 두렵게 느껴진다.

㉢ 매일 잠을 설치고 나면 스트레스에 대한 저항력이 감소되고, 감염에 대한 저항이 감소하며

작업효율이 떨어진다.

⑤ 만성불면증환자 : 상당수가 '차라리 죽었으면 좋겠다'하는 절망감을 표현하곤 한다.

⑥ 불면증 : '열이 난다', '머리가 아프다'와 같이 하나의 증상이지 질환명이 아니므로 자세한 병력 청취와 수면다원검사[84]를 통하여 불면증의 원인을 규명하여야 한다.

⑦ 치료방법 : 우리는 불면증하면 수면제를 떠올리곤 하는데 수면제를 장기복용하면 [그림 4-172]과 같이 깊은 잠이 감소하고 자다가 자주 깨게 되며 약물의존을 초래하여 수면제 없이는 잠을 이루지 못하게 된다.

㉠ 환자 스스로 자고 나도 개운하지 않다고 호소하게 된다.

㉡ 불면증의 치료 : 병력청취와 수면다원검사를 통하여 원인을 밝힌 후에 원인에 합당한 치료를 하게 된다.

㉢ 의사면담과 컴퓨터를 통한 이완치료로 수면습관을 바로 잡을 수 있고 수면제가 아닌 적절한 약물을 사용할 수 있으며, 기타 치료법을 이용하여 잠 못 이루는 밤의 고통에서 비교적 쉽게 벗어날 수 있다.

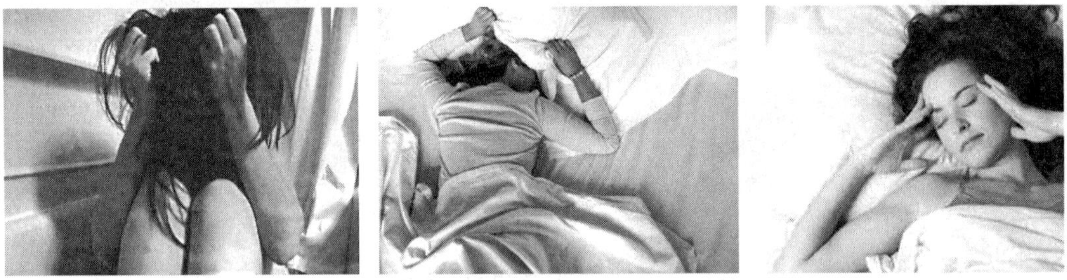

(a) 불안장애 (b) 불면증

[그림 4-172] 정신건강의학과 주요질환

(2) 뇌전증

단일한 뇌전증 발작을 유발할 수 있는 원인인자로 전해질 불균형, 산-염기 이상, 요독증, 알코올 금단현상, 심한 수면박탈상태 등 발작을 초래할 수 있는 신체적 이상이 없음에도 불구하고 [그림 4-173]과 같이 뇌전증 발작이 반복적으로(24시간 이상의 간격을 두고 2회 이상) 발생하여 만성화된 질환군이다.

① 뇌전증 발작이 1회만 발생하였다고 하더라도 뇌 영상검사(뇌 MRI 등)에서 뇌전증을 일으킬 수 있는 병리적 변화가 존재하면 뇌전증으로 분류한다.

② 한번의 신경세포 과흥분인 뇌전증발작(Seizure)과 발작이 반복적으로 발생하는 뇌전증을 구분

84) 수면다원검사 : 수면의 질과 양을 측정하고, 수면질환과 장애를 찾아내는 검사이다.

하는 이유는 뇌전증은 약물 혹은 수술적 치료가 필요한 질병이기 때문이다.

③ 일반적으로 뚜렷한 원인인자에 의해 유발된 단일한 뇌전증발작은 치료를 하지 않는다.

④ 뇌전증의 발병률과 유병률 : 후진국에서 선진국보다 2~3배 높으며, 생후 1년 이내에 가장 높았다가 급격히 낮아지고 청소년기와 장년기에 걸쳐 낮은 발생률을 유지하다가 60세 이상의 노년층에서는 다시 급격히 증가하는 U자형의 형태를 보인다.

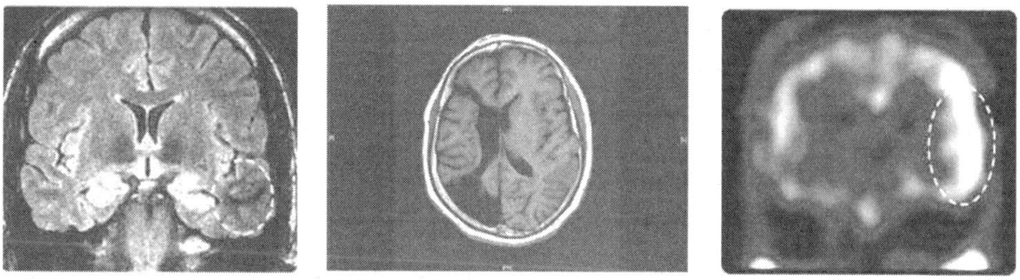

(a) 뇌전증 MRI 사진　　(b) 뇌 SPECT 사진

[그림 4-173] 뇌전증의 원인

3) 정신치료

신경정신과적 진단명으로 불안장애, 강박장애, 공포증 등의 신경증과 대부분의 인격장애 환자들이 정신분석의 대상이 되고 있다.

① 정신분석의 치료방법으로 도움을 받을 수 있는 환자들은 정신과적 진단의 범주 이외에 다음과 같은 특징을 가지고 있어야 한다.

㉠ 본인의 문제가 본인의 과거 및 현재의 경험에 의해 형성되었을 것이라고 생각할 수 있는 능력, 즉 본인의 문제가 심인성이라는 것을 인식하고 문제의 핵심이 본인에게 있다는 것을 알고 있는 환자

㉡ 과거사를 검토해 볼 때 여러 가지 어려운 상황에도 불구하고 비교적 정상적인 활동을 해온 사람으로서, 정신분석치료의 과정동안 나타나는 어려움에도 불구하고 분석작업을 계속할 수 있는 기본적인 소양을 갖춘 사람이라고 판단되는 환자

㉢ 환상과 현실을 구별하고 어느 정도의 불안을 이겨낼 수 있고, 불안이나 우울 등의 정서를 신호로 받아들여 이용할 수 있는 등의 소위 자아의 기능이 있는 것으로 판단되는 환자

㉣ 초자아의 기능이 어느 정도 발달하여 정신분석가와의 약속을 지켜낼 수 있는 환자

② 효과적인 정신분석치료를 위해 소요되는 시간과 경비를 감당할 수 있는 환자로, 지리적으로 정신분석가에게 가까운 환자가 정신분석의 치료법으로 도움을 받을 수 있다.

(4) 정신분석

전통적인 정신분석에서는 일상적인 정신과 면담환경과는 다른 환경에서 진행되는데, 일반적으로 환자는 카우치(긴 의자)에 눕고 정신분석가는 환자가 볼 수 없도록 환자의 머리 뒷편의 의자에 앉아서 치료를 시행한다.

① 환자를 눕게 만들고 치료자는 환자가 보이지 않는 곳에서 작업하는 매우 색다른 정신분석의 치료환경은 실제로는 프로이드[85]의 경험에서 나온 것으로, 어떤 특별한 이론적 배경이 있는 것은 아니고 이렇게 했을 때 환자의 치료가 잘된 것 같다는 경험에서 나왔다.

㉠ 카우치에 누우면 퇴행을 더 잘 할 수 있고 치료자가 보이지 않는 상황에서 더 자유스럽게 이야기 할 수 있다. 정신분석가의 입장에서도 환자의 자유연상에 대하여 환자의 얼굴을 대면하지 않는 것이 정신치료자 자신에게서 떠오르는 생각(자유로운 주의력 : Free Floating Attention From Psychoanalyst)에 더 집중 할 수 있어서 정신분석치료과정에 도움이 된다.

㉡ 정신분석치료 : 꼭 카우치를 사용하여 환자를 눕게 하는 것이 필요하냐는 반론이 있는데, 즉 정신분석치료에서는 자유연상을 할 수 있으면 어떤 치료환경이나 상관없다.

㉢ 성인을 제외한 사춘기 환자나 소아는 카우치를 사용하지 않으며, 성인 환자도 본인이 원하면 일반적인 정신과적 면담환경을 이용하기도 한다.

② 치료시간 : 전통적으로 45~50분이며, 일주일에 4~5회 치료하는 것을 원칙으로 한다. 이 치료시간은 무의식을 탐구하는 정신분석치료의 분위기의 연속성(Continuity)을 유지하여 더욱 깊은 치료로 이어질 수 있다.

③ 치료기간 및 비용 : 치료기간은 적어도 3년 이상이다.

㉠ 치료기간을 정해놓는 것 : 환자로 하여금 무의식적으로 그 기간에 해결할 수 있는 갈등만을 치료 시간에 가지고 오게 만드는 결과로 부분적인 정신분석을 하게 되는 오류가 있을 수 있다.

㉡ 치료비 : 환자와 정신분석가의 계약에 의하는데, 환자의 입장에서 어느 정도 부담을 느낄 정도의 수준에서 결정된다.

④ 정신분석적 정신치료 : 정신분석의 이론에 기초한 것으로 그 치료법의 실제에 있어서도 대동소이 하다,

㉠ 자유연상법[86]을 그 치료규칙의 근간으로 하는 것은 정신분석 및 정신분석적 정신치료가 공유하고 있는 점이다.

85) 프로이드 : 오스트리아의 신경학자 · 정신의학자로, 정신분석학의 창시자이다.

86) 자유연상법 : 연상법의 하나. 면접조사에서 연상되는 내용에 아무런 제약을 가하지 않고 하나하나 상기되는 연상어를 계속해서 파악하는 방법이다.

㉡ 정신분석적 정신치료는 좀 더 심한 정신병리를 가지고 있는 환자를 대상으로 환자가 가지고 있는 현재의 대인관계에 대한 문제를 유아기의 욕망에 연유한 갈등에 관한 문제보다 더 많이 다루어 주는 것이다.

㉢ 주일 당 치료시간의 수에 있어서 정신분석적 정신치료는 2~3회를 할애하며, 전통적 정신분석치료에 쓰이는 카우치도 사용하지 않는다.

⑤ 단기정신치료 : 단기정신치료의 적용도 정신분석의 적용증과 크게 다를 것이 없는데, 즉 병식이나 본인의 문제가 본인의 과거나 현재의 경험에 의하여 형성되었다는 것을 환자는 인식하고 있어야 한다. 또한 자아의 기능이 매우 좋고 본인의 문제를 해결하려는 동기가 강해야 하며, 치료자와의 관계를 맺는 능력이 있어야 하고 불안을 참아내는 능력이 있어야 한다.

㉠ 일반적인 적용증 이외에도 단기정신치료를 시행하려면, 환자의 문제가 매우 국한되어 있어야 한다.

㉡ 성격장애 등의 문제처럼 비교적 여러 가지 문제를 함께 가지고 있는 환자는 단기역동치료의 대상이 되지 못한다.

㉢ 환자의 국한적 문제 : 직장을 옮겨서 오는 적응의 장애, 대학입학으로 집을 떠나고 나서 걸리는 우울증, 중요한 인물의 죽음후의 애도반응, 출산 후 유아교육에 관한 불안 등 비교적 그 심리적 요인이 확실한 경우이다.

(5) 우울증

가장 흔한 정신장애 중의 하나로 사람이 살아가면서 일상의 삶에 대하여 흥미를 느끼지 못하고 절망하여 사는 낙을 잃어버리게 되는 병이다.

① 기분, 사고 및 행동뿐 아니라 신체 등에서 나타나기 때문에 식사, 수면, 자신에 대한 느낌, 사물에 대한 생각 등에 영향을 미친다

② 스트레스에 대한 반응으로 흔히 나타나기도 하지만 뇌의 생화학적인 변화에 의해서 별다른 일이 없이 나타나기도 한다.

③ 저절로 회복될 수 있지만 치료를 받지 않으면 증상은 몇 주, 몇 달 혹은 몇 년간 지속될 수 있고 일상생활에 상당한 지장을 초래한다. 이는 일시적으로 우울한 기분이거나 개인적인 나약함이 아니며 자신의 의지로 회복될 수 있는 상태가 아니기 때문에 치료를 받아야 한다.

④ 우울감이나 흥미상실, 자신감저하, 의욕상실, 무력감, 좌절감, 식욕저하, 체중감소, 수면장애 등이 나타나지만 어떤 환자들은 식욕이 증가되거나 수면이 증가되고 일부 환자들은 단지 요통이나 만성적 피로감만을 느낄 뿐이어서 스스로도 우울증을 자각하지 못하는 경우도 있다. 또한 이유 없는 통증과 피로감으로 여러 병원을 전전하지만 제대로 된 치료를 받지 못해 치료시기를

놓치거나 치료를 받지 못하는 경우도 생긴다.

⑤ 우울증의 치료방법 : 적절한 약물학적 치료로 항우울제가 사용되고 있다.

㉠ 최근에는 습관성이나 중독성이 없고 부작용이 적은 항우울제가 사용되고 있다.

㉡ 역동적 정신치료, 인지치료 등 적합한 정신치료를 시행하고 경두개자기자극, 바이어피드백[87] 등을 통해 빠른 시일 내에 증상의 호전과 치료가 가능하도록 하고 있다.

(6) 스트레스 불안치료

스트레스의 영향, 스트레스 사이클을 파악해 스트레스를 관리해야 한다.

① 스트레스 : 어떤 요구에 대한 정신과 신체의 각성반응이다.

㉠ 일생을 살아가는 데에 있어 항상 존재하는 것이며 각성상태는 인간이 살아가는데 있어 필수적인 것이다.

㉡ 긍정적 혹은 부정적으로 경험될 수 있지만 스트레스가 지나치게 높거나 낮으면 정신 혹은 신체에 해를 초래하게 된다.

㉢ 우리는 일상생활에서 항상 사소한 스트레스를 경험하며, 이러한 스트레스는 축적될 수 있다.

㉣ 스트레스에 지나치게 오랫동안 계속해서 노출되면 여러 가지 증상을 일으킬 수 있고, 많은 질병을 악화 시킬 수도 있다.

② 스트레스의 영향 : 스트레스로 인한 증상은 사람마다 다양하다.

㉠ 신체적 증상 : 입과 목이 마르고 떨리며, 심장이 두근거린다.

㉡ 설사와 변비, 빈뇨증상이 나타나거나 두통, 불면증, 피로감, 목과 어깨결림, 요통, 흉통, 소화불량 등이 생기기도 한다.

㉢ 정신적 증상 : 불안, 우울, 급격한 기분변화, 신경과민, 자존심 저하, 분노, 좌절감, 적대감, 죄책감, 집중력 저하, 건망증 등의 증상이 나타난다.

③ 스트레스 사이클 : 스트레스에 대한 반응을 살펴보는 방법이다.

㉠ 스트레스 : 전형적인 악순환에 의해서 심화된다.

㉡ 스트레스에 대한 정신신체적인 반응 : 불안이 발생하고 불안은 신체적 그리고 정신적인 증상을 일으킨다.

㉢ 증상 경험자 : 공포감을 갖게 되고 공포감은 다시 증상을 악화시켜 일의 능률과 자신감을 감소시키며, 결국엔 최초의 스트레스에 덧붙여 새로운 스트레스가 심화되는 것이다.

④ 스트레스 관리 : 질병의 빈도와 위험성을 감소시키고 삶의 질을 향상시키며 자신의 능력과 에너

87) 바이오피드백 : 개인이 정상적으로 깨달을 수 없고 마음대로 조절할 수 없다고 알려진 정신생리학적 과정을 반영시킬 수 있는 기구를 사용하는 것이다.

지를 최대한 발휘하도록 하고 자신뿐만 아니라 타인의 행복을 증진시킨다.

㉠ 스트레스를 조절하는 방법 : 다양한 방법이 있으며, 이 방법들이 포괄적으로 작용해야 좋은 결과를 얻을 수 있다.

㉡ 스트레스 관리에 가장 좋은 일상적 습관 : 자신에 대한 관심과 다른 사람의 안녕, 일과 휴식, 긴장과 평안, 생각과 행동, 위험과 안전, 변화와 안정, 자극과 평온 등 여러 가지 면에서 균형을 추구하기 위해 노력해야만 한다.

㉢ 의도적으로 스트레스 수준을 가능한 빨리 정상수준으로 전환시켜야만 한다.

㉣ 스트레스는 그 자체를 이해하는 것이 중요하며, 어떤 것이 스트레스이고 그 스트레스가 어떻게 작용할 수 있는지 등을 이해하는 것은 스트레스를 관리하는 데 도움을 줄 수 있을 뿐 만 아니라, 보다 건설적인 대처반응을 할 수 있게 해준다.

㉤ 스트레스를 관리 조절하는 방법 : 사람들마다 다양하며 어떤 방법이 자신의 신체, 성격 및 생활양식에 맞는지 실험해 볼 필요가 있다.

㉥ 시험, 관찰, 반복적인 실험 및 필요에 따라 새로운 방법 등을 추구함으로써 자신에 맞는 스트레스 조절방법을 찾아야 한다.

㉦ 스트레스의 관리법

ⓐ 지지정신요법 : 수진자의 입장에서 지지를 해 주는 것이다.

ⓑ 약물요법 : 과스트레스와 흔한 스트레스성 질환 즉 긴장상태와 자율신경기능이상, 각종 통증 및 위장장애, 불안, 우울에 대한 약물 치료가 주된 것이다.

ⓒ 인지행동치료 : 문제가 되는 환자의 행동을 적극적으로 교정하는 것이다.

ⓓ 사회기술훈련 : 의사소통 및 대화 방법 훈련, 자기 주장법 등을 학습시킨다.

ⓔ 생활방식개선 : 운동, 휴식 및 수면, 여가의 선용 등이 있다.

⑤ 이완훈련의 단계

㉠ 1단계 : 정신을 집중할 대상을 설정한다(단어, 글귀, 영상, 기도문, 호흡 등).

㉡ 2단계 : 조용한 장소에서 편안한 자세로 앉는다.

㉢ 3단계 : 눈을 감는다.

㉣ 4단계 : 근육을 이완한다.

㉤ 5단계 : 천천히 자연스럽게 숨을 쉬며, 숨을 내쉴 때마다 단어나 글귀를 반복한다.

㉥ 6단계 : 수동적인 태도를 유지하며 잘 될 시에 내해 걱정하지 말고, 다른 생각이 끼어 들면 단순히 자기에게 '음, 그래'라고 한다.

㉦ 7단계 : 10~20분 정도 지속한다.

㉧ 8단계 : 하루에 1~2회 연습한다.

⑥ 간이명상

㉠ 숨을 깊게 들이쉬고 몇 초 동안 멈춘다.

㉡ 아주 천천히 숨을 쉬면서 단어나 글귀, 기도문을 반복한다.

㉢ 오른손을 배꼽 위치의 바로 밑에 올려놓는다.

㉣ 호흡이 위장 쪽으로 내려오는 것에 집중한다.

㉤ 숨을 들이쉴 때 손이 들려지며, 숨을 내쉴 때 손이 내려 앉게 된다.

㉥ 숨을 들이쉬면서 숫자 열을 마음속으로 말한 다음 숨을 내쉰다.

㉦ 숨을 들이 쉬면서 아홉이라고 하고 숨을 내쉰다.

㉧ 이와 같이 영이 될 때까지 반복한다.

㉨ 오른손을 배꼽 바로 밑에 얹는다.

㉩ 숨을 들이 쉬면서 매우 천천히 넷까지 수를 센다.

㉪ 숨을 천천히 내쉬면서 넷부터 거꾸로 수를 센다.

㉫ 숨을 들이쉬면서 하나, 둘, 셋, 넷을 세고 숨을 내쉬면서 넷, 셋, 둘, 하나를 센다.

㉬ 코로 숨을 들이쉬고 입으로 내쉬며 여러 번 반복한다.

㉭ 들이쉴 때 공기의 찬 느낌과 이와 반대로 내쉴 때의 따뜻한 느낌을 느낀다.

(7) 노인 정신건강치료(치매치료)

노인 정신건강치료를 위해 현재 노인의 정신건강의 상태를 정확하게 파악하여 치료를 해야 한다.

① 노인 정신건강 : 흔히 노인이 되면 우울하고 기억력이 떨어지는 것은 당연하다고 생각한다. 하지만 많은 노인들이 젊은이 못지않게 의욕이 넘치고 어려운 일들을 무난히 해낸다.

㉠ 노인이 우울해 하거나 건망증이 심해졌다고 했을 때 정상적인 노화과정이 아니라 우울증이나 치매와 같은 질병에 이환 되었을 가능성이 높다. '노인이니까 기력도 떨어지고 우울하겠지', '나이가 드니까 기억력이 떨어지고 노망이 생기는 것은 당연하지' 라고 생각하는 것은 잘못된 생각이다.

㉡ 우울증이나 치매 : 노인이 되면 당연히 생길 수 있는 상태가 아니라 가능한 빨리 진단을 내리고 치료를 해야 하는 질환이다.

㉢ 노인의 우울증 : 치매와 구별하기 어렵기 때문에 더욱 더 정확한 진단적 검사를 해야 한다.

㉣ 치매증상 : 원인이 되는 질병이 점점 진행되어 서서히 나타나게 되는데 치매환자를 진단할 때 가장 확실한 증상으로는 기억상실, 사고불능, 책임을 질 수 없는 행동 등을 들 수 있다.

㉤ 환자의 가족들이 가장 먼저 느낄 수 있는 치매증상 : 환자가 최근 일을 잘 기억을 못하고, 일상적인 일들을 못하게 되고 혼란스러워하는 모습을 볼 수 있다. 또한 인격이 변한 것

같아 보이거나 행동이 변하고 판단력에 장애가 생기며 적절한 표현이 부족해진다. 일을 자신의 생각대로 끝까지 완수해 내지 못하고 지시에도 따르지 못하는 증세를 보인다.

ⓑ 치매증상의 원인 : 질병 중 가장 많은 것이 알츠하이머병[88](약 50[%])이고, 그 다음으로는 다발성뇌경색[89]에 의한 것이다. 이는 노인성 정신질환 중에 가장 흔하고 65세 이상에서는 약 5~10[%] 정도의 유병률을 보이고, 85세 이상에서는 약 절반 이상에서 나타난다.

② 치매치료방법 : 치매에 대한 특정한 치료방법은 없으나, 환자들을 보다 편안하게 잘 돌볼 수 있고 가족들의 고통을 덜어 줄 수 있는 방법은 있다.

㉠ 치매치료에 이용이 되고 있는 약물 : 항우울증계, 항정신병계, 벤조디아제핀(Benzodiazepine)[90]계, 기타 약물 실험적으로 효과가 있는 약물로 분류를 할 수 있다.

㉡ 모든 환자에게 같은 약물치료가 효과가 있는 것은 아니고, 경우마다 환자에 적절한 약물의 선택이 중요하다.

㉢ 정신과의사의 역할 : 다른 분야의 사람들에게는 어렵고 불가능한 일이다.

㉣ 약물치료와 함께 환경에 대한 고려와 치매환자의 가족들에 대한 개입이 중요하다.

㉤ 가족의 개입방법 : 일상생활을 규칙적으로 할 수 있도록 자립을 할 수 있도록 도와준다. 또한 인간의 존엄성이 유지되도록, 환자와 대립하는 일이 없도록, 일을 단순하게 항상 유머감각을 가지고 보살펴야 하며 안전하게, 신체적인 건강상태에 신경을 써서 남아 있는 능력이 최대한 발휘될 수 있도록 항상 의사소통을 적절히 유지해야 한다.

(8) 정신분열병

현재까지의 여러 가설들은 어느 한가지 요인보다는 여러 가지가 복합적으로 발생한다고 추정할 수 있다. 이를 내적 요인과 외적 요인으로 나누어 보면 다음과 같다.

① 내적 요인 : 유전적 요소, 뇌생화학적 요소, 뇌기능-구조적 요소로 크게 세가지로 분류할 수 있다. 이들 모두 각각 고유하게 정신분열병을 유발할 가능성이 높은 요인들인데, 각각의 잠재요인이 강한 사람은 어떤 특별한 외부(환경적) 자극에 관계없이 내재적 요인(단독 혹은 복합적으로)에 의해 정신분열병이 나타날 수도 있다.

② 잠재적 요인에 취약한 사람 : 어떤 사회심리적 스트레스 같은 외적 압박을 받으면 정신분열병 증세가 나타난다.

㉠ 외부자극(스트레스나 환경적 자극)이 내적 요인에 영향을 미쳐 발생하게 되는 것이다.

㉡ 정신분열병 환자에 따라 아무런 심리적 충격이나 환경변화와 같은 외부적 유발인자 없이도

---

88) 알츠하이머 : 치매를 일으키는 가장 흔한 퇴행성 뇌질환이다.
89) 다발성뇌경색 : 뇌의 여러 군데에서 뇌경색이 일어나는 병이다.
90) 벤조디아제핀 : 신경안정제에 속하는 향정신성의약품의 하나이다.

발병하는 경우가 많다.

㉢ 뇌 그 자체의 문제 때문에 발병하지만, 반대로 사람에 따라 비교적 잘 적응하던 사람이(그러나 내적 요인 잠재성이 강한) 어느 시기, 어떤 사회심리적 스트레스를 받은 후 망상이나 환각 등 정신병 증상이 나타난다.

③ 외부적 스트레스 : 환자가 갖고 있던 취약한 뇌의 내적 요인에 영향을 주어 발병한다고 추측되고 있다.

④ 치료방법

㉠ 개인정신치료 : 정신치료는 환자의 증상이 심리적 요인에서 기인한다는 가정하에 정신치료를 하기 위한 적절한 수련을 받은 치료자가 한 개인이 지닌 성격상의 문제와 감정상의 문제를 심리적 방법을 사용해서 치료하여 그가 주어진 환경에 보다 더 잘 적응하고 대처해 나가도록 하는 것이다.

ⓐ 정신치료 : 목적, 학파, 기법 등에 따라 여러 가지로 분류되는데 크게 보아 환자가 자신의 문제의 근원을 스스로 깨닫게 하고 인격의 변화를 목적으로 하는 심층정신치료가 있다. 환자의 근본 문제는 건드리지 않고 환자를 도와서 그가 주어진 환경에 더 잘 적응할 수 있도록 도와주는 지지정신치료로 구분할 수 있다.

ⓑ 신경증을 치료하는데 주로 사용되고 있으나 신경증뿐만 아니라 인격장애, 정신병, 정신생리장애, 알코올 중독, 약물중독 등 거의 대부분의 정신장애에서 사용될 수 있다.

ⓒ 지지정신치료 : 상대방을 안심시켜 주고 설득하기도 하며 격려해 주기도 하고, 충고도 해주며 설명도 해주고, 필요한 경우 환경의 조정을 도와주는 것까지 포함한다.

㉡ 집단정신치료 : 여러 환자(대개 6~10명)를 집단으로 만나 치료하는 것이다.

ⓐ 대개 비슷한 문제를 가진 환자들이나 대인관계에서 어려움을 가지는 환자들을 모아서 치료하게 된다.

ⓑ 근본적인 치료목적 : 개인 면담과 동일하나 집단구성원 간의 역할이 생기며, 과거보다는 지금 현재의 상황에 역점을 두게 된다.

ⓒ 각 구성원은 치료자뿐만 아니라 구성원 간에 서로 피드백을 주고받으며 영향을 주게 된다.

㉢ 전기경련요법(ECT : Electro Convulsion Therapy) : 국내에서보다는 선진국에서 더욱 활발히 수행되고 있다.

ⓐ 약물치료에 반응하지 않는 우울증 환자와 정신분열병 환자의 치료에 탁월한 효과를 보이고 있으며, 방법 또한 매우 간단하며 안전하다.

ⓑ 전기경련요법을 시행하기 전에 반드시 안전성을 확인하는 검사들을 필요에 따라 시행하고 치료 후에도 계속 상태를 면밀하게 관찰하게 된다.

ⓒ 치료를 시행하기 전에는 반드시 환자와 보호자의 동의서를 받는다.

ⓓ 치료가 매우 과학적이고 우수함에도 불구하고 '고문한다'는 식의 오해를 많이 받고 있는데, 이는 잘못된 생각으로 치료에 대한 시각이 달라져야 한다.

㉣ 가족치료 : 환자의 문제가 가족전체의 문제인 경우, 환자의 가정환경이 병적인 경우, 환자의 문제해결을 위한 가족전체의 참여가 필요한 경우에 가족전부 혹은 일부를 같이 치료하는 방법이다. 주된 목적은 가족 간의 의사소통이 보다 효과적일 수 있도록 도와주는 것이다.

㉤ 오락 및 예술요법 : 예술요법은 비교적 자유롭고 편안한 치료상황에서 다양한 프로그램을 이용하여 환자의 잠재력을 개발하고 행동 및 생활을 변화시켜 사회 구성원으로서 개인의 최대역량을 발휘할 수 있도록 돕는 치료법이다.

ⓐ 예술요법 : '약물치료나 정신치료 등 다른 치료에 병행 · 보완하여 치료를 돕는다'는 소극적인 개념이 있는 반면에, '다양한 치료상황과 도구를 통하여 환자가 가진 불유쾌한 상태나 바람직하지 못한 행동 또는 원치 않는 것들을 바람직하고 갈망하는 상태로 도달할 수 있도록 행동을 바꾸어 주는 치료'라는 적극적인 개념도 있다.

ⓑ 일반적으로 시행되는 것 : 음악요법, 미술요법, 문예요법, 레크리에이션 등이 있다.

(9) 간저증후군

의식은 대개 분명하지만 자명(自明)한 잘못을 저지른다(예 '당신은 누구냐'라고 물으면 '나는 석가모니다'라고 즉시 대답).

① 무의식 속에 잠재해 있던 어떤 소망이 연희적으로 표면화하는 증세이다.

② 독일의 정신병 의사인 S.간저의 이름을 따서 붙인 병명이며, 구금성(拘禁性) 정신병에 수반하여 나타나는 경우가 많다.

(10) 내인성 정신병

정신병의 원인으로는 내인 이외에도 외인(外因) · 심인(心因)이 있는데, 내인성 정신병도 환경의 영향을 전혀 받지 않는 것은 아니다. 다만 그 정신병환의 발현에 있어서 준비상태 · 원인을 형성하는 것 중에서 가장 중요한 의의를 가진 것이 내인(유전적 소질 외에 연령 · 성별 · 인종 등도 포함된다)이었을 경우에 내인성 정신병이라고 한다.

① 사춘기에 발병하는 것이 가장 많고, 갱년기 · 초로기(初老期)도 위험한 시기이다.

② 조현증(정신분열증) · 조울병 · 초로기울병(初老期鬱病)[91] 등이 있다.

---

91) 초로기울병(初老期鬱病) : 퇴행기 우울증(Involutions Melancholie), 갱년기 우울증(여성)이라고도 한다.

① 초로기(45~60세 전후) : 첫 발생하는 단극성 우울증이고 병전의 성격은 시모타(下田)의 집착기질이나 테렌바흐의 멜랑콜리형이고

(11) 망상성장애

중년에 발병하는 일이 많다. 악화되면 피해망상으로 인해 질투심을 강하게 느끼고 분개하며, 화를 잘 내며 폭력을 사용하기도 한다.

① 증세 : 사회적으로 고립되며 행동이 기이하기도 하다.

② 불특정 다수 또는 특정인에 대한 의심이 많다.

(12) 비사회적 정신병

사회환경에 적응하지 못하고 이상증세 또는 병적인 정신증세를 나타낸다.

정신건강의학과에서 다루는 질환은 크게 성인성과 소아성으로 나누고 분류 및 해당 질환은 〈표 4-9〉와 같다.

〈표 4-9〉 정신건강의학과의 분류 및 해당 질환

분 류	해당 질환
성인 정신질환	알콜중독, 약물중독, 치매, 기억장애, 수면장애, 정신분열, 불안장애, 강박증, 우울증, 스트레스, 정신신체장애, 암환자정신장애, 노화성인지감퇴증 등
소아 정신질환	틱장애, 정신분열증, 주의력결핍, 과잉행동장애, 자폐증, 언어장애, 지적장애, 게임 중독, 우울증, 불안장애, 품행장애 등

제 11 절 마취통증의학과(Anesthesiology and Pain Medicine)

18세기까지 감각의 소실만을 뜻하는 단어로 쓰이다가 1846년에 올리버 웬들 홈스(Oliver Wendell Holmes)가 처음 지금과 같이 통증없이 수술을 받을 수 있는, 곧 자는 듯한 상태를 마취라 표현했다. 이후 마취의 영역은 발전하고 확장되어 현재는 마취를 받는 환자의 평가와 자문, 수술이나 검사 중, 혹은 이후의 통증 경감이나 예방, 수술 중 생체 징후의 감시와 안정화, 중환자에 대한 관리, 급성이나 만성 및 암 관련 통증의 진단과 치료, 심폐소생술의 관리와 교육, 호흡기능의 평가와 호흡기

고지식, 완고, 완전주의, 사물에 얽매어 집착적이다.

② 발병요인 : 가정 · 직장에서의 지위의 변화, 전거, 친한 사람과의 이별 등이 있다.

③ 증상 : 제지보다도 불안 · 흥분이 심하고 격월(激越) 우울증이라고도 한다.

㉠ 억울 · 비애감도 심하고 심기 · 허무 · 죄업 · 빈곤망상 외에 특히 피해망상이 생기기 쉽다.

② 자살경향도 심하고 경과가 지속되기 쉽다.

치료의 적용, 임상 및 기초연구의 수행, 수술 전후의 치료에 관계된 인원들의 감독, 교육, 평가, 병원이나 의과대학의 행정직 참여 등 광범위한 분야이다.

마취과라는 명칭이 수술실 밖까지 확대된 업무범위를 잘 나타내지 못해 우리나라에서는 2002년 의료법 개정 이후 마취통증의학과라는 명칭을 사용하게 되었다.

1. 치료항목

마취전문의사(Anesthesiologist)는 수술전 · 후 환자의 안전을 위해 환자의 신체에서 발생하는 각종 징후를 점검하고 마취를 관장한다. 마취, 주요검사, 주요시술, 대수술 시 마취전문의로 참여하여 주치의를 보조하고 환자의 전신상태를 검사하며 환자에게 가장 안전하며 해당 수술에 적합한 마취방법을 결정한다. 수술 전날 환자의 의무기록지[92]를 검토한 후 마취전 처치를 한다. 필요하다고 인정되는 경우 수술 이전에 환자와 면담한다.

수술실에서 진행되는 수술들에 대해서 전신 마취와 부위 마취, 진정을 시행할 뿐만 아니라 수술실 밖에서 진행되는 내시경이나 자기공명영상(MRI)과 같은 검사, 혹은 다른 처치(심한 화상 환자의 상처 소독과 붕대 교환 등)에 필요한 진정이나 마취도 담당한다.

분만실에서 진통이나 진정, 병동에서의 급성통증, 만성통증에 대한 자문과 시술, 암과 관련된 통증의 조절(무통주사 시술이나 처방, 각종 차단술이나 진통법 시행 등) 등을 맡는다.

중환자 관리, 심폐소생술의 시행 및 교육도 담당한다. 또한 마취통증의학과의 외래인 통증클리닉에서 주로 다루는 질환으로는 급성통증, 만성통증, 혈관 질환에 의한 통증, 암에 의한 통증, 그 외 비통증성 질환이 있다.

(1) 급성통증

내과적치료나 수술이 필요하지 않은 급성통증과 수술 후 통증이 있다.

(2) 만성통증

만성두통, 삼차신경통, 상지 및 어깨 통증, 만성요통 및 좌골신경통, 근막통증, 수술이나 외상 후 통증증후군, 반사성 교감신경성 위축증, 대상포진 후 신경통, 당뇨병성 신경통 등이 있다.

(3) 비통증성 질환

돌발성 난청, 메니에르 증후군[93], 알레르기성비염, 망막혈관 질환, 안면신경마비, 안면경련, 다한

92) 의무기록지 : 병원에서 환자에 대해 기록하는 것으로 환자의 진료기록과 검사, 수술기록, 의사의처방, 간호일지 등이 포함된다.

증[94] 등 [그림 4-174]와 같다.

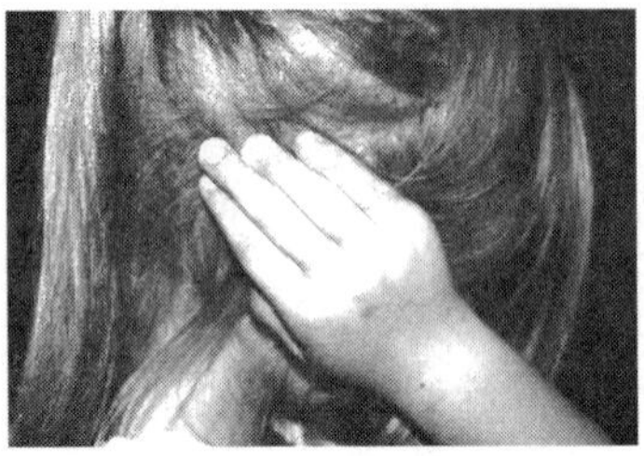
(a) 메니에르병 증상

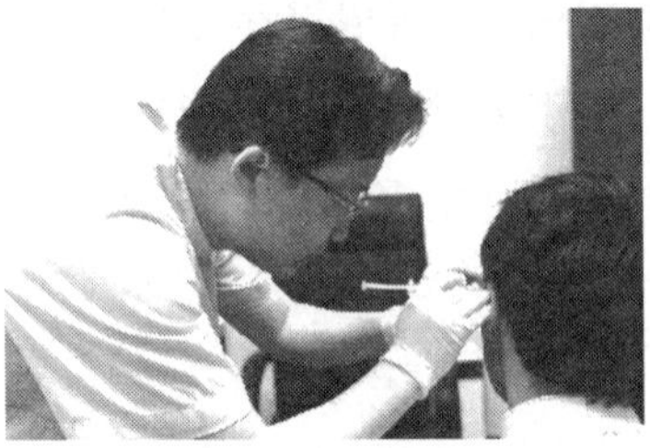
(b) 메니에르병 치료중인 사진

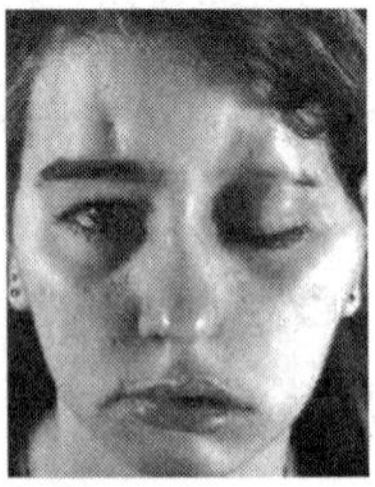
(c) 안면 신경마비

[그림 4-174] 정상상태와 메니에르병 증상, 안면 신경마비

(4) 마취의 종류

마취의 종류에는 전신마취, 국소마취 등이 있다.

① 전신마취 : 여러 가지 작용을 나타내는 약제들을 적절하게 투여하여 환자의 의식소실, 감각차단, 운동차단, 반사차단 등을 유발하는 것을 전신마취라고 한다.
  ㉠ 수술에 필요한 최적의 생리상태와 마취상태를 유지하도록 여러 가지 처치를 하고, 지속적으로 환자의 상태를 감시하는 진료행위를 포함한다.
  ㉡ 주로 마취제를 정맥주사하거나 기체로 들이마시게 하여 시행한다.
  ㉢ 전신마취상태에서는 의식이 없고, 아무런 감각을 느낄 수 없으며 움직일 수 없다.
  ㉣ 마취상태에서는 숨쉬는 것과 심장이 뛰는 기본적인 생리기능들이 세심히 관찰된다.

② 국소마취 : 신체의 특정 부위를 지배하는 말초신경 말단에 국소마취제를 투여하여 그 신경이 지배하는 신체 일부의 신경전도를 화학적으로 차단하는 마취이다.
  ㉠ 전신마취에 비해 별도의 마취기구가 필요치 않고, 환자 스스로 숨을 쉬며 순환기나 호흡기계 합병증이 없는 장점이 있다.
  ㉡ 환자의 의식이 깨어 있기 때문에 불안감을 느낄 수 있어 어린이에게 적용하기엔 어렵고, 근육이완이 잘 되지 않는다.

(5) 주요 검사

주로 자세한 병력청취나 진찰이 도움이 된다. 환자 자신이 통증의 성질, 지속시간, 유발인자, 해소인자, 빈도 등에 대해 자세하게 알려줄수록 정확한 진단이 이루어질 수 있다.

93) 메니에르 증후군 : 메니에르병은 회전감 있는 현기증과 청력 저하, 이명(귀울림), 이 충만감(귀가 꽉 찬 느낌) 등의 증상이 동시에 발현되는 질병이다.
94) 다한증 : 과도한 땀분비가 일어나는 것이며 땀분비에 따라 국소적 혹은 전신적 다한증으로 구분한다.

임상검사실 검사나 영상 검사, 근전도, 체열촬영 등을 하기도 한다.

① 임상 검사 : 통증의 원인이 되는 다른 질환이 있는지를 감별하기 위해 혈구 검사, 전해질 검사, 혈액화학 검사, 소변분석 등의 검사들을 할 수 있고 경막 외 차단이나 부위마취를 하기 전에 모르고 있던 혈액응고 장애가 있는지 확인하기 위해 혈액응고 검사 등을 할 수 있다.

② 근전도 : 병변이 중추성인지 말초성인지 감별하기 위해서, 혹은 운동신경을 침범하는 질환이 있는지 알아보기 위해서 근전도를 [그림 4-175]와 같이 시행할 수 있다.

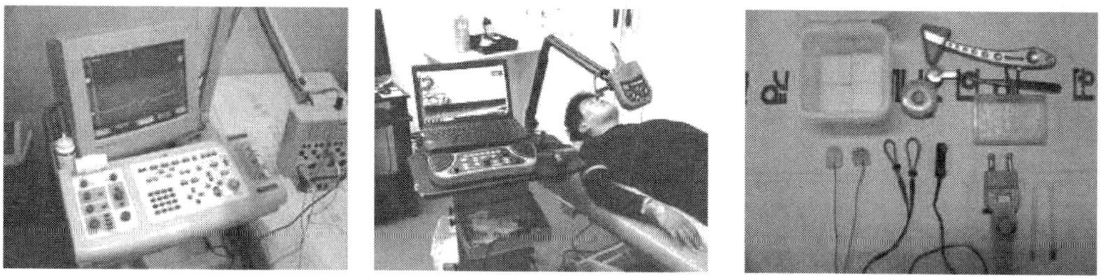

(a) 근전도 기계 (b) 근전도 검사도구

[그림 4-175] 근전도 사진

③ 체열촬영 : 통증의 원인으로 염증이나 자극이 있을 경우 피부 온도가 올라가게 되고, 교감신경이 관여할 경우 피부로의 혈액순환이 감소하여 체표의 온도가 떨어지게 되므로 여러 가지 통증 질환의 진단 방법으로 사용할 수 있다. 신경차단술 시술 후 교감신경 차단이 얼마나 잘 되었는지를 평가하는 데도 사용할 수 있다(그림 4-176).

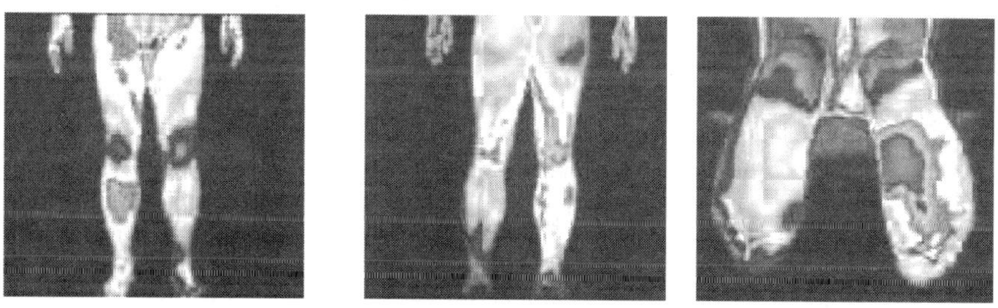

척추디스크 환자 체열사진(좌측 하지온도가 내려가 파랗게 보임)

[그림 4-176] 체열사진

(6) 주요 시술

기관삽관, 도관삽관, 경막 외 마취, 척수마취, 신경총 차단, 신경 차단, 통증유발점 주사, 근육내 자극술 수술실 안에서 행해지는 시술 등이 있다. 이는 환자의 생체징후의 감시와 수액, 혈액, 약제 등의 투여 경로 확보, 마취 중 기본적인 생리 기능 유지를 위한 것들로 기관 삽관, 동맥도관삽관, 말초 및 중심정맥도관 삽관, 인공호흡기 및 각종 감시 장치들의 설치 등이 있다.

① 부위마취를 위해서는 경막 외 마취, 척수마취, 신경총차단 등을 한다.

② 통증클리닉에서 시행하는 시술들로는 뇌신경 차단, 척수신경 차단, 말초신경 차단, 신경절 차단, 경막 외 차단, 척수강 내 차단, 통증유발점 주사, 전기자극치료, 근육 내 자극술, 증식치료, 고주파치료, 냉동진통법, 경막 외 내시경술 및 유착박리술, 최소 침습척추수술, 물리치료, 대체요법, 보툴리눔톡신 주사 등이 있다.

③ 기관삽관 : 기도 확보를 위해 기관 내에 관을 삽입 하는 것으로 외상, 이물질, 중추신경 질환 등에 의한 호흡장애나 기도폐색, 분비물의 저류 및 호흡기능 저하 등으로 인공호흡이 필요한 경우 등에 사용한다(그림 4-177).

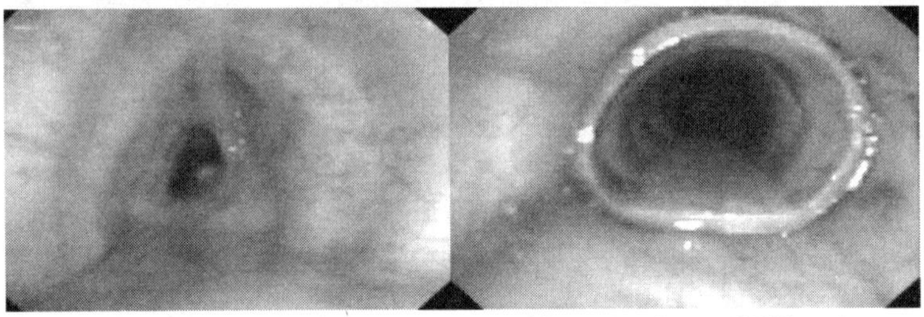

(a) 기계호흡치료 후 기관협착 모습 (b) 기관스텐트를 삽입한 모습

[그림 4-177] 기관삽입

④ 도관삽관 : 혈관 내에 관을 넣어서 수액 혹은 약의 주입이나 혈압측정에 사용한다(그림 4-178).

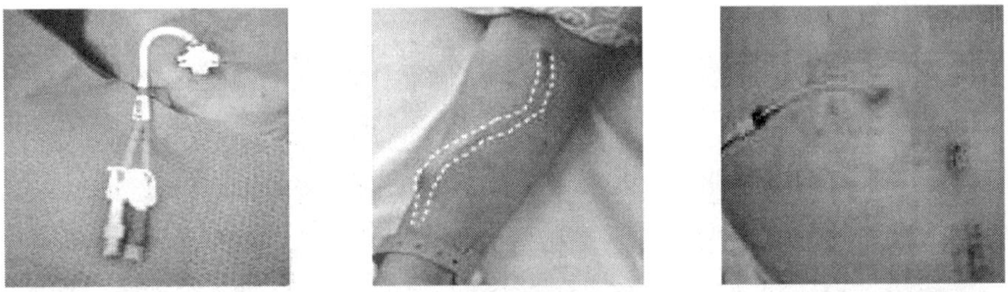

(a) 중심정맥도관 (b) 동정맥류 (c) 투석액 교환

[그림 4-178] 도관삽입

제 12 절 일반진료 의료기기(General Practice Medical Devices)

① 소아청소년과 : Ent Unit, 유아용 신장체중계, 전기수술기, 엑스레이, 청진기, 산소포화도 측정기 등이 있다.

㉠ 소아청소년과 의사 : 천식 유발 검사기기, 알레르기 진단장비 등이 있다.

㉡ 음악치료사 : 자기장우울치료기와 광선치료기가 있다.

㉢ 오락요법사, 오락치료사 : 카드게임, 서핑, 구기운동 등 여러 가지 분야에서 본인이 원하는 것을 이용한다.

② 신경학 전문의 : 카테터, 뇌파 검사기 등이 있다.

③ 피부과 : 광신치료요법을 행힐 수 있는 광선치료기기, 비이탈 이온트, 고주파관리, 플레시램프 등이 있다.

㉠ 피부과 전문의 : 감압기와 피부영상분석 시스템 등이 있다.

㉡ 알레르기 전문의, 면역학자 : 알레르기 비염 치료기기와 천식 치료기기 등이 있다.

④ 산부인과 : 초음파영상 검사를 할 수 있는 초음파영상기기, 안전하게 출산을 하기 위한 분만대, 질속을 검사할 수 있는 질경 등이 있다.

㉠ 산과 의사 : 산과 의료기기 테이블과 임신테스트기 등이 있다.

㉡ 부인과 의사 : 산부인과용 초음파기기와 인큐베이터 등이 있다.

⑤ 비뇨기과 : 플라즈마 기화술, 3세대 고주파전립선 열 치료기, 초음파, 바이오피드백, 체외 자기장 치료기, 요속검사 및 잔뇨측정기, 요속검사 및 잔뇨측정기, 요역동학검사기 등이 있다.

㉠ 비뇨기과 전문의 : 비뇨기과용 레이저치료기와 비뇨기과용 초음파검사기 등이 있다.

⑥ 안과 : 스펙트랄리스, 형광안저촬영에 필요한 장비 등 여러 가지 기기가 있다.

㉠ 안과 의사 : 안압측정기와 안저 카메라 등이 있다.

㉡ 안과치료 기사 : 안압검사기와 안구검사기가 있다.

㉢ 광학기 제작자 : 비산동 안저 카메라, NCT 등이 있다.

⑦ 이비인후과 : 약물분사기와 흡입기등이 결합되어 있는 내시경 소독기와 성대의 점막 파형을 선명한 영상으로 보여줌으로써 발성시 성내진동 양상과 질환유무를 알아볼 수 있는 후두스트로보스코피 등이 있다.

㉠ 이비인후과 의사 : 청력검사기와 전기성문파형검사기 등이 있다.

㉡ 청각학자, 청력학자 : 보청기, 인공와우 등이 있다.

⑧ 성형외과 : 미용을 목적으로 하는 의료기기들이 있는데 그중 피부의 처짐과 주름을 개선하는

이클립, 피부트러블을 없애주는 라스피엘, 지방세포를 파괴하는 아트라스 등이 있다.

㉠ 성형외과 의사 : 스마트룩스 등이 있다.

⑨ 정신건강의학과 : 혈압, 뇌파, 근전도, 피부저항, 체온과 같은 몸의 생리적 신호를 시청각적 신호로 바꾸어 환자에게 알려주는 바이오피드백과 전자기 코일을 머리 표면의 특정 부위에 놓고 국소적으로 자기장을 두개골을 통해 통과시켜 뇌의 신경세포를 활성 또는 억제시키도록 하는 반복적 경두개 자기자극기기 등이 있다.

㉠ 뇌전도 기사 : 뇌파 검사기 등이 있다.

⑩ 마취통증의학과 : 호흡기마취기계, 무통증치과마취기계를 사용한다.

㉠ 마취전문 의사 : 전신 마취기와 호흡 마취기, 도포 마취기, 저통증 마취기 등이 있다.

㉡ 마취전문 의사 보조 : 마취기기가 있다.

1. X-ray 촬영장치

X-선 발생장치는 X-ray Tube에 고전압을 인가하여 [그림 4-179]와 같이 X-선을 발생시키는 장치이며, X-ray Tube, 고전압 제어 및 발생장치, 냉각장치 등으로 구성된다.

X-선은 고속전자의 흐름을 물질에 충돌시켰을 때 생기는 파장이 짧은 전자기파로서 진공관 내에서 음극(Cathode)을 가열시켜 방출된 열전자가 음, 양극 사이에 인가된 높은 전압에 의해 가속되어 양극(Target)에 충돌한다. 이때 전자의 운동에너지가 X-선과 열에너지로 변환된다.

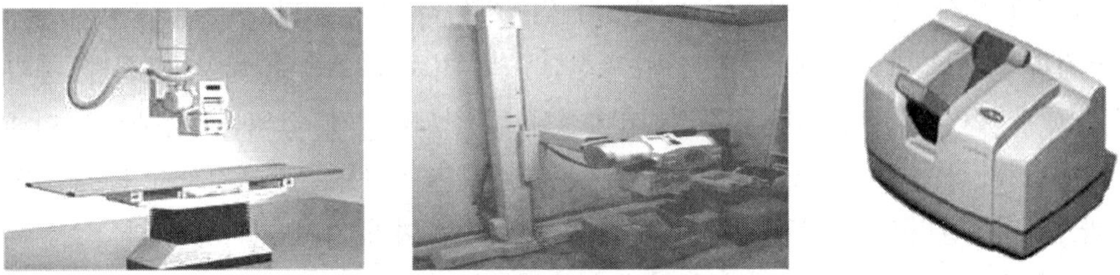

[그림 4-179] X-ray 촬영장치

2. 전기수술기

본체, 전극, 대극판이라고 하는 3가지 요소로 [그림 4-180]과 같이 구성되어 있으며, 본체에서 발생된 고주파전류는 극의 끝을 통하여 생체로 전달되고, 이전류는 대극판으로 흘러 나와 다시본체로 환원된다. 이때 생체와 접촉하는 전극의 끝에는 전류가 집중하여 흐른다.

① 전극이 닿은 생체의 한 점에서 큰열이 발생하여 그 점이 고온이 된다.

② 전류는 인체에서 넓게 흐르기 때문에 열이 발생하지 않는다. 그래서 직접 전극이 닿는 부분에만

전기수술기가 작용하게 된다.

③ 생체에 흐른 전류는 넓은 면적에서 접촉하고 있는 대극판 으로 모이게 된다. 이렇게 하여 생체에 고주파 전류가 흐르면 전극이 닿은 곳 에서만 고온으로 열이 발생하여 절개 및 응고작용이 일어난다.

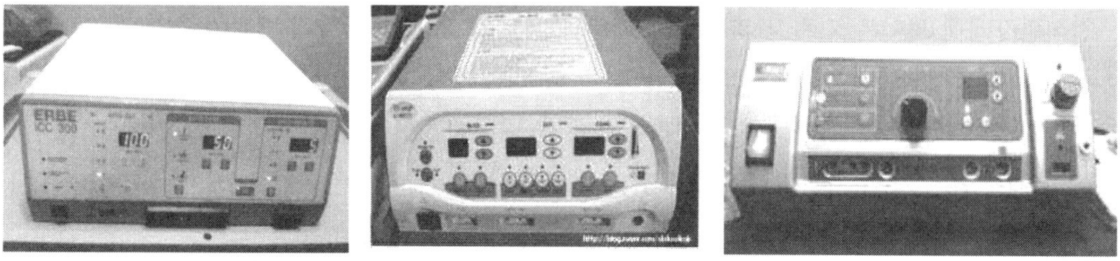

(a) 전기수술기 (b) 고주파 전기수술기

[그림 4-180] 전기수술기

3. 산소포화도 측정기

두개의 광원(LED)으로부터 발생한 적외선(파장 : 600~750[nm])과 자외선(파장 : 850~1000[nm])을 [그림 4-181]과 같이 손가락과 같은 세동맥상에 통과시켰을 때 흡수한 빛의 비(RATE)를 산소센서가 측정한다.

① 파장에서 투과되는 빛의 강도가 차이나는 것은 혈관상내에 포함되어있는 산소화된 헤모글로빈(Oxyhemoglobin)과 산소화되지 않은 헤모글로빈(Hemoglobin)에 의한 흡광도의 차이에 의해 발생한다.

② 산소가 많이 포함되어 있는 선홍색의 혈액을 통과할 때는 자외선의 빛을 많이 흡수하고, 산소가 적은 암적색의 혈액을 통과 때는 적외선의 빛을 많이 흡수한다.

③ 박동하는 혈액에 의해 만들어지는 파동형태를 흡광기술을 이용하여 혈량변동파형(Waveform)으로 재현시켜 그 주기를 계산하여 맥박을 측정한다.

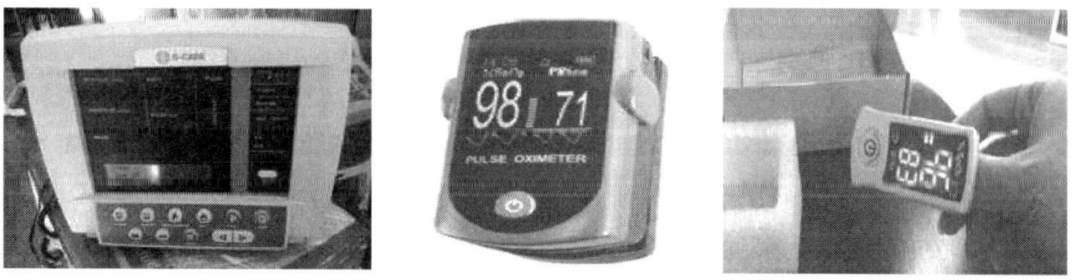

[그림 4-181] 산소포화도 측정기

4. 천식유발 검사기기

소아천식을 진단할 때 사용하는 장비로 [그림 4-182]와 같이 천식의 진단과 치료를 위해 시행하는 검사에 필수적인 장비이다.

① 알레르기 피부반응검사와 혈중특이 면역글로불린 E검사, 항원 유발검사 등을 진행한다.

② 천식환자에게 보이는 기관지 과민성의 유무와 정도를 평가하기 위해 메타콜린을 이용한 기관지 유발시험을 시행한다. 또한 메타콜린을 저농도 상태에서부터 고농도로 단계적으로 분무상태를 만들어 흡입시킨 후 폐기능을 측정하여 1초간 노력성호기량(FEV1)이 흡입 전에 비해 20[%] 이상 감소되는 경우 기관지과민성이 있다고 판정하고, 20[%] 이상 감소 시에는 기관지 확장제를 흡입한 후 5분, 10분 뒤 1초간 노력성호기량(FEV1)의 변화를 관찰한다.

③ 감소한 FEV1[95]수치를 통해 기관지 과민도의 정도를 평가한다.

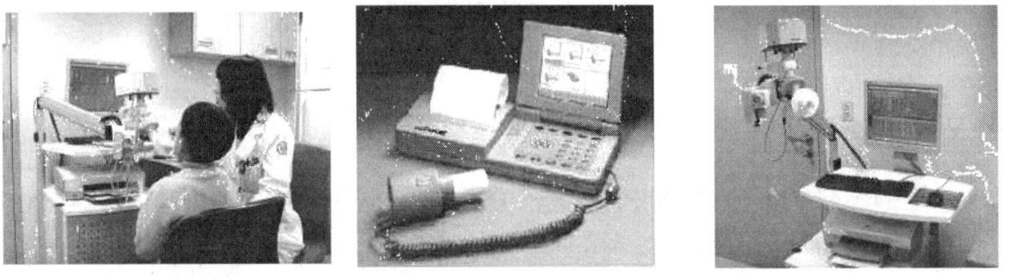

[그림 4-182] 천식유발 검사기기

5. 알레르기 진단장비

혈액을 이용한 알레르기를 측정하는 기기로 알레르기 질환에 있어서 알레르겐[96]을 확인할 수 있는 방법인 피부단자시험, 항원유발검사, 혈청내 항원 항체검사 및 호염기구의 히스타민 유리능 검사 등이 있는데 [그림 4-183]과 같이 알레르기를 진단하는 장비이다. 또한 피부초음파 검사기 레이저 도플러 관류 영상장비 등 환자에게 고통을 주지 않는 선에서 알레르기를 진단하는 모든 장비이다.

---

95) 1초량(FEV1) : 스파이로메타에 의한 환기기능검사 가운데 가능한 한 공기를 흡입하고 가능한 한 호출해서 호출된 양을 측정하는 것이 폐활량검사이다. 검사시에 호출을 될 수 있으면 빠르게 하고 1초간에 호출된 공기의 양을 측정한 것이 1초량 FEV1.0이고, 연령, 성에서 다르며, 개체차도 뚜렷한데 남자의 경우 약 2,500~3,000[㎖] 정도, 여자의 경우 2,000~2,500[㎖] 정도가 성인의 정상치라고 할 수 있다.

96) 알레르겐(Allergen) : 알레르기반응에 관여하는 항원. 체내에 알레르겐이 침입하면 항체가 만들어지고, 그 후 다시 동일한 알레르겐이 체내에 들어왔을 때에 알레르기반응을 일으킨다.

① 알레르겐 : 식품, 약품, 동물이나 식물의 성분으로, 상당히 분자량이 큰 물질이다.

② 알레르겐 물질의 침입경로 : 기도의 점막, 장관, 피부이다.

음식물 성분이 소화작용을 받지 않고 흡수되어 알레르겐으로 작용하면 식사 알레르기가 된다.

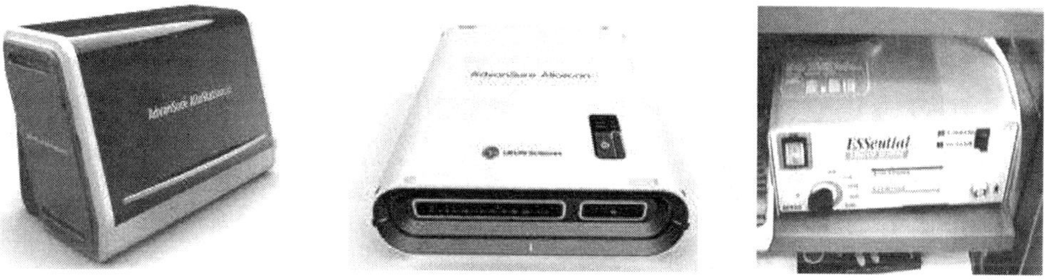

[그림 4-183] 알레르기 진단장비

6. 자기장 우울증치료기

자기장을 이용한 우울증치료기기이다.

① 인체와 같이 자기장이 잘 투과하는 도체에 순간적으로 강력한 펄스형자기장을 투과시키면 와전류가 발생하고, 이렇게 유도된 생체전류는 전기생리학적인 기전에 의해 인체 각 조직에 나타낸다.

② 근육조직의 경우 근조직에 연결된 운동신경이 자극되어 근 수축효과를 나타내며 감각신경, 혈관, 골조직 등에도 [그림 4-184]와 같이 전기생리학적 효과를 나타낸다.

③ 자기장은 인체에 무해하며 인체 깊숙이 침투하여 신경조직 및 근력조직을 직접 자극해 세포를 활성화시킬 수 있다.

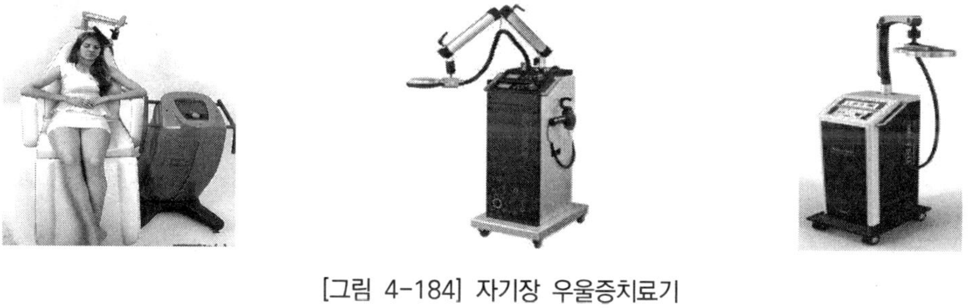

[그림 4-184] 자기장 우울증치료기

7. 내시경 소독기

이비인후과 병원 및 병·의원에서 환자를 진료할 때 사용하는 의료기기로 환자가 진료를 받을 때 진료를 위한 약물분사기(Spray), 비강부분의 이물질을 흡입하는 흡입기(Suction), 반사경을 사용하여 인체의 내부를 비출 수 있는 진료등, 이비인후과에서 주로 사용하는 각종 기구를 배치하고 보관할 수 있는 기구판, 각종 시술기구를 소독할 수 있는 자외선 램프, 거즈나 소독액, 물 등을 담아놓을 수 있는 컵, 통기장치, 온풍장치 등으로 구성된 이비인후과용 진료장치이다(그림 4-185).

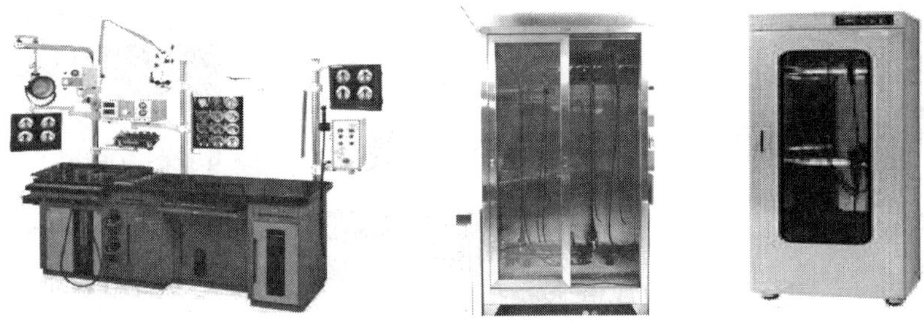

[그림 4-185] 내시경 소독기

8. 뇌파 검사기

뇌세포가 활동할 때 생기는 전류에 의한 전위(電位)의 차이를 유도하여 수백만 배로 증폭하고 그것을 곡선으로 기록하는 [그림 4-186]과 같은 검사 장비이다.

① 대뇌피질의 신경세포에서 발생하는 뇌의 전기적 신호를 전극을 통하여 디지털파형으로 분석한 후 뇌지도(BrainMapping)영상을 통하여 뇌의 기능 및 상태를 진단한다.

② 수집된 뇌파는 다각도로 분석이 가능하며 분석된 데이터는 임상적 해석을 통하여 뇌 혈관계 질환이나 정신질환, 인지능력, 학습장애, 불면증 등 신경증과 관련된 질환의 조기 진단을 가능하도록 한다.

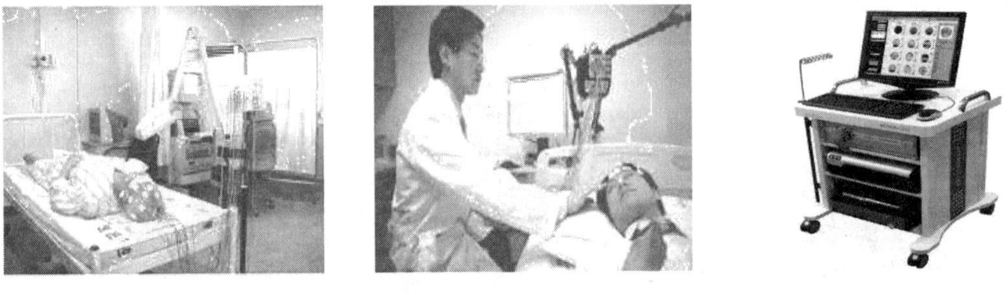

[그림 4-186] 뇌파 검사기

9. 광선치료

태양광선을 이용해 피부질환을 치료하는 것으로 [그림 4-187]과 같이 주로 자외선을 이용한다.

① 자외선 요법을 사용하는 피부질환 : 건선, 백반증, 아토피피부염 등이 있고 다양한 염증성 질환에 이용할 수 있다.

② 자외선 : 파장에 따라 UVA(320-400[nm]), UVB(290-320[nm]), UVC(200-290[nm])로 나뉘는데 피부질환의 치료에 사용하는 것은 UVA와 UVB이다. 부작용을 줄이고 치료효과는 극대화한 신개념의 Narrow-Band UVB와 UVA1을 개원과 함께 도입하여 이용하고 있다.

③ 치료를 시작하기 전 : 처음 조사할 광선의 양을 결정해야 하며 환자의 일광 과민성에 대한 병력, 최소 홍반량 및 최소 광독량, 환자의 피부형태 등을 고려하여 정해야 한다.

④ 자외선요법 : 주로 자외선을 단독으로 조사하는 광선요법(Phototheraphy)과 자외선과 광활동성 물질을 함께 사용하는 광화학요법(Photochemotheraphy)으로 크게 나눌 수 있다.

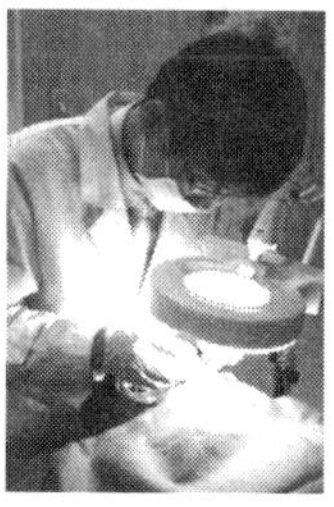

(a) 여드름치료

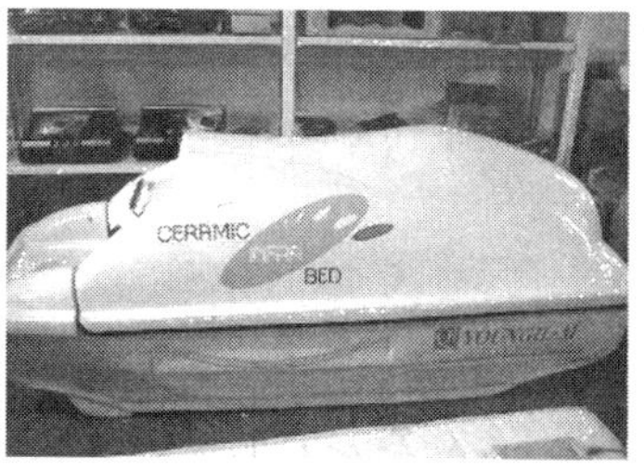

(b) SB-1000 의료용 온열기

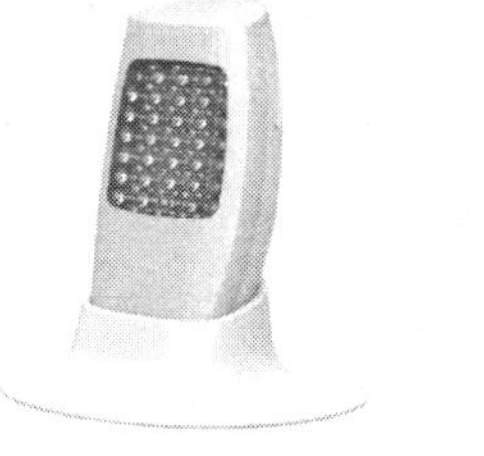

(c) Ocimple LED 광선조사기

[그림 4-187] 광선치료기

10. 광선요법치료의 피부질환

자외선 치료 대상 질환들로는 [그림 4-188]과 같이 건선, 장미색 비강진97), 편평태선98), 아토피피부염, 수장족저 농포증99), 다형 광발진100), 결절성 양진, 요독성 소양증, 균상식육증,101) 한포성 습진, 심상성 루푸스102) 등이 있다.

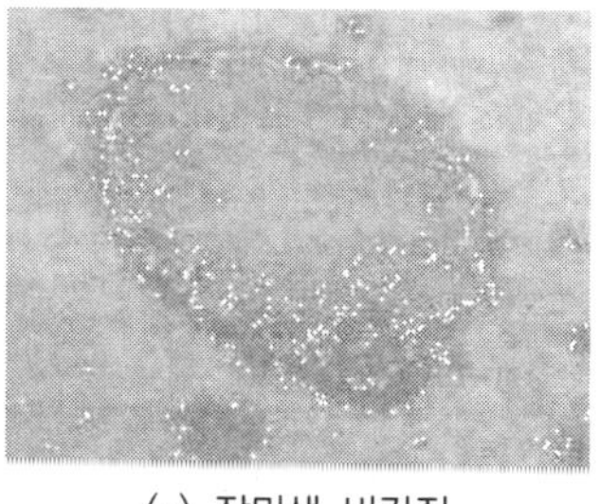

(a) 장미색 비강진

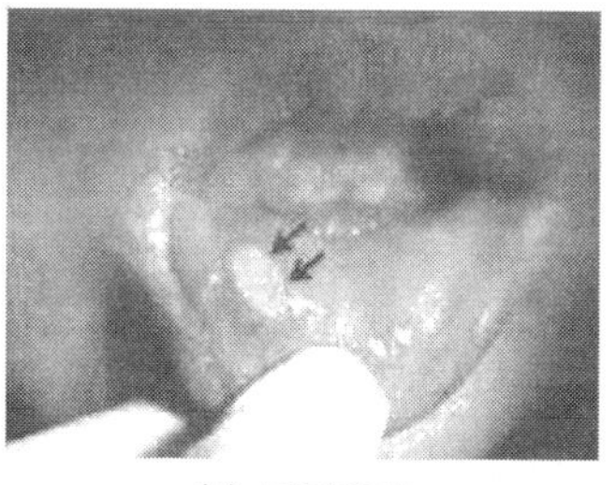

(b) 편평태선

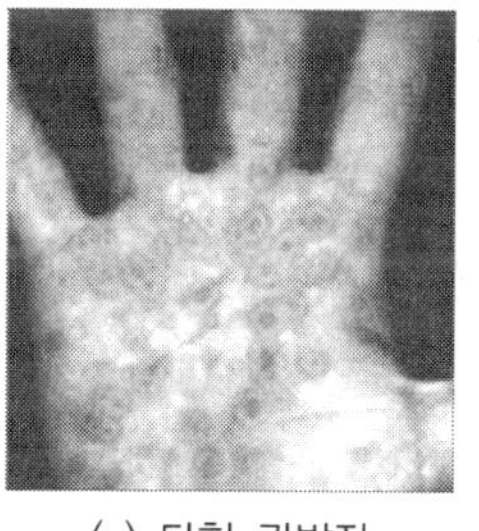

(c) 다형 광발진

[그림 4-188] 자외선치료 대상 질환

97) 장미색 비강진 : 원인 불명의 급성 염증성 피부질환으로, 특징적인 인설(살비듬, 각질)이 있고 분홍색의 동전 모양 반점이 먼저 발생한 후, 1~2주일 후 이차적으로 주로 몸통에 광범위하게 구진 인설성(잔비듬이 덮여 융기된) 발진이 돋아나며, 4~10주 후 자연 소실되는 질환이다.

98) 편평태선 : 여러가지 형태로 영향을 끼치는 발진이다. 대부분의 경우, 발진은 바늘 머리만한 푸른 빛 빨간 반점으로 처음 나타나지만 시간이 지남에 따라 거친, 비늘 같은 반점으로 합쳐진다.

99) 수장족저 농포증 : 임상적으로 무균성의 농포가 대칭적으로 손바닥, 발바닥에 발생하고 드물게 손등, 발등 또는 손목의 배부까지 발생하는 질환이다.

100) 다형 광발진 : 일광 노출 수 시간 혹은 수일 후에 여러 가지 모양의 발진이 생기는 것이다.

101) 균상식육증 : 피부에 발생하는 악성(惡性)"임파"종(腫)의 일종.
다른 피부암에 비하여 발생빈도가 매우 낮으며. 처음에는 매우 느리게 진행한다.

102) 심상성 루푸스 : 중등도 또는 고도의 변역을 가진 사람에게서 일차 결핵 후에 발생하는 가장 흔한 진행성 피부결핵이다.

11. 바이탈이온트

비타민C는 항산화제로써 세포의 손상과 노화를 막아주고 운동 후 저항력을 떨어뜨리는 유해활성산소의 기능을 차단해준다.

① 피부과 : 비타민C가 중요하게 사용되는 것은 기미나 색소침착을 가진 환자의 경우이다.

② 피부가 자외선을 받으면 피부 세포 내에 생긴 유해활성산소에 의해 멜라닌색소가 만들어지는데, 비타민C는 강력한 항산화제로 작용해 피부의 색소침착을 억제해주고 기미를 예방하고 치료해준다.

③ 비타민C가 함유된 기능성 화장품을 열심히 바르더라도 기미가 좀처럼 없어지지 않는 것은 피부진피층에 있는 기미색소에까지 닿기에는 입자가 너무 크기 때문이다.

④ 기미를 효과적으로 치료하기 위해서는 비타민C라는 미백성분을 진피층까지 흡수시키는 것이 중요하다. 이를 해결한 것이 [그림 4-189]와 같이 바이탈이온트 요법이다.

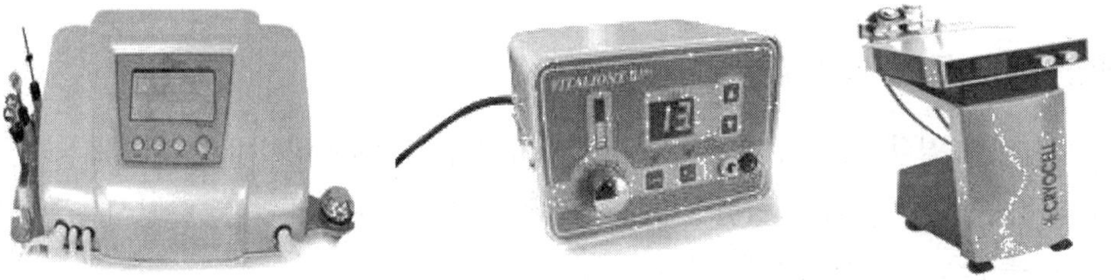

(a) 바이탈 이온트 (b) 크라이오셀

[그림 4-189] 바이탈이온트 및 크라이오셀

12. 플래시램프 치료(IPL)

IPL(Intense Pulsed Light)은 연속된 파장의 스펙트럼을 가진 복합적인 빛으로 프리즘을 통과하여 아주 강한 파장의 빛을 주기적으로 방출시켜 [그림 4-190]과 같이 여러 가지 피부 질환을 치료하는 기기이다.

① 기존의 레이저가 단일파장의 빛으로 특정한 한가지 피부 질환만을 치료하는 반면, IPL은 여러 파장의 빛을 이용해 다양한 피부병변에 대해 치료효과를 나타낸다.

② 얼굴에 늘어나 있는 혈관(모세혈관확장, 안면홍조)이나 주근깨, 기미 등의 색소 질환, 늘어난 모공의 축소와 잔주름(피부노화 질환)이 줄어들면서 피부탄력이 증대되는 등 문제성 피부질환 증상을 하나의 장비로 한꺼번에 치료하는 신개념의 치료시스템이다.

③ IPL : 안면홍조나 확장된 모세혈관으로 얼굴이 붉은 경우, 주근깨나 잡티와 같은 색소성 병변이 있는 경우, 피부의 탄력이 떨어지고 피부결이 거친 경우, 노화성 피부 등에 적합하다. 또한

박피나 레이저치료와 같이 회복에 오랜 시간이 걸리는 치료를 원치 않고 사회생활이나 일상생활에 지장이 없으면서 티가 나지 않는 치료를 원하는 경우 적합하다.

㉠ 1회 시술로도 좋은 효과를 얻을 수 있으나, 3~5회에 걸쳐 시술 받게 되면 횟수가 거듭될수록 피부의 변화가 확연하게 나타나게 된다.

㉡ 주근깨와 같은 색소 질환은 한번의 치료로도 상당히 좋아지며, 얼굴이 붉어지는 홍조나 실핏줄이 늘어난 증상도 1~2회 치료로 많은 호전을 보게 된다.

④ IPL 시스템 : 단독으로도 효과가 있지만 다른 시술과의 병용치료로도 효과적으로 쓰일 수 있어 모공이나 잔주름에는 다이아몬드나 크리스탈 필링, 소프트 레이저 필링 등을 사용한다. 기미와 같은 색소 질환에 비타민C 전기영동법 등을 병행하여 치료효과를 배가시킬 수 있다.

⑤ 치료 후 약간의 붉은 기가 3~4시간 지속될 수 있으며, 주근깨나 기미 등 색소가 있던 부위는 치료 후에 일시적으로 색깔이 더 진해지지만 1주일 정도 지나면서 원래 색깔보다 더 옅어지게 된다.

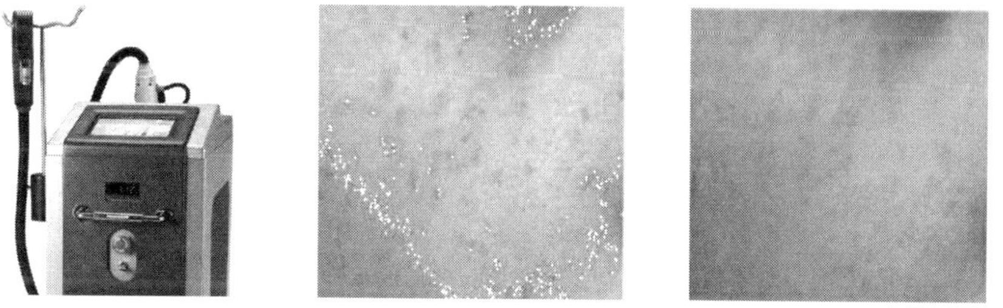

(a) IPL (b) IPL 시술 전 (C) IPL 시술 후

[그림 4-190] IPL기기 및 시술 전후

13. 고주파관리(RelaxF)

손상된 콜라겐을 복구시켜 피부를 더욱 젊게 하고 늘어진 피부나 주름을 개선시켜 주는 첨단의료장비로써 강한 열을 피부 속까지 침투시키고 조절할 수 있는 [그림 4-191]과 같은 치료기이다.

① 고주파에너지가 균일하게 진피층을 가열하여 그 효과를 나타내며 표피는 냉각하여 보호한다. 이는 시술 즉시 콜라겐의 수축을 야기하고 그 이후 수개월에 걸쳐 새로운 콜라겐 생성을 자극하여 효과를 나타낸다.

② 주름이나 탄력이 떨어진 모든 신체부위가 대상이 될 수 있겠지만 이마의 깊은 주름, 팔자주름, 눈가주름, 양미간의 깊은 내천자 주름, 입가 잔주름, 피부노화로 인한 피부의 처짐, 처진 목주름, 출산에 따른 탄력이 떨어진 복부, 신체 각 부분별 탄력이 떨어진 부분, 여드름흉터 및 모공축소에 아주 탁월할 치료효과를 갖고 있다.

㉠ 고주파열 성형술이라고 할 정도로 심부 진피층에 55~60[°]의 열을 전달하여 진피층의 콜라겐재생 및 리모델링을 유도한다.

ⓛ RelaxF : 단극(Monopolar)과 양극(Bipolar)의 두가지 핸드피스로 되어있어 고주파열 전달을 넓고 깊게, 또는 얕게 조절하여 깊은주름과 얕은주름에도 빠르게 효과를 나타낸다.

③ 심부열이 전달되는 과정에서 핸드피스 끝에서는 냉각장치가 작용하여 표피의 열 손상을 방지하게 된다.

㉠ 치료 후에 바로 느낄 수 있는 변화는 임파선과 혈행개선으로 피부톤이 맑아지고 리프팅 효과와 모공축소 효과가 뛰어나다.

㉡ 주사요법이나 레이저 수술 요법과는 다르게 부작용이 없고, 시술 후 상처가 남지 않을 뿐 아니라 시술시 통증이 없어 보톡스로 치료하기 어려운 깊은 주름과 비만치료 등에 효과적인 치료법이다.

㉢ 효율성이 높고 선택적으로 열을 가할 수 있으며 피부에 침투되는 열을 정확하게 제어 할 수 있고 온도를 제어하는데 안정적이다.

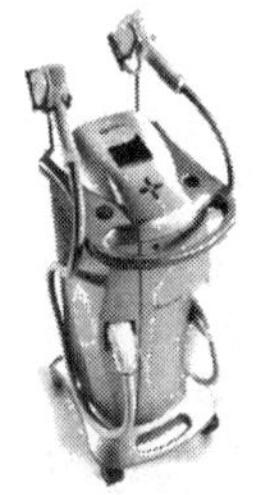

(a) Blue-RF

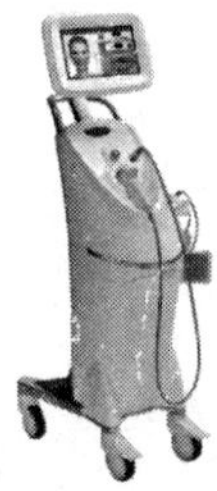

(b) Duet RF

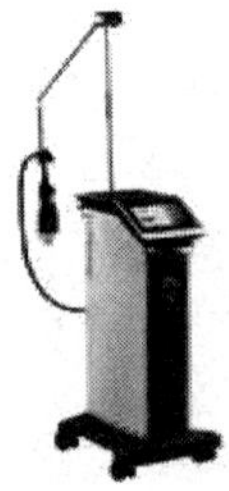

(c) 니들-RF

[그림 4-191] RF의 종류

14. 감압기

초음파와 백큠을 이용하여 감압시켜 셀룰라이트[103] 분해, 림프드레나쥐(Lympdrainage)[104], 신진대사 촉진, 피부탄력, 근육마사지 효과를 누릴 수 있는 [그림 4-192]와 같은 장비이며 압력을 낮추는 장치이므로 압력조정기라고도 한다.

① 봄베(Bombe)[105]내의 압력을 나타내는 압력계와 사용하는 압력을 나타내는 압력계가 부착되어 있는 것, 전자만이 부착되어 있고 나오는 기체의 압력은 일정하게 조정되는 것이 있다.

② 산소봄베 등의 사용시에 사용되고 사용가스 전용의 감압기를 사용한다.

---

103) 셀룰라이트(Cellulite) : 여성의 허벅지, 엉덩이, 복부에 주로 발생하는 '오렌지 껍질 모양'의 피부 변화이다

104) 림프드레나쥐(Lympdrainage) : 배수 배설의 뜻으로 관 체계를 통해 유동액이 통과 하는 것이다.

① 산소 및 영양이 풍부한 혈액은 동맥과 모세혈관을 통해 조직에 풍부하게 된다.

② 혈액의 흐름이 원할 하려면 세포 벽을 통한 물질교환과 세포의 대사과정이 활발해야 한다.

③ 대사축적물은 세포사이 조직액으로 방출 하게된다.

④ 조직액의 대부분은 모세혈관을 통해 정맥으로 유입되고 일부는 임파관을 을러 중심순환이 느리고 쉽게 중력의 영향을 받는다.

105) 봄베(Bombe) : 압축 가스, 액화 가스를 저장하거나 운반하기 위한 원통형의 내압(耐壓) 용기이다.

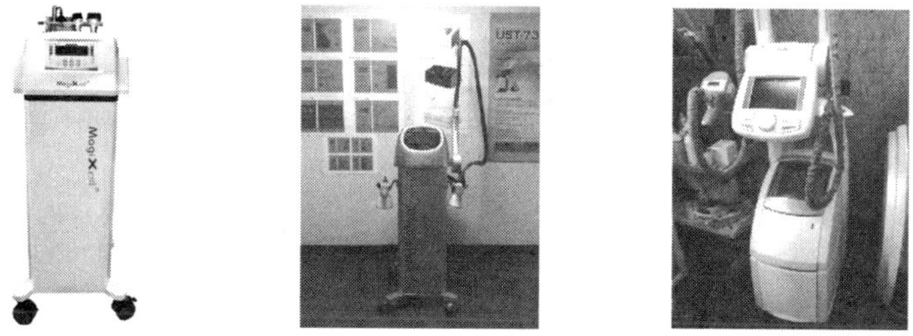

[그림 4-192] 감압기

15. 피부 영상분석시스템

디지털 카메라를 이용하여 피부색소 정도 및 홍도정도를 정량적으로 분석하여 분포를 보여주고 환자의 치료및 진단시 도움을 주는 [그림 4-193]과 같은 시스템 이다.

교차편광 필터를 사용한 디지털영상시스템으로 광범위한 환자의 피부 질환부위 및 부분적인 피부 질환 부위를 촬영할 때 피부표면에 나타나는 정반사현상을 제거하여 피하의 컬러를 획득하고, 획득된 영상은 영상분석 알고리즘을 사용하여 피부색소 및 홍도의 분포를 정량적으로 계산하여 분석한다.

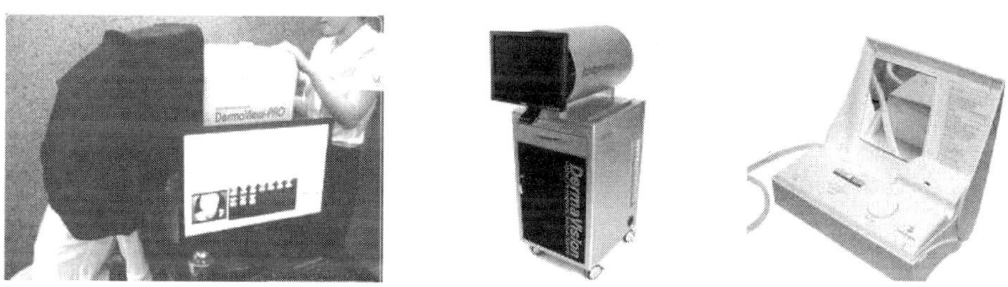

[그림 4-193] 피부 영상분석시스템

16. 알레르기비염 치료기기

알레르기성 비염을 치료하는 [그림 4-194]와 같은 의료용 조사기레이저이다. 알레르기비염은 코 점막이 특정 물질에 대하여 과민반응을 나타내는 것으로 알레르기를 일으키는 원인물질(항원)이 코 점막에 노출된 후 자극 부위로 염증세포가 몰려들어 이들이 분비하는 다양한 매개물질에 의하여 염증반응이 발생하는 질환이다.

① 연속적으로 일어나는 발작적인 재채기, 맑은 콧물, 코막힘 등의 3가지 주요 증상 중 두가지 이상의 증상을 가지고 있을 때 알레르기비염을 의심할 수 있다.

② 특징적인 증상 외에도 코 주위 가려움, 두통, 후각 감퇴 등의 증상이 동반할 수 있으며 합병증으로 중이염, 부비동염, 인후두염 등이 동반될 수 있다.

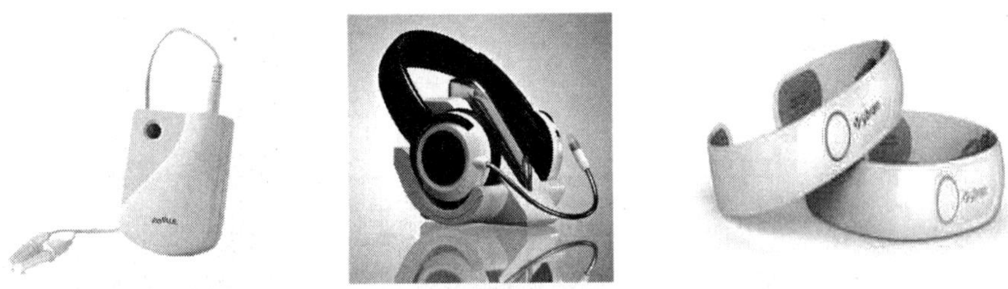

[그림 4-194] 알레르기비염 치료기기

17. 천식 치료기기

천식을 치료하는 [그림 4-195]와 같은 약물흡입치료기 이다.

① 천식 : 폐 속에 있는 기관지가 아주 예민해진 상태로 때때로 기관지가 좁아져서 숨이 차고 가랑가랑하는 숨소리가 들리면서 기침을 심하게 하는 증상을 나타내는 병인데, 기관지의 알레르기 염증 반응 때문에 발생하는 알레르기 질환이다.

② 증상 : 반복적, 발작적으로 나타나며 유전적 요인과 환경적 요인이 합쳐져서 나타난다.

③ 공기가 흐르는 길인 기관지의 염증으로 기관지점막이 부어오르고 기관지근육이 경련을 일으키면서 기관지가 막혀서 숨이 차게 된다.

④ 기관지확장제 : 증상 완화제로 베타2 항진제(작용제), 테오필린(Theophylline)으로 대표되는 잔틴(Xanthine)계 약물, 부교감신경 차단제(Anticholinergics : 항콜린제) 등을 사용하고 있다.

㉠ 베타2 항진제(Beta2 Agonist) : 기관지 근육의 경련을 완화시켜 기관지확장 효과를 나타내는 약물로 흡입용, 경구용, 주사용이 있다.

ⓐ 흡입제는 기관지에 직접 작용하기 때문에 효과가 빠르며, 적은 양으로도 강한 효과가 있고 부작용이 적어 널리 사용되고 있다.

ⓑ 약물의 작용시간이 길어 야간천식과 운동유발성천식의 예방에 사용된다.

ⓒ 근본적인 염증을 없애지 못하기 때문에 항염증제를 규칙적으로 사용해야 한다.

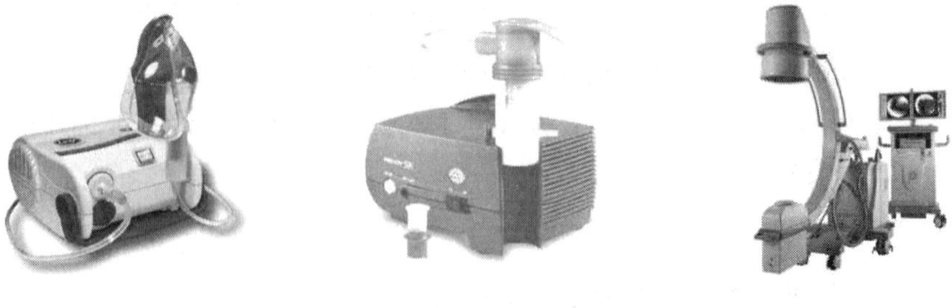

[그림 4-195] 천식 치료기기

㉡ 잔틴계 약물 : 기관지 확장과 함께 항알레르기(항염증) 효과도 있어 천식조절에 도움이 된다. 흡입제는 없고 경구용이나 주사용이 있다.

㉢ 항콜린계 약물 : 기관지를 좁아지게 하는 부교감신경의 효과를 막아 기관지를 넓혀주는 약물이다. 천식의 일차치료제는 아니지만 나이가 많은 천식환자에서 다른 약제와 같이 사용할 때 효과가 좋을 수 있다.

18. 산부인과용 초음파기기

태아가 잘 자라고 있는지 [그림 4-196]과 같이 확인하고 관찰하는데 사용된다.

① 우리 귀에 들리지 않는 높은 주파수의 음파를 인체 표면에서 인체 내부로 보낸 후 내부에서 반사되는 음파를 영상화시킨 것이다.

② 초음파검사(Ultrasound Examination, Ultrasonography, Sonography) : 초음파영상을 실시간으로 얻기 때문에 장기의 구조뿐 아니라 운동까지도 관찰할 수 있으며, 혈관 내부의 혈류도 측정할 수 있다.

③ 인체에 해로운 방사선을 사용하지 않으며, 통증없이 신속하게 검사를 할 수 있어 환자가 가진 질환을 진단하거나 그 치료 경과를 판단하기에 매우 쉽고 편리한 영상검사법이다.

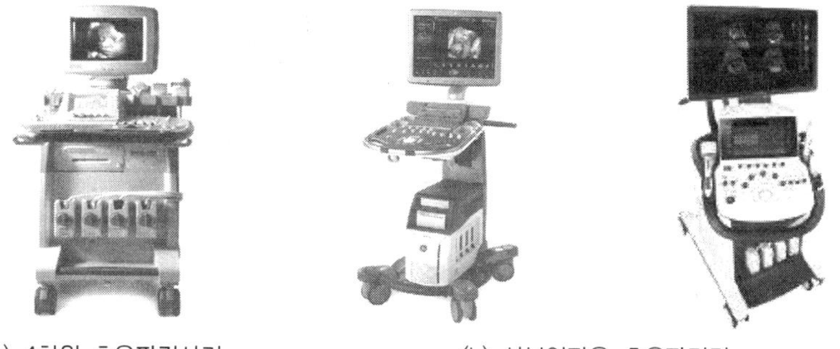

(a) 4차원 초음파검사기 (b) 산부인과용 초음파기기

[그림 4-196] 산부인과용 의료기기

19. 인큐베이터

신생아가 태어난 후 미숙아이거나 몸에 이상이 있을 경우 치료목적으로 사용된다.

한경온도, 습도, 환기를 이상적으로 조절할 수 있으며 필요에 따라서 산소분무가 가능한 격리장치로 [그림 4-197]과 같이 보육기내에서 처치, 체위변경, 체중, 신장 등의 측정조작이 가능하다.

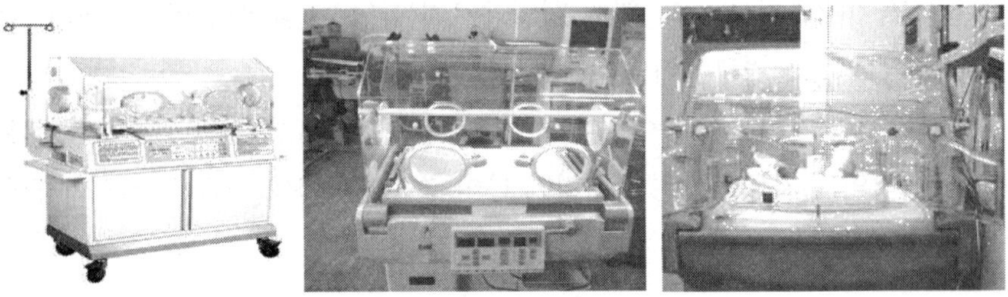

[그림 4-197] 인큐베이터

20. 전립선 플라즈마기화술

플라즈마 내시경 끝에 [그림 4-198]과 같이 붙어 있는 버튼모양전극에 양극성 고주파전류를 강하게 흐르게 하면, 고주파전류에 의해 수술시 사용하는 식염수가 액체에서 기체로 변하는데 플라즈마기화술은 고전적인 수술법으로 전기칼과 전극을 이용하여 조직을 절제하고 동시에 지혈하여 많은 출혈과 오랜 입원기간을 요했던 것과는 달리 무출혈, 무입원으로 진행되며 부작용이 거의 없는 최신의 수술법이다.

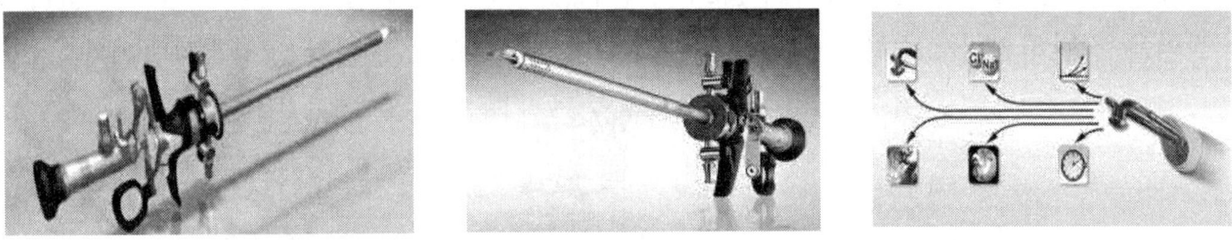

[그림 4-198] 전립선 플라즈마기화술

21. 3세대 고주파 전립선 열치료기

최신 전립선수술 장비인 Tempro는 국제적인 공인을 통해 효과와 안전성을 입증받은 [그림 4-199]와 같은 최신 장비로써 보다 안전하고 간편하게 전립선비대증 및 만성난치성 전립선염을 치료할 수 있다.

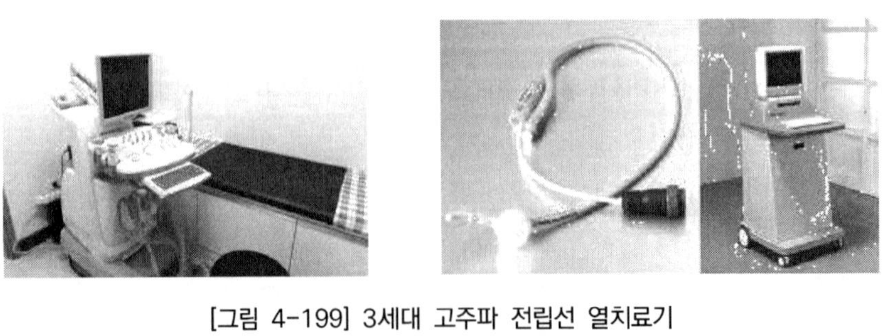

[그림 4-199] 3세대 고주파 전립선 열치료기

① 시술시간은 1시간이 소요되며 건강보험에 적용되어 저렴하게 치료 받을 수 있으며, 입원이 필요 없다.

② 간단한 국소마취와 무통주사만으로 시술이 가능하여 치료 후 바로 일상생활이 가능하고 발기부전-요실금-역행성사정 등 합병증은 거의 발생하지 않는다.

22. 요실금 바이오피드백

바이오피드백 치료는 배변을 조절하는 골반저근육과 항문외괄약근이 수축 혹은 이완할 때 발생하는 생체신호를 [그림 4-200]과 같이 모니터를 통하여 환자가 직접 지켜보거나 인위적으로 부풀린 풍선을 항문을 통하여 직장내에 삽입하여 이를 스스로 배출시키는 반복학습 또는 청각과 시각을 동시에 사용하여 환자 스스로가 괄약근의 움직임을 조절할 수 있도록 체험을 통한 방법을 이용하여 스스로 터득하게 하는 행동과학치료의 일종이다.

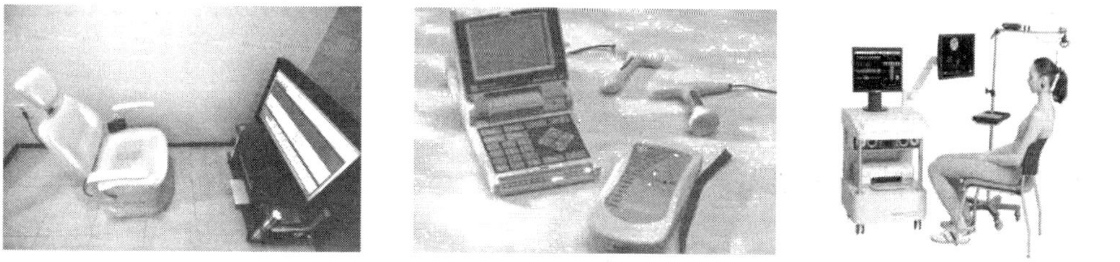

[그림 4-200] 바이오피드백

23. 체외자기장 치료기

1999년 미국 FDA에서 허가를 받은 치료법으로 치료의 궁극적인 목적은 골반장기인 자궁, 방광 및 직장을 지지를 효과적으로 회복하는 것이다. 체외자기장 치료의 원리는 '전기가 흐르는 곳에서 자기장이 발생하고 빠르게 변하는 자기장이 있는 곳에는 자기장 내에 전기가 흐른다'는 성질을 기반으로 하는데, 즉 시변자계(시간적으로 급하게 변하는 자기장)이 인체에 가해지면 이에 따라 형성된 와전류가 인체 내에 유도되어서 전기자극과는 달리 피부, 피하지방 및 뼈를 통과 할 때 별다른 에너지 감쇄 없이 쉽게 통과하여 [그림 4-201]과 같이 심부에 있는 운동신경을 자극하게 되는 원리이다.

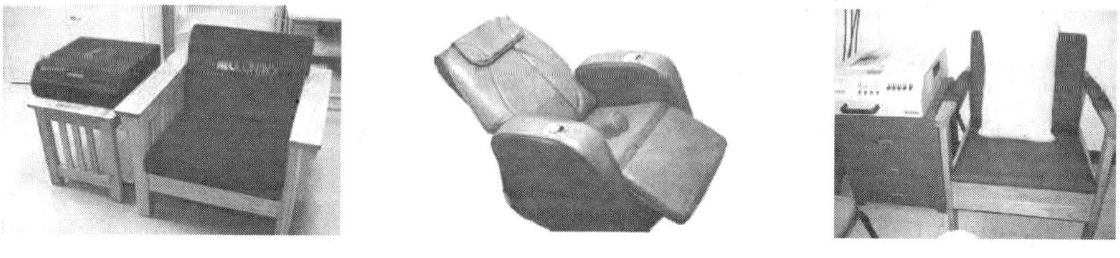

[그림 4-201] 체외자기장 치료기

24. 요속검사 및 잔뇨측정기

단위시간당 배출되는 배뇨의 속도를 측정하여 속도 그래프로 알려주는 [그림 4-202]와 같은 검사 장비로써 비뇨기과의 여러 질환을 치료하는데 가장 기본적이고 중요한 장비중 하나로 검사의 기초 자료가 된다.

전립선염부터 전립선비대증, 방광의 기능이상, 수술전후 배뇨장요, 요실금, 과민성방광 등 다양한 분야의 진단이 가능하다.

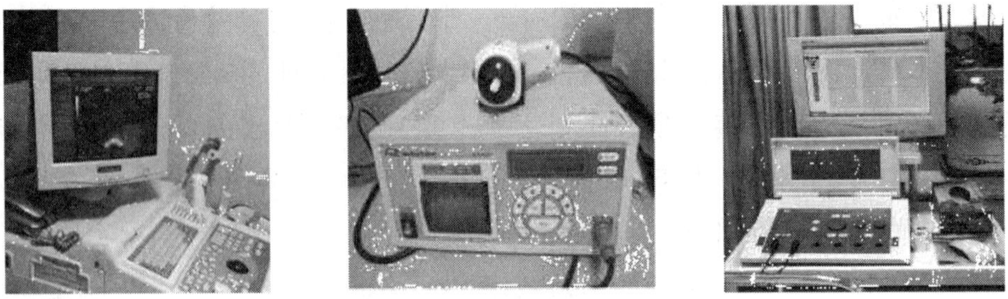

[그림 4-202] 요속검사 및 잔뇨측정기

25. 비뇨기과용 레이저치료기

비뇨기과의 주요 질환인 요로결석환자의 결석을 내시경을 이용해 직접 제거하는 요관경하배석술에 사용되는 [그림 4-203]과 같은 장비이다.

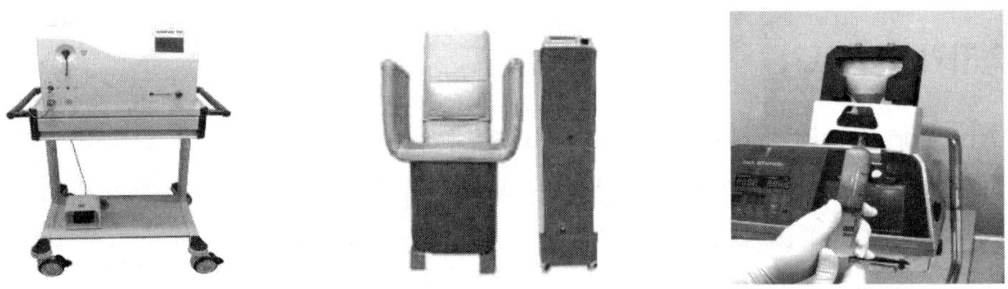

[그림 4-203] 비뇨기과용 레이저치료기

26. 비뇨기과용 초음파검사기

전립선 초음파검사, 경직장초음파라고도 하며 환자가 옆으로 누운 상태에서 항문을 통하여 초음파 소식자를 넣고 [그림 4-204]와 같이 영상을 얻으며 전립선의 전체적 모양과 크기, 대칭성, 정낭의 모양 등을 관찰한다. 전립선의 모양과 크기에 대해 비교적 정확히 알 수 있으나 암의 여부를 검사하는 것에는 제한적이다.

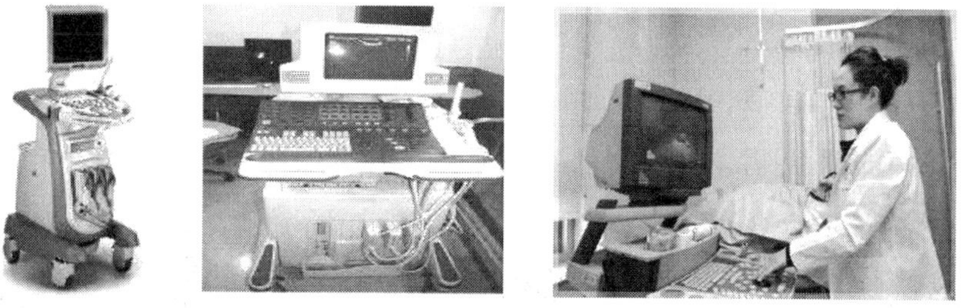

[그림 4-204] 비뇨기과용 초음파검사기

27. 비산동 안저카메라

안과 및 종합 검진장비에서 필수 장비로 안구 내부의 망막의 사진을 촬영하여 안과 및 내과영역의 질병인 당뇨성 질환, 고혈압, 동맥경화 등의 조기검진 및 진행 상태를 진단해주는 [그림 4-205]와 같은 장비이다.

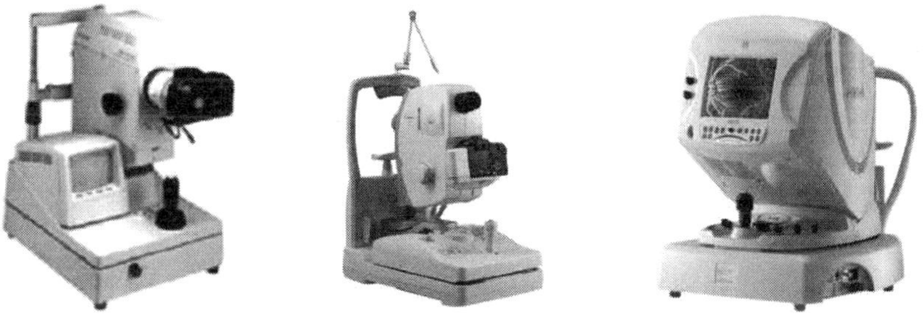

[그림 4-205] 비산동 안저카메라

28. NCT

실명의 치명적인 원인이 되는 녹내장 등 안구의 각종 질환으로 높아진 안압을 조기에 진단하기 위한 [그림 4-206]과 같은 안과용 첨단장비이다. 또한 각막마취 또는 각막에 접촉시켰을 때 가장 큰 문제점인 전염을 유발시키는 재래식 검사방법과는 달리 각막마취나 소독을 하지 않고 비접촉식으로 측정할 수 있다.

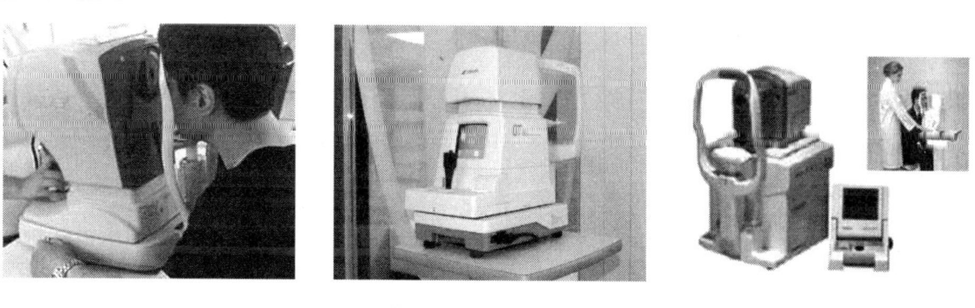

[그림 4-206] NCT

29. 안압검사기

각막에 압축된 공기를 분사하여 각막상의 순간적 변형을 광학적으로 감지하여 일정면적의 평압에 필요한 시간을 기준으로 안압을 산출하는 [그림 4-207]과 같은 비접촉안압계이다.

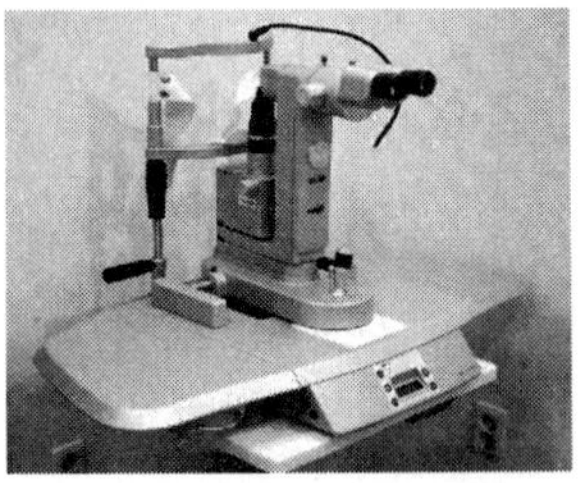

(a) 안구검사기기

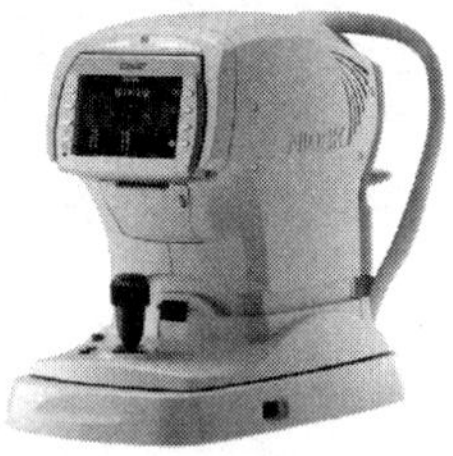

(b) 안압검사기

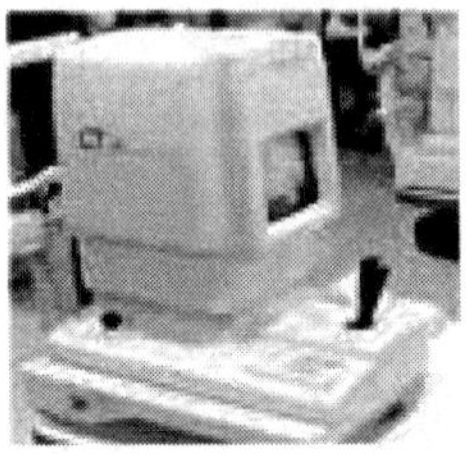

(c) 안압측정기

[그림 4-207] 안구검사기기와 안압검사기

30. 스펙트랄리스

독일의 하이델베르그 엔지니어링이 개발한 것으로 형광안저혈관조영술 장비와 제4세대 빛 간섭단층촬영 장비가 결합된 [그림 4-208]과 같은 최첨단 장비이다.

① 최근 평균수명의 증가와 함께 나이관련 황반변성을 비롯한 노인성 망막질환 환자가 급속도로 증가하고 있어 한층 업그레이드 된 새로운 망막진단장비의 최신 장비이다.

② 황반변성 등 여러 가지 황반질환의 진단에 필수적인 기존의 빛 간섭단층촬영은 타임-도메인 방식으로 검사시간이 비교적 오래 걸려서 검사도중 미세한 눈의 움직임으로 인해 정확한 상을 얻기 어려운 경우가 많고 해상력이 떨어졌다.

③ 스펙트랄리스 장비 : 스펙트랄-도메인 방식으로 빠른 시간 내에 검사를 할 수 있어서 눈의 미세한 움직임도 보정해서 정확한 상을 얻을 수 있을 뿐 아니라 높은 해상력으로 선명한 상을 얻을 수 있다.

④ 형광안저혈관조영술 : 기존 장비보다 훨씬 해상력이 뛰어나 황반변성 등의 망막질환 진단에 크게 도움이 된다.

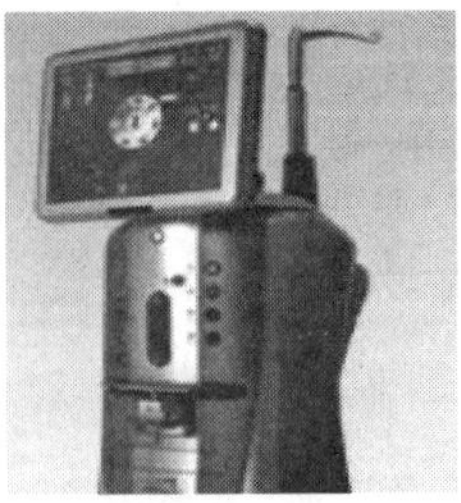

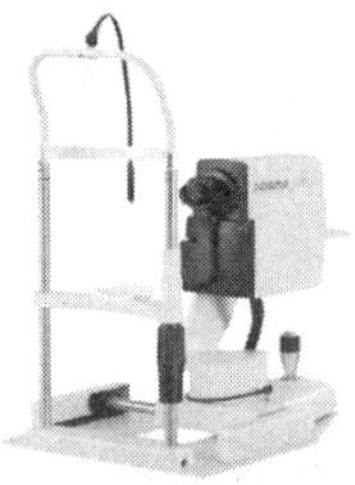

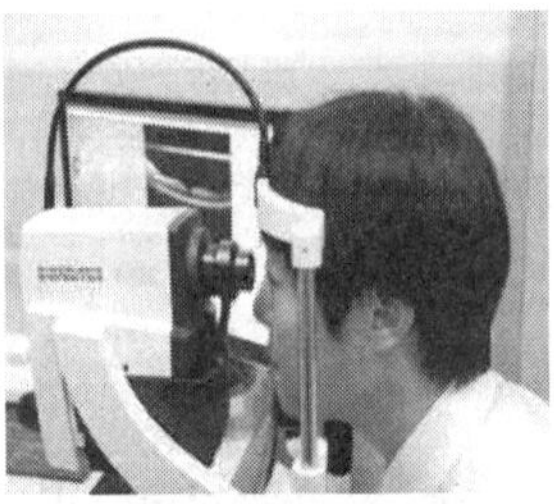

[그림 4-208] 스펙트랄리스 장비

31. 빛간섭 단층촬영

기존장비인 제3세대 빛 간섭단층촬영기의 해상력은 10[Micron]인데 비해 [그림 4-209]과 같이 제4세대 빛간섭단층촬영기의 해상력은 5[Micron]으로 두배 이상 높아졌고 화질 역시 뛰어나다.

① 기존 장비는 초당 400개의 스캔으로 찍었는데 비해 새로운 장비는 초당 40,000개의 스캔, 즉 100배 증가 된 속도로 찍을 수 있게 되어 눈의 미세한 움직임을 보정할 수 있다.

② 3차원으로 구성된 영상을 얻을 수 있어서 기존에 놓칠 수 있었던 병변을 거의 모두 찾아낼 수 있게 되었다.

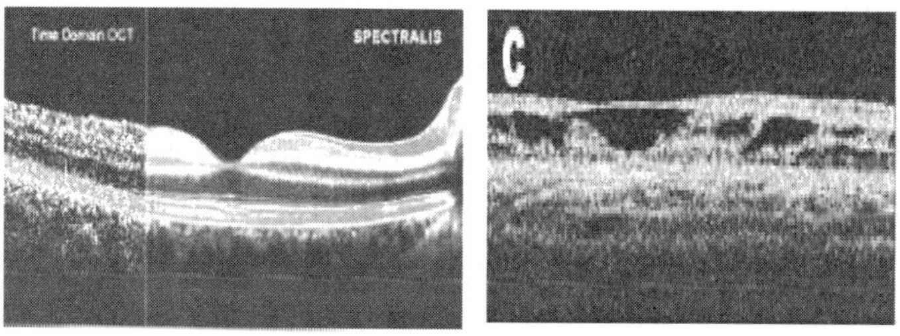

(a) 빛간섭단층촬영

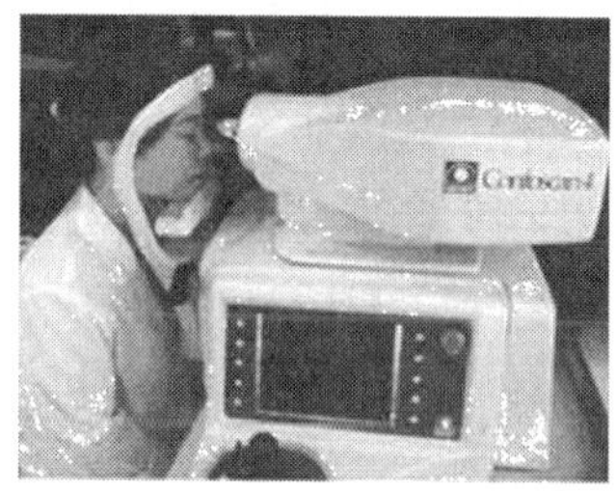

(b) 각막을 세포단위로 측정 CT

[그림 4-209] 빛간섭 단층촬영 및 안과 CT

32. 형광안저 촬영카메라

눈을 카메라로 비교했을 때 필름에 해당하는 부분을 망막이라고 하며, 영상이 맺혀지는 일종의 감각신경조직이다.

① 망막을 둘러싸고 있는 막을 맥락막이라고 하며, 맥락막에 병변이 발생했을 경우에 보다 자세한 상태를 알기 위해서 플루오레신이라는 특수한 형광조영제를 정맥 주사한 후에 [그림 4-210]과 같이 형광안저카메라를 사용하여 눈 바닥을 연속적으로 촬영하는 검사방법을 형광안저촬영술이라고 한다.

② 형광조영제가 망막이나 맥락막의 혈관을 순환하는 상황을 관찰함으로써 눈 바닥에 발생한 비정상적인 소견을 보다 용이하게 발견할 수 있으며, 병변의 상태를 보다 정밀하게 파악할 수 있다.

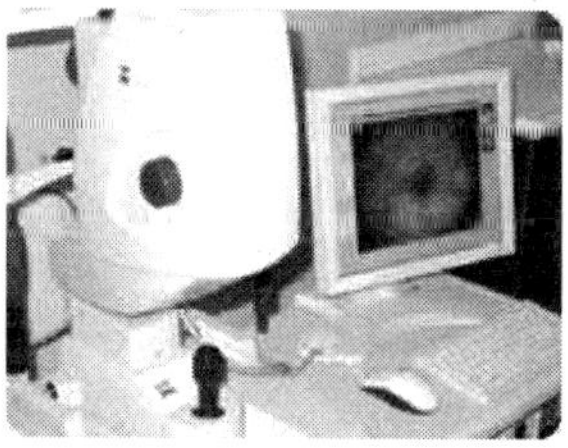

(a) DIGITAL ANGIO

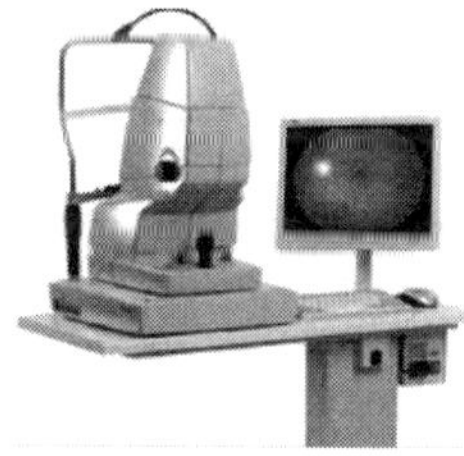

(b) Visucam NM FA

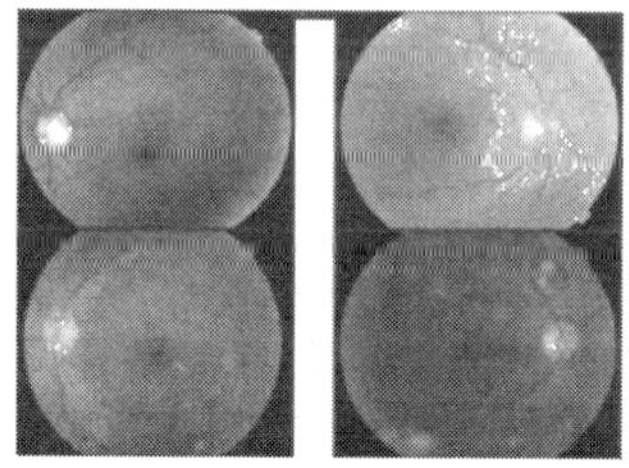

(c) 형광안저 촬영검사

[그림 4-210] 형광안저 검사에 필요한 의료기기 및 촬영검사 사진

33. 안저카메라

안저[106]의 상태나 병변부를 정확하게 기록하고 질병의 경과를 추적하기 위해 사용하는 [그림 4-211]과 같은 카메라이다.

① 기종 : 고정식, 휴대용, 산동[107](散瞳)을 요하는 것, 무산동카메라 등이 있으며 목적에 따라서 구별하여 사용된다.

② 안저의 이상소견기록 : 고혈압, 당뇨병 등 성인병의 검진시에도 이용되고 있다.

③ 안저 검사 : 동공을 통해 눈알 내의 구조물을 관찰하는 것으로 눈알 내의 유리체, 망막, 맥락막, 시신경유두 등을 확인할 수 있다.

④ 동공을 확대하지 않고 안저 검사를 시행하면 동공의 크기가 작아 시신경유두와 황반부 주위 정도의 좁은 범위의 안저만 검사가 가능하고, 보다 넓은 범위의 안저를 자세히 관찰하기 위해서는 동공확대제 안약을 점안하여 동공을 확대(산동)한 뒤 안저 검사를 시행한다.

⑤ 한쪽 눈에만 증상이 있더라도 가능한 한 두눈을 모두 검사하는 것이 바람직하다.

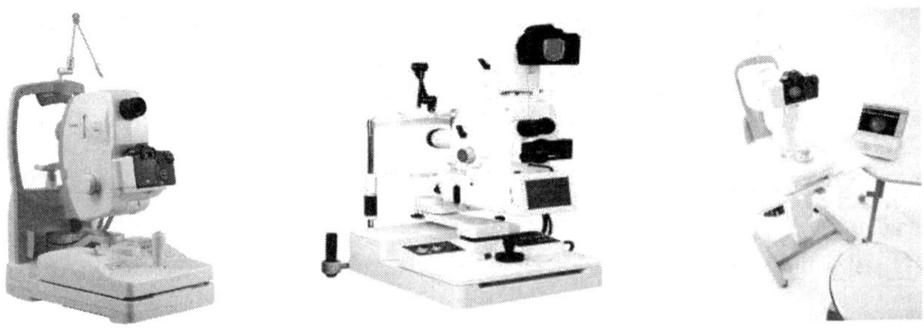

[그림 4-211] 안저카메라

106) 안저 : 동공(瞳孔)을 통해 안구의 안쪽을 들여다 보았을 때 보이는 부분, 즉 망막(網膜) 및 망막혈관 · 시신경유두(視神經乳頭) · 맥락막(脈絡膜 ; 포도막을 구성하는 막)을 종합한다.
① 각 조직은 기능적 · 해부학적으로 밀접한 관계에 있으며 병적인 상태에 있어서도 서로 영향을 미친다.
② 망막의 신경성분 : 거의 투명하므로 망막색소상피와 맥락막이 안저의 빛깔을 결정지우며 여기에 망막혈관이 통과한 것이 보인다.
③ 안저 : 황반(黃斑)과 시신경유두를 포함한 후극부(後極部) · 적도부(赤道部) · 주변부로 나뉜다.
④ 안저 질환 : 출혈 · 삼출물(滲出物) · 혼탁 · 변성 · 증식조직 등과 혈관 자체의 변화 등이 있으며 이에 관한 상세한 검사는 진단과 치료에 불가결한 사항이다.
⑤ 직접적으로 안저를 투시하는 검사법 : 직상경(直像鏡) · 도상경(倒像鏡) · 안저촬영 등이 있으나 어떤 이유로 투시가 불가능한 경우에는 초음파검사 · 전기생리적 검사도 안저 검사에 도움이 된다.

107) 산동 : 편안성(片眼性)인 경우와 양안성(兩眼性)인 경우가 있다.
① 정상적인 동공은 어두운 곳에서, 또는 놀라거나 긴장되었을 때에 산동한다.
② 홍채에는 동공을 작게 하는 동공괄약근과 동공을 크게 하는 동공산대근이 있으나, 어떤 원인으로 동공괄약근이 마비되었을 때나 동공산대근이 경련을 일으켰을 때 생긴다.
③ 실제로는 산동약의 점안, 눈의 외상, 녹내장, 동안신경마비, 뇌출혈, 두부외상 등 뇌압박 상태에서 일어난다.

34. 후두스트로보스코피

성대의 점막파형을 선명한 영상으로 보여줌으로써 발성시 성대진동 양상과 질환유무를 알아볼 수 있는 [그림 4-212]와 같은 기기이다.

① 사람의 성대 : 일상회화충 1초에 100~300번 정도 진동하며 노래를 부를 때에는 1000번 이상까지도 진동하게 되므로 육안으로는 그 자세한 진동상태를 관찰할 수가 없다. 그래서 성대진동상태를 관찰할 수 있는 매우 유용한 방법이 후두스트로보스코피이다.

② 검사 : 우리 눈의 착시현상을 이용하는 것으로서 사람의 눈에 어떤 영상이 노출되면 약 0.2초 동안은 눈의 망막에 잔상이 남아 있는 현상을 이용하는 것이다.

③ 목에다 센서를 부착하여 성대의 진동주기를 관찰하고 또한 후두경에 마이크가 달려있어 환자 목소리의 기본 주파수를 전자파로 변환하여 여기에 마춰 후두경과 연결된 제논광원(Xenon Lamp)[108]을 반복적으로 발광시켜 성대에 비추어 관찰하게 된다.

④ 발광시키는 속도에 따라서 성대 움직임의 속도를 결정할 수 있고 또한 정지된 상태로 관찰할 수도 있다.

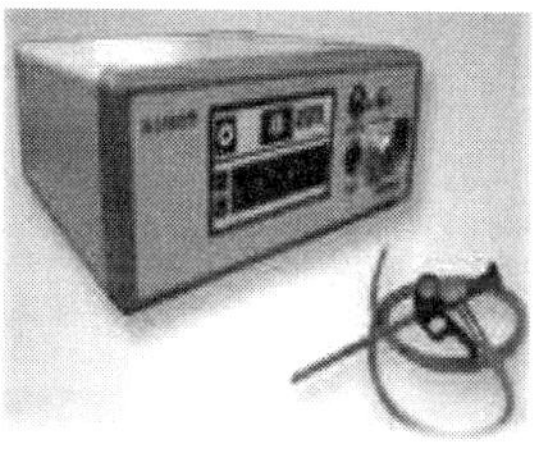
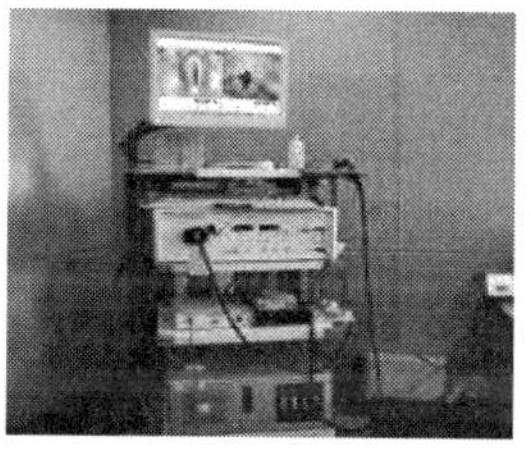
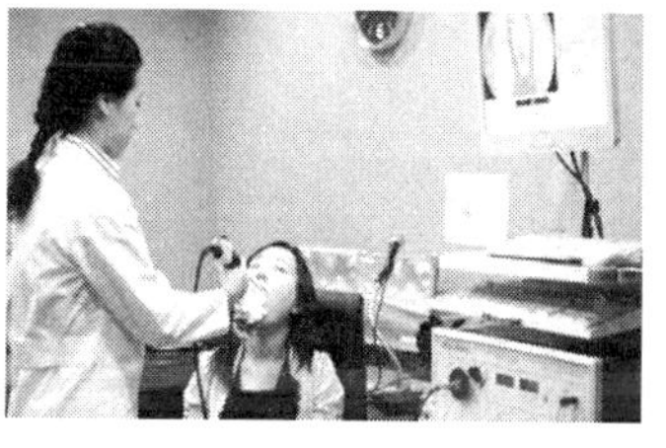

[그림 4-212] 후두스트로보스코피

35. 청력검사기

소리를 듣는 능력을 평가하는 [그림 4-213]과 같은 검사기기이다.

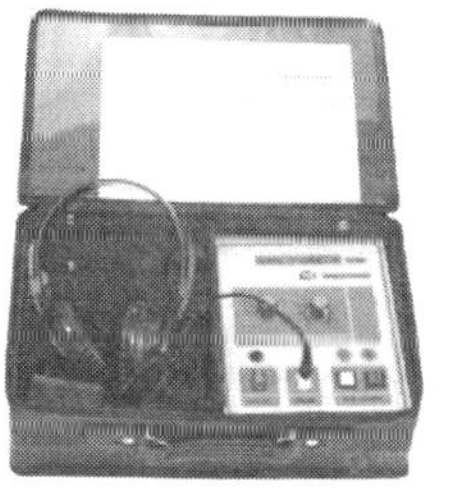
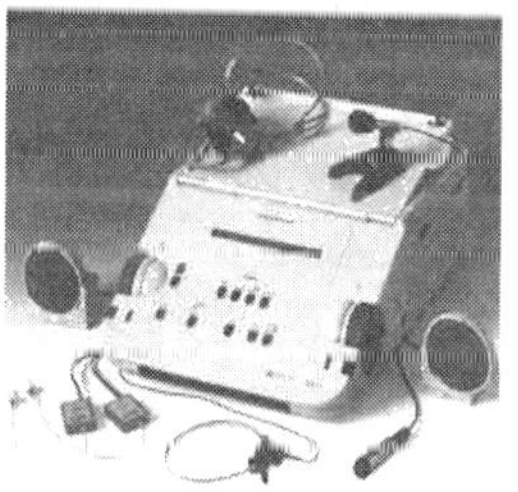
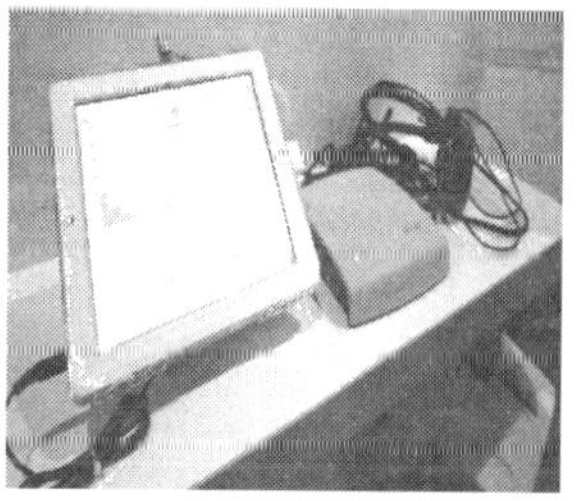

[그림 4-213] 청력검사기

108) 제논광원 : 각종 광원(光源) 중에서 자연광에 가장 가까운 빛을 내며, 석영관(石英管) 속에 한 쌍의 전극을 넣고 이 전극 사이에 방전이 일어나게 한다.

청력검사를 통해 청력손실의 유무, 정도, 유형과 병변 부위 등을 알아내고 난청의 상태와 증상평가, 치료 및 재활의 선택, 치료효과 판정에 이용된다.

36. 전기성문파형 검사기

시간에 따른 성문폭의 변화를 그래프화할 수 있는 [그림 4-214]와 같은 장비이다.

① EGG는 환자의 목(후두 부위) 양측에 두 개의 전극을 대고 두 전극 사이에 발생하는 저항의 변화를 측정한다.

㉠ 성대가 열리면, 전류가 통하지 않으므로 저항이 최대가 되며, 성대가 닫혀 갈수록 저항이 적어진다는 것을 활용해서 시간에 따른 저항의 변화를 그래프로 그려낸다.

㉡ 저항의 변화로서 성대가 열리고 닫히는 성대 진동의 주기성과 규칙성을 판단한다는 원리이다.

② 전기성문파형 검사는 성대가 붙을 때는 전기가 통하여 저항이 발생하면 그래프가 그려지는데 이 그래프의 모양으로 발성기능을 평가할 수 있고, 음성질환이 생긴 부위를 판단할 수 도 있으며 이 검사를 통하여 성대접촉률도 측정할 수 있다.

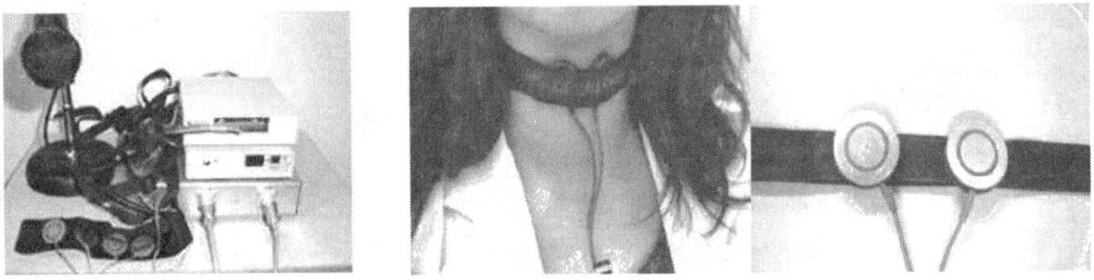

[그림 4-214] 전기성문파형 검사기

37. 보청기

청력 검사상 난청으로 진단된 환자의 귀에 장착하여 소리를 증폭하여 주는 [그림 4-215]와 같은 기구로, 소리를 받는 마이크로폰과 소리를 증폭시키는 증폭기, 증폭된 소리를 내보내는 스피커로 구성되어 있으며, 난청인 각각의 주파수별 청력에 맞추어 동작하게 된다.

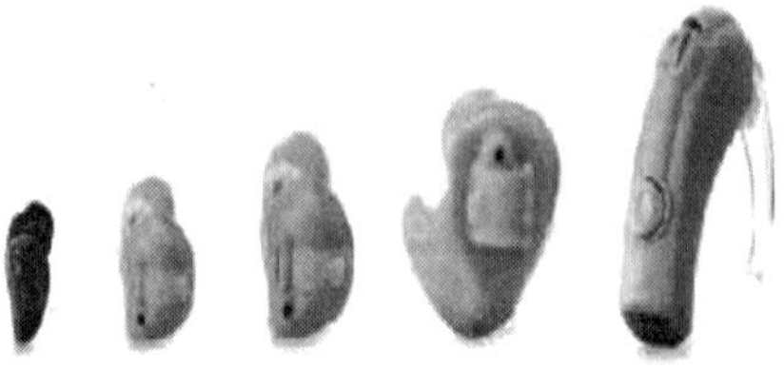

(a) 보청기종류

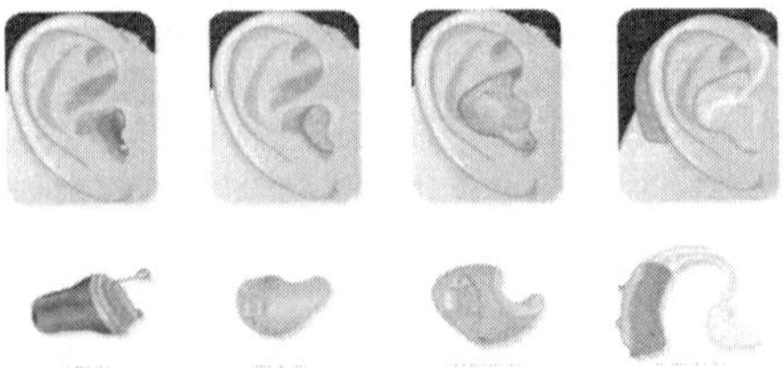

고막형 귀속형 외이도형 귀걸이형

(b) 보청기 착용모습

[그림 4-215] 보청기의 종류와 착용모습

38. 인공와우

인공와우 이식술은 와우(달팽이관)의 질환으로 [그림 4-216]과 같이 양측 귀에 고도의 감각신경성 난청이 발생한 환자가 보청기를 착용하여도 청력에 도움이 안 될 때, 인공와우를 달팽이관에 이식하는 수술이다. 인공와우는 달팽이관 내에 남아 있는 나선신경절 세포나 말초 청신경을 직접 전기적으로 자극하여 대뇌 청각중추에서 소리를 인지하도록 한다.

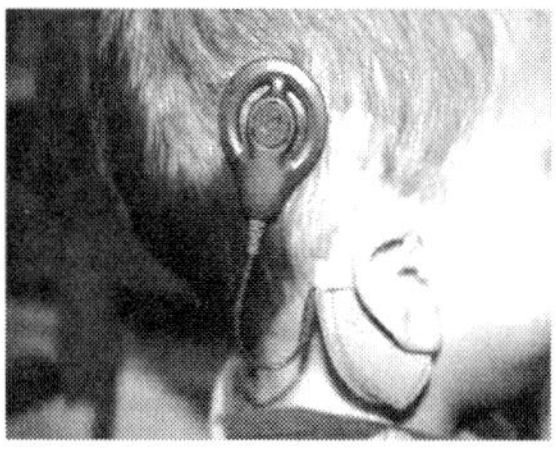

(a) 인공와우 치료

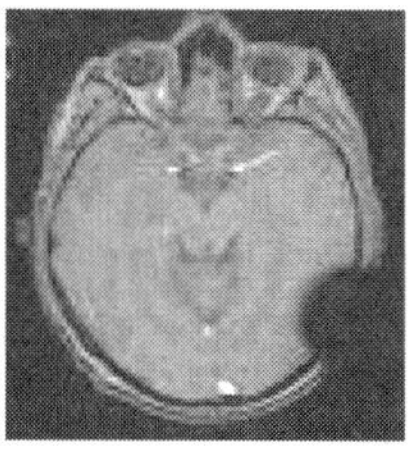

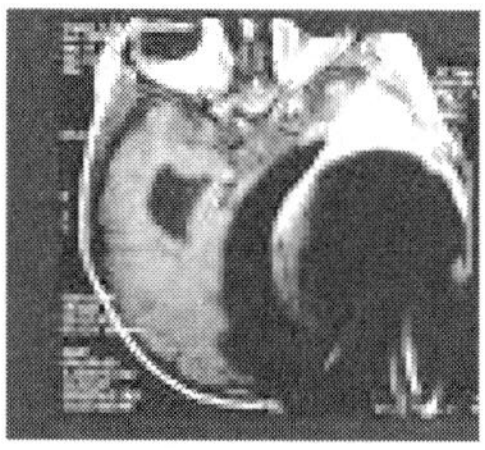

(b) MRI 사진

[그림 4-216] 인공와우 치료방법과 MRI 사진

39. 이비인후과용 내시경

몸의 내강(내부의 빈 곳)을 관찰하기 위하여 쓰이는 [그림 4-217]과 같은 기기이다.

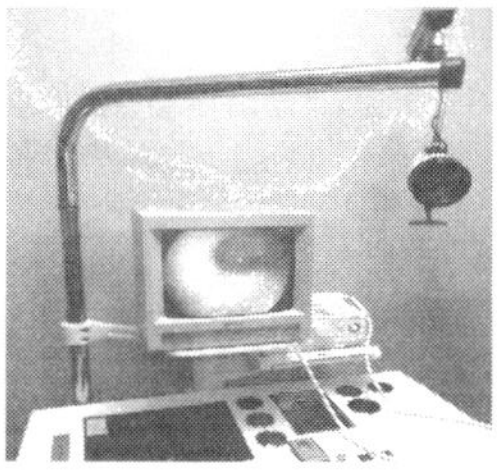

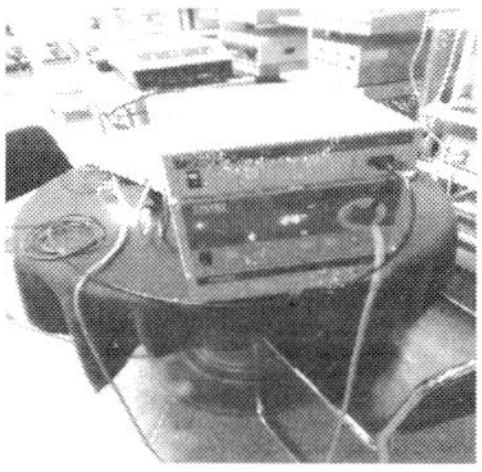

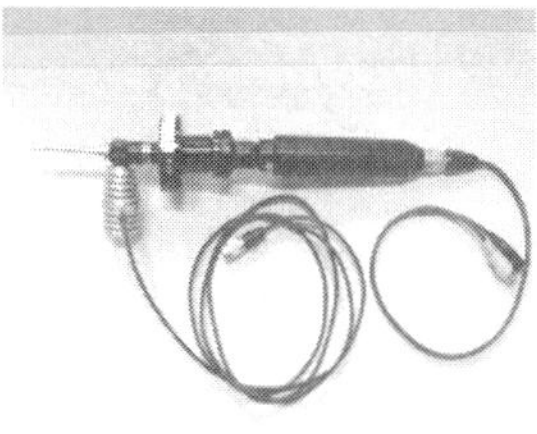

[그림 4-217] 이비인후과용 내시경

40. 이비인후과용 치료기

코, 입, 귀 속 손이 닫지 않는 부분에 소독 및 관찰, 약을 바를 수 있도록 하는 [그림 4-218]과 같은 기기이다.

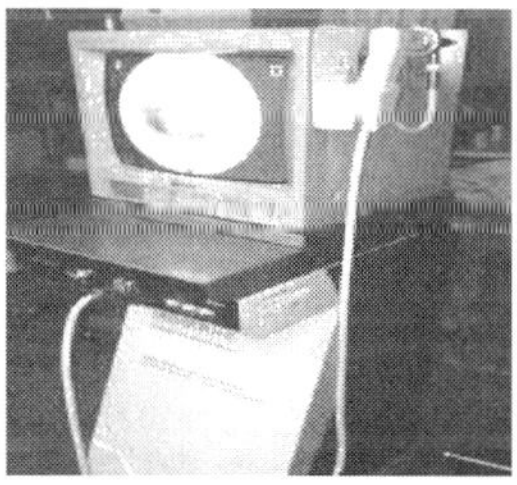

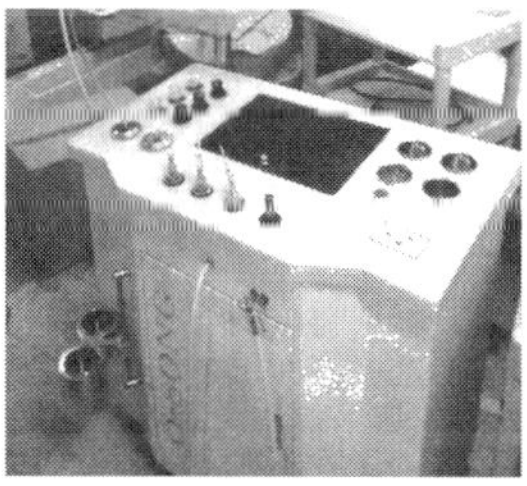

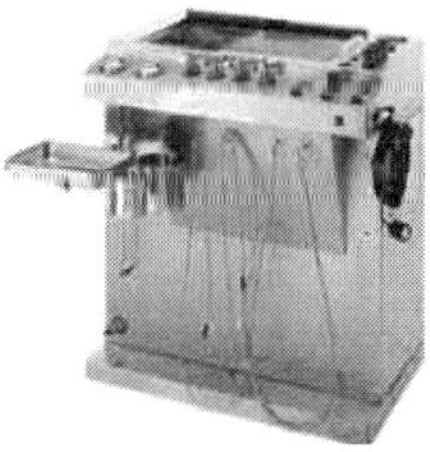

[그림 4-218] 이비인후과용 치료기

41. 반복적 경두개 자기자극법

반복적 경두개 자기자극법(Repetitive Transcranial Magnetic Stimulation : RTMS)은 전자기 코일을 머리표면의 특정 부위에 놓고 국소적으로 자기장을 두개골에 통과시켜 뇌의 신경세포를 활성 또는 억제시키는 뇌자극 치료방법이다.

① 환자 : 편안한 의자에 기대어 누워 있는 동안 간편하게 국소적으로 뇌를 자극하는 치료를 하게 된다(그림 4-219).

② 반복적 경두개 자기자극 기술 : 연속적인 자기자극으로 대뇌피질[109]의 신경세포를 활성화시키는 방법이다.

③ 연속적인 자극 : 다양한 주파수와 강도로 적용하였을 때 대뇌피질에 흥분성 또는 억제성효과를 유발할 수 있고 단기 혹은 장기적으로 대뇌피질 활성도를 변화시킨다.

④ 대뇌피질의 활성도 변화로 뇌졸중 환자의 마비된 기능이 회복되도록 한다.

⑤ 반복적 경두개 자기자극과 기능적 뇌 영상기법을 함께 사용하는 것은 인간의 뇌 부위간의 기능적 연관성을 연구하는데 있어 가장 좋은 방법으로 사용하고 있다.

⑥ 경두개 자기자극을 이용하여 뇌졸중환자의 치료에 이용한다.

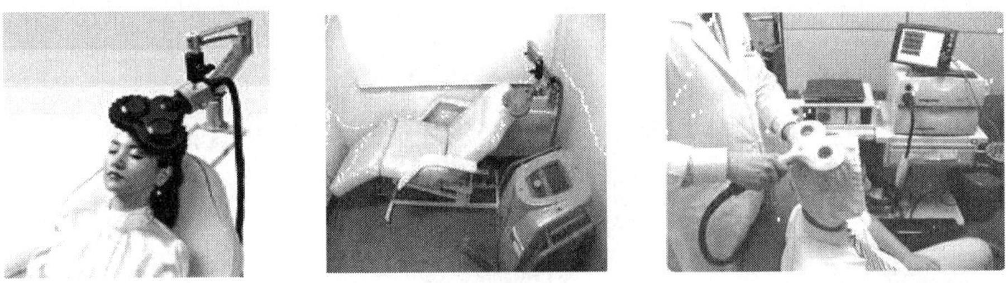

(a) 경두개 자기자극치료 기기 (b) 경두개 자기자극치료 모습

[그림 4-219] 경두개 자기자극치료 의료기기

42. 뇌파 검사기기

뇌의 전기적 활동의 근원은 흥분뉴런의 세포막을 투과해 지나가는 이온들에 의해 발생하는 전류이다.

① 신경조직은 전도성 매질에 둘러싸여 있기 때문에 뉴런에서 발생한 전류는 머리표면에까지 그 흐림이 미세하게 이어지게 된다.

② 일반적으로 두피상에서 전극을 접착하여 미세한 전위를 증폭하여 기록하는 뇌파 검사기기이다(그림 4-220).

109) 대뇌피질 : 대뇌에서 가장 겉에 위치하는 신경세포들의 집합으로 고차원적 기능을 수행하는 부분

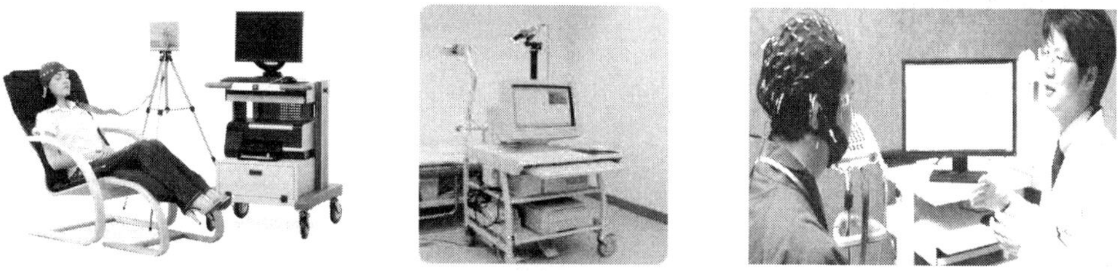

[그림 4-220] 뇌파측정기와 측정방법

43. 마취기기

의료용 산소와 의료용 공기를 일정한 양으로 흘려보내주고 거기에 일정 [%]의 마취가스를 섞어서 마취과의사가 정한 일회호흡량과 호흡수에 따라서 강제호흡을 시키는 [그림 4-221]과 같은 의료기기이다.

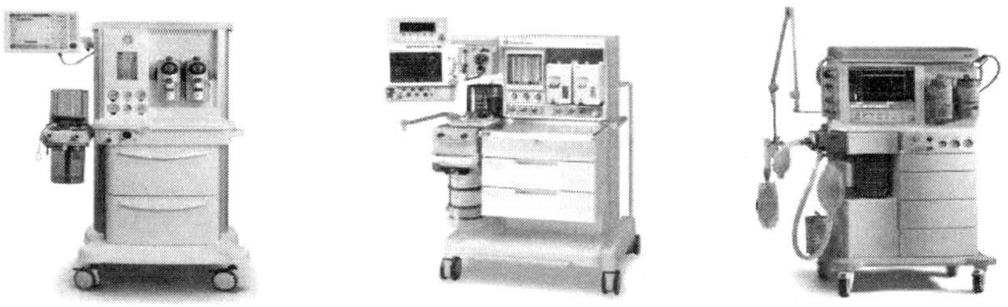

[그림 4-221] 마취기기

44. 호흡기마취기계

호흡을 통해 산소와 마취약을 공급하여 안전하게 마취를 유지 하는 [그림 4-222]와 같은 장비이다.

① 산소와 마취가스를 혼합하여 호흡기를 통해서 폐로 투여하는 경우를 흡입마취라 한다.

② 전신마취에 사용된다.

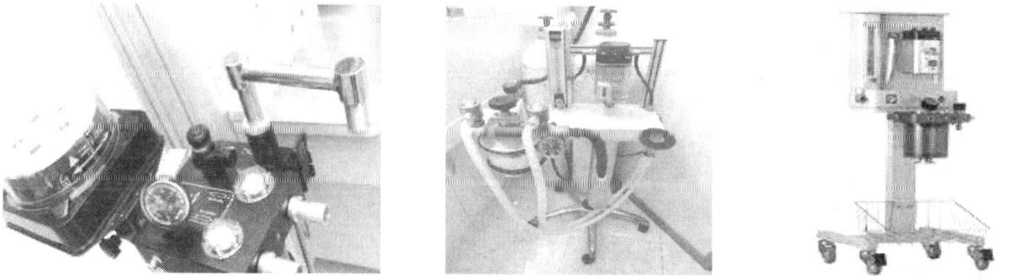

(a) 호흡기마취기계 (b) 호흡마취기

[그림 4-222] 호흡기마취기계와 호흡마취기

45. 무통증 치과마취기계

무통마취시스템은 마취액이 전달되는 속도와 압력을 조절해서 아프지 않게 하는 [그림 4-223]과 같은 원리이다.

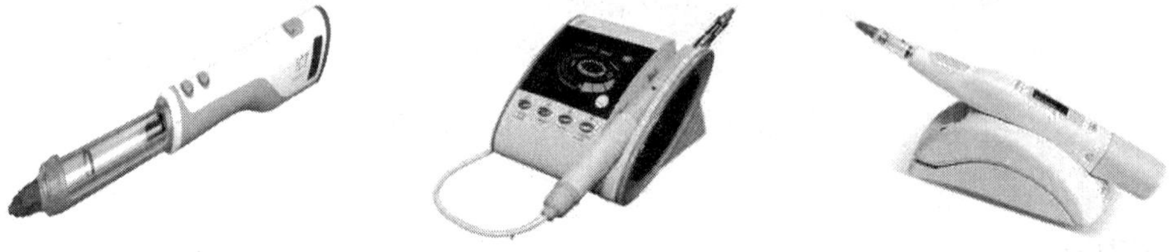

[그림 4-223] 무통증 치과마취기계

46. 전신마취기

특정부위를 의식, 감각, 운동 및 반사행동이 없는 상태로 유지시켜 진료를 할 수 있게 해주는 [그림 4-224]와 같은 마취기이다.

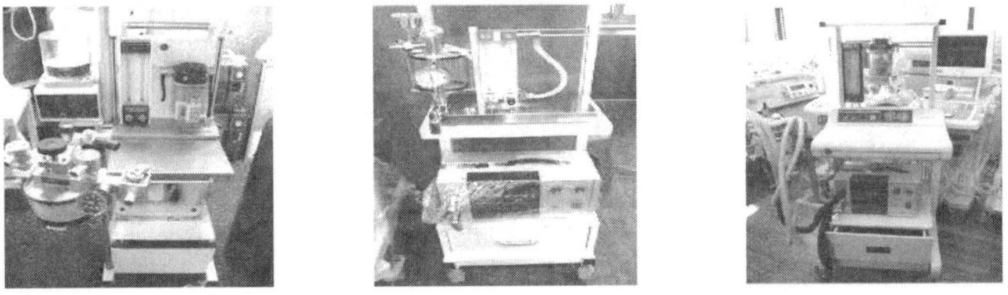

[그림 4-224] 전신마취기

47. 도포마취기

도포마취제로 통증이 없는 치과에서 쓰는 [그림 4-225]와 같은 마취기로 주사바늘이 잇몸에 들어갈 때 통증을 느끼지 않도록 한다.

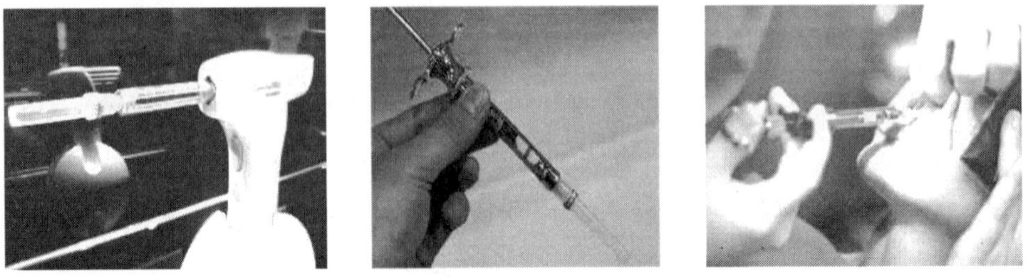

[그림 4-225] 도포마취기

48. 저통증마취기

마취액의 주입유량과 스피드를 동일하게 자동조절하여 마취시 통증을 최소화 하는 [그림 4-226]과 같은 치과용마취기이다.

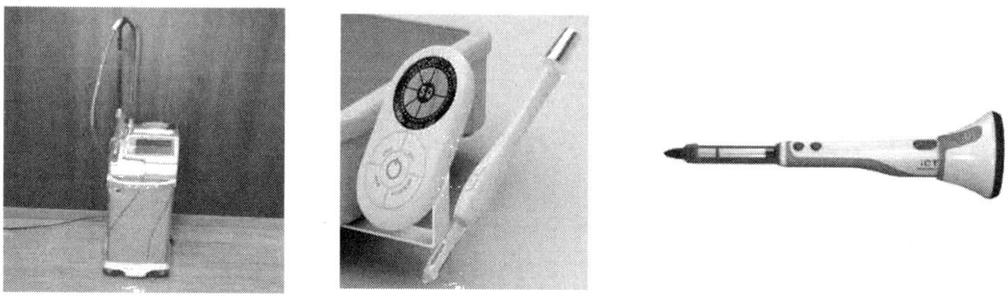

[그림 4-226] 저통증마취기

49. 이클립(Eclilp)

초음파를 한 지점으로 집속하여 조사하게 되면 열이 발생하게 되는데, 이 원리는 마치 돋보기로 햇빛을 모아 먹지를 태우는 것과 유사하다.

피부의 진피층과 그 밑에 Smas층110)(근막)까지 열 에너지를 전달해 주어 절개없이 피부의 처짐과 주름을 개선시킬 수 있는 [그림 4-227]과 같은 장비이다.

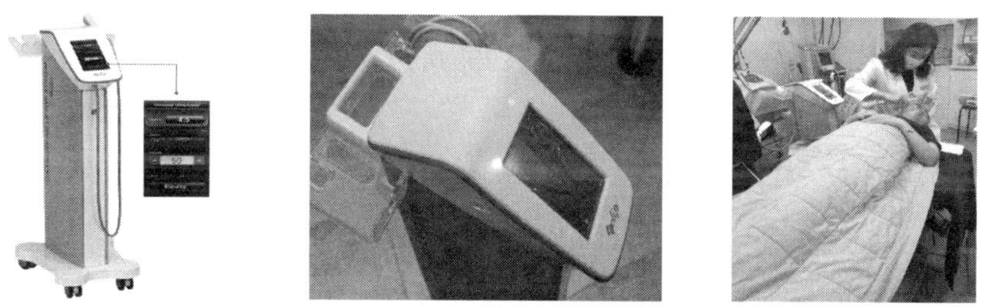

(a) 정면사진 (b) 시술장면

[그림 4-227] 이클립

50. 라스피엘(LasPL)

430~1200[nm]까지의 복합파장의 아주 강한 빛을 주기적으로 피부에 조사하여 노화에 따른 여러 가지 피부트러블을 한꺼번에 치료 가능하도록 개발된 [그림 4-228]과 같은 장비이다.

---

110) Smas층 : 근육을 싸고 있는 제일 위에 있는 겉면의 조직(근막)이다.

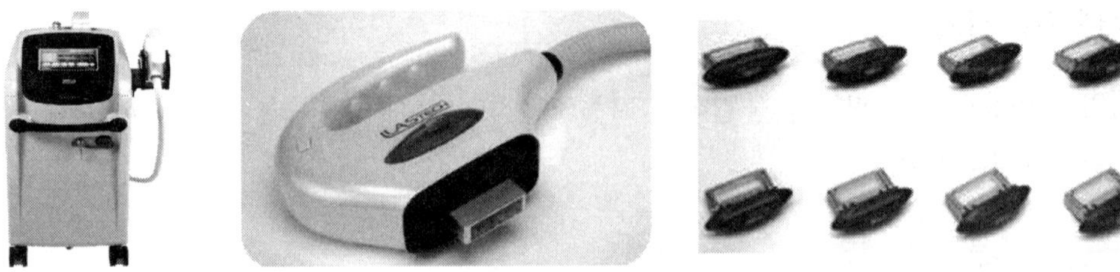

(a) 라스피엘 (b) 필 터

[그림 4-228] 라스피엘

51. 아트라스(Tras)

다극성(Multi Polar), 단극성(Mono Polar) 포트를 이용하여 피부의 진피 및 피하지방층까지 깊숙이 고주파의 높은 에너지를 발산시킨다. 이는 진피 아래 지방층까지 원하는 부위에 침투시켜 반사와 산란효과 등으로 피하지방층에 높은 열을 발생시켜 지방세포 파괴 및 축소시킬 수 있는 [그림 4-229]와 같은 장비이다.

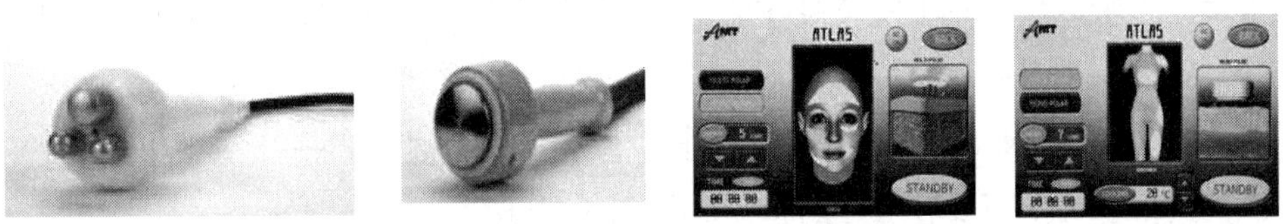

(a) 다극성 포트 (b) 단극성 포트 (c) 얼 굴 (d) 몸 체

[그림 4-229] 아트라스

52. 스마트룩스(SMART LUX)

저출력레이저라고 하고 염증완화, 통증완화, 상처재생촉진, 혈류증가 등의 기능이 있는 [그림 4-230]과 같은 의료기기이다.

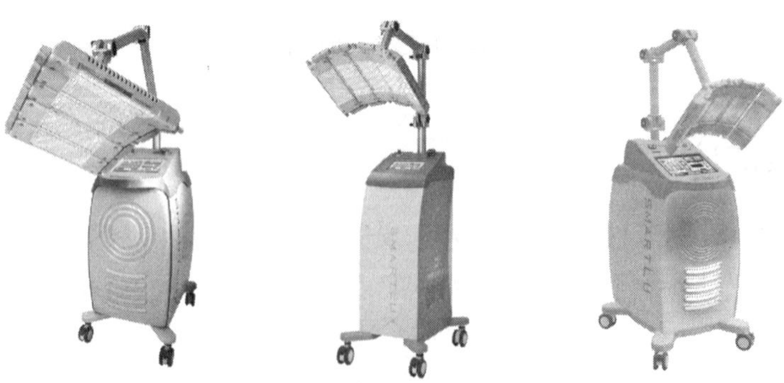

[그림 4-230] 스마트룩스

53. 산과 의료기기 테이블

산부의 회복단계 또는 진단을 위해 사용된다. 출산을 할 때 산모와 의사의 편의를 위하여 사용하는 [그림 4-231]과 같은 기기로써 산모의 자세와 신체조건에 따라 기기를 조절 할 수 있고, 의사의 진료 편의를 도와준다.

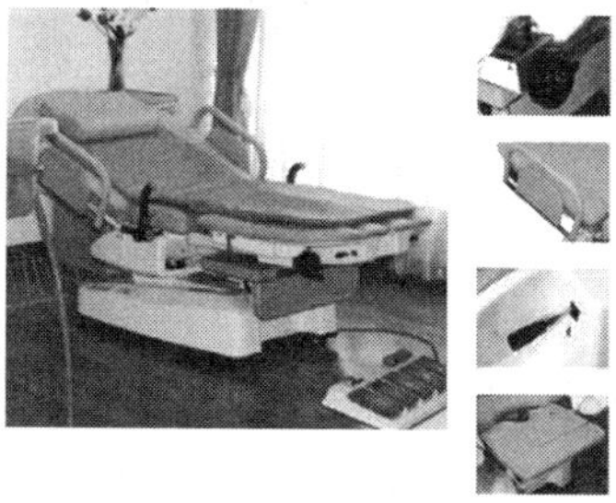

(a) 산과 의료기기 테이블

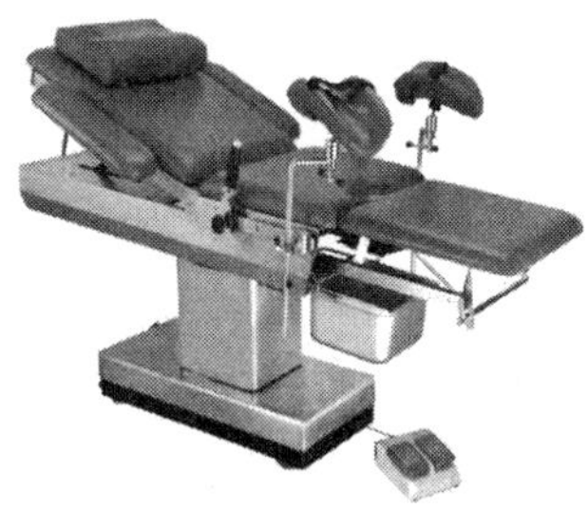

(b) 분만대

[그림 4-231] 산과 의료기기 테이블

54. 질 경

질속으로 삽입하여 질강을 개방하여 자궁질부를 노출하며 [그림 4-232]와 같은 자궁경부, 외자궁구, 질원개부, 질벽, 성상 등을 시진하거나 자궁질부 시험절제 등의 제검사, 질식수술 등에 사용된다.

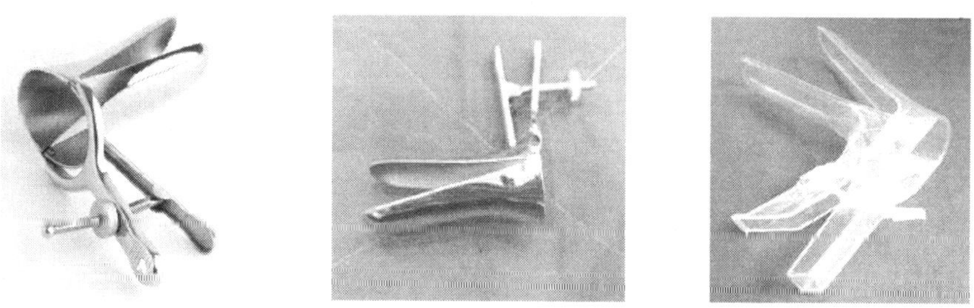

[그림 4-232] 질 경

55. 임신테스드기

착상이 일어나면 생산되는 HCG[111]의 반응여부를 통해 임신을 진단하는 [그림 4-233]과 같은 기기이다.

111) HCG : 임신 여부를 판정하기 위하여 혈액 또는 소변을 이용하여 시행하는 생화학적 검사이다.

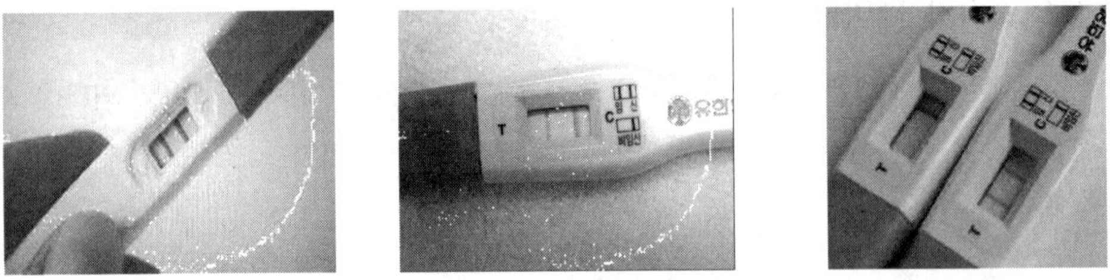

[그림 4-233] 임신테스트기

56. 카테터

체강(흉막강, 복막강), 관상기관(기관, 식도, 위, 장, 방광, 요관, 혈관) 등에 삽입하는 중공관상의 외과적 기구이다. 원래는 그 기관들의 내용액의 배출을 측정하기 위해 사용하였으나 약액의 주입, 센서의 삽입 등을 위한 통로 확보를 목적으로 [그림 4-234]와 같이 사용된다.

① 고무, 플라스틱, 금속 등으로 되어 있으며 지름 및 길이는 다양하고 쓰이는 부위와 목적에 따라 다양하게 고안되어 있다.

② 소변의 배출과 방광 세정·방광 내 약주입을 위한 요도 카테터는 종류가 많고 널리 쓰이며, 금속제의 것은 남녀 별개로 되어 있다.

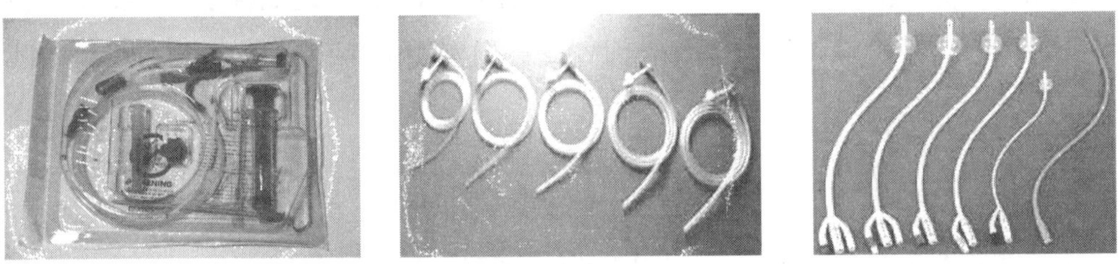

[그림 4-234] 카테터

57. Ent Unit

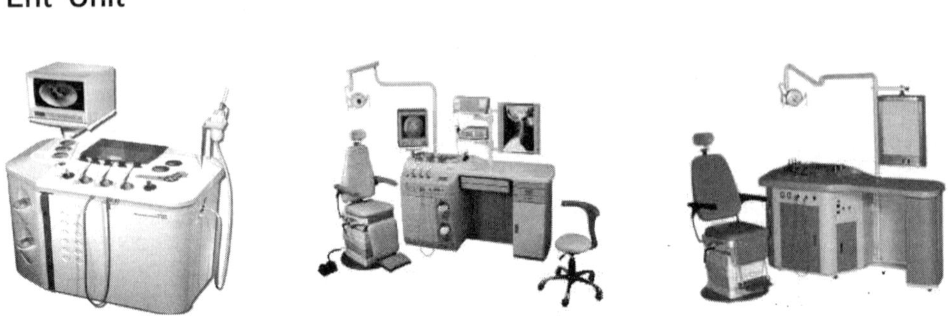

[그림 4-235] Ent Unit

이비인후과 전문장비, 약물 스프레이 등의 소도구를 [그림 4-235]와 같이 보관한다.

58. 유아용 신장체중계

① 신장계 : 광학식 리니어 스케일 방식

② 체중계 : 로드셀 방식(그림 4-236)

③ 신장과 체중 수치의 비례 계산으로 카우프지수(BMI, 유아용 체질량지수) 표시

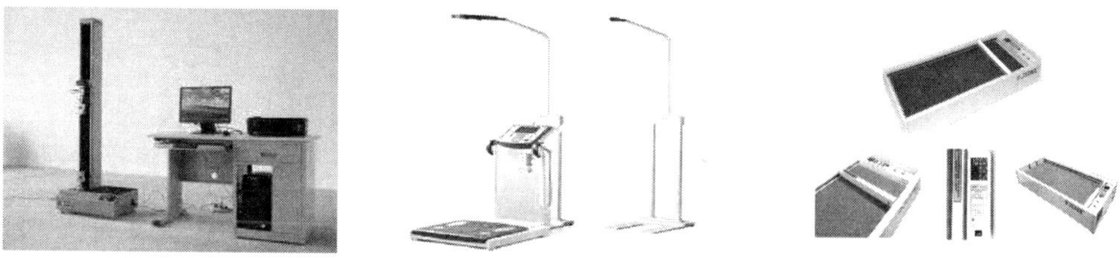

(a) 신장계　　(b) 유아용 신장체중계

[그림 4-236] 유아용 신장체중계

59. 청진기

소리의 진원지인 심장이나 폐 혹은 장에서 나는 소리를 [그림 4-237]과 같이 청진기의 머리부분을 몸에 대어서 듣게 되는 원리이다.

① 청진기 : 벨, 다이어프램, 튜브, 바이누랄, 이어팁 등으로 구성되어 있으며, 청진기를 보면 박막판이 달린 머리가 큰 부분이 있고 뒤쪽에는 컵처럼 생긴 머리가 달려있는 것이 일반적인 모양이다.

② 박막판 : 영어로 Diaphragm이라 하고 컵처럼 생긴 부분은 그 컵을 땅에 대고 보면 꼭 종처럼 생겼다고 해서 벨이라고 한다.

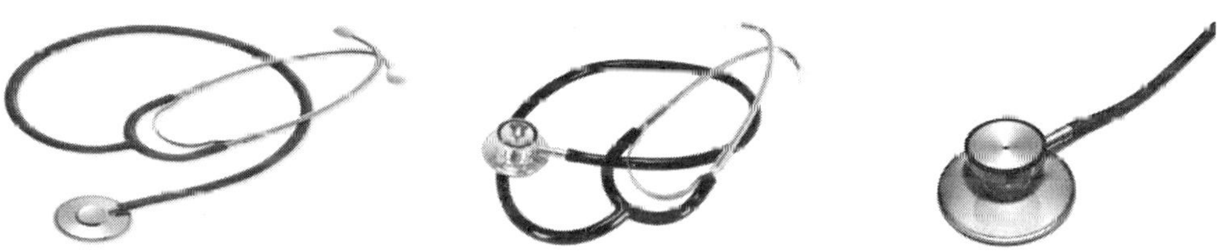

[그림 4-237] 청진기

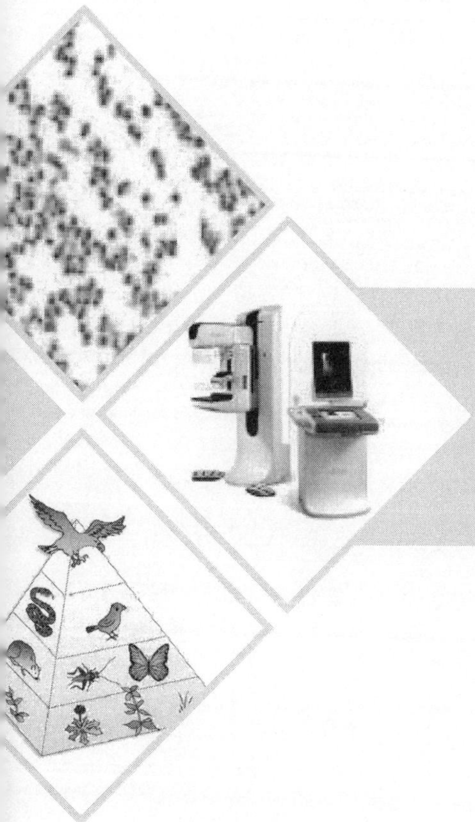

Chapter 05

진단, 검사 진료과목
(Diagnosis and Examination Course)

제 1 절 진단검사의학과(Laboratory Medicine)

감염진단을 위해서 세균이나 바이러스, 진균 등의 미생물을 인체에서 분리, 동정하기도 하며 각종 유전검사를 시행하여 질병과 관련된 유전정보와 유전상담을 제공하고 전염병을 진단하기도 한다.

진단검사의학과에서 시행하는 검사들은 의사들이 환자의 증상 및 징후를 진단하고 치료하는 중요한 근거가 된다. 검사의 종류는 병원마다 다양하며 일반혈액 검사로는 빈혈, 혈액 질환을 알 수 있고 그 외 바이러스 감염, 종양검사, 치료약물 농도검사, 유전 질환을 알기 위한 세포유전, 분자유전 검사와 수혈을 위한 혈액형 검사 등이 있다.

일반혈액 검사, 일반화학 검사, 혈액응고, 응급 검사 등 주요 검사를 365일 24시간 신속히 제공하고 있어 응급환자 및 입원 환자진료에 도움을 주고 혈액유전학 검사, 약물유전학 검사, 종양유전학 검사, 항혈소판약제 저항성검사, HLA Sequence-Based Typing 등의 검사를 시행하는 과이다.

환자의 혈액, 소변, 대변, 체액, 양수, 혈장, 골수, 혈청, 심낭액, 뇌척수액, 관절액, 정약 및 조직 등 인체에서 나오는 물질들을 이용하여 인체에서 유래하는 각종 검체에 대하여 검사를 함으로써 질병의 조기발견, 진단, 경과, 치료 효과, 예후 등을 위한 검사를 시행한다.

1. 치료항목

진단검사의학과에서 검사하는 항목에는 빈혈 검사, 간기능 검사, 당뇨 검사, 신장기능 검사, 간염 표지자 검사, 갑상선기능 검사 등이 있다.

(1) 빈혈검사

신체를 순환하는 총적혈구 용적이 정상 이하로 감소되어 그에 따르는 신체 각 조직의 산소공급 능력이 저하되어 있는 상태를 빈혈이라고 한다.

① 빈혈을 알 수 있는 검사에는 CBC(Complete Blood Count)검사가 대표적이다. 한글로는 전혈구계산치[1] 또는 전혈산이라 한다.

② CBC는 혈액 속에 있는 세포성분인 백혈구(White Blood Cell), 적혈구(Red Blood Cell), 혈소판(Platelet)의 수를 측정하는 것이지만 실제로는 자동화장비가 널리 보급되어 혈구수 외에도 혈색소(Hemoglobin, Hb), 적혈구용적률(Hematocrit, Hct), 적혈구지수(RBC Index)라고 하는 다양한 항목들을 검사한다(그림 5-1).

---

1) CBC(Complete Blood Count : 전혈구계산치) : 혈액에 들어있는 세포성분, 헤모글로빈에 대한 여러가지 지표를 수치화 한 것이다.

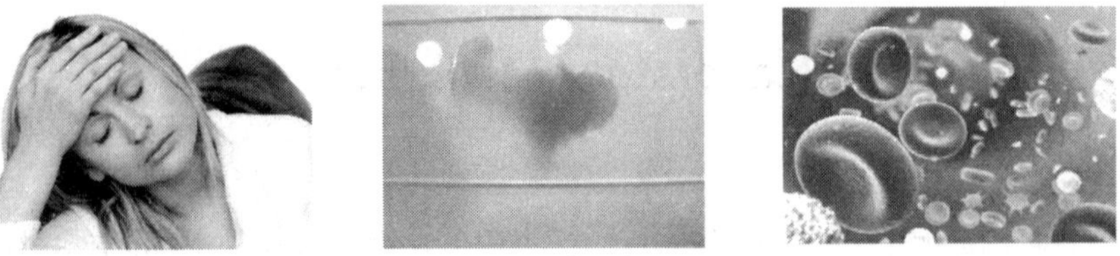

(a) 빈 혈 (b) 혈액 검사 (c) 혈 액

[그림 5-1] 빈혈 및 혈액 검사

(2) 간기능 검사

간기능 검사에는 AST(아스파르테이트 아미노전이요소), ALT(알라닌 아미노전이요소), 빌리루빈, 알부민, 알칼리성 포스파타제, 감마 GTP, 프로트롬빈 시간 등이 있다.

① AST(Aspartate Aminotransferase), ALT(Alanine Aminotransferase) : AST 및 ALT는 간세포 안에 들어있는 효소로 간세포가 파괴되거나 손상을 받으면 유출되어 혈중농도가 증가하게 된다.

㉠ 간염의 정도를 대략적으로 알려주는 검사로 흔히 '간수치' 또는 '간염수치'라고 한다.

ⓐ 정상 : 대개 40까지이며, ALT가 AST보다 더 정확히 간질환을 반영한다.

ⓑ 검사 : 간염의 정도를 아주 정확히 반영하는 검사는 아니며 질병 경과의 전반적인 추세를 보기 위한 검사이다.

㉡ 간경변증이 되면 AST, ALT치는 오히려 정상이거나 정상에 가까운 경우가 많기 때문에 다른 요인들도 고려해야 한다(그림 5-2).

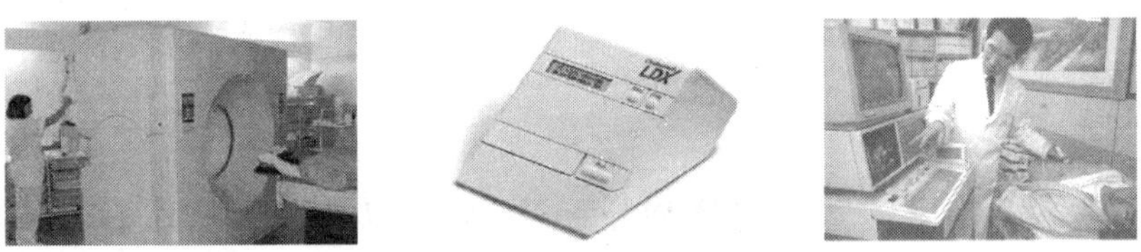

[그림 5-2] 간기능 검사 측정기기

② 빌리루빈 : 황달[2]을 반영하는 검사이다(그림 5-3).

㉠ 간은 담즙을 만들어 배출하는데 간세포의 수가 충분치 않으면 간의 담즙 배설 기능에 장애가 와서 혈중 빌리루빈이 증가하게 된다.

㉡ 만성간염이 심하거나 진행된 간경변증이 있을 때 황달현상이 나타난다.

2) 황달 : 혈색소(헤모글로빈)와 같이 철분을 포함하고 있는 특수 단백질이 체내에서 분해되는 과정에서 생성되는 황색의 담즙색소(빌리루빈)가 몸에 필요 이상으로 과다하게 쌓여 눈의 흰자위(공막)나 피부, 점막 등에 노랗게 착색되는 것이다.

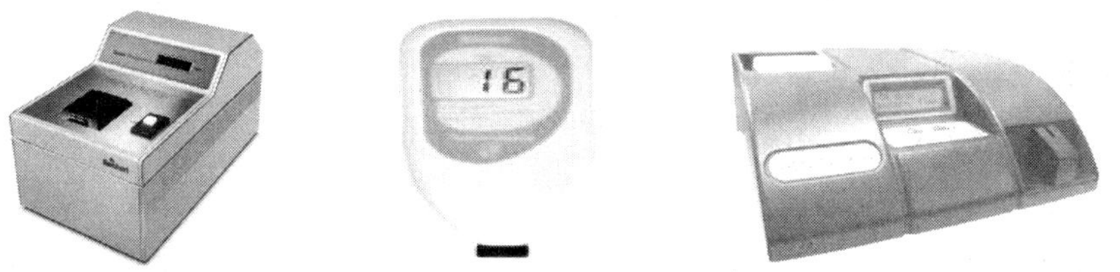

[그림 5-3] 빌리루빈 측정기

㉢ 간경변증 환자에게 황달의 정도는 잔여 간기능의 정도를 나타내는 지표 중 하나이다.

③ 알부민 : 혈청단백질의 50~60[%]를 차지하며 간에서 만들어진다.

㉠ 알부민 : 간에서 만들어지는 단백질의 1/4을 차지할 정도로 간에서 생산되는 주요 단백질인데 기능을 하는 간세포의 수가 충분치 않으면 알부민이 충분히 만들어지지 못하여 혈청 알부민이 낮아진다.

㉡ 혈청알부민 농도 역시 잔여 간기능의 정도를 보여주는 지표 중 하나이다. 알부민 수치가 낮으면 몸이 붓는 증상이 나타날 수 있다(그림 5-4).

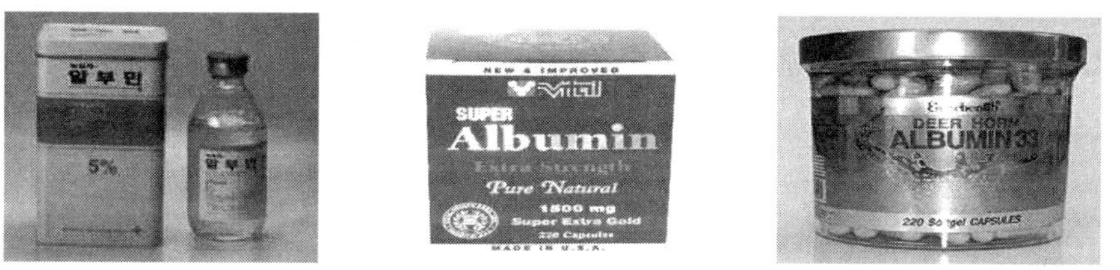

[그림 5-4] 알부민 치료제

④ 알칼리성 포스파타제[3] : 만성간염이나 간경변증에서도 수치가 올라갈 수 있으나, 만들어진 담즙이 간세포에서 잘 배출되지 못하거나 담도가 막혔을 때 현저히 증가한다.

㉠ 간에 종양이 생겼을 때도 올라갈 수 있다.

㉡ 간 이외의 질환 중에서는 골질환이 있을 때 올라갈 수 있다.

⑤ 감마 GTP[4] : '알칼리성 포스파타세'와 임상적인 의미는 비슷하다.

㉠ '알칼리성 포스파타제'가 증가하였을 때 간질환 때문인지 또는 간 이외의 질환 때문인지를 감별할 때 GTP가 필요하다.

㉡ GTP가 동반 상승되었으면 '알칼리성 포스파타제'의 상승은 간질환 때문일 가능성이 높다.

---

3) 포스타파제 : 가수분해 반응을 촉매하는 효소. 히드롤라아제, 수해(水解)효소라고도 한다. 또 생체물질의 가수분해는 소화로 알려져 있으므로 소화효소라고 한다.

4) 감마GTP : γ-글루타밀기를 다른 펩타이드나 L-아미노산에 전이하는 것을 촉매하는 효소이다. 임상적으로는 간질환, 특히 폐색성 황달, 알콜성간장애, 간염, 간경변, 간암일 때에 혈청 중에 증가한다.

㉢ 술을 많이 마시는 경우에도 GTP가 상승한다. 술을 절제하는지 또는 계속 많이 마시고 있는지를 볼 때 GTP가 도움이 된다.

⑥ 프로트롬빈 시간(Prothrombin Time : PT)은 혈액응고 시간을 직접 측정하는 검사이고 잔여 간기능을 평가하는 지표중의 하나이다. 간세포에서는 혈액응고인자들을 만들어내는데 기능을 하는 간세포가 충분치 않으면 이것들이 충분히 만들어지지 않아서 혈액응고가 지연될 수 있다.

(3) 당뇨 검사

당뇨는 인슐린의 분비 혹은 작용에 문제가 생겨 혈당이 높은 상태로 조절이 되지 않아 여러 합병증이 생기는 질환이다. 요당 검사, 혈당 검사, 포도당 부하 검사, 당화혈색소(HbA1c) 검사 등이 있다.

① 요당 검사 : 당분이 소변으로 얼마나 배출 되느냐, 안 되느냐의 검사이며 검사결과 양성으로 나오면 혈당검사를 할 필요가 있다.

㉠ 병원에서도 할 수 있지만 검사Paper를 구입하여 집에서도 간단히 할 수가 있다.

㉡ 대개 혈당이 180[mg/dl] 이상 올라가야 소변에서 당이 검출된다.

㉢ 요당 검사는 정확도가 떨어져 요당 검사에서 양성반응으로 나타나더라도 당뇨가 아닐 수도 있으므로 혈당 검사를 해보는 것이 정확하다(그림 5-5).

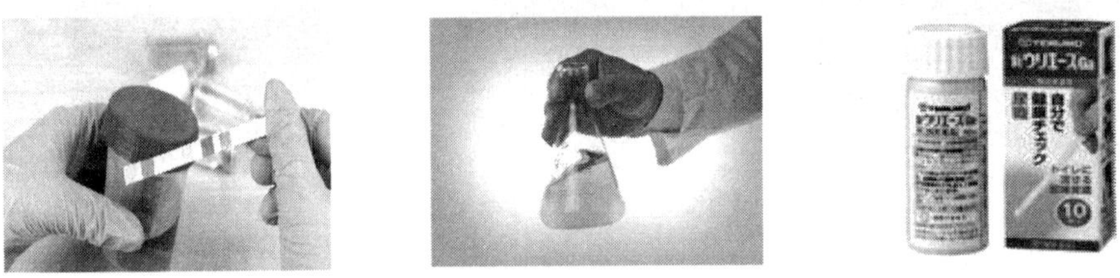

(a) 요당 검사 (b) 요당 검사용 뇨리트머스지

[그림 5-5] 요당 검사 및 요당 검사용 뇨리트머스지

② 혈당 검사 : 병원에서도 할 수 있고 [그림 5-6]과 같이 혈당측정기로 집에서도 간단히 할 수가 있다.

㉠ 요당 검사보다는 정확성이 있고 측정이 간편하여 대부분 사용하고 있다.

㉡ 혈당검사는 식전, 식후 두 번 검사를 해야 하는데 식전 검사는 식사를 하기 전에 공복인 상태(식사를 마치고 최소한 5시간 이상 경과한 상태, 가장 이상적인 것은 8시간 이상 경과 후)에서 검사를 하는 것이고, 식후 검사는 식사를 끝낸 후부터 2시간 만에 검사를 하는 것이다.

㉢ 정상인은 섭취한 탄수화물이 포도당으로 변하여 식후 30분에서 1시간 사이에 최고로 혈당이 올라갔다가 서서히 내려와 2시간 후면 정상수치로 내려오지만 당뇨가 있으면 내려오는 속도가 느리다.

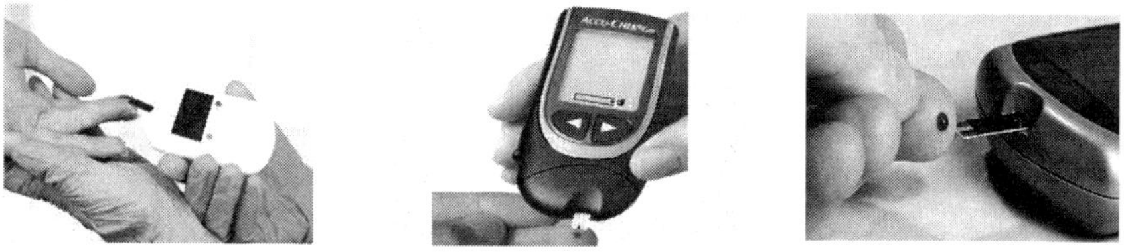

(a) 혈당 검사　　　　(b) 혈당 검사 측정기

[그림 5-6] 혈당 검사 및 혈당검사 측정기

㉣ 당뇨가 심할수록 더 느리며 아무리 시간이 지나도 정상수치로 내려오지 않는 경우도 많다.

㉤ 식후 혈당이 올라가는 수치도 정상인은 180[mg/dl] 이상 올라가지 않지만 당뇨가 심할수록 많이 올라가며 500[mg/dl] 이상 올라가는 경우도 흔하다.

㉥ 혈당이 올라가고 내려오는 수치와 속도를 측정하기 위해 혈당 검사를 하는 것이다.

③ 포도당[5] 부하검사 : 공복 시에 혈액을 채취하여 수치를 측정하고 난 뒤, 포도당 75[g]을 물 300[ml]에 희석하여 마신 후 30분, 1시간, 1.5시간, 2시간 이렇게 30분 간격으로 채혈하여 혈장을 분리한 후 혈당의 변동추이를 측정하는 정확성이 높은 검사이다.

④ 당화혈색소(HbA1c) 검사 : 혈액 속에는 백혈구, 적혈구 등이 있고 적혈구 안에는 혈색소[6](헤모그로빈)가 있다. 이 혈색소에 당이 달라붙어 있는 혈색소를 당화혈색소(HbA1c)라고 한다.

㉠ 혈색소 : 우리 몸에 산소를 공급해 주는 역할 등을 하는데 당이 달라붙어 있게 되면 정상적인 혈색소의 역할을 제대로 할 수가 없다.

㉡ 당화혈색소(HbA1c)의 수치 : 적혈구 안에 들어있는 혈색소 중 정상적인 혈색소와 당이 붙어있는 혈색소의 비율을 나타내는 것이다.

㉢ 혈당 검사 : 섭취하는 음식물의 종류와 양, 스트레스, 운동량을 측정하는 시간에 따라 수시로 변하기 때문에 측정하는 그 시각의 수치밖에는 알 수가 없으며, 측정할 때마다 수치가 들쭉날쭉하여 평균적인 혈당수치를 정확히 알 수가 없다.

㉣ 당화혈색소 : 지난 2개월 동안의 혈당조절 상태를 추측할 수가 있다.

㉤ 당화혈색소의 수치 : 7[%] 이하이면 조절이 잘되는 것, 7[%]를 초과하면 경계수치, 9[%] 이상이면 경고수치이며 정상인은 4.7~6.4[%]이다.

㉤ 정확성이 가장 높으며 검사시설이 갖추어진 병원에서만 검사가 가능하다(그림 5-7).

5) 포도당 : 알도헥소오스. D-포도당을 포도당이라고도 한다. 유리 상태에서는 단맛이 나는 과실 속에 다량으로 존재하고 동물에서는 혈액, 뇌척수액, 림프액 속에 소량으로 함유되어 있다.

6) 혈색소 : 혈액이나 혈구 속에 존재하여 산소의 운반에 관여하는 물질로 보통 금속을 품는 단백질 분자이기 때문에 착색되어 있는 일이 많으며 그 분포는 분류학적으로 보아도 극히 통일성이 없고, 진화론적인 관계도 찾아볼 수 없다.

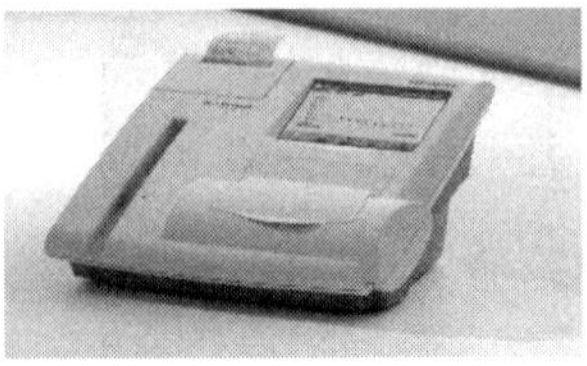 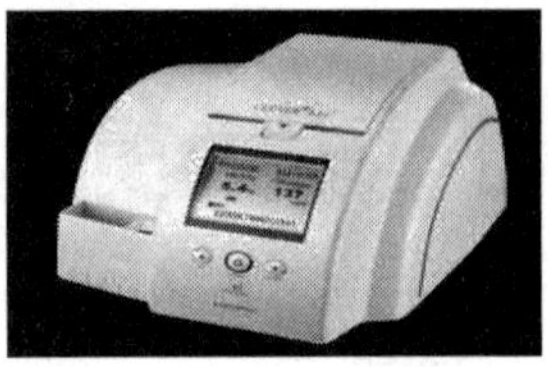 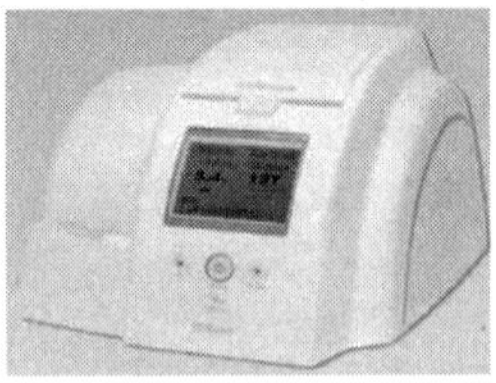

[그림 5-7] 당화혈색소 측정기

(4) 신장기능 검사

신장기능 상태를 평가하기 위한 여러 생화학적 검사들의 조합이다.

신장은 체액, 전해질 및 산-염기 상태를 조절하는 장기로 혈중 노폐물을 제거하는 중요한 역할도 담당한다. 여러 질환들에서 합병증으로 신장 기능(신기능)이 떨어지거나, 혹은 신장 자체가 침범되어 신장 기능에 영향을 받는다.

신장기능의 손상정도를 파악하고 치료에 어느 정도 반응하는지, 또 신대체요법이 필요할 것인지 등을 파악하고자 할 때, 몇 가지 생화학적 검사들을 조합하여 신장기능을 평가할 수 있다.

신장기능 검사에는 혈액요소질소, 크레아티닌 등이 있다.

① 혈액요소질소 : 요소는 단백질이 체내에서 대사된 뒤의 최종 산물로서 그 요소에 함유된 질소를 '요소질소', 혈청에서 단백질을 제거한 것은 '잔여질소'라 한다. 보통 요소질소의 비율은 50[%] 이상이다.

㉠ 요소질소 : 간장에서 암모니아와 이산화탄소로 만들어지는데, 최종적으로는 신장에서 여과되어 소변으로 배출된다.

㉡ 신장의 배출기능이 저하 : 여과가 제대로 이루어 지지 않게 되면 혈액 속의 요소질소농도가 상승한다.

㉢ 요소질소의 혈중 농도 : 신장의 기능을 진단하기 위한 중요한 지표가 되며, 소화기나 간장의 질병을 진단하는 데도 도움이 된다.

㉣ 요소질소 : 40~80[mg/dl] 이상이 되었을 때는 신장기능에 장애가 생긴 것이다.

㉤ 요소질소의 값 : 단백섭취량, 단백대사기능, 신장기능의 인자와 관련되어 있으므로 수치가 항상 50[mg/dl] 이상이면 신부전[7]이라고 한다.

㉥ 소화관 : 출혈이 있을 경우에도 검사치는 올라간다. 이것은 출혈과 함께 소화관 안에서 새어나온 단백질이 분해되어 암모니아가 되고, 간장으로 운반되어 필요 이상으로 요소가 합성되었기 때문이다.

---

7) 신부전(신기능부전) : 혈액 속의 노폐물을 걸러내고 배출하는 신장의 기능에 장애가 있는 상태이다. 혈액 속 노폐물의 농도가 높아지고 수분의 배출이 일어나지 않으며 여러 가지 합병증 및 고혈압이 발생한다.

② 크레아티닌(Creatinine) : 단백질이 근육에서 에너지원으로 사용되고 나면 크레아틴이 생긴다. 이 크레아틴이 분해되어 만들어지는 대사산물(노폐물)이 바로 크레아티닌이며, 혈액 속으로 배출된 후 신장에서 여과되어 소변으로 배설된다.

㉠ 크레아티닌 : 양이 항상 일정하고 신장 기능에 의해서만 변화가 있으므로 신장의 배설능력을 알기 위한 중요한 지표가 되는 검사이다.

㉡ 근육에서 만들어지는 크레아티닌의 양 : 근육의 양과 비례하므로 크레아티닌량의 측정은 근육이 위축되는 질환의 진단에도 효과적이다.

㉢ 일반적으로 크레아티닌의 값 : 2.0~3.0[mg/dl] 이상인 경우를 신부전이라고 한다.

(5) 간염표지자 검사

간염표지자 검사에는 A형간염, B형간염, C형간염 등이 있다.

① A형간염 : A형간염 바이러스(Hepatitis A Virus)에 의한 급성간염이다. 경구를 통해 사람 대 사람으로 전파된다. [그림 5-8]과 같이 국내에서 보통 영 · 유아 및 소아기에 감기같이 가볍게 앓고 지나가는 것처럼 보였으나 근래에는 개인 위생이 좋아지면서 예전처럼 어릴 때 앓는 경우가 줄어들어 20~30대 청장년층 성인환자가 급격히 증가하고 있다.

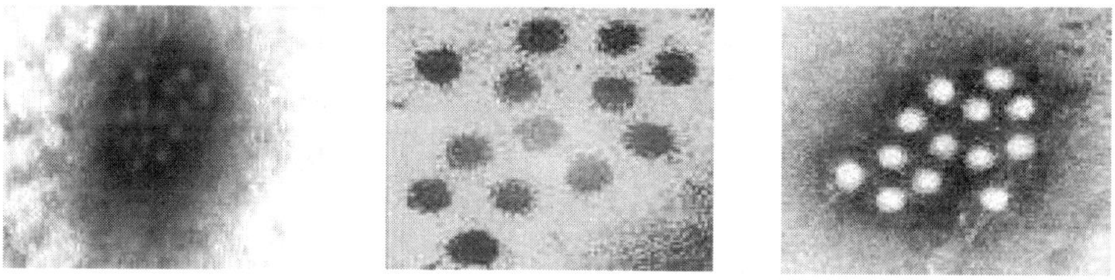

[그림 5-8] A형간염 바이러스

② B형간염 : 바이러스성 간염에는 A~G형 등 많은 종류가 있는데 이 중 B형간염(HB) 바이러스에 의해 발병하는 타입을 [그림 5-9]와 같이 'B형간염'이라고 한다.

㉠ 혈액 검사 : HBs 항원 · 항체의 유무를 알아내 HB바이러스에 감염되었는지의 여부를 조사하는 검사이다.

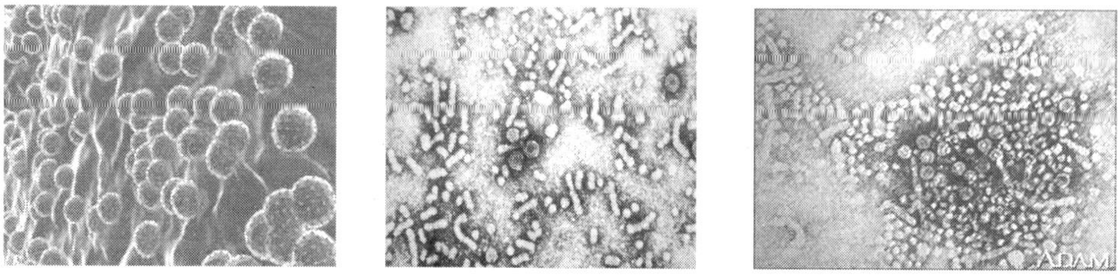

[그림 5-9] B형간염 바이러스

㉡ HBsAg(항원), Ab(항체)는 음성이 정상이다.

㉢ HBsAg(항원)가 양성이면 HB 바이러스에 감염된 것으로, 급성 간염이나 만성 간염 등의 간 기능 장애가 나타난다.

㉣ HBsAg(항원)가 음성이고, HBsAb(항체)가 양성인 경우 : 과거에 바이러스 감염의 경험이 있었으며 확실히 면역 항체의 존재가 있다.

③ C형간염 : 바이러스성 간염인 C형간염 바이러스(HCV)에 대한 간염 여부를 조사하는 검사이다. 그 전에는 바이러스성 간염 중 A형이나 B형과도 다른 간염이라서 비A, 비B형이라 하였지만, 현재에는 비A, 비B형의 대부분이 C형에 속한다.

㉠ C형간염에 대한 해명은 아직 충분하지 않다.

㉡ 혈액 속의 HCV항체의 유무를 조사함으로써 [그림 5-10]과 같이 HCV에 감염되었는지의 여부를 진단할 수 있게 되었다.

㉢ 현재 또는 과거에 HCV에 감염되었으면 양성, 감염되지 않았으면 음성으로 나온다.

㉣ HCV 항체 : 감염되고 나서 1~2개월 후에 혈액에서 나타나기 때문에 감염 직후의 검사에서는 음성이라도 그 후의 재검사에서 양성이 되는 경우도 있다. 이 항체는 저항력을 나타내지는 않으며 단지 HCV의 감염이다.

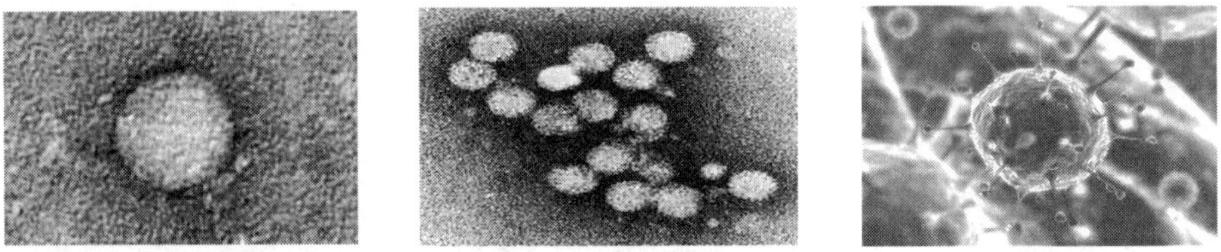

[그림 5-10] C형간염 바이러스

(6) 갑상선기능 검사

갑상선기능을 평가하기 위해 필요한 호르몬들의 수치를 측정하는 검사들의 조합이며 갑상선기능 검사에는 갑상선자극호르몬(TSH), 트리요오드 타이로닌(T3), 타이록신(T4) 등이 있다.

① Free T4, TSH : 갑상선은 목젖 바로 아래에 위치하고 있으며, 갑상선호르몬을 분비하고 있다. 이것은 인체의 에너지대사를 조절하고 발육성장에도 관여하는 중요한 호르몬이라서 많거나 부족하게 되면 여러 가지 장애가 나타난다.

㉠ 검사 : 혈액 검사를 통해 일반적으로 Free-T4, TSH를 하게 된다.

ⓐ TSH : 뇌하수체[8]에서 분비되는 갑상선자극호르몬으로서 Free-T4가 증가하면 억제되

8) 뇌하수체 : 뇌의 가운데에 위치하는 내분비기관으로 시상하부의 지배를 받아 우리 몸에 중요한 여러 가지 호르몬들을 분비한다. 뇌하수체에서 분비한 호르몬들은 내분비계의 다른 기관들에 작용하여 호르몬 분비를 자극한다. 머리의 한가운데에 위치한다.

고, 반대로 Free-T4가 감소되면 촉진되어 항상 일정하게 조절되고 있다.

ⓑ Free-T4 : 갑상선기능을 하는 직접적인 호르몬이다. 이것은 대부분이 단백질과 결합되어 있고, 갑상선에 이상이 생기면 Free-T4의 농도도 변하게 된다.

㉡ 뇌하수체에서 분비된 TSH 방출 호르몬이 갑상선자극호르몬을 분비시켜, 이 TSH가 갑상선을 자극하게 된다.

㉢ 갑상선 : 암 및 갑상선 낭종, 갑상선염도 있을 수 있어서 상태에 따라 갑상선초음파를 시행하거나 갑상선스캔을 실시하기도 한다.

㉣ 갑상선기능항진증 : Free-T4가 증가하고 TSH는 감소한다. 저하증일 때는 반대의 결과가 나타난다.

② T3 : T4와 함께 인체의 에너지 대사를 조절하는 갑상선 호르몬이다.

㉠ 갑상선에 이상이 생겼을 경우 T3의 농도에도 변화가 오기 때문에 T4와 함께 갑상선 질환의 정확한 진단을 위해 시행되는 검사이다.

㉡ 혈액 중의 T3 정상치는 0.6~1.81[ng/mL]이며, 갑상선기능항진증에서 증가되고, 갑상선기능저하증에서는 감소된다.

2. 진단 검사의 업무

진단 검사 파트의 업무에는 검사 업무와 검사 업무를 제외한 모든 업무인 검사 외 업무가 있다.

(1) 검사 업무

검사업무의 분과로는 진단혈액, 임상화학, 진단면역, 임상 미생물, 수혈 의학, 분자 유전학, 세포유전학, 검사정보학이 있다.

① 진단혈액 검사 : 일반혈액 검사, 빈혈 검사, 말초혈액도말 검사, 골수 검사, 특수혈액 검사, 응고 검사, 응고약제 검사, 혈액형태 검사, 배혈구 검사, 백혈구기능 검사, 혈소판기능 검사, 혈소판 검사 등 혈액을 통해 질병을 [그림 5-11]과 같이 진단한다.

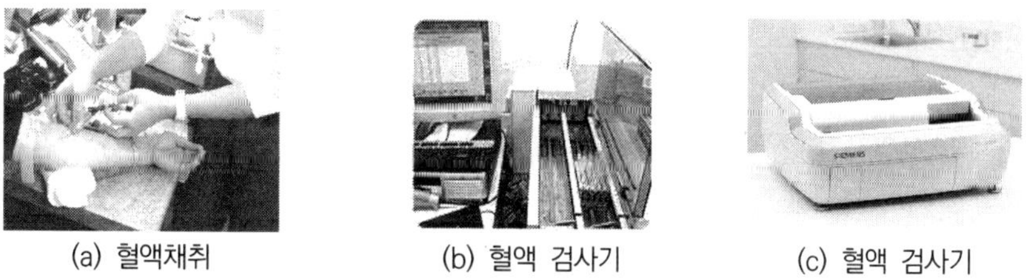

(a) 혈액채취 (b) 혈액 검사기 (c) 혈액 검사기

[그림 5-11] 진단혈액 검사

② 임상화학 검사 : 신체 내에서 일어나는 모든 화학적 반응을 검사한다. 보통 일반화학 검사와 특수화학 검사로 구분된다.

㉠ 일반화학 검사 : 혈당 검사, 단백질 검사, 알부민 검사, 심근경색 검사, 간기능평가, 빌리루빈 검사, 크레아티닌 검사, 콜레스테롤 검사 등을 [그림 5-12]와 같이 실시한다.

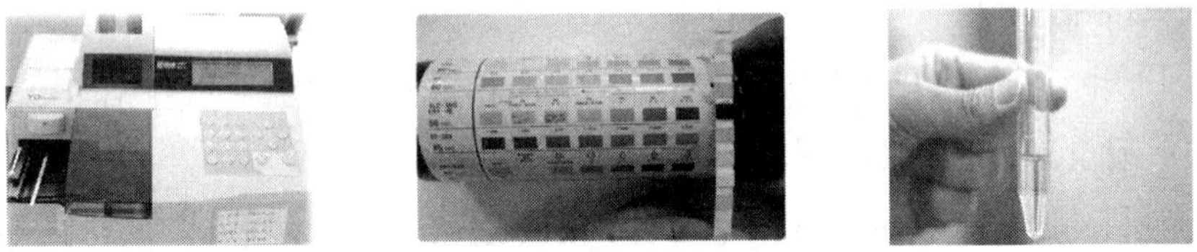

(a) 소변 검사장비 (b) 소변 검사 (C) 소변 검사

[그림 5-12] 일반화학 검사

㉡ 특수화학 검사 : 약물 검사, 중금속 검사, 단백면역화학, 요화학, 선천성대사 질환 및 골대사 질환 검사, 기타 특수화학 검사로 나누어 [그림 5-13]과 같이 실시한다.

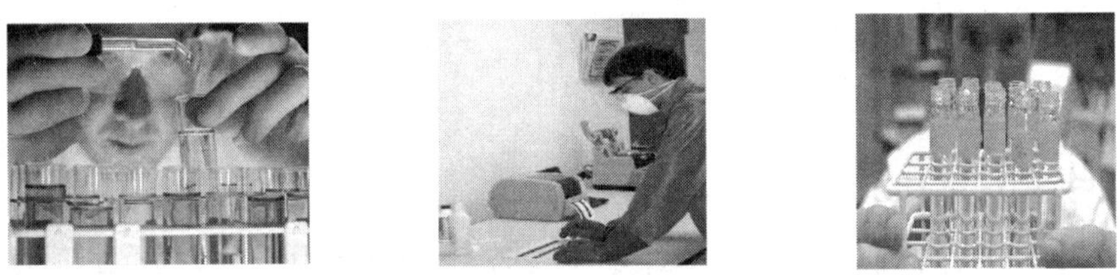

(a) 특수화학 검사 (b) 검사분석 (c) 약물 검사

[그림 5-13] 특수화학 검사

③ 진단면역 검사 : 면역혈청학적 검사와 세포면역 검사로 나누어진다.

㉠ 면역혈청학적 검사 : 각종 전염 질환 검사, 에이즈바이러스 항체 검사, 매독 검사, 간염 검사, 바이러스 혈청검사, 진균 혈청검사, 기생충 혈청검사 등은 [그림 5-14]와 같다.

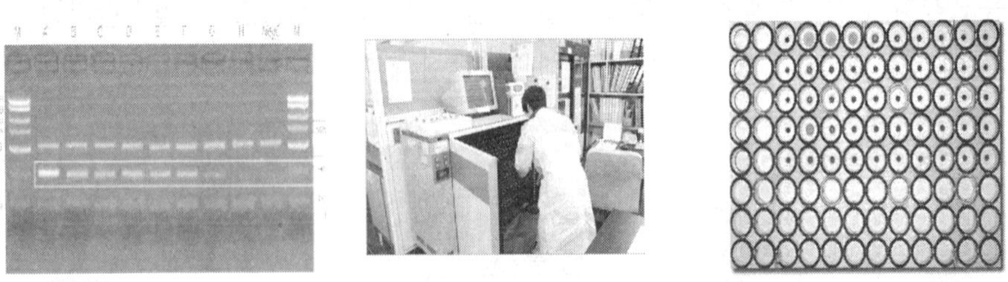

(a) 에이즈바이러스 항체검사 (b) 진균 혈청검사 (c) 매독 검사

[그림 5-14] 면역혈청학적 검사

㉡ 세포면역 검사 : 간이식 검사, 신장이식 검사, 골수이식 검사, 골수적합성 검사, 조직적합성 검사 등은 [그림 5-15]와 같다.

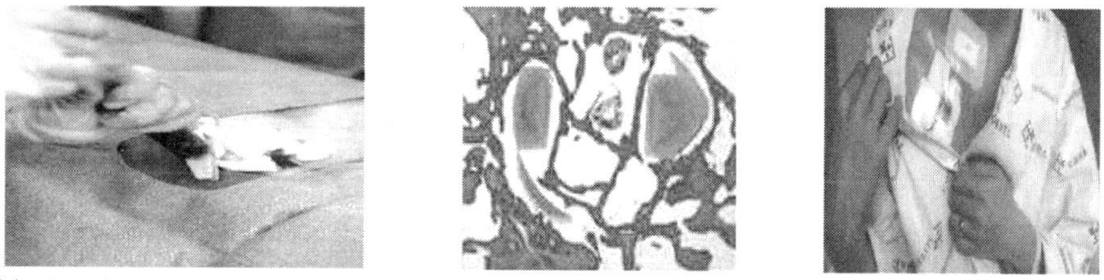

(a) 골수이식검사를 위한 골수채취 (b) 골수적합성 검사 (c) 신장이식 전 검사

[그림 5-15] 세포면역 검사

④ 임상미생물 검사 : 환자로부터 채취된 검체에서 [그림 5-16]과 같이 세균을 분리하여 항균제 감수성 시험 등을 통하여 항균제의 선택 및 용량을 결정한다.

㉠ 각종 세균, 바이러스, 진균, 기생충, 결핵균, 말라리아 등에 대하여 검사를 실시한다.

㉡ 약제에 대한 감수성과 약제에 대한 내성을 검사하고, 병원내의 전염을 관리한다.

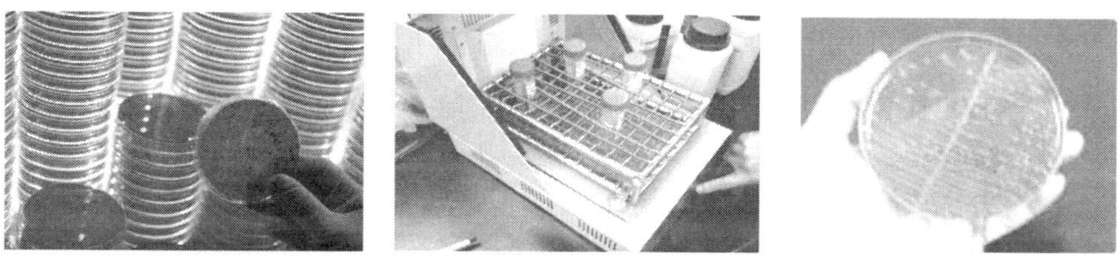

(a) 미생물 배양 (b) 미생물 배양 (c) 임상미생물 검사

[그림 5-16] 임상미생물 검사

⑤ 세포유전학 검사 : 유전현상의 세포학적 근거를 응용한 검사이다.
세포내의 염색체를 비롯한 여러 구조물과 유전의 관계를 파악하는 것으로 [그림 5-17]과 같이 선천성 유전질환, 종양 등에 대한 검사를 시행한다.

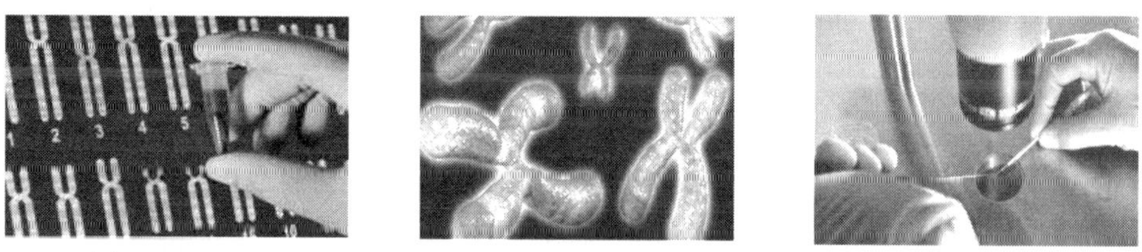

(a) 염색체 분석 (b) 염색체 검사 (c) 염색체 검사

[그림 5-17] 세포유전학 검사

⑥ 분자유전학 검사 : 유전학을 분자수준인 DNA에서 연구하고 질환에 대한 검사를 실시한다. 유전자 검사를 통한 유전 질환, 감염 질환, 친자감별, 종양, 이식 적합성 검사 등을 [그림 5-18]과 같이 실시한다.

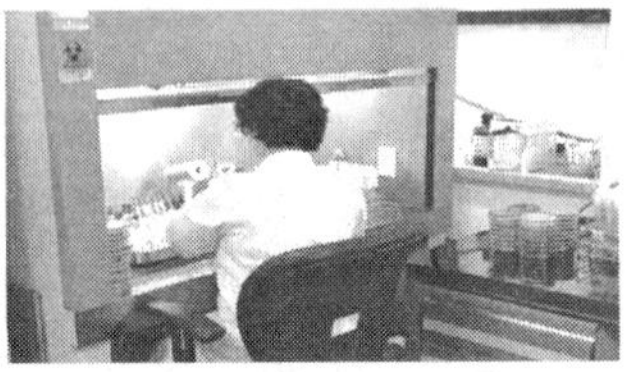
(a) 분자유전학 연구

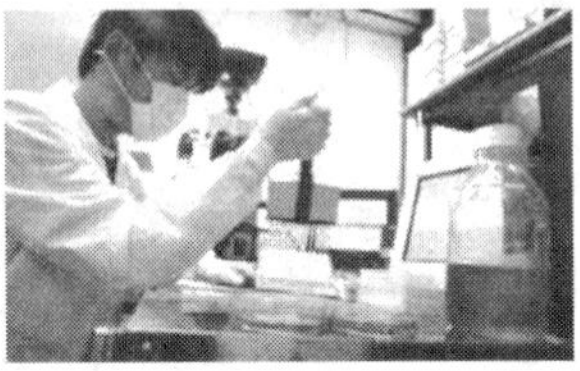
(b) 분자유전학 검사

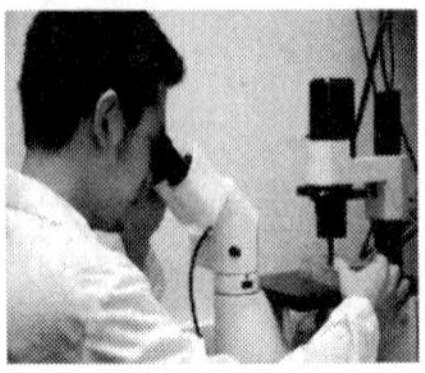
(c) 유전자 검사

[그림 5-18] 분자유전학 검사

⑦ 수혈의학 검사 : 환자에게 안전하고 신속하게 [그림 5-19]와 같이 혈액을 공급하기 위한 검사이다.

㉠ 혈액형 검사, 수혈 검사, 수혈부작용 검사, 불규칙항체선별 검사, 혈구성분 채집술, 혈장교환술, 말초혈액 조혈모세포 채집, 제대혈 조혈모세포 이식, 헌혈혈액제조, 특수혈액제조 등을 실시한다.

㉡ 헌혈 : 일반헌혈 자신의 혈액을 보관하였다가 필요시 사용하는 자가헌혈, 지정한 헌혈자로부터 수혈 받는 지정헌혈, 필요한 성분만은 추출하여 수혈하는 성분채집술 등이 있다.

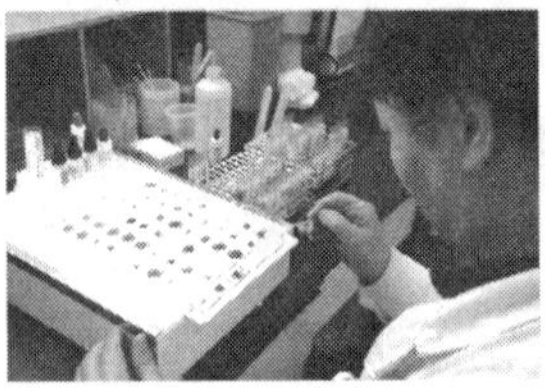
(a) 수혈의학 검사를 하고 있는 의사

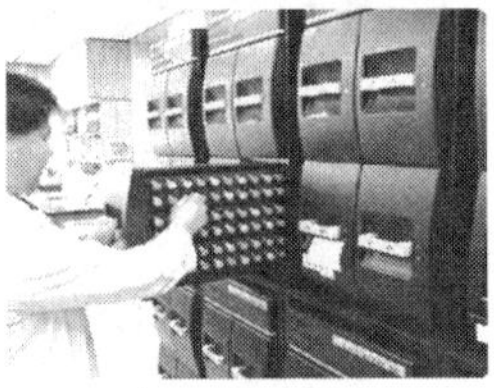
(b) 혈액은행

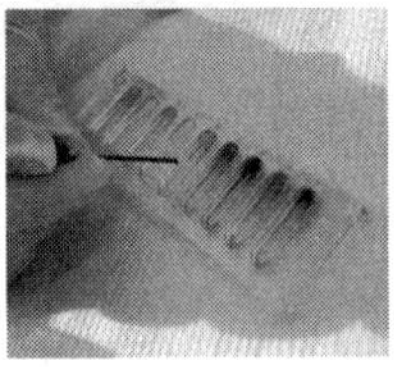
(c) 혈액형 검사

[그림 5-19] 수혈의학 검사

⑧ 채혈 및 외래 검사 : 진단검사 파트에서 유일하게 환자와 직접 대면하게 되는 곳이 외래 채혈실이다. 외래환자의 검사가 의뢰되면 [그림 5-20]과 같이 채혈, 채뇨, 검체 등을 채취한다.

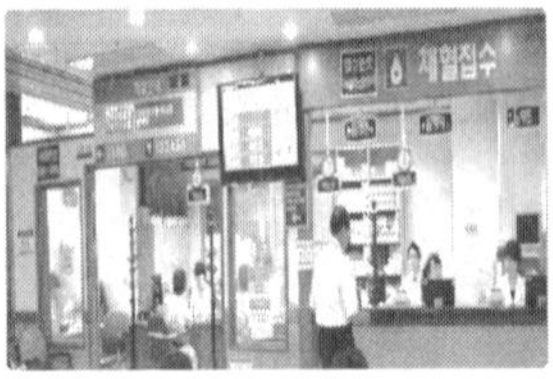

(a) 서울대병원 채혈실

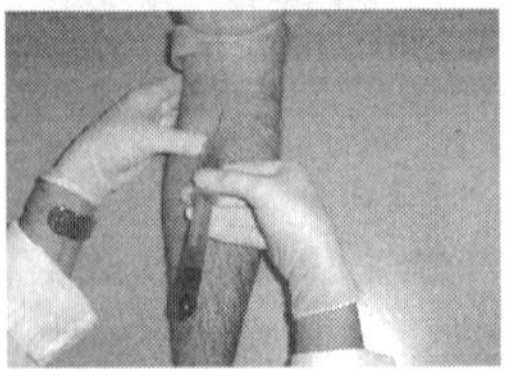
(b) 채 혈

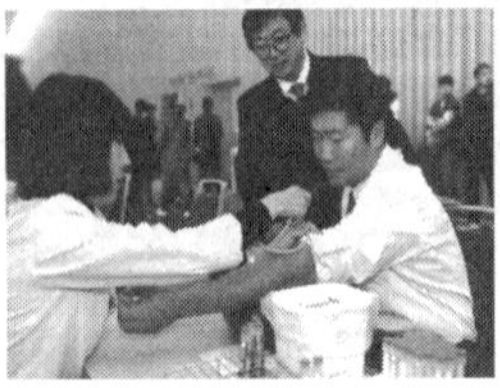
(c) 채혈 검사

[그림 5-20] 채혈 및 외래 검사

⑨ 응급 검사 : 야간 또는 야간이 아니라도 환자의 상태가 위급하여 우선적으로 하는 검사이다.
 ㉠ 본래 검사 : 정규시간에 의뢰하고 실시되는데 주말, 공휴일, 야간 등 비정규 시간에는 응급 종목만 의뢰할 수 있고 그 결정은 주치의가 내린다.
 ㉡ 응급 검사 : 외래가 접수되면 지체없이 검사가 시행되고 가능한 빠른 시간에 검사를 완료한 후에 보고한다(그림 5-21).

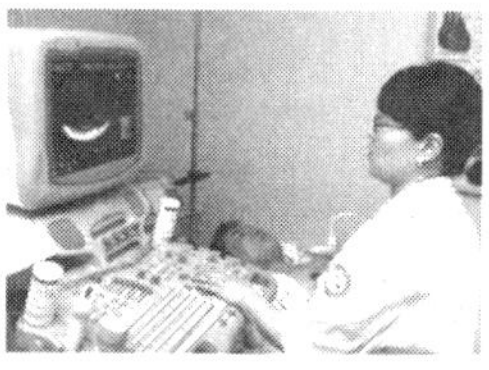
(a) 응급환자 초음파검사

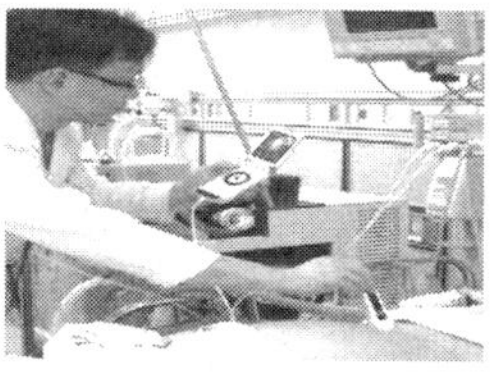
(b) 휴대용 초음파검사기

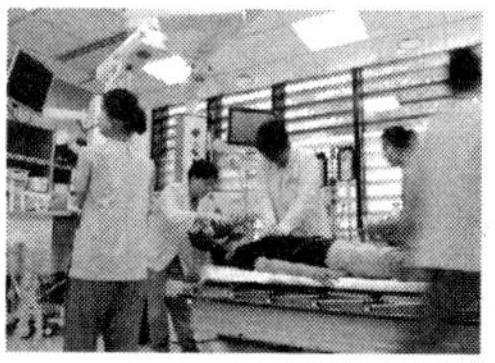
(c) 응급처치

[그림 5-21] 응급 검사

(2) 검사 외 업무

진단 검사 파트에서는 검사 업무 외에 연구목적의 의뢰 검사, 검사서비스 개선을 위한 Recall 제도 등을 실시한다.

① 연구목적의 의뢰 검사 : 연구를 목적으로 하여 진단 검사 파트에 의뢰되는 검사로 공동연구와 수탁연구로 구분된다. 공동연구의 경우 검사, 분석 등에 의뢰자가 참여하게 되고 수탁연구의 경우 이러한 조건은 없다.
② 검사서비스 개선 : Recall 제도 등을 통하여 진단 검사 파트에서 실시한 검사나 검사의 시행과정, 결과 등에 대하여 문의나 개선을 건의할 수 있다. 문의나 개선요청이 들어오면 내용을 파악하고 재검, 결과해석 등 원인을 파악하고 해결하여 검사에 대한 질과 만족을 높인다.

3. 진단 검사 파트의 구성

진단 검사의 업무를 수행하기 위한 구성인원은 진단검사전문의, 임상병리사가 있다.

(1) 진단검사전문의

의과대학을 졸업하고 1년의 인턴, 4년 이상의 수련과정을 이수하여야 한다. 대한진단검사의학회는 대한진단혈액학회, 대한임상화학회, 진단면역연구회, 대한임상미생물학회, 대한유전분자진단학회, 대한임상검사정도관리협회, 대한수혈학회, 진단검사의학재단, 한국유전자검사평가원의 학회 전문가들이 서로 긴밀한 협조를 통하여 여러 분야의 진단검사의학적 지식의 상승을 가져온다.

(2) 임상병리사

인체에 발생하는 각종 질병의 원인, 경과 및 치유과정을 과학적으로 분석하여 진단, 치료 및 예방에 중요한 의료정보를 제공하는 최신의학기술의 이론과 실기를 연마하는 학문으로 의학의 한 분야이다.

① 3년에 이상의 대학에서 [그림 5-22]와 같이 임상병리과를 졸업하고 임상병리사 국가 시험에 합격한뒤 보건복지부장관으로부터 면허를 받아 병리검사업무에 종사하는 사람이다.

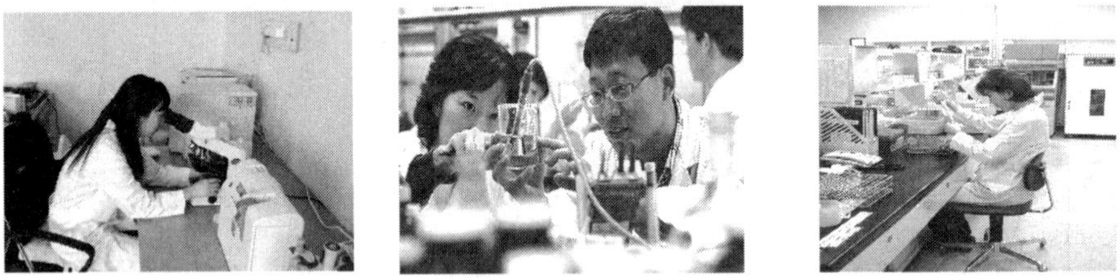

(a) 임상병리학 연구 (b) 임상병리학 연구 (c) 임상병리사

[그림 5-22] 임상병리사

② 의료기사 등에 관한 법류 시행령 제 2조 1항 : 임상병리사는 병리학 · 미생물학 · 생화학 · 기생충학 · 혈액학 · 혈청학 · 법의학 · 요화학(尿化學) · 세포병리학의 분야, 방사성동위원소를 사용한 가검물(可檢物) 등의 검사 및 생리학적 검사(심전도 · 뇌파 · 심폐기능 · 기초대사나 그 밖의 생리기능에 관한 검사이다)의 분야에서 임상병리 검사에 필요한 업무에 종사한다.

③ 임상병리 검사의 업무

㉠ 진단검사의학과 : 혈액학 검사, 임상화학 검사, 핵의학 검사, 미생물 검사, 면역혈청학 검사, 뇨화학 검사, 수혈의학 검사, 세포 검사, 유전자 검사

㉡ 임상생리 검사 : 심전도 검사, 근전도 검사, 뇌파 검사, 초음파 검사, 폐기능 검사

㉢ 조직병리 검사 ; 일반조직 검사, 특수면역 검사

㉣ 폐기능 검사 : 일반독성 및 특수독성실험, 신약건강기능성식품의 안정성 및 유효성실험

④ 임상병리 검사에 필요한 업무

㉠ 기계 · 기구 · 시약 등의 보관 · 관리 · 사용

㉡ 가검물 등의 채취 · 검사

㉢ 검사용 시약의 조제(調劑)

㉣ 혈액의 채혈 · 제제(製劑) · 제조 · 조작 · 보존 · 공급

㉤ 그 밖의 임상병리 검사 업무

제 2 절 임상병리과(Clinical Laboratory)

임상병리학은 인체에 발생하는 각종 질병의 원인, 경과 및 치유과정을 과학적으로 분석하여 진단, 치료 및 예방에 중요한 의료정보를 제공하는 최신의학기술의 이론과 실기를 연마하는 학문이다. 현대의학의 발전과 더불어 급속히 발전하고 세분화되고 있으며 임상병리과는 임상병리검사 업무를 효율적으로 수행하기 위한 유능한 임상병리사를 양성한다.

① 병리학자(Pathologist) : 병리학 병의 원리를 연구하는 학문의 한 분야이다. 일반적으로 세포, 조직, 장기의 표본을 육안이나 현미경 등을 이용하여 검사해 그것들이 질병에 침범되었을 때에 어떤 변화에 대하여 연구한다.

② 해부병리과 : 세포병리, 부인과 검사, 비부인과 검사, 조직병리 등이 있다.

③ 병리파트 : 환자로부터 수술, 천자, 생검 등으로 채취된 조직, 세포 검체를 병리학적 검사를 통한 형태학적 및 기능적인 소견을 분석하여 질병의 원인과 발병기전을 밝히고 최종 진단을 한다.

㉠ 질병의 병리학적 정보를 제공하여 치료의 방침을 결정하고 예후판정에 도움을 준다.

㉡ 치료의 적정성 여부를 판단할 수 있는 근거를 제공한다.

㉢ 사망한 환자의 경우 부검을 실시하여 사인을 규명한다.

④ 병리보고서의 기록 : 질병분류, 등록, 통계의 근간이 되어 질병연구의 토대가 된다.

⑤ 병리파트 : 외과병리 검사, 세포병리 검사, 면역병리 검사, 분자병리 검사, 전자현미경 검사, 부검, 자문 등이 있다.

1. 치료항목

임상병리과의 치료항목에는 임상병리, 병리과로 나누어 구분할 수 있다.

① 병리학자가 치료하는 항목 : 해부병리학, 세포병리학, 임상병리학, 실험병리학, 조직병리학 등이 있다.

② 진료기사 : 혈청학적 검사, 혈액학적 검사, 병리학적 검사, 원충 및 기생충학적 검사를 실시한다.

③ 조직학기사 : 암 및 기타 질병을 초기에 발견하기 위한 조직 검사를 실시한다.

(1) 임상병리학(임상검사의학)

환자로부터 분리한 체액이나 혈액 · 조직 등을 물리 · 화학 · 생물학적인 방법을 이용해 질병의 진단과 치료에 결정적인 정보를 생성 · 제공함은 물론, 그에 필요한 이론과 실기를 종합적으로 다루는 학문이다. 최근에는 '메디컬 테크놀러지', 혹은 '래버러토리(Laboratory) 사이언스'라 한다.

① 임상화학 : 인체의 체액으로부터 얻은 가검물을 이용하여 생화학적 대사과정에서 발생할 수 있는 인체 대사산물 또는 생성물질(탄수화물, 단백질, 비단백질소화합물, 지질, 무기질, 호르몬, 효소등)에 대해 질병과의 관계와 그 물질의 성분을 분석하는 방법 및 원리를 이해한다.

② 임상미생물학 : 자연계에는 인체에 감염되어 심각한 질병을 유발할 수 있는 병원성 미생물이 있는데, 이런 미생물을 조사하기 위해서 미생물의 균주 분류, 형태학적 특성, 대사과정에 의한 생물화학적 특성 및 유전학적 기초 이론과 인체와 관련된 미생물의 병원성에 관한 기초적인 이론으로 병원성 미생물의 분리 및 동정에 정확성을 유지한다.

③ 혈액학 : 혈액을 구성하는 세포성분인 적혈구, 백혈구, 혈소판 등의 생성과정, 형태, 작용기전 등을 연구하고 혈액과 관련된 지혈, 응고기전, 섬유소 용해 과정 및 빈혈, 백혈병 등에 대해 연구한다.

④ 조직학 : 인체에서 얻어진 조직, 세포들을 슬라이드에 도말한 후 염색하여 현미경으로 관찰하여 악성 병변유무를 판별하는 검사법이다.

⑤ 요화학 : 정상적인 상태와 병적인 상태에서 소변에 배설되는 각종 대사물질을 분석함으로써 질병의 진단과 치료에 응용할 수 있다.

⑥ 혈청학적 검사 : 항원과 항체의 특이적인 결합을 기본적인 원리로 해서 생체에 일어나는 면역학적 현상을 주로 파악하는 검사이다.

⑦ 혈액학적 검사 : 혈액의 성상을 조사해서 생체의 기질적 변화의 진단적 지표를 얻는 것을 목적으로 하는 검사이다.

⑧ 병리학적 검사 : 적출한 조직이나 장기를 이용해 주로 형태학적 입장에서 질병의 근원을 해명하려 하는 검사이다.

⑨ 암 : 조직 내에서 질서를 무시하고 무제한 증식하는 미분화 세포로 구성된 종괴, 또는 [그림 5-23]과 같이 종양을 형성하는 병이다. 궁극적으로는 주위의 정상조직이나 기관을 침윤하여 파괴시키고 원발병소에서 개체의 어떤 기관이든 전이하여 새로운 성장 장소를 만들 수 있어 개체의 생명을 빼앗아 갈 수 있는 질환군이다.

⑩ 조직 검사(Biopsy) : 생체 조직을 일부 떼어 내어 분석하는 방법이다.

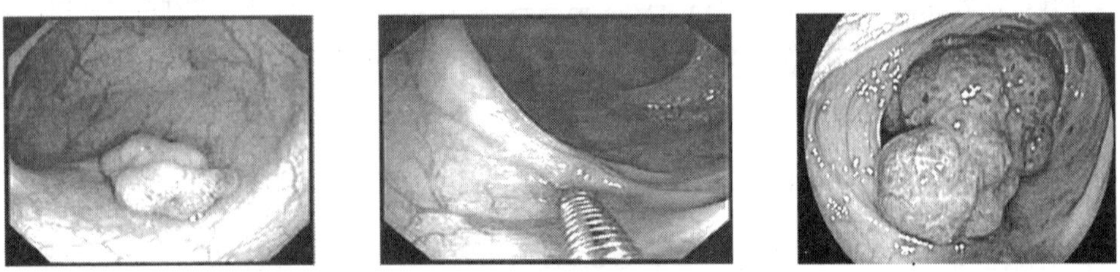

(a) 대장암 전 단계인 물혹 (b) 내시경을 이용해 제거된 모습 (c) 대장암 사진

[그림 5-23] 대장암 발견과 치료

(2) 해부병리학

병리과는 의학의 한 전문분야이며 병리의사는 임상의사의 진료에 있어 필수적인 조직 검사 및 세포 검사 진단을 내린다.

① 병원병리 : 환자로부터 채취된 조직 또는 세포검체를 대상으로 하여 정확한 최종진단을 내린다.

② 조직채취 : 생검이나 수술로 얻으며, 환자의 조직 및 조직액 속의 세포를 현미경으로 관찰하여 진단한다. 환자의 진단이 암인 경우 병기를 결정하여, 임상의사가 치료 방침을 결정하거나 환자의 예후를 예측할 수 있도록 한다.

③ 해부병리학 : 인체의 각 장기의 형태학이다. 장기나 세포, 조직을 육안으로 보거나 현미경으로 본 후 장기의 현재상태와 질병상태를 진단하는 의학의 한 분과로 법의학과 밀접한 관련이 있다. 해부병리학은 영어 Anatomical Pathology을 번역한 용어인데 주로 다루는 검체가 조직인 연유이다. 인체의 다른 성상을 갖는 검체(혈액, 오줌, 체액 등)를 다루는 임상병리와 대칭되는 단어로 사용되었다.

④ 해부병리과 : 세포병리, 부인과 검사, 비부인과 검사, 조직병리 등이 있다.

㉠ 세포병리 : 세포학적 검사는 조직학적 검사와 함께 질병의 진단 및 예후를 추정하여 환자진료에 도움을 준다.

ⓐ 악성종양의 스크린 검사 : 암의 조기 발견에 매우 유용하여 암 예방에 크게 이바지한다.

ⓑ 세포병리 검사 : 부인과 세포 검사와 비부인과 분야로 나눌 수 있다.

- 부인과 분야 : 주로 자궁암 검색을 한다.
- 비부인과 분야는 객담, 소변, 체액을 통해 폐암, 방광암, 전이암 등을 찾아낼 수 있다.
- 세포흡인에 의한 세포학적 검사 : 비교적 간단하고 신속하게 진단을 할 수 있는 검사법이다.

㉡ 부인과 검사 : 자궁경부 도말검사는 자궁경부에서 채취하여 염색한 후 [그림 5-24]와 같이 현미경으로 세포의 이상 유무를 검사하여 산부인과 진찰시 통증없이 간단하게 받을 수 있다. 이는 자궁경부암을 조기발견하기 위한 세포검사(Pap Smear)로서 가임기 여성이라면 누구나 6개월에 한 번씩 정기적으로 받아야 할 가장 기본적인 검사이다.

ⓐ 부인과 세포 검사 : 물에는 약 5만~30만개의 세포가 있는데 이중에 섞여있는 비정상 세포가 발견되면 간단한 조직 검사를 거쳐 확진이 되고, 자궁암의 초기단계에서 질병이 되지가 가능한 부인암 예방에 기여하는 가장 중요한 검사 중 하나이다.

ⓑ 액상세포 검사 : 신체에서 얻어진 세포들을 직접 액상 고정액에 넣은 채로 세포검사실로 보내지므로, 세포의 보존상태가 좋아서 통상적인 세포검사와 비교하여 자궁경부암의 진단율을 높여준다.

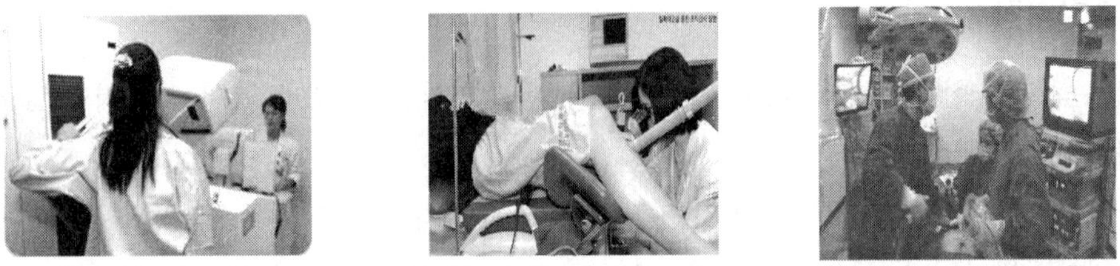

(a) 부인과 유방 검사 (b) 부인과 질 검사 (c) 부인과 자궁 검사

[그림 5-24] 부인과 검사

- 기존 세포 방식과 차이가 없으면서 진단시 불필요한 요소를 제거하고 채취된 검체의 100[%]가 검사에 사용되므로 검사과정에서 소실될 수 있는 세포들을 줄일 수 있다.
- 세포들의 겹침이 없이 단층으로 도말됨으로써 진단 영역의 최소화로 진단시간이 단축되고 판독이 용이하다. 그리고 판독시 발생할 수 있는 오류를 최소화 할 수 있다.

ⓒ 비부인과 검사 : 체액세포병리는 조직을 얻을 수 없는 경우에도 시행 가능하고 체액 속으로 떨어져 나온 세포를 모아서 광학 현미경을 이용 하는 검사로, 방법이 간단하고 여러 번 시행할 수 있어 질병의 조기 진단이나 수술 후 병의 재발에 대한 추적 관찰에 쓰이고 있다.

ⓐ 체강액[9](흉수, 복수등)이나 다양한 인체 분비물(소변, 객담, 유두분비물)에 존재하는 세포에 암세포와 같은 비정상 세포가 섞여 있는지 알아내기 위한 검사이다.

- 객담[10] : 아침 식전에 양치한 후 검체를 받고 소변은 아침 첫 배뇨시의 소변을 받아 검사하는 것이 좋다.
- 세포밀도가 적은 체강액이나 소변 등은 세포자동도말장치로 유리 슬라이드에 도말하며 남은 검체는 원심분리기를 이용한 침전물로 파라핀[11] 블록[12]을 만들어 조직검체와 같이 다양한 방법을 이용하여 검사할 수 있게 한다.

ⓑ 검사세침흡인 검사 : 가는 바늘을 사용하여 촉지되는 병소 혹은 방사선상 공간점유병소을 흡인하여 얻은 검사물에서 병적 세포를 찾는 세포학적 진단 방법이다.

- 세침흡인 검사 : 신체의 모든 부위에서 검사를 시행할 수 있다.

---

9) 체강액 : 체액으로부터 만들어지지만 체액구획에는 영향을 미치지 못하는 체약이다.

10) 객담 : 기관지나 폐에서 유래되는 분비물로서 정상인도 하루에 100[ml] 정도 분비되지만 무의식적으로 삼키므로 객담을 느끼지 못하고 지내는 것이 보통이다. 그러나 여러 가지 폐질환으로 인하여 객담 분비량과 배출량이 증가하면 병적 증상의 하나로 기침과 동시에 배출 횟수와 배출량이 증가하게 된다.

11) 파라핀 : 상온에서 백색고형의 탄화수소화합물의 납과 같은 물질로 원유 또는 천연에 존재하는 지납(地)으로 만든다. 60[℃] 전후의 낮은 융점을 가지며, 유기용매에 녹는다

12) 파라핀 블록 : 파라핀을 침투시켜서 조직을 고형화한 것이다.

① 상온에서는 경도가 있으며 특별한 나이프로 자르면 4[m] 정도의 두께로 자르는데, 이를 박절(薄切)이라고 하며, 염색액으로 염색해서 현미경하에서 보인다.

② 파라핀으로 굳힌 조직은 반영구적으로 보존이 가능하며, 필요에 따라서 추출해서 새로운 조직표본을 제작할 수 있다.

- 표재성 종괴 : 특히 더욱 용이하게 흡인할 수 있다.
- 복부기관의 종괴(췌장, 간장) 절제 시 수술의 범위를 결정하는데 도움을 줄 수 있다.
- 초음파 촬영술과 전산화 단층 촬영술과 같은 투시 장비의 유도를 받아 폐장, 간장, 췌장처럼 깊은 곳에 위치한 병변을 정확하게 흡인하여 검사할 수 있다.
- 검사 방법 : 마취를 하지 않고 만져지는 종괴에 가느다란 주사침(보통 23G 주사침 사용)을 찔러 주사기내 음압을 이용하여 세포를 흡인한 후에 유리 슬라이드에 도말하여 염색한 후 세포의 형태를 관찰하여 진단한다.

ⓒ 세침흡인 검사의 장점 : 조직 절제수술을 할 필요가 없어 심리적 불안, 통증, 흉터 등의 불편함을 겪지 않고 신속 정확하게 결과를 얻을 수 있으며 경비가 절약된다. 일부의 경우에 세침흡인 검사 후 추가적으로 조직 검사를 시행해야만 진단이 가능한 경우도 있다.

ⓔ 조직병리 : 조직 검사는 생체의 일부에서 절제한 조직으로 현미경표본을 만들고 그 표본을 병리전문의가 [그림 5-25]와 같이 관찰하여 병변에 따라 병리 조직학적 진단을 내리는 검사이다. 이 진단에 기초하여 임상의사는 치료방침을 결정하여 환자를 치료한다.

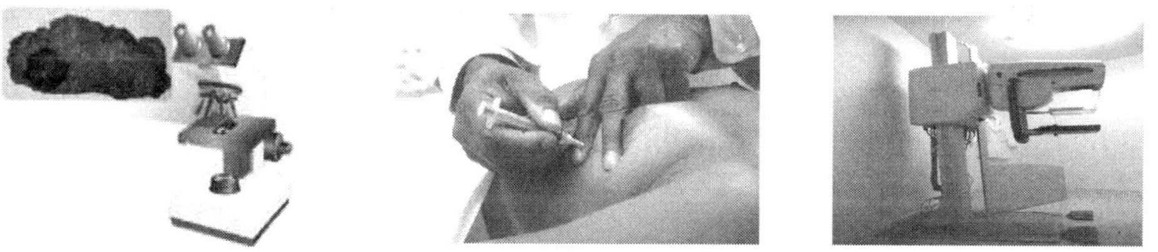

(a) 수술병리 조직 검사 (b) 침생검병리 조직 검사 (c) 조직 검사기기

[그림 5-25] 조직병리

ⓐ 조직병리사의 역할 : 병리 과에 접수된 검체를 적절히 처리하여 목적에 따라 좋은 조직표본을 신속하게 제작해내는 것이 가장 중요한 임무이다.

ⓑ 최근 조직표본 제작에 관한 기술이 빠르게 발달하여 제작방법에 따른 폭넓은 지식이 요구되고 있다.

ⓒ 조직 검사 : 표본제작자의 기술과 경험에 의해 표본의 질이 결정되고 표본의 질적 차이가 곧 진단의 정보를 좌·우한다.

(3) 세포병리학

질병의 원인을 세포단계에서 구명하는 병리학의 한 분야로 1958년 독일의 병리학자 R. 파르호가 병리학설을 주장하여 근대적 병리학의 기초를 세웠다.

인체는 [그림 5-26]과 같이 무수한 세포로 구성되는 유기체이며, 그 복잡한 생활현상은 각 세포의 완전한 기능적 분업에 의해 이루어지고 질병은 세포 또는 세포군이 이상상태로 빠질 때에 발현한다고 주장했다. 또한 그는 그 때까지 제창되고 있던 세포의 자연발생설을 배제하고 세포는 반드시 세포에서 생긴다는 새로운 학설을 발표했다.

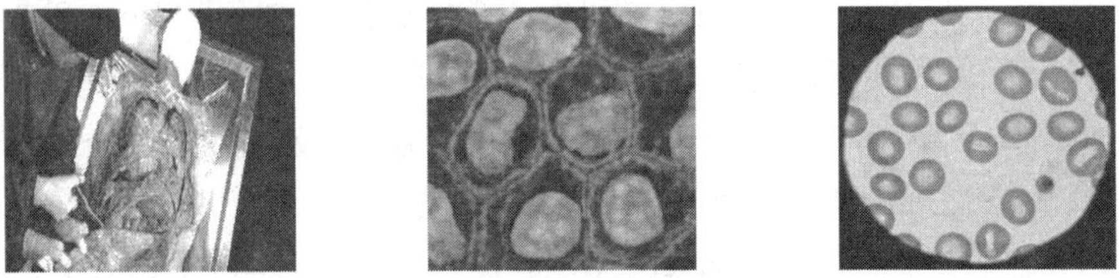

(a) 해부 하는 모습 (b) 세포염색체 (c) 혈액세포

[그림 5-26] 해부 하는 모습과 세포

(4) 조직병리학

병징학, 병원학, 병태생리학과 같이 병리학의 1분야로, 병에 걸린 (식물)조직, 세포변화를 육안적, 현미경적, 조직화학적 또는 전자현미경적 관찰로 건전조직, 세포와 비교하여 이상을 연구함과 동시에 감염, 발병의 기구를 해명하는 학문으로 조직병리학은 병태해부학과 동의어이다.

① 조직병리학 : 병태생리학과 대비된다. 병에 걸린 조직, 세포에서는 반드시 생리기능의 변화가 일어나는데 병태생리학에서는 이 변화를 물질 또는 효소활성 등의 변화로서 파악하려고 하는 것이다.
② 생리기능의 변화는 반드시 조직, 세포의 형태에도 반영해야 할 것이고 이것을 [그림 5-27]과 같이 육안, 현미경, 조직화학, 전자현미경에 의해 파악한다.
③ 병태생리학과 서로 보완하면서 새로운 진단기법의 개발, 감염, 발병의 기구의 해명을 목표로 하고 있다.

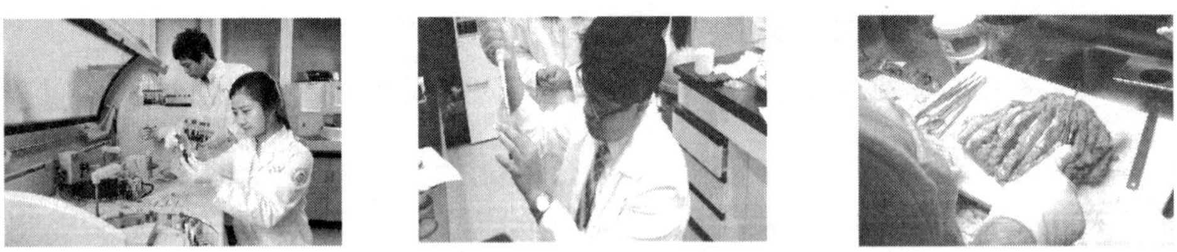

(a) 임상병리 연구모습 (b) 암세포조직 연구모습

[그림 5-27] 임상병리 연구모습과 암세포조직 연구모습

(5) 실험병리학

사람의 병변규명에는 인체병리학을 빼놓을 수 없는데 질병의 종말밖에 알 수가 없고 그 과정을 경시적으로 구명하는데 무리가 있다.

실험병리학은 사람 이외의 동물을 사용해 사람에게서 있는 것과 동일한 질병을 실험적으로 재현해서 인체병리학에서는 얻지 못하는 관찰의 부족을 보완하고 그 성립양상을 규명하며 또 치료방법의 개발을 목적으로 하는 병리학의 한 영역이다.

(6) 병리과

환자로부터 채취된 조직 또는 세포 검체를 관찰하고 분석하여 정확한 최종 진단을 내리는 것을 목표로 하고 있다. 인체의 조직을 현미경으로 관찰하여 악성종양(암)뿐만 아니라 양성종양 및 염증성 질환 등을 진단한다.

수술조직은 질병의 원인과 진단을 알아내고 향후 치료방침에 도움이 되는 정보를 제공한다.

① 검사종류 : 병리과가 행하는 검사로 조직병리 검사, 세포병리 검사, 면역염색 검사, 전자현미경 검사, 분자병리 검사, 부검 등이 있다.

㉠ 조직병리 검사 : 병리과에서 하는 일 중 가장 기본적이고 광범위한 것으로, 내시경 및 영상 중재적 시술을 통한 [그림 5-28]과 같이 생검조직 또는 수술로 채취한 인체 조직을 광학현미경 검사를 통해 진단을 하는 분야이다.

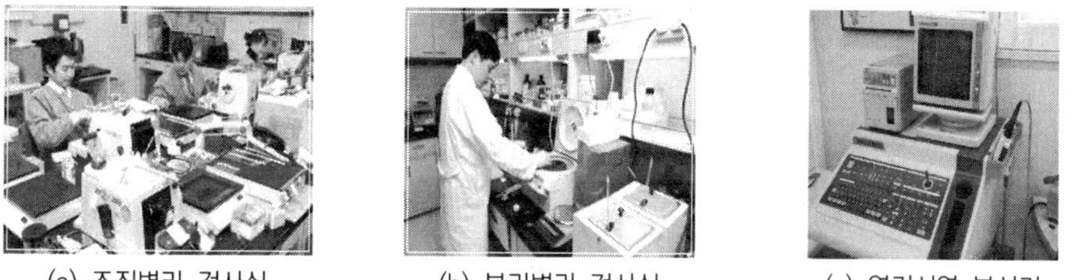

(a) 조직병리 검사실 (b) 분리병리 검사실 (c) 염기서열 분석기

[그림 5-28] 각종병리 검사실과 염기서열 분석기

ⓐ 종양환자는 병기를 결정하여 예후를 예측하고, 종양표지자를 찾아 내서 환자의 특성에 맞는 맞춤치료를 시행하는데 중요한 역할을 하고 있다.

ⓑ 수술장 동결절편실에서는 수술 중 진단과 수술 절연면에 종양세포의 침윤 여부를 진단함으로써 근치적 수술을 위한 정보를 제공한다.

㉡ 분자병리 검사 : 조직이나 세포병리 검체를 대상으로 하여 중합효소연쇄반응(PCR)[13], 동소교잡반응(FISH)[14], 염기서열분석, 현미부수체[15]불안정성 검사(MSI) 등의 방법을 통해 세포내 DNA 변화를 알아내는 검사이다.

---

13) 중합효소연쇄반응 : 유전물질의 특정 부분을 증식시키는 것이다.
14) 형광동소교잡반응 : 세포유전학에 분자유전적 기법을 접목시킨 형태이다.
15) 현미부수체 : 인간의 전체 유전자 중 짧은(10개 미만) 염기서열이 여러 번 반복되는 부위이다.

㉢ 세포병리 검사 : 소변, 객담, 복수, 흉수 등의 체액을 대상 으로 하는 [그림 5-29]와 같이 체액세포 검사, 유방종괴, 갑상선종괴 등을 주사바늘로 찔러 세포를 얻어 검사하는 흡인세침 검사, 자궁질도말 검사 등이 있다.

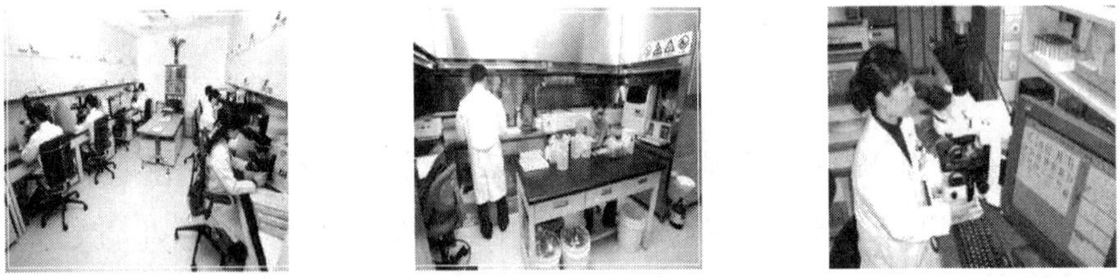

[그림 5-29] 세포병리 검사 사진

② 외과병리 검사 : 수술, 생검 등의 외과적 시술을 통하여 채취한 병변 부위 조직의 미세한 구조를 관찰하여 병변에 대한 확정적인 진단을 내린다. 생검조직 검사, 동결절편 검사, 수술 조직에 대한 병리 검사가 있다.

㉠ 생검조직 검사 : 병변 부위 중 가장 대표적인 부위를 일부 채취하여 [그림 5-30]과 같이 병리학적으로 검사하여 진단하는 검사이다.

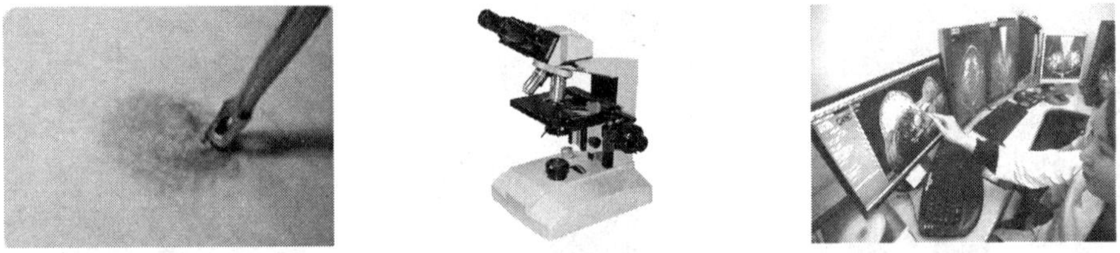

(a) 병변채취 (b) 현미경 (c) 생검조직 검사

[그림 5-30] 생검조직 검사

㉡ 동결절편 검사 : 제거한 종양의 가장자리 부분을 검사하여 종양이 있는지 검사하고, 종양이 발견되지 않는다면 절연면에 종양이 남아 있지 않은 상태이다. 종양을 제거 후에 절연면에 종양이 남아있는지 알고자 할 때 간편하고 빠르게 확인할 수 있다(그림 5-31).

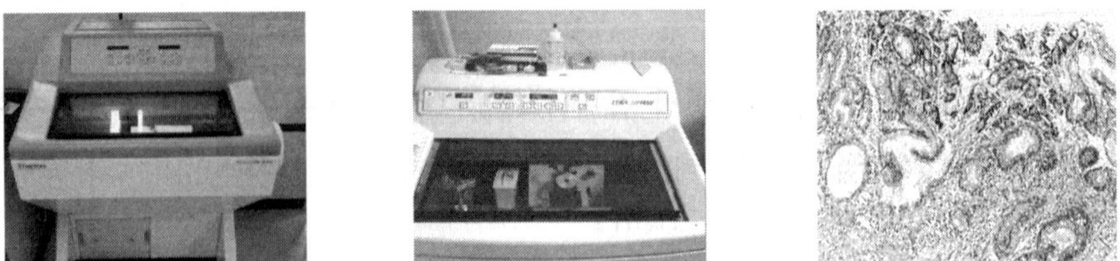

(a) 동결절편기 (b) 절연면조직 검사

[그림 5-31] 동결절편 검사

ⓒ 수술조직에 대한 병리 검사 : 수술이 끝나고 환자로부터 떼어낸 모든 조직은 [그림 5-32]와 같이 병리과에서 검사를 하게 된다. 관찰하고 필요할 경우 사진 등으로 기록을 남기고 대표적인 병변부위를 유리슬라이드에 보관하기도 한다. 이러한 자료는 환자가 앓는 질병은 물론이고 다양한 정보가 들어있어 해당 전문가에 의하여 자세히 관찰되고 담당의에게 보고된다.

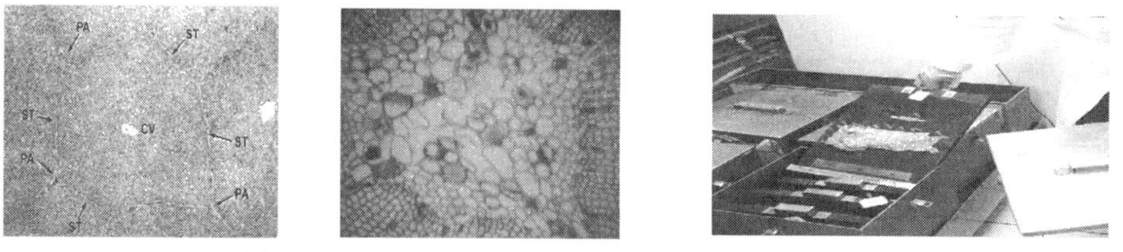

(a) 조직관찰　　　(b) 코르크 판에 꽂아 포르말린에 담궈 보관

[그림 5-32] 수술조직에 대한 병리 검사

③ 세포병리 검사 : 환자로부터 자연스럽게 배출되는 세포나 환자에게 가능한 고통을 주지 않는 방법으로 채취할 수 있는 세포들을 모아 현미경으로 관찰한다. 현미경 관찰을 통하여 [그림 5-33]과 같이 암세포, 감염, 염증 등 특별한 질환을 확인한다.

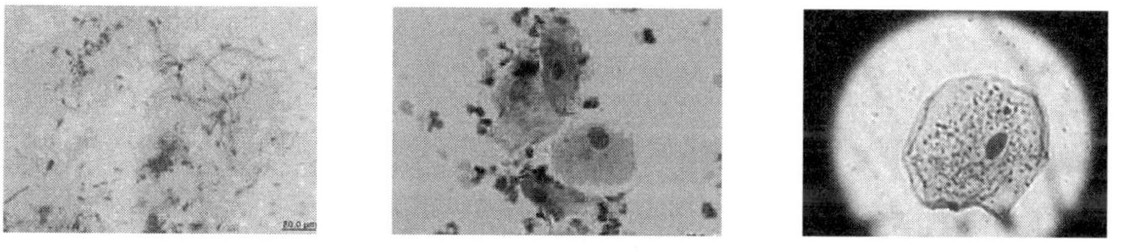

[그림 5-33] 세포병리 검사(현미경 확대 세포 관찰)

④ 면역병리 검사 : 형태적인 소견만으로 정확한 진단을 내리기 어려울 경우 면역병리 검사를 추가로 실시된다. 환자로부터 [그림 5-34]와 같이 생검 혹은 수술조직을 대상으로 각 종양의 단백질 발현양상을 분석한다.

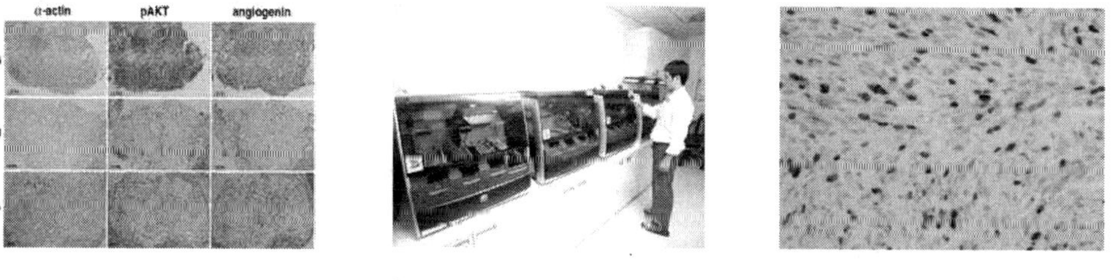

[그림 5-34] 면역병리 검사

㉠ 미분화 종양의 감별진단 : 조직 또는 종양이 원래의 모습을 잃어버려 형태적인 소견만으로 진단을 내리기 어려운 경우를 조직이나 종양이 미분화되었다고 한다. 이러한 경우 [그림 5-35]와 같이 여러 항체들을 이용하여 항체의 발현여부를 확인한다.

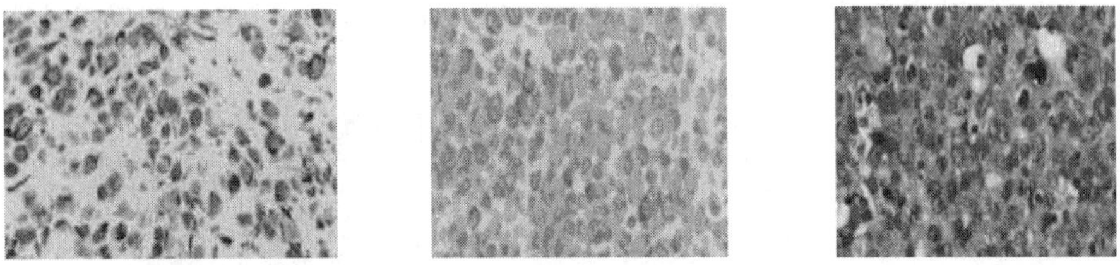

(a) 사이토케라틴 항체반응 (b) 바이멘틴 항체반응 (c) CD45

[그림 5-35] 미분화 종양의 감별진단

㉡ 전이성종양의 기원 장기 추정 : 종양이 여러 장기에서 발견될 경우 처음에 시작된 장기가 어느 곳인지 알기 어려워진다. 처음 시작한 장기가 어느 곳인지 알아야 적절한 항암제를 선택할 수 있으므로 특정 장기에 발현하는 항체를 이용한 면역병리 검사를 [그림 5-36]과 같이 실시한다.

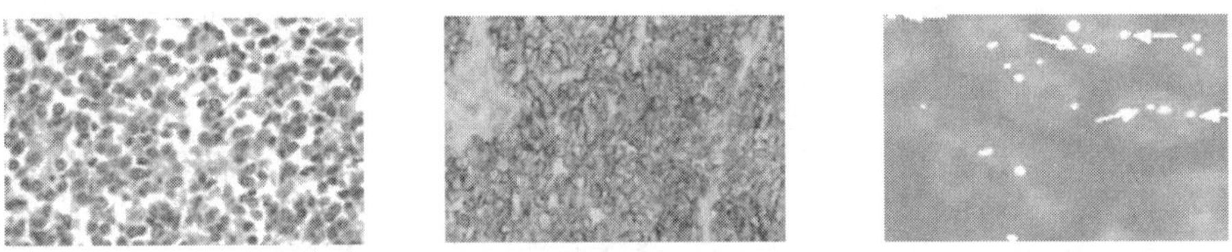

(a) 조직 검사 (b) 면역병리 검사 (c) 분자병리 검사

[그림 5-36] 전이성종양의 기원 장기 추정

㉢ 림프종과 백혈병의 진단 : 림프구들은 모두 비슷하여 형태학적 소견만으로 진단을 내리기 어렵고 [그림 5-37]과 같이 림프종의 감별진단을 위해서는 여러 가지 항체를 사용한 면역병리 검사가 필요하다.

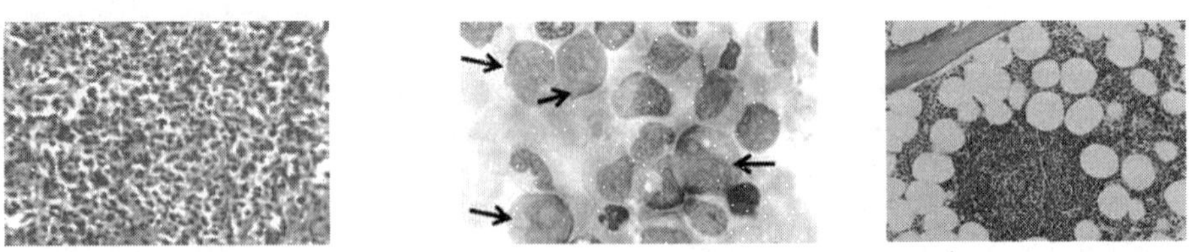

(a) 미만성거대 B세포 림프종의 조직 검사 (b) 백혈병 세포 (c) 림프구 백혈병 진단

[그림 5-37] 림프종과 백혈병의 진단

㉣ 치료방침결정과 예후추정 : 치료방침을 결정하고 예후를 추정하기 위하여 면역병리 검사를 실시하게 된다. [그림 5-38]과 같이 치료에 앞서 치료가 효과가 있을 것인지 검사를 하고 방침을 정하게 된다.

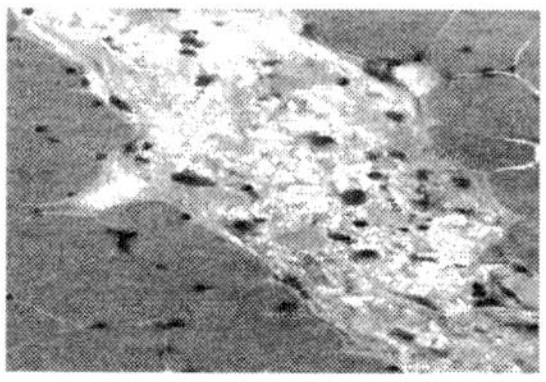
(a) 치료효과 조사

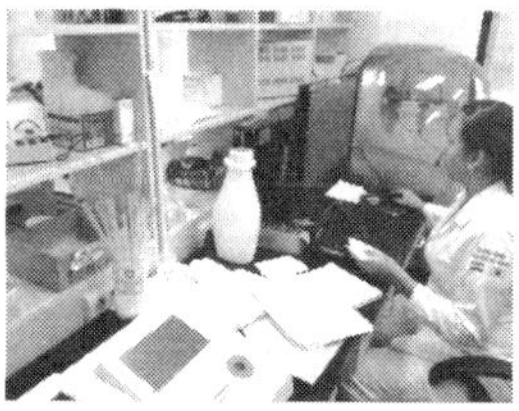
(b) 예후관찰

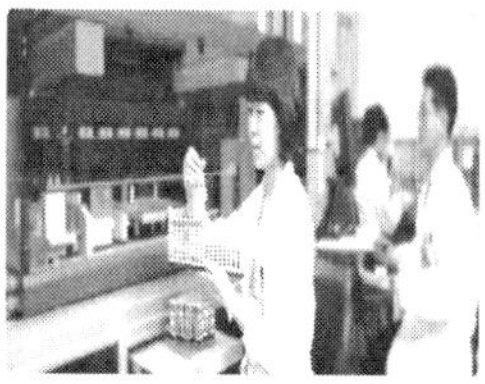
(c) 예후추정

[그림 5-38] 치료방침결정과 예후추정

⑤ 분자병리 검사 : DNA(Deoxyribo Nucleic Acid), RNA(Ribo Nucleic Acid) 등 핵산을 추출하여 유전자의 변화를 검사한다.

㉠ 중합효소연쇄반응 검사 : 미량의 핵산을 증폭시켜 민감도를 높인다. 소량의 핵산으로 분석이 가능하게 되어 감염성 균의 존재 여부를 검사하는데 [그림 5-39]와 같이 많이 이용된다.

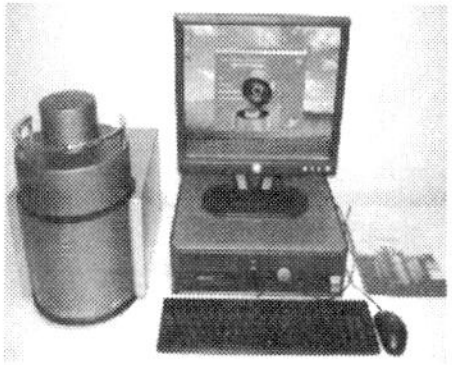
(a) 중합효소연쇄반응기

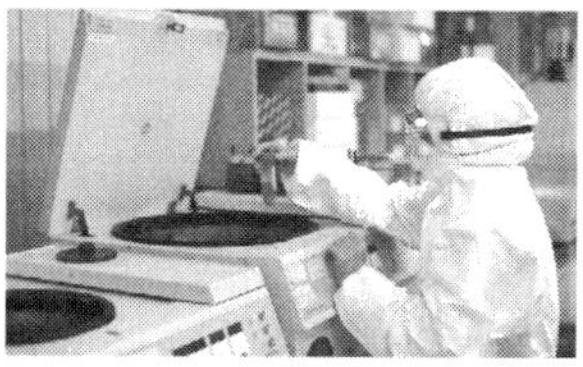
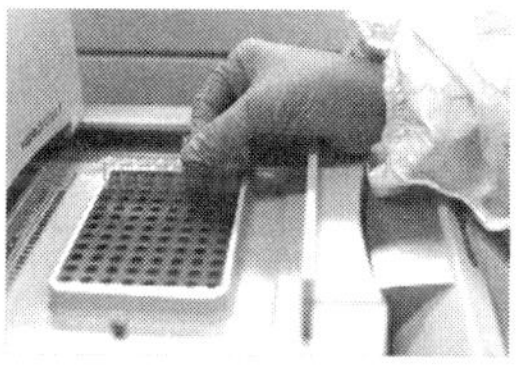
(b) 연쇄반응 검사

[그림 5-39] 중합효소연쇄반응 검사

㉡ 형광동소교잡반응 검사 : 검사하고자 하는 유전자에 상보적인 DNA를 환자로부터 얻은 세포 혹은 조직에 직접 결합시켜 암세포에서 [그림 5-40]과 같이 그 유전자의 증폭, 결손, 전위 등이 있는지 분석한다.

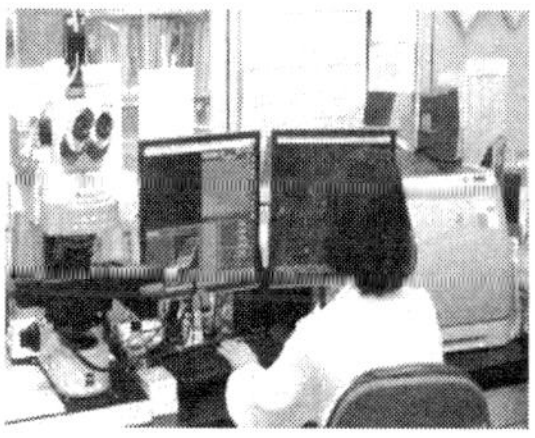
(a) 검사 분석

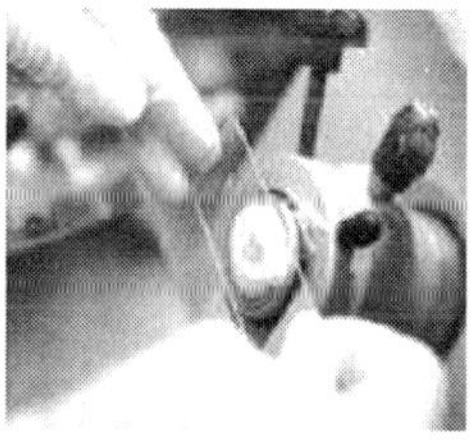
(b) 형광동소교잡반응 검사

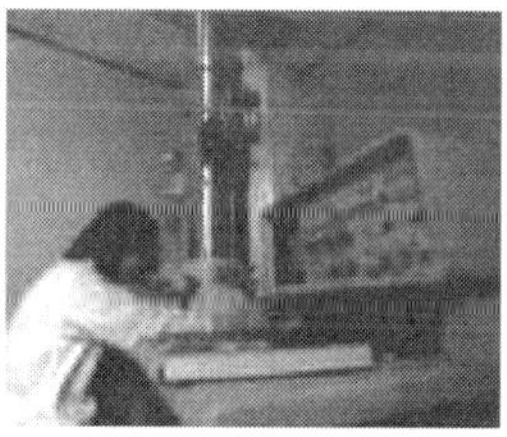
(c) 형광동소교잡반응 검사

[그림 5-40] 형광동소교잡반응 검사

㉢ 염기서열분석 검사 : DNA는 A, T, G, C의 4가지 염기로 구성되어 있다. 이 조합에 따라 유전정보가 달라지고 세포는 유전정보에 따라 단백질을 생성한다.

ⓐ DNA 염기서열이 정상과 달라지는 것을 [그림 5-41]과 같이 돌연변이라고 하고 이렇게 달라진 세포는 정상과 다른 단백질을 생성한다. 이러한 돌연변이는 진단 및 예후 추정 및 치료반응에 영향을 미치게 된다.

ⓑ 환자로부터 핵산을 추출하여 필요한 유전자 부위를 중합효소 연쇄반응으로 선택적으로 증폭시키고 염기서열 분석기를 통하여 DNA 유전정보를 알 수 있다.

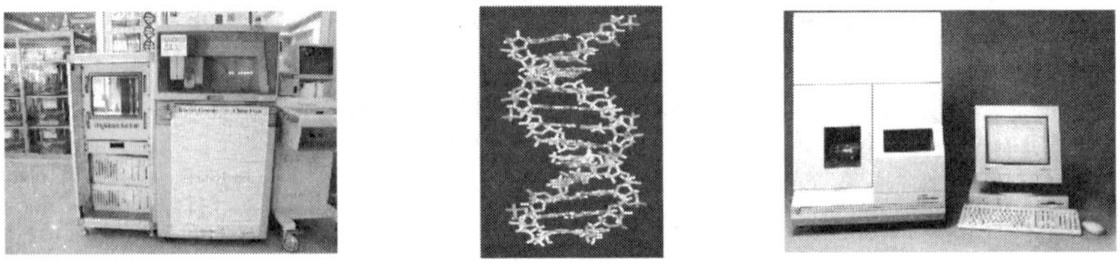

(a) DNA 분석기 (b) DNA (c) 염기서열 분석기

[그림 5-41] 염기서열분석 검사

㉣ 현미부수체 불안정성 검사 : 현미부수체는 인간의 전체 유전자 중에서 10개 미만의 짧은 염기 서열이 여러 번 반복되는 부위이다.

ⓐ DNA의 이상을 복구하는 유전자의 돌연변이에 의하여 현미부수체의 불안정이 생길 수 있으며 이러한 상태는 가족성 암을 유발할 수 있다.

ⓑ 정상세포와 암세포를 비교하여 [그림 5-42]와 같이 현미부수체 불안정성이 있는지 검사할 수 있다.

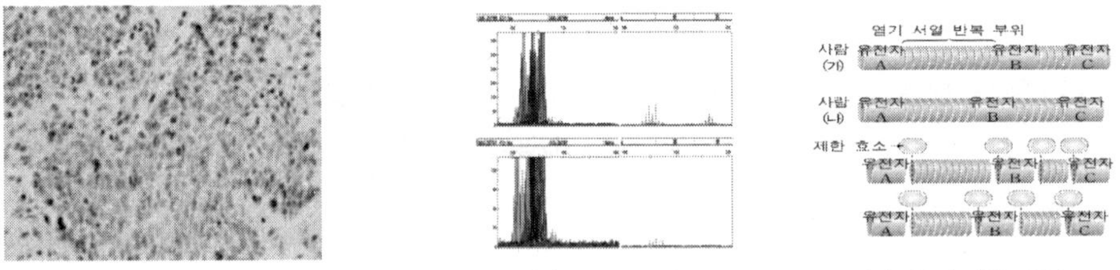

(a) 난소 상피암에서 현미부수체 불안정성 (b) 검사 결과 (c) 염기서열 반복

[그림 5-42] 현미부수체 불안정성 검사

㉤ 인간유두종 바이러스 검사 : 인간유두종 바이러스는 자궁경부암을 일으키는 바이러스이다. 대부분은 감염되어도 자연적으로 치유가 되지만 일부 여성은 사라지지 않고 남아 자궁경부암을 일으키게 된다. 일반적으로 시행되는 자궁세포 도망검사에서는 자궁경부암을 발견하기 어렵다. [그림 5-43]과 같이 자궁경부세포 검사시에 채취한 표본에서 DNA를 추출하여

바이러스 감염여부와 형태를 알 수 있는 분자병리 검사이다.

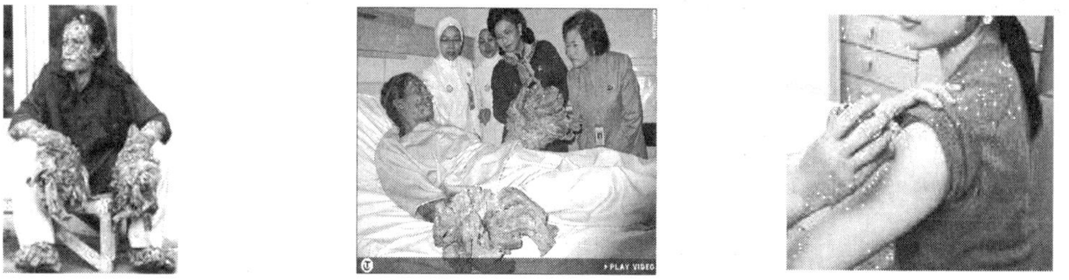

(a) 인간유두종 바이러스에 감염된 사람 (b) 인간유두종 바이러스 예방접종

[그림 5-43] 인간유두종 바이러스 검사

⑥ 부검 : 사후에 인체를 해부하여 의학적인 검사를 시행하여 정확한 병명을 밝힌다.

㉠ 병리과에서는 법적인 문제와 관련이 없는 질병에 의한 사망에 한하여 부검이 이루어진다.

㉡ 사망의 원인을 밝히기 위하여 [그림 5-44]와 같이 인체의 모든 장기에 병리학적 검사를 시행한다.

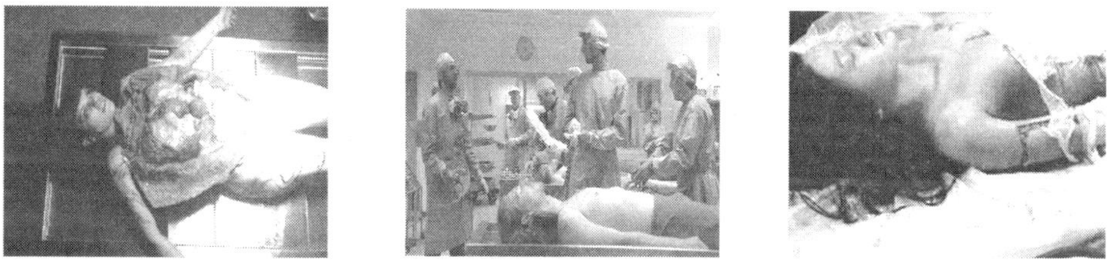

[그림 5-44] 부 검

⑦ 자문 : 병리의사는 다양한 방식으로 자문 역할을 수행하게 되고, 이는 임상자문과 연구자문으로 나누어진다.

㉠ 임상자문 : 임상의사의 요청에 따라 환자의 진단과 관련된 병리적 정보를 제공하게 되고 이러한 정보는 여러 의학을 포괄하는 다원적 협력에 있어서 중요한 요소가 된다. 또한 환자 증례에 관한 토의에 참여하여 환자의 정확한 진단과 치료를 위하여 임상의사와 협력한다.

㉡ 연구자문 : 진단하고 남은 환자의 잉여조직을 특별한 조건 내에서 조직은행에 보관하고 있는데, 이러한 조직은 연구에 적극적으로 활용되고 신의료기술이나 신약품개발에 중요한 연구 재료가 된다.

㉢ 병리의사는 환자의 신상을 노출하지 않은 상태로 조직검체와 정보를 제공한다.

제 3 절 혈액학과(Hematology)

조혈기 계통에서 발생되는 각종 혈액 질환에 대한 외래진료와 입원환자에 대한 혈액학적인 문제에 대한 자문과 협의진료에 임하여 관련 검사실을 이용한 특수검사시행과 일반적인 치료뿐만 아니라 조혈모세포이식술을 활용한 혈액 및 고형암의 고용량치료에 대한 프로그램에도 관여한다.

혈액학자(Hematologist)는 혈액 및 조혈기관과 그에 관련된 여러 가지 생리, 병리현상에 관한 학문이다. 혈액·혈구발생·형태·생리·생화학·병리에서부터 정상 및 병적 상태에 있어서의 조혈기관[16]의 상태에 관한 연구를 비롯해 혈구의 발생·분화·형태·기능 및 액체성분 중 특히 항원-항체반응을 중심으로 한 면역학·혈청학·지혈·혈전에 관한 혈액응고학, 백혈구 내의 염색체 핵형분석 등의 세포유전학으로 다양하게 파생되고 있다.

1. 치료과목

혈액학자가 치료하는 항목에는 다발성 골수종, 혈소판 질환, 백혈병, 빈혈, 혈액암, 악성림프종, 급성골수성 백혈병, 골수이형성 증후군 등이 있다.

(1) 악성림프종

림프계내의 림프구가 비정상적으로 증식하여 [그림 5-45]와 같이 림프절이 커지는(림프절종대) 악성종양이다. 그 원인으로는 면역능력이 약화되는 AIDS(에이즈)병이나 EBV(에프스타인-바바이러스)나 HTLV(사람T세포백혈병바이러스 I), 헬리코박터균 감염 시에 잘 생기고 육식섭취증가, 살충제와 염색약 사용, 방사선 노출과 흡연이 관계있는 것으로 추정되고 있다. 우리나라에서는 매년 2,000명 정도 발병하고 있으며 전체 악성종양의 약 6[%] 정도 차지하고 있다.

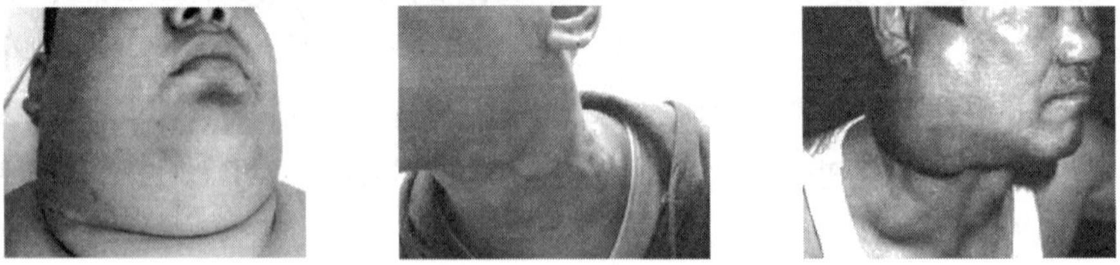

[그림 5-45] 악성림프종

16) 조혈기관 : 태아의 간, 골수, 비장, 림프절 등의 기관이다.

(2) 급성골수성 백혈병

골수계 백혈구가 암적현상에 의해 무제한 증식되고, 정상적인 백혈구는 거의 생산되지 못하고 감염이 잘 생기며, 적혈구와 혈소판의 생산도 억제되어 빈혈이 생기고 혈소판 감소증으로 [그림 5-46]과 같이 출혈이 되는 혈액 질환이다.

원인은 일부 바이러스, 방사선조사, 유기용매와 환경적인 요인이 제시되고 있다. 50세 이상 남성에서 2배 이상 발병이 증가하였고 이는 성인 백혈병의 80[%]를 차지하고, 신속한 진단과 치료가 요망되는 급성 질환이다.

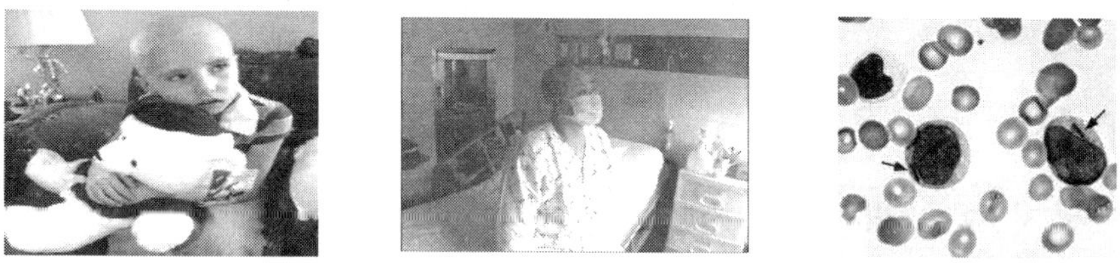

[그림 5-46] 급성골수성 백혈병

(3) 골수이형성 증후군

골수이형성증(골수형성이상 증후군)은 골수에 비정상적인 조혈세포가 있어 혈액세포 생성이 비효율적으로 이루어지며 세포의 성장과 분화에 장애를 가져와 범 혈구감소증이 나타나는 여러 질환을 포함한다(그림 5-47).

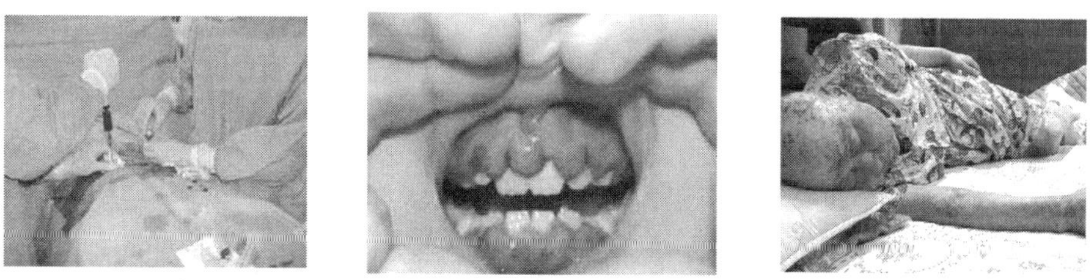

(a) 골수조혈모세포 채취 (b) 골수이형성 증후군 환자 (c) 골수이형성 증후군 환자

[그림 5-47] 골수이형성 증후군

(4) 다발성 골수종

형질세포(Plasma Cell)[17]는 골수의 조혈모세포(Stem Cell)에서 유래되며, B림프구가 항원에 자극을 받아 최종적으로 분화된 세포이다.

---

17) 형질세포 : 림프구가 변형된 특수한 세포로, 결합조직 등에 존재하는데, 구형의 세포이며, 거의 공 모양의 핵이 한쪽 끝에 편재하고 핵의 염색질이 차축상(車軸狀)으로 배열해 있는 것이 특징이다.

① 형질세포 : 우리의 몸에서 면역체계의 중요한 부분을 담당하며 바이러스와 같은 병원체를 공격하는 항체를 생산한다.

② 다발성 수종 : 형질세포가 비정상적으로 분화 및 증식되어 나타나는 혈액암이다.

③ 비정상적인 형질세포를 골수종세포(Myeloma Cell)라고 하며, 종양을 만들고 뼈를 녹여 통증을 유발하고 잘 부러지게 한다. 또한 골수를 침범하여 백혈구, 적혈구, 혈소판 수치를 감소시켜 빈혈, 감염, 및 출혈의 위험도가 증가하게 된다.

④ 골수종세포 : 비정상 면역단백인 M단백질(M Protein)[18]을 만들어 내는데, 혈액의 농도가 진해져서 혈액과점도증후군을 초래하거나 신장에 손상을 주기도 한다.

(5) 혈소판 질환

혈액의 응고와 지혈을 담당하는 혈액 내 성분인 혈소판의 수가 감소하는 현상이다.

정상적으로 혈액 내에는 1[l]당 130,000~400,000개의 혈소판이 존재하며, 이보다 혈소판 수치가 감소한 경우를 혈소판 감소증이라 한다.

① 골수에서 혈소판의 형성이 감소하거나 비장 같은 특정 기관에 혈소판이 포획, 또는 혈소판의 파괴속도가 증가하는 경우 발생하게 된다.

② 일반적으로 경도의 혈소판 감소증이 있을 때는 별다른 증상이 생기지 않으나, 정도가 심해질수록 출혈 경향이 증가하여 양치질할 때 잇몸에서 출혈이 발생하거나 [그림 5-48]과 같이 피부에 멍이 잘 들 수 있다.

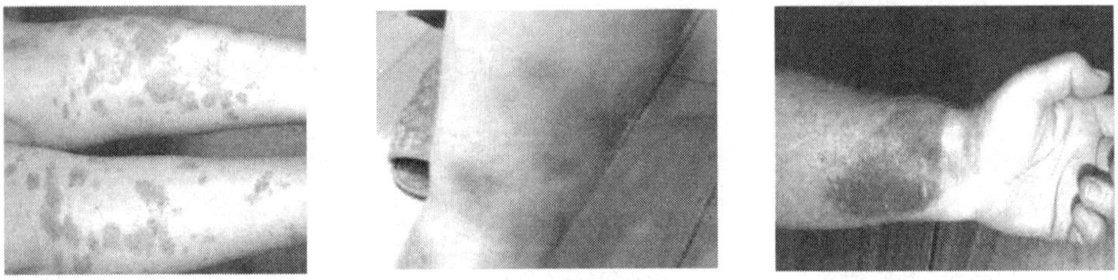

[그림 5-48] 혈소판감소증 환자

18) M단백질 : 횡문근의 미량구조조절단백질. 분자량 165,000. 염용액 내에서도 165,000의 단일사슬로 존재하며, 침강상수는 약 5S이다.
① 근원섬유 분절의 중앙부에 있고, 미오신필라멘트를 지탱하고있는 M선을 구성하고 있다.
② 미오신필라멘트에 결합하고, 그결합부위는 미오신분자의 목의 부분이다.
③ 미오신 1몰에 M단백질1몰이 결합한다.
④ M단백질 : M선의 M가교로서 미오신필라멘트 사이를 연결하고 있는 것이다.
⑤ M선 : M단백질 외에 크레아틴인산화효소와 미오메신(분자량 190,000)의존재를 형광항체법으로 확인할 수 있다.

③ 20,000[/ l] 이하로 감소하면 외상이 없이도 주요 장기에 출혈이 발생할 수 있기 때문에 안정 및 치료가 필요하다.

④ 원인 질환 : 사용하는 약물에 의한 일시적 현상, 세균성 혹은 바이러스성 감염, 간경화, 항암제로 인한 골수 억제, 특발성 혈소판 감소증[19], 급성 백혈병, 재생 불량성 빈혈 등 다양한 원인으로 발생한다.

(6) 백혈병

혈액세포, 특히 백혈구가 이상 증식하는 혈액종양의 일종이다.

제대로 성숙하지 못한 백혈구가 대량으로 혈액 속에 존재하므로 백혈병이라 한다.

① 백혈구의 비정상적인 증식에 비해, 정상적인 혈구세포의 수는 극히 적어지게 되어 면역기능은 물론 산소운반이나 영양공급과 같은 기본적인 혈액의 기능을 수행할 수 없게 된다.

② 비정상적인 백혈구는 자가면역 질환과 유사한 반응을 일으켜 정상조직을 파괴하기도 한다.

③ 방사능물질을 가까이 하거나 고압선 근처에 거주 할 경우 걸릴 가능성이 높다

(7) 빈 혈

말초 혈액 중에 헤모글로빈 농도가 감소한 상태이다.

① 헤모글로빈이 부족해지면서 혈액의 산소운반기능이 떨어져 얼굴이 창백해지고 쉽게 피로해진다.

② 세계보건기구는 빈혈의 진단 기준을 혈중 헤모글로빈 농도 13[g/dL](남성) 또는 12[g/dL](여성)이하로 정의하고 있다.

③ 임산부의 경우에는 체중과 혈장량의 증가를 감안해 11[g/dL] 이하로 정의한다.

(8) 혈액암

서이 내부분의 보든 중에서 발생하며 비타민K 결핍이나 응고이상으로 혈액 내에 생기는 모든 암을 포함한다. 또한 림프절, 림프기관, 조혈기관에 악성종양이 생기는 것도 포함한다.

19) 특발성 혈소판 감소증 : 면역기전에 의해 혈소판이 파괴되면서 혈소판 감소증 및 출혈 경향을 나타내는 질환이다.

제4절 진단방사선과(영상의학과 : Diagnostic Radiology, Radiology)

뢴트겐(Wilhelm Conrad Roentgen)이 1895년 11월 8일 X-선을 발견하고 이를 'X-선 방사(X-Radiation)'라고 하였는데 현재 영상의학 분야에서도 이 용어가 쓰이고 있다. 이후 X-선을 인체에 투과하면 인체의 내부구조물을 볼 수 있고, 단순 방사선촬영은 영상의학 분야에서는 약 50년간 인체내부의 영상을 얻을 수 있는 유일한 기법으로 진단 및 치료분야에 이바지해 왔다.

① 영상의학전문의(Radiology Medicine Physician) : X-선을 이용하여 환자를 다루는 전문의로서 예전에 일반인들에게 엑스레이(X-ray)과로 불리었던 과로 X-선 촬영뿐만 아니라 전자기장, 초음파 등을 이용하여 신체 부위의 영상을 획득하여 질병을 진단하고 치료하는 전문의다. 병원 또는 의료기관마다 조금씩 차이가 있으나 환자나 보호자들이 영상의학과 의사를 직접 만나는 일은 조직생검을 받거나 또는 중재적 시술을 받는 등의 경우를 제외하고는 매우 드물다. 환자의 진단과 치료에 대해 임상의사는 영상의학과전문의와 함께 회의를 하여 결정하고, 환자나 보호자들은 영상의 결과를 영상의학과전문의 판독을 결정적으로 참조한 임상의사들을 통해 듣게 되는 것이다.

② 방사선의학 : X-선분야와 방사성동위원소를 이용하는 핵의학분야로 분류된다.

㉠ X-선을 이용한 질병의 진단 : X-선이 신체 내의 조직 또는 이물 등에 흡수, 산란되는 차에 의하여 X-선의 강도 변화를 형광물질, 필름에 투영시켜 그 투과된 양상을 보고 진단을 내리는 것이다.

㉡ 핵의학분야 : 사이클로트론이나 원자로에서 만들어진 방사성동위원소나 여러 핵종으로 질병을 진단, 치료, 생체 내의 대사연구를 한다.

③ 의료기관에서의 방사선과 : 영상의학과, 핵의학과, 방사선종양학과가 있다.

㉠ 방사선발생장치 및 전자기장, 초음파 등을 이용하여 신체부위의 영상을 획득하고, 인체의 이상 여부를 검사하는 진료과라고 할 수 있다.

㉡ 단순 방사선(X-선) 촬영, 조영제를 사용한 촬영 및 투시검사, 컴퓨터 단층촬영(CT), 자기공명영상(MRI), 초음파 검사(US), 중재적 방사선학까지 다양한 검사방법으로 고해상도의 영상을 만들고 이러한 영상기술을 보고 환자의 질병상태를 정확하게 판단할 수 있도록 지원한다.

④ 컴퓨터기술의 발달은 뛰어난 고해상도 디지털영상 획득을 가능하게 하였다.

㉠ 3차원으로 영상을 구성, 영상진단의 획기적인 발달을 가져왔다. 이러한 점은 조직생검, 혈관출혈의 지혈, 혈관기형치료, 혈관확장술, 농양 배액술, 종양색전술 등의 비수술적인 중재적 시술을 가능하게 하였다.

ⓛ 의료영상기술과 정보통신기술의 결합과 성장으로 인하여 원격 영상진단, 영상저장 전송체계 등 비약적인 발전을 거듭하고 있는 첨단의료기술 분야이다.

⑤ 진료부문 : 진료에 있어서는 부위별로 전문 진료부문이 나누어져 있다. 뇌신경계, 두경부, 흉부, 심혈관계, 복부, 비뇨생식계, 근골격계, 소아, 혈관중재적 방사선으로 나뉜다.

⑥ 영상의학과의 구성원 : 전문의, 전공의, 방사선사, 간호사, 행정요원 등이다. 다른 진료과에 다양한 직종의 인력이 팀을 구성하고 있으며 양질의 의료제공을 위하여 조직원간의 협력이 중요하다.

⑦ 영상의학과의 조직 : 일반적으로 판독실, 일반촬영실, 특수촬영실, 심혈관진단실, CT실, MRI실, 초음파진단실, PACS실, 응급촬영실 등이 있다.

⑧ 영상의학과 업무수행의 요점

㉠ 영상의학과 : 업무를 수행함에 있어서 다른 과에 비하여 장비의 비중이 매우 높다. 고가의 장비를 보유하고 사용함에 따라 그 사용조작이나 유지, 보수관리는 의료기관의 경영에 까지 영향을 미칠 수 있다.

ⓛ 영상의학과의 검사 : 모든 진료과가 대상이 되므로 병원의 모든 환자가 업무의 대상이 될 수 있고 전문의, 방사선사, 간호사 등 다양한 의료종사자가 서로 협조하여 업무를 수행하게 되므로 구성원간의 조화가 중요하다.

⑨ 영상의학과의 주요 시술 : 혈관성형술, 간암 화학색전술, 뇌동맥류 색전술, 집속초음파치료, 갑상선결절 중재치료, 고주파열치료, 경피적 척추성형술, 골반울혈 증후군 중재시술, 경피적 농양 배액술, 요관 스텐트, 경피경간 담도스텐트, 경피경간 담도 확장술, 경피 신루 설치술, 경피경간 담도배액술, 대동맥질환 중재시술, 위장관 중재시술, 자궁근종 색전술 등이 있다.

1. 치료과목

컴퓨터단층촬영(CT), 자기공명영상(MRI), 초음파(US), 디지털영상(DR) 등을 이용해 인체를 검사한다. 또한 더욱 정밀한 치료로 수술로서 완전히 제거하지 못해 남아 있는 종양이 나중에 더이상 자라지 않도록 재발을 방지하고, 수술의 위험부담이 많아 수술이 적합지 않은 경우 수술대체 방법으로 방사선 등으로 치료를 한다.

첨난 의료영상장비를 사용해 각종 질병의 정확한 진단과 악성종양치료 등을 목표로 한다. 또한 자궁을 보존하면서 자궁근종을 치료하는 방법인 자기공명영상 유도화 고집적 초음파치료, 고주파열치료, 대상의 인터벤션, 간동맥 화학색전술 등이 있다.

① 진단방사선과에서 치료하는 항목 : 근골격계, 뇌신경계, 복부 및 흉부 등이 있다.

② 영상의학 전문의가 치료하는 항목 : 전이성 뇌종양, 갑상선암, 폐결핵, 하지정맥류, 심부정맥혈전증 등이 있다.

(1) 자기공명영상(MRI)[20]

신체장기의 구조들을 영상으로 재구성하는 진단장비이다. 인체를 자장이 형성 되어있는 직경 50~60[cm]의 커다란 통으로 만든 자석장치에 눕히고, 고주파[21](Radio Frequency Pulse)를 발생시켜 인체에 보낸 후 인체 내의 수소원자핵의 반응으로부터 발생되는 신호를 모아 컴퓨터로 계산하여 인체의 모든 부분을 단면 및 3차원영상으로 재구성하여 질병의 유무를 진단하는 검사이다.

자석을 이용한 촬영방법으로 기존의 진단목적의 방사선촬영은 대부분 방사선을 이용하였는데, 자기공명영상은 자석을 이용한 검사방법이 기존의 방사선촬영 방법과는 크게 다른 점이다.

① 인체조직은 어디나 물을 함유하고 있고 물분자 속의 수소원자가 풍부하기 때문에 고주파가 방출된 위치를 추적하면 인체장기의 모양을 그대로 구성할 수 있다.
서로 다른 상태에 있는 물분자에 강한 자기장이 걸리게 되면 고주파가 각각 다르게 방출되며 이를 예민한 안테나로 모아서 영상화한 것이 자기공명영상이다(그림 5-49).

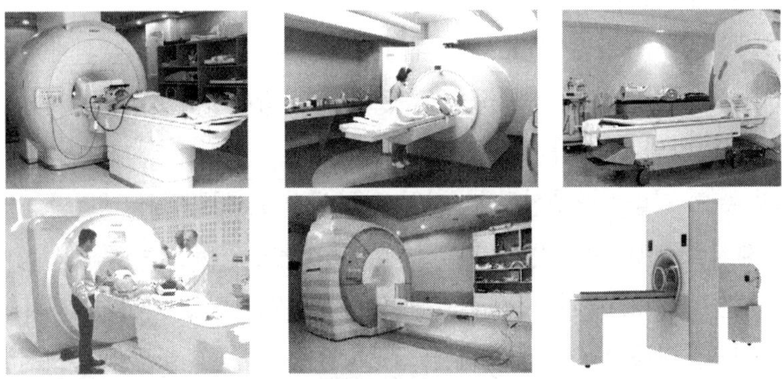

(a) MRI

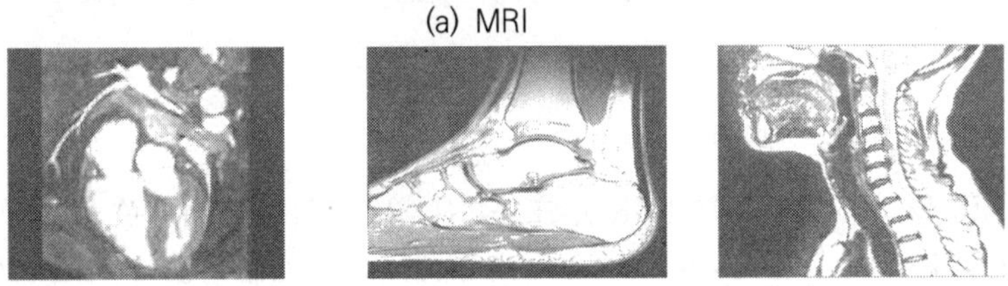

(b) MRI 촬영사진

[그림 5-49] 자기공명단층촬영기(MRI)

② 신체의 수소양성자의 밀도를 사정하는 조직영상장치이다.

③ 골수와 연조직 : 수소의 밀도가 높으며, 자기공명영상촬영은 무릎의 문제나 뼈의 퇴행성 질환과 종양의 초기진단을 가능하게 한다.

---

20) 자기공명영상(Magnetic Resonance Imaging : MRI) : 사람을 큰 자석 속에 넣고 강한 자기장과 라디오 주파수의 전자기파를 사용하여 인체 내의 원자의 분포와 다른 원자와의 결합 상태를 알려 주는 신호를 받아 컴퓨터로 처리하여 단면 영상을 만드는 장치이다.

21) 고주파 : 높은 주파수를 가진 전자파로 전자기파의 주파수에 의한 분류로서 보통 10[kHz] 이하 이며 저주파에 대응하여 사용한다.

④ 환자를 수평의 원통속에 들어가게 하여 지구의 자연적인 자기장의 15,000배가 되는 강력한 자기장에 노출시킨다.

⑤ 자기공명영상(Magnetic Resonance Imaging : MRI) 촬영을 할 때, 빨리 자세하게 효과적으로 신체조직의 영상을 잡게 된다. 또한 두뇌, 척추, 골격-관절-근육기관, 간-신장-췌장-자궁-난소-전립선-장 등 내장기관, 폐, 심장, 기타 모든 인체 기관의 암, 염증, 손상, 변형, 기능이상 등에 대한 광범위한 진단이 가능하다.

⑥ 자기공명영상(MRI)의 종류 : 근골격계 자기공명영상, 뇌 자기공명영상, 척추 자기공명영상, 간 자기공명영상, 태아 자기공명영상, 부인과 자기공명영상, 비뇨생식계 자기공명영상이 있다.

⑦ MRI의 장점은 다음과 같다.

㉠ 비전리 방사선인 고주파를 이용하는 검사이므로 인체에는 해가 없다.

㉡ 혈류의 움직임과 기능적인 정보를 얻을 수 있다.

㉢ 조영제 없이도 CT에 비해 체내 연부조직의 대조도가 높다.

㉣ 3차원 영상화가 가능하다.

㉤ 여러 가지 종류의 영상을 얻을 수 있다.

㉥ 환자의 자세 변화 없이 원하는 방향에 따라 인체에 대해 횡축방향, 세로축방향, 사선방향 등의 영상을 자유롭게 얻을 수 있다

㉦ 뇌촬영에 있어 소뇌 쪽이 CT보다 훨씬 잘 나온다.

㉧ 연부조직분석이 CT보다 월등하다.

㉨ 조영제[22] 사용 없이 혈관계통의 영상을 얻을 수 있다.

㉩ 기계적 가동부가 없다.

㉪ 수소원자핵을 함유한 조직의 생화학적 특성에 관한 정보를 얻을 수 있다.

(2) 컴퓨터단층촬영(CT)

X-선과 컴퓨터를 이용한 진단용 검사장비로 인체의 구조를 단면으로 재구성해 낸다.

CT 스캐너를 이용한 컴퓨터단층촬영(Computed Tomography : CT, 斷層撮影)법으로 X-선이나 초음파를 여러 각도에서 인체에 투영하여 컴퓨터로 재구성하고 인체 내부 단면의 모습을 화상으로 처리하는데, 종양 등의 진단법으로 널리 이용되고 있다(그림 5 50).

22) 조영제 : 자기공명영상(MRI) 촬영이나 컴퓨터단층(CT) 촬영과 같은 방사선 검사 때에 조직이나 혈관을 잘 볼 수 있도록 각 조직의 X-선 흡수차를 인위적으로 크게 함으로써 영상의 대조도를 크게 해주는 약품이다.

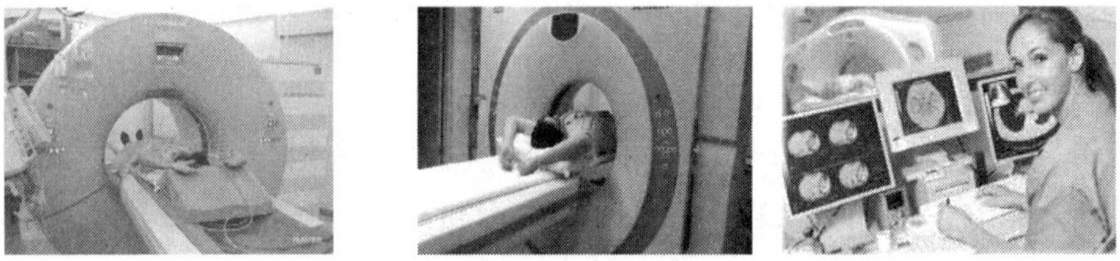

(a) CT

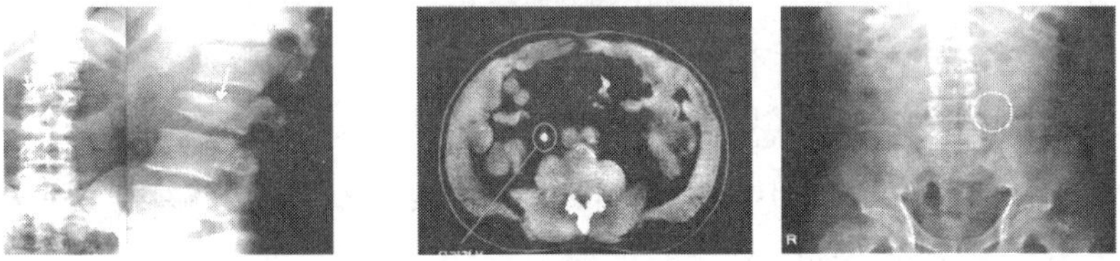

압박 골절 요관결석 요관결석

(b) CT 촬영사진

[그림 5-50] 컴퓨터단층촬영(CT)

① X-선 발생장치 : 원형의 큰 기계에 들어가서 촬영하며 단순 X-선 촬영과 달리 인체를 가로로 자른 횡단면상을 획득한다.

② 컴퓨터단층촬영(CT) : 단순 X-선 촬영에 비해 구조물이 겹쳐지는 것이 적어 구조물 및 병변을 좀 더 명확히 볼 수 있다. 대부분의 장기 및 질환에서 병변이 의심되고 정밀검사를 시행해야 할 필요가 있을 때 기본이 되는 검사법이다.

㉠ 인체의 단면에 대한 재현 능력이 매우 우수하기 때문에 정상 혹은 비정상의 구별, 연부조직 내의 작은 병변의 발견, 형태적 변화를 일으키는 종양, 농양, 출혈, 경색, 선천적 기형 혹은 후천적 변형 등의 진단에 주로 이용 되고 장기의 기능에 대한 평가도 일부이기는 하지만 가능하다.

㉡ MRI는 단면성을 얻는다는 점에서 비슷하지만 컴퓨터단층촬영(CT)는 X-선을 이용하고 MRI는 자기장 내에서 고주파를 전사하여 영상을 획득하는 차이점이 있으나, MRI에 비하여 검사시간이 짧고 비용이 적다.

㉢ 일반촬영으로 나타낼 수 없는 신체의 단층면상을 나타내는 영상장치로 인체의 여러 각도에서 투과한 X-선을 컴퓨터로 측정하고, 인체의 단면에 대한 흡수치를 재구성하여 영상으로 나타내 주는 단층촬영기기이다.

㉣ 일반 X-선 촬영과는 다르게 원통형의 큰 기계 속에 피검자가 들어가면 X-선 발생장치가 사람을 중심으로 원형으로 돌아가며 촬영한다.

③ 일반 X-선촬영 : 사람의 장기가 겹쳐 보이지만 컴퓨터단층촬영(CT)은 신체의 원하는 구조물 및 병변을 명확하게 볼 수 있다.

④ 인체를 단면 영상으로 재구성하여 인체의 정상적인 해부학적 구조의 변형 정도를 비교적 쉽고

정확하게 파악할 수 있다. 그리고 촬영한 영상을 3차원 영상으로 재구성하면 입체적인 영상도 얻을 수 있다.

⑤ 컴퓨터를 이용한 검사 : 인체 조직 사이의 세밀한 부분까지 구별할 수 있고 질병의 조기진단도 가능하다.

⑥ 컴퓨터단층촬영(CT)의 종류 : 심장 컴퓨터단층촬영, 흉부 컴퓨터단층촬영, 뇌 컴퓨터단층촬영, 척추 컴퓨터단층촬영, 간 컴퓨터단층촬영, 복부 컴퓨터단층촬영, 두경부 컴퓨터단층촬영, 부비동 컴퓨터단층촬영이 있다.

1) 근골격계

사지에 관한 모든 영상과 척추 및 골반질환을 담당하며, 일반촬영은 다양한 임상과의 필요에 맞추어 운영되고 있다. 삼차원 CT의 도입으로 복잡한 골절 및 손상도 정확히 진단하고, 동맥천자 없이 시행하는 간접동맥조영술이 가능해져 비침습적 검사법으로 각광받고 있다(그림 5-51).

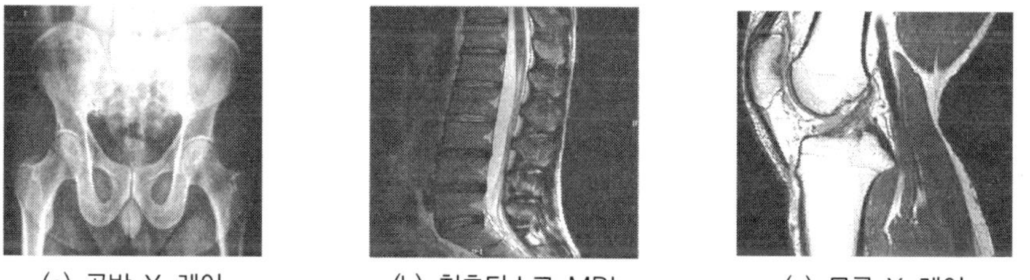

(a) 골반 X-레이　(b) 척추디스크 MRI　(c) 무릎 X-레이

[그림 5-51] 근골격계 관련 X-레이 및 MRI

2) 뇌신경계

CT 및 MRI 등과 같은 첨단 시설의 도입 및 발전과 함께 비약적 발전을 거듭하고 있는 분야이다. 최근에는 진단뿐만 아니라 뇌혈관 질환에 대한 비수술적 치료를 시행하는 신경중재적방사선 분야로 급속히 발전하고 있다(그림 5-52).

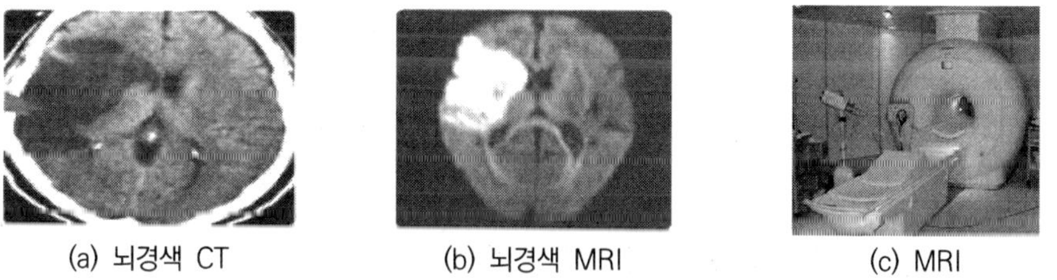

(a) 뇌경색 CT　(b) 뇌경색 MRI　(c) MRI

[그림 5-52] 뇌신경계 관련 CT 및 MRI

3) 복 부

복부에 관련된 위장관 검사, 초음파 및 혈관촬영을 담당한다(그림 5-53).

① 간담도계 질환 : 초음파와 CT가 주된 진단법이며 일부의 경우 MRI를 시행한다.

② 수술이 어렵거나 불가능한 경우 가는 도관을 이용한 선택적 혈관조영술 및 색전술이 시행되고 있으며 최근 초음파를 사용하여 간암, 전이성암에 대하여 고주파치료(Radiofrequency Ablation)로 종양을 괴사시키는 시술을 하고 있다.

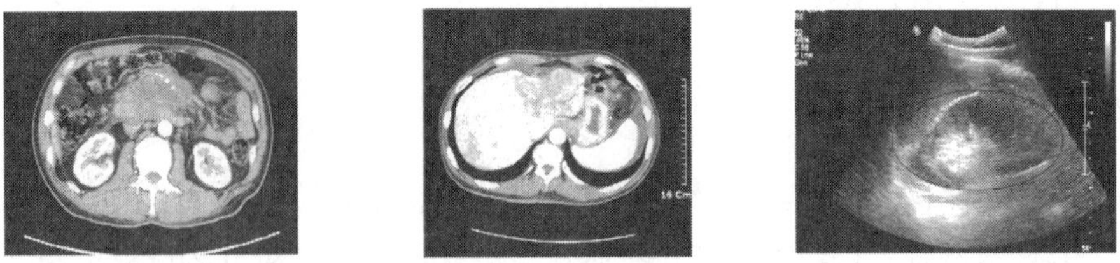

(a) 췌장암 CT 영상 (b) 담도암 MRI (c) 복부초음파

[그림 5-53] 복부 관련 CT 및 MRI

4) 흉 부

흉부 및 심장 질환을 진단하고 치료방향을 결정하기 위해서 여러 가지 다양한 방사선 영상진단이 이용되며, 정면과 측면 단순촬영이 기본적인 방사선 검사로서 폐, 기도, 심장질환의 유무, 종유와 정도를 파악하는데 사용된다(그림 5-54).

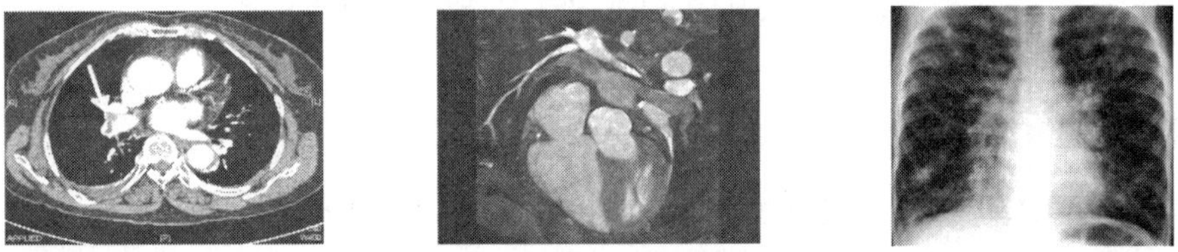

(a) 폐 동맥내 혈전 CT (b) 심장 MRI (c) 흉부 X-선

[그림 5-54] 흉부 관련 CT 및 MRI

5) 전이성 뇌종양

뇌전이암(전신 암의 합병증) : 두개강 내 종양 중 가장 흔한 종류 중 하나이며 최근 발생빈도가 증가하고 있다(그림 5-55).

① 신체 각 부위의 암이 진단된 후에 뇌전이가 발생하는 경우와 암병력 없이 뇌병변을 가지는 경우에도 약 15[%]는 전이성 뇌종양으로 확인된다.

② 다른 암이 있는 환자가 천막상부 한군데에 단발성병변이 있는 경우 90[%] 정도가 전이성 뇌종

양이며, 여러 부위에 다발성 뇌병변이 있는 경우에도 전이성 뇌종양을 먼저 의심해야 한다.

③ 뇌종양 세포는 대부분 혈류를 통해서 중추신경계에 도달하며, 대부분 회질 및 백질의 경계부에 종양이 발생하게 된다.

④ 뼈나 경막 등을 침범 후에 중추신경계로 도달하기도 한다.

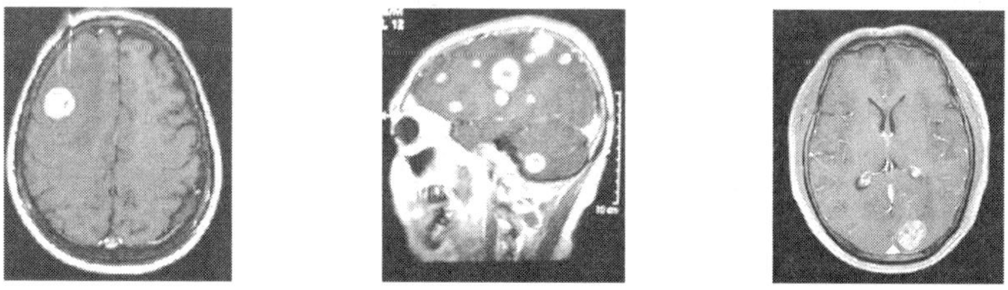

[그림 5-55] 전이성 뇌종양

(3) 자기공명영상 유도화 고집적 초음파치료

자궁을 보존하면서 자궁근종을 치료하는 방법의 하나로 미국(FDA), 유럽(CE) 및 한국(KFDA)에서 자궁근종에 대해 정식 의료시술로 승인을 받아서 임상적으로 환자에게 치료가 이루어진다(그림 5-56).

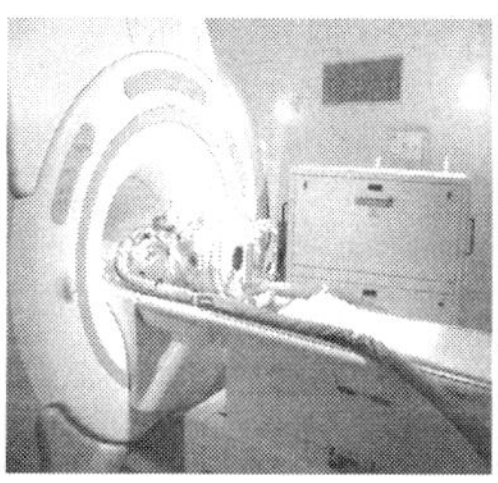

(a) 기기사진

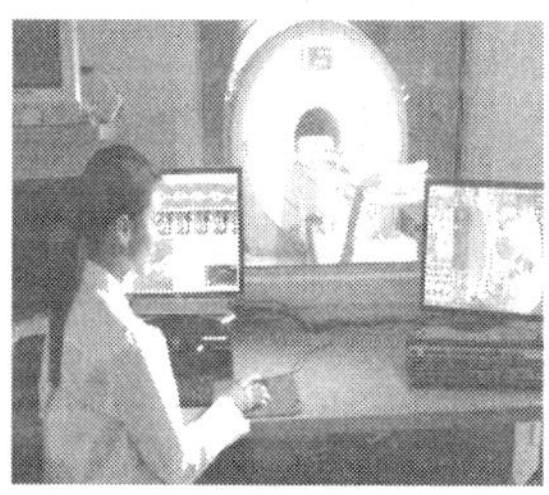

(b) 시술 진행상황 및 결과확인

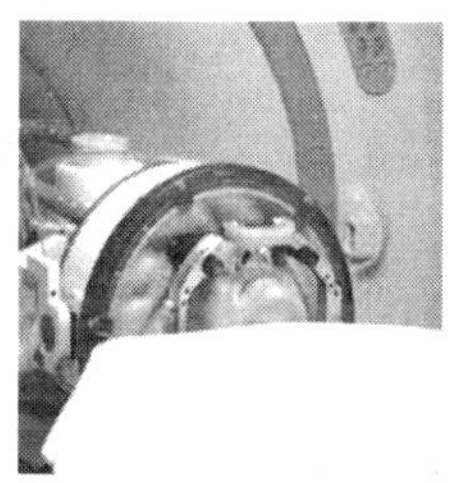

(c) 고집적 초음파 뇌수술

[그림 5-56] 자기공명 유도화 고집적 초음파치료
(Magnetic Resonance guided Focal Ultrasound(MRgFUS) Exablate)

(4) 초음파(US)

초음파를 생성하는 탐촉자를 검사부위에 밀착시켜 초음파를 보낸 다음 되돌아오는 초음파를 실시간 영상화하는 방식으로 검사한다(그림 5-57).

① 초음파 검사 : 간편하고 검사 시 환자가 편안하며, 인체에 해가 없기 때문에 영상 검사 중 가장 기초가 되는 검사법이다.

② 유방, 갑상선, 근골격과 같이 우리 몸의 표면에 위치한 구조를 쉽고 정확하게 평가할 수 있고 컴퓨터단층촬영(CT)이나 자기공명영상(MRI)에 비해 검사장비를 쉽게 움직일 수 있으며, 실제

움직이는 구조물을 볼 수 있어 중환자나 수술 직후 환자의 중재적 시술에도 유리한 장점이 있다.

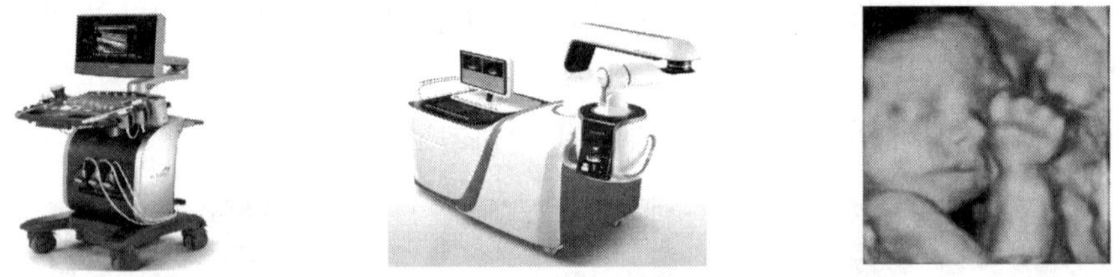

(a) 진단용 초음파장비 (b) 치료용 초음파장비 (c) 초음파로 찍은 태아사진

[그림 5-57] 초음파장비, 초음파로 찍은 태아 사진

(5) 고주파열치료

암과 같은 종양을 수술 없이 치료하는 시술의 일종으로, 고주파를 발생시키는 전기침(바늘)을 초음파나 CT를 이용하여 종양에 삽입한 후 발전기에 연결된 전극으로부터 고 부하의 교류전류를 흐르게 하면 전기침(바늘)에서 고주파가 발생되고 전기침 주변에 열이 발생되어 종양조직을 괴사시키는 치료방법이다(그림 5-58).

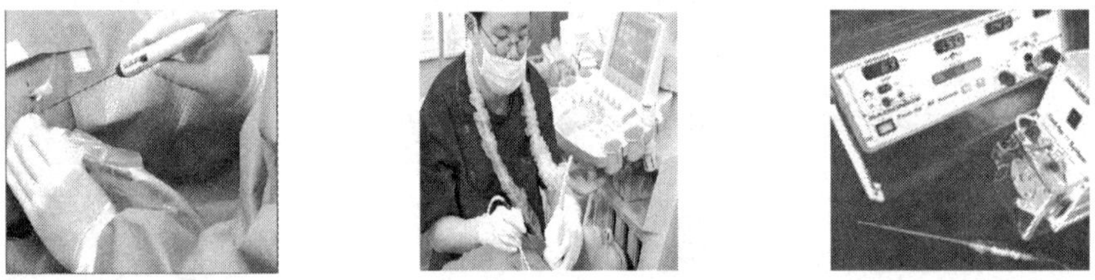

(a) 간암 고주파열치료 (b) 갑상선 고주파열치료 (c) 고주파열치료 장비

[그림 5-58] 고주파열치료 장비 및 시술사진

(6) 자궁근종의 인터벤션

자궁근종은 자궁의 근육층에서 발생하는 종양(혹)으로 35세 이상 여성의 20[%]~40[%] 정도가 가지고 있는 여성생식기에서 가장 흔한 종양이다(그림 5-59).

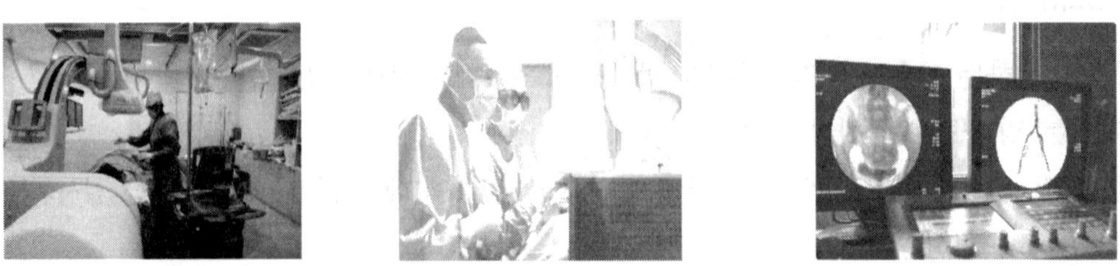

(a) 수술장면 (b) 실시간 초음파 모니터

[그림 5-59] 자궁근종 색전술

(7) 간동맥 화학색전술

간종양의 치료에 가장 많이 시행되고 있는 시술로 간종양에 영양을 공급하는 동맥을 찾아 항암제를 투여한 뒤, 혈관을 막아 주는 치료법이다(그림 5-60).

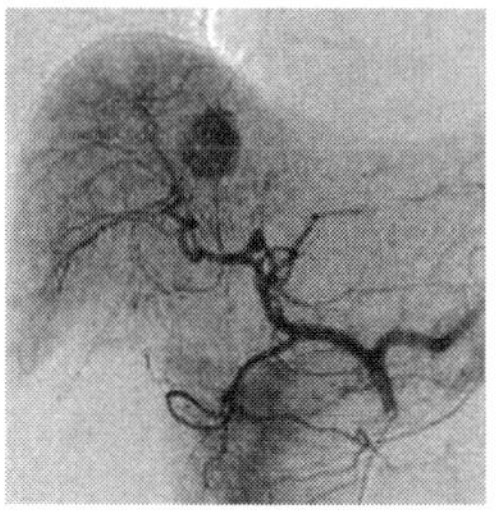

(a) 간동맥화학색전술을 위해 시행한 혈관조영술

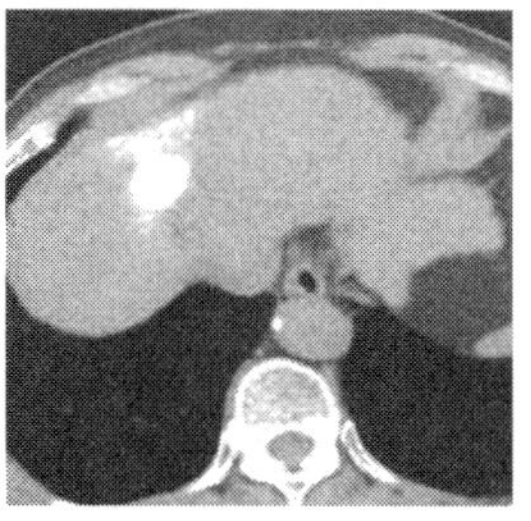

(b) 색전물질이 간암에 조밀하게 차 있는 CT

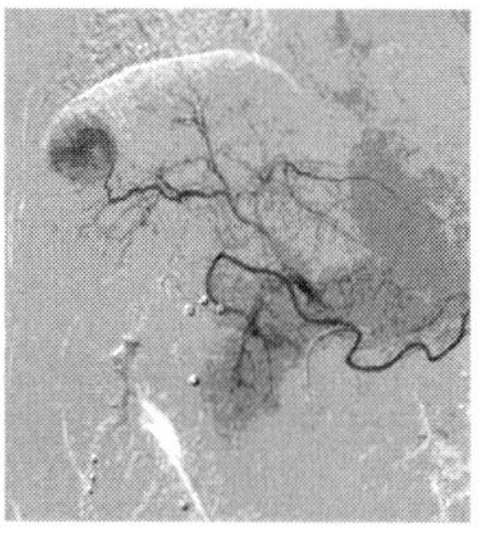

(c) 간암 색전술

[그림 5-60] 간동맥 화학색전술

(8) 경피적 혈관성형술

혈관성형술은 첨단 영상장비를 이용한 혈관의 검사 및 치료방법이다. 영상의학과전문의가 체외에서 카테터(Catheter)라는 가는 관을 환자의 혈관으로 넣고 조영제를 주사하여 X-ray에서 혈관의 좁아진 부위를 찾고 이를 넓혀주는 시술이다(그림 5-61).

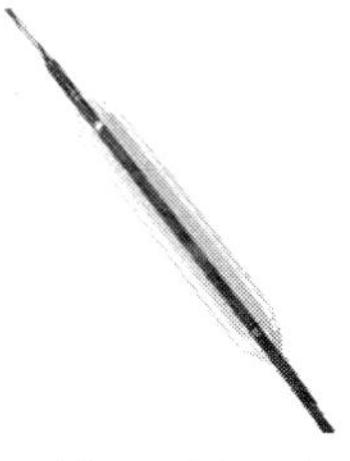

(a) 풍선카테터

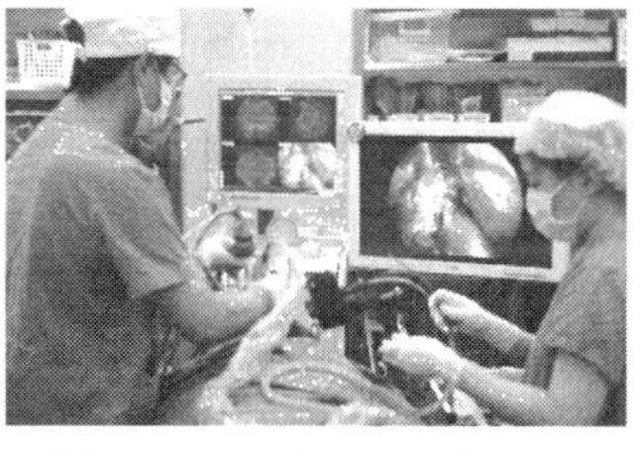

(b) 풍선카테터를 이용한 수술

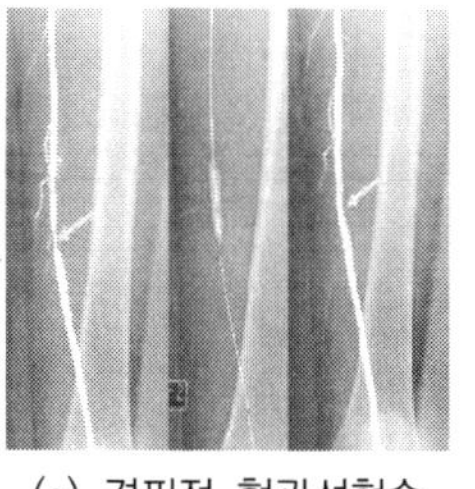

(c) 경피적 혈관성형술

[그림 5-61] 경피적 혈관성형술

(9) 갑상선 고주파시술(Thyroid RFA)

갑상선암 등의 악성 질환은 수술이 원칙이지만, 환자의 외모에 지대한 영향을 미치면서 암이 아닌 경우는 확실한 치료방법이 없으므로 그 확실한 치료방법에 도전하는 것이 갑상선 고주파시술이다(그림 5-62).

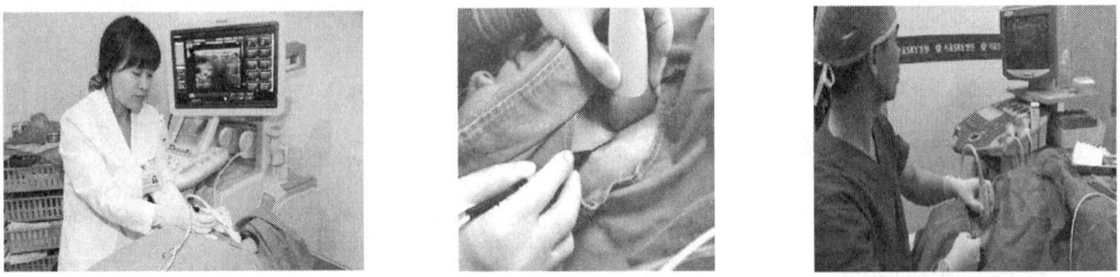

[그림 5-62] 갑상선 고주파시술

(10) 방사선학과의 주요 진료 질환

방사선학과의 주요 진료 질환은 〈표 5-1〉과 같다.

〈표 5-1〉 방사선학과의 주요 진료 질환

구분	질환
악성종양	유방암, 폐암, 혈액암, 소아암, 비뇨기암, 부인암, 뇌종양, 소화기암, 두경부암, 그밖의 대부분의 악성종양 등
양성종양	뇌하수체 선종, 청신경 초종, 뇌수막종, 두 개인두종 등
일부 양성 질환	이소성 골형성, 갑상선 안병증, 켈로이드 등

제 5 절 핵의학과(Department of Nuclear Medicine)

방사성동위원소를 중심으로 하여 가속입자 및 중성자를 포함한 방사선효과의 임상을 이용해 질병을 진단하고 치료하는 분야이다. 방사성동위원소를 체내에 투여한 뒤 방출되는 방사선의 투과력을 검출하는 의료장비를 이용하여 환자의 검사부위영상을 얻어 질병을 진단할 수 있다(그림 5-63).

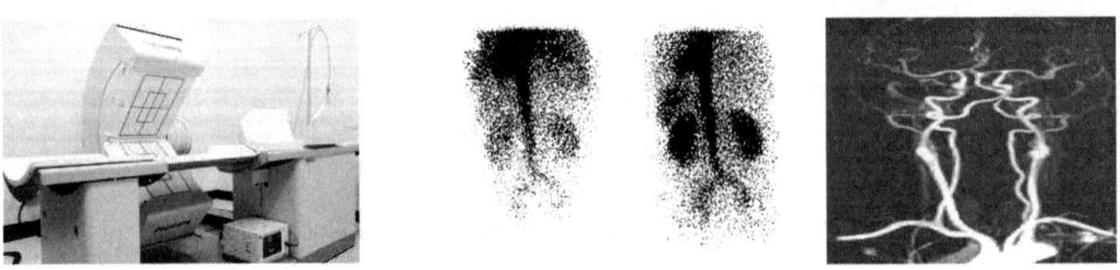

(a) 핵의학적으로 스캔하는 기기 Cardio_MD (b) 신장스캔 (c) 혈관조영 검사

[그림 5-63] 핵의학과

① 파괴력이 센 방사선을 방출하는 경우 체내의 인접한 암세포를 파괴하여 질병을 치료할 수 있다.

② 최근 의료용 방사성동위원소의 개발 및 그것을 검출하는 장치의 개발이 빠르게 발달하고 핵의학, 진단학은 의학의 진료부문으로서 확립되고 있다.

현재는 내과 · 외과 · 소아과 등 모든 임상과에 이용하며 독립된 부문으로 성장하고 있다.

③ 진료방법 : 혈액 속의 호르몬 · 항원과 같은 미량성분을 방사성시약에 의하여 정량하는 방법으로 환자에 미량의 방사성 약물을 투여하고 방사성약물로 부터 방출되는 팽선을 예민한 측정장치 신티카메라[23], 신티스캐너[24] 등으로 밖에서 측정하여 장기의 기능검사와 형태묘사를 행하는 방법이 실용화되고 있다.

④ 핵의학에 의한 검사 · 진단 : 일반적으로 환자에게 고통을 주지 않고 위험성도 없으며, 비교적 단시간에 실시할 수 있는 것이 특징이다.

⑤ 핵의학과에서 치료하는 항목 : 뇌혈관조영 검사, 심장자기공명영상, 전신 뼈영상 검사 등이 있다.

㉠ 기능적 인체영상과 생체분자영상, 방사면역 진단법, 방사선 동위원소치료를 이용하여 임상에 이용할 뿐만 아니라 학문적 연구에도 기여한다.

㉡ 핵의학에는 방사성의약품의 개발, 영상화기술, 핵물리학, 방사약학, 방사선생물학이 포함된다.

⑥ 핵의학전문의(Nuclear Medicine Physician) : 방사성 및 안정된 핵종의 특이한 성질을 이용하여 신체의 해부학적 또는 생리학적 상태를 진단 · 평가하고, 개봉된 방사성 선원으로 치료하는 의학의로서 핵의학 전문의들은 각종 동위원소를 사용해서 진료를 행한다.

㉠ 보통 방사성동위원소를 사용하고 거기서 나오는 방사능을 조사하여 그 원소의 위치를 확인해 장기의 형태, 장기의 기능, 물질대사 등 진단학에서 그 방사능을 이용해서 치료한다.

⑦ 핵의학의 기능 : 인체에 대한 형태학적인 정보와 조직세포단위의 기능과 형태에 대한 정보를 얻을 수 있다.

㉠ 분자수준의 정보를 생체해석에 응용하여 생체화학적 해석을 지향한다.

㉡ 질병치료, 인체의 생리와 병리현상을 탐구하고 진단의학의 발전에 영향을 미친다.

⑧ 핵의학과의 진료분야 : 핵의학과의 진료는 크게 5가지이다.

㉠ 방사선 추적자를 체내에 주입하고 그 분포를 영상화 하는 체내영상 검사, 방사선 동위원소치료, 방사선동위원소를 이용하는 생물학적 검사, 방사성동위원소를 이용한 체외검체 검사, 임상방사선의학이 있다.

㉡ 핵의학과에서 주로 진료하는 질병 : 암, 뇌혈관 질환, 관상동맥 질환 등이 있다.

---

23) 신티카메라 : 신티그램을 제작하는 장치, 곧 방사선동위원소의 체내분포를 체외에서 계측하여 화상으로서 묘출하는 장치 가운데, 검출기를 주사시키는 신티스캐너에 대하여 검출기를 이동시키지 않고 계측하는 장치이다.

24) 신티스캐너 : 신티그램을 제작하는 장치. 즉 방사선동위원소의 체내분포를 체외에서 계측하여 화상으로서 묘기하는 장치인데, 검출기로 체표면상태를 2차원적으로 주사시키는 것이다.

ⓒ 핵의학과의 주요 진료 질환 : 간질, 치매, 골수염, 자궁경부암, 유방암, 전립선암, 간암, 대장암, 폐암, 위암, 갑상선암, 그레이브스병, 하시모토병, 각종 암, 전이성 질환, 뇌혈관 질환, 관상동맥 질환, 폐색전증, 콩팥염증 등이 있다.

⑨ 핵의학과의 검사법 : 핵의학과의 대표적인 영상 검사로는 양전자 단층촬영(PET)과 단일광 자 단층촬영(SPECT)이 있다.

㉠ 양전자 단층촬영(PET) : 생화학적 대사, 기능적 변화 등을 통해 진단하여 원발암 혹은 전이암의 진단에 있어 높은 예민도와 특이도를 지닌다.

㉡ 단일광자 단층촬영(SPECT) : 방사선 의약품을 환자에게 투여하여 감마카메라로 인체 주위에서 회전하고 영상재구성기법 등을 통하여 평면 영상에 단층 영상을 더 얻음으로써 병소를 정확하게 평가할 수 있다.

1. 치료항목

핵의학전문의가 치료하는 항목은 뇌단일광자 단층촬영, 방사성옥소 치료, 심근단일광자 단층촬영, 양전자 단층촬영술, 뇌혈관조영 검사, 심장자기공명영상, 전신뼈영상 검사 등이 있다.

(1) 뇌단일광자 단층촬영(Brain SPECT)

뇌혈류[25) 스펙트는 동위원소의약품을 환자에게 주사하여 뇌혈류 분포영상을 얻어 뇌와 뇌혈류 이상을 평가하는 검사방법이다.

(2) 방사성옥소 치료(Radioactive Iodine Therapy)

옥소는 미역이나 다시마 같은 해조류에 있는 영양소이며 갑상선호르몬을 만드는 중요한 원료로 방사성옥소는 베타선이나 감마선이라는 방사선을 방출하는 물질이며 일반적인 옥소와 화학적 성질이 같아서 주로 갑상선 장기에 농축되어 높은 치료효과를 나타나게 된다.

(3) 심근단일광자 단층촬영(심근 SPECT)

혈류분포에 따라 심근에 섭취되는 방사성의약품을 정맥주사 한 뒤 SPECT 카메라를 이용하여 심근의 단층영상을 얻는 검사로 협심증, 심근경색 등 관상동맥 질환의 진단뿐 아니라 경피적 중재술(PCI)[26)이나 관상동맥우회로술(CABG)[27) 등의 시술 전후에도 널리 이용된다.

---

25) 혈류 : 혈관계에서 혈압의 경사에 의해 생기는 혈액의 흐름. 심실, 동맥, 모세혈관, 정맥, 심방 순으로 각부분의 혈압기울기가 저하되면서 혈액이 흐른다.

(4) 뇌혈관조영 검사

뇌혈관 속에 조영제를 주입하고 X-선 촬영을 하여 뇌혈관 이상 유무를 확인하는 검사법이다.

① 하지의 대퇴동맥 혹은 상지의 요골동맥으로 도관(카테터) 을 넣고 뇌혈관에 위치시킨 후 적절한 양의 조영제를 주입하면서 수 초간 연속적으로 X-선 촬영을 하면 뇌혈관이 진하게 잘 보인다. 이에 더하여 뇌혈관만 선택적으로 잘 보이게 하기 위해 컴퓨터로 뇌혈관 이외의 주변부 음영을 제거하면 아주 선명한 뇌혈관 영상을 만들 수 있다.

② 자기공명을 이용한 뇌혈관 검사법(MR Angiography) 이나 컴퓨터단층촬영 뇌혈관조영 검사(CT Angiography)와 달리 혈관 속에 도관, 철선 등과 같은 이물질을 넣는 침습적 검사이기 때문에 합병증이 있을 수 있으나 뇌혈관 질환의 진단을 위한 가장 정확한 검사법이다(그림 5-64).

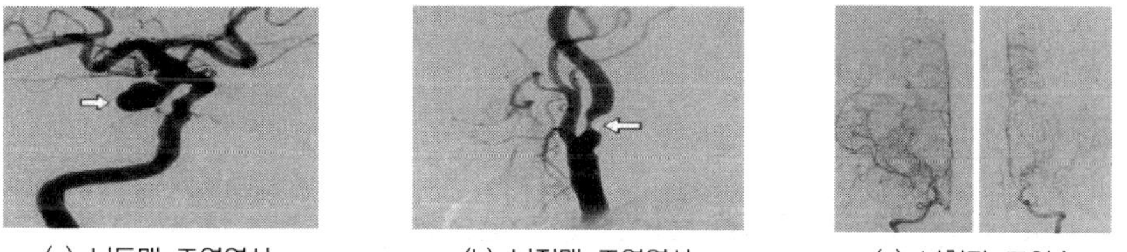

(a) 뇌동맥 조영영상 (b) 뇌정맥 조영영상 (c) 뇌혈관 조영술

[그림 5-64] 뇌혈관조영 촬영모습

(5) 전신뼈영상 검사

뼈스캔은 골격계 질환에 대한 예민도와 높은 해상력의 핵의학영상 검사이다.

① 뼈스캔 : 뼈의 신생형성이 활발한 부위에 섭취되는 방사성의약품을 정맥주사 하고 일정시간이 지난 후, 방사성의약품이 전신의 골격에 섭취되는 것을 특수한 장비를 이용하여 영상화한다. 뼈를 형성하는 뼈모세포(Osteoblast)[28]의 활동을 영상화하기 때문에 뼈병변을 발견하는 데 단순 방사선촬영보다 훨씬 예민하다(그림 5-65).

② 뼈의 신생형성 : 암의 뼈전이가 있거나 골절, 인대나 힘줄 손상에 의한 뼈자극, 기타 대사성 질환에 의한 뼈의 무기질 대사 변화, 관절 질환 등에서 증가하게 되며 이는 스캔에서 높은 섭취 형태로 나타난다.

③ 단순방사선촬영 : 30~50[%]의 뼈 무기질량 변화가 있어야 뼈의 병변을 관찰할 수 있는데, 뼈

26) 경피적 중재술(PCI) : 심혈관조영술을 시행한 후 혈관 협착 정도가 심한 경우 협착 병변을 치료하는 방법으로 협심증 환자와 심근경색증 환자들에게 시행된다.

27) 관상동맥우회로술(CABG) : 관상동맥을 통해 심장근육으로 피가 잘 흐르지 못하면 우회로를 만들어 피가 흐르도록 만들어주자는 것이다.

28) 뼈모세포 : 골수강과 해면층 경계, 하버스관을 싸고 있는 얇은 막인 골모세포 분화층이다. 여기에는 골형성 기능이 있는 세포가 존재하고 필요에 따라서 골형성을 한다.

스캔은 3~5[%]의 뼈무기질량 변화만 있어도 병변을 관찰할 수 있다.

④ 뼈스캔을 이용하면 조기에 병변을 발견할 수 있다.

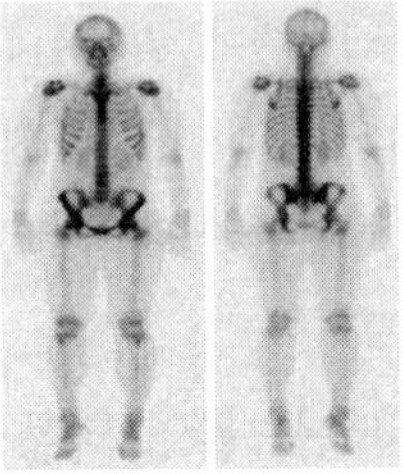

(a) 정상 전후면 영상

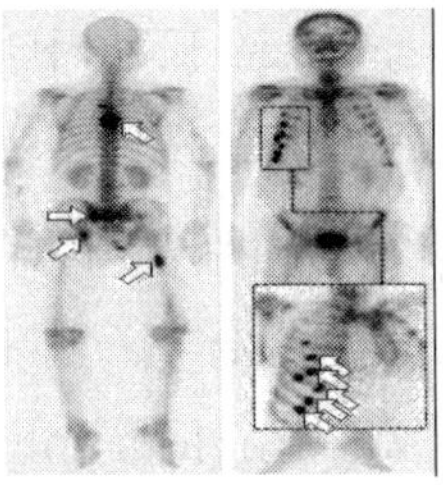

(b) 골절면 확인 영상

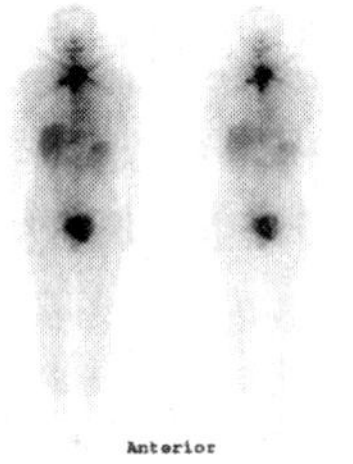

(c) 전신뼈영상 검사

[그림 5-65] 전신뼈영상 검사

제 6 절 방사선종양학과(Radiation Oncology)

방사선을 이용한 치료를 담당하는 과로 과거에는 치료방사선과로 불리었다. 방사선치료는 방사선을 이용하여 환자를 치료하는 임상의학의 방법의 하나로 수술, 항암화학요법과 더불어 3대암 치료방법 중 하나이다. 주로 암이라고 하는 악성종양을 치료하지만, 양성종양이나 일부 양성 질환도 치료하며 임상방사선종양학 분야 이외에 방사선물리학이나 방사선생물학 분야도 담당한다.

고성능 선형가속기를 도입 [그림 5-66]과 같이 방사선종양학, 특히 자궁경부암치료에 효과적인 고선량률 강내치료, 위암 및 췌장암 등에 있어서의 수술중 방사선치료, 뇌종양치료에 획기적인 전기를 마련한 방사선 뇌수술, 열을 가하여 암세포를 죽이는 온열치료, 골수이식환자를 위한 전신방사선조사, 최첨단의 컴퓨터 프로그램을 이용한 3차원 입체조형방사선치료, 세기변조방사선치료 및 토모테라피[29] 외부방사선치료, 내부방사선치료, 조절방사선치료 등이 있다.

① 방사선치료방법 : 방사선치료에 사용되는 방사선은 파장이 매우 짧으며 높은 에너지를 갖고 있다. 이러한 방사선이 인체에 조사되면 핵산의 변성을 가져와 종양세포를 죽이게 된다.

㉠ 인접한 정상세포도 영향을 받을 수 있지만 종양세포의 회복이 충분하지 않은 것에 반하여 정상세포는 빠르게 회복된다.

29) 토모테라피 : 방사선치료기에 CT와 같은 영상장치 기능을 추가시킴으로써 방사선치료에 비하여 더욱 정확하고 효과적인 방사선치료를 할 수 있다.

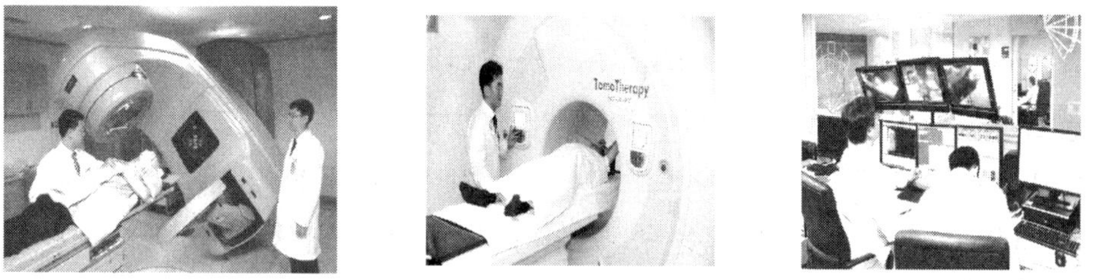

[그림 5-66] 방사선종양학과

㉡ 방사선치료 : 수술이나 항암제 등과 함께 시행될 수 있고, 단독으로 시행되기도 한다.

㉢ 수술 전 : 방사선치료를 시행하여 종양의 크기를 줄이고 수술이 행하여지는 경우도 있으며, 수술 후 종양부위에 방사선치료를 행하기도 한다.

㉣ 치료방법의 선택 : 환자의 상태에 따라 달라진다.

② 방사선종양학과의 치료방법 : 〈표 5-2〉와 같이 외부방사선치료와 근접치료로 나누어진다.

〈표 5-2〉 외부방사선치료와 근접치료

외부방사선치료	① 신체 외부에서 방사선을 조사하는 치료방법 ② 입자치료, 세기조절 방사선치료, 영상유도 방사선치료, 호흡연동 방사선치료, 2차원 방사선치료, 3차원입체조형 방사선치료, 정위적 방사선치료 등
근접치료	① 방사선 발생장치 또는 동위원소를 몸 내부나 표면에 위치시켜 방사선을 한정된 부위에 조사하는 방법 ② 삽입하는 곳이나 방법에 따라서 조직내치료, 접촉치료, 관내치료, 강내치료 등

㉠ 외부방사선치료 : 입자치료, 세기조절 방사선치료, 영상유도 방사선치료, 호흡연동 방사선치료, 3차원입체조형 방사선치료, 정위적 방사선치료 등이 있다.

ⓐ 입자치료 : 양성자, 중성자, 탄소 등의 중입자를 이용한 방사선치료이다.

ⓑ 세기조절 방사선치료 : 방사선 조사범위 내에서도 방사선의 세기를 다르게 함으로써 종양주변의 정상적인 조직에 영향을 적게 주는 방법이다.

ⓒ 영상유도 방사선치료 : 방사선치료 직전에 환자영상을 획득하고 치료계획을 세웠을 당시의 영상과 비교하여 그 차이를 교정하여 정확도를 높이는 방법이다.

ⓓ 호흡연동 방사선치료 : 호흡 등으로 인하여 조사부위가 움직이는 경우에 호흡 등에 따른 종양의 위치를 분석하여 종양이 특정 위치에 도달할 때 방사선을 조사하는 방법이다.

ⓔ 3차원입체조형 방사선치료 : 컴퓨터단층촬영(CT)을 이용하여 종양 및 주위의 정상조직을 3차원입체영상으로 재구성하고 종양의 모양대로 치료하는 방법이다. 2차원 방사선치료에 비하여 여러 방향에서 방사선을 조사할 수 있어 더 많은 방사선을 조사할 수 있다.

ⓕ 정위적 방사선치료 : 통상적인 방사선치료와는 다르게 1회 또는 수회에 걸쳐서 짧은 기간에 고선량의 방사선을 조사하는 방법이다. 1회 치료의 경우 수술에 준하는 결과를 얻을 수 있어 정위적 방사선수술이라고 한다.

㉡ 근접치료 : 조직내치료, 접촉치료, 관내치료, 강내치료 등이 있다.

ⓐ 조직내치료 : 종양 내부 혹은 종양주위의 조직에 도관을 직접 위치시켜 도관내로 방사선동위원소를 위치하여 치료하는 방법이다.

ⓑ 접촉자료 : 저에너지 방사선 발생장치를 종양에 직접 접촉시켜 치료하는 방법이다.

ⓒ 관내치료 : 종양이 관모양의 장기 내부의 표면에 위치하였을 때 관내부에 도관을 삽입하여 도관내로 방사선동위원소를 위치하여 치료하는 방법이다.

ⓓ 강내치료 : 종양이 위치한 인체 내의 빈공간에 치료용 기구를 삽입하고 치료용 기구 내로 방사선동위원소를 위치하여 치료하는 방법이다.

③ 방사선종양학과의 주요 진료 질환 : 주로 암이라고 하는 악성종양을 치료하지만 양성종양이나 일부 양성질환도 치료한다.

제 7 절 작업환경의학과(Work Environment Medicine)

직업안전건강 또는 학문적으로 직업환경의학 혹은 산업의학은 직업 혹은 작업 환경과 관련된 질병을 연구하는 의학의 한 분야이다. 직업환경의학은 산업보건의 한 분야로 최첨단 분석 및 측정장비, 이동검진차량 등을 갖추고 특수건강진단, 일반건강진단, 작업환경측정, 보건관리대행 업무를 수행하고 있으며 산업체 근로자들을 위한 작업환경관리 및 개선, 일반질병에 대한 조기발견 및 예방에 중점을 두고 있다.

직업 및 환경의 영향에 의하여 생길 수 있는 정신적, 신체적 질환을 진단하고 치료하는 동시에 사전에 예방하기 위한 임상의학이다. 이는 우리나라의 산업화에 수반되어 발생 되었던 각종 직업병 환자들을 진단 · 치료하며 국내 최초로 망간중독이나 진동공구에 의한 레이노우드 증후군[30]을 진단하여 발표하는 등 직업성 및 환경성 질환의 발견과 관리를 목표로 한다. 그 결과 국제보건기구(WHO)의 협력센터로 지정받았으며 진폐증을 비롯하여 폐암, 중피종[31], 직업성 천식, 과민성 폐장

30) 레이노우드 증후군 : 추위나 심리적 변화로 인해 손가락이나 발가락 혈관에 허혈 발작이 생기고 피부 색조가 변하는 질환이다.
31) 중피종 : 주로 폐를 둘러싸고 있는 흉막, 위나 간 등을 보호하는 복막, 심장을 싸고 있는 심막 등의 표면을 덮고 있는 중피에서 많이 발생한다.

염 등 직업성 및 환경성 호흡기 질환과 금속이나 유기용제에 의한 건강장해에 대한 상담, 진단 및 치료를 진행한다. 근로자의 건강보호활동 외에도 근로 중 발생한 소음성 난청, 근골격계 질환, 직업성 암 등 업무상 질병 및 사고의 업무관련성 평가 및 업무적합성 평가를 실시하여 조기 업무복귀를 돕고 산재업무와 관련된 상담을 하고 있다.

건강한 근로환경을 마련하고 직업병예방을 위해 직업환경의학 전문의 및 직업환경의학센터의 건강검진, 산업간호, 산업위생, 인간공학 등 여러 전문가들과 연계하여 사업장 건강진단, 건강증진, 보건관리대행, 작업환경측정 및 근골격계부담작업 유해요인조사를 실시한다.

1. 치료항목

① 작업환경의학과에서 치료하는 항목 : 기능적 작업치료, 일상생활 동작훈련 등이 있다.

② 산업의학과에서 치료하는 항목 : 작업성 질환, 진폐증 환자, 이황화탄소 중독환자, 사업장 진단 등이 있다.

(1) 기능적 작업치료

여러 가지 분야가 있으나 공통적인 목표는 환자가 일상생활, 가정생활 및 직업환경에서 최대한 독립적으로 생활할 수 있도록 환자의 기능을 회복시켜주는 것이다.

① 신체기능의 회복 : 환자가 최대한 독립적으로 일상생활을 할 수 있도록 신체적 기능을 회복시키기 위한 치료이다.

㉠ 근육의 힘과 조절능력을 길러주고 관절의 운동범위를 유지 혹은 증가시켜주며, 눈과 손의 조화로운 운동이 가능하도록 [그림 5-67]과 같이 손의 민첩성과 지구력을 길러준다.

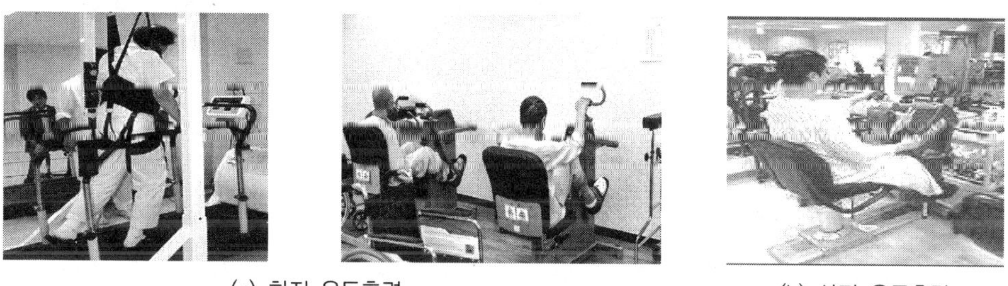

(a) 하지 운동훈련 (b) 상지 운동훈련

[그림 5-67] 신체기능의 회복

① 흉막중피종 · 복막중피종 · 심막중피종 등이 있으며, 양성과 악성으로 나눌 수 있다.

② 모든 양성 중피종은 국소성이고, 악성 중피종은 한 곳에 덩어리를 형성하는 국소성과 흉막이나 복막을 따라서 스며들듯이 자라는 미만성이 있다.

③ 악성은 드물지만 예후가 좋지 않으며, 원인은 대부분 석면에서 영향을 받는다.

㉡ 관절의 변형과 구축을 예방하고 통합적인 기능을 가능한 최대로 올려주는 치료이다.

② 의지(Prosthesis)장착 훈련 : 사고 등으로 인하여 상지가 절단된 환자들이 의지를 장착할 때 필요한 훈련이다.

㉠ 일상생활동작을 다시 수행할 수 있도록 돕고 절단지를 관리할 수 있도록 한다.

㉡ 의지를 관리하고 [그림 5-68]과 같이 사용하는 방법과 의지를 이용하여 일상생활동작을 수행하는 방법, 나아가서는 직업에서 사용할 수 있는 훈련까지 진행한다.

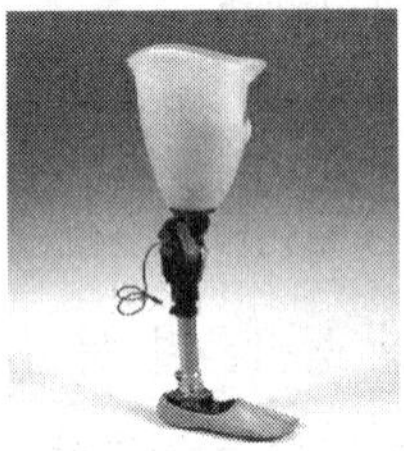

(a) 대퇴의지

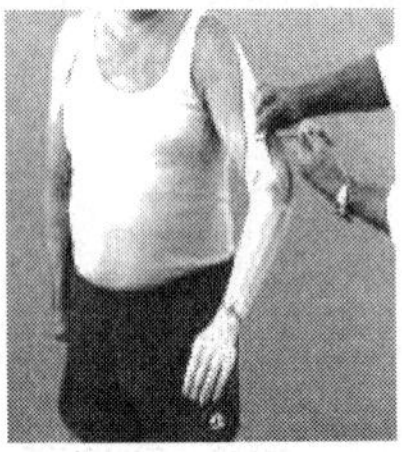

(b) 상지의지장착

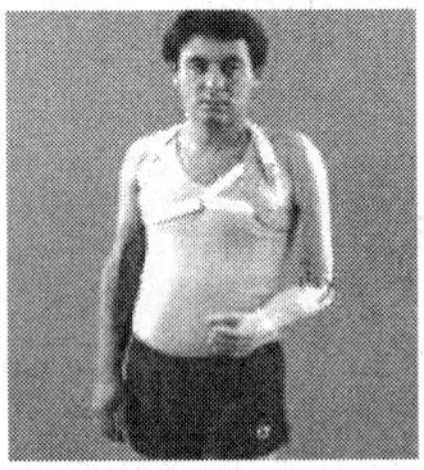

(c) 어깨관절의지

[그림 5-68] 의지 장착훈련

③ 보조기(Orthosis) 훈련 : 척수 손상 환자들이나 심한 장애가 있는 환자가 [그림 5-69]와 같이 보조기를 사용하면 어느 정도 독립적으로 일상생활을 수행할 수 있다. 이를 위해 보조기의 사용법을 훈련시키고 환자의 필요에 따라 보조기를 바꾸거나 변형하여 기능을 향상시켜 준다.

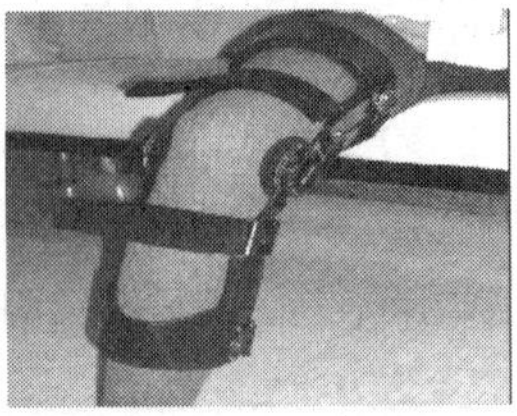

(a) 하지 보조기

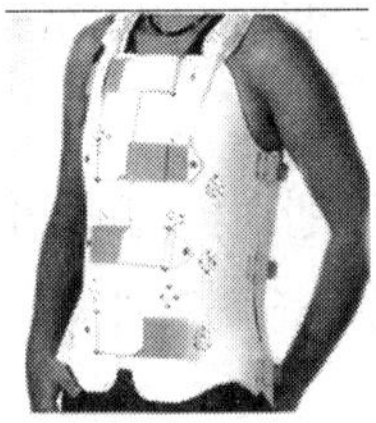

(b) 상지보조기

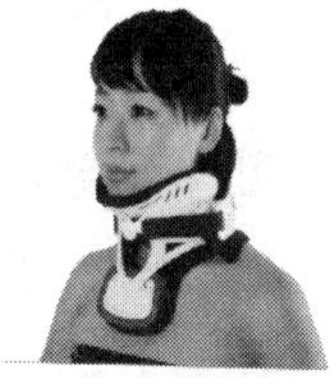

(c) 경추보조기

[그림 5-69] 보조기 훈련

(2) 일상생활동작 훈련

환자가 일상에서 독립적인 생활을 할 때 필요한 동작을 교육하고 훈련한다[㉵ 침상 활동(돌아눕기, 일어나 앉기, 균형잡고 앉아 있기 등), 자기돌보기 활동(양치질, 세면, 용변, 목욕, 음식 먹기, 착/탈의 등), 휠체어 이용, 목발 등 보조기를 이용한 보행 훈련, 교통수단 이용 등을 훈련한다].

장애 정도에 따라 여러 치료기구나 보조기구를 사용하기도 한다.

① 인지-운동 기능 훈련 : 인지능력이 떨어지는 환자는 재활치료 과정에서 일상생활동작이나 기능적인 기술이 필요한 동작을 익히기 어렵다. 이러한 환자들에게 [그림 5-70]과 같이 대근육

운동 및 감각 신경계의 자극, 신호를 주어 알게 하기, 자신이 말로 표현하기, 반복, 긍정적 강화와 같은 방식으로 기능훈련을 할 수 있다.

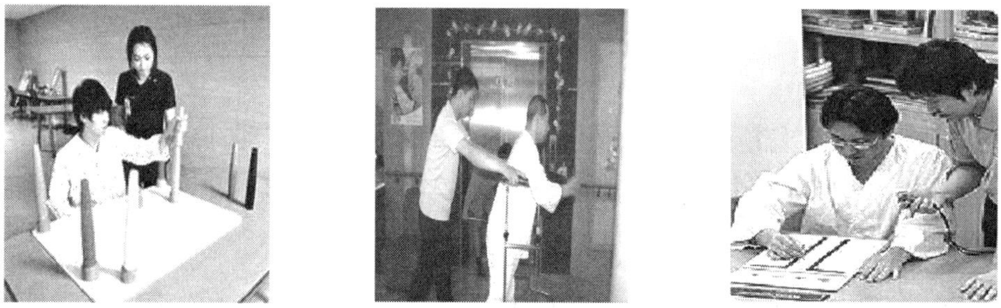

(a) 상지운동기능 훈련 (b) 하지운동기능 훈련 (c) 인지능력 훈련

[그림 5-70] 인지-운동기능 훈련

② 가사활동 훈련 : 요리하기, 설거지, 침구 정리, 다리미질 등의 [그림 5-71]과 같이 기본적인 활동을 훈련한다. 또한 여러 가지 보조기구를 이용하도록 하여 더 편리하게 가사활동을 할 수 있도록 한다.

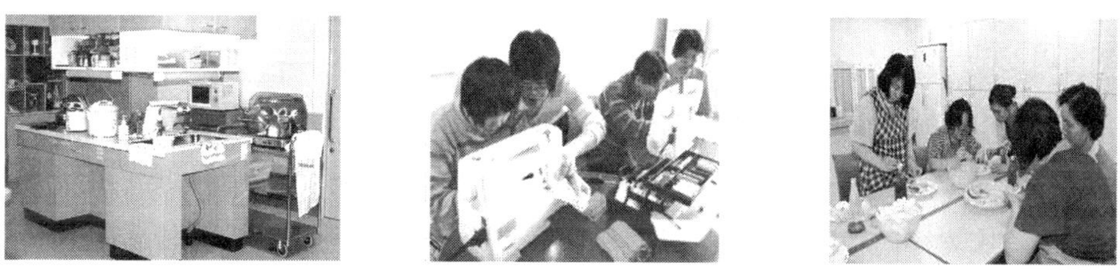

(a) 가사활동 훈련장 (b) 가사활동 훈련

[그림 5-71] 가사활동 훈련

③ 직업 전 작업치료 : 새로운 직업을 가질 수 있도록 [그림 5-72]와 같이 직업능력을 평가하고 훈련하여 직업으로 복귀할 수 있도록 한다.

④ 보존적 작업치료 : 우울, 근심 등 부정적인 심리 상태를 극복하고, 장애에 집착하지 않고 현재 남아 있는 능력으로 보람 있는 삶을 살 수 있도록 도와준다.

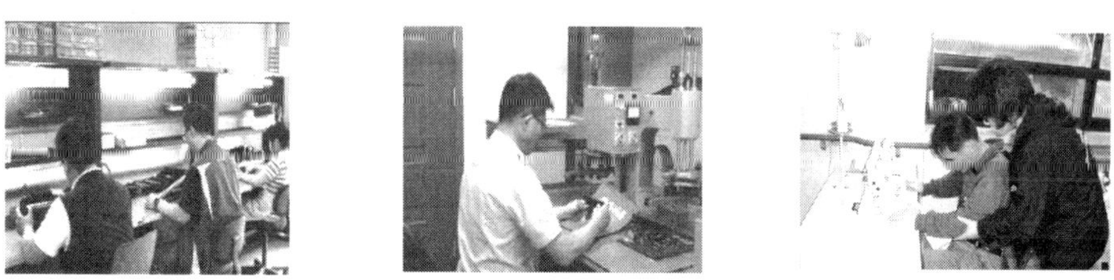

[그림 5-72] 직업 전 작업치료

제8절 진단검사의료기기(Diagnostic Test Medical Devices)

① 진단검사의학과 : 혈구 자동분석기, 적혈구 침강속도 자동분석기, 자동 혈액응고분석기 등
② 임상병리과 : 홍채인식기, 심전도기, 원심분리기, 위상차현미경, 폐기능검사기, 혈구계수기, 근전도검사기, 뇌간유발청력검사기, 뇌파검사기, 뇨분석기, 면역분석기, 순음청력검사기, 시유발검사기, 생화학분석기 등
③ 병리학자 : 실체 현미경과 위상차 현미경 등
④ 조직학기사 : 조직검사를 할 수 있는 현미경, 조직샘플 등
⑤ 진료기사 : 조직이나 세포 및 기생충을 검사하기 위한 시약 및 혈액검사를 위한 주사기
⑥ 혈액학과 : 혈액검사, 혈액학분석기 등
⑦ 혈액학자사 : 혈액 분석기와 혈액가스 분석기 등
⑧ 진단방사선과 : CT, X-선 촬영, 초음파 등
⑨ 영상의학 전문의 : 자기공명영상장치(MRI)와 초음파 검사장치 등
⑩ 방사선학자 : CT와 휴대용 X-ray기 등
⑪ 방사선진료 : 자기공명영상, 컴퓨터단층촬영, 양전자방출단층촬영, 혈관조영 검사 등
⑫ 핵의학 : 핵의학 촬영, 양성자 방출 단층촬영장치 PET-CT(Position Emission Tomography), 중입자가속기(Cyclotron), 이중헤드감마카메라와 컴퓨터단층촬영 시스템(Fusion SPECT-CT System), 유방암전용 감마스캔, 골밀도진단기 등
⑬ 핵의학 전문의 : 유방전용 감마스캐너와 양전자단층촬영기기
⑭ 영상의학과 : 흉부디지털 X-선 촬영기, 초음파촬영기, 골밀도촬영기, 자기공명영상(MRI) 등
⑮ 작업환경의학과 : 의지와 보조기에 의한 신체기능 회복의 기능적 작업치료와 인지운동과 보존적 작업치료의 동작훈련 등

1. X-선 촬영

검사목적에 따라 [그림 5-73]과 같이 여러 자세로 촬영을 하는데, 가장 흔히 촬영하는 단순 흉부촬영의 경우 촬영기를 가슴에 밀착시키고 허리에 손을 올린 자세로 찍는 것이고 필요에 따라 측면촬영을 할 수도 있다.

① 복부, 골반, 두개골, 팔다리 등을 촬영할 때는 누워서 또는 앉아서 필요한 부위만 X-선을 통과시켜 촬영한다.
② 팔다리, 두개골 등 특정부위를 제외하고 대부분의 단순촬영 시 숨을 참는데, 이는 촬영 시에

숨을 쉬면 사진이 떨려서 나오기 때문이다.

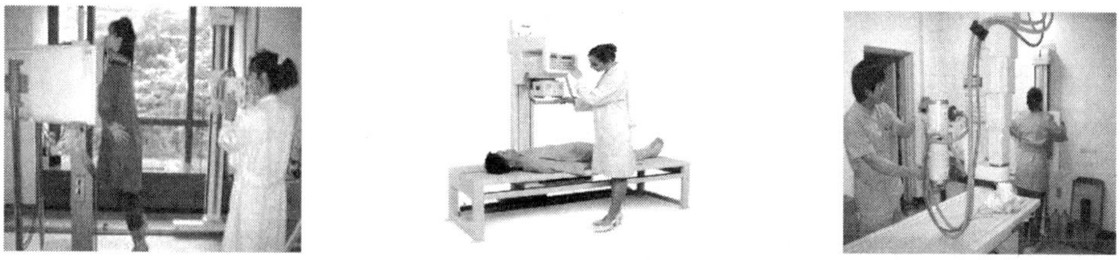

[그림 5-73] X-선 촬영장치

2. 휴대용 X-ray기

진료 도중에 X-ray 촬영이 특별히 필요한 경우에 [그림 5-74]와 같이 바로 디지털, 필름방식 모두 촬영이 가능한 휴대용 X-ray기를 사용한다.

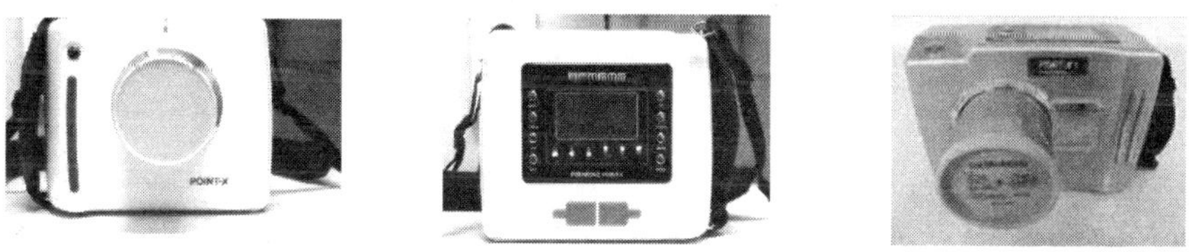

[그림 5-74] 휴대용 X-ray기

3. 흉부디지털 X-선 촬영기

일반방사선을 이용하여 주로 흉부촬영에 사용되며 [그림 5-75]와 같이 호흡기 질환, 심장 질환, 수술 전·후의 검사에 이용한다.

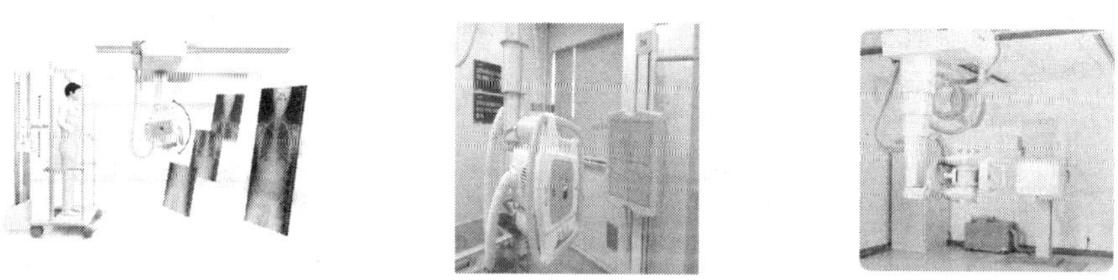

[그림 5-75] 흉부디지털 X-선 촬영기

4. 컴퓨터단층촬영 시스템(Fusion SPECT-CT System)

컴퓨터단층촬영(CT)은 X-선 발생장치가 있는 원형의 큰 기계에 들어가서 촬영하며, 단순 X-선 촬영과 달리 인체를 가로로 자른 횡단면상을 획득한다.

① CT는 단순 X-선 촬영에 비해 구조물이 겹쳐지는 것이 적어 구조물 및 병변을 좀더 명확히 볼 수 있다. 대부분의 장기 및 질환에서 병변이 의심되고 정밀검사를 시행해야 할 필요가 있을 때 기본이 되는 검사법이다.

② 단면상을 얻는 점에서 MRI와 CT는 공통점이 있지만, CT는 X-선을 이용하여 영상을 얻고 MRI는 자기장 내에서 고주파를 전사하여 영상을 획득한다.

③ CT는 MRI에 비하여 검사비가 싸고, 검사시간이 짧은 장점이 있다.

④ MRI는 CT에 비하여 연조직의 표현력 및 대조도가 높아 근육, 인대, 뇌실질 병변 등의 진단에 있어서 기본이 된다.

⑤ MRI가 횡단면상뿐만 아니라 원하는 단면상의 영상을 자유롭게 획득할 수 있는 것이 CT에 비하여 장점으로 꼽아졌으나, 최근 들어 다중채널 CT(MDCT, multi-detector CT)가 [그림 5-76]과 같이 보급되면서 촬영 후 영상을 재구성하여 MRI처럼 원하는 단면상 및 입체적인 삼차원(3D) 영상도 자유로이 얻을 수 있게 되었다.

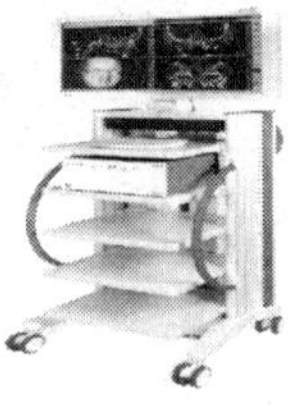
(a) 스코피스네비 게이션 시스템

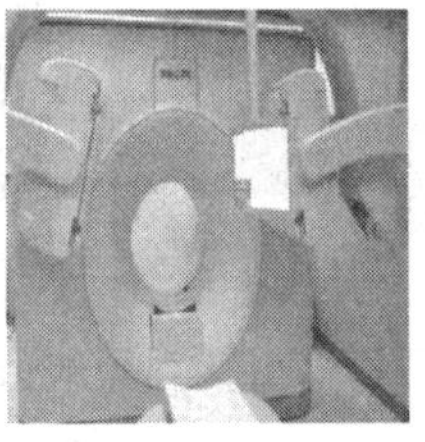
(b) Precedence16, PHILIPS

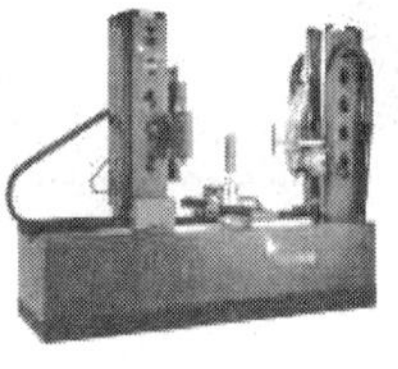
(c) v|tome|x L 450

[그림 5-76] 컴퓨터단층촬영 시스템

5. 핵의학촬영

뇌관류, 심장관류, 뼈대사 등에 생화학적, 기능적 상태를 확인할 수 있는 추적자를 투여한 다음 생체 내 분포를 [그림 5-77]과 같이 단층영상으로 얻는 검사이다.

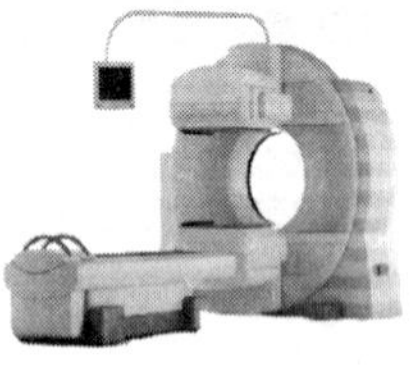
(a) 단광자단층촬영

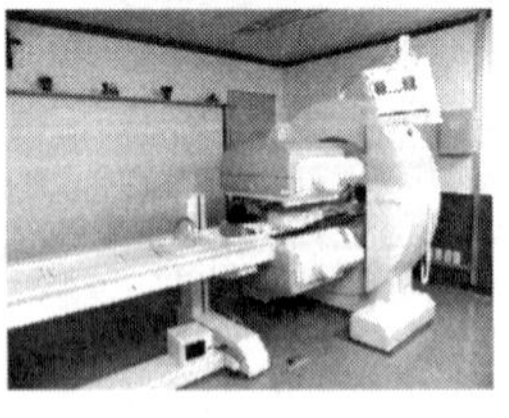
(b) SPECT 단층촬영

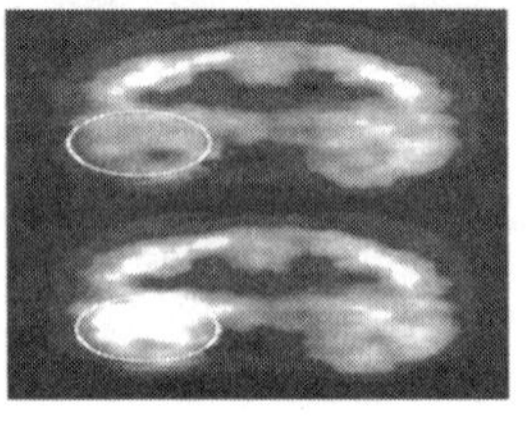
(c) 간질환자 발작 전(위) 발작 후(아래)

[그림 5-77] 핵의학촬영

6. 중입자가속기(Cyclotron)

PET/CT 검사를 위해서는 방사성동위원소가 반드시 필요한데 '사이클로트론'이 바로 이 동위원소를 생산하는 기기이다.

① 사이클로트론 : α입자나 양자 · 전자 등의 하전입자를 인공적으로 가속시켜 고에너지 입자를 얻는 입자가속기(Particle Accelerators)이다.

② 1999년 한국원자력의학원(KIRAMS)이 사이클로트론 가속기 국산화에 착수, 3년여 만인 2002년 말 13[MeV](메가전자볼트) 규모의 국산 사이클로트론(KIRAMS-13)을 개발했다. 미국, 캐나다, 일본, 벨기에에 이어 세계 5번째로 2003년 IAEA(국제원자력기구) 평가단 및 국내 PET협의회 평가에서도 성능우수평가를 받았으며, 이에 따라 정부지원으로 전국 권역별로 사이클로트론센터가 구축되기 시작했다.

③ 사이클로트론 : 'F18-FDG'라는 포도당성분의 방사성동위원소를 생산하는데, 원래 암세포는 포도당성분을 좋아하는 특성이 있어 이 'F18-FDG'를 환자에게 주사한 뒤 PET/CT를 촬영할 경우 암부위가 붉은색으로 나타나게 된다.

④ PET와 CT를 같이 활용 : 기존의 PET가 생리화학적인 신진대사의 변화를 정확하게 나타내는 장점이 있는 반면, 해상도가 낮기 때문에 높은 해상력의 영상을 갖는 CT를 융합시켜 정확도를 높이기 위한 것이다.

⑤ 의료용 중입자가속기 : [그림 5-78]과 같이 탄소빔을 이용해 정상세포는 거의 손상하지 않고 정확히 암세포만 파괴한다. 암세포 살상능력이 기존 X-선이나 양성자 빔보다 3배 정도 높아 부작용이 거의 없다.

⑥ 치료시간 : 약 30분 정도로 통증이 전혀 없고 치료 뒤 간단한 운동 등 일상생활에 전혀 지장이 없다. 전이가 없을 경우 말기암치료도 가능하다. 전세계 의료계가 외과수술, 약물요법 대신 중입자가속기의 연구, 개발에 매진하고 있다.

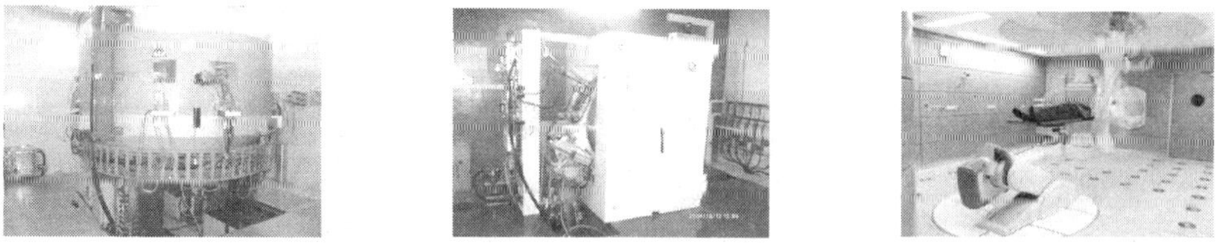

(a) 동관 IBA 19/9 Cyclotron (b) 신관 GE PETtrace Cyclotron (c) 중입자가속기를 이용한 임 치료실

[그림 5-78] 중입자가속기

7. 이중헤드 감마카메라

감마카메라는 [그림 5-79]와 같이 체내에 투여된 방사선 핵종 또는 그 화합물이 방출하는 감마선을 피검체에 고정시킨 검출기로 측정하여, 체내분포나 장기 내 분포를 기록하여 화상정보를 제공하는 장치이다.

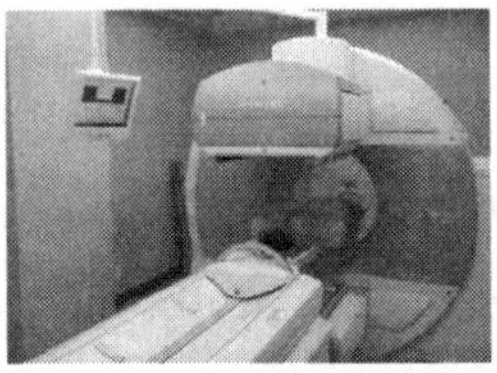
(a) Symbia T2, SIEMENS

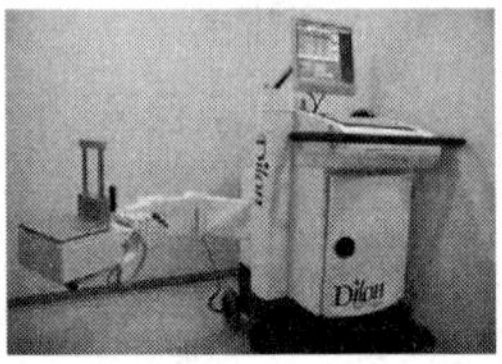
(b) Dilon 6800, Dilon

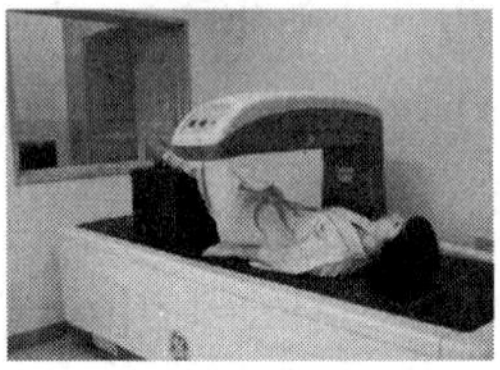
(C) Lunar Prodigy, GE

[그림 5-79] 이중헤드 감마카메라와 Dual Energy X-ray Absorptiometry

8. 유방암전용 감마스캔

유방조직 내의 암세포 유무를 기능적 영상을 통해 [그림 5-80]과 같이 알아낼 수 있는 최신 진단방법이다.

① 검사 중 고통이 없고 작은 크기의 종양도 발견할 수 있는 매우 정확한 검사로 유방암의 발견, 조밀유방 내 암진단, 암수술 및 치료 후 재발여부에 대한 추적관찰에 필요한 검사이자 조기암 발견을 위한 정기검진 목적에도 유용한 검사에 속한다.

② 유방종양 검사(Breast Scan) : 유방암의 조기진단에 따른 선별 검사는 여러 방법들이 있다.

㉠ 유방스캔(Scinti Mammography) : 유방촬영에서 정확하게 감별하지 못한 병변을 평가하는데 유용한 검사방법이다.

㉡ 유방스캔 방법은 원발성[32] 유방암과 재발성 유방암 진단에 민감도와 특이도가 높지만, 유방 주변부의 방사능과 검사장비의 기하학적인 구조로 1[cm] 이하의 작은 종양들을 발견하기가 어려웠다.

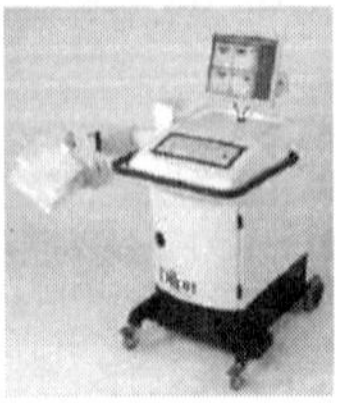
(a) 유방전용 감마스캐너

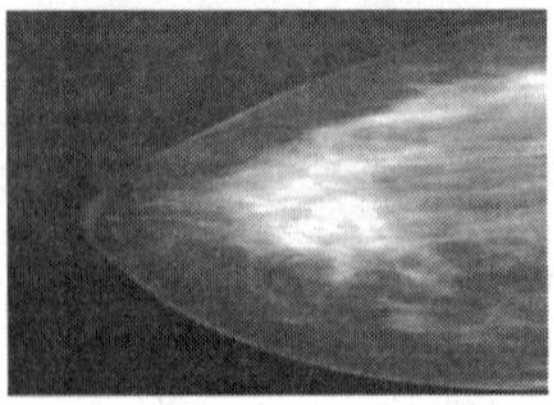
(b) 유방종양 검사(좌측)

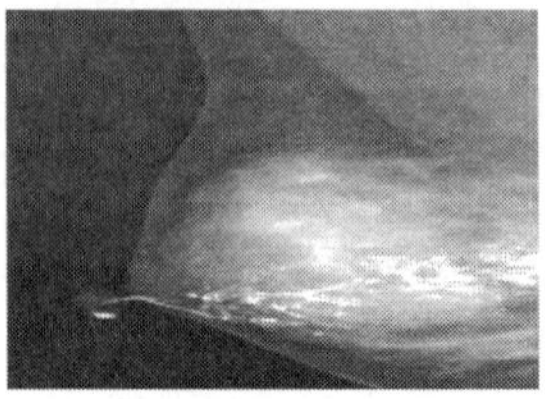
(c) 유방종양 검사(우측)

[그림 5-80] 유방종양 검사

32) 원발성 : 최초로 생기는 것. 그밖의 질환 또는 이상의 결과로 발생할 때는 속발성(Secondary)이라고 한다.

③ 최근 고해상도의 BSGI 도입으로 악성종양과 양성종양을 다른 검사방법들보다 높은 정확도로 구별할 수 있어 불필요한 생체검사(Biopsy)를 줄일 수 있다.

④ 유방암의 조기진단에 이용하는 단순유방촬영과 유방초음파 검사, 기존 유방스캔과 BSGI의 진단적 성능과 검사방법의 숙련도를 수행한다.

9. 골밀도촬영기

두개의 다른 에너지, 즉 이중 X-선 에너지를 이용하여 [그림 5-81]과 같이 순수골량을 측정하여 골다공의 유·무를 판단하는 검사로 체지방측정, 척추, 고관절 등을 촬영하여 골다공증의 예방과 치료를 위한 진단에 이용한다.

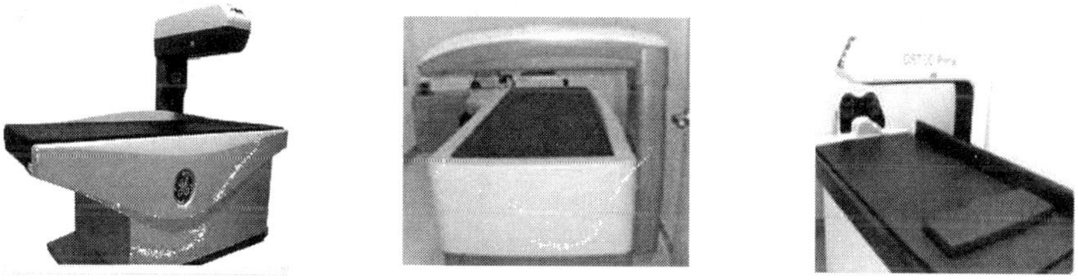

[그림 5-81] 골밀도촬영기

10. 골밀도진단기(Breast Specific Gamma Imaging : BSGI)

골밀도 검사(Bone Mineral Densitometry)를 이용하는 검사는 이중에너지 X-선 흡수계측법으로서 검사하고자 하는 부위에 대하여 에너지가 높은 X-선과 에너지가 낮은 X-선으로 두번 촬영을 하여 얻은 자료로 계산을 하여 골밀도를 구하는 방식이다.

이중에너지 X-선 흡수 계측법은 간편하고 반복 측정 시 재현성이 높아서 골다공증 등의 환자에서 초기진단은 [그림 5-82]와 같이 약물치료에 대한 반응을 평가하는데도 적합하다.

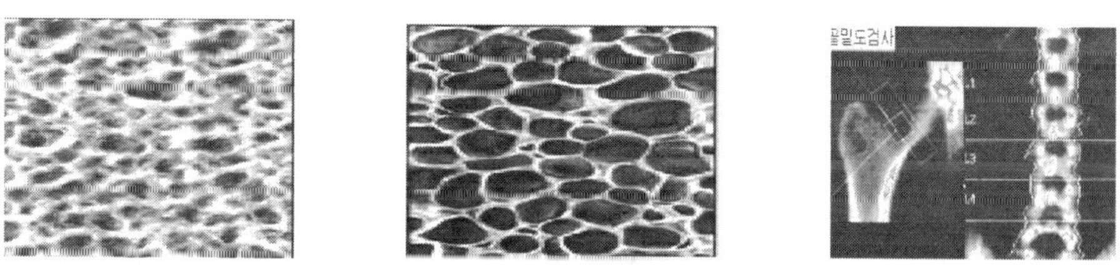

(a) 정상인의 골밀도　(b) 골다공증환자 골밀도　(c) 골밀도 검사

[그림 5-82] 골밀도 검사

11. 홍채인식기

지문인식기술에 이어 등장한 보안시스템으로 사람마다 고유한 특성을 가진 안구의 홍채정보를 이용해 사람을 인식하는 기술 또는 인증체계를 일컫는데 1980년대에 미국에서 처음으로 소개되었다. 지문보다 많은 고유한 패턴을 가지고 있고 안경이나 렌즈를 착용해도 정확히 인식할 수 있으며, [그림 5-83]과 같이 비접촉방식이라 거부감이 없다.

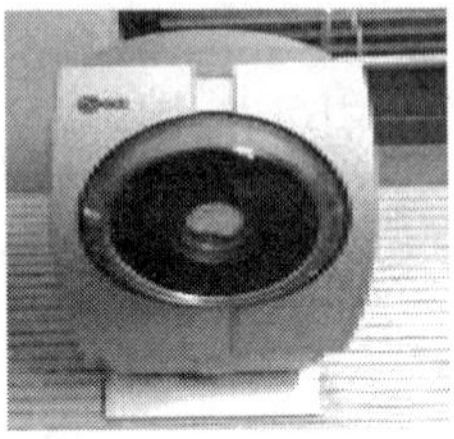
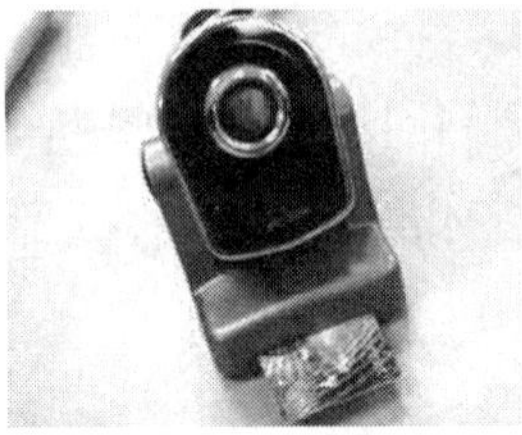
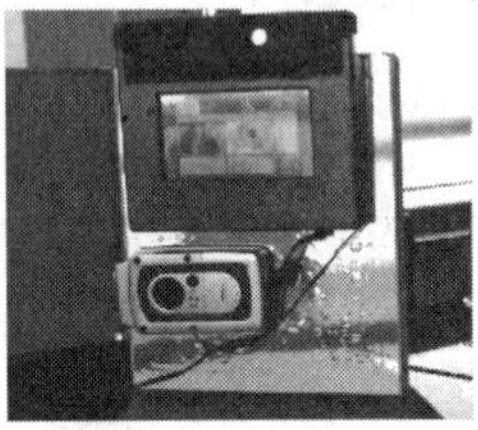

[그림 5-83] 홍채인식기

12. 원심분리기

원심력을 이용하여 균질액을 여러 부분으로 나눌 목적으로 가장 많이 이용되는 기계로서, 균질액을 시험관에 넣고 원심분리기를 [그림 5-84]와 같이 고속으로 회전시키면 입자의 크기와 밀도에 따라 물질을 분리할 수 있다. 핵연료를 농축하기 위해서도 이 방법을 사용한다.

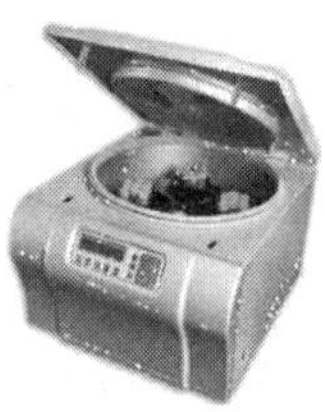
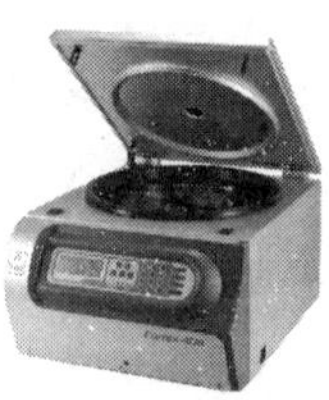
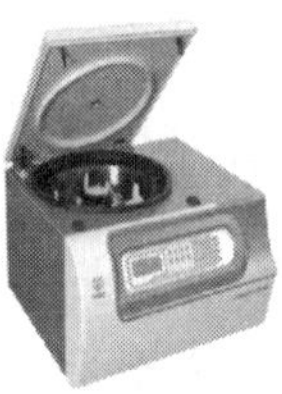

[그림 5-84] 원심분리기

① 앵글로우터(Fixed Angle Rotor) : 원심관이 수직에서 어떤 각도로 기울어진 상태에서 고정되어 회전한다. 일반적으로는 적은 용량의 시료를 [그림 5-85]와 같이 고속으로 회전시키는데 사용한다.

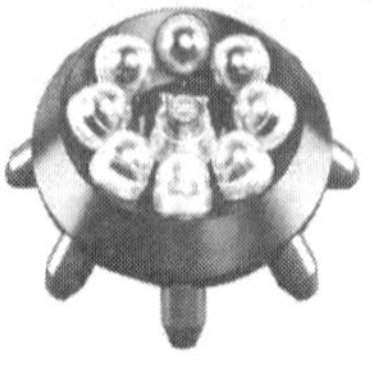
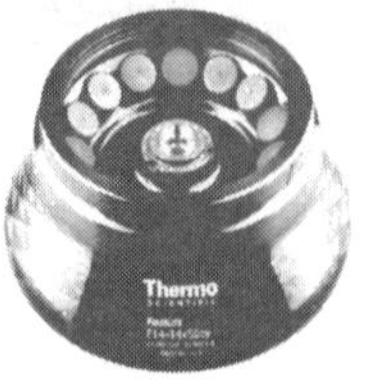

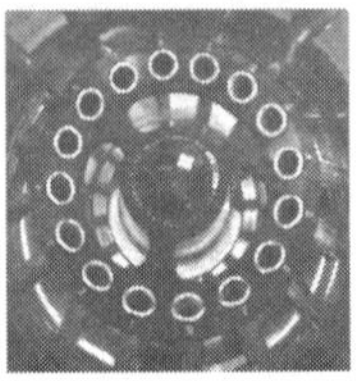

[그림 5-85] 각종 앵글로우터

② 스윙로우터(Swing Backet Rotor) : 원심관을 넣는 관케이스가 로우터 반경방향으로 자유로이 흔들릴 수 있게끔 매달려 있으며, 정지시에는 수직상태에 있고 회전하기 시작하면 원심력에 의해 수평으로 올라가 회전한다. [그림 5-86]과 같이 일반적으로 중용량 중속, 또는 대용량 저속에 알맞다. 한편 초고속 원심분리기에서 농도구배를 이용한 조직분획에 응용할 수 있다.

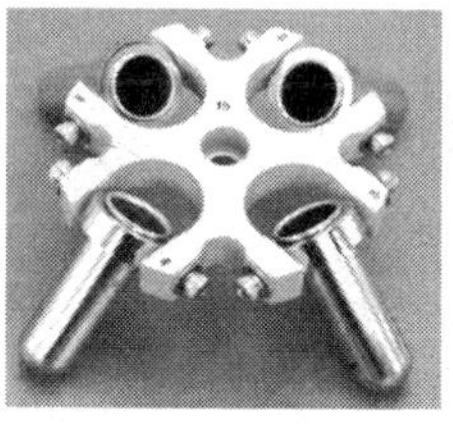
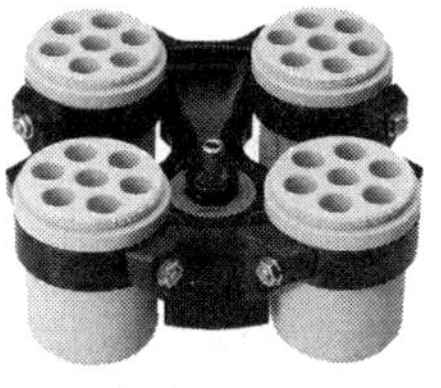
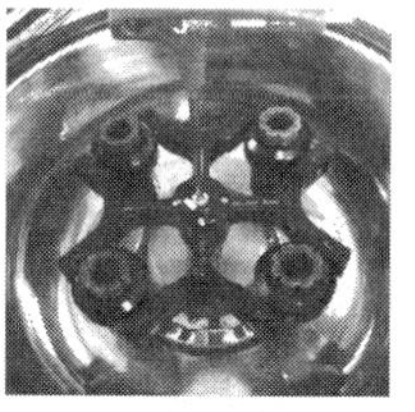

[그림 5-86] 각종 스윙로우터

13. 폐기능 검사기

폐가 대기로부터 공기를 들어 마시고 내뱉는 환기기능과 더불어 폐포와 모세혈관에서 산소와 이산화탄소를 교환하는 과정에 대한 기능을 [그림 5-87]과 같이 측정하는 것으로 폐활량, 기도저항, 폐확산능력, 천식 등 호흡곤란 및 폐기능상태의 병인원인을 얻고자 하는 장비이다.

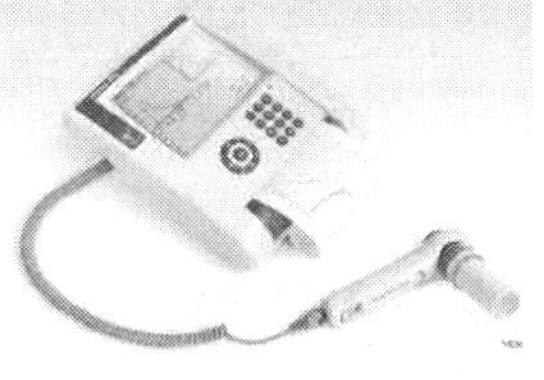
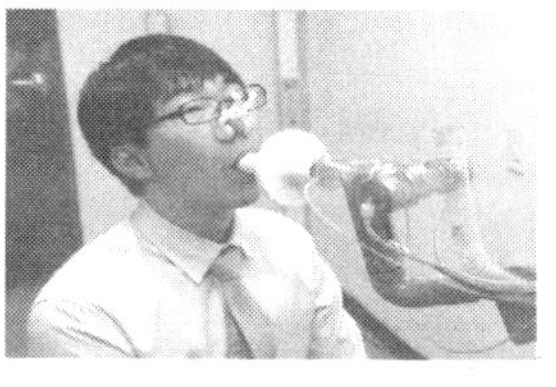
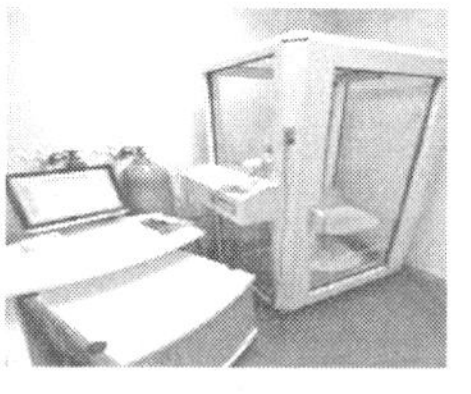

[그림 5-87] 폐기능 검사기

14. 심전도기

건강검진시 심장의 부정맥과 이상을 확인하여 심장질환의 조기발견과 수술 선에 안전한 나취를 위해 꼭 필요한 [그림 5-88]과 같은 장비이다.

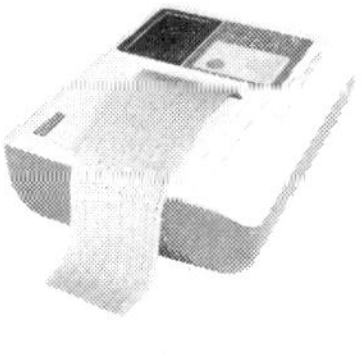
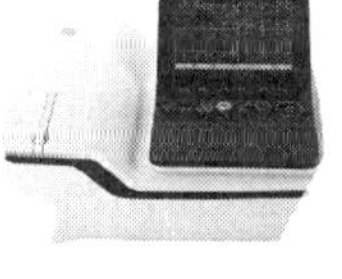
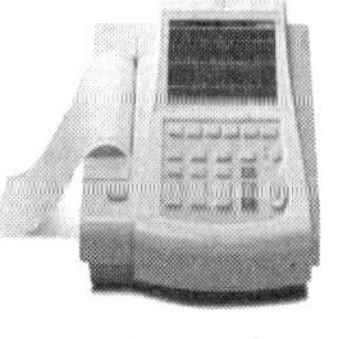

[그림 5-88] 심전도기

15. 근전도 검사기

근육세포가 전기적, 신경적으로 활성화될 때 발생하는 전기적인 포텐셜을 감지한다. 이 신호는 의학적인 비정상 혹은 활성정도 등의 측정이나 인간 혹은 동물의 행동에 대한 [그림 5-89]와 같이 바이오메카닉스 분석에 활용될 수 있다.

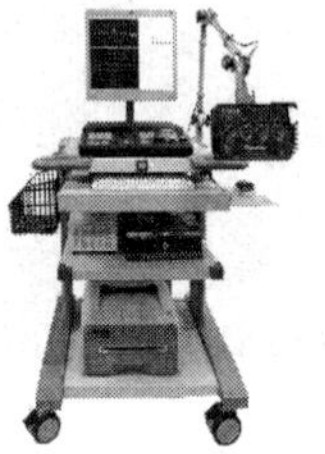
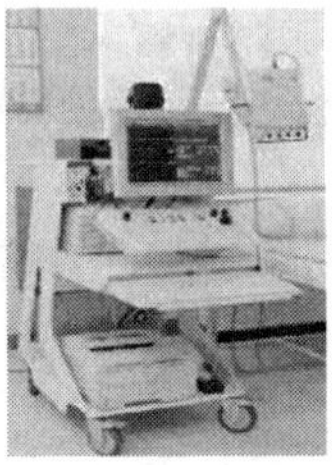
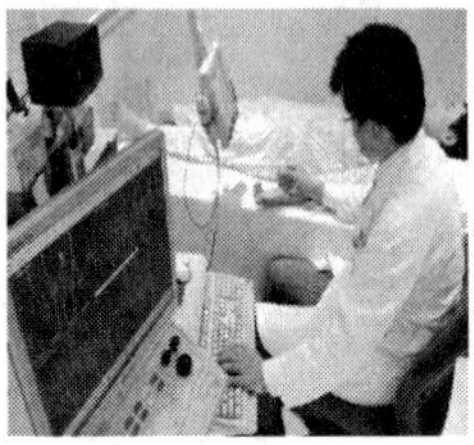

[그림 5-89] 근전도 검사기

16. 뇌간유발반응 청력검사기

뇌간유발반응 청력검사(BERA : Brainstem Evoked Response Audiometry)는 음자극에 따른 청신경계의 전기적 반응을 컴퓨터에 의한 평균기법(Averaging Technique)으로 기록할 수 있게 함으로써 [그림 5-90]과 같이 뇌간유발반응 청력검사를 시행할 수 있게 되었으며 청력손상의 진단이 보다 쉽게 되었다. 이 검사는 어린이가 쉽게 검사할 수 있는 이점이 있으나 특수장비가 필요한 단점이 있다.

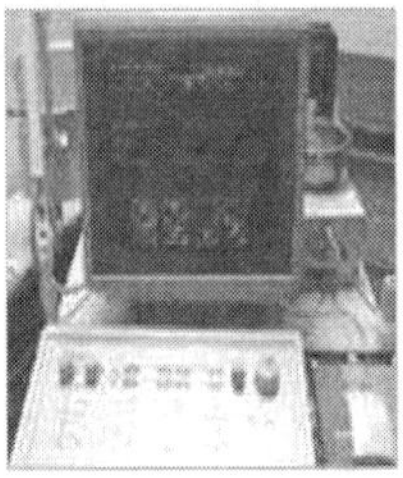
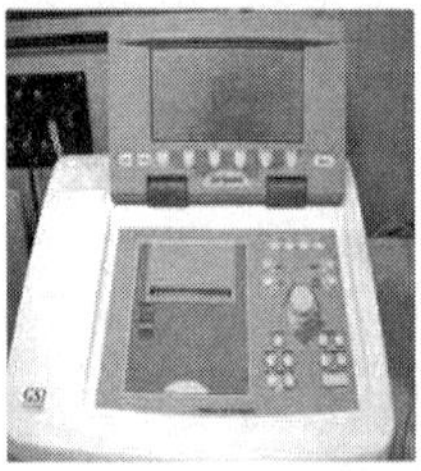
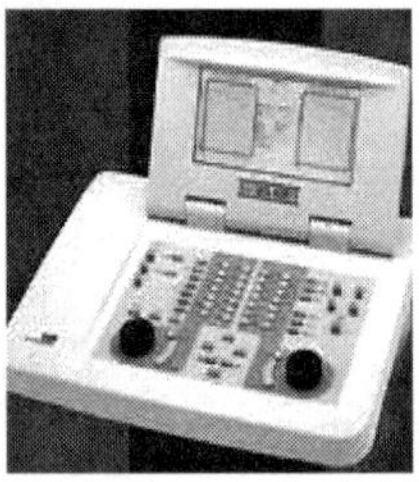

[그림 5-90] 뇌간유발반응 청력검사기

17. 뇌파 검사기

사람의 뇌신경의 정기적인 변화를 측정해서 기록해 놓은 것이 뇌파이다. 뇌파 검사기는 사람의 뇌신경에서 발생하는 뇌파를 진단하는 장비로 머리의 피부에 전극을 붙이고 전위 변화를 기록한 것을 [그림 5-91]과 같이 뇌전도(Electro-Enceph-LoGram : EEG)를 통해 검사한다.

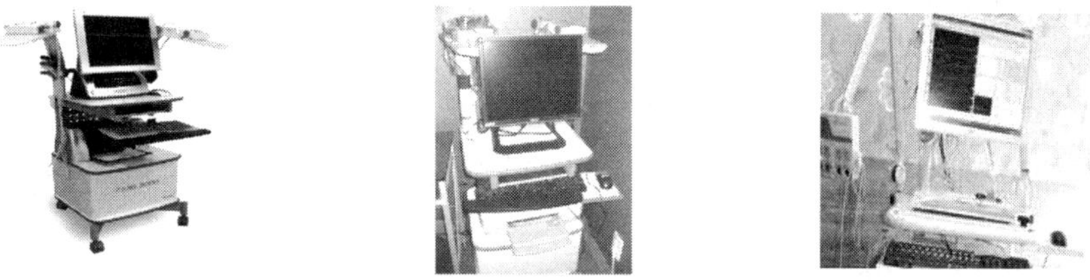

[그림 5-91] 뇌파 검사기

18. 요분석기

신장의 가장 중요한 기능은 요의 형성으로 생체의 큰역할을 담당하는 것이다. 자동 요화학분석기는 요 기본성분 중에 존재하는 백혈구, 적혈구, 빌리루빈, 잠혈, pH, 단백, 포도당, 우로빌리노겐, 케톤체, 비중, 아질산, 색도 등 11개 항목의 검사를 동시에 분석하며 시간당 500검체 처리능력과 터치스크린을 이용한 사용자와 응답식 운용시스템으로 뇨색도 자동측정과 기능적 단백뇨, 황달, 담당폐쇄성질환, 요로감염, 당뇨병, 급만성신장병 등 기타 신장 질환을 감별할 수 있는 [그림 5-92]와 같은 검사장비이다.

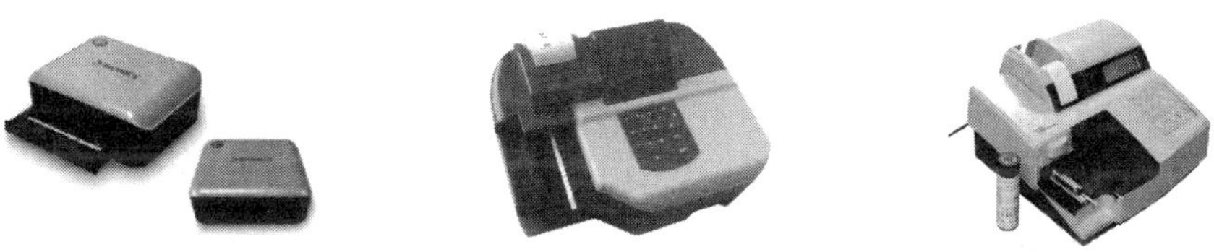

[그림 5-92] 요분석기

19. 면역분석기

사람의 혈청 및 혈장에서 전기화학적 발광면역분석법을 이용하여 'B형간염, 에이즈검사, 갑상선기능검사, 종양표식자검사, 약물검사, 호르몬검사' 등 정량적으로 검사결과가 분석되며 32검체를 동시에 장착하여 1시간 이내에 분석처리 가능한 [그림 5-93]과 같은 자동면역분석장비다.

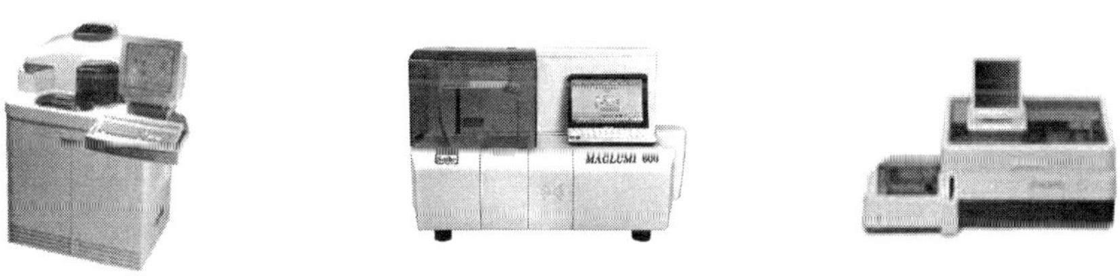

[그림 5-93] 면역분석기

20. 순음청력 검사기

난청이 의심되거나 이명이 있는 환자는 순음청력 검사기를 통해 [그림 5-94]와 같이 청력 검사를 시행한다. 검사를 통해 난청의 정도, 감각신경성 난청 및 전음성 난청 여부 등을 판단할 수 있다.

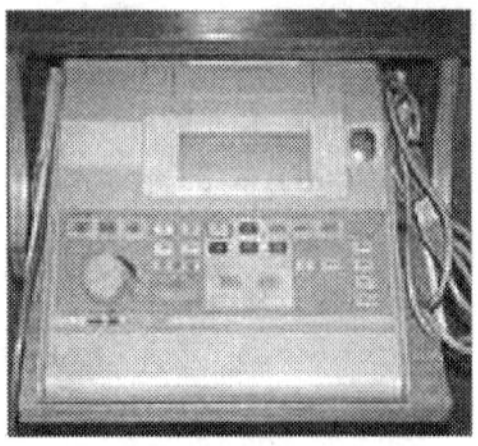
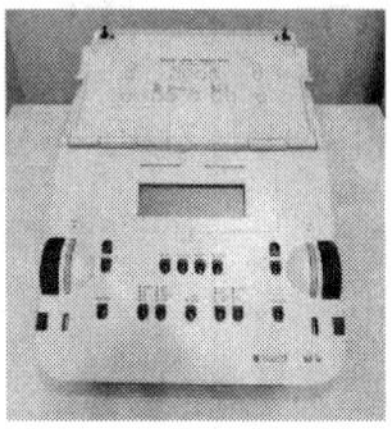
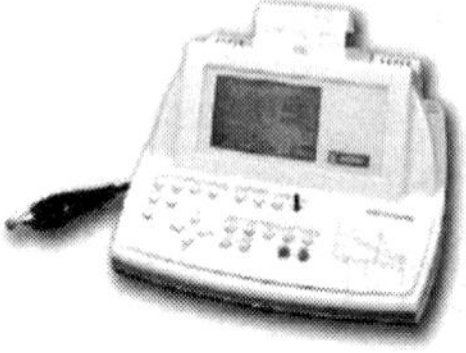

[그림 5-94] 순음청력 검사기

21. 시유발 검사기

불빛을 이용하여 시자극을 주면서 뇌의 시피질에 나타나는 뇌파를 기록하는 [그림 5-95]와 같은 검사이다.

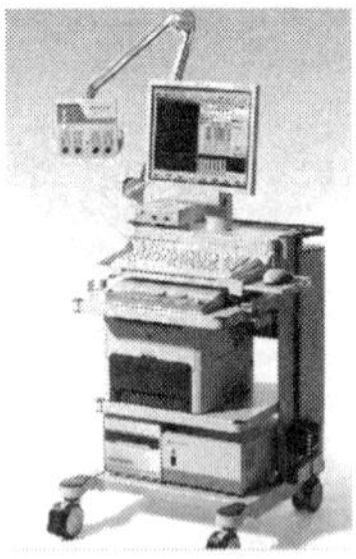
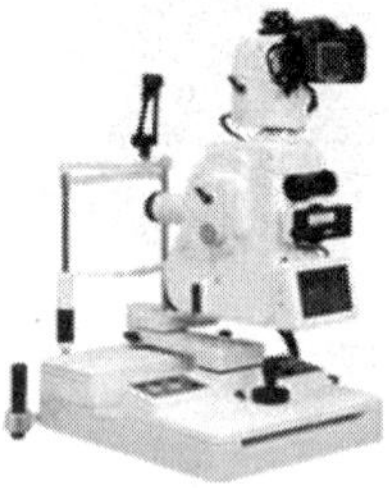
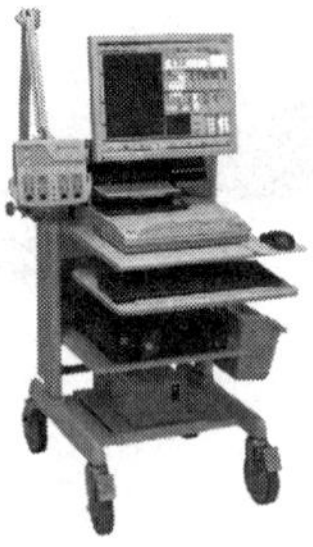

[그림 5-95] 시유발 검사기

22. 생화학분석기

동물실험 검체로부터 추출한 혈청 또는 뇨에서 다양한 검사시약을 이용하여 생물학, 생화학적, 대사질환 변화를 짧은 시간 내에 대량으로 [그림 5-96]과 같이 자동분석 하여 결과를 산출하는 장비이다.

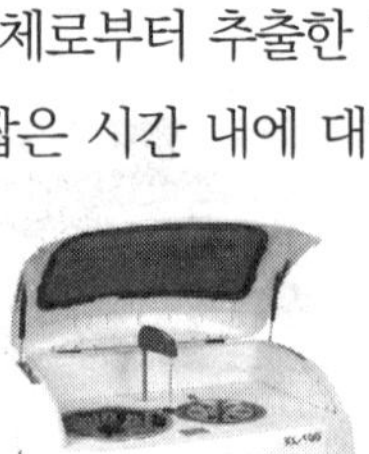
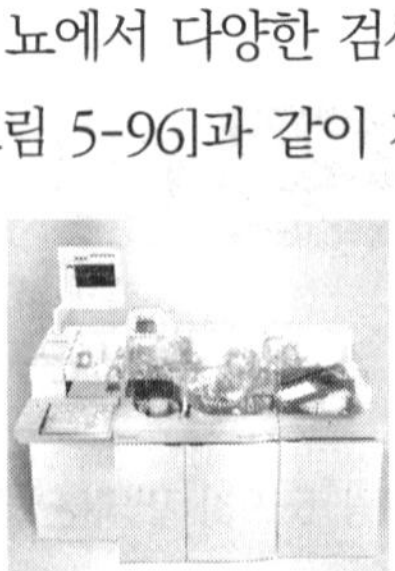
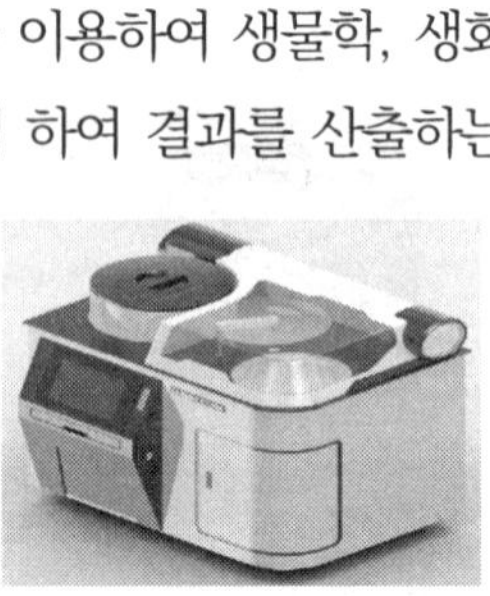

[그림 5-96] 생화학분석기

23. 혈구계수기

혈구수 또는 그밖의 입자수를 측정하는 계량기로 종래는 혈구계산판을 많이 사용하였다.

① Thoma, Bürker-Türk, New-Neubauer 등의 종류가 있다. 이것은 일반적으로 깔유리 크기의 약간 두꺼운 판에 깊이 0.1[mm]의 유리구역을 구분하고, 그 평면은 가는 선으로 구분한 $1[mm^2]$ 구획 9개로 구성된다.

② 4구석의 $1[mm^2]$ 구획은 백혈구계산에 중앙부의 $1[mm^2]$ 구획은 적혈구계산에 사용한다. 이 $1[mm^2]$ 구획은 산정을 쉽게 하기 위해 더욱 세분되어 있다. 이 계산실에 일정한 비율로 희석한 혈액을 넣고 덮개유리를 덮고 검경하여 혈구수를 산정한다. 최근에는 [그림 5-97]과 같이 자동혈구계수기를 사용하고 있다.

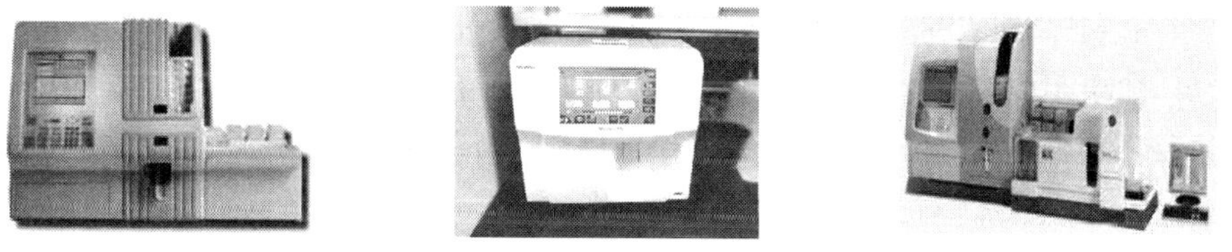

[그림 5-97] 혈구계수기

24. 혈구자동분석기

환자가 빈혈이 있는지 염증수치는 어떤지 혈소판, 적혈구, 백혈구를 자동으로 빠른 시간 내에 분석을 통해서 정확한 수치의 정보를 얻는 [그림 5-98]과 같은 장비이다.

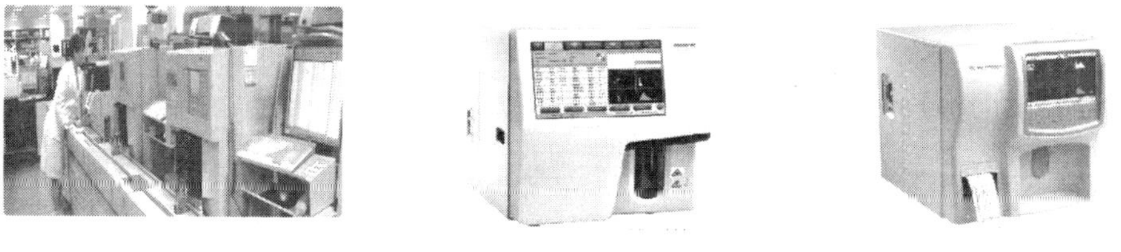

[그림 5-98] 혈구자동분석기

25. 적혈구 침강속도 자동분석기

항응고제가 혼합된 정맥혈을 시험관에 넣고 일정시간 수직으로 놓았을 때 적혈구가 혈장으로부터 분리되어 시험관 아래로 가라앉게 되는데, 이렇게 시간당 이동한 적혈구의 침강선까지의 거리를 적혈구 침강속도(ESR)라고 한다. 이 침강속도를 자동으로 계산해주는 [그림 5-99]와 같은 기기이며, 최근에는 5분 내외면 결과가 산출된다.

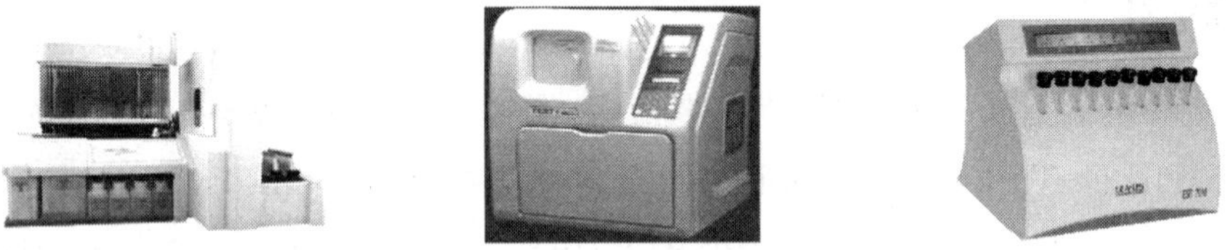

[그림 5-99] 적혈구 침강속도 자동분석기

26. 자동혈액응고 분석기

지혈작용에는 혈소판, 응고인자는 양적 · 기능적으로 충분한 역할을 해야 하며 혈관을 구성하고 있는 내피세포와 결체조직에 이상이 없어야 한다. 어느 하나라도 제대로 역할을 하지 못하면 출혈 질환이 발생하게 되며 원인에 따라서 다양한 출혈 질환이 나타나게 된다.

이러한 출혈 질환에 대한 선별 검사를 하는 [그림 5-100]과 같은 기계로 특히 혈소판과 응고인자 중 어느 것에 양적 또는 기능적으로 문제가 있는지 선별한다.

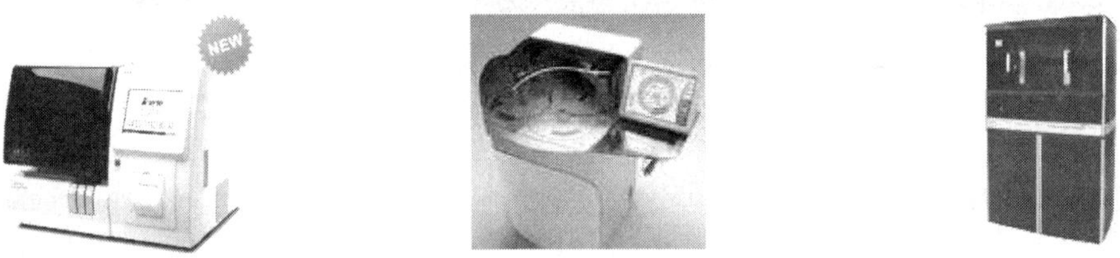

[그림 5-100] 자동혈액응고 분석기

27. 혈액 검사

생체기능의 이상이나 병의 진단을 위해 혈액을 검사하는 행위이다. 혈액은 전신을 순환하여 조직에 산소나 영양물 등을 공급하고 조직의 노폐물을 운반하는 역할을 하기 때문에 생체기능의 이상이 반영되기 쉽고, 그 반응의 출현도 빨라서 병의 진단에 유용하다. 병의 진행 정도나 치료효과의 판정에도 유용하며 비교적 재생이 쉽고 채취하기 쉬워서 다양한 혈액 검사방법이 개발되었다.

① 혈액을 재료로 한 검사 : 혈구계산, 혈구형태 분류를 하는 검사, 혈액의 응고기능을 조사하는 검사, [그림 5-101]과 같이 혈장성분의 화학적 분석을 하는 생화학적 검사, 혈액형의 판정이나 감염증, 바이러스 등을 판정하는 혈청학적 검사, 세균학적 검사 등이 있고 그 내용에 맞추어 검사명도 세분화되어 있다.

② 임상검사 분야(일반혈액 검사) : 백혈구, 적혈구, 골수혈 세포 등의 혈구계산, 혈구형태 분류, 적혈구 침강속도, 헤마토크릿치의 측정, 혈중헤모글로빈의 정량, 용혈성 빈혈에 관한 검사, 혈액핵의학적 검사, 호중구기능 검사 등을 포함하며 또한 혈액응고 검사를 포함하는 경우도 있다.

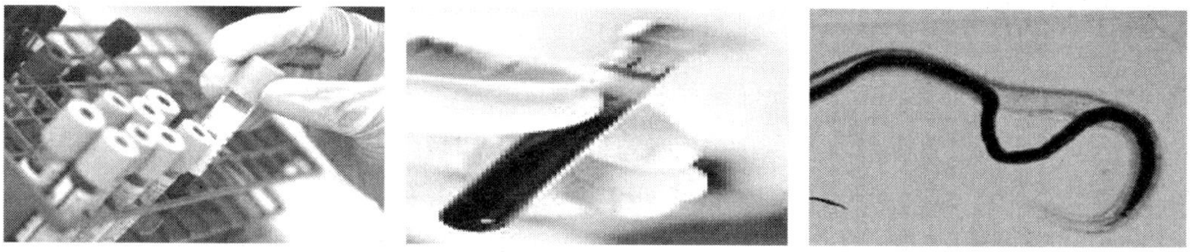

(a) 혈액 검사 (b) 기생충학적 검사

[그림 5-101] 혈액을 재료로 한 검사

㉠ 적혈구 관련 질환 : 빈혈, 철대사 및 철 결핍성 빈혈, 거대적모궁성 빈혈, 용혈성 빈혈 등

㉡ 지혈 및 혈전 관련 질환 : 혈소판 이상, 선천성 응고인자 이상 질환, 파종성 혈관내응고증 및 관련 증후군 등

㉢ 백혈구 관련 질환 : 림프절, 비장 및 단핵구-대식세포계 이상질환, 조직구증식증후군, 백혈병, 골수이형성 증후군 등

28. 혈액분석기

혈액 검사는 가장 기본적인 검사로 혈구(적혈구, 백혈구, 혈소판) 수나 기능을 혈액분석기를 통해 조사하는 검사다.

① 채혈 : 일반적으로 팔꿈치 안쪽의 정맥에서 실시한다.

② 각 혈구수 : 1[μl][mm^3] 정도의 수를 조사하지만 현재는 수시로 혈구수를 계산할 수 있는 자동 혈액분석기가 쓰이고 있다.

③ 적혈구수, 백혈구수나 기능을 조사하여 질환의 진단을 돕는다.

④ 전혈, 혈청 및 혈장에서 임상적 화학적 항목을 정량 측정 기본적인 치료와 검사를 실시하는 상황에서 [그림 5-102]와 같은 필수적인 장비다.

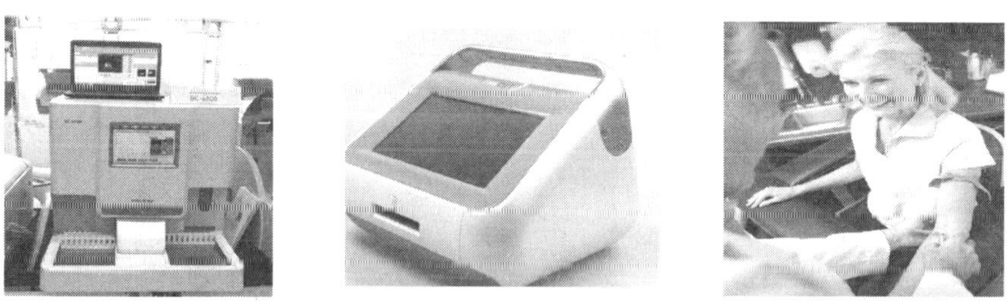

(a) 혈액학 분석기 (b) 혈액분석기 (c) 혈액 검사

[그림 5-102] 혈액 검사 및 혈액분석기

29. 혈액가스분석기

호흡기나 순환기의 질환, 인공호흡기를 장착중인 환자 혹은 중증환자의 혈중산소, 이산화탄소의 운반상황 등을 파악하기 위해 [그림 5-103]과 같이 동맥혈 내의 가스인 혈액가스를 분석하는 장비로 동맥혈은 폐포에서의 가스교환 상태를 나타낸다.

① 채혈시와 채혈 후 혈액 관리방법 : 혈액가스의 측정치가 변화하기 때문에 충분한 주의가 필요하다.

② 가스분석 용혈액 : 확산되기가 쉽기 때문에 외기와의 접촉을 피하는 것도 중요하다. 특히 채혈 후에는 공기와의 혼합을 피하여 신속히 검사한다.

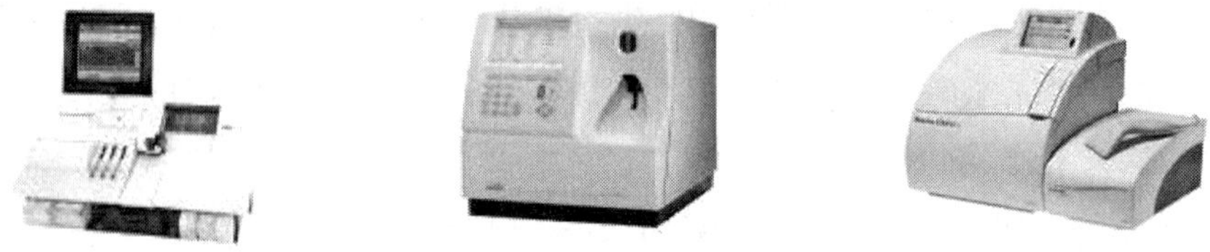

[그림 5-103] 혈액가스분석기

30. 혈관조영 검사

방사선을 이용한 혈관 검사이다.

① 영상의학과전문의가 피부에 3[mm] 정도의 크기의 절개를 하고, 카테터라는 가는 관을 환자의 혈관에 넣고 조영제를 주입하여 우리 몸의 혈관을 모니터를 통하여 정확하게 볼 수 있는 검사이다.

② 혈관의 상태를 정확하게 볼 수 있어 혈관의 이상여부나 병명, 병소의 위치와 진행 정도를 확인할 수 있다.

③ 혈관조영 검사를 근본으로 발전한 중재시술은 기존에 수술로 치료하거나 상태유지치료만 하던 질환까지 덜 침습적인 방법으로 첨단장비를 이용하여 치료할 수 있게 되었다.

④ 중재시술로 치료하는 질환들로는 [그림 5-104]와 같이 간암, 간경화 관련 정맥류, 급성출혈, 정맥류, 심부적맥 혈전증, 말초혈관 질환 등이다.

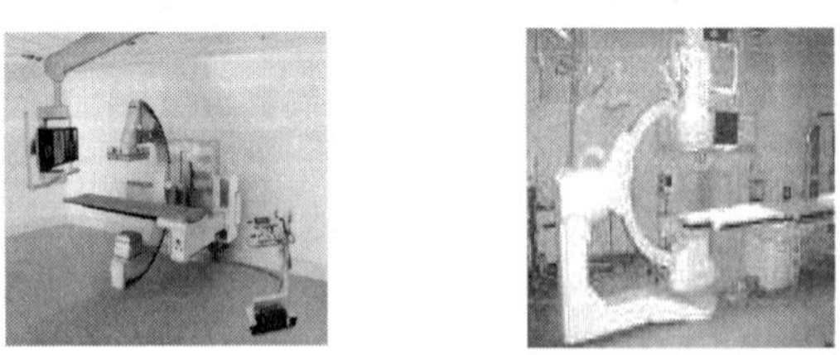

(a) 혈관조영 검사기

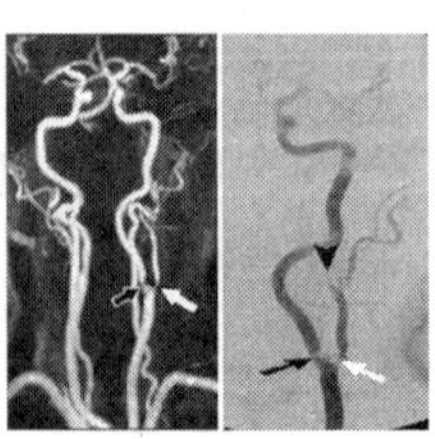

(b) 혈관조영 검사 사진

[그림 5-104] 혈관조영 검사

31. 현미경

인간의 눈으로 관찰할 수 없는 미세한 물체나 미생물을 확대하여 관찰하는 기구이다. [그림 5-105]와 같이 초점거리가 짧은 두 개의 볼록렌즈로 물체를 두번 확대시킨다.

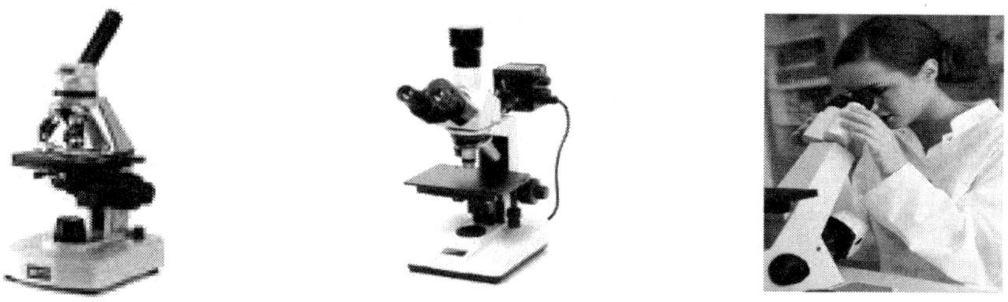

[그림 5-105] 현미경

32. 위상차현미경

세포 · 조직 · 세균 등의 형태 및 활동상태를 무염색 관찰한다.

① 보통 현미경에 위상차대를 렌즈와 윤상조리개를 지닌 위상차용 타레트콘덴서를 부착한 것으로 투명한 물체도 무염색인채 명암의 콘트라스트에 의해 명료하게 관찰할 수 있다.

② 광선이 표본에 닿는 경우, 똑바로 통과하는 광(직접광)과 산란 또는 회절하는 광(회절광)이 1/4 파장 빗나가는 것을 이용한 방법이다.

③ 검사실 : 혈소판수의 산정에 [그림 5-106]과 같이 위상차현미경이 사용되고 있다.

④ 보통의 현미경 : 시료의 명암이나 빛깔의 차이에 의해서 관찰하지만 살아있는 세포나 투명한 물체의 경우 명암이나 빛깔차이가 아닌 굴절차이를 이용해서 고안된 현미경이다.

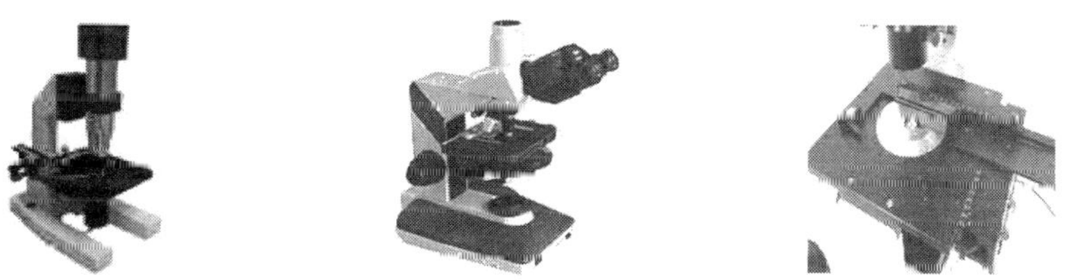

[그림 5-106] 위상차현미경

33. 전자현미경

광학현미경에서 사용하는 가시광선 대신 전자선을, 유리렌즈 대신에 전자렌즈를 사용하여 물체의 확대상을 만드는 장치이며 전자현미경은 광선 대신 전자빔을 사용하기 때문에 현미경의 내부는 진공상태여야 한다. 전자는 공기와 충돌하여 에너지가 소실되거나 굴절되는 등 원하는 대로 제어하기 어렵기 때문이다.

① 전자현미경 : 표본과 대물렌즈와 렌즈 사이의 거리는 일정하지만 중간렌즈와 투영렌즈의 코일에 통하는 전류의 세기에 의해 배율이 결정되며 상의 초점은 대물렌즈의 코일에 흐르는 전류에 의해 조절된다.

② 광학현미경 : 실제의 상을 볼 수 있지만 전자현미경은 형광판이나 사진판을 통해 상을 볼 수 있다. 표본의 빛을 흡수/반사함으로써 상이 형성되는 반면, 전자현미경에서는 전자선이 시료의 표면에 충돌하면서 발생하는 이차 전자, 산란전자, 투과전자, X-ray 등을 측정하여 표면의 형태를 영상으로 나타낸다(그림 5-107).

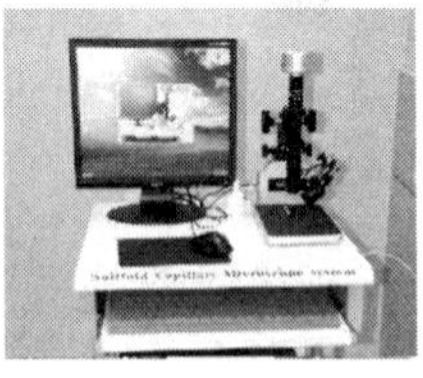

(a) 모세혈관 전자현미경

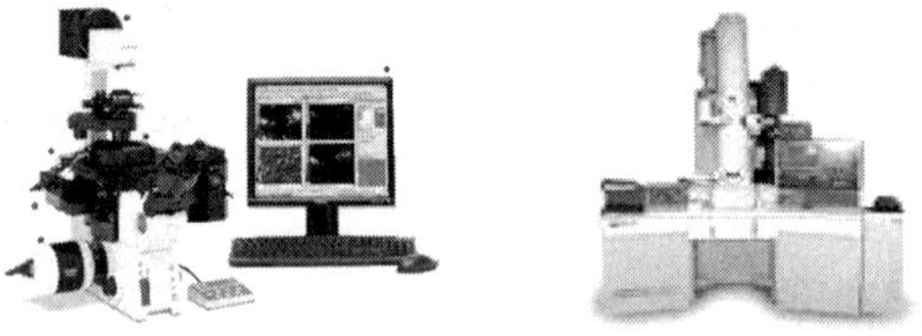

(b) 형광 전자현미경

[그림 5-107] 전자현미경 검사

③ 목적에 따라서 투과형, 주사형 등으로 분류된다. 가시광선보다 파장이 작은 전자를 광학렌즈대신 전자렌즈를 사용하여 시료에 주사하고 시료와 상호작용한 전자를 검출기로 측정하여 형상을 만든다.

④ 광학현미경의 관찰만으로 진단을 하기 어려운 경우가 있으므로 전자현미경을 사용하게 되는데, 광학현미경의 100배까지 확대하여 관찰할 수 있다. 이는 근육질환, 신장질환, 신경질환 등에서 활용한다.

34. 정밀 전자현미경 검사

조직을 수십만 배에서 수백만 배로 확대시켜 전자파를 이용하여 세포내의 작은 변화를 관찰하여 진단하는 검사법으로 [그림 5-108]과 같이 신장병리, 뇌종양조직 검사, 근육 및 말초신경조직 검사 등에 이용되고 있다.

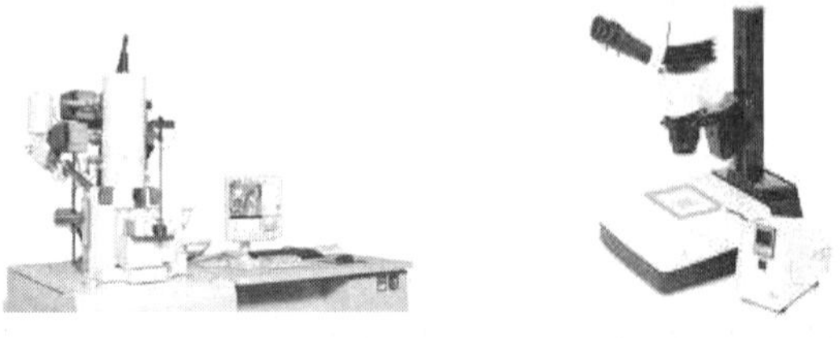

(a) 전자현미경 사진

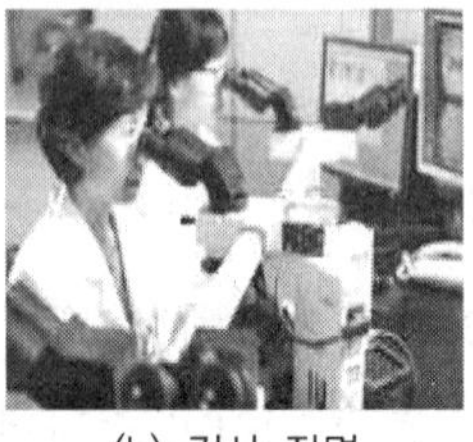

(b) 검사 장면

[그림 5-108] 전자현미경

35. 초음파영상

초음파 검사는 초음파를 생성하는 탐촉자를 검사부위에 밀착시켜 초음파를 보낸 다음 되돌아오는 초음파를 실시간 영상화하는 방식으로 검사가 진행된다.

① 초음파 검사 : 간편하고 검사 시 환자가 편안하며, 인체에 해가 없기 때문에 영상 검사 중 가장 기초가 되는 검사법이다. 특히 유방, 갑상선, 근골격과 같이 우리 몸의 표면에 위치한 구조를 쉽고 정확하게 평가할 수 있고 [그림 5-109]와 같이 컴퓨터단층촬영(CT)이나 자기공명영상(MRI)에 비해 검사 장비를 쉽게 움직일 수 있으며, 실제 움직이는 구조물을 볼 수 있어 중환자나 수술 직후 환자의 중재적 시술에도 유리하다.
크게 상복부(간, 담낭, 췌장, 신장, 비장 등), 하복부(자궁, 난소, 방광, 전립선, 고환 등), 유방, 기타 부위(근육, 맹장 등), 혈관의 상태를 보기 위한 도플러 초음파검사[33]로 나누어지며 이러한 장기에서 발생하는 각종 암, 양성종양, 낭종, 담석 및 결석, 지방간 및 간경변 그리고 수신증, 농양 등을 진단하고 산전초음파 검사에서는 태아의 이상유무, 발육정도를 진단한다.

② 초음파 유도하에 종양을 직접 천지히여 치료를 할 수 있으며, 각종 농양에 있어서 배액술 등 각종 치료적 시술과 조직 생검을 통하여 정확한 진단과 방향을 제시해 주는 검사이다.

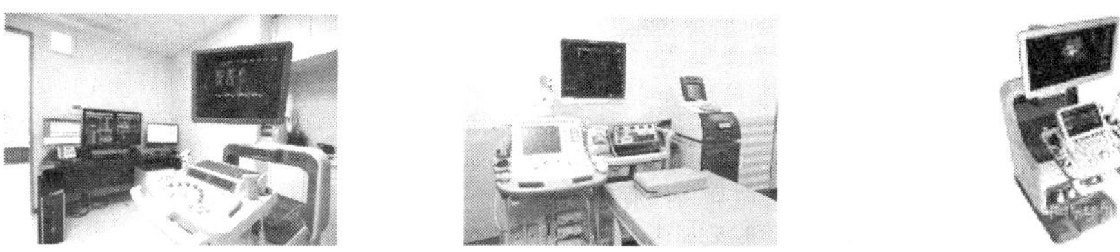

[그림 5-109] 초음파영상 기기

36. 초음파촬영기

방사선이 아닌 [그림 5-110]과 같이 인체에 무해한 고주파를 이용하여 조직 간의 밀도차에 의해 발생하는 반사체의 크기와 정보를 영상으로 보고 인체 내의 장기(복부, 갑상선, 유방, 근골격계, 산부인과, 심장) 등의 질병 진단에 이용한다.

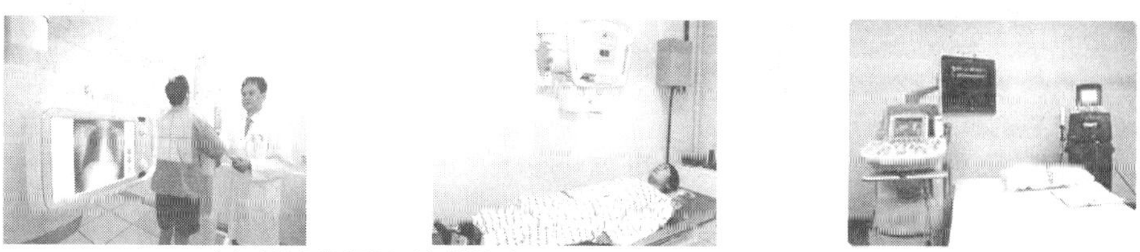

(a) 흉부디지털X-선 촬영기 (b) 초음파촬영기

[그림 5-110] 흉부디지털X-선 촬영기와 초음파촬영기

33) 도플러 초음파 검사 : 혈관 안의 피의 흐름을 알 수 있는 도플러와 초음파를 동시에 볼 수 있는 검사로 혈관의 병적인 협착이나 폐색 등을 평가하는 검사이다.

37. 체내영상 검사

인체에 해가 없는 고주파를 이용하여 체내의 원자핵에 핵자기 공명현상을 일으켜서 그 원자핵의 물리화학적 특성을 영상화한 진단 검사이다.

① 인체를 강력한 자장 속에 눕힌 뒤 수소원자핵(인체의 약 80[%]는 수분이 차지하고 있고 이 수분의 주요 성분은 수소 원자핵임)만을 공명시키는 고주파를 순간적으로 발사한 뒤 멈추면서 원자핵에서 흡수하였다 방출하는 에너지신호를 영상화한 것이다.

② 해상도가 CT 보다 뛰어나 고가이지만 많이 사용되고 있다. 사람을 단층으로 분리시켜 볼 수 있고 특히 [그림 5-111]과 같이 뇌, 신경계, 근육, 인대, 종양 등 연부조직을 촬영한다.

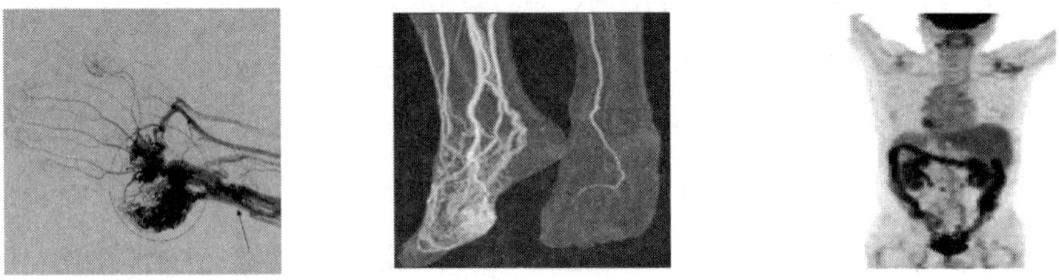

(a) 동맥기형 (b) 동맥기형(좌) 정상인(우) (c) 체내영상 검사를 통한 소화기조영

[그림 5-111] 체내영상 검사

38. 체외검체 검사

인체에서 [그림 5-112]와 같이 채취한 시료 또는 검체(혈액 또는 오줌 등)을 시험관내에서 동위원소를 함유한 시약과 반응시켜 나오는 방사선을 근거로 시료중의 미량성분을 정량화함으로써 질병을 진단하는 것이다.

㊀ 신생아의 혈액에 함유된 갑상선자극호르몬의 양을 표시한 체외 검사용 방사성의약품을 사용하여 조사하면 크레틴증[34]을 발견할 수 있다.

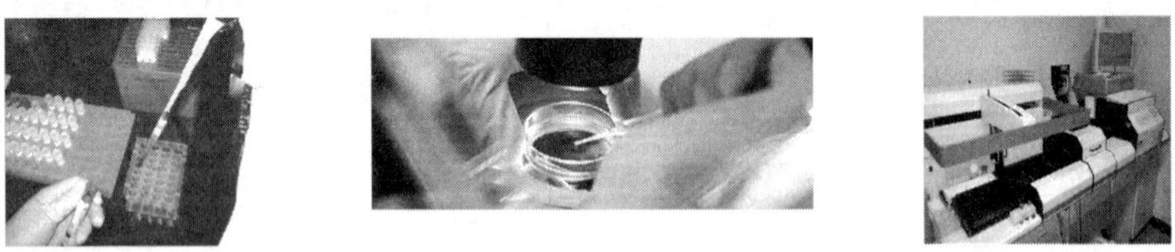

(a) 혈액반응 검사 (b) 체외 검사 (c) 검체 검사장비

[그림 5-112] 체외검체 검사

---

34) 크레틴증 : 갑상선 기능 저하증(Hypothyroidism) 중에서 선천적으로 발병하여, 발육 · 성장장애를 나타내는 병태. 후천적으로 발병하여, 성인에게 볼 수 있는 경우는 특유의 피부증상을 나타내며 이를 점액수종(Myxedema)이라고 한다.
크레틴증의 전형적인 증상은 생리적 황달의 지연, 수유저하, 변비 등이다.

39. 조직샘플

생체조직의 일부를 떼어내어 [그림 5-113]과 같이 질병의 유무를 관찰할 목적으로 채취한 조직이다.

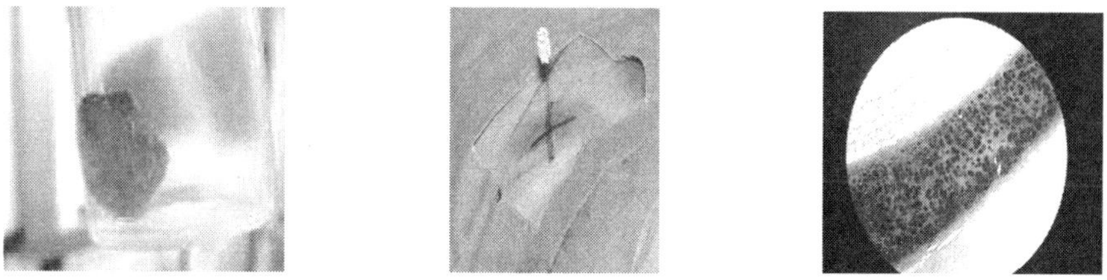

[그림 5-113] 조직 검사

40. 시 약

화학적인 방법으로 실험, 시험, 조사 등을 하거나 시료를 저장할 때 사용하는 약품이다. 무기 화합물로 된 무기시약과 유기화합물로 된 유기시약으로 나누어진다.

순도에 따라 시약특급, 시약1급, 특수시약의 3종류가 있다.

41. 기능적 작업치료기기

① 전동상하지 운동기 : 상지와 하지를 함께 운동 할 수 있는 기기로 [그림 5-114]와 같이 0~12 단계(상지 : ~7[Nm], 하지 : ~14[Nm]) 단계적 복합운동기이다.

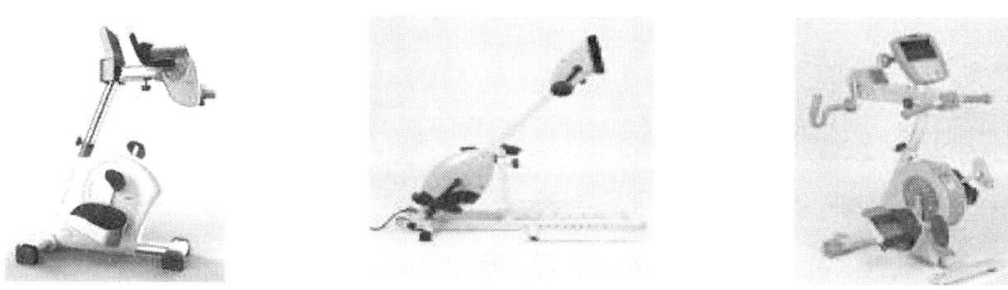

[그림 5-114] 전동상하지 운동기

② 간헐적 견인치료기 : 역동적인 견인을 제공하고 환자의 가정에서 치료 및 스스로 착용 가능한 역동적인 견인을 제공한다. [그림 5-115]와 같이 착용 후 환자의 이동이 가능하다.

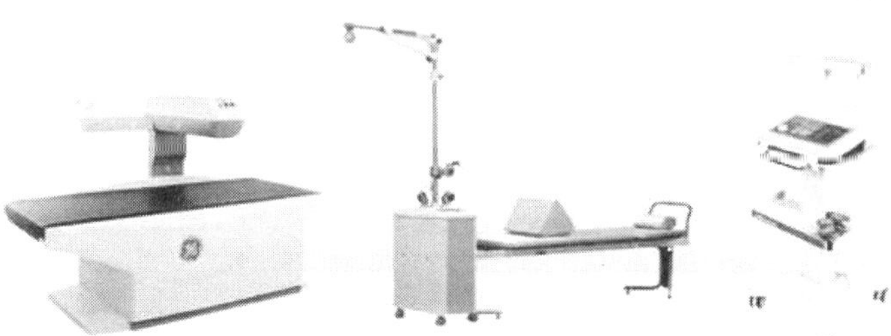

[그림 5-115] 간헐적 견인치료기

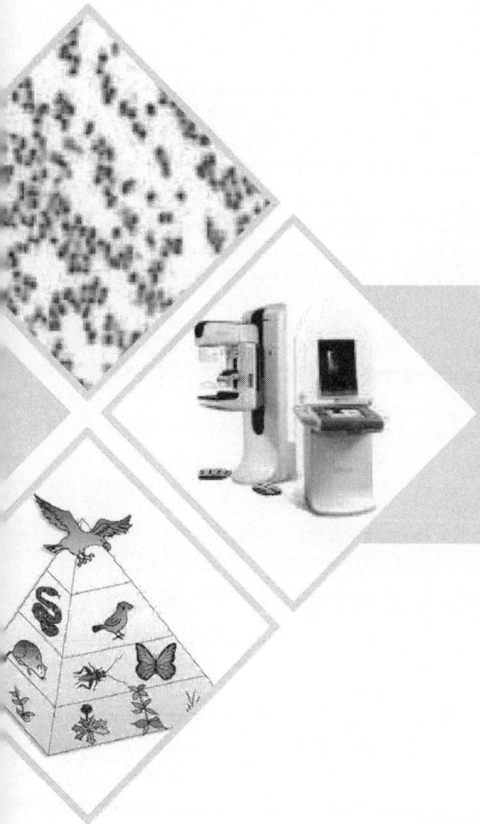

Chapter 06

건강관리 진료과목(Health Care Course)

제 1 절 가정의학과(Family Medicine)

환자 개개인 및 가족들의 건강에 일어날 수 있는 문제들에 대해 포괄적, 개별적, 지속적인 진료를 제공한다.

신체적 문제는 물론, 정신적, 심리적, 사회적 문제로 인한 건강문제도 관리하며 그 대상 또한 연령, 성별에 구애 받지 않는다. 따라서 감기, 몸살, 소화불량, 위장염과 같이 흔히 발생하는 질환에서부터 고혈압, 당뇨, 고지혈증, 관절염, 골다공증과 같은 각종 성인병과 피로, 두통, 스트레스, 화병과 같은 힘든 건강문제에 이르기까지 누구에게나 생길 수 있는 각종 질병에 대하여 진료한다.

금연, 금주, 영양, 운동, 스트레스 관리 등 생활습관에 대한 중재, 예방접종을 통한 감염예방 및 정기적인 검진을 통한 고혈압, 당뇨병과 같은 만성질환의 예방과 관리, 조기 암검진을 통한 암의 조기발견 등 건강증진도 가정의학과가 담당하는 영역이다.

① 가정의학전문의(Family Practitioner) : 우리나라에서 1985년에 23번째로 전문의학 과목으로 인정받은 현대의학 분야로 가정의는 가족 주치의로서 나이와 성별에 따른 구별 없이 가족들의 모든 질병의 예방과 치료, 그리고 건강 유지 및 증진을 책임지는 일차의료 전문의사이다.

② 일차의료 : 의료전달체계의 기본적인 형태로 환자와 첫접촉의 진료, 환자가 아플 때는 물론 건강할 때도 항상 환자를 돌보아주고 보살펴 주는 지속적인 진료, 환자에 대한 고도로 개별적이고 전인적인 진료, 포괄적인 진료, 환자의 필요에 따라 건강에 관한 모든 분야를 담당하는 조정적 기능을 발휘하는 진료, 환자를 개별적으로 추적 · 관찰하고 지역사회의 건강 문제를 책임지는 진료 등 6가지의 특성을 가지고 있다. 그래서 일차의료의 영역은 건강증진 및 유지, 질병예방, 건강상담, 환자교육, 급 · 만성 질병의 진단, 치료, 관리가 포함된다.

1. 치료항목

① 가정의학과 : 기능성위장장애, 스트레스, 고지혈증, 골다공증, 비만 등이 있으며 알코올중독 클리닉도 운영하고 있다.

② 가정의학전문의 : 외과, 산부인과, 피부과, 이비인후과, 정신과, 신경과 등이 있다.

③ 가정간호 보조원 : 가정 내에서 질병, 장애와 고령으로 평소 생활이 불편한 사람의 생활을 보다 더 윤택하게 만들어 주는 역할을 한다(그림 6-1).

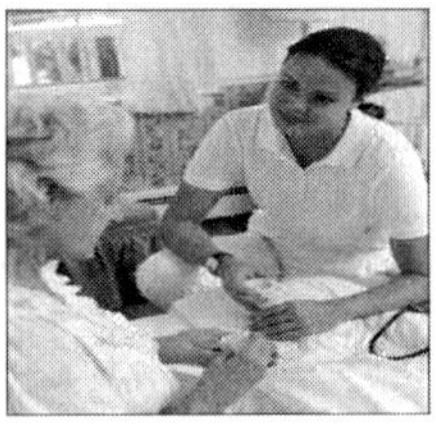

(a) 가정방문진료

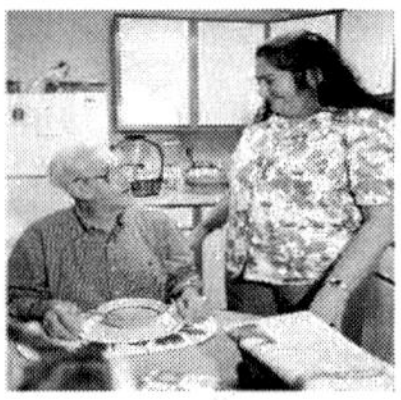

(b) 식사 및 일반적인 일에 대한 도움

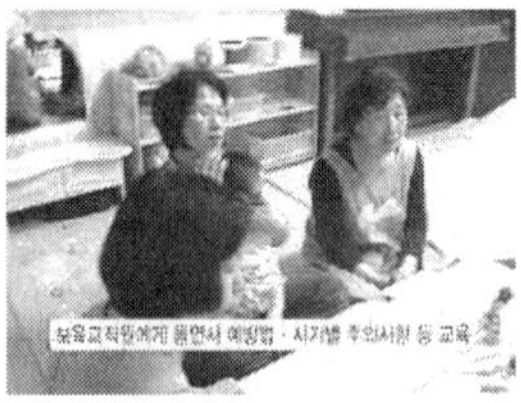

(c) 응급상황 대처 교육

[그림 6-1] 가정간호 보조원의 업무

(1) 외 과

의학의 한분야로 내과에 대비되는 학문 분야이다. 내과에서는 주로 약물치료를 하는 반면에 외과에서는 수술로 환자의 질병이나 상태를 치료한다. 영어로 외과를 'Surgery'라고 하는데 이는 그리스어인 'Cheirourgike'에서 기원 되었다. 'Hand(손)'+'Work(작업)', 즉 손으로 하는 작업이다.

보건복지부의 보건정책국에 따르면 전문의 자격증에 전문과목 표기는 1954년까지는 외과, 1955년부터 1989년까지는 일반외과, 1990년 이후 다시 외과로 개정되었다.

정형외과, 신경외과, 마취과, 및 이후에 분리된 흉부외과를 통틀어 외과라고 하고 다양한 질병을 진료한다.

(2) 정신과

정신질환을 비롯한 다양한 정신(혹은 행동)의 문제들과, 더 나아가서는 건강 및 병적 상태에서의 [그림 6-2]와 같이 개인의 행동을 연구하고 치료하는 의학의 한 분야이다.

정신질환은 단일한 병으로 인식된 가장 오래된 병이다. 정신의학이라는 용어가 있기 이전부터 역사적으로 인류사회에서는 시대에 따라 정신질환, 즉 인간의 이상행동에 대하여 여러 가지 관점을 지녀왔다. 최근 정신질환의 신경생물학적 원인이 밝혀지기 시작하고, 약물치료가 주요 치료방법으로 자리잡게 되면서 정신건강의학과라는 명칭을 사용하게 되었다.

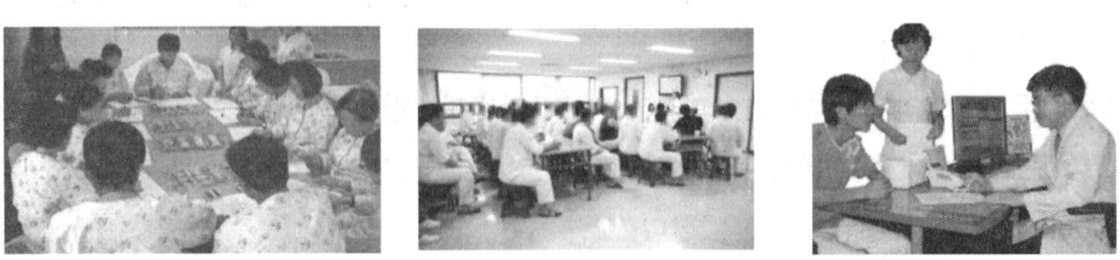

[그림 6-2] 정신과

(3) 피부과

피부 및 피부부속기에 증상이 나타나는 모든 질환을 진료하고 치료하는 분야이다. 기존의 경구약[1], 도포제[2], 냉동치료, 광선치료, 면역치료 등 많은 치료법을 이용해 여러 피부과 질환들을 치료하며, 최근에는 레이저치료술이 발달하며 많은 피부과 영역에서 레이저치료가 사용되고 있다.

① 접촉피부염 및 피부알레르기 분야 : 알레르기 분야는 [그림 6-3]과 같이 접촉피부염, 지루피부염[3], 두드러기, 아토피[4] 피부염, 약진 등을 진단 및 치료하고 있다.

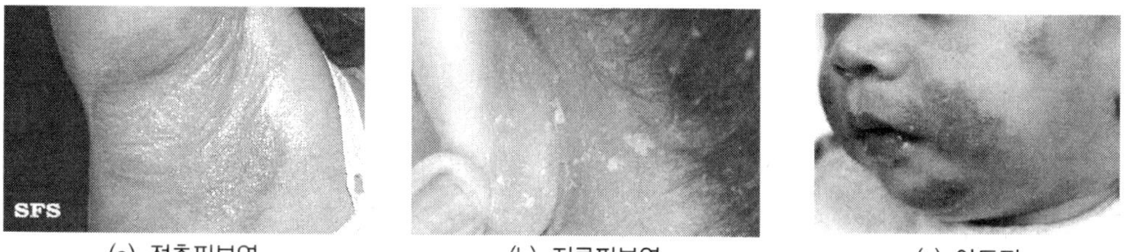

(a) 접촉피부염 (b) 지루피부염 (c) 아토피

[그림 6-3] 접촉피부염 및 아토피

② 피부병리 및 피부종양 분야 : 피부병리학은 현미경적 수준에서 피부 질환을 연구하는 학문으로 [그림 6-4]와 같이 피부조직 검사를 통하여 진단을 내리는 것과 세포수준에서의 피부질환의 원인을 연구하는 것을 포함한다.

㉠ 현미경적 검사를 통해 질환의 조직 변화를 알 수 있으며 진단을 정확히 할 수 있다. 때때로 피부조직 검사에서 얻어진 조직으로 면역형광염색, 전자현미경 검사, 유세포 분석 등을 시행하여 진단 및 병인 기전의 규명에 도움을 얻을 수 있다.

㉡ 양성 및 악성표피종양, 피부부속기의 종양, 섬유조직종양, 혈관조직의 종양, 양성 멜라닌세포 종양 및 악성흑색종, 전이피부암 등의 피부종양을 도포제, 냉동치료, 광역동치료, 수술적 치료 등으로 치료하고 있다.

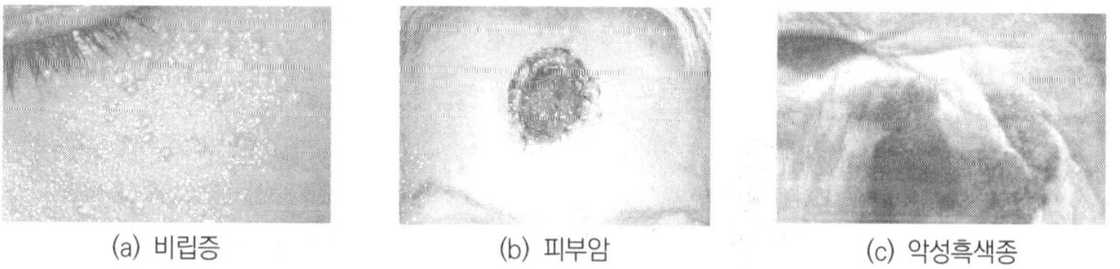

(a) 비립증 (b) 피부암 (c) 악성흑색종

[그림 6-4] 피부종양

1) 경구약 : 입으로 먹는 약이다.
2) 도포제 : 피부나 점막 등에 바르는 약제이다.
3) 지루 피부염 : 장기간 지속되는 습진의 일종이다.
4) 아토피 : 아토피 피부염은 주로 유아기 혹은 소아기에 시작되는 만성적이고 재발성의 염증성 피부질환이다.

③ 감염성피부 질환 분야 : 세균감염증 및 마이코박테리움5) 질환, 피부진균증, 바이러스성 질환, 곤충과 기생충 질환 및 성인성 질환 등 각종 감염성피부 질환을 다루는 분야이다(그림 6-5).

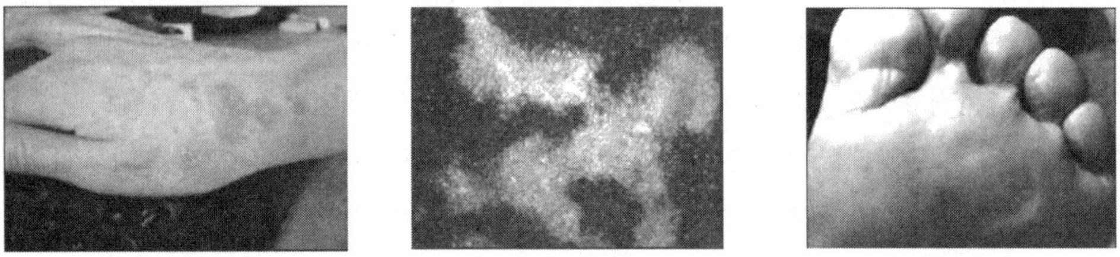

(a) 옴진드기 (b) 두피질환 (c) 무 좀

[그림 6-5] 감염성피부 질환

④ 기미 및 색소성 질환 분야 : 다양한 첨단의학 치료용레이저 기종(색소레이저, 혈관레이저, 이산화탄소레이저, 프랙셔널레이저)들을 이용하여 [그림 6-6]과 같이 점, 기미, 잡티 등의 치료를 시행한다. 미백제의 피부전기영동6) 치료 또는 초음파침투치료를 추가적으로 시행하기도 한다.

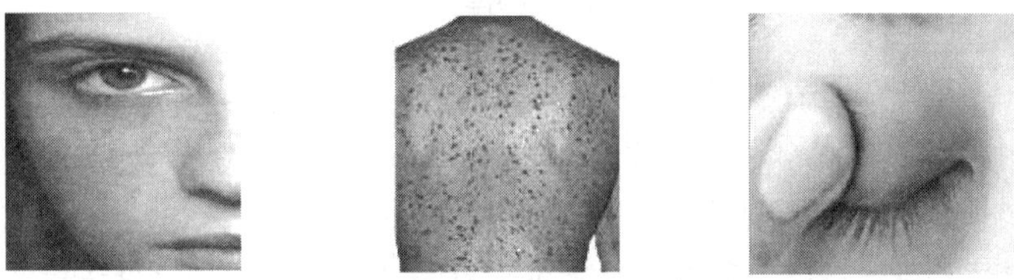

(a) 기 미 (b) 색소성 두드러기 (c) 오타모반

[그림 6-6] 기미 및 색소성 질환

⑤ 아토피 피부염 분야 : 주로 유아와 소아에 발생하는 흔한 만성 혹은 재발성 피부염인 아토피 피부염에 대한 치료를 시행한다.

㉠ 아토피피부염 : 소양증이 심한 습진이 발생하고, 아토피질환의 과거력이나 가족력이 있는 사람에서 흔히 나타나며 기관지 천식, 알레르기성 비염이 동반될 수 있다(그림 6-7).

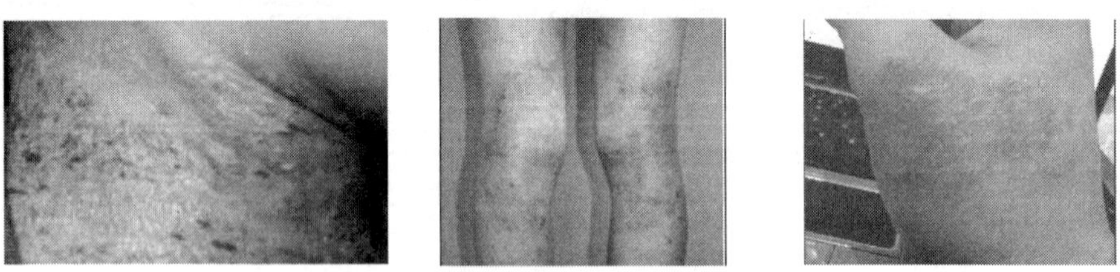

[그림 6-7] 아토피

5) 마이코박테리움 : 방선균목에 속하는 것으로서 가늘고 꼿꼿하거나 또는 약간 만곡된 간균으로 불규칙한 분지를 나타내며 염기성 아닐린 염색으로 염색이 가능하다. 대표적인 균은 결핵균이다.

6) 전기영동 : 전해질 중에 존재하는 하전(荷電) 입자에 직류전압을 걸면 정의 하전 입자는 음극으로, 부의 하전 입자는 양극으로 향하여 이동한다. 이 현상을 전기영동이라고 한다.

㉡ 국소 스테로이드 제제 : 기본적인 치료 약제이며 항히스타민제 복용은 소양증을 감소시키는 데 도움이 된다. 최근에는 국소 및 경구면역억제제 등을 치료에 이용하고 있다.

(3) 이비인후과

귀, 코, 목(인두, 후두)에 관련된 질환에 대한 내과적 및 외과적 치료를 하는 전문진료과이다.

귀(이과), 코(비과), 목(두경부외과)의 3개의 분과 형태로 크게 나누어져 있는데 최근에는 이과학, 신경이과학, 비과학, 안면성형의학, 수면의학, 두경부외과학, 후두과학, 기관식도과학, 음성언어의학 등으로 점차 세분화되고 있다.

병원마다 분과와 그 역할은 차이가 있을 수 있으나 대체로 다음과 같은 질환에 대해 치료한다.

① 이과 분과 : 청각장애 및 평형장애, 안면신경마비에 대한 내과적 치료와 수술적 치료를 시행하고 [그림 6-8]과 같이 만성중이염, 진주종, 귀종양 및 두개저종양에 대한 수술을 시행한다. 또한 고도난청의 혁신적인 치료인 인공와우 이식술을 시행하고, 외이도가 존재하지 않는 선천 기형을 가진 환자들에서 외이도를 기능적 및 미용적으로 재건해주는 외이도성형술을 시행한다.

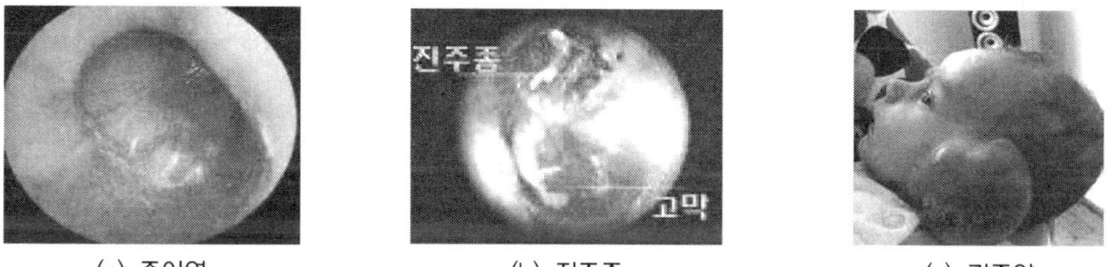

(a) 중이염 (b) 진주종 (c) 귀종양

[그림 6-8] 이과 분과 질병

② 비과 분과 : 비염, 부비동염, 알레르기성비염, 코골이 및 수면 무호흡증 등에 대한 치료를 담당하고, 안면성형재건 분야를 담당한다.

㉠ 부비동염[7] : 약물치료를 시행하며 필요한 경우 부비동내시경수술을 한다.

㉡ 알레르기비염 : 필요한 경우 설하면역치료를 한다.

㉢ 비강암, 부비동암에 대한 [그림 6-9]와 같이 수술적 치료를 한다.

㉣ 수면호흡장애 환자 : 환자에 따른 수술적 치료 혹은 비수술적 치료를 한다.

㉤ 안면성형에 대한 관심이 늘어 안면성형재건 분야에서 안면미용 및 재건에 대한 종합적인 치료를 제공하며, 특히 코성형수술을 한다.

7) 부비동염 : 급성 부비동염은 부비동 점막에 급성으로 발생한 염증성 질환이다.

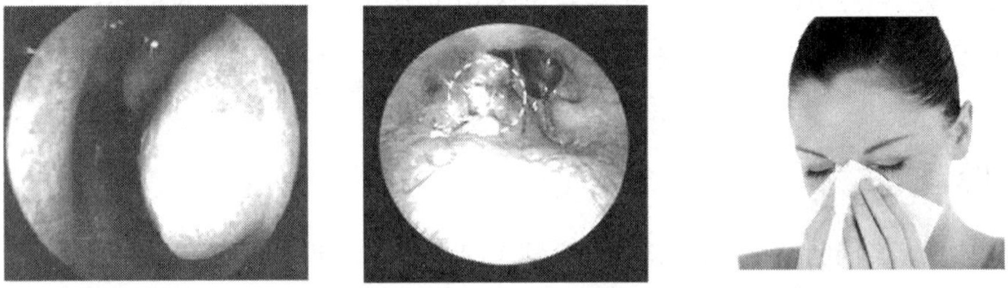

(a) 비 염 (b) 부비동암 (c) 알레르기성비염

[그림 6-9] 비과 분과 질병

③ 두경부외과 분과 : 구강, 인두, 후두, 침샘, 갑상선, 기타 목에서 발생하는 다양한 종류의 질환과 양성 혹은 악성종양 환자들을 치료한다. 이 분야의 수술은 언어장애, 연하장애, 미용적인 문제를 남길 수 있기 때문에 생존율뿐만 아니라 삶의 질에 대해서도 중점을 둔 치료를 수행하며 수술 혹은 재건수술을 시행한다(그림 6-10).

㉠ 후두암 레이저수술은 좋은 생존율과 음성결과를 보여주고 있다.

㉠ 갑상선암의 수술적 치료 : 이비인후과의 역할이 점점 높아지고 있는데, 진행된 갑상선암 환자에서 림프절절제술이나 후두나 기도를 침범한 경우에 대한 축적된 경험이 있다.

㉡ 음성전문의와 언어치료사로 구성된 음성클리닉을 운영하고 있으며 성대결절[8], 낭종[9], 라인케씨 부종, 성대마비, 노인성 발성장애, 기능성 발성장애, 경련성 발성장애 등을 가진 음성 환자들에 대해 원인 질환별로 음성치료나 수술 등으로 적절하게 치료한다.

㉢ 성대주입술 : 외래에서 시행 가능하며 성대마비 환자에서 안전하고 비침습적이면서 효과적인 치료법이다.

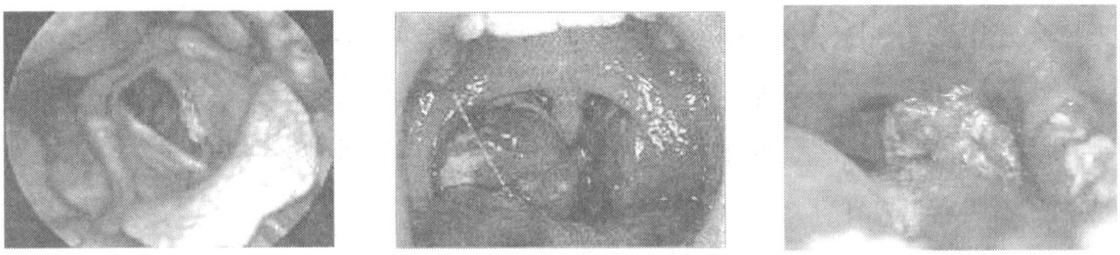

(a) 후두암 (b) 편도선염 (c) 두경부종양

[그림 6-10] 두경부외과 분과 질병

8) 성대 결절 : 지속적인 음성(목소리) 남용이나 무리한 발성에 의해 발생하는 성대의 양성점막 질환이다.
9) 낭종 : 주위 조직과 뚜렷이 구별되는 막과 내용물을 지닌 주머니이다.

(4) 기능성 위장장애

생화학적 검사, 내시경이나 방사선 검사에서 신체의 기질적인 이상이 없는데도 복통, 구역질, 구토, 더부룩함, 장의 불편감 등을 호소하는 경우이다. 검사에서 정상이 나온다고 해도 아무 이상이 없다는 것이 아니라, 단지 위궤양이나 위암이 없는 것이다.

① 위장관으로 음식물이 들어오면 감각신경이 자극되고 위장의 근육들이 움직이면서 음식물을 잘게 부수고 점막에 고르게 접촉시켜 흡수를 한 뒤 남은 음식물들은 항문 쪽으로 배출한다.

② 위장관의 운동이 저하되면 내용물이 정체되면서 복통, 불쾌감, 변비 등이 생긴다. 반대로 위장관 통과시간이 빨라지면 설사가 일어나므로 위 질환의 일차적인 원인은 위장관의 운동에 있다.

③ 위장의 운동기능 : 정상이더라도 들어온 음식물을 감지하는 감각기능에 이상이 생기면 환자는 증상을 호소하게 된다.

④ 위장관의 생리기능 : 뇌와 같은 중추신경계의 조절을 받게 되므로 [그림 6-11]과 같이 스트레스나 심리적 상태, 사회적 지지 등의 정신사회학적 요인에 많은 영향을 받게 된다.
떨어진 기능은 약물로서 회복될 수 있으나 약물이 모든 원인을 고쳐주지는 않는다.

⑤ 적절한 위장약을 복용해도 1개월 이상 증세가 지속되는 사람들은 금주, 운동 및 스트레스조절 등의 순으로 원인개선을 해야 완치된다.

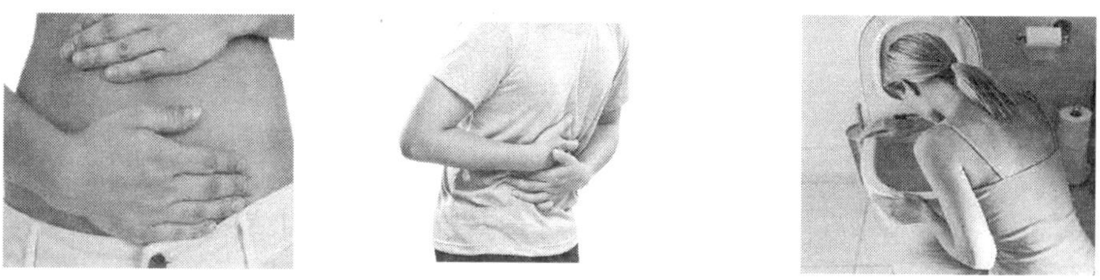

(a) 복 통　　(b) 구역질

[그림 6-11] 복통 및 구역질

(5) 스트레스

스트레스는 [그림 6-12]와 같이 어떤 요구에 대한 정신과 신체의 각성반응이다.

① 스트레스 : 일생을 살아가는 데에 있어 항상 존재하는 것이며 각성상태는 인간이 살아가는데 있어 필수적인 것이다. 이렇게 스트레스는 긍정적 혹은 부정적으로 경험될 수 있지만 스트레스가 지나치게 높거나 낮으면 정신 혹은 신체에 해를 초래하게 된다.

② 스트레스로 인한 증상 : 사람마다 증상은 다양하고 신체적 증상으로는 입과 목이 마르고 떨리며, 심장이 두근거리고 설사와 변비, 빈뇨[10] 증상이 나타나거나 두통, 불면증, 피로감, 목과

---

10) 빈뇨 : 배뇨횟수가 비정상적으로 증가되는 증상이다.

어깨결림, 요통, 흉통, 소화불량 등이 생기기도 한다.

③ 정신적 : 불안, 우울, 급격한 기분변화, 신경과민, 자존심 저하, 분노, 좌절감, 적대감, 죄책감, 집중력 저하, 건망증 등의 증상이 나타난다.

④ 스트레스의 관리법

㉠ 지지정신요법 : 환자의 입장에서 지지를 해 주는 것이다.

㉡ 약물요법 : 과스트레스와 흔한 스트레스성 질환 즉 긴장상태와 자율신경 기능이상, 각종 통증 및 위장장애, 불안, 우울에 대한 약물치료이다.

㉢ 인지행동치료 : 문제가 되는 환자의 행동을 적극적으로 교정하는 것이다.

㉣ 사회기술훈련 : 의사소통 및 대화방법훈련, 자기주장법 등을 학습시킨다.

㉤ 생활방식개선 : 운동, 휴식 및 수면, 여가의 선용 등이 있다.

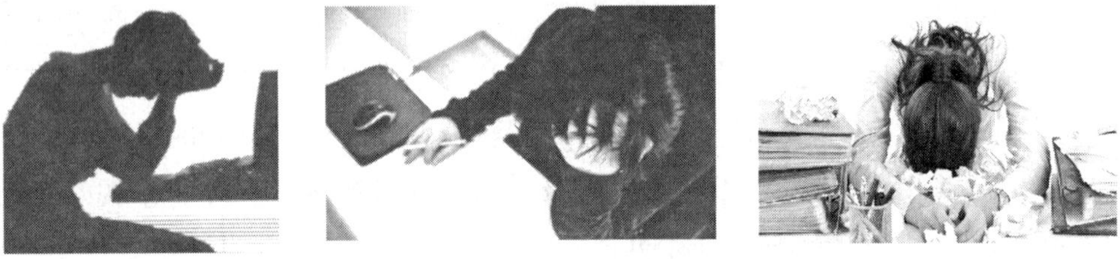

[그림 6-12] 스트레스

(6) 고지혈증(이상지질혈증)

콜레스테롤은 우리 몸속에 있는 기름으로써 혈관을 통해 몸의 여러 부분으로 옮겨 다니며 축적될 수 있다.

① 혈액 속의 콜레스테롤 농도가 높아지면 찌꺼기가 벽에 쌓여 혈관이 막히게 되는데 혈액 속에 콜레스테롤과 같은 기름성분이 많아지는 것을 '이상지질혈증' 또는 '고지혈증'이라고 한다.

② 피속에 콜레스테롤이 높다고 해서 당장 문제가 생기는 것은 아니다. 그러나 이를 방치하면 장기적으로 우리 몸의 큰 혈관들의 벽에 쌓여 막아버리는 '동맥경화증'을 일으키게 된다.

③ 심장의 혈관에 동맥경화가 생기면 협심증이나 심근경색과 같은 '관상동맥질환'이 일어나 치명적이고, 뇌혈관이 좁아져 막히면 '뇌졸중'이 생겨 사망에 이르게 한다.

④ 혈중 콜레스테롤이 1[%] 상승하면 관상동맥질환에 의한 심장질환의 발생빈도가 2[%] 상승한다.

⑤ 콜레스테롤을 떨어뜨리는 치료 : 생활요법과 약물요법 2가지 방법으로 나눌 수 있는데 이 중 생활요법에는 식사요법과 운동요법이 포함된다.

㉠ 식사요법 : 대개 포화지방산과 콜레스테롤 섭취를 줄이는 것으로 식사요법 후 약 10~15[%]의 수치의 감소가 있다. 대부분 식사와 운동만으로 자신의 목표치에 도달할 수 있으며 약물을

복용하고 있더라도 식사와 운동요법은 반드시 함께 병용해야만 치료효과를 극대화 할 수 있다.

ⓛ 식이요법과 운동요법을 실시했음에도 목표한 수치만큼 콜레스테롤이나 중성지방의 수치가 떨어지지 않았을 때 약물을 고려한다.

먼저 한가지 약물로 시작해서 6주후에 다시 검사해서 수치가 잘 유지되면 계속 사용하고, 치료목표에 못 미치면 용량을 올리거나 다른 약물을 추가해서 치료를 한다. 이렇게 6주후에 검사해서도 결과에 미치지 못하면 약물을 더 강화해서 사용한다. 한번 유지되면 4~6개월마다 콜레스테롤이나 중성지방을 검사해서 치료방침을 세우게 된다.

⑥ 고지혈증 치료제 : 약물들은 부작용과 약물간의 상호작용이 복잡하기 때문에 반드시 의사의 처방 하에 복용해야 한다. 복용하면서 새롭게 생긴 증상들은 반드시 의사에게 물어서 그것이 약물의 부작용에 의한 것인지 여부를 확인해야 하며 또 어떤 사람에게는 사용해서는 안 되는 약물도 있으므로 주의해야 한다(그림 6-13).

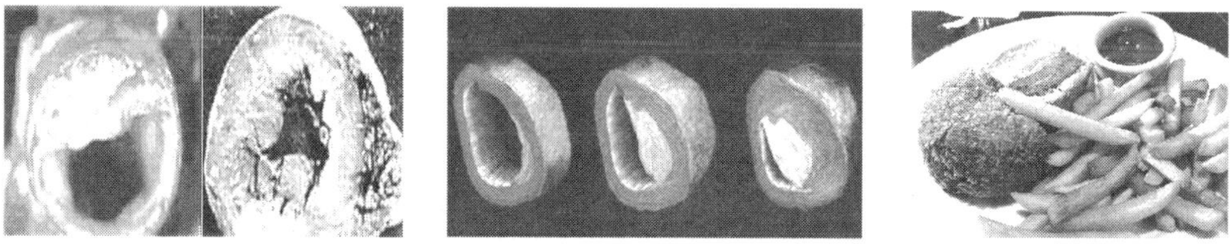

(a) 고지혈증 (b) 고지혈증 진행 혈관 확대도 (c) 고지혈증 유발 식품

[그림 6-13] 고지혈증 진행 혈관 확대도 및 고지혈증 유발 식품

(7) 골다공증

폐경이 될 즈음에는 매년 약 1~2[%] 뼈 속 물질이 빠져나가 골절이 쉽게 발생한다. 별다른 예방요법을 시행하지 않으면 약 1/3의 여성이 75세 경 엉덩이 및 척추 등을 포함하여 뼈에 골절을 일으켜 몸을 잘 움직일 수 없게 된다.

① 골다공증 : 낮은 골량과 골조직의 구조가 황폐해진 상태이므로 뼈가 쉽게 부서져서 고관절, 척추, 손목 등의 골절이 잘 일어난다(그림 6-14).

② 골밀도 검사 : 여러 부위의 골밀도를 측정하여 골절되기 전에 골다공증을 알아낼 수 있다. 또한 미래의 골절이 일어날 확률을 알아내고 정기적으로 검사를 하면 골 손실률을 알 수 있고 치료의 효과도 알 수 있다.

③ 골다공증 예방 : 칼슘과 비타민 D가 충분한 균형 있는 음식을 섭취하고 몸에 무리를 주지 않는 운동을 규칙적으로 하며 과음은 삼간다. 의사의 진료 후 필요할 경우 약물요법, 호르몬대체요법 등을 받을 수 있다.

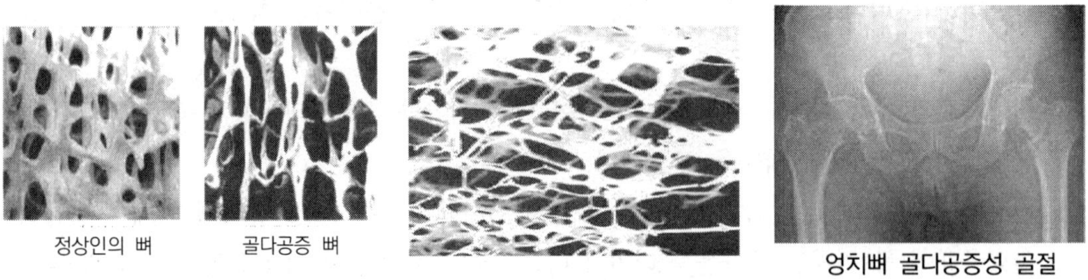

[그림 6-14] 골다공증 환자의 뼈 사진

(8) 노인병

① 60~65세 이후의 노년기에 많이 발생하며 겉으로 드러나 있는 각종 질병으로, 노년자의 사인이 되는 경우가 많아 노년병이라고도 한다.

② 노인병전문의가 치료하는 항목 : 뇌출혈, 뇌경색, 뇌경색 고혈압증, 정신장애, 파킨슨병, 폐암, 관질환, 고혈압증, 심부전, 위암, 장암, 당뇨병, 신맹 · 방광염, 전립선 비대, 대퇴골 결부골절, 골조송증, 피부질환, 노인성백내장 등을 들 수 있다. 이 밖에 폐렴, 폐결핵 등도 노년자의 사인으로 높은 비율을 차지한다.

제 2 절 재활의학과(Rehabilitation Medicine)

각종 질병 및 사고로 인하여 기능의 장애를 가진 사람들을 진단하고 치료하는 분야로 신체의 기능을 상실하게 되었을 때 물리치료, 운동치료, 작업치료, 언어치료 등을 포함한 모든 치료를 행함으로서 가능한 정상에 가까운 생활을 하거나 타인의 도움 없이 스스로 독립적인 생활을 유지할 수 있도록 도와주는 분야이다.

손상 받은 부위의 기능을 최대한으로 살리고 손상 받지 않은 신체 부위를 강화시키는 것뿐만 아니라, 잃어버린 기능을 대치하도록 노력하며 각 증상을 해결하고 필요한 경우 약화된 기능을 보조하는 보조기를 장착시킨다.

현대 의학의 발달로 뇌졸중, 척수질환 및 손상 및 사지 이상뿐만 아니라 관절, 뼈, 연부조직, 근육, 건, 신경조절 이상을 포함한 신경-근골격계 이상으로 인한 보행 및 일상생활 동작에 지장을 받는 환자들을 치료한다.

재활의학 전문의(Rehabilitation Medicine Physician)는 각종 질병 및 사고로 인하여 신체의 기능을 상실하게 되었을 때, 각종 후유증 및 장애를 유발할 수 있는 질환은 그 경중을 떠나 모두 재활의학의 영역에 포함될 수 있다. 그 범위는 단순하게는 어깨, 목, 허리 등의 통증으로부터 전통적으로는 뇌졸중(중풍), 척추손상, 소아 재활 등의 분야까지 다양한 진료를 실시한다.

1. 재활의학의 개념

뇌신경 및 말초 신경, 근골격계 질병 혹은 손상 등에 의해 신체기능(주로, 이동능력)이 저하된 환자를 진단하고 치료하는 분야로서 [그림 6-15]와 같이 신체적, 정신적 및 사회적 관점에서 접근하여 전인적인 진단, 평가 및 치료를 통하여 기능이 저하된 사람을 대상으로 최대한 기능을 증진시키는 의학 분야이다.

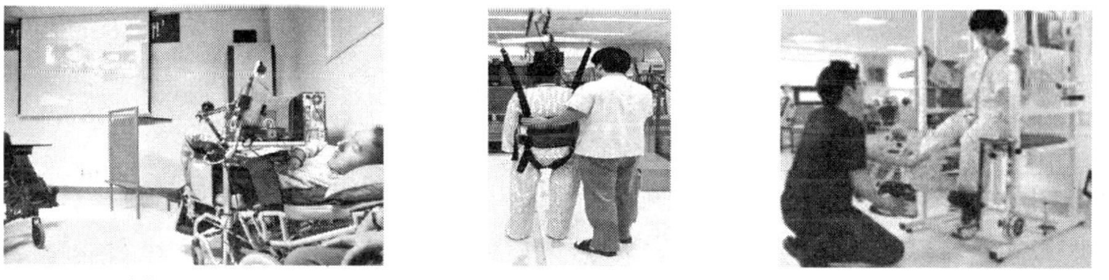

(a) 재활교육 (b) 재활치료

[그림 6-15] 재활의학과

① 재활의학의 정의 : 어떠한 질환의 합병증을 예방하고 질병이나 상해 등으로 생긴 기능적 장애를 회복하기 위해 치료를 실시하는 것이다.

㉠ 잃어버린 기능을 대치하거나 되찾게 하고 손상 받은 부위를 최대한으로 복원하거나 손상 받지 않은 부위를 강화시킨다.

㉡ 환자에게 병에 대한 교육과 훈련을 실시하여 환자 스스로가 기능을 되찾거나 가능한 장애를 최소화할 수 있게 도와준다.

② 재활의학의 목적 : 세계보건기구(WHO)는 '재활은 의학적, 사회적, 교육적, 직업적 수단을 동원하고 이를 상호 조정하여 훈련 또는 재훈련을 통하여 장애자의 기능적 능력을 가능한 최고수준에 달하도록 하는 것'이라고 정의하였다.

㉠ 미국 재활협회 : '재활은 가능한 신체적, 정신적, 직업적, 경제적 유용성을 장애로부터 최대한 회복시키는 것'이라고 하였다.

㉡ 과거의 의료인은 환자를 치료하고 그 질환의 원인을 제거하는 것으로 책임을 다하는 것이다. 그러나 현대의 의료는 환자를 인간적인 관점에서 바라보게 되었다. 그들의 질환을 파악하고 제거함으로 끝나는 것이 아니고 그 이후의 환자의 장애, 심리적, 사회적, 직업적 면까지

모두 고려하여 환자의 삶의 질 향상을 위하여 노력한다.

③ 재활의학의 특성 : 합병증의 예방, 재발방지, 질병의 치료, 증상의 호전 등을 통하여 환자의 삶의 질을 높이고자 한다. 재활의학은 기능위주이며 총괄적이고 전문적인 분야이면서 다른 의학과 유기적인 관계를 갖는다.

㉠ 기능위주의 재활의학 : 환자를 치료하고 질병의 원인을 규명하는 것뿐만 아니라 질병에 의하여 손상된 기능을 파악하고 평가하여 환자의 신체적, 정신적, 사회적 등의 기능을 가능한 정상에 가깝게 회복시키는데 초점을 맞추고 있다(그림 6-16).

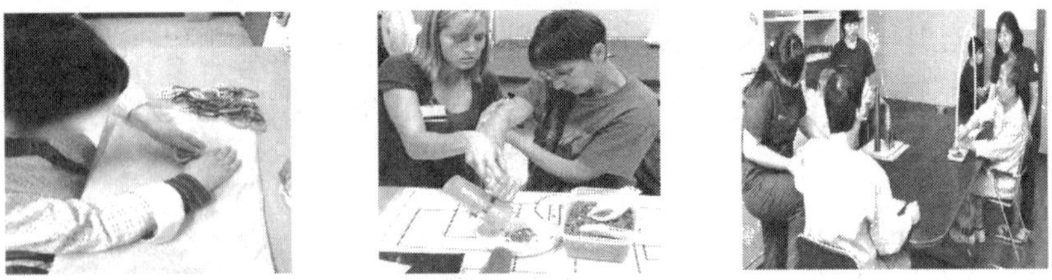

[그림 6-16] 작업치료

㉡ 총괄적, 전문적인 재활의학 : 재활의학에 있어서 육체적인 측면은 물론이고 심리적, 정서적, 정신적 측면과 가정적, 사회적, 직업적, 자기관리, 의사소통 등 환자의 상황과 환자의 주변 상황을 [그림 6-17]과 같이 모두 총괄적으로 고려한다.

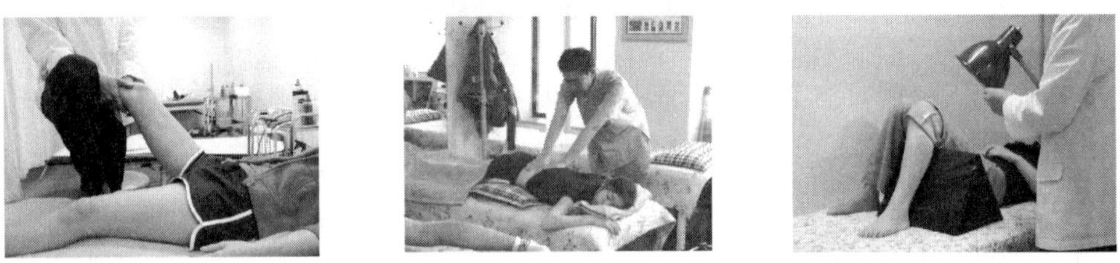

[그림 6-17] 물리치료

㉢ 유기적 관계의 재활의학 : 환자와 의사의 일대일 관계가 아닌 환자와 보호자, 간호인력, 담당의 등의 긴밀하고 유기적인 관계를 맺어 최선의 결과를 창출하고자 한다(그림 6-18).

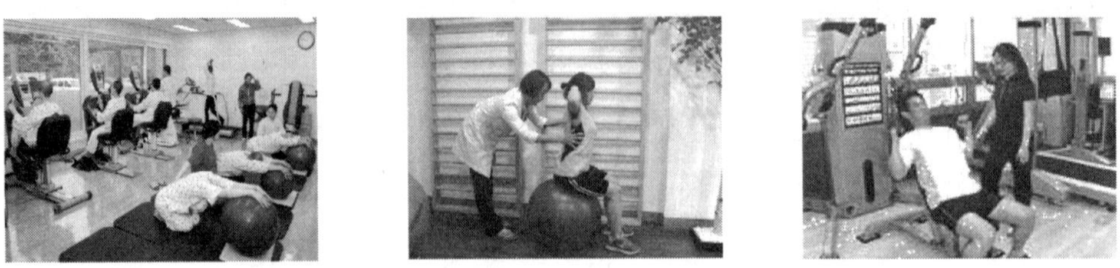

(a) 운동을 통한 치료

(b) 운동치료를 통한 자세교정

[그림 6-18] 운동치료

2. 치료항목

① 재활의학과 : 물리치료 및 작업치료, 운동치료, 놀이치료, 언어치료, 재활의학적 중재시술치료 등이 있으며 보조기를 환자의 몸에 알맞게 처방하는 일도 들어간다.
② 재활의학 전문의 : 뇌성마비, 뇌졸중, 언어장애, 척수손상, 요통 등이 있다.
③ 재활기사 : 디스크, 마비증세 등 신체의 장애가 있을시 재활훈련을 통하여 치료를 하고 있다.
④ 건강증진치료사 : 만성질환, 골절 및 기타질환에서 기능을 회복시키는 일을 한다.
⑤ 작업치료사 : 뇌졸중으로 인한 편마비 증상 환자를 진료 하고 치료하는 업무를 갖고 있다.

(1) 물리치료(Physical Therapy)

물리적 에너지를 사용할 수 있는 열, 전기, 광선, 물의 성질을 이용하거나 도수적 방법(Manipulation)으로 통증을 조절하고 근육의 수축 및 이완, 혈액의 순환, 비정상적인 자세 및 운동형태를 개선시킬 목적으로 체계적이고 과학적인 치료분야이다.

① 질병, 사고 또는 선천적인 질환으로 일시적이거나 영구적인 장애를 가진 사람들의 신체적 능력의 상실의 정도를 평가하고 기능을 회복시킨다. 장애를 관리하고 최소화 하며 나아가 기능을 회복시켜 정상적인 활동을 할 수 있도록 의료적 서비스를 제공하기 위한 학문분야이다.
② 물리치료학과 진료항목 : 온열치료, 한랭치료, 전기치료, 역학치료, 수치료 등이 있다(그림 6-19).
   ㉠ 수술이나 화학적인 요법이 아닌 열이나 얼음, 광선, 전자기파, 초음파, 중력, 광선, 물, 전기, 공기, 소리 등을 이용하거나 각종 기구나 기계를 이용하여 치료한다.
   ㉡ 환자의 고통을 줄여주고 기능을 가능한 회복시켜 정상적인 사회복귀가 가능하도록 돕는다. 치료자의 손이나 기계적인 힘 등을 이용하여 통증을 완화시키거나 신체의 움직임을 향상시키기 위한 치류를 한다.

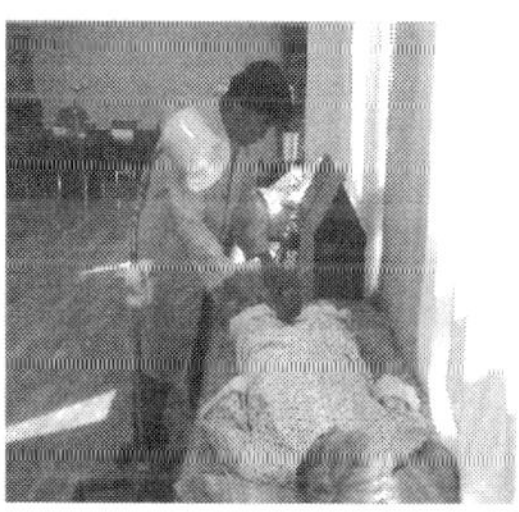
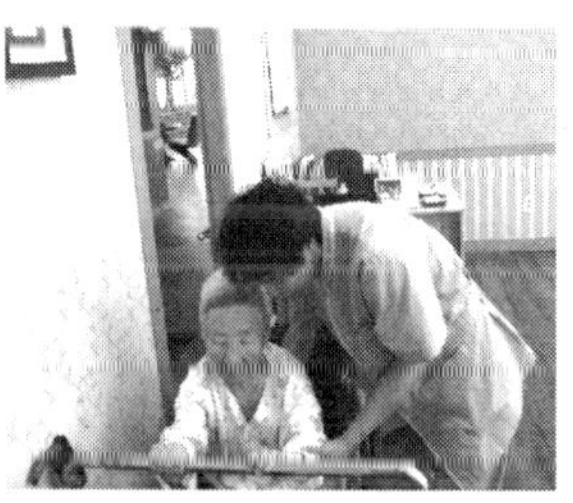
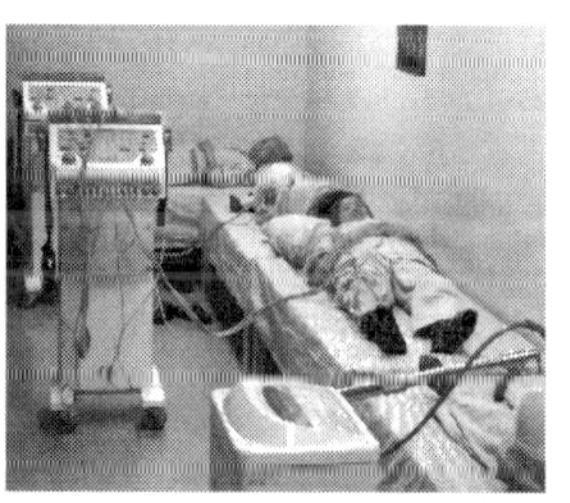

(a) 온열적외선치료기 (b) 보행기치료기 (c) TENS치료기

[그림 6-19] 물리치료 기기

③ 치료방법 : 찜질, 초음파치료, 저주파 전기치료, 중주파 간섭전기치료, 적외선치료, 자외선치료, 경추 및 요추의 견인치료, 극초단파치료, 전기자극치료, 레이저치료, 수치료 등이 있다(그림 6-20).

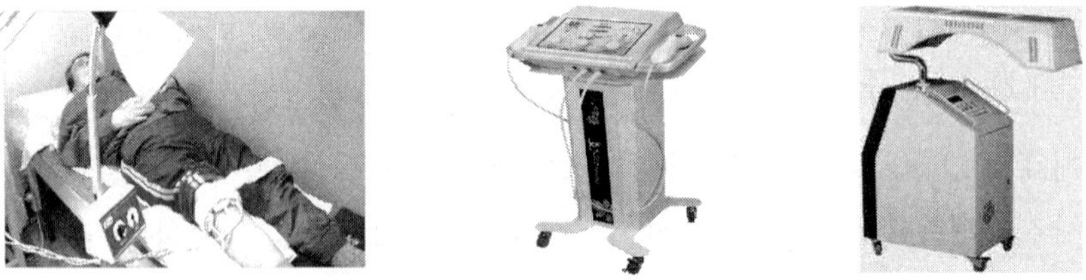

(a) 물리치료 (b) 물리치료 기기

[그림 6-20] 물리치료 및 물리치료 기기

(2) 작업치료

삶의 활동들, 즉 작업(치료의 수단)을 치료적 목적으로 사용하는 것으로써 손상이나 질병, 질환, 장해(Impairment), 장애(Disability), 활동의 제한(Activity Limitation), 참여의 위축(Participation Restriction) 때문에 일상적인 자신의 역할 속에서 독립적으로 기능하는 능력에 어려움이 있거나 위험이 있는 개인 또는 단체들에게 치료 서비스를 제공한다. 다양한 상황 속에서의 수행능력을 구성하는 육체적, 인지적, 심리사회적, 감각 등의 측면을 다룸으로써 가정과 학교, 직장, 지역사회 등의 환경과 역할에 참여하게 하여 건강과 안녕을 촉진하는 것이다. 일상생활의 활동들은 직장에서 하게 되는 일뿐만 아니라 일상생활을 영위하는데 있어서 필요한 모든 동작이다(그림 6-21).

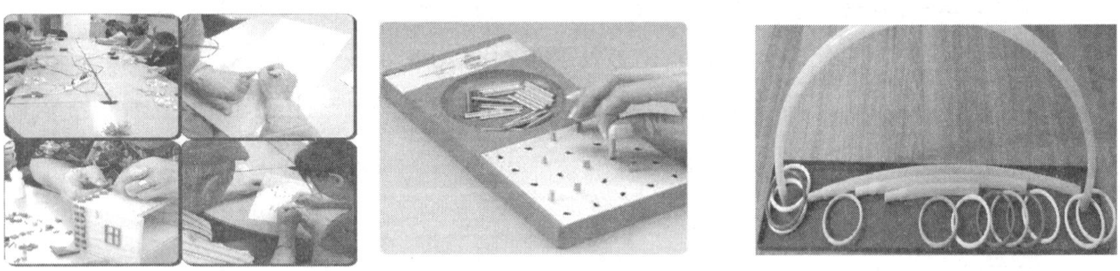

(a) 작업치료 (b) 작업치료 도구

[그림 6-21] 작업치료 및 작업치료 도구

(3) 운동치료

질병이나 손상으로 인한 신경, 근육, 관절의 기능을 정상 혹은 가능한 한 정상에 가깝도록 회복시키는 것으로 [그림 6-22]와 같이 근육수축, 관절범위, 근력, 근지구력, 심혈관계 적응, 조절, 속도 등의 신체운동이다. 주로 종합병원이나 일반병원급 이상에서 중추신경계 손상환자를 위하여 실시한다.

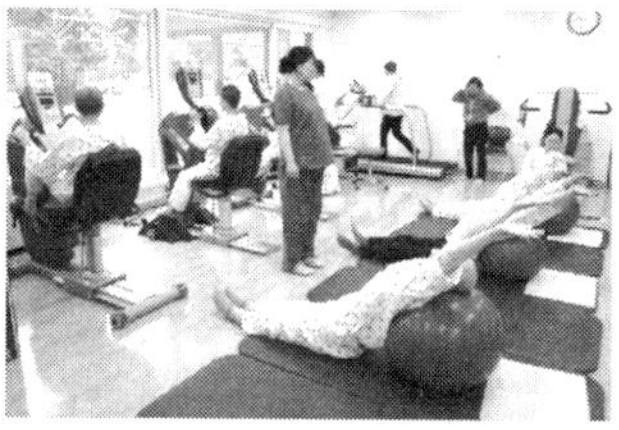
(a) 운동치료

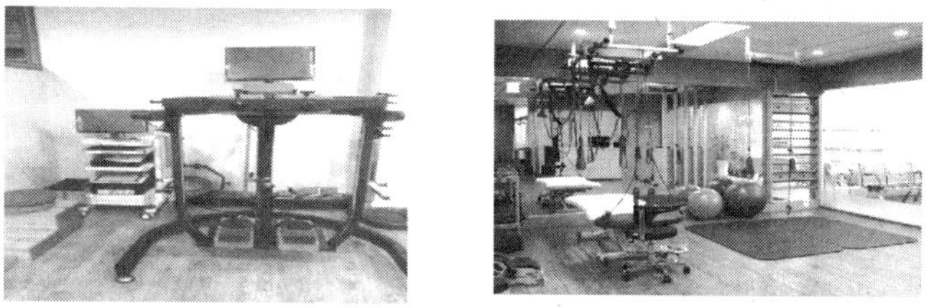
(b) 운동치료 장비

[그림 6-22] 운동치료 및 운동치료 기기

(4) 보조기

인체의 기능을 보조하거나 교정하는 장치를 보조기라 하고 신체기관을 대체하는 경우 의지(의족, 의수)라고 한다.

① 뇌졸중[11], 척수손상 등과 같은 비교적 영구적인 손상이 있거나 골절 등으로 일시적인 기능 저하가 있을 때, 근육이나 관절이 약해지거나 신경계의 이상반응 혹은 회복반응에 의해서 관절과 근육에 경직이나 구축이 온 경우 보조기가 필요하다.

② 보조기 : 신체 기능이 약해져 있을 때 도와주는 역할과 과다한 힘이 들어가거나 변형이 생겼을 경우 신체를 적절한 형태로 바로잡아주는 역할을 한다(그림 6-23).

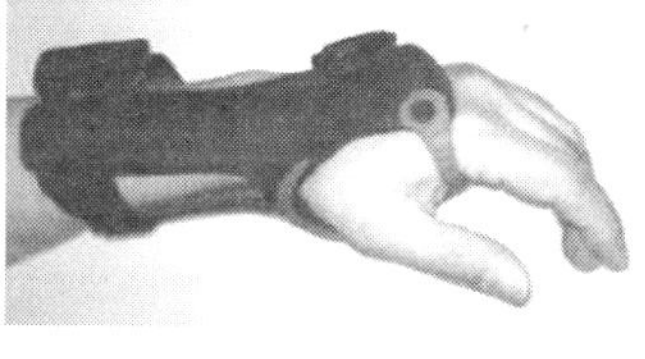
(a) 수근관증후군 보조기

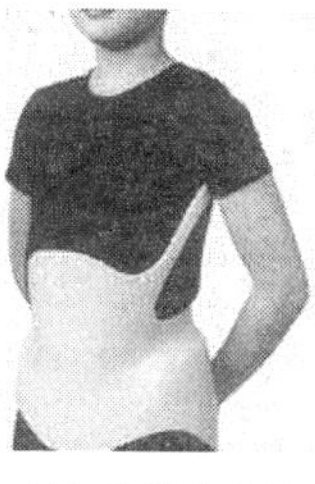
(b) 척추측만증 보조기

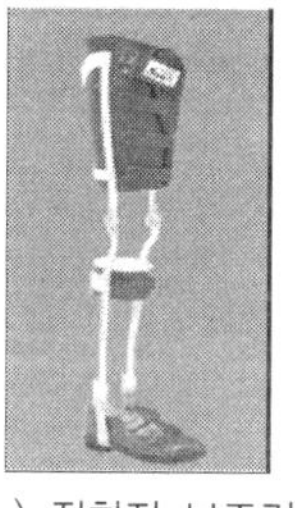
(c) 장하지 보조기

[그림 6-23] 보조기 착용

(5) 재활의학적 중재시술치료

재활의학적 중재시술에는 요추 중재시술과 경추부 중재시술이 있다. 퇴행성 요추측만증 환자는 심한 요통과 하지방사통, 척추불균형의 증상이 혼재하여 나타난다.

① 요통 : 후관절의 퇴행성관절증, 디스크의 퇴행성변화, 척추전만의 소실로 인해 발생하고, 비수술적인 치료로는 후관절퇴행에 대한 PRP프롤로주사치료, 후관절통증주사, 퇴행성디스크에 대

11) 뇌졸중 : 뇌의 일부분에 혈액을 공급하고 있는 혈관이 막히거나 터짐으로써 혈액공급이 되지 않아 뇌가 손상되어 나타나는 신경마비 증상이며 뇌혈관질환 또는 중풍이라고도 한다.

한 경막외PRP주사, 척추변형에 대한 비수술 교정치료 등이 있다.

㉠ 요통은 척추뼈, 추간판(디스크), 관절, 인대, 신경, 혈관 등의 기능이상 및 상호조정이 어려워짐으로써 발생하는 허리부위의 통증이다.

㉡ 평생 살아가면서 60~90[%]의 사람이 요통을 겪게 되고, 1년간 발생률은 5[%] 정도 된다. 이 중 40~50[%] 정도는 치료없이도 1주일 내에 좋아지는 것으로 알려져 있다.

㉢ 호발연령에 대한 정보는 연구자에 따라서 다르나, 나이가 증가할수록 요통의 빈도가 높아지고 50~60대에서 가장 많이 발생한다.

㉣ 경노동자에 비해 중노동자에게 더 많고, 특히 약 11[kg] 이상의 물건을 반복적으로 들어올리는 직업에서 흔하다. 또한 흡연자에서 더 빈번하며, 규칙적인 운동을 하는 사람에서 적게 나타나는 것으로 조사되어 있다(그림 6-24).

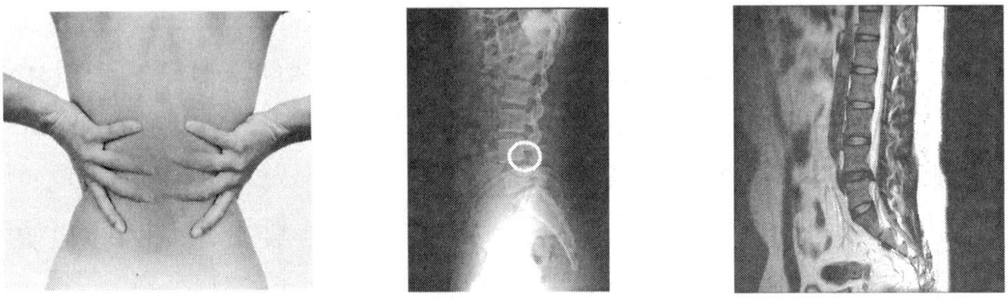

(a) 요 통 (b) 탈출된 추간판

[그림 6-24] 요 통

② 하지방사통 : 척추관협착증으로 인해 [그림 6-25]와 같이 나타나거나, 척추변형에 따른 회전아탈구로 인하여 척추경이 신경근을 압박해서 나타난다.
비수술적인 치료로는 척추관협착증에 대한 신경성형술, 경막외 PRP주사치료, 신경근이 척추경에서 압박받는 경우에서의 척추교정치료 등이 있다.

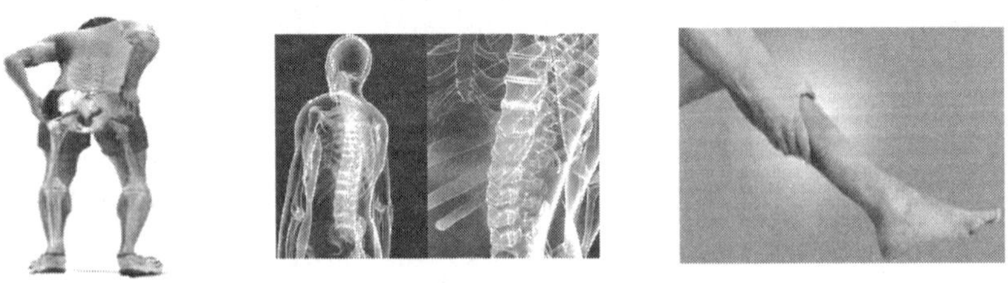

[그림 6-25] 하지방사통

③ 요추의 변형 : 관상불균형이나 시상불균형도 [그림 6-26]과 같이 요통을 유발할 수 있다.

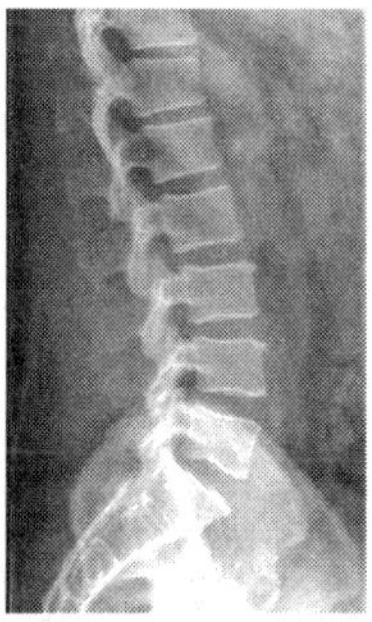
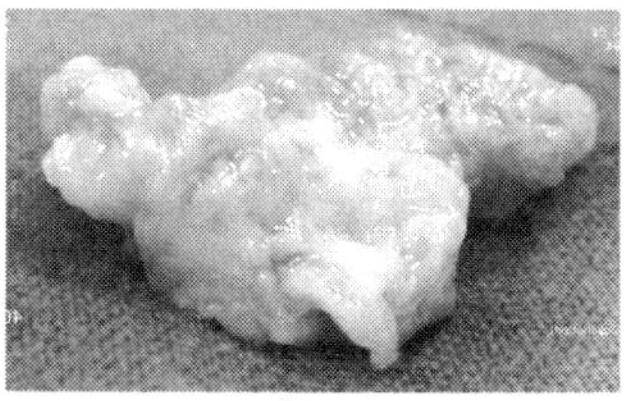
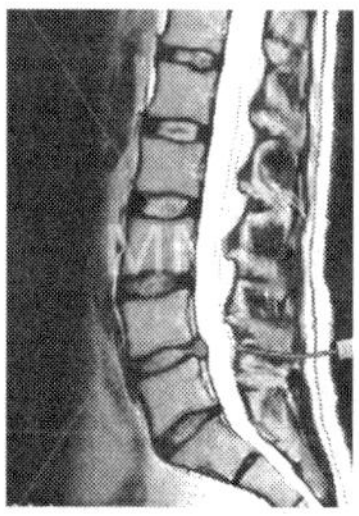

(a) 요추 X-ray사진 (b) 파열이 탈출되어 제거된 추간판 (c) MRI사진

[그림 6-26] 요 추

④ 척추교정치료 : Schwab은 외측척추전위, 제3,4 요추 종판경사각, 요추전만, 흉요추후만이 요통과 연관이 있으므로 이에 대한 교정이 중요하다고 강조하였으며 Simmons는 만곡의 교정정도보다 관상면, 시상면에서 척추의 전체균형이 중요하다고 강조하였다. [그림 6-27]과 같이 요통의 완화를 위해서는 측만각의 교정보다는 시상면상의 불균형에 대한 교정이 중요하다.

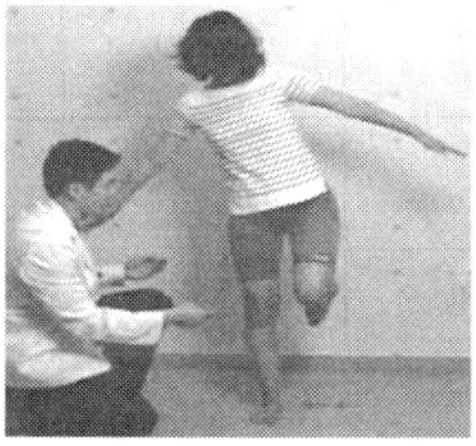
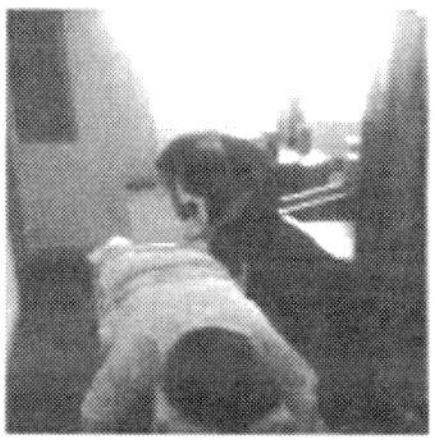
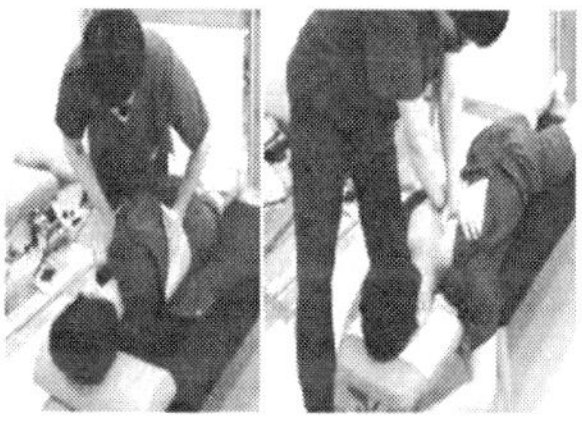

[그림 6-27] 척추교정치료

⑤ 요추 중재시술치료 : 요통은 정상인의 80[%]가 겪는 문제로 많은 사회경제적 문제를 초래하지만 진단과 치료가 쉽지 않은 것으로 알려져 있다.

㉠ 전체 요통의 약 85[%]는 정확한 진단이 불가능하다. 최근 임상해부학, 영상의학, 신경생리학과 같은 학문이 발전하면서 요통을 일으키는 해부학적 조직에 대한 이해가 깊어지고 이에 대한 정확한 중재시술의 효과가 높아지고 있다.

㉡ 요추 중재시술 : 요추[12] 추간판 탈출증으로 생기는 신경근 병증에서 나타나는 하지방사통(다리로 뻗치는 듯한 통증)에 중요한 치료단계로 자리 잡고 있으며, 그 외 다양한 요통의

12) 요추 추간판 탈출증 : 척추의 퇴행성 변화는 다른 근골격계와는 달리 10대 후반이나 20대 초반부터 나타난다.
① 추간(척추 사이의)판이 노화됨에 따라 추간판의 가장자리를 둘러싸고 있는 섬유륜에 원심성의 균열(Circumferential Fissure)과 방사성 파열(Radial Tear)이 발생한다.
② 무거운 물건을 들어 옆으로 옮겨 놓으려고 하면 과다 굴곡된 상태에서 압박력과 염전력을 받아 추간판 중앙의 수핵은 더 이상 섬유륜에 쌓여있지 못하고 방사성 균열 사이로 비집고 나와 추간판 탈출증을 유발하게 된다.

원인에 대해 효과적인 통증치료로 사용되고 있다.

㉢ 요추 중재시술치료를 통해 통증이 감소된 후 근력강화 등의 적절한 재활치료를 통해 [그림 6-28]과 같이 요추부를 튼튼하게 하고, 근육과 관절의 움직임을 건강하게 회복하는 것이 요통에 대한 올바른 치료이다.

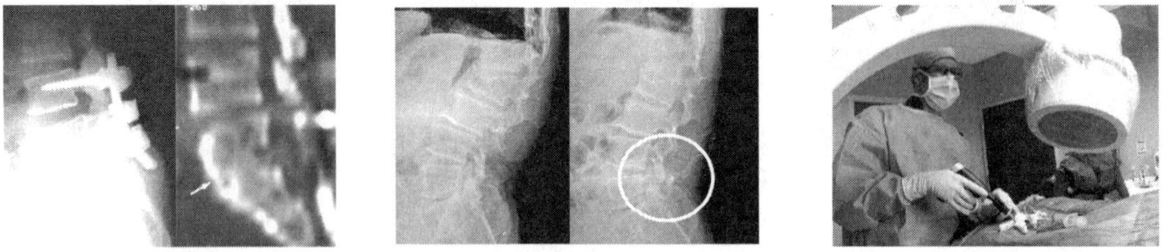

(a) 시술 위치 (b) 디스크 수술 전과 후 (c) 요추 중재시술

[그림 6-28] 요추 중재시술치료 환자 및 디스크수술 전과 후

⑥ 경추부의 중재시술 : 중재시술의 대상이 되는 경부통증(목 부위에 생기는 통증)의 종류로는 [그림 6-29]와 같이 추간판 내장성 통증, 추간판 탈출성 통증, 척추 후관절 통증 및 교감신경 관련 통증 등이 있다.

㉠ 중재시술 : 통증을 유발하는 부위에 직접 작용하거나, 통증이 전달되는 과정에 개입하여 통증을 경감시킨다.

㉡ 중재효과 : 환자가 영위하는 삶의 질을 높이며, 질병의 자연적인 경과를 수월하게 한다.

㉢ 경부의 중재시술 : 통증조절에 효과적이며, 환자가 수술과 같은 마지막 단계의 치료를 받기 이전에 우선적으로 고려할 수 있는 사항이다.

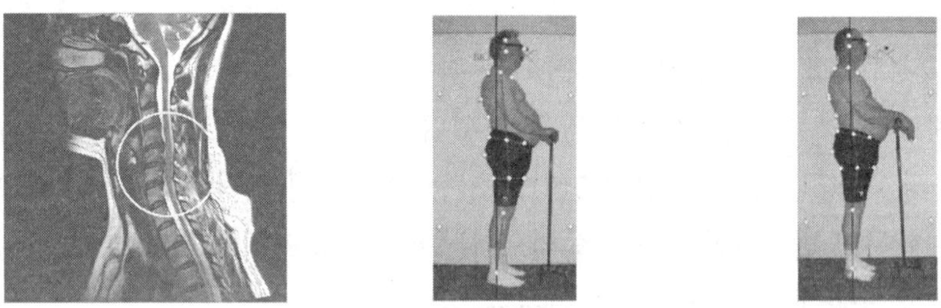

(a) 경추부 (b) 경추부 중재시술 전 (c) 경추부 중재시술 후

[그림 6-29] 경추부 중재시술

(6) 언어 및 심리치료

① 언어치료사 : 인간의 의사소통에 관여하는 임상적, 해부, 생리, 병리적 증상과 관리에 대하여 숙지하고 있다. 환자의 상태를 파악하고 적절한 대처를 통하여 환자의 말문을 트이게 하거나

일상생활에서의 언어사용에 가능한 한 문제가 없도록 치료와 훈련을 병행하여 실시한다.

② 심리치료사 : 모든 장애자를 대상으로 하나, 특히 예기치 못한 사고나 질환으로 장애가 된 환자들을 불안한 심리상태를 파악하고 그 환자들의 심리적 안정과 삶의 의욕 등을 돕는다. 그러기 위해서는 환자와의 공감, 환자가 자신의 상황을 이해하게 하고 삶에 대한 애착, 질병을 극복하기 위한 의욕을 갖도록 계기를 제공해야 한다. 이는 환자에게 [그림 6-30]과 같이 치료에 대한 적극적인 참여를 하게 되고 긍정적인 치료효과도 기대 할 수 있게 된다.

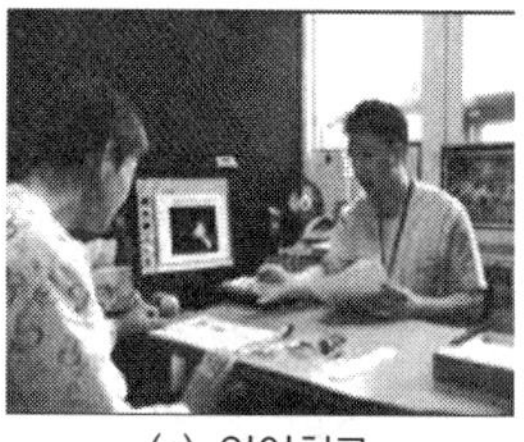
(a) 언어치료

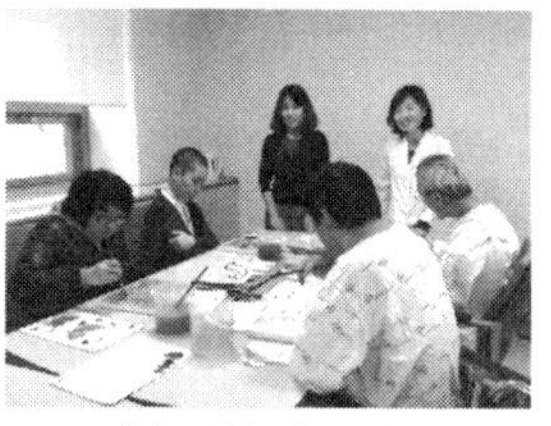
(b) 미술심리치료

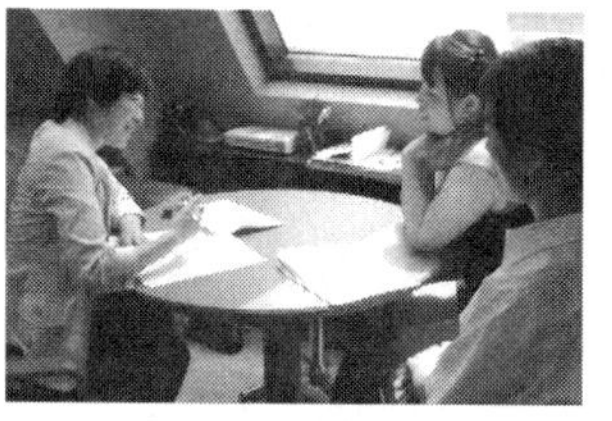
(c) 심리상담

[그림 6-30] 언어 및 심리치료

(7) 뇌성마비

하나의 질병이 아니라 비슷한 임상적 특징을 가진 증후군들을 집합적으로 일컫는 개념이다.

① 미성숙한 뇌 : 출생 시 또는 출생 후의 여러 원인인자에 의해 [그림 6-31]과 같이 비진행성 병변이나 손상이 발생하여 임상적으로 운동과 자세의 장애를 보이게 되는 임상군이며, 일부 임상적 유형은 성장함에 따라 변화할 수 있게 된다.

② 신경운동형 : 경직형, 무정위운동형, 강직형, 진전형, 운동실조형, 이완형, 혼합형으로 나눈다.

③ 운동장애형 : 긴장형, 근긴장이상, 무도병형, 발리스무스(Ballismus)[13]로 나눈다.

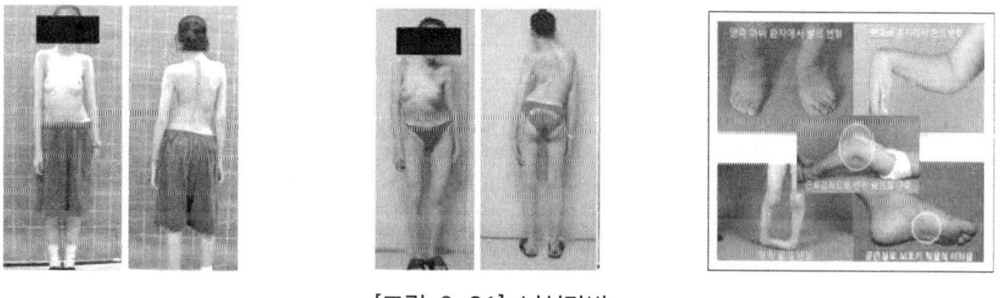

[그림 6 31] 뇌성마비

13) 발리스무스(Ballismus) : 발리즘, 발리스무스 라고 하며 어깨, 무릎, 다리등의 대관절을 중심으로 하는 돌발성의 심한, 던지거나 돌리는 등의 커다란 불수의 운동으로 수면중에는 멈춘다. 대부분은 편측 발리즘이다.

① 시상하부 즉 루이체 또는 그 섬유연락로의 장애로 일어나며 장애부위와 반대측에 발리즘이 온다.
그 부분의 혈관성장애, 종창, 염증, 외상, 변성병변이 원인이 된다.

② 증상의 발현에는 추체로의 건재가 필요하며 내포성편마비가 일어나면 멈춘다

(8) 뇌졸중(腦卒中)

뇌기능의 부분적 또는 전체적으로 급속히 발생한 장애가 상당기간 이상 지속되는 것으로, 뇌혈관의 병 이외에는 다른 원인을 찾을 수 없는 상태이다(그림 6-32).

① 한의학 : 뇌졸중을 '중풍(中風)' 혹은 이를 줄여서 '풍(風)'이라고 하는 경우도 있다. '중풍'에는 서양의학에서 '뇌졸중'으로 분류하지 않는 질환도 포함하고 있다. 따라서 '뇌졸중'과 '중풍'은 서로 구분하여 사용한다.

② 인구의 노령화와 더불어 뇌졸중의 사회경제적 중요성이 커지고 있다.

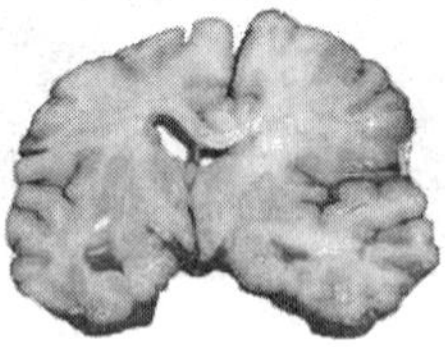

(a) 뇌졸증

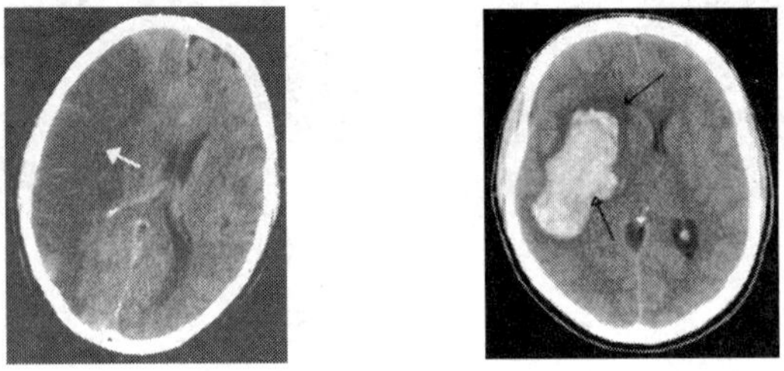

(b) CT 스캔 사진

[그림 6-32] 뇌졸중

(9) 언어장애

대뇌의 언어중추발달이 늦어서 말이 늦되는 것으로 [그림 6-33]과 같이 표현성 언어장애, 수용성-표현성 혼합 언어장애, 음성장애, 말더듬증 등 4가지로 분류할 수 있다. 발생빈도는 학령기 소아의 3~10[%], 일반인구에서는 3~5[%]로 추정된다. 남아가 여아에 비해 2~3배 많다.

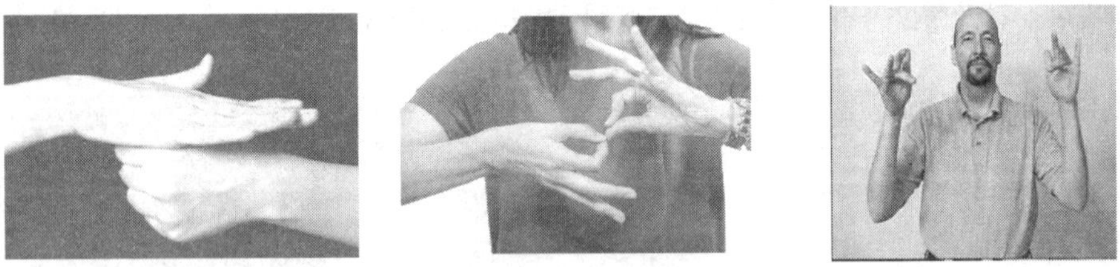

[그림 6-33] 언어장애(수화)

(10) 척수손상

척수의 외상에 따른 손상은 진탕, 압박, 좌상으로 나눌 수가 있다. 영속성의 장애는 척수손상에 있고 일단 손상된 척수는 영구히 기능회복을 바랄 수 없다.

① 전신증상 : 체온조절 중추의 장애 때문에 40[℃]를 넘는 고열이 있을 수가 있으며 제4경추척수 이상의 손상에서는 횡경막마비, 경수 및 상위흉수 손상에서는 늑간근마비를 일으킨다(그림 6-34).

② 일반적으로 발한, 호흡에 의한 체온조절을 할 수 없고 환경온도에 좌·우한다.

③ 국소증상 : 운동마비, 지각마비, 배뇨장애 등이 주된 것이며 합병증으로는 욕창(褥瘡), 이소성골화[14], 경축(痙縮) 등이 있다.

④ 치료 : 조기이상(早期離床), 조기훈련이 목적이고 수술에 대해서는 찬반양론이 있다.

⑤ 불안정한 척추에 대해서는 척추고정술을 행한다.

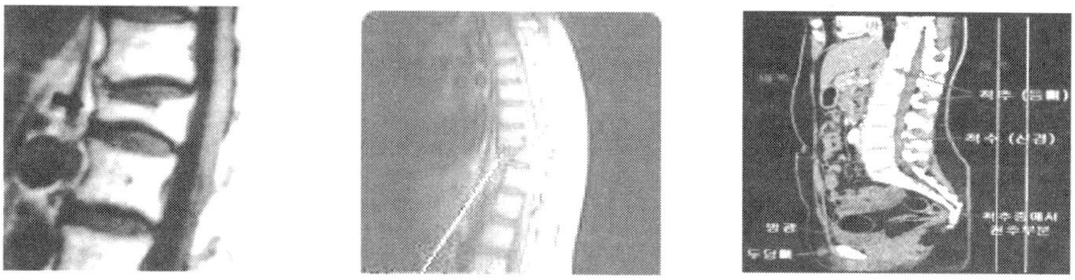

[그림 6-34] 척수손상

(11) 마 비

신경이나 근육이 형태의 변화 없이 [그림 6-35]와 같이 기능을 잃어버리는 상태로서, 감각이 없어지거나 움직일 수 없는 상태이다.

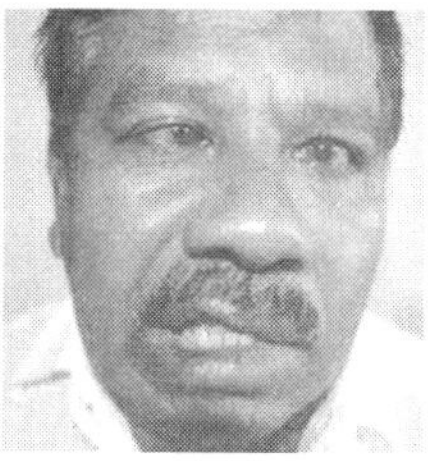

(a) 안면마비

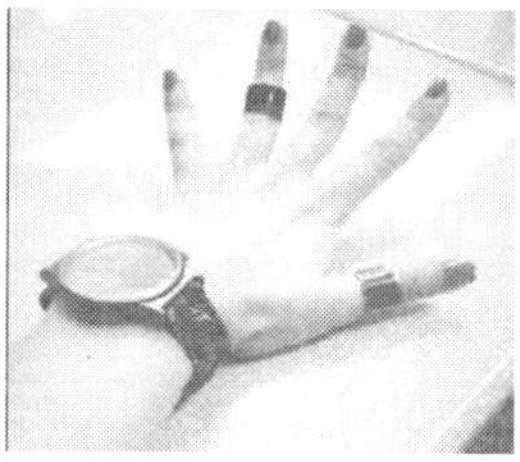

(b) 손마비

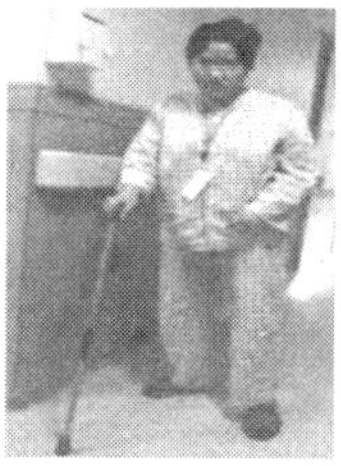

(c) 팔다리마비

[그림 6-35] 마 비

(12) 만성 질환

보통 6개월 혹은 1년 이상 계속되는 질환이며 급성 질환과 대응한다. 그 증세가 완만하게 나타나 장기간 지속하므로 만성증세라 하며, 이것도 급성 질환에서의 급성증세에 대응한다.

대표적인 만성 질환으로는 [그림 6-36]과 같이 결핵, 나병, 매독 등이 있다.

14) 이소성 골화 : 비정상적인 부위에 골조직이 나타나는 것이다.

① 간, 폐, 비장 그리고 드물게는 중추신경계에서도 나타날 수 있다.

② 뼈조직의 불투명도는 방사선 촬영을 통해 볼 수 있다.

③ 진단은 외과적 수술이나 생검을 통해 조직학적으로 할 수 있다.

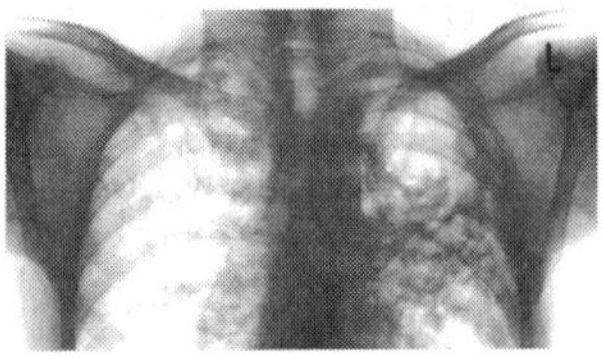

(a) 결 핵

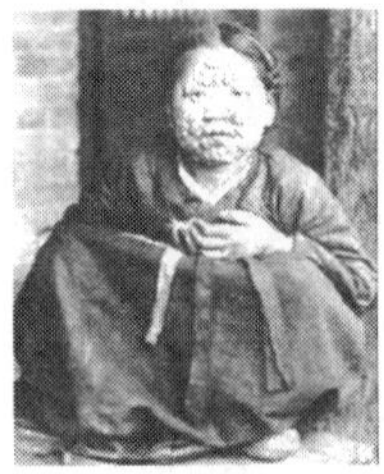

(b) 나 병

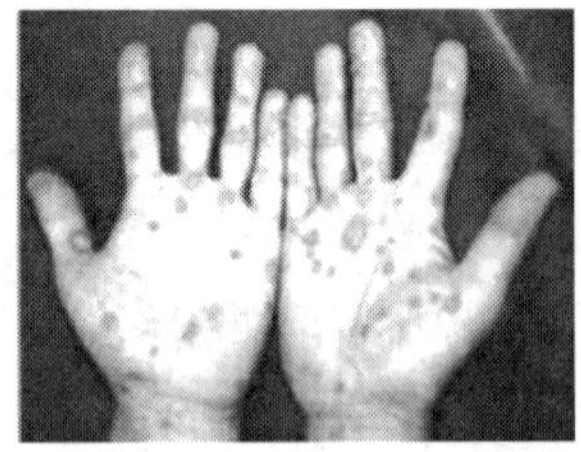

(c) 매 독

[그림 6-36] 만성 질환

(13) 골 절

외부의 힘에 의해 [그림 6-37]과 같이 뼈의 연속성이 완전 혹은 불완전하게 소실된 상태이다.

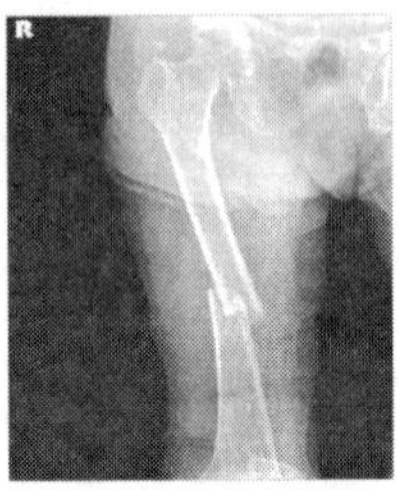

(a) 대퇴부 골절

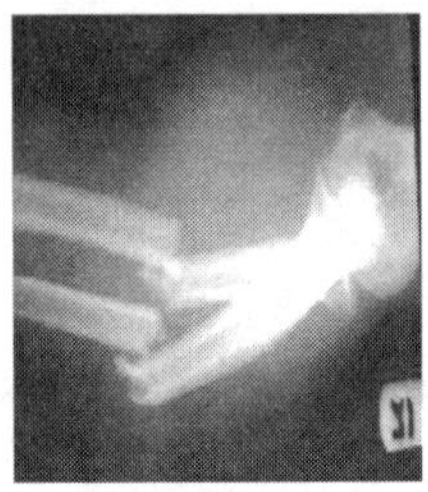

(b) 복합 골절

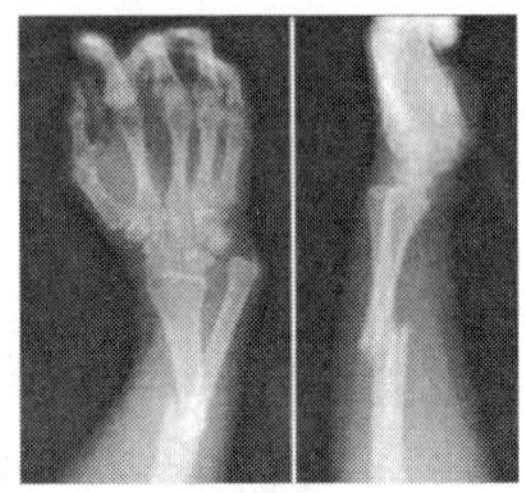

(c) 완전 골절

[그림 6-37] 골 절

3. 진료 분야

재활의학과는 일반 재활의학과, 소아 재활의학과로 나누어지며 합병증예방, 기능적 회복, 잃어버린 기능 대치 등의 진료를 실시한다. 주요 시술방법에는 물리치료, 작업치료, 운동치료, 보조기착용, 중재시술 등이 있다. 재활의학과에서 다루는 분야를 보여주는 재활의학의 진료분야는 〈표 6-1〉과 같다.

〈표 6-1〉 재활의학의 진료분야

뇌질환, 뇌손상, 척수 손상, 척수 질환, 중추 및 신경 손상, 암환자, 스포츠 손상, 노인 질환, 호흡기장애, 순환기장애, 화상, 동상, 지체 절단, 요부질환, 만성통증, 뇌성마비, 소아 질환, 근골격계 질환, 결합조직 질환 등

제3절 예방의학과(Preventive Medicine)

보통 치료의학의 대응어로 쓰인다. 의학은 건강을 유지 · 증진하고 질병을 예방하는 것이며, 병이 났을 때는 건강을 회복시키고 재활시켜서 사회에 적응할 수 있도록 하는 것이다.

일반적으로 의학을 기초의학 · 임상의학 · 예방의학으로 크게 나눈다.

예방의학자(Preventivo Medico)는 보건정책의 개발, 평가, 강화 등 보건의료 서비스의 관리 및 행정업무를 수행하고 보건의료사업의 기획, 수행, 방향설정, 예산집행 및 평가를 실시하며 건강증진을 위한 입법[15] 과정에 참여한다. 또한 건강을 해치는 환경요인의 억제 및 예방활동, 그리고 건강과 안전을 해치는 직업적 요인의 억제 및 예방활동을 수행한다.

질병과 손상의 발생, 진행, 장애예방뿐만 아니라 건강증진을 위한 임상예방의학적 활동을 수행하며 건강에 영향을 미치는 사회 · 문화적 요인과 행태에 대해 평가한다.

1) 질병발생

인간과 병원체는 환경을 지렛대로 하는 관계를 가진다. 인간은 저항력을 증가시키든지, 각종 환경을 개선하는 작업을 통해 오래전부터 질병예방을 위해 노력했다.

질병이 발생하는 3가지 요인은 다음과 같다.

① 물리적 · 생물학적 · 사회적 · 문화적 · 경제적 환경이다.

② 숙주(인간)이며, 여기에는 연령 · 성 · 영양 · 생활습관 · 의료형태 등이 관련된다.

③ 병원체(요인)로서 세균 · 물리적 요인 및 화학물질 등을 들 수 있다.

2) 질병을 예방하는 단계

예방의 개념은 질병이 발생하기 이전부터 발병 후 재활에 이르기까지 광범위하게 적용되며, 의학의 발전에 따라 다양하게 발전해 왔다.

① 질병의 예방 : 인류의 수명을 연장해 주었으며 삶의 질적인 면에도 크게 기여하였다.

② 예방활동 : 인류를 질병의 고통에서 가능한 한 벗어나게 하고 있다. 발병하여 아플 때에 치료해 주는 것은 고마운 일이지만, 질병을 예방하는 것이 바람직하며 경제적이다.

③ 발병 : 치료비가 많이 들고 소득마저 감소되거나 없어지는 일이 많으며, 때로는 노동력마저 잃게 된다.

---

15) 입법 : 국가 기관이 법규범을 정립하는 것이고, 형식적인 입법은 의회가 입법 절차를 걸쳐 법을 만드는 것이다. 형식적인 입법은 의회만이 할 수 있지만, 실질적 입법은 행정부, 법원도 할 수 있다.

④ 예방이나 조기치료를 하면 이중효과를 얻게 될 뿐만 아니라 효율적이다.
　㉠ 홍역이나 소아마비에 대한 예방주사를 맞으면 그 비용은 얼마 되지 않지만, 일단 발병하게 되면 치료비가 많이 들고 후유증도 생긴다.

⑤ 예방의학 : 인도주의적, 효과적, 경제적임을 알 수 있다. 요즘은 예방활동이 매우 다양해지고 있으며 박테리아나 바이러스 등 병원미생물에 의한 급성전염병은 환경과 영양의 개선, 예방접종 등으로 감소 또는 박멸되었다. 오히려 비감염성 질환인 고혈압·당뇨병, 각종 암 등이 문제가 되고 있다.

⑥ 한국 : 급속한 경제성장과 함께 성인병, 직업병 문제가 대두되고 있다. 자동차·공장의 배기가스 등 유독한 화학물질이나 유해한 방사선에 대한 폭로, 청소년과 여자 등 흡연인구의 증가와 폐암, 영양과다로 인한 비만과 각종 질환 등은 인류가 극복해야 할 과제들이다. 이 중 일부는 그 원인을 계속 규명해야 할 것도 있고, 흡연과 폐암처럼 상호 밀접한 관계에 있다.

⑦ 질병을 예방하는 3가지 단계는 다음과 같다.
　㉠ 1차적 예방 : 발병 이전에 환경을 개선하고 병에 대한 저항력을 높이는 등의 노력으로써 건강을 유지·증진시키는 것이다.
　　ⓐ 적극적 예방 : 오늘날 유행하는 조깅·에어로빅 등을 통한 체력조절과 건강증진, 고혈압·당뇨병의 예방을 위하여 식사를 통한 영양개선, 각종 사고의 예방 등이 포함된다.
　　ⓑ 소극적 예방 : 각종 예방접종을 통해 면역성을 높임으로써 질병의 발생을 방지하는 것이다.
　㉡ 2차적 예방 : 일단 발병하면 가능한 한 조기에 발견하여 치료하며, 병이 더 중증으로 되는 것을 예방하는 것이다. ㉠ 정기적으로 신체검사를 받는 것, 중년부인이 자궁암의 조기진단을 위하여 1년에 몇 번 정기검진을 받는 것 등이다.
　㉢ 3차적 예방 : 이미 발병하였을 때 그 후유증의 발생을 예방하여 신체기능에 장애가 오지 않도록 하는 것이다. 후유증의 발생이 불가피할 경우에는 재활시켜서 사회에 복귀, 적응할 수 있도록 하는 것이다.

1. 치료항목

① 예방의학과 : 예방접종, 건강관리, 진단 혈액, 임상 화학, 임상 미생물, 진단 면역, 수혈 의학, 분자 유전학, 세포 유전학 등이 있다.

② 의료정보기사 : 질병, 부상, 수술 등 기타 절차에 대한 정보를 얻기 위해 검토 및 분석하는 역할을 하므로 해부학, 생리학 등에 대한 지식도 필요로 한다.

③ 응급의료기사 : 응급현장에서 긴급제세동, 부상의 추가손상을 막는 역할을 한다.

(1) 해부학

가장 일찍부터 발전한 생물학의 한 분과로서, 생물체를 해부하여 그 구조를 조사하는 학문으로 [그림 6-38]과 같이 생체의 외부 및 내부의 형태를 조사·기재하기 때문에 최근에는 형태학의 한 분야로 취급하는 일도 있다.

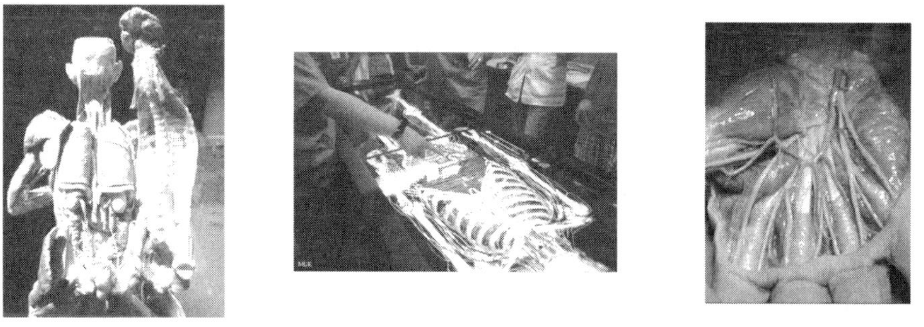

(a) 해부학 사진 (b) 디지털 해부학 (c) 손바닥 해부사진

[그림 6-38] 해부학

(2) 생리학

생물의 기능이 나타나는 과정이나 원인을 과학적으로 분석하고 설명하는 [그림 6-39]와 같은 생물학의 한 분야이다.

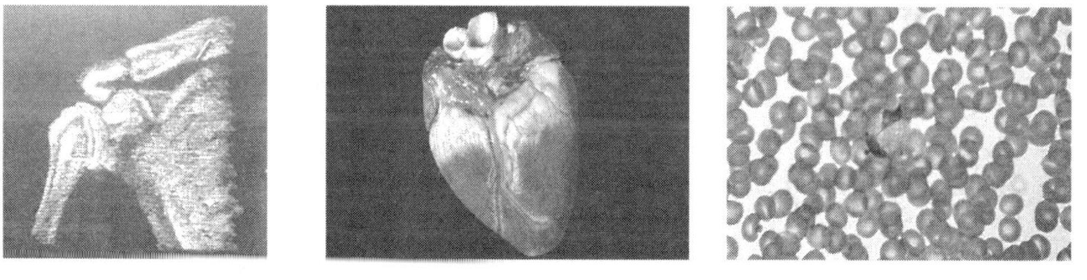

(a) 어깨관절 (b) 심 장 (c) 혈 액

[그림 6-39] 생리학

(3) 제세동

심실세동 또는 심방세동을 [그림 6-40]과 같이 정상조율로 되돌리는 수단이다

① 약제(키니딘등)에 의한 방법과 전기적으로 직류 또는 교류자극(카운터쇼크)으로 행하는 방법이 있다.

② 심실세동 : 긴급성으로 전기적 세동이 유일한 방법이 된다.

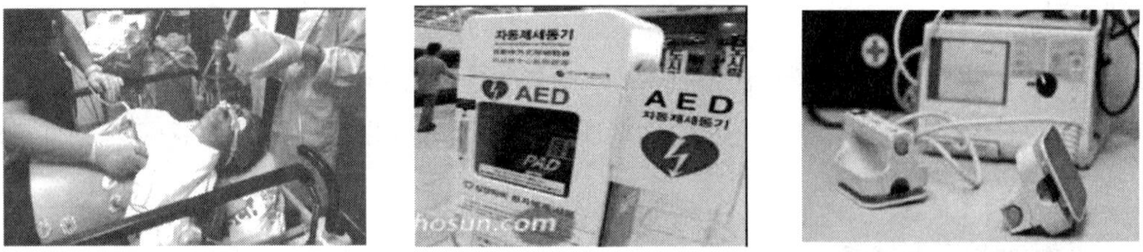

[그림 6-40] 제세동기

③ 심방세동 : 최근에는 전기적 세동이 사용되는 경우가 많아졌는데, 되돌아온 동조율을 계속 유지시키기 위해 약제의 투여가 필요하게 되는 경우가 많다.

(4) 추가손상방지

출혈, 골절 및 기타 부상으로 고통스러워하는 환자를 응급처치하는 것이다.

(5) 예방접종

해당 질환을 앓지 않게 하고 감염에 대하여 유리한 쪽으로 반응을 만들어 내는 역할을 함으로써 질병에 걸리지 않도록 도와준다.

① 면역원으로 사용되는 접종액 : 넓은 의미로 백신이라고 한다.

② 예방접종에 쓰이는 항원 : 크게 나누어 세균성 항원과 바이러스성 항원이 있는데 세균성 항원에는 사멸된 전체 세균(백일해 백신 등), 병원체가 체외로 배출하는 독소를 멸독한 톡소이드[16](디프테리아 · 파상풍 등), 독력을 약화시킨 생세균체(BCG 등) 등이 있고 바이러스성 항원에는 생약독화한 것(소아마비)과 사멸된 백신(인플루엔자) 등이 포함된다.

③ 병원이나 소아과의원 : 육아지도회를 만들어 어린이의 성장발달과 영양 등 건강을 정기적으로 점검하고 예방접종을 한다.

④ 어린이의 건강수첩 : 주요 병력 · 예방접종에 관한 사항 등을 기록하므로 편리하다.

⑤ 해외여행을 할 때 : 최소한 여행국에서 정한 예방접종을 알아서 접종을 받고 국제 예방접종증명서(황색이므로 Yellow Card라고 한다)를 발급받아 여권과 함께 소지해야 한다.

⑥ 아프리카에 여행할 때 : 황열 예방접종을 필요로 하며, 콜레라 오염지역을 여행할 때에는 콜레라 예방접종을 해야 한다.

⑦ 예방접종 : 검역소와 지정 병의원에서 하며, 검역소의 검인을 받아야 한다.

---

16) 톡소이드 : 병원균 독소의 독성을 제거하고 면역발생력(免疫發生力)을 유보한 액으로, 디프테리아나 파상풍의 예방에 응용되고 있다.

(6) 건강관리

인간이 개인적으로 건강하며 건강을 장래에도 유지할 수 있는 것은 자신을 위해서뿐 아니라 사회 전체를 위해서도 커다란 이익이 된다.

① 사회 : 발전과 이익을 위하여 각 개인이 충분한 건강을 보존할 수 있도록 힘쓸 책임과 의무를 가지는 것이다. 구성원의 건강을 진단하여 이상이 있는 경우에는 치료하도록 하고, 이상이 없는 경우에는 건강 상태를 유지하도록 하거나 건강을 증진시키도록 하여 장래에 이상이 발생하지 않도록 예방적 조치를 취해야 한다.

② 건강관리 : 예방적 조치를 취하는 기구로서 행하는 일련의 활동이다.
회사나 공장에서는 종업원의 질병이 생산능력에 영향을 미치기 때문에 예방조치로서 종업원의 건강을 관리하고 있으며, 국가는 산업체에 대하여 근로기준법에 의거하여 지도 · 감독을 하고, 건전한 국민을 육성하기 위하여 학교의 학생 · 아동에 대한 건강을 관리하고 있다.

③ 사회복지의 향상 : 장래에는 유아, 임산부, 전 국민이 정기적인 건강진단을 받고 신체계측값 · 영양상태 · 투베르쿨린 반응 · 흉부X 선검사 · 혈압, 기타 질병의 이상을 파악 · 기록해야 한다. 또한 과거 및 현재의 건강상태가 관찰되고 필요한 경우에는 각종 조언 · 주의를 주어 조치가 취해져야 할 것이다.

④ 건강관리 : 질병의 조기발견 · 건강상담 · 예방접종 · 위생교육 · 생활환경의 정비 등 예방의학의 실천이라는 것으로 인식되어 왔으나, 건강이상자에 대한 회복과 사회적응 등 치료의학의 활동이기도 하다(그림 6-41).

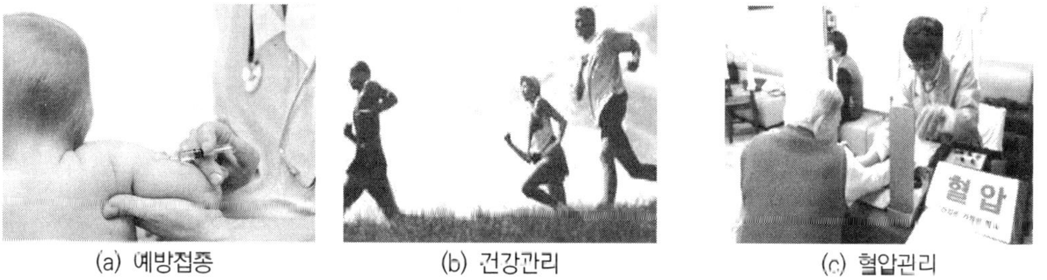

(a) 예방접종 (b) 건강관리 (c) 혈압관리

[그림 6-41] 예방접종과 건강관리

(7) 진단혈액(Diagnostic Hematology)

① 일반혈액 검사, 빈혈 검사, 백혈구[17] 검사, 백혈구기능 검사, 혈소판[18] 검사, 혈소판기능 검사

---

17) 백혈구 : 혈액세포의 한 종류로 적혈구, 혈소판을 제외한 나머지 혈액 세포들이다.
① 혈액을 원심 분리 : 혈장층과 적혈구 층 사이에 '연막'이라는 얇은 흰 색의 층이 생성되는데 이 흰색의 층에 포함된 세포들을 백혈구라고 한다.
② 백혈구 : 면역체계를 구성하는 세포로 감염성 질환 및 외부물질에 대한 방어기능을 수행한다. 혈액 1[μl]당 4,000~10,000개 정도 포함되어 있으며 백혈구의 수는 몸의 면역상태, 감염되어 있는지 여부에 따라 매우 다양하게 나타날 수 있다.

[그림 6-42]와 같다.

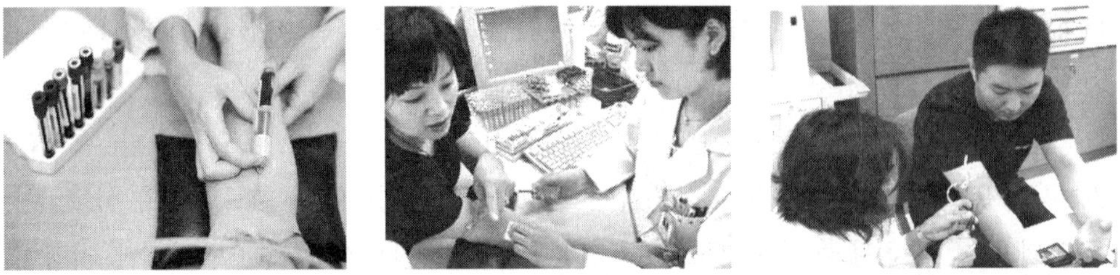

(a) 혈액 검사　　(b) 빈혈 검사　　(c) 백혈구 검사

[그림 6-42] 진단혈액(일반혈액)

② 말초혈액도말 검사[19], 골수 검사, 혈액형태 검사, 특수혈액 검사 [그림 6-43]과 같다.

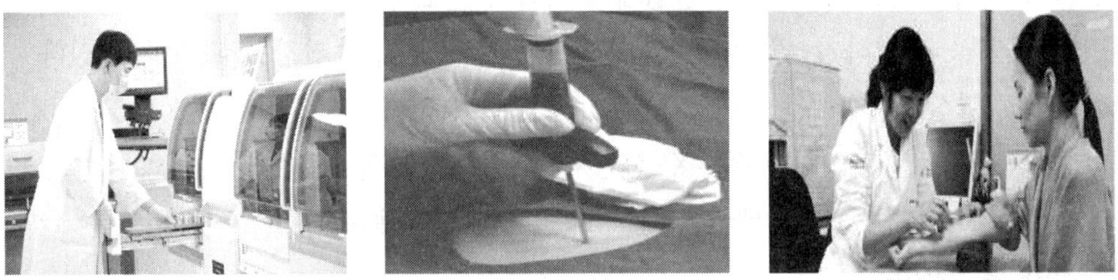

(a) 말초혈액도말 검사　　(b) 골수 검사　　(c) 혈액형태 검사

[그림 6-43] 진단혈액(골수 검사)

③ 응고 검사, 응고약제 검사 [그림 6-44]와 같다.

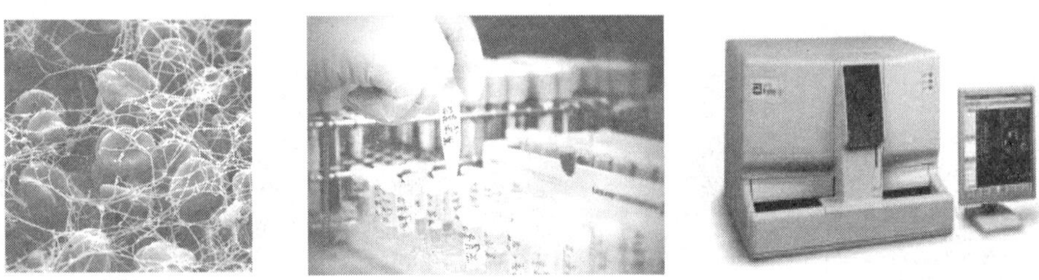

(a) 혈액응고　　(b) 장비응고 검사　　(c) 응고 검사장비

[그림 6-44] 진단혈액(혈액응고 검사)

---

18) 혈소판 : 말초 혈액 내에 유형 성분인 혈구의 일종으로 부착과 응집 과정을 통해 일차 지혈 기전을 담당하는 물질이다. 주로 골수에서 생성되며 수적 이상과 기능 이상에 의한 각종 질병이 발생할 수 있다.

19) 말초혈액 도말 검사 : 말초혈액을 채혈하여 유리슬라이드에 도말한 후 염색하여 현미경으로 혈구의 수적, 형태학적 이상을 관찰하는 검사이다.

① 혈구세포의 이상을 진단하거나 혈액 내 존재하는 기생충을 발견할 수 있다.

② 적혈구 : 빈혈의 분류 및 원인 감별 그리고 적혈구 내 존재하는 말라리아와 같은 기생충을 진단할 수 있다.

③ 백혈구 : 골수형성이상 증후군, 백혈병, 감염이나 염증의 원인, 거대적모세포 빈혈 여부 등을 판단하는 데 도움이 된다.

④ 혈소판 : 골수 증식성 질환이나 혈소판위성 현상 등을 감별하는 데 도움이 된다.

(8) 임상화학(Clinical Chemistry)

① 간기능 검사(간수치 검사), 간대사 검사, 간독성 검사, 알코올독성 검사, 담석[20]성분 검사, 요석[21] 성분 분석(요석 분석), 신장기능 검사, 췌장 검사, 단백질 검사, 당대사 검사, 효소[22] 검사, 지질[23] 검사 [그림 6-45]와 같다.

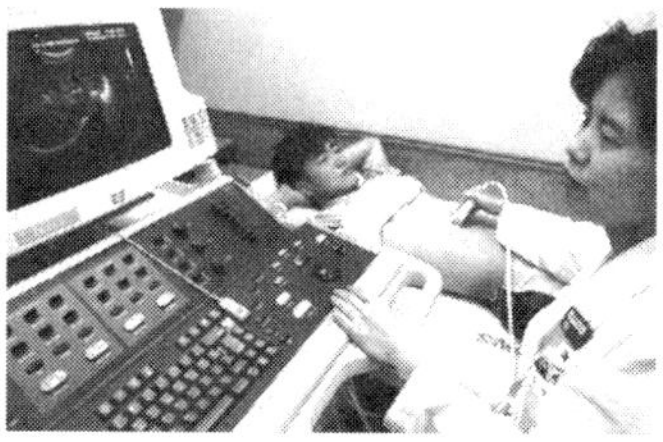
(a) 간기능 검사

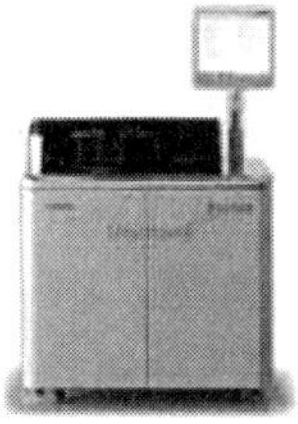
(b) 신장기능 검사

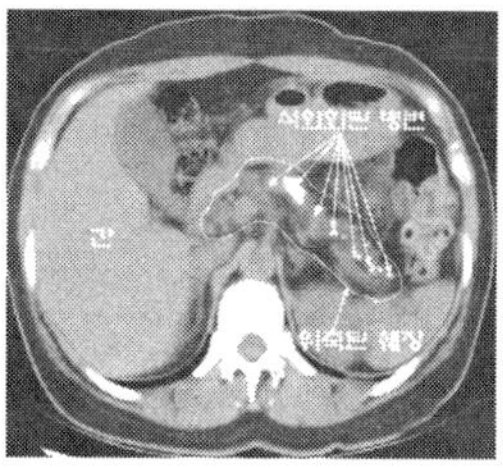

(c) 만성췌장염 CT

[그림 6-45] 임상화학(간기능 검사)

② 전해질 검사, 혈액 가스 검사, 약물 농도 검사, 중금속 검사, 독물 검사, 유기용제[24] 검사 등은 [그림 6-46]과 같다.

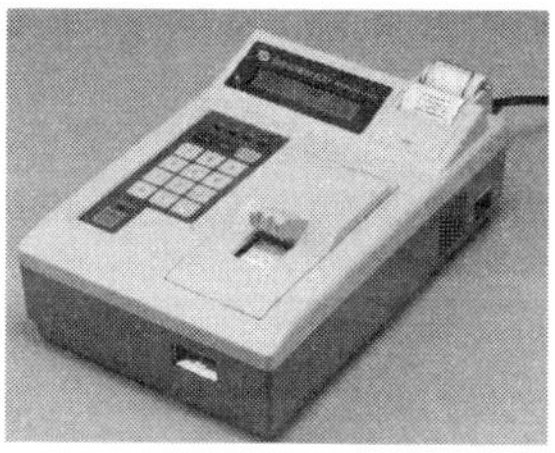
(a) 전해질 검사

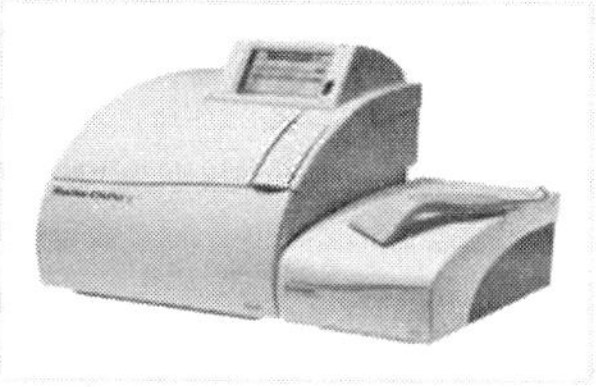
(b) 혈액가스 검사

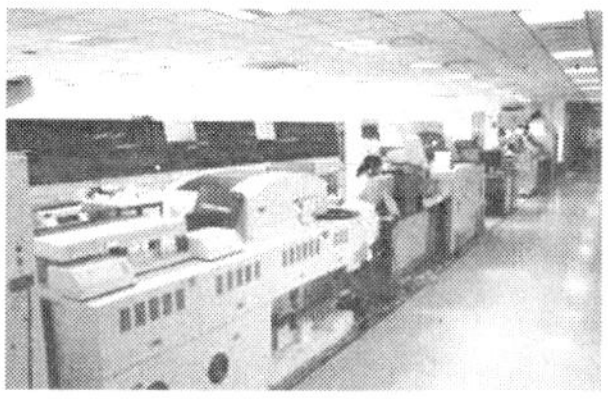
(c) 약물농도 검사

[그림 6-46] 임상화학(전해질 검사)

---

20) 담석 : 담즙 내 구성 성분이 담낭이나 담관 내에서 응결 및 침착되어 형성된 결정성 구조물이다.
  ① 담석은 성분에 따라 : 콜레스테롤 담석(Cholesterol Gallstone)과 색소성 담석(Pigment Gallstone)으로 크게 나누며, 다시 콜레스테롤 담석은 순수 콜레스테롤석과 혼합석으로, 색소성 담석은 흑색석과 갈색석 등으로 나뉜다.
  ② 담낭에서 생긴 담석이 담낭 경부, 담낭관 혹은 총담관으로 이동하여 염증이나 폐쇄를 일으켜 증상을 담석증이라고 한다.

21) 요석 : 요로계에 요석이 생성되어 소변의 흐름에 장애가 초래되고, 극심한 통증이 발생하거나 요로 감염, 수신증, 신부전 등이 나타나는 질환이다.

22) 효소 : 각종 화학반응에서 자신은 변화하지 않으나 반응속도를 빠르게 하는 단백질이다. 즉, 단백질로 만들어진 촉매라고 할 수 있다.

23) 지질 : 단백질, 당질과 함께 생체를 구성하는 주요 유기물질군. 그의 내포하는 물질에 대해서는 사람에 따라 다소 다르며, 광의로는 스테로이드, 카로티노이드, 테르페노이드를 포함하는 것도 있으나, 생화학적으로는 통상, 이들을 제외한 협의로 취하고 있다.

24) 유기용제 : 시너 · 솔벤트 등 어떤 물질을 녹일 수 있는 액체상태의 유기화학물질이다.
휘발성이 강한 것이 특징인데, 공기 중에 유해가스의 형태로 존재하기도 한다.

③ 뇌척수액 검사, 흉수 검사, 복수 검사, 관절액 검사, 심낭액25) 검사, 요 검사는 [그림 6-47]과 같다.

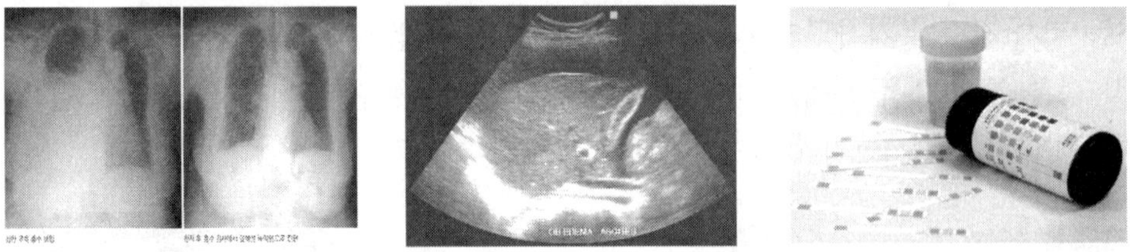

(a) 흉수 검사 (b) 복수 검사 (c) 요 검사

[그림 6-47] 임상화학(흉수 검사)

④ 통풍26) 검사, 관절염 검사, 골수염27) 검사는 [그림 6-48]과 같다.

---

25) 심낭액 : 정상적인 심낭강(心囊腔)에 존재하는 심낭액(心囊液)은 물같이 투명하고 약 100[㎖]이하로 되어 있다.
① 이상적(異常的)인 심낭강정체액 : 혈액, 삼출액(滲出液), 누출액(漏出液)이 있으며 최고 1[L]이상에도 이른다.
② 액(液)이 정체하는 속도가 급속한 경우 : 급성심(心)탐포나데증상을 나타내는데, 통상 300[㎖] 이상의 급성정체에서 이 증상을 보인다. 이 속도가 완만한 경우에는 동시에 심낭강(心囊腔) 자체도 확대하기 때문에 탐포나데 증상의 발현(發現)에는 대량의 정체가 필요하게 된다.
③ 혈액의 정체 : 외상(外傷), 심대혈관파열(心大血破裂), 심대혈관술후출현(心大血管術出現)에 의해 발생한다.
④ 삼출액(滲出液)의 정체 : 감염성심막염(感染性心膜炎), 암성심막염(癌性心膜炎), 자가면역질환(自家免疫疾患), 심근경색후증후군(心腦梗塞後症候群), 심막절개후증후군(心膜切開症候群) 등에서 발생한다.
⑤ 누출액의 정체 : 심부전(心不全)에 의한 정맥압상승, 저단백혈증(低蛋白血症)에 의한 전신부종(全身浮腫)의 일환으로서의 액의 정체 등이 원인이 된다.
⑥ 삼출액 : 그 외관은 담황색~황색 또는 혈성장액상(血性將液狀)이다.
⑦ 비중 : 1, 018 이상이고, 단백함유량은 4.0[g/dl]에 이르며, 그 때문에 Rivalta반응, Runneberg 반응은 양성이 된다.
⑧ 세포성분 : 급성화농성심 막염에서는 다핵백혈구가 많고, 만성염증인 경우에는 림프구의 증가가 있다.
⑨ 암 등의 종양성심막염(腫傷性心膜炎) : 혈성 삼출액(血性滲出液)인 경우가 많으며, Papanicolaou염색에 의해 종양 세포의 동정(同定) 및 감수성시험에 의해 지적항생물질(至適抗生物質)의 결정을 실시할 수 있다.
⑩ 여출액(濾出液)인 경우 : 담황색 투명하며, 비중은 1.015이하이다.
⑪ 담백함유량 : 2.5[g/dl] 이하며, Rivalta반응, Runneberg반응은 음성이다. 세포 성분은 적고 수소의 내피세포가 있다.
⑫ 특수한 삼출액으로서 콜레스테롤심막염을 들 수가 있다.
⑬ 본증(本症)에서의 삼출액 중에는 콜레스테롤함유량이 많으며, 현미경검사에 의해 콜레스테롤결정을 많이 볼 수 있다.

26) 통풍 : 혈액 내에 요산(음식을 통해 섭취되는 퓨린(Purine)이라는 물질을 인체가 대사하고 남은 산물)의 농도가 높아지면서 요산염(요산이 혈액, 체액, 관절액 내에서는 요산염의 형태 존재함) 결정이 관절의 연골, 힘줄, 주위 조직에 침착되는 질병이다.
① 관절의 염증을 유발하여 극심한 통증을 동반하는 재발성 발작을 일으키며, 요산염 결정에 의한 통풍결절(Tophi)이 침착되면서 관절의 변형과 불구가 발생하게 된다.
② 관절의 이상 외에도 다양한 신장질환을 일으키고 요산에 의해 콩팥에 돌이 생기는 콩팥돌증(nephrolithiasis : 신석증)이 나타나기도 한다.

27) 골수염 : 유아 및 성장기의 소아, 특히 남아에게 많이 발생하며 성장이 빠르고, 부피가 큰 장골의 골간단에서 주로 발생한다. 가장 흔한 부위는 무릎 주위이다.
① 부스럼이나 상기도염 등이 발생한 후에 균혈증이 발생하고, 이때 피를 따라 돌던 균주가 장관골의 골간단을 통해 뼈로 들어가서 뼈에 감염을 일으킨다.
② 소아의 골간단부에는 뼈의 영양분을 공급하는 영양동맥에서 갈라져 가는 혈관들이 분포하는데, 성장판 바로 밑에서 180[°] 회전하여 정맥으로 피가 흐르는 구조로 되어 있어 피가 흐르는 속도가 급격히 느려지기 때문에 균주가 살기 좋은 환경이 될 것으로 여겨진다.

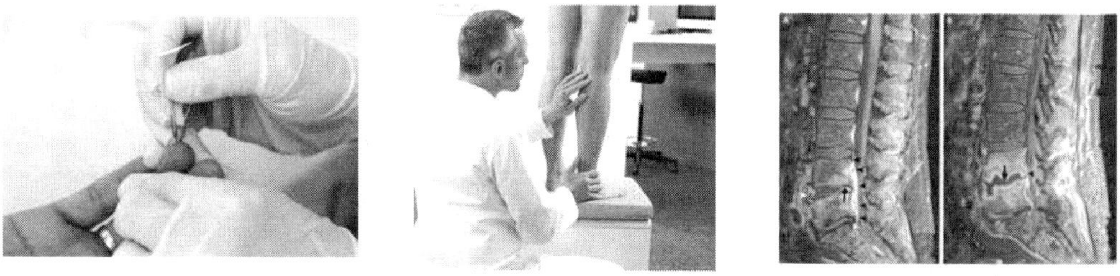

(a) 통풍 검사　　(b) 관절염 검사　　(c) 골수염

[그림 6-48] 임상화학(통풍 검사)

⑤ 폐혈관 검사, 심근경색증 검사, 심혈관 검사, 심장병 조기 검사, 혈관 기능 검사는 [그림 6-49]와 같다.

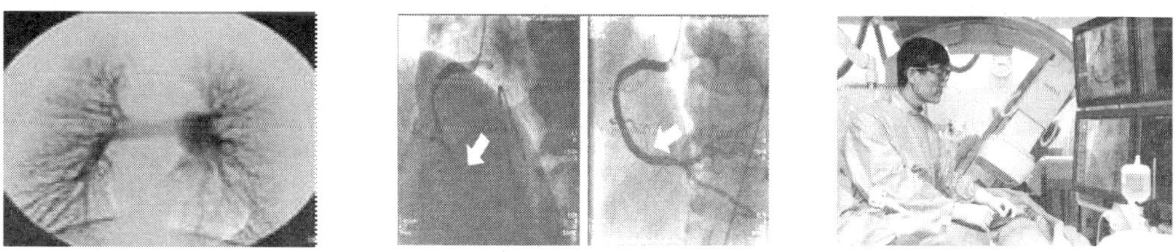

(a) 폐혈관 검사　　(b) 심근경색증 검사　　(c) 심혈관 검사

[그림 6-49] 임상화학(폐혈관 검사)

⑥ 임신진단 검사, 기형아 검사는 [그림 6-50]과 같다.

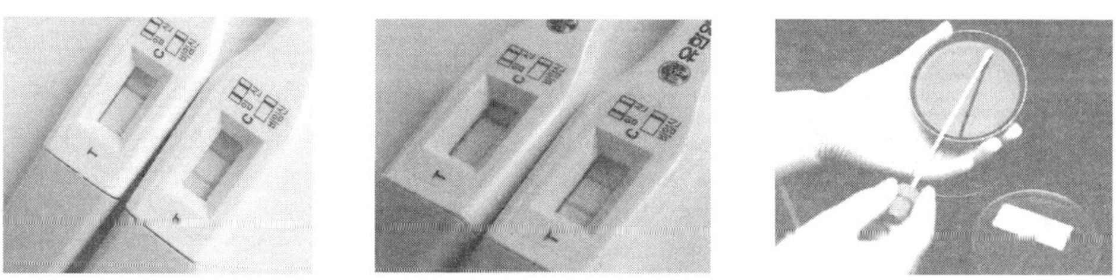

(a) 임신진단 검사　　(b) 기형아 검사

[그림 6-50] 임상화학(임신진단 검사)

⑦ 호르몬 검사, 뇌하수체[28]검사, 갑상선[29] 기능 검사, 부갑상선기능 검사, 고혈압 검사, 남성/여성호르몬 검사, 당뇨 검사는 [그림 6-51]과 같다.

---

28) 뇌하수체 : 뇌의 가운데에 위치하는 내분비기관으로 시상하부의 지배를 받아 우리 몸에 중요한 여러 가지 호르몬들을 분비한다. 뇌하수체에서 분비한 호르몬들은 내분비계의 다른 기관들에 작용하여 호르몬 분비를 자극한다.

29) 갑상선 : 목 앞 중앙에 있고 앞에서 보면 나비 모양으로 후두와 기관 앞에 붙어 있는 내분비기관이다.

① 왼쪽과 오른쪽에 각각 한 개씩의 엽(Lobe)이 있으며, 이는 잘룩(Isthmus)으로 연결되어 있다.

② 갑상샘 : 갑상샘 호르몬과 칼시토닌(Calcitonin)을 만들고 분비한다.

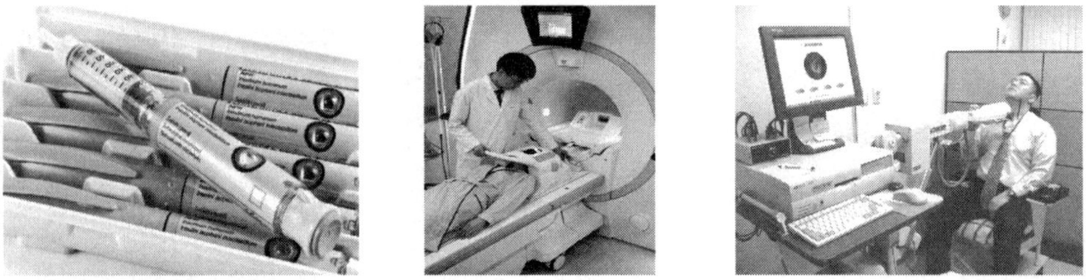

(a) 호르몬 검사　(b) 뇌하수체 검사　(c) 갑상선기능 검사

[그림 6-51] 임상화학(호르몬 검사)

⑧ 정액 검사, 불임 검사, 양수 검사, 난소기능 검사는 [그림 6-52]와 같다.

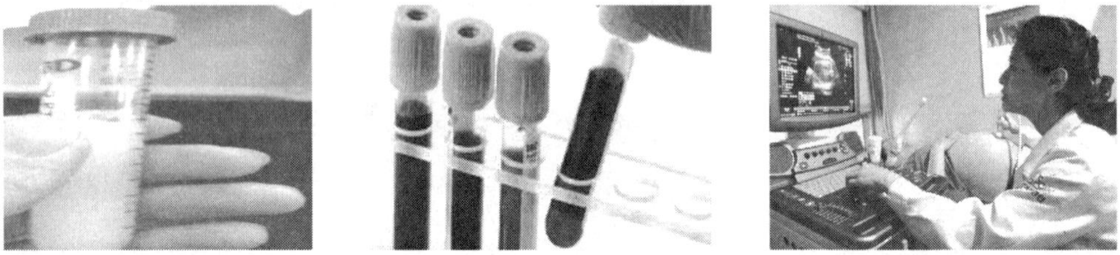

(a) 정액 검사　(b) 불임 검사　(c) 난소기능 검사

[그림 6-52] 임상화학

⑨ 종양표지자 검사 : 폐암 검사, 간암 검사, 위암 검사, 담관암 검사, 췌장암 검사, 신장암 검사, 방광암 검사, 대장암 검사, 난소암 검사, 유방암 검사, 갑상선암 검사 등은 [그림 6-53]과 같다.

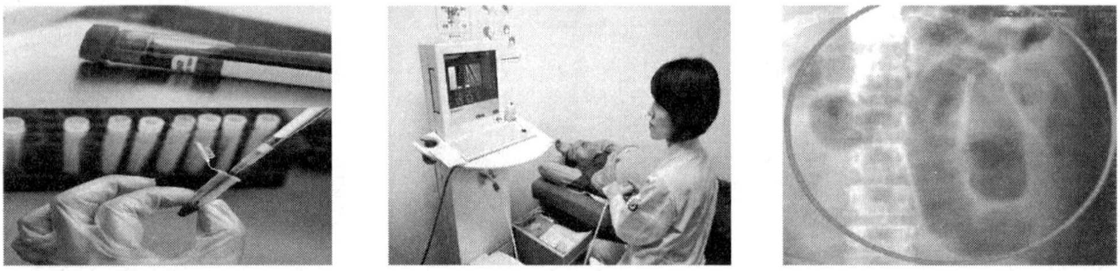

(a) 폐암 검사　(b) 간암 검사　(c) 위암 검사

[그림 6-53] 임상화학

⑩ 선천성 대사 이상(유전성 대사 이상) 검사 : 우리 몸의 생화학적인 대사 경로를 담당하는 효소나 조효소의 결핍으로 발생하는 질환이다.

㉠ 정상적으로 꼭 필요한 최종 물질이 생성되지 못하여 결핍 증상이 나타나고 불필요한 전구물질은 다양한 중요 장기(뇌, 심장, 간, 신장 등)에 축적되어 지능장애와 같은 과잉증상을 일으킨다. 어느 대사경로의 결함이냐에 따라 질환의 종류가 다양하므로 증상 및 치료도 질환에 따라 다르다.

㉡ 각각의 질환은 드물지만 선천성대사 질환의 범주는 매우 다양하여 500여 종에 이르며 유전학적, 생화학적 진단방법의 발전 덕분에 해당 질환이 새롭게 추가되고 있다.

㉢ 증상이 발현하기 전 조기에 진단하는 것이 중요하므로 정부에서는 모자보건사업으로 신생아선별 검사를 지원하고 있다.

(9) 임상미생물(Clinical Microbiology)

① 세균 검사, 바이러스 검사, 진균 검사, 기생충 검사, 말라리아[30] 검사, 결핵균 검사, 배양 검사[31], 세포배양 검사는 [그림 6-54]와 같다.

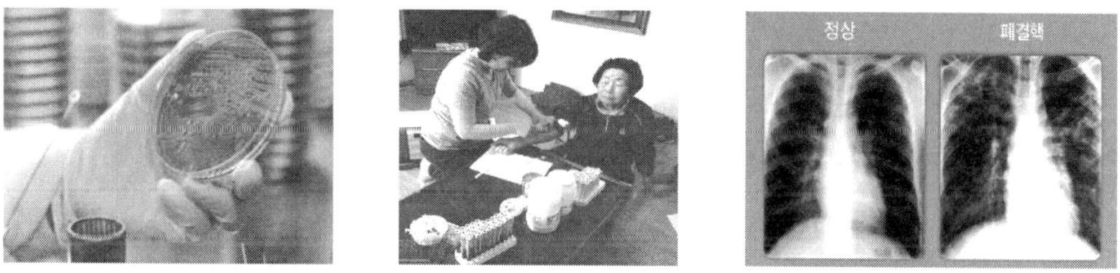

(a) 세균 검사　(b) 기생충 검사　(c) 결핵균 검사

[그림 6-54] 임상미생물

② 약제감수성 검사, 약제내성 검사는 [그림 6-55]와 같다.

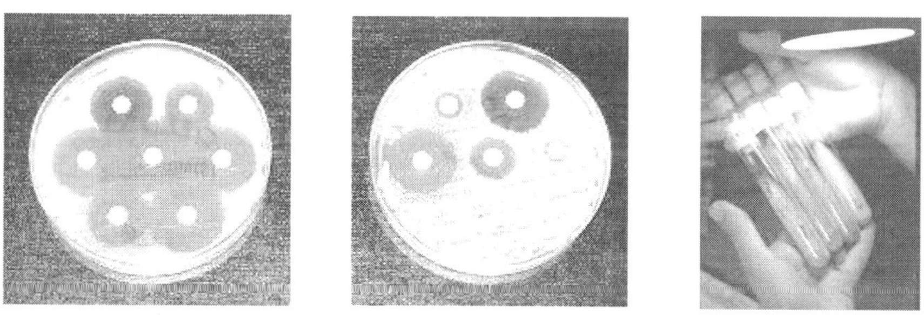

[그림 6-55] 임상미생물(약제감수성 검사)

---

30) 말라리아 : 말라리아를 일으키는 말라리아 원충은 얼룩날개 모기류(Anopheles Species)에 속하는 암컷 모기에 의해서 전파되는데, 우리 나라에서는 중국 얼룩날개 모기(Anopheles sinensis) 암컷이 말라리아 원충을 전파시킨다.
① 말라리아 원충에 감염된 모기에게 물린 후 인체에서 감염 증상이 나타날 때까지는 2주~수개월의 시간이 소요된다.
② 오한, 빌열, 빌한의 전형적인 감염 증상이 나타나는데 원인 병원체의 종류에 따라 증상 및 특징이 다르다.
③ 우리 나라의 토착 말라리아는 3일열 원충(Plasmodium Vivax)으로 1970년대에 사라졌다가 1993년 이후 다시 유행하기 시작하였다.

31) 배양 검사 : 세균학적 검사의 한 방법으로 호기배양과 염기배양이 있다.
① 각종 검사재료 : 감염증의 원인균 또는 감염증과 관계가 있다고 고려되는 균을 선택하기 위해서 행한다.
② 자연상태 : 세균은 다른 균과 혼재하고 있는 경우가 많기 때문에 최초의 배양에서 개개의 균에 떨어진 집락을 형성케하는 분리배양을 행하며, 분리된 1종류의 균만을 증식시키는 순배양, 균의 종류를 조사하는 감별배양을 행한다.
③ 세균의 발육지 온도 : 37[°C]전후가 많으며 배양시에 일반적으로 부란기가 이용된다.

(10) 진단면역(Diagnostic Immunology)

① 감염 검사 : 간염 검사, 후천성 면역결핍증 검사, 매독 검사, 바이러스혈청[32] 검사, 진균혈청 검사, 기생충혈청 검사는 [그림 6-56]과 같다.

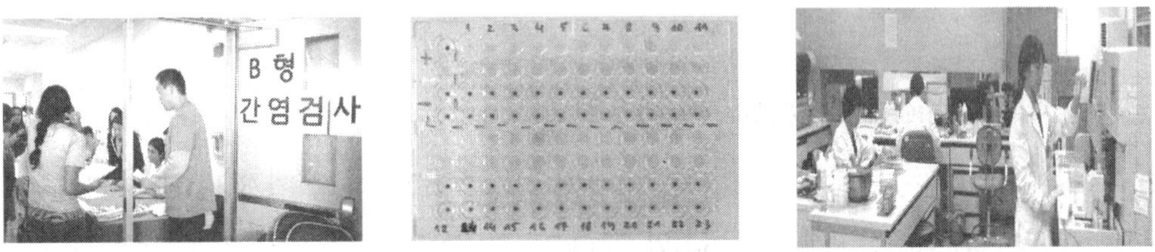

(a) 간염 검사 (b) 매독 검사 (c) 기생충혈청 검사

[그림 6-56] 진단면역

② 알레르기 검사는 [그림 6-57]과 같다.

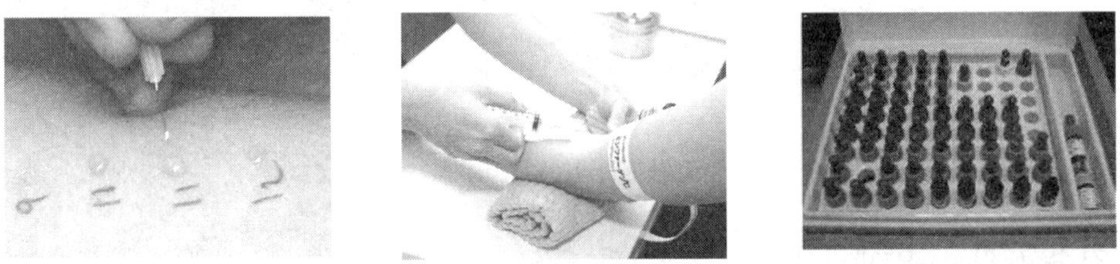

(a) 체외 검사법 (b) 혈액 검사 (c) 피부반응 검사시약

[그림 6-57] 진단면역(알레르기 검사)

③ 류마티스 검사 : 관절이나 근육 등 운동기의 다발성 동통과 운동장애를 나타내는 원인불명의 전신성 만성의 염증성 질환군이다.

㉠ 그리스어인 rheuma는 흐름으로 뇌에서 나쁜액이 신체 각부로 흘러들어가서 통증을 일으킨다. 그 주된 부위는 관절이며 일반적으로는 만성류마티스성 관절염이다.

㉡ 류마티스열, 초년성 강직성 척추염 등이 있으며 유사한 관절통을 초래하는 경우가 많은 질환으로서 전신성 홍반성낭창, 다발성 근염 등 많은 질환이 있다.

---

32) 혈청 : 혈장에서 섬유소를 뺀 나머지. 혈액을 시험관에 넣어 두면 응고하여 응혈이 되고, 이것이 수축하여 암적색의 덩어리인 혈병과 담황색의 투명한 액체인 혈청으로 분리된다.
① 혈액 : 유형 성분이 아닌 것은 혈장이고, 혈장에서 섬유소원(피브리노겐)을 빼낸 것이 혈청이다.
② 혈청 성분 : 면역과 상관하는 것이 γ-글로불린인데, 이 속에 항체가 존재한다.
③ 혈장에 들어 있는 단백질 : 알부민(점성과 영양) · 글로불린(항체 원료) · 피브리노겐(혈액 응고에 관여) 등이 있다.
④ 무기염류 : Na · K · Ca · P 등이 주성분인데, 출혈 환자에게 공급하는 링거액은 이들의 염류용액을 이용한 것으로, pH나 삼투압 조절에 중요한 작용을 한다.
⑤ 혈장 : 양분 · 노폐물 · 호르몬 · 항체 · 열 등을 운반하는 중요한 작용을 한다.

ⓒ 관절주위조직이나 [그림 6-58]과 같이 근육의 염증, 변성, 대사장애가 원인이 된다.

ⓔ 혈침촉진, RA반응 양성 등이 있어서 교원병, 알러지성 질환의 하나로 고려되고 있다.

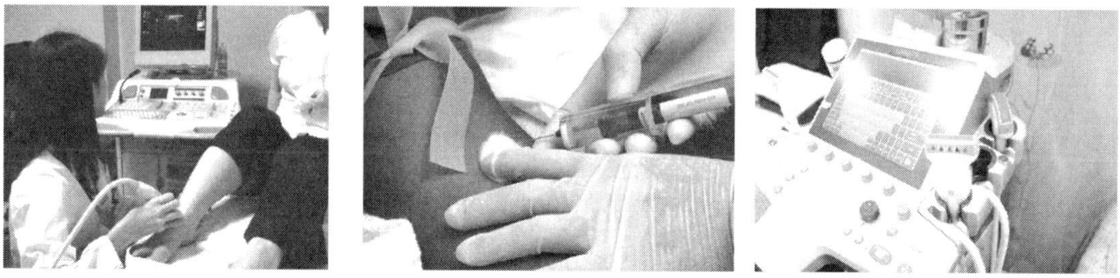

(a) 근골격계 초음파 검사 (b) 혈액 검사 (c) 검사기계

[그림 6-58] 진단면역(류마티스 검사)

④ 면역혈청 검사, 면역기능 검사, 면역억제제 검사, 면역표지자 검사는 [그림 6-59]와 같다.

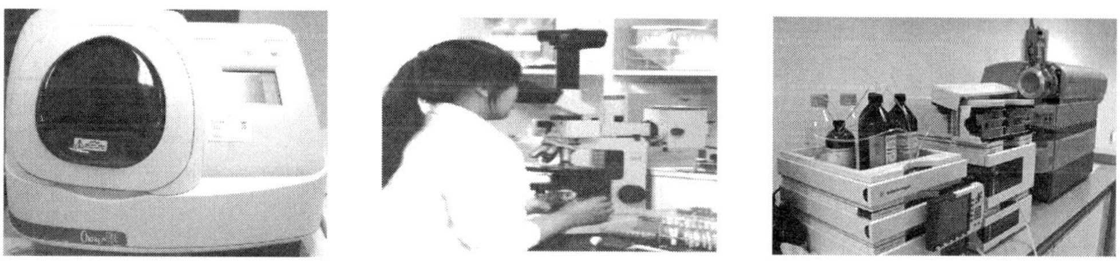

(a) 면역혈청 검사 (b) 면역기능 검사 (c) 면역억제제 검사

[그림 6-59] 진단면역

⑤ 장기이식 검사 : 간이식 검사, 신장이식 검사, 골수이식 검사, 조직적합성 검사, 골수적합성 검사는 [그림 6-60]과 같다.

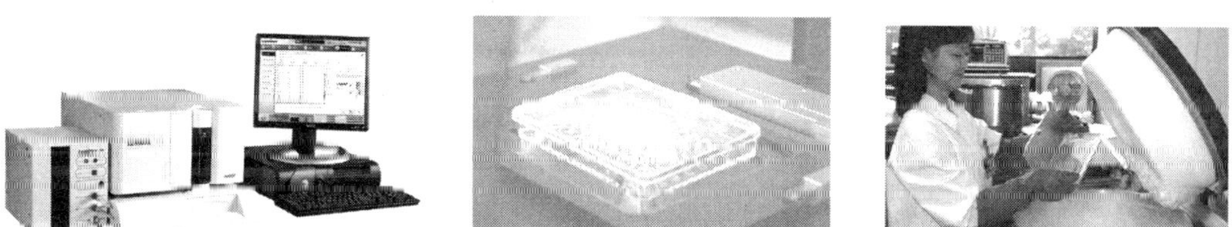

(a) 장기이식 검사 사용장비 (b) 조직적합성 검사 (c) 골수이식 검사

[그림 6-60] 진단면역

(11) 수혈의학(Transfusion Medicine)

수혈은 혈액의 양이 부족한 환자나 혈액의 성분 중 특정한 성분, 적혈구나 혈소판 등이 부족한 환자에게 다른 사람에서 채취한 혈액을 혈관과 같이 순환계로 넣어준다.

① 혈액형 검사는 [그림 6-61]과 같다.

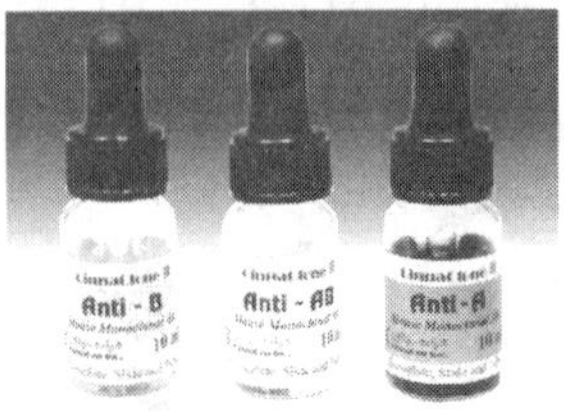

(a) ABO typing 시약

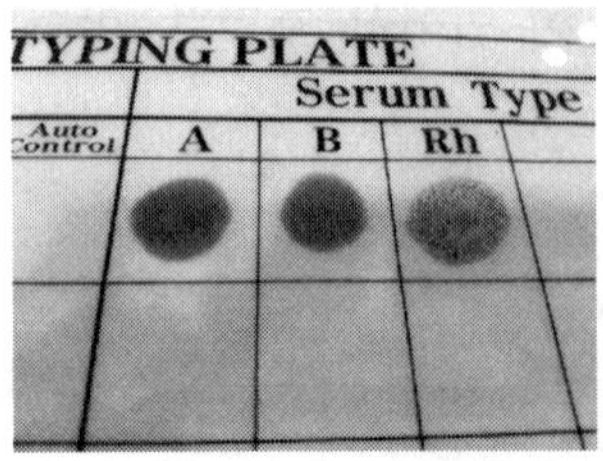

(b) ABO typing plate

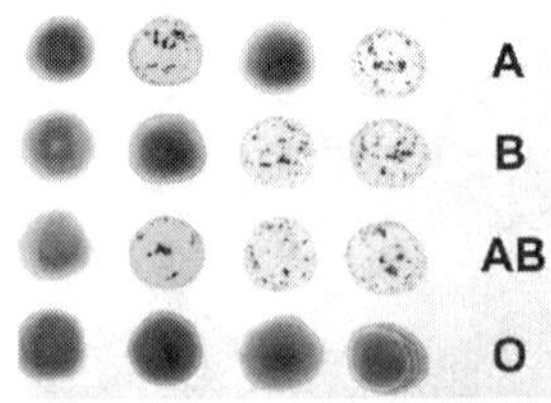

(c) ABO typing

[그림 6-61] 혈액형 검사

② 수혈 검사, 수혈부작용 검사는 [그림 6-62]와 같다.

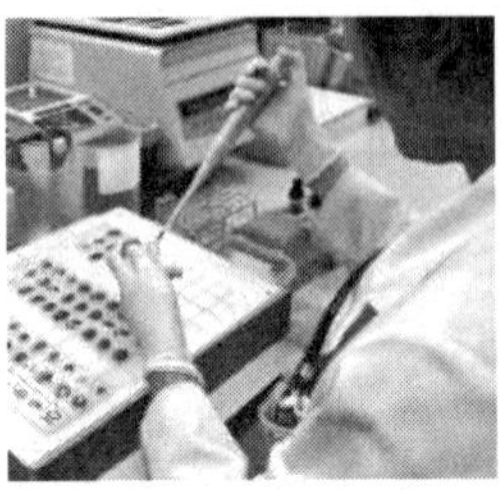
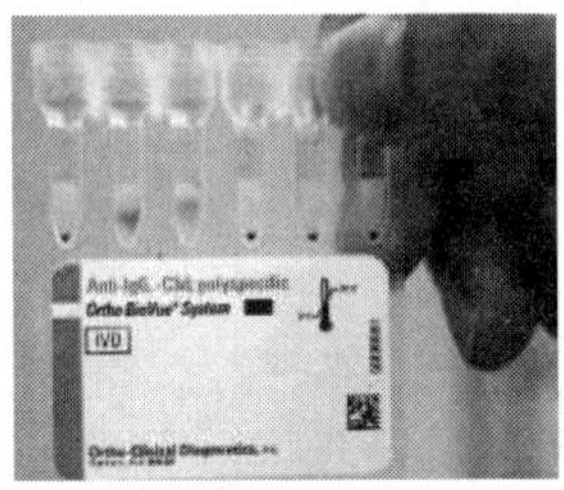

(a) 수혈 검사

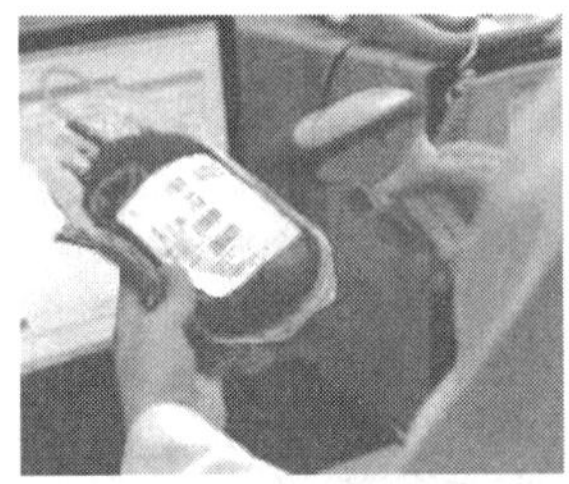

(b) 수혈부작용 검사

[그림 6-62] 수혈 검사 및 부작용 검사

③ 헌혈 전 검사, 헌혈혈액제조, 혈액성분채집기는 [그림 6-63]과 같다.

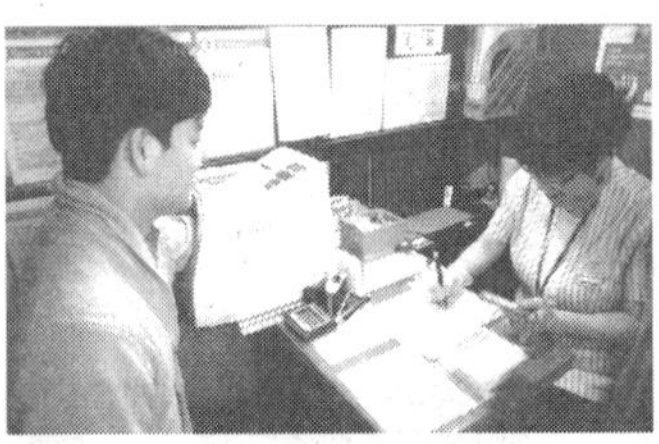

(a) 혈액전 검사

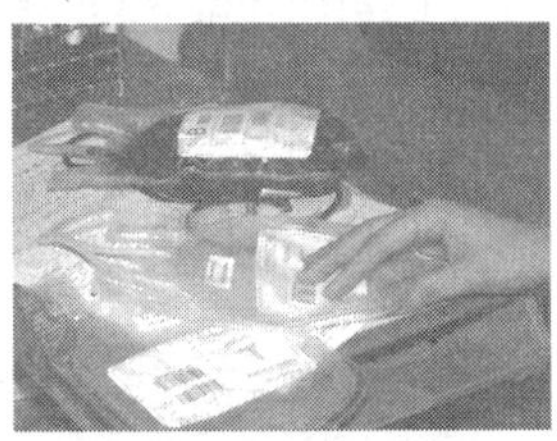

(b) 헌혈혈액제조

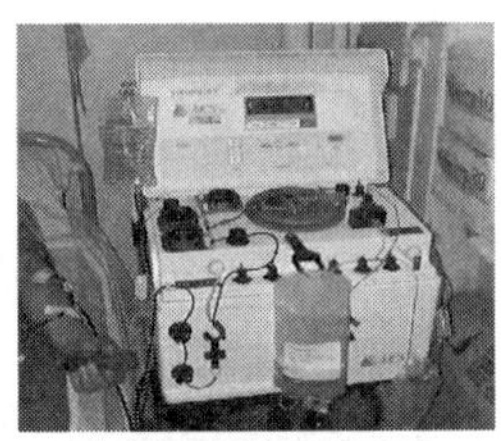

(c) 혈액성분채집기

[그림 6-63] 혈액 검사

④ 혈구성분 채집술, 혈장교환술은 [그림 6-64]와 같다.

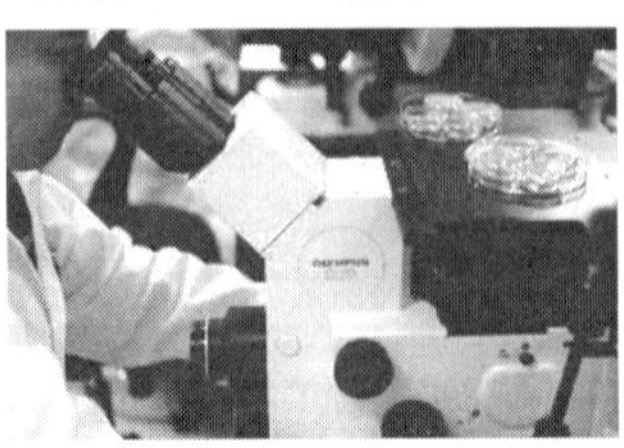
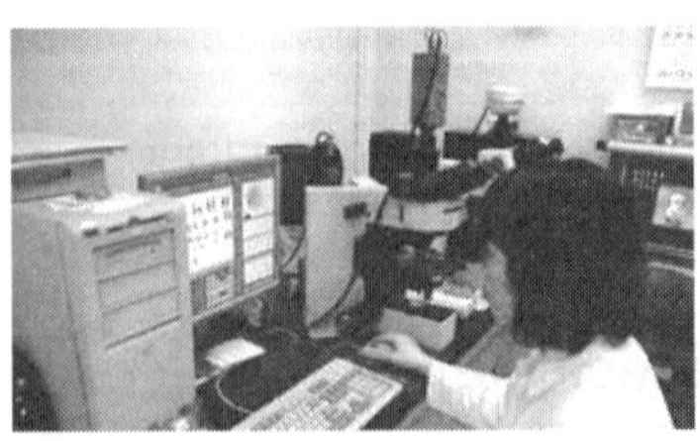

(a) 혈구성분 채집술

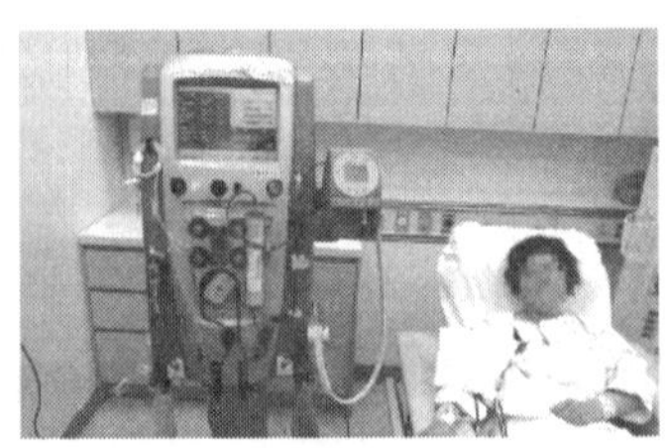

(b) 혈장교환술

[그림 6-64] 혈구성분 채집술 및 혈장교환술

⑤ 말초혈액 조혈모세포 채집, 제대혈 조혈모세포 이식은 [그림 6-65]와 같다.

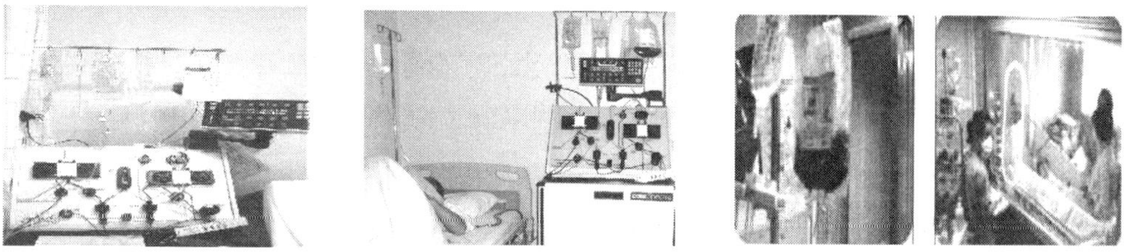

(a) 말초혈액 조혈모세포 채집 (b) 제대혈 조혈모세포

[그림 6-65] 말초혈액 조혈모세포 채집

(12) 분자유전학(Molecular Genetics)

유전자 검사를 통한 유전 질환, 감염 질환, 종양, 개인의 다양성(약물유전자, 개인식별, 혈액형 유전형 검사), 친자감별, 이식 관련 검사이다.

(13) 세포유전학(Cytogenetics)

생물의 유전현상을 세포학적인 입장에서 밝히려고 하는 학문으로 콜히친(Colchicine) 처리로 인공적인 배수체를 만들면서 유전자가 들어 있는 염색체의 구조 · 수 · 형태 · 조합 · 행동 등을 순종 및 잡종에 대하여 조사하는 것을 주로 하고 있다.

제 4 절 응급의학과(Emergency Medicine)

응급의학은 일차적인 의료행위로 응급환자에게 보다 포괄적이고 효과적인 치료를 제공하기 위한 학문이다.

① 응급환자의 치료효과를 높이기 위한 가장 중요한 관건은 신속한 의료접근성 제공과 적절한 응급처치라 할 수 있다. 이를 위하여 조직적이고 체계적인 응급의료체계가 필요하며 이는 의학과 사회조직의 유기적인 결합으로서 완성된다.

㉠ 작업의 중심에 자리잡고 있는 분야가 바로 응급의학이다.

㉡ 모든 임상분야에 걸쳐 넓은 진료영역을 가지고 있으며 심폐소생, 쇼크, 중독 분야도 응급의학과의 전문분야라고 할 수 있다.

② 응급의학은 질환별로 전문분야가 나뉘어서 외래와 입원진료를 병행하는 다른 과와는 달리 응급실에서 이루어지는 진료만을 담당한다.
③ 질환중심적으로 생각하는 다른 분야와는 달리 장소와 상황중심적으로 생각하는 분야이다. 대규모 재해 시의 환자분류와 치료원칙에 대한 연구는 이러한 특성을 잘 반영하고 있다.
④ 의학의 한 분야이면서 응급의료체계라는 사회안전망의 일부이다.
⑤ 119 구급대, 소방학교, 일반인 기본 인명구조술교육 같은 병원 전 구급활동에 대한 지도, 감독을 한다.

1. 치료항목

응급의학과에서는 응급실을 방문하는 모든 환자에 대한 치료를 한다. 응급의학과 의사는 여러 임상분야의 다양한 질환을 많이 접하고 그 진단과 치료과정을 잘 이해하고 있어야 하며, 이를 위해 응급의학과 수련과정 중 주요 임상과에 의무적으로 파견되어 근무한다.

중증의 환자를 조기에 진단하고 급성처치를 수행하여 환자를 안정화시키고, 필요 시 그 해당 분야의 전문가에게 협진을 요청하는 일을 하게 되는데 이는 심폐소생술의 전문가들이다.

병원 밖에서 발생하는 심정지 환자는 119 구급대를 통하여 응급실을 필연적으로 방문할 수밖에 없으며, 이러한 심폐소생술의 대부분을 응급의학과 의사들이 담당하게 된다.

응급치료를 요하는 여러 질환 중에서도 촌각의 시간을 다투는 급성심근경색, 급성뇌혈관 질환, 다발성손상은 응급실의 3대 중증 질환이라 한다. 이런 환자들이 적절한 치료를 빠른 시간 안에 받지 못하면 치명적인 후유증과 더불어 소중한 생명을 잃는 경우가 생기게 된다.

응급의학과는 환자들을 조기에 진단하고 응급실 방문 초기의 불안정한 활력 증후들을 안정화시키는 과정을 담당하며 해당 전문분야의의 적절한 전문처치가 조기에 이루어지도록 해당 임상과들과 유기적으로 협력하고 있다.

응급의학과 의사만이 수행하는 특별한 시술은 없으며 타 임상과의 많은 시술을 함께 수행하고 있다. 응급실의 특성상 심정지나 패혈증[33] 쇼크 등 중증 환자를 대상으로 한 빠르고 정확한 시술이 요구되는 경우가 많고, 다른 임상과의 가벼운 술기들이 응급의학과 의사들에 의해 상당수 이뤄지고 있어 응급의학과 의사들이 숙련된 술기를 수행하는 것이 응급환자 처치에 있어 매우 중요하다.

기본적으로 응급실은 병원 안에 있는 하나의 작은 병원이라고 할 수 있을 만큼 병원에서 실시하는 대부분의 검사들이 응급실에서도 가능하다. 물론 외래나 병실에서의 몇몇 검사처럼 낮 시간에만 가능하거나 특수 인력을 필요로 하는 검사들은 응급실에서 불가능하거나 불필요할 수 있다.

응급혈액 검사, 현장 검사, CT와 MRI 등을 포함한 응급방사선 검사, 응급내시경, 응급초음파,

33) 패혈증 : 미생물에 감염되어 전신에 심각한 염증 반응이 나타나는 상태이다.

응급심장초음파 등을 시행한다.

① 심폐소생술과 관련된 시술 : 흉부압박, 기관삽관, 제세동, 경피적 심박조율술, 골강 내 주사 등은 [그림 6-66]과 같다.

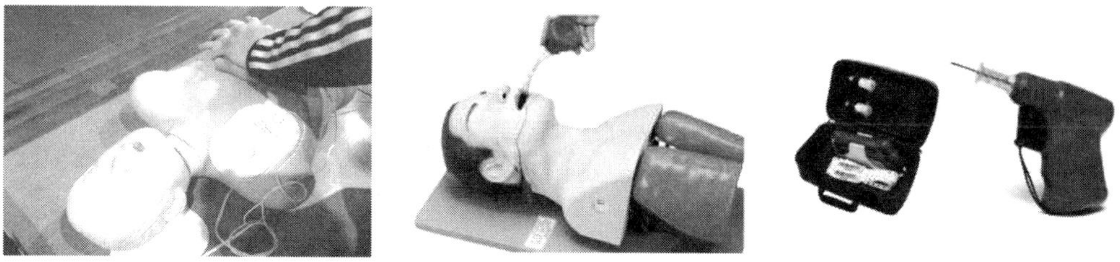

(a) 흉부압박 (b) 기간삽관 (c) 골강 내 주사

[그림 6-66] 심폐소생술과 관련된 시술

② 중환자의 [그림 6-67]과 같이 초기 안정화를 위해 필요한 중심정맥삽입술이다.

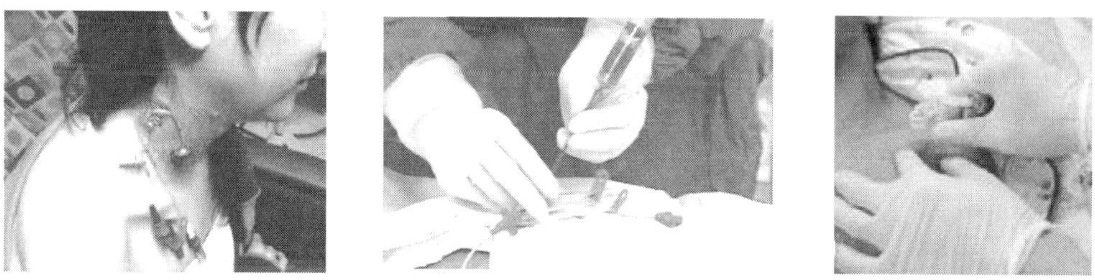

[그림 6-67] 중심정맥삽입술

③ 기도유지나 호흡부전 치료를 위한 [그림 6-68]과 같이 기관삽관술 및 다양한 기도확보시술이다.

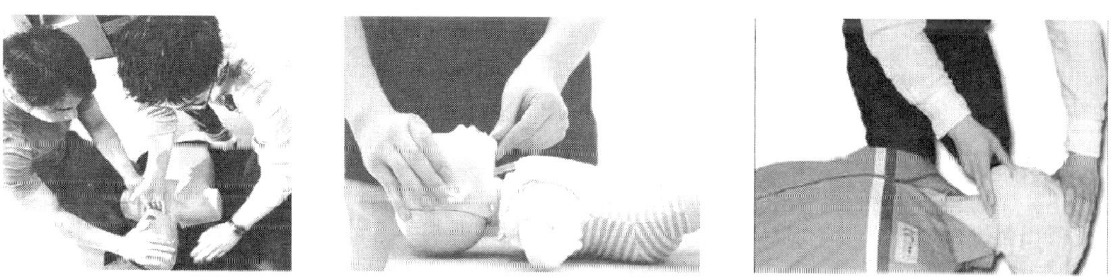

[그림 6-68] 기도확보

④ 흉관삽입술 : 가슴에 관을 [그림 6-69]와 같이 삽입하여 공기나 고인 체액, 혈액 등을 배액시켜 주는 시술이다.

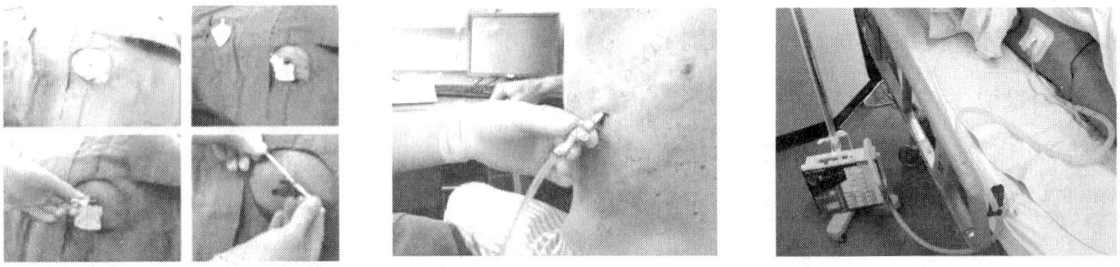

[그림 6-69] 흉관삽입술

⑤ 가벼운 술기들(Minor Procedures) : 이물제거술(눈, 코, 식도, 귀), 농양제거술, 상처봉합술, 탈구 혹은 골절정복, 술기 시 진정 및 진통(Procedural Sedation and Analgesia) 등이 있다.
⑥ 검사시술 : 초음파 검사, 심초음파 검사 등이 있다.

제 5 절 산업의학과(Industrial Medicine)

직업안전건강(학문적으로 직업환경의학 혹은 산업의학)은 직업 혹은 작업환경과 관련된 질병을 연구하는 의학의 한 분야이다.

직업환경의학은 산업보건의 한 분야로 최첨단 분석 및 측정장비, 이동검진차량 등을 갖추고 특수건강진단, 일반건강진단, 작업환경측정, 보건관리대행 업무를 수행하고 있으며 산업체 근로자들을 위한 작업환경관리 및 개선, 일반질병에 대한 조기발견 및 예방에 중점을 두고 있다.

1. 치료 항목

산업의학과에서 치료하는 항목에는 작업성 질환, 진폐증환자, 이황화탄소 중독환자, 사업장진단 등이 있다.

(1) 직업성 질환

근골격계 질환, 무리한 힘의 사용, 반복적인 동작, 부적절한 작업자세, 날카로운 면과의 신체접촉, 진동 및 온도 등의 요인으로 인해 근육과 신경, 힘줄, 인대, 관절 등의 조직이 손상되어 신체에 나타나는 건강장애이다. 직업성 질환의 종류에는 직업성 천식, 직업성 폐질환, 직업성 피부질환, 소음성 난청, VDT증후군, 화학적 중독(중금속중도, 유기용제독성) 등이 있다.

① 직업성 천식 : 직업상 취급하는 물질이나 작업과정 중에 [그림 6-70]과 같이 생산되는 중간 물질 또는 최종산물이 원인이 되어 발생하는 천식이다.

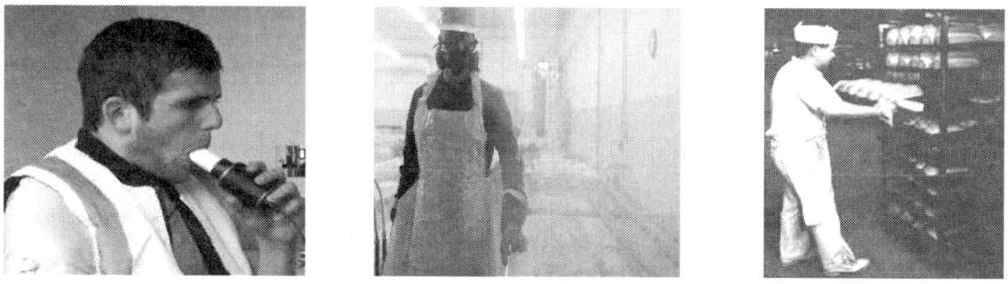

(a) 검사중인노동자 (b) 화학노동자 (c) 제빵사

[그림 6-70] 직업성 천식

② 직업성 폐질환 : 직업병은 직업과 관련된 질환으로 종류가 많지만, 각종 직업과 관련된 질환의 원인에 대한 연구와 예방을 위한 정책대안이 마련되지 못하고 있는 것은 안타까운 현실이다.

㉠ 호흡기 : 직업병이 가장 많이 발생하는 인체 장기이고, 호흡기 질환은 직업병에서 가장 중요한 질환군이다.

㉡ 유해물질이 흡입되는 경로 : [그림 6-71]과 같이 호흡기, 소화기 및 피부가 있지만 대부분의 유해물질은 호흡기를 통해 노출되기 때문에 호흡기 질환이 매우 중요하다.

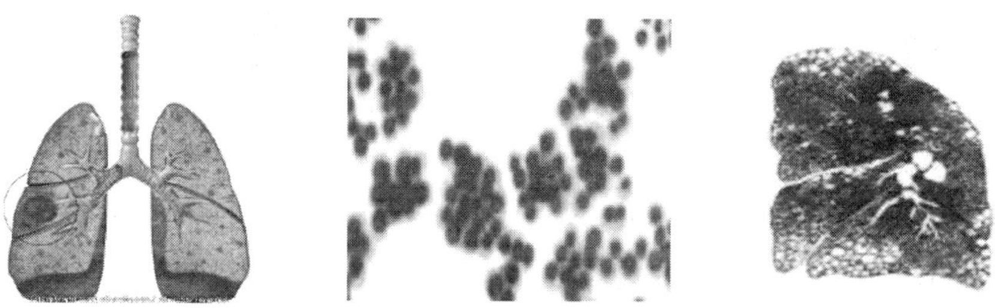

(a) 규폐증 (b) 폐 내부에 서식하고 있는 포도상구균 (c) 탄광부 진폐

[그림 6-71] 직업성 폐질환

③ 직업성 피부질환 : 복잡 다양하고 피부염, 좌창(痤瘡)[34], 색소이상, 피부종양 등이 포함된다. 피부장애의 원인은 [그림 6-72]와 같이 유기화합물 이외에 물리작용, 생물학적 자극 등도 있는데 대부분은 유기화합물이다.

34) 좌창 : 사춘기, 청년기 남녀의 안면이나 흉등부 모공에 일치하여 면포, 구진, 농포가 생겨 지루(脂漏)를 수반 하는 증상이다.

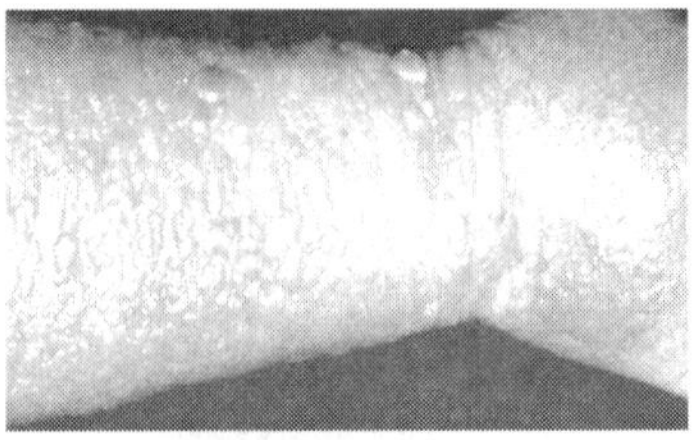

(a) 파마약, 염색약으로 인한 피부알러지

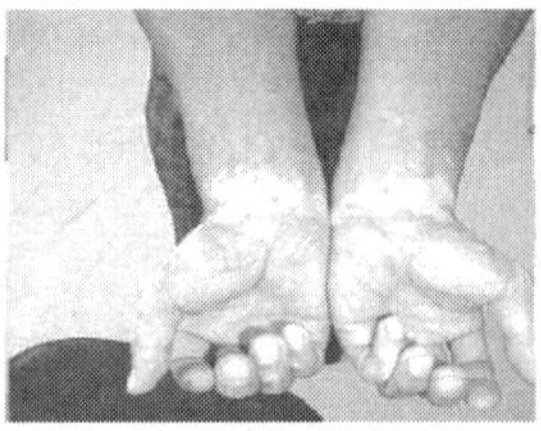

(b) 도장작업자에게 발생한 백반증

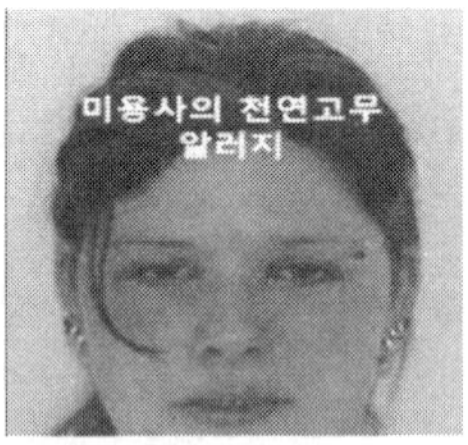

(c) 천연고무 알러지

[그림 6-72] 직업성 피부질환

④ 소음성 난청 : 기계공, 판금공 등 직업상에서 [그림 6-73]과 같이 오랫동안 소음환경하에 있는 사람에게 나타나는 난청이다. 난청은 서서히 진행(만성진행성 소음성난청)하나, 때로는 돌연 청력이 저하하는 것도 있다(돌발성 소음성난청). 양측성의 감음난청으로 초기에는 4000[Hz]의 청력이 저하하고(C5dip) 그 후 고음역, 중음역이 침범되고 고음점경형으로 된다.

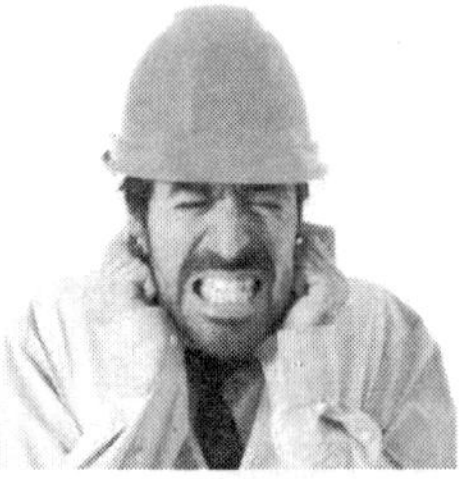

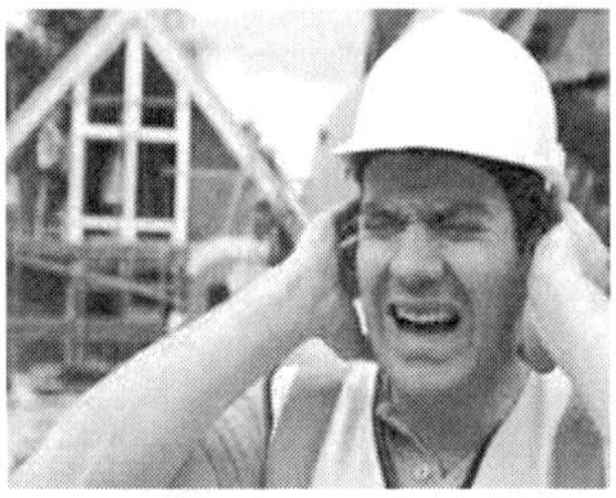

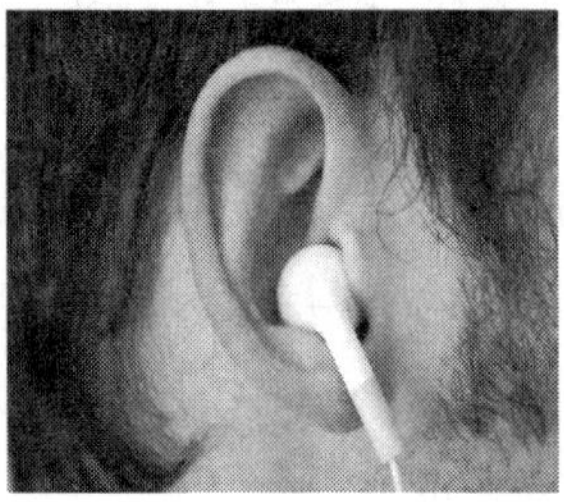

[그림 6-73] 소음성 난청

⑤ VDT 증후군 : 컴퓨터의 스크린에서 방사되는 X-선 · 전리방사선 등의 해로운 전자기파가 유발하는 [그림 6-74]과 같이 두통 · 시각장애 등의 증세이다.

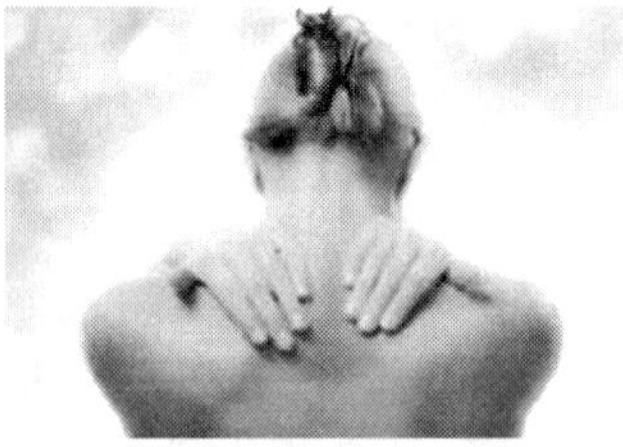

(a) 담 증상

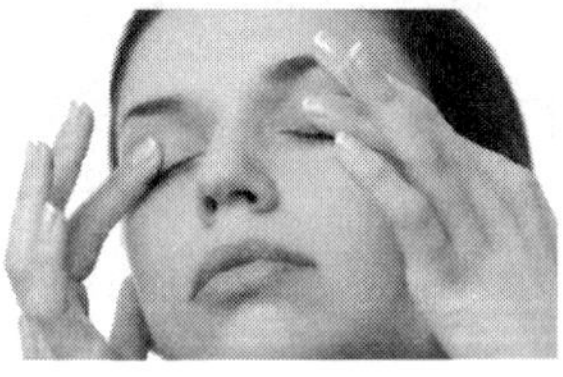

(b) 눈의 피로

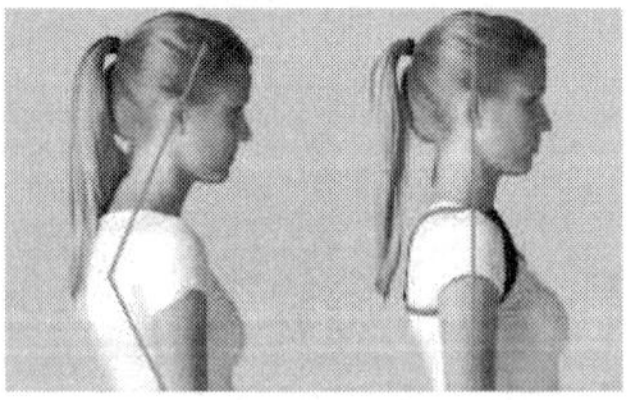

(c) 거북이 목

[그림 6-74] VDT 증후군

⑥ 화학적 중독(중금속중도, 유기용제독성) : 화학중독체 증상, 질환 및 세포, 기관 및 신체 시스템에 손상을 일으키는 양의 잠재적으로 유해한 화학물질에 노출되어있는 상태이다.

(2) 진폐증

눈으로 확인할 수 없는 아주 작은 먼지가 발생하는 작업장에서 일하며 장기간 흡입했을 때 흡입된 먼지가 기관지를 걸쳐 폐에 쌓여 폐의 섬유화 등 불가역적 변화를 일으켜 [그림 6-75]와 같이 호흡곤란을 일으키는 질병이다.

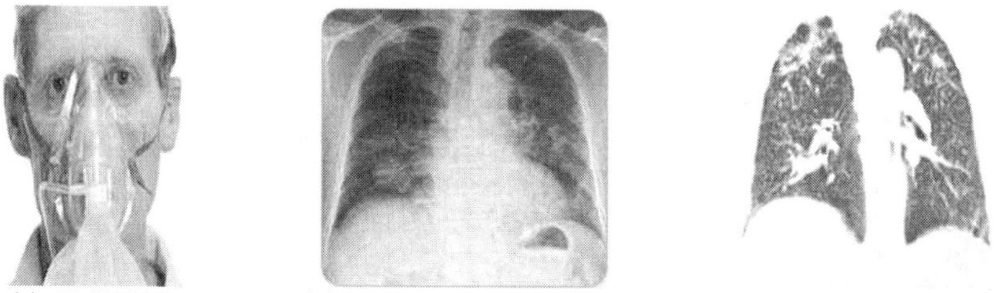

(a) 진폐증환자 (b) 진폐증환자의 흉부방사선 (c) 진폐증환자의 고해상도 CT

[그림 6-75] 진폐증

(3) 이황화탄소[35] 중독

탄소와 황으로 구성된 화합물이고 분자식은 CS_2이다. 액체는 밀도가 높고 휘발성과 가연성이 강하고 겨자기름, 화산가스, 원유에서 발견된다.

황 화합물을 태울 경우 발생할 수 있고, 황 화합물에 관련된 공정에서도 부산물로 발생할 수 있다. [그림 6-76]과 같이 독성이 매우 강하며 취급에 각별한 주의가 요구된다.

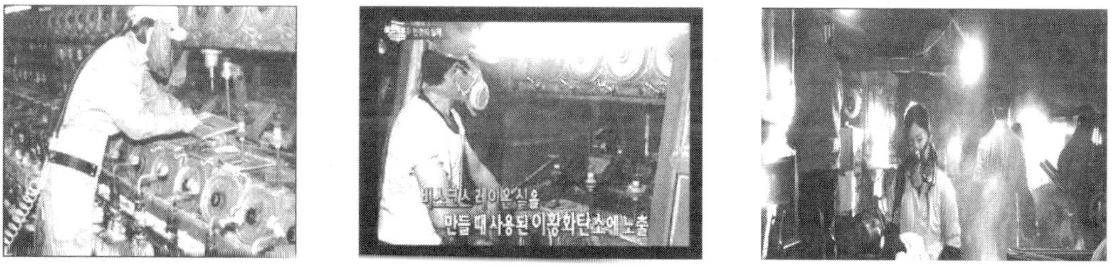

[그림 6-76] 이황화탄소 중독 사례들

(4) 사업장 진단

사업장 내에 직업병이 다수 발생, 새로운 직업병이 발생하였거나 발생이 의심스러운 경우 노사의 의뢰가 들어오면 노동환경건강연구소를 중심으로 각 분야의 전문가로 연구팀을 구성하여 역학 조사 및 의뢰된 연구를 한다.

---

35) 이황화탄소 : 탄소의 황화물로서 무색의 휘발성 액체이다.
산업적 비극성 용매뿐만 아니라 유기화학에서는 건축 블록으로 흔히 사용된다.

제 6 절 치료방사선과(Treatment Radiology)

방사선종양학과는 고성능 선형가속기, 방사선종양학, 특히 자궁경부암 치료에 효과적인 고선량률 강내치료, 위암 및 췌장암 등에 있어서의 수술중 방사선치료, 뇌종양 치료에 획기적인 전기를 마련한 방사선 뇌수술, 열을 가하여 암세포를 죽이는 온열치료, 골수이식환자를 위한 전신방사선조사, 최첨단의 컴퓨터 프로그램을 이용한 3차원 입체조형치료, 세기변조방사선치료 및 토모테라피[36]등의 암 치료방법이 있다.

1. 치료 항목

외부방사선치료, 내부방사선치료, 3차원 입체조형 방사선치료, 조절방사선치료 등이 있다.

① 방사선치료기사 : 의사의 감독 하에 방사선기기를 작동하여 치료하는 역할을 한다.
② 방사선촬영기사 : 방사선 촬영장치를 이용하여 환자를 촬영하는 역할을 담당한다.
③ 핵의학기사 : 뇌종양, 갑상선, 뇌수막종 등의 과목을 진료한다.
④ 방사선치료기사 : 의사의 감독 하에 방사선기기를 작동하여 치료하는 역할을 한다.

(1) 외부방사선치료

선형가속기[37]를 이용하여 만든 고에너지 X-선이나 [그림 6-77]과 같이 전자선이 환자의 피부를 통과해서 몸 내부에 있는 종양까지 도달하여 암세포를 죽이는 방법이다. 초기에는 종양부위와 암세포가 퍼져있을 가능성이 높은 부위를 모두 포함하여 넓은 영역을 치료하지만 몇 단계에 걸쳐 치료부위를 점차 줄여 마지막에는 종양부위에만 국한하여 방사선을 조사하게 된다.

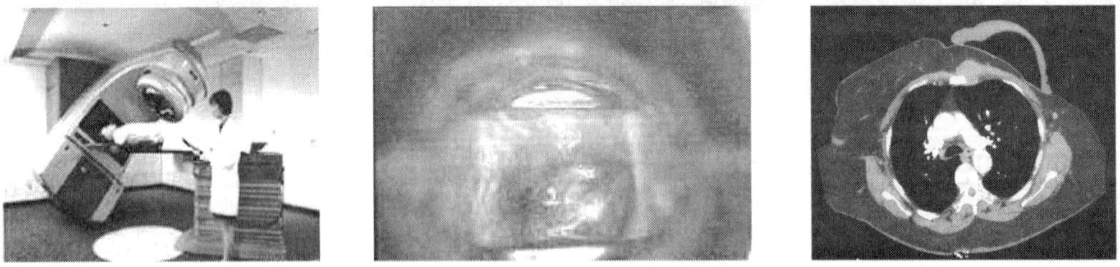

(a) 외부방사선치료기기 (b) 외부방사선치료 치료 후 (c) 외부방사선 암치료

[그림 6-77] 외부방사선치료

36) 토모테라피 : 방사선치료기에 CT와 같은 영상장치 기능을 추가시킴으로써 방사선치료에 비하여 더욱 정확하고 효과적인 방사선치료를 할 수 있도록 하는 것이다.
37) 선형가속기 : 대전 입자가 직선 운동을 하는 가장 일반적인 형태의 가속기이다.

(2) 내부방사선치료(근접치료)

방사선을 발생시키는 동위원소를 인체 조직 내에 직접 삽입하거나 [그림 6-78]과 같이 자궁, 비인강, 기관지, 식도 등의 관을 통해 넣어 치료하는 방법으로 정상 조직으로의 방사선조사는 최소화하고 종양에는 최대한의 방사선을 조사할 수 있는 치료법이다. 주로 자궁암 식도암에서 많이 이용되고 있다.

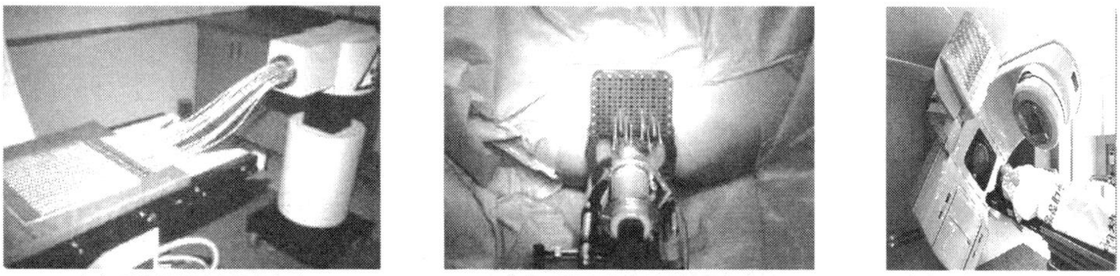

(a) 내부방사선치료기 (b) 내부방사선치료방법 (c) 치료중인 환자

[그림 6-78] 내부방사선치료

(3) 3차원 입체조형 방사선치료

최근 컴퓨터와 방사선 영상장비의 발달로 환자로부터 얻은 CT나 MRI 등의 진단영상들로부터 종양 부위와 정상장기들을 정확하게 입체적으로 재구성 하여, 정상조직을 최대한 보호하면서 종양부위에만 방사선이 조사되도록 종양의 모양과 거의 같은 방사선 분포를 갖는 3차원 치료가 가능하게 되었다.

① 치료에 의한 부작용을 줄이면서 종양부위의 충분한 양의 방사선을 투여하여 암의 치료효과를 높일 수 있게 되었다.

② 방사선치료는 1~4개 정도의 동일평면 조사면을 사용하는 반면 3차원 입체조형 치료는 4~10개 정도 동일 또는 비동일평면의 조사면을 사용하므로 치료계획 및 치료시간이 더 소요된다.

③ 거의 모든 부위에 생기는 종양들에 적용이 가능하며 [그림 6-79]과 같이 뇌종양, 두경부종양, 폐암을 비롯한 흉부종양, 간암 및 담도암, 전립선암을 포함한 골반부위의 종양들에서 방사선치료로 인한 부작용의 위험을 현저히 낮출수 있는 방법으로 인정되고 있다.

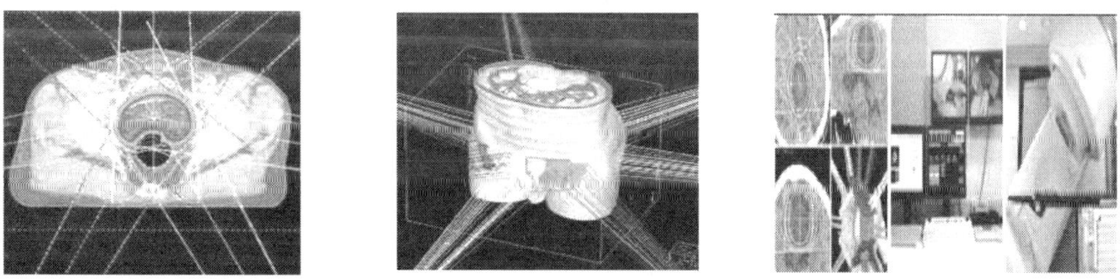

[그림 6-79] 3차원 입체조형 방사선치료

(4) 조절방사선치료

세기조절 방사선치료는 3차원 입체조형치료 중 가장 진보된 고정밀 방사선치료법이다.

① 암의 모양이 매우 다양하고 그 위치가 정상조직과 매우 인접한 경우 5차원 입체조형치료로도 충분한 방사선량을 조사하기가 어려운 경우가 있는데, 최근 첨단전자공학의 발전으로 이를 해결할 수 있게 되었다.

② 방사선치료시 다엽콜리메이터라는 장치를 이용하여 [그림 6-80]과 같이 정상조직에는 약한 방사선을, 암에는 강한 방사선을 내도록 첨단 컴퓨터가 방사선치료방향에 따라 방사선의 세기를 자동조절하여 종양의 모양에 따른 맞춤방사선치료가 가능해졌다.

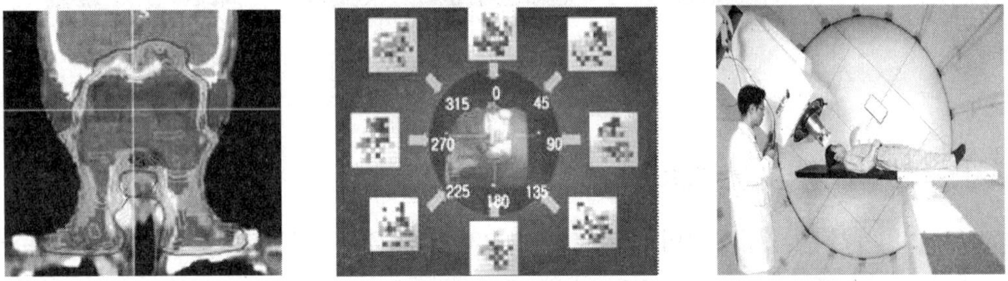

[그림 6-80] 조절방사선치료

③ 기존의 방사선치료가 2~4방향에서 같은 강도의 방사선을 조사하는 것에 비해, 세기조절 방사선치료는 여러 방향에서 약 100~120개의 방사선조각을 인체에 조사하여 이를 종합하면 원하는 방사선분포를 만들 수 있다.

④ 세기조절 방사선치료 : 모든 암의 방사선치료에 적용할 수 있으나 특히 방사선에 민감한 조직이 암주변에 있는 경우 부작용을 줄일 수 있다.

⑤ 두경부암 : 구강건조증을 줄일 수 있으며, 전립선암의 경우 직장 손상을 줄일 수 있다.

⑥ 아주 정밀한 치료법 : 움직임이 많은 암에는 제한점이 있으며 가장 널리 치료되는 암은 두경부암, 뇌암, 전립선암이며 후유증을 최소화할 수 있다.

제7절 물리치료학과(Physical Therapy)

물리치료(Physical Therapy)는 물리적 에너지를 사용할 수 있는 열, 전기, 광선, 물의 성질을 이용하거나 도수적 방법(Manipulation)으로 통증을 조절한다. 또한 근육의 수축 및 이완, 혈액의 순환, 비정상적인 자세 및 운동형태를 개선시킬 목적으로 과학적으로 만들어진 치료분야이다.

질병, 사고 또는 선천적인 질환으로 일시적이거나 영구적인 장애를 가진 사람들의 신체적 능력의 상실의 정도를 평가하고 기능을 회복시킨다. 또한 장애를 관리하여 최소화시키고 나아가 기능을 회복시켜 정상적인 활동을 할 수 있도록 의료적 서비스를 제공하기 위한 학문분야이기도하다.

물리치료사(Physiatrist)는 의사의 진단과 처방에 따라 [그림 6-81]과 같이 만성통증 및 신체기능 장애 환자에게 물리적인 방법을 적용하여 증상을 완화 회복시킨다.

환자의 신체기능을 유지, 개선, 회복시키고 고통을 줄이며 신체적 장애를 예방하기 위한 물리치료 프로그램을 개인별로 계획, 실행한다. 또한 치료에 들어가기 전에 먼저 환자의 상태나 신체적인 기능 평가를 수행하고 검사가 끝나면 결과를 기록, 평가하여 의사와 치료방향에 대해 협의한다.

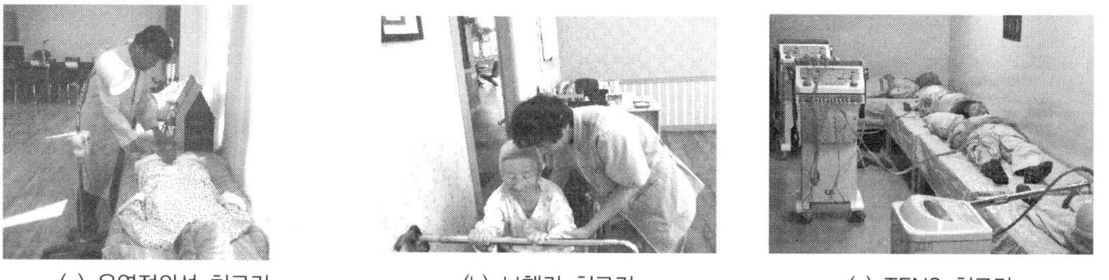

(a) 온열적외선 치료기 (b) 보행기 치료기 (c) TENS 치료기

[그림 6-81] 물리치료

1. 치료항목

온열치료, 한랭치료, 전기치료, 역학치료, 수치료 등이 있다.

① 물리치료 보조기사 : 어깨통증, 신경 검사, 척추체형교정, 스포츠손상 재활 등이 있다.

② 안마사 : 피로한 근육을 손이나 기타 기구를 사용하여 풀어주거나 혈액순환을 돕기 위해 마사지를 하는 사람들이다

(1) 어깨통증

어깨통증에 대해 [그림 6-82]와 같이 진료하는 과목이다.

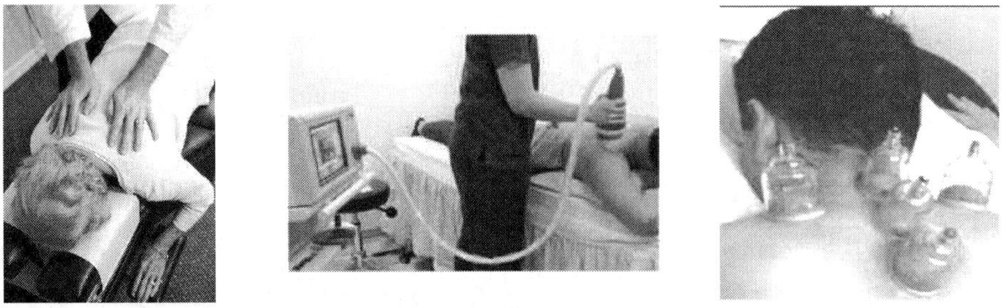

(a) 마사지치료 (b) 체외충격파치료 (c) 부 항

[그림 6-82] 어깨통증치료

(2) 신경 검사

신경 검사를 통하여 [그림 6-83]과 같이 진료하는 과목이다.

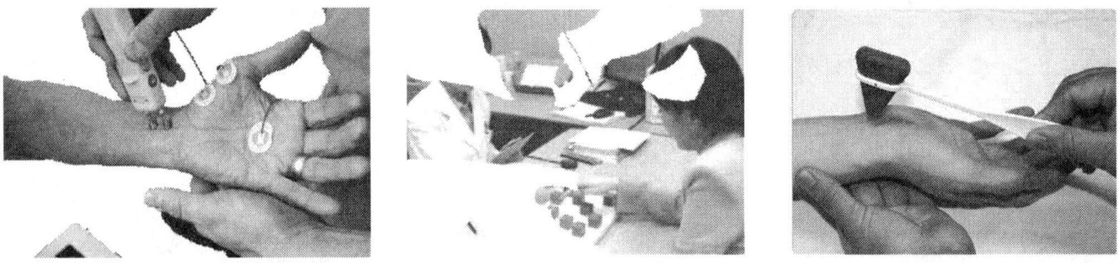

(a) 신경전도 검사 (b) 신경심리 검사 (c) 신경타진 검사

[그림 6-83] 신경 검사

(3) 척추체형교정

척추의 이상 유무를 판단하고 [그림 6-84]와 같이 진료하는 과목이다.

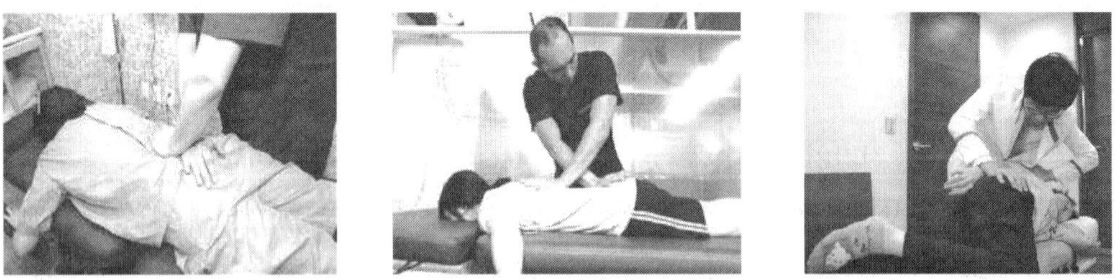

[그림 6-84] 척추체형교정

(4) 스포츠손상 재활

스포츠를 이용하다 생긴 손상을 [그림 6-85]와 같이 재활하는데 도움을 주는 진료항목이다.

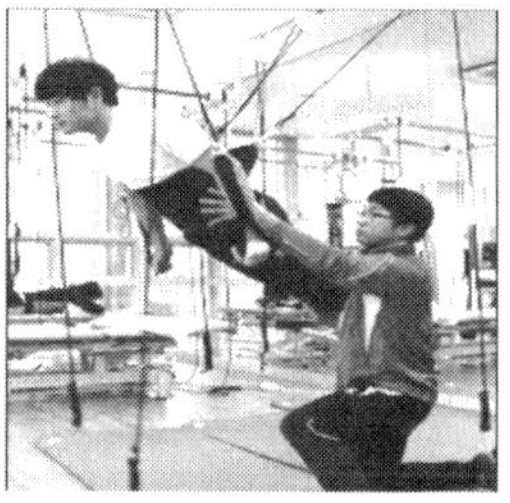

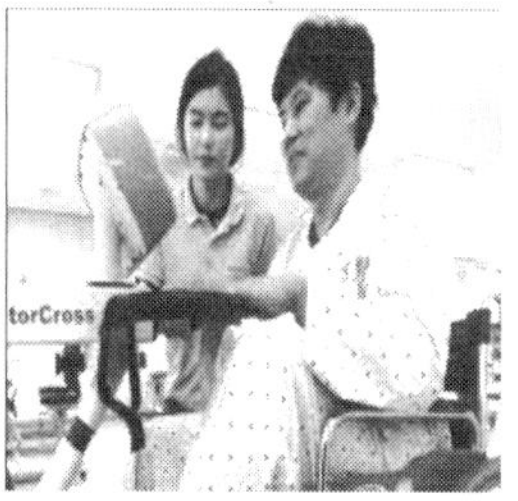

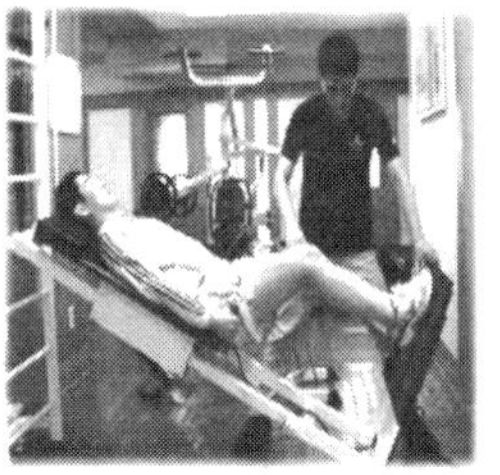

[그림 6-85] 스포츠손상 재활치료

(5) 온열치료(Heat Therapy)

온열을 이용하여 혈행과 물질대사를 좋게 하고 신경 및 근육의 피로를 없앰으로써 치료를 돕는 방법이다. 신경 및 근육의 피로를 없앰으로써 요통, 경부통, 극막통증 등 각종 통증, 근육경직 및 관절 구축을 완화한다(그림 6-86).

① 표재열 치료[38] : 핫팩, 파라핀욕, 적외선 치료, 저에너지 레이저 등이다.

② 심부열 치료[39] : 초음파, 단파투열, 극초단파 투열요통, 경부통, 근막통증 등 각종 통증, 근육경직, 관절구축을 완화시킨다.

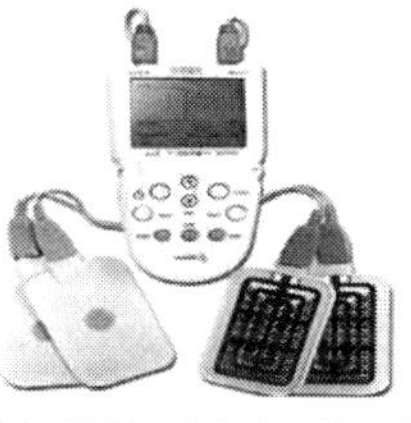

(a) 온열 저주파 자극기

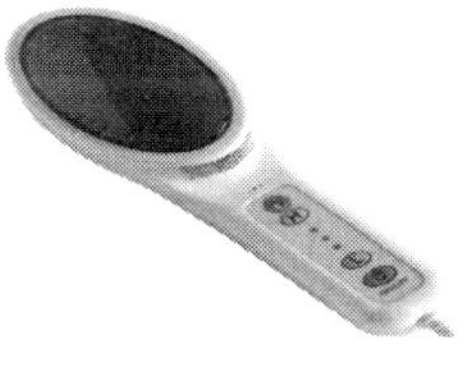

(b) 퀵 온열치료기

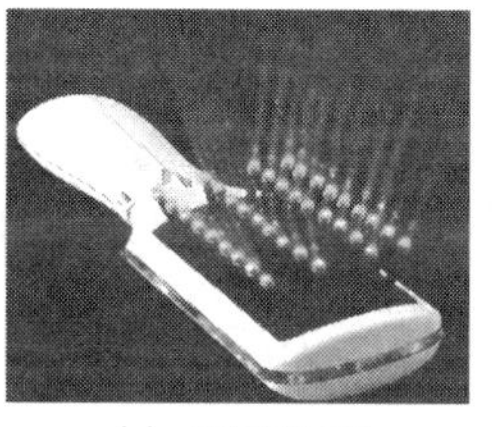

(c) 온열치료기

[그림 6-86] 온열치료 의료기기

(6) 한랭치료(Cold Therapy)

외상 후 환자의 체온을 낮추는 일차석인 치료방법으로 통증, 염증을 완화시키고 출혈을 멈추게 한다. [그림 6-87]과 같이 얼음팩, 얼음마사지, 얼음 욕조외상 후 일차적 치료로 사용하여 통증, 염증을 완화시킨다.

38) 표재열 치료 : 표피 및 진피에 열을 가하는 방법이다.
39) 심부열 치료 : 피하지방, 근육 및 관절에 열을 가하는 방법이다.

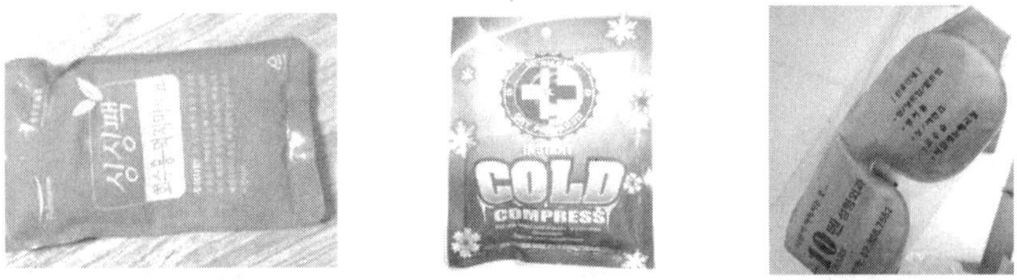

[그림 6-87] 얼음팩

(7) 전기치료

통증완화, 근육강화를 시키며 [그림 6-88]과 같다.

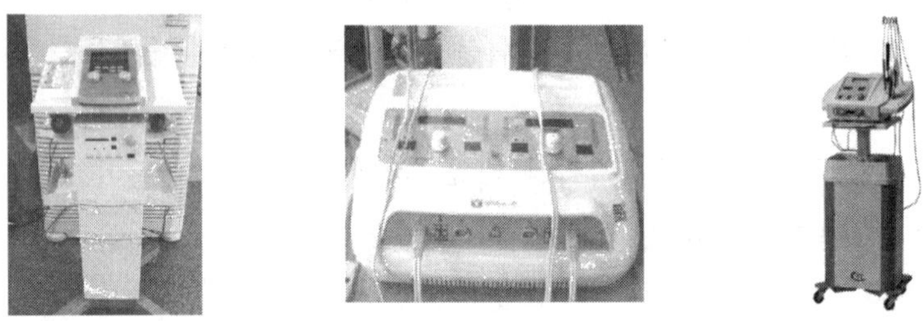

[그림 6-88] 전기치료기

(8) 역학치료(Mechanical Therapy)

기계적인 방법을 이용한 비수술적인 치료방법으로 [그림 6-89]와 같이 경추 및 요추의 통증을 완화시킨다. 또한 척추견인치료(Traction), 마사지, 재활도수치료(Manipulation)를 통해 경추 및 요추 통증을 완화시킨다.

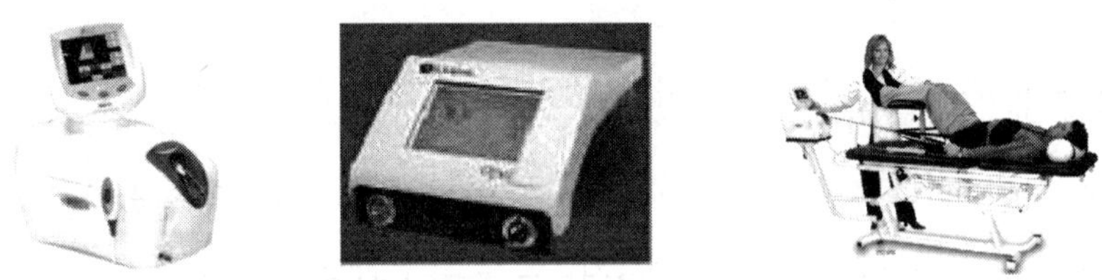

[그림 6-89] 역학치료장비와 견인

(9) 수치료(Aquatic Therapy)

물을 이용한 치료법으로 물의 성질, 형태, 온도 차, 물에 녹아 있는 특별한 성분의 효능 등을 이용해서 건강을 증진시키고 관절염, 경직, 뇌졸중 및 척수손상 등으로 인한 마비를 치료 및 개선시키는 치료법이다(그림 6-90).

물을 적용하여 치료하는 물리치료의 한 분야이며, 액체로서의 물 뿐만 아니라 다른 여러 가지 형태(고체, 액체, 기포, 얼음, 증기)의 물을 신체에 내적 혹은 외적으로 적용하는 것을 포함한다.

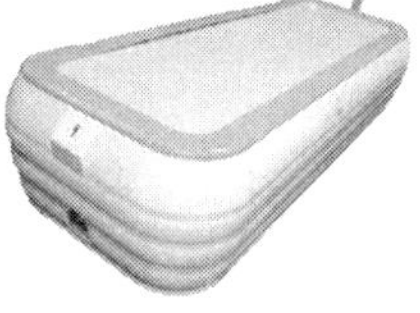
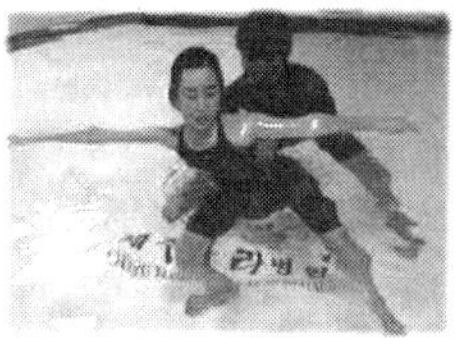
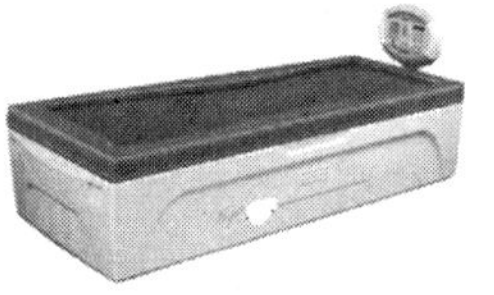

[그림 6-90] 전신 수치료기

(10) 마사지

주로 손을 사용하여 직접 피부에 일정한 방법으로 역학적 자극을 줌으로써 생체반응을 일으키게 하여 [그림 6-91]과 같이 신체의 변조를 바로 잡아 병을 치료하고 건강을 증진시키는 일종의 수기시술로 손으로 두드리거나 주물러서 피의 순환을 도와주는 일이다.

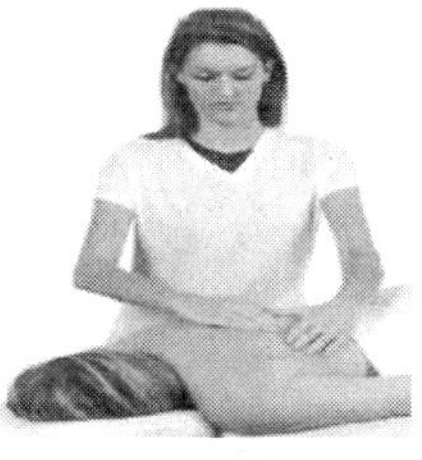
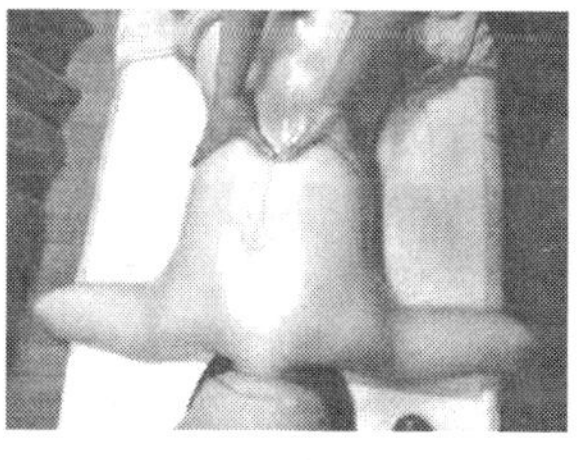
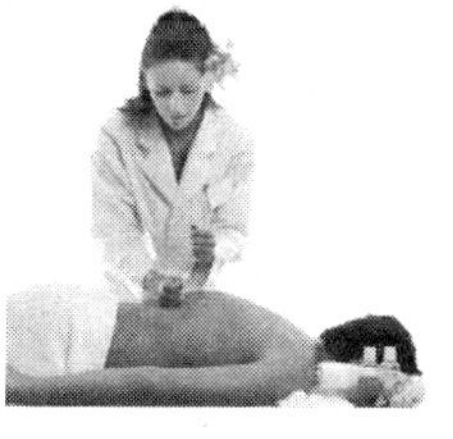

[그림 6-91] 마사지

(11) 혈액순환

유기적 개체 내에서 흥분성의 계기를 담당하는 과정이며 유기체 그 자체의 '살아 있는 자기운동', 맥동으로서 개체의 다양한 내적 순환을 촉진하는 보편적인 과정이다.

(12) 전기요법

의료용으로 평류전기 · 감응전기 · 교류전기의 3가지가 쓰인다.

① 평류전기 : 직류전기와 같은 것으로 건전지나 축전지 등을 이용하든지, 콘덴서에 축전시켜 일정한 전압을 유지하여 소정의 전류를 가진 전기를 일정한 방향으로 흘리는 것이다.
  ㉠ 단형파로서 치료용일 때는 4.5~45[V], 0.1~10[mA]의 전류가 신경이나 근육에 통전된다.
  ㉡ 통전시와 절단시에 자극이 주어지며 근육의 연축이 일어난다.
  ㉢ 양극 : 지각 · 운동신경의 흥분을 가라앉히는 데에 효과가 있고 진통 · 진경의 목적으로 쓰이며, 음극은 마비된 부위를 자극하므로 신경마비 등에 이용된다.

② 감응전기 : 감응코일을 써서 전령의 경우와 같이 전류를 빨리 단속시키면서 변화 있는 전류를 통하게 하는 것이며, 단속적인 고주파인 2~10[mA]를 치료용으로 쓴다.

③ 교류전기 : 일상 전등 등에 이용되는 것으로서 전기가 흐르는 방향이 매초 50~60[Hz] 변화하는 전류가 쓰인다.

㉠ 전기요법 : 전류에 의한 이온화작용, 전기분해에 의한 반투막의 작용변화, 유주세포[40]의 활동변화, 노폐물의 이동촉진, 신경의 흥분작용이나 근육수축작용 등을 이용하는 것으로서 마비된 신경이나 근육회복에 유효하다.

ⓐ 가장 유효한 것은 저주파 전류로서 수[Hz]~1,000[Hz]의 것이 쓰이며, 치료용으로는 1~8[mA]를 통전한다.

ⓑ 전극(도자) : 금속판 등을 천으로 싼 것이 쓰이는데, 이것을 물에 적시어 체표에 밀착시킨다. 한쪽 극은 넓은 것을 고정시키고, 치료에 쓰이는 전극은 작은 구형 또는 작은 원기둥 모양의 것을 쓰며 치료부위에 따라 이동시킨다(그림 6-92).

㉡ 전기치료(Electrical Therapy) : 인체에 전류를 직접 통하게 하여 통증완화, 근육강화 등을 하는 치료법이다.

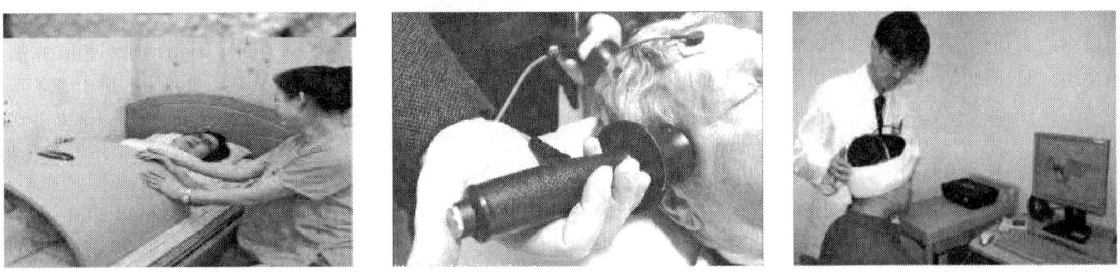

(a) 온열치료 (b) 전기요법 (c) 전기자극 치료법

[그림 6-92] 온열치료와 전기요법

① 경피적 전기신경자극(Transcutaneous Electrical Nerve Stimulation : TENS) : 근골격계 통증, 신경에 의한 통증에 효과가 좋다(그림 6-93).

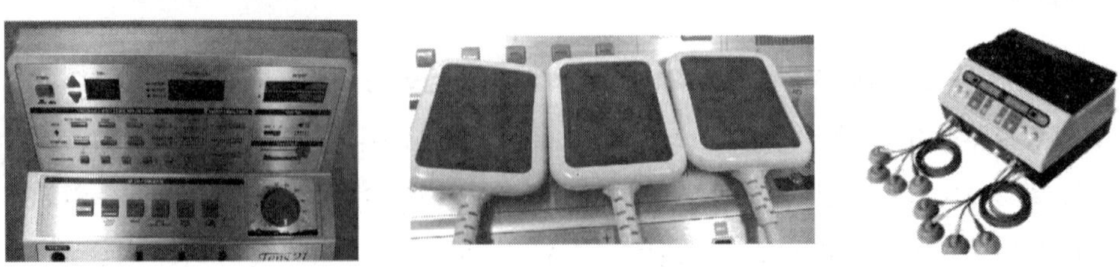

[그림 6-93] 경피적 전기신경자극 기기

40) 유주세포 : 자유세포이다.

② 간섭파치료(Interferential Current Therapy : ICT) : 간섭파형을 이용하여 통증을 조절하고 근경련을 감소시킨다(그림 6-94).

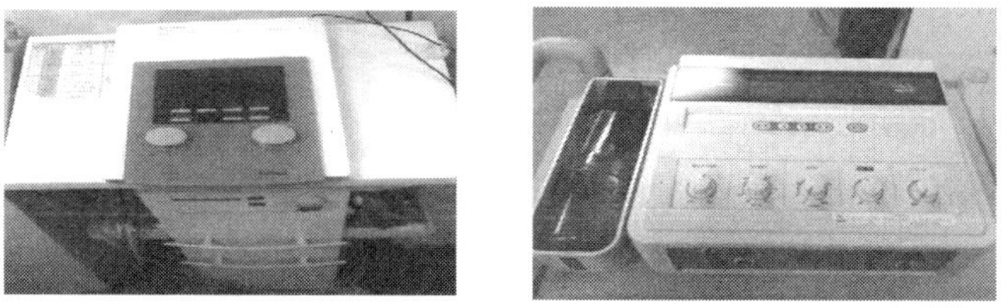

[그림 6-94] 간섭파치료 기기

③ 신경근육 전기자극(Neuro Muscular Electrical Stimulation : NMES) : 근기능 개선과 강화를 위해 정상 말초신경 및 근육에 전기를 자극하여 기능적으로 활성화 시키는 기술이다(그림 6-95).

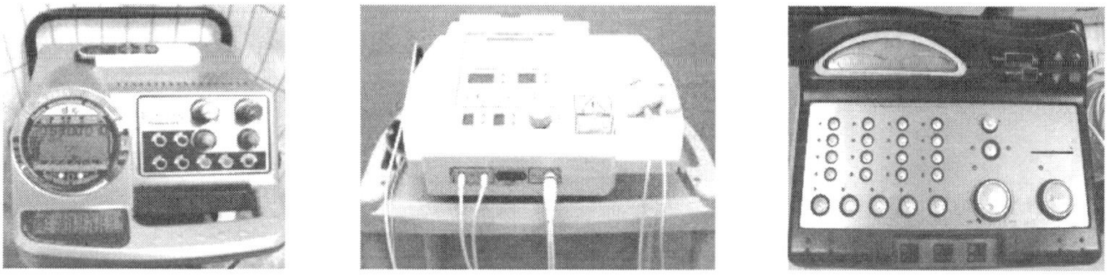

[그림 6-95] 신경근육 전기자극 기기

(13) 광선치료

광치료는 선사시대부터 태양광을 이용한 치료법이고 해를 입지 않는 범위에서 일광욕, 레이저나 LED램프와 같은 특별한 파장의 기구, 다파장의 램프 등을 이용하여 정해진 시간 내에 각 적응질환별로 조사하여 치료하는 방법이다.

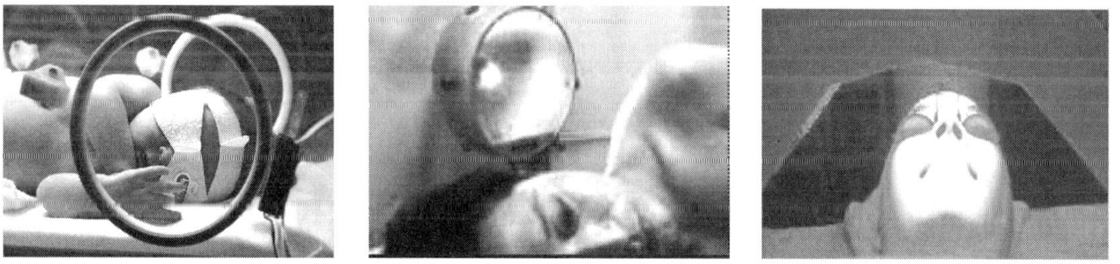

(a) 광선치료 (b) 여드름 광선치료

[그림 6-96] 광선치료

광선치료로 여드름, 황달, 계절적응장해와 같은 정신과적인 질환의 치료에 사용된다. 그 외에도 [그림 6-96]과 같이 통증치료, 상처회복, 모발치료 등에 사용되는데 주로 사용되는 파장은 620~660[nm] 적색 파장대이다.

제8절 공중보건과(Public Health Division)

조직적인 지역사회의 노력을 통해서 질병을 예방하고 수명을 연장시키며, 신체적 · 정신적 효율을 증진시키는 기술과 과학이다.

조직화된 지역사회의 노력으로 ① 환경위생, ② 전염병의 관리, ③ 개인위생에 관한 보건교육, ④ 질병의 조기발견과 예방을 위한 의료 및 간호 서비스의 조직화, ⑤ 모든 사람이 자기의 건강을 유지하는 데 적합한 생활수준을 보장 받도록 사회제도를 발전시키는 것을 포함하고 있다.

1. 공중보건학의 관련학문

(1) 위생학과 공중보건학

① 위생학 : 환경위생에 중점을 둔 개인위생이 主
② 공중보건학 : 사회전체를 대상으로 하는 포괄적 학문

(2) 지역사회 의학과 공중보건학

① 지역사회 의학 : 의료인과 주민의 공동노력으로서 지역사회 주민의 건강을 효율적 · 체계적으로 증진
② 공중보건학 : 사회, 경제, 문화적 요인 등 광범위한 사회과학적 접근에 의한 건강을 증진 향상시킬 목적으로 연구하는 학문

(3) 의학과 공중보건학

① 의학 : 인간을 질병으로부터 구하고 건강법을 모색하는 학문
② 공중보건학 : 예방의학, 위생학, 사회과학을 포함하여 체계적인 지역사회 지원에 의해서 지역민의 건강을 보호하고 개선시키는 일을 다루는 학문

2. 전통의학과 공중보건학의 차이

학문적 연구대상과 단위, 건강상태를 진단하는 방법, 환자치료의 방법 등을 연구한다.

① 환경보전 분야 : 환경위생, 환경오염, 식품위생, 산업보건 등 환경요인에 대한 과학적 조치이다.

② 역학 및 질병관리 분야 : 역학, 전염병관리, 기생충 질환 · 비전염성 질환관리 등 질병 발생원인과 과정이다.

③ 보건관리 분야 : 보건교육, 보건행정, 보건통계, 보건영양, 정신보건, 보건정보 등이다.

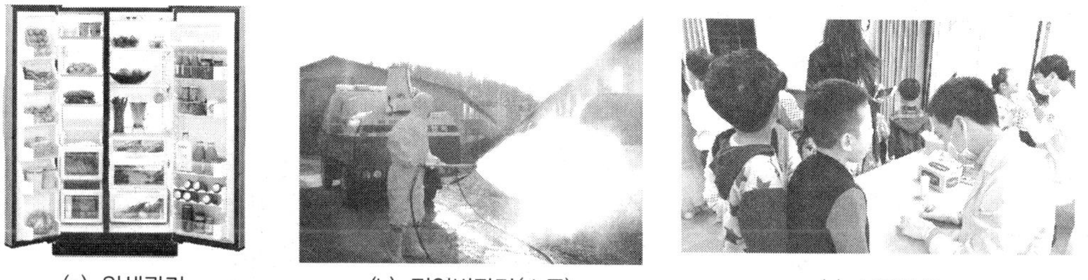

(a) 위생관리 (b) 전염병관리(소독) (c) 보건교육

[그림 6-97] 공중보건학

제9절 의공학과(Medical Engineering)

의공학(의용생체공학/생체의공학)은 보건진료를 위해 의료와 생물학의 설계개념 및 공학원리가 융합된 응용분야로 공학과 의료 사이의 간극을 줄이도록 노력하고 있다. 진단, 관찰 및 치료를 포함하는 보건치료를 개선하기 위해 의학, 생물학과 함께 공학의 기법으로 설계하고 문제를 푼다.

의공학은 다른 공학분야에 비해 비교적 최근에 독자적인 학문으로 간주되기 시작했고, 이미 확립된 분야 간의 학제적 전문이 되는 새로운 분야로의 전환이 일반적이다.

의공학에서의 작업의 대부분은 서브필드의 광범위한 분야에 걸친 연구개발로 이루어져 있다.

의공학 응용프로그램은 임상장비로부터 재생조직의 성장, 제약 및 치료생물학적제제, MRI와 EEG 같은 일반적인 영상기기, 작은이식장비까지의 범위인 생체적합, 보철물, 다양한 진단과 치료 의료기기의 개발을 포함하고 있다.

의용생체공학의 주목할 만한 하위 학문분야는 의료응용프로그램, 엔지니어링 측면에서 두 개의 각도에서 볼 수 있고, 의공학엔지니어는 양쪽의 시각(능력)을 가지고 있어야 한다.

1. 업무 항목

① 진료각과에서 사용하는 각종 의료기기의 보수유지 및 예방정비를 한다.

② 임상 및 연구 관련 정보시스템관리를 한다.

③ 의료기기, 의료비품, 의료소모품 도입에 관한 기술검토, 검수, 폐기에 관한 사항을 관리한다.

④ 의료기기 및 의료재료에 대한 신기술개발과 기존제품에 대한 국산화 작업을 한다.

⑤ 임상진료진의 업무효율 향상을 위하여 진료업무와 연구업무를 지원하며 국가중앙병원으로써 대외적인 의공학 기술지원 등을 한다.

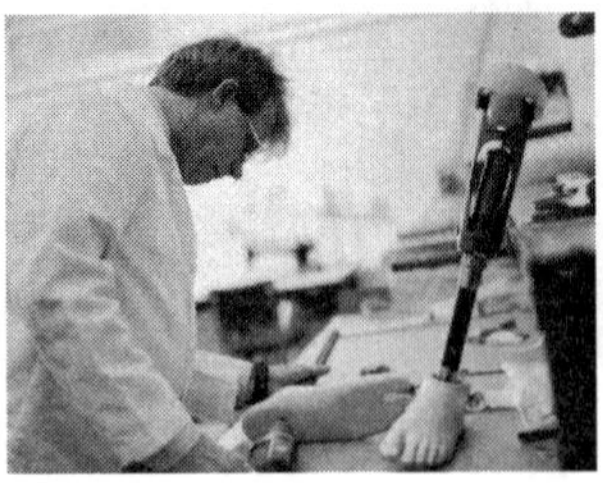

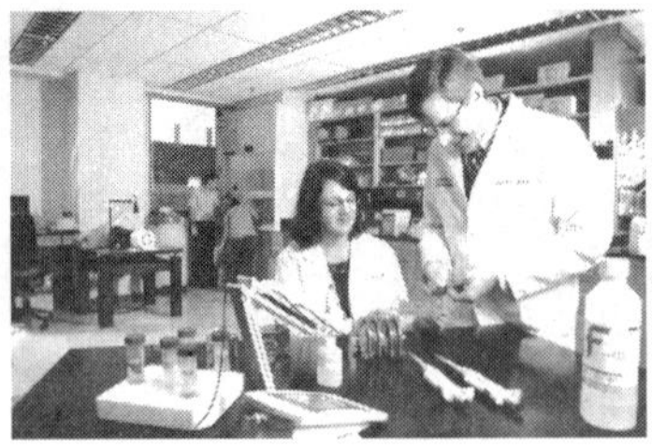

(a) 의공학

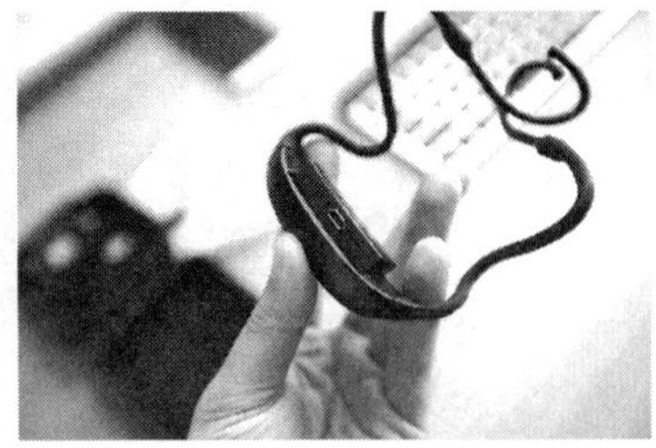

(b) 알렉스

[그림 6-98] 의공학과

제 10 절 관리 진료과목 의료기기(Administrative Departments Medical Devices)

1. X-ray(X-선)

X-ray는 뢴트겐선으로 전자가 물질에 충돌할 때에 발생한다.

① 발생기구

㉠ 전자가 원자핵의 근방을 통과할 때 핵의 강한 전기력에 의해서 운동방향이 휘어지거나 속도를 일거나 해서 전자파를 발생한다.

㉡ 전자가 원자내의 전자에 충돌해서 튕길 때 튕겨지는 전자, 즉 반동전자의 준위에 높은 준위로부터의 전자의 이동이 있고 그때 주위의 에너지가 전자파의 형태로 발사된다.

② X-선관을 내장한 X-선관 용기이다. 원통형의 금속제용기로 되어 있으며 용기내벽에 X-선 누설을 방지하기 위한 납판 등이 부착되어 있다. 용기내부에는 고압절연, X-선관의 양극을 냉각할 목적으로 절연유가 채워져 있다.

③ 강제 순환되도록 되어 있고 용기의 양쪽 끝에는 X-선관에 전압을 가하기 위해서 고압케이블용

부싱이 부착되어 있으며, 특히 분리형 X-선 발생장치에 사용되고 있다(그림 6-99).

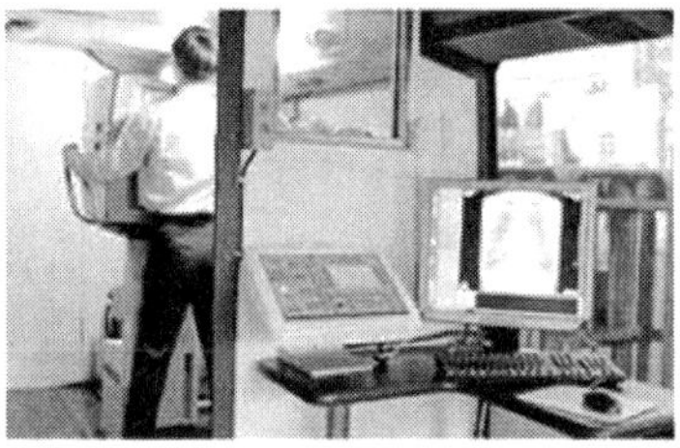
(a) X-ray

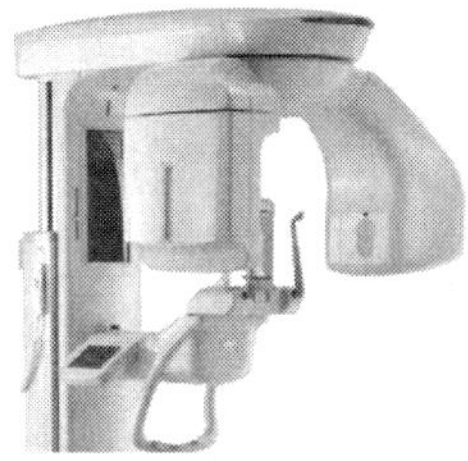
(b) 치과 X-ray

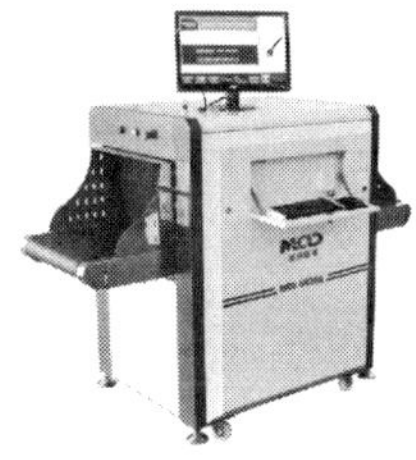
(c) 수하물 X-ray

[그림 6-99] 다양한 X-ray 종류

2. 단광자 단층촬영기

양전자를 방출하는 방사성의약품을 이용하여 인체에 대한 생리화학적, 기능적 영상을 3차원으로 얻는 [그림 6-100]과 같은 핵의학 영상법이다.

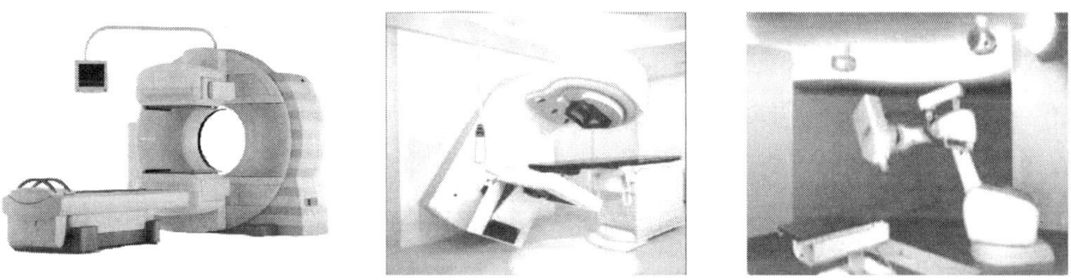

[그림 6-100] 단광자 단층촬영기

3. SPECT 단층촬영기

뇌관류, 심장관류, 뼈대사 등 생화학적, 기능적 상태를 볼 수 있는 추적자를 투여한 다음 생체 내 분포를 단층영상으로 얻는 [그림 6-101]과 같은 검사이다.

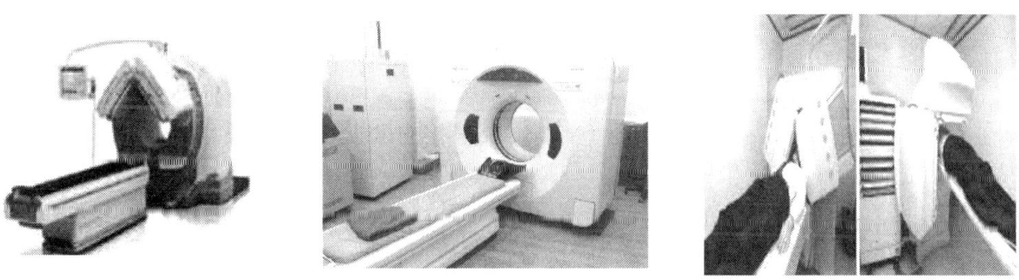

[그림 6-101] SPECT 단층촬영기

4. 초음파진단기

초음파 Probe을 혈관으로 통하는 혈액에 대면 주로 혈액속의 적혈구에 부딪혀 반사되며, 그 시점에서 혈류속도에 비례한 Doppler 효과를 받아들이게 된다. 이 Doppler 효과를 받아들인 반사초음파를 다시 수신하여 그 Doppler Beat의 주파수성분을 검출하면 혈액속도에 비례한 혈류속도를 인체에 무해하게 체외에서 [그림 6-102]와 같이 측정할 수 있다.

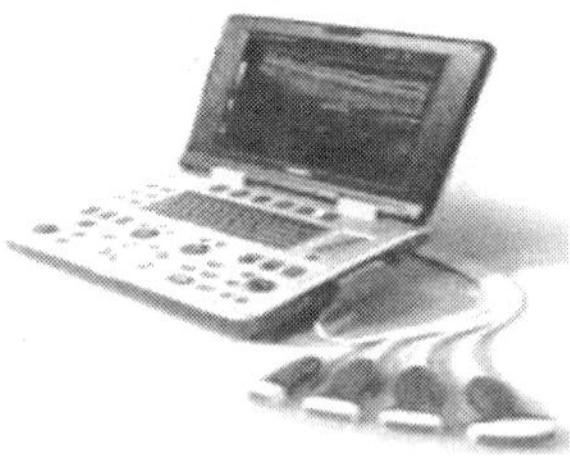
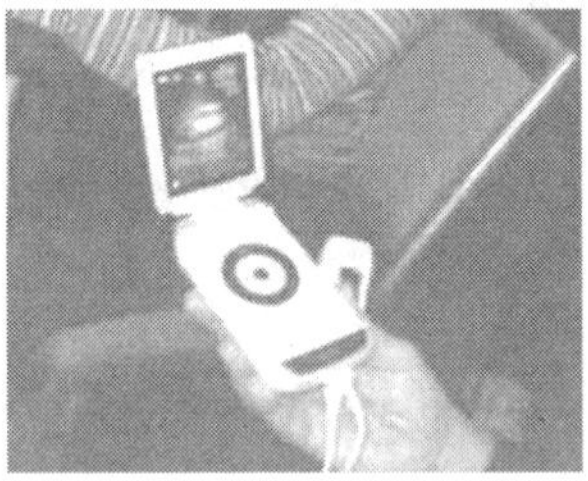
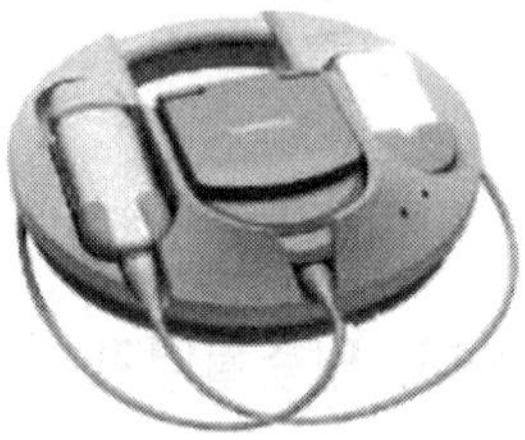

[그림 6-102] 초음파진단기

5. 초음파영상장비

반도체, 전자부품, 세라믹, 금속, 수지 등의 내부 보이드, 크랙, 박리 등의 결함을 초음파를 사용해 [그림 6-103]과 같은 비파괴로 영상화하는 검사, 해석장치이다.

① 초음파가 음향 임피던스가 다른 재료에 닿으면 반사하는 원리를 응용하고 있어, X-선 장치나 광학현미경에서는 검출할 수 없는 나노단위의 틈새를 검출할 수 있다.

② 고속자동측정, 자동판정기능과 각종 해석 소프트웨어로써 다량의 검사 연구, 개발까지 폭넓은 용도로 활용되고 있다.

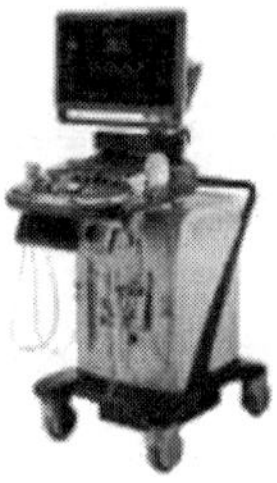
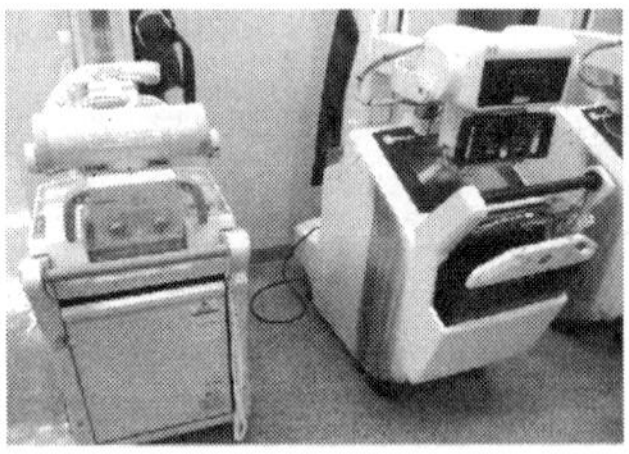
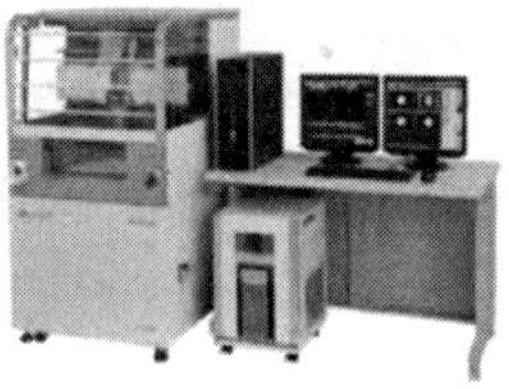

[그림 6-103] 초음파영상장비

6. 초음파 물리치료기

우리가 들을 수 있는 소리보다 주파수가 큰 음파를 인체 내부로 전파시켰을 때 체내 연조직에서 반사된 음파로 얻어진 반사를 이용한 [그림 6-104]와 같은 물리치료기이다.

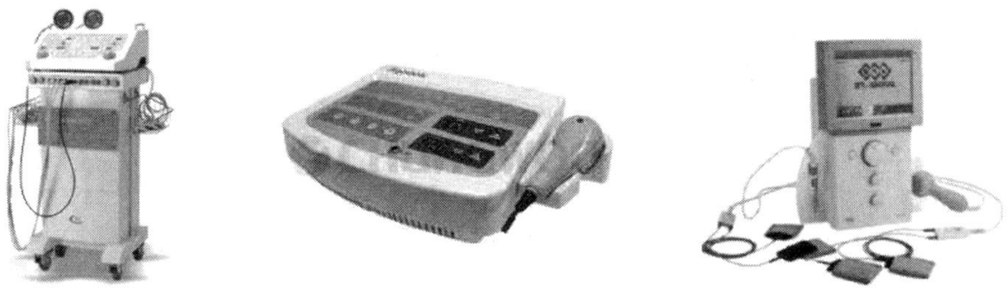

[그림 6-104] 초음파 물리치료기

7. 골밀도측정기

방사성동위원소를 이용하는 방법, X-선을 이용하는 방법, 초음파를 이용하는 방법 등이 있다.

① X-선이나 방사성동위원소를 이용한 골밀도측정의 원리는 X-선이나 감마선이 뼈를 통과할 때 뼈에 의해 흡수되는 정도가 골밀도에 따라 다른 것을 이용하는 것이다.

② 골량이 많으면 통과하는 방사선의 양이 적어지고 골량이 적으면 통과하는 방사선의 양이 많아지므로, 일정량의 방사선을 주고 뼈를 통과하여 나오는 방사선의 양을 측정하여 골밀도를 계산하는 것이다.

③ 초음파를 이용하는 방법은 초음파가 뼈를 통과하는 속도가 뼈의 밀도와 탄성률에 따라 달라지는 점을 이용한 것이다(그림 6-105).

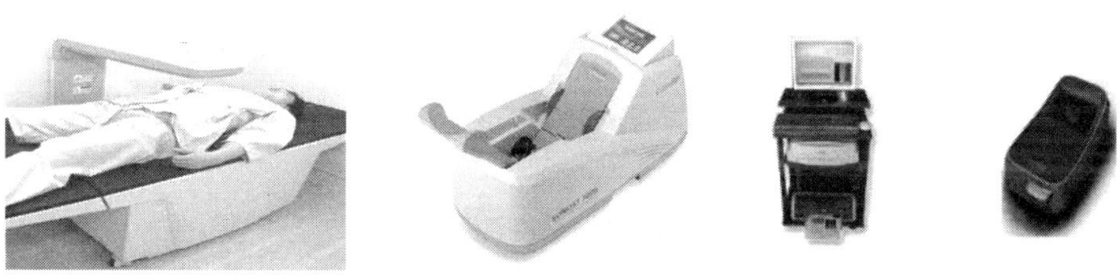

[그림 6-105] 골밀도측정기

8. 스트레스측정기

시간에 따른 주기적인 심박동의 미세한 변화(Heart Rate Variability), 심박변이도(HRV)를 이용하는 자율신경균형도 검사를 함으로써 [그림 6-106]과 같이 스트레스를 측정하는 장비이다. 내·외적인 환경요인에 의하여 미세하게 변화하는 자율신경계의 활동을 정량적으로 분석함으로써 스트레스에 대한 인체의 반응을 가시화 하고, 현재의 건강상태 및 정신생리학적 안정상태를 확인할 수 있다.

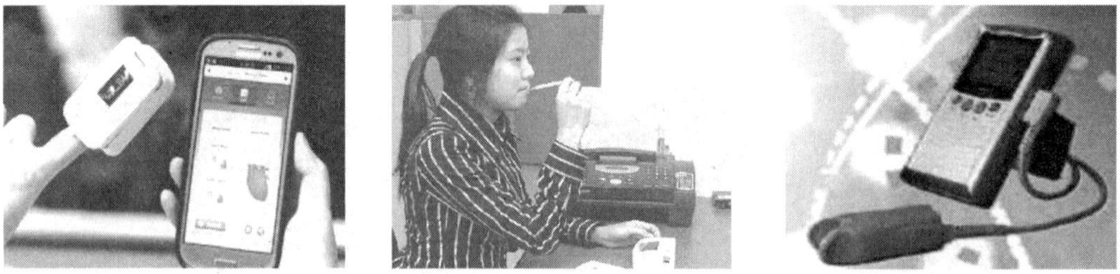

[그림 6-106] 스트레스측정기

9. 체성분분석기

금속부분에 맨발을 접촉시키고 막대를 들고 측정한다. 이 때 몸에 가벼운 전류를 흘려보내게 되는데 이 전류는 수분을 따라 흐르고 이를 통해 체내수분량이 측정된다.

① 우리 몸의 수분은 주로 근육에 분포되어 있어 이 수분 량을 통해 근육량과 지방이 아닌 조직량, 즉 [그림 6-107]과 같이 체지방량을 측정할 수 있다.

② 전류가 흐르는 정도를 통해 측정하기 때문에 양말이나 스타킹을 착용한 채 측정하거나, 신체 내 금속보조물을 삽입한 경우 전류의 흐름에 방해가 되어 오차를 유발할 수 있다.

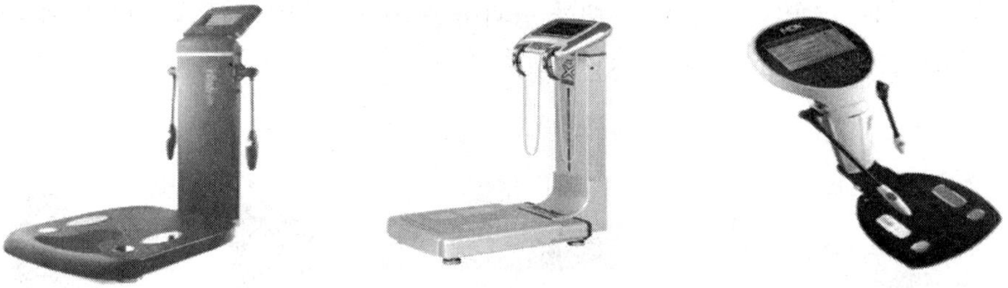

[그림 6-107] 체성분분석기

10. 간섭파자극기

피부저항이 거의 없을 정도의 높은 주파수(약 4000[Hz])의 [그림 6-108]과 같은 서로 다른 중주파를 교차시키면 두 주파수의 차만큼 새로운 주파수파형이 발생되는 것이다. 일반적인 저주파자극기보다 자극감각이 부드러우며 피부근육 조직 깊숙이 침투하여 근육, 건, 인대, 관절낭 등을 효과적으로 자극할 수 있다.

① 전극(흡인도자)을 통하여 인체에 전류를 가하는 기구로 여러 가지 자동모드 프로그램을 내장하여서 설정한 모드에서 자동으로 주파수 자극형태를 조절하도록 제작되었다.

② 처음 사용하는 사용자도 쉽게 몇 번의 버튼 설정만으로서 운영할 수가 있고, 수동모드를 사용하여서 사용자가 원하는 방법으로도 주파수 자극형태를 자유롭게 운영할 수 있다.

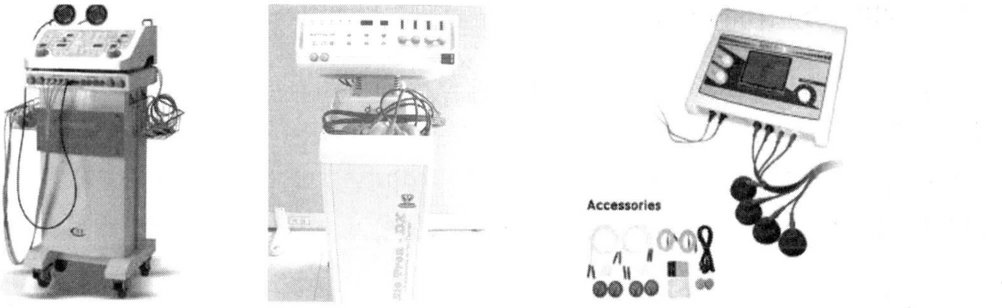

[그림 6-108] 간섭파자극기

11. 간섭파치료

중주파, 즉 1000[Hz]에서 10000[Hz] 의 중주파를 저주파방식으로 바꿔서 치료하는 매우 일반적이고 효과적인 [그림 6-109]와 같은 물리치료기이다. 근육, 인대, 건, 관절낭 같은 심부조직의 발통점자극, 신경통증에 관한 자극, 근육의 장력과 순환증진, 근력증진, 근육이완 등의 효과가 있다.

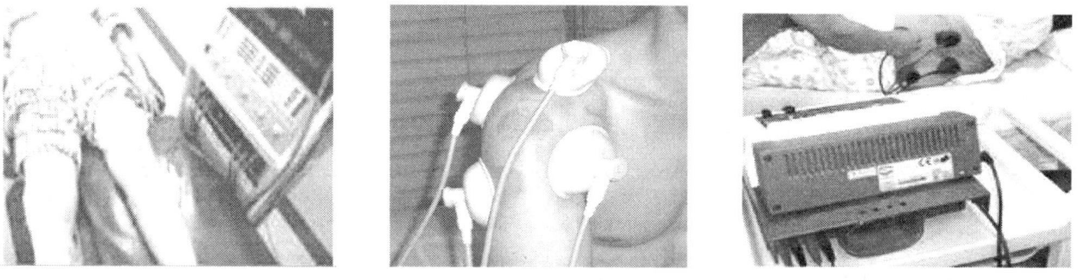

[그림 6-109] 간섭파치료

12. 토모테라피

영상유도방사선치료, 나선형단층 세기조절 방사선치료를 병행하는 최첨단 암 치료방법으로 정교한 방사선치료 및 치료에 따른 종양크기 감소를 영산진단으로 바로 확인 할 수 있다. 치료효과는 극대화 되고 부작용은 감소하는 혁신적인 [그림 6-110]과 같은 치료기이다.

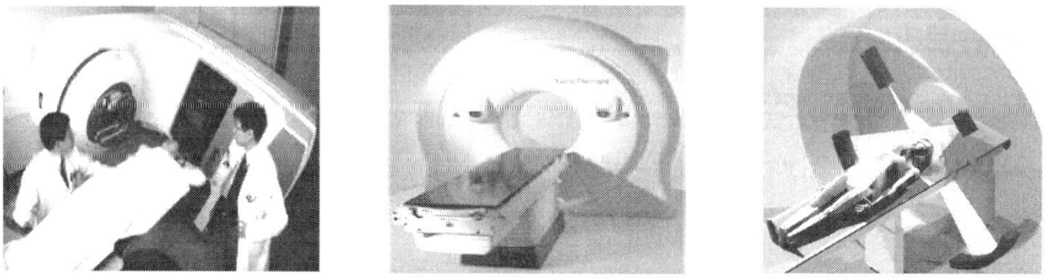

(a) 토모테라피 (b) 작동원리

[그림 6-110] 토모테라피

13. 래피드아크(Rapid Arc)

암세포 부위를 자동으로 추적하며 집중적으로 방사선을 쏘는 [그림 6-111]과 같은 치료장비로 암부위에 인접한 정상조직의 방사선노출을 최소화할 수 있는 장점을 갖고 있다.

영상유도 방사선치료기로 적용 가능한 암질환은 이비인후과적암 · 폐암 · 식도암 · 간암 · 담도암 · 췌장암 · 대장암들이며, 척수신경 · 눈 · 직장 등 주요장기 주위치료를 할 때 탁월하다.

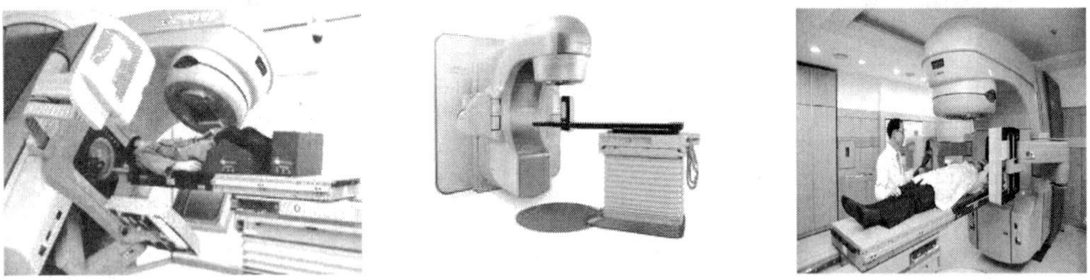

(a) 래피드아크 (b) 동작장면

[그림 6-111] 래피드아크

14. 자기장 물리치료기

자기장을 이용해 비침습, 비접촉식 치료가 가능하고 [그림 6-112]와 같다.

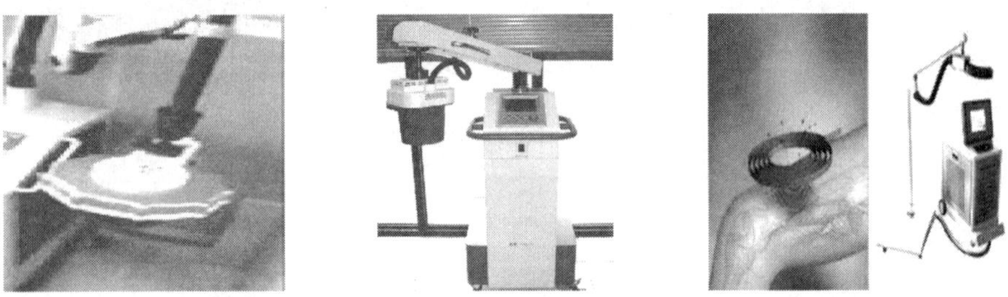

(a) 심부자극 자기장 치료기 (b) 자기장 물리치료기 (c) 체외자기장 물리치료기

[그림 6-112] 자기장 물리치료기

15. 휴대용 물리치료기

일반적으로 병원에서 쓰는 물리치료기 외에 개인이 휴대하고 다닐 수 있는 휴대용 저주파, 전기 물리치료기는 [그림 6-113]과 같다.

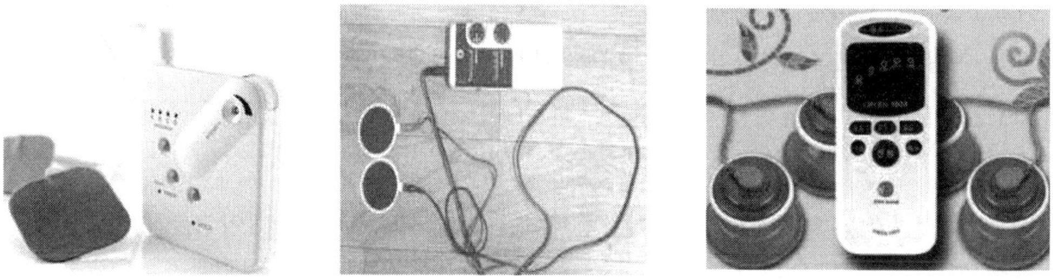

(a) 휴대용 저주파물리치료기 (b) 휴대용 전기물리치료기

[그림 6-113] 휴대용 저주파물리치료기와 휴대용 전기물리치료기

16. 디스크치료기

디스크환자들의 요추부를 올바르게 교정하기 위해 요추를 보호하고 치료하는 [그림 6-114]와 같은 디스크치료기에 관한 것으로서, 특히 신체의 허리를 물리적으로 들어 올려주고 내려주는 운동을 반복시켜 허리 척추부위의 추간판의 확장과 수축을 반복시켜 줌으로 인해 요추가 제자리를 찾을 수 있도록 도와주는 것을 특징으로 하는 치료기이다.

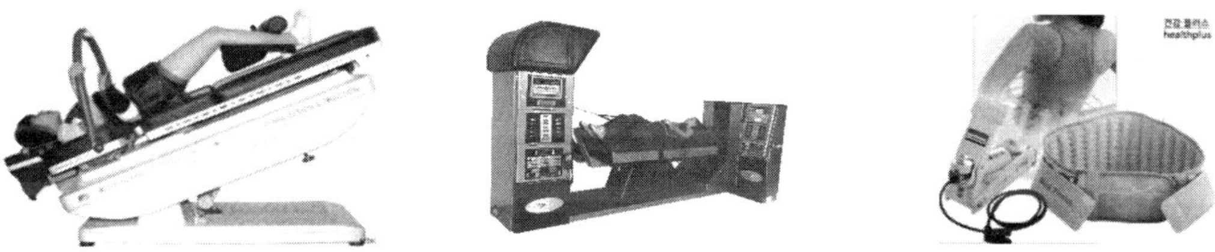

[그림 6-114] 디스크치료기

17. 혈액 검사 분석기

혈액을 검사·분석하는 기기로 혈액검사·분석은 질환의 진단, 치료 및 추적 관찰에 이르기까지 다양한 임상 적응증을 갖는 가장 기본적인 검사의 하나이다.

검사를 통해 혈액 내 존재하는 세포(혈구), 즉 적혈구[41], 백혈구, 그리고 혈소판에 대한 정보를

---

41) 적혈구 : 혈액세포 중에서 수적으로 가장 큰 비중을 차지하는 세포로 붉은 색의 납작한 원반 모양을 하고 있으며 혈관을 통해 우리 몸의 조직에 산소를 공급하고 이산화탄소를 제거하는 역할을 한다.

① 산소 운반을 위해 특화된 세포로 우리 몸을 구성하는 대부분의 다른 세포와는 달리 핵을 포함하지 않으며 산소 운반을 위한 헤모글로빈을 포함하고 있다.

② 정상 성인 남자의 혈액 1[ml]에는 40억~60억 개 가량의 적혈구가 들어 있다.

③ 골수에서 적아세포가 분화하여 만들어지며 1초에 240만 개의 새로운 적혈구가 만들어진다.

④ 보통 100~120일간 온몸을 순환하면서 기능을 수행하고 수명이 다한 적혈구는 지라(비장), 간, 골수를 포함한 그물내피계(세망내피계)의 기관에서 큰포식세포(대식세포)에 의해 파괴된다.

다양한 지표(Parameter)를 이용해 파악할 수 있다.

① 혈구의 수적인 정보를 얻기 위해서 혈액을 적절하게 희석한 후, 일정 용적 내의 각각의 혈구 세포수를 자동으로 측정하는 자동혈구분석기(Automatic Hematology Analyzer)가 널리 쓰이고 있다.

② 혈구계(Hemocytometer)를 이용하여 현미경을 통해 세포수를 측정하는 수기법으로도 혈구의 수적인 정보를 얻을 수 있으나 [그림 6-115]와 같은 자동혈구분석기는 수적인 정보 이외의 다양한 지표를 측정할 수 있기 때문에 더 널리 쓰이고 있다.

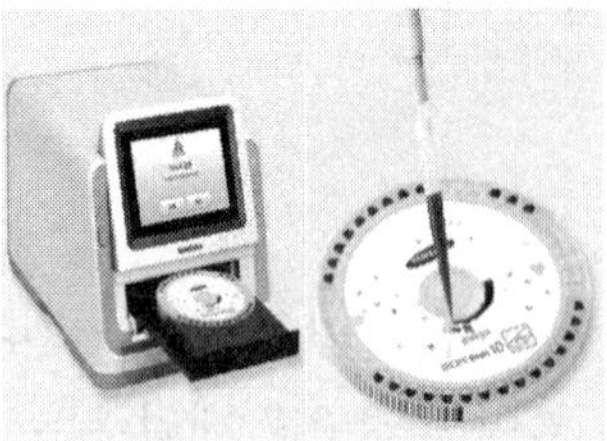

(a) 혈액 검사

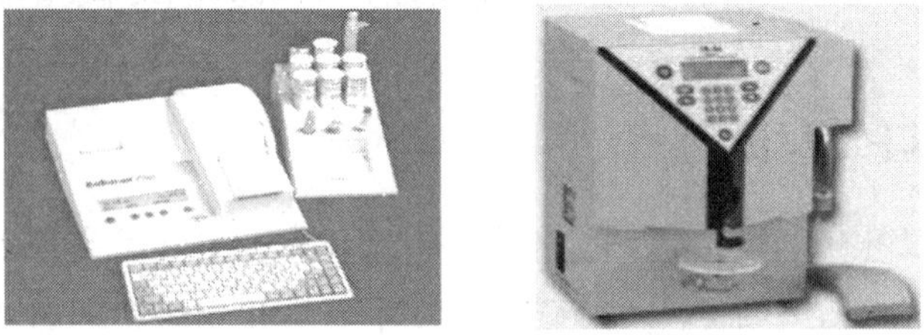

(b) 분석기

[그림 6-115] 혈액 검사 분석기

18. 제세동기

심장의 기능이 정지하거나 호흡이 멈추었을 때 [그림 6-116]과 같은 기기를 사용하여 응급처치를 한다. 기본 심폐소생술은 심정지가 의심되는 의식이 없는 사람을 발견하였을 때, 구조를 요청하고 기도를 유지하며 인공호흡과 인공순환을 하는 심폐소생술의 초기단계이다.

① 심실세동, 심방세동, 심방조동, 심실빈맥 등의 부정맥을 보이는 심장에 고압전류를 극히 단시간 통하게 함으로써 정상적인 맥박으로 회복시키는 기기이다.

② 초기에는 교류제세동기가 사용되었는데 현재는 직류제세동기가 사용된다.

③ 보통 흉벽의 심첨부와 심기부에 2개의 단극을 대고 전류를 통하게 하는데, 심실세동 이외의 부정맥에 대해서는 심전도와 같은 기계장치를 갖춘 기기가 필요하다.

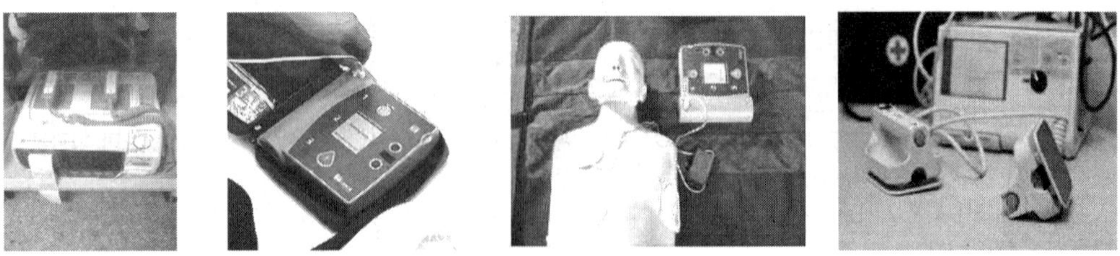

[그림 6-116] 제세동기

19. 인공호흡기

폐의 질환, 호흡근이나 호흡중추42)의 이상, 마취를 시켜 수술할 때 등 인공적으로 호흡을 조절하여 폐포에 산소를 불어넣는 [그림 6-117]과 같은 장치이다.

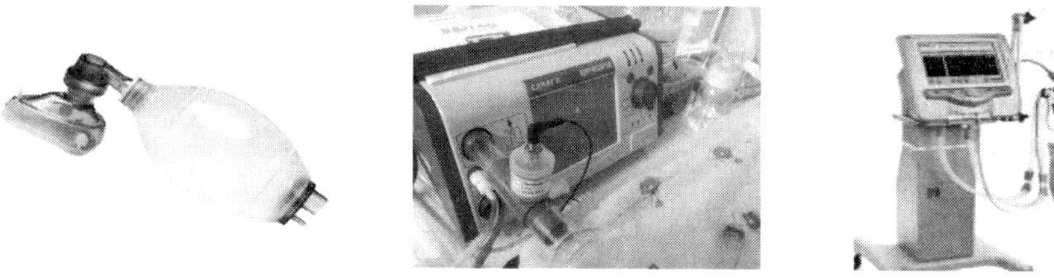

(a) 수동식 인공호흡기 (b) 인공호흡기

[그림 6-117] 인공호흡기

20. 청진기

체내에서 발생하는 심음이나 호흡음을 비롯하여 동맥음, 장잡음, 혈관음을 청취하여 정상적인 상태인지의 여부를 확인하기 위해 사용되는 [그림 6-118]과 같은 기구이다.

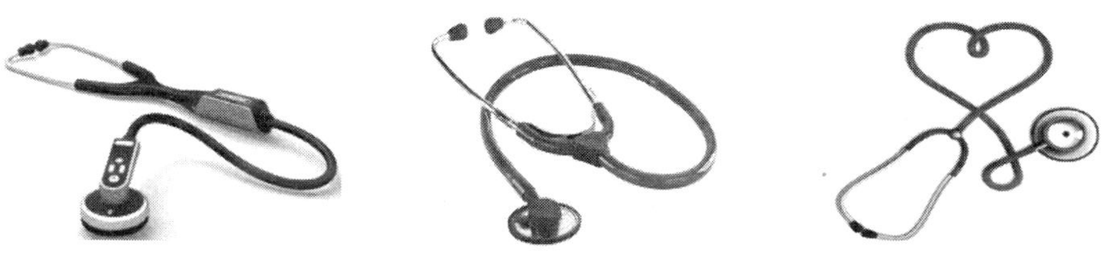

(a) 전자 청진기 (b) 청진기

[그림 6-118] 청진기

21. 경추 견인치료

앉은 자세에서 목을 20~30° 앞으로 굽히고 견인치료를 하며, [그림 6-119]와 같이 물리치료사가 직접 손을 사용하는 방법과 추와 도르래를 사용한 기계적 방법 또는 모터를 사용하는 방법이 있다.

---

42) 호흡중추 : 숨뇌와 다리뇌에서 호흡 운동을 맡은 신경 중추이다.

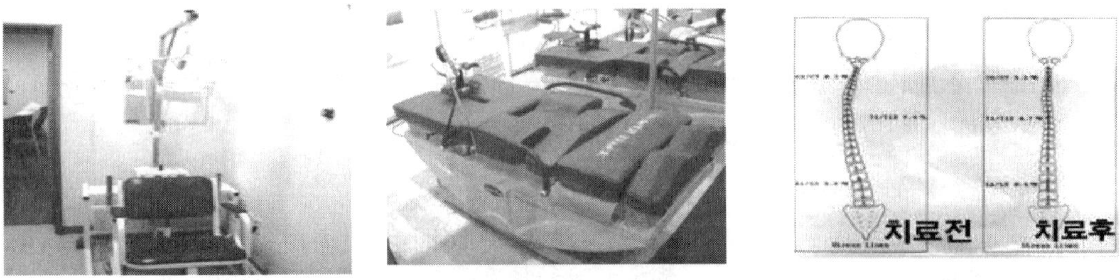

(a) 경추 견인치료 (b) 치료 전후

[그림 6-119] 경추 견인치료

22. 적외선조사기

온열자극으로 미세혈관 확장, 혈액순환촉진, 조직의 활성화, 신진대사의 촉진, 발한촉진 등의 작용을 일으키는 [그림 6-120]과 같은 물리치료기기이다.

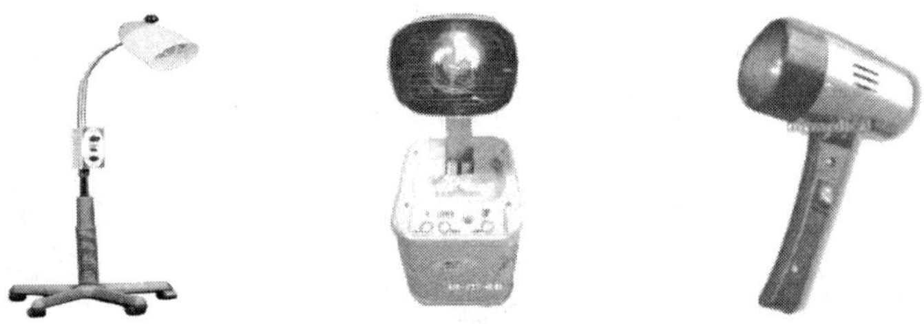

[그림 6-120] 적외선조사기

23. 저주파자극기

통증부위에 미세한 저주파펄스를 인가하여 통증을 완화시키는 [그림 6-121]과 같은 의료기기이다.

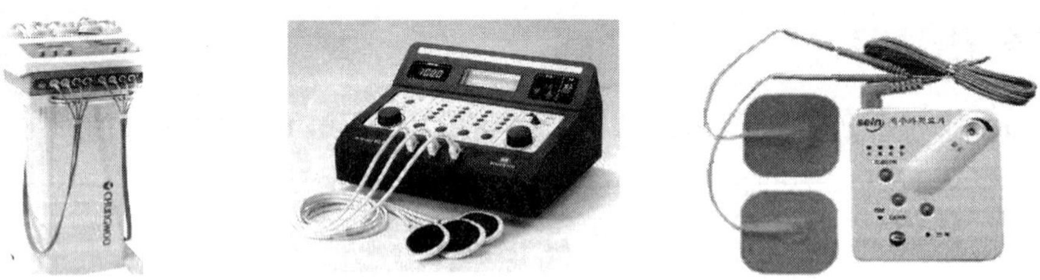

[그림 6-121] 저주파자극기

24. 연동상하지 운동기

재활운동기구 중 하나로 장애인이나 노약자들의 재활에 도움을 준다. 외부링크축 사지연결형으로 2싸이클 원운동을 할 수 있으며 [그림 6-122]와 같이 한 손만 움직여도 전신운동이 가능해 장운동 및 욕창방지에 효과가 있고 근육수축을 막아준다.

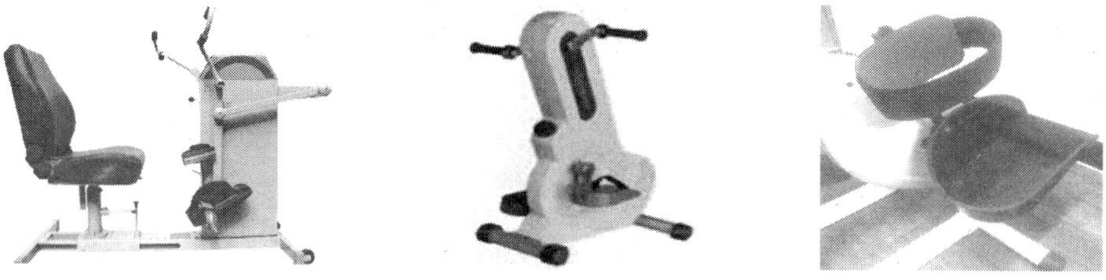

(a) 연동상하지 운동기 (b) 전동상하지 운동기

[그림 6-122] 연동상하지 운동기

25. 인지 및 상지훈련도구

반복훈련을 통하여 [그림 6-123]과 같이 성인과 아동에게 인지력과 상체운동, 지구력을 향상시키는 기구이다. 관절가동범위증진, 상지교차훈련, 협응훈련, 도달하기, 상지의 세기 및 인내심기르기, 반복훈련 등 휠체어환자나 균형훈련이 필요한 환자, 좌·우협응력의 상실자, 성인과 아동을 대상으로 다양한 접근방법을 필요로 할 때 적용하는 도구이다.

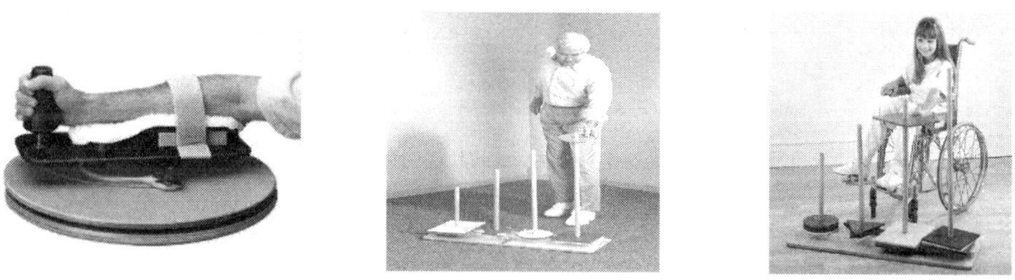

[그림 6-123] 인지 및 상지훈련도구

26. 전기근육자극장비

전기근육자극장비를 통하여 전류를 흘려 근육을 원화시기는 장비이다

① 마비된 근육에 적절한 강도의 전기자극을 순차적으로 가하여 주어진 기능을 수행하도록 한다.

② 근육을 움직이게 하는 전기자극을 주어 근육이 제 기능을 할 수 있도록 도와줄 뿐만 아니라 근육의 기능이 퇴화하는 것을 막고, 근육이 가지는 본래의 운동기능을 지속할 수 있도록 재교육하는 효과를 가진다.

③ 전기치료는 [그림 6-124]와 같이 해당 부위에 기계와 연결된 전극을 부착하고 각각 주파수, 전류 등이 다른 전기를 흘려보내 치료한다.

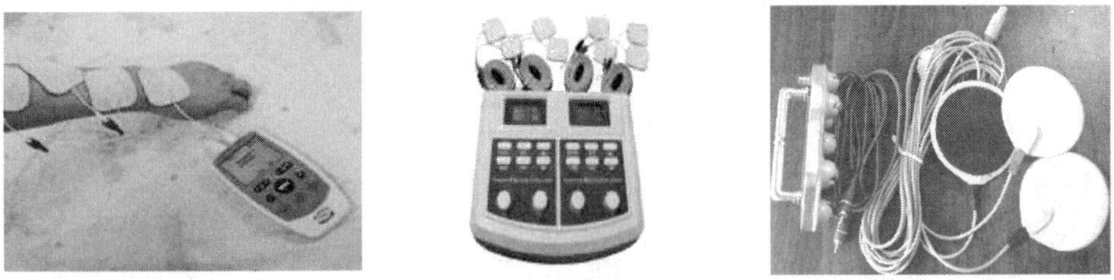

[그림 6-124] 전기근육자극장비

27. 척추재활 감압치료기

척추재활 교정치료기는 좌 · 우 스트레칭으로 골격과 척추의 체형교정으로 디스크치료기이며 통증이나 운동기능 장해의 전부를 신체의 전, 후, 좌, 우, 상, 하 전체의 밸런스이상의 문제를 전체의 밸런스를 맞추어서 [그림 6-125]와 같이 치료하는 기기를 디스크 감압 치료기라 한다.

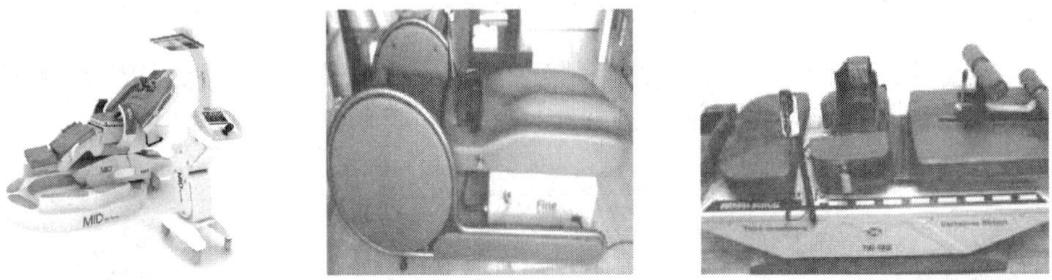

[그림 6-125] 척추재활 감압치료기

28. 어깨관절 재활치료기

상부어깨에 바이오피드백[43]을 지원해 어깨관련 관절부위의 정형외과적 손상 및 신경적 손상을 재활치료할 수 있는 시스템으로, 어깨수술 후 관절운동치료, 등속성 운동, ROM관련 자동설정기능과 트레이닝을 위한 재활치료 프로그램을 제공하는 [그림 6-126]과 같은 치료기이다.

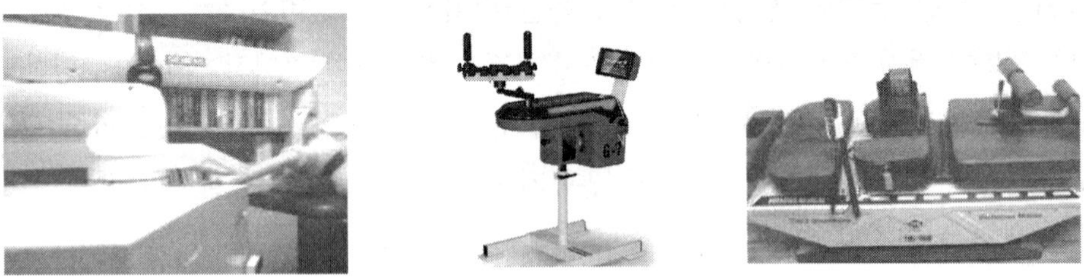

[그림 6-126] 어깨관절 재활치료기

---

43) 바이오피드백 : 생체의 자기제어(自己制御), 즉 생체의 신경 · 생리상태 등을 어떤 형태의 자극정보(刺戟情報)로 바꾸어서 그 생체에 전달하는 조작이다. 미국에서는 이미 일종의 자기 컨트롤법으로 쓰이고 있다.

29. 피트니스

운동능력을 향상시키거나 기능회복이 되지 않은 근육과 몸에 부담이 가지 않는 운동스케줄을 이용해서 정상에 가까운 상태로 회복시키는 [그림 6-127]과 같은 운동이다.

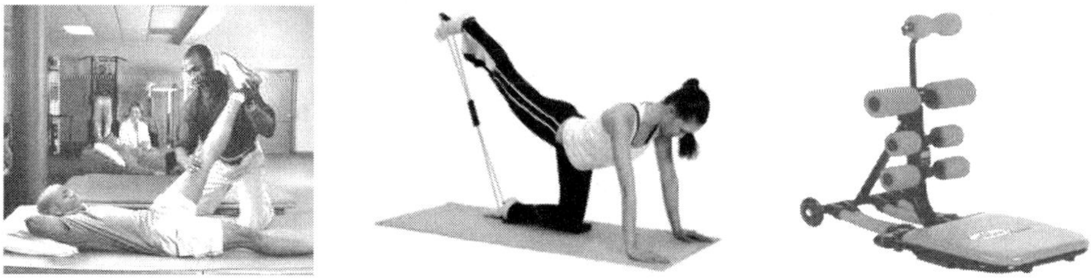

[그림 6-127] 피트니스

30. 재활훈련기구

장애인의 신체적 능력을 최대한 회복시키기 위한 [그림 6-128]과 같은 훈련기구이다.

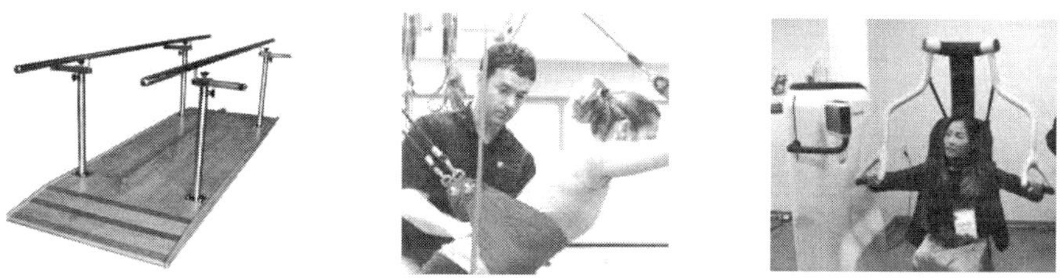

[그림 6-128] 재활훈련기구

31. 파라핀욕

45~54[℃]의 파라핀과 [그림 6-129]과 같이 미네랄 오일의 혼합물에 치료 부위를 넣었다 빼는 순서를 15~20분 반복한다.

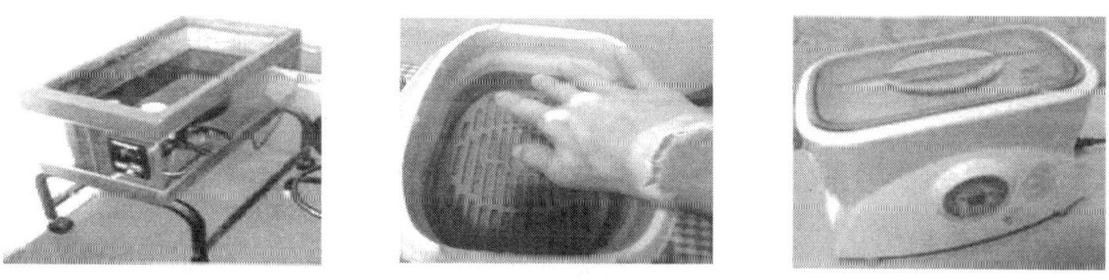

[그림 6-129] 파라핀욕

32. 운동 공

공을 이용하여 환자의 물리치료를 돋는 [그림 6-130]과 같은 장비이다.

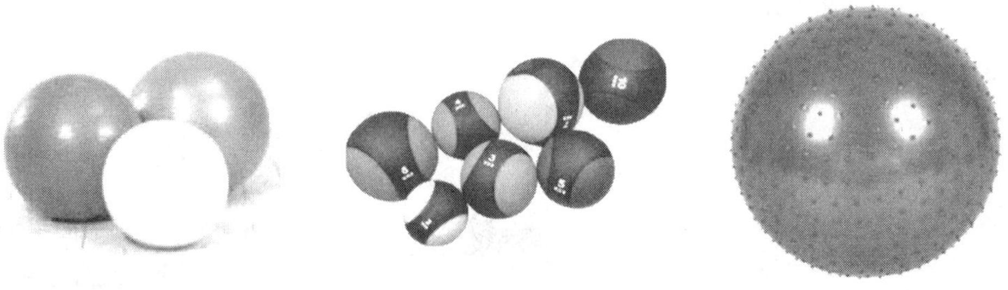

[그림 6-130] 운동 공

33. 계 단

무릎 재활에 사용되는 [그림 6-131]과 같은 장비이다.

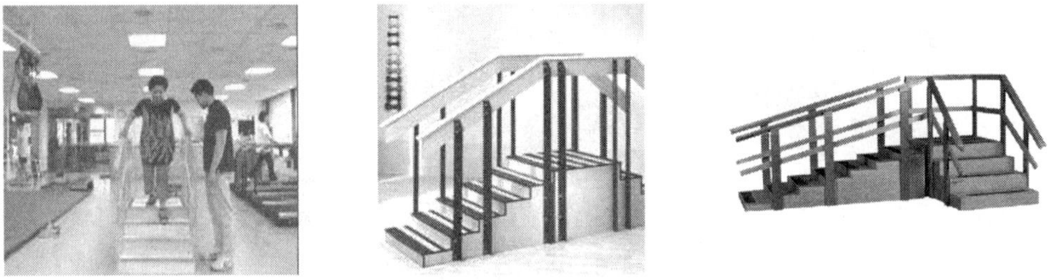

[그림 6-131] 계 단

34. 응급구조차량

사고나 기타 사람들의 부상이 예기치 않은 곳에서 일어나 혼자서 움직이지 못하거나 주위에 도움을 청하기 힘들 때 연락을 받아 [그림 6-132]와 같이 구조나 치료를 하기 위해 사용되는 차량이다.

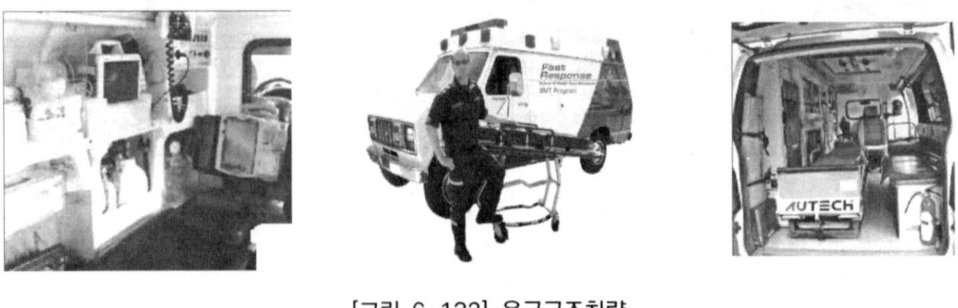

[그림 6-132] 응급구조차량

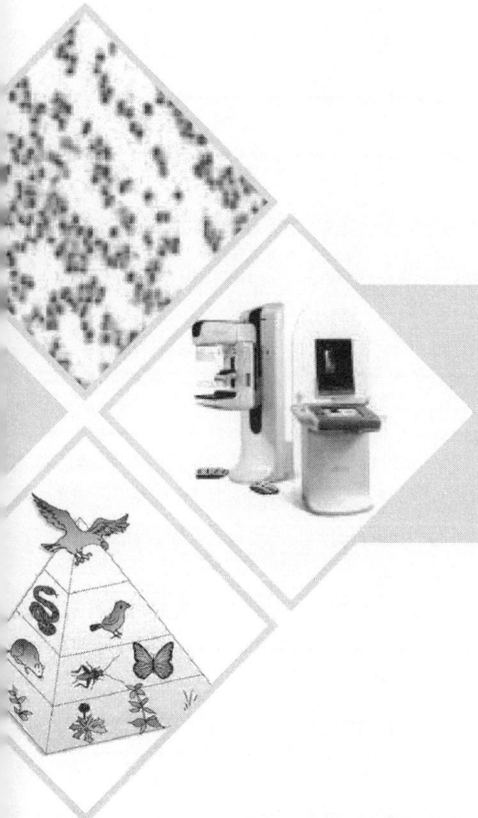

Chapter 07

치과 진료과목(Dentistry Course)

치아와 그 주위(잇몸, 턱, 얼굴)의 질병이나 비정상적인 상태를 예방, 진단, 치료한다.

① 치과의 진료 : 외과적 처치, 비외과적 처치, 예방적 처치로 나눌 수 있다(그림 7-1).

② 외과적 처치 : 발치, 임플란트 시술, 치주시술 등이다.

③ 비외과적 처치 : 심미치료, 보철수복 처치, 신경치료 등이고 예방적 처치는 치아 홈 메우기, 불소도포 등이 있다.

④ 치과의 하위 분류 : 치과마취과, 구강악안면외과, 구강악안면방사선과, 구강내과, 구강병리과, 소아치과, 예방치과, 치과교정과, 치과보존과, 치과보철과, 치주과 등이 있다.

⑤ 진료하는 질병 : 치아질환, 잇몸질환, 부정교합, 얼굴의 기형 등이 있다.

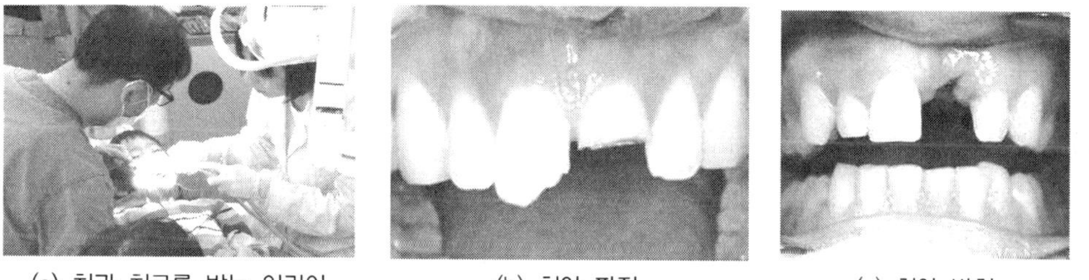

(a) 치과 치료를 받는 어린이 (b) 치아 파절 (c) 치아 발치

[그림 7-1] 치 과

치과 질환의 분류는 〈표 7-1〉과 같다.

〈표 7-1〉 치과 질환의 분류

분류	해당 질환
치아 질환	치아 변색, 치아 파절, 이시림증, 치근단염, 치근단농양, 치수염, 치아우식증 등
잇몸 질환	치주염, 잇몸비대, 사랑니 주의염증, 치은염 등
부정교합	덧니, 돌출입, 구순구개열, 주걱턱 또는 무턱 등
기형, 결손 및 기타	구순구개열, 구강암, 안면골 골절, 결손치, 치아탈구, 매복치, 이갈이, 코골이, 입냄새, 입안점막질환, 구강건조증, 턱관절장애 등

제 1 절 구강내과(Oral Medicine)

내과적치료 원리를 치의학에 도입하여 구강 및 턱관절을 포함한 안면부에 발생하는 여러 질병을 치료하는 치과의 전문분야이다.

내과적치료를 필요로 하는 구강 및 악안면부위의 질환으로는 턱관절 질환, 삼차신경통[1]과 같은 안면통증 및 두통, 다양한 원인에 의해 발생되는 구강점막질환 및 혀질환, 구취, 구강건조증, 임플란트나 발치 후의 신경손상, 미각장애, 이갈이, 코골이 및 수면무호흡증[2] 등이 있다. 질병들 중에는 전신적인 원인에 의해 발생하는 경우가 많기 때문에 구강내과는 전신과 구강을 연결하는 위치에 있다.

구강내과에서는 전신 질환과 관련되어 나타나는 구강 질환의 진단, 치료 및 관리 업무를 수행하고 있으며 구강 및 악안면 부위의 다양한 질환을 종합적으로 진단하여 환자가 포괄적으로 적절하게 관리하고 치료를 받을 수 있도록 하는 예방, 가정치의학적 업무와 치의학의 법적인 응용에 관한 법의치과학적인 업무 등을 수행하고 있다.

1. 치료항목

구강내과에서 치료하는 항목에는 턱관절 및 근육질환, 삼차신경통, 보톡스치료, 혀의통증, 구강점막질환 등이 있다.

치과보조사가 진료하는 과목에는 신경치료, 치통 등이 있다.

(1) 턱관절 및 근육 질환(측두하악관절 질환)

입을 크게 벌리거나 음식을 씹을 때에 양쪽 귀앞의 턱관절 부위와 씹는 근육에 통증을 느끼는 것이 가장 흔한 증상이며, 턱관절디스크(턱디스크증)는 턱에서 소리가 나거나 입이 예전보다 작게 벌어지는 증상을 보일 수 있다.

① 약물치료, 행동요법, 운동요법, 물리치료, 구강내 장치치료(스플린트), 그리고 보툴리눔 독소 주사 요법(보톡스치료) 등으로 치료하게 된다.

② 수술적인 요법이 필요한 경우 구강악안면외과와 협의하게 된다(그림 7-2)

---

1) 삼차신경통 : 상하 턱, 측두부, 코, 입술 주변 대부분의 한 쪽 피부표면에 작열성 및 전격성 격통발작이 일어나는 증후군이다.

2) 수면무호흡증 : 수면중 코를 골다가 10초 이상 숨을 쉬지 않아 공기의 흐름이 완전히 멈추는 증세가 수면 1시간 당 5번 이상 나타나거나 7시간의 수면 동안 30회 이상 나타나는 질환이다.

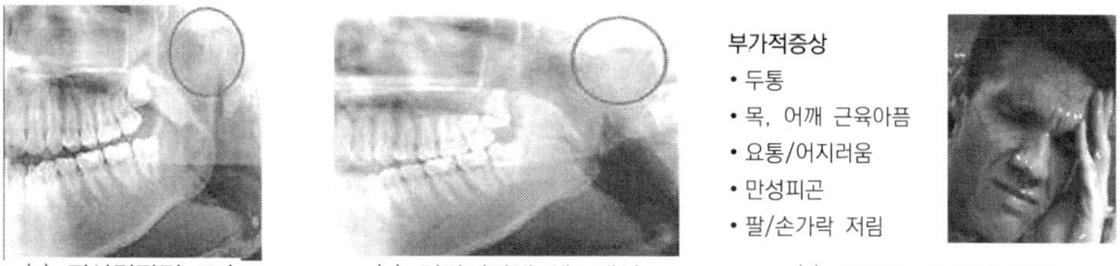

(a) 정상턱관절 모습 (b) 턱관절장애 엑스레이 (c) 턱관절 및 근육 질환 (측두하악관절 질환)부가적 증상

[그림 7-2] 턱관절 및 근육 질환(측두하악관절 질환)의 주증상과 부가적 증상

(2) 보톡스치료(보툴리눔독소 주사요법)

이갈이가 심하거나 만성 턱근육질환이 일반적인 치료방법으로 잘 해결되지 않은 경우 씹는 근육부위에 보툴리눔독소(보톡스)를 주사하는 치료가 도움이 되며, 뺨 부위 근육이 발달하여 사각턱이 유발된 경우에는 심미적인 효과도 동시에 얻을 수 있다(그림 7-3).

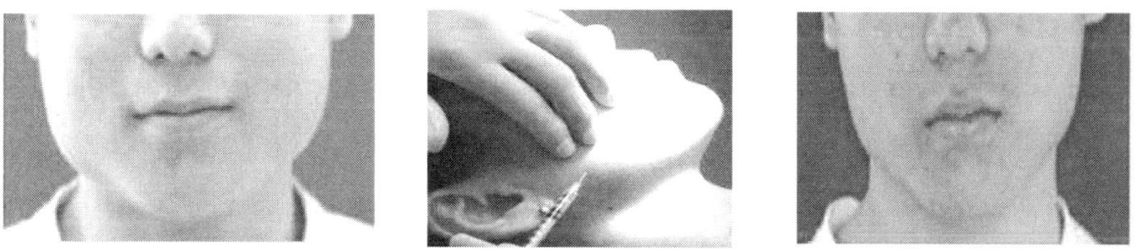

(a) 보톡스치료 전 (b) 보톡스치료 중 (c) 보톡스치료 후

[그림 7-3] 보톡스치료(보툴리눔독소 주사요법)

(3) 입안점막에 생기는 질환(구강점막 질환)

세균감염(곰팡이감염, 바이러스감염 등), 면역성 질환(재발성 구내염, 편평태선 등), 혀점막 질환(혀가 갈라지거나 맛유두의 위축 등)이 있다. 이러한 점막질환이 있을 때 입안이 따갑거나 화끈거리는 느낌이 들고 어떤 점막 질환은 피부 질환과 같이 생기기도 한다.

정확한 진단을 위해서 조직 검사[3]를 해야 하는 경우도 있다(그림 7-4).

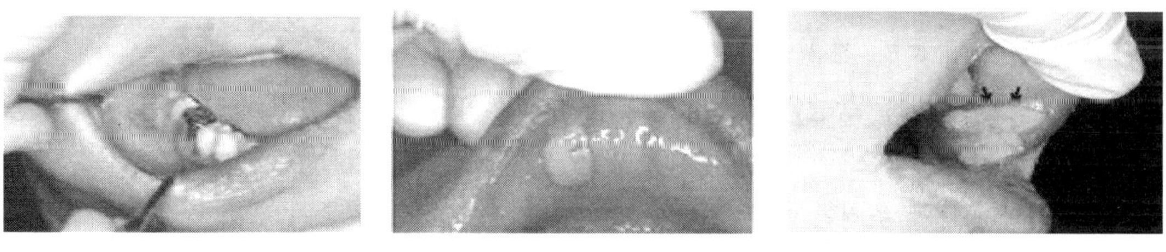

[그림 7-4] 입안점막에 생기는 질환(구강점막 질환)

3) 조직검사 : 생체 조직을 일부 떼어 내어 분석하는 방법

(4) 신경치료

치과처치는 엄밀히 신경을 치료하는 것이 아니다. 인체에서 가장 단단한 조직인 치아는 겉모습과 달리 그 내부에 치수라고 하는 신경과 혈관이 풍부한 연조직이 있다.

① 치수는 이뿌리, 즉 치근의 끝까지 뻗어 있으며 뿌리 끝의 좁은 구멍(치근단공)을 통해 치근을 둘러싸고 있는 잇몸뼈(치조골)속 치주인대의 혈관과 신경에 연결되어 있다.

② 충치나 어떤 자극에 이가 아프다고 느끼는 것이 바로 자극으로부터 치아를 보호하도록 치수의 신경이 반응하여 나타내는 증상이다.

③ 약한 자극은 치수가 반응을 해도 다시 회복되어 특별한 치료 없이 지낼 수도 있다. 그러나 심한 우식증으로 치수까지 감염이 되거나 치아의 파절 등 외상으로 치수가 노출되면 세균에 감염되어 염증으로 이어지며 심한 통증이 생기고 치수는 회복이 불가능한 상태가 된다.

④ 치아를 빼는 것은 이후 수복하는 데 부담이 커지므로 가능하면 치아를 빼지 않고 치아 내부의 연조직인 치수만 제거하여 통증이나 기타 증상을 없애고, 치아가 제자리에서 기능을 할 수 있도록 보존하는 방법이 신경치료이다.

⑤ 이의 뿌리(치근) 부분의 치수조직을 제거하고 대체 재료를 넣을 수 있도록 치근관의 모양을 다듬고 막는 과정에 관심을 가지기 때문에 근관치료라고 한다(그림 7-5).

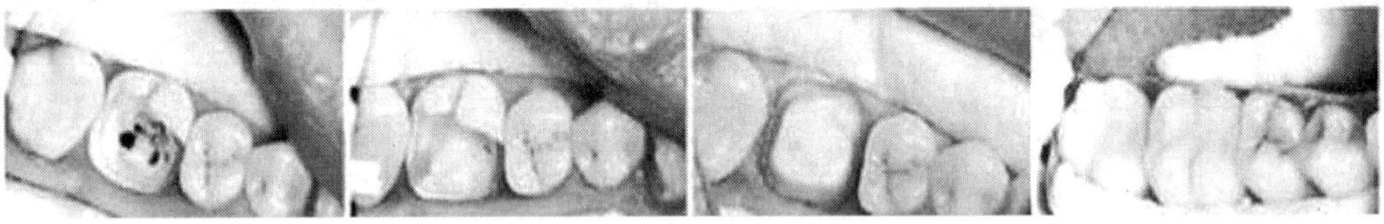

(a) 치수염충치　(b) 신경제거　(c) 공간 수복　(d) 크라운 씌움

[그림 7-5] 신경치료 과정

(5) 치 통

단음식 또는 아주 차갑거나 뜨거운 음식 등을 먹을 때 치아에 통증이 오는 것으로, 보통 씹을 때 통증이 발생하며 잇몸이 붓고 역한 냄새의 분비물이 나온다.

치통의 원인질병에 따라 조금씩 다른 통증을 보인다.

① 치아우식증 : 초기에는 통증이 없으나 점차 진행되어 치아 속 신경까지 깊이 썩은 경우에 통증이 나타난다.

② 치수염 : 치아 내에 위치한 신경과 혈관 부위인 치수 조직에 염증이 생긴 경우, 초기에는 찬 음식이 닿을 때 통증을 느끼고 더 진행된 경우에는 뜨거운 음식에 통증을 느끼게 된다. 염증이 진행되어 치수조직이 죽은 경우 찬 것, 더운 것에 대한 반응은 없고 치근단(치아 뿌리

끝)의 염증에 의한 통증이 생기게 된다.

③ 매복치 : 치아주변조직의 염증으로 통증이 유발된다.

④ 맹출장애 : 어린 아이에게 많이 나타나며 치아가 나오기 시작하면서 열이 나거나 통증이 발생한다.

⑤ 치아파절 : 치아가 부서지거나 금이 간 경우, 찬음식에 닿거나 강하게 깨물었을 때 치아가 갈라지면서 신경에 자극을 주어 통증이 생긴다(그림 7-6).

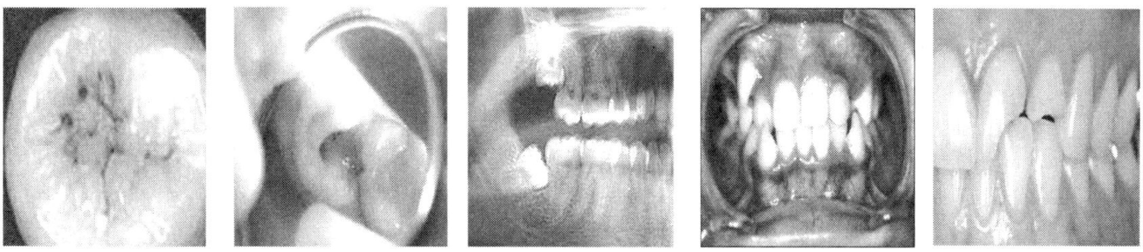

(a) 치아 우식증 (b) 치수염 (c) 매복치 (d) 맹출장애 (e) 치아파절

[그림 7-6] 신경치료 과정

제 2 절 구강악안면 방사선과(Oral and Maxillofacial Radiology)

환자의 일반 방사선학적 진단은 물론 파노라마[4] 사진촬영, 두부규격 사진촬영, 악관절촬영, 타액선조영술, 전산화단층촬영(CT), 초음파검사법 및 방사선투시장치 등을 이용한 악관절조영술까지 실시하고 있다.

최근에는 콘빔 CT를 도입하여 고해상도의 2차원 단면상 및 3차원 체적영상과 여러 단면을 재구성하여 임상에 적용하고 있다. 이러한 검사를 통해 임상의들이 적절한 치료를 계획하는데 필요한 각종 영상정보를 제공하고, 각종 기초 및 임상연구에도 적용하고 있다.

현재는 디지털영상의 집합체인 의료영상저장전송시스템(PACS)을 도입하여 원격영상진단과 같은 첨단 영상진단기술을 이용하며 발전시키고 있다.

1. 치료항목

구내방사선사진 검사, 구외방사선사진 검사, 파노라마 방사선사진 검사, 턱관절조영술 검사 등이 있다.

4) 파노라마 : 넓은 조망(眺望)의 뜻으로 원래는 미술용어로, 원환상(圓環狀)의 벽면 내부에 원근법을 이용하여 연속된 풍경을 그려 중앙에서서 보면 풍경에 에워싸인 것같이 보이게 한 그림이다.

(1) 파노라마 방사선사진 검사

파노라마전용 촬영장치를 이용하여 치아와 위-아래 턱을 검사하는 촬영법으로 이 부위에 발생한 여러 질환 및 낭, 종양, 골절 등을 확인하는 경우 기본적으로 시행하는 검사법이다.

(2) 전산화 단층사진 검사

방사선을 얇은 부채꼴모양으로 조사한 상태에서 신체를 둘러싸듯이 회전시키는 검사법으로 전산화 단층스캐너를 이용해 방사선을 발생 · 검출한다. 촬영 시 해부학적 구조의 중첩없이 높은 대조도의 단면영상을 얻을 수 있을 뿐만 아니라 여러 방향에서 관찰한 다면상도 얻을 수 있어 두경부에 발생한 낭, 종양, 염증 질환, 골절 등의 심도 있는 평가가 가능하다(그림 7-7).

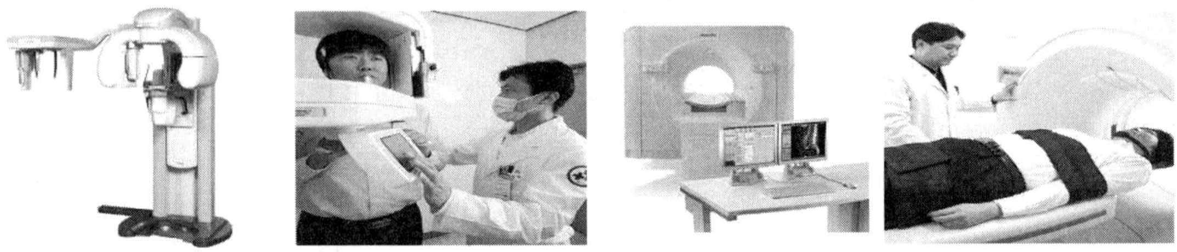

(a) 파노라마 방사선사진 기기 (b) 파노라마 방사선사진 검사 (c) 전산화 단층사진 기기 (d) 전산화 단층사진 검사

[그림 7-7] 파노라마 방사선사진 검사와 전산화 단층사진 검사

제 3 절 구강악 안면외과(Oral and Maxillofacial Surgery)

구강 및 안면부를 다루는 외과학문의 한 부분으로서 과거에는 여러 과에서 산발적으로 시행되던 치료 및 수술이 의학 및 치의학의 발달과 필요성이 대두됨에 따라 두분야가 접목되는 부분에서 따로 독립되어 생겨난 매우 특수한 분야라 할 수 있다.

1. 치료항목

외상의 재건치료, 구순구개열의 치료, 복잡발치수술, 악안면외상 등이 있다.

(1) 악안면 외상

사고로 인한 얼굴부위의 골격(위-아래 턱뼈, 광대뼈)과 연조직(피부와 구강 점막) 등이 손상되었을 때 미적인 면과 기능(저작, 개구 등)적인 면을 함께 고려한 치료를 시행한다(그림 7-8).

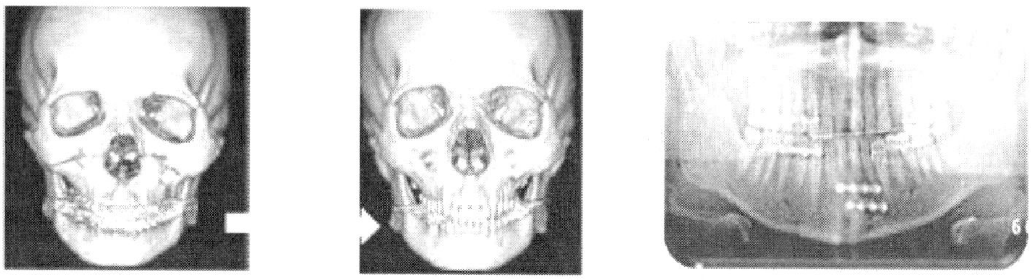

(a) 악안면 외상의 치료 전 (b) 악안면 외상의 치료 후 (c) 악안면 외상 치료 X-선

[그림 7-8] 악안면 외상의 치료 전과 후

(2) 구순구개열(언청이)의 치료

구순구개열(언청이)은 얼굴 부위에서 가장 빈번하게 발생하는 선천성기형으로 입술이나 입천장의 갈라진 모습을 보인다. 구순, 구개파열은 기능적으로 치아의 부정교합에 따른 씹기장애 및 발음장애를 초래하기 때문에 많은 의료진이 참여해 시기별로 적절한 치료를 받아야 한다(그림 7-9).

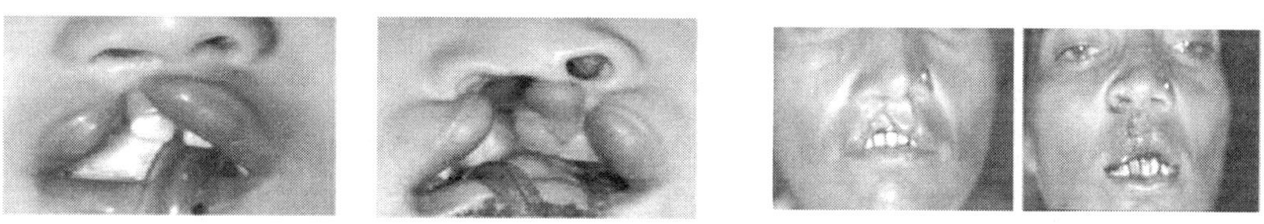

[그림 7-9] 구순구개열(언청이)의 치료

(3) 복잡발치수술(사랑니, 매복치)

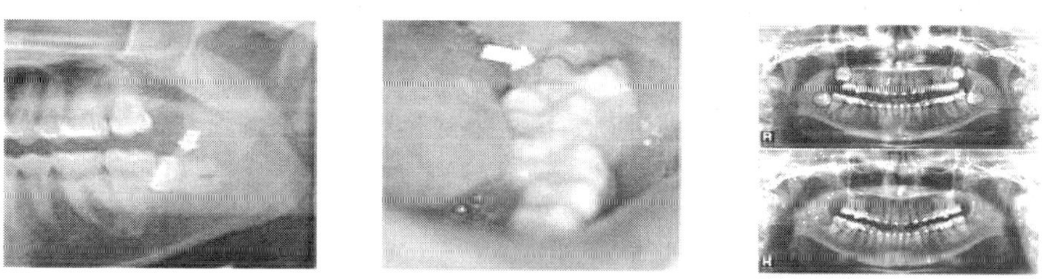

(a) 매복치 (b) 사랑니 (c) 발 치

[그림 7-10] 매복치와 사랑니 발치

단순 발치를 기본으로 특히 제3대구치(사랑니)의 발치, 매복치 및 과잉치들의 외과적 발치를 시행한다(그림 7-10).

제4절 치주과(Periodontology)

'치주'란 단어는 '치아의 주위'란 뜻이다. 치주질환(잇몸병)은 치아주위에 부착하고 있는 조직과 치조골이 세균감염으로 파괴된 것으로, 치료하지 않은 채로 방치하면 치아를 잃게 될 수도 있다.

흡연, 약물, 당뇨와 같은 것들도 잇몸의 건강을 해칠 수 있다.

① 치주과 : 치석제거, 칫솔질, 잇몸염증, 잇몸수술, 연조직수술을 하는 분야로 치아 및 뿌리 주변을 관리하는 과이다.

② 임플란트 : 원칙적으로는 치주과에 소속된 진료이며 수술하는 부분이 한정되고, 임플란트 위에 이를 올리는 것은 보철과에서 한다.

③ 치주염[5] : 치은염[6]이 진행된 결과로서 치아주위의 치조골 파괴를 동반하는 보다 광범위한 잇몸질환이다. 치주염이 심해지면 이가 흔들리게 되고 결국 이를 잃게 될 수 있다.

④ 치주염의 치료 : 크게 비수술적인 방법과 치주수술로 나눌 수 있다. 치주질환이 많이 진행되지 않은 상태라면 비수술적인 방법으로도 잇몸건강의 회복이 가능하지만, 많이 진행된 상태라면 치주수술을 해야 한다. 또한 치주염환자의 경우 지속적이고도 정기적인 유지관리 치료가 필요하다.

⑤ 치주학 : 비외과적 처치, 치조골 재생술, 심미치주, 인공치아매식(임플란트), 복합치료, 예방 치주 등이 있으며, 치주조직의 건강을 유지하는 것은 치주치료의 목표인 동시에 모든 치과치료의 근간이 되는 가장 기본적인 것이다.

⑥ 치주과 : 전반적인 치주치료와 임플란트시술을 통하여 환자의 전반적 구강재건과 관리에 초점이 맞추어진 진료를 하고 있다. 이러한 치주치료를 통해 든든한 치아건강의 기초를 다질 수 있으며, 아름답고 건강한 치아와 치아주위 조직을 노년에까지 유지할 수 있다(그림 7-11).

---

5) 치주염 : 염증이 더 진행되면 독성물질들은 치아 주의의 조직까지 영향을 미치게 되어 치주낭이라는 일종의 치아 주의의 도랑을 더욱 깊게 만들게 되어 이 도랑 속에 더 많은 세균막이 생기게 한다.
① 치아 주위의 치조골을 영구적으로 파괴시키게 되어 치주염이 된다.
② 치아가 흔들리게 되고, 적절한 치료를 받지 않는다면 치아는 빠지게 된다.

6) 치은염 : 사람의 구강내에는 500종 이상의 세균들이 상주한다.
① 세균들이 타액 및 음식과 섞여 세균성 치태를 형성한다. 치태 내 세균들은 독성물질을 분비한다.
② 독성물질들은 잇몸에 염증을 유발한다. 독성물질이 잇몸을 자극하여 잇몸을 붉게 만들고, 건드리면 통증을 느끼게 하고, 붓거나 자극에 쉽게 피가 나는 것을 치은염이라고 한다.

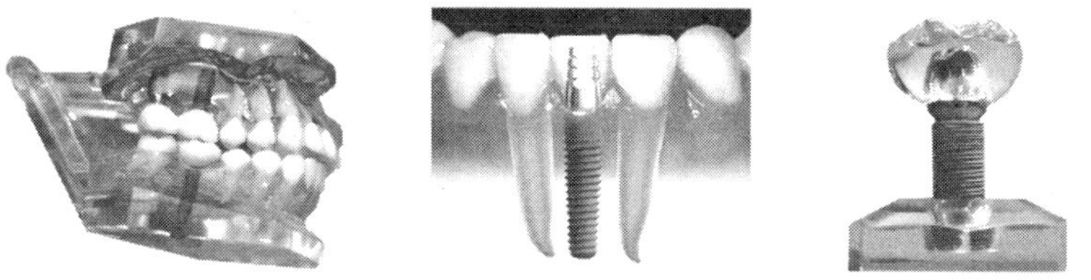

[그림 7-11] 임플란트

1. 치료항목

진료분야로는 치은염(잇몸염)이나 치주염(풍치)의 염증성 질환, 염증성 치은비대나 약물에 의한 치은비대증, 외상성교합이나 부정교합에 의한 치주질환, 치은착색, 구취, 지각 과민, 치은 퇴축 등의 치료와 인공치아(임플란트) 매식술[7], 잇몸 이상의 치료, 잇몸에서 피가 남, 치아 흔들림, 정기적인 스케일링 등이 있다. 치아주위조직과 여기에 발생하는 병변을 연구하여, 그 치료 및 예방을 목적으로 진료를 하는 곳이다.

치주과는 심미치주, 임플란트, 치조골재생술, 치주조직재생술, 치주질환치료 등이 있다.

(1) 비외과적 치료

치석제거술(스케일링), 치근활택술, 치은연하소파술, 인공치아매식술, 예방적 치주치료 등이 있다.

① 치석제거술(스케일링) : 치석은 치태(치아표면의 연성 부착물)가 석회화되어 돌처럼 단단하게 굳어서 치아표면에 붙어 있는 것이다.

② 치석 : 치태와 달리 칫솔질로는 제거가 되지 않는다. 날카로운 기구나 초음파기구로 치석을 제거하는 시술을 치석제거술(스케일링)이라고 한다.

③ 치근활택술 : 치근표면의 치석제거가 끝난 후 치근의 변질된 부분이나 세균 등을 제거하고 치근표면의 불규칙한 면을 매끄럽게 해주는 술식[8]이다(그림 7-12).

7) 임플란트 매식술 : 임플란트는 자연치의 뿌리에 해당되며 특수 금속으로 만들어진 인공 대치물이다.
① 나사 모양으로 생긴 작은 고정 장치인 임플란트를 잇몸 뼈 속에 심고, 치아대체물을 잇몸 위에 드러난 임플란트에 끼워 고정시킨다.
② 임플란트는 자연치아의 뿌리와 같은 작용을 하여 치아가 빠졌을 때, 주위의 치아를 손대지 않고 빠진 치아만을 대체할 수 있으며 거북한 틀니를 사용하지 않고 빠진 치아 부분에만 자연치아와 유사한 인공치아를 제작할 수 있도록 해준다.
③ 임플란트는 치아가 빠졌을 때 치아의 뿌리 역할을 하여 이 위에 보철물을 할 수 있도록 해준다.
④ 임플란트는 완전틀니의 유지를 위해 고정장치 역할을 하여 틀니가 안정되고 편안하게 끼울 수 있도록 해준다.
⑤ 부분틀니가 필요한 경우에 임플란트를 심어 고정 보철물을 할 수 있도록 해주며, 치아 하나만 빠졌을 때는 가까이 있는 자연치아를 깎을 필요 없이 치아가 없어진 자리에 하나의 임플란트만을 식립하고 치아를 수복해 줄 수도 있다.

8) 술식 : 외과 수술의 방식이다.

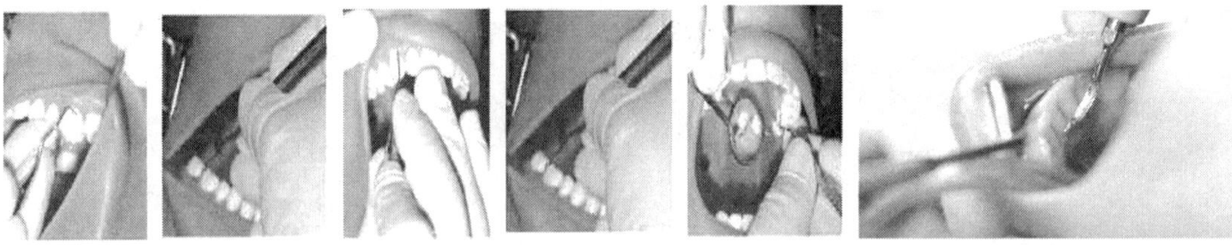

(a) 치근활택술의 치료모습 (b) 치근활택술

[그림 7-12] 비외과적 치료

③ 치은연하소파술 : 치주낭(치아와 잇몸 사이의 벌어진 틈) 속에 있는 치석과 염증조직을 제거하는 술식이다(그림 7-13).

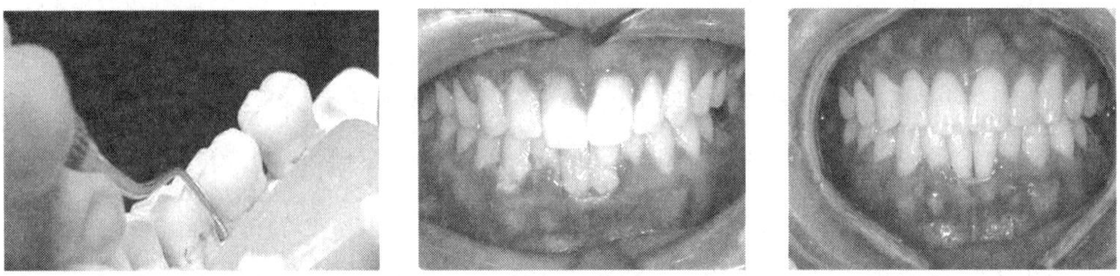

(a) 치은연하소파술 (b) 치료 전 (c) 치료 후

[그림 7-13] 치은연하소파술

(2) 외과적 치료

치은박리소파술, 치은절제술, 치근절제 및 분리술, 절제형 신부착술, 후구치 외과술이 있다.

① 치은박리소파술(치주판막수술 : Flap Operation) : 치주낭 깊은 곳까지 치석이나 염증이 존재하는 경우, 수술도로 절개하여 잇몸을 젖힌 후 하방의 치석과 염증조직을 제거한 후에 잇몸을 다시 봉합하여 주는 술식이다(그림 7-14).

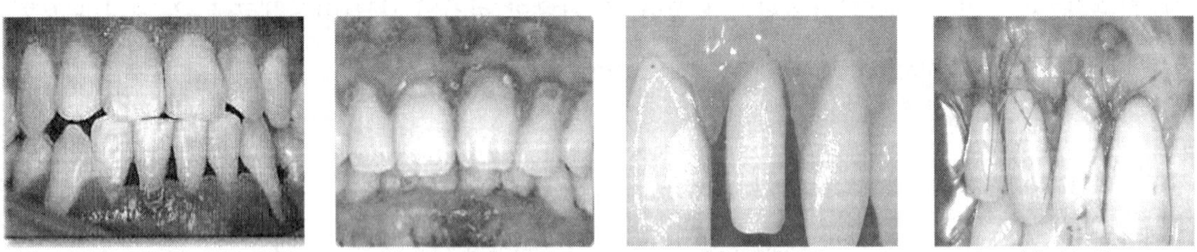

(a) 심하게 진행된 치주 질환 (b) 잇몸조직 분리 (c) 뼈다듬기 (d) 봉 합

[그림 7-14] 치은박리소파술

② 치은절제술(Gingivectomy) : 치주낭이 깊게 형성된 경우, 치은증식이 있는 경우, 기타 심미적인 이유 등을 인해 치은을 절제해 내는 술식이다(그림 7-15).

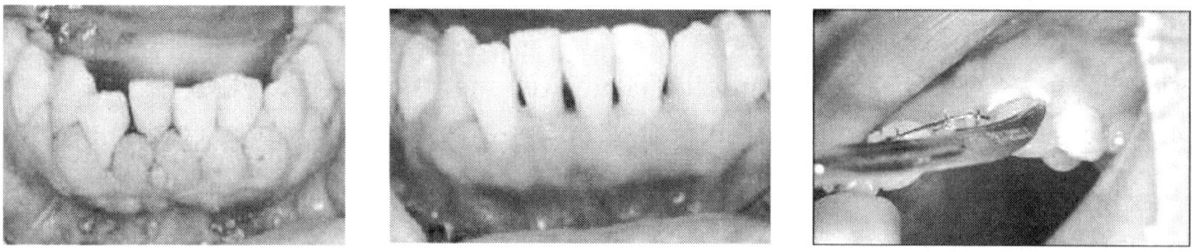

(a) 치료 전　　(b) 치료 후　　(c) 치료 과정

[그림 7-15] 치은절제술

③ 치근절제 및 분리술(Presentation of Root Seperation and Resection) : 치근이 두 개 이상인 치아에서 치근 사이의 분지부 또는 한쪽 치근에만 염증이 이환된 경우에 이환된 치근만 제거하거나 치아를 두개로 분리하는 술식이다(그림 7-16).

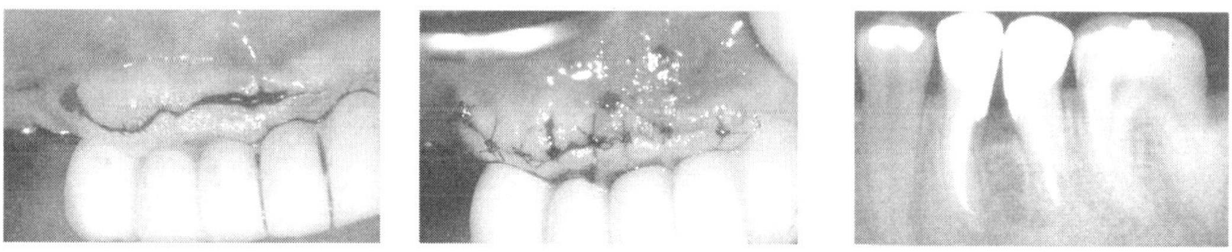

(a) 치료 전　　(b) 치료 후　　(c) 치근 분리술

[그림 7-16] 치근절제 및 분리술

④ 절제형 신부착술(Excisional New Attachment Procedure : ENAP) : 염증이 있는 잇몸조직을 수술도로 절제해 내고 새로운 잇몸 조직이 치아 표면에 부착하도록 유도하는 술식이다.

⑤ 후구치 외과술 : 가장 안쪽에 있는 치아가 치주염으로 치주낭이 심할 때 행해지는 술식으로 뒷부분의 잇몸을 외과용 수술도를 이용해 절개하고 염증조직을 긁어낸 후 봉합하는 술식이다(그림 7-17).

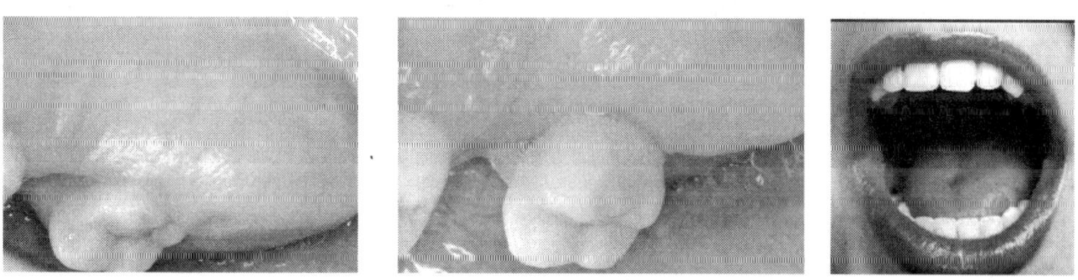

(a) 치료 전　　(b) 치료 후　　(c) 구 강

[그림 7-17] 후구치 외과술과 구강

(3) 치조골 재생술

골이식술, 치주조직재생 유도술(Guided Tissue Regeneration : GTR)이 있다.

잇몸질환으로 잇몸뼈가 소실된 경우, 인공뼈를 삽입하여 잇몸뼈의 재생을 도모하는 술식 식립한 임플란트 주변에 충분한 뼈가 없을 때, 또는 식립할 부위 잇몸뼈가 부족할 때 뼈가 형성되도록 유도하는 술식을 포함한다(그림 7-18).

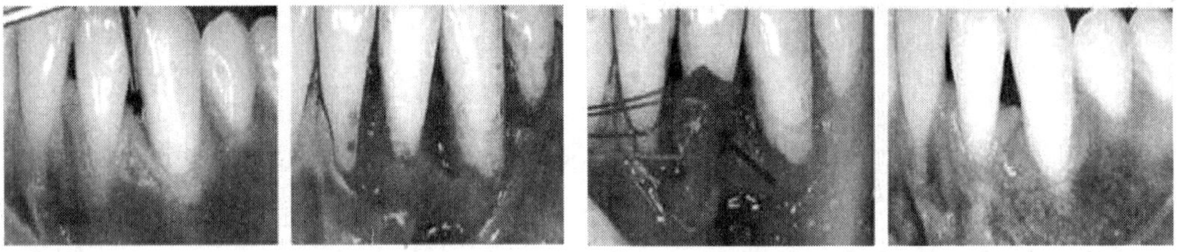

[그림 7-18] 치조골 재생술

① 골이식술 : 치주질환으로 골이 파괴되어 골결손부가 존재할 경우 골을 삽입하여 치조골[9]의 재생을 도모하는 술식이다. 사용되는 골에는 자가골, 동종골, 이종골, 골대체물 및 합성물질 등이 있다(그림 7-19).

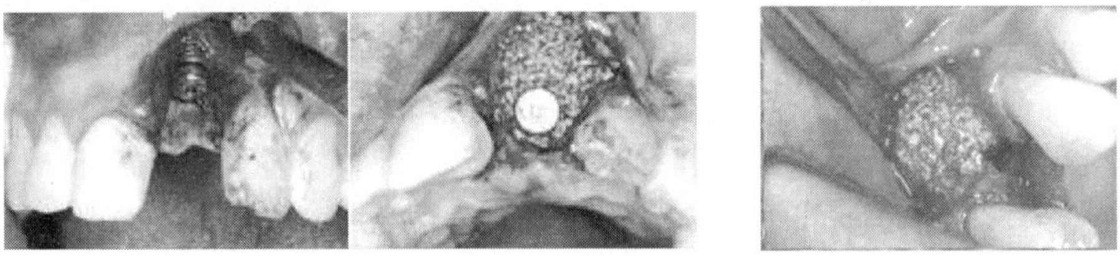

[그림 7-19] 골이식술

② 치주조직재생 유도술 : 치주치료 후 성공적인 재생의 형태는 치아뿌리에 치주인대라는 조직이 붙는 형태인데, 이를 위해 치아 뿌리의 면과 인접한 다른 조직의 구성성분을 차단막으로 분리하여 치주인대를 형성하는 세포만 재분포시켜 재생을 도모하는 술식이다(그림 7-20).

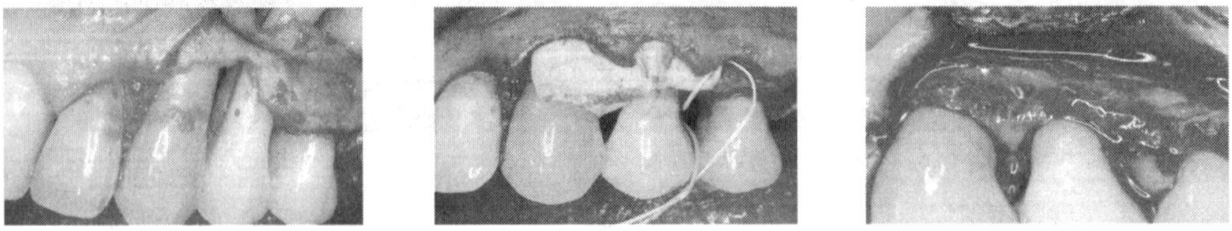

(a) 치조골 파괴부위 (b) 인공막 이식 후 (c) 치조골조직재생

[그림 7-20] 치주조직재생 유도술

9) 치조골 : 위 아래 턱부분에 이가 박혀 있는 구멍이 뚫린 뼈를 일컫는 곳이다.

(4) 심미적 치주수술

치은성형술, 임상치관길이 연장술, 치조제 증대술, 골성형술, 치근피개술, 소대절제술이 있다.

① 치은성형술 : 치은의 형태를 생리적이고 심미적인 형태가 되도록 외과적으로 재형성해주는 술식이며, 수술술식은 치은절제술과 유사하다. 최근에는 Laser 등을 이용하기도 한다(그림 7-21).

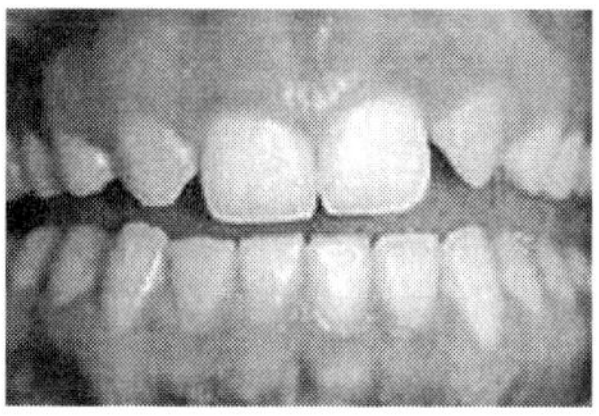
(a) 치료 전

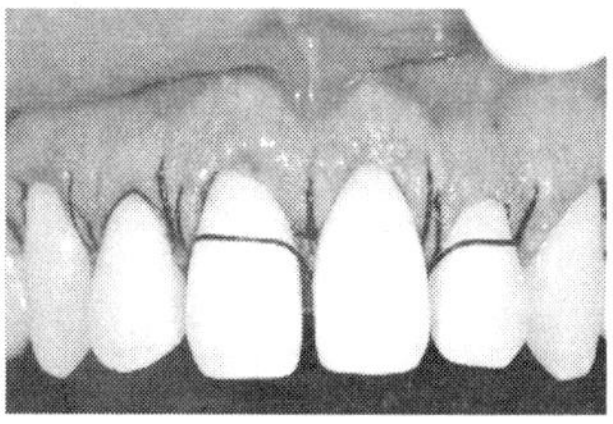
(b) 치료 중

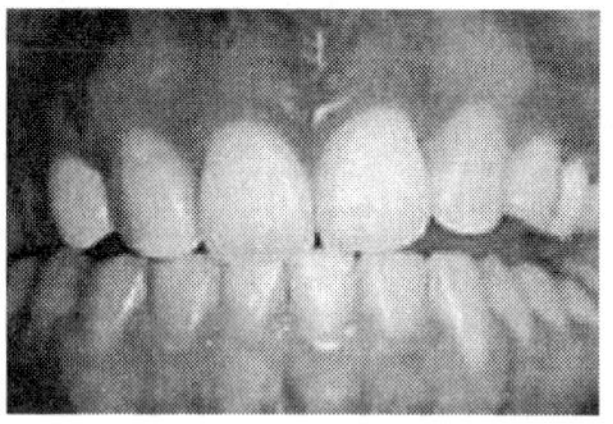
(c) 치료 후

[그림 7-21] 치은성형술

② 임상치관길이 연장술 : 우식이 치은 하방으로까지 진행된 경우에 이를 수복하기 위해서는 건전치질의 노출이 필요한데, 이를 위해 치조골 또는 치은을 절세해 내는 술식이다. 기타 웃을 때 잇몸이 많이 보이는 경우에도 적용될 수 있다(그림 7-22).

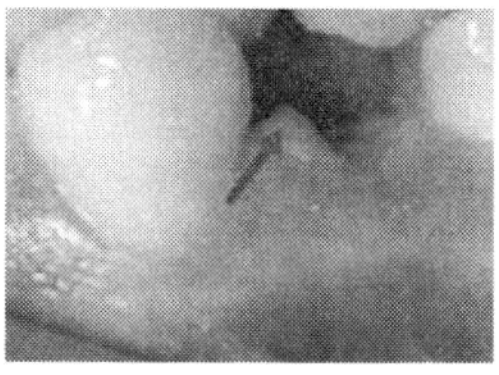
(a) 치료 전

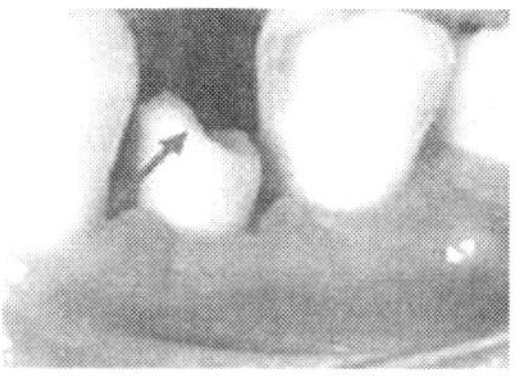
(b) 치료 후

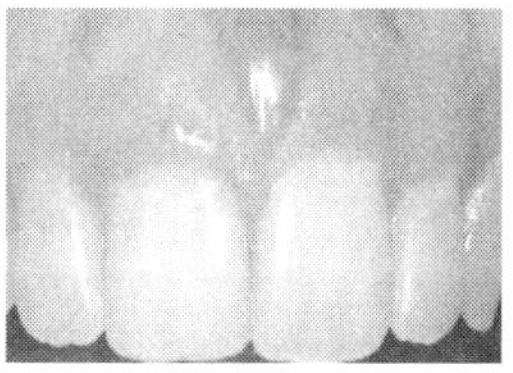
(c) 치료 전

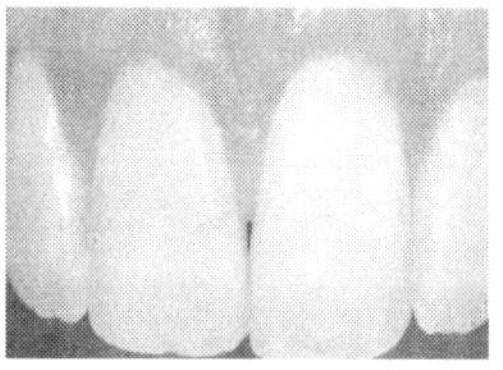
(d) 치료 후

[그림 7-22] 임상치관길이 연장술

③ 치조제 증대술 : 진행된 치주질환, 진행된 치근단골소실, 외상성치아상실, 외상 등으로 인해 과도한 치조골 소실이 있는 경우, 골이식 또는 치은형태성형 등을 통해 이를 수정해주는 술식이다(그림 7-23).

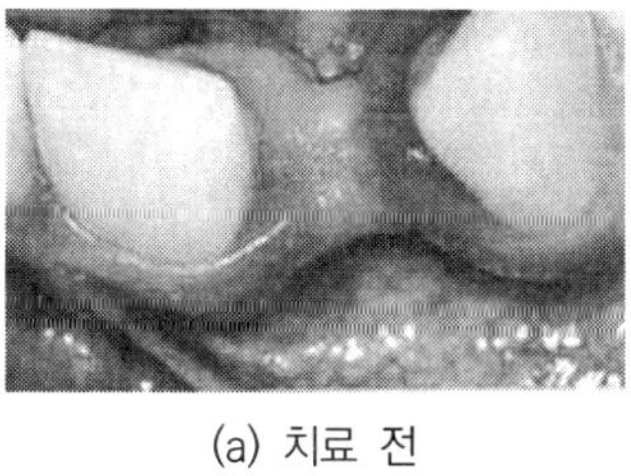
(a) 치료 전

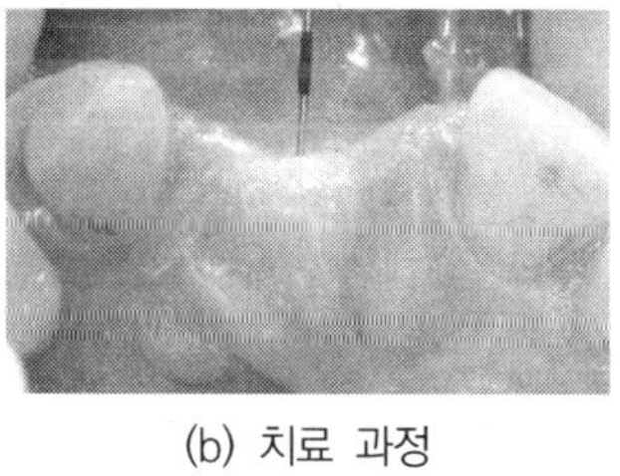
(b) 치료 과정

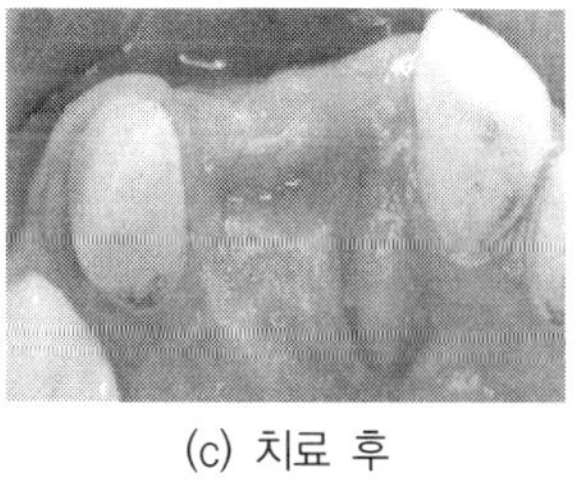
(c) 치료 후

[그림 7-23] 치조제 증대술

④ 골성형술 : 치주질환으로 인해 부적절한 형태로 변형된 치조골이나 외골증[10], 골융기 등을 생리적 형태로 변형시키거나 제거하는 술식이다(그림 7-24).

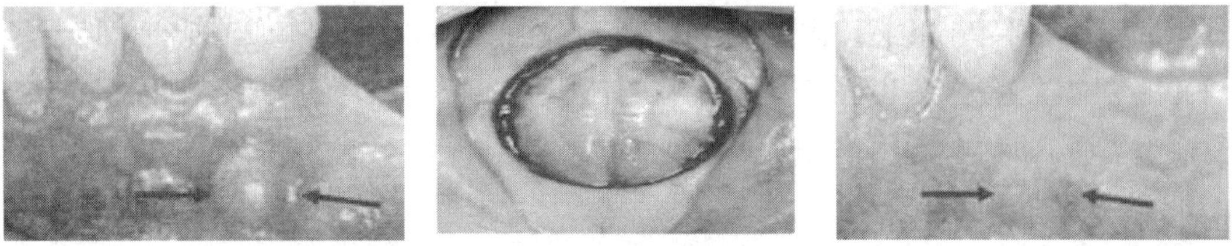

(a) 치료 전　　(b) 치료 중　　(c) 치료 후

[그림 7-24] 골성형술

⑤ 치근피개술 : 치주질환으로 인해 치근이 노출된 경우에 있어서 환자의 심미적인 면, 치근과민증, 치경부 마모증 등의 개선을 위한 술식으로 다양한 방법들이 있는데 치관변위 판막술, 측방변위 판막술, 이중치은유두 판막술, 유리치은이식술 등이 사용되고 있다(그림 7-25).

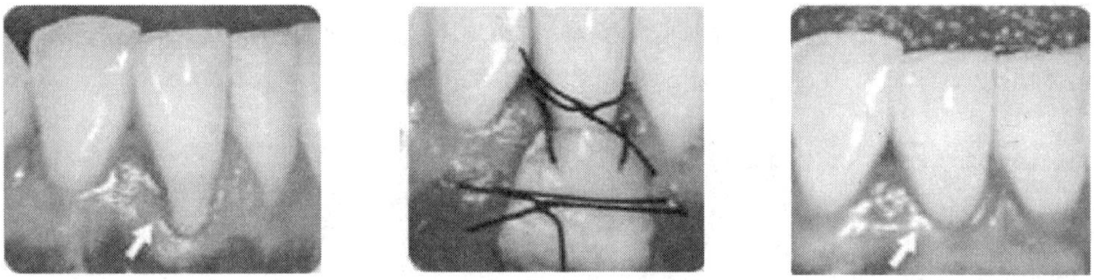

(a) 시술 전　　(b) 치은이식　　(c) 시술 후

[그림 7-25] 유리치은이식술(Free Gingival Graft)

⑥ 소대절제술 : 소대는 하부치조골과 치은을 부착해 주는 조직으로 이것이 치아쪽에 너무 가깝게 부착되면 건강한 치은을 끌어당기고, 이미 형성된 치주낭을 더 악화시키며 구강청결도 방해하는 요소로 작용한다. 따라서 부착부를 절제하여 치아에서 떨어지게 한다(그림 7-26).

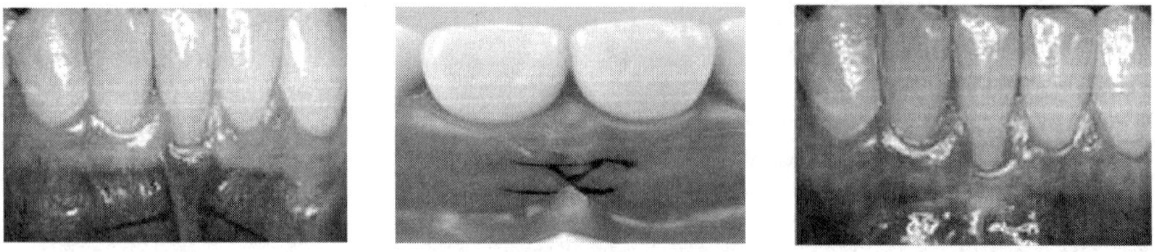

(a) 치료 전　　(b) 치료 과정　　(c) 치료 후

[그림 7-26] 소대절제술

10) 외골증 : 돌출된 뼈조직에 연골이 덮여있는 질병이다.

(5) 인공치아매식술(임플란트)

금속물을 치조골 안에 심어서 상실된 치아를 대신할 수 있도록, 인체에 거부반응이 없는 티타늄으로 이가 빠져나간 부위에 고정시켜 치아의 원래 기능을 회복하도록 하는 시술로 상악동거상술, 골유도재생술, 임플란트 주위염의 예방 및 진단·치료가 있다(그림 7-27).

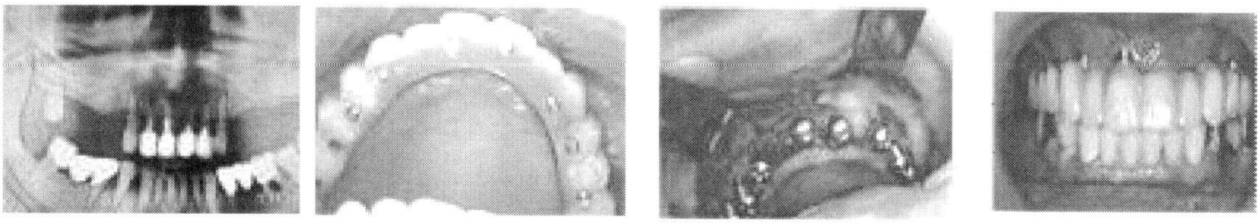

(a) 수술 전 방사선사진 (b) 보철 후 입안사진 (c) 임플란트가 매식된 모습 (d) 보철 후 입안 사진

[그림 7-27] 인공치아매식술

① 상악동거상술 : 상악동은 위턱뼈 속의 비어있는 공간이다. 상악동과 잇몸뼈 사이에 임플란트를 심을 수 있는 만큼의 뼈가 남지 않았을 때, 잇몸뼈 상방에 위치한 상악동의 하방벽을 상방으로 들어 올리고 그 공간에 뼈를 채워 넣어서 임플란트를 심을 수 있는 뼈의 양을 확보하는 술식이다(그림 7-28).

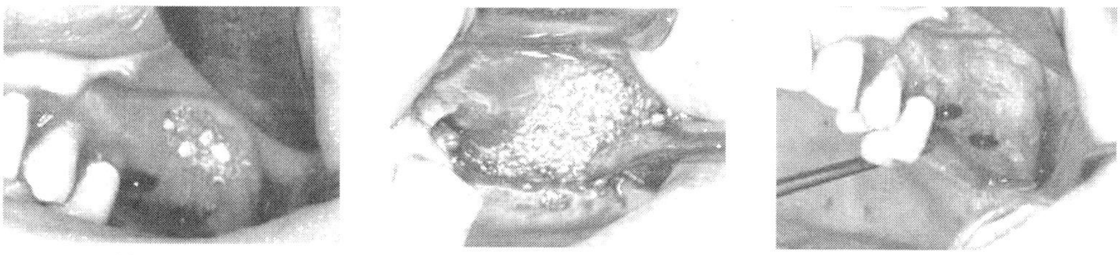

(a) 치료 전 (b) 치료 중 (c) 치료 후

[그림 7-28] 상악동거상술

② 골유도재생술 : 매식한 임플란트 주변에 충분한 뼈가 없을 때, 또는 매식할 부위 뼈가 부족할 때 차단막을 이용하여 골 형성을 도모하는 술식이다(그림 7-29).

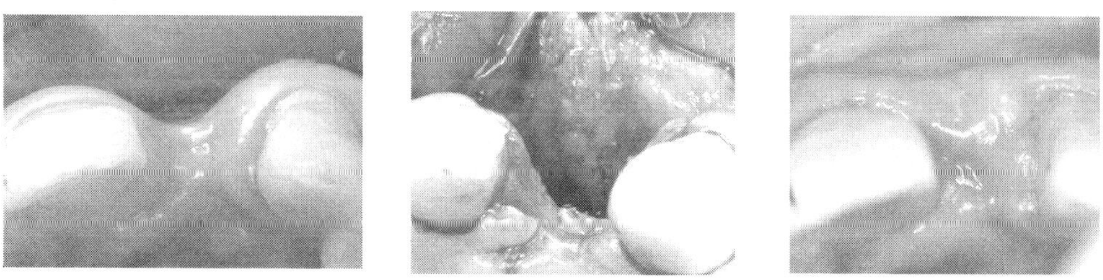

(a) 치료 전 (b) 치료 중 (c) 치료 후

[그림 7-29] 골유도재생술

③ 임플란트 주위염의 예방 및 진단·치료 : 임플란트 주위조직은 치아주위조직과 아주 유사한 형태와 구조를 지니고 있다. 그러나 질환에 이환될 경우 치아보다 취약하기 때문에 주기적인 관찰을 통하여 이를 예방하는 것이 중요하다.

④ 임플란트의 주기적인 유지관리 : 임플란트의 장기적인 사용을 위해 필수적인 것이다.

(6) 예방적 치주치료

전문가적 치태조절 및 치태조절 교육으로 치주염의 치료효과를 오랫동안 지속시키기 위해서는 치료 후의 전문적인 유지관리가 필수적이다. 치주치료 후 재 내원하는 환자는 검진, 재평가, 구강위생에 대한 재교육, 재 감염된 부분의 치료를 받은 후 다음 재 내원간격을 결정하게 된다.

(7) 심미치주(잇몸성형술)

잇몸의 형태를 자연스럽고 아름다운 형태가 되도록 외과적으로 재형성해주는 술식이다. 미용목적 및 치료목적으로 이용되며 최근에는 레이저를 이용하여 시술한다. 또 웃을 때 잇몸이 많이 보이거나 치아길이의 부조화로 인해 고민이 있을 경우 유용한 치료법이다(그림 7-30).

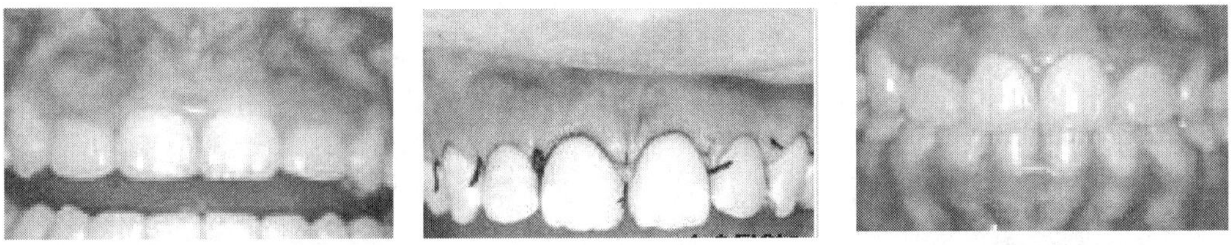

(a) 심미치주치료 전 (b) 심미치주치료 중 (c) 심미치주치료 후

[그림 7-30] 심미치주(잇몸성형술)치료 전과 후

(8) 치주질환치료

잇몸이나 잇몸뼈에 염증이 생기는 병으로 흔히 '풍치'라고도 한다. 염증의 깊이에 따라 잇몸에만 한정되는 치은염과 잇몸뼈를 녹게 하는 치주염으로 분류 스케일링과 같은 비수술적 치료법과 잇몸수술과 같은 수술적 치료법이 있다(그림 7-31).

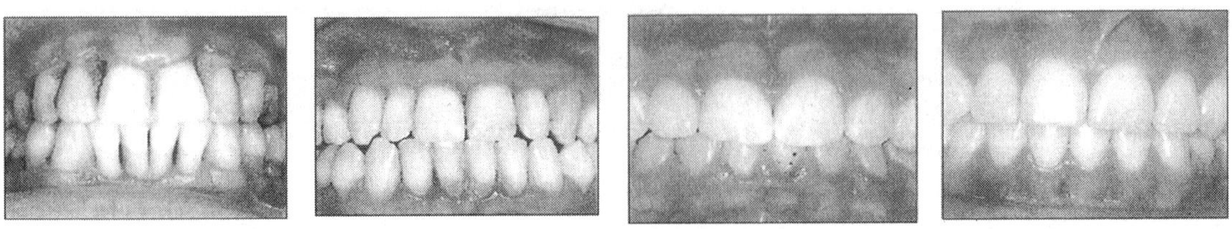

[그림 7-31] 치주질환치료

제 5 절 치과 보존과(Conservative Dentistry)

충치 및 기타 여러 가지 이유로 손상을 받은 치아를 되도록 발치하지 않고 자신의 치아를 보존하여 사용할 수 있도록 하는 진료과이다. 치아손상의 정도에 따라 간단한 수복 치료부터 신경치료, 미세현미경을 사용하는 치근단 수술 등이 있으며 이를 통해 가능한 본래 치아의 해부학적 형태와 구조, 외형을 심미적으로 복원하고 발음 및 저작과 같은 구강기능을 회복하게 한다.

치아의 경조직 손상, 치아의 심미적 부조화, 치수질환[11] 및 치근단 질환[12]에 대한 시술을 시행하여 치아와 관련된 동통을 제거하고 치아의 저작, 발음, 심미기능을 회복시켜 환자를 치료하는 분야이다(그림 7-32).

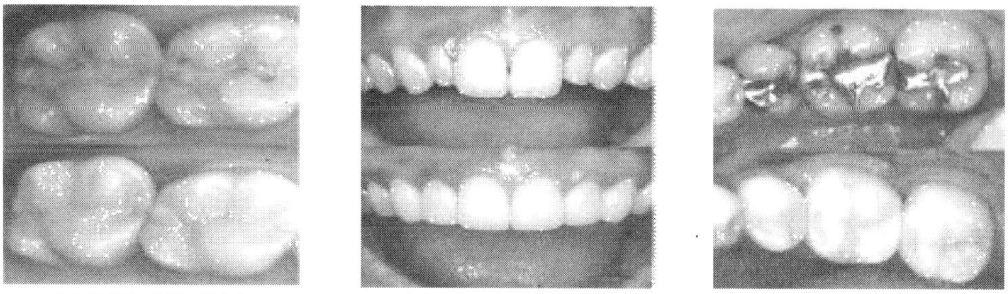

(a) 변색된 치아성형비교 (b) 토끼 치아성형비교 (c) 깨진 치아성형비교

[그림 7-32] 치아보존치료

1. 치료항목

치과보존과 진료분야 : 생활치수 보존을 위한 치수진정치료 및 치수복조[13], 아말감[14], 주조금[15], 복합레진[16], 글라스아이오노머[17]를 이용한 수복, CAD/CAM을 이용한 도재 수복[18], 치아색조수복 및 변색 치관의 표백, 인레이, 보존치료, 심미수복, 미세치근단수술, 응급 치수절단술 및 근관치료(신

11) 치수질환 : 치수에 생기는 병변이다.
12) 치근단 질환 : 치근단은 치아의 뿌리 끝이고, 치근단 질환은 심한 충치로 치아 뿌리까지 염증이 생긴 것이다.
13) 치수복조 : 우식상아질을 제거 한 후 치수를 덮고 있는 상아질층이 없고 치수가 노출 되었거나 상아질 피복량이 적을 때 약제로 치수를 보호하는 수술식이다.
14) 아말감 : 충치 치료에 사용되는 치료 재료이다
15) 주조금 (치과용 주조금속) : 치과용 금속 합금이다.
귀금속 원소로 백금, 팔라듐, 은 등이 있고 비 귀금속 원소로 동, 아연, 인듐이 있다.
16) 복합레진 : 충치 치료에 사용되는 재료로써 자연치아의 색과 조화롭다.
17) 글라스아이오노머 : 충치 치료에 사용되는 재료이다.
18) CAD/CAM을 이용한 도재 수복 : 최근, CAD/CAM(Computer Assisted Design/Computer Assisted Machining) 방법을 이용한 Cerec은 내원 당일 와동의 광학인상과, 세라믹 블록의 절삭을 시행하여, 단기간에 제작할 수 있어 내원당일 치료를 완료할 수 있는 치아 수복 방법이다.

경치료)[19], 치근단 병소조직의 외과적 적출술과 치근단 절제술, 치근분리 및 치근절단술, 자연치아 및 인공치아의 재식 및 이식, 충치치료, 찬물에 시린 이, 딱딱한 것을 씹기 곤란할 때, 앞니의 모양과 색을 개선하고자할 때, 다쳐서 치아가 부러지거나 흔들릴 때, 수술현미경을 이용한 미세근관치료 및 수술 등의 진료를 수행한다.

(1) 치아 재-이식

다른 치료가 불가능한 경우 이를 빼서 구강 외에서 치료 후 다시 심어 회복을 도모하거나, 사용하지 않는 사랑니 등을 상실된 치아 부위로 옮겨 심어 대체하도록 하는 술식이다(그림 7-33).

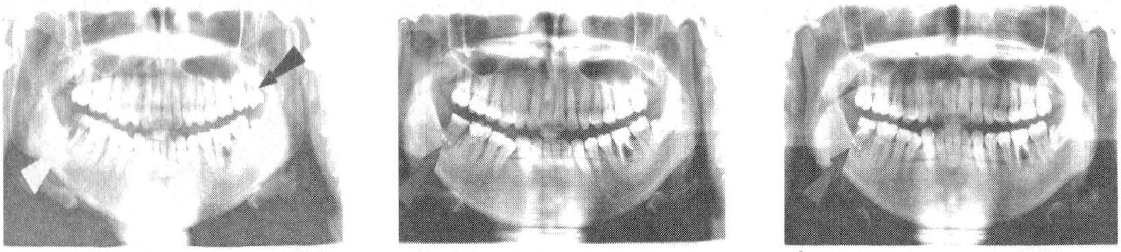

(a) 치아 재-이식 치료 전 (b) 치아 재-이식 치료 중 (c) 치아 재-이식 치료 후

[그림 7-33] 치아 재-이식 치료

(2) 치아미백

한개 혹은 전체적으로 변색된 치아를 치아 삭제 없이 약제를 이용하여 하얗게 만드는 시술이다(그림 7-34).

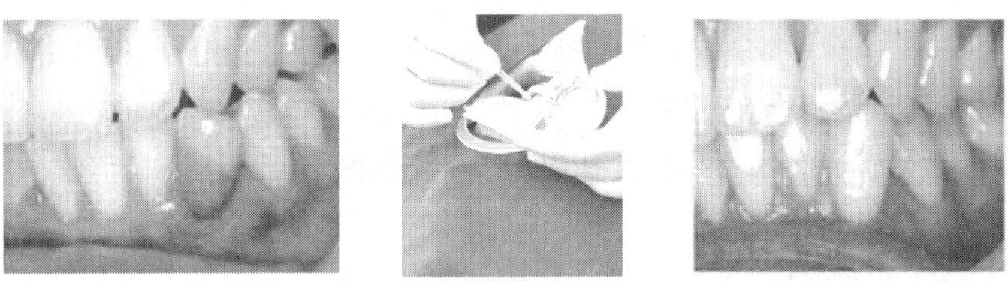

(a) 치아미백 치료 전 (b) 치아미백 치료 중 (c) 치아미백 치료 후

[그림 7-34] 치아미백 치료

19) 근관치료(신경치료) : 심한 충치나 외상으로 치아의 신경조직이나 치아뿌리 부위에 염증이 생기면 통증을 비롯한 여러 가지 불편한 증상을 느끼게 된다.
① 신경치료 : 감염된 치수강과 근관을 깨끗하게 만드는 치료이다.
② 신경치료의 가장 큰 목적 : 치아를 보존하는 것이다.

(3) 근관치료(신경치료)

신경치료가 필요한 치아의 대상은 충치가 심해져 신경까지 감염된 경우, 치아가 깨져서 신경까지 노출된 경우, 치아에 미세한 금이 가 있는 경우, 충전물이 깨진 상태로 방치된 경우, 치주질환 등으로 신경이 손상된 경우이다(그림 7-35).

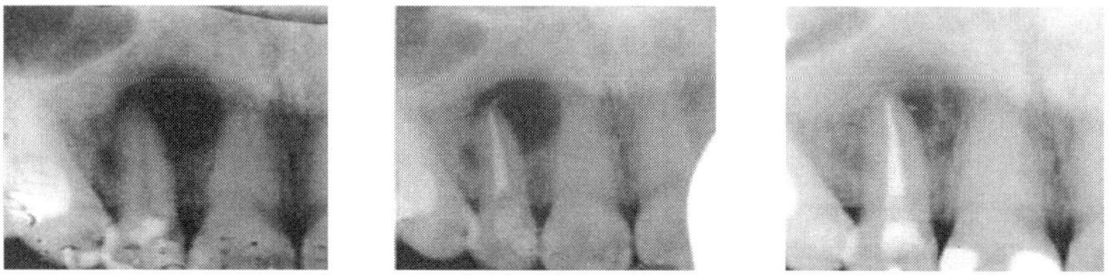

(a) 치료 전 (b) 치료 중 (C) 치료 후

[그림 7-35] 신경치료 과정

(4) 인레이

충치부위를 제거 해 낸 뒤 본을 떠서 금이나 레진, 도재의 재료로 손상된 부분을 채워 기능과 형태를 회복하는 치과치료이다.

① 금 인레이(Gold Inlay) : 변색과 부식, 독성이 없고 자연치아와 강도가 비슷하고 씹는 힘을 직접 받아도 문재가 적다. 또한 치아의 손상 범위가 넓어도 치료가 가능하고 관리를 잘 하면 다른 재료보다 긴 수명을 가질 수 있다(그림 7-36).

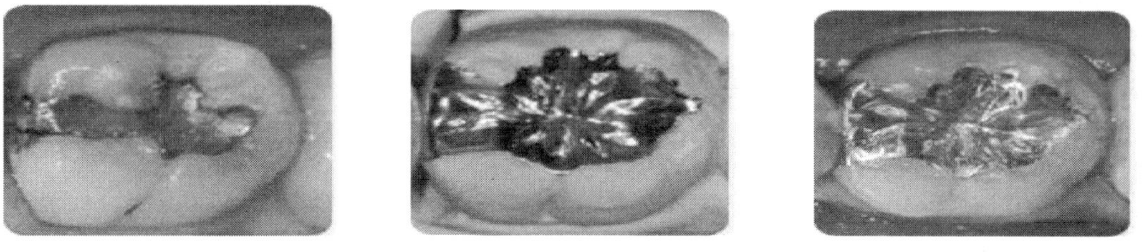

[그림 7-36] 금 인레이

② 도재 인레이(Ceramic Inlay) : 심미적으로 자연스러우며 근래에는 강도가 높아져 많이 사용되고 있다(그림 7-37).

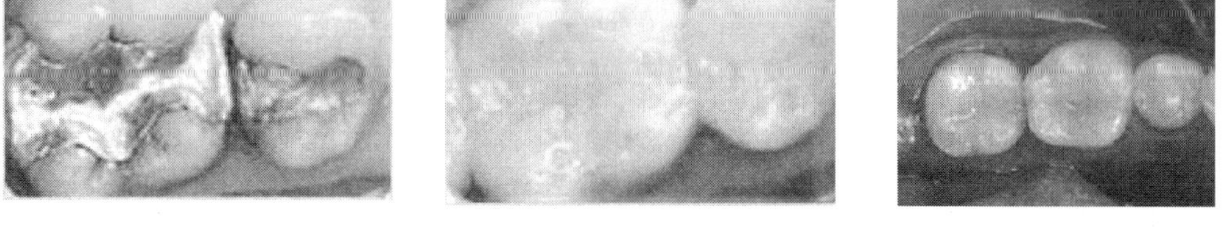

[그림 7-37] 도재 인레이

③ 레진 인레이 : 비교적 작은 충치를 제거하고 치과재료인 레진으로 치아를 수복하여 기능적으로 회복하는 치료이다. 치아와 재료의 색상이 매우 유사하여 심미적으로 우수하고 비용도 다른 보철 치료보다는 저렴하다(그림 7-38).

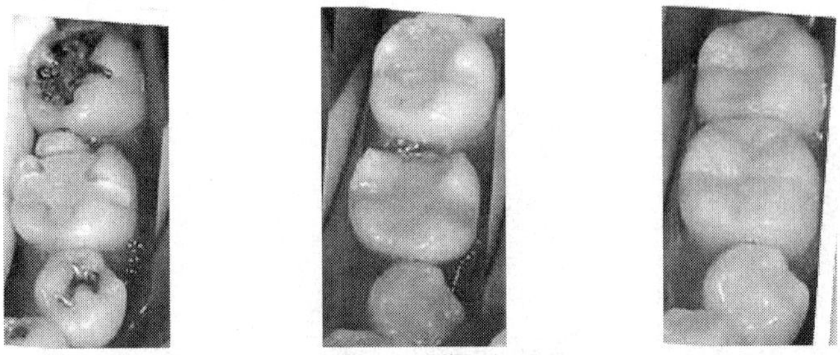

(a) 치료 전　(b) 치료 중　(c) 치료 후

[그림 7-38] 레진 인레이

제 6 절 치과 보철과(Prosthodontics)

치과 보철과는 치아우식[20], 치주염[21], 외상 등 여러 원인으로 손상되고 상실된 치아와 그 주변 조직을 인공적인 보철물로 대체하여 저작, 발음, 심미성 등 각종 구강기능을 회복하게 해주는 임상과이다.

치아를 뽑게 되는 중요한 원인은 충치[22], 풍치[23]라고 하는 잇몸 질환과 사고로 인한 충격인 외상 등이 있다. 환자들 개개인마다 치아상실의 요인이 다르고 손상정도도 다양하다. 이에 따라 환자들이 보철과에 내원하면 환자 개개인에 따른 적합한 진단과 치료계획을 세우고, 환자들의 상태에 따라 다양한 치료를 받는다.

이러한 후천적인 원인 또는 선천적인 원인에 의한 치아 결손으로 한두 개 또는 광범위하게 치아가

20) 치아우식 : 치아의 경조직이 침해 당하는 질환, 구강 내 세균의 발효 작용에 의해 탄수화물에서 만들어지는 젖산이나 유기물 용해 효소가 원인으로 여겨지고 있다.

21) 치주염 : 치주 조직에 생기는 염증. 급성과 만성, 경로(經路)와 병소(病巢)가 생긴 부분의 위치에 따라 근첨성과 변연성으로 분류하는데 기계적, 화학적 자극 및 세균 감염으로 인하여 생긴다.

22) 충치(치아우식증) : 치아의 머리 부분 표면을 덮고 있는 법랑질이 산(Acid)에 의해 손상되는 것이다.

23) 풍치(치주질환) : 병의 정도에 따라 치은염(Gingivitis)과 치주염(Periodontitis)으로 나뉜다. 치은(잇몸)과 치아 사이에는 V자 모양의 틈이 있는데, 이 홈(Sulcus)의 잇몸 선 아래 부분을 박테리아가 공격하여 치주인대와 인접조직을 손상시키는 것이 치주질환이다. 염증이 진행되어 더 많은 조직이 손상되면서 홈이 치주낭(Periodontal Pocket)으로 발전하게 되며, 치주염이 심할수록 치주낭의 깊이가 깊어지게 된다. 치주낭이 깊어지면서 치주인대에 염증이 생기게 되고 골소실이 일어나게 되는 것이 치주질환이다.

상실되면 환자의 음식 섭취가 어렵고 소화도 불량하게 되어 전신적인 영양 부족, 건강 악화를 초래하고 얼굴 모습도 흉해지며 대화에 필요한 말도 정확히 할 수 없으며 정신적인 열등감을 가져 오기도 하여 사회생활을 어렵게 만들기도 한다.

치아를 상실하고 그대로 방치하면 마치 도미노 현상처럼 주변의 치아가 그 공간으로 기울어지게 된다. 대합하고 있는 반대측 치아가 내려오거나 올라옴으로써 치아 배열의 균형이 파괴되며, 발생된 빈 공간들 사이로 음식물이 끼이게 됨으로써 부가적인 충치나 잇몸질환이 생겨나고 멀쩡했던 주변 치아와 잇몸조직, 안면부 근육과 턱관절 등에도 영향을 주어 심각한 장애를 일으킬 수 있다.

보철은 치아가 결손된 환자들에게 인공적으로 치아를 대체하여 줌으로써 앞서 언급한 각종 문제점을 해결하여 구강과 안면부의 기능회복과 심미적 개선을 가져오기 위한 치의학의 한 가지 치료 방법이며, 이것을 담당하는 분야를 보철과라고 한다(그림 7-39).

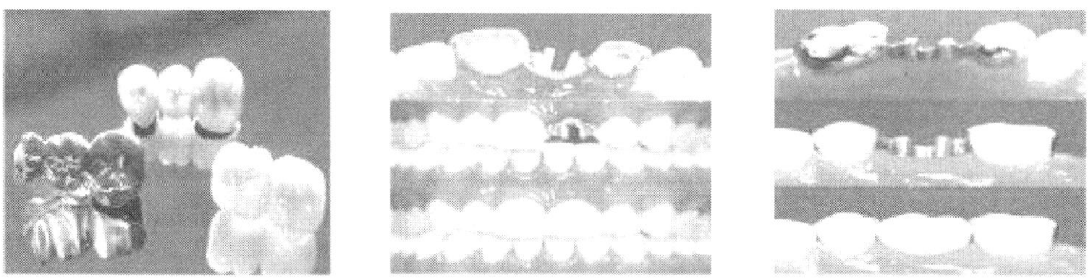

(a) 치아보철물 (b) 전치보철물 (c) 구치보철물

[그림 7-39] 치아보철물

1. 치료항목

① 치과보철과 : 일반보철치료, 심미보철치료, 악안면보철치료, 임플란트보철치료, 빠진 치아 해넣기, 각종 보철물(틀니 등), 노인치과, 크라운, 브릿지, 틀니 등이 있다.
② 치과 보철사 : 크라운, 브릿지, 틀니, 틀니 관리법, 심미 보철 등이 있다.

(1) 심미보철(Esthetic Prosthontics)

전치부의 치아사이가 벌어진 경우, 치아가 변색된 경우, 치아배열이 불규칙한 경우 등 환자가 심미적인 부분을 보철물로 개선하려고 할 때 시행하는 보철치료이다. 주로 앞니의 심미적인 면을 보강하기 위한 치료이기 때문에 자연치의 색조와 투명감이 유사한 재료를 사용하며 금속도재관(PFG · PFM Crown), 전부도재관 (All Ceramic Crown), 라미네이트, 베니어(Laminate Veneer) 등이 있다.

① 재료의 강도가 획기적으로 발전하여 앞니뿐 아니라 모든 치아를 심미보철물로 하기도 한다.
② 주로 전치부에서 치아의 변색, 형태이상, 치아사이공간 등이 있을 때 행해지며 아름답고 자연스럽게 회복해주는 보철치료 분야이다(그림 7-40).

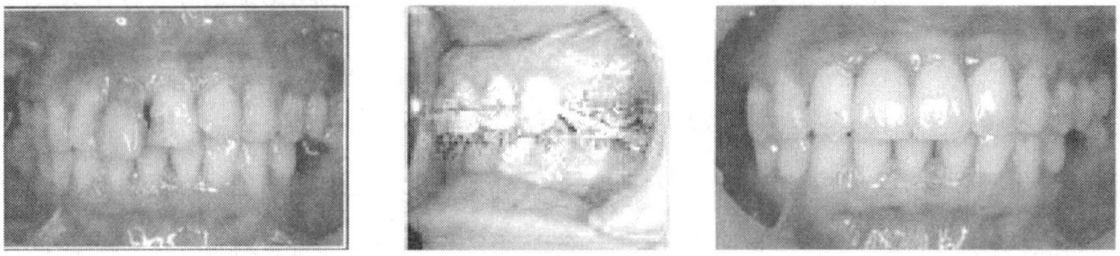

(a) 심미보철치료 전 (b) 심미보철치료 중 (c) 심미보철치료 후

[그림 7-40] 심미보철치료 전과 후

(2) 임플란트 보철치료

치아가 상실된 부위에 인공치근(임플란트)을 식립하고 그 상부에 치아형태의 보철물을 제작해주어 기능과 심미를 재건하는 보철치료의 분야이다(그림 7-41).

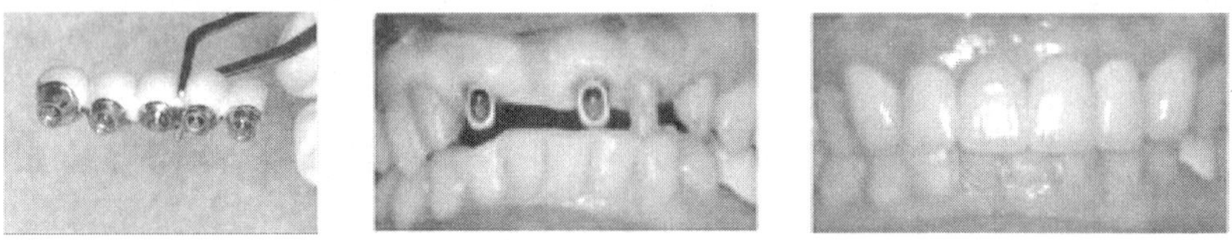

(a) 임플란트 보철 (b) 임플란트 보철치료 전 (c) 임플란트 보철치료 후

[그림 7-41] 임플란트 보철치료 전과 후

(3) 노인치과

연세가 많은 환자들에 대해 환자가 고령이라는 점을 고려하여 최소한의 치과치료로 심미와 기능과 편안함을 제공해주는 보철치료의 분야이다(그림 7-42).

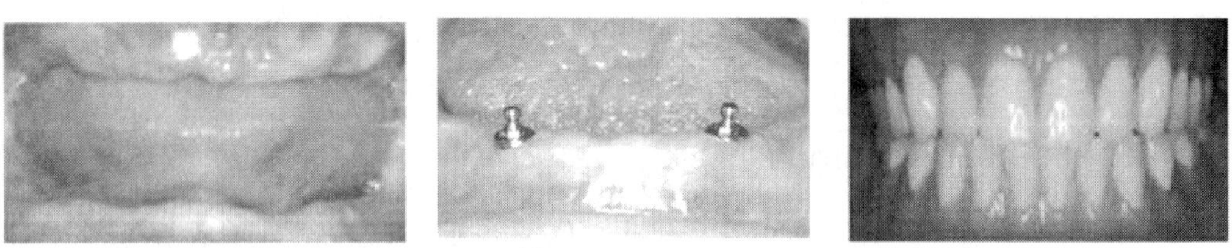

(a) 노인치과치료 전 (b) 노인치과치료 중 (c) 노인치과치료 후

[그림 7-42] 노인치과치료 전과 후

(4) 크라운(Crown)

신경치료가 완료된 치아, 충치가 여러 곳에 발생하여 간단한 수복이 어려운 치아, 치아에 금이 가서 보호를 해줘야 할 경우 등 결손된 치아조직을 금이나 세라믹과 같은 인공대체물로 보충하여 치아의

원래형태와 기능을 회복시켜주는 치료로 흔히 금관, 금니, 금으로 씌웠다고 한다(그림 7-43).

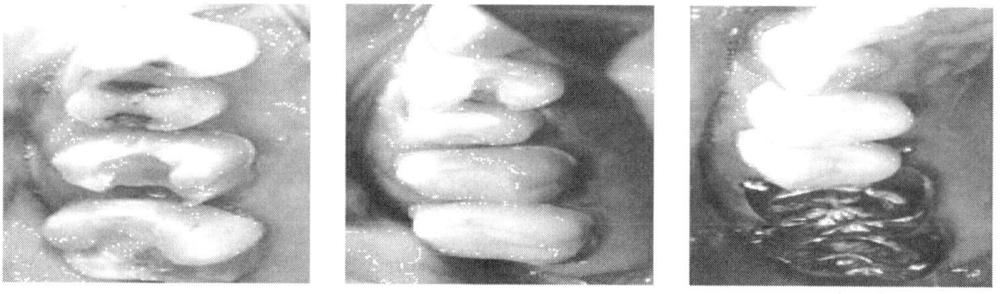

(a) 크라운시술 전 (b) 크라운시술 중 (c) 크라운시술 후

[그림 7-43] 크라운시술 전과 후

충치, 잇몸질환, 외상 등에 의하여 치아가 일부 상실되거나 전부 상실되어 치아의 고유기능인 저작, 심미, 발음 등의 기능이 손상되었을 때 인공적인 재료를 이용하여 약해진 상실된 기능을 회복시켜주고 유지시켜주는 치료이다(그림 7-44).

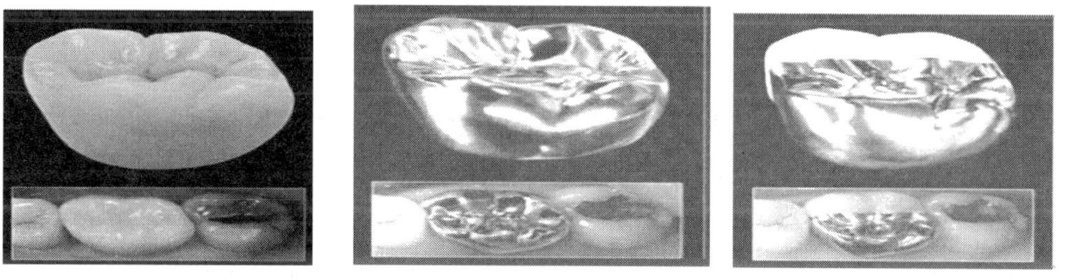

(a) 지르코니아 크라운 (b) 골드 크라운 (c) 금속도자기 크라운

[그림 7-44] 크라운

(5) 브릿지(Bridge)

한개 이상의 치아 상실시, 상실치아의 인접한 치아를 지시대로 하여 상실된 부위에 가공치를 연결해주는 보철치료이며 치과보철물의 형태가 교량, 다리(Bridge)와 비슷하여 브릿지라 표현한다.

① 임플란트에 비해 저렴하여 경제적인 장점이 있으나, 수명의 한계가 있어 보통 7~10년마다 보철물을 교체해야 하는 단점이 있다.

② 치아가 상실되었을 때, 빠진 치아의 양쪽 치아를 일부 삭제하고 양쪽에 걸어 보철물을 씌우는 치료이다. 치아상태, 심미적인 목적에 따라 금, 도재 등의 재료로 치료한다(그림 7-45).

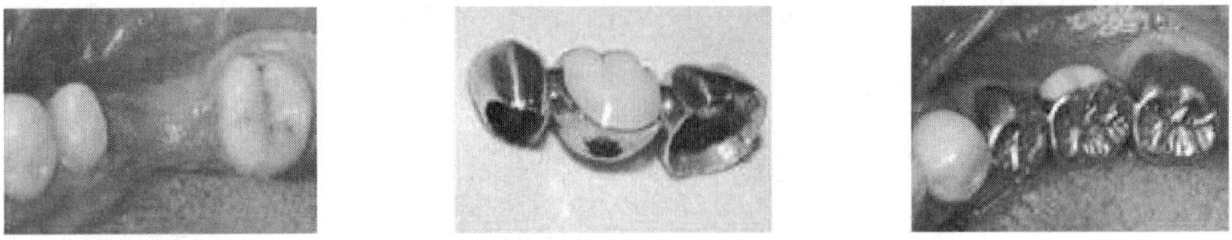

[그림 7-45] 브릿지 시술과정

(6) 틀니(Denture)

치아의 다수 혹은 전부를 상실하거나 후방에 지대치가 없는 환자에게 치아를 대신하는 인공치아 구조물이다. 부분틀니(Partial Denture)와 전체틀니(Full Denture)가 있으며, 보통 플라스틱 재질로 만들어지거나 금속부분 을 포함한 플라스틱으로 만들어지고 환자가 빼었다 끼웠다 할 수 있다.

① 부분틀니 : 고정성 보철물에 비하면 상당히 불편하지만 전체 틀니에 비하면 딱딱한 음식을 씹을 때 잇몸에 충격을 덜 주므로 전체틀니보다는 적응하기 쉽다.

㉠ 자연치아가 여러 개 상실되었을 때 잇몸이나 치아에 끼우거나 뺄 수 있는 인공치아 구조물이다.

㉡ 치아가 완전히 상실된 경우에는 전체틀니, 부분적으로 상실되어 남아 있는 치아에 걸어 치료하는 부분틀니가 있다.

② 전체틀니 : 씹는 힘이 떨어지는 단점이 있어 2~4개의 임플란트 시술 후 틀니를 임플란트에 고정시켜 치료하는 '틀니 임플란트(Over Denture)' 방법이 있다(그림 7-46).

③ 틀니 관리법은 다음과 같다.

㉠ 식사 후에는 빼내어 칫솔로 잘 닦고 깨끗이 헹궈야 한다.

㉡ 하루에 한번쯤은 의치세정제를 사용하는 것이 좋다.

㉢ 닦을 때는 대개 비누를 사용하며 의치용 칫솔로 살살 닦아야 한다.

㉣ 착용하지 않을 때는 변형을 방지하기 위해 깨끗한 물에 담궈 두는 것이 좋다.

㉤ 치과의사의 지시나 조절 없이 임의로 의치를 조절하거나 변형시키면 절대 안된다.

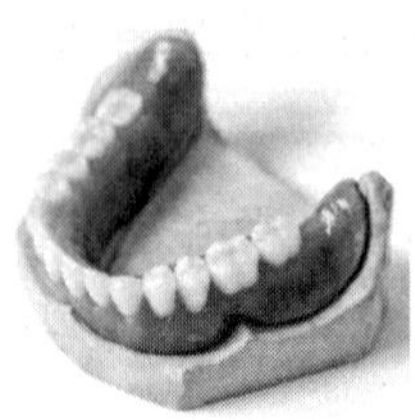

(a) 전체틀니

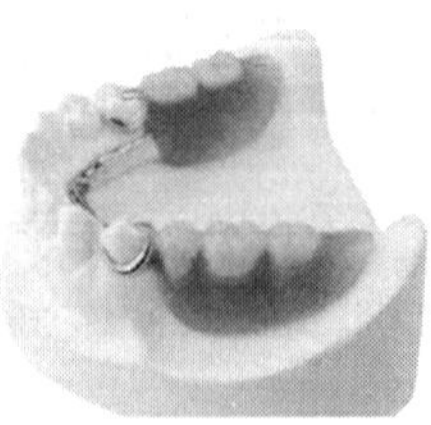

(b) 부분틀니

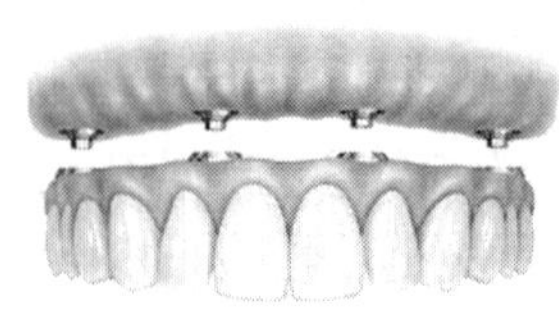

(c) 임플란트 틀니

[그림 7-46] 틀 니

제7절 치과 교정과(Orthodontics)

성장기 환자의 치열, 상·하악 안면골격[24] 이상 발육의 교정치료, 악안면 정형교정치료와 성인 환자의 치열 및 악안면골 이상에 대한 교정치료와 교정-수술 복합치료를 시행한다.

컴퓨터를 이용한 3차원 골격진단으로 구순구개열(언청이) 환자를 포함한 다양한 안면부 발육 이상이나 안면기형환자들의 교정적, 덧니, 주걱턱이나 무턱, 비뚤어진 얼굴, 신생아 및 어린이 구순구개열(언청이)의 치열이상, 선천적 및 후천적인 턱과 얼굴의 기형, 턱관절의 이상과 관련된 교정치료, 정형적 치료에 대한 종합적인 관리를 시행한다.

치아, 치주조직[25], 악골 및 안면의 구조와 기능, 성장, 발육 등을 연구하여 이들의 이상에 의해 발생하는 부정교합[26]과 턱의 비정상적인 관계의 개선 및 예방을 연구한다.

치아교정학은 얼굴의 형태를 따라 치아의 배열을 가지런히 해주어 위·아랫니가 잘 맞물리게 하여 입의 모양을 바로 잡아주고 동시에 음식물을 잘 씹을 수 있도록 하여 주는 것을 목적으로 하는 의학이다.

1. 치료항목

① 치과교정, 턱교정, 치주교정, 보철교정, 구순구개열 교정, 설측교정 등이 있다.

② 치과검사기사 : 부정교합, 치아교정 등이 있다.

(1) 부정교합

교합은 입을 다물었을 때 위 아래 턱의 치아가 서로 맞물리는 상태이다.

부정교합은 어떤 원인에 의해 치아의 배열이 가지런하지 않거나 위 아래 맞물림의 상태가 정상의 위치를 벗어나서 심미적, 기능적으로 문제가 되는 교합관계이다(그림 7-47).

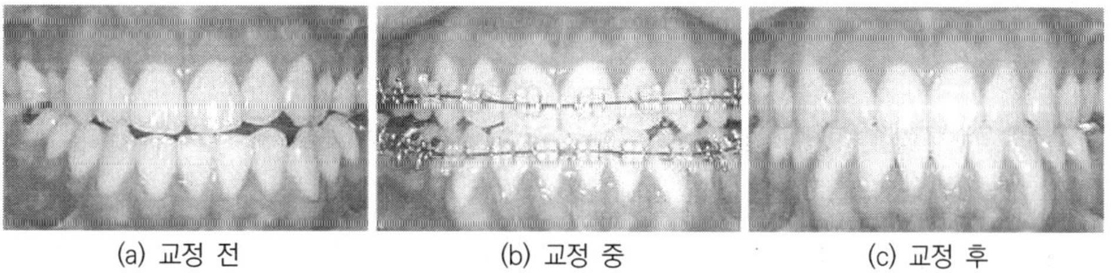

(a) 교정 전 (b) 교정 중 (c) 교정 후

[그림 7-47] 부정교합 이미지

24) 상 · 하악 안면골격 : 얼굴의 광대뼈 와 아랫부분의 뼈이다.
25) 치주조직 : 백악질 · 치근막 · 잇몸 · 치조골 으로 생리학적으로는 치아를 악골에 고정시키는 작용을 한다.
26) 부정교합 : 아래위 턱의 치아가 가지런하지 못하거나 정상적으로 맞물리지 않는 상태이다.

(2) 치아교정

교정치료는 단순히 비뚤어진 치아를 가지런히 하는 것을 포함하여, 성장과정에서 발생할 수 있는 여러 가지 골격적 부조화를 바로잡아 정상적인 기능을 발휘할 수 있도록 하여 건강한 구강 조직 및 아름다운 얼굴 모습을 만들어주는 것이다(그림 7-48).

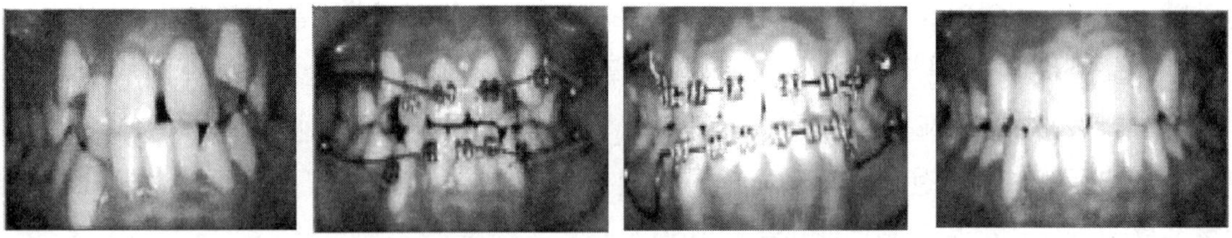

(a) 초 진 (b) 치료시작 (c) 5개월 후 (d) 12개월 후 종료

[그림 7-48] 치아교정 과정

(3) 턱교정(악정형교정)

윗턱과 아랫턱의 성장과 발육의 부조화로 인한 주걱턱, 윗턱의 돌출, 왜소한 턱, 긴 얼굴, 짧은 얼굴, 비대칭 얼굴 등으로 진단되거나 진행될 것이 예측되는 성장기 어린이에게 턱의 성장방향과 성장량을 악정형 장치에 의해서 조절하는 교정치료이다(그림 7-49).

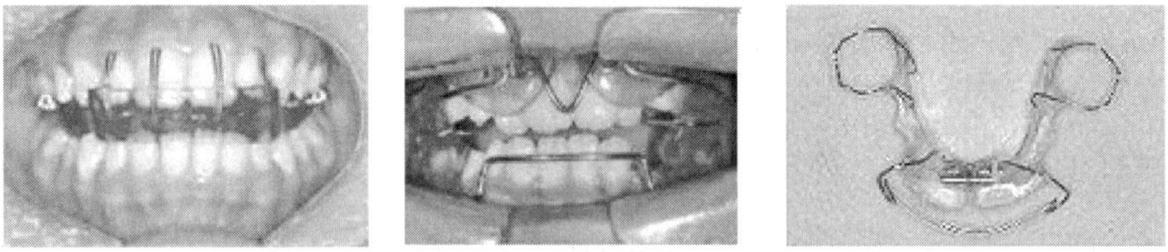

[그림 7-49] 턱교정(악정형교정)장치와 치료

(4) 치주교정

몸이 좋지 않아 잇몸에 염증이 있거나 잇몸의 퇴축이 진행되었거나 이 사이에 검은색 삼각형으로 틈이 생겼을 때 이를 치료하기 위해 제일 먼저 치주과에서 SRP 등의 염증제거시술을 통해 잇몸을 건강하게 만들고 필요시 잇몸의 퇴축부위에 이식 등을 진행할 수 있다.

① 교정치료를 통해 치아의 배열을 완료할 수 있다. 필요한 경우 치아 사이를 조금 다듬어 준 후 교정치료를 통해 검은색 삼각형의 틈 공간을 줄여줄 수도 있다.
② 잇몸이 좋지 못한 성인들도 교정을 통해 심미적인 치열형태를 만들어주는 것이 가능하다.
③ 위생관리에 적합한 치아배열을 형성해 장기적인 치주관리에 도움을 줄 수 있다(그림 7-50).

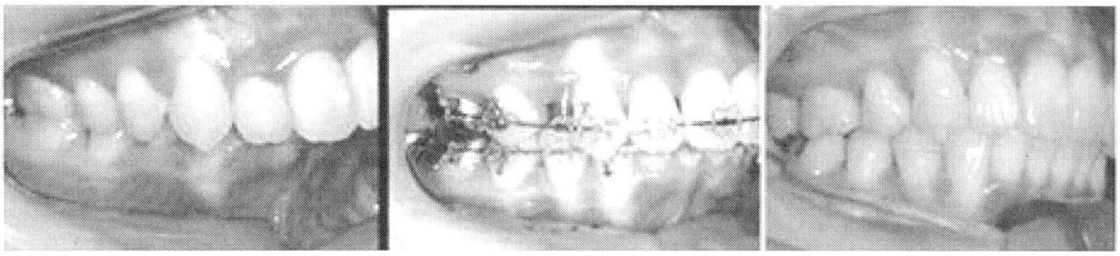

(a) 치주교정치료 전 (b)치주교정치료 중 (c) 치주교정치료 후

[그림 7-50] 치주교정치료 전과 후

(5) 수술교정

치열교정만으로 해결하기 어려운 비대칭이나 주걱턱, 무턱 등을 해결하기 위해 악교정수술과 동반되어 행해지는 교정이다. 악교정수술은 흔히 양악수술이라 하며 수술 후의 올바른 교합과 수술 안정성을 위해 교정이 필수적으로 동반되어야 한다(그림 7-51).

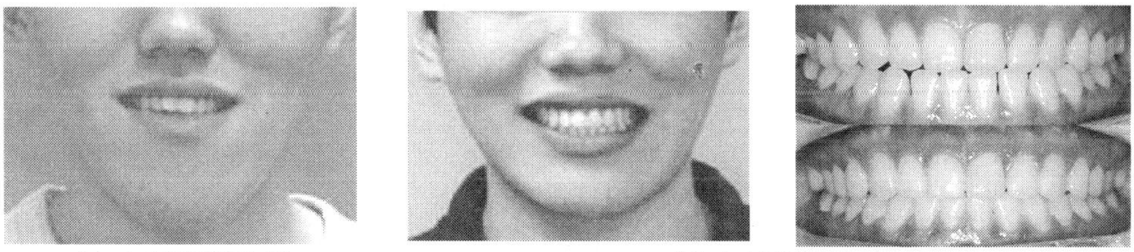

(a) 수술교정치료 전 (b) 수술교정치료 후

[그림 7-51] 수술교정치료 전과 후

(6) 치과교정

치료를 원하는 경우 치료 계획을 세우고 필요한 분석을 위한 검사를 실시하는데 교정진단을 위한 분석은 임상적인 검사와 함께 X-선 검사, 안모[27] 및 구내사진 촬영, 모형 채득 등을 실시하며 환자의 상태에 따라 추가 검사가 필요할 수 있다.

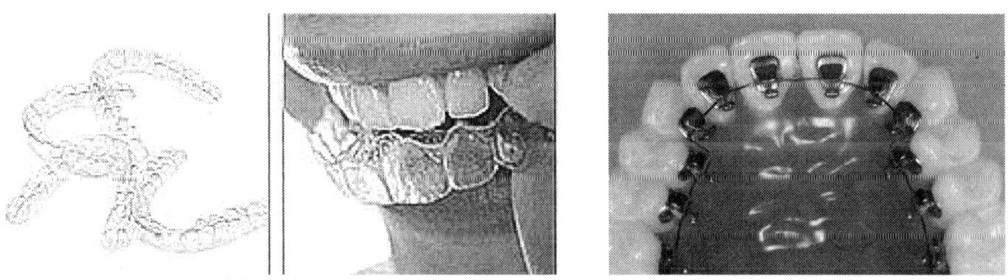

(a) 투명교정 (b) 설측교정

[그림 7-52] 교정장치

27) 안모 : 얼굴의 생김새이다.

① 치과교정 : 투명교정과 설측교정[28]이 있다(그림 7-52).

(7) 골격성 부정교합

치성 부정교합과는 달리 치아크기와 골격 간에 조화가 맞지 않거나 골격에 이상이 있어서 생기는 부정교합이다. 치열 교정만으로는 바람직한 결과를 얻을 수 없고 턱교정수술을 동반하여 치료를 받아야 한다. 흔히 주걱턱이나 무턱, 얼굴의 비대칭 등이 이 분류에 속한다(그림 7-53).

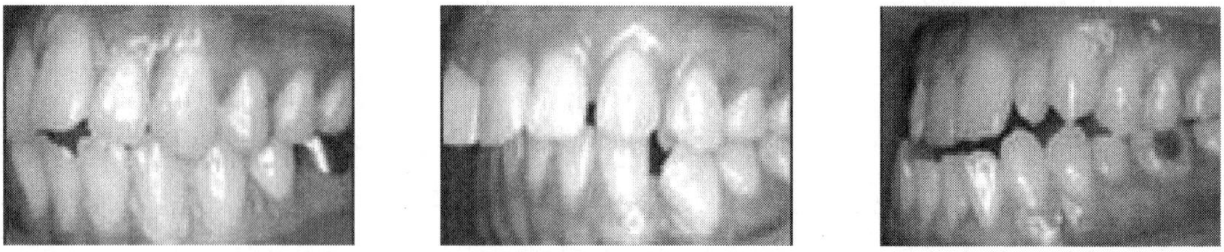

(a) 1급 부정교합 (b) 2급 부정교합 (c) 3급 부정교합

[그림 7-53] 골격성 부정교합

(8) 하악전돌증, 하악후퇴증

상악과 하악을 위턱 그리고 아래턱으로 정의할 수 있다.

① 상악 : 윗니들을 포함하는 턱뼈라고 하며, 반면에 하악은 아랫니들을 포함한 턱뼈라고 한다.
② 상악과 하악의 관계 : 전후방적인 측면에서 여러 가지로 분류할 수가 있는데, '하악전돌증'과 '하악후퇴증'이 대표적인 예다.
③ 하악후퇴증 : 상악에 비해서 하악이 뒤로 들어간 상태로 보통 '무턱'이라 한다.
④ 하악전돌증과 마찬가지로 실제로 하악이 뒤로 후퇴되어 있을 수도 있고, 상악이 상대적으로 앞쪽에 위치함으로써 그렇게 보이는 경우일 수도 있다(그림 7-54).

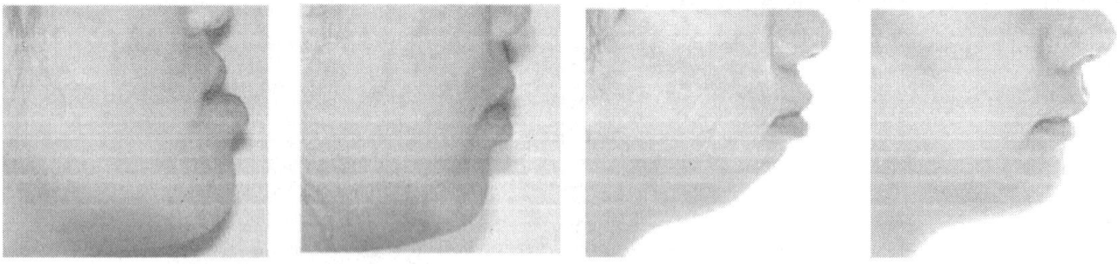

(a) 하악전돌증 교정 전 (b) 하악전돌증 교정 후 (c) 하악후퇴증 교정 전 (d) 하악후퇴증 교정 후

[그림 7-54] 하악전돌증과 후퇴증

28) 설측교정 : 돌출되거나 틀어진 앞니를 보이지 않으면서 빠르게 교정하는 최신의 교정방법이다

(9) 골격성 개방교합

개방교합은 위턱과 아래턱의 치열이 접촉이 안 되는 상·하악 치아의 교합이 열린 상태이며, 치아와 치조골에만 문제가 있는 경우(비골격성 개방교합)와 상·하악 골격에 문제가 있는 경우(골격성 개방교합)가 있다.

① 골격성 개방교합 : 얼굴이 길고(특히 lower 1/3) 얼굴폭이 좁아 얼굴이 길어 보이는 장안모를 동반하는 경우가 많다.

② 장안모의 경우 위, 아래 입술이 자연스럽게 다물어지지 않으며 억지로 다물 때에는 턱에 울퉁불퉁한 연조직 긴장이 생기고, 턱은 약간 무턱의 양상을 나타내게 된다(그림 7-55).

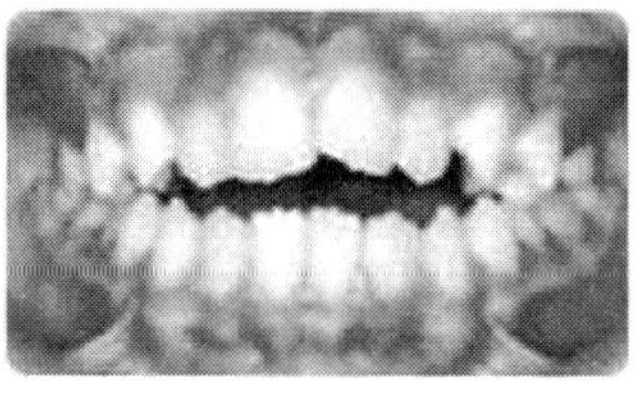
(a) 골격성 개방교합 교정 전

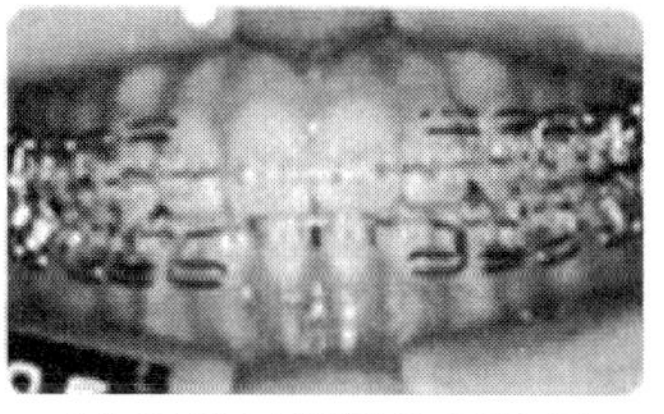
(b) 골격성 개방교합 교정 중

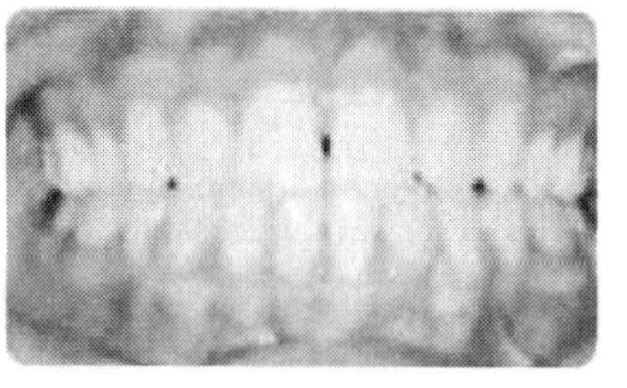
(c) 골격성 개방교합 교정 후

[그림 7-55] 골격성 개방교합 치료

(10) 안면비대칭

완벽하게 안면이 대칭을 이루는 경우는 매우 드물다. 악안면 영역에서 발생할 수 있는 여러 기형 중 안면비대칭은 그 변화가 서서히 나타나므로 환자가 자신이나 가족들에 의해 잘 인식되지 않는 경우가 많다.

① 일단 환자가 인식하게 되면 그로 인해 심리적, 정신적, 사회적인 문제가 있게 되기도 한다.

② 안면비대칭은 교정치료로만 고칠 수는 없으며 턱교정수술을 통해 고치게 된다.

③ 하악 전돌증이 있는 대부분의 환자는 안면비대칭이 있어 교정치료와 수술시 얼굴의 중심선, 상악치열의 중심선, 하악치열의 중심선, 턱 끝의 중심선이 일치하는가를 관찰하여 치료계획을 세워야 한다(그림 7-56).

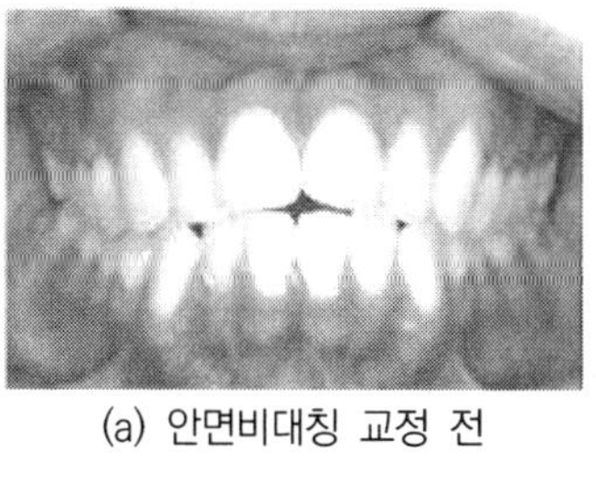
(a) 안면비대칭 교정 전

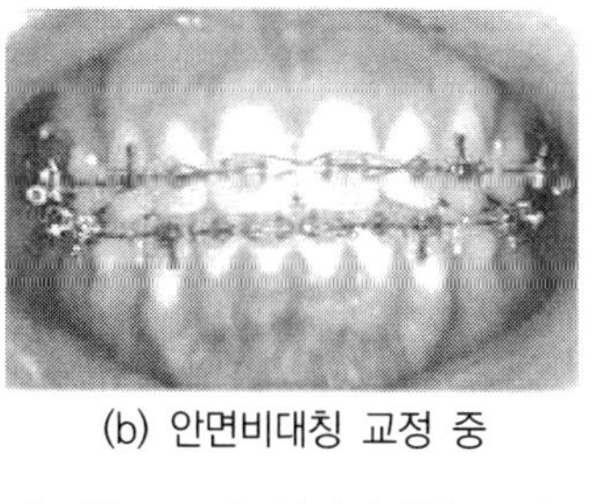
(b) 안면비대칭 교정 중

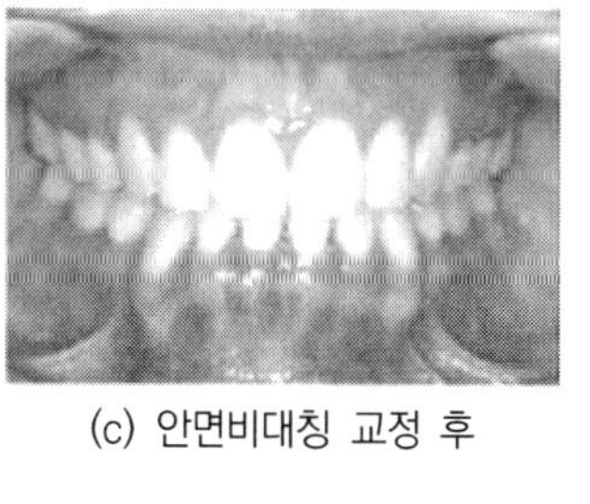
(c) 안면비대칭 교정 후

[그림 7-56] 안면비대칭 교정

(11) 구순구개열(언청이)

입술과 입천장이 벌어진 상태로 태어나는 구순구개열(언청이)은 선천성기형으로 치열 및 얼굴 모습뿐만 아니라 발음, 음식 씹기 등에 심각한 장애를 초래한다.

① 기형성 파열의 원인 : 완전히 밝혀지지 않았고 영양결핍, 유전, 약물남용, 내분비이상, 산소결핍 등이 원인이다.

② 기형의 치료 : 매우 복잡하고 장기간에 걸쳐 이뤄지므로 전문의와 상의하는 것이 좋다(그림 7-57).

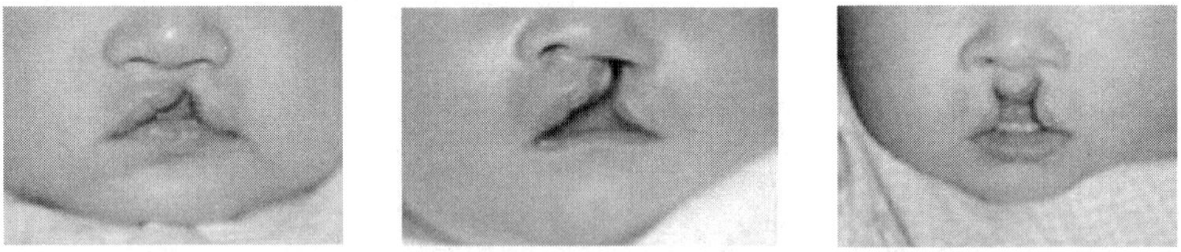

(a) 편측성 불완전 구순구개열 (b) 편측성 완전 구순구개열 (c) 양측성 불완전 구순구개열

[그림 7-57] 구순구개열

(12) 보철교정

이가 없거나 반대측 대합치[29]의 정출 등으로 이를 해넣기가 곤란할 경우 교정치료를 통해 적당한 공간을 형성해주고 대합치와의 관계를 정상화시킨 후에 보철을 할 수 있다.

최대한의 심미적인 보철치료를 위해 교정과의사와 보철과의사의 협진이 필요하며 보철치료 후 유지를 위해 유지장치를 잘 착용해 주어야 한다(그림 7-58).

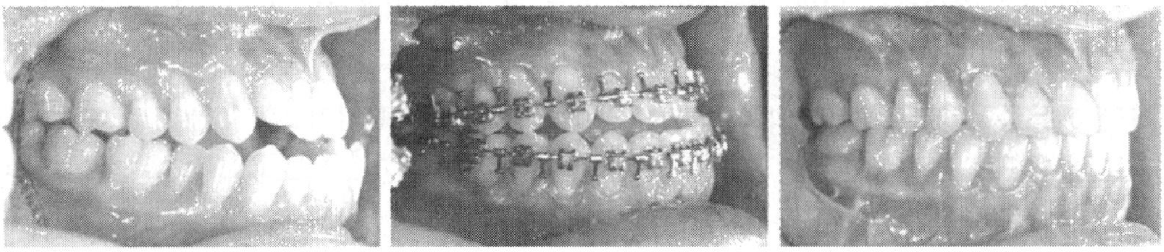

(a) 보철교정 전 (b) 보철교정 중 (c) 보철교정 후

[그림 7-58] 보철교정 전과 후

29) 대합치 : 위 · 아래로 맞닿는 치아

제 8 절 소아치과(Children's Dentistry)

소아(청소년)치과는 출생직후부터 유아, 소아 및 청소년기(0~17세)의 신체적, 정신적, 정서적으로 구강의 성장발육의 문제점을 조기에 발견하여 예방 및 치료하는 치과의 전문부서이다.

유아나 나이가 매우 어린 소아의 경우에는 어른과 다르게 치과에 대한 공포를 쉽게 극복을 하지 못할 수 있다. 개인 치과의원에서 치료하기 어려울 정도로 심한 치아우식증(우유병우식증, 다발성 치아우식증)이 있거나, 치과에 대한 공포가 심한 경우 개인의원에서 본과로 의뢰될 수 있다.

소아 및 청소년은 나이에 따른 치아의 발육단계가 다르기 때문에 치과적 관리가 필요하다.

소아치과는 출생부터 청소년에 이르는 연령층을 대상으로 하며 치과질환 전반의 예방치료, 치아우식증(충치)치료, 구강 및 치아 발육장애 등과 같은 전문진료를 하는 임상치의학의 한 분야이다.

성인의 치과질환은 소아, 청소년 시기의 구강상태와 밀접한 관련이 있으므로 이 시기의 집중적인 관리는 일생을 통해 좋은 구강건강을 유지하는데 있어 매우 중요한 역할을 한다.

1. 치료항목

어린이 치아수복, 어린이 치아외상, 치아맹출장애, 어린이 교정치료, 구강과 치아의 발육성 장애, 치아우식증, 치수염, 치주염, 부정교합, 맹출장애, 과잉치, 소대 유착, 각종 치아발육장애, 각종 전신질환과 구강질환, 어린이와 청소년의 충치치료, 진정법과 전신마취치료, 어린이와 청소년의 성장기 교정, 어린이와 청소년의 치아외상치료, 장애인 치과클리닉 등이 있다.

소아 청소년기에 육체는 물론 정신적으로도 많은 성장이 이루어지고 신체, 정신적 변화가 빠르게 일어나므로 좀 더 역동적인 치료의 필요성이 대두된다. 또한 이 시기에는 정신적인 성숙이 완전히 이루어지지 않아 치료 시 환자의 협조를 구하기 어려운 시기이므로 성공적인 치료를 위해서는 적절한 행동조절이 필요하다(그림 7-59).

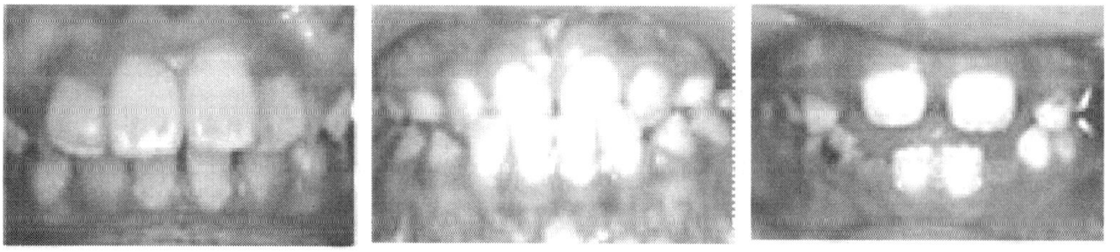

(a) 뻐드렁니　　(b) 반대교합　　(c) 전치부개교

[그림 7-59] 비대칭치아

(1) 어린이와 청소년의 충치치료

어린이와 청소년들의 충치를 예방하고 치료, 칫솔질 교육, 정기적인 불소도포, 치아 홈메우기 등의 예방치료와 치수치료 및 충치를 제거하고 수복하는 치료이다(그림 7-60).

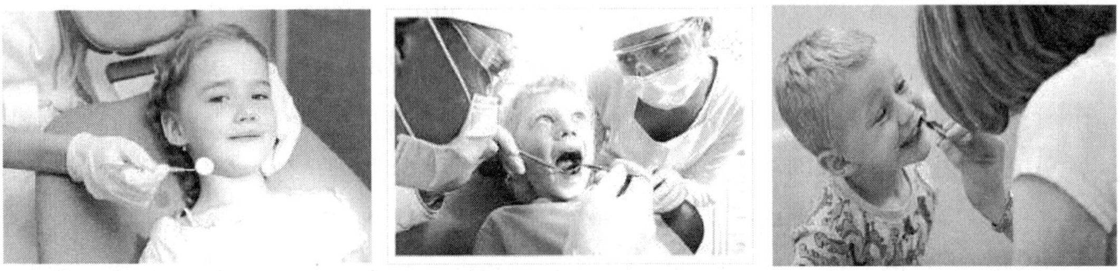

[그림 7-60] 어린이와 청소년의 충치치료

(2) 어린이와 청소년의 성장기교정

어린이와 청소년에게 턱의 부조화나 고르지 않은 치열이 생기지 않도록 미리 예방하는 치료이다. 또한 이미 발생한 경우에는 성장과 발육을 이용하여 턱을 조화롭게 발달시키고 가철식 장치나 고정식장치를 이용하여 고른 치아배열을 만들어준다(그림 7-61).

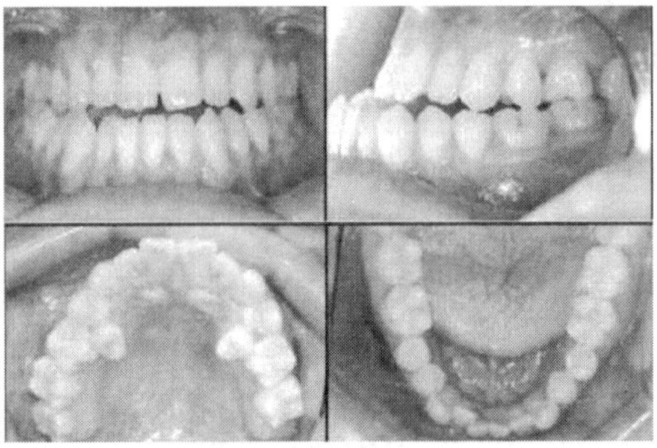

(a) 어린이와 청소년의 성장기 교정 전

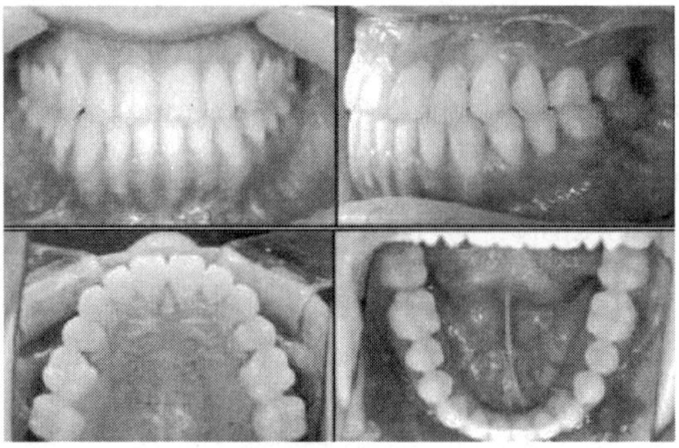

(b) 어린이와 청소년의 성장기 교정 후

[그림 7-61] 어린이와 청소년의 성장기교정 전과 후

(3) 어린이와 청소년의 치아외상치료

어린이와 청소년의 치아가 다치거나 빠진 경우 치아의 수복, 재건 혹은 유지 등을 도와 치아손실을 최소화할 수 있도록 돕는 치료이다(그림 7-62).

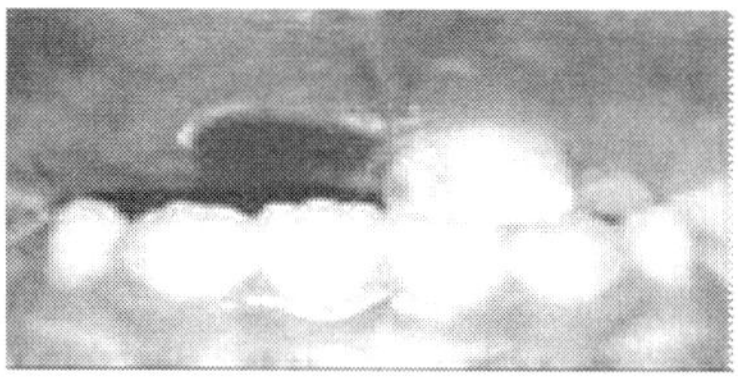

(a) 어린이와 청소년의 치아외상치료 전

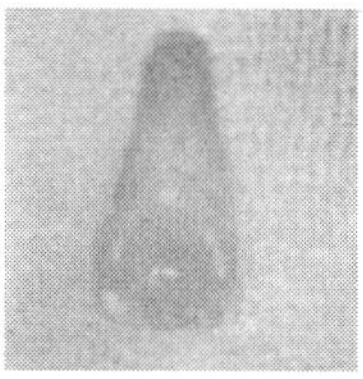

(b) 빠진 치아

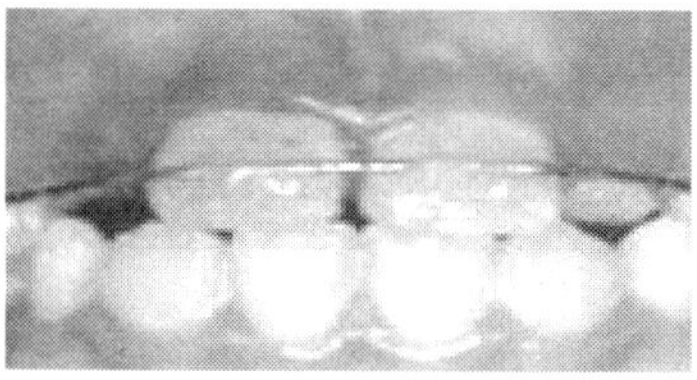

(c) 어린이와 청소년의 치아외상치료 후

[그림 7-62] 어린이와 청소년의 치아 외상 치료 전과 후

(4) 치아우식증

구강 내 미생물이 생산하는 산으로 인하여 치아조직이 탈회[30]되어 생기는 질병이다.

① 적절한 예방프로그램으로 치아우식증이 생기지 않도록 하는 것이 중요하며 소아치과에서는 우식활성도 검사를 통해 우식위험도를 평가한 후 개인의 맞춤별 예방프로그램을 제공한다.

② 실란트, 불소도포, 치면 세마[31], 약물치료, 식이상담 및 칫솔질 교육 등이 있다. 일단 우식이 발생하면 가능한 빨리 수복치료를 해야 하며 우식이 심한 경우 치수치료 후 전체치아를 씌워 준다.

③ 소아치과 : 3세 이전에 발생하는 유아기 치아우식증과 치아교환기의 학령기 아동의 미성숙영구치의 우식증 치료와 예방이 중요하다(그림 7-63).

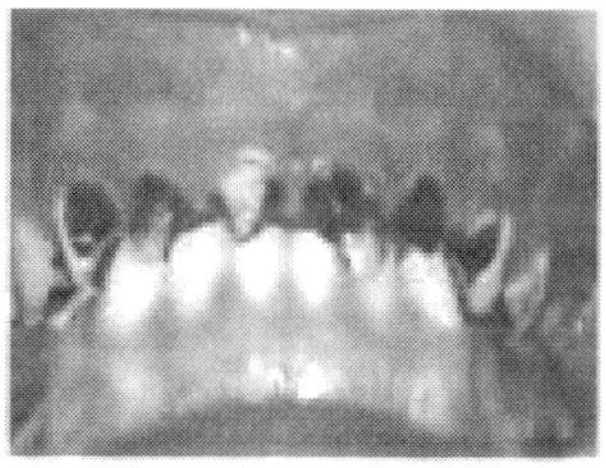

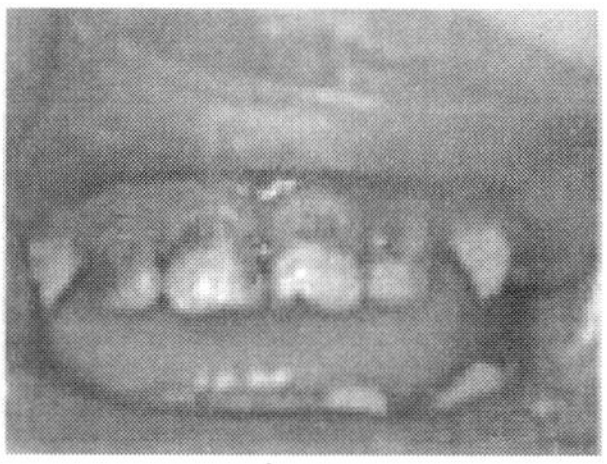

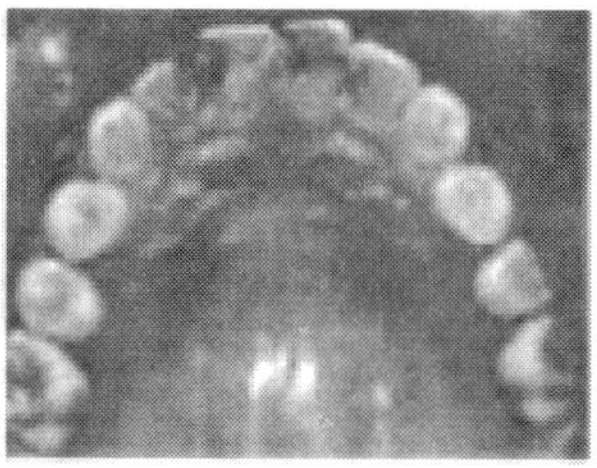

[그림 7-63] 치아우식증

(5) 치수염

유치나 영구치에 치아우식증이나 외상으로 치수에 염증이 생겨 심한 통증을 유발한다.
치수치료와 근관치료로 치아를 보존할 수 있다(그림 7-64).

30) 탈회 : 떨어져 나오다.
31) 치면 세마 : 딱딱한 물질을 긁어내거나 비늘을 벗긴다. 치아의 표면에서 접합상피의 상부에 있는 치석을 제거하는 시술법이다.

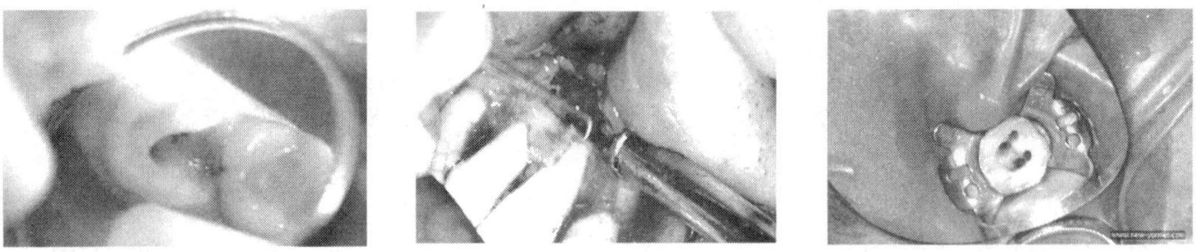

(a) 치수염 (b) 치수치료 (c) 근관치료

[그림 7-64] 치수염과 치수치료

(6) 치주염

치아주변조직인 치은과 치조골에 염증이 생긴 상태로 예방과 조기치료가 필요하다(그림 7-65).

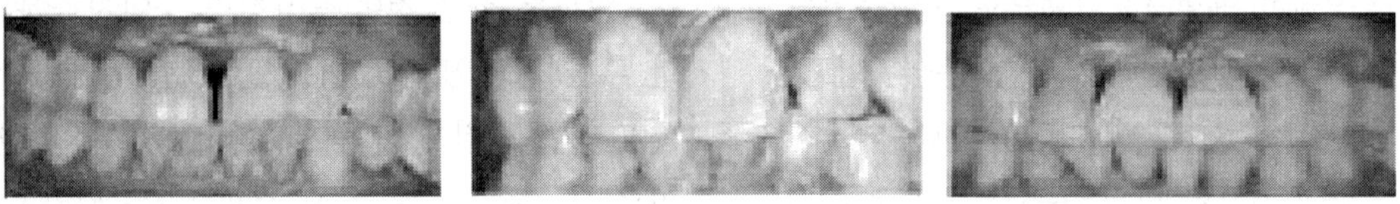

(a) 치주염 초기 (b) 치주염 중기 (c) 치주염 말기

[그림 7-65] 치주염

(7) 부정교합

치아나 턱의 부적절한 위치로 인하여 발음, 저작 등의 기능을 원할히 수행할 수 없고 심미적으로도 좋지 않은 상태이다.

① 부정교합은 유전적인 인자와 후천적인 인자가 모두 작용하여 발생된다.

② 성장기에 치료할수록 유리한 경우가 많으므로 정확한 진단과 치료가 필수적이다(그림 7-66).

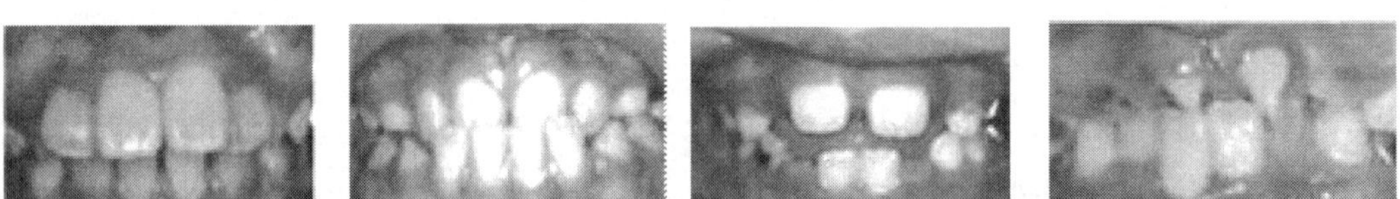

(a) 뻐드렁니 (b) 반대교합 (c) 전치부개교 (d) 전치부의 회전치

[그림 7-66] 부정교합

(8) 맹출장애

치아가 제 때 제 위치로 나오지 못한 상태이다. 맹출 하지 못하고 뼈 속에 매복되어 있거나, 비정상적 맹출경로로 주변 치아의 치근을 녹이는 경우가 있으며 원래의 위치로 나지 않고 다른 치아의

자리로 전위되어 나는 경우도 있다. 시기를 놓치면 자발적인 맹출력을 잃어버릴 수 있고 치아를 발거해야 하거나 주변 치아까지 상하게 될 수 있으므로 조기진단과 치료는 필수이다(그림 7-67).

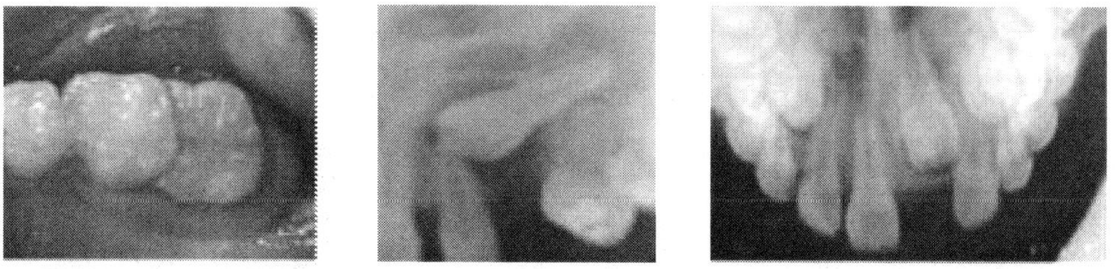

(a) 제1대구치의 맹출장애 (b) 견치의 맹출장애 (c) 전치의 맹출장애

[그림 7-67] 맹출장애

(9) 과잉치

원래의 치아 개수에 더해 여분의 치아가 있는 상태다. 과잉치는 대부분 형태이상을 동반하며 제 기능을 수행하지 못하고 영구치배의 발육을 방해하므로 발거해야 한다(그림 7-68).

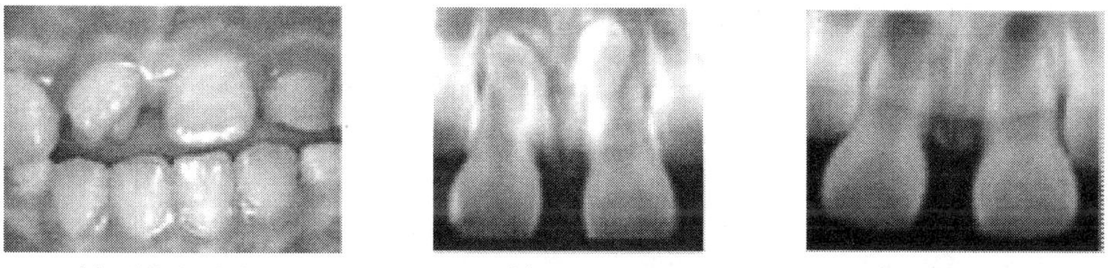

(a) 맹출된 과잉치 (b) 거꾸로 매복된 과잉치와 수술후 제거된 모습

[그림 7-68] 과잉치

(10) 치아외상

넘어지거나 교통사고 등의 원인으로 인하여 치아와 구강조직이 손상을 받은 상태이다.

① 유치의 외상 : 발육중인 영구치배에 악영향을 줄 수 있으므로 소홀히 해서는 안 된다.

② 영구치의 외상 : 외상을 받은 정도와 치근의 발육 정도에 따라 치료가 달라진다(그림 7-69).

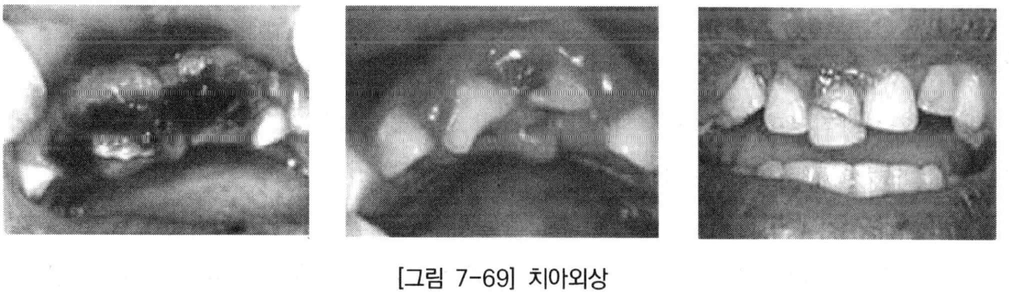

[그림 7-69] 치아외상

(11) 소대유착

혀와 구강저를 잇는 결합조직을 설소대라 하고, 입술과 잇몸을 잇는 결합조직을 순소대라 한다. 이러한 소대가 짧게 부착되어 있어 부정교합을 야기하거나 발음(혀 짧은소리)에 문제가 생기게 되면 소대를 절게 하여 재위치 시켜주는 것이 필요하다(그림 7-70).

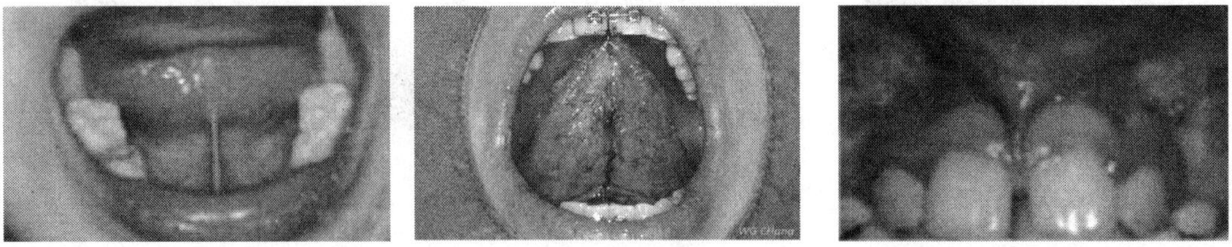

(a) 설소대유착 (b) 설소대유착 절게 (c) 순소대의 과잉발육

[그림 7-70] 소대유착

(12) 각종 치아발육장애

무치증, 법랑질 형성부전, 상아질 형성부전, 법랑질 저형성증, 치아의 형태이상 등이 있다(그림 7-71).

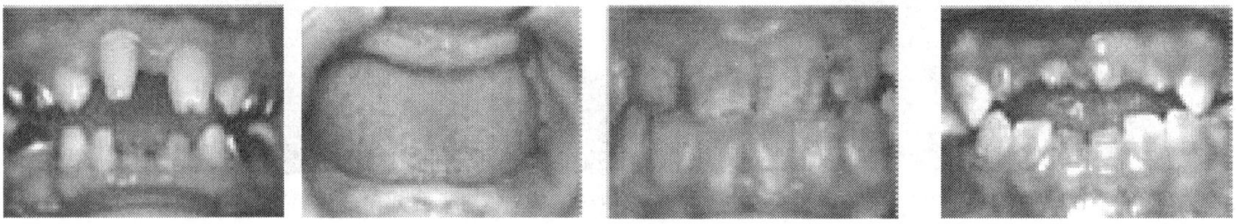

(a) 기형치아 (b) 무치증 (c) 법랑질 형성부전 (d) 상아질 형성부전

[그림 7-71] 각종 치아발육장애

(13) 각종 전신질환과 구강질환

전신질환 및 장애를 가진 아이들의 경우 특징적인 구강소견을 보이는 경우가 많으며, 소아과 와의 협조하에 치료를 진행하게 된다.

(14) 진정법 및 전신마취

진정법 및 전신마취협조가 어려운 어린 아이들의 경우 진정제 및 웃음가스를 사용하여 아이를 진정시킨 후 치료를 진행하게 된다.

장애가 있거나 치과에 대한 공포가 극심하여 진정법으로도 행동조절이 어려운 아이들의 경우에는 전문의료진에 의한 깊은 진정과 전신마취를 통한 치과치료를 시행하고 있다(그림 7-72).

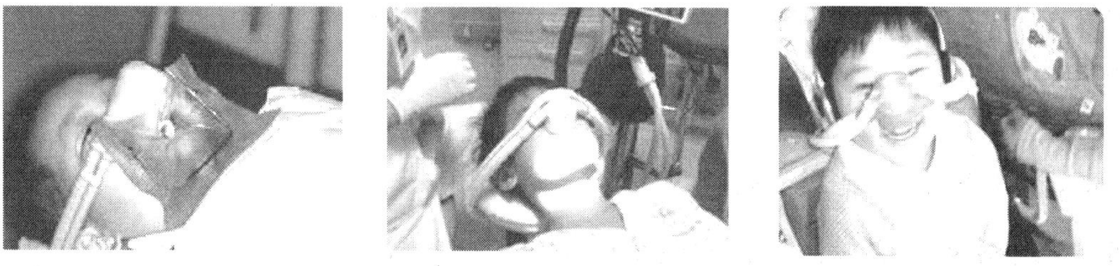

[그림 7-72] 이산화질소 흡입진정

제 9 절 구강병리과(Oral and Maxillofacial Pathology)

구강내 양성 및 악성질환에 대하여 진단 및 발병원인을 분석하고 새로운 치료법을 개발하기 위한 최신 분석기기와 장비를 비치하고 있으며, 확실한 진단 및 최선의 치료법의 선택을 위하여 담당의사들과의 긴밀한 의견교환으로 환자중심의 정확한 진단을 제공하고 있다.

현미경 관찰 및 다양한 검사를 통하여 치과병원 각 과로 부터 의뢰 받은 생검조직을 조직병리학적 검사, 면역화학적 검사, 전자현미경 검사 등의 특수 검사와 다양한 분자생물학적 검사를 통해 질병에 대한 정확한 진단을 내림으로써 신속하고 적절한 치료가 이루어질 수 있도록 한다.

구강병리과 진단을 통해 얻어진 새로운 학문적 지식은 과내 회의 및 타과 와의 정기적인 세미나를 통해 더욱 확장되고 정립되어 치아, 구강 내 및 얼굴의 각종 질환의 병리검사 및 타과의 진료계획 수립에 대한 자문, 전공의 및 학생교육, 기초 및 임상치의학연구 등에 적용되고 있다(그림 7-73).

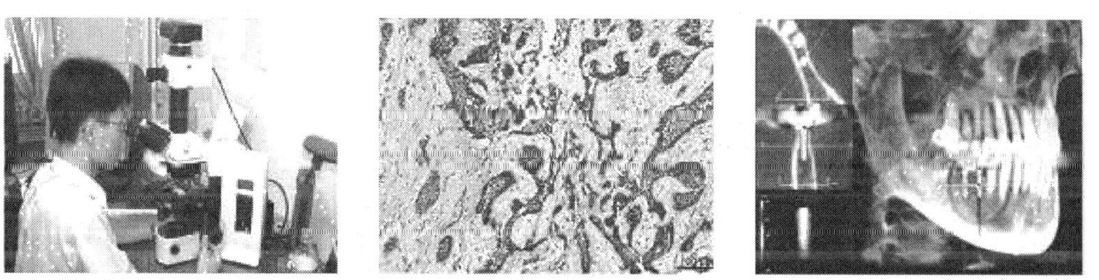

(a) 면역조직 검사 (b) 생검조직 확대 (c) 구강 CT, 3D영상

[그림 7-73] 염색을 이용한 면역조직 검사

1. 치료항목

외과병리학적 검사, 세포병리학적 검사, 면역조직, 세포화학적 검사, 염색체 검사, 조직 검사, 면역

조직화학 염색(Immunohistochemicalstain), 특수 염색(Specialstain), 면역형광 검사(Immuno fluorscence), 세포병리 검사(Cytology), 구강암동결절편 검사(Frozen Biopsy) 등이 있다.

(1) 외과병리학적 검사(조직 검사)

구강 내 병변에서 생검(Biopsy)이나 절제로 얻어진 조직에 대해 현미경으로 형태학적 검사를 하는 것이다. 종양의 양성과 악성의 감별, 원발소 및 전이소의 확인, 제암제[32]나 방사선요법의 효과의 유무, 염증성 병변의 유무, 세포변성의 정도 및 기형 등을 병리학적으로 진단하고자 할 때 하는 검사이다(그림 7-74).

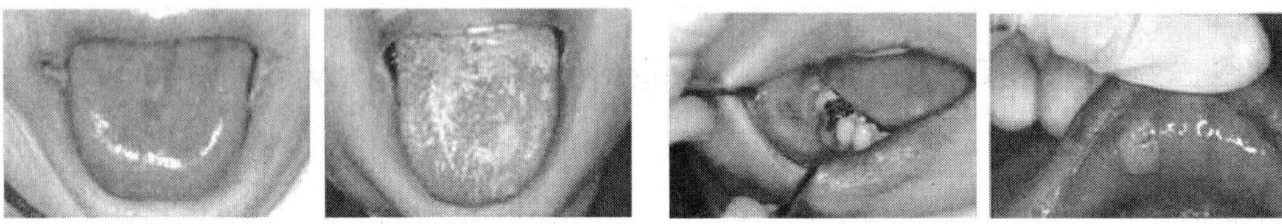

[그림 7-74] 외과병리학적 검사

(2) 구강암동결절편 검사(Frozen Biopsy)

구강암 수술 시, 구강악안면외과에서의 수술진행과 동시에 구강병리과에서는 동결절편 검사가 이루어진다.

① 동결절편의 현미경 관찰을 통해 수술 경계부위에서의 암세포 존재 여부를 판단하고 병소가 적절하게 절제되도록 가이드를 제시한다.

② 수술 후에는 광학 현미경 검사, 면역조직화학염색 등을 시행하여 종양의 크기, 주변조직 침습 정도, 림프절 전이 등의 특징을 파악하여 구강암의 진행 정도(병기, 病期)를 결정한다(그림 7-75).

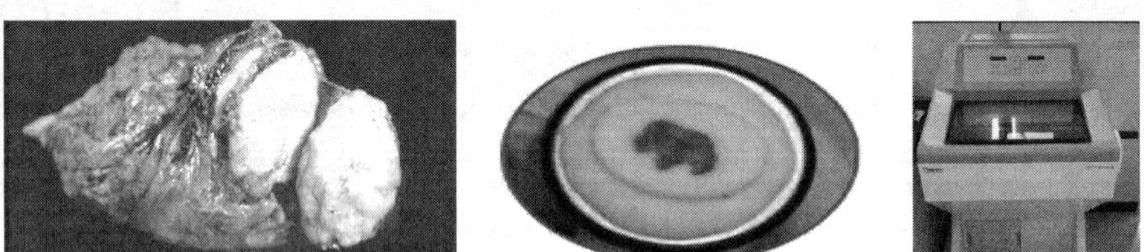

(a) 동결절편 검사(구강암) (b) 동결절편 검사 (c) 동결절편기

[그림 7-75] 동결절편 검사와 동결절편기

32) 제암제 : 암세포의 이상 증식성이나 핵분열 등에 대하여 억제적으로 작용하는 약물

(3) 면역형광 검사

형광물질이 부착된 특정한 형광항체를 사용하여 조직 내 항원의 존재와 분포를 관찰한다. 주로 구강내에 발생하는 수포성점막 질환을 진단하기 위해 면역형광 검사를 이용한다(그림 7-76).

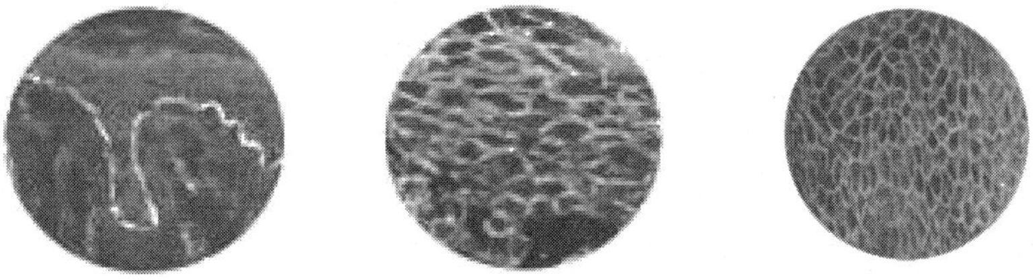

(a) 유천포창[33]　(b) 천포창[34]　(c) 면역형광 검사

[그림 7-76] 면역형광 검사

(4) 조직 검사

모든 조직 검사에 있어 기본적인 슬라이드(H&E)를 제작하여 관찰한 후, 구강병리의사의 판단에 따라 진단을 위한 추가 검사를 시행할 수 있다.

추가 검사 시행 시, 검사가 진행되는 동안 최종진단이 지연될 수 있으며 추가비용이 발생한다(그림 7-77).

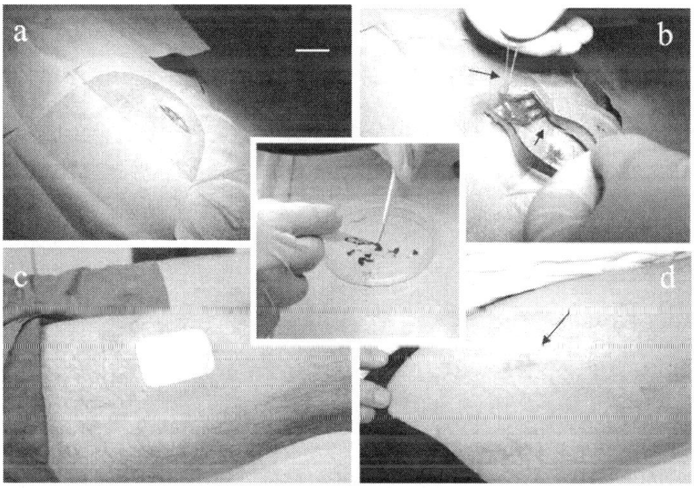

[그림 7-77] 조직 검사 단계

---

33) 유천포창 : 피부 또는 구강의 자가면역성 소수포성 궤양성 피부질병이다.
34) 천포창 : 피부와 점막에 수포를 형성하는 만성 물집 질환이다.

(5) 면역조직화학 염색(Immunohistochemical Stain)

광학현미경 검사(H&E)만으로 세포의 특징이나 기원을 밝힐 수 없는 경우 면역조직화학 염색을 시행한다.

① 세포의 형태가 정상세포에서 벗어나 있는 종양세포를 대상으로 사용되고 있으며 악성종양 여부, 종양의 증식능과 침윤도, 전이여부 등을 판단하여 정확한 진단을 가능하게 한다.

② 면역조직화학 염색을 이용한 종양 진단 : 광학현미경관찰(종양세포의 존재와 악성여부를 파악)하여 면역조직화학 염색 중앙세포의 기원과 증식능 등의 특징을 파악하여 최종진단 광학현미경과 면역조직화학 검사소견을 토대로 결정한다(그림 7-78).

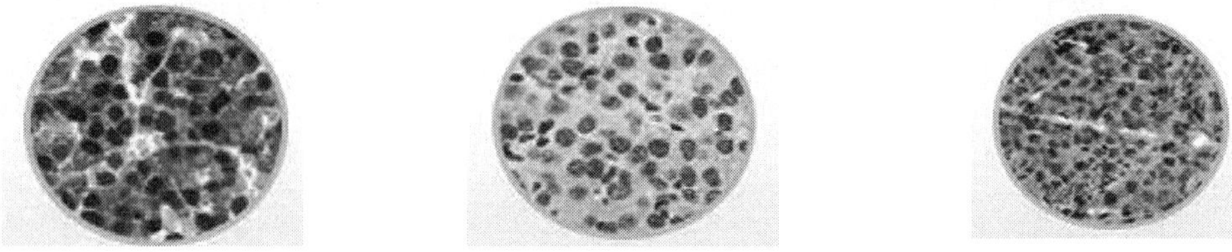

(a) 양 성　　(b) 음 성　　(c) 높은 증식능

[그림 7-78] 면역조직화학 염색을 이용한 종양 진단

(6) 특수 염색(Special Stain)

① 광학현미경 검사(H&E)만으로 질병의 원인이 되는 미생물의 종류를 밝히기 어려울 경우, 혹은 조직의 특성이 불분명하여 확진을 할 수 없을 때 시행하고 있다.

② 특수 염색을 이용하여 관찰할 수 있는 미생물 : 특수 염색 AFB(결핵균 염색), 특수 염색 PAS(캔디다균 염색 아구창의 원인이 되는 곰팡이균) 등이 있다(그림 7-79).

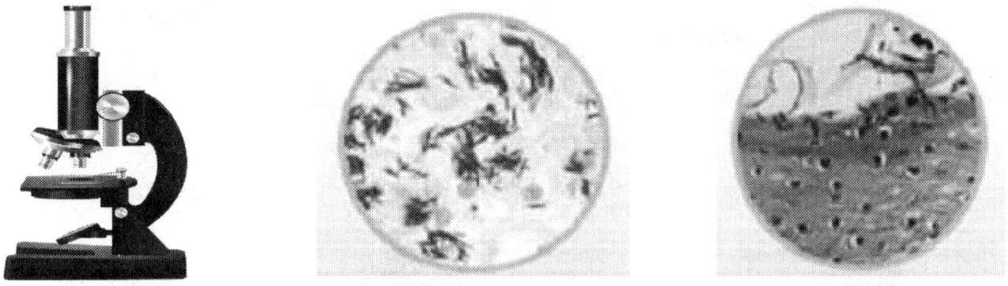

(a) 광학현미경　　(b) 특수 염색 AFB　　(c) 특수 염색 PAS

[그림 7-79] 광학현미경과 특수 염색을 이용하여 관찰할 수 있는 미생물

(7) 세포병리 검사(Cytology)

주사침을 이용하여 채취된 림프절 및 침샘 내 세포, 혹은 구강 점막으로부터 탈락된 세포 등을 관찰

함으로써 악성종양 여부를 판별하기 위해 시행되며, 조직 검사의 보조적인 역할을 한다(그림 7-80).

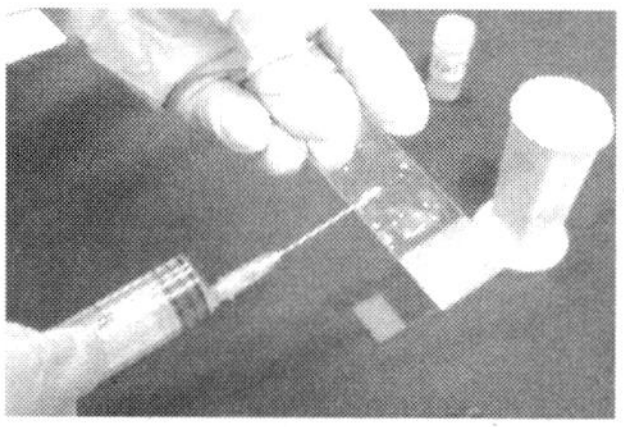
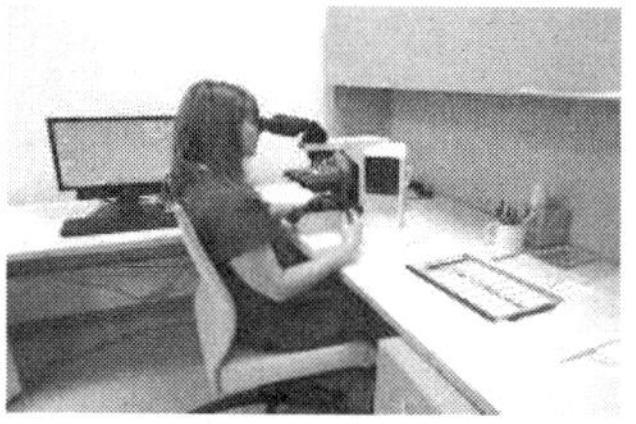
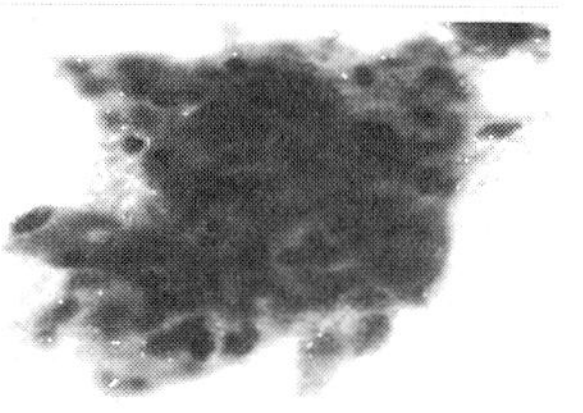

[그림 7-80] 세포병리 검사

제 10 절 치과 마취과(Dental Anesthesiology)

마취법은 국소마취(주로 침윤마취, 전달마취), 전신마취 및 정신진정법 등이 있다.

① 국소마취 : 유수치(有髓齒)의 절삭이나 발수(拔髓), 발치 등의 소수술에 쓰인다.

② 전신마취 : 악골성형술이나 종양의 절제수술, 비협력적인 어린이의 치과치료를 한다.

③ 정신진정법 : 신경질환자의 치과치료 및 전신마취가 곤란한 환자의 치료에 국소마취와 병용해서 실시한다.

1. 치료항목

구강악안면외과 수술환자의 전신마취, 수면치과치료, 치과 전신마취법, 국소마취법, 장애인 치과치료를 위한 행동조절로써 치과치료는 통증을 수반하는 일이 많기 때문에 마취를 시행하는 빈도가 대단히 높다.

(1) 치과 전신마취법

치과에서의 전신마취법은 기도(氣道)가 수술부위에 해당되는 경우가 많고, 개구장애나 턱의 변형(수하악증 등) 등을 수반하는 것이 많기 때문에 꼭 용이하지만은 않을 때가 많다.

① 마취법 : 기관 내 삽관에 의한 흡입마취가 많고 마스크나 취송법(吹送法)에 의하는 일도 있다. 그 밖에 정맥내마취가 마취도입 등으로 쓰인다.

② 치과의 전신마취법 : 악골형성술과 종양절제술 등 외에 국소마취제 알러지의 환자와 어린이의 치과치료 등이 있다(그림 7-81).

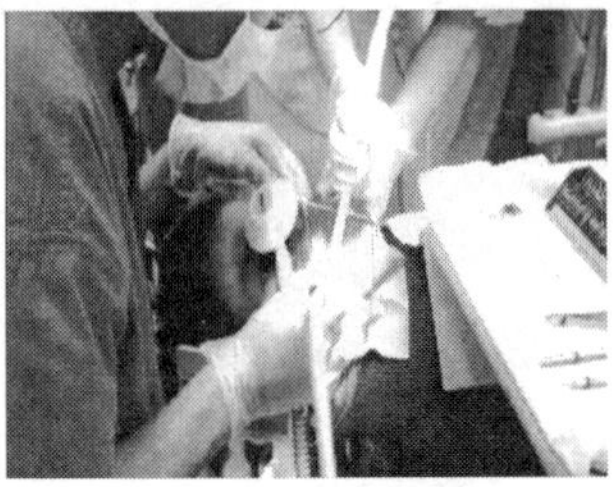

(a) 치과 전신마취

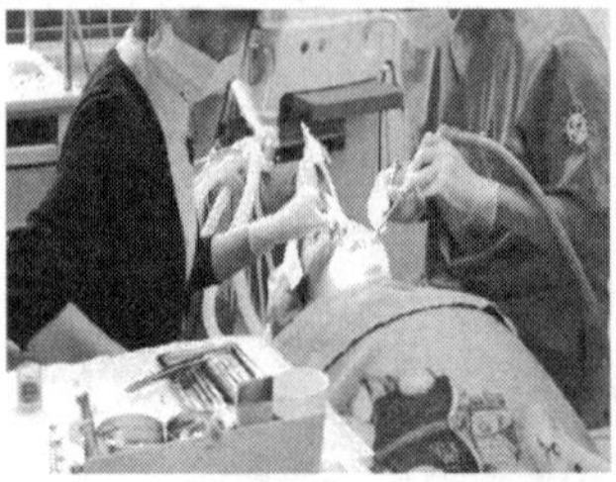

(b) 치과 전신마취 후 진료

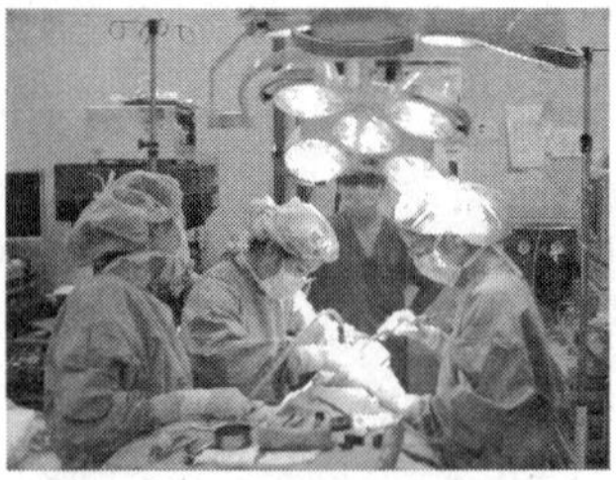

(c) 치과 전신마취 후 수술

[그림 7-81] 치과 전신마취

(2) 국소마취법

국소마취[35]환자의 의식이 깨어 있는 상태에서 원하는 신체 부위의 통증만을 없애는 마취 방법이다. 특정한 부위에 국소마취제를 투여하여 통증을 느끼지 못하게 할 뿐만 아니라 온도, 압박, 촉감 등의 모든 감각을 차단하고 운동기능도 소실되도록 하는 마취이다.

국소마취법은 환자의 의식이 있어서 치료시 협조가 잘 되고 정상적인 생리적 변화가 적다. 또한 유병율[36]이 낮고 진료 후에 보호자가 옆에서 지켜주지 않아도 되며, 추가적인 치료비가 적게 들고 국소마취를 위한 금식을 하지 않아도 된다(그림 7-82).

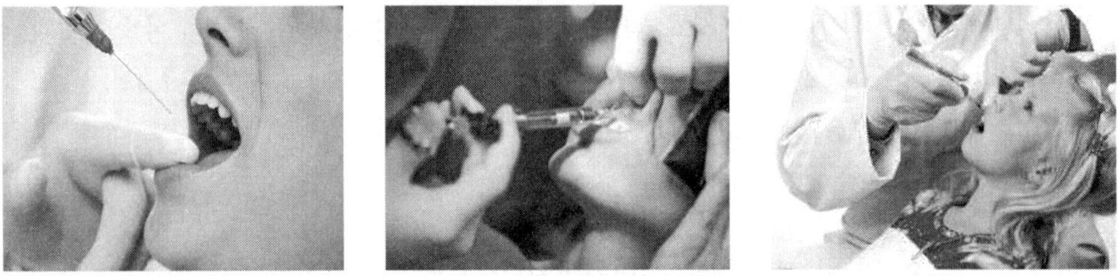

[그림 7-82] 마취주사 시술

(3) 마취주사의 통증을 줄이는 방법

① 마취액의 온도 : 체온과 비슷하게 하고 얇은 주사 바늘을 사용한다.

② 마취액의 주입 : 천천히 하며 넓은 부위의 마취는 단계적으로 시간을 두고 천천히 마취한다. 마지막으로 바르는 마취연고를 사용하는 것이 좋다.

35) 국소마취 : 국소마취 환자의 의식이 깨어 있는 상태에서 원하는 신체 부위의 통증만을 없애는 마취 방법이다.
36) 유병율 : 사망율이다.

제 11 절 예방치과(Preventive Dentistry)

구강관련 질병이 생기기 전에 예방처치를 통하여 병의 발생을 막고자 하는 전문분야이다.

치주질환[37]은 주로 치면세균막[38]에 의하여 발병하는 질환으로 평소 구강우생습관의 향상과 불소도포 및 치아홈 매우기, 정기적인 치면세마[39]로 예방할 수 있다.

1. 치료항목

불소도포(이온도포법), 치아홈메우기(치면열구전색), 스케일링(Scaling), 양치질, 지역사회의 구강보건 향상을 위하여 학령기 아동의 구강검진 및 근로자들의 구강검진을 담당함으로써 질병의 발견과 치료에 대한 인식을 키우려는 노력을 하는 곳이다.

(1) 스케일링

음식물 잔사와 입안 세균이 엉겨 붙어 형성된 치석을 제거하는 술식이다.

① 보통 치석은 세균이 딱딱한 돌덩어리의 형태로 굳어져 형성되어 있기 때문에 본인은 치아와 같다는 느낌이 들기도 한다.

② 딱딱한 물질을 긁어내거나 비늘을 벗기는 것과 같이 치아의 표면에서 접합상피의 상부에 있는 치석을 제거하는 시술법이다.

③ 구강 내의 자연치아나 인공치아에 부착된 경성침착물(치석과 같은 딱딱한 침착물)이나 연성침착물(치면세균막, 음식물 잔사 및 외인성 색소)을 물리적으로 제거하고, 치아표면을 활택하게 함으로써 거칠어진 치아표면을 매끄럽게 하거나 재부착을 방지할 목적으로 하는 예방술식이다.

④ 일반적으로 6개월마다 치면세마를 하는 것이 이상적이며 치면세균막이나 치석이 많이 부착되는 사람은 3개월 주기로 하고, 칫솔질이 잘 되고 구강위생상태가 양호한 사람은 12개월 주기로 세마처치가 필요하다(그림 7-83).

---

37) 치주질환(풍치) : 병의 정도에 따라 치은염(Gingivitis)과 치주염(Periodontitis)으로 나뉜다.

① 비교적 가볍고 회복이 빠른 형태의 치주질환으로 잇몸, 즉 연조직에만 국한된 형태를 치은염이라고 한다.

② 염증이 잇몸과 잇몸뼈 주변까지 진행된 경우를 치주염이라고 한다.

38) 치면세균막 : 치아표면에 붙어있는 얇고 끈적끈적한 세균덩어리의 피막 플라그(Plaque) 혹은 치태(齒苔)라고 한다

39) 치면세마 : 충치, 등 구강배 질환을 예방할 목적 또는 다른 치과치료에 앞서 그 효과를 높이기 위해 치아표면에 치아우식증과 치주병의 원인이 되는 치면세균막, 치석, 음식물 찌꺼기, 외인성 색소 등의 병소을 제거하고 치아표면을 매끄럽고 윤택하게 연마하는 시술이다.

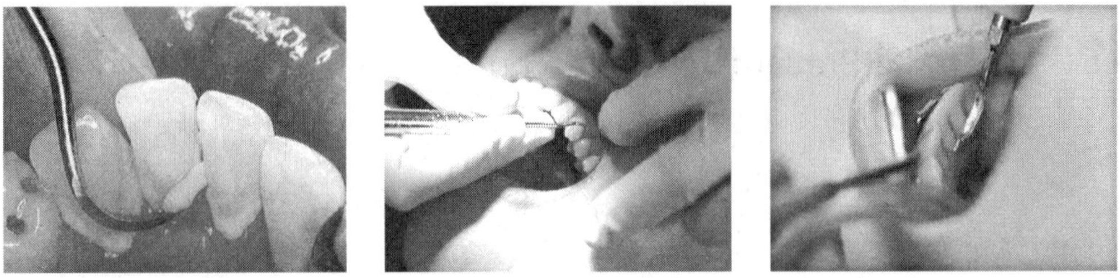

[그림 7-83] 스케일링

(2) 불소도포(이온도포법)

치아의 표면에 불소를 발라서 치아의 최외층을 좀 더 충치에 강하게 만들어주는 치료이다.

보통은 유치에서 영구치로 바뀌는 시기에 하면 가장 좋으며 한번에 끝나는 것이 아니라 여러 번 해야 확실한 효과를 볼 수 있다.

① 불소도포의 종류와 실행 : 충치의 예방을 위한 다양한 연구결과가 있으며 불소의 사용은 경제적이고 효과적인 예방법이다. 이 밖에도 올바른 칫솔질 등이 충치예방을 위해 추천되고 있다.

㉠ 불화나트륨(Sodium Fluoride) 도포법 : 1943년에 최초로 개발되었으며 주로 2[%] 불화나트륨을 이용하는 방법이다. 이 용액은 무미, 무색, 무취의 액체이며 중성(pH 7.0)용액으로 1주에 1~2회 도포 간격으로 연속 4번에 걸쳐 도포해야 한다.

ⓐ [그림 7-84]와 같이 학교에서 집단 불소양치를 할 때 사용하기도 하나, 치과에서는 치료효율이 높지 않아 많이 사용되지는 않는다

ⓑ 최근에는 치아 지각과민증[40](Sensitivity) 치료에 불소 도포가 효과가 있어 불화나트륨을 투명한 젤(Gel)로 상품화시킨 제품이 개발되어 치과에서 시술하기도 한다.

㉡ 산성불화인산염(Acidulated Phosphate Fluoride) 도포법 : 1963년에 개발된 치면도포법으로 현재 가장 많이 사용되고 있다.

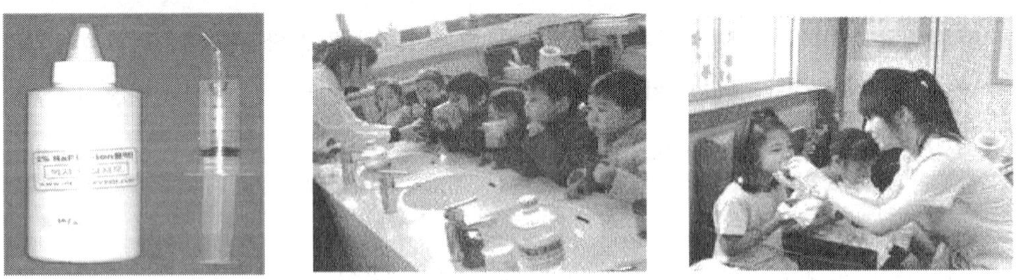

[그림 7-84] 불화나트륨(Sodium Fluoride)과 도포

40) 지각과민증 : 잇몸이 퇴축되어 치아뿌리가 노출되어 발생하며 잘못된 칫솔질이나 치주질환 자체 혹은 치주치료 후에 발생할 수 있다. 이렇게 노출된 치아가 뜨겁거나 차가운것, 단 것, 신 것, 짠 것 및 마찰 등에 민감하게 반응하는 것이다.

ⓐ 제재 : 점성이 있는 젤(Gel) 형태로 주로 이용되는데 개인별로 준비된 트레이를 이용하면 트레이 안에 젤이 남아있게 되어 위, 아래 치아를 동시에 도포할 수 있다

ⓑ 환자들에게 적용시간을 줄여줄 수 있고 치아와 불소의 접촉시간을 늘려 효과를 높일 수 있으며, 흘러내리지 않아 과량의 불소를 삼킬 염려가 적다.

ⓒ 치과에서 적용하는 방법 : 환자에게 적합한 크기의 트레이를 선정하고, 선정한 트레이 내부에 불소 제재를 적절한 양을 적용하여 환자의 위, 아래 치아에 정확히 위치시킨다(그림 7-85).

- 위턱과 아래턱의 치아를 가볍게 물어 젤(Gel)이 인접면과 치아의 홈 안으로 침투가 잘 되도록 한다.
- 트레이를 구강 내에 위치시킨 후에는 흘러나오는 타액과 과잉의 젤을 구강 밖에 컵을 대고 흘리게 한다든가 타액흡인기로 제거해준다
- 트레이를 사용할 수 없는 경우에는 면봉이나 면구에 젤을 묻혀 치아에 발라주는 방법도 있으며 현재 딸기, 포도, 풍선껌 등의 다양한 향과 맛이 나는 제품들이 시판되고 있다.

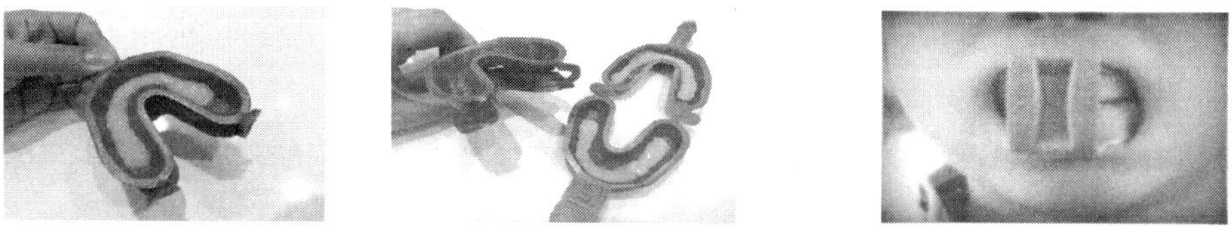

(a) 불소젤과 일회용 트레이　　(b) 불소젤을 적용한 트레이를 구강에 삽입

[그림 7-85] 산성불화인삼연 도포법

㉢ 불소바니쉬(Fluoride Varnish) : 1970년대부터 유럽에서 사용된 방법으로 불소바니쉬는 치아에 부착성이 높은 천연레진에 불소를 결합시켜 고농도의 불소를 치아에 장시간 접촉시키는 방법이다.

ⓐ 불화칼슘이 생성되고 서서히 구강 내로 불소가 유리되어 우식[41]예방효과를 얻는다.

ⓑ 고농도의 불소가 함유되어 있고 조작성이 용이하여 다른 치과용 도구가 필요 없다. 불소의 과잉섭취를 예방할 수 있으며 수 시간동안 치면에 정착되는 것을 기대할 수 있기 때문에 조기 치아우식증치료에 효과적일 것으로 생각된다.

ⓒ 도포방법은 치과의사나 치과위생사가 치아에서 타액을 제거하고 건조시킨 후, 전용 브러쉬를 이용해 제품을 적용하여 치면에 메니큐어를 바르듯이 골고루 얇게 바른다(그림 7-86).

41) 우식 : 치아의 경조직이 파괴되는 질환이다. 구강내의 균인 스트렙토코카스 무탄스가 당질대사로 생산하는 불용성 글루칸이 치아표면에 부착하여 형성된 치구에 기생하는 세균에 의하여 생기는 유기산으로 이가 탈회되어 발생한다.

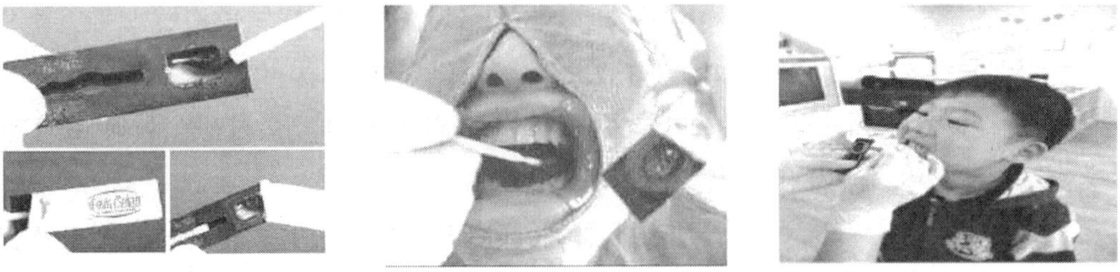

(a) 불소바니쉬 (b) 불소바니쉬 도포

[그림 7-86] 불소바니쉬와 도포

(3) 치아 홈메우기(치면열구전색)

어금니 씹는면의 미세한 홈은 충치가 발생하기 쉬운 부위이다.

① 어금니는 칫솔질을 해도 칫솔이 잘 닿지 않기 때문에 조금만 소홀하면 치아우식증이 시작되는 부위이다. 이 부분을 미리 때우는 예방치료를 하는데 이를 치아 홈메우기 또는 실런트(치면열구전색)이라고 한다(그림 7-87).

② 치아 홈메우기를 하기 전에는 어금니의 씹는 면이 깊고 좁은 홈은 칫솔로 잘 닦이지 않아 세균이 살게 된다.

③ 세균이 번식하게 되면 충치가 생기게 되나, 치아 홈메우기를 하면 깊고 좁은 홈을 메워주게 되어 충치가 생기는 것을 예방할 수 있다.

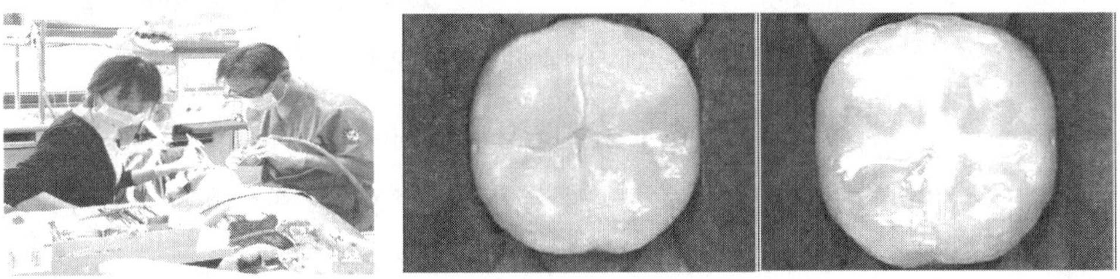

(a) 치아 홈메우기 (b) 치아 홈메우기 전 (c) 치아 홈메우기 후

[그림 7-87] 치아 홈메우기와 전, 후 비교

(4) 양치질

먼저 이를 닦고 난 후 양치액을 사용하는데 구강·인두·후두부의 청결·살균·제취(除臭)·소염(消炎)·지통(止痛) 등의 목적으로 양치액을 입에 머금고 입 안에서 전·후·좌·우로 이동시키거나, 머리를 뒤로 젖히고 입을 벌려 숨을 내쉬면서 인두·후두부 주변에서 교반(攪拌)시키는 동작을 여러 번 되풀이한다.

① 구강 내나 목구멍에 붙은 병원체나 먼지 등을 가셔내는 것은 병의 예방도 되며 약액을 쓰면 살균·소염·지통 등의 효과도 있다.

② 올바른 칫솔법(그림 7-88)

㉠ 어금니의 바깥쪽 : 잇몸에서 치아가 난 방향으로 닦는 것이 원칙, 칫솔을 쥔 손목을 돌리며 닦아준다.

㉡ 어금니의 안쪽 : 어금니의 안쪽 면은 잇몸에서 치아가 난 방향으로 손목을 돌리며 닦아준다.

㉢ 앞니의 안쪽 : 칫솔을 세워서 안쪽에서 바깥쪽을 향해 큰 원을 그리듯이 훑어준다.

㉣ 앞니의 바깥쪽 : 앞니의 겉면은 잇몸에서 치아가 난 방향으로 돌리며 닦아준다.

㉤ 앞니 위 아래 : 윗니는 위에서 아래로, 아랫니는 아래에서 위로 각 부위마다 같은 동작으로 닦아준다.

㉥ 어금니의 씹는 면 : 앞뒤로 왕복운동을 하면서 각 부위마다 10번씩 닦아준다.

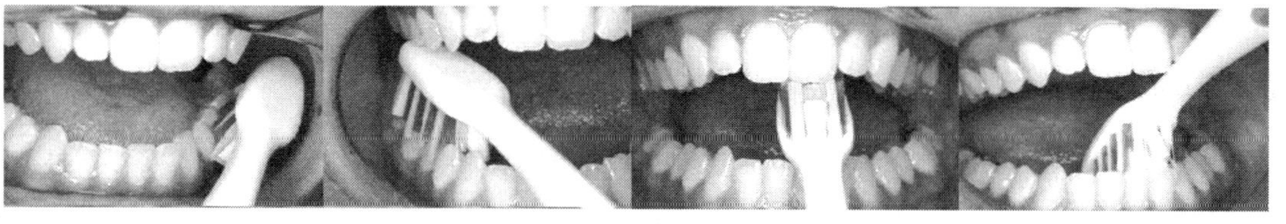

[그림 7-88] 올바른 양치방법

제 12 절 치과 의료기기(Dentistry Medical Devices)

〈표 7-2〉 각 과별 의료기기와 치료방법

구강내과	구취측정기, 치과용레이저 등
치과보조사	유니트체어 등
구강악안면 방사선과	치과용 X-ray, 콘빔 CT 등
구강악안면 외과	보철을 위한 수술과 악안면재건술 등
치주과	치과용 유닛, 치과용 고압증기멸균기, 치과용 초음파수술기, 임플란트엔진, 오스템멘투, 임플란트, 임플란트 틀니 등
치과보존과	치과용 근관길이측정기, 치과용 광중합기, 치과용 구강카메라, 치과용 저통마취기. 아말감을 이용한 치료, 레진을 이용한 치료 등
치과보철과	치과용 소결로(소광로), 치과용 CAD/CAM, PFM크라운, 골드인레이 등
치과교정과	교정 플라이어, 옴니백, 세라믹교정, 자가결찰방식의 치아교정장치 등
치과검사기사	치아교정기 등
소아치과	치과용 거울(구강경), 치과용 탐침, 충치치료용 핸드피스와 유아용 개구기 등
구강병리과	위상차현미경, 전자현미경, 세포병리검사 등
치과마취과	인젝스 무통마취 주사 등
예방치과	불소측정기, 스케일링기기, 레이저칫솔, 칫솔살균기 등
치위생사	초음파 치석제거기 등

1. 치과용 X-ray

육안으로 확인이 불가능한 구강내외부의 병변을 방사선 사진촬영을 통해 정확한 병명을 결정하는 진단의 보조적 자료를 수집할 수 있다(그림 7-89).

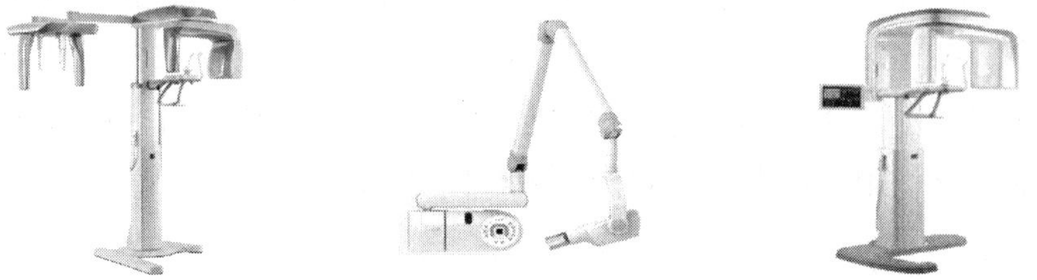

[그림 7-89] 치과용 X-ray

2. 치과용 유닛

치과치료 때 환자가 의자에 앉은 채로 치료를 할 수 있는 기계 기구를 갖춘 것으로 둥근형과 네모형의 것이 있는데 전기엔진, 엔진암, 핸드피스[42], 무영등(無影燈)[43], 치료접시, 거즈, 스피툰[44], 물총, 조절기 등을 갖추고 있으며 그 밖에 치과용뢴트겐[45], 선풍기 등이 딸린 것도 있다.

최근에는 테이블형 유닛도 만들어지고 있어 여러 점에서 합리적으로 개량되고 있다(그림 7-90).

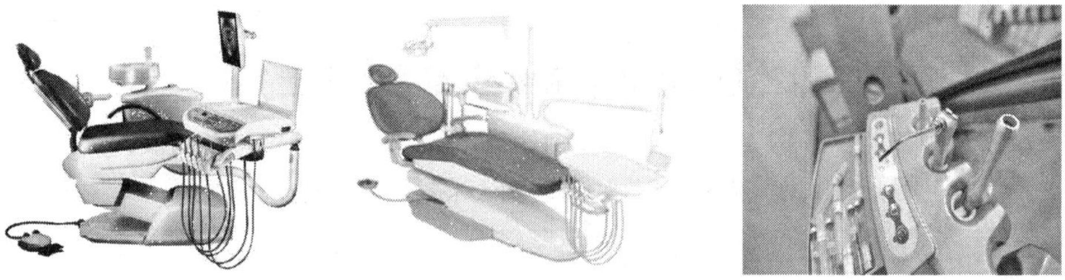

[그림 7-90] 치과용 유닛

3. 유니트 체어

환자의 몸을 안정시켜 치료에 적합한 자세를 취하게 하는 환자용 진료의자 이다. 보통 유니트 체어 상부에는 조명등이 있고 좌 · 우에는 기구선반과 조절기 등이 부착되어 있다(그림 7-91).

42) 핸드피스 : 치아나 충치 따위를 깎을 때 쓰는 기계이다.
43) 무영등 : 광원(光源)을 집중시켜서 목적하는 부위에 그림 자가 생기지 않도록 조명하는 전등 장치. 주로 수술실에서 쓴다.
44) 스피툰 : 타구(과거 가래나 침을 뱉는 데 쓰던 그릇)
45) 치과용뢴트겐 : 치과용 X-선기기

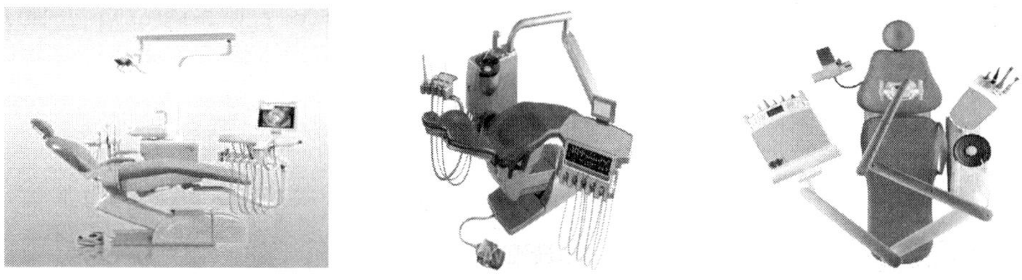

[그림 7-91] 유니트 체어

4. 치과용 레이저

치과치료에서 레이저 빛을 이용한 비접촉치료로 감염우려가 적고 진료시 거의 모든 처치 후 살균, 상처치유 촉진 및 통증개선 효과가 있어 치료의 질이 높아진다(그림 7-92).

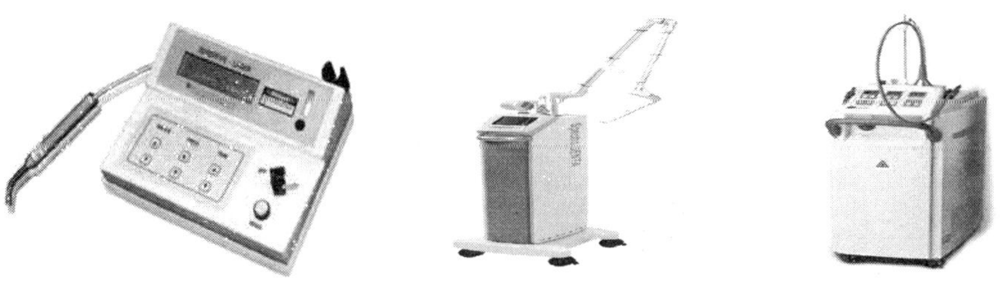

[그림 7-92] 치과용 레이저

5. 치과용 고압증기멸균기

온도 121[℃]의 15기압에서 가열된 수증기로 멸균하는 장비이다. 금속제품이나 면제품을 멸균하는데 이용하며 치과기구의 대부분을 이 장비를 이용하여 멸균처리한다(그림 7-93).

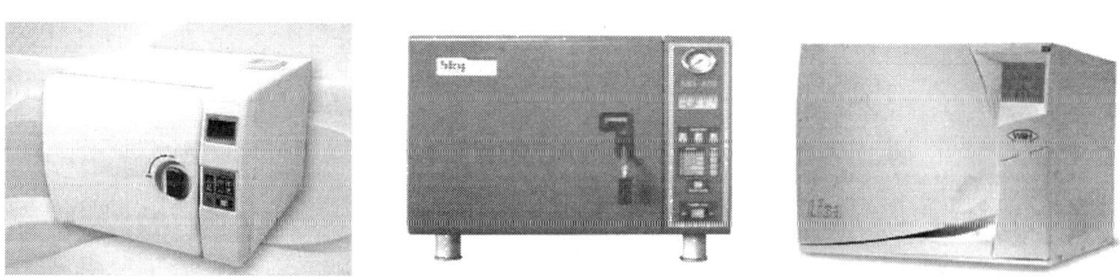

[그림 7-93] 치과용 고압증기멸균기

6. 치과용 초음파수술기

고출력으로 임플란트 등의 수술시간 단축, 다량의 주수로 과열에 의한 잇몸뼈의 괴사[46]와 조직 삭제를 최소화한다.

조직 손상을 줄여 과마출혈 등의 위험요소를 감소시켜 회복속도가 빠르다(그림 7-94).

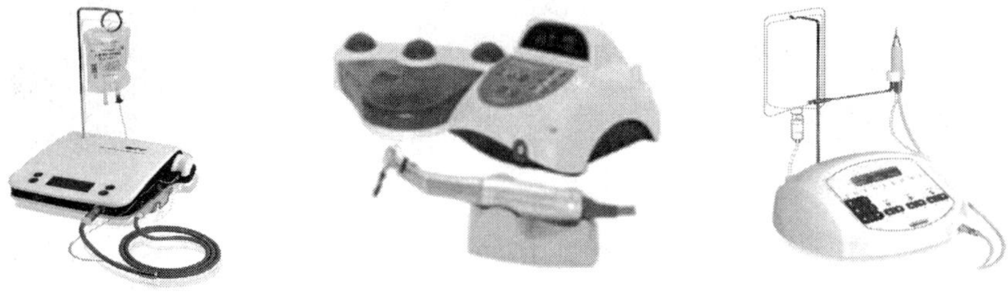

[그림 7-94] 치과용 초음파수술기

7. 치과용 근관길이측정기

근관확대나 세척 시 사용하는 신경치료기기로 근관길이를 측정할 때 사용한다(그림 7-95).

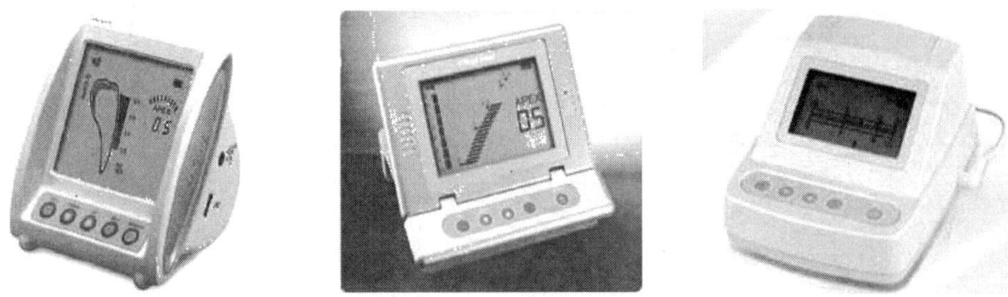

[그림 7-95] 치과용 근관길이측정기

8. 치과용 광중합기(Curing Unit)

광화학 반응에 의한 중합기기로 복합레진 및 상아질접착제에 함유된 개시제를 활성화시켜 자유레디칼(Free Radical)[47]을 생성하여 가시광선 중합형 복합레진의 중합반응을 개시한다(그림 7-96).

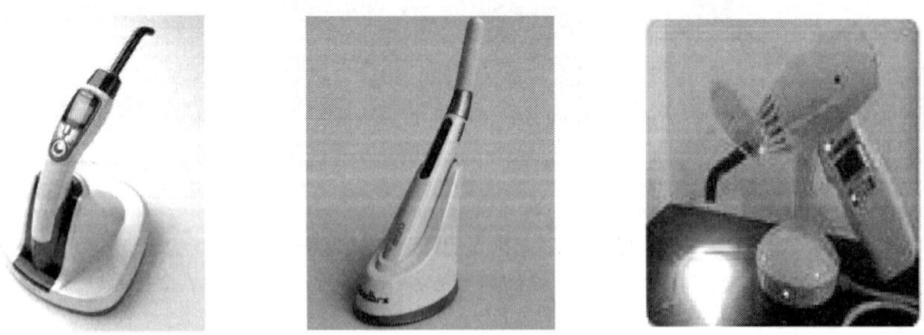

[그림 7-96] 치과용 광중합기

46) 괴사 : 생체 세포 · 조직의 일부가 죽거나 죽어가는 상태이다.
47) 자유레디칼(Freeradical) : 홀전자 오비탈을 가진 화학종의 하나이다.

9. 치과용 구강카메라

고선명도 화질로 치료 전 환자본인의 구강상태를 직접 확인하고 시술에 들어갈 수 있는 장점이 있다. 일회용비닐을 이용하여 위생적인 치료서비스를 받게 된다(그림 7-97).

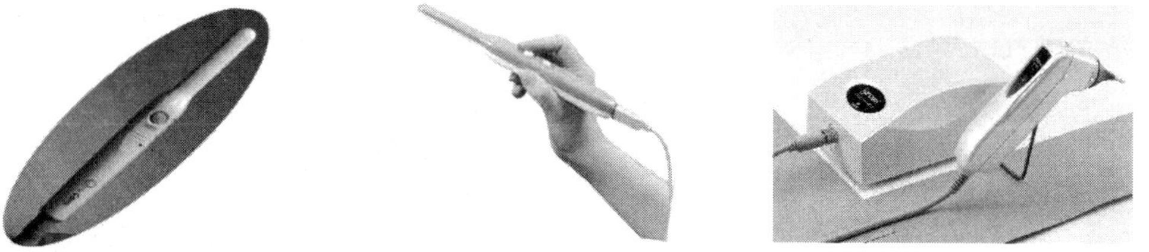

[그림 7-97] 치과용 구강카메라

10. 치과용 저통마취기

편안한 시술을 통해 통증을 현저히 줄인 저통마취시스템으로 저통마취기 전에 표면마취를 하여 더욱 더 통증을 경감시킬 수 있다(그림 7-98).

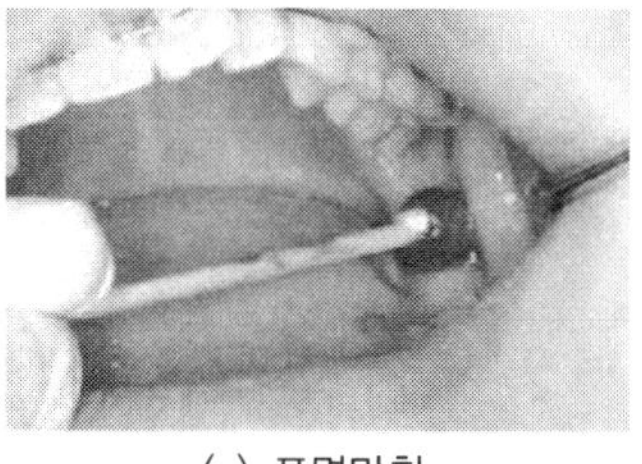

(a) 표면마취

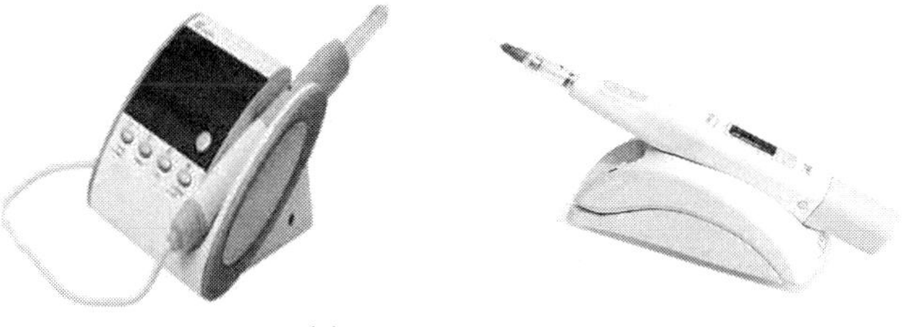

(b) 치과용 저통마취기

[그림 7-98] 표면마취 저통마취기

11. 치과용 소결로(소광로)

뷰말체를 적당한 형상으로 가압 성형한 것을 가열하면 서로 단단히 밀착하여 고결하는 현상이다. 적당히 구멍이 있는 고체를 만들거나 녹였을 때, 혼합되지 않는 두 물질의 복합재료(예 금속과 세라믹스)를 만드는 데 사용된다(그림 7-99).

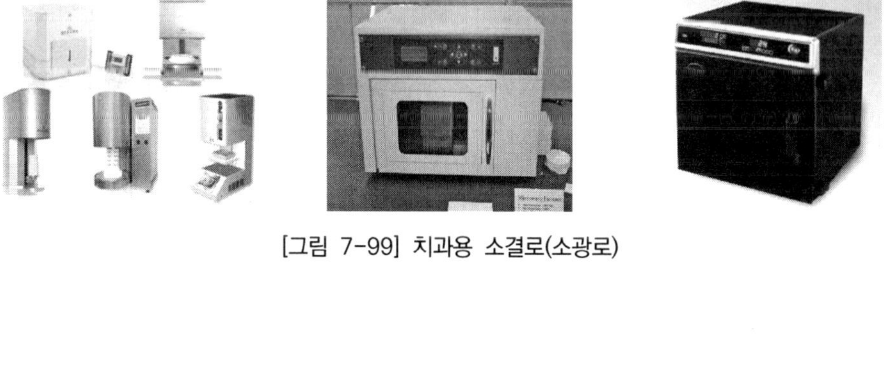

[그림 7-99] 치과용 소결로(소광로)

12. 치과용 CAD/CAM

3D입체분석이 가능하며 자동스캔과 동시에 보철물 제작까지 가능하여 방문한 당일에 바로 모든 치료가 가능하다(그림 7-100).

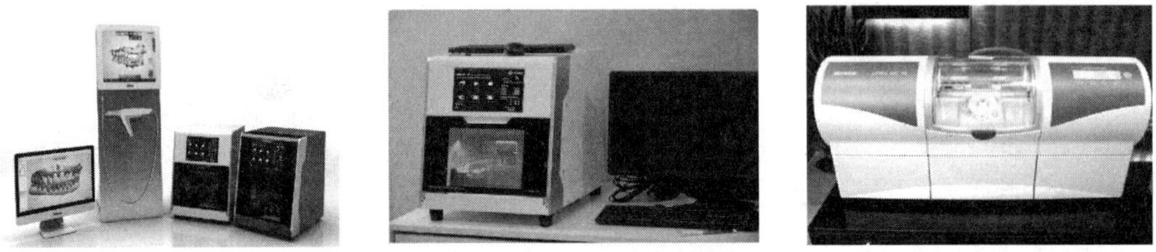

[그림 7-100] 치과용 CAD/CAM

13. 치과용 거울(구강경)

입안을 살펴보는 데 쓰는 치과용 기구, 작은 원형의 거울에 손잡이가 길게 달려 있다(그림 7-101).

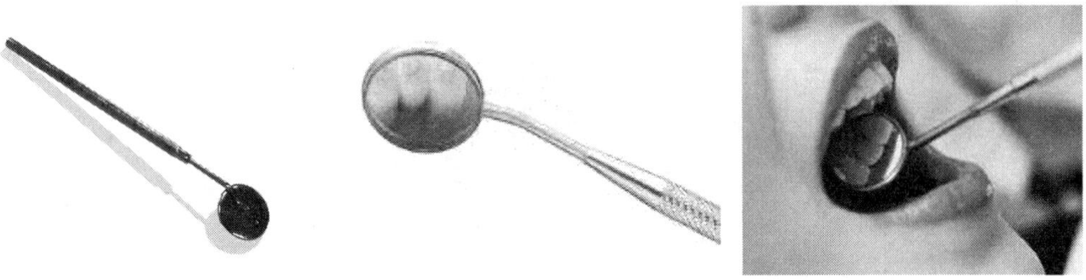

[그림 7-101] 치과용 거울

14. 치과용 탐침

이의 진단용기계의 하나이며 금속자루의 두부가 만곡하고 그 선단이 바늘모양으로 되었다.

인접면의 충치와 교합면의 소충치, 쐐기모양결손 등의 이의 실질결손유무의 진단이나 근관치료를 할 때 근관공의 확인 등에 사용된다(그림 7-102).

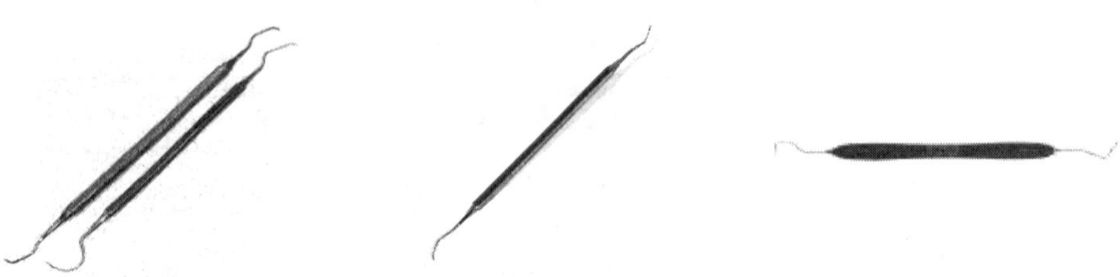

[그림 7-102] 치과용 탐침

15. 콘빔 CT

원뿔형태의 방사선을 사용하며 피사체를 통과하여 검출된 방사선을 수학적으로 계산하여 3차원적 체적 및 2차원 단면상을 획득하는 첨단검사법이다.

골조직에 대해 매우 높은 해상도의 영상을 제공하며 임플란트계획, 턱관절 골평가, 3차원적 교정진단 등 넓은 분야에 유용한 영상정보를 제공한다(그림 7-103).

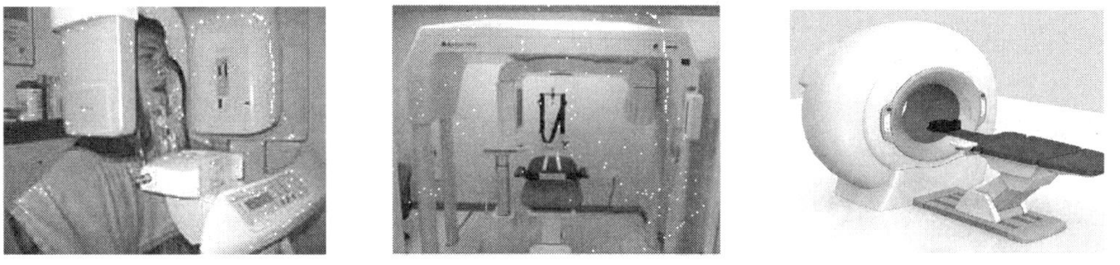

[그림 7-103] 콘빔 CT

16. 임플란트

인공치아 또는 제3의 치아라고도 한다. 치아의 결손이 있는 부위나 치아를 뽑은 자리의 턱뼈에 골 이식, 골 신장술 등의 부가적인 수술을 통하여 충분히 감쌀 수 있도록 부피를 늘린 턱뼈에 생체적합적인 임플란트 본체를 심어서 자연치의 기능을 회복시켜주는 치과치료술식이다.

① 상실된 치아부분에 인공치아를 심는 인공대치물이다.

② 인체 거부반응이 없는 타이타늄 금속을 사용하여 뼈(치조골)속에 유착시킨 후 그위에 보철물을 고정시켜 치아의 기능을 회복시켜주는 시술이다(그림 7-104).

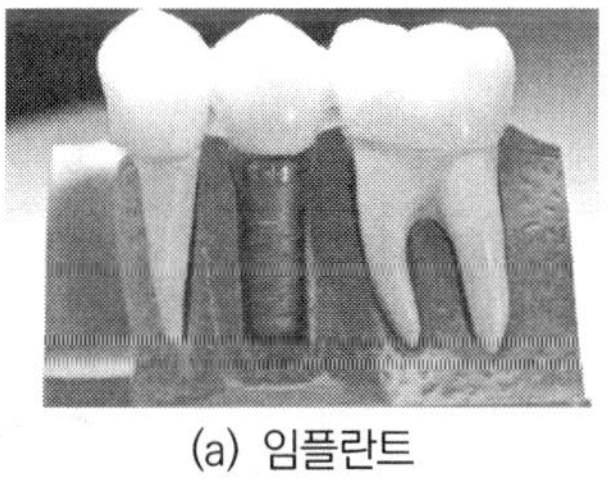

(a) 임플란트

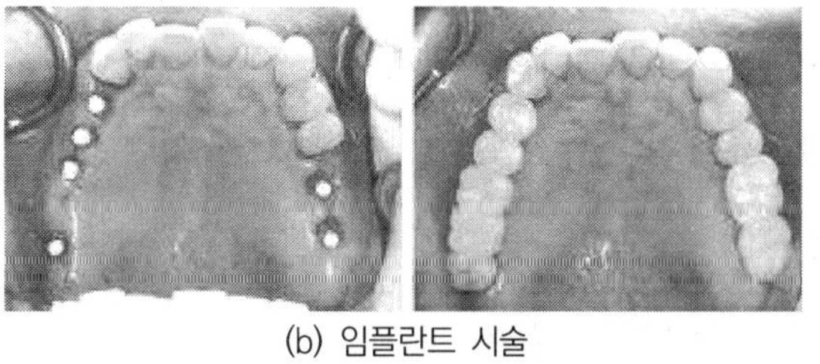

(b) 임플란트 시술

[그림 7-104] 임플란트와 임플란트 시술

17. 임플란트 틀니

최소한의 임플라트 개수를 사용하여(아래2개, 위쪽4개) 식립된 임플란트를 기둥삼아 그 위에 틀니를 고정하는 방식이다.

일반틀니에 비하여 유지력이 뛰어나고 식사할 때 빠지는 불편함이 줄어든다(그림 7-105).

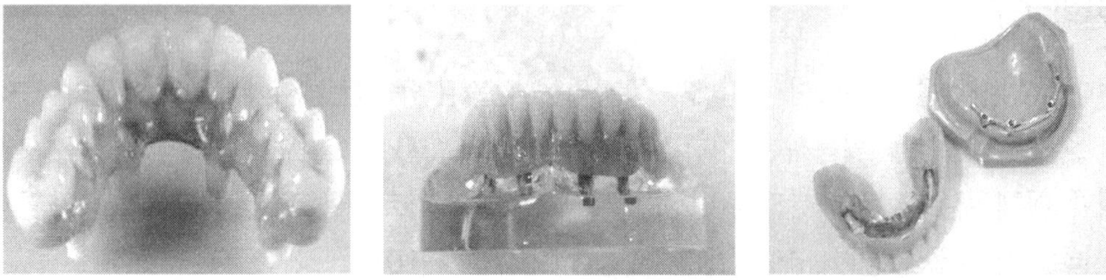

[그림 7-105] 임플란트 틀니

18. 임플란트엔진

임플란트를 잇몸뼈에 식립시에 사용하는 임플란트 식립 엔진이다(그림 7-106).

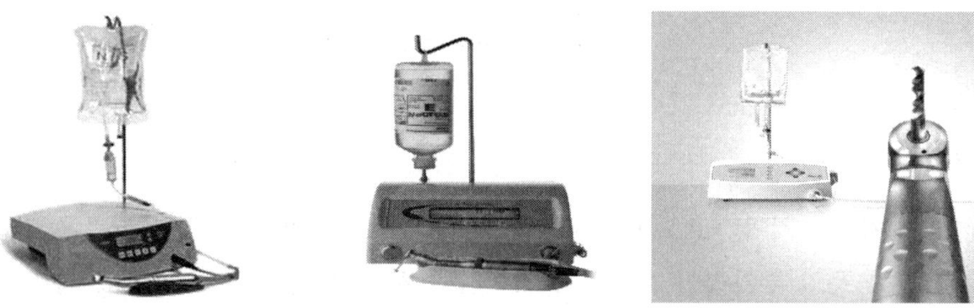

[그림 7-106] 임플란트 엔진

19. 오스텔멘토

임플란트와 잇몸뼈와의 결합강도를 직접 측정함으로서 보다 정확한 임플란트의 강도를 측정하고 정확한 임플란트 완성시기를 결정할 수 있다(그림 7-107).

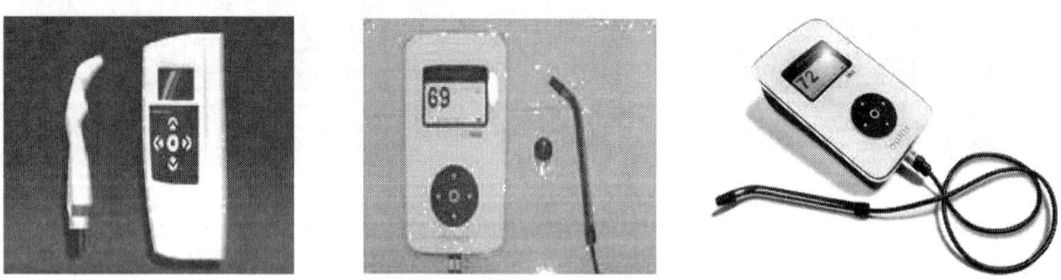

[그림 7-107] 오스텔멘토

20. 구취측정기

입냄새의 원인이 되는 VSC(휘발성 유황화합물)을 감지하고 이를 PPM농도와 레벨 4단계로 나누어

분석, 표시하는 등 고감도 금속산화물[48] 반도체 센서로 감지하여 그 농도에 따라 수치를 나타낸다. 환자들에게 입냄새 걱정을 하지 않아도 되는지, 본인만 느끼는 입냄새인지, 약간의 입냄새가 나는지 등을 정확하게 측정 · 진단하여 정밀하고도 확실하게 치료를 할 수 있다(그림 7-108)

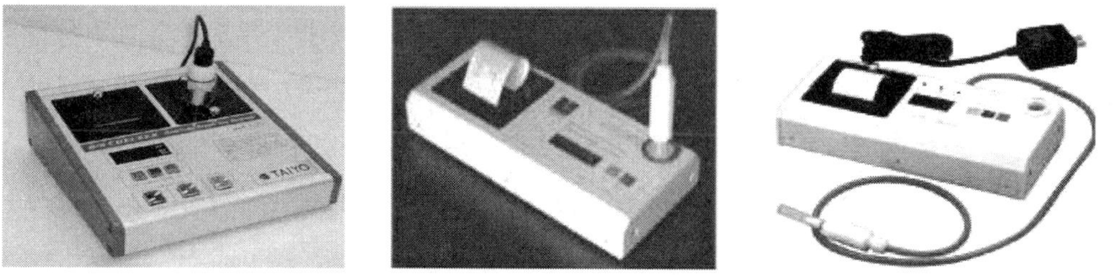

[그림 7-108] 구취측정기

21. 아말감을 이용한 치료

충치치료 후 아말감을 이용하여 치료부위를 채운다(그림 7-109).

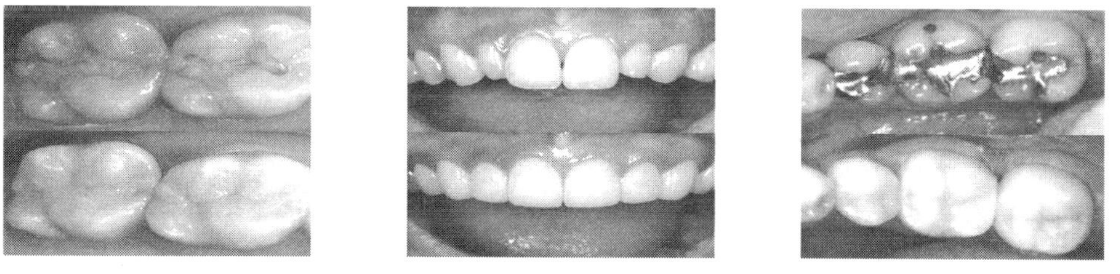

[그림 7-109] 아말감을 이용한 치료

22. 레진을 이용한 치료

충치치료 후 레진을 이용하여 치료부위를 채운다(그림 7-110).

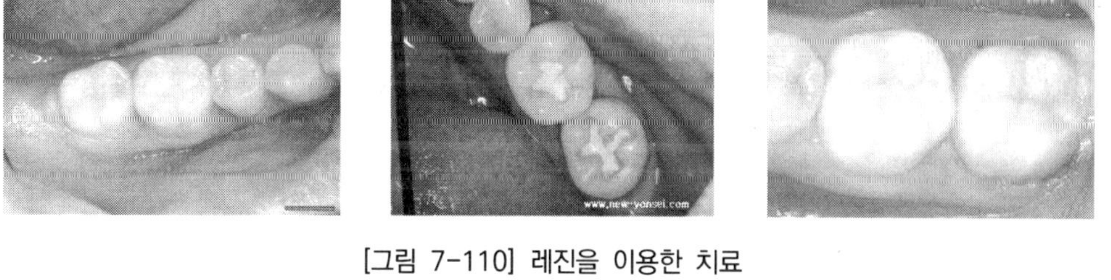

[그림 7-110] 레진을 이용한 치료

48) 금속산화물 : 산소와 결합한 각종 금속 화합물이다.

23. 보철을 위한 수술

① 치조골 성형술(Alveoloplasty) : 여러 개의 치아를 발치한 경우, 발치창의 치유를 돕고 의치(틀니)의 장착을 방해하는 치조골류를 제거함으로써 조기에 편안하고 외형이 좋은 치조상태를 얻기 위한 술식이다. 발치 후 불규칙한 치조골을 절단하거나 갈아내어 부드럽게 해주는 술식이다.

② 골융기 제거술(Excision of Torus) : 구개골융기(입천장 골돌출), 하악골융기(아래턱 혀쪽의 돌출골) 등이 있고 이들은 병적인 상태가 아니므로 의치의 장착에 방해가 되지 않으면 꼭 제거할 필요가 없으나, 필요할 경우 잇몸을 절개하여 골을 제거하는 술식이다(그림 7-111).

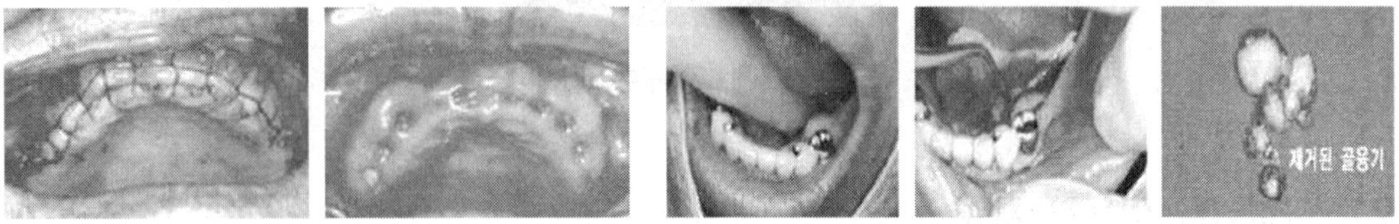

(a) 치조골 성형술 (b) 골융기 제거술

[그림 7-111] 보철을 위한 수술

24. 악안면 재건술

최근 급증하는 교통사고와 구강암 환자의 증가로 인하여 악안면 부위의 결손이 늘어남에 따라서 재건을 요하는 경우가 많아졌다.

악안면 부위의 재건은 크게 연조직재건과 경조직재건으로 나눌 수 있는데 궁극적인 목적은 환자가 기능적, 심미적으로 회복하여 사회에 복귀하는 데 있다(그림 7-112).

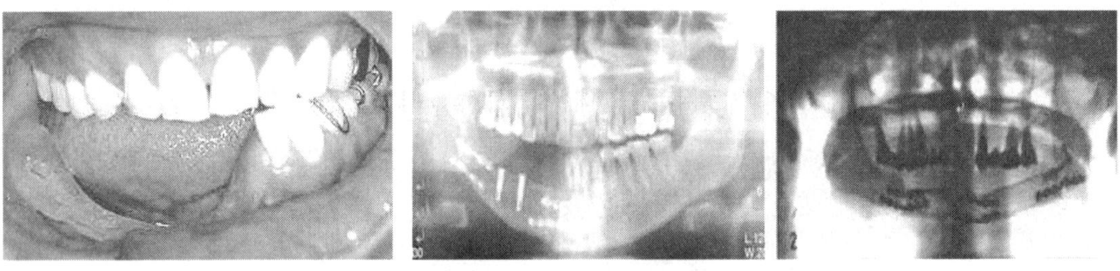

[그림 7-112] 악안면 재건술

25. PFM 크라운

내부를 메탈캡으로 만들고 그 위에 도자기를 올려 치아모양과 색을 내는 치과보철로 비용이 저렴하고 금과 달리 치아색에 가까워 치료여부를 쉽게 확인 할수 없는 것이 큰 장점이다(그림 7-113).

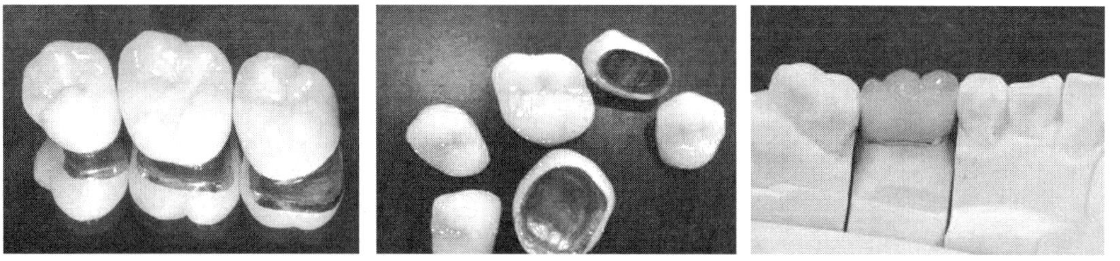

[그림 7-113] PFM 크라운

26. 골드인레이

보통 금으로 때운다는 표현을 사용하는 치료로 금은 치아를 때우는데 가장 많이 사용되고 있는 재료이며 부작용이 가장 적다. 보통 작지 않은 대부분의 충치나 아말감이나 레진에 과민반응이 있는 사람에게 사용된다(그림 7-114).

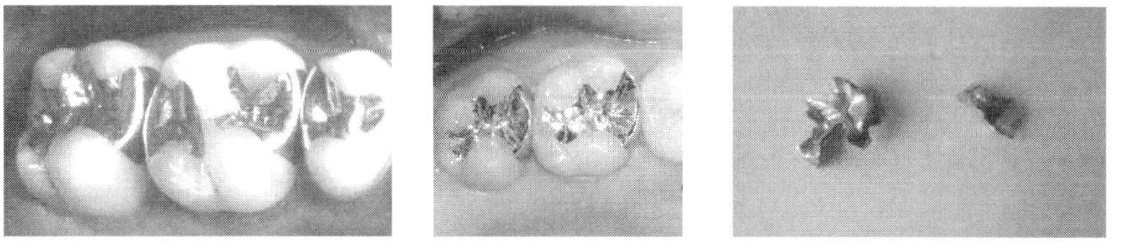

[그림 7-114] 골드인레이

27. 세라믹교정

가장 보편적인 교정기로 세라믹교정은 저렴한 비용에 심미적으로 우수한 장치이다(그림 7-115).

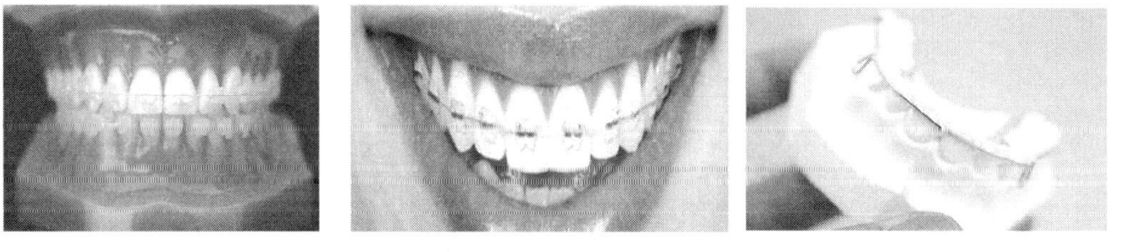

[그림 7-115] 세라믹교정

28. 자가결찰방식의 치아교정장치

일반교정기와 다르게 자가결찰 방식으로 제작된 교정기에는 클립이 달려 철사를 잡아주는 부분이 있다. 기존 장치에 비해 통증이 적고 철사와 장치사이에 마찰이 작아 치아교정 기간이 빠르다(그림 7-116).

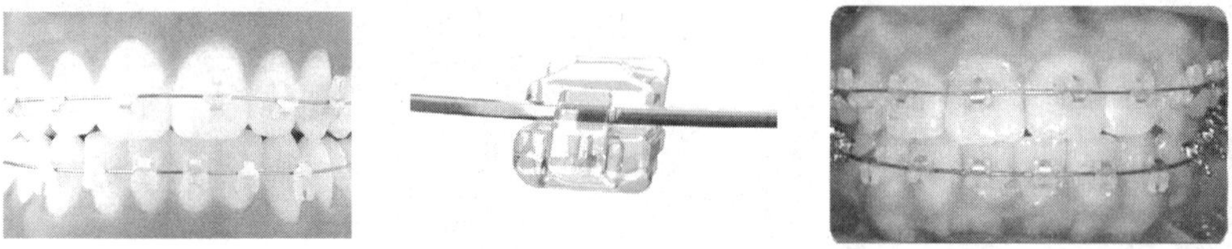

[그림 7-116] 자가결찰방식의 치아교정장치

29. 치아교정기

치아의 이동 및 턱뼈의 성장을 조절하기 위해 사용하는 것으로 고정식 교정장치, 가철식 교정장치, 구외장치 등이 있다(그림 7-117).

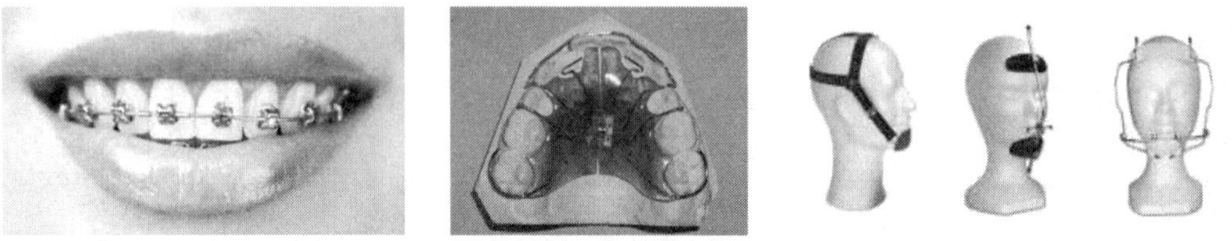

(a) 고정식 교정장치 (b) 가철식 교정장치 (c) 구외장치

[그림 7-117] 치아교정기

30. 교정 플라이어

굵은선으로 부터 설측호선 장치의 보조탄선 등 가는선까지 구부릴 수 있는 용도가 큰 플라이어이다(그림 7-118).

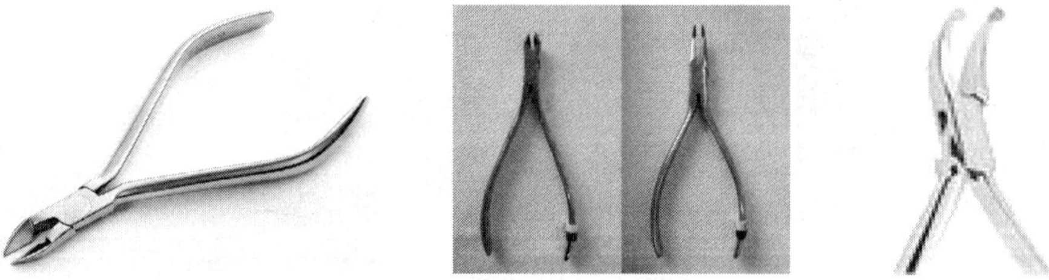

[그림 7-118] 교정 플라이어

31. 옴니백

환자의 인상을 떠서 치아모델을 만들어 플라스틱 시트를 옴니백에 올려놓고 옴니백을 틀면 말랑말랑한 시트를 빨아드리면서 치아모델을 만드는 기구이다(그림 7-119).

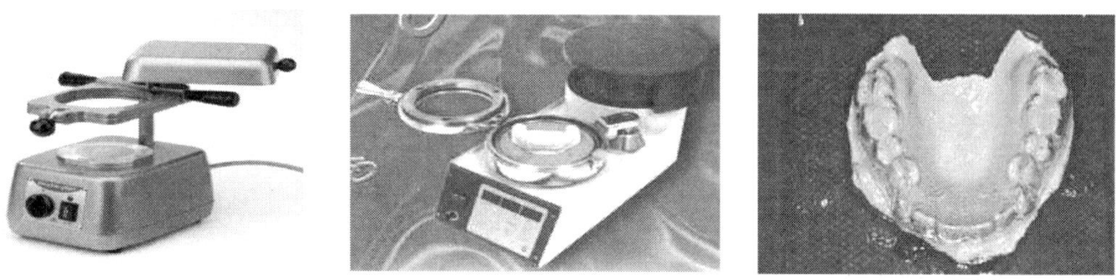

[그림 7-119] 옴니백

32. 충치치료용 핸드피스

치과에서 사용하는 충치치료용 핸드피스로 긴 것이 속도가 빠른 high피스, 짧은 것이 속도가 느린 low피스이다(그림 7-120).

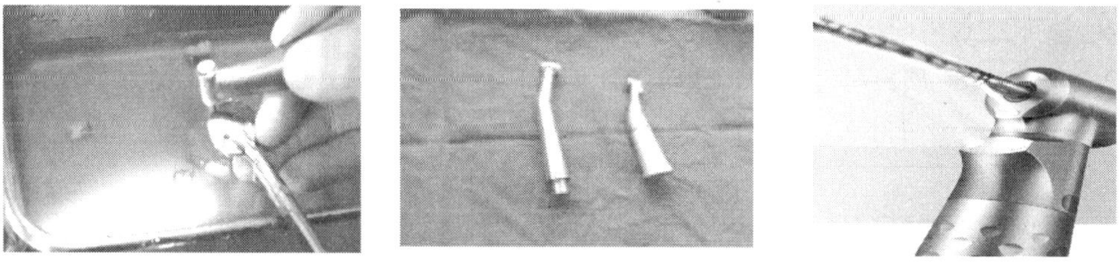

[그림 7-120] 충치치료용 핸드피스

33. 유아용 개구기

아이들이 입이 작아서 치료가 안될 때 입을 크게 벌리는데 사용한다(그림 7-121).

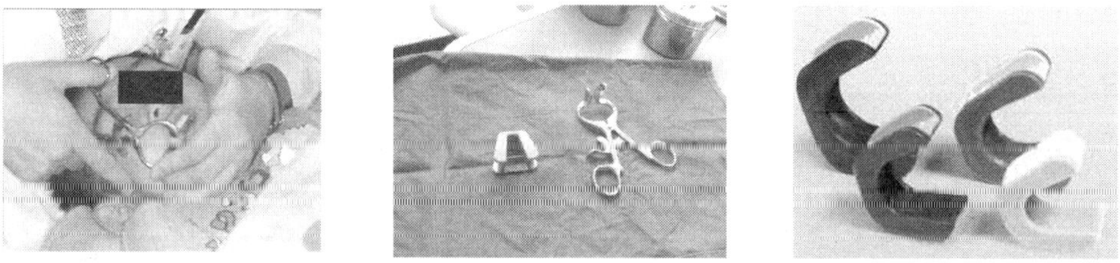

[그림 7-121] 유아용 개구기

34. 인젝스 무통마취주사

바늘이 없는 무통마취주사로 마취시 통증이 전혀 없으며, 심리적으로도 두려움을 없앨 수 있다.

① 압력을 사용해 점막 밑 치골막까지 마취약물을 주입하는 원리를 사용한다.

② 조직이 마비되는 시간을 단축시켜 회복도 빠르게 할 수 있다(그림 7-122).

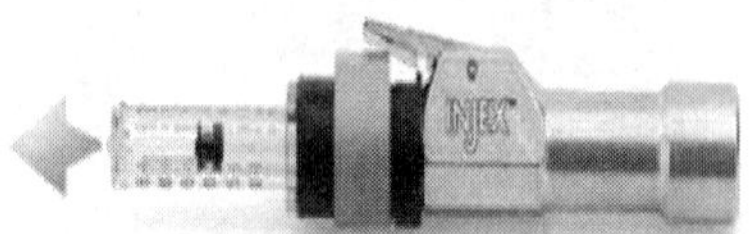

(a) 인젝스 마취주사기

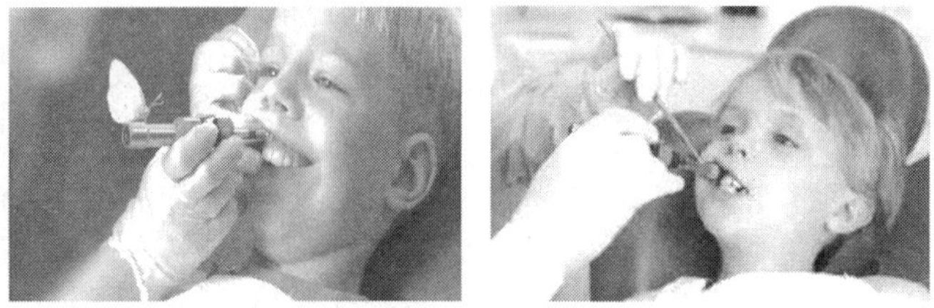

(b) 인젝스 마취주사기 시술

[그림 7-122] 인젝스 마취주사기

35. 초음파 치석제거기

전기적 에너지를 미세한 진동에너지로 바꾸는 원리를 응용하여 제작한 동력 치석제거기구로 치아 장축에 평행하거나 15[°] 이내 각도로 삽입한다.

① 물과 함께 진동이 치석을 제거하는 역할을 한다.

② 물은 진동부위를 냉각시키고, 시술부위를 깨끗하게 하여 시야를 확보하며 항세균효과, 치은마사지효과가 있다(그림 7-123).

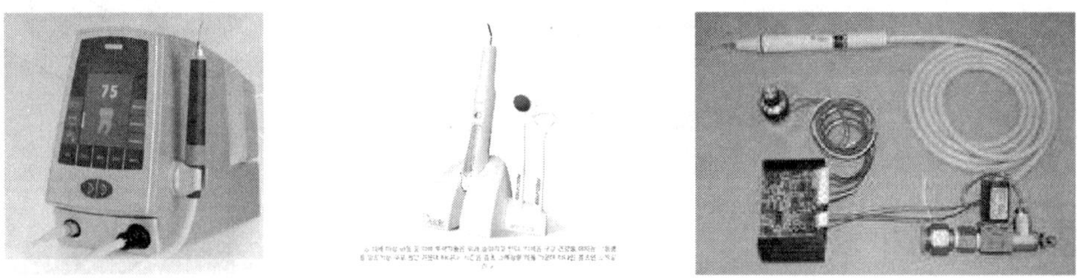

[그림 7-123] 치석제거기

36. 불소측정기

치아에 얇은 막을 형성시켜 충치로부터 보호해주는 기구이다(그림 7-124).

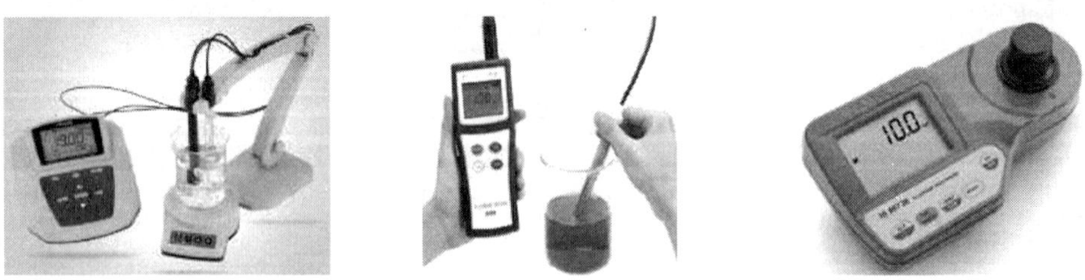

[그림 7-124] 불소측정기

37. 스케일링기기

치석 등을 제거하는 기기이다(그림 7-125).

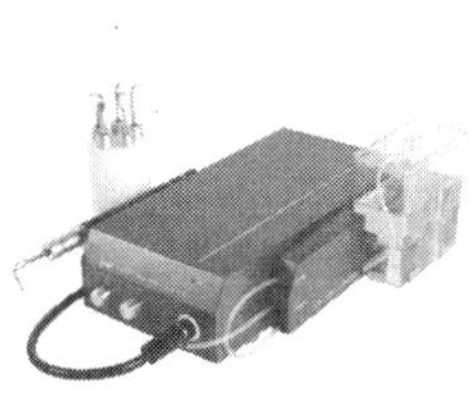

(a) 휴대용 스케일링

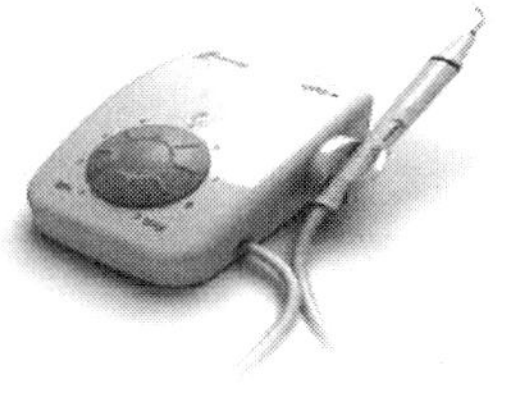

(b) 초음파 스케일링

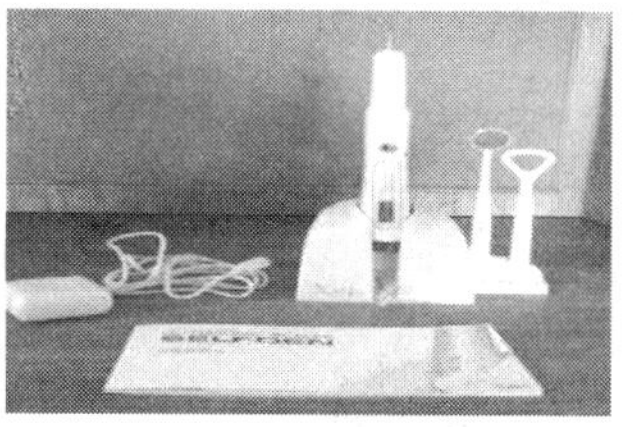

(c) 가정용 스케일링

[그림 7-125] 스케일링기기

38. 레이저칫솔

기동 전동칫솔 크기의 손잡이에 레이저장치를 부착해 양치질을 할 때 치아와 구강내부에 저출력 레이저가 투사되어 시린이를 보호해주는 기구이다(그림 7-126).

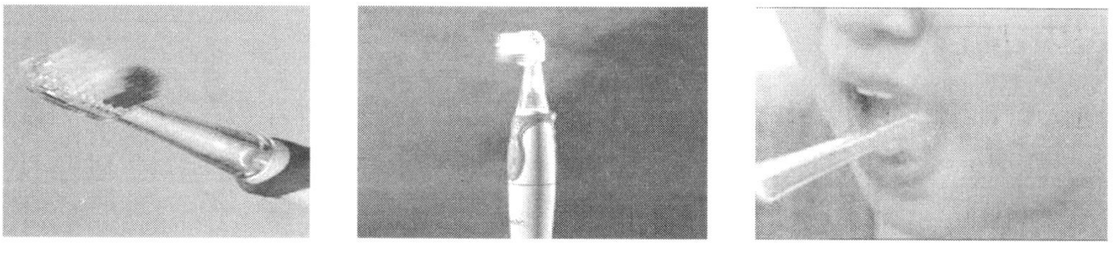

[그림 7-126] 레이저칫솔

39. 칫솔살균기

칫솔에 세균을 예방하는 기구이다(그림 7-127).

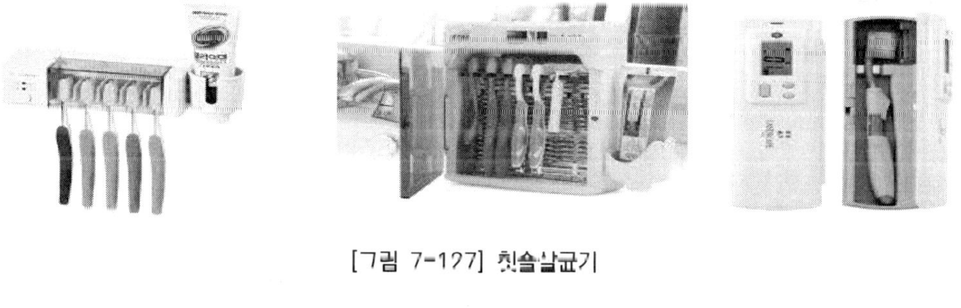

[그림 7-127] 칫솔살균기

40. 위상차현미경

종전의 현미경은 세균을 염색하여 관찰하였으나, 위상차현미경은 염색할 필요 없이 세균의 미세한 부분까지 관찰할 수 있다.

살아있는 세균을 10초며 PC 및 노트북 모니터를 통해 직접 관찰 할 수 있으며 동영상 및 화면을 저장, 편집이 가능하다(그림 7-128).

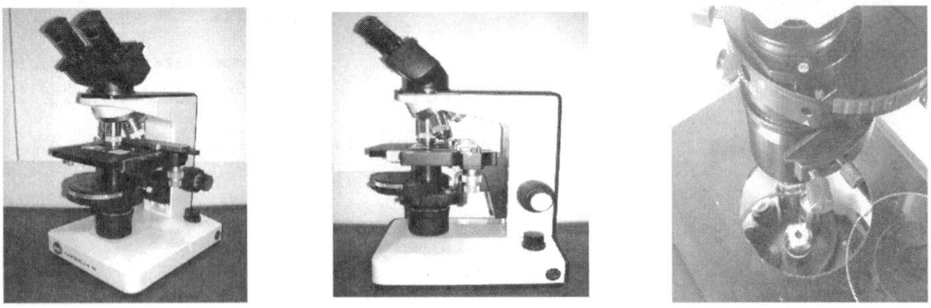

[그림 7-128] 위상차현미경

41. 전자현미경

우수한 광학렌즈를 사용한 확대경을 통하여 치료에 있어서 매우 신뢰 있는 진단 및 치료결과를 얻을 수 있고 치아의 가장 미세한 부분까지도 관찰이 가능하여 육안으로 확인 할 수 없던 치아병소 원인을 명확히 확인하고 치료할 수 있다(그림 7-129).

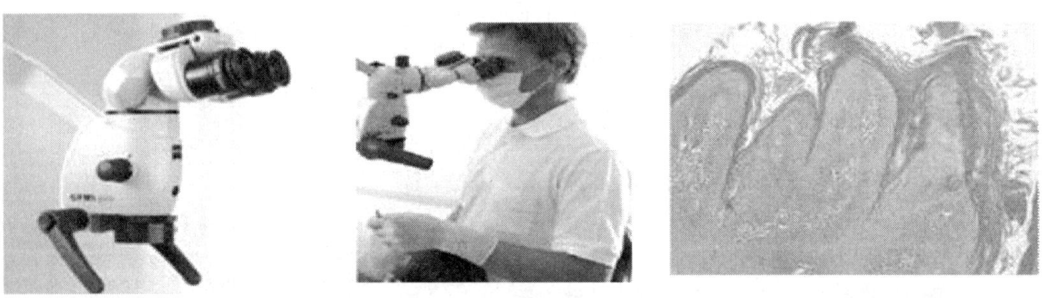

(a) 전자현미경 (b) 세포병리 검사

[그림 7-129] 전자현미경과 세포병리 검사

Chapter 08

한의사 진료과목(Korean Medicine Course)

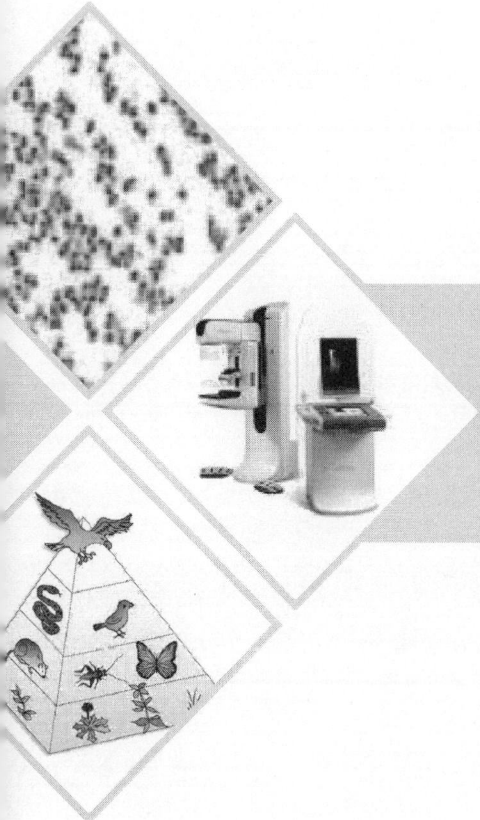

제1절 한방내과(Korean Medicine)

간장, 심장, 비장, 췌장, 폐장, 신장, 담낭, 위장, 소장, 대장, 방광 등 오장육부의 질환과 장부의 기능허약을 포함하는 내상 질환을 진단하고 치료한다. 아울러 각종 감염성 질환, 계절성 질환 등 외감성 질환을 진단, 치료하고 오장 육부의 기능을 강화시키는 방법과 면역력을 증진하는 치료로 각종 질환을 예방하는 것도 주요한 진료목표이다. 이러한 다양한 질환을 호흡순환기클리닉, 비뇨생식기클리닉, 소화기클리닉, 내분비클리닉에서 집중적으로 치료하고 있다.

1. 치료 항목

질환진단, 호흡순환기 진단, 한방 암치료 분야, 내상 질환에 대해 한의학적 접근과 치료를 목적으로 한다.

(1) 내상 질환 진단

내상은 몸 안에 생기는 병으로 음식물과 피로 때문에 비위계통에 장애가 있는 것을 내상이라 한다. 즉, 오늘날의 소화장애 질환이다.

① 음식물은 생명을 기르는 원천이자 몸을 튼튼하게 하는 약이다.
몸에 들어간 음식물은 비위의 작용으로 온 몸에 영양을 공급한다.

② 『동의보감』은 『내경』을 인용하며 음식물이 위에 들어가면 그 정기를 비위에 보내고 비위는 그 정기를 폐에 보내며 폐는 그것을 아래로 방광에 보내어 오줌길을 통하여 한다(그림 8-1).

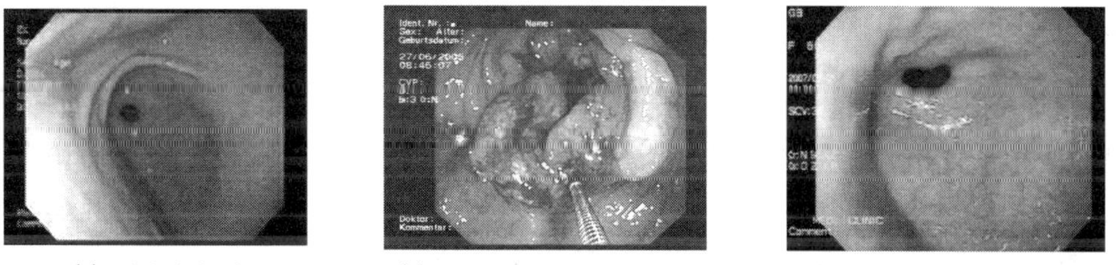

(a) 정상적인 위　(b) 담즙경화로 인한 기형화　(c) 담즙경화로 상한 위벽

[그림 8-1] 내상 질환 진단

(2) 호흡순환기 진단

심혈관 질환의 발생은 식생활의 서구화와 경제 성장에 따라 그 발병률이 지속적으로 증가하고

있으며, 정기적인 건강검진이 늘어남에 따라 증상이 없는 단계에서 조기에 발견되는 경우도 증가하고 있다.

① 순환기내과 : 심장 및 혈관에 관계된 질환 모두를 아울러 진료하는 특성화된 내과의 한 분과이다.

② 심근경색, 심실성 부정맥 등의 질환에 대한 일차적 진료과이며 심장이식 환자의 수술 후 관리를 포함하여 심장, 주요 혈관과 관련된 질환(관상동맥 질환, 동맥경화, 고혈압, 심부전, 심근증, 심낭염, 감염성 심내막염, 판막 질환, 부정맥, 폐동맥 고혈압, 고지혈증, 성인 선천성심질환, 혈관 질환) 전반에 대해 다루고 있다(그림 8-2).

③ 좌측 흉통의 증세로 응급실을 찾아 급성심근경색이 진단된 경우 3차 병원급 이상의 대부분의 병원에서는 순환기내과 의사로 구성된 응급팀이 가동되어 관상동맥[1] 조영술 및 성형술이 진행된다.

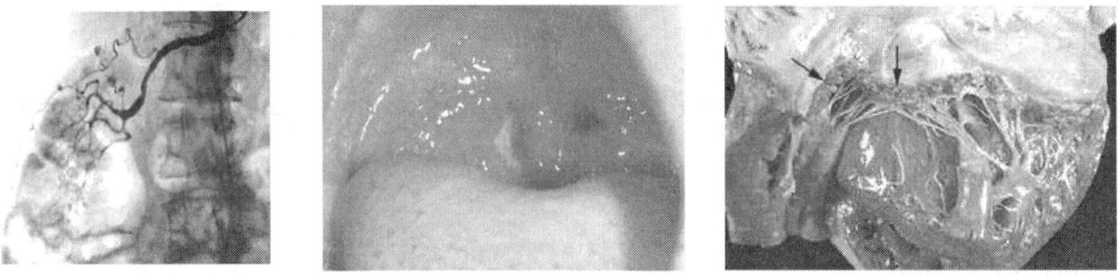

(a) 순환기 질환 (b) 편도염증 질환 (c) 심내막염 질환

[그림 8-2] 호흡순환기 진단

(3) 한방 암치료 분야

암환자들이 한방 암치료에 대해 갖고 있는 선입견 중 하나는 '과학으로 설명할 수 없는 전통처방으로 암을 낫게 하는 신비의 의술'이라는 것이다.

① 말기 암환자들일수록 한방 암치료에 적극적으로 매달리곤 한다.
한방 암치료 역시 과학적인 논리에 근거한, 아직도 발전 중인 의학분야이다.

② 병기가 낮을수록 치료가 쉽고, 병기가 높을수록 치료가 어려우며, 수술로 치료가 가능할 때는 약물치료보다 양방의 수술치료를 먼저 권하는 등 한방 암치료 역시 지극히 상식적인 선에서 이루어진다. 양방과 한방 암치료는 전혀 다른 것이 아니라 병에 대한 접근 방법이 다를 뿐인 것이다.

③ 한방 암치료와 양방 암치료는 실질적인 부분에서 많은 차이를 보이고 있는 것 또한 부인할 수 없다. 이런 차이는 치료대상에 대한 초점이 서로 다르기 때문에 생겨난다.

④ 양방에서 치료가 '병'을 없애는 것이라면, 한방에서 치료는 '환자'가 건강해지는 것이다. 치료의 초점이 '병'과 '환자'로 나누어지기 때문에 질병에 대한 접근 방법이 달라진다.

1) 관상동맥 : 좌 · 우로 2개가 있는데, 심방과 심실을 관상으로 둘러싸고 있는 데서 연유된 이름이다. 심장의 근육에 영양소(산소 등)를 공급하는 혈액이 흐르고, 대동맥의 밑뿌리에서 갈라져 한 쌍을 이루는데, 각각 좌관상동맥 · 우관상동맥이라고 한다.

제 2 절 한방부인과(Korean Medicine Obstetrics and Gynecology)

여성의 생식기와 관련한 골반강 내 질환, 유방질환 등을 위주로 진료하고 있으며 이외에도 임신 중, 출산 후 신체 상태에 대한 진단과 관리, 수족냉증과 같은 여성에 다발하는 전신증상에 대한 관리를 병행하고 있다.

진단의 경우 보고, 듣고, 묻고, 진맥하는 전통적인 한의학적 방법과 병행하여 맥진, 양도락, D.I.T.I, 협진을 통한 초음파검사 등의 현대적 진단검사를 실시하고 있으며 치료의 경우 한약(내복약, 외용약), 뜸, 침치료 등 전통적인 한의학적 처치를 시행함으로서 여성에게 발생할 수 있는 질환의 진료와 치료뿐만 아니라 궁극적으로 여성 건강 증진을 목표로 한다.

1. 치료항목

골반강 내 질환, 질내 미생물 검사 등이 있다.

(1) 질내 미생물 검사법

질 내용물을 채취하여 트리코모나스[2] · 캔디다 · 결핵균 · 대장균 · 인유두종 바이러스[3] 등을 현미경으로 검사하는 법이다(그림 8-3).

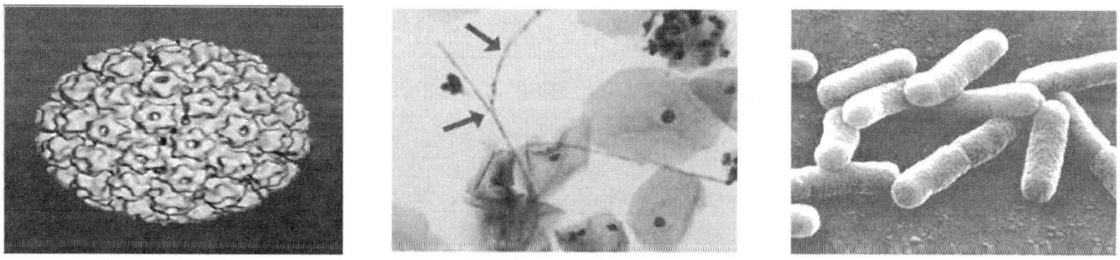

(a) 인유두종 바이러스 (b) 질염을 유발하는 캔디다 알비칸 (c) 대장균 바이러스

[그림 8-3] 질내 미생물 검사

(2) 콜포스코프 검사법

자궁경부암 질환 진단에 중요한 검사방법으로 조명장치가 되어 있는 확대경으로 자궁질부 표면을

2) 트리코모나스 : 파라바살리아강에 속하는 혐기성 원생생물 목의 일종이다. 대부분 동물의 몸에 기생을 하거나 내부공생을 한다. 일반적으로 4개에서 6개의 편모를 갖고 있다.

3) 인유두종 바이러스 : 자궁경부암의 가장 중요한 원인인자로서 HPV감염 여부를 확인하면 조기 진단에 도움이 된다.

시진하여 암의 모지를 찾아내는 방법이다(그림 8-4).

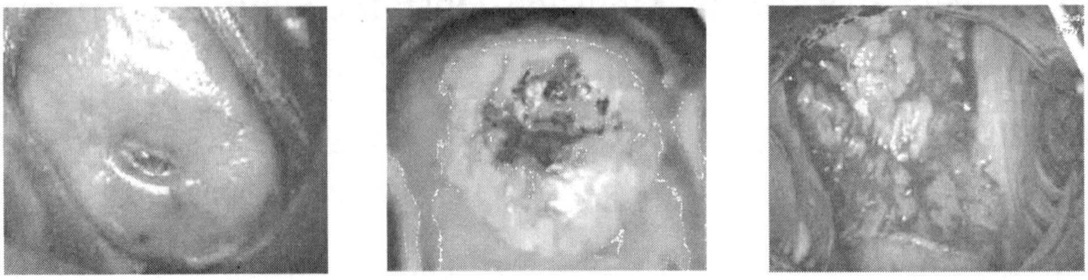

(a) 정상적 자궁경부 (b) 자궁경부암 초기 (c) 자궁경부암 말기

[그림 8-4] 질내 자궁경부암 진단결과

(3) 난관소통 검사법

불임진료에 필수적인 검사이며, 난관통기법(Pneumotubation), 난관통수법(Hydrotubation), 자궁난관조영법(Husterusalpingography), 난관통색소법(Chromotubation) 등이 있다. 그 밖에 골반강경법(Culdoscopy), 복강경 등으로 조사하는 방법이 있다. 모두 월경이 끝난 후 배란(排卵)까지의 저온기에 실시하고 종류별검사법에 대한 설명은 다음과 같다.

① 난관통기법(Rubin Test) : 이산화탄소를 외자궁구 에서 자궁강을 통해 난관에 주입할 때 일어나는 압력변화의 그래프에 의해 난관의 협착 · 유착 · 폐색 · 경련 등을 진단한다.

② 난관통수법 : 항생물질 등을 넣은 멸균생리식염액을 주입하는 방법으로 난관통과장애에 대한 치료법으로도 쓰인다.

③ 자궁난관조영법 : 유성 또는 수성의 조영제를 자궁구에서 자궁난관강에 깊숙이 주입하여 X-선 촬영을 한다. 수성은 15분, 유성은 24시간 후에 추가촬영을 한 것으로 진단한다. 난관소통의 진단뿐만 아니라 난관 · 자궁강의 기질이상을 진단하는 방법이다(그림 8-5).

④ 난관통색소법 : 인디고카르민 등의 색소액을 주입하여 복강으로 나타나는 색소가 복막에서 흡수되어 오줌에 배설되는지에 따라 난관소통여부를 진단한다. 난관복강구에서의 색소액 유출을 직접 확인하기 위해 복강역이나 골반강경법이 병용된다.

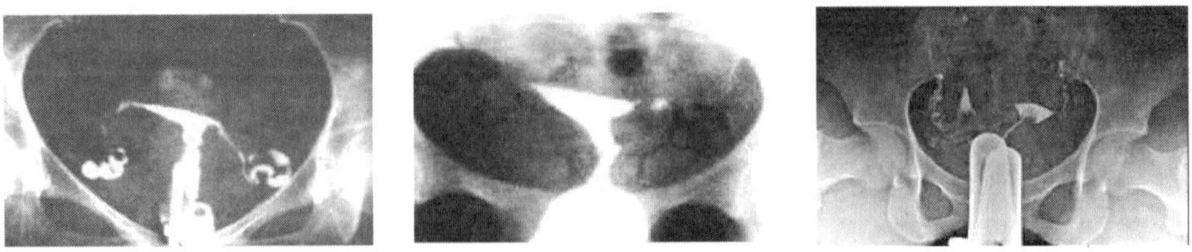

(a) 자궁난관 조영술(정상난관) (b) 자궁난관 조영술(난관패쇄) (c) 자궁난관 조영술

[그림 8-5] 난관소통 검사법

제 3 절 한방소아과(Korean Medicine Pediatrics)

소아 질환을 치료하는 한방전문과이다. 비염, 축농증, 식욕부진, 아토피피부염, 경기, 야뇨증 등의 다양한 소아 질환과 함께 성장부진, 허약아, 수험생의 관리를 비롯한 소아가 성장하면서 겪을 수 있는 제반문제를 한방적으로 다룬다. 전통적인 한의학 지식의 활용과 함께 항상 새로운 발전을 위해 힘쓰고 이러한 연구결과를 소아 질환의 치료에 이용하고 있다.

소아의 건강은 정신적, 신체적, 사회적으로 완전하게 형성되도록 노력하여야 하며 이 시기의 건강은 평생의 건강을 마련하는 밑바탕이 된다. 한방병원은 태어나면서부터 청소년기에 이르기까지 아이들이 신체적, 정신적, 사회적으로 건전하게 자라서 훌륭한 성인이 될 수 있는 기틀을 마련해주기 위해 최신 첨단장비와 한방치료를 통하여 다양한 소아청소년 질병을 예방과 치료한다.

1. 치료항목

허약아 진료, 비염 및 축농증, 아토피피부염, 야뇨증, 강직성 척추염, 전신성 홍반성 낭창, 쇼그렌 증후군 등이 있다.

(1) 허약아 진료

신장, 체중 및 체질량 지수를 검사하여 현재 아이의 성장상태를 체크한 후 한방소아과 전문의 진찰과 상담을 통해 아이의 허약한 부분을 진단한다. 아이의 허약증에는 약물을 처방 받아 복용하거나 아이의 허약증을 유발하는 생활습관을 바로잡고 관리해야 하고 허약아 종류로는 다음과 같다.

① 비위(脾胃) 허약아(소화기계 허약아) : 허약체질 아동 중 가장 많은 유형으로 식욕부진과 편식을 주로 하며 잦은 복통과 소화불량, 복부팽만감을 호소하는 경우도 많다. 또한 설사나 변비 등 대변의 이상도 많고 장운동도 미약해서 장에 가스가 자주 차며 쉽게 피로를 느끼며, 힘이 없고 체중이 잘 늘지 않게 된다.

② 폐, 기관지 허약아(호흡기계 허약아) : 비위 허약아와 함께 가장 많은 유형으로 잦은 감기와 콧물, 기침을 호소하며 흔히 감기로 인한 비염, 중이염, 축농증, 기관지염이 잘 오게 된다. 이러한 유형의 소아는 피부도 연약하여 추위를 잘 타며 찬 음식이나 찬바람에도 기침을 하는 등의 외부환경에도 적응력이 몹시 약하다.

③ 심계(心系) 허약아(순환기 및 정신신경계통 허약아) : 심장은 한의학적으로 정신적인 활동을 주관하고 심장이 허약한 아동은 뇌신경도 예민해서 자주 놀라고 무서움을 잘 타며 불안, 초조감

을 잘 나타내고 깊은 잠을 못자는 경우가 많고 신경질적인 경우가 많으며 학령기 아동은 머리는 비교적 총명하나 지구력이 떨어지고 산만한 경우가 많다.

④ 간계(肝系) 허약아 : 한의학적으로 간은 혈(血)과 근(筋-근육)을 주관하는데, 간기능이 허약한 아동은 혈허의 증상과 근육이 약한 증상이 나타난다. 자주 어지러워하며 코피가 잘 나고 살과 근육이 무른 편으로 피로를 잘 느끼고 식은 땀도 많이 흘리며 손톱, 발톱의 발육상태와 시력도 약해지기 쉽다.

⑤ 신계(腎系) 허약아(비뇨생식기 및 근골격계 허약아) : 신장이 허약하다는 것은 신장 및 방광 자체의 기능적 허약과 함께 비뇨생식기 및 근골격계통의 허약을 모두 포괄한다.

㉠ 증상 : 소변을 자주 보고 소변줄기가 힘이 없고 가늘며 혹은 야뇨증이 늦게까지 지속될 수 있다.

㉡ 성장통 : 신장의 허약과 관련되는데, 신장에서 골수와 연골의 성장을 돕기 때문에 신장이 허약한 아동에게 성장통이 자주 오게 된다(그림 8-6).

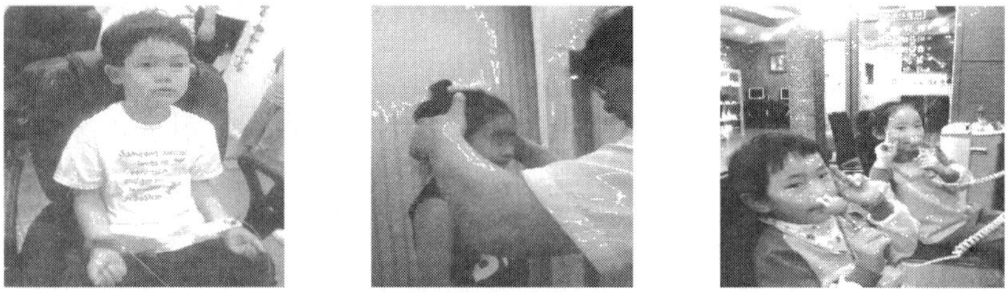

[그림 8-6] 허약아 검사

(2) 비염 및 축농증

소아비염은 재채기, 맑은 콧물, 코막힘의 세가지 주증상과 눈을 포함한 코주위의 가려움증 등의 증상을 특징으로 한다. 맥진, 혀의 상태, 오장육부의 진단, 몸의 기혈순환 상태, 스트레스 상태 등을 통해 전반적인 몸의 상태를 파악한 후 비경검사를 통해 코점막 및 비갑개의 상태, 후비루의

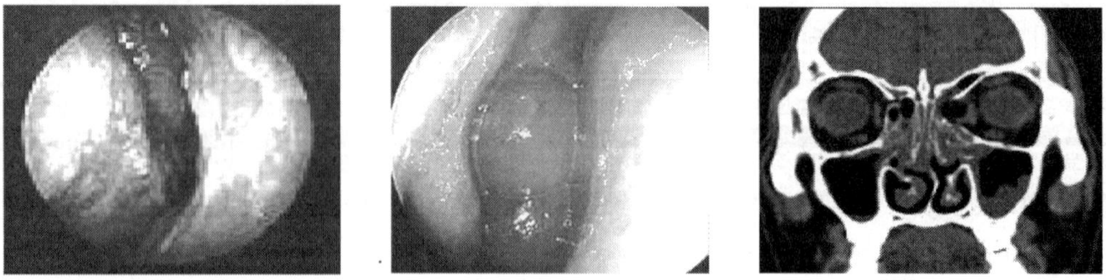

(a) 위축성 비염 조영영상 (b) 축농증 물혹 조영영상 (c) 축농증 X-선촬영 결과

[그림 8-7] 비염 및 축농증

유무, 편도의 크기 등을 확인한다. 비염의 치료기간은 환자에 따라 천차만별이므로 정확한 것은 치료의 진행 상태를 보면서 결정해야 하며, 축농증이 있는 경우 치료기간이 더 길어질 수 있다(그림 8-7).

(3) 아토피피부염

한의학에서는 아토피피부염은 임신기간에 모체가 자극성 음식이나 기름진 음식을 많이 먹은 탓으로 태아에게 내열이 생긴 상태에서 외부로부터 나쁜 기운의 침입을 받아 생기거나, 음식조절을 잘하지 못하면 기혈순환이 장애를 받아 인체 생리기능이 조화되지 못하여 발생한다. 상담과 진찰을 통해 전반적인 환자의 상태와 가족력, 발병시기, 발병부위, 증상, 치료경과 등을 체크한 후 오장장부의 균형을 맞추고 노폐물을 제거해 신체기혈의 흐름을 순조롭게 도와준다(그림 8-8).

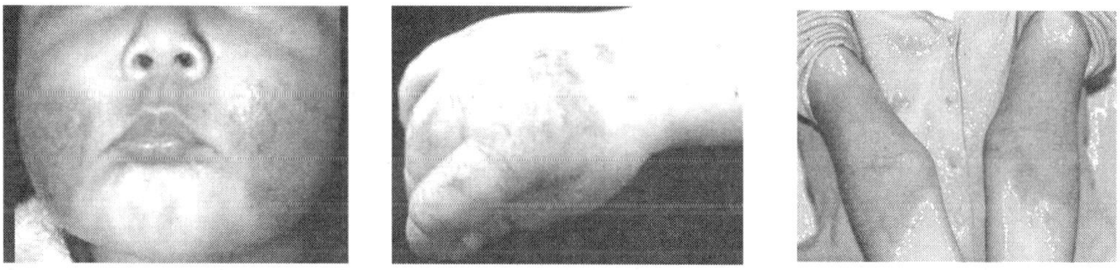

[그림 8-8] 아토피피부염

(4) 강직성 척추염

강직은 오랜 기간의 염증 후 관절에 변화가 일어나 관절의 움직임이 둔해지는 것이다.

① 강직성 척추염은 '척추에 염증이 생기고 움직임이 둔해지는 병'이다.

② 류마티스 인자(Rheumatoid Factor)가 음성인 '혈청음성 척추관절병증'이라는 질환군에서 가장 흔한 질환으로 엉덩이의 천장관절과 척추관절을 특징적으로 침범하는 만성염증성 질환이다(그림 8-9).

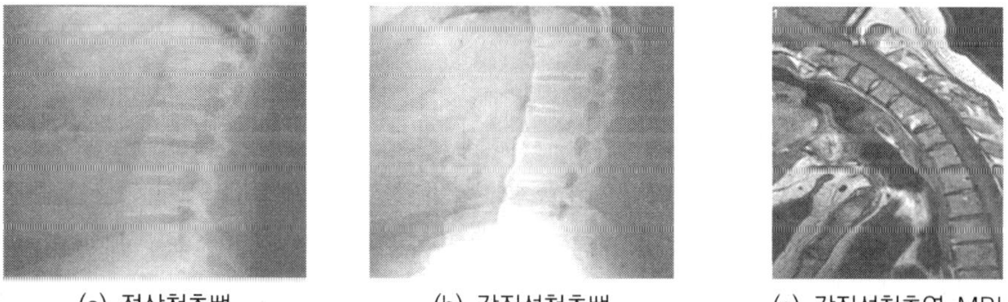

(a) 정상척추뼈 (b) 강직성척추뼈 (c) 강직성척추염 MRI

[그림 8-9] 강직성 척주염

③ 발뒤꿈치, 앞가슴뼈와 같이 인대나 힘줄이 뼈에 붙는 부위에 염증이 생기는 골부착부염이 특징적이며 관절 외에도 눈, 위장관계, 폐, 심장, 신장, 전립선 등 다른 장기도 침범할 수 있다.
④ 남성에 주로 발생하는 질환으로 알려져 있었지만, 최근에는 여성환자의 비율도 증가하고 있다.

(5) 전신성 홍반성 낭창

전신 홍반성 루푸스(Systemic Lupus Erythematosus) 또는 전신 홍반성 낭창 또는 '루푸스(Lupus)'는 머리글자만 따서 'S.L.E' 라고도 하며, 세포핵의 특정 단백질에 대한 자가항체가 생성되고 면역계의 이상에 의해 자신의 세포나 조직이 파괴되는 '만성염증성 자가면역성 질환'이다.

① 루푸스 : 류머티즘 관절염 등과 같이 류머티즘성 질환이다. 그러나 관절 특정부위에만 주로 영향을 주는 류머티즘 관절염과는 달리 루푸스는 '전신 홍반성 루푸스(Systemic Lupus Erythematosus)'이라고 하며 관절과 근육뿐만 아니라 피부, 신경조직, 폐, 신장, 심장과 조혈기관 등 온몸의 모든 조직을 공격대상으로 하기 때문에 질환의 진행에 대한 예측이 어렵고 다양한 증상으로 나타나 임상적으로도 진단과 치료에 많은 어려움을 겪고 있다.
② 병원에서의 치료의 목표 또한 '증상이 나타나지 않는 안정된 상태를 유지하는 것'에 초점을 두고, 전문 의학적 치료법으로 루푸스의 증상과 활성화 정도를 조절하면서 환자 스스로가 당뇨병과 같이 평생 지속적인 관리를 할 수 있도록 환자교육 등에 힘써 건강하고 정상적인 삶을 유지할 수 있도록 하고 있다(그림 8-10).

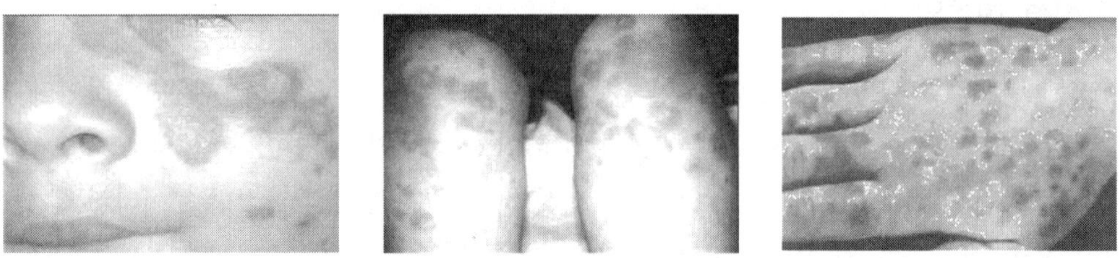

[그림 8-10] 전신성 홍반성 낭창

(6) 쇼그렌증후군

외분비선의 만성 염증성 질환으로 침샘과 눈물샘의 정상 조직이 파괴되어 눈물과 침의 생성이 줄어드는 질환이다. 1888년에 Johann Mikulicz에 의해 처음 보고 되었으며, 1933년에 스웨덴의 안과의사인 Henrik Sjögren이 류마티스 관절염이 있는 환자에서 본 질환을 기술하였다.

① 주로 눈과 침이 마르는 것이 주 증상이지만 침샘과 눈물샘의 침범 외에 피부 및 기관지, 여성의 질의 점막과 폐와 신장도 침범하여 여러 증상이 있으며 류마티스관절염, 전신성 홍반성 루푸스, 경피증이나 피부근염 같은 다른 류마티스 질환과 동반되어 나타나는 경우가 있는데 이차성

쇼그렌증후군이라 한다.

② 특정한 류마티스 질환이 없이 쇼그렌증후군의 여러 증상이 나타나는 경우를 일차성 쇼그렌증후군이라고 한다. 이차성 쇼그렌증후군을 동반하는 가장 흔한 질환은 류마티스관절염으로 15[%] 정도에서 쇼그렌증후군이 동반된다.

③ 남자보다 여자에서 9배정도 높게 발생되고 중년여성에서 잘 발생하며, 입이 마르고 눈이 건조한 증상이 발생하는 만성자가면역 질환으로 면역력이 약한 노인, 소아에게 발생되고 발생율은 여성 인구 만명당 8명 정도로 추정된다(그림 8-11).

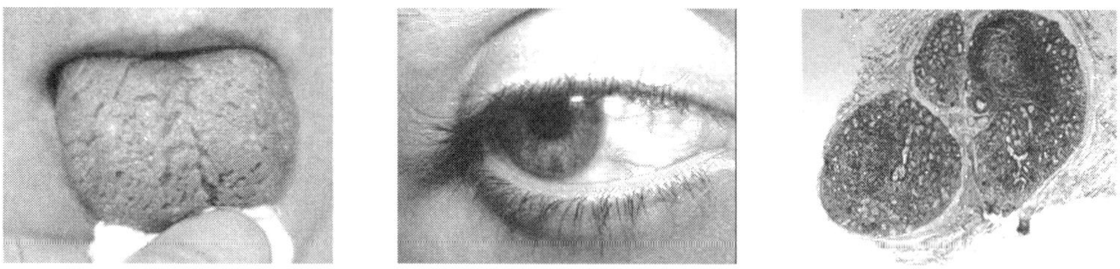

(a) 쇼그렌증후군 증상 (b) 쇼그렌증후군 침샘조직

[그림 8 11] 쇼그렌증후군

제4절 한방신경정신과(Korean Medicine Neuropsychiatry)

한의학과 정신의학, 심리학 을 접목하여 한약, 침, 마음치료 등을 통해 몸과 마음을 함께 치료하고 한방정신과치료는 천연물과 침구를 통한 치료로 부작용이 적고, 중독성이 적다.

질병보다 먼저 사람의 체질과 환경, 상황을 고려한 맞춤치료법이다.

질병의 양태보다 원인을 찾아 그 근본의 정서, 즉 희・노・우・사・비・공・경의 부정적 정서를 긍정적인 정서로 바꾸어주는 치료, 침술로써 뇌의 감정중추의 조절을 통한 감정치료법을 통해 마음 자체를 치료하므로 특히 심인성 질환이나, 정신질환, 스트레스성 질환에 효과적이다.

주의집중과 자기암시를 통해 스스로의 힘으로 전신을 이완시키고, 심신상태를 조절하는 수면기공요법을 실시 후 심신을 이완시킴으로써 불안을 해소해 정신적 안정을 유도하며 자율신경계의 음양조절을 통해 심박동, 호흡 등을 안정시키는 과정을 반복, 교육을 통해 수면습관을 고치는 수면생활교육 밤에 수면을 잘 할 수 있도록 도와주는 생활습관을 수면위생이라고 한다.

일상생활에서 행동을 확인하고 어떤 행동부터 고쳐야 하는지를 파악해 실생활에서 적용하고 위로 올라간 기운을 아래로 내리고 마음을 안정시키는 작용이 있는 용천, 노궁 등의 경혈을 응용해 침과 뜸치료를 시행하고 한약을 복용해 흐트러진 수면리듬을 바로잡고 약해진 신경을 회복시킨다.

1. 치료항목

수면장애, 스트레스 질환(화병, 우울증, 공황장애 등), 신경계 질환(치매, 두통, 어지러움, 떨림증 등), 주의력장애(ADHD), 틱, 화병 · 우울증클리닉, 치매클리닉, 수면장애클리닉(불면증), 불안장애클리닉(공황장애), 알코올중독클리닉, 스트레스클리닉 등이 있다.

(1) 수면장애

수면은 주로 외부환경을 인식하고 반응하는 능력이 가역적, 반복적, 정상적으로 정지되어 있는 움직이지 않는 상태로 정의한다.

① 수면 : 뇌의 활동에 의해 이루어지지만 다른 신체부위의 생리학적 변화와도 깊이 연관되어 있다. 인간의 수면은 비렘수면과 렘수면으로 나눈다.

㉠ 정상성인의 밤수면 : 4~6회의 주기가 반복된다.

ⓐ 수면은 대개 비렘수면으로 시작하여 점점 깊은 수면으로 들어간다.

ⓑ 수면 시작 후 80~100분에 첫 번째 렘수면이 나타나고, 그 후로는 비렘수면과 렘수면이 약 90분을 주기로 반복된다.

㉡ 비렘수면 : 반응소실의 깊이와 뇌파에 따라 네 단계로 분류할 수 있다.

㉢ 렘수면 : 전체 수면 시간의 20~25[%]를 차지한다.

㉣ 렘수면 시기에 사람은 꿈을 꾸게 되는데 렘수면 중에 깨어나면 대부분 꿈을 기억하지만 렘수면이 끝난 후에 깨어나면 꿈을 거의 기억하지 못하는 것으로 알려져 있다.

② 수면장애 : 인구의 약 20[%] 이상이 경험한 적이 있거나 앓고 있는 매우 흔한 질환이다.

㉠ 여러 가지 개인적, 사회적 문제를 초래할 수 있으며 학습장애, 능률저하, 교통사고, 안전사고, 정서장애, 사회 적응장애, 결혼생활의 불만족, 그리고 산업재해 등의 원인이 된다.

㉡ 수면장애를 적절하게 치료하지 않으면 이미 앓고 있는 내과적, 신경과적, 정신과적 질환이 악화되거나 회복이 지연될 수 있고 심근경색증, 뇌졸중 등의 심각한 병을 초래할 수 있다.

③ 수면에 문제가 있는 사람들은 대부분 다음 3가지 중 하나 이상의 증상을 가지고 있다.

㉠ 불면증 : 가장 흔한 수면장애이다. 일반인의 약 1/3이 반복되는 불면증을 경험하고, 9[%]가 매일의 일상생활에서 불면증 때문에 괴로움을 느낀다.

ⓐ 1개월 미만으로 지속되는 불면증은 대부분 스트레스에 의하여 발생하므로 스트레스를 제거하면 자연적으로 증상이 좋아지는 경우가 많다.

ⓑ 수면위생, 교육, 스트레스 관리 그리고 단기간의 수면촉진제 사용으로 만성불면증으로 이행하는 것을 막을 수 있다.

ⓒ 자신도 모르게 불면증을 유발할 수 있는 몇 가지 약물을 복용하고 있는 경우도 있으므로 환자가 복용하고 있는 약물에 대한 면밀한 검토가 필요하다.

ⓓ 불면증의 치료방법 : 원인에 따라 다르며 이차적인 원인을 갖고 있는 수면장애로 인한 불면증이라면 그 원인 질환을 치료하는 것이 원칙이다.

ⓔ 스트레스에 의한 불면증이나 특별한 원인이 없는 특발성 불면증의 경우에도 비약물적 치료를 먼저 하는 것이 우선이고 수면촉진제는 보조적으로 사용하는 것이 좋다.

㉡ 수면 중 이상한 움직임, 행동 또는 느낌이다.

㉢ 주간과다졸림증 : 낮 시간에 심하게 졸음이 오는 상태이다.

(2) 수면 관련 호흡장애

수면호흡장애는 수면 중에 기도의 저항이 증가하여 발생하는 것으로 중추수면 무호흡증후군, 폐쇄수면 무호흡증후군 등으로 분류된다.

① 폐쇄수면 무호흡증후군 : 가장 흔하게 나타나며 중년 성인의 2~4[%]에서 발견되고, 수면 중에 기도가 좁아지거나 막혀서 호흡이 일시적으로 줄어들거나 끊어지는 현상이다.

㉠ 환자가 잠이 들면 인두의 근육이 이완되면서 목젖과 혀가 후두에 닿아 기도가 막히게 되고, 공기가 통과하면서 인두와 후두가 진동하여 코골이를 하게 된다.

㉡ 저호흡이나 무호흡이 발생할 때마다 혈액의 산소농도가 떨어지고 각성이 일어나므로 결과적으로 깊은 잠을 취하지 못하게 되고 수면의 질이 떨어지고 낮에 피곤하며 졸음이 온다.

㉢ 밤에 심하게 코를 골면서 자는 뚱뚱한 사람이 낮에 졸음이 많이 오고 아침에 일어나면서 두통을 호소하는 경우 폐쇄수면 무호흡증후군일 가능성이 있다.

② 폐쇄수면 무호흡증후군 환자 : 낮 동안의 졸음과 인지기능 저하로 인하여 기억력과 집중력이 떨어지고, 자동차사고나 작업장 안전사고의 위험이 높아진다.

㉠ 심근경색증이나 협심증과 같은 심장동맥 질환, 뇌졸중, 허파고혈압, 부정맥의 발생률이 높아진다.

㉡ 수면다원 검사를 통하여 진단할 수 있고 체중감량으로 상당히 호전되며, 일부에서 목젖입천장인두절제술 등의 수술을 할 수 있다.

(3) 기면증

주간과다졸림증을 주된 증상으로 하는 복잡한 신경계 질환이다.

비교적 드문 질환이며 사춘기~ 30대 사이에 가장 많이 발생한다.

① 주간과다졸림증과 함께 나타나는 증상 : 크게 웃거나 화를 내는 등 감정의 자극이 있을 때 몸의 힘이 갑자기 빠지는 허탈발작, 잠에 들거나 깰 때 머리는 깨어 있으나 몸을 움직일 수 없는 수면마비, 잠에 들거나 잠에서 깰 때 꿈이 현실로 이행되어 보이는 입면환각 등이다.

② 기면증의 진단 : 수면다원검사가 필수적이다. 몇 가지 각성촉진제를 사용하여 주간졸림증을 예방할 수 있다.

(4) 하지불안증후군

환자들은 모두 다리의 불쾌한 감각으로 인하여 다리를 움직이고 싶은 충동을 느끼며 대부분 잠들기 어렵고 밤중에 자주 잠에서 깨는 모습을 보인다.

① 하지불안증후군의 일차적인 원인을 찾지 못하는 경우가 많지만, 이차적인 하지불안증후군의 원인으로는 철분결핍, 파킨슨씨병[4], 요독증[5], 임신, 말초신경병증[6], 갑상선 기능저하증[7], 갑상선 기능항진증[8], 류마티스 관절염[9] 등이 있다.

② 하지불안증후군은 다음 4가지 증상이 특징적으로 동반된다.

㉠ 다리를 움직이고 싶은 충동, 대개 다리에 불편하거나 불쾌한 느낌이 동반한다.

㉡ 움직이고 싶은 충동이나 불쾌한 느낌이 움직이지 않을 때 시작되거나 악화된다.

㉢ 움직이고 싶은 충동이나 불쾌한 느낌은 움직임에 따라 부분적으로나 전체적으로 완화된다.

㉣ 움직이고 싶은 충동이나 불쾌한 느낌은 낮 시간보다 저녁이나 이른 밤에 더 심해진다.

---

4) 파킨슨씨병 : 뇌의 신경세포 손상으로 손과 팔에 경련이 일어나고, 다리는 보행이 어려워지는 손상을 입는 질병이다.

5) 요독증 : 다양한 원인 질환에 의해 신장의 기능이 감소하여 정상적으로 신장을 통하여 소변으로 배출되어야 할 노폐물(요독)이 배설되지 못하고, 체내에 축적되어 발생하는 다양한 증상들이다.

6) 말초신경병증 : 주로 압박에 의한 신경병증, 좌임신경병증, 나병, 당뇨병 및 다른 내과적 질환, 허혈성 질환, 신생물딸림증후군, 영양소 결핍증, 독성질환, 염증수초탈락병 및 유전성 질환으로 구별할 수 있지만, 원인은 다양하기 때문에 전문병원에서도 25[%] 정도에 대해서는 원인을 밝히지 못한다.

7) 갑상선기능저하증 : 갑상선에서 T3, T4의 부적절한 생산, 분비로 세포대사활성 및 행동기능의 저하가 초래되는 질환이다.

8) 갑상선기능항진증 : 갑상선에서 분비되는 호르몬(T3 및 T4)이 어떠한 원인에 의해서 과다하게 분비되어 갑상선 중독증을 일으키는 상태이다.

9) 류마티스관절염 : 다발성 관절염을 특징으로 하는 원인 불명의 만성 염증성 질환이다.

제 5 절 한방침구과(Korean Medicine Bedding)

전통 한방치료법 중의 한 분야인 침, 뜸 등을 학문과 임상으로 체계화시킨 것이다. 고대로 1침, 2구, 3약이라고 하듯이 한방에서 침구는 인체에 흐르는 기의 통로인 경락[10]을 통하여 인체의 자율적인 치료능력을 최대한으로 이용하는 가장 널리 활용되고 있는 치료방법이다(그림 8-12).

연령, 성별, 질병의 종류에 상관 없이 가족을 대상으로 지속적이고 포괄적인 의료를 제공하며 환자의 1차진료만이 아니라 예방과 재활, 건강관리와 공중위생 등의 업무도 처리하고 있다.

전체 가족의 의료를 책임지고 조정하며 인도하는 주치의로서의 역할을 하고, 필요할 때는 전문분야에 대한 자문 및 의뢰를 담당한다.

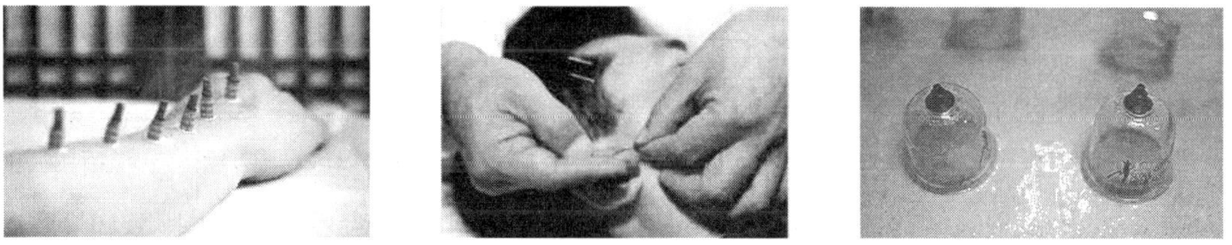

(a) 뜸 (b) 침 술 (c) 부 황

[그림 8-12] 침구과 진료내용

1. 치료항목

척추 질환, 퇴행성 질환, 부위의 염좌, 흉협통, 수술 후 오는 통증, 근육통 등이 있다.

(1) 척추 질환

요추 추간판의 퇴행성 변화는 요통 및 하지 통증의 가장 흔한 원인이 된다. 모든 요통 및 하지 방사통으로 내원하는 환자들을 모두 요추 추간판탈출증으로 간주하는 것은 맞지 않으며 다른 증상으로 다양한 혈관성 병변, 감염증, 종양 등이 요추 추간판탈출증 증세와 유사하기 때문이다. 척추에 흔하게 발생하는 질환들로는 경추 및 요추의 추간판탈출증(흔히 디스크라 함) , 척추골절, 척추전방전위증, 척추분리증, 척추강협착증, 척추측만증, 척추의 화농성 질환(척추 결핵 포함) , 척추의 종양, 그 외에도 외상에 의한 척추의 염좌 및 탈구 등이 있다.

① 추간판탈출증(디스크) : 척추의 뼈와 뼈를 연결하는 척추뼈 사이에 있는 연골(추간판)이 척추 신경관으로 빠져나와 신경을 압박하는 질환으로 흔히 '디스크'라고 한다. 목과 허리의 추간판

10) 경락 : 몸안에서 기혈이 순환하는 통로로, 경맥과 낙맥으로 이루어지며, 곧게 가는 줄기를 경맥이라 하고 경맥에서 갈라져 나와 온몸의 각 부위를 그물처럼 얽은 가지를 낙맥이라고 한다.

탈출증이 흔한데 경추간판탈출증이 있을 경우 목 뒤가 쑤시고 아프며 팔과 손의 방사통, 이상 감각 · 저림, 근력저하 등의 증상도 동반한다.

② 요추간판탈출증 : 요통, 하지 방사통과 함께 다리저림 및 시림, 다리근력 저하 등의 증세가 있다.

③ 척추전방전위증 : 척추뼈가 앞쪽으로 미끄러져 엉덩이가 뒤로 빠져나오는 병으로 우리나라에서 흔한 허리병이고, 요추간판탈출증(척추디스크) 다음으로 많으며 전체 허리수술환자의 15[%]를 차지한다.

㉠ 증상 : 앉아 있을 때는 아무런 이상이 없다가 서거나 걸으면 분리된 뼈가 신경을 압박해 요통과 좌골신경통 증세가 나타나며 쪼그리고 앉으면 증상이 없어진다.

㉡ 증상이 심한 경우 : 다리마비현상을 보이며 보행이 불가능할 수도 있다.

④ 척추분리증 : 두개의 척추가 위 · 아래에 위치하며 관절을 이루게 되는 부분, 즉 척추후궁의 협부에 어떠한 결손이나 이상이 발생한 경우이다.

척추분리증으로 추궁의 형태가 깨져 척추관을 좁아지게 해서 신경을 누를 수 있고 추간판 변성, 추간관절의 변형, 요추의 불안정성, 허리가 구부러지는 요통을 일으킬 수도 있다.

⑤ 척추강협착증 : 선천적으로 척수강이 좁아져 있거나 퇴행성 질환으로 나이가 듦에 따라 척수강이 좁아질 수 있다. 허리통증 등도 있지만 전형적인 증상은 오래 걸을 수 없는 것이 특징으로, 의학적으로 이를 파행이라고 한다.

⑥ 척추측만증 : 사람을 마주 보았을 때 척추가 옆으로 휘게 되는 기형으로 미용상의 문제뿐만 아니라 심한 경우 내부장기를 압박하여 기능장애를 일으키고 수명을 단축시킬 수 있기에, 초기에 적절히 치료를 해야 하며 일찍 치료를 시작할수록 치료결과도 좋다(그림 8-13).

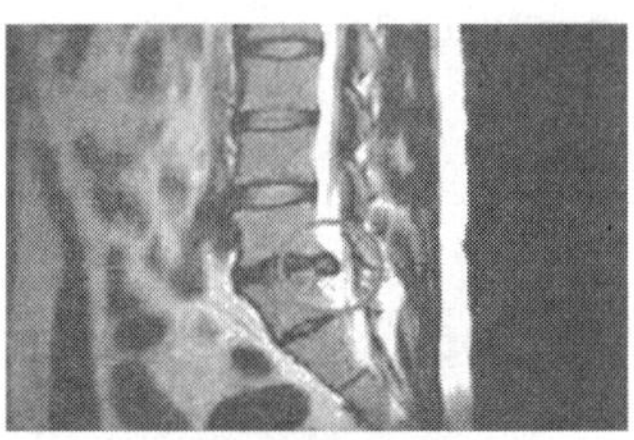
(a) 허리디스크

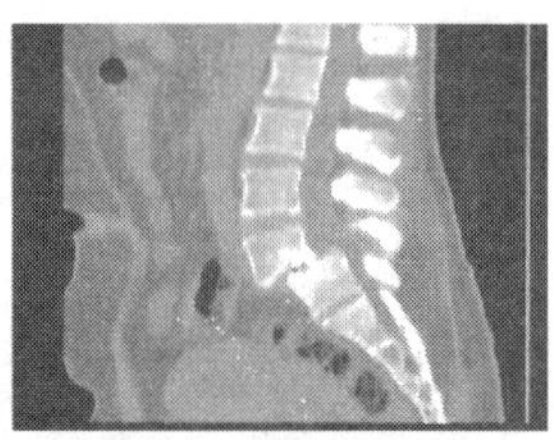
(b) 척추전방전위증

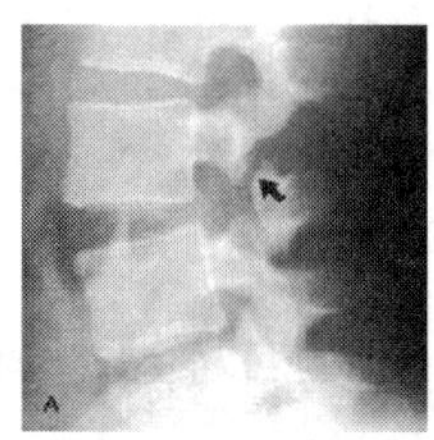
(c) 척추분리증

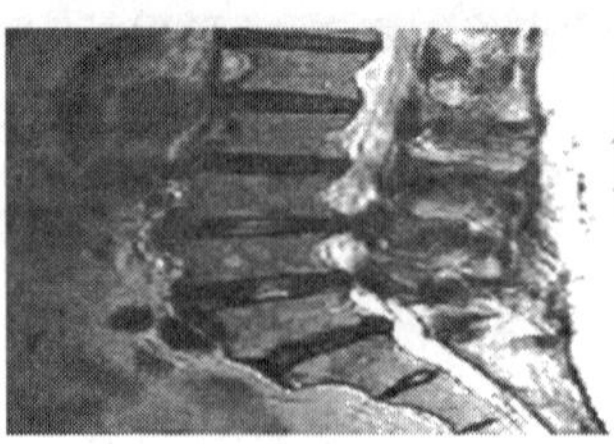
(d) 척추강협착증

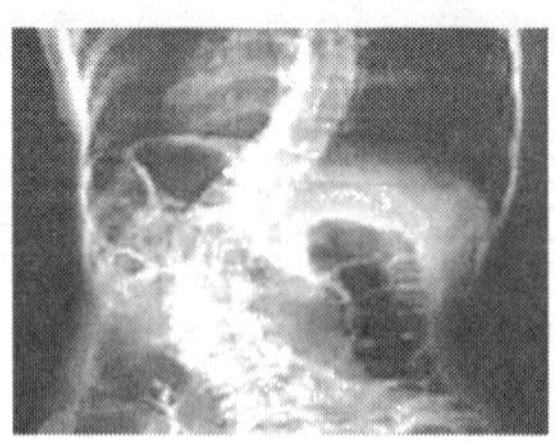
(e) 척추측만증

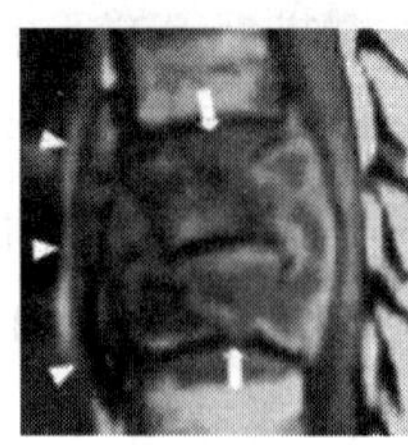
(f) 척추결핵

[그림 8-13] 척추 질환

⑦ 척추결핵 : 척추뼈에 결핵균이 감염되어 염증이 발생하는 것으로 침범된 척추부의 통증이나 염증이 신경으로 파급되어 신경마비 감각 저하 등의 증상이 나타난다.

(2) 퇴행성관절 질환

관절 질환으로 류마티스관절염, 퇴행성관절염이 있다(그림 8-14).

① 류마티스관절염 : 관절이나 근육 등 운동기의 다발성 동통과 운동장애를 나타내는 원인불명의 전신성 만성의 염증성 질환군이다. 그리스어인 Rheuma는 흐름으로 뇌에서 나쁜액이 신체 각부로 흘러들어가서 통증을 일으키는 부위는 관절이며 일반적으로는 만성 류마티스성 관절염이다.

② 퇴행성관절염 : 관절을 보호하고 있는 연골의 점진적인 손상이나 퇴행성 변화로 인해 관절을 이루는 뼈와 인대 등에 손상이 일어나서 염증과 통증이 생기는 질환으로, 관절의 염증성 질환 중 가장 높은 빈도를 보인다.

특별한 기질적 원인 없이 나이, 성별, 유전적 요소, 비만, 특정 관절부위 등의 요인에 따라 발생하는 일차성 또는 특발성관절염과 관절연골에 손상을 줄 수 있는 외상, 질병 및 기형 등이 원인이 되어 발생하는 이차성 또는 속발성관절염으로 분류한다.

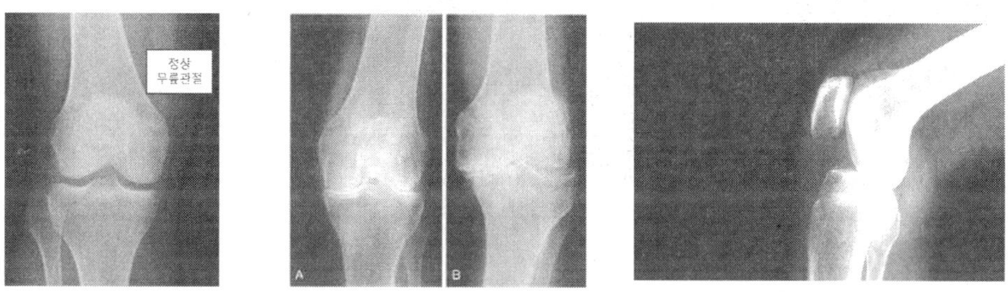

(a) 정상관절 (b) 퇴행성관절염 (c) 류마티스관절염

[그림 8-14] 퇴행성 관절질환

(3) 근육통 관련 질환

근육의 통증으로 여러 질병과 장애에 의해 발생하는 증상이다.

① 근육 : 과다하게 사용하였거나 감당할 수 있는 이상을 사용한 경우이다.

② 근육통 : 종종 바이러스 감염에 의해서도 발생한다.

③ 장기간의 근육통 : 물질대사의 큰 질환에 의한 것일 수 있으며, 영양결핍이나 만성피로에 의한 것일 수도 있다.

④ 원인 : 염좌, 수술 후 오는 통증, 근육통 등이 있다.

㉠ 염좌 : 관절을 지지해주는 인대가 외부 충격 등에 의해서 늘어나거나 일부 찢어지는 경우로, 근육이 충격에 의해서 늘어나거나 일부 찢어지는 경우도 염좌(Strain)라고 한다(그림 8-15).

ⓐ 영어로는 전자의 경우를 Sprain, 후자의 경우를 Strain으로 구분한다.

ⓑ 인대나 근육의 일부가 아닌 전체가 끊어지는 경우는 파열(Rupture)이라고 한다.

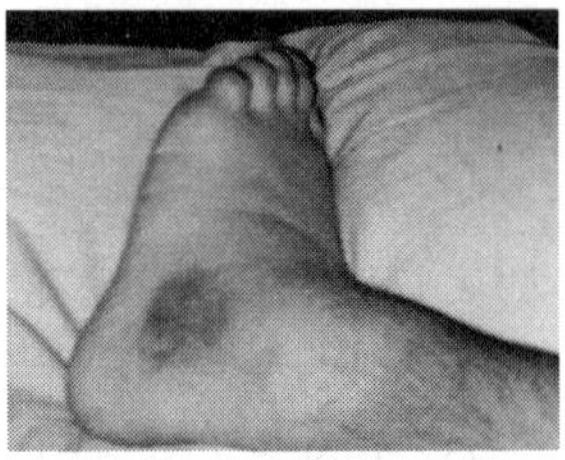

(a) 발목염좌 모습

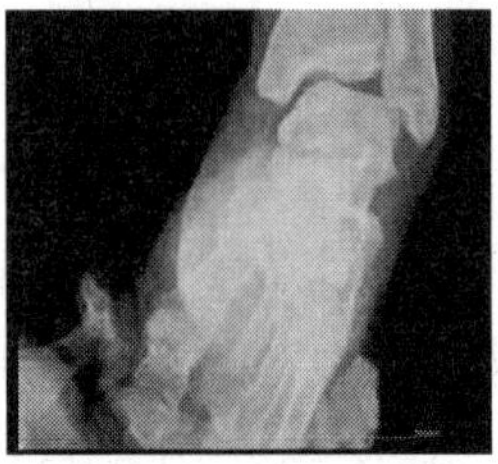

(b) 발목염좌 시 인대상태

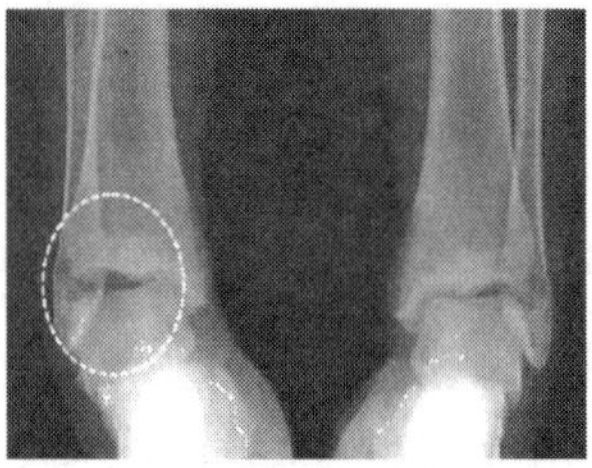

(c) 발목염좌 X선 촬영

[그림 8-15] 염 좌

ⓛ 수술 후 오는 통증 : 수술 이후에 생기는 통증으로 수술 후 통증을 느끼는 것은 정상이다.

ⓐ 개개의 사람은 각기 다른 정도의 통증을 느낀다(내성)(그림 8-16).

ⓑ 통증은 3~4시간 마다 주사나 먹는 약으로 조절할 수 있다.

ⓒ 필요에 따라서는 마취시 사용한 경막외 카테터[11]를 통해 무통요법을 시행할 수도 있다.

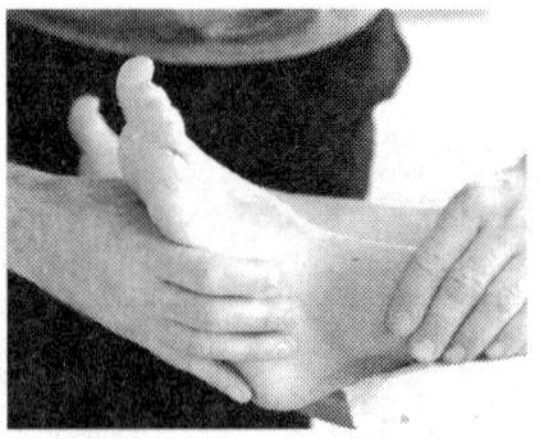

(a) 발목 수술 후 통증

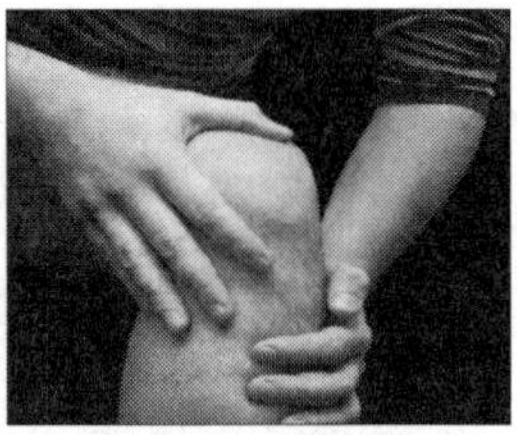

(b) 무릎 수술 후 통증

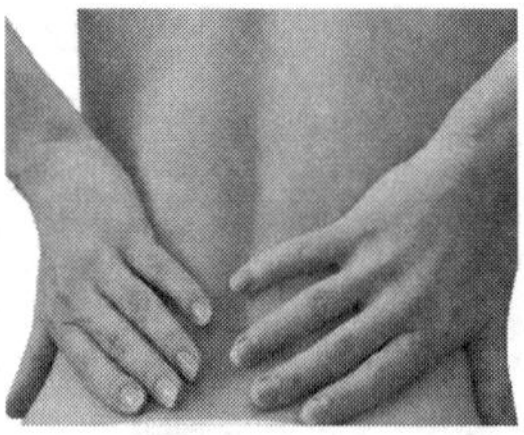

(c) 허리 수술 후 통증

[그림 8-16] 수술 후 통증

ⓒ 근육통 : 근육에 생기는 통증이며 다양한 질병이나 장애에서 나타날 수 있는 증상으로 원인은 근육의 과도한 사용이다. 하지만 감염성 질환을 비롯한 수없이 많은 질환이나 장애에서도 근육통은 발생할 수 있으며 함께 발생하는 다른 증상이나 증후들을 참고하여 원인을 밝혀야 한다(그림 8-17).

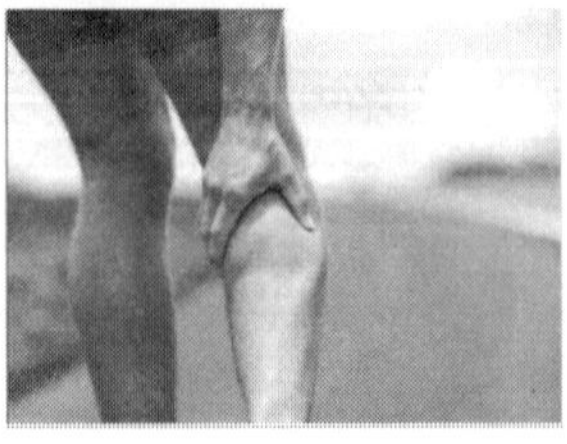

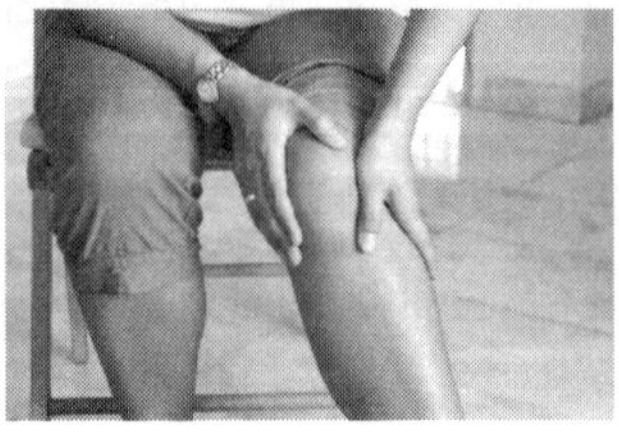

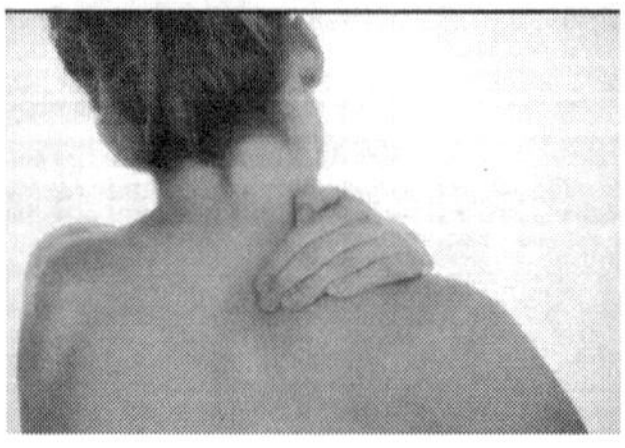

[그림 8-17] 근육통

11) 카테터 : 체강(늑막강 · 복막강) 또는 관상(管狀) · 낭상(囊狀) 기관(소화관 · 방광 등)의 내용액의 배출을 측정하기 위해 사용되는 고무 또는 금속제의 가는 관이다.

제 6 절 한방안과, 이비인후과, 피부과(Korean Medicine Ophthalmology, Motolaryngology, Dermatology)

안과와 이비인후과 질환을 치료하는 과로서, 증상의 개선과 함께 전체적인 몸 상태를 살펴서 장부의 불균형을 조화롭게 하고 기혈을 원활히 소통시키며 원인이 되는 인자를 제거하여 질병의 치료와 더불어 환자 자신의 기능을 향상시키는 것을 목표로 한다.

1. 치료항목

안과 질환, 이비인후과 질환, 피부과 질환, 주로 눈, 귀, 코, 구강, 인후, 성대, 피부 질환을 중심으로 진료가 이루어진다. 또한 한방 특유의 진단법과 현대 및 과학적인 진단기기의 한의학적 활용을 통하여 종합적인 진단이 이루어지고, 각종 신제형의 한약재를 활용하여 난치성 질환의 치료율을 높이고 있다.

(1) 안과 질환

백내장, 결막염, 안검하수 등이 있다.

① 백내장 : 주로 노화가 원인이 되는데 안구의 수정체가 혼탁해져 시력장애를 일으키는 질병이다.

㉠ 수정체가 혼탁해지는 정도는 다양하며, 눈으로 들어온 빛이 수정체를 제대로 통과하지 못하게 되어 시야가 뿌옇게 보이는 증상이 나타난다.

㉡ 노인성 백내장의 경우 발병 초기에 수정체의 굴절력이 증가하게 되어 근시가 나타나며, 증상이 더 진행될수록 파란색을 잘 보지 못하게 된다.

㉢ 일반적으로 천천히 진행되며 궁극적으로는 실명에 이를 수 있다.

㉣ 양쪽 눈에 모두 영향을 주지만, 대부분 한쪽 눈에 먼저 증상이 나타난 후에 다른 쪽에도 발병하게 된다. 통상적으로 수술로 치료한다(그림 8-18).

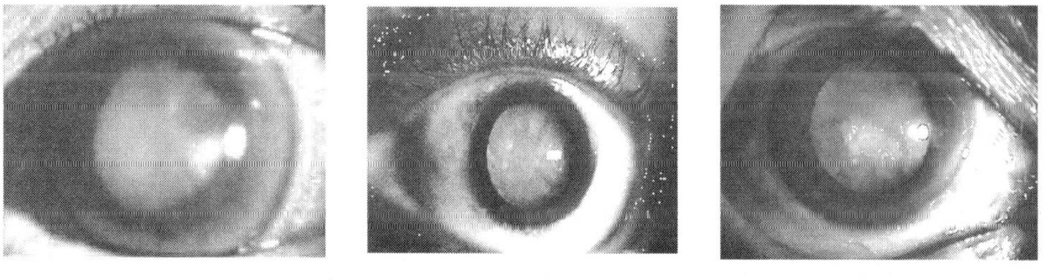

[그림 8-18] 백내장

② 결막염[12] : 결막에 생긴 염증으로 감염성과 비감염성으로 나뉘며, 감염성은 대부분의 경우 바이러스가 주된 원인이고 세균이나 알레르기 반응 또한 원인으로 꼽을 수 있다.

㉠ 감염성 : 전염되기 쉬우며 특히 '아폴로 눈병'으로 잘 알려진 급성출혈성결막염은 사람이 많은 곳에서 쉽게 전염된다.

㉡ 비감염성 : 알레르기성 결막염을 꼽을 수 있다.

㉢ 여름철 질병으로 알려져 있지만 겨울철에도 찜질방이나 사우나 등 사람이 몰리는 곳에서는 전염될 가능성이 있다(그림 8-19).

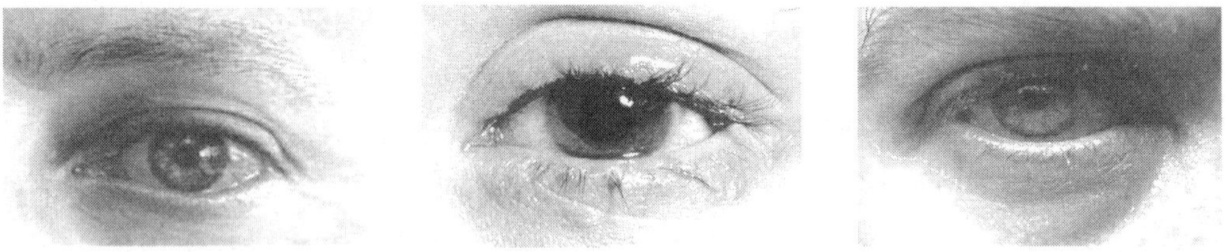

[그림 8-19] 결막염

③ 안검하수 : 위 또는 아래 눈꺼풀이 처지는 현상이며, 윗 눈꺼풀이 늘어지므로 검렬[13]이 좁아져 자력으로는 윗 눈꺼풀을 올릴 수 없는 병이다(그림 8-20).

㉠ 대개 윗 눈꺼풀이 눈의 검은자 윗부분을 1~2[mm] 정도 덮을 경우 정상으로 판단하지만 이보다 검은자위가 더 많이 가려진 경우 안검하수일 가능성이 높다.

㉡ 태어날 때부터 나타나는 선천성 안검하수와 나이가 들어서 나타나는 후천성 안검하수의 두종류로 나뉜다.

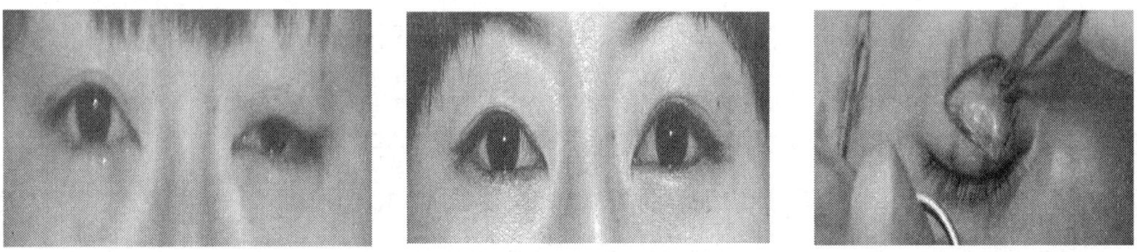

(a) 안검하수치료 전 (b) 안검하수치료 후 (c) 안검하수 시술

[그림 8-20] 안검하수

(2) 이비인후과 질환

비출혈, 중이염, ~~축농증~~, 이명 등이 있다.

① 비출혈(Epistaxis) : 일반적으로 코에서 피가 나는 현상이다.

---

12) 결막 : 눈(안구)을 외부에서 감싸고 있는 조직이다.

13) 검렬 : 눈꺼풀기슭으로 둘러싸인 틈이다.

㉠ 원인 : 고혈압, 피로, 혈관의 파열(주로 코를 파거나 코에 무언가 부딪혔을 때) 등이 있다.

㉡ 증상 : 코에서 콧물과 피가 섞여 나오는 것으로 고개를 들기보다는 숙이고 눈과 코끝 사이를 안마하듯이 주물러 지혈을 해 주는 것이 좋다(그림 8-21).

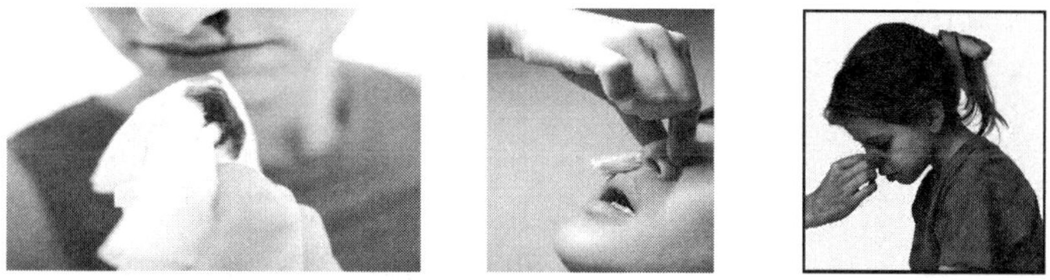

(a) 전방 비출혈(코피) (b) 후방 비출혈 (c) 올바른 지혈자세

[그림 8-21] 비출혈

② 중이염 : 중이강 내에 일어나는 모든 염증성 변화로 중이강, 중이점막 상피세포 및 상피하 조직의 변화와 구조물의 골파괴징후를 동반하는 조직변화를 보인다.

㉠ 중이염의 분류 : 발병시기에 따라서는 급성중이염, 아급성중이염, 만성중이염으로 구분할 수 있는데 동물실험을 통하여 실험적으로 유발된 중이염에는 적용할 수 있지만, 실제로 임상에서 환자를 진단할 때는 발병시기를 정하는 데 문제가 있기 때문에 적용에 한계가 있다.

㉡ 임상증상 : 급성중이염, 삼출성중이염, 만성중이염으로 분류한다. 만성중이염은 고막이 천공(구멍이 뚫림)된 징후를 보이는 천공성(비진주종성) 만성중이염과 고막의 천공 유무와 관계 없이 진주종 형성이 나타나는 진주종성 만성중이염으로 나눈다(그림 8-22).

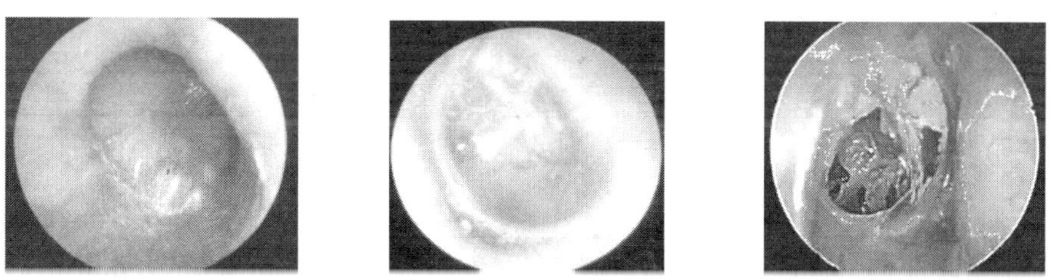

(a) 급성중이염 (b) 삼출성중이염 (c) 천공성 만성중이염

[그림 8-22] 중이염

③ 축농증 : 코의 강내에 화농성염증이 일어나 농증이 저류하고 있는 증상으로 부비동염 또는 코곁굴염이라 한다. 축농증은 의사들도 환자들과 대화할 때는 부비동염이라 하고 그냥 축농증이라 하는 경우가 많다(그림 8-23).

㉠ 부비동 : 코와 코 주위 머리 뼈에 비어 있는 좌·우 8개의 공간이다.

ⓐ 공간들은 콧속과 작은 구멍을 통해 연결이 되어 있어 공기환기 및 콧속 분비물의 배출이 이루어지게 되어 있다.

ⓑ 구멍이 막히게 되면서 환기와 분비물 배출이 잘 이뤄지지 못하고, 부비동에 염증이 발생하여 축농증 분비물이 고이면서 동시에 배출이 되지 않아 염증이 점점 심해지는 경향이 있다.

㉡ 질병의 기간 : 4주 미만일 경우는 급성축농증, 3개월 이상 지속될 경우에는 만성축농증으로 질병을 진단한다.

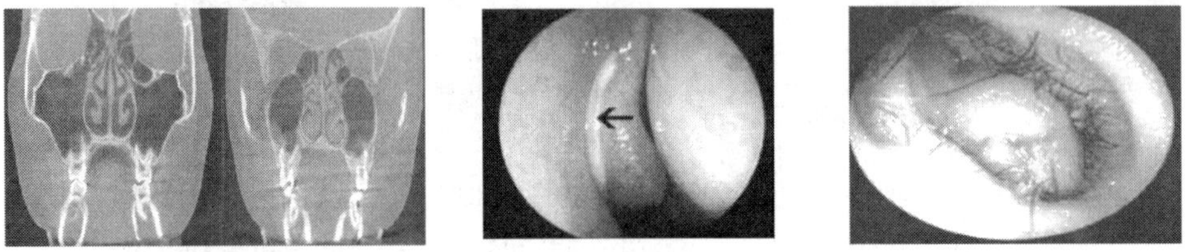

(a) 정상 부비동과 비염 (b) 비정상 부비동 (c) 축농증 내시경

[그림 8-23] 부비동과 축농증

④ 이명 : 귀울림은 귀에서 들리는 소음에 대한 주관적 느낌으로 외부에서 들어오는 소리자극이 없는데 소리가 들린다고 느끼는 상태이다. 머리에서 나는 소음도 귀울림에 포함된다.

㉠ 이명은 질병이 아니며 드러나지 않는 다양한 원인에 의해 발생하는 증상으로는 짧지만 일정시간 비정상적으로 큰 소리에 노출되거나 귓병, 이물질이 귀에 들어가거나, 콧물을 마르지 않게 하는 (또는 유도하는) 알레르기, 귀지가 쌓이는 경우 등이 있다.

㉡ 벤조디아제핀 중독의 금단도 이명을 유발할 수 있다. 다른 곳에서 반사되거나 흡수됨이 없이 이도로 소리가 곧장 들어가는 헤드폰의 볼륨이 중간 수준을 넘었을 때 흔히 이명을 유발한다(그림 8-24).

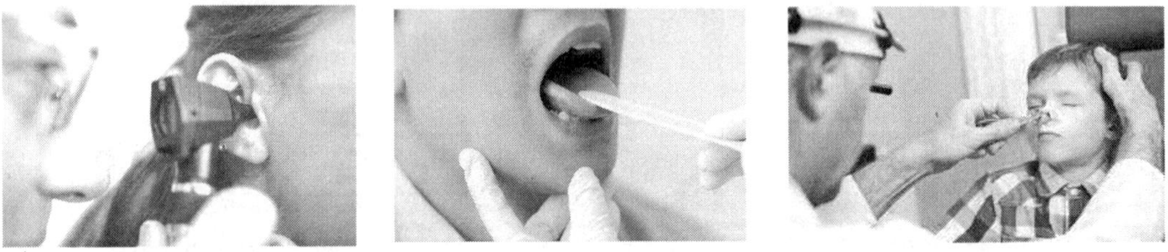

[그림 8-24] 이빈인후과를 찾는 일반인의 증상자료

(3) 피부과 질환

여드름, 두드러기, 아토피피부염, 탈모 등이 있다.

① 여드름 : 피지선이 모여 있는 얼굴, 목, 가슴 등에 많이 발생하며 털을 만드는 모낭에 붙어있는 피지선에 염증이 생기는 질환이다(그림 8-25).

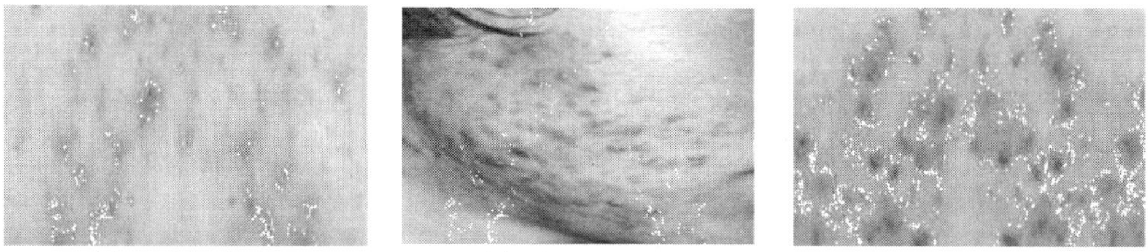

(a) 구진성 여드름 (b) 화농성 여드름 (c) 결절성 여드름

[그림 8-25] 여드름

② 두드러기 : 피부나 점막에 존재하는 혈관의 투과성(물질분자의 통과나 침입을 허용하는 성질)이 증가되면서 일시적으로 혈장성분이 조직 내에 축적되어 피부가 붉거나 흰색으로 부풀어 오르고 심한 가려움증이 동반되는 피부질환이다(그림 8-26).

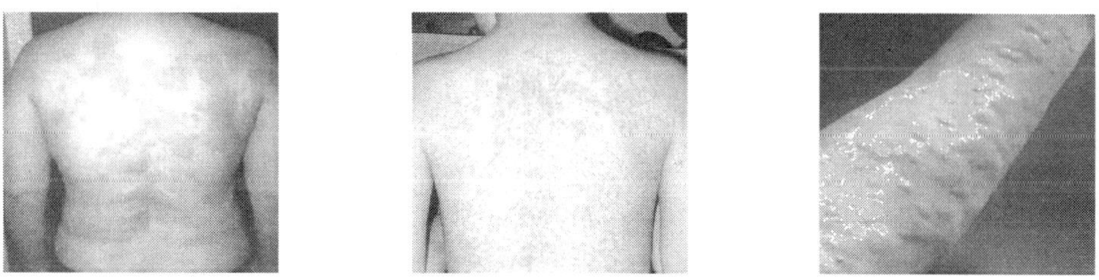

[그림 8-26] 두드러기

③ 아토피피부염 : 주로 유아기 혹은 소아기에 시작되는 만성적이고 재발성의 염증성 피부질환으로 소양증(가려움증)과 피부건조증, 특징적인 습진을 동반한다. 유아기에는 얼굴과 팔다리의 펼쳐진 쪽 부분에 습진으로 시작되지만, 성장하면서 특징적으로 팔이 굽혀지는 부분과 무릎 뒤의 굽혀지는 부위에 습진의 형태로 나타나고, 성장하면서 자연히 호전되는 경우도 많다(그림 8-27).

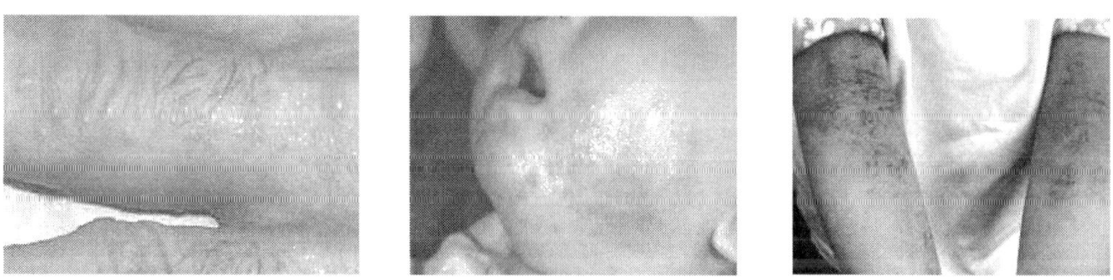

[그림 8-27] 아토피피부염

④ 탈모 : 정상적으로 모발이 존재해야 할 부위에 모발이 없는 상태이며, 일반적으로 두피의 성모(굵고 검은 머리털)가 빠지는 것이다(그림 8-27).

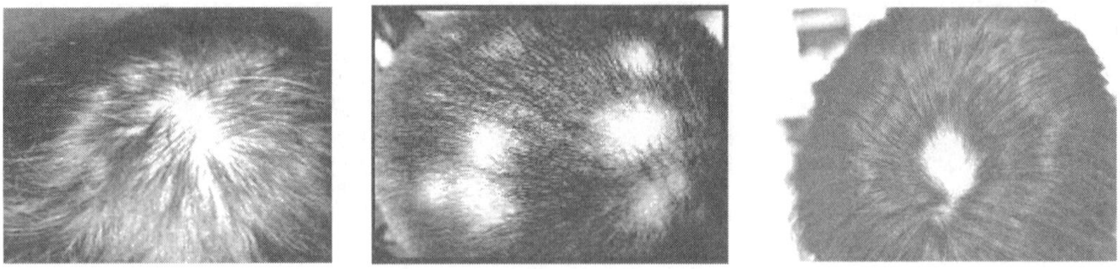

[그림 8-28] 탈 모

제 7 절 한방재활의학과(Korean Medicine Rehabilitation)

한의학적인 치료의 다양화에 선두주자 역할을 하고 있으며, 각종 질환에 대한 효과적인 치료를 통해 일상생활로의 복귀를 최대한 단축하며 고통에서 빨리 벗어날 수 있게 해준다. 서양의학과의 접목을 통해 제3의학의 창출에 선도적인 역할을 하며 인체구성 중 근골격계인 척추, 관절에서 나타나는 통증질환과 운동신경, 감각신경의 장애로 나타나는 마비 질환을 전공분야로 하여 각 분야별로 전문적으로 진단, 평가, 치료 및 예후·관리할 수 있는 능력을 배양한다. 또한 각종 스포츠 상해 및 질환에 대한 한의학적 진단과 치료를 할 수 있는 자질과 능력을 교육시키고 식이 및 절식요법 등을 통한 자가면역 질환의 치료기술을 연구한다. 더불어 임상적 치료방법인 약물요법, 수기요법, 부항요법, 도인요법, 광선요법, 전기요법, 수치요법, 재활기구요법, 절식요법 등을 치료도구로 사용한다.

1. 치료항목

관절 질환(어깨, 무릎의 통증, 오십견), 통풍, 안면마비 질환, 비만 등이 있다.

(1) 관절 질환(어깨, 무릎의 통증, 오십견)

어깨 관절의 윤활주머니가 퇴행성 변화를 일으키면서 염증을 유발하는 질병으로, 주로 50대의 나이에 많이 발생하여 오십견이라고 하며 통증이 심하다(그림 8-29).

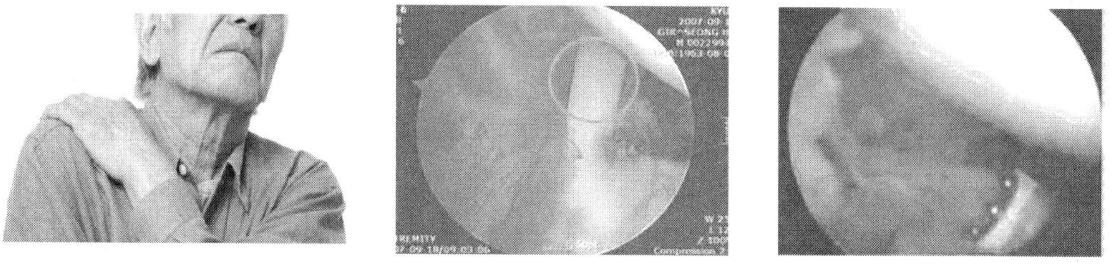

[그림 8-29] 오십견

(2) 통 풍

혈액 내에 요산(음식을 통해 섭취되는 퓨린[14](Purine)이라는 물질을 인체가 대사하고 남은 산물)의 농도가 높아지면서 요산염(요산이 혈액, 체액, 관절액 내에서는 요산염의 형태 존재함) 결정이 관절의 연골, 힘줄, 주위 조직에 침착되는 질병이다(그림 8-30).

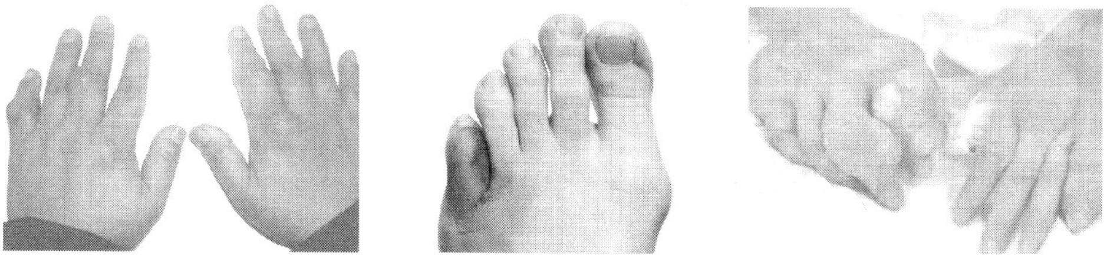

[그림 8-30] 통 풍

(3) 안면마비 질환

안면신경의 작용이 마비된 증상이다. 흔히 얼굴의 한쪽이 틀어져서 입술이 비뚤어지고 눈을 뜨거나 감기 어려워지며 미각장애, 눈물 또는 침의 분비장애 따위가 생긴다.

외상, 중이염, 류머티즘 등이 원인인 증상이다(그림 8-31).

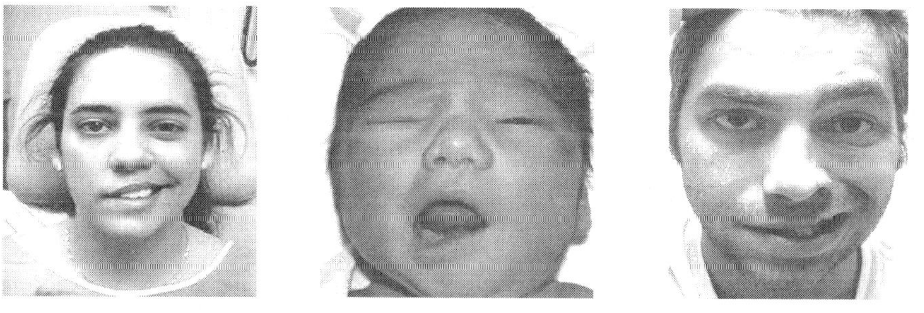

[그림 8-31] 안면마비 질환

14) 퓨린 : 탄소 원자와 질소 원자로 이루어진 헤테로고리 계열의 유기화합물로서 1899년 피셔가 처음으로 합성에 성공했다.

(4) 비 만

'살이 쪄서 뚱뚱한 상태' 혹은 몸에 과다한 체지방을 가진 상태를 '비만증(Adipositas)'이라고 한다. 단순히 체중이 많이 나가는 것과는 다르며, 보통 근육이 체지방보다 밀도가 크기 때문에 근육질인 사람은 보통 사람보다 체중이 많이 나가도 비만이라고 하지는 않는다.

겉보기엔 말라보이고 체중이 많이 나가지 않더라도 몸의 체지방률이 정상 이상이면 비만이라 하며, 마른비만이라고도 한다(그림 8-32).

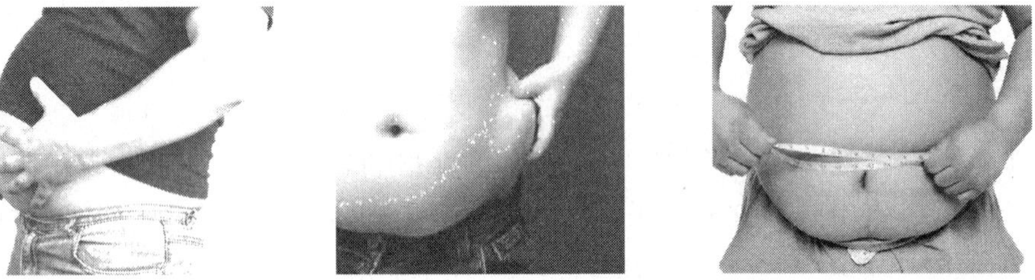

[그림 8-32] 비 만

제 8 절 사상체질과(Sasang Constitution)

사상의학[15)]은 1894년 이제마 선생에 의하여 창안된 우리 고유의 체질의학으로 사상의학(四象醫學)에서 사람들을 체질적 특성에 따라 분류한 태양인(太陽人), 태음인(太陰人), 소양인(少陽人), 소음인(少陰人)의 네가지의 종류가 있다. 단순한 체질구분뿐 아니라 체질에 따른 생리, 병리를 질병의 치료로까지 적용해야 하며, 한의학으로 동일한 질환을 앓더라도 실제 치료에 있어서는 각 체질적 특성을 고려하여 다른 치료법을 사용하고 고혈압, 당뇨, 중풍등 각종 성인병 및 각 체질의 취약한 장기로 인해 나타나는 만성질병을 체질적 취약점[16)]의 개선에 둔 치료로 병의 치료뿐만 아니라 병의 예방에도 적극적인 노력과 연구를 하고 있다.

1. 치료항목

체질진단, 사상체질의 분류 등이 있다.

15) 사상의학 : 사람의 체질을 특성에 따라 네 유형으로 나누고 그에 따라 병을 치유하는 체질의학이다.
16) 취약점 : 무르고 약한 점이다.

(1) 체질진단

사상체질은 그 사람의 외형적인 특성, 심성적인 특성, 소증[17](평소에 나타나는 증상), 병증[18](병에 걸렸을 때 나타나는 증상), 체질치료에 의한 반응 등을 종합적으로 체질진단을 하게 된다.

체질진단 객관화검사법을 도입하여 사상체질진단 설문지, 3차원 두면부 형상분석 및 체형분석 체질진단시스템 등을 통하여 체질진단을 한다.

(2) 사상체질의 분류

인간의 체질을 태양인 · 태음인 · 소양인 · 소음인의 4가지로 분류한다. 체질은 본래 가지고 태어난 신체적인 특징과 정신적인 특징, 그리고 여러 가지 다른 특성을 지닌 개념인데 확률적으로 확실히 구분되는 4가지로 나눈 것이다. 그러나 누구든지 한쪽 체질에만 완벽하게 속하는 것은 아니며 후천적으로 개선할 수도 있다.

1) 태음인

성격은 겉으로는 점잖으나 속은 좁아 좀처럼 속마음을 드러내지 않는다. 마음이 넓을 때는 바다와 같고 고집스럽고 편협할 때에는 바늘구멍같이 좁다. 뻔히 잘못된 일인 줄 알면서도 밀고 나가려고 하는 우둔성이 있어 마치 소에 비유할 수 있다.

① 태음인은 간의 기능이 좋고 폐, 심장, 대장, 피부의 기능이 약하고 허리가 발달되고 목덜미 위가 허약하다. 대륙성 체질을 타고났으므로 사상인 중에서 가장 체격이 큰 편이다.
 ㉠ 골격이 굵고 키가 크며 살이 비대한 사람이 많고 특히 손발이 큰 편이다.
 ㉡ 피부와 근육이 견고하고 땀구멍이 성글다.
 ㉢ 얼굴은 윤곽이 뚜렷하여 눈, 코, 귀, 입이 크고 입술이 두툼하다.
 ㉣ 턱이 길고 후중하여 교만하게 보인다.
 ㉤ 상체보나 하체가 충실하므로 설을 때는 약간 고개를 벌어뜨리고 앞을 나려다 보며 배를 내밀고 발을 땅에 놓는 것이 안전성이 있으며, 걸음걸이가 무겁게 느껴지거나 혹은 오리걸음같이 걷는다.
 ㉥ 상체를 앞으로 숙이고 양반걸음같이 위엄있게 팔을 저으므로 교만한 인상을 준다.

② 태음인에게 잘 걸리는 질병 : 간기능이 튼튼하고 폐기능이 약하게 태어난 사람이다. 그러므로 폐기능이 저하와 관련된 질환이 쉽게 올 수 있다. 급성폐렴, 기관지염, 천식, 심장병, 고혈압 등을 항상 조심하여야 한다. 폐와 대장은 金에 속하므로 폐기능이 떨어진 사람은 보통 대장도

---

17) 소증 : 사상 체질별로 각각 타고나는 증후
18) 병증 : 하나의 병리 기전으로 인해 나타나는 전체 증상을 포괄하고, 진단에 기초적인 자료가 된다.

약화되기가 쉬우며 대장 질환을 앓는 경우가 많다. 변비로 고생하고 변비와 설사가 교체되거나 조금만 잘못 먹어도 설사를 하는 질환이 많다.

③ 태음인에게 권하는 음식 : 밀, 호밀, 율무, 옥수수, 바질, 소고기, 대부분의 육고기, 뿌리채소(당근, 연근, 도라지, 비트, 마, 밤고구마 등), 장어, 미꾸라지, 민어, 병어, 조기, 도미, 송어, 캐비어, 다슬기, 우렁, 다시마, 수박, 배, 사과, 매실, 살구, 망고, 호두, 잣, 밤, 도토리, 은행, 오미자, 목이버섯, 노루궁뎅이, 버섯, 새송이버섯, 우유, 커피, 흰설탕, 옥수수기름, 스파르니나, 태양초 고추, 세발나물, 가지, 죽염(대나무), 민들레, 칡, 히비스커스, 국화, 뽕잎, 온탕욕, 금(Au), 철(Fe), 비타민A, K 등

④ 태음인이 피해야할 음식(태양인에게 좋은 음식은 태음인에게는 맞지 않음) : 맵쌀, 현미, 메밀, 술(막걸리, 화이트와인), 모든 조개류, 푸른홍합, 등푸른생선(고등어, 꽁치, 갈치, 참치, 멸치 등), 새우, 오징어, 낙지, 문어, 홍어, 빙어, 넙치, 푸른잎채소(방아잎, 가죽나물, 쑥갓, 취나물, 참나물, 고사리, 근대, 그라비올라 등), 모과, 키위, 앵두, 머루, 다래, 오디, 아사이베리, 귤, 오렌지, 레몬, 고욤, 용과, 두리안, 대봉감, 청포도, 체리, 마카다미아, 브라질너트, 팥, 코코아, 쵸코릿, 포도당(주사), Omega-3, 오가피, 나무껍질, 호박(보석), 진주(보석) 보이차, 스테인리스, 스틸(Ni합금), 다이아몬드(C-탄소), 비타민C 등

2) 태양인

남들과 잘 소통하고 과단성과 진취성이 강하다. 반면에 계획성이 적고 대범하게 마음을 열어놓지 못하며, 남을 공격하기 좋아하고 후퇴를 모른다. 지나친 영웅심과 자존심이 강하여 일이 안될 때에는 심한 분노를 한다. 또한 머리가 명석하고 뛰어난 창의성이 있어 남이 생각하지 못하는 것을 연구한다.

① 태양인은 그 수가 적어서 많은 연구를 하지 못하였으며, 두가지 병증과 이에 대한 처방을 기록하였고 음식에 대해서도 몇 가지를 분류하였다.

㉠ 폐가 좋고 간이 약하기 때문에 상부 목덜미가 실하고 머리가 크다.

㉡ 얼굴은 둥근 편이고 살이 두텁지 않으며, 보통 이마가 넓고 관골이 나왔으며 눈에는 광채가 있다.

㉢ 간이 작아서 척추와 허리가 약하여 오래 앉아있지 못하고 기대어 앉거나 눕기를 좋아하며, 다리에 힘이 없어서 오래 걷지를 못한다.

㉣ 몸은 마른 편이며 태양인 여자는 몸이 건강해도 자궁발육이 잘 안 되어 생산을 하지 못하는 경우도 있다

② 태양인에게 잘 걸리는 질병 : 폐기능이 튼튼하고 간기능이 약한 채 태어났다.

㉠ 한의학에서 폐는 단순히 숨만을 쉬기 위한 장기는 아니다. 인체가 살아있다는 것은 움직이는 것이고 모든 움직이는 것에는 에너지가 필요하다.

㉡ 인체가 살아서 숨쉬고 활동하기 위해서는 바로 이 기(氣)를 주관하는 장기가 된다.

ⓒ 폐기가 넘치면 기상을 드높이고 자신감 있게 일을 추진하는 원동력이 된다.

ⓔ 상승한 기가 하강하지 않으면 두통이나 어지러움, 코피가 난다거나 귀에서 소리가 나고 눈이 충혈되거나 아픈 증상들에 시달리게 된다.

③ 태양인은 식도협착, 식도암, 위암, 협심증 등에 잘 걸린다.

㉠ 식도협착 : 위액의 역류에 의해서 식도표피에 염증이 생긴 것으로 서서히 진행되며 결국에 식도가 폐쇄되는 질환으로 그 원인은 식도의 점막 및 조직, 근육층에 이르는 심각한 염증과 섬유화를 초래하는 심각한 식도염의 발생 후에 이차적으로 발생한다. 곤두선 털, 침 흘림, 타액분비과다, 구역질, 구토, 기침 시 객혈, 다한증, 과도한 발한, 목, 경부, 목구멍 통증 등의 증상을 나타낸다. CBC, 생화학수치, 뇨분석수치, 흉곽방사선 사진, 바륨조영, 초음파 진단, 내시경으로 확인할 수 있다(그림 8-33).

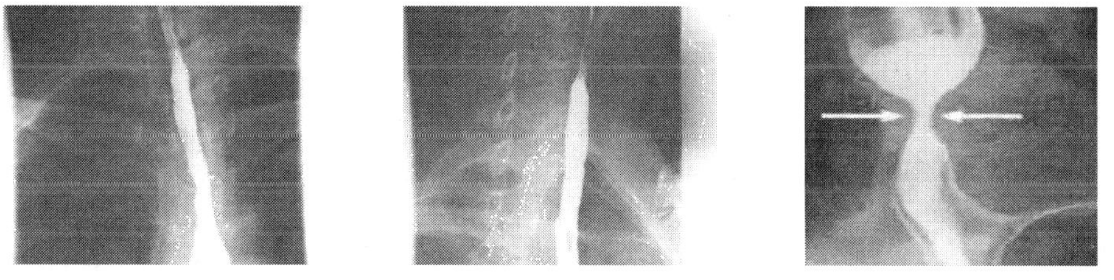

[그림 8-33] 식도협착

㉡ 식도암 : 식도에 발생하는 악성종양으로 상당히 진행될 때까지 증상이 없으며, 증상이 나타났을 때에는 이미 다른 곳으로 전이된 경우가 많다(그림 8-34).

ⓐ 증상은 음식물을 삼키기 힘든 연하곤란이며 90[%] 이상의 식도암에서 나타난다. 처음에는 고형음식을 삼킬 때에만 불편감을 느끼지만, 점차 부드러운 유동식을 넘길 때에도 어려움을 겪게 되고 나중에는 물조차 삼킬 수 없게 된다. 식도암의 연하곤란은 만성적으로 계속 진행되며 호전되지 않는다.

ⓑ 체중 감소도 흔히 발생하고 구토, 출혈, 쉰 목소리, 만성기침이 나타날 수 있고, 소화액, 음식물, 이물질 등이 기도로 잘못 흡인되어 야기되는 흡인성폐렴(Aspiration Pneumonia)이 발생할 수 있다. 내시경, 바륨식도조영술, CT, 내시경초음파로 확인할 수 있다.

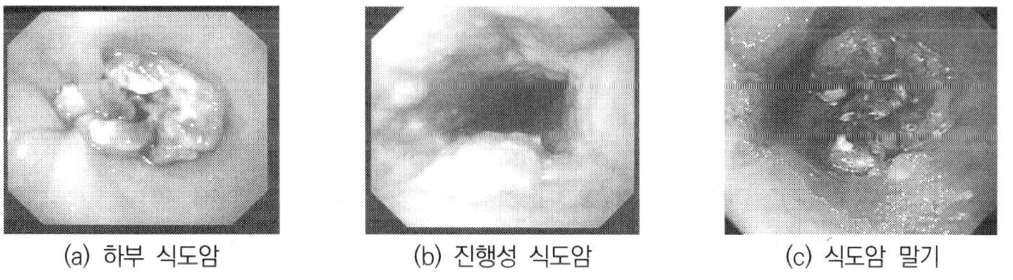

(a) 하부 식도암 (b) 진행성 식도암 (c) 식도암 말기

[그림 8-34] 식도암

④ 태양인에게 권하는 음식 : 맵쌀, 현미, 메밀, 술(막걸리, 화이트와인), 모든 조개류, 푸른홍합, 등푸른생선(고등어, 꽁치, 갈치, 참치, 멸치 등), 새우, 오징어, 낙지, 문어, 홍어, 빙어, 넙치, 푸른잎채소(방아잎, 가죽나물, 쑥갓, 취나물, 참나물, 고사리, 근대, 그라비올라 등), 모과, 키위, 앵두, 머루, 다래, 오디, 아사이베리, 귤, 오렌지, 레몬, 고욤, 용과, 두리안, 대봉감, 청포도, 체리, 마카다미아, 브라질너트, 팥, 코코아, 쵸코릿, 포도당(주사), Omega-3, 오가피, 나무껍질, 호박(보석), 진주(보석) 보이차, 스테인레스, 스틸(Ni합금), 다이아몬드(C-탄소), 비타민C 등

⑤ 태양인이 피해야할 음식(태음인에게 좋은 음식은 태양인에게는 맞지 않음) : 밀, 호밀, 율무, 옥수수, 바질, 소고기, 대부분의 육고기, 뿌리채소(당근, 연근, 도라지, 비트, 마, 밤고구마 등), 장어, 미꾸라지, 민어, 병어, 조기, 도미, 송어, 캐비어, 다슬기, 우렁, 다시마, 수박, 배, 사과, 매실, 살구, 망고, 호두, 잣, 밤, 도토리, 은행, 오미자, 목이버섯, 노루궁뎅이 버섯, 새송이버섯, 우유, 커피, 흰설탕, 옥수수기름, 스파르니나, 태양초고추, 세발나물, 가지, 죽염(대나무), 민들레, 칡, 히비스커스, 국화, 뽕잎, 온탕욕, 금(Au), 철(Fe), 비타민A, K 등

3) 소음인

내성적으로 비교적 소심한 사람이 많고 겉으로는 유연해도 속은 강하다. 작은 일에도 세심하고 과민성이 있어 늘 불안정 한 마음을 갖는다. 또한 자기 본위로만 생각하는 경향이 있어 실리를 위해서는 수단과 방법을 가리지 않고, 머리가 총명하여 판단력이 바르고 매우 조직적이며 사무적이다. 맡은 일은 빈틈없이 처리를 잘하고 윗사람에게 비위를 잘 맞추며 지나친 아첨도 한다. 자기가 한 일에 남이 손대는 것을 가장 싫어하고 남이 잘하는 일에는 질투가 심하다. 또한 지능이 발달되어 잘못 흐르게 되면 끔찍한 사건을 저지른다.
편사심이 많아 남을 오해하기 쉽고 한 번 꽁해진 마음은 좀처럼 풀리지 않으며 같은 말을 여러번 되풀이 한다. 경우에 따라서는 묵은 꼬투리를 끄집어 내어 현재의 경우에 결부시키며, 타산적이므로 적은 손해도 보지 않으려 해 인색하고 불신하는 일이 많다.
자기보다 강한 자 앞에서는 잘 후퇴를 하나, 다른 기회를 엿보아 측면 공격을 잘한다.

① 소화기가 허약하고 신 · 방광(사상 : 신 · 대장)의 기능이 발달되어 있어서 상체보다는 하체가 실하며, 체형은 대체로 위아래가 균형이 잘 잡혀 있다.
   ㉠ 몸은 비교적 마른편이며 용모가 잘 짜여 있어 여자는 오밀조밀 예쁘며 애교가 있다.
   ㉡ 이마가 솟고 눈 · 코 · 입이 크지 않으며 눈에 정기가 없다.
   ㉢ 눈빛이 소양인이 반사형이라면 소음인은 흡수형이다.
   ㉣ 피부가 매우 부드럽고 밀착하여 땀이 적으며, 겨울에도 손이 잘 트지 않는다.
   ㉤ 몸이 균형이 잡혀 걸을 때 자연스럽고 얌전하며, 말할 때 눈웃음을 짓고 조용하고 침착하며 조리가 있다.

ⓗ 지나친 이론이나 천박한 제스처를 쓸 때에는 도리어 야비하게 보인다.

ⓢ 가끔 한숨을 쉬는 일이 있어 남 보기에 고민 있는 사람 같다.

② 소음인에게 잘 걸리는 질병 : 소화기장애와 관련된 질환이 많이 나타날 수 있다.

㉠ 소화가 잘 안되거나 속이 거부룩 하거나 미식미식하고 차멀미가 잘 난다거나 소화될 무렵이나 식사 전 속이 비었을 때 속쓰림 이나 입맛이 없거나 잘 체하거나 하는 등의 증상이 다른 체질에 비하여 월등히 많다.

㉡ 소화액의 분비기능도 약한 편이므로 갑자기 많이 먹거나 굶거나 하는 경우 쉽게 소화기 질환에 걸린다.

㉢ 소화장애가 있거나 소화액 분비가 잘 안 되는 경우 빈혈이나 순환장애로 인한 손발의 저린 증세가 잘 나타난다.

③ 소음인은 위염, 상습복통, 수족냉증 등에 잘 걸린다.

㉠ 상습복통 : 주로 소화기 질환에서 볼 수 있는 중요한 증세로 일반적으로 어느 곳이 아픈가에 따라 진단이 가능하므로 복통의 부위를 명확히 알아야 한다(그림 8-35).

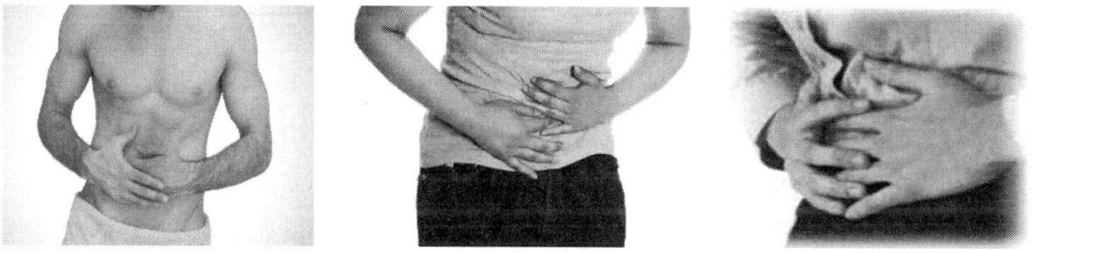

[그림 8-35] 상습복통

㉡ 수족냉증 : 추위를 느끼지 않을 만한 온도에서 손이나 발에 지나칠 정도로 냉기를 느끼는 병이다(그림 8-36).

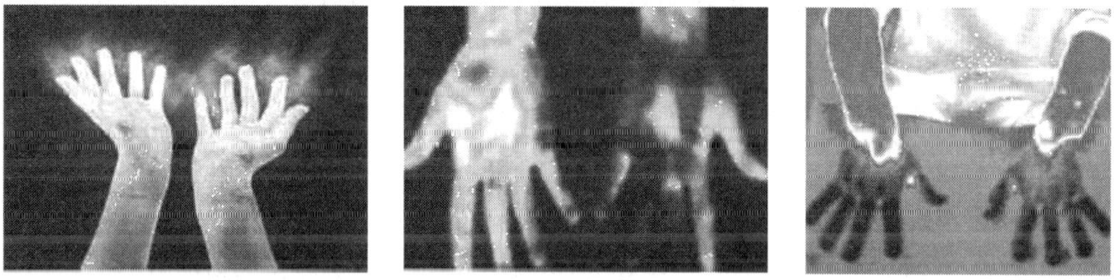

[그림 8-36] 수족냉증

④ 소음인에게 권하는 음식 : 찰보리, 찹쌀, 퀴노아, 찰옥수수, 차조, 수수, 감자, 미역, 김, 파래, 톳, 청각, 카레, 닭, 염소, 노루, 꿩, 토끼, 말고기, 참기름, 들기름, 토마토, 대추, 블루베리, 블랙커런트, 아보카노, 콜라비, 무화과, 깻잎, 후추, 부추, 상추, 파, 양파, 마늘, 꽈리고추, 계피, 생강, 꿀, 상황버섯, 표고버섯, 느타리버섯, 동충화초, 번데기, 고들빼기. 햄프씨드, 곤드레, 렌

털콩, 흰콩(메주콩), 땅콩, 콩기름(식용유), 연어, 가오리, 광어, 가자미, 붉은홍합, 꼬막, 미더덕, 개불, 멍게, 쥐포, 계란노른자, 자스민차, 둥굴레차, 우롱차, 냉수마찰, 칼슘(Ca), 구리(Cu), 비타민B군 등

⑤ 소음인이 피해야할 음식(소양인에게 좋은 음식은 소음인에게는 맞지 않음) : 쌀보리, 귀리, 카무트(쌀), 타피오카전분, 카카오닙스, 오이, 참외, 복숭아, 단감, 바나나, 파인애플, 딸기, 호박, 자두, 아로니아, 캠벨포도, 야콘, 호박고구마, 오리, 돼지고기, 생굴, 해삼, 게, 우럭, 대구, 명태, 아귀, 복어, 전어, 도루묵, 소라, 계란흰자, 구기자, 결명차, 영지버섯, 차가버섯, 석이버섯, 팽이버섯, 알로에, 박하, 물엿(맥아당), 아몬드, 캐슈넛, 피스타치오, 돈부, 병아리콩, 서리태, 강낭콩, 사차인치, 카놀라유, 해바라기씨유, 고다치즈, 방풍, 유채나물, 아욱, 브로컬리, 무, 배추, 두릅, 청양고추, 케일, 녹두, 머위, 아스파라가스, 수세미, 와사비, 우엉, 숙주, 모링가, 녹차, 반신욕, 아연(Zn), 마그네슘(Mg), 은(Ag), 비타민E, D 등(서울 명보경희한의원제공)

4) 소양인

비교적 성격이 급하고 덜렁대는 면이 많다. 항상 밖의 일은 좋아하고 가정이나 자신의 일은 경솔히 여기고, 남의 일에는 희생을 아끼지 않고 그 일에 보람을 느끼므로 자기 일을 돌볼 겨를이 없다. 매우 판단력이 빠르나 계획성이 적으며 일이 안될 때에는 체념을 잘하지만 의분이 생길 때는 물불을 가리지 않고 행동으로 옮긴다. 그러나 상대가 잘못을 뉘우치면 즉시 동정으로 변하고 얼마 후에는 그 일을 잊으며 또 재론하지 않는다. 혹 실수가 있으면 후회가 깊어서 애심으로 변하여 몸에 해를 입는다. 또한 보기에는 경박하지만 다감하고 봉사정신이 강해서 사람들이 호감을 갖는다.

① 소양인은 비위(췌장과 위장)의 기능이 좋고 신장의 기능이 약하므로 비부위 흉곽이 발달되고 허리 아래 관골부가 약하다.

㉠ 몸은 비후하지 않은 편이며 상체가 실하고 하체가 가벼워서 걸음걸이가 빠르다.

㉡ 항상 먼 곳을 바라보면서 걷고 걸을 때 잘 살피지 않는다.

㉢ 머리는 앞뒤가 나오거나 둥근 편이며 미목이 맑고 눈이 반사적이어서 혹 남이 시선을 맞추기가 두렵다.

㉣ 입은 과히 크지 않고 입술이 얇으며, 턱이 뾰족하고 피부는 희지만 윤기가 적고 땀이 별로 없다.

㉤ 목소리는 낭랑하고 쓸데없는 이론을 싫어하며 말할 때는 논리적이지 못하다.

㉥ 보기에 경솔하고 무슨 일이나 빨리 시작하고 빨리 끝내기 때문에 실수가 많고, 일이 거칠며 싫증을 느끼기 쉬워서 용두사미격이 된다.

㉦ 여자는 신장기능이 약하여 다산을 하지 못하고 남자는 양기부족이 많다.

② 소양인에게 잘 걸리는 질병 : 소양인은 비위기능은 튼튼하나 신장기능이 약한 편이다. 한의학에서 신장이라고 하면 콩팥의 신진대사 기능만은 아니다.

㉠ 신장은 오행중에 수(水)에 속하는 장기다.

㉡ 수기(水氣)가 허약하며 우선은 신진대사 이상이 잘 생긴다.

㉢ 하초(허리이하)가 부실하게 되어 쉽게 정력의 손상을 받기 때문에 허리가 아프거나 다리가 약해지기 쉽다.

㉣ 남성의 정력약화나 여성을 자궁약화에 따른 질병에 걸리기 쉽다. 신장, 자궁, 방광의 질환이 많다.

㉤ 수기(水氣)가 부족하게 되면 수극화(水剋火 : 물이 불을 억제하는 것)하지 못하게 되고 火의 장기인 심장이 불안정해지기 쉽다.

㉥ 열이 상부로 치솟아 올라서 생기는 증상들이 잘 나타난다.

③ 소양인은 신장염, 협심증, 주하증, 부종, 불임증 등이 잘 걸린다.

㉠ 주하증 : 더운 여름에 서열(暑熱)을 받아서 머리가 아프고 맥이 없어 피곤해 하며 다리에 힘이 없고 열이 나는 증상이다.

㉡ 부종 : 조직 내에 림프액이나 조직의 삼출물 등의 액체가 고여 과잉 존재하는 상태로 피부와 연부조직에 부종이 발생하면 임상적으로 부풀어 오르고, 푸식푸식한 느낌을 갖게 되며 누르면 피부가 일시적으로 움푹 들어간다(그림 8-37).

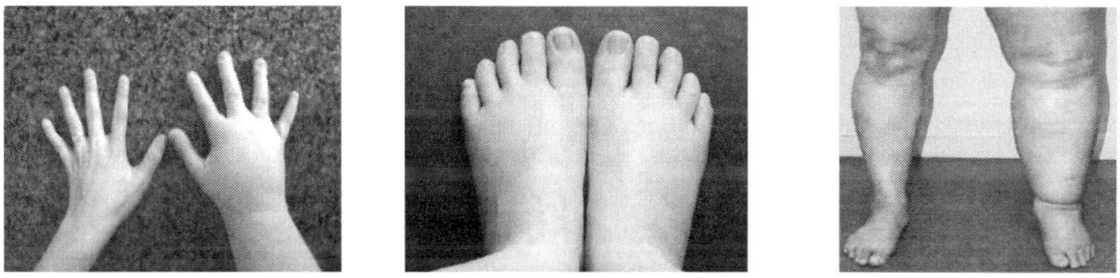

[그림 8-37] 부종의 증상

㉢ 불임증 : 불임은 피임을 시행하지 않은 부부가 정상적인 부부관계에도 불구하고 1년 이내에 임신에 도달하지 못한 경우이다. 이전에 한번도 임신을 경험하지 못한 경우를 일차성 불임으로, 이전에 분만에 이르지 못했더라도 임신을 했던 적이 있었던 경우를 이차성 불임으로 세분화한다(그림 8-38).

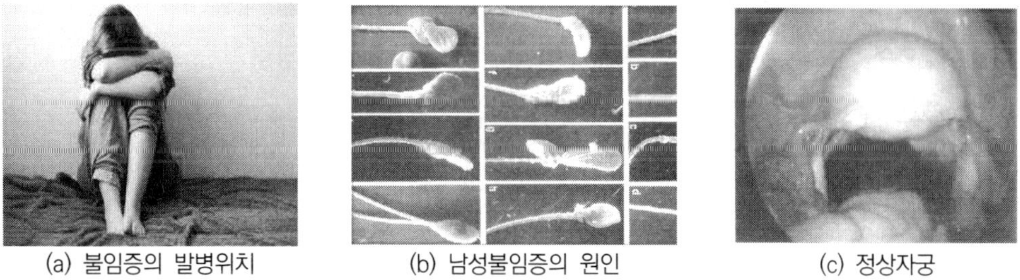

(a) 불임증의 발병위치 (b) 남성불임증의 원인 (c) 정상자궁

[그림 8-38] 불임증의 발병위치, 원인과 정상자궁

④ 소양인에게 권하는 음식 : 쌀보리, 귀리, 카무트(쌀), 타피오카전분, 카카오닙스, 오이, 참외, 복숭아, 단감, 바나나, 파인애플, 딸기, 호박, 자두, 아로니아, 캠벨포도, 야콘, 호박고구마, 오리, 돼지고기, 생굴, 해삼, 게, 우럭, 대구, 명태, 아귀, 복어, 전어, 도루묵, 소라, 계란흰자, 구기자, 결명차, 영지버섯, 차가버섯, 석이버섯, 팽이버섯, 알로에, 박하, 물엿(맥아당), 아몬드, 캐슈넛, 피스타치오, 돈부, 병아리콩, 서리태, 강낭콩, 사차인치, 카놀라유, 해바라기씨유, 고다치즈, 방풍, 유채나물, 아욱, 브로컬리, 무, 배추, 두릅, 청양고추, 케일, 녹두, 머위, 아스파라가스, 수세미, 와사비, 우엉, 숙주, 모링가, 녹차, 반신욕, 아연(Zn), 마그네슘(Mg), 은(Ag), 비타민E, D 등

⑤ 소양인이 피해야할 음식(소음인에게 좋은 음식은 소양인에게는 맞지 않음) : 찰보리, 찹쌀, 퀴노아, 찰옥수수, 차조, 수수, 감자, 미역, 김, 파래, 톳, 청각, 카레, 닭, 염소, 노루, 꿩, 토끼, 말고기, 참기름, 들기름, 토마토, 대추, 블루베리, 블랙커런트, 아보카노, 콜라비, 무화과, 깻잎, 후추, 부추, 상추, 파, 양파, 마늘, 꽈리고추, 계피, 생강, 꿀, 상황버섯, 표고버섯, 느타리버섯, 동충화초, 번데기, 고들빼기. 햄프씨드, 곤드레, 렌틸콩, 흰콩(메주콩), 땅콩, 콩기름(식용유), 연어, 가오리, 광어, 가자미, 붉은홍합, 꼬막, 미더덕, 개불, 멍게, 쥐포, 계란노른자, 자스민차, 둥굴레차, 우롱차, 냉수마찰, 칼슘(Ca), 구리(Cu), 비타민B군 등

제 9 절 한방과 의료기기(Korean Medicine and Medical Devices)

① 한방내과 : 모세혈관현미경, 골밀도측정기 등이 있다.

② 한방부인과 : 전기식 온구기, 저주파자극기 등이 있다.

③ 한방소아과 : 적외선 조사기, 네플라이저 등이 있다.

④ 한방신경정신과 : 침구와 천연물 등이 있다.

⑤ 한방치구과 : 디지털 흉부촬영기, 적외선 체열진단기, 추나요법, 침술 등이 있다.

⑥ 한방안과, 이비인후과, 피부과 : IPL(Intense Pulsed Light), 경락기능 검사기, 홍채진단검사기 등이 있다.

⑦ 한방재활의학과 : 부항, 약침요법, 근전도검사기, 적외선 체열진단기, 전기침 지방분해제거기 등이 있다.

1. 디지털 흉부촬영기

최신 디지털 X-ray촬영기로 흉부전용 이미지 시스템을 갖추고 있으며, 모든 종류의 촬영이 가능한 대형 Detector(탐지기)가 장착되어 있다. 또한 환자 촬영시 일반 X-ray에 비해 방사선량 감소로 인해 환자의 편의성이 뛰어난 장비이다(그림 8-39).

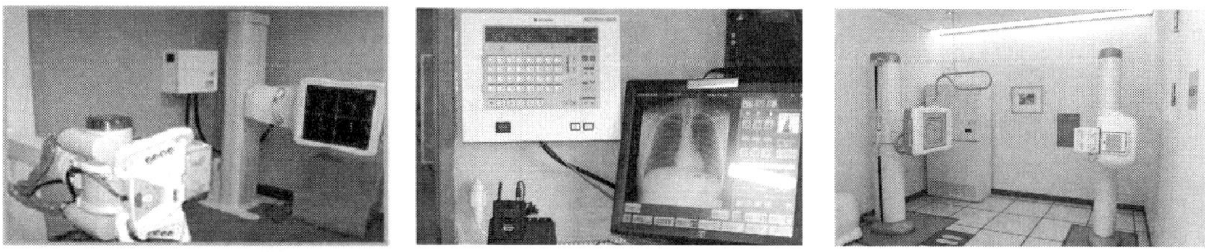

[그림 8-39] 디지털 흉부촬영기

2. 골밀도 측정기

방사성동위원소를 이용하는 방법, X-선을 이용하는 방법, 초음파를 이용하는 방법 등이 있다.

① X-선이나 방사성동위원소를 이용한 골밀도측정의 원리는 X-선이나 감마선이 뼈를 통과할 때 뼈에 의해 흡수되는 정도가 골밀도에 따라 다른 것을 이용하는 것이다.

② 골량이 많으면 통과하는 방사선의 양이 적어지고 골량이 적으면 통과하는 방사선의 양이 많아지므로, 일정량의 방사선을 주고 뼈를 통과하여 나오는 방사선의 양을 측정하여 골밀도를 계산하는 것이다.

③ 초음파를 이용하는 방법 : 초음파가 뼈를 통과하는 속도가 뼈의 밀도와 탄성률에 따라 달라지는 점을 이용한 것이다(그림 8-40).

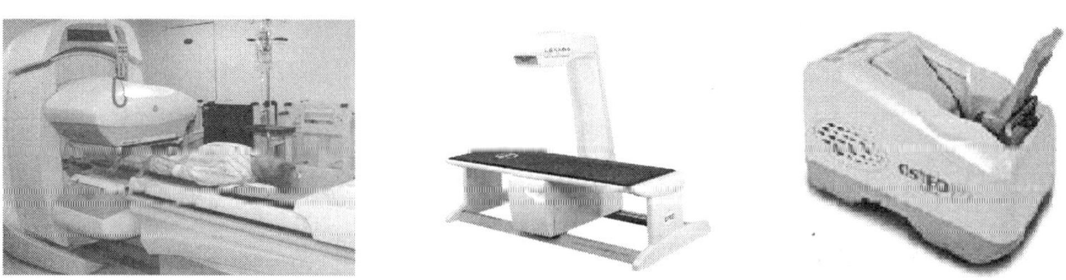

(a) 방사성 이용방식 (b) X-선 이용방식 (c) 초음파 이용방식

[그림 8-40] 골밀도 분석장치

3. 체성분 분석기

금속부분에 맨발을 접촉시키고 막대를 들고 측정한다. 이 때 몸에 가벼운 전류를 흘려보내게 되는데 이 전류는 수분을 따라 흐르고 이를 통해 체내수분량이 측정된다(그림 8-41).

① 우리 몸의 수분은 주로 근육에 분포되어 있어 이 수분 량을 통해 근육 량과 지방이 아닌 조직량, 즉 체지방량을 측정할 수 있다.

② 전류가 흐르는 정도를 통해 측정하기 때문에 양말이나 스타킹을 착용한 채 측정하거나, 신체 내 금속보조물을 삽입한 경우 전류의 흐름에 방해가 되어 오차를 유발 할 수 있다.

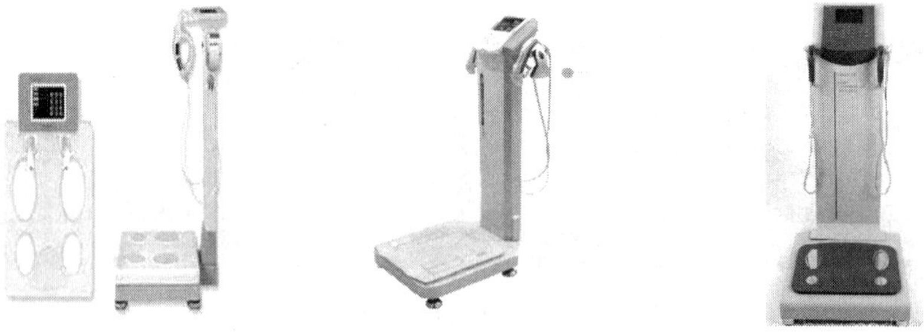

[그림 8-41] 체성분 분석기

4. 초음파 저주파스팀

초음파의 열자극과 저주파의 전기자극을 동시에 적용할 수 있는 의료기기로서 목, 어깨, 기타 관절 부위에 발생하는 다양한 통증, 염좌[19], 염증 등에 효과적이며 경피[20]자극과 심부온열자극을 동시에 주어 체내와 체외적 부분을 동시에 치료할 수 있다(그림 8-42).

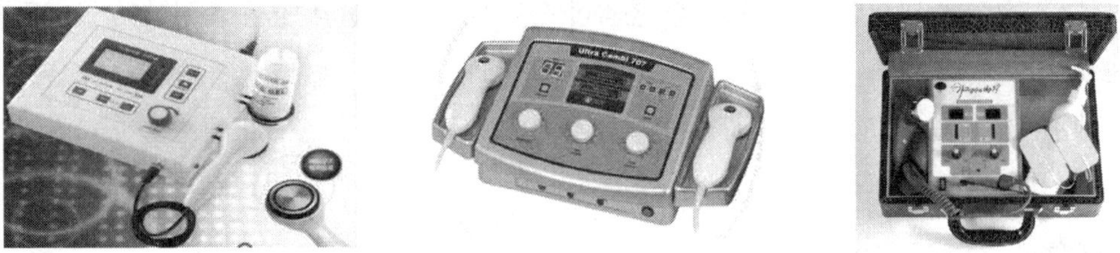

[그림 8-42] 초음파 저주파스팀 전기

5. 저주파 자극기

저주파 파형을 전류에 실어 근육통 등의 환부에 자극을 가하여 통증을 완화시켜주는 기기로써 사용자 신체부위의 피부저항 값에 따라 저주파 자극의 강도, 파형 모드가 달라지면서 사용자의 신체 부위가 자극될 수 있도록 하는 것을 특징으로 하는 복합치료용 저주파 자극기이다(그림 8-43).

19) 염좌 : 관절을 지지해주는 인대 혹은 근육이 외부 충격 등에 의해서 늘어나거나 일부 찢어지는 것이다.
20) 경피 : 피부를 통하여 자극이나 물질이 전달 될 때 쓰이는 용어이다.

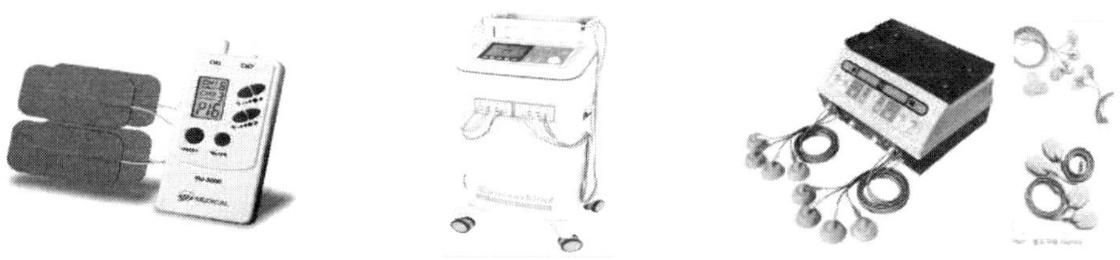

[그림 8-43] 저주파 자극기

6. 전기식 온구기

의료용자기발생기와 결합된 치료기기로 온열자극과 자기장을 인체에 동시 적용하여 치료하는 노년층 건강관리를 위한 디지털 온열치료기이다(그림 8-44).

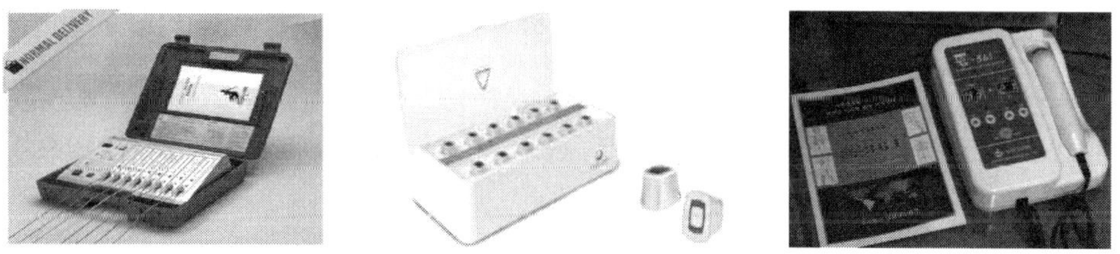

[그림 8-44] 전기식 온구기

7. 적외선 조사기

적외선 조사기에 설치되는 적외선램프가 회전구동장치에 의해 원을 그리며 회전하도록 함으로써, 적외선램프에서 조사되는 불빛과 열기가 인체의 한 곳에 집중적으로 조사하지 아니하고 인체에 고르게 분산되어 조사될 수 있도록 하기 위한 것이다(그림 8-45).

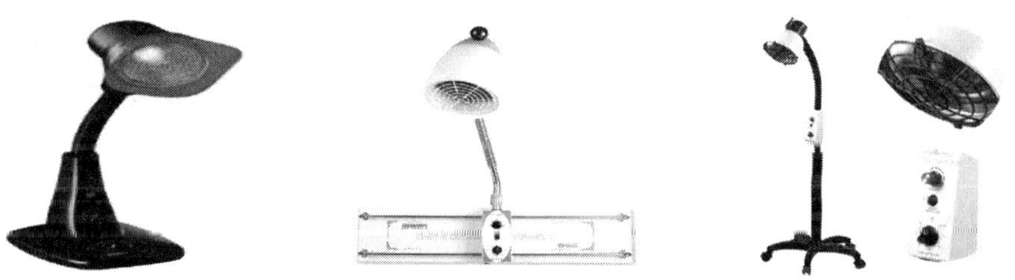

[그림 8-45] 적외선 조사기

8. 네플라이저(분무기)

시험용액을 프레임 중에 도입할 수 있도록 에어로졸에 가까운 미세한 액적으로 하는 장치. 원자흡광 분석과 ICP 발광 분석 장치 등에 사용된다. 안정 · 적절한 영양섭취 · 진통해열제 · 전신 및 국소에 대한 화학요법제, 네플라이저 등으로 치료한다(그림 8-46).

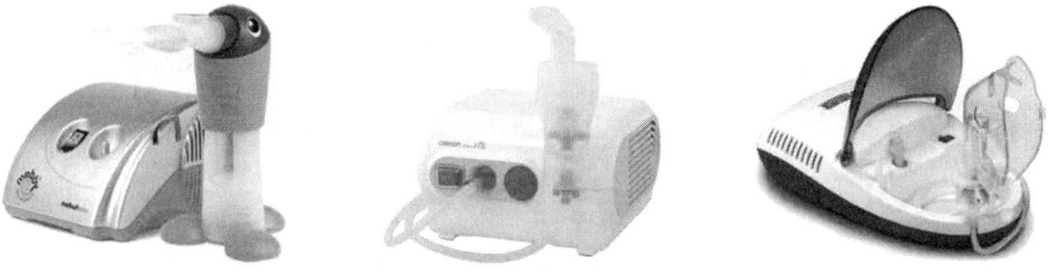

[그림 8-46] 네플라이저

9. 적외선 체열진단기

인체에서 자연 방출되는 극미량의 적외선을 감지하여 인체의 질병부위 또는 통증부위의 미세한 체열변화를 컬러영상으로 나타내 줌으로써, 이상 유무와 질병 여부 등을 진단하는 최첨단 의료용 적외선 촬영장치이다,

① 인체에 무해한 촬영방식으로 누구(임산부, 노약자, 어린이)에게나 사용할 수 있으며 촬영 시 통증이 전혀 없다.

② 인체의 통증에 대해 객관적으로 평가, 진단할 수 있으며 치료 전후의 경과 비교도 가능하다.

③ 건강한 사람은 몸의 체열 분포가 좌·우 대칭을 이룬다. 그러나 통증 부분, 즉 아픈곳에서는 체열이 높아지거나 낮아져서 균형이 깨지는데 이러한 체열 변화를 촬영하여 눈에 보이지 않는 신경통증부위나 질병 부위를 보다 정확하게 판별 해내는 기기이다(그림 8-47).

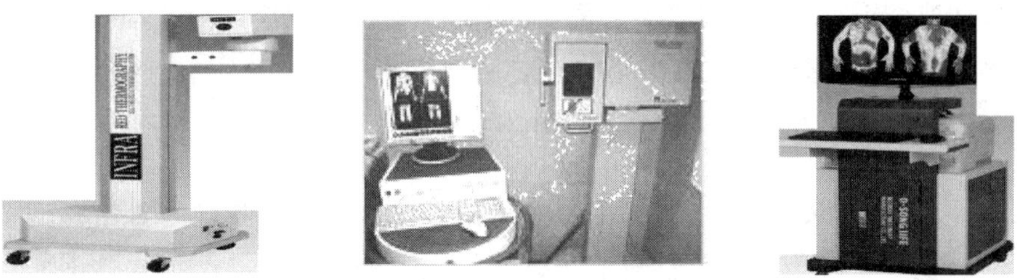

[그림 8-47] 적외선 체열 검사기

10. 추나요법

손가락과 손바닥으로 힘의 방향과 강약을 조절하여 밀고 당기고 누르고 꼬집어 올리며, 원형마찰 등의 방법을 통해 효과를 나타내는 치료의학으로 전통적 물리성질을 응용한 치료방법도 시행한다(그림 8-48).

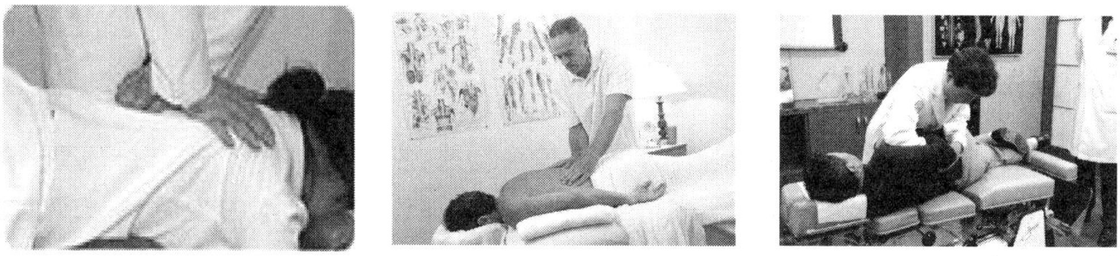

[그림 8-48] 한방과에서 치료하는 시술

11. IPL(Intense Pulsed Light)

가장 대중적인 미용레이저장비이며 강한 파장의 빛을 주기적으로 방출시켜 여러 피부질환을 동시에 치료하는 레이저치료장비로서 적용되는 증상은 잡티, 색소개선, 모공수축, 탄력, 제모 등의 다양한 증상에 사용된다(그림 8-49).

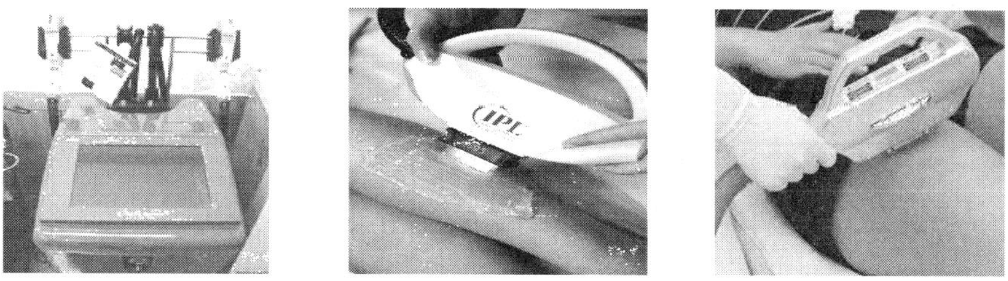

[그림 8-49] IPL기기

12. 경락기능 검사기

심전도의 넓은 스펙트럼 주파수에서 분리된 인체의 바이오리듬을 분석하여 자율신경계와 중추신경계의 상태를 평가하고, 전체적인 신체활성도를 파악한 후 정상기준에서 벗어난 정도를 측정하여 종합적인 건강상태를 진단하고 그 결과에 따라 필요한 치료 및 예방조치를 할 수 있다(그림 8-50).

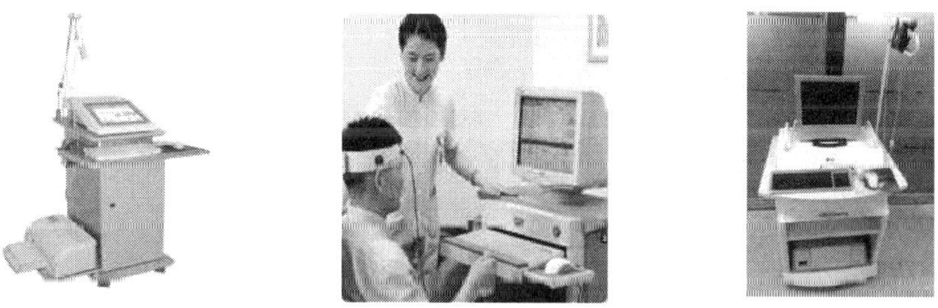

[그림 8-50] 경락기능 검사기

13. 홍채진단 검사기

홍채[21]는 우리 몸의 미세한 세포변화가 모두 기록된 인체 건강정보의 축소판이다. 현재 개개인의 건강수준, 치료에 따른 반응, 병의 회복 및 진행에 관한 상태를 분석할 수 있으며 질병의 조기발견 및 예방의학 차원에서도 매우 유용한 진단방법 중 하나이다(그림 8-51).

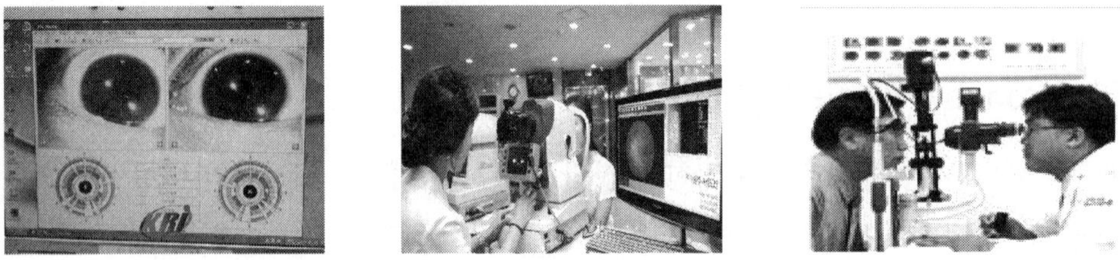

[그림 8-51] 홍채진단 검사기

14. 근전도 검사기

말초신경계, 중추신경계, 근육계의 이상 여부를 진단하는데 이용되는 검사법의 한 종류로 환자의 질병이 신경이나 근육 중 어디를 침범하고 있는가를 판단하고 비정상일 경우 신경손상의 정도와 회복 여부를 판단할 수 있다(그림 8-52).

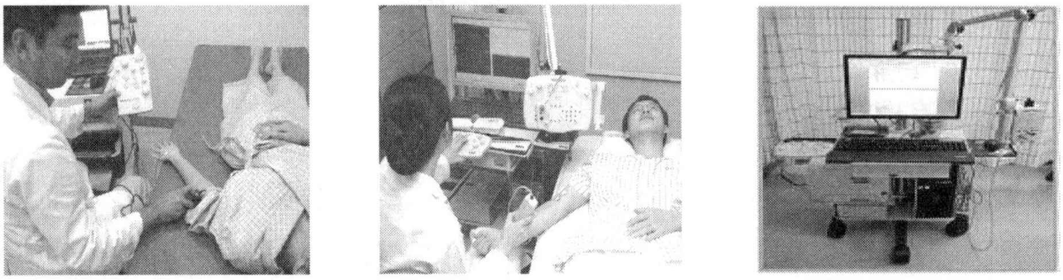

[그림 8-52] 근전도 검사기

15. 전기침 지방분해제거기

전기침을 통해 국소지방층에 미세한 전기를 통하게 하여 지방분해를 촉진시키는 장비이다(그림 8-53).

21) 홍채 : 동공 주위 조직으로 눈으로 들어오는 빛의 양을 조절하는 조리개 역할이다.

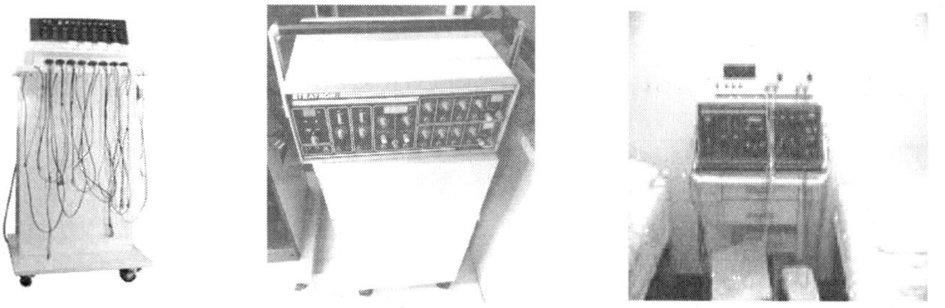

[그림 8-53] 전기침 지방분해제거기

16. 사상체질 진단기(지문 체질분류기)

신체적 체질의 특징을 사상의학에 기초하여 유전적 지표인 지문과 현대적 체질이론을 과학적으로 데이터화하고 이를 보다 정략적으로 체계화하여 사상체질로 분류하고, 개체적 차이에 상응한 체질관리 및 섭생 등 치료 예방대책자료를 제시한다.

체질 감정자의 주관이 배제 되고 언제 어디서나 객관적인 체질감정이 이루어진다(그림 8-54).

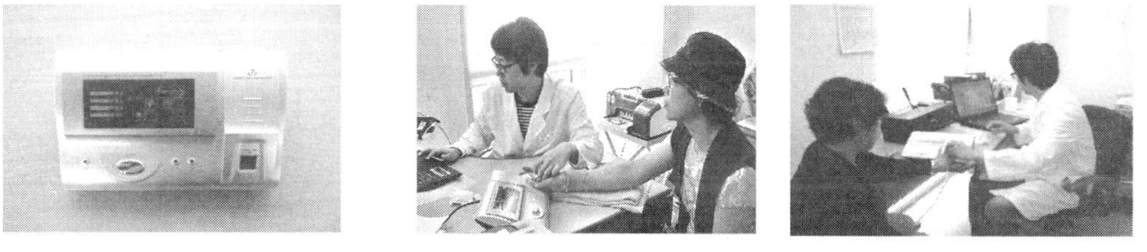

(a) 사상체질 진단기 (b) 사상체질 진단기 진단모습

[그림 8-54] 사상체질 진단기

17. 모세혈관 현미경

신체의 손가락 단부에 위치하는 모세혈관의 혈류흐름과 혈관의 변형을 관찰할 수 있는 손가락 모세혈관 관찰기이다(그림 8-55).

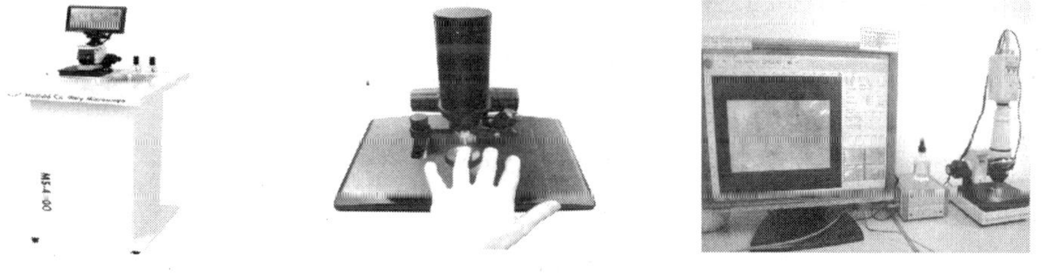

[그림 8-55] 모세혈관 현미경

18. 약침요법

한약물을 용도에 알맞게 정제하여 경혈[22]에 주입해서 질병을 치료하는 신침 요법이다(그림 8-56).

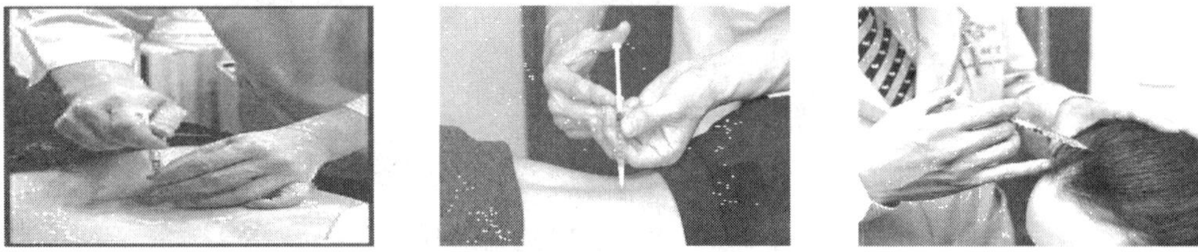

[그림 8-56] 약침요법

19. 침 술

침(여러 크기와 재질)으로 신체의 특정 부위를 찔러서 자극함으로써 신경계에 자극을 주어 특정한 치료효과를 나타내는 기법으로 자극부위는 증상에 따라 다르다. 손을 자극하는 수지침, 귀를 자극하는 이침, 발을 자극하는 족침, 신체 전체를 자극 대상으로 하는 체침[23] 등이 있으며 침을 돌리거나 약한 전류가 흐르게 하기도 한다(그림 8-57).

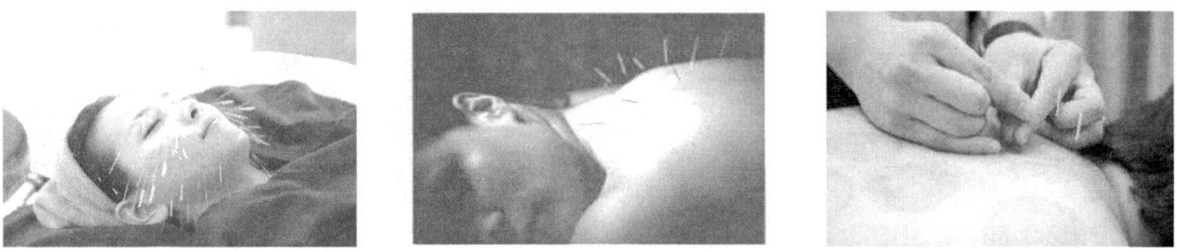

[그림 8-57] 침 술

20. 침

사람이나 동물의 체표면에 일정한 곳을 찔러 피를 빼내고 조직에 기계적 자극을 주거나, 피부에 대고 접촉적 자극을 줌으로써 병의 치유를 촉진시키거나 건강의 증진을 도모한다(그림 8-58).

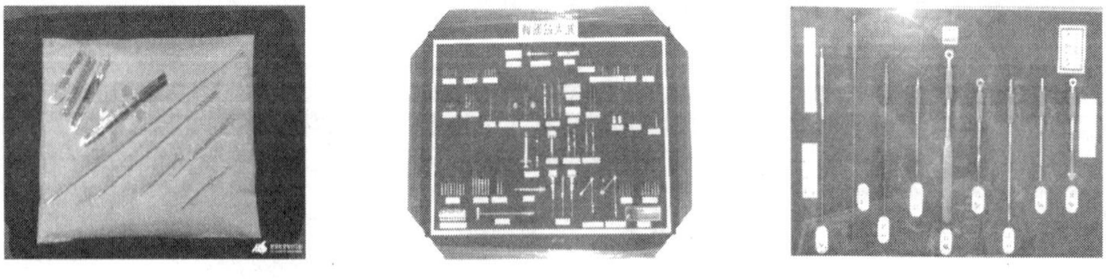

[그림 8-58] 침

22) 경혈 : 인체의 경락순행 경로상에 있는 부위로 한방에서 침을 놓거나 뜸을 뜨는 자리이다.
23) 체침 : 인체 전 부위를 자침 부위로 하는 침법이며, 국소기관만을 대상으로 하는 분구침법과 또한 전통적인 침자요법중 하나의 방법이다.

21. 부 황

열 또는 음압(陰壓)장치에 의하여 부항단지 안에 음압을 조성하여 피부에 붙임으로써 피를 뽑거나 울혈(鬱血)을 일으키며 물리적 자극을 주어 병을 치료하며, 혈액순환을 개선하여 피를 맑고 깨끗하게 해주며 몸속 독소와 노폐물을 배출시키는데 아주 효과가 있다(그림 8-59).

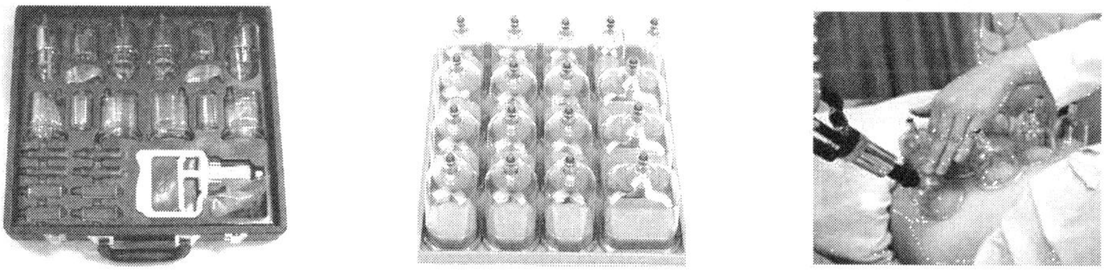

[그림 8-59] 부황기

22. 침 구

침과 뜸을 이용한 동양의학의 오랜 치료법으로 기원전 3, 2세기경에 제작한 황제내경에 수록되어 있다. 중국을 기준으로 침은 해안으로 습하고 종기가 많은 동방지역, 뜸은 바람이 세고 기후가 한랭한 북방에서 유래하였다(그림 8-60).

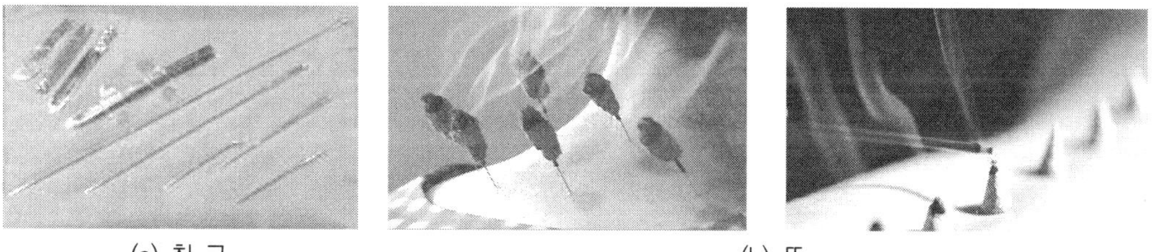

(a) 침 구 (b) 뜸

[그림 8-60] 침구와 뜸

23. 천연물

육상식물, 해양생물 혹은 미생물의 배양액에서 추출한다. 다양한 원천에서부터 얻은 추출물은 해당 원천이 처한 자연환경의 다양성을 반영하는 다양한 천연물을 가지고 있다.

자연계에서 화학물질의 다양성은 생물학적 다양성이나 지리적 다양성에 기반 하게 된다. 연구자들은 신약 탐색이나 생리활성 검색을 위하여 다양한 환경에서 시료를 얻기 위하여 노력한다(그림 8-61).

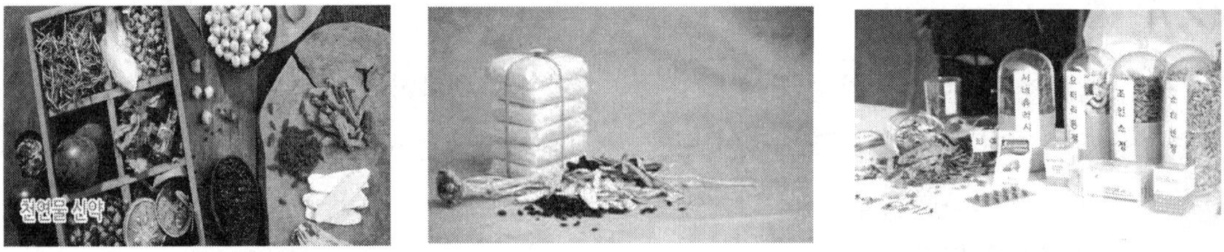

[그림 8-61] 천연물

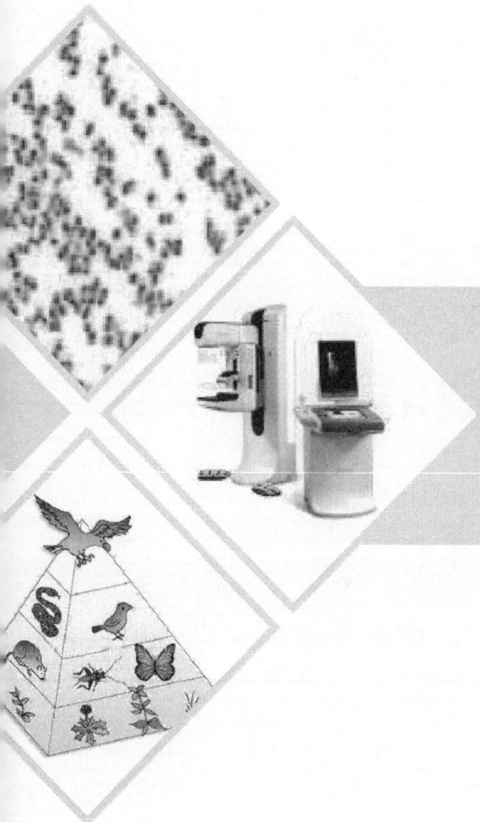

Chapter 09

진료 보조실(Medical Office)

제 1 절 수술실(Operating Room)

병원에서 환자를 수술을 하는 병실로 수술받는 환자가 수술실 내부의 세균에 의하여 감염되는 것을 방지하기 위하여 무균으로 되어 있어서 늘 살균한다. 수술에 임하는 의사와 간호사들은 몸과 수술복을 소독한 후 수술실에 들어온다. 수술실(手術室)은 무균영역과 비무균영역으로 분류되는데 비무균영역인 곳은 모두 세균으로 오염된 것으로 여긴다.

수술복의 앞면에서 허리까지와 수술 장갑을 착용한 손과 어깨에서 팔부위가 대표적인 무균영역이다. 수술받는 환자가 있는 수술대 아래에 있는 것은 모두 오염된 걸로 간주해서, 팔이 허리 아래에 닿지 않도록 손을 허리 위로 올려야 된다. 무균영역이 아닌 곳에 닿으면 다시 소독해야 한다(그림 9-1).

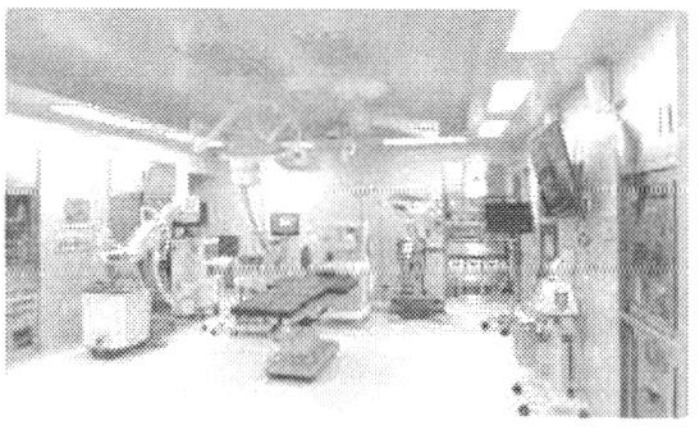
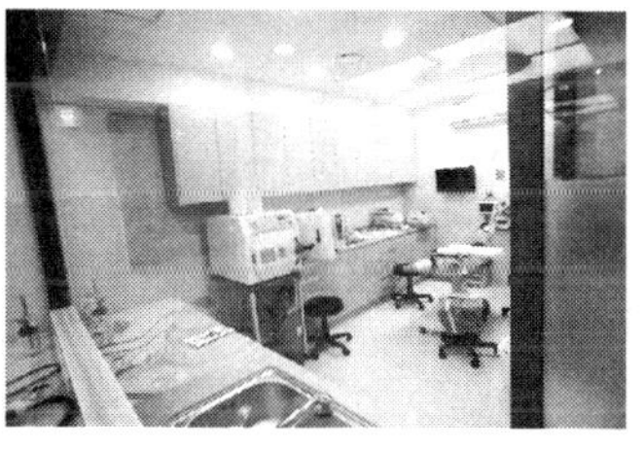
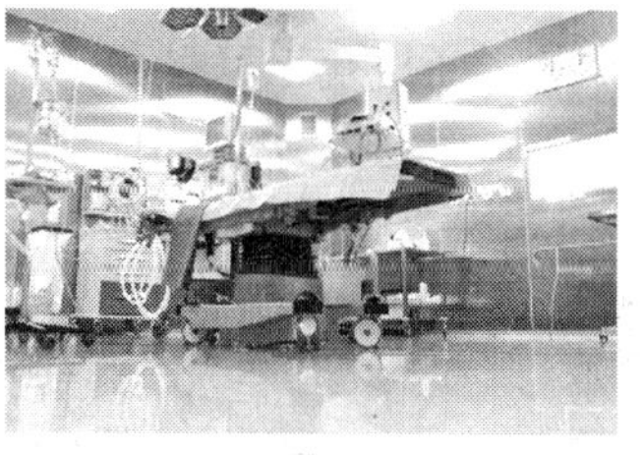

[그림 9-1] 수술실

제 2 절 응급실(Emergency Room)

외래진료의 시간 내 또는 시간외의 응급환자가 내원했을 경우, 일시적으로 수용하고 응급처치를 하는 병실이다. 보통 외래 또는 외래에 가까운 병동 끝에 설치되는 경우가 많다.

1. 응급구조의사(Emergency Physician)

응급실에 실려온 급성 및 중증 응급환자의 증상을 진단하고 증상에 따라 심폐소생술, 중증외상소생술 등을 이용하여 최단시간내에 응급처치를 수행한다. 응급혈액 검사, 현장 검사(Point of Care Test), CT와 MRI 등을 포함한 응급방사선 검사 등을 시행한다. 심폐소생술과 관련된 시술, 기도 유지나 호흡부전치료를 위한 기관삽관술 및 다양한 기도확보시술 등을 시행한다. 응급처치된 환자에 대해 결과보고서를 작성한 후 추가적인 처치가 필요하다고 인정되는 경우 관련 진료과에 인계한다. 각종 소생술, 독극물 중독증, 대량재해에 대한 임상적연구를 수행한다.

2. 치료항목

응급구조의사가 시행하는 항목에는 심폐소생술, 중증외상소생술, 응급 혈액 검사, 현장 검사 등을 포함한 응급방사선 등이 있다.

(1) 심폐소생술

심장과 폐의 활동이 멈추어 호흡이 정지되었을 경우에 실시하는 응급처치이다.

① 심장과 폐의 정지현상 : 급성심부전[1] 및 폐부전증[2] 등에 의하여 생기므로 그 원인을 분석해서 처치에 적용해야 한다.

② 호흡부전증[3]의 원인 : 저산소, 호흡기로 폐쇄 또는 폐질환, 혈액의 산소운반능력 이상, 중추성 호흡조절 능력 마비 등이 있고 심부전증의 원인은 심근수축력 억제, 흥분, 관상동맥혈류량 부족 등이 있다(그림 9-2)

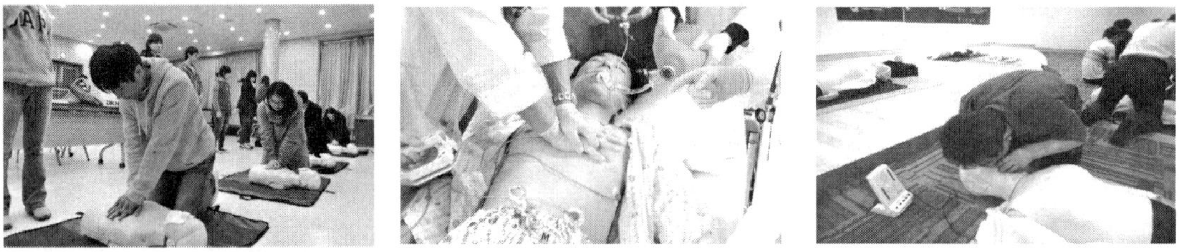

[그림 9-2] 심폐소생술

1) 급성심부전 : 급성 순환부전의 하나이고 원인이 심장에 있을 때이다.
   ① 급성좌심부전 : 고혈압, 대동맥판, 승모판막증, 심근염, 특발성심근증 등에 있어서 좌심실에 갑자기 생긴 수축부전으로 인해서 생기는 것이고 폐울혈을 가져와 발작성 호흡곤란이 생긴다. 심장천식, 폐수종 이라고도 한다.
   ② 급성 우심부전 : 급성폐색전(急性肺塞栓), 심근염 등에 의해 우심의 급성수축부전이 생겼을 때에 일으키고 우심으로의 환류감소로 인해서 혈압저하, 쇼크가 생긴다. 호흡곤란, 빈호흡을 나타낸다.
   ③ 삼출성심막염, 심파열 등에 의해 심막강내에 급격하게 액체저류를 가져오고 심장압전을 일으키는 확장부전에 있어서도 똑같은 증상을 보게 된다.
   ④ 응급처치를 요하고 산소흡입, 기도 확보, 이뇨제, 마약(모르핀), 디기탈리스, 혈관확장약, 카테콜아민, 하이드로코티손 등이 사용된다.

2) 폐부전증 : 폐의 기능이 손상되거나 저하된 상태.

3) 호흡부전증 : 급성호흡부전증후군(Acute Respiratory Distress Syndrome : ARDS)이라고도 한다.
   ① 성인호흡부전증 : 폐질환이나 외상으로 인해 폐가 심하게 손상된 경우에 나타날 수 있다.
   ② 폐의 손상으로 인해 폐의 모세혈관에서 체액이 폐포로 흘러 들어가면 폐에 전달되는 산소의 양이 줄어들며 폐에 부종이 일어난다. 이때 폐의 탄성이 줄어들며, 심한 호흡곤란과 빈호흡이 일어나게 된다.
   ③ 청색증이 생기기도 하며 폐에 섬유성 변화가 생기는 경우도 있다.
   ④ 성인호흡부전증이 더 심해지면 콩팥이 기능을 잃고, 심혈관계에 이상이 생기며, 간 기능에도 이상이 생기는 등 다른 기관에도 영향을 미치게 된다.
   ⑤ 인공호흡기로 고농도의 산소를 폐에 공급하고, 수액을 보충하는 것이 성인호흡부전증의 증상을 완화시키는데 도움을 준다. 또 성인호흡부전증을 일으키는 원인질환을 치료하는 것이 중요하다.

(2) 중증외상소생술

교통사고 · 추락사고 등 일반 응급실에서의 처치 범위를 넘어서는 다발성 골절 · 출혈 환자(중증외상환자)를 병원 도착 즉시 응급수술과 치료한다.

(3) 응급혈액 검사

적혈구수, 백혈구수, 헤모글로빈[4], 헤마토크리트[5], 혈액 도말표본(백혈구 분류)을 검사한다.

(4) 현장 검사

환자가 처치(Care)받는 위치와 근접한 곳에서 실시하는 임상병리 검사를 말한다. 대한임상병리학회 POCT위원회에서는 현장검사를 피검자(환자) 가까이에서 원심분리 등 검체 전 처치 없이 신속하게 시행하여 진단 및 치료에 이용할 수 있는 검사이다.

제 3 절 중앙공급실(Central Supply Room)

사용자의 편의와 실용성을 우선으로 한 지원체제를 유지하며 안전성이 보장된 멸균품 및 린넨의 합리적인 물품관리와 높은 수준의 제품 및 공급체계의 표준화로 환자의 안전 및 감염예방에 이바지하며 병원경영에 기여한다(그림 9-3).

1. 중앙공급실의 기능

① 각 부서의 환자치료에 필요한 물품을 준비, 멸균, 공급한다.

---

4) 헤모글로빈 : 혈색소(血色素) 혹은 혈구소(血球素)라고도 한다.
① 혈액의 색이 붉은 것은 적혈구 속 헤모글로빈의 색깔 때문이다.
② 철을 포함한 포르피린 고리와 단백질의 일종(글로빈)을 포함한 헴(Heme)이라는 구조 4개가 모여 이루어지며, 생체 내에서 산소를 운반하는 일을 한다.

5) 헤마토크리트 : 혈액의 용적에 대한 적혈구의 상대적 용적이다.
① 헤마토크리트 측정법 : 원심법으로서 Wintrobe법, 모세관법 등이 있고 적혈구 용적의 차이에 의한 전기저항의 차이를 직접 측정하는 직독식 마이크로헤마토크리트법 등도 있다.
② 원심법 : 항응고제를 첨가한 혈액을 작은 시험관에 넣고 원심침전 하여 혈액 총량을 100[%]에 대한 적혈구층의 높이를 [%]로 표시한다.
③ 현재는 주로 내벽을 헤파린 처리한 직경 1[mm]의 모세관을 이용한 마이크로 헤마토크리트법이 사용되고 검체수가 많은 경우에는 직독식 마이크로헤마토크리트법이 사용되지만 현재까지는 원심법이 정확도가 높다.

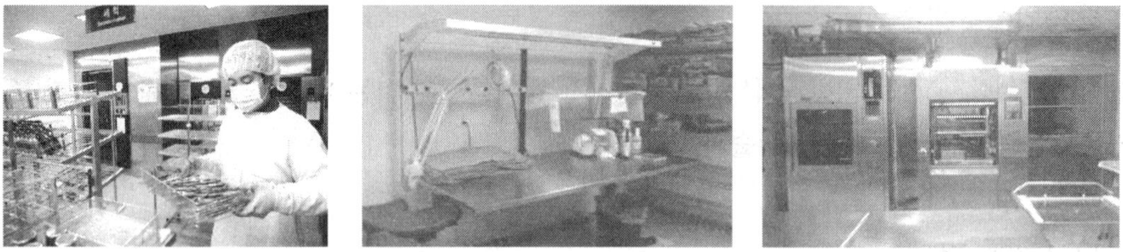

[그림 9-3] 중앙공급실

② 부서별 기능과 요구되는 물품의 사용목적, 방법, 업무량을 파악한다.

③ 사용 후 수집된 물품의 세척, 포장, 멸균한다.

2. 멸균법과 소독법

(1) 멸 균

① 세균 세포의 효소단백을 응고시켜 기능을 향상시킨다.

② 세균의 세포막을 파괴시켜 영양물과 노폐산물을 선택적으로 투과시켜 기능을 상실시킨다.

③ 강한 살균력을 작용시켜 병원성 비병원성 아포를 완전히 사멸한다.

④ 중앙공급실의 소독방법은 멸균방법이다.

(2) 소 독

비교적 약한 살균력을 작용시켜 병원체를 파괴하여 전파력 및 위험성을 제거한다.

3. 오염구역과 청결구역의 구분

① 오염구역 : 일반물품창고, 세척실, 기계실, 사무실, 포장실, 접수 및 불출 하는곳, 화장실, 샤워실이 있다.

② 청결구역 : 소독실, 린넨실, 멸균물품 보관실이 있다.

4. 소독법의 종류

(1) 기계적 소독방법

완전한 멸균은 기대할 수 없으며 비누, 소독액을 사용하여 기구의 표면에 있는 세균을 없애는 방법이다. 손소독, 상처소독, 기구세척을 하며 피나 오염물이 마르기 전에 세척해야 된다.

즉시 세척을 못할 경우 미지근한 소독액에 담근다.

① 물품세척기계
   ㉠ Pre-Rinse : 챔버 내에서 지속적인 분무가 일어나 피나 조직 등의 단백성 이물을 제거한다.
   ㉡ Automatic Petergent Injection : 세척제가 자동적으로 주입된다.
   ㉢ Wash : 오물이 떨어져 나갈 만큼 충분한 물의 요동이 일어나고 단백성오물의 제거 상 중요한 물의 온도가 조절된다.
   ㉣ Post-Rinse : 잔여 오물과 세척액이 제거되게 하고 마지막 단계로 기구를 소독시키기 적합한 상태로 만든다.

(2) 물리적 소독방법

열, 냉, 탈수, 방사능 조사, 소각법 등을 이용하여 미생물세포를 죽이는 방법이 있다.

(3) 화학적 소독방법

① 고압증기 멸균기 : 가장 안전하고 실질적 멸균방법이다.
   ㉠ 습기와 열이 함께 존재하므로 효과적인 멸균을 할 수 있다.
   ㉡ 멸균 물품 : 각종 금속기구, 용기, 린넨류, 거즈류, Cotton, 고무제품, 유리제품 등이 있다.

② Gas 멸균
   ㉠ 저온 멸균 : 38~ 54[℃]
   ㉡ 멸균 물품 : 섬세하고 예리한 외과 기구, 이비인후과 기구, 성형외과 기구, 안과 기구 , 현미경 미세수술 기구, 장비의 부속품, PVC 제품이 있다.
   ㉢ 필요한 습도 : 40~60[%] 습기가 주어지면 건조한 상태보다 아포가 잘 사멸된다.

③ H_2O_2(STERRADWO) 멸균기
   ㉠ 저온 멸균 : 소독원(H_2O_2 58[%]), 온도(45~55[℃])
   ㉡ 멸균 물품 : 액체 및 셀룰로스[6] 재질을 제외한 모든 재질의 기구이다.

④ 건열멸균
   ㉠ 온도 : 160[℃]
   ㉡ 멸균 시간 : 1시간 30분이 소요된다.
   ㉢ 멸균 물품 : 바세린 거즈(Vacelline Gauze)
   ㉣ 건열과 뜨거운 공기 : 빈약한 침투성과 고온의 파괴적인 효과로 멸균된다.

---

6) 셀룰로스 : 자연계에 가장 많이 존재하는 유기화합물로 섬유소라고도 한다.
   ① 식물 세포벽의 기본구조이며, 모든 식물성 물질의 30[%] 이상을 차지한다.
   ② 식물의 세포막과 목질부를 이루고 있는 주성분이다.

제4절 중환자실(집중치료실, Intensive Care Unit)

각종 모니터와 응급구조를 이용한 지속적이고 집중적인 치료와 간호가 필요한 중증환자를 위하여 존재한다. 심각한 급성 질환을 가진 환자들의 생명을 유지시키고 중요한 장기들의 손상을 최소화하기 위해 24시간체제로 강력하면서도 집중적으로 치료간호를 하는 병동이다.

중환자실 치료는 중증 질환으로부터 회복되어 유용한 삶을 다시 얻을 수 있는 환자에게 필요하다.

병실은 일반병동보다 넓은 전용공간을 확보하며, 전담의사와 간호사(환자2 : 간호사 1의 비율 이상)를 상시 배치해야하고 자가발전장치를 갖춘 병원에만 설치가 가능하며 시설기준이 규정되어 있다.

1. 치료항목

급성호흡부전, 급성신부전, 심혈관 및 혈역학적 측면, 내분비적 측면, 환자의 영양상태 등이 있다.

(1) 급성호흡부전

급성 폐 손상과 급성 호흡곤란 증후군은 급성으로 저산소혈증 호흡부전을 나타내는 증후군이다.

① 병리적으로는 폐포[7]손상에 이은 혈관투과성 증가로 폐포부종이다.
② 급성호흡곤란 증후군 : 폐의 직접손상이나 폐 외부에서의 감염과 손상에 의해 발생한다.
③ 치료 : 주로 보조적인 집중치료로 합병증을 예방하고 인공호흡기를 이용하여 기계환기로 심폐상태의 항상성을 유지시켜 준다(그림 9-4).

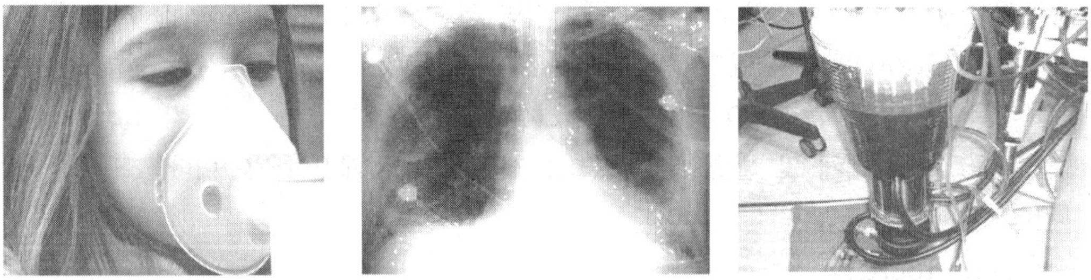

(a) 급성호흡부전 환자 (b) 급성호흡부전 환자 X-ray (c) 체외막산소화 장치

[그림 9-4] 급성호흡부전 환자사진 및 체외막산소화장치

7) 폐포(허파꽈리) : 기도(Airway)의 맨 끝부분에 있는 포도송이 모양의 작은 공기주머니이다.

(2) 급성신부전

중환자의 1.5~24[%]에서 발생하고 혈액투석을 요하는 급성신장부전의 병원 내 사망률은 60[%] 정도로 높다.

① 중환자실에서 급성신부전 : 저혈량증 등과 같은 신장 전 원인과 급성 신세뇨관 괴사 등의 신장에 의한 원인들이 대부분이다.

② 초기평가에서 교정 가능한 원인들을 찾아 교정하는데 초점을 맞추어야 한다(그림 9-5).

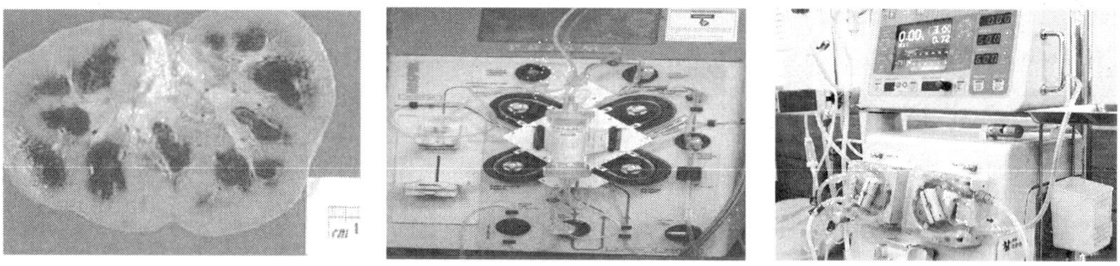

(a) 급성신부전 비교 (b) 혈액투석기

[그림 9-5] 급성신부전 비교사진 및 혈액투석기

(3) 심혈관 및 혈역학적 측면

혈류부전은 심한 저혈압과 부적절한 조직관류가 특징이며, 심인성 쇼크와 감염성 쇼크가 대표적이다.

① 저혈량성 쇼크 : 중환자실에서 흔히 접하는 쇼크이다. 각각 원인이 다르므로 치료법도 다를 수 있다.

② 기본적인 치료 : 저혈량을 교정하고자 수액을 투여하고 혈압을 유지하기 위해서 혈관수축제나 심근수축력 강화제를 투여하는 것이다.

③ 감염이 원인 : 항생제를 투여한다(그림 9-6).

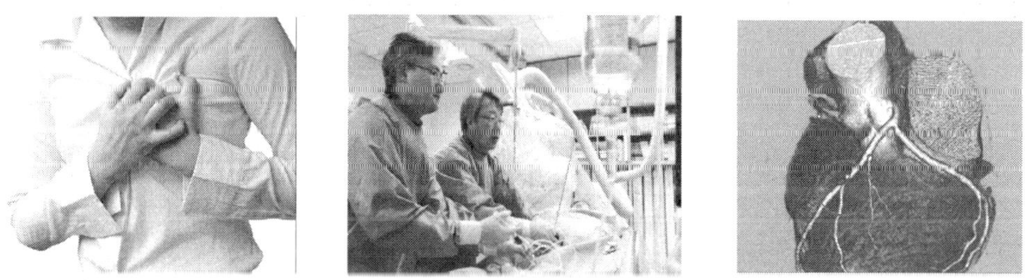

[그림 9-6] 심혈관 질환

(4) 내분비적 측면

당뇨병이 없는 환자도 종종 고혈당증이 잘 생기므로 당 대사에 관여하는 호르몬의 불균형을 교정하고 코르티코스테로이드[8]를 사용하고 전적으로 혈관주사로 영양을 공급한다.

① 중환자의 경우 여러 형태의 손상자극에 대한 스트레스 반응으로 혈장 내 코티솔 수치가 증가한다. 그러나 여러 이유로 중환자들은 부신 기능부전이 있을 수도 있으며 정상범위지만 기초 코티솔 수치가 낮거나, 과도하게 높은 기초 코티솔 수치, 코티코트로핀[9]에 대한 반응저하 등이 있으면 사망률의 증가한다.

② 갑상선기능에도 변화가 있는데 손상이나 질병 초기 수 시간 이내에 T3 수치의 저하가 발생하여 수 주간 유지되고, 갑상선호르몬 중 하나인 T4 수치도 대개 감소한다.

③ 중환자실에서 흔히 심혈관계 상태를 유지하기 위해 자주 사용하는 도파민이라는 약물에 의해서도 갑상선기능이 저하될 수 있다.

㉠ 갑상선의 기능저하 : 사망위험을 증가시킨다.

㉡ 노인의 경우 : 실제적인 갑상선 기능저하증이 있을 수 있는데 잘 치료되지 않는 쇼크, 부신기능부전, 원인을 잘 알 수 없는 의식불명, 장기간의 설명되지 않는 호흡부전 등의 문제가 있다.

(5) 영 양

흔히 대사 항진상태에 있는 경우가 많고 영양보충이 제대로 되지 않거나 늦어지는 경우 중환자들은 영양실조에 빠질 수 있다.

① 영양실조 : 사망률이 높기 때문에 입실초기부터 가장 먼저 신경을 써야 한다.

② 중환자실의 합병증 측면 : 구강 급식이 고려되어야 하고 차후 필요할 때 구강외 정맥로를 통한 급식을 하기도 한다. 이는 비용적인 측면에서도 다른 영양법에 비해 유리하다.

③ 구강급식과 관련된 합병증 : 폐흡인, 설사, 수액과 전해질 불균형 등이 있다.

(6) 진 정

중환자들은 환자의 편안함과 안전, 그리고 손상에 의한 교감부신 반응에 대한 잠재적인 이점 때문에 심한 진정 상태로 관리된다.

① 진정 상태를 유지하지 않아 생길 수 있는 합병증은 인공호흡기와의 부적합, 환자손상, 흥분,

---

8) 코르티코스테로이드 : 항염증 효과가 있는 모든 스테로이드 약물이며 여기에는 부신 피질 호르몬 물질(Prednisone), 부신 피질 호르몬 스테로이드의 일종인 하이드로코르티손(Hydrocortisone), 그리고 프레드니솔론(Prednisolone) 등이 있다.

9) 코티코트로핀 : 부신피질자극호르몬. 뇌하수체 전엽에서 분비되는 호르몬으로 부신피질에 작용해서 선세포의 증식, 호르몬의 합성과 분비를 촉진한다. 생체가 스트레스를 받으면 중추신경계를 통해 이 호르몬 분비가 촉진되어 부신피질 호르몬이 다량으로 공급된다.

불안, 스트레스, 간혹 원하지 않는 기관 튜브의 발관 등이 있다.

② 진정상태로 인해 과도한 심혈관계나 호흡기계의 저하 또는 감염 등의 문제는 있지만, 중환자실 입실로 인한 부정적인 기억들을 없애준다는 것과 진정상태를 유지하지 않아 생길 수 있는 합병증을 없애거나 감소시킨다.

③ 비약물적 방법과 약물적 방법이 있으나 대부분은 진정수면제, 마약성 진통제, 향정신성 약물 그리고 근육이완제를 이용한 방법이 주류를 이루게 된다.

(7) 중환자실에서 흔히 생길 수 있는 합병증

장기간 입원해 있고 환자의 상태도 전반적으로 약해져 있어 병원 내 감염에 노출되기 쉽다.

① 부비동염, 인공호흡기 사용과 관련된 폐렴, 혈관 내 장기나 거치된 카테터로 인한 세균혈증, 요로계 감염, 침습적 곰팡이감염 등이 발생할 수 있다.

② 스트레스성 궤양과 위장관 출혈, 정맥내 혈전색전증, 신경근 질환 등의 문제가 발생할 수도 있다.

제 5 절 혈관조영실(Angiography Room)

조영제를 혈관에 주입하여 주위 구조물과 구별하여 혈관을 관찰하는 방법으로서 특정 혈관에 대한 해부학적 구조, 병소의 유무확인, 생리적 상태 등을 진단하는 발전된 방사선학적 검사이다. 인체의 어느 부위의 혈관에도 적용할 수 있으며 최근에는 중재적 방사선과학(Interventional Radiology)으로까지 발전하게 되었다. 어느 혈관이 선택 되느냐에 따라 혈관조영술의 명칭이 결정되며 동맥계의 조영술은 동맥촬영법(Arteriography)[10]이라하고 정맥계의 조영술은 정맥조영(Venography)[11]라 한다.

10) 동맥촬영법(동맥조영법) : 조영제를 동맥에 직접 주입한 다음 X-선촬영을 통해 혈관의 모양이나 주행을 조사하면 동맥 자체의 병변뿐만 아니라 간접적으로 동맥주변부 조직의 병변도 알 수 있다.

11) 정맥조영 : 정맥 또는 동맥내에 조영제를 주입하고 정맥내를 흐르는 조영제를 X-선필름으로 촬영해 관찰한다.

① 촬영방법 : ㉠ 경피적 직접천자법, ㉡ seldinger법 또는 절개에 의한 카테터삽입법, ㉢ 동맥내 조영제주입법, ㉣ 장기실질내 조영제 주입법, ㉤ 골수내 조영제 주입법 등이 있다.

② 정맥조영 : 정맥염, 정맥혈전, 정맥의 선천이상, 정맥류, 장기내의 염증 또는 종양 등에 따른 정맥의 협착, 폐색, 부혈행로 발달 등의 검사시 사용된다.

1. 치 료

(1) 검사 목적 및 적응

① 혈관성 혹은 비혈관성 종양, 경련, 농양, 부종 또는 염증을 발견하기 위해 실시한다.
② 뇌 혈류의 중단이나 이상을 초래하는 혈관의 협착이나 폐쇄의 원인인 혈전을 발견하거나 동정맥 기형을 발견하기 위해서이다.
③ 동맥경화증의 진단과 경동맥 폐쇄 정도를 알기 위해 실시한다.
④ 영아나 어린이의 뇌수종을 진단하기 위해 실시한다.
⑤ 뇌내압의 상승을 확인하고 가능한 원인을 알기 위해 실시한다.
⑥ 수술 후 혈관에 있는 클립이나 문합의 상태와 위치를 평가하기 위해 실시한다.

(2) 금기사항

① 임신 중 일 때 금기한다.
② 조영제에 대한 부작용이 있을 때 금기한다.
③ 출혈성 소인이 있을 때 금기한다.
④ 급성 또는 중증 신질환이나 간질환이 있을 때 금기한다.

(3) 시술과정

① 천자 부위(서혜부 부위, 팔 또는 목 부위 등)를 깨끗하게 소독하고 포를 편다.
② 카테터를 삽입하고자 하는 부위에 국소마취제를 주사하고 작게 절개를 한다.
③ 카테터를 삽입하여 경동맥, 척추동맥, Willis환의 대혈관, 동맥가지, 정맥 및 말초혈류를 포함한 뇌혈관구조 등을 보기 위해 조영제를 주사한다.
④ 혈액의 정체를 예방하기 위해 검사하는 동안 헤파린이 희석된 생리식염수로 카테터를 세척한다.
⑤ 완전한 뇌의 혈액순환을 보기 위해 연속 X-ray 촬영 장치로 전 · 후 · 측면에서 순서대로 사진을 찍는다.
⑥ 검사하는 동안 신경학적인 검사와 활력징후를 관찰한다.
⑦ 검사가 끝나는 카테터를 제거하고 10~15분 동안 천자 부위에 압박하여 지혈한다.

2. 혈관조영실에서 하는 시술

(1) 경피적경혈관 관상동맥 확장술

동맥경화로 인한 관동맥의 협착을 기계적으로 해제하는 치료법이다. 선단에 발룬이 붙은 카테터를 협착부위에 삽입하고 발룬을 불어서 내강을 확대시키는 방법이다. 우회수술에 비해서 침습이 훨씬 적은 이점이 있으며 최근 많이 행하여지게 되었다(그림 9-7).

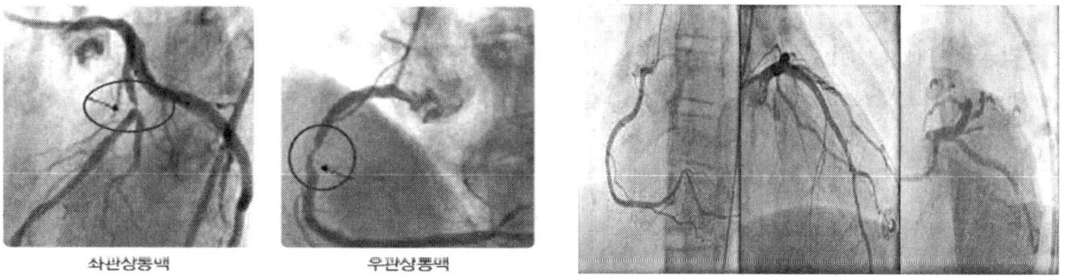

관상동맥 조영술 검사 영상

[그림 9-7] 경피적경혈관 관상동맥 확장술(Percutaneous Transluminal Coronary Angioplasty : PTCA)

① 적응증 : 단일 또는 이중혈관 질환이다. 현재 보편적으로 사용되고 있으나 삼중혈관 질환에서는 관상동맥 우회로 이식술 만큼 효과적이지 못하고 좌측주관상동맥(Left Main Coronary Artery)의 협착증에서도 유용성이 적다. 혈관확장을 할때의 치료목표인 50[%] 이하의 협착증 해소로는 완전한 협착해소 효과를 기대하기 어려우며 벌룬팽창 후 동맥경화성 플라크가 불안정한 상태로 있을 수 있고, 6개월 내 재협착률이 30~40[%] 이다.

㉠ 절대 적응증

ⓐ 내과적 치료에 반응하지 않는 NYHA Class III, IV[12]의 협심증

ⓑ 불안정 협심증, 좌측 주관상동맥의 협착증

ⓒ 증상이 있는 삼중혈관질환 환자

ⓓ 경피적경혈관관상동맥확장술(PTCA)이 실패한 환자

---

12) NYHA Class III, IV(New York Heart Association : NYHA)에 의한 기능의 분류이고 임상증상에 따라 심부전의 정도를 4군으로 분류한 것이다.

① class I : 심질환을 갖는데 신체활동이 제한되는 일이 없는 환자. 보통의 신체활동에서는 특히 피로, 동계, 호흡곤란 또는 협심통은 오지 않는다.

② class II : 심질환을 지니고 신체활동이 가벼운 정도로 제한되는 환자. 안정시에는 무증상인데, 보통이상의 신체활동에서는 피로, 동계, 호흡곤란, 또는 협심통을 가져온다.

③ class III : 심질환을 지니고 신체활동이 고도로 제한되는 환자. 안정시에는 무증상인데 가벼운 일상생활의 신체활동에서 피로, 동계, 호흡곤란, 또는 협심통을 가져온다.

④ class IV : 심질환을 지니고 안정시에 있어서도 심부전 또는 협심증 증상을 나타내는 환자. 약간의 신체활동에서도 수소(愁訴)가 증가한다.

㉡ 가능한 적응증

ⓐ 심근경색증을 앓은 환자로 적은 운동부하의 스트레스검사에도 양성으로 나타나는 위험성이 큰 환자

ⓑ 심인성 쇼크(Cardiogenic Shock)

② 금 기

㉠ 폐동맥고혈압을 동반한 만성심부전증이 유일한 수술금기가 된다. 이때는 보통 15[mmHg] 이상의 우심방압과 간비대가 동반되는데, 심장이식수술만이 유일한 치료방법이 된다.

㉡ 박출계수(Ejction Fraction)가 0.2 이하인 심한 좌심실기능 저하나 고령의 나이 등은 최근 절대적인 수술금기로 생각하지 않는다.

③ 검사 전 간호

㉠ 환자들은 자정이후부터 금식을 하며, 카테터가 삽입될 부분에 혈관성형술 시행 전날 밤이나 시행전에 면도를 한다.

㉡ 조영제에 알러지가 있는지 확인하기 위해 해조류 등에 알러지가 있는지 확인한다.

㉢ 시술 동안 긴장감소를 위해 약물을 투여하고 심박동과 혈압을 체크하기 위해 심전도 전극을 붙인다.

㉣ 면도된 부위를 소독하고 마취제을 투여한다. 카테터가 삽입이 되고 좁아진 동맥까지 이르게 되면 조영제가 좁아진 동맥의 영상을 얻기 위해 투여된다.

㉤ 풍선이 달린 카테터가 좁아진 동맥에 위치하게 되었을 때 카테터가 정확한 부위로 움직일 수 있도록 도와주기 위해 환자가 기침을 하거나 심호흡을 하도록 한다. 이것은 동맥이 작고 많은 분지를 가졌기 때문에 시술에 도움 된다.

④ 검사절차

㉠ 형광 투시를 이용하여 심도자실에서 시행하며 도관은 대퇴동맥이나 상완동맥을 통해 삽입한다.

㉡ 혈전 형성을 예방하기 위해 헤파린[13)]을 투여하고, 관상동맥의 경련을 예방하기 위해서 니트로글리세린[14)]을 투여한다.

㉢ 유도도관을 관상동맥으로 삽입한 다음 유도도관을 따라 풍선도관을 밀어 넣어 협착된 부위

---

13) 헤파린 : 에스테르상으로 결합한 황산을 함유한 다당류의 일종. β-헤파린과 구별하기 위해 α-헤파린이라고도 하며, 또한 헤파린산이라 하는 것도 있다.

① D-글루코사민, D-글루쿠론산 및 황산기로 이루어진다.

② 산성으로 보통 나트륨염으로 취급된다.

③ 혈액 응고를 방지하는 작용을 하고 생리적으로 중요하다.

14) 니트로글리세린(Nitroglycerin : 나이트로글리세린) : 삼질산 글리세롤이라고도 하는 화합물이다. 비중이 크며 강력할뿐 아니라, 달콤한 맛이 나는 투명무색의 유독한 폭발성 액체이다.

에 놓이게 하고 혈관 촬영으로 협착의 정도를 확인한다.

㉣ 풍선을 식염수나 조영제를 이용하여 팽창시켜 30~60초동안 족종을 누르게 한다.

㉤ 동맥내 구경을 20[%] 이상 증가시키기 위해 압력을 몇 번 반복한다.

㉥ 혈관 구경이 열린 상태를 관찰하기 위해 관상동맥 혈관 촬영을 반복한다.

⑤ 검사 후 간호

㉠ 합병증을 관찰하기 위해 심장내과 ICU[15]로 옮기고 심장모니터를 관찰한다.

㉡ 시술 후 6시간 동안 안정시키고 카테터 삽입부위에 모래 주머니를 올려 놓으며 수분 섭취를 권장한다.

(2) 인공심박동기

서맥성부정맥환자에게 시술하여 심박동이 정상적으로 유지되도록 하는 기구이다.

보통 서맥환자에게 응급으로 삽입하게 되는 일시적 심박동기와는 달리, 피하에 전지가 내장되어 있는 발전기(Generator)와 심방 또는 심실에 도선(Lead)을 이식하여 전지의 수명이 모두 소실 될 때 까지는 영구적으로 사용하게 된다. 이러한 인공심박동기(Artificial Cardiac Pacemaker) 삽입 환자들의 전지의 수명, Lead에 발생될 수 있는 문제, 그 외 문제 등을 체계적으로 관리하는 곳이 인공심박동기 클리닉이다(그림 9-8).

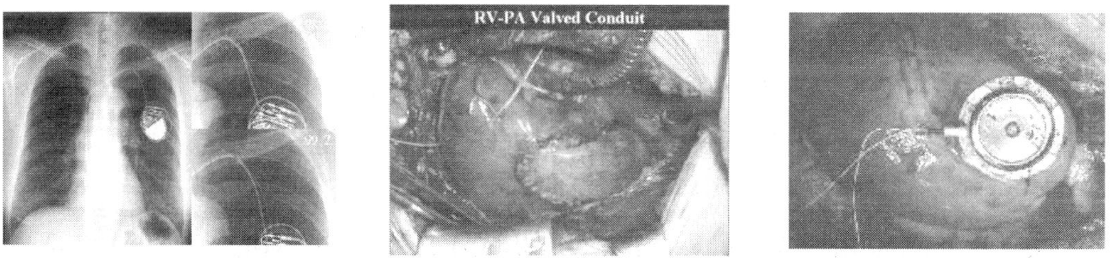

[그림 9-8] 인공심박동기

① 인공심박동기의 종류

㉠ 일시적 인공심박동기(Temporary Pacemaker) : 응급상황 하에서 흔히 사용된다. 급성 심근경색증 대상자에게서 전도장애가 나타날 때, 또는 심정지 후 서맥이나 심실수축부전이 나타날 때, 개심술 시 부정맥으로 인한 응급상항 등에 대비하여 삽입한다.

ⓐ 일시적 인공심박동기의 전극도관 : 흔히 정맥(상완정맥, 대퇴정맥, 경정맥, 쇄골하정맥

15) ICU : 외과계, 내과계의 환자를 불문하고 중증환자를 한곳에 모아서 중점적으로 치료하는 장소로 중환자실이라고 한다.

① 국소적 치료보다도 오히려 전신관리가 주체가 되는 환자가 대상이고 또 급성의 증상에서 강력하고도 집중적인 치료에 의해 회복의 가망이 있는 환자를 수용하는 곳이며 만성질환으로 증상이 진전되어 여명이 얼마 남지 않은 환자를 들여보내는 곳은 아니다.

② 일반적인 ICU 이외에 심근경색, 호흡부전, 신부전, 소아, 신경외과 등의 환자를 대상으로 하는 특별한 ICU도 있다.

등)을 통해 우심방이나 우심실에 주입하여 내막에 닿도록 한다.

ⓑ 개흉술 시 심외막에 전극도관을 부착하고, 전원은 대상자의 신체 밖에 두어 인공심박동기를 통해 응급 시에 수축자극을 전달하게 한다.

ⓒ 일시적 인공심박동기의 전원 : 대상자의 허리나 팔 옆에 안전하게 두고 전극도관이 당겨지지 않도록 주의해야 한다.

㉡ 체외 인공심박동기(External Cardiac Pacemaker) : 비침습적인 시술로 두개의 전극도관 중 하나는 전면 심첨 부위에 다른 하나는 흉부 뒷면 좌측 견갑골 아래에 부착한 후 전원을 연결하여 전류를 흘려보내어 심장을 자극한다. 일차적으로 리듬이 불안정한 응급환자에게 사용된다.

ⓐ 인공심박동기에 미리 조정해 놓은 숫자보다 대상자의 맥박이 적을 때에만 피부에 부착된 전극을 통해 전류가 방출되어 심실을 탈분극시키도록 수요형을 사용한다.

ⓑ 체내 인공심박동기가 준비될 때까지 또는 대상자의 심장박동이 정상으로 회복될 때까지 응급 시에 일시적으로 사용하는 시술이다.

㉢ 영구적 인공심박동기(Permanent Pacemaker) : 완전 방실차단, Adam-Stokes증후군[16]을 동반하는 동성장애, 방실전도장애 및 빈맥성부정맥 등에 사용된다.

ⓐ 영구 심박동기 : 전기를 전달할 수 있는 줄을 쇄골밑의 정맥을 통해 심방이나 심실에 넣고, 전기를 발생시킬 수 있는 기계를 쇄골 밑의 피하에 위치시키고 줄을 연결한다.

ⓑ 박동기 종류 : 환자가 가진 부정맥의 종류에 따라 심방과 심실 한군데만 전극을 줄을 넣고 박동기 작용을 하게 하거나 심방과 심실 모두에서 박동기 작용을 하는 것들이 있다.

ⓒ 전지 : 영구적이기 못하여 6~7년마다 바꿔줘야 한다.

② 인공심박동기의 형태 : AAI, VVI, DDD, VDD가 있다.

㉠ AAI(Atrial Pacing, Atrial Sensing, Inhibited by Atrial Event) : 전극선이 우심방에 위치하여 심방을 감지하고 조율한다. 심박의 박동을 감지하였다가 설정된 박동수보다 본인의 박동수가 빠를 경우에는 조율을 하지 않고 설정된 심박동수보다 느린 경우에 조율한다.

㉡ VVI(Ventricle Pacing, Ventricle Sensing, Inhibited by Ventricular Event) : 전극선이 우심실에 위치하여 심실을 감지하고 조율하는 유형으로 가장 간단하고 안정성이 높다.

16) Adam-Stokes증후군 : Adams(1827년), stokes(1845년) 등에 의해 보고된 증후군이고 동방(洞房) · 방실전도장애(房室傳導障碍)나 심실세동 등에 의해 심박동을 일으키지 않고 뇌의 혈류가 정지해서 발작적으로 생기는 의식장애이다.
모비츠II형 방실블록에 생기는 경우가 많다.
① 가벼운 정도의 증상에서는 현운(眩暈), 정도가 강해지면 실신하고 경련을 일으키는 수가 있다.
② 수초에 의식은 회복하는 수가 많다.
③ 간질과의 감별을 요하는 경우가 있으며, 또 노인의 경우 단시간의 의식 소실발작의 경우에도 심전도 기록이 중요하다.
④ 위험한 발작이고 응급으로 인공심박조정기 등의 치료를 요한다.

ⓐ 심실의 박동을 감지하였다가 설정된 박동수보다 본인의 심실 박동수보다 빠를 경우에는 조율하지 않고 설정된 박동수보다 느릴 경우에는 조율한다.

ⓑ 단점 : 심방과 심실 수축의 조화를 유지할 수 없다.

㉢ DDD(Dual Chamber Pacing, Dual Chamber Sensing, Dual Function) : 전극선이 심방과 심실에 각각 삽입되어 심방과 심실 모두를 감지하고 조율한다.

ⓐ 심장과 비슷하게 심방과 심실을 순차적으로 조율하는 생리적인 조율방법이다.

ⓑ 심방과 심실 조율 사이의 간극을 조절하는 방실간격을 설정하여 감지된 심방의 박동에 따라 적당 기간 후에 심실을 조율하게 된다.

㉣ VDD(Ventricular Pacing, Dual Chamber Sensing, Dual Chamber Function) : DDD형과 유사하나 심방에 대한 조율은 하지 않는 것이 차이점이다.

ⓐ 심방에는 감지만 하여 심실을 조율하게 된다.

ⓑ 심방수축 후 환자 본인의 심실 박동이 감지되지 않으면 심실을 조율하게 되고 본인의 심실박동이 감지되면 박동기는 억제(Inhibition)기능을 한다.

③ 간호 관리

㉠ 시술 전

ⓐ 시술 전 8시간 금식한다.

ⓑ 심전도 검사, 출혈 및 지혈 검사, 흉부 X-ray 검사를 한다.

ⓒ 처방된 심장약물과 진정제를 투여 한다.

ⓓ 전원삽입 부위의 피부준비를 한다.

ⓔ 불안수준을 사정하고 시술에 대해 설명하여 대상자를 안심시킨다.

㉡ 시술 직후

ⓐ 활력 징후(Vital Sign)를 측정 : 1시간동안 15분마다 체온체크 및 감염여부를 확인한다.

ⓑ EKG Monitoring : 기능부전상태를 확인한다.

ⓒ 상처부위사정 : 절개부위의 발적, 부종, 열감, 압통이 있는지 확인한다.

ⓓ 경정맥도관을 삽입한 곳은 매일 멸균 드레싱하고 항생제연고를 바른다.

ⓔ 시술 후 5~7일 간은 항생제를 복용한다.

ⓕ 선원매몰부위에는 분비물의 축석과 혈종을 예방하기 위해 압박드레싱을 시행한다.

ⓖ 설치 후 24시간 동안은 심박동기의 기능을 관찰하기 위해 환자의 활동을 적절히 제한한다.

ⓗ 개흉술 후에는 심호흡, 다리운동, 조기이상을 권장한다.

ⓘ 시술직후에는 울혈성 심부전의 증후와 기흉 사정 : 비정상적인 심음, 숨 가쁘고 경정맥 울혈, 부종은 울혈성 심부전증이고 갑작스런 흉통과 호흡곤란, 청색증, 환측 흉부의 호흡음감소등이 나타나면 기흉의 발생으로 흉부 X-ray를 찍어서 확인한다.

㉢ 인공 심박동기 설치환자의 교육지침

ⓐ 매몰부위간호 : 상처는 매일 사정하여 감염증후(발적, 압통, 비정상적 분비물)가 나타나면 즉시 보고해야 하며 끼는 옷이나 브래지어, 벨트 등은 피해야 한다. 심박동기 전원을 잡아당기면 기능장애의 원인이 된다.

ⓑ 인공심박동기의 관리 : 매일 요골동맥과 경동맥에서 맥박을 재며 맥박이 심박동기에 조정해 놓은 횟수보다 느리면 의사에게 알려야 하고 심계항진, 현기증, 실신이 일어날 때 즉시보고 한다. 고압전류, 자력의 범위안이나 방사선의 영향 아래에서는 고장 위험이 있으므로 피해야 하며 축구나 기타운동으로 박동기 전원에 손상을 줄 수 있으므로 피하도록 한다. 도난방지장치를 설치해 놓은 가게에 갔을 때 심계항진, 현기증, 실신 등의 심박동기장애 증상이 나타나면 점원에게 심박동기에 대하여 알려주고 그 장소를 빨리 떠나야 한다.

ⓒ 활동정도 : 심장에 설치된 전극이동의 위험이 있으므로 팔과 어깨의 격렬한 움직임을 피하도록 한다. 수술 후 6주 이내에는 무거운 것을 들지 말아야한다.

ⓓ 성생활을 포함하는 정상적인 활동 : 6주 이내에도 계속할 수 있다.

ⓔ 투약 : 투약에 대한 학습을 강화한다.

ⓕ 추후간호 : 심박동기의 기능을 평가하고 재계획을 세우기 위하여 정기적으로 병원을 방문하는 것이 중요함을 강조해야 한다.

㉣ 심박동기의 기능을 고려하는 정보를 제공하고 환자와 상담을 한다.

(3) 대동맥내 풍선펌프(Intra Aortic Balloon Pump : IABP)

가장 단순하면서 오늘날 가장 널리 사용되는 순환보조장치로 심장박동이 어느 정도 유지되고 있으나 최대한의 약물치료를 하고 있음에도 부분적인 보조가 필요할 때 제일 먼저 이용하는 장비이다. 좌심실부전 환자에게 급성 또는 단기간 치료로 행해지거나 심부전 환자의 보조적 치료방법으로 사용되며 좌심실의 기능을 일시적으로 보조해 주는 장치이다.

후 부하를 줄이고 관상동맥 관류를 증가시켜 순환부전을 개선하는 보조순환장치로 경피적으로 손쉽게 사용할 수 있다. 심장수술에 보조적으로 고위험군 환자의 수술 전에 사용되며, 수술 후에 심인성 쇼크(Sock) 환자의 치료에 많이 사용되고 있다. 또한 심장이식 전까지 혈역학적 안정화에 최적의 초기치료이다.

① 적응증

㉠ 심장성 쇼크, 심근염, 극심한 불안정협심증, Ventricular Failure(심실부전), 심근경색증, 심근증, 저심박출증이 있다.

㉡ 심장 수술후에 모든 약물치료에도 불구하고 적절한 혈액학적 기능을 유지할 수 없을 때 IABP시행한다.

② 작동기전 : 대퇴동맥이나 말초동맥으로부터 풍선을 부착한 관을 좌쇄골 하동맥 바로 아래까지 삽입하고, 풍선의 수축과 확장을 심장의 박동주기에 맞추어 구동장치를 동작시킨다. 이는 심장의 확장기에 풍선이 확장되고, 수축기 직전에 풍선이 급속히 수축되어 좌심실안을 저하시키게 된다.

③ 혈액학적인 효과

㉠ Inflation : 대동맥 이완기말(Aortic End Diastolic)

ⓐ 관상동맥 혈류 증가 : 풍선 확장시 풍선(Balloon) 양만큼 혈액을 위와 아래로 이동시키므로 관상동맥 혈류 속도와 관상동맥 혈류량을 증가시킨다.

ⓑ 전신 관류량이 증가한다.

ⓒ 심근 산소공급량 증가 및 심박출량이 증가한다.

㉡ Deflation : 심실 수축기 직전(Aortic Valve Open)

ⓐ 좌심실 후부하 감소 : 심실 수축기 직전에 일어나 대동맥에서 풍선 양만큼의 혈액량을 갑자기 감소시켜, 혈액을 끌어내는 진공 상태를 나타내어 대동맥 후부하를 감소시키므로 심장의 작업량을 감소시킨다.

ⓑ 심장 산소소모량 감소한다.

④ 금기 : 대동맥류, 대동맥판막 부전증, 심한 말초 혈관 질환, 치료되지 않는 패혈증, 복부나 하지의 증명된 콜레스테롤 색전증이 있는 경우 금기한다.

⑤ IABP 삽입

㉠ 삽입위치

ⓐ 가장 보편적인 대퇴동맥(Common Femoral Artery)

ⓑ 상행대동맥, 대동맥궁(Femoral Artery로 삽입 불가능시)

ⓒ 장골동맥(Iliac Artery), 액와동맥(Axillary Artery), 복부대동맥

㉡ 카데터의 크기, 삽입길이 및 위치

ⓐ 크기 : 성인 8~10[Fr], 팽창 volume 30~50[cc]

ⓑ 삽입길이 : IABP 카데터는 왼쪽 쇄골하 동맥의 2[cm]아래 부분에서 신동맥 위 부분까지

ⓒ 위치 : 하행 흉부 내동맥, 좌측 쇄골 하동맥 아래 2[cm]와 신동맥의 위쪽

⑥ IABP 작동 : IABP Inflation은 대동맥 판막이 닫힌 ECG와 BP Wave로 조절할 수 있다.

㉠ ECG로 시간을 조절하는 경우 : Inflation은 T-wave Peak 시점에 시행하며, Deflation은 PR Interval[17]에서 시행한다.

---

17) PR Interval : 심전도에서 P파의 시작부터 큐알에스(QRS)군의 기시부(起始部)까지의 간격이다. 이것은 심방 · 심실 간의 흥분 전도 시간으로, 정상치는 성인이 0.12~0.20[sec], 소아가 0.11~0.16[sec]이다.

ⓛ 동맥압 파형으로 조절하는 경우 : Inflation은 심장확장기 노치(Diastolic Notch)에서 시행하고, Deflation은 이완기말 파형에서 시행한다.

⑦ 유지를 위한 간호

㉠ X-ray상 Iabp 카테터의 위치를 확인한다.

㉡ IABP시 적절한 시간을 맞춘다.

㉢ 한 Duty에 한번은 IABP 기록을 시행하며 Setting Change, 심혈관계 약물의 교환 시 환자의 상태를 사정한 후 기록한다.

㉣ IABP 카테터 삽입 다리의 색깔, 온도, 맥박의 강도 등을 확인하며 구부리지 않는다.

㉤ IABP 관련 감염증상을 사정한다.

⑧ 합병증

㉠ 하지허혈 : IABP의 합병증은 삽입된 쪽의 부가적인 대퇴동맥의 폐색, 카테터 자체나 풍선에 생긴 혈전으로부터의 색전 등으로 인한 허혈이다.

㉡ 혈소판 감소증(Thrombocytopenia) : 풍선의 Pumping 작용에 의한 PLT의 기계적 파괴의 결과로 발생할 수 있다.

㉢ 감염 : 삽입부위 자체가 오염의 위험이 있기 때문에 소독을 매일 철저히 시행하여야 한다.

⑨ IABP로부터의 Weaning

㉠ Weaning 과정 : Weaning의 시기와 속도는 환자의 혈역학적 상태에 의해 결정된다. 심한 심인성 쇼크로 IABP를 삽입한 경우에는 심장수술 후에 온 저심박출 때문에 IABP를 사용한 경우보다는 천천히 시행하는 것이 좋다.

㉡ 방 법

ⓐ 심장주기에 따른 풍선 Inflation 횟수를 줄인다.

ⓑ 1 : 1～1 : 8 까지 단계를 거친다.

ⓒ Asist 횟수를 줄인 후 1～4시간 정도 환자의 혈역학적 상태에 근거하여 Weaning을 계속해 나간다.

ⓓ 풍선 Inflation의 Volume을 줄인다.

㉢ Weaning 기준

ⓐ 저심박출증으로 인한 관류저하[18]의 증상이 없어졌을 때이다.

ⓑ 소변량 : 30[cc/hr] 이상 유지될 때이다.

ⓒ 승압제[19]의 필요가 최소화될 때 : 소량의 사용 시에도 심혈관계가 안정될 때이다.

방실 간의 전도 장해 때에 연장되며, 더블유 피 더블유(WPW) 증후군, 결절 리듬의 경우 단축된다.

18) 관류저하 : 혈액 공급이 제대로 되지 않아 산소가 부족해지는 것으로 뇌 손상이 올 수도 있다.

19) 승압제 : 혈관수축제 · 쇼크, 저혈압일 때에 혈압을 상승시키는 약제이다.

① 카테콜아민 : 교감신경을 자극하는 약물이 대부분이고 주로 말초혈관을 수축해서 혈압을 상승시키는 것으로 심근에 직접 작용해서

ⓓ 심박동수 〈 110회/[min]일 때이다.

ⓔ 고위험의 부정맥이 없을 때이다.

ⓕ c,l, 2.4[L/min/m^2] 이상일 때이다.

㉣ 제거 : 풍선제거 4시간 전에 헤파린을 중단하고 공기를 뺀 후에 혈정의 제거를 위해 Puncture Site 아래 대퇴동맥에서 1~2초간 피를 분출하게 한 뒤 Puncture Site 근부위도 눌러 역출혈 시켜 원위부 혈전도 제거한다.

적어도 30분간 Puncture Site를 누른 후 6시간 압박 드레싱 및 침상안정 한다.

(4) 경피경간 담도 배액술

방사선의 투시영상을 이용하여 배액관을 체외에서 삽입하여 간 내의 담도에 위치시킴으로써 정상적으로 배출되지 못하는 담즙을 체외로 배출시키는 시술이다.

담도가 좁아져 정상적인 배출이 어려울 때 시술한다. 담도가 좁아지면 담즙 정체성 황달의 증상, 즉 가려움증, 고빌리루 빈혈증, 짙은 소변색, 우상복부 통증과 같은 증상이 나타난다(그림 9-9).

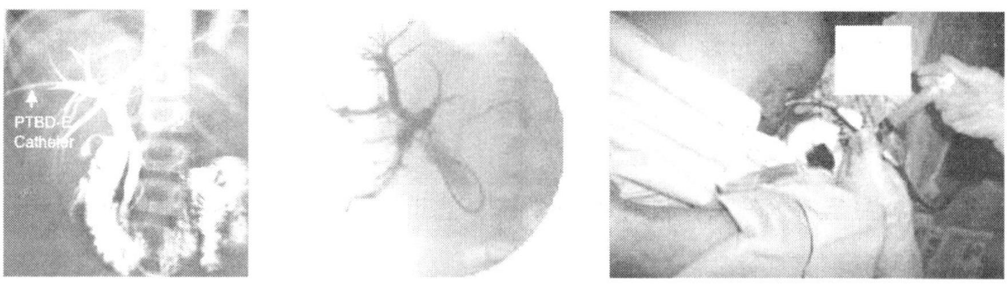

[그림 9-9] 경피경간 담도 배액술(Percutaneous Transhepatic Biliary Drainage : PTBD)

① 적응증

㉠ 수술이 불가능한 악성담도폐쇄

㉡ 수술 전 감압, 수술 후 재발한 폐색성황달

㉢ 화농성담관염 또는 간농양

㉣ 담도계 시술을 위한 접근경로 확보

② 금 기

㉠ 출혈성 검사결과 프로트롬빈[20] 시간이 15초 이상인 경우와 PLT 50,000/[cm^3] 이하인

신장수축력을 증강하는 작용을 한다.

② 노르에펜네프린(네오시네프린), 메톡 사민, 메타라미놀, 도파민, 도부타민, 에틸페니레프린, 아이소프로테레놀, 에페르린 등이 있다.

20) 프로트롬빈(트롬보겐)

① 혈액 속에 있는 혈장단백질의 하나로 간에서 비타민 K의 작용으로 생성된다.

② 혈소판과 칼슘이온 등의 작용으로 트롬빈이 되어 다시 피브리노겐에 작용하여 피브린을 만들어 혈액 응고가 일어난다.

③ 집토끼의 뇌에서 얻은 트롬보플라스틴을 사용하여 응고시간을 측정하여 프로트롬빈의 양을 구한다.

경우 금한다.

㉡ 전이성 간암으로 인해 종양을 통과하지 않으면 배약관을 설치할 수 없는 경우 금한다.

㉢ 충실성 복수(Massive Ascites)인 경우(복벽과 간 사이가 복수로 차 있어 천자하기 어렵고 천자가 되더라도 복강내 출혈 가능성이 높기 때문) 금한다.

③ 합병증 : 고통(Pain), 열(Fever), 패혈증(Sepsis), 출혈(Bleeding), 혈종(Hematoma), 동맥류(Aneurysm) 등 시술 후 감염, 카테터 이탈, 카테터 폐쇄 등이 있다

④ 처치전 검사 : Labo.(PT(15초↑ → X), 혈액응고 검사(APTT), 빌리루빈[21], PLT(50,000/[cm^3]↓→ X), Abd Sono(담관이 막혀 있는지를 확인한다)가 있다.

⑤ 처치전 준비 : 검사 전 최소 6시간 전부터 금식을 해야 한다.

㉠ 당뇨약과 항응고제를 제외한 평소 복용 중이던 처방약은 소량의 물과 함께 복용해도 무방하나, 당뇨약이나 인슐린 주사를 맞고 있는 경우 금식 중에 투여하면 저혈당이 나타날 수 있고 항응고제에 의해 시술 중 출혈의 위험이 있을 수 있어 약의 복용 유무와 시기는 담당의사와 상의하여 필요하다면 시술 전 조치를 취한다.

㉡ 검사시작 전 담당의사로부터 검사설명과 함께 동의서를 작성하게 되며 시술 중의 약물 투여를 위해 정맥주사 경로를 확보한 후 감염예방을 위해 항생제주사를 맞게 된다.

⑥ 간 호

㉠ 시술 전 간호

ⓐ 환자나 보호자에게 검사 방법과 목적, 효과를 설명하고 동의서를 받는다.

ⓑ 조식 후 금식한다.

ⓒ 왼쪽 팔에 18G로 IV Rout 확보한다.

ⓓ 검사실로부터 연락 오면 소변을 보게 한다.

㉡ 시술 후 간호

ⓐ V/S Check 한다.

ⓑ 관이 막히거나 꼬이지 않게 하고 잡아당겨지지 않게 한다.

ⓒ 담즙 주머니는 삽입부위보다 낮게 유지하도록 교육한다.

ⓓ Tube Dressing 한다.

---

④ 정상에서는 20[mg/dℓ]의 비율로 사람의 혈장 속에 함유되는데, 이것이 20[%] 이하가 되면 장애가 일어난다.

⑤ 비타민 K 부족, 간의 장애 등에 의하여 감소가 일어난다.

21) 빌리루빈 : 담즙 구성성분의 하나로 체내에서는 주로 헤모글로빈에서 만들어진다.

① 수명이 다한 적혈구는 세망내피계에서(주로 비장)로 파괴되지만, 헤모글로빈의 헴은 마이크로좀에 존재하는 효소헴 옥시게나제에 의해서 그 포르피린환(環)이 개열(開裂)하여 빌리베르딘이 된다. 이어서 빌리베르딘이 환원되어 빌리루빈이 만들어진다.

② 1일 약 7[g]의 헤모글로빈이 분해되어 200~250[mg]의 빌리루빈이 만들어지는데 전체의 약 80~85[%]를 차지한다.

③ 조기(早期)빌리루빈(션트 빌리루빈) : 분획(分劃)이 있는데, 골수(骨髓) 내 무효조혈(無效造血)에서 유래하는 헤모글로빈 합성이나 간세포에 존재하는 헴단백(카탈라제, 치토크롬, 페르옥시다제 등)에서 합성되는 것으로서 10~15[%]를 차지하고 있다.

(5) 간암 화학색전술(Transarterial Chemoembolization : TACE)

간종양의 치료에 많이 시행되고 있는 방법(HCC 치료방법 중 하나)으로 종양에 산소와 영양을 공급하는 간동맥에 혈관조영용 카테터를 삽입하고 이를 통해 항암제(Adriamycin)와 색전물질(유성조영제 Lipoidol)을 혼합 주입하여 간암조직을 괴사시켜 간암을 치료한다(그림 9-10).

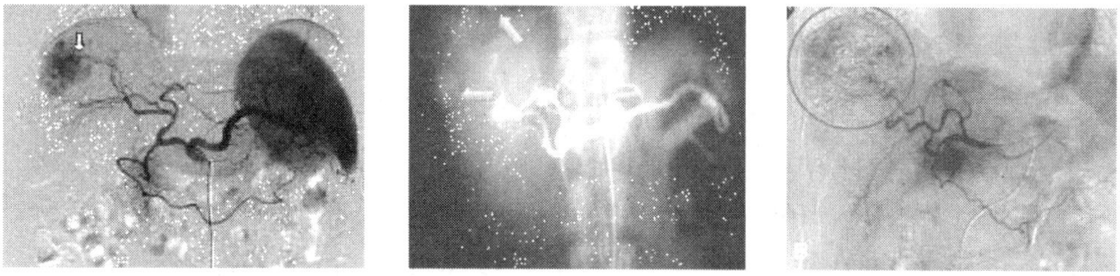

[그림 9-10] 동맥 화학색전술

① 준비사항 : 시술 전 6~8시간은 금식하여야 하며 당뇨로 인슐린을 투여하거나 혈전용해제를 복용하는 환자, 혈압강하제를 복용하거나 신장질환이 있는 환자의 경우에는 별도의 조치가 필요하다.

② 검사 절차 : 서혜부(사타구니)에 위치한 대퇴동맥을 통하여 카테터(Catheter)라고 하는 약 2~3[mm] 정도의 가는 관을 삽입하여 간동맥으로 접근한다.

㉠ 카테터가 간동맥에 들어가면 혈관조영제를 주사하면서 간동맥 조영 사진을 얻어 종양의 위치, 크기 및 혈액공급양상 등 치료에 필요한 정보를 얻는다.

㉡ 치료 방침이 정해지면 약 1[mm] 정도 굵기의 가는 관을 이용하여 종양으로 가는 동맥을 찾아 항암제와 색전물질을 넣어 시술하게 된다.

③ 간 호

㉠ 시술 전 간호

ⓐ 환자나 보호자에게 검사의 방법과 목적 효과를 설명하고 인턴을 통해 동의서를 받는다(시술 후 열이 날 수 있음을 설명).

ⓑ 시술 전 6~8시간부터 금식한다(조식 후 NPO).

ⓒ 대퇴동맥 신호(Femoral Artery Pulse)를 확인하고 그로부터 5[cm] 정도 삭모한다(원래는 우측만 준비하지만 병동에서 양측 모두 준비).

ⓓ Lt Arm 18G Ⅳ Route를 확보한다.

ⓔ OP가운을 입힌다(속옷까지 모두 벗도록 한다).

ⓕ 족배동맥[22](Dorsalis Pedis Pulse)를 확인한다.

22) 족배동맥 : 발등에 있는 동맥의 맥박 (Dorsalis pedis pulse)

ⓖ PLT 50k, PT 50[%] 이상 유지한다.

ⓗ 검사실로부터 연락이 오면 배뇨시킨다.

ⓘ 페티딘(Pethidine) 2A+모래 주머니(Sand Bag)+아드리아마이신(Adriamycin)[23] 처방용량+Midazolam, s-car를 확인한다.

ⓛ 시술 후 간호

ⓐ V/S check를 한다.

ⓑ 덮개 제거(Sheath Removal) 후 6시간 ABR 및 모래주머니 신청(Sand Bag Apply) 후 Hip Extension을 설명한다.

ⓒ 주치의 확인 후 식이 진행된다(2시간 NPO 후 free, 수분섭취 권장).

ⓓ 출혈, 혈종, N/V, 상복부 통증, Fever 등 합병증 관찰과 배뇨를 확인한다.

(6) 뇌혈관 조영술

뇌혈관 조영 검사는 뇌혈관 속에 조영제를 주입하고 X-선 촬영을 하여 뇌혈관 이상 유무를 확인하는 검사법이다. 하지의 대퇴동맥 혹은 상지의 요골동맥으로 도관(카테터)을 넣고 뇌혈관에 위치시킨 후 적절한 양의 조영제를 주입하면서 수초간 연속적으로 X-선 촬영을 하면 뇌혈관이 진하게 잘 보인다. 뇌혈관만 선택적으로 잘 보이게 하기 위해 컴퓨터로 뇌혈관 이외의 주변부 음영을 제거하면 아주 선명한 뇌혈관영상을 만들 수 있다.

뇌혈관 조영술(Cerebral Angiography)은 자기공명을 이용한 뇌혈관 검사법(MRangiography)이나 컴퓨터단층촬영 뇌혈관 조영검사(CTangiography)와 달리 혈관 속에 도관, 철선 등과 같은 이물질을 넣는 침습적 검사이다. 이로 인한 합병증이 있을 수 있으나 뇌혈관 질환의 진단을 위한 가장 정확한 검사법이다(그림 9-11).

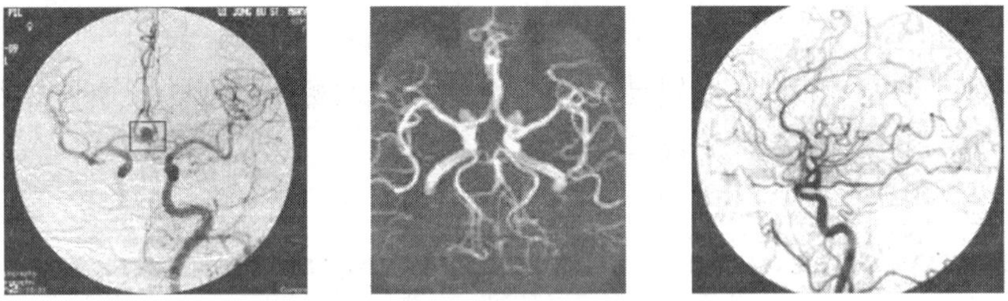

[그림 9-11] 뇌혈관 조영술

23) 아드리아마이신 : 방선균 Streptomyces peucetius var. caesius가 생산하는 안트라사이클린계 항생물질의 일종. 악성림프종, 소화기암, 폐암, 유암에 뛰어난 항암효과가 있으며, 항세균작용도 있다.
① DNA염기쌍간에 삽입된 결과, 토포이성화효소 II 및 RNA중합효소와 DNA중합효소반응을 저해하는 것이 주요 작용기구로 되어 있다.
② DNA의 외가닥사슬을 절단하는 역할도 한다.

① 검사전 준비

㉠ 전날 자정부터 물을 포함하여 금식한다.

㉡ 전날 제모제를 이용하여 양쪽 사타구니의 털을 제거한다(감염 예방).

㉢ 속옷을 벗고 환의만 입어야 하며 검사 전에 소변을 보고 간다.

㉣ 정맥주사를 미리 맞고 간다.

② 검사과정

㉠ 검사대에 누운 후, 검사자가 시술 부위에 특수 바늘을 넣어 가는 관을 삽입하는데 이 관은 뇌혈관까지 간다.

㉡ 관을 통해 조영제를 넣고 X-ray촬영을 한다(열감을 느낄 수 있다).

㉢ 검사가 끝나면 관을 뺀 자리를 30분정도 지혈 후 모래주머니를 얹어 병실에 올라오게 된다.

③ 검사 후 간호

㉠ 검사가 끝나면 카테터를 제거하고 10~15분 동안 천자부위에 압박을 가해주고, 카테터 삽입부위에 드레싱을 하고 소독한 후 모래주머니를 올려놓는다.

㉡ 발초부위의 맥박을 측정해서 천자부위 및 주변 혈관에 혈종이나 색전증이 생기지 않았는지 확인한다.

㉢ 모래주머니는 6시간 동안 올려놓고 양측 하지를 편상태로 안정을 취해야 한다.

㉣ 하루 정도는 가능한 머리부위만 약간 올린 누운자세에서 절대 안정을 해야 한다.

㉤ 혈액 검사를 통하여 혈액응고 및 신기능을 확인한다.

㉥ 출혈증상(따뜻한 것이 흐르는 느낌)과 혈종생성시의 증상(덩어리가 만져지는 느낌)이 있으면 즉시 알리도록 한다.

㉦ 검사 후 조영제의 빠른 배출을 위해 2[L] 이상의 물을 섭취하고 음식과 약물을 섭취할 수 있다.

㉧ 사용한 조영제는 배설하기 위해 소변을 자주 보도록 한다.

④ 합병증 : 도관이 들어간 자리에 출혈이 발생하면 붓거나 멍이 들 수 있고, 감염이 되면 항생제를 복용하거나 수술을 해야 하는 경우도 있다.

㉠ 조영제에 의한 알레르기반응 : 두드러기가 나거나 심하면 호흡곤란이 있을 수도 있다.

㉡ 가장 심각한 합병증 : 뇌혈관의 혈전 및 색전증으로 인한 영구적인 신경학적 손상으로서, 약 1~2[%] 정도에서 말이 어눌해지거나 반신마비 등이 나타나는 경우도 있다.

(7) 뇌동맥류 코일색전술(Aneurysm Coil Embolization)

뇌동맥류는 혈관벽의 약한 부분이 늘어나 꽈리처럼 부풀어오른 상태로, 혈관벽이 예고 없이 터질 수 있는 질환이다.

① 목적 : 뇌동맥류 색전술은 뇌동맥류 출혈이 발생했거나 앞으로 생길 수 있는 출혈예방을 위해 뇌동맥류를 정상 혈류로부터 완전히 차단하는 치료법이다. 이는 동맥류 속에 미세도관을 삽입하고 정상혈관은 침범되지 않으면서 오로지 동맥류만 막히도록 백금으로 만든 코일을 채워 넣는 방식으로 이뤄진다(그림 9-12).

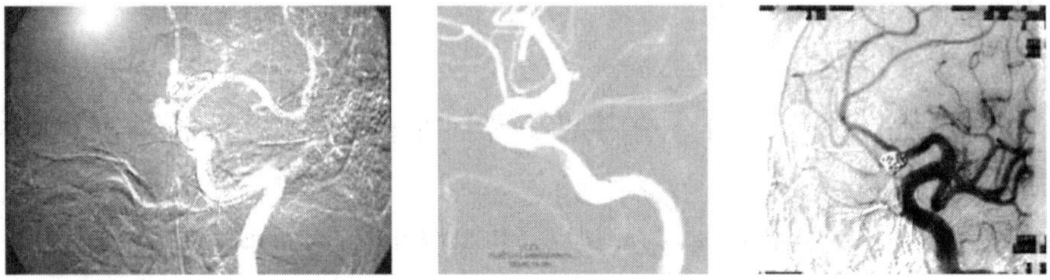

[그림 9-12] 뇌동맥류 코일색전술

② 부작용 : 뇌혈관 조영술과 마찬가지로 대퇴부의 혈종, 감염, 조영제의 알레르기 반응 등이 일어날 수 있다. 색전술 자체의 합병증은 크게 허혈성과 출혈성으로 나눌 수 있다.

㉠ 허혈성 합병증 : 영구적 신경학적 결손(말이 어눌해지거나 반신 마비 혹은 시력 감퇴 등)은 그 빈도가 다양하나 2~10[%] 정도로 보고되고 있다.

㉡ 출혈성 합병증 : 2~5[%]의 빈도로 발생하고 방사선 노출에 의한 일시적 탈모현상이 생길 수 있다.

(8) C-Line(중심정맥관)

정맥(혈관)을 통하여 심장 가까이의 굵은 혈관(중심정맥)까지 삽입되는 카테터의 일종이다.

항암제 투여시 말초혈관으로 약물이 새는 경우, 피부조직에 손상을 입히는 약물이 있는데 이럴 경우 중심정맥관을 삽입하게 된다. 중심정맥관은 한번 삽입된 후 그 기능이 잘 유지되면 매 치료시 별도의 정맥확보가 필요 없으므로 반복적인 항암약물의 안전한 주입이나 혈액채취, 수혈, 고농도의 영양제 주입 등에 매우 유용하고, 쇄골하정맥을 통해 삽입하는 것과 팔에 있는 정맥을 통해 삽입하는 것으로 구분된다(그림 9-13).

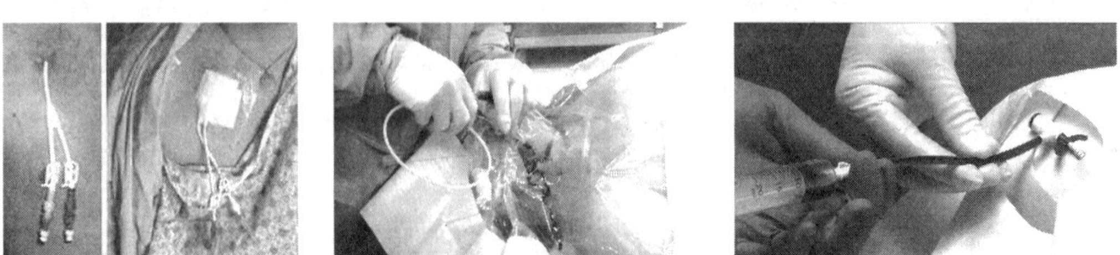

[그림 9-13] C-line(중심정맥관)

① 목 적

㉠ 단기간 또는 장기간의 항생제, 항암제 등의 약물을 투여하기 위함이다.

㉡ TPN 등의 약물을 주입하기 위함이다.

㉢ 중심적맥압(CVP)을 측정하기 위함이다.

㉣ 검사를 위해 자주 혈액을 채혈하기 위함이다.

㉤ 다량의 혈액이나 수액을 공급하기 위함이다.

② Angio 실에서 ICU로 이동 후 준비사항

㉠ 대상자 체위 : 트렌델렌버그 자세[24] 또는 양와위[25]자세를 취한다.

㉡ 대상자 머리를 카테터 삽입부위와 반대로 돌린다(삽입부위의 노출을 돕고 대상자의 호흡기로부터 미생물 감염을 방지).

㉢ 국소마취약(Lidocain)으로 부분마취를 시행한다.

㉣ 카테터가 삽입되는 동안에 대상자가 발살바 조작[26]을 하도록 하고 필요시 의사의 처치를 돕는다(말초저항을 증가시키고 흉곽내압을 상승시켜서 대정맥의 압력을 높여 심장으로 가는 혈액을 감소시킨다. 카테터를 통해 공기가 심장으로 들어갈 가능싱을 감소시켜 공기색전증의 위험을 예방한다).

㉤ 카테터 삽입 후 주입액을 카테터에 연결한 후 개방성 확인을 한다(Regurge해서 피가 나오는 확인).

㉥ 주변의 피부에 봉합한 뒤 소독한다.

㉦ X-ray를 통해 확인한다(카테터 tip이 상대정맥과 우심방의 접합부에 위치).

24) 트렌델렌버그 자세 : 바로 누운 자세에서 발쪽을 높인 체위이다. 주로 출혈이 많아 쇽(sock) 상태로 빠질 경우 이용되는데 신체 하부에 혈액공급을 제한하고 중추 부위에 모으기 위해서 한다.

25) 양와위 : 가장 자연스러운 자세이고 기저면이 넓게 안정되고 있으며, 전신의 골격, 근육에 무리가 없다. 신체의 후면을 베드에 붙여 수평으로 눕고 얼굴을 위로 향한다.

26) 발살바 조작 : 심호흡뒤에 입과 콧구멍을 막고 숨을 내뱉으려고 배에 힘을 주는 조작(操作)이다.

① 부교감신경을 흥분시키는 효과, 흉강내압(胸腔内圧)을 높여서 정맥환류(静脈还流)를 일시적으로 감소시키는 효과가 있다.

② 자율신경기능검사법(自律神經機能檢査法) : 순환동태(循环動態)의 부하시험(負荷試驗)으로서 사용된다.

제6절 인공신장실(Artificial Kidney Room)

신장은 체내에 생긴 노폐물을 배설하는데, 이 기능이 저하되면 혈중에 혈중요소질소(BUN), 크레아티닌(Creatinine) 같은 여러 물질들이 축적되어 빈혈 · 무력감 · 식욕부진 · 고혈압, 심한 경우 구토 · 출혈 · 호흡곤란 등이 일어나 생명유지가 불가능하게 된다.

인공신장기를 사용하면 수분 · 염분 및 여러 노폐물을 혈액으로부터 제거해 준다. 이전에는 혈액투석기와 동의어였으나 투석 이외에 여과, 흡착을 이용하는 혈액 정화법이 발달한 혈액정화장치이다. 신장의 기능이 영구적으로 감소되어 회복이 불가능한 만성신부전 환자들에게 인공신장기를 사용하여 신장기능을 대신함으로써 만성신부전에서 오는 여러 합병증을 예방하고 치료하는 곳이다(그림 9-14).

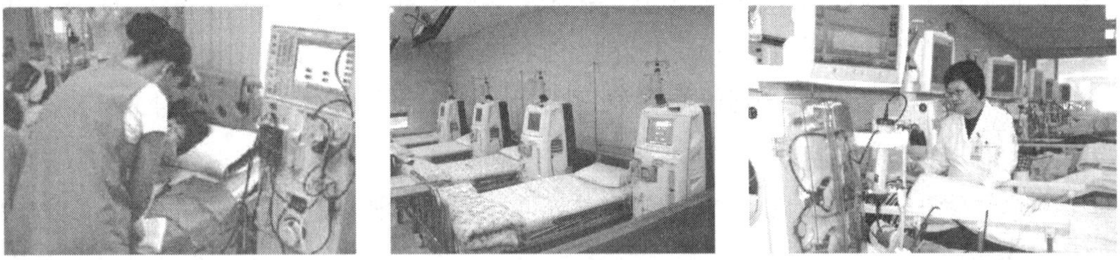

[그림 9-14] 인공신장실

제7절 내시경실(Endoscopy Room)

현재 일반적으로 사용되는 종류로는 기관지경(氣管支鏡) · 식도경(食道鏡) · 위경(胃鏡) · 십이지장경(十二指腸鏡) · 직장경(直腸鏡) · 방광경(膀胱鏡) · 복강경(腹腔鏡) 등이 있고, 그 밖에 특수한 것으로 흉강경(胸腔鏡) · 종격경(縱隔鏡) · 심장경(心臟鏡) 등이 있다.

내시경에는 직달경(直達鏡)이라 하여 하나의 통(筒)으로 되어 있어 장기를 직접 육안으로 볼 수 있는 형, 렌즈시스템을 이용한 형, 카메라를 직접 장기에 삽입하는 형(胃카메라)과 유리섬유를 사용한 파이버스코프 등이 있다.

최근 위암(胃癌)의 조기발견 진단에 위카메라 · 위파이버스코프 등이 크게 활용되고 있다. 위카메라는 위 안으로 소형 카메라를 삽입, 직접 위의 점막을 촬영 · 기록해 미세한 위의 병변을 발견 · 진단할 수 있다. 위파이버스코프는 해상력(解像力)이 좋고 점막상태를 관찰하면서 병변부 조직편을 절단해 검사할 수 있는 장치도 부착시킬 수 있다.

1. 내시경실

내시경을 통해 검사, 치료를 하는 장소이다.

2. 내시경의 종류

(1) 위내시경

내시경을 입을 통해 식도로 삽입하여 위, 십이지장까지 관찰하며 이상이 있는 경우 조직 검사를 통해 진단하는 검사방법이다. 위내시경에는 일반내시경, 수면내시경이 있다.

① 일반내시경 : 깨어있는 상태에서 내시경을 시행한다.

② 수면내시경 : 수면제 또는 마취제를 주사하여 졸린 상태 또는 얕은 잠에 취한 상태에서 내시경을 시행하는 것으로 검사가 끝나면 검사시행 상황을 기억하지 못한다.

③ 시행방법 : 왼쪽으로 누운상태에서 내시경을 입을 통해 식도로 삽입하여 위와 십이지장까지 관찰하면서 병변이 발견되는 등 필요한 경우 조직 검사를 함께 시행한다.

(2) 대장내시경

항문을 통해 내시경을 넣어 대장 내부 및 대장과 인접한 소장의 말단 부위를 관찰하는 검사이다.

① 시행방법 : 환자는 왼쪽으로 누워 양쪽 무릎을 구부리고 엉덩이를 뒤로 살짝 뺀 자세를 취하게 된다. 이때 몸의 긴장을 풀고 천천히 편안하게 호흡하는 것이 좋다.

㉠ 배에 힘을 주거나 말소리를 내면 복벽에 긴장이 더해져 내시경의 진입이 어렵다.

㉡ 맹장까지 삽입하는 과정에서 불편감과 약간의 통증이 있고, 내시경을 빼면서 관찰할 때는 해소가 된다.

② 소요시간 : 환자마다 다르지만 약 20~30분 정도이며 치료를 위한 내시경은 한 시간 이상 소요되기도 한다.

제8절 쇄석실(Crushed Room)

인체 내의 결석을 외부에서 충격파를 가하여 분쇄시키는 치료를 하는 장소이다. 종래의 관혈적 제석술로 인한 오랜 기간의 입원, 출혈, 감염 및 신손상 등의 합병증을 피할 수 있고 상부요로결석뿐만 아니라 하부요로결석에도 확대 적용되어 시술이 가능하며 그 성공률도 매우 높다.

체외충격파 쇄석술은 시술이 간편하고 치료효과가 높을 뿐 아니라 부작용이나 합병증이 경미한 안전한 방법으로 인정되어 최근에는 요로결석에 대한 일차적인 수술법으로 사용된다. 이는 체외에서 발생시킨 충격파를 반사장치를 이용하여 체내에 있는 결석에 초점을 맞춤으로써 모든 충격파의 에너지를 모아 결석을 분쇄하는 방식이다. 충격파 발생방식에 따라 수중전극방전식, 전자기실, 압전식으로 구분되는데 임상결과에 의하면 수중전극방전식이 타 방식보다 분쇄 성공률이 높은 것으로 보고되고 있다(그림 9-15).

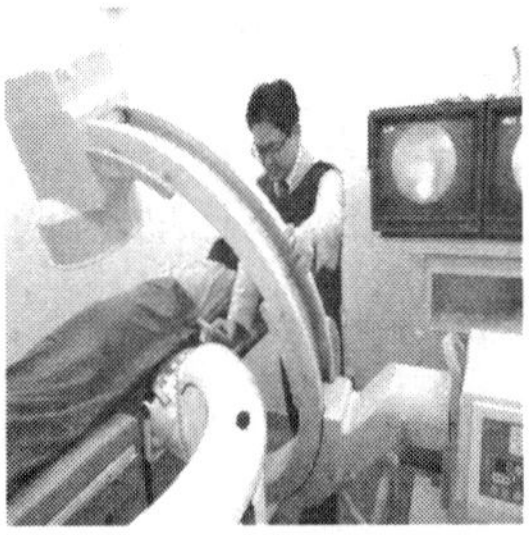
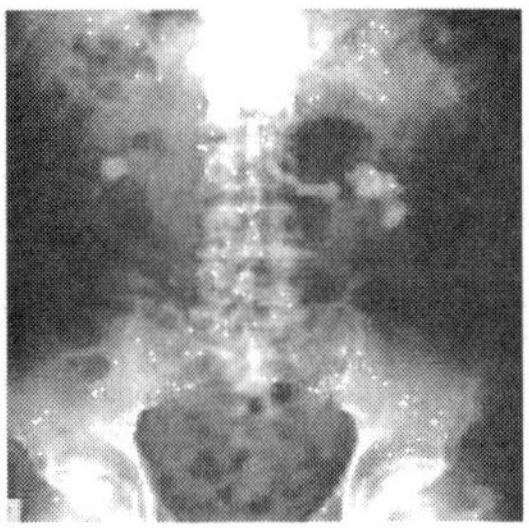
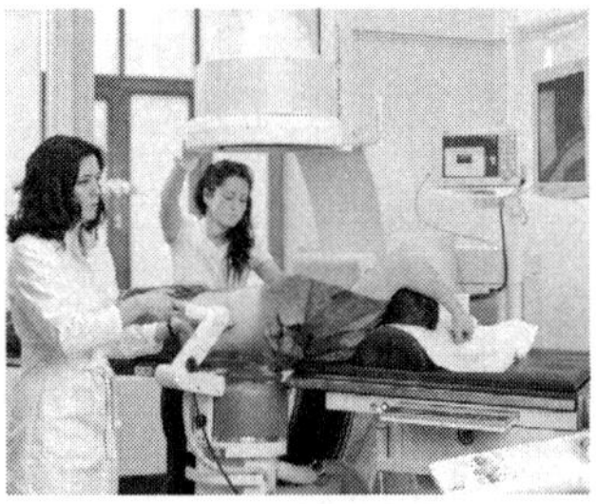

[그림 9-15] 체외충격파 쇄석기

1. 결 석

생체성분인 유기물질이나 무기물질이 고형화해서 생성된 돌 같은 병적 물체이다. 무증상으로 경과하는 경우도 많지만, 담관이나 요관을 막아 선통(찌르는 것과 같은 격렬한 아픔)발작을 일으키는 경우가 있다. 형성되는 부위나 원인에 따라서 그 조성이 다르다.

2. 결석의 종류

(1) 신장결석

소변 안에 들어있는 물질들이 결정을 이루고 침착이 되어 마치 돌과 같은 형태를 이루어 콩팥 안에 생김으로써 여러 가지 증상과 합병증을 일으키는 질환이다.

① 신장결석의 종류 : 요산결석, 칼슘결석, 스트루바이트결석, 씨스틴결석 등이 있다.

㉠ 요산결석 : 요산으로 형성되어있고 몸의 단백질 대사의 부산물이라고 한다. 고단백식사를 지속적으로 하면 요산결석이 생길 수 있고, 통풍환자에게 생길 수 있으며 유전적인 원인 및 대사의 이상이 있는 경우에 혈액에 요산이 증가하게 되면서 소변 속 요산 때문에 발생할 수 있다.

㉡ 칼슘결석 : 신장결석 중 80[%]는 칼슘이 주요성분이다. 화학적으로는 수산 칼슘이고 수산을 일부 과일과 채소에 함유되어 있지만, 체내 수산은 보통 간에서 대사과정에서 발생한다.

㉢ 스트루바이트결석 : 여성에게 흔하게 발생되고 보통 요로감염이 원인이라고 한다. 한쪽 콩팥에 소변이 모이는 공간을 모두 채울 정도로 커지기도 하고, 이러한 경우에는 신우 모양을 따라 사슴뿔처럼 모양이 나타난다.

㉣ 씨스틴결석 : 신장결석 중 비교적 드문 종류로 유전적으로 콩팥을 통하여 특정한 아미노산(씨스틴)이 많이 배출되는 질환을 가진 사람들에서 생긴다.

(2) 요로결석

요로계에 요석이 생성되어 소변의 흐름에 장애가 초래되어 격심한 통증이 발생하거나 요로감염, 수신증, 신부전 등이 나타나는 질환이다.

제9절 분만실(Delivery Room)

의료, 보건시설이 분만을 위해서 설치되어 있는 곳이다. 일반적으로 임산부는 분만실에 분만 제1기 후반(자궁문이 거의 전부 열린 상태)에 입실해서 분만 제2기, 분만 제3기를 지내고 이상이 없는 경우에는 분만 종료 후 약 1시간 후에 퇴실한다.

분만실 구조설비의 기준은 의료법 시행규칙과 건축기준법에 의해서 규정되어 있다.

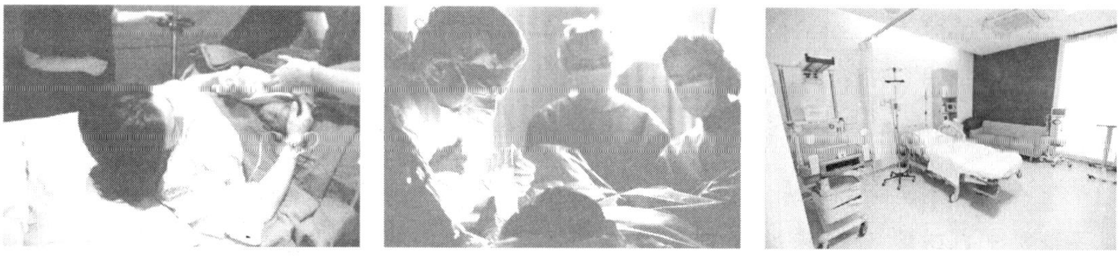

[그림 9-16] 분만실

1. 진료과목

초음파 진단기사가 진료하는 과목에는 산부인과 등이 있다.

(1) 산부인과

임신 주수의 확인, 기형 여부, 양수의 양, 태아의 성장, 태아의 안녕 등을 질식 혹은 복식초음파 검사로 확인한다.

조산사의 진료과목은 출산, 신생아 관찰, 목욕시키기와 가족계획, 성교육, 여성암예방 등 여성건강을 관리하고 교육한다.

(2) 분만의 종류

① 자연분만 : 일반적으로 정상적인 질식분만이며, 현대에 '자연분만'은 어떤 종류의 약물에도 의존하지 않고 자연적인 진통의 시작으로 진행이 원활하게 잘 되어 분만하는 것이다. 여자의 몸은 그 자체가 분만을 아무 도움 없이도 스스로 할 수 있도록 만들어져 있다.

② 유도분만 : 진통이 없는 상태에서 자궁에 수축을 유도하는 약물을 주입하여 인위적으로 진통을 만들어 자궁의 경관에 변화를 가져오도록 하는 분만법이다.

㉠ 적응증 : 과숙아(분만 예정일이 지난 경우, 41주 이상 된 경우), 양수과소증, 양수과다증, 거대아(4[kg] 이상), 저체중아(2.5[kg] 이하), 산전검사에 이상이 있는 경우(임신성 고혈압, 임신성 당뇨, 전자태아감시상 태아의 심음에 이상이 있는 경우 등)

③ 흡입, 겸자분만 : 분만 도중에 태아의 심장박동이 약해졌다거나 산모가 너무 피로해 힘을 주지 못하는 경우 등 태아가 산도를 잘 통과할 수 있도록 도와주는 시술이다.

㉠ 금속이나 실리콘으로 된 흡입갭을 태아의 머리에 씌워서 음압을 이용해 머리를 밖으로 나오게 하는 것이 흡입분만이고, 가위처럼 생긴 특수한 기구로 태아 머리 양쪽을 잡아 당겨 머리를 꺼내주는 것을 겸자분만이라고 한다.

㉡ 흡입분만의 경우 아기의 머리부위에 혹이 생기거나 머리카락이 빠질 수 있고 심한 경우 혈종이 생길 수도 있다.

㉢ 겸자분만의 경우 아기의 머리나 얼굴에 자국이 생기기도 하지만, 이런 증상들은 3일에서 1주일 정도 지나면 자연스럽게 사라진다.

④ 무통분만 : 분만 시 통증을 줄이는 방법으로 마취를 통해 분만하는 순간 느껴지는 통증을 줄여주는 시술이다. 의학적으로 경막외 마취라고 하며 산모의 허리, 즉 척추를 싸고 있는 경막 바깥 공간에 카테터를 삽입해 놓은 다음 마취제를 주입하여 통증을 없애는 방법이다.

⑤ 제왕절개 : 복부절개에 의한 수술의 방법으로 골반에 이상이 있거나 경관이 넓어지기 힘든 경

우, 혹은 태아의 탯줄이 압박되기 쉬운 골반으로서 어떤 합병증이 있는 경우 등 자연분만으로 하면 난산이 될 가능성이 큰 경우 제왕절개를 한다. 제왕절개로 출산을 할 경우 마취제와 각종 항생제 등으로 인해 아이에게 모유를 먹일 수 없게 되므로 아이의 모유를 먹을 권리를 빼앗기는 상황이 된다.

⑥ 가족분만 : 출산에 대한 전반적인 모든 상황(진통, 분만, 회복)을 가족이 함께 참여하는 것으로 진통 과정 중에 산모가 옮겨 다닐 필요가 없고, 출산의 두려움과 불안감을 최대한 덜 수 있다. 수술실이 아닌 집분위기의 일반병실에서 편안한 기분을 느낄 수 있다.

⑦ 수중분만 : 물속에서 출산을 하는 것으로 어머니의 자궁속의 있던 아이가 양수의 같은 밀도와 온도의 물속으로 나와 세상과 만나는 분만법이다. 단점은 태아와 모성의 감염 위험이 있으며 지속적인 태아 감시가 어렵다.

⑧ 라마즈분만법 : 러시아 의사들에 의해 고안 되었는데 임신했을 때부터 독특한 호흡법과 이완법을 반복 훈련함으로서 출산의 두려움이나 통증의 문제를 줄이는 방법이다.

㉠ 임신 7개월부터 호흡법 교육을 받고 남편과 함께 이완운동을 배우게 된다.

㉡ 남편도 분만과정에 참여 하여 산모를 정서적으로 지원하고 호흡을 도와 피드백을 해주는 역할을 한다.

제 10 절 산후조리원(Postpartum Care Center)

대한민국 모자보건법에 산후조리원은 산후조리 및 요양 등에 필요한 인력과 시설을 갖춘 곳이며, 산후조리업(産後調理業)은 산후조리원에서 분만 직후 임산부나 출생 직후 영 · 유아에게 급식 · 요양과 그 밖에 일상생활에 필요한 편의를 제공하는 업으로 정의하고 있다.

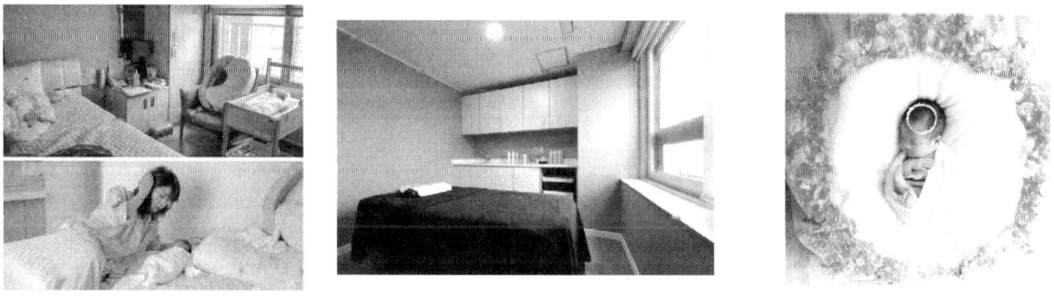

[그림 9-17] 산후조리원

1. 산후조리원과 산후도우미

(1) 산후조리원

산모를 위한 체계적인 맞춤관리가 이뤄지는 곳으로 다양한 프로그램이 있다. 시설은 샤워실, 화장실, 컴퓨터, TV, 오디오, 냉장고, 개인소독기 등이 갖춰져 있다. 요즘에는 병원 직영 산후조리원, 다양한 프로그램으로 특화된 산후조리원, 한방 산후조리원, 럭셔리 산후조리원 등 다양한 수요에 맞춰 특화되어 있으니 산후조리 시 자신에게 맞는 산후조리원을 선택하면 된다.

① 산후조리원 장점

㉠ 프로그램과 편의시설이 잘 갖춰져 있음 : 산후 체조나 체형관리를 도와주는 요가, 마사지, 스트레칭을 비롯해 아기 돌보기 강좌, 모빌/장난감 만들기 등 다양한 프로그램을 운영하고 있어 산후 회복에도 도움이 되고 이것저것 배울 것이 많다. 좌욕기, 전동유축기를 비롯한 편의 시설이 갖추어져 있어 편하게 산후조리를 할 수 있다.

㉡ 산모가 산후조리에만 집중할 수 있음 : 집을 떠나 전문기관에 들어가므로 전적으로 자신의 몸만 돌보며 생활할 수 있다.

ⓐ 간호사가 아기를 돌봐주기 때문에 아기에 대한 신경을 덜 쓰고 안정을 취하면서 몸조리할 수 있다.

ⓑ 산모의 회복이 빠르고 후유증도 적다.

㉢ 다른 산모와 친구가 될 수 있음 : 아기를 안는 방법부터 모유수유하기, 기저귀갈기, 트림시키기 등 아기 돌보기에 대한 기본기를 배울 수 있다.

ⓐ 각종 프로그램을 하다 보면 다른 산모들과 접촉하게 되는데, 산모들끼리 육아정보도 교환하므로 육아에 대해 많은 부분을 배울 수 있다.

ⓑ 함께 있는 산모들과 공통된 분만 경험과 현재의 상태에 대해 이야기를 나누다 보면 서로 위안이 될 뿐 아니라 산후우울증도 예방할 수 있다.

② 산후조리원 단점

㉠ 모유를 먹이기가 힘듬 : 모유를 먹일 시간이 되면 호출이 오는데, 아기가 있는 곳까지 걸어가야 한다.

ⓐ 신생아는 위가 작기 때문에 자주 수유를 해야 하는데, 거리가 멀면 하루 종일 왔다 갔다 해야 하므로 때문에 힘이 들 수 있다.

ⓑ 직접 수유하러 가지 않는 경우도 유축기로 짜서 신생아실에 보내줘야 하는데 그 수고 역시 만만치 않다.

㉡ 면회시간이 정해져 있음 : 감염을 예방하고 산모의 안정을 위해 면회시간을 정해놓고 있는 경우가 많다.

ⓐ 아기를 보고 싶어 하는 어른들이 찾아와도 면회시간이 아니면 아기를 볼 수 없다.

ⓑ 까다로운 조리원의 경우에는 방문객은 아기를 안아볼 수 없게 하기도 한다.

㉢ 단체생활이라 불편함 : 많은 산모들과 함께 생활하므로 개인생활이 침해받을 수 있다.

ⓐ 체조시간, 강좌시간, 식사시간 등이 모두 스케줄대로 진행되기 때문에 시간에 얽매여 쉬고 싶을 때 쉬지 못하는 경우가 있다.

ⓑ 회복이 늦거나 신경이 예민한 경우에는 단체생활이 스트레스가 될 수 있다.

ⓒ 화장실, 침구류, 식기류 등을 공동으로 사용하는 것이 불편하다.

(2) 산후도우미

전문적인 산후조리교육을 받은 도우미에게서 1대1 보살핌을 받는 형태로 입주형과 출퇴근형 산후도우미가 있다. 산후도우미 외에 도와줄 사람이 전혀 없다면 입주형을, 도와줄 다른 사람이 있다면 출퇴근형 도우미를 택하면 된다.

집안일을 돌봐주며 산후조리도 함께 할 수 있으며 어떤 사람을 만나느냐에 따라 만족도가 다르다. 미리 도우미업체와 충분히 상담해서 산모와 잘 맞는 사람을 추천받는 것이 좋다. 정부에서는 저소득층을 대상으로 산모도우미서비스를 지원하고 있다.

① 산후도우미 장점

㉠ 모유수유를 적극 도와줌 : 모유량이 적을 경우 유방마사지를 해주며 수유를 잘 할 수 있는 다양한 방법을 알려준다. 젖이 적거나 유방통으로 고생하느라 초기에 모유수유를 포기하는 경우가 많은데, 전문가가 옆에서 격려해주므로 도움이 된다.

㉡ 육아정보를 얻을 수 있음 : 산후도우미는 간병인이 아니라 전문인으로 아기 목욕시키는 법, 목욕 후 마사지법, 수유자세, 손톱 깎아주는 법 등 사소한 것까지 친절하게 가르쳐주기 때문에 몸조리가 끝난 후에도 아기를 키우는 데 큰 도움이 된다.

㉢ 남편의 도움을 받을 수 있음 : 시댁이나 친정에서 산후조리를 할 때와는 달리 남편의 적극적인 육아참여가 가능하다.

ⓐ 출퇴근형 도우미라면 산후도우미가 하는 걸 옆에서 지켜보면서 산후조리나 신생아 돌보기의 요령을 터득하고, 산후도우미가 없는 한밤중이나 휴일에는 남편의 도움을 받는다.

ⓑ 밤중 수유, 아기 목욕시키기, 유방마사지 등 남편을 육아와 산후조리에 적극 동참시킬 수 있다.

ⓒ 산후조리기간 동안 남편과 큰 아기와 함께 지낼 수 있으므로 산모의 마음이 편안할 뿐 아니라 외로움을 덜 수 있어 산후우울증에 걸릴 염려도 적다.

② 산후도우미 단점

㉠ 함께 생활하므로 남편과 가족이 불편해 하기도 함 : 남편은 아내와 아기를 돌보는 것부터 집안일까지 도맡아 하는 도우미들에게 적응하는 것을 어려워한다. 달라진 음식맛도 익숙하지 않고, 집안에서도 옷을 갖춰 입고 행동을 조심해야 하기 때문이다.

㉡ 집에 있으면 산후체조는 귀찮아서 안 하게 됨 : 산후 골반체조나 요가 등 도우미가 해 줄 수 있는 프로그램이 다양하지만, 집안에서 둘이서만 하려니 제대로 하기가 힘들다. 귀찮아서 자꾸 미루다 보면 결국 산후도우미에게서 받는 서비스가 한정된다.

㉢ 살림을 맡기기 때문에 사사건건 부딪치기 쉬움 : 남의 손에 살림을 맡기는 것이 미덥지 않을 수 있다. 게다가 나이가 지긋한 도우미를 만날 경우 일일이 지적하기도 쉽지 않다. 또한 성격이 맞지 않을 경우 스트레스를 받을 수 있으므로 미리 만나서 마음이 잘 맞는지, 육아와 가사에 있어서 어느 선까지 분단해야 하는지, 장을 볼 때 어느 선에서 비용을 맞출 것인지, 비상시에는 어떻게 할 것인지 등 미리 합의를 해두는 것이 좋다.

제11절 신생아실(Newborn Unit Room)

무균상태에 있었던 산모의 자궁내와 외부와의 사이의 완충지대라고도 할 수 있다. 즉 감염에 침범되기 쉬운 신생아를 격리하고 전문가에 의한 관찰과 간호에 의해서 보호함과 동시에 이상을 조기에 발견하고 산모에게 충분한 휴식을 주는 기능을 지니고 있다.

가장 중점을 두어야 할 것은 감염방지이다. 환경으로서는 병원의 오염지역에서 가능한 한 벗어난 조용한 환경에 설치하며 가능한 산모의 방에 가깝게 하고 유리너머로 실외에서 신생아를 관찰할 수 있도록 하는 것이 중요하다. 또 실온은 24~26[℃], 습도는 50~60[%]가 적당하고 채광등(600[Lux] 정도)에도 주의할 필요가 있다.

1. 출생 후 간호

출생 후 4시간 동안 머리를 낮춘 상태에서 금식을 한다. 그 이유는 입안의 이물질을 빼내기 위해서이며 면회는 4시간 이후부터 가능하다.

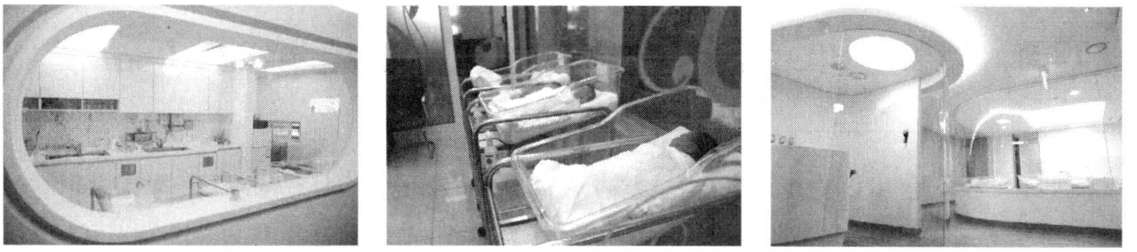

[그림 9-18] 신생아실

(2) 신생아 목욕

목욕을 시킬 때는 낮시간에 하는 것이 좋고, 목욕시간도 5~10분 안에 빨리 끝내는 것이 좋다. 목욕물의 온도는 섭씨 40[℃] 정도가 안전하나 온도의 확인은 엄마가 물에 팔꿈치를 넣었을 때 따뜻한 느낌이면 적당한 온도이다. 목욕시 주의사항은 다음과 같다.

① 배꼽 : 베타딘으로 탯줄과 배꼽을 소독하고, 진물이 나거나 부어오르면 목욕을 삼가고 병원을 방문 한다.

② 귀 : 물기를 제거하기 위해 가제 손수건으로 닦아주고 면봉으로 귓속 주변을 닦아준다.

③ 눈 : 깨끗한 가제 손수건으로 눈 안쪽에서 바깥쪽으로 조심스럽게 닦아준다.

④ 코 : 목욕 후에는 습기로 인해서 콧속의 이물질이 부드러워지기 때문에 면봉으로 돌려 닦아낸다.

⑤ 손톱 : 손톱의 끝이 둥근 모양이 되도록 다듬어 준다.

(3) 예방접종

출생 후 B형간염 1차접종을 실시하고, 4주 후에 BCG[27]와 B형간염 2차접종을 하면 된다. 엄마가 B형간염 보균자일 경우에는 B형간염 1차접종시 헤파박스(Hepavax)라는 기본백신 이외에 헤파빅(Hepabig)이라는 백신을 함께 접종한다.

---

27) BCG : 결핵을 예방하는 접종이다. BCG 접종이 결핵을 예방하는 효과는 크지 않고 더 중요한 효과는 결핵에 걸리는 것을 막을 수 없지만 심각한 결핵성 뇌막염이나 결핵균이 어린 아이들의 몸의 중요한 장기로 퍼지는 속립성 결핵이 되는 것을 막아준다.

제 12 절 종합검진실(Comprehensive Medical Examination Room)

비교적 정확한 진단이 이루어질 수 있는 질환 중 발병수준이 높고, 사망원인으로 점유율이 높거나 후유증 또는 부작용이 심한 질환, 조기발견과 조기치료가 효과적인 질환 등을 검사대상으로 한다. 구체적으로는 빈혈과 결핵, 고혈압, 당뇨병, 뇌혈관 질환, 간염 및 만성간질환, 일부의 암 등이 주요 대상이 된다.

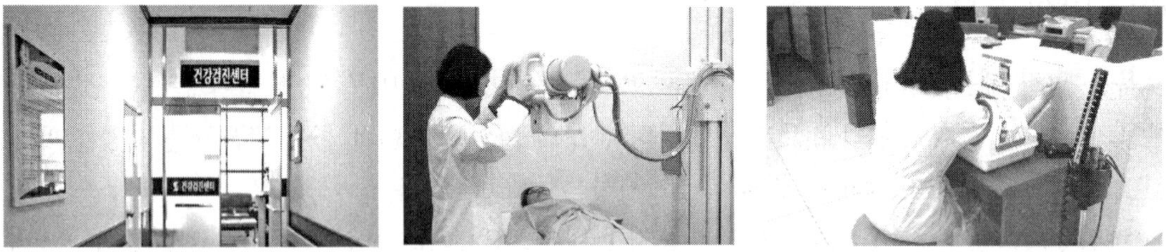

[그림 9-19] 종합검진실

1. 진료과목

한국건강관리협회의 종합검진 진료과목은 〈표 9-1〉과 같다.

〈표 9-1〉 한국건강관리협회 종합건진

종 목	검사 항목
기초 검사 및 생리기능 검사	문진, 신장, 체중, 비만도, 허리둘레, 체성분, 스트레스, 시력, 청력, 혈압, 심전도
소변 검사	백혈구, 아질산염, PH, 요단백, 요당, 케톤체, 유로빌리노겐, 빌리루빈, 요잠혈, 요비중, 요침사
대변 검사	분변잠혈, 기생충검사
안과 검사	안저촬영, 안압검사
혈액질환 검사	헤마토크리트, 혈색소, 백혈구수, 적혈구수, 혈소판수, 평균적혈구용적, 평균적혈구혈색소, 평균적혈구혈색소농도, 적혈구 침강 속도(ESR)
간기능 검사	AST, ALT, r-GTP
고지혈증 검사	총콜레스테롤, 중성지방(TG), 고밀도 콜레스테롤, 저밀도 콜레스테롤
당뇨 검사	혈당(식전), HbA1c(당화혈색소)
신장기능 검사	요소질소, 크레아티닌, B/C비율
통풍 검사	요산(URIC acid)
갑상선 검사	갑상선 자극 호르몬(TSH)
종양표지자 검사	AFP(간암표지자), CA19-9, PSA(전립선암표지자)

종 목	검사 항목
부인과 검사	자궁경부암
위장 검사	위장조영촬영, 일반위내시경(예약)
X-선촬영 검사	흉부직접촬영(PA)
유방 검사	유방촬영
초음파 검사	간장, 신장, 비장, 췌장, 담낭
동맥경화 검사	동맥경화검사
심혈관계 검사	hs-CRP

2. 종합건강검진의 중요성

종합건강검진의 주목적은 조기암과 성인병 발견이다. 생활하다 보면 신체부위나 몸 속 장기마다 나쁜 질환이 생길 가능성이 있는 주기가 있는데, 검진 이후 몸에 이상이 발견된 사람들은 1년에 한 번씩 정기적으로 검진센터에서 검사를 받는 것이 좋다.

기본적인 경우 5년에 한번씩만 받으면 되는데 특히 20~30대에 암이 최초로 발견됐을 때 전이 속도가 훨씬 빠르므로 조기 건강검진에 대한 필요성을 인식하하고 노동을 하지 않는 사무직의 경우 2년에 한번, 현장직에 있는 근로자들은 1년에 한번 건강검진을 받는 것을 권장한다.

나이와 상관없이 정기적인 건강검진은 중요하지만 평소 흡연, 음주가 습관화 되어 있고 생활 속에서 많은 스트레스에 노출돼 있는 45세 이상 중장년층 남성일 경우에는 대장내시경을 꼭 받아야한다.

필수적인 것은 폐 CT촬영, 심장 및 순환장애 이상이 없는지 심전도 검사를 받아보는 것도 좋으며 여성일 경우 산부인과 질환예방을 위해 유방X-선 검사, 골다공증 검사가 필수이다.

제13절 의료검사실(Medical Laboratory)

환자의 진단을 위해 환자의 혈액, 소변, 체액 등의 검체를 이용하여 여러 가지 검사를 시행하고 판독하는 전문진료분야로 질병의 진단 및 감별, 중증도 및 경과를 파악하여 치류방향결정 및 예후판정에 매우 중요한 역할을 담당하고 있다.

진단혈액, 세포유전학, 진단면역, 핵의학, 일반화학, 임상미생물, 특수화학, 및 분자생물의 8개 검사분야로 구성되어 각종 검사업무를 수행하고 검사결과를 신속하게 보고하고 있다. 또한 각 분야별로 담당전문의가 검사결과의 검증과 판독, 임상자문 및 학술연구를 담당하여 전문화된 검사정보를 제공한다.

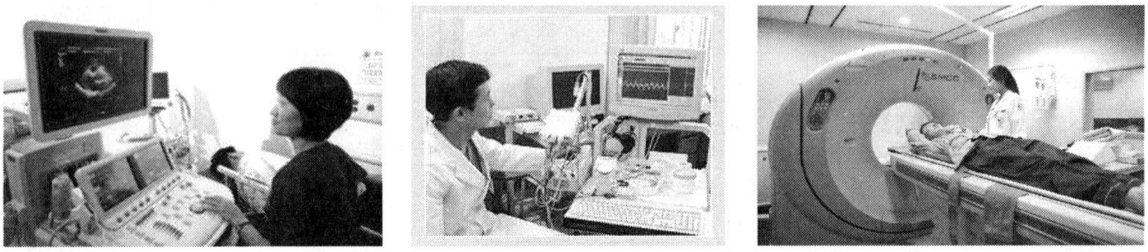

[그림 9-20] 의료검사실

1. 진료과목

검사실기사는 질병에 대한 혈액 검사, 세포 및 조직 검사를 실시한다.

(1) 혈액 검사

질환의 진단, 치료 및 추적 관찰에 이르기까지 다양한 임상적응증을 갖는 가장 기본적인 혈액 검사의 하나이다. 검사를 통해 혈액 내 존재하는 세가지 종류의 세포(적혈구, 백혈구, 혈소판)에 대한 정보를 다양한 지표(Parameter)를 이용해 파악할 수 있다. 혈구(세포)의 수적인 정보를 얻기 위해서 혈액을 적절하게 희석한 후에 일정 용적 내의 각각의 혈구세포수를 자동으로 측정하는 자동혈구분석기(Automatic Hematology Analyzer)가 널리 쓰이고 있다.

(2) 조직 검사

병변의 조직을 채취하여 슬라이드를 제작하고 염색을 한 후 현미경으로 관찰하여 병변을 진단하는 검사이다. 종괴에서 조직을 채취하여 악성종양인지 양성종양인지를 판정하는 암의 확진에 중요한 검사이다. 악성종양 여부를 판정하는데 이학적 검사나 방사선 검사만으로는 한계가 있으며 조직검사를 해야만 확진을 할 수 있다.

① 조직 검사의 방법

㉠ 세포흡입술 : 매우 가는 바늘을 사용하기 때문에 간편하지만 가장 적은 양의 세포를 채취 할 수밖에 없어서 암세포 진단이 어려울 수 있으므로 최근에는 총생검을 가장 많이 시행하고 있다.

㉡ 총생검 : 부분 마취 후 아주 작은 절개 틈으로 바늘을 삽입, 총처럼 발사하여 조직을 얻는다. 한 번에 보통 3~5회 시행하여 조직을 얻게 된다. 그러나 총생검으로 조직검사가 불분명할 때와 조직검사와 동시에 병변 제거의 치료를 목적으로 할 때는 맘모톰, 절개생검 등을 이용할 수 있다.

㉢ 맘모톰 : 총생검과 비슷한 과정으로 진행되나, 바늘의 굵기가 두껍고 떼어내는 조직이 많아 출혈 등의 위험이 좀 더 높다. 그러나 시술 후 적절한 지혈을 하고 2~3일 활동을 줄이며 조심하면 큰 출혈은 없다.

㉣ 절개생검 및 절제생검 : 부분 마취 때로는 전신 마취가 필요하며 조직의 일부 혹은 전체를 수술적 방법으로 제거한 후 조직을 알아보는 것이다.

ⓐ 조직을 채취한 후 슬라이드를 제작하기까지 고정, 탈수, 포매[28], 파라핀화, 염색 등 여러 단계를 거쳐야하기 때문에 당일에 제작할 수 없다.

ⓑ 수술한 검체의 경우는 육안 검사를 해야 하기 때문에 생검보다 시간이 더 걸리는 편이다. 그리고 슬라이드가 제작된 후 판독을 할 때에는 면역조직 화학염색 등의 추가적인 검사가 필요한 경우가 있으므로 시행하는데 시간이 걸린다.

제 14 절 의무기록실(Medical Record Library)

환자의 진료기록과 정보를 안전하게 보관, 관리, 생성하고 그 기록과 정보가 환자와 병원의료진과 경영진을 위하여 유용하게 사용되도록 한다. 외래환자 의무기록관리, 입원환자 의무기록대출, 퇴원환자 의무기록수집 및 편철, 영상의무기록(Image Chart)관리, 질병 및 수술, 처치분류, 의학연구검색, 통계 및 정보생성, 미비기록관리, 진단서발급, 의무기록사본을 발급하고 병원 내 사고, 수술 중 사망 등 의료 사고에 대처하는 중요한 법적 근거가 될 수 있으므로 이를 관리하는 업무이다. 의무기록사는 병원 행정사나 코디네이터 자격도 겸하고 있으므로 업무범위가 광범위하다. 대개 병원의 보험심사 청구업무를 병행한다. 때문에 의무기록사 관련 학과 학생들은 의학 용어는 물론이고, 마케팅, 경영, 실무 등 여러 가지 교육을 받게 된다. 의료기사 등에 관한 법률에 의하면 의무기록사는 의무에 관한 기록을 주된 업무로 하는 사람이다(그림 9-21).

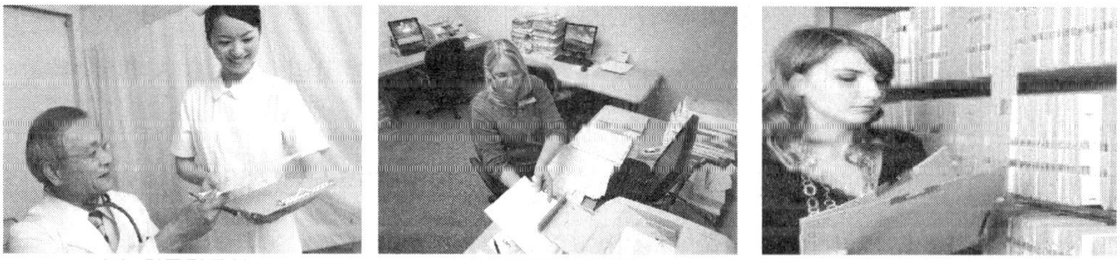

(a) 의무기록사 (b) 의료기록관리 (c) 신료기록검토

[그림 9-21] 의무기록사

28) 포매 : 현미경 관찰용 절편을 얻기 위해 적당한 물질을 시료에 삼투시켜서 고화시킨 것.
① 광학현미경용 : 파라필린, 세로이딘 등이다.
② 전자현미경용 : 에폰 812나 알라루다이트 등의 에폭시수지를 주로 사용하는데 시료의 성질에 따라 적당한 선택이 필요하다.
③ 시료 : 사전에 고정시킨 후 에틸알코올 등으로 탈수해 놓아야 한다.
④ 포매 후에 면역반응을 일으키게 하기 위해서는 친수성 수지를 사용해야 한다.

제 15 절 진료보조 의료기기(Medical Assistance Medical Devices)

의료기기에는 MRI, CT, 혈압 측정기, 인공호흡장치, 심세동 제거기, 공기-산소조절기, 진공채혈관, 현미경, 표본채취에 관한 기기, 검사내용의 문서화에 필요한 컴퓨터와 검사내용을 녹음하는 데에 필요한 녹음기가 있다.

1. 자기공명영상장치(MRI)

사람을 큰 자석 속에 넣고 강한 자기장과 라디오주파수의 전자기파를 사용하여 인체 내 원자의 분포와 다른 원자와의 결합 상태를 알려 주는 신호를 받아 컴퓨터로 처리하여 단면영상을 만드는 장치이다(그림 9-22).

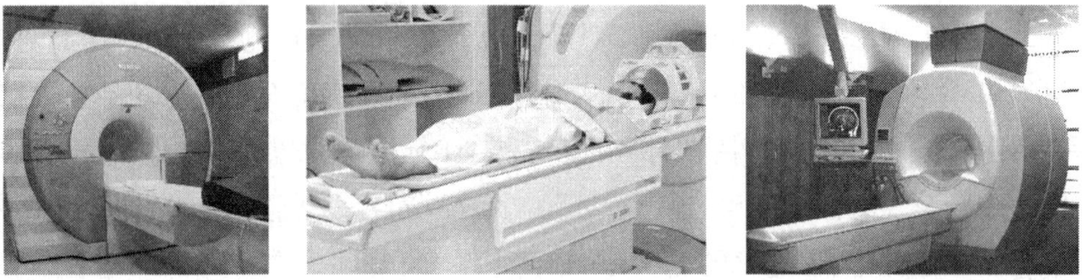

[그림 9-22] MRI

2. CT

X-선 발생장치가 있는 원형의 큰 기계로 단순 X-선 촬영과 달리 인체를 가로로 자른 횡단면상을 획득한다. CT는 단순 X-선 촬영에 비해 구조물이 겹쳐지는 것이 적어 구조물 및 병변을 조금 더 명확히 볼 수 있다. 대부분의 장기 및 질환에서 병변이 의심되고 정밀 검사를 시행해야 할 필요가 있을 때 기본이 되는 검사법이다.

단면상을 얻는다는 점에서 MRI와 CT는 공통점이 있지만, CT는 X-선을 이용하여 영상을 얻고 MRI는 자기장[29] 내에서 고주파를 전사하여 영상을 획득한다.

CT는 MRI에 비하여 검사비가 싸고 검사 시간이 짧다. MRI는 CT에 비하여 연조직의 표현력 및 대조도가 높아 근육, 인대, 뇌실질 병변 등의 진단에 있어서 기본이 된다. 이전에는 MRI가 횡단면상뿐만 아니라 원하는 단면상의 영상을 자유롭게 획득할 수 있다는 것이 CT에 비하여 장점으로 꼽아졌으나, 최근 들어 다중채널 CT(MDCT : Multi-Detector CT)이 보급되면서 촬영 후 영상을

29) 자기장 : 자석이나 전류, 변화하는 전기장 등의 주위에 자기력이 작용하는 공간으로, 자계(磁界) 또는 자장(磁場)이라고도 한다.

재구성하여 MRI처럼 원하는 단면상 및 입체적인 삼차원(3D) 영상도 자유로이 얻을 수 있게 되었다 (그림 9-23).

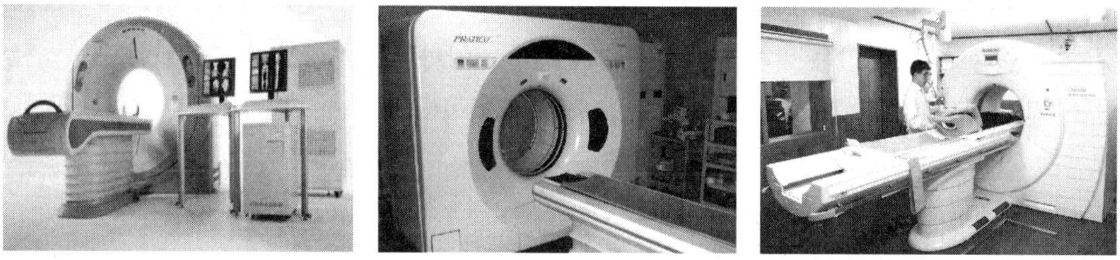

[그림 9-23] CT

① 조영제 : 위, 장관, 혈관, 뇌척수강, 관절강 등에 투입하여 자기공명영상(MRI) 촬영이나 컴퓨터 단층(CT) 촬영과 같은 방사선 검사 때에 조직이나 혈관을 잘 볼 수 있도록 각 조직의 X-선 흡수차를 인위적으로 크게 함으로써 영상의 대조도를 크게 해주는 약품이다.

㉠ 조영제는 일반적으로 음성조영제와 양성조영제로 나누어지는데, 음성조영제는 주위의 조직보다 X-선을 더 많이 투과해서 영상을 나타낸다.

ⓐ 양성조영제 : 요오드[30] 함유 조영제, 황산바륨[31] 등이 있다.

ⓑ 음성조영제 : 공기 · 가스 · 탄산가스 등이 있다.

㉡ 조영제의 구비조건 : 주위 조직과의 적절한 대조도를 형성해야 하고 인체에 무해 · 무자극이며 불쾌한 맛 · 냄새 · 빛깔이 없는 생화학적으로 안정된 물질이어야 한다. 또한 소량으로 조영에 필요한 농도를 얻을 수 있고 적절한 지속성을 가져야 하고, 목적장기에 신속하고 쉽게 주입될 수 있어야 한다. 목적장기의 조영에 적절한 점조도를 가져야 하며 검사 후 신속히 체외로 배설 또는 제거되기 쉬운 물질이어야 한다.

3. 혈압측정기

심장의 펌프작용으로 발생하는 것이 혈압이고, 혈액이 혈관벽에 미치는 압력을 혈압이라 한다. 혈압을 측정하는 방법은 직접법과 간접법으로 대별할 수 있다.

① 직접법 : 혈관 속에 주사침이나 카테테르를 삽입하여 헤파린 생식수를 넣은 연결관을 통하여 적당한 압력계에 접속하여 혈압을 측정한다. 최근에는 카테테르의 선단부분에 소형의 압력센

30) 요오드 : 갑상선호르몬인 티록신 합성, 기초대사율 조절, 단백질 합성 촉진, 중추신경계 발달에 관여한다.

31) 황산바륨 : 백색분말로 무미, 무취, 물, 에타놀, 에테르, 클로로포름에 거의 녹지 않고 산, 알카리에도 녹지 않는다. 위액, 장액에 용해되지 않고 소화관에서 흡수되지 않기 때문에 X-선 조영제로서 소화기관 기타 촬영에 사용된다.

㉠ 통상 복용하기 쉽게 하기 위해서 향료, 감미료 등 및 현탁화제를 가해 내복시킨다.

㉡ 주장(注腸)하는 경우도 있다. 본품은 무독하나 유독한 아황산바륨, 황화바륨과 혼동하지 않도록 주의해야 한다.

서를 장착한 카테테르 선단압력계가 있어서 그것을 사용할 수 있다.

② 간접법 : 팔 윗부분에 공기자루(커프)를 감고 커프의 말초쪽의 동맥상에 소리의 검출기를 놓고 커프압(壓)을 최고 혈압 이상으로 올려 서서히 내리면 최고 혈압에 가까이 갔을 때 코로트코프음이 들린다. 또 커프압을 내리면 이 음은 감소되기 시작하여 최저혈압 부근이 되면 코로트코프음이 없어지므로 크로트코프음을 사용한 혈압측정법이다(그림 9-24).

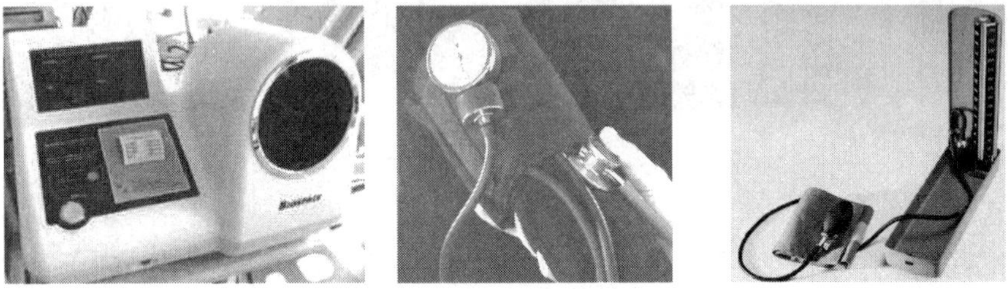

[그림 9-24] 혈압측정기

4. 인공호흡기

자력으로 호흡을 할 수 없는 환자들을 도와주는 기계장치로 인위적으로 폐포를 팽창시키는 방식을 사용한다. 입으로 공기를 불어 넣듯이 양압을 기도에 불어넣어 폐포들에 공기를 전달하는 양압환기 방식이 많이 사용된다(그림 9-25).

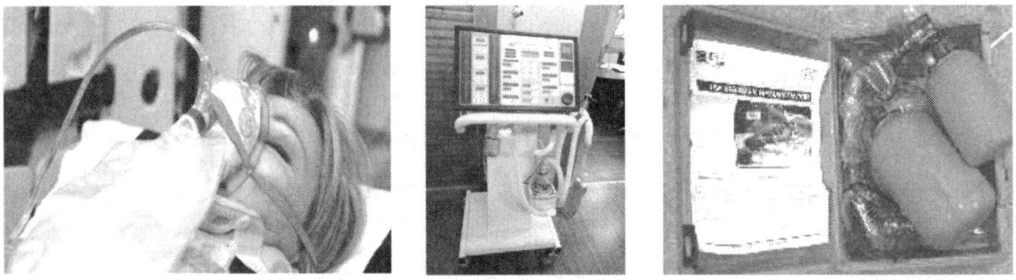

[그림 9-25] 인공호흡장치

5. 심세동제거기

심장부 체표면에 위치한 전극을 통해 직류전기 충격을 줌으로써 심장조직을 일시에 탈분극시켜 심실상성 또는 심실성부정맥을 치료하는 장치이다. 또한 심장박동이 멈추고 산소의 공급이 중단되었을 때 자동으로 심장상태를 분석하고, 필요에 따라 전기충격을 전달해 심장기능의 회복을 도와줄 수 있도록 설계된 응급구조장비이다(그림 9-26).

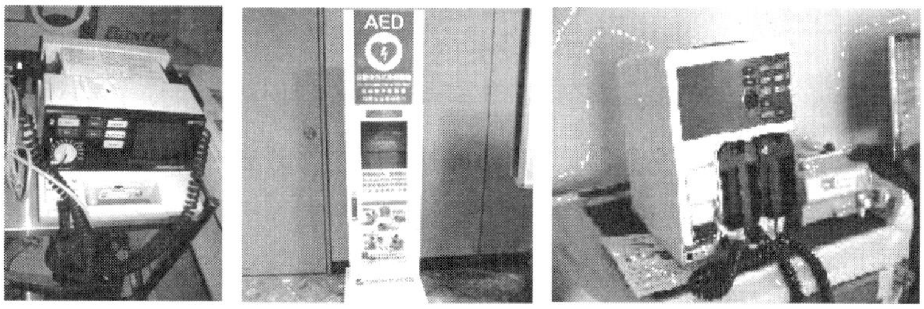

[그림 9-26] 자동 심세동제거기

6. 공기-산소조절기

주로 인공호흡기에서 흡입되는 산소의 농도조절에 사용되고 산소농도를 20~100[%]로 자유롭게 조절할 수 있다. 유량계를 사용해서 산소흡입에도 사용되고 공기와 산소 2개의 배관을 필요로 한다.

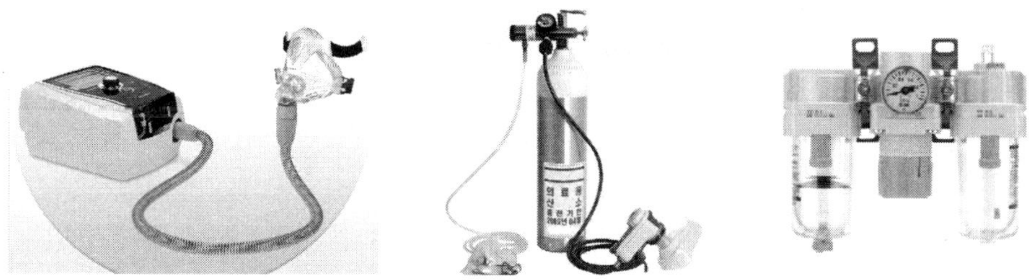

[그림 9-27] 공기-산소조절기

7. 산부인과 분만/수술대

제왕절개, 기타 산모에게 급작스런 상황이 발생하여 수술을 요할 시에도 간단한 조작으로 좌식 분만대에서 수술대의 형태로 변형하여 사용할 때는 탈착식 다리받침을 교체함으로써 분만실 수술실의 공간을 충분히 확보할 수 있다(그림 9-28).

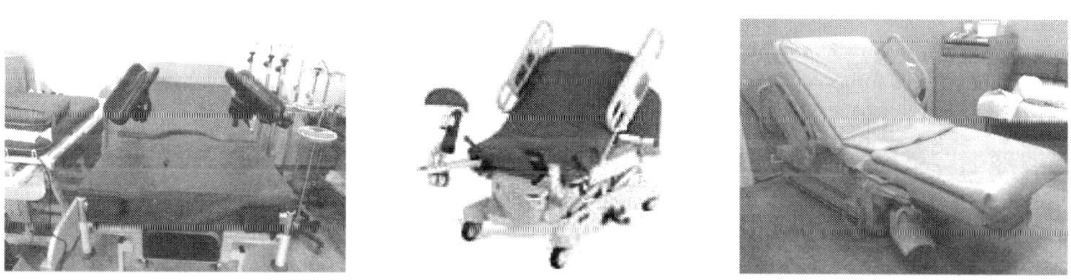

[그림 9-28] 산부인과 분만/수술대

8. 태아용 초음파진단기

초음파 검사는 자궁을 통해 고주파음파를 보내 태아로부터 반사되어 돌아오는 초음파를 통해 아기의 자세와 움직임을 영상화하는 검사이다. 뼈처럼 단단한 부분은 반사율이 크기 때문에 영상에 하얀색으로 표시, 연한조직은 회색으로 표시되며 아기를 감싸고 있는 양수와 같은 액체는 음파가 통과되기 때문에 검은색으로 표시한다(그림 9-29).

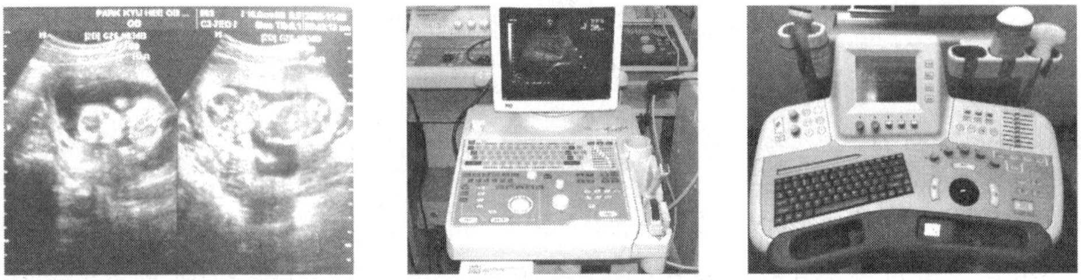

(a) 태아 초음파사진 (b) 초음파영상 진단기기

[그림 9-29] 초음파진단기사의 사용 의료기기와 초음파사진

9. 인큐베이터

미처 성장을 마치치 못하고 세상으로 나온 미숙아나, 출생 시 면역체계 등에 문제가 있는 신생아들이 충분히 성장하거나 병원균에 대항할 면역체계를 키울 때까지 인공적으로 아이를 성장시키는 기계이다(그림 9-30).

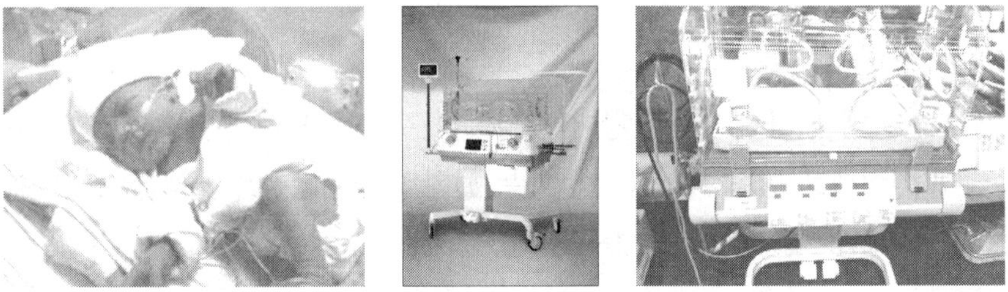

[그림 9-30] 인큐베이터

10. 진공채혈관

병원에서 시행되는 진단검사의학과의 임상 검사들은 검체채취, 운반 및 검사 시행과 검토, 보고와 같은 일련의 과정을 거치며 혈액을 사용하는데, 검체채취는 단순한 과정임에도 불구하고 검사 전 오류에 많은 영향을 주는 중요한 행위이다.

혈액을 채취하고 보관하는데 필요한 채혈관은 정확한 검사에 기본조건이며 유리재질의 단점을 보완하여 현재는 대부분 플라스틱으로 만들고 사용하고 있다. 다양한 첨가물을 포함하여 혈액응고를 방지하거나(Anticoagulant) 응고를 촉진하는(Clot Activator)기능과 함께 첨가물 종류에 따라 마개의 색상을 달리하고, 채혈자들이 쉽게 육안으로 구분할 수 있도록 고안되었다(그림 9-31).

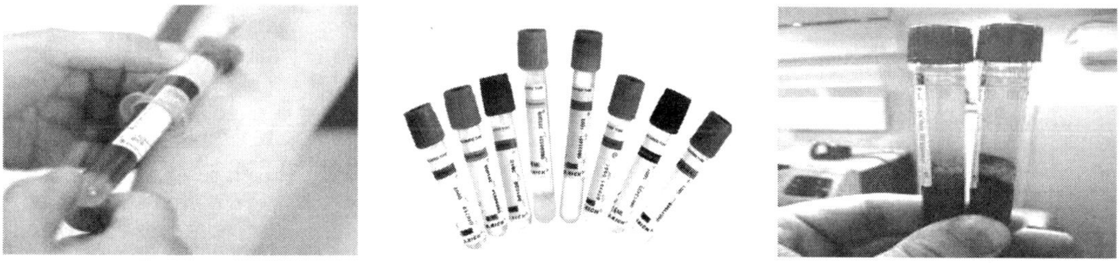

[그림 9-31] 진공채혈관

11. 현미경

인간의 눈으로 관찰할 수 없는 미세한 물체나 미생물을 확대하여 관찰하는 기구이다. 초점거리가 짧은 두개의 볼록렌즈로 물체를 두번 확대시킨다. 보통의 현미경에는 두개의 대물렌즈와 대안렌즈로 두개의 볼록렌즈가 사용되는 복합현미경(Compound Microscope)이며, 전자선을 이용하는 전자현미경을 포함한다. 확대경도 단일 렌즈계를 갖는 단현미경이라 할 수 있다(그림 9-32).

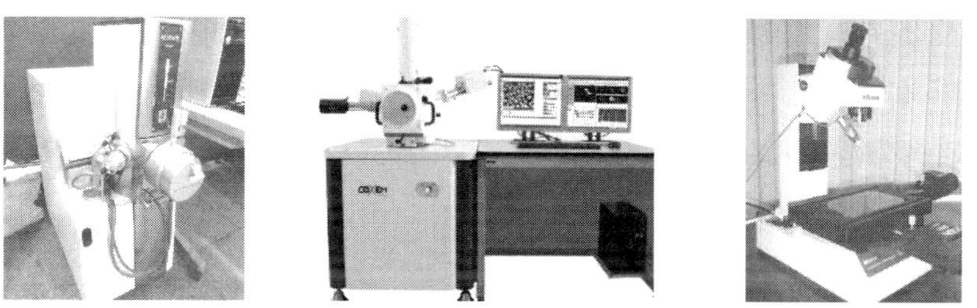

(a) 전자현미경 (b) 광학현미경

[그림 9-32] 현미경의 종류

① 현미경의 종류

㉠ 광학현미경

ⓐ 명시야현미경 : 학교나 가정에서 쓰이는 일반적인 현미경으로 관찰대상(세포 등)에 빛을 투과시켜 눈으로 직접 관찰하는 현미경이다. 무색투명한 시료의 경우 별도의 염색과정을 거쳐야 관찰이 수월하다.

ⓑ 위상차현미경 : 무색투명한 시료라도 내부의 구조를 뚜렷하게 관찰할 수 있도록 한 특수한 현미경으로 물질을 통과한 빛이 물질의 굴절률의 차이에 의해 위상차를 갖게 되었을 때, 이를 명암으로 바꾸어 관찰하는 현미경이다. 시료를 염색하지 않아도 되므로 살아

있는 시료를 관찰할 때 주로 사용된다.

ⓒ 간섭현미경 : 빛의 간섭현상을 이용한 현미경으로 관찰화면이 삼차원으로 보이는 것이 위상차현미경과 다른 특징이다. 동일점에서 나간 빛을 한번에 2개로 나누고 다시 합치면 위상차가 나타나게 되며, 이 빛의 간섭을 이용하여 광학적 두께의 차이를 명함이나 빛깔의 차이로 관찰할 수 있게 한 현미경이다.

ⓓ 한외현미경(암시야현미경) : 특수 조명법에 의해서 보통현미경으로는 볼 수 없는 미립자를 분별할 수 있는 현미경이다. 미립자에 부딪쳐 반사 또는 회절하는 빛만을 관찰한다(일반적인 광학현미경보다는 해상력이 좋다).

ⓔ 형광현미경 : 시료에 자외선을 비춤에 따라 발광하는 형광상을 관찰할 수 있도록 한 현미경이다. 주로 수은램프에 의한 광원, 집광렌즈, 단열필터, 여기필터로 구성되며 여기필터의 종류에 따라 파장영역의 자외선이나 단파장의 가시광선을 골라낼 수 있다.

ⓕ 공초점현미경 : 단일 파장의 레이저에서 나온 빛이 시료의 특정 수위 표면을 주사하고 한번에 한점만 비추면서 상을 구하는 현미경이다. 시료의 다른 부분에서 나온 산란된 빛을 차단하기 때문에 매우 선명하고 고해상도의 상을 얻을 수 있다.

㉡ 전자현미경

ⓐ 주사전자현미경 : 짧은 파장의 전자선을 이용한 현미경으로 광학현미경에 비해 고도의 해상력을 얻을 수 있으며, 광학현미경으로 볼 수 없는 미세한 구조를 관찰할 수 있는 현미경이다.

ⓑ 투과전자현미경 : 주사전자현미경과 달리 시료의 얇은 단면을 관찰할 수 있다.

12. 녹음기

음원의 세기를 전기적인 신호로 바꿔서 녹음용 헤드의 코일에 흘려 코일철심의 공극부분을 통과하는 자성체를 자화시켜 녹음하는 기구이다(그림 9-33).

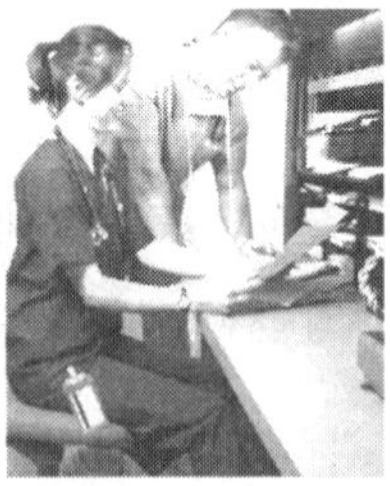

(a) 검사내용의 문서화

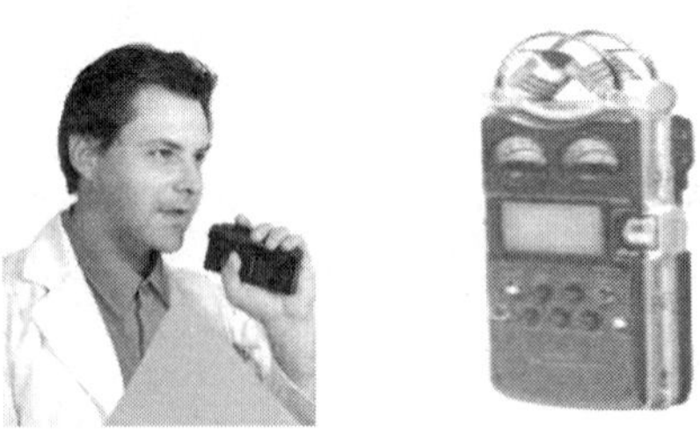

(b) 검사내용 녹음

[그림 9-33] 녹음기

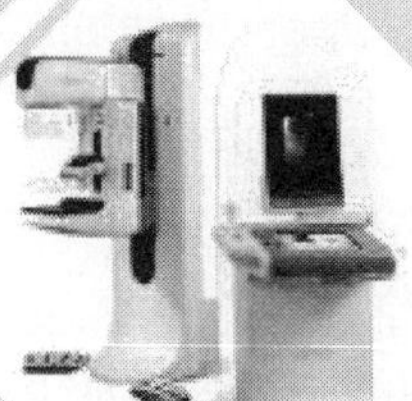

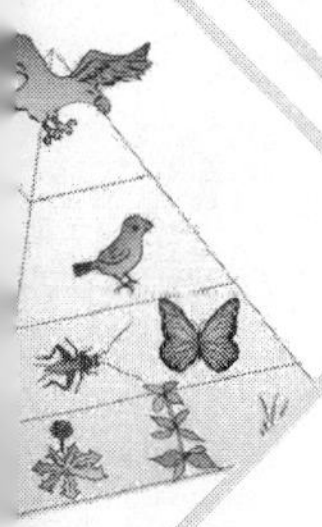

Chapter 10
전문 의료기사 업무분야
(Health Care Provider Field)

1. 가정간호보조원(Home Care Assistant)
2. 간호조무사(Nurse Assistant)
3. 개업간호사(Nurse Practitioner)
4. 건강정보관리사(Health Information Manager)
5. 건강증진치료사(Fitness Therapist)
6. 검사실(임상병리)기사(Medical Laboratory Technician)
7. 관류사(Perfusionist)
8. 광학기 제작자(Optician)
9. 뇌전도기사(Electroencephalographic Technologist)
10. 마취간호사(Nurse Anesthetist)
11. 마취전문의사 보조(Anesthesiologist Assistant)
12. 물리치료사(Physical Therapist)
13. 물리치료 보조기사(Physical Therapist Assistant)
14. 방사선치료기사(Radiation Therapy Technologist)
15. 방혈사(Phlebotomist)
16. 방사선 촬영기사(Radiologic Technologist/Radiographer)
17. 세포검사기사(Cytotechnologist)
18. 수의사(Veterinarian)
19. 수의사보조(Veterinary Assistant)
20. 심전도기사(Electrocardiographic Technologist)
21. 심혈관기사(Cardiovascular Technologist)
22. 안과치료기사(Ophthalmic Medical Technician/Technologist)
23. 안마사(Massage Therapist)
24. 약리학자(Pharmacologist)
25. 약제사(Pharmacist)

26. 약사보조사(Pharmacy Technician/Assistant)
27. 약학사(Bachelor of Pharmacology)
28. 언어치료사(Speech Therapist)
29. 언어병리학자(Speech Pathologist)
30. 영양기사(Nutrition Care Technologist)
31. 영양사(Dietcian/Dietetic Technologist)
32. 오락(요법사)치료사(Recreational Therapist)
33. 외과의사보조(Surgeon Assistant)
34. 외과학 기술자(Surgical Technologist/Operationroom Technician)
35. 음악치료사(Music Therapist)
36. 응급의료기사(Emergency Medical Technician)
37. 의료정보기사(Medical Coding Specialist)
38. 의무기록기사(Medical Record Technician/Medical Record Administrator)
39. 의무단위 조정자(Medical Unit Coordinator)
40. 의사조수(Physician Assistant)
41. 면허(자격)간호사(Nurse, Registered)
42. 재활기사(Rehabilitation Technologist)
43. 정신병 치료기사(Psychiatric Technician)
44. 조산사(Nurse Midwife)
45. 조직학기사(Histologic Technologist)
46. 준 의료종사자, 위생병(Paramedic)
47. 직업치료사(Occupational Therapist)
48. 직업치료보조사(Occupational Therapy Assistant)
49. 직업훈련 간호사(Nurse, Licensed Vocational or Practical)
50. 진료기사(Medical Technologist)
51. 진료녹화기사(Medical Transcriptionist)
52. 진료보조사(Medical Assistant)
53. 진료설명가(Medical Illustrator)
54. 청력(청각)학자(Audiologist)
55. 초음파진단기사(Diagnostic Medical Sonographer)
56. 치과검사기사(Dental Lab Technologist)
57. 치과보조사(Dental Assistant)
58. 치과보철사(Prosthetist)
59. 치위생사(Dental Hygienist)
60. 침술사(Acupuncturist)
61. 투석기사(Dialysis Technician)
62. 핵의학기사(Nuclear Medicne Technologist)
63. 혈액은행 전문기사(Specialist in Blood Bank Technology)
64. 호흡(요법사)치료사(Respiratory Therapist)

1. 가정간호보조원(Home Care Assistant)

가정 내에서 질병, 장애와 인지장애 등 고령으로 도움이 필요한 환자를 집에서 지속적인 치료를 제공한다. 또한 식사, 이동, 화장실 등과 같은 일반적인 일부터 아주 기본적인 의료행위까지 평소 생활이 불편한 환자를 보다 편리하게 생활할 수 있도록 도와주면 역할을 한다(그림 10-1).

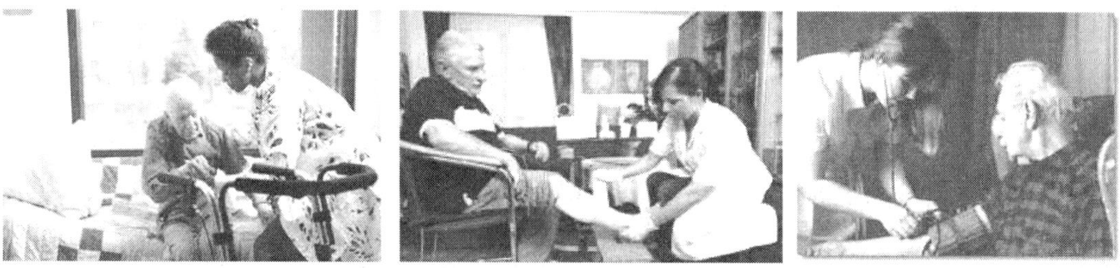

[그림 10-1] 가정간호보조원

2. 간호조무사(Nurse Assistant)

각종 의료기관에서 의사의 지시 · 감독 하에 간호사를 보조하여 환자의 간호 및 진료와 관련한 업무를 보조한다. 또한 환자가 내원하면 안내하고 각종 의료검사 및 투약업무를 보조한다.

환자의 상태를 꼼꼼히 살피며, 환자의 운동이나 활동, 환자의 접수 및 수납업무, 각종 문서를 관리 · 보관하는 등의 원무업무를 돕는다(그림 10-2).

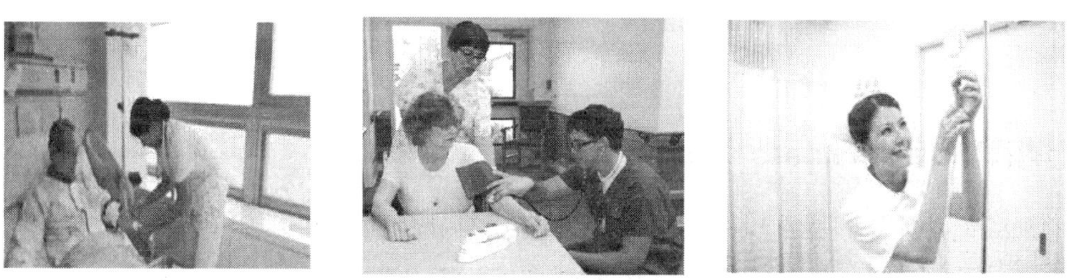

[그림 10-2] 간호조무사

3. 개업간호사(Nurse Practitioner)

환자를 대상으로 한 간호이고 병원 등의 의료시설 내에서 조직화된 간호직에 의한 일관된 일을 한다. 종합간호, 계속간호의 개념에 따라 단순히 시설 내 간호에 그치지 않고 적극적으로 질병의 예방, 사회 복귀에 대한 도움, 재발예방 등 환자 · 가족을 중심으로 한 개인이 속하는 지역사회에서의 도움을 준다. 간호업무는 중환자실, 외과, 산부인과, 비뇨기과, 안과, 치과, 이비인후과 등의 업무를 하고 있다(그림 10-3).

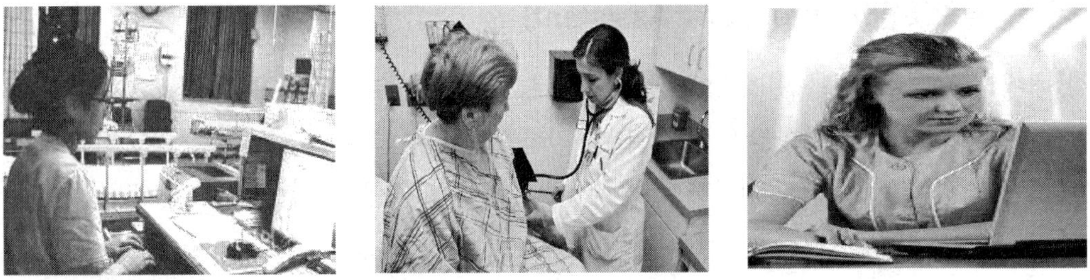

[그림 10-3] 개업간호사

4. 건강정보관리사(Health Information Manager)

환자의 건강관리를 위해 건강정보를 수집하여 그 정보를 분석, 관리해서 적용하는 일을 한다. 정보시스템을 개발하고 건강정책, 현재 및 미래의 정보요구를 식별해서 과학에 적용시킬 수 있다. 환자의 건강 및 치료에 필수적인 정보를 분석, 관리, 적용하여 활용하는 데 있다(그림 10-4).

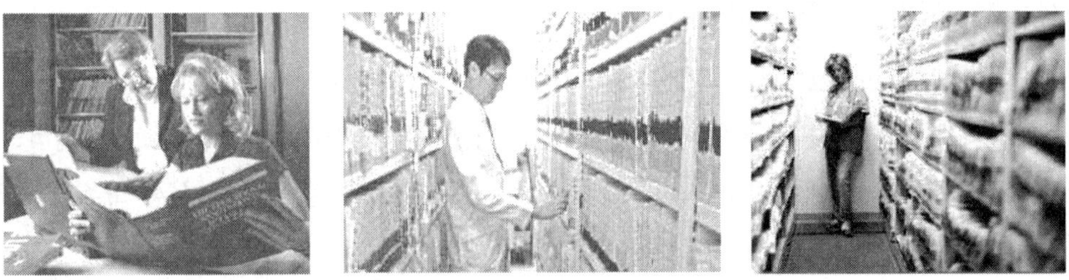

[그림 10-4] 건강정보관리사

5. 건강증진치료사(Fitness Therapist)

과학적으로 건강상태와 몸에 맞는 운동을 처방한다. 부상의 회복 또는 만성질환, 골절 및 기타질환에서 기능을 회복시키는 일, 고통을 줄이기 위해 개별화된 운동과 건강 프로그램으로 훈련을 시킨다(그림 10-5).

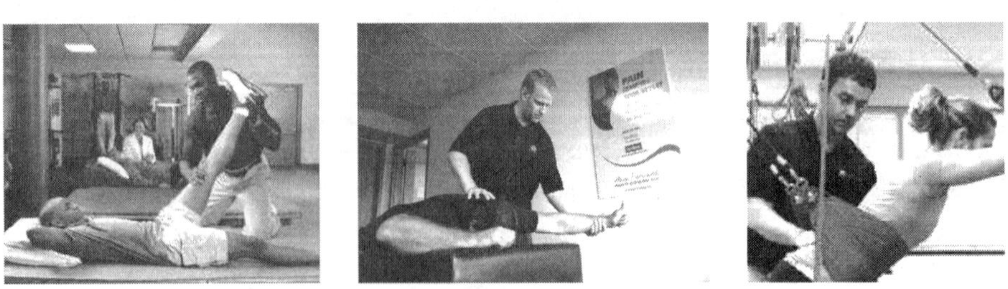

[그림 10-5] 건강증진치료사

6. 검사실(임상병리)기사(Medical Laboratory Technician)

임상검사실에서 질병진단, 치료 및 예방을 하고 질병에 대한 혈액검사, 세포 및 조직검사, 시험을 준비하는 표본, 혈액 및 조직과 체액에 대한 임상검사를 수행한다. 또한 비정상적인 세포의 검출, 진단을 위한 의사 또는 병리학 검사결과를 전송하며, 감독의료인에게 보고하고 현미경 및 기타 의료 검사실 장비를 관리한다(그림 10-6).

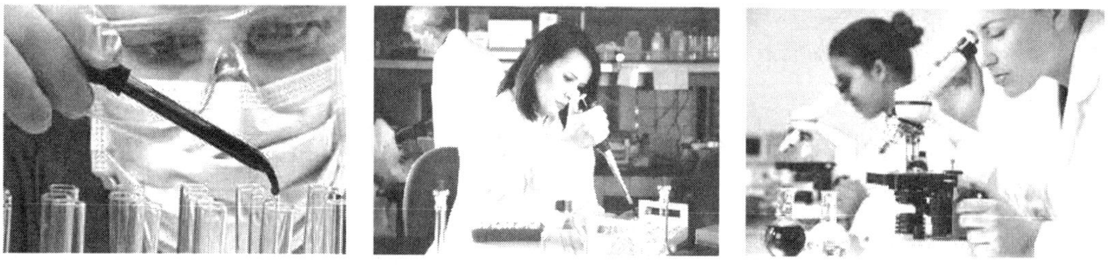

[그림 10-6] 검사실기사의 업무

7. 관류사(Perfusionist)

일상적 혈액체제 및 약물의 다양한 종류를 관리, 수술 중 환자의 온도를 제어, 의사와 같이 가장 적절한 장비와 체외 기술의 선택에 대한 책임이 있다.

① 심장절개수술을 하는 동안 최고 수준의 편의를 제공하는 훈련을 하고 장비 및 구매부서 관리 및 품질향상을 위해 관리업무를 수행 할 수 있다.

② 진료방법 : 동맥혈 가스분석 및 심폐기능시험 등의 진단 테스트, 약물로 치료를 관리하는 호흡 장비 작동 및 모니터링, 유지관리와 진단 및 치료장비의 다양한 테스트, 환자평가수행, 인공호흡 및 외부심장 마사지, 위험이 높은 환자수송지원 등이 있다.

③ 심장혈관관류사 : 인위적으로 지원하거나 일시적으로 심장절개수술이나 다른 심장절차와 같이 환자의 순환이나 호흡기능을 대체 할 필요가 있는 모든 의료절차의 체외순환장비를 운영하고 있다(그림 10-7).

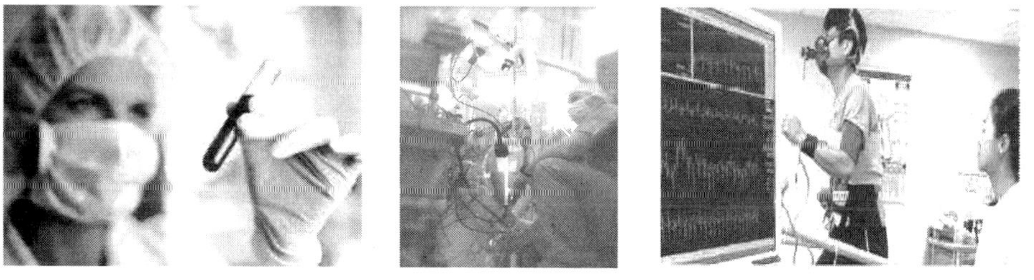

[그림 10-7] 관류사

8. 광학기 제작자(Optician)

광학기기는 태양이나 전등에서 복사되는 빛의 특성인 반사, 굴절, 흡수, 회절 등을 이용하여 공간에 있는 물체의 상을 형성시키거나 어떤 물체에서 발사되는 방사선을 분석하여 그 물체의 성질을 연구하는 장치이다.

안과 관련 의료기기 제작, 안경제작, 렌즈가공 등이 있으며, 광학기계의 기능에 따라 눈의 시각력 증대를 목표로 하거나 렌즈에 의한 상의 기록과 그 재현을 목적으로 한다. 광학적인 측정, 상의 전파나 전송, 간섭성 레이저광을 주체로 하는 것 등이 있다(그림 10-8]

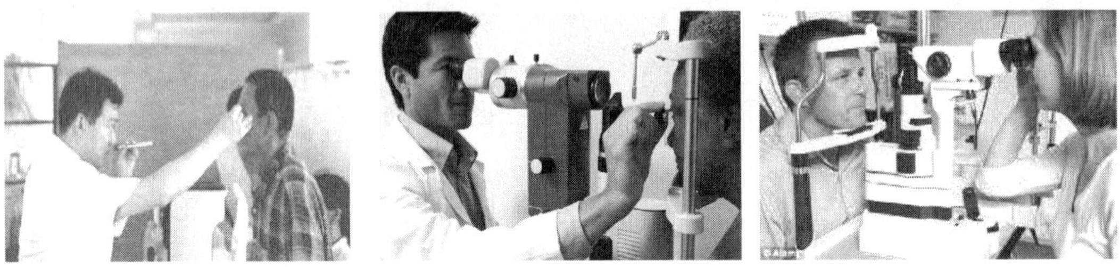

[그림 10-8] 광학기 제작자

9. 뇌전도기사(Electroencephalographic Technologist)

수면장애, 뇌전증 등을 검사하며 신경계 질환 및 뇌장애를 검진하기 위해 뇌파검사기를 사용하여 신경세포의 활동을 측정 · 검사하고 기록지에 기록한다.

① 은제원판이나 전극침을 전도성이 높은 접착테이프로 환자의 머리 또는 특정부위에 붙이고 뇌전도기의 스위치를 조작한다.
② 검사도중 환자의 상태나 움직임을 관찰하여 분석에 도움이 되도록 그래프에 표시한다.
③ 기계의 콘덴서를 갈아 끼우는 등 간단한 고장을 수리한다.
④ 검사협조가 어려운 경우 및 소아환자의 경우는 수면뇌파 검사를 실시하기도 한다(그림 10-9).

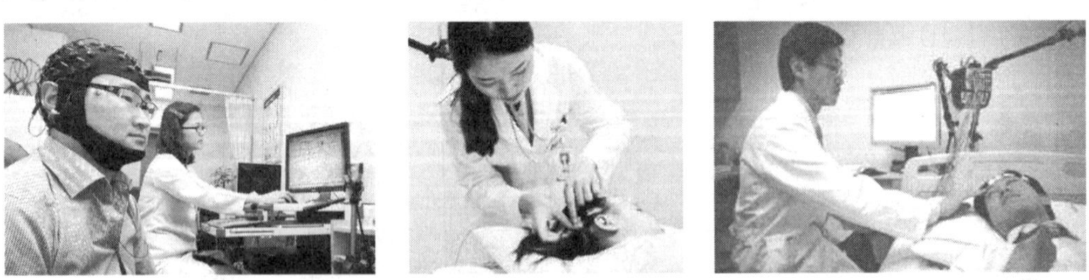

[그림 10-9] 뇌전도기사

10. 마취간호사(Nurse Anesthetist)

수술실, 중환자실 등 마취가 필요한 병원 내 과목을 진료보조하고 마취시행에 필요한 장비와 물품을 준비하여 환자에게 마취를 시행하며, 비정상적인 환자의 반응에 대처하고 마취회복 시 위험 증상을 관찰, 예방한다.

① 수술 전 담당의와 함께 환자상태와 수술절차에 대해 의논 후 수술의 전과정 중 마취 전단계의 업무를 맡아 주관한다. 수술 중에는 응급사태를 미리 방지하기 위해 산소공급, 생명유지장치모니터 등 수술집도의에게 환자상태를 알린 후 수술이 끝나면 환자 상태주시, 마취 시 사용된 약물을 기록한다.

② 자격조건 : 해당 분야에서 3년 이상의 실무경력과 보건복지부장관이 지정한 교육과정 이수 후 자격시험에 합격자이다(그림 10-10).

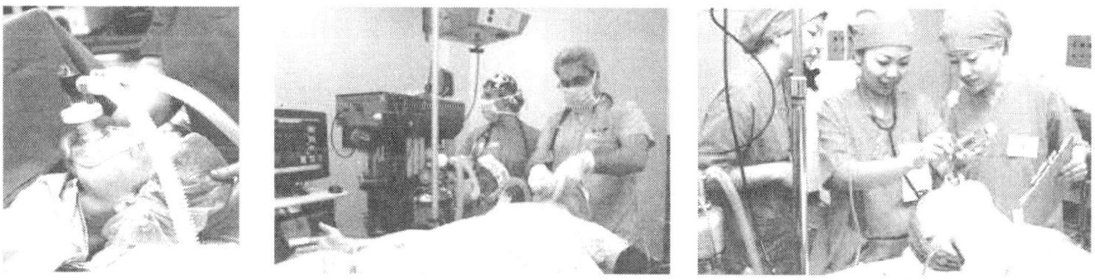

[그림 10-10] 마취간호사

11. 마취전문의사 보조(Anesthesiologist Assistant)

마취 간호대상자나 의료진에게 교육과 상담을 제공하고 관련한 연구와 개선 작업 그리고 보건의료정책에 참여하며 마취 관련 물품, 약품, 장비 등을 관리한다.

① 1회 배뇨량 측정 등 마취를 위한 자료를 수집하고 수집된 자료를 통합·분석하여 간호진단을 내리고, 마취간호진단에 근거하여 응급상황을 고려한 마취계획을 수립한다.

② 마취기구, 환자삽입장치, 체위에 필요한 보조물품 등 마취시행에 필요한 장비 및 물품을 준비하고 환자의 혈액형과 혈액준비를 확인하는 등 마취를 준비한다.

③ 환자에게 삽입된 여러 기구 및 카테터의 기능을 확인·관리하고 마취체위를 유지시키며, 마취의 또는 외과의(집도의) 감독 하에 마취를 시행한다.

④ 침습적, 비침습적 모니터링, 인공호흡기 및 산소요법, 전해질 및 산-염기균형 유지와 수행요법을 제공하고 비정상적인 환자의 반응에 대처하여 적절한 마취간호를 제공한다.

⑤ 환자의 마취 회복시 위험증상을 관찰, 예방하며 통증완화를 위한 간호중재를 실시하며 마취간호수행결과를 평가한다(그림 10-11).

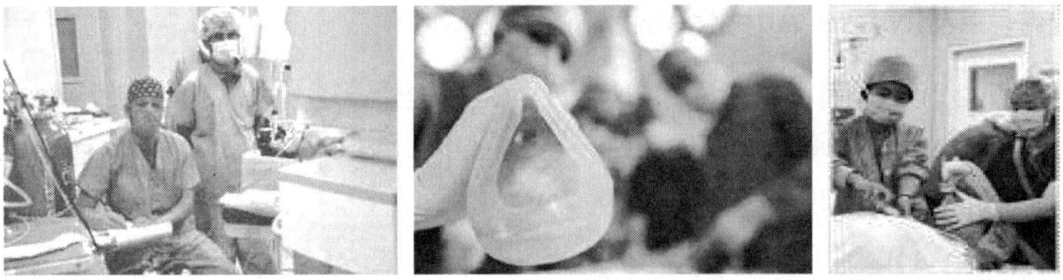

[그림 10-11] 마취전문의사 보조

12. 물리치료사(Physical Therapist)

병원, 보건소, 복지관 등 일부는 산업체의 물리치료실에서 일하며 뇌졸증, 하반신마비, 절단 등의 중증환자를 치료하기도 하며 치료에는 가벼운 찜질이나 초음파, 마사지요법, 온열치료, 한랭치료, 전기치료, 역학치료, 수치료 등이 있다. 물리치료는 열이나 얼음, 공기, 광선, 전기, 전자기파, 초음파, 기계적인 힘, 중력 등을 이용하여 통증을 완화시키거나 조직의 치유를 촉진시키고 신체의 움직임을 향상시키는 등 특정한 목적의 치료효과를 얻고자 하는 시술이다(그림 10-12).

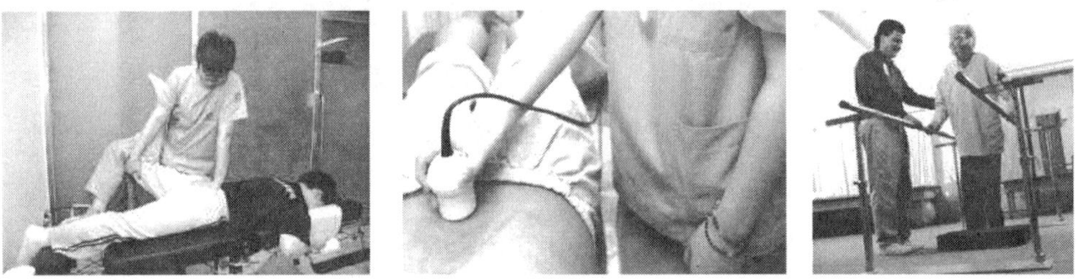

[그림 10-12] 물리치료사

13. 물리치료 보조기사(Physical Therapist Assistant)

물리치료사를 보조하여 환자의 상태를 파악하고 상태에 맞는 치료계획을 작성한 것을 가지고 간단한 물리치료를 수행하는 업무이다. 실생활에서 물리치료가 사용되는 분야는 단순히 넘어졌거나, 교통사고를 당했거나 운동 중 부상을 당했을 때, 불의의 사고로 인하여 정신적 충격을 받은 경우에도 물리치료로 증상을 완화시키거나 완치할 수 있다. 신체에 부상을 입은 경우 정신적 스트레스까지 이어지는 경우가 많으므로 물리치료와 함께 정신 및 심리치료도 병행되는 경우가 있다. 물리치료 보조사는 실제로 치료에 임해야 하므로 물리치료에 관한 이론뿐만 아니라 환자를 대할 수 있는 소통능력도 갖추어야 한다. 갑작스러운 사고를 당한 환자들은 치료에 적극적이지 못할 수 있고 어려운 치료를 받으며 힘들어할 수도 있다. 치료방법에는 어깨통증, 신경검사, 척추체형 교정, 스포츠 손상재활 등 환자들의 특성을 이해하고 때와 상황에 맞게 치료할 수 있는 능력이 필요하다(그림 10-13).

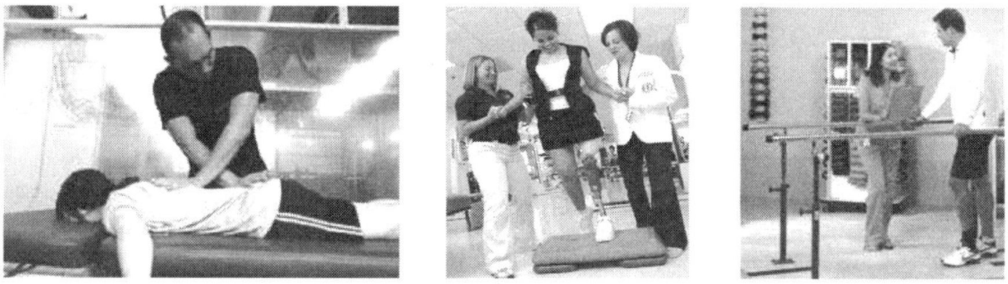

[그림 10-13] 물리치료 보조기사

14. 방사선치료기사(Radiation Therapy Technologist)

암으로 진단되는 환자의 치료를 관리하는 의사의 감독하에 방사선기기를 작동하여 치료하는 역할을 한다. 또한 진단과 치료를 하는 의사와의 검사내용을 연락하는 역할이고 치료에 사용되는 장비를 제조하고 환자의 정확한 의료기록을 유지하는 역할이다(그림 10-14).

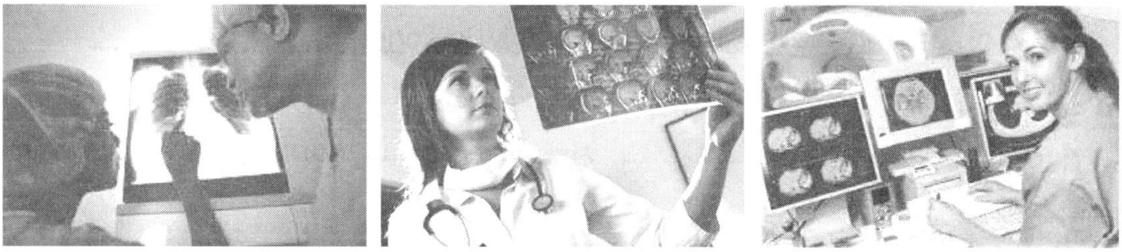

[그림 10-14] 방사선치료기사

15. 방혈사(Phlebotomist)

방혈요법은 위완통의 치료, 복통의 치료, 치질의 치료, 발열의 치료, 근시의 치료가 있으며 피부상의 혈위나 맥락에서 소량의 피를 방혈시켜 모종의 질병을 치료하는 요법이다. 일반적으로 급성외감열병의 치료에 주로 사용하며 혈위나 국부로부터 사기를 방출해 주는 요법이다. 체표로 어독을 배출시켜 주는 인체의 구사능력을 증강시켜 준다. 임상실험 결과 십 선혈(열 손가락의 끝) 방혈은 체온을 섭씨0.5~1[℃]로 즉각 하강시킨다. 방혈전에 사용할 침구를 끓는 물속에 집어넣어 소독하고 시술자의 손과 환자의 환처를 소독한다.

방혈방법에는 자락법과 획할법이 있다. 자락법에는 속자법과 완자법과 도자법과 총자법 등 4가지가 있는데 속자법을 가장 많이 사용하고 방혈 부위에 1.5~3[mm] 정도의 깊이로 속자하여 소량의 혈액과 점액을 방출시킨다. 완자법은 주로 두면부와 괵와부(오금)와 주와 부위 등에 사용하는데 완만하게 진침해 준다. 도자법은 가슴부위, 등, 이배 등에 있는 정맥에서 방혈해 준다.

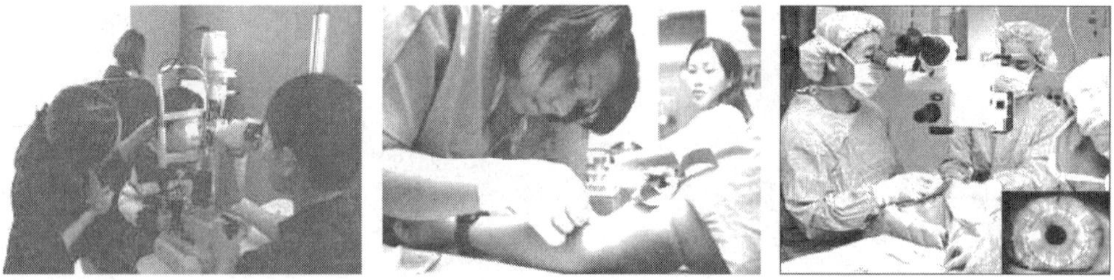

[그림 10-15] 방혈사

이상 3가지 요법은 출침 후 소량의 혈액이나 점액이 흘러 나와야 질병의 치료효과가 있다. 총자법은 체표에서 핏방울이 한방울 나오게 하는 요법인데 뉴좌상(삐거나 접질려서 생긴 타박상이나 멍이 든것)과 탈발과 피부병 등에 사용된다. 획할법은 소독된 칼끝으로 환부를 그어서 쪼개어 주는 요법으로 구강내막이나 이배정맥에서 방혈시키는데 사용된다(그림 10-15).

16. 방사선촬영기사(Radiologic Technologist/Radiographer)

방사선촬영장치를 이용하여 환자를 촬영하는 역할을 담당하고 정확하게 환자의 위치 및 품질진단 이미지가 생성되는 것을 보장한다. 방사선과, 진단 또는 질병이나 부상을 영상을 해석해서 환자의 치료를 위해 의사와 상호 연락을 한다.

X-선 검사, 자기공명장치(MRI) 검사와 컴퓨터단층촬영(CT)검사로 진단이미징(Imaging) 절차를 수행하고 일부는 심장혈관방사선촬영, 유방촬영이나 초음파 검사를 실시한다(그림 10-16).

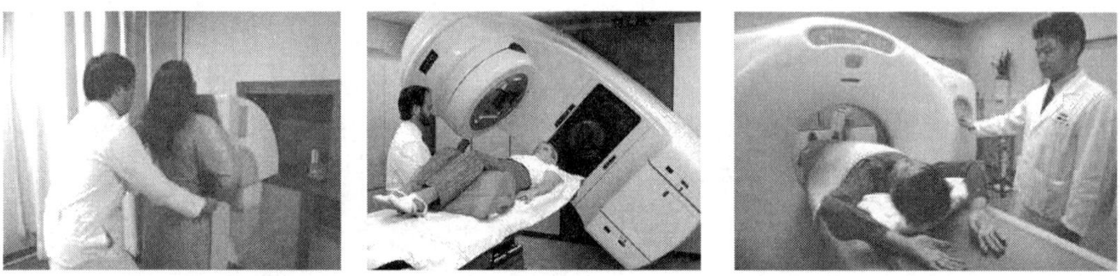

[그림 10-16] 방사선촬영기사

17. 세포검사기사(Cytotechnologist)

진료보조하는 과목에는 자궁경부세포 검사, 객담세포 검사, 요세포 검사, 체액세포 검사 뇌척수액 세포 검사 등이 있다. 인체로부터 분리되어 떨어져 나오거나 흡인과 같은 방법으로 얻어진 검체를 세포학적으로 분석하여 암을 포함한 다양한 질병을 진단하는 업무를 수행한다(그림 10-17).

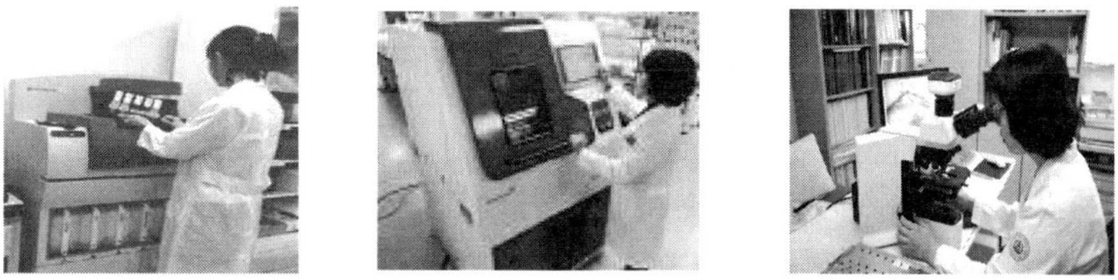

[그림 10-17] 세포검사기사

18. 수의사(Veterinarian)

동물의 보건과 환경위생 및 각종 질병예방과 진료는 물론, 인수공통 전염병의 예방과 진료를 한다. 과거에는 전염병이나 질병의 진단, 치료에 주력하였으나 사회 문화적 환경의 변화와 급격한 경제성장에 따라 새로운 동물 진료기술의 개발 및 가축생산기술의 향상, 야생 및 수생동물의 보전, 생명과학연구에 필수적인 실험동물에 대한 연구, 축산식품을 비롯한 각종 식품의 안전성 확보, 인수 공통 전염병의 예방 및 환경보호를 통한 인류보건의 향상, 의약품 및 신물질 개발 등에 대한 생명공학기법의 개발에 이르기까지 그 영역이 광범위하게 확대되었다.

① 수의학의 학술연구단체 : 대한수의학회, 한국임상수의학회, 한국수의공중보건학회, 한국실험동물학회, 한국우병학회 등이 설립되어 있어 수의학 분야의 전반적인 학술활동을 담당하고 있다.

② 대학에서 수의학을 전공하여 수의학사 학위를 취득한 후 국가시험에 합격하여 농림부 장관의 면허를 받은 자, 수의사자격 취득 후에는 개인적으로 개업을 하거나 공무원으로 취업할 수도 있고 대학이나 연구소에서 교육이나 연구에 임할 수 있다(그림 10-18).

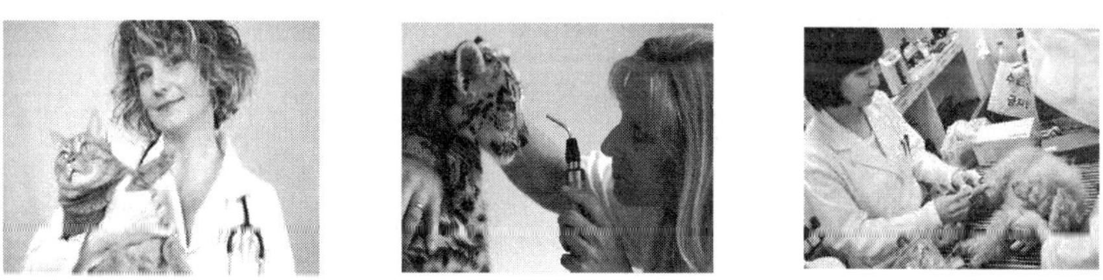

[그림 10-18] 수의사

③ 진료과목 : 내과, 외과, 안과, 치과, 정형외과, 산부인과, 성형외과, 순환기내과, 특수동물과가 있다.

㉠ 내과 : 동물의 각종 소화기 질환, 내분비 질환 등을 진료 및 치료

㉡ 외과 : 외과처치 및 첨단레이저수술기를 이용한 성대제거수술을 하는 진료 및 치료

㉢ 안과 : 안관진단 장비 보유 및 난이도 높은 수술이 가능한 진료 및 치료

㉣ 치과 : 치과전용 디지털 X-레이기기, 덴탈유닛, 에어폴리셔 등의 장비를 갖추고 스케일링 폴리싱, 발치 및 신경치료, 레진처치가 가능한 진료 및 치료

ⓜ 정형외과 : 골절, 기형 등 난이도 높은 수술을 진료 및 치료

ⓗ 산부인과 : 유도분만, 제왕절개, 난소자궁적출, 각종 종양등 모든 산과 관련 질환을 진료 및 치료

ⓢ 성형외과 : 내안각성형, 안검내, 외번교정, 비공협착교정, 안면주름제거 등을 진료 및 치료

ⓞ 순환기내과 : 심장초음파 장비를 갖추고 심 · 혈관계 관련 질환을 조기에 진단하여 애견의 수명을 연장하는 진료 및 치료

ⓙ 특수동물 : 포유류, 조류 및 파충류까지 모든 동물을 진료 및 치료

19. 수의사보조(Veterinary Assistant)

수의사의 지시에 따라 수의사를 보조하는 일을 담당한다. 깨끗하고 안전한 환경을 만들어 동물을 보호하는 일을 하며 동물을 목욕시키고 소독이나 미용 등과 같은 일도 함께 수행한다. 요즘은 수의사의 인력이 많아 수의사보조를 따로 두지 않는다(그림 10-19).

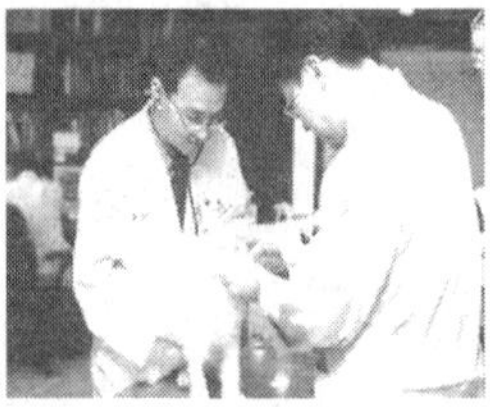
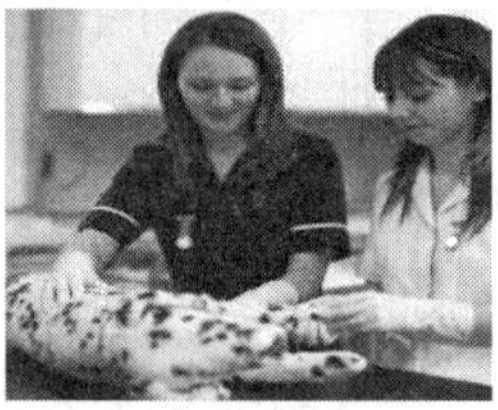
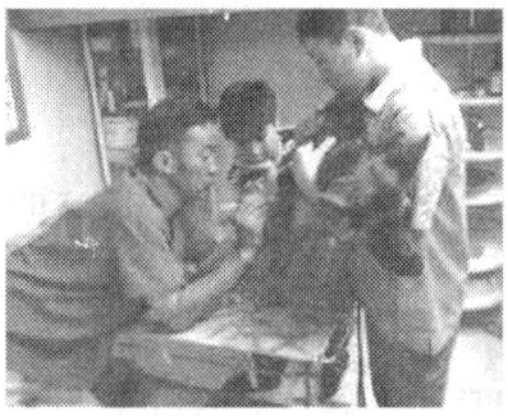

[그림 10-19] 수의사보조

20. 심전도기사(Electrocardiographic Technologist)

심근경색, 협심증, 부정맥 등을 측정하고 심장 질환의 검진을 위해 심전도기계를 사용하여 심장근육에서 발생하는 전기적 편차를 기록한다.

① 심장기운동 및 산소결핍 등으로 심장에 부담을 가하면서 심전도를 기록한다.

② 검사결과를 정리하여 내과의사에게 회송한다.

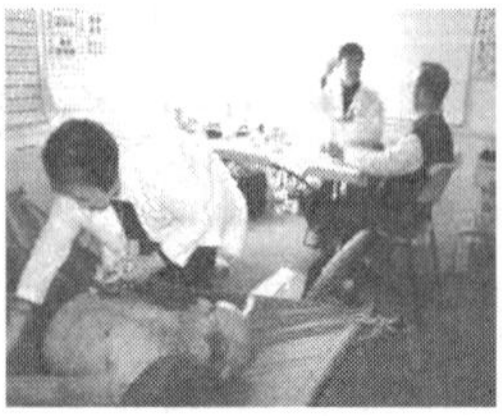
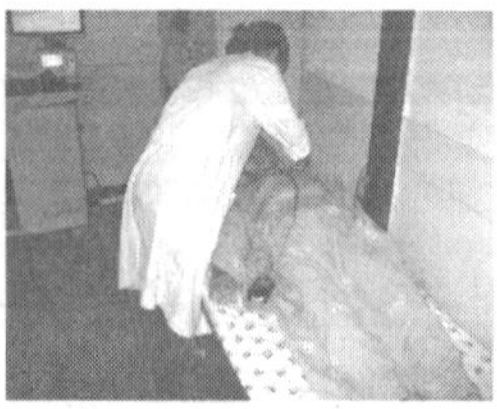
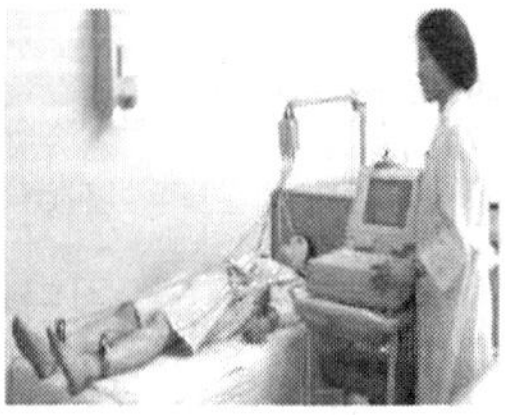

[그림 10-20] 심전도기사

③ 검사방법 : 활동 중 심전도 감시기구인 홀터기록기(Holter Recording)를 환자에게 부착하거나 기립경사 검사(수평상태의 기립경사 테이블에 환자를 눕히고 혈압과 심박동수를 측정한 후 검사 테이블을 세운 상태에서 혈압과 심박동수를 관찰), 운동부하심전도 검사(러닝머신의 경사와 속도를 높임으로서 운동량을 증가시키면서 검사)를 하기도 한다(그림 10-20).

21. 심혈관기사(Cardiovascular Technologist)

심장과 혈관에 관련된 병을 진단·치료하는 의사를 도와주는 전문인력이다.

① 심장전문가(Cardiology Technologist) : 특수화합물을 실은 도뇨관을 환자의 혈관에 삽입시킨 후, 심장까지 보내어 그 환자의 심장혈관이 막혔는지를 X-ray를 사용하면서 진단한다.

② 혈액순환에 관련된 분야에서 활동하는 전문인을 혈관기술자(Vascular Technologist)라고 한다.

③ 초음파기구를 사용하면서 심장기관과 혈관 등의 이상을 검사하는 심장초음파전문가(Cardiac Sonographers)가 있다.

④ 보조과목 : 고혈압, 협심증, 심근경색증, 동맥경화증, 부정맥 등이 있다(그림 10-21).

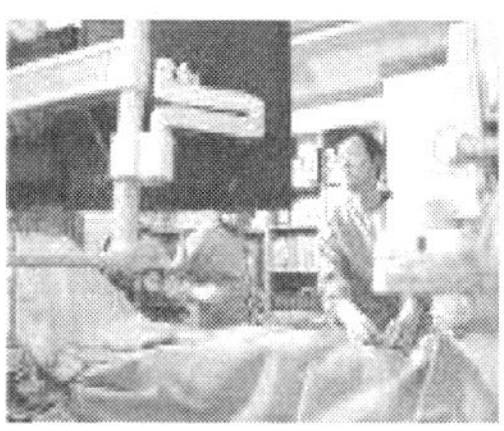 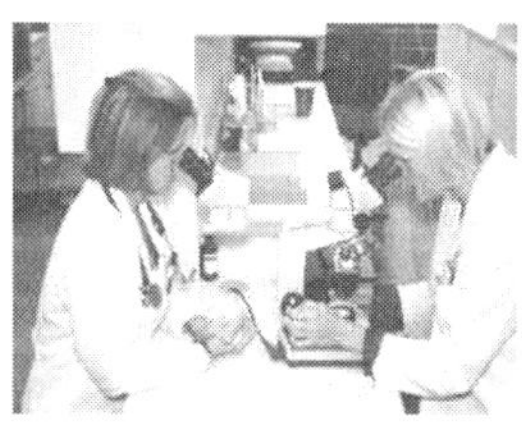 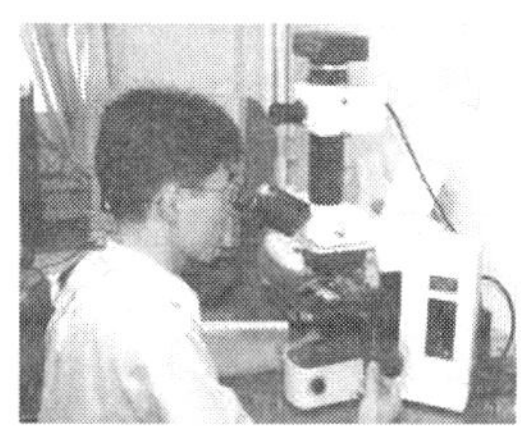

[그림 10-21] 심혈관기사

22. 안과치료기사(Ophthalmic Medical Technician/Technologist)

의사의 지시 및 진단결과에 따라 환자의 약물을 처방 및 복용관리 한다. 필요에 따라 안과의사의 외과적 수술을 보조한다.

① 눈의 질병이나 상해의 증상 또는 선천적인 이상을 검진한다.

② 시력의 손실유무를 알아보기 위해 의료기사에게 눈의 검사를 지시한다.

③ 교정안경을 처방하고, 눈의 운동 등 시력회복을 위한 치료활동을 관리하고 감독한다.

④ 업무 : 환자의 치료기록 관리 및 약물복용관리, 시력측정, 안압검사 등 안구에 관련 된 과목을 진료하고 있다(그림 10-22).

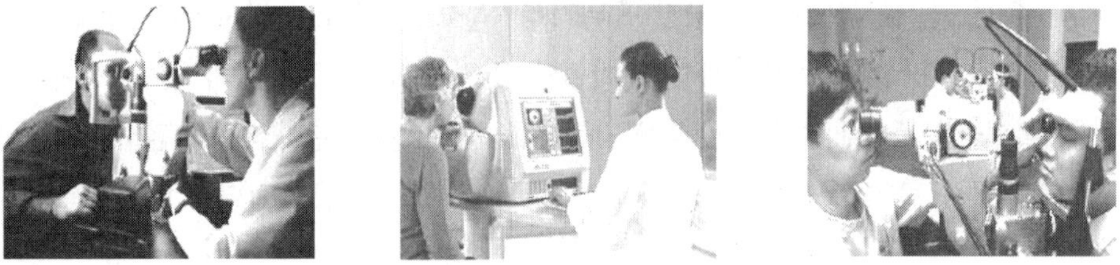

[그림 10-22] 안과치료기사

23. 안마사(Massage Therapist)

피로한 근육을 손이나 기구를 사용하여 풀어주거나 혈액순환을 돕기 위해 마사지를 하는 사람들이다. 손이나 기구를 이용하여 환자나 고객의 근육을 두드리거나 주물러서 혈액순환을 원활히 하고 육체피로를 경감시키는 일을 한다.

① 의사의 지시나 고객의 요구에 따라 증기열, 건조열, 자외선, 적외선, 물 등을 이용하여 마사지를 한다.
② 체중감량이나 치료를 목적으로 하는 교정운동과 신체운동 등 여러 가지 요법을 병행한다.
③ 고객에게 제공한 마사지 및 기타 요법을 기록하고, 운동경기 중 선수의 부상을 예방하기 위해 적절한 조치를 취한다(그림 10-23).

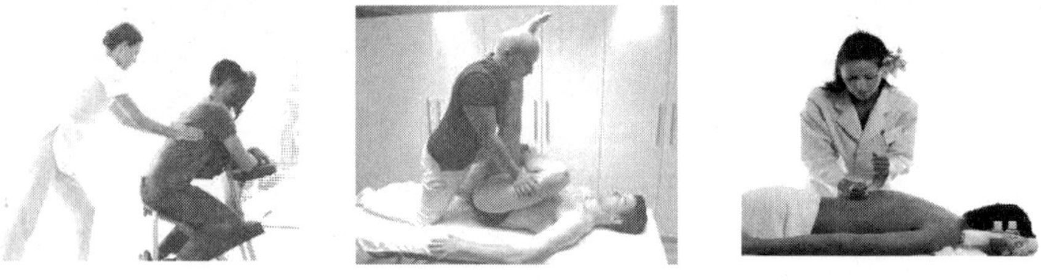

[그림 10-23] 마사지

24. 약리학자(Pharmacologist)

환자에게 필요한 약의 성분을 검사하고 효율적으로 사용하며 약물을 생체에 투여함으로써 생기는 생체의 반응에 주목하여 그 성질 · 제법 · 유래 · 치료적 응용 · 약물의 조성 · 상호작용 · 독성학 · 치료법 · 의학적 적용 · 반 병리적 능력등의 전반에 대해 연구하는 학문이다. 또한 물질이 생물의 기능 변화를 만들기 위해 어떻게 상호작용하는지 알아보는 기초의학 혹은 생물학의 한 분야이다.

물질이 임상의학적 성질을 가지고 있으면 약이라 하고 약을 구성하는 것을 약물이라 한다. 임상에서 약물치료학의 기초를 제공하는 것으로 기초의학의 한 분과를 이루고 있으나 해부 · 병리 등의 형태학 부문이나 생리 · 생화학 등의 기능적 부문, 또는 세균학의 기초적 지식을 근거로 하여 유기화학에 뒷받침된 약학과 함께 약물학을 이분하는 종합적 학문이다(그림 10-24).

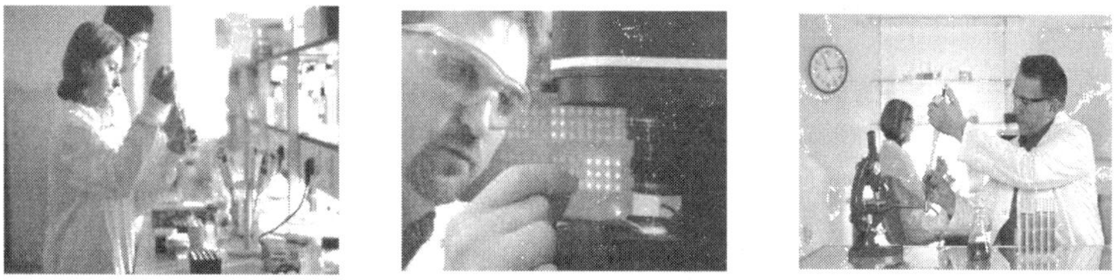

[그림 10-24] 약리학자

25. 약제사(Pharmacist)

환자가 의사에게 처방전을 받으면 환자에게 맞는 약을 조제하여 환자에게 제공한다.

① 의사와 기타 의료종사자가 처방한 약을 조제하고 환자의 상태를 모니터링하여 선택, 투여량, 상호작용과 약물의 부작용에 대해 의사와 기타 의료종사자에게 조언한다. 또한 화학적 · 생물학적 · 물리적 특성, 임상효과와 약물의 구성을 이해하는 약의 전문가이며 약물의 순도와 강도를 보장하여 국민을 보호한다.

② 약국관리의 목표 : 긍정적인 건강관리 성과를 극대화하고 위험을 최소화하여 환자의 삶의 질을 개선한다.

③ 약학 : 인간 혹은 동물에 있어서 질병의 진단, 예방, 처치, 치료에 사용되는 생리적 활성물질이다.

④ 약제사 : 소매약국 또는 병원이나 클리닉 등의 사회환경에서 근무한다.

⑤ 약사법에 의해 약에 관한 업무를 담당하고 보건복지부장관의 면허를 받으면 약제사 또는 약사라고 하며 의약품 · 의약외품의 제조 · 조제 · 감정 · 보관 · 수입 · 판매를 포함한다(그림 10-25).

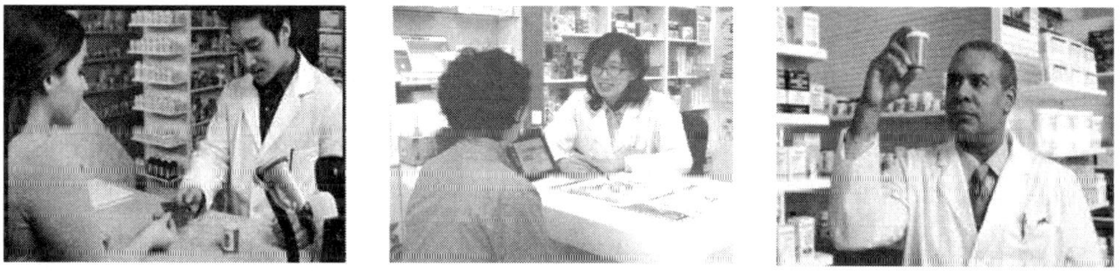

[그림 10-25] 약제사

26. 약사보조사(Pharmacy Technician/Assistant)

약사의 지시 하에 약사가 조제한 약을 처방하거나 환자의 파일작성, 요급수납 등의 업무로 약사를 보조한다. 약국에서 일반적으로 약사의 감독 하에 작업, 관련 기능고객의 처방전접수, 약사가 조제한

약병에 라벨붙이기, 고객의 파일작성, 요금수납, 재고정리, 부족한 약 주문 등의 사무적인 일들을 처리해 약사가 조제에만 전념하도록 돕는 사람이다(그림 10-26).

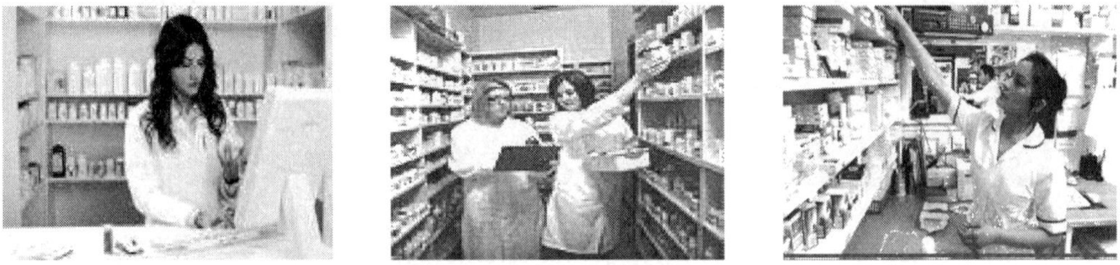

[그림 10-26] 약사보조사

27. 약학사(Bachelor of Pharmacology)

약학은 약의 전문가로서 의사의 처방에 의해 사용되는 약이 적절하고 안전한지를 한번 더 점검하거나, 환자가 일반의약품을 올바르게 선택하고 사용할 수 있도록 약의 전문가로서 약학적 타당성을 평가하여 적절하고 안전한 약물치료가 이루어지도록 연구하는 분야이다.

① 인간 혹은 동물에 있어서 질병의 진단, 예방, 처치 혹은 치료에 사용되는 생리적 활성물질이며 약은 인간과 동물이 건강하지 않은 상태에서 건강한 상태로 회복되게 하거나 건강이 유지되도록 하는 것이다. 약에 관한 모든 것을 다루는 학문으로 약의 개발, 생산, 사용 및 평가에 이르는 전 과정에 대해 연구하는 학문이다.

② 인간의 생리 및 병리현상을 이해하고 약으로 사용될 수 있는 물질을 찾아내며, 약이 가지는 치료효과의 원리와 안전하고 효과적으로 사용하는 방법에 관해 연구하는 학문이다.

③ 약이라는 물질의 특성과 인간의 생리현상 및 약의 사용으로 인한 인간과 약의 상호작용에 관해 연구하는 종합학문이다.

④ 전공에 따라 제약학과 약학으로 구분되는데 제약학은 약을 만드는 것에 관해 중점적으로 연구하는 분야이고, 약학은 약의 사용에 관해 중점적으로 연구하는 분야이다.

㉠ 제약학 : 약의 개발과 생산에 관해 중점적으로 연구하는 분야이다. 약은 광물 · 식물 · 동물 등에서 얻은 자연적 기원이거나 유기화학 합성 혹은 생합성산물이며, 여기에 생리활성이 없는 첨가제와 혼합하여 여러 가지 제형(모양)으로 만들고 자연계에 이미 존재하는 각종 천연물로부터 새로운 약을 개발하거나 새로운 약을 합성하고 기존 약물의 투여방법 등을 개량시켜 새로운 약을 만드는 방법 등에 관해 연구한다.

㉡ 약학 : 약의 사용 및 평강에 관해 중점적으로 연구하는 분야이기 때문에 인간의 생리 및 병리현상과 약의 작용 원리를 이해하고, 어떤 약을 어떻게 사용해야 안전하고 적절한 약물치료가 나타나는 지에 대한 연구를 한다.

⑤ 약의 선택방법 : 전문의약품과 일반의약품으로 나누어지며 전문의약품은 의사의 처방전이 필요한 약이고, 일반의약품은 환자가 선택할 수 있는 약이다(그림 10-27).

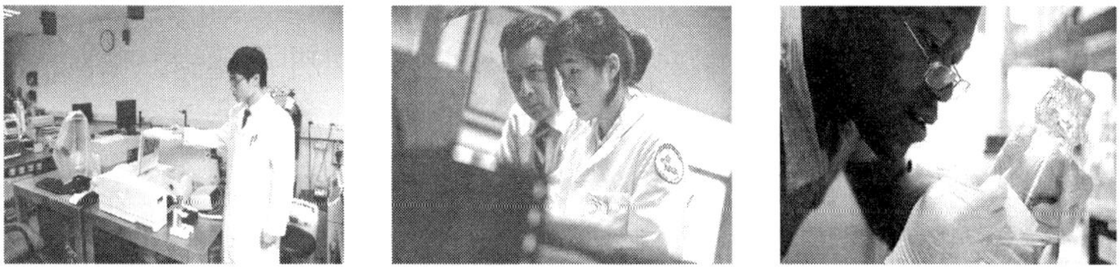

[그림 10-27] 약학사

28. 언어치료사(Speech Therapist)

언어장애의 원인과 증상을 진단 · 사정하고 치료계획을 수립하여 환자를 치료하는 업무를 한다.

① 환자보호자 또는 환자와 상담하여 가족력, 임신력, 태생력, 언어발달력 등을 조사 · 기록한다.

② 환자의 발음, 지능 및 어휘력 수준을 판단하기 위하여 각종 지각 및 영상의학적 검사를 실시하여 환자의 반응을 관찰하고 그림어휘력 검사, 아동언어발달 검사 등 표준화된 검사를 실시한다.

③ 조음장애, 언어지체, 실어증, 음성장애, 말더듬이, 난청, 구개파열, 뇌성마비, 유창성장애, 청각장애 등 언어의 장애원인과 유형을 판별하고 진단한다.

④ 단어 · 글자 · 그림 카드 · 보청기 · 녹음기 · 퍼즐 · 거울 등을 이용하여 치료한다.

⑤ 사회관계 형성 · 유지에 필요한 언어사용 능력을 증진시키기 위해서 집단적 치료활동을 수행한다.

⑥ 장애의 정도, 유형, 부모의 요구를 파악하여 교정치료계획을 수립 · 실행하고 지시 · 감독한다. 또한 언어장애환자와 환자가족 및 담당교사를 상대로 상담 또는 지도활동을 한다(그림 10-28).

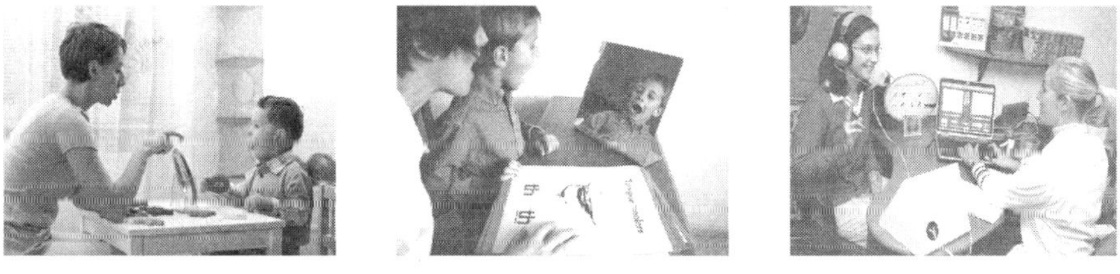

[그림 10-28] 언어치료사

29. 언어병리학자(Speech Pathologist)

성대결절, 성대마비 등을 가진 음성환자들에 대해 원인 질환별로 음성치료나 수술 등으로 적절하게 치료한다.

① 말을 할 수 없는 사람, 말을 더듬는 것처럼 말의 리듬과 능변에 문제가 있는 사람, 억양을

고쳐 의사소통기술을 개선하길 원하는 사람, 집중기억 장애해결 문제와 같은 의사소통 인식을 잘 못하는 사람, 구강운동 신경에 문제가 있는 사람들을 대상으로 말, 언어 인지, 의사소통, 음성 삼킴, 능변 및 기타 관련 질환을 평가·진단하여 치료하고 예방을 도와주는 일을 한다.

② 말과 언어문제 : 청각손실, 뇌손상, 또는 뇌기능 저하, 뇌성마비, 뇌졸중, 구개파열, 성대문제, 정신박약 또는 정서적 문제 등의 다양한 원인으로 발생하게 되는데 이러한 문제들은 선천적 혹은 후천적으로도 발생할 수 있다.

③ 손상의 특성 및 범위를 파악하고 말의 불규칙성을 분석하기 위하여 필기 및 구두시험 그리고 특별기구를 사용하기도 한다(그림 10-29).

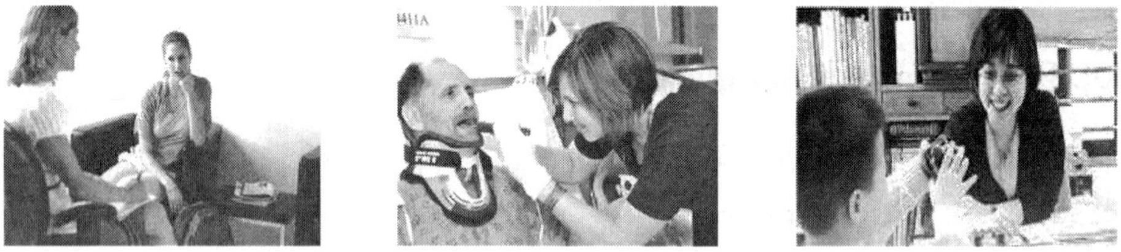

[그림 10-29] 언어병리학자

30. 영양기사(Nutrition Care Technologist)

영양실조 및 회복이 필요한 환자를 위해 균형 잡힌 식단을 공급하는 일이다. 건강증진 및 질병치료를 목적으로 개인 및 단체에 균형 잡힌 음식물을 공급하기 위하여 식단을 계획하고 조리 및 공급을 감독하는 등 급식을 관리하며 영양상담 및 교육, 영양지원 등의 영양관리서비스 제공업무를 수행한다(그림 10-30).

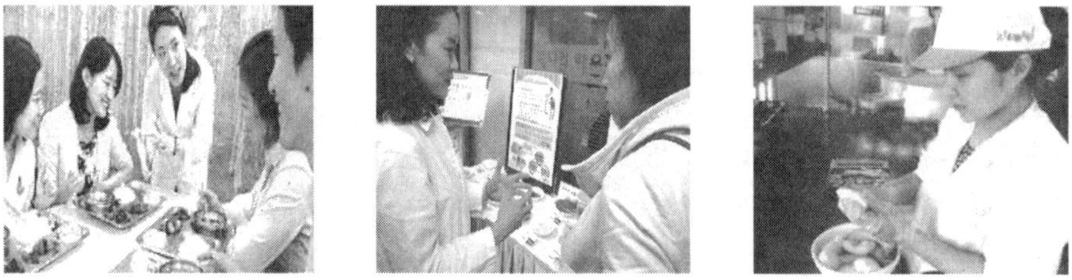

[그림 10-30] 영양기사

31. 영양사(Dietcian/Dietetic Technologist)

건강증진 및 질병치료를 목적으로 영양기법 및 응용에 관하여 연구·개발하고 전문적인 영양서비스를 제공한다. 학교·병원·회사·호텔과 같은 시설에서 급식대상자의 기호, 영양가, 조리능력, 비용 등을 기초로 하여 섭식의 준비를 기획한다(그림 10-31).

① 식품의 신선도, 함유열량 등을 계산하고 섭취 영양소의 양을 분석하고 식단에 필요한 양을 산출하여 재료를 구입, 재료의 품질 상태 및 조리방법을 확인, 조리 담당자의 조리, 위생 상태를 관리·감독하며 조리된 음식을 평가하기 위해 검식한다.
② 병원이나 노인복지시설, 요양원에서 근무하는 임상관리 분야의 영양사는 환자의 식습관, 식사섭취 정도 및 기타 영양상의 문제점을 조사 및 평가하고 환자에 대한 적절한 영양지원 및 영양관리를 수행하고 그 내용을 기록한다.
③ 급식관리 분야의 영양사는 급식대상자의 나이, 성별, 활동에 맞는 영양 권장량을 파악하고 비용을 고려하여 식단을 작성한다.
④ 보건분야의 영양사는 질병예방과 건강증진을 위한 지역사회의 영양개선사업을 수행한다.

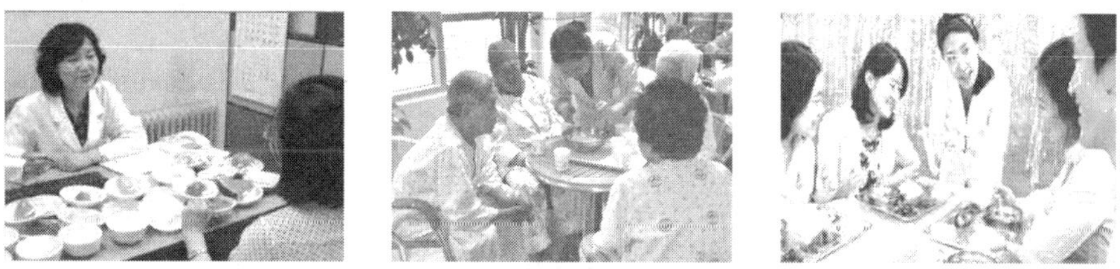

[그림 10-31] 영양사

32. 오락(요법사)치료사(Recreational Therapist)

부상에 의해 신체가 원활히 움직이지 못하거나 장애를 가진 사람을 대상으로 레크레이션을 이용하여 스트레스 해소를 시켜줌과 동시에 삶의 활력소 역할도 병행한다(그림 10-32).
① 환자의 정신적 질병을 레크레이션으로 치료하는 방법으로 손재주를 강화하기 위해 그림을 그리는 것부터 두뇌 활동을 위한 카드게임 등 여러 가지 종류가 있다.
② 환자의 치료 : 즐거운 것임을 느끼게 하기 위해 최선을 다해야 한다. 이러한 즐거움은 치료에 임하는 환자의 완치에 대한 목표의식을 높이거나 장애로 인해 받는 스트레스를 줄여 줄 수 있다.

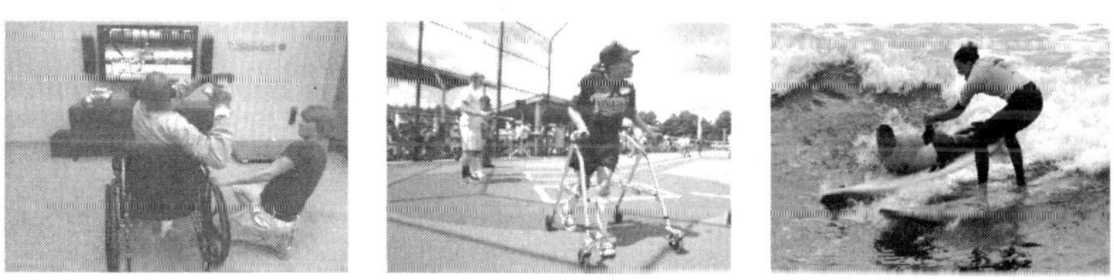

[그림 10-32] 오락치료사 및 오락요법사

33. 외과의사보조(Surgeon Assistant)

외과의사와 함께 의료팀의 일원으로 일하기 때문에 환자의 차트와 병력을 의사와 공유하고 치료하는 일에 함께한다. 외과수술 시 외과의사를 보조하며 수술전 · 후의 환자관리에 많이 참여하고 간단한 상처를 치료, 검사기록을 해석하는 등의 간단한 일은 의사를 대신해서 환자에게 제공하며, 의사의 요구에 따라 수술 중 제1, 제2수술 보조의 막중한 임무를 맡기도 한다(그림 10-33).

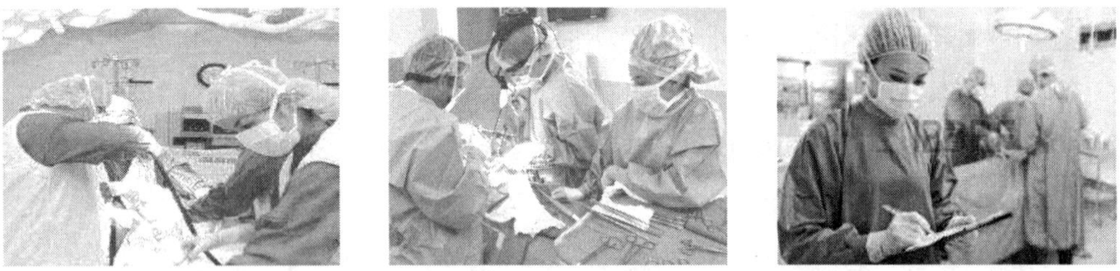

[그림 10-33] 외과의사보조

34. 외과학 기술자(Surgical Technologist/Operationroom Technician)

외과의사가 환자를 수술하는 장면을 보면 그 의사는 여러 명의 전문인들로 구성된 팀으로 둘러싸여 수술을 진행시키고 외과수술분야에서 특수교육과 훈련을 받은 의료계전문의이다.

① 수술을 시작하기 전 환자수술에 필요한 각종의 도구와 기계 등을 수술실에 준비하고 각종의 살균되어 있는 것과 살균되어 있지 않은 필요한 물품들의 준비, 그리고 모든 기구와 기계들이 제대로 기능하고 있는지도 검사한다.

② 환자가 수술을 받도록 준비시켜 놓고 수술 도중 외과의사가 필요한 도구를 제공하여 준다.

③ 수술 도중 환자의 생명 징후와 그 환자에게 연결된 각종 기계에 나타나는 chart 등을 계속 관찰한다. 수술 후에는 그 환자를 회복실로 옮기고 그 수술실을 깨끗이 정리하는 일을 한다.

④ 진료하는 과목 : 간담췌외과, 대장항문외과, 소아외과, 위장관외과가 있다(그림 10-34).

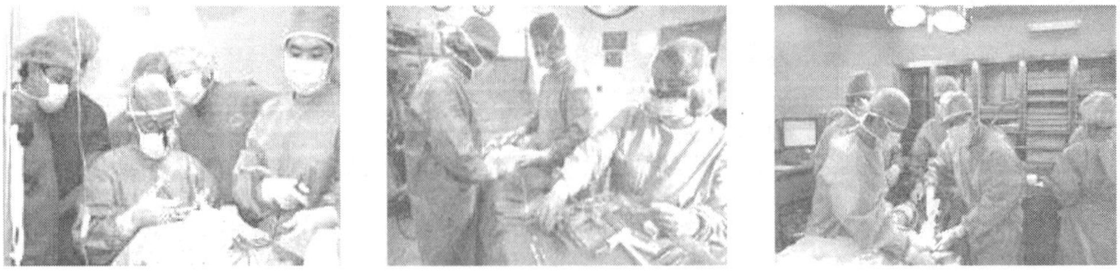

[그림 10-34] 외과학 기술자

35. 음악치료사(Music Therapist)

음악을 이용해 사람의 신체와 정신을 치료하는 일을 담당한다.

① 우울증, 자폐증, 기타 정신적 발육부진 환자들에 대한 정신과의사(의료업)의 일차적인 진단이 이루어진 후 해당 환자의 이상 상태를 파악하여 음악치료계획을 수립한다.

② 환자와 함께 피아노, 오르간, 북, 징, 꽹과리 등의 악기를 이용해서 즉흥 연주 및 작곡을 하면서 환자의 음악적 표현을 이끌어내고 음악연주를 통해 나타나는 환자의 상태를 진단 · 평가한다.

③ 환자의 진단결과를 정리하여 보호자에게 전달하며, 환자의 특성에 따라 음악적 치료방법을 제시한다.

④ 환자의 치료 상 개선상황을 비디오로 기록, 각종 파일형태로 지속적으로 관리하며 환자의 상태 변화를 주시하고 추가적인 치료방안을 모색하여 치료한다(그림 10-35).

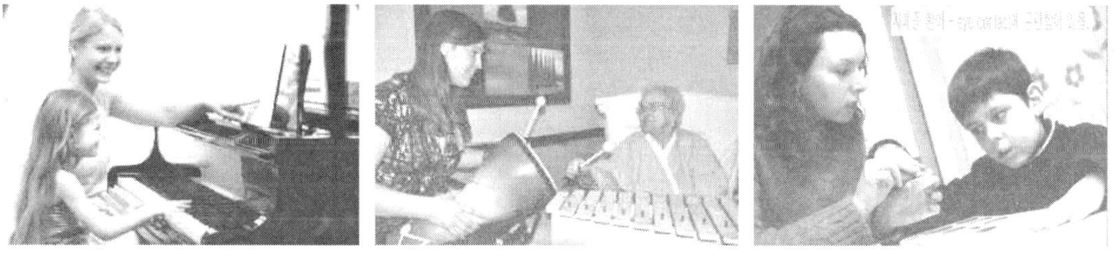

(a) 우울증 (b) 치 매 (c) 자폐증

[그림 10-35] 음악치료사

36. 응급의료기사(Emergency Medical Technician)

응급현장에서 긴급 제세동, 부상의 추가 손상을 막는 역할을 한다. 사고현장에 출동하여 현장에서의 응급처치, 환자 이송, 이송 중 처치 등을 동시에 수행하고 갑작스런 질병이나 부상으로 고통받는 환자에게 생명을 보호하고 고통을 감소시켜 주며, 추가 손상이 발생하지 않도록 응급처치를 수행한다. 응급처치가 끝난 후 응급의료시설로 환자를 이송하고 응급처치 상황과 부상자의 처치 내용을 기록하여 응급센터나 담당의사에게 서면이나 구두로 보고한다. 응급상황에 대비하여 평소

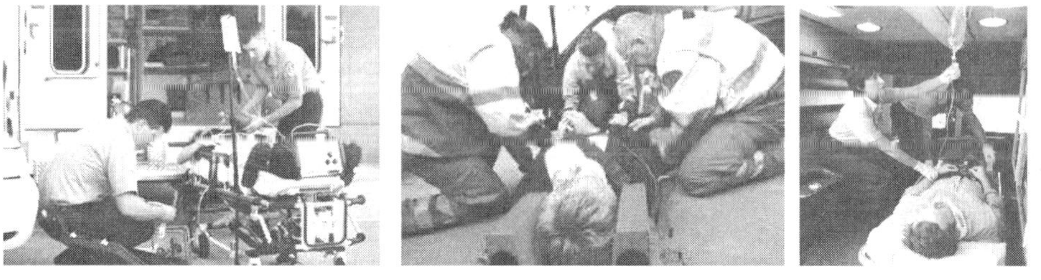

[그림 10-36] 응급의료기사

차량과 장비의 안전점검을 실시하며, 환자의 응급처치에 사용되는 의료용품을 점검하여 교체하거나 보충한다(그림 10-36).

37. 의료정보기사(Medical Coding Specialist)

질병, 부상, 외과수술 및 기타 절차에 대한 자세한 정보를 얻기 위해 의사 및 기타 의료 제공자에 의해 제공되는 의료문서를 검토 및 분석하는 역할을 한다. 인간의 몸과 질병에 대한 지식을 필요로 하고 해부학, 생리학 등에 대한 지식으로 병리, 증상, 징후, 진단 연구, 치료방법 등을 알아내는 업무이다(그림 10-37).

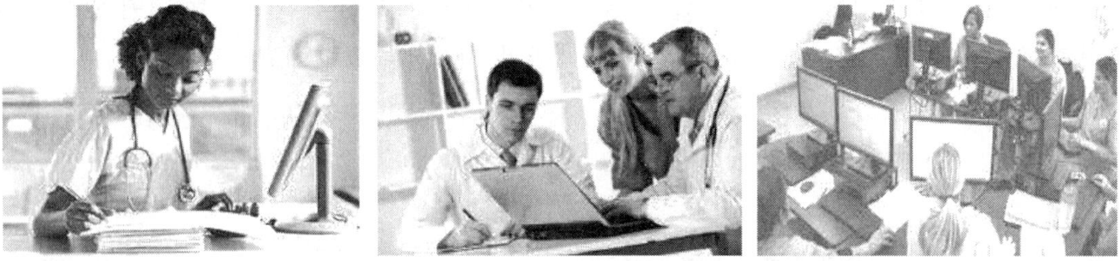

[그림 10-37] 의료정보기사

38. 의무기록기사(Medical Record Technician/Medical Record Administrator)

의무에 관한 기록이 주된 업무이고, 환자의 진료기록내용을 검토하고 분류하여 일정한 순서에 따라 체계적으로 보관한다(그림 10-38).

① 의료기관에서 질병 및 수술분류, 진료기록의 분석, 진료통계, 암 등록, 전사 등 각종 의무에 관한 기록 및 정보를 유지·관리하고 이를 확인하인 한다.

② 의료진이 차트를 필요로 할 때 신속하고 정확하게 대출 및 관리하기 위해 외래 및 입원환자로 구분한다. 의사가 의무기록에 기록한 진단명, 처치, 수술, 검사 등에 대한 질병 및 수술 등으로 분류하여 보관한다.

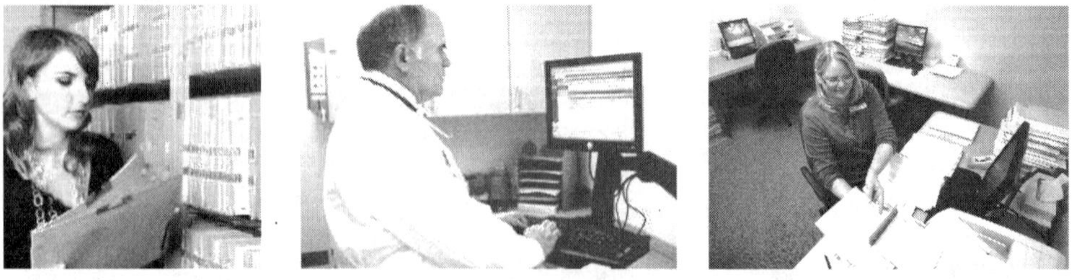

[그림 10-38] 의무기록기사

③ 정리 및 보관된 의무기록의 내용을 검토하고 분석하여 필요한 정보를 요약하고 통계자료를 작성하며, 미비한 의무기록의 경우 검출목록을 첨부하여 담당자에게 알린다.

④ 질병색인, 수술색인 등의 색인업무와 수술실에서 녹음된 테이프를 들으며 녹음내용을 기록하는 업무도 수행한다.

39. 의무단위 조정자(Medical Unit Coordinator)

병원과 같은 의료시설의 검사와 예약을 효율적으로 관리한다. 또한 의료기록을 유지하고 진료약속과 의료검사를 예약하는 등의 기타 사무작업을 담당한다. 의사의 지시를 이해하고 다른 의료 전문가와 통신 등의 관리와 사무작업을 수행하여 의료시설의 원활한 작동을 유지한다(그림 10-39).

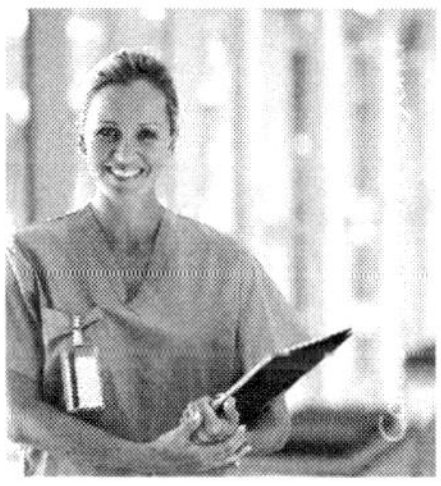
(a) 의료기록 관리

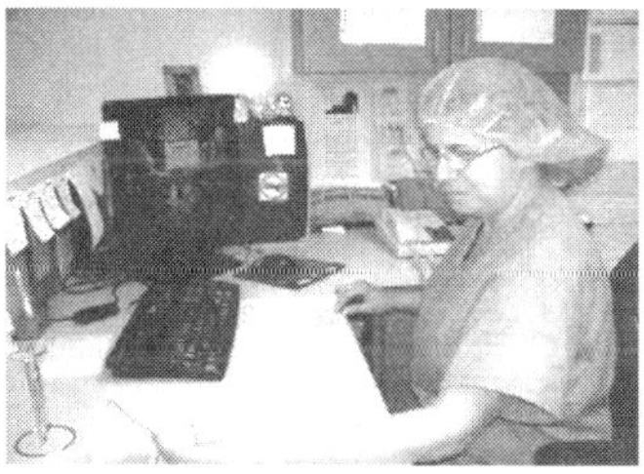
(b) 의료사무 관리

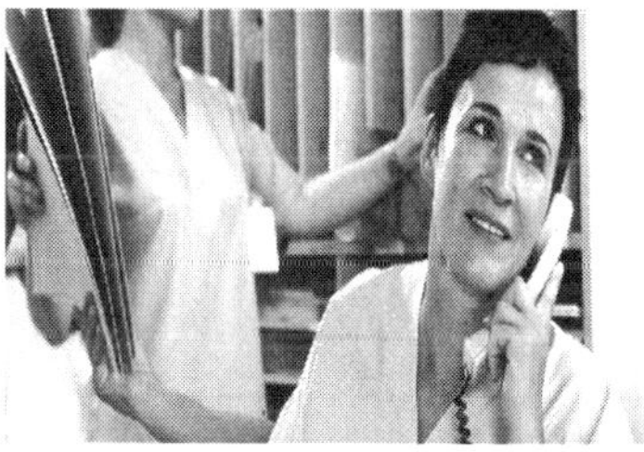
(c) 의료검사 예약

[그림 10-39] 의무단위 조정자

40. 의사조수(Physician Assistant)

의사가 지시하는 활동 내에서 환자의 상태를 측정 · 체크한다(그림 10-40).

① 일반적으로 주어진 범위 내에서 의사들이 가능한 업무 중 일부를 위임받아 진료보조를 수행한다. 의료법상 의사는 의료와 보건지도를 간호사는 간호 및 진료보조만 가능하다.

② 수술 · 약물 처방 · 예진 · 회진은 의사의 의료행위로 간호사를 포함해 의사조수가 할 수 없도록 돼 있다

③ PA가 의사의 지시없이 회진을 돌거나 약물을 처방하면 의료행위가 되므로 문제가 된다.

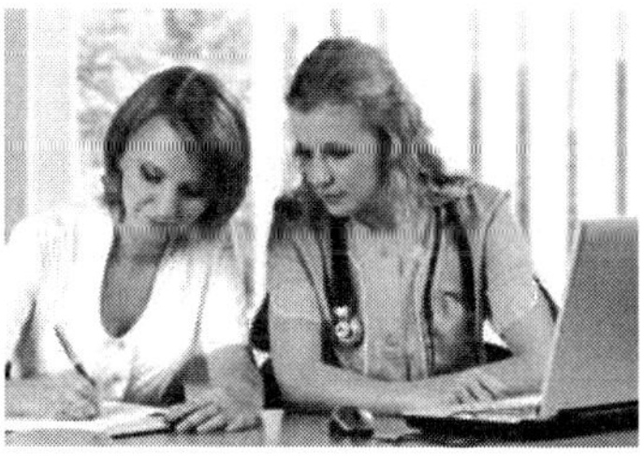

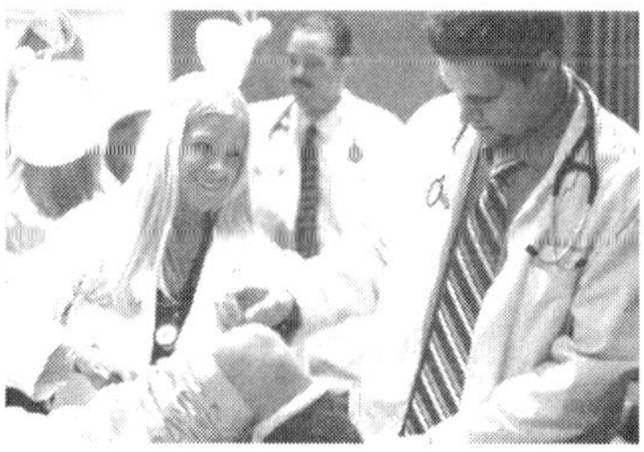

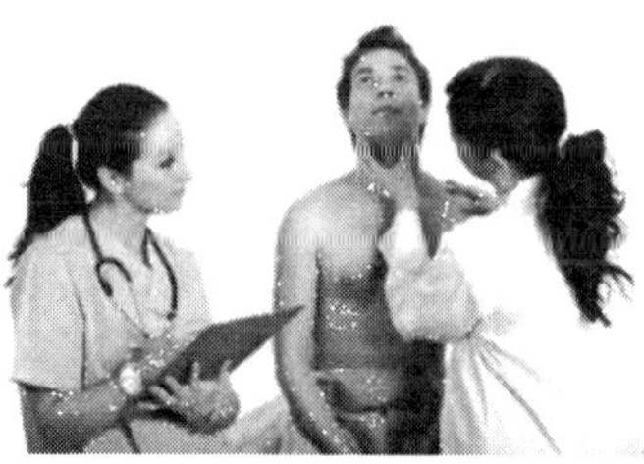

[그림 10-40] 의사조수

④ 간호사를 훈련시키거나 응급구조사나 의료기사를 의사조수로 채용해 쓰는 곳도 많다.

⑤ 일부 병원에서는 의사의 지시를 받고 일한다는 뜻에서 오더리(Orderly) 또는 테크니션(Technician)이라고도 한다.

41. 면허(자격)간호사(Nurse, Registered)

의료기관에서 환자의 건강을 회복, 유지하고 증진하도록 돕는 전문적인 의료활동을 수행한다.

① 환자의 상태파악을 위해 혈압, 체온 등을 측정하고 약품을 투여하거나 외상치료를 하면서 환자의 상태와 반응을 관찰, 기록하여 결과를 의사에게 알린다.

② 수술 또는 분만시술 중인 의사 및 해당환자를 돕고, 간호활동에 관한 기록을 수집하여 관련 문제에 대해 조언하기도 한다.

③ 근무하는 곳은 중환자실, 외과, 산부인과, 비뇨기과, 안과, 치과, 이비인후과 등 병원 내 부상·회복을 돕는 곳에서 근무하고 있다(그림 10-41).

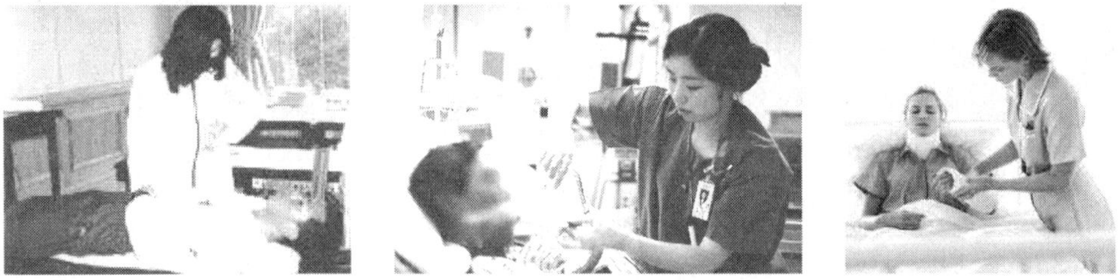

[그림 10-41] 자격간호사, 면허간호사

42. 재활기사(Rehabilitation Technologist)

디스크, 마비증세 등 신체의 장애가 있을시 재활훈련을 통하여 치료를 한다.

① 각종 질병 및 사고로 인하여 장애가 생긴 사람으로 하여금 주어진 조건 하에서 최대한의 신체적, 정신적, 사회적 능력과 잠재적 능력을 발달시켜 가능한 한 정상에 가깝게 또는 남에게 도움을 받지 않는 생활을 할 수 있게 해주는 분야이다. 뇌졸중, 척수손상 환자뿐만 아니라 각종 통증으로 인하여 보행 및 일상생활 동작에 지장을 받는 모든 환자가 재활치료의 대상이다.

② 재활의학의 분야 : 근골격계의학, 의료재활, 전기진단학의 3가지 분야로 나눌 수 있다.

㉠ 근골격계의학 : 척추나 사지의 근골격계의 질환으로 인한 기능이상과 통증을 치료하는 분야로 약물치료, 주사치료, 물리치료, 운동치료, 보조기 등 외과적 처치를 제외한 모든 보존적 요법을 시행한다.

㉡ 의료재활 : 중추신경계의 질환이나 손상 및 말초 신경근육 질환, 즉 뇌졸중(중풍), 척수손상, 뇌성마비, 말초신경염, 근육디스트로피 등의 질환으로 인한 운동기능장애와 합병증을 치료

하여 기능을 향상시키고 장애를 최소화하여 가능한 한 정상에 가깝도록 삶의 질의 향상을 도모한다(그림 10-42).

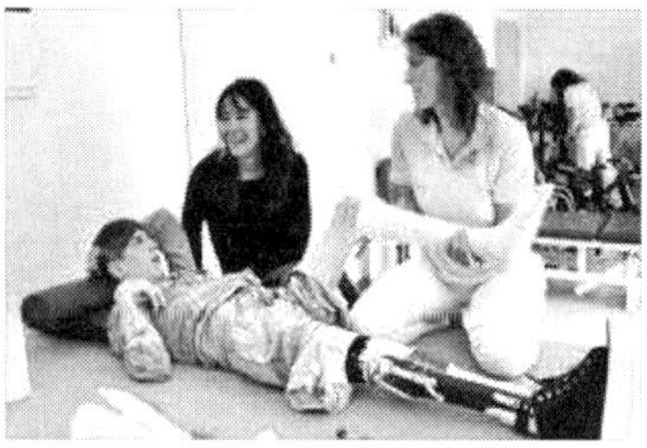
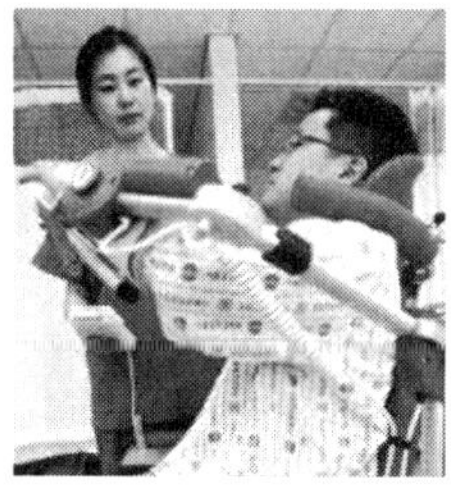
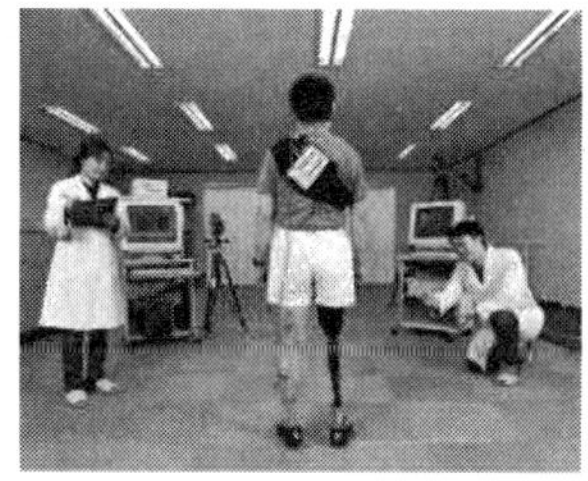

[그림 10-42] 재활기사

43. 정신병 치료기사(Psychiatric Technician)

기본 간호, 약물관리, 문서작성, 환자평가, 치료활동, 치료계획개발, 치료계획구현, 치료평가, 환자와 환자의 가족교육 등이 있다.

① 정신과 의사와 정신과 간호사의 지시에 따라 작업을 한다.

② 손에 직접치료가 진행되며 감정적인 사람, 장애인, 정신병과 치매와 같은 정신 질환으로 고통받는 사람들을 치료하며 공공 및 민간 병원과 장기요양시설에 근무한다.

③ 정신, 신체, 행동, 정신 질환의 인간, 향 정신제(Psycho- pharmaceutical) 치료 등 다양한 옵션의 구현에 도움이 된다.

④ 정신건강치료의 낮은 수준을 발전시키기 위하여 프런트 라인 구현 또는 구현에 지원, 정신과의사 또는 기타 정신건강전문가에 의해 개발된 치료계획이다.

⑤ 사용되는 약물에 대한 환자의 반응과 환자의 정신적, 육체적 건강의 변화뿐만 아니라 약물치료, 행동개입, 상담 및 그룹 또는 개인치료, 치료옵션에 대한 고객과의 상담 및 상담의 호출, 종종에 대한 기록유지 및 약물치료를 받는 환자의 모니터링을 포함한다. 자신의 분야에서 사용되는 요구사항에 대한 사례 및 새로운 약물을 변경하는 데 사용되는 약물과 인진문제에 대한 업데이트를 유지한다(그림 10-43).

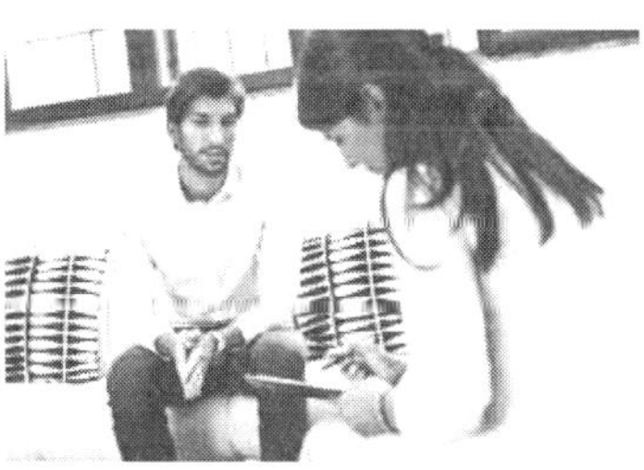
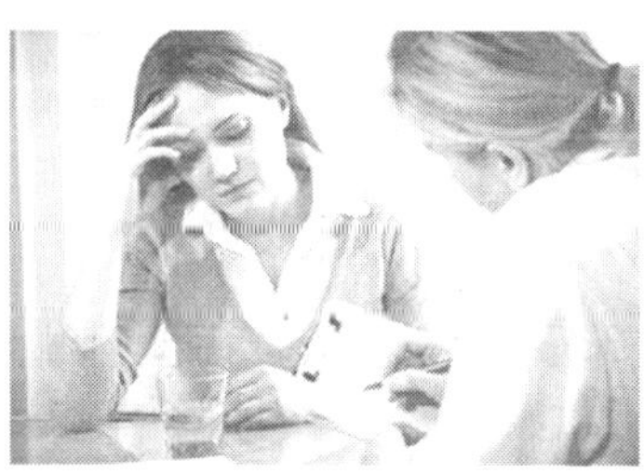
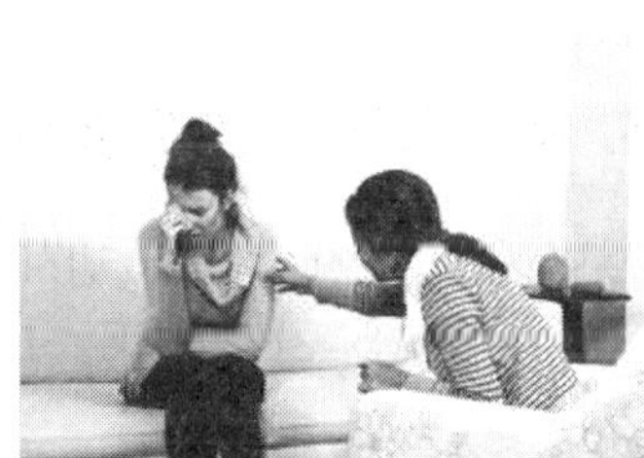

[그림 10-43] 정신병 치료기사

44. 조산사(Nurse Midwife)

출산, 신생아 관찰, 목욕시키기와 가족계획, 성교육, 여성암예방 등 여성건강을 관리하고 교육한다.

① 임산부의 산과력 등을 문진하고 초음파검사기 등을 사용하여 임신진단, 신체검진, 혈액·소변 검사, 태아건강사정, 위험요소 사정 및 교육을 하고 분만기구를 준비한다.

② 분만진행과정을 관리하고 태아심음 측정, 회음부 절개, 분만을 관리한다. 기도흡인물 제거 등 신생아 돌보기와 산모의 혈압, 자궁퇴축 관리, 젖울혈 풀기 등 산후를 관리한다(그림 10-44).

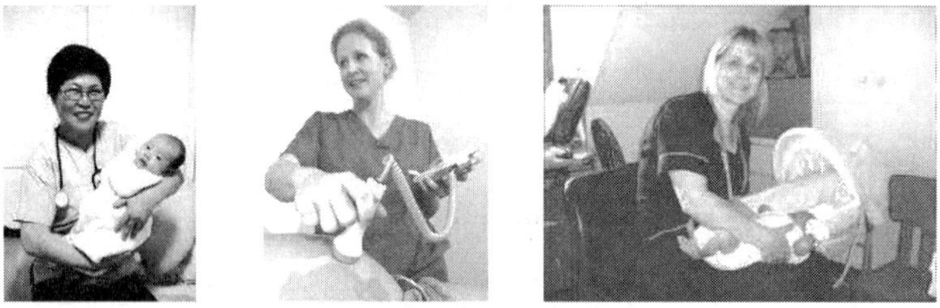

[그림 10-44] 조산사

45. 조직학기사(Histologic Technologist)

암 및 기타 질병을 초기에 발견하기 위한 조직 검사를 실시한다. 초기에 병을 발견하지 못하면 환자에게 죽음이나 피해가 가게 되므로, 이러한 상황을 최소화하기 위해 현미경 검사로 샘플의 미세한 구조를 시각화해 치료에 도움을 주는 의료인이다(그림 10-45).

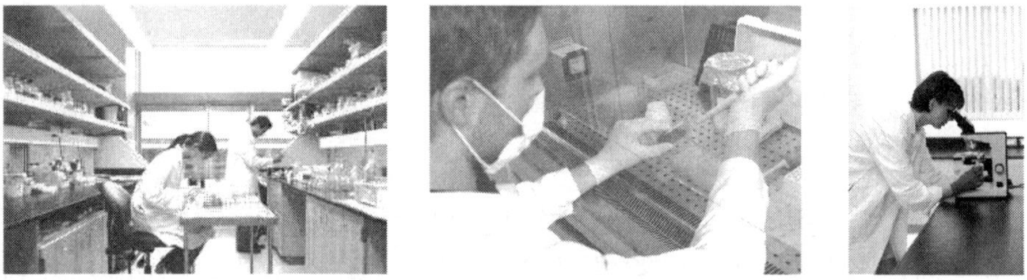

[그림 10-45] 조직학기사

46. 준 의료종사자, 위생병(Paramedic)

의료에 관련된 간호사·요법사·기사 및 다른 보조요원들로, 특히 환자의 치료에 대한 직접적인 책임을 의사와 나누어 가질 수 있는 고도로 훈련받은 의료인이며 임상간호사·의사보조자·응급의료 전문가 등이 이에 속한다.

혈액샘플 채취 등의 진단과정과 약물투여·상처봉합 등의 치료과정 및 일상적 환자의 건강사정,

병력기록 등 의사의 일을 도와준다.

① 준 의료종사자의 교육 : 일반적으로 보건의료에서 특정한 역할을 하도록 개인을 준비시키는 것이고 의사 양성교육보다는 종합적이지 않다.

② 위생병(간호병) : 군대에서 위생과 응급 처치, 간호에 관한 직무를 수행하는 병사이다. 유사시 의사의 진찰을 받을 수 없는 전장에서 질병이나 부상에 노출된 병사를 간호하고 전투병의 건강 상태를 지속적으로 점검하고 함께 이동한다. 응급환자의 상태를 파악하여 진료한다(그림 10-46).

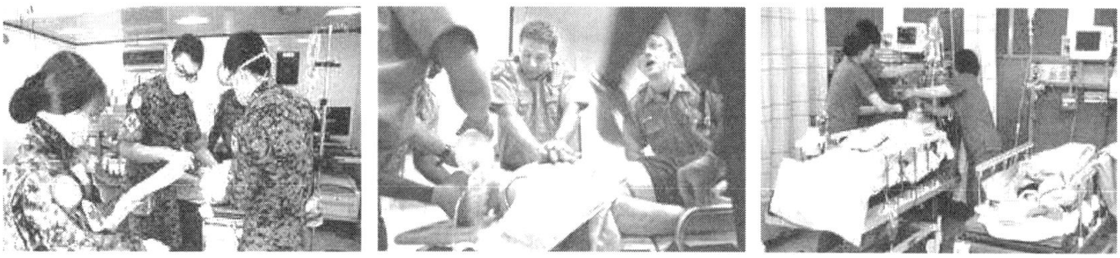

[그림 10-46] 준 의료종사자, 위생병

47. 직업치료사(Occupational Therapist)

의료진과 협의하여 환자 개개인의 지적, 신체적 능력 및 흥미에 적합한 치료방법을 선정한다. 또한 수공예 및 손재주 작업에 대한 기능연습, 가사활동에서의 기능연습, 신체 및 정신적인 기능회복을 위한 감각적, 교육적, 사회적 및 오락적 활동 등을 수행한다.

① 의료기사의 하나로 정신적으로 문제가 있거나 발달과정에서 장애를 입은 환자에게 독립적으로 일상생활을 할 수 있도록 한다.

② 환자와 함께 현재의 문제점을 발견하고 우선순위를 결정하여 작업을 선택하도록 도와준다. 또한 즐거운 마음으로 살아가도록 도와주며 개인의 상태에 맞는 필요한 활동을 선택하여 수행할 수 있도록 여건을 조절하고 적극적으로 참여하여 장애를 가진 상태에서도 최대한 만족스러운 삶을 영위할 수 있도록 도와준다(그림 10-47).

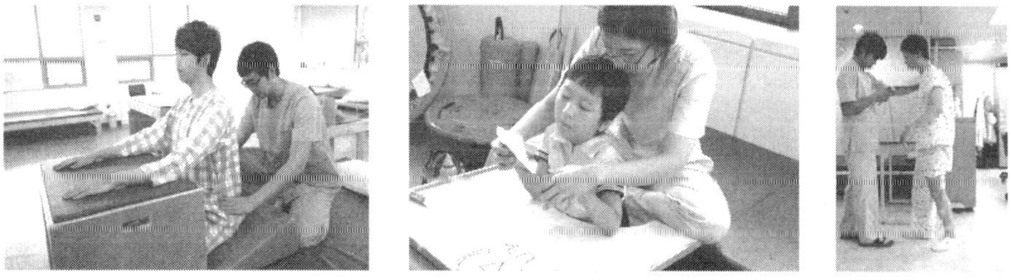

[그림 10-47] 직업치료사

48. 직업치료보조사(Occupational Therapy Assistant)

편마비 증상환자 등 재활훈련이 필요한 장애를 가진 사람들을 진료하고 있다. 소정의 치료활동과 운동에 환자를 안내하는 작업치료사의 지시에 따라 진찰, 관리, 치료하고 환자자신의 완전한 독립과 건강한 몸으로 복구할 수 있도록 하기 위해 특수장비를 사용하여 장애를 진단하고 특정 치료를 처방할 수 있고, 직접치료의 목표를 달성하기 위해 환자와 함께 작업치료를 한다(그림 10-48).

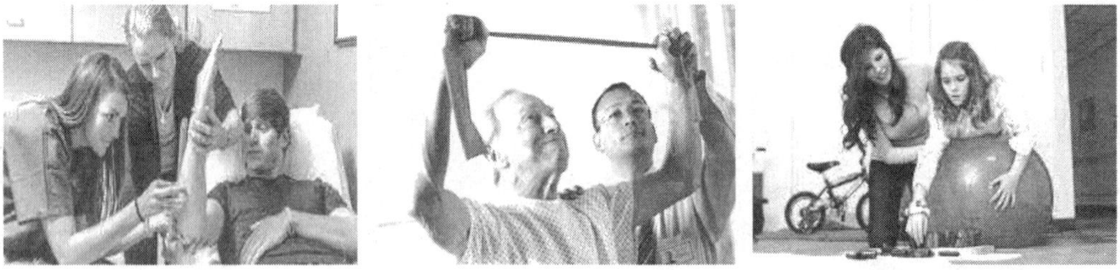

[그림 10-48] 직업치료보조사

49. 직업훈련 간호사(Nurse, Licensed Vocational or Practical)

환자에 대한 관심과 환자의 부상, 회복을 간호사의 지도 아래 훈련시켜주는 역할을 한다. 일정한 직무를 수행하는데 필수적으로 요구되는 직업적 지식과 기술을 제공해 주는 훈련의 조직적인 형태이다(그림 10-49).

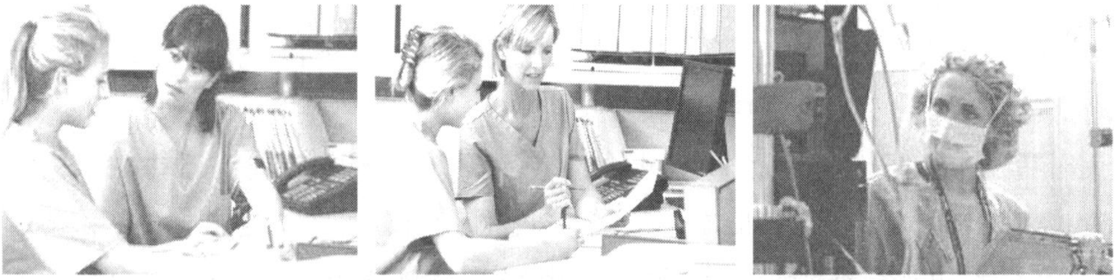

[그림 10-49] 직업훈련 간호사

50. 진료기사(Medical Technologist)

의사의 지도하에 세균 및 혈청학적 검사, 혈액학적 검사, 병리학적 검사, 원충 및 기생충학적 검사 및 관리를 실시한다. 환자와 직접 상호작용하지는 않으므로 환자의 진단과 치료를 결정하는 것은 제공된 정보에 의존하게 된다(그림 10-50).

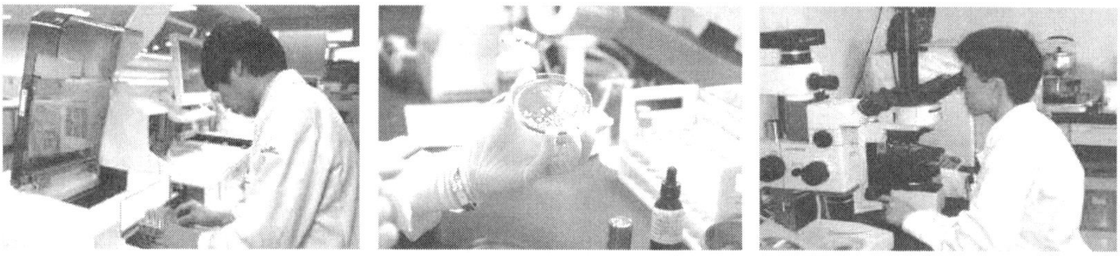

[그림 10-50] 진료기사

51. 진료녹화기사(Medical Transcriptionist)

각종 검사내용, 수술장면 등을 녹음 및 기록, 관리하는 일을 한다. 치료, 절차, 진단테스트 등 검사내용을 읽기 쉽고 정확한 방식으로 문서화 되어야 하고 이것은 환자의 의료기록의 일부가 된다(그림 10-51).

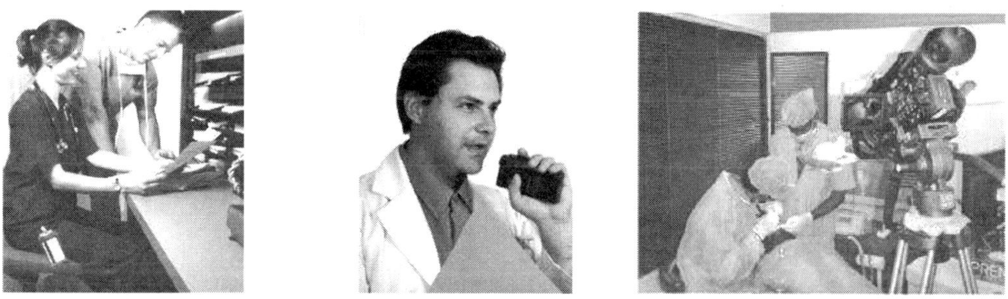

(a) 검사내용의 문서화 (b) 검사내용 녹음 (c) 수술녹화

[그림 10-51] 진료녹화기사

52. 진료보조사(Medical Assistant)

의사와 다른 보건전문가의 작업을 지원하기 위해 행정 및 임상작업을 수행하는 사람이다(그림 10-52).

① 응답전화, 인사, 환자, 환자의 의료기록파일의 업데이트 및 보험양식을 작성하고 일정약속, 입원 등 많은 행정업무를 수행한다.

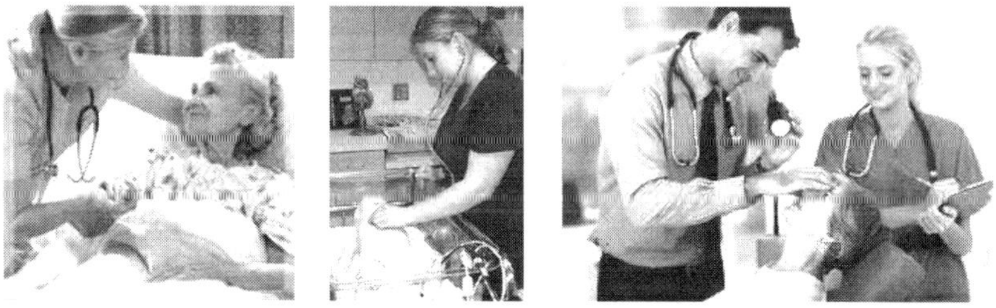

[그림 10-52] 진료보조사

② 업무 : 관할 구역에 따라 달라지며 생체신호를 기록하고 환자에게 치료절차를 설명, 검사를 위해 환자를 준비시키는 일도 업무에 포함이 될 수 있다.

53. 진료설명가(Medical Illustrator)

의학 또는 생물학에 관련한 내용들을 시각적으로 보다 더 자세히 보기위해 의료삽화들은 필름 같은 2차원 형태지만 실물모형과 같은 3차원 형태로 만들고, 기록을 남기거나 알리는 데에 중요한 역할을 수행한다. 전문직업예술가로 그림 실력뿐만 아니라 의학과 과학분야에 관하여 다양하고 광범위한 지식과 훈련을 받아야 한다(그림 10-53).

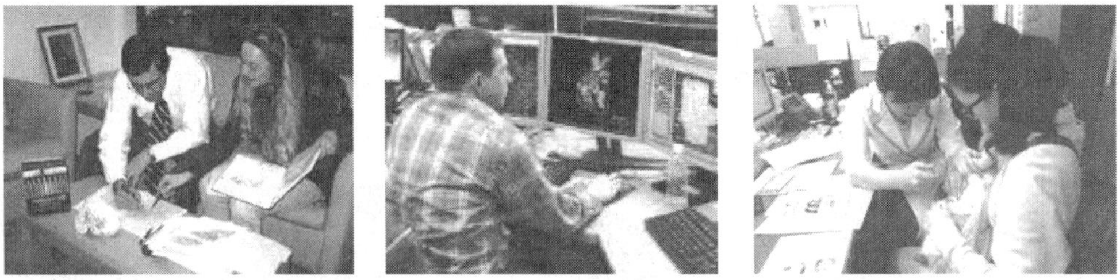

[그림 10-53] 진료설명가

54. 청력(청각)학자(Audiologist)

청능사 자격검정원이 주관하는 자격검정시험에 합격하여 자격을 취득한 사람으로서 청각장애인들의 청능평가, 상담과 보청기와 인공와우의 평가를 통하여 재활, 훈련을 담당하는 업무를 수행한다(그림 10-54).

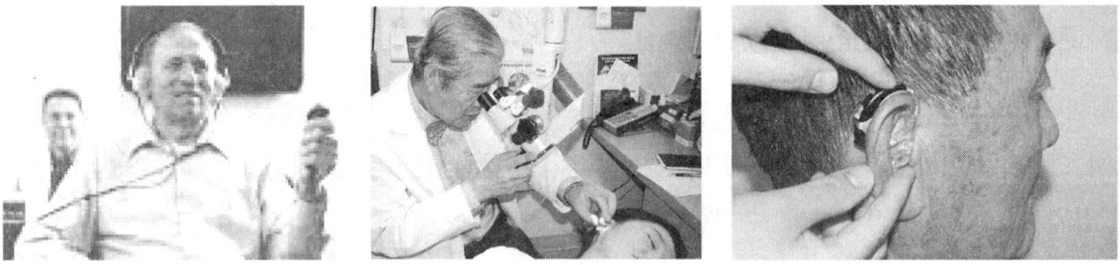

[그림 10-54] 청각학자, 청력학자

55. 초음파진단기사(Diagnostic Medical Sonographer)

인체에 무해한 높은 주파수대의 초음파(Ultrasound)를 이용하여 인체내부 조직을 촬영하여 간의 상태, 심장의 상태, 태아의 상태, 암종의 상태 등 다양한 영상진단 자료를 모니터해서 의사에게 전달하는 일을 한다.

환자와 산부인과 등에서 직접 작업을 하며 촬영절차를 환자에게 충분히 설명하여 환자를 편안하게 한 후, 진단기계를 작동하며 초음파진단자료를 분석하여 의사에게 전달하고 환자의 진단기록을 분류하여 보존시킨다(그림 10-55).

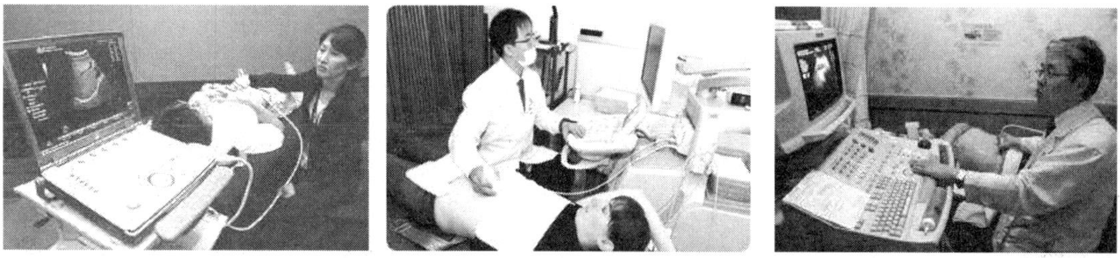

[그림 10-55] 초음파진단기사

56. 치과검사기사(Dental Lab Technologist)

치과기공사는 치과의사의 의뢰에 따라 다양한 형태와 재료의 치아, 치아장치, 교정장치 등을 제작 수리힌다.

① 치과보철물의 종류 및 사용하는 재료, 완성시간, 설계 등을 확인하고 치과 병 · 의원으로부터 제공 받은 환자의 치아모형을 분석, 설계하여 모형에 따라 석고모형을 뜬다.

② 작업 모형에 맞게 금, 은, 합성수지 등으로 인공치아를 만들거나 의치 및 교정틀 등 치아에 필요한 보철 제작물을 주조한다.

③ 제작물을 정교하게 연마하고 가공하여 보철물을 완성하고 모델에 맞게 제작되었는지 확인한다.

④ 치과기공물 및 충전물 제작, 수리에 사용되는 도구나 재료, 장비 등을 관리한다.

⑤ 진료보조는 부정교합, 치아교정 등이 있다(그림 10-56).

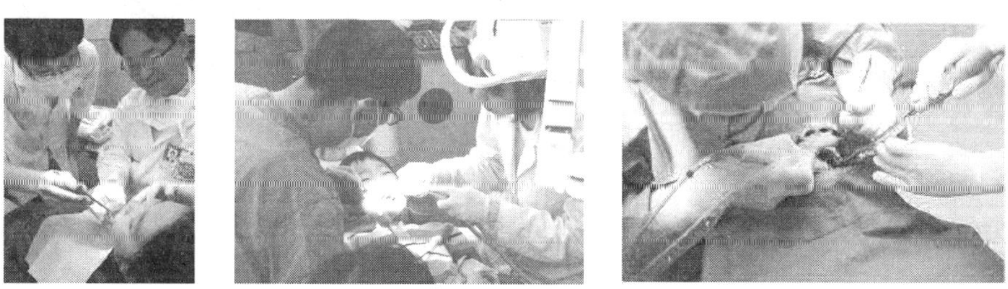

[그림 10-56] 치과검사기사

57. 치과보조사(Dental Assistant)

치과에서 치과의사를 보조하여 신경치료, 치통 등의 과목을 보조하고 치과 내에서 수속, 진료시 필요한 서류준비, 진료보조촬영, 환자들의 혈압, 맥박체크, 의료기구 준비, 수술보조 등의 일을 한다(그림 10-57).

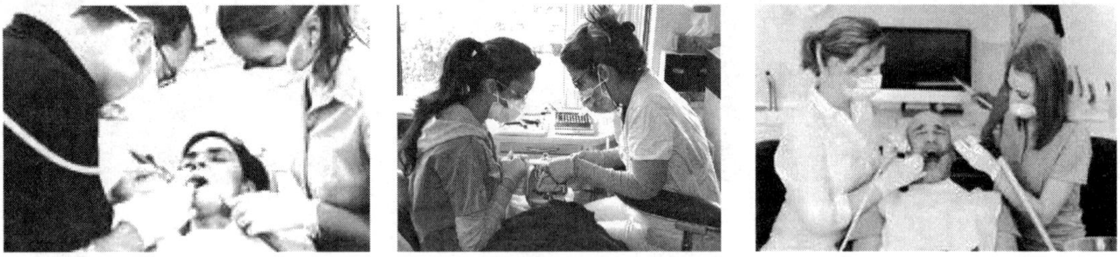

[그림 10-57] 치과보조사

58. 치과보철사(Prosthetist)

치과의 보철과는 안면부, 특히 구강 내 결손부의 건강한 수복을 책임지고 있다.

② 작게는 한개의 치아를 수복하여 기존의 모양과 기능을 회복시켜주는 크라운 치료에서부터 '틀니'까지 총 의치를 통해 전체 치아를 만든다.

② 금속사기관, 전부도재관, 크라운, 브릿지, 부분틀니, 완전틀니, 틀니관리법, 심미보철 등이 있다. 보철은 인체의 결손부를 보충해준다(그림 10-58).

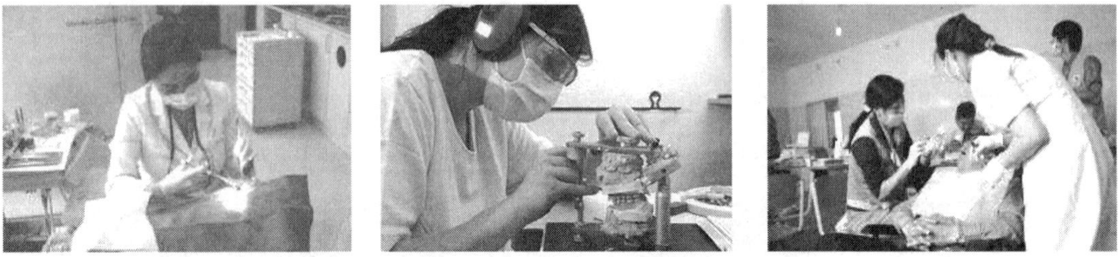

[그림 10-58] 치과보철사

59. 치위생사(Dental Hygienist)

치과에서 치과의사의 진료를 보조하고 환자의 스케일링 등 위생에 관한 업무를 행하는 의료종사자이다. 지역주민과 치과 질환을 가진 사람을 대상으로 구강보건교육, 예방치과처치, 치과진료협조 및 경영관리를 지원하여 국민의 구강건강증진의 일익을 담당하는 전문직업이다(그림 10-59).

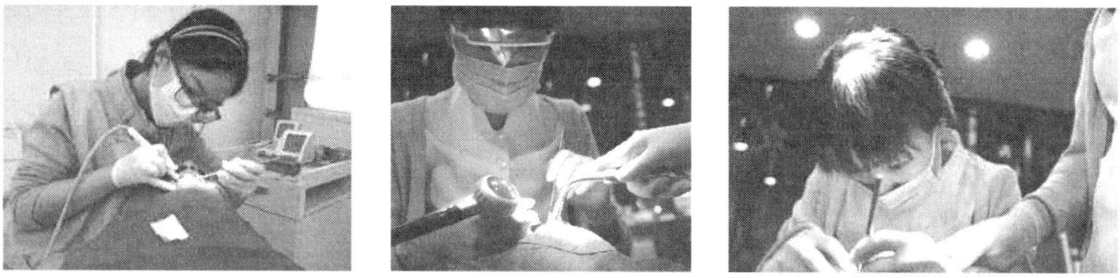

[그림 10-59] 치위생사

60. 침술사(Acupuncturist)

환자와의 상담과 진맥 등으로 환자의 질환과 질환의 경중을 파악한다.

① 환자의 질환인 요통, 마목, 근육통에 따라 침법과 구법 등 치료방법을 선택한다.

② 침술을 할 때는 먼저 선혈을 선택하고 환부를 알코올로 소독하며 소독기, 멸균기를 사용하여 침을 소독한다. 침을 놓거나 뜸을 놓으며 부황기를 사용하여 부황을 뜬다(그림 10-60).

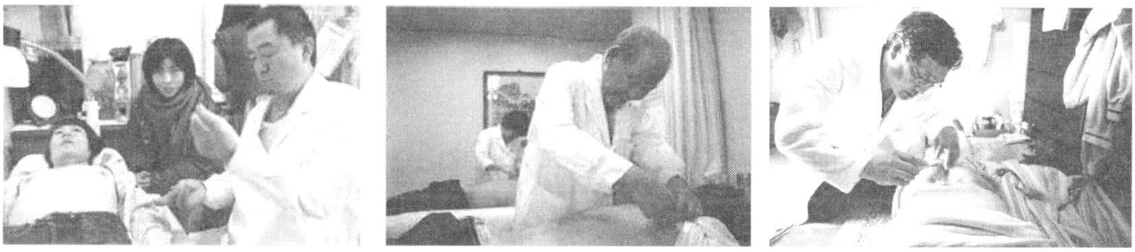

[그림 10-60] 침술사

61. 투석기사(Dialysis Technician)

의사를 보조하여 만성신부전, 급성신부전, 당뇨병성 신장 질환 등의 진료를 보조한다. 반투과성막(투석막)을 경계로 그 양측에 환자의 혈액과 일정한 성분으로 조성된 투석액을 서로 반대방향으로 통과시키면서 혈액 내의 노폐물을 농도차이에 의해 제거하고(확산), 일정한 압력을 가하여 과다한

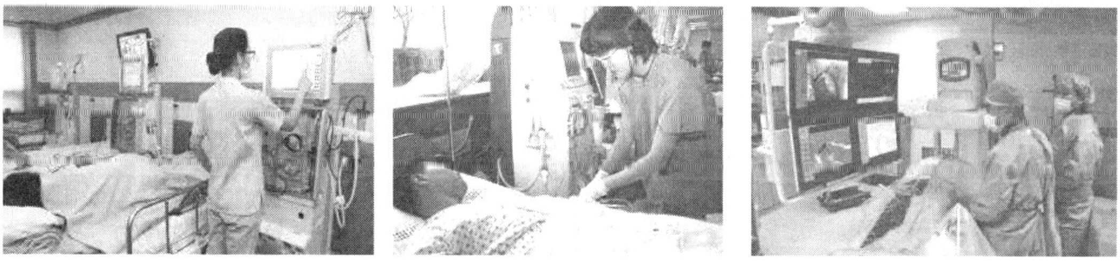

[그림 10-61] 투석기사

수분을 제거(한외여과)하는 원리를 이용하여 투석기(인공 신장기)와 투석막을 이용하여 혈액으로부터 노폐물을 제거하고 신체내의 전해질 균형을 유지하며 과잉의 수분을 제거하는 역할을 한다(그림 10-61).

62. 핵의학기사(Nuclear Medicne Technologist)

병원에서 방사선을 발생시키는 물질을 환자에게 투여 혹은 주사를 해서 거기서 나오는 방사선의 양을 측정하고 영상을 만들어서 환자 몸속의 질환이나 병변들을 영상화하는 일을 하고 있다.

뇌종양, 갑상선, 뇌수막종 등의 과목을 진료한다(그림 10-62).

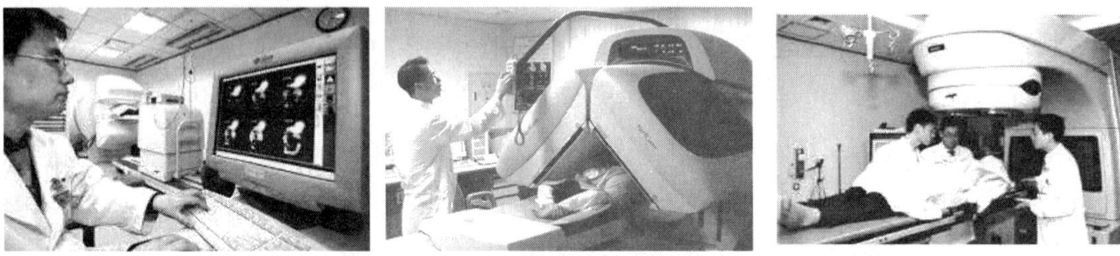

[그림 10-62] 핵의학기사

63. 혈액은행 전문기사(Specialist in Blood Bank Technology)

혈전증, 에이즈, 부종, 백혈병 등 피와 관련 된 업무를 담당하고 있다.

최근에는 수혈이 외과적 질환뿐만 아니라 각종 질환 치료에 수요가 증가하므로 종래와 같이 직업적인 급혈자(給血者)만으로는 수요를 충당할 수 없게 되었으며, 미리 혈액을 보관하여 언제든지 어떤 곳이든지 또 얼마든지 수요에 응할 수 있도록 하는 시설이 필요하게 되었다. 이러한 요구에 의해서 설립된 것이 혈액은행이고 전문기사들이 혈액을 관리하고 있다(그림 10-63).

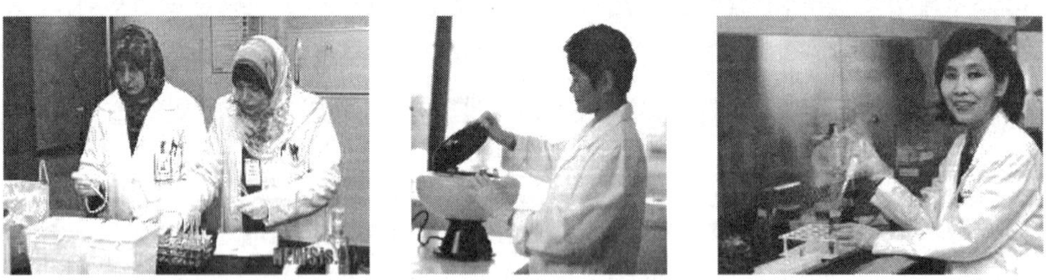

[그림 10-63] 혈액은행 전문기사

64. 호흡(요법사)치료사(Respiratory Therapist)

폐렴, 기흉, 호흡곤란, 폐결핵 등 호흡에 관련된 과목을 진료하고 있다.

① 만성폐색성 폐질환 환자나 각종 폐기능부전 환자에게 있어서 재활은 중요한 위치를 차지하고 있다.

② 배담법에서 시작해, 호흡근 강화를 위한 훈련, 가정용 산소사용 등의 지도를 한다(그림 10-64).

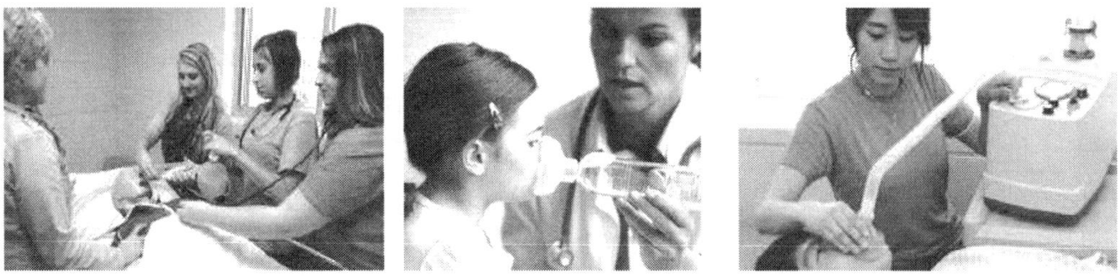

[그림 10-64] 호흡요법사, 호흡치료사

□ 참고문헌 □

1. 국제의료관광코디네이터, 보건의료 관광행정, 나승권, 도서출판 상학당, 2016
2. 국제의료관광코디네이터, 보건의료서비스 지원관리, 나승권, 도서출판 상학당, 2016
3. 국제의료관광코디네이터, 보건의료 관광마케팅, 나승권, 도서출판 상학당, 2017
4. 국제의료관광코디네이터, 관광서비스 지원관리, 나승권, 도서출판 상학당, 2017
5. 국제의료관광코디네이터, 의학용어 및 질환의 이해, 나승권, 도서출판 상학당, 2013
6. 국제의료관광코디네이터 보건의료 관광실무, 나승권, 도서출판 상학당, 2020
7. 병원의료설비 · 의료용품 · 안과 · 치과 · 한방 의료기기, 나승권, 도서출판 상학당, 2018
8. 수술 · 임상 · 검사 의료기기, 나승권, 도서출판 상학당, 2015
9. 의공학전공자를 위한 생리해부학 및 생체물성학, 나승권, 도서출판 상학당, 2013
10. 의공학입문, 나승권, 도서출판 상학당, 2011
11. 의료기기 기술분석 및 의료정보, 나승권, 도서출판 상학당, 2018
12. 의료기기실무, 나승권, 도서출판 상학당, 2012
13. 의료기기응용회로, 나승권, 도서출판 상학당, 2007
14. 의료기기운용, 나승권, 도서출판 상학당, 2011
15. 의료공학이론, 나승권, 도서출판 상학당, 2011
16. 의료기초공학, 나승권, 도서출판 상학당, 2011
17. 의료전기설비, 나승권, 도서출판 씨마스, 2011
18. 의료전기설비 및 PLC, 나승권, 도서출판 상학당, 2013
19. 의료전기회로, 나승권, 도서출판 상학당, 2008
20. 의용전자회로, 나승권, 도서출판 상학당, 2011
21. 영상 · 응급 의료기기, 나승권, 도서출판 상학당, 2015
22. 재활 · 피부미용 · 비만 의료기기, 나승권, 도서출판 상학당, 2015
23. 진찰 · 진단 의료기기, 나승권, 도서출판 상학당, 2014
24. 치료 의료기기, 나승권, 도서출판 상학당, 2014
25. 현대 기초의학및의공학, 나승권, 도서출판 상학당, 2009
26. 현대 의용전자공학, 나승권, 도서출판 상학당, 2009
27. 현대 의료안전 · 법규및정보, 나승권, 도서출판 상학당, 2014
28. 현대 의료기기, 나승권, 도서출판 상학당, 2009
29. 현대 의용기계공학, 나승권, 도서출판 상학당, 2009
30. 현대 의공실무, 나승권, 도서출판 상학당, 2014
31. u-Health 및 전자의료기기, 나승권 · 최병철, 도서출판 메디저널, 2011

□ 찾아보기 □

□ 저자약력 □

■ **나 승 권**

- 한국폴리텍대학 원주캠퍼스 의료공학과 교수(현)
- 서울청량초등, 경희중, 한양공업고등학교 전기과 졸업
- 한국폴리텍대학 동부산캠퍼스 전기, 전자과 2년 수료
- 한국폴리텍대학 인천캠퍼스 전기과 기능장과정 졸업
- 세명대학교 대학원 전기전자학과 졸업(의공학 및 전력전자응용전공, 공학박사)
- 삼육의료원 부산(한방)병원 전기 및 의공기사 7년 근무
- 한국수자원공사 전기기사 7년 근무
- 의공기사, 의공산업기사, 병원코디네이터(Hospital Coordinator)사, 의료정보관리사, 의료기기상품기획사, 전기·전자기술지도사, 전기기기기능장, 전기공사기능장, 산업안전기사, 전기공사특급기술자, 한국전력기술인특급기술자, 한국전력기술인특급감리사, 한국전력기술인설계사면허, 전자산업기사 외 20여개의 자격증과 면허취득
- 한국산업인력공단 의공(산업)기사, 의료전자기능사 이론, 실기(출제, 검토, 채점)위원(현)
- 강원도교육청 인정도서심의회 심의위원(현)
- 한국보훈복지의료공단 감사자문위원 및 평가위원(현)
- 식품의약품안전처 의료기기자문위원 및 평가위원(현)
- (재)원주의료기기테크노밸리 의료기기 자문위원 및 평가위원(현)
- 한국산업단지공단 원주단지혁신클러스터추진단 기술과제 평가위원(현)
- 국가직무능력표준(NCS) 기반의 훈련과정편성 주강사(현)
- 직업능력개발훈련 사업심사평가위원(현)
- 강원도 경제진흥원 인적자원개발위원회 전문위원 및 평가위원(현)
- 강원테크노파크 기술개발사업선정(의료기기) 평가위원(현)
- 한국방송통신전파진흥원 강원본부 ICT산학동반성장협의회 자문위원(현)
- 강원일보, 메디저널, 월간의약정보(전) 매월 의료기기기술 및 포럼 기고(현)
- ㈜메디아나, ㈜씨유메디칼시스템, ㈜리스템, ㈜태연메디칼 ㈜대화기기, ㈜ED, ㈜메디칼써프라이, ㈜바이오프로테크, ㈜조양디엠, ㈜메디코넷 의료기술 자문위원(현)
- TUV Korea Ltd. TUV Suddeutschland Group(Medical-Health-Service부서) 의료기기자문(현)
- 한국장애인고용공단 강원지사 평가위원(현)
- ISO9001:2008 국제심사원, (사)키캄연구소 한국서비스품질 우수기업인증 전문위원 및 평가위원
- 대한이용생체공학회 교육이사, 한국모바일학회 총무부회장, 한국컴퓨터정보학회 이사, 한국통신학회 학술이사, 대한의공협회, 한국의료정보교육협회, 대한전기학회, 한국산업기술재단, 대한전력전자학회, 한국산학기술학회, 한국항행학회 회원

병원진료과 임상분류 및 의료기기

2021년 1월 15일 1판 1쇄 발행

저 자 나 승 권
발행인 남 승 우

발행처 도서출판 상학당 (尙學堂)

서울특별시 동작구 사당로9가길 6
TEL : 02) 595-1692~4
FAX : 02) 595-1394
E-mail : namdoo6@unitel.co.kr
신고 : 2-155호 (1968. 11. 29)

정가 40,000원

ISBN 978-89-6587-203-0 93510

〈디자인〉 편집 엄해숙 / 표지 토틀컴